Leitfaden

Traditionelle Chinesische Medizin

Schwerpunkt Akupunktur

3. Auflage

Herausgeber: Dr. med. Claudia Focks, Essen
Dr. med. Norman Hillenbrand, Bad Boll

Lektorat: Christl Kiener, München

Unter Mitarbeit von: A. Blunck, C. Bodenschatz-Li, S. Englert, C. Focks, W. Geiger, C. Hänel, G. Hieber, N. Hillenbrand, A. Höll, S. Kirchhoff, B. Kirschbaum, K. Klix, A. Maret, W. Maric-Oehler, G. Neeb, R. Nitschke, R. Nothacker, A. Pollmann, N. Pollmann, R. Pothmann, A. P. Qin, G. Raichle, A. Renfer, L. Roth, J. Schulz, N. Sommer, J. Tang, L. Tian, O. Wolf

Graphiken: Gerda Raichle, Ulm

Fotos in Kapitel 5.5: Li Jinxue/Wei Yuanping: Quintessenz der Tuina-Behandlung. Verlag für Ganzheitliche Medizin Dr. Erich Wühr, Kötzting 1995

Fotos in Kapitel 5.5: Qi Gong: O. Wolf

Fotos im Vorsatz: Lothar U. Roth, Bern

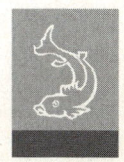

URBAN & FISCHER
München · Jena

Zuschriften und Kritik an:
Urban & Fischer, Lektorat Ganzheitsmedizin, Karlstraße 45, 80333 München

Wichtiger Hinweis für den Benutzer

Die Erkenntnisse in der Medizin unterliegen laufendem Wandel durch Forschung und klinische Erfahrungen. Herausgeber und Autoren dieses Werkes haben große Sorgfalt darauf verwendet, dass die in diesem Werk gemachten therapeutischen Angaben (insbesondere hinsichtlich Indikation, Dosierung und unerwünschten Wirkungen) dem derzeitigen Wissensstand entsprechen. Das entbindet den Nutzer dieses Werkes aber nicht von der Verpflichtung, anhand der Beipackzettel zu verschreibender Präparate zu überprüfen, ob die dort gemachten Angaben von denen in diesem Buch abweichen und seine Verordnung in eigener Verantwortung zu treffen.

Die Deutsche Bibliothek – CIP-Einheitsaufnahme
Ein Titelsatz für diese Publikation ist bei der Deutschen Bibliothek erhältlich.

Alle Rechte vorbehalten
1. Auflage, Juni 1997
1. Nachdruck, Mai 1998
2. Auflage, Mai 2000
3. Auflage, Dezember 2001
© 2001 Urban & Fischer Verlag München • Jena

01   02   03   04   5   4   3   2   1

Planung und Lektorat: Christl Kiener, München
Redaktion: Christa Stedele, Bonn; Ruth Kleiber, Landsberg
Register: Dr. Ursula Osterkamp-Baust, Ottobrunn
Herstellung: Marion Kraus, München
Layout: Birgit Dahl, München
Satz: abc.Mediaservice GmbH, Buchloe
Druck und Bindung: Clausen & Bosse, Leck
Umschlaggestaltung: prepress ulm GmbH, Ulm
Titelfotografie: Linke Bildhälfte von Mauritius, Mittenwald; rechte Bildhälfte von Tony Stone, München

Printed in Germany

ISBN 3-437-56480-3

Aktuelle Informationen finden Sie im Internet unter den Adressen:
Urban & Fischer: http://www.urbanfischer.de

Inhalt

1 Einführung   1

2 Tipps für die Praxisarbeit   23

3 Theoretische Grundlagen   40

4 Diagnostische Methoden   68

5 Arbeitstechniken der TCM   98

6 Akupunkturpunkte   150

7 Chinesische Diätetik   324

8 Chinesische Arzneimitteltherapie   359

9 Differenzialdiagnose in der TCM   561

10 Therapiegrundlagen   606

11 Therapie nach *Zang-Fu*-Syndromen   650

12 Praktische Therapie nach westlich orientierter Diagnose   750

13 Sonderformen der Akupunktur   1068

14 Informationen   1149

Index   1177

1
2
3
4
5
6
7
8
9
10
11
12
13
14

Vorwort zur 3. Auflage

Die überaus positive Resonanz auf den überarbeiteten und erweiterten „Leitfaden Traditionelle Chinesische Medizin" erfordert – kaum ein Jahr nach seinem Erscheinen eine neue Auflage.

Wir und die Autoren haben uns sehr darüber gefreut und bedanken uns herzlich für die eingegangenen Zuschriften und Anregungen. Unser besonderer Dank gilt an dieser Stelle Herrn Gunter Neeb für zahlreiche Verbesserungsvorschläge in der 2. Auflage.

Die nun vorliegende 3. Auflage wurde auf Fehler und Leserhinweise überprüft. Der gegenwärtige Stand der Akupunktur- und TCM-Ausbildung sowie die Abrechnungs-modi in den deutschsprachigen Ländern wurde berücksichtigt (➡ S. XII und 2.3). Das Kapitel 14 (Informationen) wurde überarbeitet und aktualisiert. Hier möchten wir uns insbesondere bei Herrn Dr. E. Stöger und Herrn Dr. A. Renfer für ihre intensive Unterstützung bedanken.

Der in letzter Zeit häufig geäußerten und teilweise berechtigten Kritik der ungenügen-den Zitierpflicht in der Akupunkturliteratur möchten wir in Bezug auf den Leitfaden vor allem die Praktikabilität entgegenhalten. Wenn hinter jeder Punktempfehlung entsprechende Zitate stünden, würde dies eindeutig Rahmen, Lesbarkeit und Umfang des Werkes sprengen. Wir haben das Konzept des Leitfadens von Anfang an nicht als Lehrbuch geplant, sondern als Nachschlagewerk und Arbeitsbuch für den praktischen Alltag des Akupunktur- und TCM-Therapeuten. In die Differenzialdiagnostik und Therapievorschläge sind neben der Literatur aus China auch die Sekundärliteratur, vor allem aus dem englischsprachigem Raum, mit eingeflossen. Dort ist der Stand der TCM in Diskussion, Weiterbildung und -entwicklung um einiges fortschrittlicher als noch im deutschsprachigen Raum. Zusätzlich wurden in den Therapiekapiteln auch eigene Erfahrungen der Autorinnen und Autoren berücksichtigt.

Traditionelle Chinesische Medizin ist auch in der VR China keine einheitliche, wider-spruchsfreie Medizintheorie und -praxis. Die Behandlungsstrategien und Punktangaben sind daher jeweils als Vorschläge gedacht und entbinden den Therapeuten nicht davon, seine Diagnose- und Therapiestrategien auf der Grundlage einer qualifizierten Ausbil-dung individuell an die Erkrankungsmuster des Patienten anzupassen und auszuwählen (siehe auch „Bedienungsanleitung" ➡ S. VIII).

Wir hoffen, dass der Leitfaden Traditionelle Chinesische Medizin in seiner jetzigen Form dem Praktiker der TCM weiter eine wertvolle Hilfe sein wird und freuen uns auf Ihre konstruktive Kritik.

Essen und Bad Boll im Oktober 2001   Die Herausgeber

Vorwort zur 1. Auflage

Das wachsende Interesse an Akupunktur und anderen Verfahren der Traditionellen Chinesischen Medizin (TCM) und deren Akzeptanz zeigen sich in verstärkter Anwendung in der Praxis sowie im klinischen Alltag in verschiedenen Fachrichtungen. Der daraus resultierende Bedarf an qualifizierter TCM-Ausbildung spiegelt sich in steigenden Ausbildungszahlen bei den Fortbildungsgesellschaften der Akupunktur und TCM wider. Diese Entwicklung ist zum großen Teil durch Unzufriedenheit sowohl von Patienten- als auch von Therapeutenseite mit einer zunehmend hochtechnisierten und kostenintensiven Medizin begründet.

Im Bereich der Akupunktur- und TCM-Lehrbücher existieren schon einige qualitativ hochwertige deutsch- und englischsprachige Werke und Übersetzungen, die sich nicht an der herkömmlichen „Kochrezeptakupunktur" orientieren. Was in der täglichen Akupunktur- und TCM-Praxis bisher fehlte, war ein handliches, übersichtliches und praxisorientiertes Nachschlagewerk im Stil der Leitfadenreihe. Mit dem nun vorliegenden TCM-Praxisleitfaden möchten wir diese Lücke schließen und hoffen, daß unser Kompendium eine wertvolle Hilfe für alle sich fortbildenden wie auch erfahrenen Therapeuten hinsichtlich Differenzialdiagnostik, Therapie und therapeutischer Alternativen in der TCM darstellt. Wir sehen die Therapie mit TCM dabei nicht als einen Widerspruch, sondern als eine Bereicherung und sinnvolle Ergänzung zur westlichen Medizin an.

Auf Ihre Kritik und Verbesserungsvorschläge sind wir gespannt.

Essen und Mannheim im Februar 1997   Die Herausgeber

Danksagung

Für die Durchsicht der Manuskripte, hilfreiche Unterstützung und kritische Anregungen danken wir allen beteiligten Autoren sowie unseren aufmerksamen Lesern, die durch Zuschriften und mündliche Anmerkungen wesentlich zur Verbesserung der 2. Auflage beigetragen haben.

Den Mitarbeiterinnen und Mitarbeitern des Urban & Fischer Verlages und hier besonders unserer engagierten Lektorin Frau Christl Kiener, möchten wir an dieser Stelle sehr herzlich für die erneute hervorragende Kooperation danken.

Ohne die einfühlsame Unterstützung unserer Familien wäre die intensive Überarbeitung des Leitfadens nicht möglich gewesen. Unser besonderer Dank gilt daher unseren Ehepartnern, Frau Andrea Lange und Herrn Christoph Ranzinger sowie unseren Kindern Celina, Lucienne, Aireen, Tabea und Lasse.

Bedienungsanleitung

Dieser Leitfaden ist für den Akupunktur- und TCM-Therapeuten als schnelles, praxis-orientiertes Nachschlagewerk für die „Kitteltasche" konzipiert. Er ersetzt jedoch nicht eine qualifizierte Ausbildung oder Anleitung durch einen erfahrenen Therapeuten (Ausbildungsadressen ➡ 14.1)

Terminologie

Um die Lesbarkeit und praktische Anwendbarkeit zu verbessern, sind wir bei den Übersetzungen der chinesischen TCM-Terminologie Kompromisse eingegangen. So verzichten wir teilweise auf eine korrekte Übersetzung und verwenden dafür im Westen gängige Ausdrücke: z.B. Meridian statt Leitbahn und Akupunkturpunkt statt Loch oder Foramina. An anderer Stelle entschieden wir uns für den chinesischen Fachausdruck z.B. *Qi, Yin, Yang, San Jiao* statt dreifacher Erwärmer sowie die Namen der 8 außerordentlichen Gefäße. Um Verwechslungen vorzubeugen, wurden einige Begriffe mit der *Pinyin*-Bezeichnung kombiniert, z.B. Abwehr-*Wei-Qi*, Alarm-*Mu*-Punkt etc.

Orientierungshilfen

- Chinesische Fachausdrücke, chinesische Einzelkräuter, chinesische Namen der Akupunkturpunkte und der Kräuterrezepte sind mit *Kursivschrift* ausgezeichnet.
- Das Abkürzungsverzeichnis findet sich auf Seite XIV. Eine Nomenklatur, die Symbolschrift für die Stimulationstechnik der Akupunkturpunkte findet sich ab Seite XIII, der ausführliche Index ab Seite 1169, über den auch weitere im Buch verwendete TCM-Begriffe zu finden sind, ein chinesisches Glossar im Anschluss an den Index.
- Eine Vielzahl von Querverweisen, die mit einem Pfeil ➡ gekennzeichnet sind, führen den Leser zu den entsprechenden Textabschnitten.
- Zusätzliche Informationen bieten Anamneseleitblatt (➡ S. 33), Pulsdiagnostiktabelle (➡ Abb. 4.4), Zungenbilder (➡ hinterer Buchumschlag), Punktetabelle (➡ vorderer Buchumschlag), Literatur- und Zeitschriftenübersicht sowie Ausbildungs- und Bezugsadressen (➡ 14).

Wichtig

Zusammenfassungen von theoretischen Inhalten und zusätzliche (Therapie-)Empfehlungen finden sich im Kasten-Format.

Tipps zur Anwendung in der Praxis

Diagnostische Einordnung

Vor einer TCM-Therapie sollte möglichst immer die Untersuchung des Patienten anhand der diagnostischen Methoden der TCM (➡ 4) stehen. Eine Charakterisierung des Krankheitsbildes nach den 8 diagnostischen Leitkriterien (➡ 9.1) erlaubt danach eine erste Grobdifferenzierung nach chinesischer Vorstellung.

Differenziertes therapeutisches Vorgehen

Entsprechend dem Krankheitsbild bzw. Symptom (z.B. Husten) Unterkapitel in Kapitel 12 über den Index aufsuchen. Dort sind die in der Praxis am häufigsten vorkommenden

TCM-Syndrome zu diesem Leitsymptom tabellarisch dargestellt. Jeweilige Hauptsymptome, Zungen- und Pulsbefunde sind zur Schnelldifferenzierung aufgeführt. Die entsprechenden Therapievorschläge sind unter dem jeweiligen Syndrom unter der Rubrik „Therapie" aufgelistet. Querverweise nach Kapitel 9 (Differenzialdiagnose in der TCM) oder Kapitel 11 (Therapie nach den *Zang-Fu*-Syndromen) bieten darüber hinaus differenzialdiagnostische Hilfestellung und zusätzliche Therapieangaben. Andere mögliche Therapieverfahren, z.B. Ohrakupunktur, Pflaumenblütenhämmerchen usw., sind in der Unterrubrik „Weitere Therapiemöglichkeiten" aufgeführt.

- **Bei Leitsymptomen, die nicht in Kapitel 12 abgehandelt sind,** z.B. verminderter Appetit, muß zunächst in Kapitel 4 (diagnostische Methoden) eine Einordnung vorgenommen werden. Tab. 4.3 „DD: Appetit, Durst und Geschmack" Zeile „Appetit vermindert" hilft dann weiter. Wenn sich zusätzlich beim Patienten Foetor ex ore, epigastrische Schmerzen und ein dicker, quarkiger Zungenbelag finden, könnte das TCM-Syndrom „Nahrungsstagnation im Magen" vorliegen. Der entsprechende Querverweis nach Kapitel 11 führt zur weiteren Differenzierung und Therapie.
- **Therapie nur mit einem bestimmten Akupunkturverfahren,** z.B. Ohrakupunktur, gewünscht. Dies kann über Leitsymptom/westliches Krankheitsbild im Index nachgeschlagen werden.

Akupunktur speziell

Schwerpunkt der Therapie bildet die Akupunktur. Für jedes TCM-Syndrom oder Krankheitsbild werden mehrere Punktvorschläge genannt. Zur Optimierung des Therapieeffekts sollten nicht alle Punkte gleichzeitig angewendet, sondern eine individuell angepaßte Punktauswahl mit entsprechender Stimulationstechnik getroffen werden. Entscheidungshilfen sind die für die jeweilige Indikation wichtigen Punktfunktionen sowie Kriterien der Punktauswahl und -kombinationen (➡ 10.3, 10.5). Das individuelle Krankheitsbild eines Patienten läßt sich oft nicht auf ein klar abgegrenztes Syndrom festlegen, sondern verschiedene Syndrome können während einer dynamischen Krankheitsentwicklung gleichzeitig bestehen. Dies kann bei syndromübergreifenden Zuständen auch Punkte erfordern, die nicht in den jeweils angegebenen Punktvorschlägen enthalten sind und nach Kenntnisstand und Erfahrung des Therapeuten entsprechend ergänzt und modifiziert werden sollten.

> Allgemein gilt: Therapieren nach „Kochrezept" möglichst vermeiden

Chinesische Arzneimitteltherapie speziell

Heilkräuter- und Rezeptauswahl sind auf die in Deutschland handelsübliche Ware ausgerichtet. Aktuelle Bezugsadressen finden sich in Kapitel 14.2.1

Im deutschsprachigem Raum werden in China gebräuchliche Dekoktdosen oft reduziert (ca. auf ➡ -1/3) und dabei mit ebenso gutem Therapieeffekt eingesetzt. Ursache ist die im Vergleich zu China meist „bessere" Qualität der Arzneidroge. Die Rezeptangaben in Kapitel 9, 11, 12 und 8.2 oder/ und bei „Bensky/Barolet: Formulas and Strategies" (➡ 14.3.4) aufgeführt. Weitere praktische Hinweise und allgemeine Dosisempfehlungen finden sich in Kapitel 8.1.1 und 8.2.1, Beschreibung zur Dekoktherstellung in Kapitel ➡ 8.2.2.

Warnen möchten wir vor einem unkritischen Einsatz chinesischer Arzneidrogen: Richtig angewendet sind sie intensiv wirkende Arzneien mit entsprechenden Nebenwirkungen und Risiken bei falschem Gebrauch. Voraussetzung für die ordnungsgemäße Anwendung ist eine fundierte Heilkräuterausbildung (Adressen ➡ 14.1.1).

Akupunkturpunkte und Meridiane (chin. Bezeichnung)

Lu	Lunge *(Fei)*
He	Herz *(Xin)*
Le	Leber *(Gan)*
Mi	Milz *(Pi)*
Ni	Niere *(Shen)*
Di	Dickdarm *(Da Chang)*
Dü	Dünndarm *(Xiao Chang)*
Gb	Gallenblase *(Dan)*
Ma	Magen *(Wei)*
Bl	Blase *(Pang Guang)*
Pe	Perikardium/ Kreislauf *(Xin Bao)*
SJ	Dreifach Erwärmer *(San Jiao)*
Ren	Konzeptionsgefäß *(Ren Mai)*
Du	Lenkergefäß *(Du Mai)*
Ex	Extrapunkt, Extrapunkte (➡ 6.4)
Ex-CA	Extrapunkte (chest/abdomen) von Thorax/ Abdomen
Ex-HN	Extrapunkte (head/neck) von Kopf, Hals
Ex-LE	Extrapunkte (lower extremities) der unteren Extremität
Ex-UE	Extrapunkte (upper extremities) der oberen Extremität

Symbole für Behandlungsmethoden der Akupunkturpunkte

+	stärkende Nadeltechnik (➡ 5.1.7, Tab. 5.3, syn.: Tonisieren)
–	ableitende Nadeltechnik (➡ 5.1.7, Tab. 5.3, syn.: Dispergieren, sedieren)
N	energetisch neutral behandeln (weder stärkend noch ableitend)
S	Schröpfen (➡ 5.3)
M	mit Moxibustion (➡ 5.2) behandeln
B	Blutenlassen (Mikroaderlaß mit Dreikantnadel ➡ 5.1.12)
E	Elektrostimulation

Beispiel: **Ma 36 + N** *(Zusanli)*: Punkt Magen 36 entweder stärkend oder energetisch neutral nadeln

Abkürzungsverzeichnis

A., Aa., Arterie, Arterien
ant. anterior
Anwend. Anwendung
a.p. anterior-posterior
AP Ankopplungspunkt
art. arteriell
AZ Allgemeinzustand
BB Bensky/Barolet, deutsche Ausgabe
Bb. Bulbus
bds. beidseits
bes. besonders
Besond. Besonderheiten
BWK Brustwirbelkörper
BWS Brustwirbelsäule
BZ Blutzucker
bzw. beziehungsweise
C1–C7 Cervikalsegment 1–7
ca. circa
chin. chinesisch
chron. chronisch
Cun chin. Körpermaß (➡ 6.1.2), Stichtiefe (➡ 6.1.2)
Cx. Cortex
d Tag(e)
DD Differenzialdiagnose
desc. descendens
d.h. das heißt
Diagn. Diagnostik
EBB Bensky/Barolet, engl. Ausgabe
EL Eßlöffel
evtl. eventuell
Erw. Erwachsener
EZ Ernährungszustand
F Frauen
FG Punkt der Fußgelenks-akupunktur (➡ 13.5.5)
Fl. Flos, Flores
Fo. Folium, Folia
FP Fußpunkt (➡ 13.4.3)
Fr. Fructus
Funkt. Funktion
ggf. gegebenenfalls
h Stunde(n)
Hb. Herba
HeNe Helium/Neon-Laser
HG Punkt der Handgelenks-akupunktur (➡ 13.5.4)
HP Handpunkt (➡ 13.4.2)
HWI Harnwegsinfekt
HWK Halswirbelkörper
HWS Halswirbelsäule
Hz Hertz

i.c. intrakutan
ICR Interkostalraum
i.m. intramuskulär
Indik. Indikation
inf. inferior, inferius
ISG Iliosakralgelenk
i.v. intravenös
J. Jahr(e)
Kennz. Kennzeichen
/kg KG pro Kilogramm Körpergewicht
KHK Koronare Herzkrank-heit
Komb. Kombination
KI Kontraindikation
li. links
L1–L5 Lumbalsegment 1–5
LK Lymphknoten
Lokal. Lokalisation
Lsg. Lösung
LWK Lendenwirbelkörper
LWS Lendenwirbelsäule
M Männer
M. Morbus
m. E. mit Einschränkung
M., Mm. Musculus, Musculi
max. maximal
MCl Medioklavikularlinie
min. minimal
Min. Minute(n)
mind. mindestens
mm Millimeter
Mon. Monat(e)
mSek. Millisekunden
N., Nn. Nervus, Nervi
NW Nebenwirkungen
O Odonton (Punkt der Mundakupunktur ➡ 13.8)
OK Oberkiefer
OP Ohrpunkt
ÖP Öffnungspunkt
p.a. posterior-anterior
Pat. Patient(en)
post. posterior, posterius
Progn. Prognose
Prophyl. Prophylaxe
Punkt. Punktion
QF Querfinger
QFS Querfortsatz
OK Oberkiefer
Ra. Ramulus
re. rechts
rezid. rezidivierend
RR Blutdruck
Rx. Radix

Rz. Rhizoma
s. siehe
s.a. siehe auch
s.c. subkutan
S1–S5 Sakralsegment 1–5
Sek. Sekunde(n)
s.o. siehe oben
Sm. Semen
s.u. siehe unten
sup. superior, superius
Sy Syndrom
Symp. Symptom
Syn. Synonym
tägl. täglich
Tb. Tuber
TCM Traditionelle Chinesi-sche Medizin
Ther., ther. Therapie, therapeutisch
TH1–TH12 Thorakel-segmente 1–12
TIA Transitorische ischämi-sche Attacke
u.a. und andere
UK Unterkiefer
V.a. Verdacht auf
v.a. vor allem
Vit. Vitamin
Wirk. Wirkung
Wo. Woche(n)
wöchentl. wöchentlich
WS Wirbelsäule
YNSA Neue Schädelaku-punktur nach Yamamoto (➡ 13.3)
z.B. zum Beispiel
ZNS Zentrales Nerven-system
Z.n. Zustand nach
z.Zt. zur Zeit

Symbole
➡ Verweispfeil (siehe)

Chinesisch-Deutsches Wörterbuch und Glossar
nach dem Index

Qualifikationsanforderungen an den Akupunkteur (Stand Dezember 2001)

Per Approbation ist dem Arzt generell die Behandlung von Patienten erlaubt, unabhängig von der angewandten Methode und Qualifikation. Die großen ärztlichen Fachgesellschaften für Akupunktur haben die Qualifikation, die noch bis vor einigen Jahren 140 Unterrichtsstunden (Diplom A, Grundleistungsnachweis) betrug, auf den aktuellen Wissensstand angehoben und halten eine ärztliche Zusatzausbildung von 350 Unterrichtsstunden mit Abschlussprüfung (Diplom B, Vollausbildung) für erforderlich. Der Antrag auf Zusatzbezeichnung „Akupunktur" liegt der Bundesärztekammer seit 1996 vor, auch haben erst wenige Landesärztekammern eine offizielle Qualifikation in Akupunktur verabschiedet; die Ärztekammer Westfalen-Lippe ist hier beispielhaft hervorzuheben, die mit dem „Fortbildungsleitfaden Akupunktur" auf der Basis von 350 Unterrichtsstunden und Abschlussprüfung eine Qualifikation auf angemessenem Niveau beschloss. (Weitere Informationen sind über die Websites der Ärztekammer Westfalen-Lippe www.aekwl.de bzw. den Berufsverband Deutscher Akupunkturärzte www.bv-aku.de erhältlich).

Für die Durchführung der Akupunktur im Rahmen der Modellprojekte der gesetzlichen Krankenkassen ist eine Qualifikation von 140 Unterrichtsstunden plus Prüfung bzw. von 350 Unterrichtsstunden plus Abschlussprüfung Voraussetzung; selbst der Medizinische Dienst der Krankenkassen beschäftigt sich mit der Qualitätssicherung in der Akupunktur.

Die Approbation des Zahnarztes erstreckt sich auf den Mund-, Kiefer-, Zahnbereich. Für die zahnärztliche Akupunktur wird eine Ausbildung 90 Unterrichtsstunden mit Prüfung angeboten.

Hebammen können im Rahmen ihres Fachgebietes im regelhaften Verlauf von Schwangerschaft, Geburt und Wochenbett Akupunktur anwenden, beim Auftreten „pathologischer Verlaufsformen" obliegt die Behandlung jedoch prinzipiell dem Arzt. Der Ausbildungszyklus für Hebammen umfasst mindestens 40 Ausbildungsstunden mit Abschlusskurs.

Heilpraktikern ist keine Qualitätssicherung vorgeschrieben; die Fachverbände bemühen sich jedoch um eine qualifizierte Ausbildung. Das Heilpraktikergesetz erlaubt die Behandlung fast aller Erkrankungen, außer Zahnbehandlung, Geburtshilfe, Erkrankungen der Geschlechtsorgane und übertragbare Krankheiten nach dem Bundesseuchengesetz.

Autorenverzeichnis

ALEXANDRA BLUNCK, Kleine Bergstraße 2, 21394 Südergellersen

CHRISTINE BODENSCHATZ-LI, Mittelweg 24, 20148 Hamburg

Dr. med. STEFAN ENGLERT, Marktstraße 8, 88212 Ravensburg

Dr. med. CLAUDIA FOCKS, Odastraße 30, 45130 Essen

WALTER GEIGER, Osterstraße 83, 20259 Hamburg

Dr. med. CLAUDIA HÄNEL, Grafenberger Allee 149, 40237 Düsseldorf

Dr. med. dent. GERHARD HIEBER, Am Bahnhof 9, 85435 Erding

Dr. med. NORMAN HILLENBRAND, Hofmattweg 89, CH-4144 Arlesheim

Dr. med. ANDREAS HÖLL, Hauptstraße 28/1, A-2340 Moedling

Dr. med. STEFAN KIRCHHOFF, Oststraße 38, 45549 Sprockhövel

BARBARA KIRSCHBAUM, Willistraße 11, 22299 Hamburg

Dr. med. KATHARINA KLIX, Fährgasse 1b, 53424 Remagen

Dr. med. ALEXANDER MARET, 9203 Appleford Circle 451, Owings Mill,
Maryland 21117, USA

Dr. med. WALBURG MARIC-OEHLER, Louisenstraße 19, 61348 Bad Homburg

Dr. med. sin. (China) GUNTER NEEB, Hollerstraße 7, 65510 Idstein

ROLAND NITSCHKE, T 6, 11, 68161 Mannheim

RITA NOTHACKER, Krankenhaus für Sportverletzte, Paulmannshöher Straße 17,
58515 Lüdenscheid

Dr. med. ANTONIUS POLLMANN, Bernadottestraße 107, 22605 Hamburg

NASCHMIL POLLMANN, Bernadottestraße 107, 22605 Hamburg

Dr. med. RAYMUND POTHMANN, Kinderneurologisches Zentrum,
Virchowstraße 20, 46047 Oberhausen

AI PING QIN, Room 809 8/F Austin Tower, 22-26A Austin Avenue, Tsim Sha Tsui,
Kowloon, Hong Kong (TCM Division) The University of Hong Kong

Dr. med. ADRIAN RENFER, Wilfriedstrasse 8, CH-8032 Zürich

Dr. med. LOTHAR ROTH, Bahnhofstrasse 95, CH-3232 Ins

JEANETTE SCHULZ, Alfredstraße 299, 45133 Essen

NICOLE SOMMER, Bahnhofstrasse 95, CH-3232 Ins

JÜ TANG, Hermann-Oberth-Straße 4, 58313 Herdecke

LI TIAN, Freiestrasse 57, CH-3012 Bern

OLIVER WOLf, Seckenheimer Hauptstraße 94, 68239 Mannheim

Einführung

L. TIAN, G. NEEB, A. MARET, N. HILLENBRAND

1

1.1   **Geschichtlicher Überblick** ▪ L. TIAN, G. NEEB   2
1.2   **TCM-Studium in China und Taiwan** ▪ G. NEEB   5
1.2.1 Hochschulen und Universitäten in China und Taiwan   5
1.2.2 Allgemeine Tipps für Chinareisende und Studierende 15
1.2.3 Entscheidungskriterien für VR China oder Taiwan 17
1.3   **Wissenschaftliche Grundlagen** ▪ A. MARET,
       N. HILLENBRAND 19

1

1.1 Geschichtlicher Überblick

Die Ursprünge der Akupunktur reichen bis 10000 v.Chr. zurück, als man begann, mit Steinnadeln Schmerzen zu lindern und Abszesse zu drainieren. Noch früher werden die Anfänge der Moxibustion datiert: Nach der Entdeckung des Feuers applizierte man angezündete Blätter über schmerzhafte Körperstellen. Die zunehmende klinische Erfahrung wurde anhand der Prinzipien der taoistischen Philosophie (*Qi*, *Yin* und *Yang*, fünf Wandlungsphasen ➡ 3.1, 3.2) systematisiert und zu einer differenzierten Medizin ausgebaut. Die Beobachtung, dass die Nadelsensation meist entlang einer Linie ausstrahlt, auf der sich Punkte mit ähnlichen klinischen Eigenschaften befanden, führte zur Theorie der Meridiane (➡ 3.5). Die Errungenschaften der Traditionellen Chinesischen Medizin (TCM) wurden in Büchern (➡ Tab. 1.1) festgehalten, die heute noch als relevante medizinische Informationsquellen gelten und zur Pflichtlektüre jedes Studenten der TCM in China gehören.

Geschichtlicher Überblick der medizinischen Literatur der TCM	
Zeitalter und Bedeutung für die TCM	**Medizinisches Literaturwerk**
475–221 v. Chr.: Zeit der streitenden Reiche Die zuvor mit Steinsplittern durchgeführten manuellen Techniken werden mit Eisen-, Gold- und Silbernadeln durchgeführt. Reichhaltige Kräuterheilkunde und Rezepturen sowie schamanistische Beschwörungstechniken als Therapie.	Aus der Volksmedizin und dem Einfluss verschiedener philosophischer Schulen entstehen diverse kleine Werke, wie *„52 Rezepturen"*, *„11 Leitbahnen (Meridiane)"* (ohne **Pe**-Meridian) sowie Kompilationen wie *Huangdi Waijing* („Äußerer Klassiker", verschollen) und *Huangdi Neijing*. Der dem Gelben Kaiser zugeschriebene Innere Klassiker mit den Teilen *Su Wen* und *Ling Shu* stellt seither die theoretische Grundlage der TCM dar.
221 v. Chr.–220 n. Chr.: *Qin*-Dynastie, erster Kaiser *Qin Shihuang* und *Han*-Dynastie. Taoistische Unsterblichkeitsforschung mit Metallen und Pflanzen vom ersten Kaiser gefördert. Beginn der systematischen Rezepturkunde und der Syndrom-Differenzierung durch *Zhang Zhongjing*. Vermutlich aufgrund indischen Einflusses kurze Periode chirurgischer Anwendungen durch den Akupunkturarzt *Hua Tuo*.	*Shen Nong Ben Cao:* Erste große Kompilation von 365 Arzneimitteln, dem „Göttlichen Landmann" zugeschrieben. *Shanghan Zabinglun*, von *Zhang Zhong-jing*. Später in *Shang Han Lun* und *Jin Gui Yao Lue* editiert. Inhalt: Infektionskrankheiten (*Shang Han*) und diverse innere Erkrankungen (*Jin Kui*). Differenzierung nach den sechs Doppel-Meridianen und Pulsen. *Mai Jing*, von *Wang Su-he*: Erster Pulsklassiker mit Differenzierung von 24 Pulsen des *Shanghan Zabinglun*. *Nan Jing* (Klassiker der Problematik), eine Erläuterung des *Huangdi Neijing*, dem mythischen Arzt *Bian Que* zugeschrieben.
265–581: *Jin*-Dynastie und Nord-/West-Dynastie: Spezialisierung der Literatur in Innere Medizin, Pädiatrie, Gynäkologie u. a. Aufgrund alchemistisch-taoistischer Forschung Entdeckung vieler neuer Arzneipflanzen und deren Katalogisierung.	*Zhenjiu Jiayijing:* Klassiker der Akupunktur-/Moxa-Therapie von *Huang-Fu Mi*. Inhalt: Systematische Erfassung des Wissens über Akupunktur und Moxa, Terminologie und Definition der Akupunkturpunkte. *Zhou Hou Fang:* Rezeptursammlung und Beschreibung von Moxibustionsanwendungen in akuten Fällen von *Ge Hong*. *Bencaojing Jizhu* (Ergänzung des Arzneiklassikers) u.v.a. Werke über Arzneimittelanwendung mit Dosierung von *Tao Hong-jing*.

Forts. ➡

Geschichtlicher Überblick der medizinischen Literatur der TCM *(Forts.)*

Zeitalter und Bedeutung für die TCM	Medizinisches Literaturwerk
581–618: *Sui*-Dynastie **618–907:** *Tang*-Dynastie Taoismus wird Staatsreligion. Gründung des großen Medizinalamtes mit staatlicher Ärzteausbildung. Edition des *Huangdi Neijing* durch den Taoisten *Wang Bing*, der es in die heutige, einzig erhaltene Form bringt.	*Qianjin Yaofang:* „Tausend Dukaten Rezepturen" des Taoisten *Sun Si-miao.* Inhalt: Erstes großes Kompendium mit grafischer Darstellung der Leitbahnen (Meridiane), Hervorhebung der *Ashi-* und Extra-Punkte sowie erweiterte Arzneimitteldarstellung und Ratschläge zur gesunden Lebensweise und Ernährung. *Waitai Miyao:* „Wichtige Geheimnisse der äußeren Ebene" von *Wang Tao,* das zweite große TCM-Kompendium der *Tang*-Dynastie mit 6000 Rezepturen.
960–1279: *Song*-Dynastie Weitere staatliche Kontrolle und Verbeamtung der Medizin, mit Einführung der „Bronzefiguren" bei Ärzteprüfung und Erstellung amtlicher Rezeptursammlungen. Zunahme der Trennung zwischen Volks- und Hofmedizin und Wissensaustausch mit arabischer Medizin durch Seidenstraße.	*Tongren Shuxue Zhenjiu Tujing:* Klassiker über die Akupunktur/Moxa-Therapie der Bronzefigur von *Wang Weiyi.* Inhalt: Präzise Beschreibung von Akupunkturpunkten und Meridianen. *Sanyin Jiyibing Fanglun: Chen Wu* zerteilt in seinem Werk „Drei Gründe der Erkrankungen" die Ätiologie in äußere, innere und nicht äußere, nicht innere Krankheitsursachen auf und erläutert diese. *Lin Yi* editiert und trennt *Shanghan Zabinglun* in die heute einzig erhaltenen Werke *Shang Han Lun* und *Jin Kui Yao Lue.*
1115–1234: *Jin*-Dynastie (mongolisch) **1206–1368:** *Yuan*-Dynastie (mongolisch) Durch Kriege und Austausch mit arabischer und mongolisch-tibetischer Medizin Zunahme der Traumatologie und Knochenheilkunde. Entstehung berühmter TCM-Schulen: *Liu Wan-su* (Schule der Kühlung), *Zhang Cong-zheng* (Schule der Purgierung), *Li Dong-yuan* (Schule der Erde-[Mitte-] Stärkung) *und Zhu Dan-xi* (Schule der *Yin*-Nährung). Kritik durch *Zhu* u. a. am Usus des Einsatzes amtlicher Rezepturen ohne individuelle Differenzierung der Syndrome.	*Ziwuliuzhu Zhenfa:* Zeitakupunktur von *He Rou* und *Dou Han Qin.* Inhalt: Akupunktur unter Berücksichtigung der Tageszeit. *Shisi Jing Fa Hui:* Die 14 Meridiane von *Hua Shou.* Inhalt: Einführung der Meridiane/Gefäße *Du Mai* und *Ren Mai.* *San Xiao Lun* u. a. Bücher von *Liu Wan Su* kritisieren amtliche Rezepturen als zu heiß und empfehlen kühlende, bittere Arzneien. *Rumen Shiqin* von *Zhang Cong-zheng* propagiert Einsatz von Purgativa, Emetika und Diaphoretika und Einsatz psychologischer Methoden, wenn emotionale Krankheitsursachen vorliegen. *Pi Wei Lun* (Milz-/Magen-Abhandlung) u. a. von *Li Dong-yuan* propagiert die Stärkung der Mitte mit Tonika. *Dan-xi Xinfa* (*Dan-xis* beste Methoden), u. a. von *Zhu Dan-xi,* repräsentiert therapeutisch eine Kombination der drei Schulen unter dem theoretischen Ansatz, dass das *Yin* genährt werden muss

Forts. ➡

Geschichtlicher Überblick der medizinischen Literatur der TCM *(Forts.)*	
Zeitalter und Bedeutung für die TCM	**Medizinisches Literaturwerk**
1368–1644 n.Chr.: *Ming*-Dynastie Zunehmende Spezialisierung in Felder wie Traumatologie, Gynäkologie, Pädiatrie usw. Veröffentlichung vieler wichtiger Bücher und vermehrte Aufzeichnung von Krankenakten. Nach vielen Seuchen im 15./16. Jh. erste Theorie der febrilen Krankheiten durch *Wu You-ke*. Durch ausgedehnte Reisen, Feldstudien und Literaturstudien gelingt der Ärztefamilie *Li* in zwei Generationen die Erstellung des *Ben Cao Gang Mu* (52 Bd. 1892 Arzneien, 11096 Rezepturen). Gedruckt 1596.	*Ben Cao Gang Mu* (Materia Medica), die größte systematische Sammlung landesweit verwendeter und lokaler Arzneien, sowie *Qijing Ba Mai Kao* (Die acht außerordentlichen Gefäße) und *Ping Hu Mai Xue* (*Ping Hu's* Pulsstudien), alle von *Li Shizhen*, setzen Maßstäbe in Arzneimittelkunde und Diagnose. *Zhenjiu Dacheng*: Kompendium der Akupunktur und Moxibustion von *Yang Jizhou*. Inhalt: Großes Akupunktur-Moxibustion-Kompendium mit Techniken, Leitbahnen (Meridianen), Punkten und Fallakten. *Lei Jing* (Geordneter Klassiker) des Taoisten *Zhang Jie-Bin* kommentiert und sortiert das *Nei Jing*, sein *Jing Yue Quan Shu* (*Jin-yues* Gesamtwerk) ist eine medizinische Enzyklopädie, nach Fakultät, Krankheit und Syndromen geordnet, wie auch *Zheng Zhi Shun Shen* (Therapeutische Enzyklopädie) von *Wang Ken-Tang*.
1644–1900: *Qing*-Dynastie (mandschurisch) Entstehung der *Wen Bing*-Schule, vertreten durch *Ye Tian-shi, Xue Shengbai, Wu Ju-tong* und *Wang Meng-ying*. 1822 Dekret, die Kaiserfamilie werde nicht mehr mit Akupunktur behandelt, um die kaiserliche Haut nicht zu verletzen. Danach wieder Akupunktur als Volksheilkunde. Versuch einer Integration der Schulmedizin in die TCM durch die *Huitong*-Schule.	*Wen Bing Tiao Bian* (Erklärung der febrilen Krankheiten) von *Wu Ju-tong* fasst die Theorien seiner Vorgänger *Ye* (*Wen Bing Lun*) und *Xue* (*Shire Tiaobian*) systematisch zusammen. *Yizong Jin Jian*: Goldener Spiegel der Medizin von *Wu Qian*. Inhalt: Kompendium mit Schwerpunkt auf der Kräuterheilkunde. *Yilin Gaicuo*: (Korrekturen der medizinischen Welt) von *Wang Qing-ren*. Inhalt: Anatomische Studien und Erforschung der Blut-Stase bei Apoplex, Herz-, Gefäß- und Hautkrankheiten. *Fu Shan Nü Ke* (Frauenheilkunde): Wichtiges gynäkologisches Fachwerk von *Fu Qing-Zhu*.
1900-1949: Gründung Republik China 1911 Ausrichtung der neuen Republik auf Wissenschaftlichkeit und westliche Methodik. Versuchtes gesetzliches Verbot der TCM, das aber die zuvor zerstrittenen Schulen vereint und nach großem Protest der traditionellen Ärzte fallen gelassen wird. Dennoch Förderung ausschließlich der westlichen Medizin. In Republik China (Taiwan) sogar bis in die 80er Jahre. **1934:** Einführung der Elektroakupunktur.	*Xue Zheng Lun* (Blutungssyndrome) von *Tang Zonghai* beschäftigt sich hauptsächlich mit Blut- und Gefäßkrankheiten wie Gerinnungsstörungen, Blut-Stase, Erythemen etc. *Yixuezhong Zhongcan Xilu* von *Zhang Xi-chun* enthält viele neue Ansätze, die Erkenntnisse aus der westlichen Medizin zu integrieren versuchen, wie z. B. die Kombination von Aspirin mit chin. Arzneimitteln. *Zhang* gehörte der *Huitong*-Schule an. *Houshazhengzhi Gaiyao* (über Tonsillitis) und *Ding Gan-ren Yi An* (*Ding Gan-rens* Fallakten) des HNO-Spezialisten *Ding* heben die Wichtigkeit klassischer Werke hervor und leiteten eine Klassiker-Renaissance in der Ausbildung von TCM-Ärzten ein.

Forts. ➡

1

Geschichtlicher Überblick der medizinischen Literatur der TCM *(Forts.)*	
Zeitalter und Bedeutung für die TCM	**Medizinisches Literaturwerk**
1949 – heute: In der VR China nach 1949 erneute Förderung der TCM durch *Mao Ze-dong*. Seit den 50er Jahren universitäre Ausbildung, hierzu Umstrukturierung z. B. des *Neijing* in die „Theoretischen Grundlagen der chinesischen Medizin", u. a. durch *Qin Bowei*. Systematisierung und wissenschaftliche Erforschung der TCM mit modernen Methoden. Etablierung der drei parallelen Systeme, Schulmedizin u. Integrierte Chinesische Medizin (*Zhongxiyi Jiehe*).	*Qian Zhai Yi Xue Yi Xue Jiang Gao* (Vorträge über die moderne Medizin) u. a. Werke von *Qin Bo-wei*, enthält systematische und logische Erklärungsversuche von klassischen Theorien. *Huang Di Nei Jing Ci Dian* (*Huangdi Neijing* Wörterbuch) von *Guo Ai-chun* enthält systematische Erklärungen des *Neijing*. *Zhong Yi Yao Da Ci Dian* (Großes Wörterbuch der Arzneimittel) Vol. I–III vom Jiang Su New Medical College und das *Zhong Hua Ben Cao* (Chinesisches Arzneimittelbuch) vom *Guojia Zhongyiyao Guanliju* sind die Standardwerke der Arzneimittelkunde mit Pharmakologie und Pharmakognosie. *Zhongguo Yixuedacidian* von *Xie Guan* et al. ist das umfassendste und gründlichste TCM-Nachschlagewerk in China.

Tab. 1.1

1.2 TCM-Studium in China und Taiwan

Jeden Ausbildungswilligen im Westen in Akupunktur und Chinesischer Medizin zieht es früher oder später nach China, um die Chinesische Medizin in ihrem Ursprungsland zu erleben. Doch leider gibt es hier oft Enttäuschungen z. B. wegen falscher Erwartungen an Studium, Land und Reise. Um diesem Informationsdefizit und Frustrationen vorzubeugen, wurden die nachfolgenden Informationen in einer aufwendigen Recherche von Gunter Neeb zusammengestellt. Die Informationen entstammen v. a. zahlreichen Kontakten (telefonischen und persönlichen) mit den zuständigen Abteilungen der Gesundheitsministerien in der Volksrepublik China und Taiwan, aber auch chinesischen Zeitungen sowie Einzelberichten von ausländischen Studenten und Kursteilnehmern. Miteingeflossen in diese Zusammenfassung sind auch subjektive Einschätzungen des Autors, der nunmehr seit über zehn Jahren in Taiwan und der VR China studiert und lebt.

1.2.1 Hochschulen und Universitäten in China und Taiwan

Ausbildungsinstitutionen allgemein

Von den 31 TCM-Hochschulen und Universitäten Chinas und Taiwans bilden nur 23 Institutionen ausländische Studenten aus, wobei 1995 immerhin mehr als 3100 Studenten aus dem nichtchinesischen Ausland stammten.

Tianjin bekam als einzige Ausbildungsinstitution den Status einer „TCM-Hochschule mit Ausbildung für Ausländer" zugesprochen, die anderen machen das praktisch „inoffiziell" (trotz WHO; in Zusammenarbeit mit der WHO wurden 1975 drei internationale Colleges für TCM in Beijing, Shanghai und Nanjing aufgebaut, die Kurse für ausländische Therapeuten mit Übersetzern anbieten). Daher hat Tianjin auch nach Beijing die zweitgrößte Anzahl an ausländischen Studenten in der VR China.

Subjektive Einschätzung: Das „Gelbe vom Ei" ist Tianjin deshalb auch nicht, allerdings sind die Ausbilder „noch" nicht so „verzogen" und vom Geld verwöhnt wie in Beijing und Shanghai. Dies könnte sich allerdings mit der Zeit ändern.

1

In der VR China sind bereits sieben Hochschulen für TCM zu Universitäten aufgestiegen, d. h., sie weisen eine ausreichende Anzahl an Fakultäten und Tutoren für den Master/Doktorgrad auf. Dazu gehören: Beijing (Peking), Chengdu (Provinz Sichuan), Guangzhou (Provinz Guangdong), Jinan (Provinz Shandong), Shenyang (Provinz Liaoning), Nanjing (Provinz Jiangsu) und Shanghai. Dies ist aber nicht unbedingt ein Kriterium für eine bessere oder qualifiziertere Ausbildung; bestenfalls kann man davon ausgehen, dass die Ausbildungskosten in den Universitäten höher liegen als an den Hochschulen.

Außer den oben genannten Institutionen bilden auch die örtlichen großen TCM-Krankenhäuser ausländische Studenten aus; die bekanntesten sind sicher das **Guanganmen-Krankenhaus in Beijing,** das besonders viele Ärzte ins Ausland schickt, um dort zu behandeln und sogar zu unterrichten (leider sind diese oft als Ausbilder unqualifiziert, wie es z. B. in Spanien vorkam), oder das **Veterans Hospital in Taipei,** das Kurzkurse für Ärzte anbietet. Im Prinzip darf jedes Krankenhaus solche Ausbildungen anbieten und ist dabei im Gegensatz zu den Universitäten nicht an die vorgegebene Preisbindung des Gesundheitsministeriums gebunden.

Subjektive Einschätzung: Man kann an kleineren Krankenhäusern sicher viel Praxis erleben und erlernen, meist fehlt es jedoch an guten Übersetzern und Theoretikern. Wer die Sprachbarriere überwinden kann, der darf in den kleineren Krankenhäusern viel mehr selbst an Patienten praktizieren und bezahlt weit weniger. Man muss dafür aber oft ein primitiveres „Ambiente" in Kauf nehmen. Ein Tipp also für tolerante Lernwillige mit Sprachkenntnissen.

Gute Übersetzer und Theoretiker sind wiederum eher an den Hochschulen zu finden. Daher bleiben für Sprachunkundige eher die staatlichen Institutionen erste Wahl.

Die meisten Hochschulen und Universitäten nennen sich in Englisch „University" (chinesisch: *Da Xue*). Außer den oben genannten sieben Institutionen heißen die anderen aber auf Chinesisch „*Xue Yuan*", also Hochschule.

Kurz- und Langkurse

Kurzkurse (Ausbildungen unter drei Monate) sind praktisch überall zu belegen und variieren stark in der Qualität. Oft ist es Glückssache, ob man gute Lehrer und Übersetzer bekommt, aber kleine Schulen geben sich oft mehr Mühe.

Bei längeren Ausbildungen hat man schon mehr Mitspracherecht bei der Kursgestaltung, indem man entsprechend versucht, seine Wünsche zu formulieren.

Wer ganz offiziell mit Diplom und Abschluss studieren will, muss an die fünf Großen (Beijing, Shanghai, Nanjing, Chengdu, Guangzhou) gehen oder an die zweite Liga (Tianjin, Jinan, Shenyang).

Diese bieten dreijährige Postgraduierten- oder Sonderkurse an, die mit einem Stück Papier abschließen, das die Schule selbst druckt.

Subjektive Einschätzung: Je mehr Stellen ein Studienantrag durchläuft, desto teurer wird das Studium („überall muss ja etwas kleben bleiben"). Wer also nur Praxis erlernen will, sollte am besten gleich zum Universitätskrankenhaus statt via Universität zum Krankenhaus gehen.

Offizielle längere Ausbildungen in China

(Natürlich entsprechend gute Sprachkenntnisse vorausgesetzt)

Abschluss Bachelor: Möglich ist auch die Teilnahme am fünfjährigen Medizinkurs mit Abschluss Bachelor, der bis 1999 zur Ausübung der Arzttätigkeit berechtigt (danach kommt eine Staatsprüfung hinzu). Dies muss die Universität offiziell beim Erziehungsministerium beantragen, das entsprechende Abschlussdiplom erhält eine Nummer und ist in Beijing registriert. Die Unterlagen kann man einsehen.

Abschluss Master (Magister): Nach dem Bachelor kann die dreijährige Master-Ausbildung angeschlossen werden sowie danach ein dreijähriger Doktorkurs zum Doktor der TCM.

Anmerkung: Die meisten chinesischen Ärzte haben nur den Bachelor, einige den Master und ganz wenige den Doktor in TCM absolviert. Der akademische Titel ist in China (wie auch in Deutschland) nicht wie in den USA automatisch mit der Berechtigung zur Arzttätigkeit verbunden. „Chinesische TCM-Doktoren und -Professoren", die in Deutschland arbeiten, sind fast ausschließlich Ärzte und Dozenten. Ein „doppelter Doktor in Schulmedizin und TCM", wie in einer deutschen Reklame zu einer TCM-Ausbildungsreihe beschrieben, müsste gut zwei Jahrzehnte studiert haben. Wahrscheinlicher ist, dass er nicht einmal einen Doktor absolviert hat, sondern nur das Arztstudium und dazu ein paar Fortbildungskurse im anderen Gebiet. Immerhin würde dies zusammengefasst auch sieben bis acht Jahre dauern (wenn es qualifizierte Fortbildungskurse waren).

Ausbildungsinstitutionen im Einzelnen

Tab. 1.2 führt vollständig offiziell für Ausländer zugelassene Ausbildungsinstitutionen in der VR China und Taiwan auf. Zur Tabelle noch folgende Anmerkungen:

Zum Preisrahmen: Der Preisrahmen der staatlichen Hochschulen wird vom Gesundheitsministerium vorgeschrieben, variiert aber im Rahmen der Grenzen zwischen 400 und 800 $/Monat bzw. 2000 und 3000 $/Jahr (Stand 10/1999). Wer dort erst einmal die Autoritäten kennt, kann auch gut über die Preise verhandeln. Kleine und abgelegene Hochschulen bieten oft sehr primitive Bedingungen, sind aber offen für die Wünsche der Studenten und lassen mehr eigenständige Praxis zu. Dazu sind aber gewisse Sprachkenntnisse notwendig. Die großen bieten einen Rundumservice mit Übersetzern, Unterkunft und Verpflegung, sind aber weniger flexibel.

Wichtig für die Anmeldung

Schreiben an die unten genannten Adressen landen oft beim Hausmeister und bleiben dort jahrelang unbeantwortet liegen. Auf dem Briefumschlag an die Ausbildungsinstitution unten WAI BAN (Foreign Affairs Office) schreiben, dann ist der Empfang gesicherter. Einschreiben bewirken leider meist nur, dass dann der Hausmeister unterzeichnet, bevor er den Brief auf den Stapel legt. Auch Faxgeräte sind häufig nur zu Geschäftszeiten eingeschaltet, dabei sollte man die entsprechende Zeitdifferenz von +6 Stunden einplanen.

Zu den Kriterien von Angebot und Ausbildung: Je mehr Doktorandenmentoren eine Hochschule hat, desto mehr qualifiziertes Lehrpersonal ist vorhanden. Je mehr Lehrkrankenhäuser/Betten vorhanden sind, desto breiter angelegt sind die praktischen Erfahrungen der Ärzte. Ausstattungswert und Größe der Institution geben Hinweise auf

1

das Prestige, aber auch die Preisvorstellungen der Ausbilder. Die Anzahl der ausländischen Studenten in den Kurzkursen bezieht sich auf Kurse bis zu drei Monaten. Die Zahl ist wohl selbstevident, wobei nicht vergessen werden darf, dass hier auch viele Studenten aus den ehemaligen Sowjetländern und Afrika kommen. Tianjin z. B. hat zwar 1280 Studenten im Jahr angegeben, doch darunter sind Hunderte von Koreanern und Japanern.

Zur Rubrik Kommentar, Erfahrungen: Diese Angaben unterliegen am schnellsten dem Wandel, so nehmen z. B. die Luftverschmutzung (außer in Shanghai) sowie die Kommerzialisierung stetig zu. Niemand kann z. B. voraussagen, ob Yunnan nach der Welt-EXPO '99 noch immer so nett sein wird, wie es viele zuvor erlebt haben. Daher ein Tipp: Die neuesten Updates zur Ausbildung in China im Internet abrufen, unter Http://www.tcminter.net, in der Rubrik „Informationen". Besondere Spezialisierungen eines Lehrinstituts werden in der Tabelle jeweils in *Kursivschrift* angegeben.

Offizielle Ausbildungsinstitutionen in der VR China und Taiwan (nach G. NEEB)			
Name, Provinz (alphabetisch) und Preisklasse	**Adresse, Fax, Tel., email etc.**	**Angebot, Ausbildung**	**Kommentar, Erfahrungen**
Anhui College of TCM (Provinz Anhui) *Preis:* Niedrig	103 Meishan Rd., Hefei City, Anhui, China, Tel.: (86)-551-2821006, Fax: (86)-551-2822731	Doktorandenstellen: 0; Lehrkrankenhäuser: 2 (750 Betten); Wert der medizinischen Ausstattung in Mio. Yuan: 9,28; Fläche in qm: 156447; Anzahl der ausl. Studenten in Kurzkursen (1998): 0	Anhui ist die Heimat des Lao-zi und einer bekannten Teesorte. Am Huangshan, dem schönsten Berg Chinas, herrscht viel Tourismus, ansonsten ist die Provinz aber relativ arm. Die Leute sind sehr nett, sprechen aber einen unverständlichen Dialekt. Eher zum Reisen für Naturfreunde geeignet.
Beijing University for Acupuncture, Orthopedics and Traumatology *Preis:* Unbekannt	No. 6 Wang Jing Zhong Huan Nan Rd., Chaoyang District, PLZ: 100015 Beijing, Tel: (86)-10-64377035, Fax: (86)-10-64376782	Doktorandenstellen: 0; Lehrkrankenhäuser: 1 (550 Betten); Wert der medizinischen Ausstattung in Mio. Yuan: 7,13; Fläche in qm: 92542; Anzahl der ausl. Studenten in Kurzkursen (1998): 150	Vorwiegend gut für die praktische Ausbildung in *Akupunktur und Knochenheilkunde*. Weniger hochnäsige Ärzte als in der Universität (s. u.). Die Luftverschmutzung in Beijing ist eine der höchsten des Landes, aber dafür bietet die Stadt ein buntes Leben, besonders für Ausländer. Leider bleiben die Nichtchinesen in Beijing oft unter sich (Ghettoisierung).

Forts. ➡

1

Offizielle Ausbildungsinstitutionen in der VR China und Taiwan (nach G. NEEB) *(Forts.)*			
Name, Provinz (alphabetisch) und Preisklasse	**Adresse, Fax, Tel., email etc.**	**Angebot, Ausbildung**	**Kommentar, Erfahrungen**
Beijing University of Traditional Chinese Medicine (Freie Stadt Beijing) *Preis:* Hoch	No. 11 Bei San Huan Dong Lu Chaoyang District, PLZ: 100029 Beijing, China, Tel.: (86)-10-4286388, 64213841, Fax: (86)-10-64287322/ 64220872, Homepage: www.bjucmp. edu.cn	Doktorandenstellen: 47, Lehrkrankenhäuser: 4 (2800 Betten), Wert der medizinischen Ausstattung in Mio. Yuan: 29,06; Fläche in qm: 150000, Anzahl der ausländischen Studenten in Kurzkursen (1998): 1500; Anzahl der ausl. Studenten in Magisterkursen: 1	Die reguläre Ausbildung auch für Nichtchinesen ist seriös und streng, d. h., die Examen müssen alle (ohne schummeln etc.) bestanden werden, daher auch recht gut, leider sind die Ärzte in den Lehrkrankenhäusern nicht sehr kooperativ, da sie die „Langnasen" und ihre dummen Fragen schon „satt" haben und somit die praktische Ausbildung etwas zu kurz kommt. Wer aber ein gut fundiertes Studium machen will und die hohen Pekinger Lebenskosten nicht scheut, der ist hier gut aufgehoben. Für Kurzpraktika nicht geeignet aufgrund der Einstellung der Ausbilder.
Changchun College of TCM (Provinz Jilin) *Preis:* Unbekannt	39 Gongnongda Rd., Changchun City 130021, Jilin, China, Tel.: (86)-431-5968224, Fax: (86)-431-595876	Doktorandenstellen: 0; Lehrkrankenhäuser: 1 (600 Betten); Wert der medizinischen Ausstattung in Mio. Yuan: 4,2; Fläche in qm: 61240; Anzahl der ausl. Studenten in Kurzkursen (1998): 58	Dies ist die Heimat des besten Ginseng. Changchun ist aber ziemlich klein und so abgelegen, dass ich darüber keine näheren Informationen habe.
Chengdu University of Traditional Chinese Medicine (Provinz Sichuan) *Preis:* Hoch 400 $ für einen Monat im Krankenhaus, zweimonatige Unterrichtskurse 1220 $, 4 Wochen 700 $, 2 Wochen 350 $, inkl. Unterkunft und Verpflegung	International Affairs Office Kontakt: Prof.Huang Qing-xian, Tel: (86)-28-7784542 email: hqx@cdutcm. edu.cn, Adresse: Xiluo Rd., Chengdu City, Sichuan, Tel.: (86)-28-7768611, Fax: (86)-28-7763471, Homepage http:// www.cdutcm. edu.cn/ html\ETCM.html, email: sqf@cdutcm. edu.cn	Doktorandenstellen: 20; Lehrkrankenhäuser: 1 (373 Betten); Wert der medizinischen Ausstattung in Mio. Yuan: 9,1; Fläche in qm: 128269; Anzahl der ausl. Studenten in Kurzkursen (1998): 236	Von Chengdu habe ich immer wieder gehört, dass man sich für die „beste TCM-Uni in ganz China hält" und damit entsprechende Preise begründet. Aber wer kann das schon beurteilen? Zumindest, was die TCM-*Arzneimittelausbildung* angeht, liegt Sichuan in seiner Spezialität sicher weit vorn. Pluspunkt: Eine Ausstellungshalle chinesischer Arzneien und gefälschter Arzneien sowie ein medizingeschichtliches Museum. Aufgrund der Eingangsexamen usw. lässt sich annehmen, dass hier nicht jeder mal eben einen Titel erwerben kann. Also eher für seriöse, langfristige Studenten geeignet, wenn sich Zeit und Geld auszahlen sollen.

Forts. ➡

1

Offizielle Ausbildungsinstitutionen in der VR China und Taiwan (nach G. NEEB) *(Forts.)*			
Name, Provinz (alphabetisch) und Preisklasse	**Adresse, Fax, Tel., email etc.**	**Angebot, Ausbildung**	**Kommentar, Erfahrungen**
China Medical College (Tai-zhong, Taiwan) *Preis:* Variabel, eher hoch	91, Shiue-Shih Rd., Taizhong, Taiwan, R.O.C., Tel.: (86)-4-2053366 ext. 3101, 3102, 3108, Fax: (86)-4-2065051 Homepage (engl.): http://www2.cmc.edu.tw/~cmcpt/index2.htm, Chinesisch: http://www.cmc.edu.tw/new/index.html	Offiziell keine Ausbildungsstätte für Ausländer, daher keine Angaben	In Nigel Wisemans Arbeitsstätte sind ausländische Studenten erst seit kurzem zugelassen. Im Gegensatz zu den Festlandhochschulen bietet Taizhong (Taiwan) ein ganz anderes Ambiente: Die Luft ist besser und der Lebensstil westlicher, obwohl man viele Traditionen findet, die auf dem Festland verloren gingen. Die Lebenskosten sind allerdings höher als auf dem Festland.
Fujian University of Chinese Medicine (Provinz Fujian) *Preis:* Mittel, Nebenkosten wie in Shanghai	Adresse: 282 Wusi Road, Fuzhou 350003, Fujian, Tel.: (86)-591-7842528, 7841708, Fax: (86)-591-7842524, Homepage: http://china-window.com/Fujian_w/edu/tcm/etcm.html	Doktorandenstellen: 2; Lehrkrankenhäuser: 2 (685 Betten); Wert der medizinischen Ausstattung in Mio. Yuan: 11,53; Fläche in qm: 106200; Anzahl der ausl. Studenten in Kurzkursen (1998): 46	Spezialität: *Osteotraumatologie.* Hier studieren viele Taiwanesen und Auslandschinesen. Die Fujianer sind vor einigen Jahren durch den Titelverkauf und Handel mit Doktortiteln in China in Verruf geraten und kamen auf die „schwarze Liste". Ich nehme an, es hat sich gebessert, doch der Ruf ist erstmal hin. Die Luftverschmutzung ist gering.
Gansu College of TCM (Provinz Gansu) *Preis:* Hoch	35 Dingxidong Rd., Lanzhou City 730000, Gansu, China, Tel.: (86)-931-8619329, kein Fax	Doktorandenstellen: 0; Lehrkrankenhäuser: 1 (220 Betten); Wert der medizinischen Ausstattung in Mio. Yuan: 6,03; Fläche in qm: 80667; Anzahl der ausl. Studenten in Kurzkursen (1998): 30	Lanzhou ist bekannt als Giga-Schwerindustriestadt (Öl, Gas, Schwermetalle), aus der auch viele TCM-Fertigarzneien kommen (z. T. ebenfalls mit Schwermetallen). Da Lanzhou außer Fabriken und Giften nichts zu bieten hat und unter den TCM-Ausbildungsstädten den ganzjährigen Rekord in Luftverschmutzung (150–300) hält, zieht es niemanden dorthin.
Guangxi College of Traditional Chinese Medicine (Provinz Guangxi) *Preis:* Niedrig	21 Ming Xiu Rd., Nanning 530001, Provinz Guangxi, Tel.: (86)-771-3834562, Fax: (86)-771-3835812	Doktorandenstellen: 1; Lehrkrankenhäuser: 3 (1320 Betten); Wert der medizinischen Ausstattung in Mio. Yuan: 6,92; Fläche in qm: 105333; Anzahl der ausl. Studenten in Kurzkursen (1998): 32	Die Provinz Guangxi bietet niedrige Lebenskosten, die Hochschule eine interessante Ausbildung in der Volksmedizin der Zhuang-Minorität und Qi-Gong. Allerdings ist die Sprache wie auch in der Nachbarprovinz Guangdong nur schwer zu erlernen. Die Luftverschmutzung ist gering.

Forts. ➡

1

Offizielle Ausbildungsinstitutionen in der VR China und Taiwan (nach G. NEEB) *(Forts.)*			
Name, Provinz (alphabetisch) und Preisklasse	Adresse, Fax, Tel., email etc.	Angebot, Ausbildung	Kommentar, Erfahrungen
Guangzhou University of Traditional Chinese Medicine (Provinz Guangdong) *Preis:* Hoch	No. 12, San Yuan Li., Guangzhou City, Tel. : (86)-20-86578707, Fax: (86)-20-86578708, Homepage: www.acupuncture.edu/ guangzhou	Doktorandenstellen: 50; Lehrkrankenhäuser: 4 (1341 Betten); Wert der medizinischen Ausstattung in Mio. Yuan: 21,2; Fläche in qm: 221444; Anzahl der ausl. Studenten in Kurzkursen (1998): 213	Spezialität: *Shang Han Lun*. Von Guangzhou habe ich bisher kaum Gutes gehört. Das liegt sicher u. a. daran, dass man in dieser Provinz sehr gut im Geldverdienen ist, besonders dem von Nichtkantonesen. Ein weiteres Problem besteht darin, dass man hier (außer im Unterricht) überall Kantonesisch spricht, das noch schwerer zu lernen ist als Hochchinesisch; die Sprachbarriere liegt also noch höher.
Guiyang College of Traditional Chinese Medicine (Provinz Guizhou) *Preis:* Niedrig	1 Shidong Rd., Guiyang 550002, Provinz Guizhou, Tel.: (86)-851-5928633; Fax: (86)-851-5926551, Homepage: pri-dns.gzu.edu.cn/ english/gzgx/ gyzyxyen.html	Doktorandenstellen: 0; Lehrkrankenhäuser: 2 (100 Betten); Wert der medizinischen Ausstattung in Mio. Yuan: 7,15; Fläche in qm: 82708; Anzahl der ausl. Studenten in Kurzkursen (1998): keine (offiziell nicht zugelassen)	Die arme Provinz Guiyang hat niedrige Lebenshaltungskosten, bietet aber wenig Komfort für Anspruchsvolle. Dennoch ist es vielleicht einer der wenigen Orte in China, wo die Bevölkerung noch relativ ursprünglich ist und den Ausländer zwar anstarrt, aber nicht gleich auszunehmen versucht. Auf den Märkten kann man Radix Notoginseng direkt vom Bauern kaufen.
Hebei University, College of TCM (Provinz Hebei) *Preis:* Mittel	24, Xinshinan Rd., Shijiazhuang City 050091, Hebei, China, Tel.: (86)-311-3831590, kein Fax	Doktorandenstellen: 0; Lehrkrankenhäuser: 1 (600 Betten); Wert der medizinischen Ausstattung in Mio. Yuan: 2,72; Fläche in qm: 92973; Anzahl der ausl. Studenten in Kurzkursen (1998): 264	Dieses kleine College dümpelt im Schatten der nahe gelegenen Großen Beijing und Tianjin vor sich hin, hätte aber Besseres verdient: Die Sprache ist hier guter Standard, die Lebenskosten sind niedrig. Allerdings kann man in dieser Kleinstadt auch nicht viel anderes machen als studieren oder chinesische Freunde finden.
Heilongjiang University of Traditional Chinese Medicine (Provinz Heilongjiang) *Preis:* Mittel	24 Heping Rd., Harbin 150040, Heilongjiang, Tel.: (86)-451-2110652, Fax: (86)-451-2112786	Doktorandenstellen: 36; Lehrkrankenhäuser: 3 (1739 Betten); Wert der medizinischen Ausstattung in Mio. Yuan: 31,12; Fläche in qm: 79900; Anzahl der ausl. Studenten in Kurzkursen (1998): 560	Spezialität der neuen Uni: *Rezepturkunde, Akupunktur und Gynäkologie.* Ein nettes rustikales Völkchen wohnt hier im architektonisch eindeutig russisch beeinflussten Harbin. Im Winter, wenn die große Eisskulpturausstellung ist, sinkt die Temperatur auf –30° bis –40° C, dann ist hochprozentiger Reisschnaps angesagt. Die Preise liegen im Durchschnitt, die Luftverschmutzung im Winter auch, da dann die ganze Kohle verheizt wird. Also besser im Sommer besuchen und Ginseng preiswert einkaufen.

Forts. ➡

1

Offizielle Ausbildungsinstitutionen in der VR China und Taiwan (nach G. NEEB) *(Forts.)*			
Name, Provinz (alphabetisch) und Preisklasse	Adresse, Fax, Tel., email etc.	Angebot, Ausbildung	Kommentar, Erfahrungen
Henan College of Traditional Chinese Medicine (Provinz Henan) *Preis:* Mittel	Jin Shui Rd., Dong Duan, Zhen Zhou 450003, Provinz Henan, Tel.: (86)-371-5956348 3038, Fax: (86)-371-955650/ 5999650	Doktorandenstellen: 3; Lehrkrankenhäuser: 3 (1001 Betten); Wert der medizinischen Ausstattung in Mio. Yuan: 9,23; Fläche in qm: 204659; Anzahl der ausl. Studenten in Kurzkursen (1998): 8	Spezialität der Uni sind *Milz-Magen-Erkrankungen*. Die Sprache ist leicht, da dem Hochchinesischen ähnlich. In Zhengzhou finden sich zwar einige Reste alter Kultur, doch es ist eine ausgesprochen hässliche Industriestadt mit hohem Luftverschmutzungsindex (> 200)
Hubei College of Traditional Chinese Medicine (Provinz Hubei) *Preis:* Mittel	110 Yunjiaqiao, Wuchang, Wuhan City 430061, Tel.: (86)-27-88841051, Fax: (86)-27-88841051/ 741051	Doktorandenstellen: 5; Lehrkrankenhäuser: 3 (1600 Betten); Wert der medizinischen Ausstattung in Mio. Yuan: 6,39; Fläche in qm: 87912; Anzahl der ausl. Studenten in Kurzkursen (1998): 24	Spezialisierung der Hochschule in der Behandlung von *Leberkrankheiten*. Wuhan hat sehr heiße Sommer, liegt aber als Industriestadt in der Luftverschmutzung relativ gut (um 100). In der Umgebung finden sich einige kulturelle Relikte.
Hunan College of Traditional Chinese Medicine (Provinz Hunan) *Preis:* Mittel	Shaoshan Rd. 84, Changsha 410007, Hunan, Tel.: (86)-731-5556660, Fax: (86)-731-5532948	Doktorandenstellen: 5; Lehrkrankenhäuser: 2 (1017 Betten); Wert der medizinischen Ausstattung in Mio. Yuan: 12,06; Fläche in qm: 155840; Anzahl der ausl. Studenten in Kurzkursen (1998): 27	Spezialität der Hochschule: *Diagnostik*. In Maos Heimatprovinz spricht man einen schwierigen Dialekt, jedes „H" wird zum „F" in Funan. Das Essen ist gut, aber sehr scharf, wie in Sichuan und Yunnan. Die Luftverschmutzung ist niedrig. Man kann hier auch Tuina und TCM-HNO erlernen.
Jiangxi College of TCM (Provinz Jiangxi) *Preis:* Mittel	56 Yangming Rd., Nanchang City 330006, China, Tel.: (86)-791-6216708, Fax: 6820664	Doktorandenstellen: 3; Lehrkrankenhäuser: 1 (480 Betten); Wert der medizinischen Ausstattung in Mio. Yuan: 24,58; Fläche in qm: 125000; Anzahl der ausl. Studenten in Kurzkursen (1998): 87	Nichts bekannt.
Liaoning College of TCM (Provinz Liaoning) *Preis:* Mittel	79 Zongshan-dong Rd., Shenyang City 110032, Liaoning, China, Tel.: (86)-24-88684357, Fax: (86)-24-86881407	Doktorandenstellen: 4; Lehrkrankenhäuser: 1 (1100 Betten); Wert der medizinischen Ausstattung in Mio. Yuan: 7,86; Fläche in qm: 86871; Anzahl der ausl. Studenten in Kurzkursen (1998): 264	Shenyang ist eine aufstrebende Industriestadt, deren Luftverschmutzung längst von den anderen Nordstädten überholt wurde. Sie bietet als Exhauptstadt der Mandschuren viel Kultur und Abwechslung, ist aber auch nicht sehr preiswert. An der Hochschule sind einige gute *Akupunkteure*.

Forts. ➡

Offizielle Ausbildungsinstitutionen in der VR China und Taiwan (nach G. NEEB) *(Forts.)*			
Name, Provinz (alphabetisch) und Preisklasse	Adresse, Fax, Tel., email etc.	Angebot, Ausbildung	Kommentar, Erfahrungen
Nanjing University of Traditional Chinese Medicine (Provinz Jiangsu) *Preis:* Sehr hoch 300 $ für 1 Woche, 2600 $ für 3 Monate	282 Hanzhong Road, Nanjing 210029, Tel.: (86)-25-6612904, Fax: (86)-25-6607127, 6612904, Homepage: http://www.njutcm.edu.cn/	Doktorandenstellen: 34; Lehrkrankenhäuser: 3 (1570 Betten); Wert der medizinischen Ausstattung in Mio. Yuan: 14,88; Fläche in qm: 72500; Anzahl der ausl. Studenten in Kurzkursen (1998): 788	Spezialität: *Akupunktur* und *Wenbing* (febrile Erkrankungen). Die Luftverschmutzung ist hier gering, doch Nanjing ist für sein unerträglich heißes Wetter im Sommer in ganz China bekannt. Die Uni selbst ist eher klein, die kulturelle Umgebung bietet einiges. Die Preise für die Ausbildung halte ich für unverschämt. Maciocias Ausbildungsuni ist heute außer für reiche Studenten langfristig nicht mehr geeignet.
Shaanxi College of TCM (Provinz Shaanxi) *Preis:* Mittel	1 Guiyang Rd., Xianyang City (Xi'an) 712083, Shaanxi, China, Tel.: (86)-910-3212766-2012, Fax: (86)-910-3216542	Doktorandenstellen: 0; Lehrkrankenhäuser: 1 (500 Betten); Wert der medizinischen Ausstattung in Mio. Yuan: 2,99; Fläche in qm: 87000; Anzahl der ausl. Studenten in Kurzkursen (1998): 5	Wer die alte Kultur Chinas und viele archäologische Relikte sehen möchte, ist hier gut aufgehoben. Im nahen Hua Shan residierten von jeher daoistische Einsiedler (auch heute noch), aber sie lassen sich nicht gern finden und wohnen in *wirklich* extrem schwer zugänglichen Höhlen oder Berghütte. Über die Hochschule ist nichts bekannt. Xian ist ein Touristenzentrum, wo viele die Hochsprache sprechen. Es ist sehr windig, dennoch ist die Luftverschmutzung mittelhoch (120–170).
Shandong University of Traditional Chinese Medicine (Provinz Shandong) *Preis:* Mittel	53 Jingshi Rd., Jinan 250014, Shandong, Tel.: (86)-531-2968823, Fax: (86)-531-2968823	Doktorandenstellen: 11; Lehrkrankenhäuser: 1 (611 Betten); Wert der medizinischen Ausstattung in Mio. Yuan: 11,33; Fläche in qm: 144674; Anzahl der ausl. Studenten in Kurzkursen (1998):11	Die frisch gebackene Uni ist auf *TCM-Literatur* und *Osteotraumatologie* spezialisiert, sie bietet auch Dreimonatskurse in Englisch an. Das Klima ist gemäßigt, ebenso wie die Luftverschmutzung. Man spricht hier einen geringfügig abweichenden Dialekt. Die Lebenskosten sind nicht sehr hoch. Fazit: Kein schlechter Ort für ein Kurzstudium.

Forts. ➡

1

Offizielle Ausbildungsinstitutionen in der VR China und Taiwan (nach G. NEEB) *(Forts.)*			
Name, Provinz (alphabetisch) und Preisklasse	**Adresse, Fax, Tel., email etc.**	**Angebot, Ausbildung**	**Kommentar, Erfahrungen**
Shanghai University of Traditional Chinese Medicine (Stadt Shanghai) *Preis:* Hoch, Nebenkosten sehr hoch (s. Kommentar)	530 Lingling Rd., 20032 Shanghai, Tel.: (86)-21-4385400 403, 64174600, Fax: (86)- 21-64171062, Homepage: http://www.dhc.net/~allway/sutcm/	Doktorandenstellen: 36; Lehrkrankenhäuser: 3 (1739 Betten); Wert der medizinischen Ausstattung in Mio. Yuan: 31,12; Fläche in qm: 79900; Anzahl der ausl. Studenten in Kurzkursen (1998): 671	Shanghaier gelten in China als seriöse, kommerzielle und sehr professionelle Leute, die sich für die Besten in China halten. Wie dem auch sei, die Ausbildung ist recht gut, besonders in *Akupunktur, Tuina* und *Integrierter Chinesischer Medizin*. Durch die Geschäftstüchtigkeit der Südchinesen müssen jedoch oft „kleine Geschenke" gemacht werden, wenn man an etwas mehr Wissen herankommen will. Dieser Usus wird auf Dauer recht teuer. Positiv ist die Ambition Shanghais, zur „grünen" Stadt Chinas zu werden, d. h. mehr Parks, weniger Luftverschmutzung.
Tianjin University of Traditional Chinese Medicine (Stadt Tianjin) *Preis:* Mittel 400 $ gleich für Praktikum im Krankenhaus / Kurs in der Uni, 2 Mon. 700 $, 3 Mon. 1000 $, 6 Mon. 1400 $, 1 Jahr 2800 $	Yu Quan Rd. 88, Tianjin City 300193, Tianjin, Tel.: (86)-22-7373427, Fax: (86)-22-27370636	Doktorandenstellen: 6; Lehrkrankenhäuser: 2 (1386 Betten); Wert der medizinischen Ausstattung in Mio. Yuan: 7,93; Fläche in qm: 101811; Anzahl der ausl. Studenten in Magister: 11; ausl. Doktoranden:1; Anzahl der ausl. Studenten in Kurzkursen (1998): 1280	Einzige von der Regierung prädestinierte Hochschule speziell für ausländische Studenten, daher liegt Tianjin in der Anzahl ausländischer Studenten landesweit auf Platz zwei. Spezialitäten hier sind *Akupunktur* und *Integrierte Chinesische Medizin*. Die kulturelle Umgebung ist eher langweilig, der Smog wird immer stärker, aber die Lebenskosten sind niedrig und die Standardsprache leicht zu erlernen. Es werden auch Magister (3500 $) und Doktorandenkurse (5000 $) angeboten. Dann sollte man aber die Sprache beherrschen, wenn es nicht zur Farce ausarten soll.
Yunnan College of Traditional Chinese Medicine (Provinz Yunnan) *Preis:* Niedrig	Guan Shang Shuan qiao Rd., Kunming City 650200, Tel./Fax: (86)-871-7150992 , Fax: (86)-871-3164972	Doktorandenstellen: 0; Lehrkrankenhäuser: 1 (500 Betten); Wert der medizinischen Ausstattung in Mio. Yuan: 5,87; Fläche in qm: 93334; Anzahl der ausl. Studenten in Kurzkursen (1998): 25	Diese kleine Hochschule hat ein Forschungsinstitut für *Volksmedizin der Minoritäten* und ist gut in *Tui-Na-Massage*. Außer dem niedrigen Preis und den Lebenshaltungskosten sind die größten Vorteile die unübertroffene Freundlichkeit der Kunminger, die interessanten Minoritäten und ihre Volksmedizin und das ganzjährig milde Klima. Auch der Dialekt ist noch gut zu verstehen.

Forts. ➡

1

Offizielle Ausbildungsinstitutionen in der VR China und Taiwan (nach G. NEEB) *(Forts.)*			
Name, Provinz (alphabetisch) und Preisklasse	Adresse, Fax, Tel., email etc.	Angebot, Ausbildung	Kommentar, Erfahrungen
Zhejiang Chinese College of Traditional Medicine (Provinz Zhejiang) *Preis:* Hoch	Qing Chun Rd., Hangzhou 310009, Zhejiang, Tel.: (86)-571-7016071, Fax: (86)-571-7046071, Homepage: http://www.ultranet.com/~wdlu/zctcm.htm	Doktorandenstellen: 1; Lehrkrankenhäuser: 1 (500 Betten); Wert der medizinischen Ausstattung in Mio. Yuan: 8,71; Fläche in qm: 80440; Anzahl der ausl. Studenten in Kurzkursen (1998): 246	An Stephen Claveys Ausbildungsuni zog es viele Studenten, die außer TCM auch etwas von der Kultur mitbekommen wollten. Hangzhou ist zwar sehr touristisch orientiert (auch preislich), hat aber als alte Kulturstadt viel zu bieten. Hier finden auch viele Martial-Arts-Veranstaltungen statt. Der Dialekt ist schwierig, aber man spricht fast überall Hochchinesisch und oft Englisch.

Tab. 1.2

1.2.2 Allgemeine Tipps für Chinareisende und Studierende

Kulturschock

Wer zum ersten Mal nach China kommt, ist zunächst meist überwältigt von der „Andersartigkeit". Je nach Persönlichkeit und Kulturtoleranz können sich daraus zwei mögliche Grundhaltungen entwickeln:

- „Hypertolerante St.-Thomas-Haltung": „Gott sei Dank muss ich nicht so leben. Die sind ja alle so arm dran. Darum vergebe ich ihnen allen Unbill und versuche vorsichtigst, in keinerlei Fettnäpfchen zu treten."
- „Paranoide Cortez-the-Conquerer-Haltung": „Mein Gott, ist das hier primitiv und dreckig. Und alle wollen mir nur das Geld aus der Tasche ziehen. Keiner will mich verstehen, und man legt mir absichtlich Steine in den Weg. Ich werde mich beschweren und beschweren und beschweren…".

Beides sind natürlich extreme Einstellungen. Jedoch trägt meist jeder von uns tendenziell eine dieser Haltungen in sich. Sollen sich aber die wenigen Wochen der Ausbildung in China nicht zu einem Kulturschock entwickeln, muss man sich schon zu Hause vorbereiten und während der Zeit in China bestimmte Hinweise beachten:

- **Ziele:** Vor der Reise klare Ziele für sich bestimmen, z. B. in Bezug darauf, was man lernen möchte. Man sollte sich aber die Flexibilität bewahren, diese nach den örtlichen Gegebenheiten entsprechend zu modifizieren. Wichtig: Den chinesischen Lehrern verdeutlichen, was man genau erlernen möchte. Die Therapiefälle auf der Intensivstation sind für den westlichen Therapeuten sicher beeindruckend, aber in der Praxis zu Hause nicht anwendbar.
- **Fragen:** Fragen sollten sich möglichst auf einen klaren Kernpunkt konzentrieren. Theoretische Fragen an einen Theoretiker, z. B. Dozenten, richten; praktische Fragen jedoch an einen klinischen Arzt, nicht umgekehrt.
- **Sprache:** Lernen Sie etwas Chinesisch. Dies fördert nicht nur die Flexibilität des Geistes, sondern öffnet auch viele Türen zu Freundschaft, Wissen und besserem Verständnis der Kultur (empfehlenswerte sprachliche Vorbereitung z. B. Institut für chinesische Sprache „Sinicum", Adresse ➡ 14.1.1. Auch Volkshochschulen oder andere Sprachinstitute bieten Einführungskurse in die chinesische Sprache an).

Dennoch muss man sich meist auf Übersetzer verlassen können. Allerdings besser vorher grundlegende Termine und Absprachen abklären, um spätere Missverständnisse zu vermeiden. Tipp: Wenn zu viele Fragen während einer Behandlung auftauchen, schreiben Sie sie auf und stellen Sie sie hinterher.

- **Beschwerden:** Beschwerden an die richtige Person (Autorität) richten. Beschwerden klar, aber bestimmt und freundlich darlegen. Sich auch auf Kompromisse einlassen, die die Person das „Gesicht wahren lässt". Leider „bellt der Hund meist den Mond an", d. h., Beschwerden verpuffen wirkungslos am falschen Ort.
- **Lernhaltung:** Statt sich von der täglichen Schulung „berieseln" zu lassen, lieber täglich Fragen und Gelerntes mit anderen diskutieren oder entsprechend nachlesen, um es am nächsten Tag besser nachvollziehen zu können. Tipp: Nicht sofort alles bewerten, manches Problem klärt sich von selbst.
- **Offenheit:** Chinesische Medizin ist pragmatisch und eklektisch, daher auch in sich widersprüchlich, denn Theorien dienten in erster Linie dazu, die praktischen Erfahrungen einzuordnen und zu behalten. Anders als in den modernen Naturwissenschaften entwickelten sich die Theorien in der TCM vorwiegend nach therapeutischen Anwendungen. „Wie" ist daher in der TCM weit wichtiger als „Warum", die Lieblingsfrage der Westler.
- **Prestige:** Eine Institution und ebenso ein bekannter Arzt lassen sich ihren Ruf teuer bezahlen. Die Mehrzahl der guten Ärzte in China ist aber nicht berühmt. Auch von mittelmäßigen Therapeuten lässt sich etwas lernen, denn: „Man muss als Taijiquan-Anfänger ja auch nicht gleich zu Jacky Chan als Lehrer gehen."
- **Patienten:** Die meisten chinesischen Patienten lassen sich zunächst aus Neugier gerne mal von Westlern behandeln. Dies lässt aber schnell nach, wenn sie merken, dass jemand an ihnen herumstümpert. Also: Bitte Nadeltechniken erlernen, **bevor** man die immer höflichen Patienten in China malträtiert. Zum Einüben der Grundtechniken Orangen, Baumwollkissen oder Akupunkturübungskissen verwenden, keine Menschen! Man selbst sollte der erste Mensch sein, an dem man übt.
- **Toleranz:** Beim Umgang mit den Leuten auf Markt oder Straße sollte man freundlich, aber bestimmt sein, d. h. tolerant, aber sich nicht ausnutzen lassen. Dieser schmale Grat ist schwierig, denn es gibt immer Händler, die von Ausländern höhere Preise verlangen, allerdings auch viele Waren mit Fixpreisen. Im Zweifelsfall die Übersetzer fragen. Aber Vorsicht: Fragen nach negativen Zuständen wie Armut, Dreck, soziales Leid usw. sind vielen nationalbewussten Chinesen peinlich, wenn sie von Ausländern kommen. Die viel beschriebene chinesische Höflichkeit finden Sie noch bei vielen älteren Intellektuellen oder Leuten mit guter Erziehung, aber erwarten Sie sie nicht von den einfachen Leuten auf dem Markt. Nicht jeder Bauer Kong ist ein Konfuzius.
- **Nachbereitung:** Bereits in China, aber mehr noch nach der Rückkehr ist eine Reflexion aller Eindrücke und Wissensfragmente empfehlenswert. Fazit: Lernen Sie auch aus den Fehlern. Wenn der Chinaaufenthalt für Sie erfolgreich war, überlegen Sie, was Sie noch wissen und dazulernen möchten. Dann suchen Sie sich eine möglichst kleine Interessensgruppe oder lernen Sie selbst etwas Chinesisch und fahren wieder nach China, lassen aber diesmal die „Verbotene Stadt", „Gui Lin" und „die Große Mauer" aus. Der zweite Besuch wird intensiver und besser.

Voraussichtliche Kosten für Kurzkurse

Die meisten Organisationen und Verbände bieten mehrwöchige Chinapraktika an, die zwischen 3000 und 8000 DM kosten (➡ Adressen 14.1.1). Zusätzlich gibt es private Veranstalter, die das Angebot erweitern.

Richtlinien für Individualstudenten: Unterricht ist teurer als Unterkunft und Wohnen teurer als Essen. Die teuersten Städte sind Taipei (Taiwan) und Shanghai, dicht gefolgt von Beijing und Taizhong (Taiwan), wobei die Lebensqualität der taiwanesischen Städte höher ist als die der Festlandstädte. Kleinere Städte wie Jinan, Kunming, Shijiazhuang, Shenyang und Fuzhou haben niedrigere Lebenshaltungskosten als Großstädte wie Nanjing, Chengdu, Guangzhou oder auch Tianjin. Touristenzentren wie Hangzhou und Xi'an sind für ihre Größe vergleichsweise teuer.

Ein Monat Praktikum im Krankenhaus (einschließlich nicht offizieller Institutionen) kostet zwischen 100 $ und 500 $, ein Zimmer im Studentenwohnheim der Unis zwischen 3 $ und 18 $, im Hotel zwischen 80 Yuan und 600 Yuan, je nach Qualität und Ort, eine für Ausländer zugelassene Wohnung im Monat zwischen 500 Yuan und 3000 Yuan, in Taipei ab 5000 NTD aufwärts. Essen an der Straße kostet pro Person 5–20 Yuan, im Restaurant zwischen 20 und 150 Yuan, aber es gibt immer auch teurere Institutionen. Am preiswertesten und interessantesten ist es immer noch, selbst zu kochen (Stand der Preise: Herbst 1999).

Günstige Reise- und Studienzeiten

Die meisten Therapeuten mit Niederlassung in eigener Praxis haben natürlich nur in den Sommerferien ein längeres Zeitkontingent (z. B. die Praxis in der Zeit zu schließen), doch leider ist die Zeit zwischen Juni und September die heißeste und somit oft unerträglichste Zeit in China und Taiwan.

Wer den „Brutöfen" Beijing (Juli, max. 46 °C), Tianjin (40 °C), Nanjing (36 °C), Guangzhou (37 °C), Taipei (38 °C), Fuzhou (36 °C), Hangzhou (38 °C) und Wuhan (38 °C) entkommen will, kann sich nur ins klimatisch milde Kunming (Juli max. 25 °C) oder in den kühlen Norden nach Harbin (28 °C) flüchten. Letzteres, ebenso wie Shenyang und Hohot (Mongolei), sollte man wiederum im Winter meiden, wenn man Temperaturen von 30–40 °C unter Null nicht toleriert. In Kleinstädten herrscht im Winter häufig stärkere Luftverschmutzung als in Industriestädten, da alle nicht modernisierten Heime zu dieser Zeit mit Unmengen Koks und unreiner Kohle heizen.

Bezüglich der Durchschnittstemperaturen bewegen sich alle oben nicht genannten Städte, je nach geographischer Lage, zwischen den angegebenen Werten. Einzig Kunming in Yunnan ist das ganze Jahr über gleich mild. So sagt auch eine chinesische Redensart über Kunming „Si Ji Ru Chun" (Alle vier Jahreszeiten wie der Frühling).

1.2.3   Entscheidungskriterien für VR China oder Taiwan

Auch „Nationalchina", die Republik China auf Taiwan, bietet Ausbildungen an. Was aber kann Taiwan dem Studierenden bieten, was China nicht besitzt und umgekehrt? Um diese Frage zu klären, ist es sinnvoll, sich die unterschiedliche Entwicklung der TCM in beiden Chinas seit 1949 zu vergegenwärtigen:

1

Entwicklung der TCM in der VR China und Taiwan

Taiwan: Die nationalchinesische Regierung auf Taiwan strebte dem damals verbündeten Amerika nach, sponserte die westliche Schulmedizin und ignorierte die traditionelle Medizin. Dennoch fand die traditionelle Medizin viel Zuspruch im Volk, das die TCM damals wie heute noch besonders bei chronischen oder durch Schulmedizin unbefriedigend behandelten Leiden in Anspruch nimmt. Die von *Chiang Kai-shek* mitgebrachten traditionellen Ärzte waren meist gute Therapeuten aus bekannten Ärztefamilien und führten die Tradition der „Meister-Lehrlings-Ausbildung" weiter. Paralell dazu gab es seit den 60er Jahren das „China Medical College", das eine akademische Ausbildung von acht Jahren anbot. Die traditionelle Medizin auf Taiwan wird daher fast immer noch wie vor 100 Jahren ausgeübt, mit dem Schwerpunkt auf den traditionellen Methoden wie Pulsdiagnose, Auswendiglernen der Klassiker usw.

VR China: Auch in China lebte die traditionelle Medizin zunächst im Volke weiter, obwohl sie offiziell nicht unterstützt wurde. Erst als *Mao* in den 50er Jahren verkündete, die traditionelle Medizin sei ein „Schatz, der gehoben werden müsse", wurden viele Universitäten gegründet und die Medizinsysteme nebeneinander etabliert. Doch die universitäre Ausbildung musste zwangsläufig anders verlaufen als die traditionelle Einzelausbildung, die auf Auswendiglernen, den Meister bei der Diagnosestellung und Therapie beobachten und schließlich dem intuitiven Vernetzen der Informationen beruhte. Um die TCM den großen Klassen zugänglich zu machen, musste sie vereinfacht, systematisiert und vom Aberglauben „gereinigt" werden. Da die TCM zuvor ein eklektisches System von teilweise widersprüchlichen Theorien war, die je nach Bedarf pragmatisch angewendet wurden, ging bei dieser Anpassung an westliche Logik verständlicherweise einiges verloren. Gleichzeitig wurde jedoch versucht, ihre Wirkungsweise mit moderner Wissenschaft zu erklären. Dadurch wurden neue Zusammenhänge aufgedeckt, was der TCM zu einem modernen Prestige verhalf.

Situation der TCM in der VR China und Taiwan heute

Taiwan: Seit wenigen Jahren erfährt die TCM in Taiwan auch offizielle Unterstützung (TCM-Forschungsprogramme). Da sowohl Schulmedizin als auch TCM zum großen Teil in Privatpraxen stattfinden, konkurrieren sie in Taiwan miteinander und feinden sich an.

VR China: Anders als in Taiwan existieren in China heute die drei Systeme – Schulmedizin, TCM und Integrierte, also westliche und chinesische Medizin – harmonisch nebeneinander. So gibt es z. B. in vielen schulmedizinischen Krankenhäusern eine Abteilung für TCM, andererseits wird in der Notfallaufnahme und Intensivstation von TCM-Krankenhäusern meist die Schulmedizin eingesetzt, um so ein Optimum an Effizienz zu gewährleisten. Krebs ist eines der besten und häufigsten Beispiele, wie beide Systeme sinnvoll kombiniert werden: Während die Bestrahlung oder Chemotherapie den offensiven Teil im Kampf gegen den Krebs bestreitet, wird die Defensive von der TCM getragen, die das Immunsystem stärkt und Selbstheilungskräfte unterstützt. Gleichzeitig können durch Verabreichung von TCM-Arzneien die Nebenwirkungen der aggressiven Therapien stark gemildert oder verhindert werden.

Die TCM macht ein Drittel der medizinischen Versorgung Chinas aus. Ca. 65% der Patienten in TCM werden mit der traditionellen Pharmakologie („Kräuterheilkunde") behandelt, bei ca. 15% der Patienten wird Akupunktur angewendet, und der Rest wird aufgeteilt in Tuina-Massage, Qigong etc. Bei vielen Erkrankungen werden natürlich auch Kombinationen der oben genannten Therapieformen angewendet.

1

Allgemein tendiert die junge Generation Chinas mit geringem Zeitlimit bei akuten Erkrankungen eher zur „schnellen" Schulmedizin, doch die im Alter verstärkt auftretenden chronischen Erkrankungen sind eine klare Domäne der TCM. Im Volksmund gibt es den Spruch: „Bei Notfällen und akuten Krankheiten geh zu jungen Schulmedizinern mit neuestem Wissen; bei chronischen, komplizierten Erkrankungen such dir einen alten, erfahrenen TCM-Arzt."

Nach aktuellen Angaben (1999) ist das Verhältnis Nicht-TCM- und TCM-Ärzte in der VR China 80/20%, bei den behandelten Patienten ist die Quote höher, nämlich 60/33%, d. h., es gingen im Zeitraum vom 1.1.98–31.12.98 1/3 der chinesischen Patienten in ein größeres TCM-Krankenhaus.

Subjektives Fazit: Wegen der verschiedenen Schwerpunkte haben beide Chinas dem Lernwilligen unterschiedliches Wissen zu bieten: Für den Einsteiger ist das logisch vorsortierte, universitäre Wissen der Volksrepublik weitaus leichter zu erlernen. Ab einem gewissen Stadium, wenn man sich Wissen angeeignet hat, das aber intuitiv vernetzt werden muss, empfiehlt sich ein Aufenthalt im mehr traditionell orientierten Taiwan, am besten sogar eine Famulatur in einer kleinen Privatpraxis. Viele Ärzte in Taiwan sprechen ausreichend gut Englisch, sodass auch die Sprachschwierigkeit leichter überwunden werden kann. Wie findet man jedoch eine solche Privatpraxis? Am ehesten lernt man mit etwas Glück „Insider" mit entsprechenden Tipps bei einem Kurs im China Medical College in Taizhong oder dem Veterans Hospital in Taipei kennen.

1.3   Wissenschaftliche Grundlagen

Grundlagenforschung

Die National Library of Medicine der USA („MedLine") zählt heute über 7000 wissenschaftliche Publikationen über Akupunktur. Während vieler Jahre wurde zu Recht bemängelt, dass wissenschaftliche Arbeiten über Akupunktur unkontrolliert seien und methodisch dem westlichen Standard nicht genügen. Dies hat sich in den letzten 10 Jahren drastisch geändert, da sich immer mehr wissenschaftlich geschulte Ärzte der Akupunkturforschung annahmen mit dem Resultat, dass die Studien nicht nur in ihrer Zahl, sondern vor allem auch in der Qualität zunahmen. Viele Arbeiten sind von hohem Niveau und finden ihren Platz in weltweit anerkannten wissenschaftlichen Magazinen. Sowohl in der klinischen Forschung als auch in der Grundlagenforschung wurden große Fortschritte erzielt.

Die klinische Forschung beschäftigt sich dabei hauptsächlich mit dem „Wirksamkeitsnachweis" von Akupunktur. Die Wirkung der Akupunktur konnte bisher für einige wesentliche Indikationen – v.a. verschiedene Schmerzsyndrome – bestätigt werden, sodass Akupunktur für die getesteten Krankheiten als eine wissenschaftlich bewährte Therapie angesehen wird. Für zahlreiche Indikationen muss der „Wirksamkeitsnachweis" jedoch noch erbracht oder durch mehr Studien mittels Standardisierung und größerer Fallzahlen deutlicher gegriffen werden.

Wirkung

Bis heute liegt das Hauptinteresse in der Akupunkturanalgesie, deren Wirkmechanismen folgendermaßen zusammengefasst werden können:

1

- Direkte segmentale Hemmung der Schmerzreize auf Rückenmarksebene.
- Absteigende Hemmung durch Efferenzen des Mittelhirns.
- Analgesie auf Höhe des Thalamus und Hypothalamus.

Involviert ist eine Vielzahl von Neurotransmittern und Hormonen, u. a. Endorphine und Serotonin.

Neben dem Analgesieeffekt moduliert die Akupunktur eine Reihe von weiteren physiologischen Parametern:

Durchblutung: Wird eine Nadel in einen Akupunkturpunkt eingestochen, so kann man sehr bald einen roten Hof um die Nadel sowie eine Erhöhung der Temperatur um 1–2 °C beobachten. Diese Verbesserung der Durchblutung wird nicht nur um die Nadel, sondern auch im Zielgebiet der Therapie erreicht. Dieser Effekt kann mittels Thermographie bestätigt werden.

Muskeltonus: Akupunktur bewirkt eine Tonusabnahme sowohl lokal wie auch im Gebiet des Fernpunktes.

Endokrinologie: Einflussnahme auf die Hypophysen-Nebennieren-Achse (ACTH; Kortisol)

Neurovegetativ: Modulation der Aktivität von Sympathikus und Parasympathikus und damit der Funktion der inneren Organe.

Neuroanatomisch: Morphologische Untersuchungen belegen, dass sich der Akupunkturpunkt durch die Häufung sensorischer Endkörperchen (Meissner-Körperchen) von der umliegenden Haut unterscheidet. Akupunkturpunkte entsprechen Perforationen der oberflächlichen Körperfaszie mit durchtretenden Gefäßnervenbündeln. Der Perforationsbereich ist in lockeres, wasserreiches Bindegewebe gehüllt, was den niedrigeren elektrischen Widerstand im Bereich der Akupunkturpunkte erklärt.

Um die komplexe klinische Wirkung der Akupunktur zu verstehen, wurden weiterhin Modelle entwickelt, die auf dem System von homöostatischen Regelkreisen beruhen, wie z. B. das regulatorische Grundsystem nach Prof. Pischinger.

Literatur

BECKER, R.O., REICHNAAMIS, M. et al.: Electrophysiological correlates of acupuncture points and meridians. Psychoenergetic Systems 1 (1976): 195–212

CHAO, D.M., PITSILLIDES, K.F., LONGHURST, J.C. et al.: Naloxone reverses inhibitory effect of electroacupuncture on sympathetic cardiovascular reflex responses. Am. J. Physiol. 276 (6 Pt 2) (1999): H2127–2134

ERNST, E., LEE, M.H.M.: Sympathetic vasomotor changes induced by manual and electrical acupuncture of the Hoku point visualized by thermography. Pain 21 (1985): 25–34

HAN, C.S., CHOU, P.H., LU, C.C., LU, L.H. et al: The role of central 5-HAT in acupuncture analgesia. Sci. Sin. 22 (1979): 91–104

HEINE, H.: Akupunkturtherapie: Perforation der oberflächlichen Körperfaszien durch kutane Gefäß-Nerven-Bündel. Therapeutikon 4 (1988): 238–244

HSIEH, C.L., LIN, J.G. et al: Changes of pulse rate and skin temperature evoked by electroacupuncture stimulation with different frequency on both Zusanli acupoints in humans. Am J. Chin Med. 27 (1) (1999): 11–18

KELLNER, G.: Bau und Funktion der Haut. Dtsch Z. f. Akup. 15 (1966): 1

LABOLOVIC, D., MICHON, C.: Effect of acupuncture on human peripheral T and B lymphocytes. Acupunct. Electrother. Res. 3 (1978): 97–108

LIAO, SG.: Recent advances in the understanding of acupuncture. Yale J. Biol. Med 51 (1978): 55–65

LITSCHER, G. et al: Computer-controlled acupuncture. Quantification and separation of specific effects. Neurol. Res. 21 (6) (1999): 530–534

LITSCHER, G., WANG, L. et al.: Ultrasound-monitored effects of acupuncture on brain and eye. Neurol. Res. 21 (4) (1999): 373–377

LITSCHER, G., WANG, L.: (Thermographic visualization of changes in peripheral perfusion during acupuncture) Visualisierung von peripheren Durchblutungsänderungen während der Akupunktur mittels Thermographie. Biomed Tech (Berlin) 44 (5) (1999): 129–134

MARET, A., ROTH, L.U.: Akupunkturpunkte zeigen objektive (Erhöhung des Serumcortisols) und subjektive (*De-Qi*-Empfindung) Spezifität. acupuncture in medicine 5 (1997)

MELZACK, R., STILWELL, D.M., FOX, E.J.: Trigger points and acupuncture points for pain: correlations and implications. Pain 3 (1977): 3–23

MELZACK, R., WALL, P.D.: Pain mechanism. A new theory. Science 150 (1965): 971–979

POMERANZ, B., CHIN, D.: Naloxone blocks acupuncture analgesia und causes hyperalgesia: endorphin is implicated. Life Sci 19 (1976): 1757–1762

TAKAGI, J., YONEHARRA, N.: Serotonin receptor subtypes involved in modulation of electrical acupuncture. Jpn. J. Pharmacol. 78 (4) (1998): 511–514

Klinische Forschung

Dass Akupunktur stärker wirksam ist als der Plazeboeffekt, ist durch viele Untersuchungen im Tiermodell und am Menschen ohne Zweifel bewiesen. Mehrere Hundert kontrollierte und unkontrollierte klinische Studien für zahlreiche Krankheiten (v. a. mit Schmerzzuständen) bezeugen die Wirkung der Akupunktur. Eine häufige methodologische Schwierigkeit ist dabei die Kontrollgruppe, weil die gängige Plazeboakupunktur an Nichtakupunkturpunkten mit unkontrollierbaren Nebeneffekten verbunden ist. Eine Hoffnung hierfür bildet die neu entwickelte Plazeboakupunkturnadel von Streitberger (Lancet 1998), welche über den richtigen Akupunkturpunkten appliziert werden kann, ohne die Haut zu perforieren. Trotz der Vielzahl von vorhandenen Untersuchungen bleibt die Wirkung der Akupunktur bei zahlreichen Erkrankungen wenig erforscht.

Neuere klinische Studien

AUNE, A., ALRAEK, T. et al: Acupuncture in the prophylaxis of recurrent lower urinary tract infection in adult women. Scand. J. Prim. Health Care 16 (1) (1998): 37–39

BERMAN, B.M., LANGENBERG, P. et al: A randomized trial of acupuncture as an adjunctive therapy in osteoarthritis of the knee. Rheumatology (Oxford) 38 (4) (1999): 346–354

DIEHL, D.L.: Acupuncture for gastrointestinal and hepatobiliary disorders. J. Altern. Complement. Med. 5 (1) (1999): 27–45

EICH, H.: Akupunkturbehandlung bei Patienten mit leichter bis mittelschwerer depressiver Episode und bei generalisierter Angststörung, 1998

FARBER, P.L., TACHIBANA, A. et al.: Increased paint threshold following electroacupuncture: analgesia is induced mainly in meridian acupuncture points. Acupunct. Electrother. Res. 22 (2) (1997): 109–117

HAMMERSCHLAG, R.: Methodological and ethical issues in clinical trials of acupuncture. J. Altern. Complement. Med. 4 (2) (1998): 159–171

1

HE, D., BERG, J.E. et al.: Effects of acupuncture on smoking cessation or reduction for motivated smokers. Prev. Med. 26 (2) (1997): 208–214

HO, F.M., HUANG, P.J. et al.: Effect of acupuncture at Nei-guan on left ventricular function in patients with coronary artery disease. Am. J. Chin. Med. 27 (2) (1999): 149–156

KRAFT, K., COULON, S.: Effect of a standardized acupuncture treatment on complaints, blood pressure and serum lipids of hypertensive, postmenopausal women. A randomized, controlled clinical study. Forsch. Komplementärmed. 6 (2) (1999): 74–79

MAEDA, M., KACHI, H. et al.: The effect of electrical acupuncture-stimulation therapy using thermography and plasma endothelin (ET-1) levels in patients with progressive systemic sclerosis (PSS). J. Dermatol. Sci. 17 (2) (1998): 151–155

MEDICI, T.C.: Acupuncture and bronchial asthma. Forsch. Komplementarmed. 6 Suppl 1 (1999): 26–28

MONTAKAB, H.: (Acupuncture and insomnia) Akupunktur und Schlaflosigkeit. Forsch. Komplementärmed. 6 Suppl 1 (1999): 29–31

NEPP, J., WENZEL, T. et al.: Blepharospasm and acupuncture – initial results of a treatment trial. Wien. Med. Wochenschr. 148 (19) (1999): 457–458

NEUMEISTER, W., KUHLEMANN, H. et al: Effect of acupuncture on quality of life, mouth occlusion pressures and lung function in COPD. Med. Klin. 94 (1 Spec No) (1999): 106–109

NIELSEN, O.J., MOLLER, K. et al.: The effect of traditional Chinese acupuncture on severe tinnitus. A double-blind, placebo-controlled clinical study with an open therapeutic surveillance. Ugeskr. Laeger 25, 161 (4) (1998): 424–429

RÖMER, A. et al.: Veränderung von Cervixreife und Geburtsdauer nach geburtsvorbereitender Akupunkturtherapie. Akupunkturtherapie in Geburtshilfe und Frauenheilkunde. Hippokrates, Stuttgart 1998, 105–113

SPACEK, A., HANL, G. et al.: Acupuncture and ganglionic local opioid analgesia in trigeminal neuralgia. Wien. Med. Wochenschr. 148 (19) (1998): 447–449

STREITBERGER, K., KLEINHENZ, J.: Introducing a placebo needle into acupuncture research. Lancet 352 (1998): 364–365

TERNOV, K., NILSSON, M.J. et al.: Acupuncture for pain relief during childbirth. Acupunct. Electrother. Res. 23 (1) (1998): 1362–1366

ZEISLER, H., TEMPFER, C. et al.: Influence of acupuncture on duration of labor. Gynecol. Obstet. Invest. 46 (1) (1998): 22–25

Tipps für die Praxisarbeit

2

C. FOCKS, A. MARET, J. SCHULZ

2

2.1	**Indikationenliste der Akupunktur** ▪ C. FOCKS 24
2.2	**Arbeitsorganisation** ▪ C. FOCKS, A. MARET 26
2.3	**Abrechnung** ▪ A.POLLMANN, C. FOCKS, A. MARET 30
2.4	*Feng Shui* **für die Praxis** ▪ J. SCHULZ 35
2.4.1	Grundlagen des *Feng Shui* 36
2.4.2	Begriffe und Prinzipien des *Feng Shui*. 36
2.4.3	Hilfsmittel und Werkzeuge. 37
2.4.4	Anwendung 37

2

2.1 Indikationenliste der Akupunktur

Auf konkrete Anfrage an die Weltgesundheitsorganisation (WHO) in Genf wurde mitgeteilt, dass eine „offizielle WHO-Indikationenliste" für Akupunktur nicht existiert. Zur Zeit kursiere, u. a. in vielen Veröffentlichungen (s. a. 1. Auflage des Leitfadens TCM), eine „inoffizielle" Liste aus den westlichen Akupunktur-Pionierzeiten der späten 70er Jahre. Es bestehen allerdings gegenwärtig Bemühungen, eine den neuerlichen Forschungsergebnissen angepasste Indikationenliste zu erstellen. Wegen der im Vergleich zur Schulmedizin kleinen Studienanzahl wird die Erstellung noch zwei bis drei Jahre dauern. Die vorliegende Liste wurde von den führenden deutschen Akupunkturgesellschaften erarbeitet (veröffentlicht in Anwendung der Akupunktur, Akupunkturindikationenliste, www.akupunktur-aktuell.de).

Hauptindikation und besondere Wirksamkeit der Akupunktur ist die Behandlung von chronisch-schmerzhaften Erkrankungen, funktionellen und psychosomatischen Störungen im weitesten Sinne. Viele Funktions- und Befindlichkeitsstörungen, die von der westlichen Medizin nicht weiter diagnostisch und therapeutisch differenziert und dann z. B. unter dem Begriff vegetative Dystonie zusammengefasst werden, lassen sich mit der Syndromdifferenzierung der TCM (➡ 9, 11) erklären, einordnen und erfolgreich behandeln. Hier eröffnet die Traditionelle Chinesische Medizin ausgezeichnete Behandlungsmöglichkeiten für Erkrankungen und Störungen, die von der westlichen Medizin nur unzureichend therapierbar sind. Fachgerecht angewandt, kann die Akupunktur als weitgehend nebenwirkungsfreie Methode unter Beachtung der Kontraindikationen (➡ 5.1.1) bei den nachfolgend aufgeführten Erkrankungen einen lindernden Effekt erzielen (➡ Tab. 2.1). Voraussetzung ist immer eine klare Diagnosestellung nach schulmedizinischer Sicht vor Behandlungsbeginn. Als adjuvante Methode ist ihr Einsatz auch bei malignen Erkrankungen zur Schmerzlinderung und in Kombination mit anderen Schmerzverfahren berechtigt.

Indikationenliste der Akupunktur*

Erkrankungen des Stütz- und Bewegungssystems

• Arthralgien, Arthrosen **M 19.9**	• LWS-Syndrom, Lumbago, Ischialgie **M 54.5**
• Arthritis, rheumatoide Arthritis **M 13.9**	• Morbus Sudeck **M 89.0**
• BWS-Syndrom, Thorakalsyndrom **M 54.1**	• Myofasziales Schmerzsyndrom **M 79.1**
• Epikondylopathie, Karpaltunnelsyndrom **G 56.0**	• Periarthritis humeroscapularis **M 75.0**
• Gonarthrose, Gonalgie **M 17.9**	• Pseudoradikulärsyndrom **M 54.1**
• HWS-Syndrom, zervikale Spondylitis **M 47.8**	• Radikulärsyndrom **M 54.1**
• Kokzygodynie **M 53.3**	• Schulter-Arm-Syndrom, frozen shoulder **M 54.1**
• Koxarthrose, Koxalgie **M 25.5**	• Tendinopathie, Achillodynie **M 76.6**
• Lumbosakrales Schmerz-Syndrom **M 54.1**	• Tortikollis **M 43.6**

Neurologische Erkrankungen

• Atypischer Gesichtsschmerz **G 50.1**	• Minimale zerebrale Dysfunktion **G 93.9**
• Entwicklungsstörungen im Kindesalter **F 89.0**	• Phantomschmerz, Stumpfschmerz **G 54.6**
• Interkostalneuralgie, Zosterneuralgie **G 58.0**	• Polyneuropathie, Parästhesie **G 62.9**
• Kopfschmerz, Migräne **R 51 (G 43.9)**	• Trigeminusneuralgie **G 50.0**
• Lähmungen, Hemiparese, Fazialisparese **G 83.9**	• Vegetative Dysfunktion **G 45.9**
	• Zerebrale Anfallsleiden **G 45.9**

Forts. ➡

2

Indikationenliste der Akupunktur*

Psychische und Psychosomatische Störungen und Erkrankungen

- Bulimie. Adipositas **E 66.9**
- Depressive Verstimmung, Depression **F 32.9**
- Entgiftungsbehandlung und Therapiebegleitung bei Suchterkrankungen (z.B. Alkohol, Nikotin, Arzneimittel, illegale Drogen) **F 15.4**

- Psychovegetatives Syndrom, Unruhezustand **R 45.1**
- Schlafstörungen, Erschöpfungszustand **G 47.8**

Bronchopulmonale Erkrankungen

- Asthma bronchiale **J 45.9**
- Bronchitis, Pseudokrupp **J 38.5**

- Hyperreagibles Bronchialsystem **J 44.8**

Herz-Kreislauf-Erkrankungen

- Durchblutungsstörungen **J 99.0**
- Funktionelle Herzerkrankungen **J 51.8**
- Herzrhythmusstörungen **J 49.9**

- Hypertonie, Hypotonie **J 10.0**
- Stenokardie, koronare Herzkrankheit **J 20.8**

Gastrointestinale Erkrankungen

- Cholangitis, Cholezystitis **K 83.0**
- Funktionelle Magen-Darm-Störung **K 92.9**
- Gallenwegsdyskinesie, Hepatitis **K 82.8**
- Kolitis, Kolitis ulcerosa **K 52.9**
- Kolon irritabile, Morbus Crohn **K 58.9**

- Obstipation, Diarrhö **K 59.0**
- Ösophagus, Gastritis, Gastroenteritis **K 29.7**
- Singultus, Hyperemesis **K 06.6**
- Ulcus ventriculi, Ulcus duodeni **K 25.9**

Urologische Erkrankungen

- Zystitis, Prostatitis **N 30.9**
- Enuresis nocturna **R 32.-**
- Funktionelle Störungen des Urogenitaltraktes, Reizblase **N 32.8**

- Harninkontinenz **N 39.4**
- Impotenz **N 48.4**
- Pyelonephritis **N 12.-**

Gynäkologische Erkrankungen

- Adnexitis, Salpingitis **N 70.1**
- Fertilitätsstörungen. Frigidität **N 97.9**
- Geburtserleichterung, Laktationsstörung **O 92.7**
- Geburtsvorbereitung, Geburtseinleitung **O 63**

- Klimakterisches Syndrom **N 95.9**
- Mastopathie **N 60.1**
- Prämenstruelles Syndrom **N 94.3**
- Zyklusstörungen, Dysmenorrhö **N 92.6**

Hals-Nasen-Ohren-Erkrankungen

- Geruchsstörung, Geschmacksstörung **R 43.8**
- Hörsturz, Schwerhörigkeit, Tinnitus **H 93.1**
- Labyrinthitis **H 83.0**
- Morbus Menière, Schwindel, Reisekrankheit **H 81.0**

- Otitis **H 62.0**
- Pollinosis **J 30.1**
- Rezidivierende Stomatitis **K 12.1**
- Rhinitis. Sinusitis, Tonsillitis **J 31.0**
- Stimmstörungen **R 49.8**

Augenerkrankungen

- Glaukom **H 40.-**
- Konjunktivitis, Blepharitis, Uveitis **B 30.-**

- Retinitis pigmentosa, Makuladegeneration **H 30.9**
- Visusschwäche **H 53.9**

Hauterkrankungen

- Akne vulgaris, Furunkulose **L 70.0**
- Entzündliche Hauterkrankungen **L 23.9**
- Herpes simplex, Psoriasis **L 40.9**
- Neurodermitis, atopisches Ekzem **L 20.8**

- Ulcera cruris, schlecht heilende Wunden **T 79.3**
- Urtikaria **L 50.-**

Forts. ➡

Indikationenliste der Akupunktur*	
Sonstiges	
• Immunstörungen **D 84.9** • Kollaps, Schockzustand **R 55.-** • Postoperativer Schmerz, Zahnschmerz **K 08.8**	• Posttraumatischer Schmerz **G 44.3** • Tumorschmerz **R 52.1**

* Indikationenliste erstellt von DÄGfA, DAGD, DgfAN, SMS, FATCM; mit freundlicher Genehmigung des Berufsverbandes Deutscher Akupunkturärzte

Tab. 2.1

2.2 Arbeitsorganisation

Sprechzeiten

Bei Kassenpraxis möglichst feste Akupunktursprechstunde einrichten. Vorteile:

- Raumverteilung geklärt, weniger Organisationsbedarf
- Möglichkeit, eine andere Atmosphäre zu schaffen: Ruhe, evtl. leichte Hintergrundsmusik (empfehlenswert und in der Praxis bewährt z. B. traditionelle chinesische Therapiemusik nach den Fünf Elementen, Bezugsadresse ➡ 14.2.1) etc.
- Während der normalen Sprechzeit Ohrakupunktur oder Schädelakupunktur (➡ 13.1–13.3) bevorzugen. Vorteil: Pat. kann u. U. während der Behandlungsdauer (Nadelverweildauer 15–20 Min.) im Wartezimmer Platz nehmen. *Cave:* Kollapsgefahr.

Räumlichkeiten

Siehe auch *Feng Shui* für die Praxis (➡ 2.4)
- Möglichst mehrere Behandlungsliegen für effektive Arbeit
- Sichtschutz durch Vorhänge bzw. mehrere Behandlungsräume, bei gleichzeitiger Behandlung mehrerer Pat. in verschiedenen Behandlungsräumen muss Patientenkontakt gegeben sein: Pat. niemals mit Nadeln unbeaufsichtigt lassen, ggf. Hilfspersonal oder Klingeleinrichtung
- Gut temperierte Räume (ca. 24 °C), da Pat. bei Körperakupunktur meist (teilweise) entkleidet ist
- Bei klassischer Moxibustion (➡ 5.2.3) Absaugvorrichtung nötig (Fenster öffnen nicht ausreichend). Alternative: Infrarotlampen zur Wärmetherapie (Bezugsadressen ➡ 14.2.1)
- Räume mit Wandkarten, Akupunkturpuppen etc. ansprechend gestalten. Vorteil: Therapeut kann sich selbst schnell orientieren (Punktlokal.); Patienten evtl. entsprechende Punkte, Meridiane etc. zeigen
- Ausbildungsadressen für *Taijiquan* und *Qi Gong* als Patienteninformation anbieten (➡ 14.1, 14.3)
- Listen zur Diätetik für Patienten bereithalten: Übersichten über geeignete Nahrungsmittel beim jeweiligen Syndrom oder nach Jahreszeit (➡ 7).

Hilfsmittel

- *Zum Warmhalten des Patienten:* Seiden-/Wolldecken, angewärmte Kastanien- oder Kirschsteinsäckchen für die Füße, Infrarot- oder Deckenstrahler
- *Lagerungshilfen:* Kissen, Polster, Stühle, Hocker etc.; Lagerungspositionen (➡ 5.1.4)

2

- *Liege:* Liegefläche muss so hoch sein, dass der Therapeut in aufrechter, bequemer Haltung die Akupunkturbehandlung durchführen kann, günstig zur entspannten Lagerung sind auch breite Therapieliegen (z. B. 80 cm breit)
- *Material:* Nadeln (➡ 5.1.3) unterschiedlicher Größe und Form (Einmalnadeln, Dauernadeln), Behälter für die Nadelentsorgung, Moxakraut (➡ 5.2.3), Latexhandschuhe, Desinfektionsmittel, Tupfer, ggf. Dreikantnadel (➡ 5.1.12), Pflaumenblütenhämmerchen (➡ 5.1.13), Schröpfköpfe (➡ 5.3.3), Laser (➡ 5.1.11), Elektrostimulationsgeräte (➡ 5.1.8), TENS-Stimulator (➡ 5.1.9), Kanülen und Injektionsmittel für Injektionsakupunktur (➡ 5.1.10); evtl. auch Punktsuchgeräte (➡ 14.2.1)
- *Bei Sterilisation*: Heißluftsterilisation bei 180 °C während 30 Min.; Autoklave: bei 134 °C und 2 Bar während 5 Min. oder bei 120 °C und 1 Bar während 15 Min.

Wichtig

Risiko für die Übertragung von Hepatitis oder HIV bei korrekter Sterilisation praktisch ausgeschlossen. Aus juristischen und psychologischen Gründen ist Gebrauch von „Einmalnadeln" trotzdem zu empfehlen.

Patientenaufklärung

Aufklärung über Risiken, NW (➡ 5.1.2) und Behandlungsablauf. Muster-Merkblatt für Patienten (➡ Abb. 2.1 und S. 1173); kurzgefasste Aufklärungsschriften für Patienten zur Akupunktur (z. B. zur Auslage im Wartezimmer oder als Entscheidungshilfe) im Buchhandel erhältlich (Adressen ➡ 14.2.2). Aufklärung über Abrechnung mit den Krankenkassen (Patientenvertrag ➡ Abb. 2.2 und S. 1174).

Behandlungsablauf

- **Diagn.:** Schulmedizinische Diagn. mit Anamnese und körperlicher Untersuchung; Beurteilung sonstiger Befunde, z. B. Röntgenbilder etc.; Diagnose nach TCM (➡ 4) z. B. mittels Anamneseleitblatt (➡ Tab. 2.1, S.1175). Moderne Hilfsmittel: TCM-Software® (z. B. TCM-Expert, TCM-Diagnose etc., Bezugsquellen ➡ 14.2.3).
- **Behandlung:** ➡ 5.1.4, 5.1.7.
- **Nadelentfernung** (➡ 5.1.5): Wecker mit Zeitschaltung für jeden Pat., Anzahl der gesetzten Nadeln und aller gesetzten Akupunkturpunkte dokumentieren (*Cave:* Keine Nadeln vergessen) bzw. leere Nadelhülsen im Behandlungsraum hinterlassen, damit die Nadeln beim Entfernen zahlenmäßig verglichen werden können.
- **Dokumentation:** Vor jeder Behandlung kurze Dokumentation des aktuellen Befundes (Besserung/Verschlechterung/neue Symptome/Zunge und Pulsbefund) und der Akupunkturwirkung sowie der nachfolgend durchgeführten Therapie mit Punkt- und ggf. Kräuterauswahl und gewählter Zusatzmethoden (z. B. Schröpfen) und Stimulationsmethode (Kürzel/Symbole benutzen; evtl. Computerprogramm einsetzen, z. B. akuSoft von Seirin, TCM-Soft von Medi Mac, Adressen ➡ 14.3.8), bei Ohrakupunktur evtl. Ohrstempel (Bezugsadressen ➡ 14.2.1) einsetzen mit Einzeichnung der angewendeten Ohrpunkte.

2

Patientenmerkblatt

Lieber Patient, liebe Patientin,

Sie und Ihr Therapeut haben sich zur Linderung Ihrer Beschwerden für eine Akupunkturbehandlung entschieden. Bei der Akupunktur kann mittels Nadeln, die in bestimmte Körperstellen gesetzt werden, nachgewiesenermaßen eine schmerzlindernde, vegetativ ausgleichende, die Abwehrkraft steigernde und heilende Wirkung erzielt werden.

Behandlungsablauf

Ihr Therapeut wird Sie zunächst ruhig und entspannt lagern (meist liegend, zur Nadelung bestimmter Akupunkturpunkte sind auch andere Positionen möglich). Beim Einstich spüren Sie eventuell kurz eine minimale unangenehme Empfindung, die dann verschwinden sollte. Wenn der richtige Punkt durch Vorschieben der Nadel getroffen wurde, sollte ein unterschiedlich stark ausgeprägtes dumpfes, ziehendes Gefühl oder eine Wärmeempfindung, aber auch ein Gefühl wie ein Stromschlag entstehen, die zum Teil ausstrahlen kann. Diese Empfindung nennen die Chinesen „De-Qi", und sie ist für den Therapieerfolg mit entscheidend. Meist lässt das „De-Qi" nach einigen Minuten nach. Der Therapeut wählt immer so wenig Nadeln wie möglich pro Sitzung (max. 16). Während der Nadelung sollten Sie möglichst ruhig und entspannt in der Lagerungsposition verbleiben. Sollten Schmerzen auftreten (z. B. nach Bewegung) oder sonstige unangenehme Symptome, informieren Sie bitte sofort Therapeut oder Hilfskraft.

Nebenwirkungen

Bei richtiger Anwendung ist die Akupunktur praktisch nebenwirkungsfrei. In seltenen Fällen kann es zu einem „Nadelkollaps", einer vegetativen Kreislaufreaktion, kommen, die durch sofortige Nadelentfernung und Lagerungsmaßnahmen zu beheben ist. Selten sind kleinere Blutergüsse. Möglich sind auch das Auftreten von Müdigkeit (Achtung: Verkehrsteilnehmer) sowie eine vorübergehende Verschlechterung des Krankheitsbildes. Es ist wichtig, dass Sie eventuell bestehende Schwangerschaft angeben, da einige Punkte dann nicht genadelt werden dürfen.

Nach einer Wärmebehandlung mittels Moxibustion bitte zunächst nichts Kaltes trinken oder essen, um die Wärmewirkung auszunutzen.

Abb. 2.1

Problempatienten

- Junge Patienten und ängstliche Patienten neigen bei der ersten Behandlung zum Nadelkollaps: Nur wenige, dünne Nadeln benutzen, nur liegend behandeln
- Kinder und sehr schmerzempfindliche Patienten: Laser-Akupunktur (➡ 5.1.11) oder sehr dünne Nadeln anwenden (Spezialnadeln für Kinder)
- HIV-positive Patienten: Immer Handschuhe und Einmalgebrauchnadeln.

Chinesische Heilkräuter

Drei Kategorien:
- **Frei verkäuflich:** Werden u. a. als „Gewürz" oder Tee angeboten
- **Apothekenpflichtig:** Abgabe nur über Apotheken
- **Verschreibungspflichtig**.

2

Erstattungsfähigkeit

Nur bei Vorliegen eines vom Arzt/Heilpraktiker ausgestellen Rezeptes Rückerstattung durch Krankenkassen möglich (Einzelfallentscheidung).

Apothekenbezug

Sicherster und empfohlener Weg. Am besten mit einer Apotheke zusammenarbeiten, die sich mit der gewählten Bezugsadresse (➡ 14.2.1) in Verbindung setzt. Einige Apotheken haben sich selbst auf Chinesische Heilkräuter spezialisiert und ständig ein bestimmtes Kontingent auf Lager (Adressen ➡ 14.2.1).

Wichtig

Einzelkräuter dürfen nur von Apotheken zu Rezeptmischungen verarbeitet werden. Individuell zu mischende Kräuterkompositionen deshalb nur über Apotheken beziehen.

Chinesische Heilkräuter geraten wegen möglicher Pestizid- oder Schwermetallbelastung oder bei Schwierigkeiten der Identitätsbestimmung wiederholt in den Blickpunkt der Presse. Deshalb aktuelle Informationen zu Chinesischen Heilkräutern beachten, z.B. durch Berliner Bundesinstitut für Arzneimittel und Medizinprodukte (BfArM); Arzneimittelkommission der Deutschen Heilpraktiker, Max-Planck-Straße 3, 53177 Bonn; AG Pharmakologie in der AG für Klassische Akupunktur und Traditionelle Chinesische Medizin e.V. (➡ 14.1.1), weitere Adressen (➡ 14.1.4).

Bezugsadresse unbedingt nach folgenden Kriterien überprüfen:

- **Umfang der zu liefernden Heilkräuter** und Granulate (Kriterium auch für die Schnelligkeit der benötigten Heilkräuter für einen Pat.), Mindestangaben, Preise für jeweiliges Heilkraut (Preis- und Qualitätsvergleich!)
- **Regelmäßige Qualitätskontrollen:** Wichtig ist die Prüfung nach Herkunft, Identität (sehr wichtig bei einigen teuren Pflanzen und bei Pflanzenähnlichkeiten), Qualität (zu alt oder zu neu? Wirkqualität der Heilkräuter), Reinheit, Pestizid- oder Schwermetallbelas-

Rezept-Beispiel

Rezeptkopf, Praxis etc.

München, den ...

Rp.

m.f.spec.ad.decoct   Patientenname mit Geburtsdatum

Rx. Ginseng (*Ren Shen*)	10 g
Rz. Atractylodis Macrocephalae (*Bai Zhu*)	9 g
Sclerotium Poriae Cocos (*Fu Ling*)	9 g
Rx. Glycyrrhizae (*Gan Cao*)	6 g

da tal dos No 1 x 7*

_____
Unterschrift

* bedeutet: für 7 Tage in Beuteln

2

tung (wichtig v. a. bei Kräutern aus China: Mikrobiologie, Aflatoxine, Schwermetalle und Pestizide), Vorbehandlungsmethoden der Kräuter (➡ 8.1.1, 8.2.1).

Wichtig

Apotheken verlangen immer den pharmazeutisch-botanischen Namen des Heilkrauts; zur besseren Kennung zusätzlich den *Pinyin*-Namen mitangeben (aber nicht unbedingt nötig). Bei Kindern empfiehlt sich auch der Einsatz von Hydrolysaten (Heilkräutern in wässrigen Lösungen), die es inzwischen für viele Einzelkräuter gibt (Bezugsadressen ➡ 14.2.1).

Cave: Bei Anwendung von Fertigpräparaten (Granulate, Pulver, Tabletten) unbedingt die Herstellerinformationen zu den Einnahmevorschriften beachten (Fertigpräparate sind in Österreich verboten). Fertigpräparate, insbesondere aus China, sind wegen der Schwierigkeit des Nachweises auf Inhaltszusammensetzung, Pestizid- und Schwermetallbelastung umstritten. Sicherer ist die Heilkrautanwendung mit entsprechenden Qualitätskontrollen.

2.3 Abrechnung

Abrechnungsmöglichkeiten in Deutschland

Abrechnung nach GOÄ

Akupunktur ist in Deutschland in die Gebührenordnung für Ärzte (GOÄ) aufgenommen und damit eine Leistung der privaten Krankenversicherungen, der Beihilfestellen und der Postbeamtenkrankenkasse B, jedoch keine Leistung der gesetzlichen Krankenkassen; allerdings erstatten gesetzliche Krankenkassen die Akupunktur im Rahmen von Modellprojekten für bestimmte Indikationen.

Die Gebührenordnung für Ärzte (GOÄ) in ihrer letzten Novelle vom 1.1.1996 als Grundlage für die Leistungsberechnung der privaten Krankenversicherungen etc. enthält zwei offizielle Abrechnungsziffern zur Akupunktur:

GOÄ Nr.	Leistungslegende	(F 2,3) €	DM
269	Akupunktur (Nadelstich-Technik) zur Behandlung von Schmerzen, je Sitzung	26,81	52,44
269a	Akupunktur (Nadelstich-Technik) mit einer Mindestdauer von 20 min zur Behandlung von Schmerzen, je Sitzung	46,92	91,77

Eine Akupunkturbehandlung, die nicht der Schmerzbehandlung dient bzw. die nicht mit Nadeln durchgeführt wird (z.B. die Laserakupunktur) ist als analoge Leistungsziffer einzusetzen. Gemäß § 6 Absatz 2 der GOÄ können selbstständige ärztliche Leistungen, die in das Gebührenverzeichnis nicht aufgenommen sind, entsprechend Art, Kosten- und Zeitaufwand gleichwertigen Leistungen des Gebührenverzeichnisses berechnet werden. Ebenso müssen weitere Leistungen im Zusammenhang mit der Akupunktur - wie Schröpfen, Moxa, Blutenlassen am Punkt etc. - nach der GOÄ bzw. analog der GOÄ in Rechnung gestellt werden.

Grundvoraussetzung für die Erstellung des Therapieplans mit Punktauswahl, Reiztechnik und Behandlungszeit ist die Erstellung einer Differenzialdiagnose nach den Regeln der Akupunktur. Dazu ist die Anamnese entsprechend der TCM analog nach § 6 Absatz 2 der GOÄ je nach Zeitaufwand den GOÄ-Ziffern 4 (für die Fremdanamnese analog) oder den Ziffern 30 über mindestens 60 min und 31 über mindestens 30 min (für homöopathische Anamnese analog) einzusetzen. Auch die Meridian-, Puls-, Zungendiagnostik etc. ist nach § 6 (2) mit den Untersuchungsziffern 5, 6 oder 7 analog abzurechnen. Wie in der ärztlichen Liquidation üblich muss die Rechnung das Behandlungsdatum, die Abrechnungsziffer (ggf. als analog gekennzeichnet), die Leistungslegende, den Steigerungssatz und den Euro-Betrag aufweisen (➡ Tab. 2.2).

GOÄ Nr.	Leistungslegende	(F 2,3) €	DM
Abrechnung der Akupunktur über die GOÄ			
Abrechnungsempfehlung entsprechend der gültigen Gebührenordnung für Ärzte von 1996 (Stand 9/2001**; GOÄ-Text und Ausschlusskriterien beachten)			
Anamnese			
30*	Erstanamnese, Mindestdauer 60 Minuten bei chronischkranken bzw. multimorbiden Patienten und für bestimmte Verfahren wie Akupunkur	120,65	235,98
31*	Anamnese, Mindestdauer 30 Minuten bei chronisch kranken bzw. multimorbiden Patienten und für bestimmte Verfahren wie Akupunkur	60,33	117,99
4*	Anamnese	29,49	57,68
Untersuchung			
5	Symptombezogene Untersuchung	10,73	20,98
831	Vegetative Funktionsdiagnostik	10,73	20,98
7*	Vollständige Untersuchung zur Akupunktur (zusätzl. zu Nr. 5,6,7,8 möglich) Punkt- und Meridiandiagnostik, Zungen- und Pulsdiagostik	20,96	41,95
Behandlung			
269	Akupunktur (Nadelstich-Technik) zur Behandlung von Schmerzen, je Sitzung	26,81	52,44
269a	Akupunktur (Nadelstich-Technik) mit einer Mindestdauer von 20 Minuten zur Behandlung von Schmerzen, je Sitzung	46,92	91,77
269*	Akupunktur, je Sitzung	26,81	52,44
269a*	Akupunktur mit einer Mindestdauer von 20 Minuten, je Sitzung	46,92	91,77
567*	Moxaanwendung (zusätzlich zu 269 oder 269a möglich)	9,55	18.67
747	Schröpfen (zusätzlich zu 269 oder 269a möglich)	5,90	11,54
523	Massage im extramuskulärem Bereich (**Schröpfkopfmassage)	6,82	13,34
748	Hautdrainage durch multiple Inzisionen (zusätzlich zu 747 bei blutigem Schröpfen)	10,19	19,93
Beratung, Therapie, Bericht			
1	Beratung, auch mittels Fernsprecher	10,73	20,98
3	Eingehende, das gewöhnliche Maß übersteigende Beratung - auch mittels Fernsprecher	20,11	39,33

Forts. ➡

2

Abrechnung der Akupunktur über die GOÄ *(Forts.)*			
34	Erörterung (Dauer mindestens 20 Minuten) der Auswirkung einer Krankheit auf die Lebensgestaltung in unmittelbarem Zusammenhang mit der Feststellung oder erh. Verschlimmerung ...	40,22	78,66
78	Erstellung einer individuellen Rezeptur, z.B. zur chinesischen Pharmakotherapie (zusätzlich zu 30** oder 31** oder 7**)	24,13	47,20
76	Schriftlicher, individueller Diätplan	9,38	18,35
75	Ausführlicher schriftlicher Krankheits- und Befundbericht ...	17,43	34,09
95	Schreibgebühr, je angefangene DIN A4-Seite	3,07	6,84

*   analog GOÄ §6,2
** Quelle: Berufsverband Deutscher Akupunkturärzte, Geschäftsstelle: Bernadottestraße 107, 22605 Hamburg, Fax: 040/85 41 46 41; Internet: www.bv-aku.de, e-mail: bv-aku@t-online.de

Tab. 2.2

Großzügige Krankenversicherungen erstatten die Akupunkturbehandlung auch bei anderen Indikationen außer der Schmerzbehandlung, analoge Leistungsberechnungen werden oft nicht erstattet und einige Krankenversicherungen hinterfragen sogar die medizinische Notwenigkeit der Akupunkturbehandlung und versuchen, sich der Kostenerstattung zu entziehen. Unabhängig vom Erstattungsverhalten der Krankenversicherung und vorbehaltlos vom Behandlungserfolg hat der Patient den Rechnungsbetrag immer zu begleichen.

Abrechnung im Rahmen der Modellprojekte

Die gesetzlichen Krankenkassen dürfen Akupunktur nur noch im Rahmen von Modellprojekten mit wissenschaftlicher Begleitung erstatten, und zwar ausschliesslich für die folgenden Indikationen:
- chronische Kopfschmerzen
- chronische LWS-Schmerzen
- chronische Osteoarthritis
die länger als 1/2 Jahr bestehen.
Alle weiteren Indikationen sind als privatärztliche Behandlung durchzuführen.
An den Modellprojekten dürfen nur Ärzte teilnehmen, die über eine Qualifikation in Akupunktur von 140 Unterrichtsstunden plus Prüfung (Diplom A, Grundleistungsnachweis) bzw. 350 Unterrrichtsstunden plus Prüfung (Diplom B, Vollausbildung) verfügen, dabei ist die Akupunktur eine vom qualifizierten Arzt persönlich durchzuführende Leistung, die nicht delegiert werden kann. Im Modellprojekt ist die Indikation an das Fachgebiet gebunden. Akupunktur durch Heilpraktiker wird von den gesetzlichen Krankenkassen nicht erstattet.
Im Rahmen der Modellprojekte wird je nach Krankenkasse bzw. je nach Qualifikation (Diplom A oder B) zwischen 25–35 € (DM 50 und 70) für eine Akupunkturbehandlung über mindestens 30 min erstattet, bei einigen Krankenkassen hat der Patient einen Eigenanteil zu tragen. Die Erstattung bezieht sich auf die Durchführung der Körperakupunktur; die TCM-Anamnese und -Differenzialdiagnostik, Moxa, Schröpfen, Blutenlassen etc. ebenso wie die Mikrosystemakupunkturen (Ohrakupunktur etc.) sind im Leistungsumfang der Modellprojekte nicht enthalten. Diese Leistungen dürfen auch nicht über die Chipkarte der Krankenkasse abgerechnet und nach Standesrecht nicht unentgeltlich erbracht werden; auf der Grundlage eines zusätzlichen Patientenvertrages können diese Leistungen dem Patienten in Rechnung gestellt werden (➡ Abb. 2.2 und S. 1174).

Patientenvertrag*

Frau/Herr_____

Adresse _____

_____

Sie haben sich für die Behandlung mit Akupunktur entschieden. Von mir, Ihrem in Akupunktur qualifizierten Arzt, sind Sie über die Möglichkeiten und Grenzen der Akupunktur als auch über andersartige Behandlungsmöglichkeiten aufgeklärt worden.

Ihre Krankenkasse übernimmt für die Akupunkturbehandlung bei bestimmten Erkrankungen einen Kostenanteil. Die Akupunktur kann im Einzelfall wirksamer sein, wenn die Punktauswahl und Stimulationstechnik nach den Regeln der Traditionellen Chinesischen Medizin vorgenommen werden; das heißt aufgrund von spezieller Anamnese (Krankengeschichte einschließlich Befindensstörungen und Modalitäten), Zungen- und Pulsdiagnostik etc. Zur Nadeltherapie muss ggf. der Punkt mit Hitze (Moxa) gereizt, mit dem Schröpfkopf behandelt oder zum Bluten gebracht werden.

Diese ärztlichen Leistungen sind im Leistungsumfang Ihrer Krankenkasse nicht enthalten, sie dürfen auch nicht über die Chipkarte der Krankenkasse abgerechnet werden und sind nach der offiziellen Gebührenordnung für Ärzte (GOÄ) und den Empfehlungen des Berufsverbandes Deutscher Akupunkturärzte abzurechnen (siehe Rückseite). Für die Behandlung Ihrer Erkrankung werden _____ Akupunktursitzungen vorgeschlagen.

Mit Ihrer Unterschrift bestätigen Sie, dass Sie über den Leistungsumfang der Krankenkasse hinaus obige Leistungen wie spezielle Anamnese, spezifische Untersuchung, besondere Stimulationstechniken etc. zusätzlich zur Akupunkturbehandlung in Anspruch nehmen wollen und diese Leistungen nach Privatrechnung selber begleichen werden. Über die etwaigen Kosten sind Sie von mir informiert und über oben Vermerktes aufgeklärt worden.

Praxisstempel:

Ort, Datum:

_____

Unterschrift des Patienten:

* mit freundlicher Genehmigung des Berufsverbandes Deutscher Akupunkturärzte

Abb. 2.2

Wichtig

Für die Kostenerstattung im Rahmen eines Modellprojektes müssen alle entsprechenden Formblätter und wissenschaftlichen Fragebögen vollständig ausgefüllt an die jeweilige Adresse gesandt werden. Die Erstellung eines Patientenvertrages ist empfehlenswert!

2

Zahnärzte sind durch ihre fachspezifische Approbation auf den Mund-, Kiefer- und Zahnbereich festgelegt. Akupunktur in diesem Indikationsbereich wird, soweit die Leistungszuordnung nicht über die Gebührenordnung für Zahnärzte (GOZ) abgedeckt ist, über die GOÄ berechnet. Die Behandlung außerhalb des zahnärztlichen Fachgebieten setzt die zusätzliche Zulassung als Heilpraktiker voraus, erfordert von der Zahnarztpraxis getrennte Behandlungsräume und nimmt Bezug auf den Abrechnungsmodus als Heilpraktiker.

Abrechnung für Heilpraktiker

Heilpraktiker legen für ihre Leistungen die Gebührenordnung für Heilpraktiker (GebüH) zugrunde (➡ Tab. 2.3). Einige private Krankenversicherungen, Beihilfestellen und die Postbeamtenkrankenkasse B erstatten Heilpraktikerleistungen, insbesondere dann, wenn die Patienten eine Zusatzversicherung für Heilpraktikerleistungen abgeschlossen haben. (Diese Zusatzversicherung schließt die naturheilkundliche Behandlung durch Ärzte meist nicht mit ein!). Bei unterschiedlichem Erstattungsverhalten der Leistungsträger kann keine einheitliche Aussage gemacht werden, unabhängig davon hat der Patient die Behandlungskosten zu tragen.

Leistungsübersicht GebüH		
1	Für die eingehende, das gewöhnliche Maß übersteigende Untersuchung	12–20 € (DM 24–40)
3	Kurze Information, auch mittels Fernsprecher	bis 4 € (DM 8)
4	Eingehende Beratung, die das gewöhnliche Maß übersteigt, von mindestens 15 min Dauer, gegebenenfalls einschließlich einer Untersuchung	16–22 € (DM 32–44)
5	Beratung, auch mittels Fernsprecher, gegebenenfalls einschließlich einer kurzen Untersuchung	8–20 € (DM 16–40)
21.1	Akupunktur einschließlich Pulsdiagnose	10–25 € (DM 20–50)
21.2	Moxibustion, Elektroakupunktur, Injektionen und Quaddelungen in Akupunkturpunkte	5–15 € (DM 10–30)
27.3	Setzen von Schröpfköpfen, unblutig	5–10 € (DM 10–20)
27.4	Setzen von Schröpfköpfen, blutig	10–20 € (DM 20–40)
27.5	Schröpfkopfmassage einschließlich Gleitmittel	5–10 € (DM 10–20)

Tab. 2.3

Fehlt für eine erbrachte Leistung eine GebüH-Zuordnungsmöglichkeit, so kann eine vergleichbare Leistung aus anderen Gebührenverzeichnissen mit gleichen oder ähnlichen Tätigkeitsbereichen (z.B. GOÄ) zitiert werden.

Generell gilt, dass bei Zweifel über die Kostenerstattung der Patient sich im Vorhinein bei seiner Krankenversicherung darüber informieren sollte, es sei denn, er will die Behandlung auf jeden Fall durchgeführt haben.

Abrechnungsmöglichkeiten in der Schweiz

Die ärztliche Akupunktur und chinesische Arzneitherapie ist in der Schweiz Pflichtleistung, falls der Arzt im Besitz des Fähigkeitsausweises der Assoziation Schweizerischer Ärztegesellschaften für Akupunktur und chinesische Medizin (ASA) ist. Bis zum

2

voraussichtlichen Inkrafttreten von TARMED, dem neueun gesamtschweizerischen Arzttarif, im Jahr 2003, gilt in den einzelnen Kantonen ein Übergangstarif, der grob geschätzt zwischen 120,– bis 200,– sFr pro Stunde vergütet.

Die nichtärztliche Akupunktur und chinesische Arzneitherapie wird in der privaten Zusatzversicherung abgegolten, falls der Therapeut im erfahrungsmedizinischen Register (EMR) aufgenommen wurde. Dort sind die meisten größeren Kassen angeschlossen. Einzelne Kassen wie die VISANA, die EGK u.a. haben Sonderregelungen, sodass Einzelverträge zwischen Therapeut und Kasse abgeschlossen werden müssen. Für eine Stunde werden je nach Einzelleistungen bis zu 120,– sFr vergütet.

Abrechnungsmöglichkeiten in Österreich

Akupunktur ist eine Wahlleistung. Einige Krankenkassen, meist aber nur private, übernehmen zumindest teilweise die Therapiekosten. Als Therapeuten sind nur Ärzte anerkannt (in Österreich sind keine Heilpraktiker zugelassen). Der Tarif ist nicht reglementiert und variiert zwischen 40 und 100 €. Nach entsprechender Ausbildung und Prüfung (Ausbildungsadressen ➡ 14.1.1) erlangt man ein Diplom der Ärztekammer und ist berechtigt, die Zusatzbezeichnung „Akupunktur" auf dem Arztschild zu führen.

Blick in die USA zur Anerkennung der Akupunktur

Im März 1996 prüfte die amerikanische Food and Drug Administration (FDA) die Akupunktur und stufte sie von Klasse III (Instrumente im Versuchsstadium) in Klasse II (Instrumente, die wirksam und sicher sind mit Einschränkungen, die entsprechend kenntlich gemacht werden müssen). 1997 stellte die Konsensuskonferenz des National Institute of Health fest, dass es klare Beweise für die Wirksamkeit von Akupunktur bei Übelkeit und Brechreiz, postoperativ und in Begleitung einer Chemotherapie, bei Schwangerschaftübelkeit und bei postoperativen Zahnschmerzen gibt. Weiter empfahl die Kommission den Akupunktureinsatz als „zusätzliche Methode, als akzeptable Alternative oder als komplementäre Therapie" bei Suchterkrankungen, Kopfschmerzen, Menstruationsschmerzen, Tennisellenbogen, Fibromyalgien, Rückenschmerzen, Karpaltunnelsyndrom, Asthma bronchiale und Rehabilitation nach Apoplex. Die Kommission empfahl die Kostenübernahme für Akupunktur durch private Krankenversicherungen und staatliche Krankenkassen für die aufgeführten Indikationen.

2.4 *Feng Shui* für die Praxis

Wie die Chinesische Medizin den *Qi*-Fluss im Körper untersucht und beeinflusst, so analysiert, nutzt und verändert *Feng Shui* den *Qi*-Fluss in Landschaft und Gebäuden. *Feng Shui* (übersetzt: Wind Wasser) ist die „Harmonielehre des Ortes" oder auch „Akupunktur des Raumes".

Ziel des *Feng Shui:* Eine Umgebung erschaffen, die Glück, Erfolg und Wohlstand anzieht. *Feng Shui* ist eine Möglichkeit, die Atmosphäre und das Wohlbefinden in der Praxis zu verbessern und den Arbeitserfolg in jeder Hinsicht zu erhöhen.

Feng Shui bietet Ideen und Hilfe bei:

- der Auswahl und Beurteilung neuer Praxisräume
- der Einrichtung und Gestaltung der Praxis
- beim Setzen positiver Signale
- der Handhabung von „Problemzonen".

2

2.4.1 Grundlagen des *Feng Shui*

Entstehung: Wie die Chinesische Medizin aus der taoistischen Naturphilosophie. Entwicklung von unterschiedlichen Schulen mit verschiedenen Schwerpunkten: Formenschule, Kompassschule, mystische Schulen. Heute ist meist eine Kombination aus den verschiedenen Ansätzen verbreitet. Viele Regeln und Ratschläge des *Feng Shui* beruhen auf praktischen Erfahrungen, andere sind tief verwurzelt in der chinesischen Symbolik und Mythologie und teilweise für westliche Menschen zunächst fremd. Es finden sich aber teilweise erstaunlich präzise Entsprechungen in Erkenntnissen der heutigen Ergonomie, Baubiologie und Wohnpsychologie.

Grundsätzlich geht es um die Gesamtharmonie: Die Übereinstimmung mit den Rhythmen der Natur *(Tao)*, den *Yin-Yang*-Ausgleich (➡ 3.1) und die Beachtung der Energie der vier Himmelsrichtungen (werden symbolisiert durch die vier himmlischen Tiere: Grüner Drachen im Osten, roter Vogel Phönix im Süden, weißer Tiger im Westen, schwarze Schildkröte im Norden).

Die Qualität und die Zyklen der fünf Wandlungsphasen (➡ 3.2) werden genutzt, um die Umgebung zu beschreiben und zu verändern. Grundlagen, Vorstellungen und Anwendungsweisen des *Feng Shui* sind auch beeinflusst von Elementen der chinesischen Astrologie und des *Yijing* (z. B. im *Ba Gua* [➡ 2.4.4] als Modell des Raumes).

Beispiel Wandlungsphasen

Allgemein wird die Heilkunde meist der Wandlungsphase Holz zugeordnet (Vitalität, Wachstum). Wasser nährt das Holz, übermäßiges Metall zerstört es. Eine Möglichkeit, die Holzenergie eines Raumes zu verstärken, wäre, die östliche Wand grün zu streichen, (mehr) Pflanzen einzusetzen oder ein Aquarium aufzustellen. Der nächste Schritt wäre, das Metallelement zu überprüfen: Z. B. gibt es zu viel Weißes, zu viel Metallisches im Raum?

2.4.2 Begriffe und Prinzipien des *Feng Shui*

- *Qi:* Positiver Einfluss, bewegt sich sanft, langsam, wellenförmig, tritt durch Türen und Fenster ein und aus. Ziel ist es, den *Qi*-Fluss zu erkennen und zu nutzen, zu leiten und zu fördern.
- **Energiedurchzug:** Eingangstür und Hintertür oder Tür und Fenster liegen einander direkt gegenüber, sodass das eintretende *Qi* den Raum/das Haus sofort wieder verlässt; die Aufmerksamkeit des Eintretenden wird wieder nach draußen gelenkt.
- *Sha:* Negativer Einfluss, schneidende Energie, bewegt sich schnell, geradlinig. *Sha* (z. B. Spitzen, Ecken, scharfe Kanten, lange, gerade Flure oder Wege) erkennen, meiden, ablenken, dämpfen
- *Ba Gua:* Die Glück bringende, achteckige Form; Modell für die Geometrie des Raumes
- *Luopan:* Der chinesische Kompass zum Berechnen des idealen Standortes
- **Schutz im Rücken:** Wie eine starke Wand, Prinzip Schildkröte (besonders die Plätze daraufhin untersuchen, an denen man sich länger aufhält: Liegen, Schreibtisch, Wartezimmerstühle)
- **Entsprechungsdenken:** Farben, Formen**,** Materialien, Tätigkeiten, Ziele, Gerüche usw. werden den energetischen Prinzipien zugeordnet (*Yin-Yang* [➡ 3.1], fünf Wandlungsphasen [➡ 3.2, Tab. 3.3], acht Himmelsrichtungen).

2

2.4.3 Hilfsmittel und Werkzeuge

Alles bewusst Eingesetzte kann ein Hilfsmittel sein. Absicht und Wirkung entscheiden über den Erfolg. Es müssen nicht traditionell chinesische Objekte wie Bambusflöten, Fächer und Fischteiche sein. Entscheidend sind der eigene Geschmack und die sich einstellenden Assoziationen sowie die Stimmigkeit im Gesamtzusammenhang. Häufig genutzt werden:

- **Pflanzen:** Stärken Vitalität, verteilen *Qi*, bremsen *Sha*. Dabei Form, Farbe, Geruch beachten, mögliche allergische Wirkung berücksichtigen
- **Spiegel:** Aktivieren das *Qi*, können strukturelle Mängel ausgleichen (z.B. Räume vergrößern, fehlende Symmetrie herstellen). *Cave:* Keine verzerrenden und zerteilenden Spiegel (Spiegelfliesen) verwenden; nicht gegenüber den Liegen anbringen (irritieren)
- **Licht:** Natürliches und künstliches, lenkt Aufmerksamkeit, belebt tote Ecken
- **Farben:** Verändern die Raumenergie, die Farbe Rot (Feuer) stärkt das *Yang*, regt an, aber ein Übermaß lässt das Herz rasen, macht nervös
- **Landschaftsbilder:** Erweitern den Raum, holen die Natur ins Zimmer
- **Leichte, sich bewegende Objekte:** Lenken *Qi* und Aufmerksamkeit (z.B. Windspiele)
- **Schwere Objekte:** Erden, zentrieren (z. B. Findlinge, Statuen)
- **Paravents:** Verbessern den *Qi*-Fluss im Raum, indem sie Schutz geben und den Energiedurchzug verhindern
- **Symbole:** Für die Praxis Symbole finden, die Gesundheit ausdrücken und Angst nehmen (z.B. Angst vor den Nadeln, der Erkrankung); *Cave:* Symbole genau ansehen, auf sich wirken lassen und deren Symbolcharakter beachten
- **Wasserobjekte:** Vermehren am richtigen Ort den Wohlstand (z. B. Springbrunnen, Aquarium, Wasserfallposter)
- **Rituale:** Z. B. Räucherungen zur Reinigung, Einweihungen.

2.4.4 Anwendung

Die Beurteilung der Gesamtharmonie im Hinblick auf Umgebung, Grundriss, Aufteilung, Möblierung usw. steht an erster Stelle. Dabei immer das *Yin-Yang*-Gleichgewicht überprüfen. *Fragen:* Wie ist das Verhältnis von Fülle zu Leere (Mangel), Anregendem zu Beruhigendem oder Hellem zu Dunklem? *Beispiel*: Zeigen alle Praxisfenster nach Norden, herrscht *Yin*-Übermaß (Ausgleich durch helle Farben, Tageslichtlampen, reflektierende Objekte schaffen).

Durch den Einsatz der Farben der fünf Wandlungsphasen (➡ 3.2, Tab. 3.3) lassen sich viele Mängel ausgleichen. Dabei sollten alle fünf Farben in der Praxis zu finden sein, gewichtet nach der jeweiligen Raumfunktion. Aber auch das Material, die Oberfläche und die Form der Einrichtungsgegenstände sind von Bedeutung (➡ Kasten).

Formen

- des Holzelements: Hoch aufragend (z. B. in Säulen, langen, hohen Gegenständen)
- des Feuerelements: Spitz zulaufende, dreieckige Gegenstände
- des Erdelements: Flach, rechteckig, niedrig
- des Metallelements: Rund, geschwungen (z. B. in Torbögen, Kuppeln)
- des Wasserelements: Wellenförmig oder unregelmäßig (ist am schwierigsten einer Form zuzuordnen)

Raummodell *Ba Gua*

Die achteckige Form des *Ba Gua*, die auf die Trigrammstruktur aus dem *Yijing* (auch *I Ging*) zurückgeht, beschreibt die acht Richtungen im Raum. Den verschiedenen Bereichen werden bestimmte Qualitäten zugeordnet (deren Bedeutung im Lauf der Zeit verschieden interpretiert wurde). Durch das Anlegen des *Ba Gua* auf den Grundriss eines Grundstücks, Gebäudes oder Zimmers entstehen neun Bereiche, die für die verschiedenen Lebensaspekte stehen (Abb. 2.3):

NW	Hilfreiche Menschen/Reisen	
N	Lebensweg/Karriere	
NO	Wissen/Spiritualität	
O	Herkunft/Familie/Gesundheit	
SO	Wohlstand/Innerer Reichtum	
S	Anerkennung/Erfolg	
SW	Beziehungen/Partnerschaft	
W	Zukunft/Kinder/Kreativität	
Z	Zentrum *(Tai Chi)* Gesundheit	

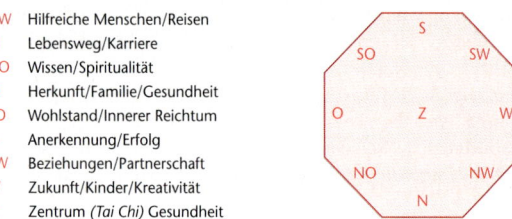

Abb. 2.3

Der Zustand in jedem Bereich des Hauses oder Raumes zeigt symbolisch den Zustand des entsprechenden Aspekts im Leben der Bewohner. Durch die Gestaltung und das Anwenden von Hilfsmitteln (➡ 2.4.3) in den Sektoren können Schwächen und Mängel ausgeglichen und Ziele unterstützt werden. So wird im hinteren, linken Bereich der Praxis oder im Südosten häufig ein Zimmerspringbrunnen platziert, um den Geldfluss zu verstärken. Je nach Schule ist der Ausgangspunkt der im Uhrzeigersinn angeordneten Kategorien entweder von der Lage des Eingangs (Tür in N/NO/NW) oder von der Lage in Bezug auf die Himmelsrichtung abhängig.

Bei der Ausrichtung der Möbel zueinander und im Raum: Himmelsrichtung, freie Laufwege und harmonische Formen beachten. Vorsicht bei Spitzen, Ecken und vorspringenden Kanten! Sitz- oder Liegeplätze davor durch Pflanzen oder Paravents schützen.

Beispiel Praxiseingang

Besondere Sorgfalt erfordert die Gestaltung des Eingangsbereiches. Die Eingangstür soll leicht zu finden und zu öffnen, der Weg dorthin frei sein, sodass das Hereinkommen leicht fällt (Schwellenangst mindern), dabei lange, gerade Wege auf die Tür zu meiden. *Frage:* Was sieht man zuerst beim Öffnen der Tür? So sind eine Schautafel mit der Darstellung verschiedener Knochenbrüche, ein ausrangiertes Gerät oder gar die Toilettentür kein guter Empfang. Ein angenehmes Bild oder ein Blumenstrauß auf dem Empfangstresen ist eine bessere Begrüßung. Patienten, aber auch Therapeut und Mitarbeiter sollen gerne eintreten und sich gut orientieren können. Die Himmelsrichtung, zu der sich die Tür öffnet, beeinflusst energetisch die ganze Praxis. Traditionell wird die Eingangstür nach dem Horoskop der Bewohner ausgerichtet. Ein heller, freundlicher, großzügiger Eingangsbereich lässt die ganze Praxis größer erscheinen, als sie ist.

Beispiel Schreibtisch

Hier ist der geschützte Rücken besonders wichtig. Tür oder Fenster im Rücken stören die Konzentration, auch mit dem Rücken in den Raum zu sitzen oder eine *Sha*-Spitze (➡ Abb. 2.4) im Rücken macht auf Dauer unruhig. *Frage:* Wohin fällt der Blick?
Form und Farbe des Tisches sollten zum Raum, zum Benutzer, zur Tätigkeit usw. passen. Dabei auch das Material beachten: Metall und Glas kühlen den Raum optisch, den Körper – bei Berührung – spürbar. *Fragen:* Wie geschützt sitzen Patienten auf der anderen Seite des Schreibtisches? Wohin fällt der Blick? Platz und Klarheit auf dem Schreibtisch sind wichtig, wenige Konzentrationspunkte (Briefbeschwerer, Kristall, Vase) schaffen, bei der Auswahl persönliche Aspekte mit einbeziehen (Horoskop, eigene Stärken und Schwächen, Gewichtung der Wandlungsphasen).

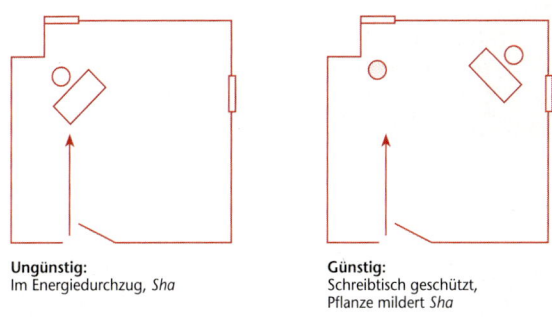

Ungünstig:
Im Energiedurchzug, *Sha*

Günstig:
Schreibtisch geschützt,
Pflanze mildert *Sha*

Abb. 2.4

Beispiel Praxissuche

Auf der Suche nach neuen Praxisräumen zuerst für ein besseres *Feng Shui* in den alten Räumen oder im privaten Arbeitszimmer sorgen. Im Gegensatz zu Wohnräumen sollten Praxisräume nicht zu zurückgezogen, verborgen und privat sein. Eine große, belebte Straße kann ein besserer Standort als eine ruhige Sackgasse sein. Wenn die Wohnung im gleichen Haus liegt, sollte sie deutlich abgetrennt sein. Zur Eröffnung Einweihungsfeier einplanen, gezielte Signale setzen, es gibt viele Ideen aus dem *Feng Shui*, diese zu gestalten (➡ 14.3.7).
Vor Neuanschaffungen, Dekoration usw. gilt: Erst Klarheit schaffen und Altes wegwerfen, ordnen und reinigen (wie beim *Qi Gong*: Erst Loslassen und in die Ruhe eintreten).
In regelmäßigen Abständen den Zustand der Praxis überprüfen mit *Fragen*: Wo bleiben Dinge liegen? Was ist defekt (besonders auf Türglocke, Eingang, Glühbirnen achten)? Was ist überflüssig und wird nicht mehr gebraucht?
Mit Sorgfalt, Kreativität und Intuition lässt sich ein harmonisches *Feng Shui* in den Praxisräumen erschaffen, zur Unterstützung evtl. eine professionelle *Feng-Shui*-Beratung in Anspruch nehmen.

Wichtig

Schlafstörungen, die sich trotz Behandlung nicht bessern, können mit zu starken *Yang*-Quellen im Schlafzimmer zusammenhängen (rote Farbe, Spiegel, Elektrogeräte usw.). Den Patienten danach befragen und entsprechend auf solche Konstellationen hinweisen.

Theoretische Grundlagen

3

A. BLUNCK, C. FOCKS, A. HÖLL

3

3.1	*Yin* **und** *Yang* ▪ A. BLUNCK	42
3.1.1	Aspekte der *Yin/Yang*-Beziehung	42
3.1.2	Anwendung	44
3.2	**Fünf Wandlungsphasen** *(Wu Xing)* ▪ A. BLUNCK	44
3.2.1	Qualitäten	45
3.2.2	Zyklen	45
3.2.3	Anwendung	46
3.3	**Substanzenlehre** ▪ A. BLUNCK	47
3.3.1	*Qi*	47
3.3.2	Blut-*Xue*	48
3.3.3	Körperflüssigkeiten-*Jin-Ye*	48
3.3.4	Essenz-*Jing*	49
3.3.5	Geist-*Shen*	50
3.3.6	*Mingmen*	50
3.4	*Zang-Fu*-**Funktionskreise** ▪ A. BLUNCK	51
3.4.1	*Zang*-Organ: Herz *(Xin)*	51
3.4.2	*Fu*-Organ: Dünndarm *(Xiao Chang)*	52
3.4.3	*Zang*-Organ: Lunge *(Fei)*	53
3.4.4	*Fu*-Organ: Dickdarm *(Da Chang)*	54
3.4.5	*Zang*-Organ: Milz *(Pi)*	54
3.4.6	*Fu*-Organ: Magen *(Wei)*	55
3.4.7	*Zang*-Organ: Niere *(Shen)*	55
3.4.8	*Fu*-Organ: Harnblase *(Pang Guang)*	56
3.4.9	*Zang*-Organ: Leber *(Gan)*	56
3.4.10	*Fu*-Organ: Gallenblase *(Dan)*	57
3.4.11	*Fu*-Organ: *San Jiao*	57
3.4.12	Außerordentliche *Fu*-Organe *(Qi Heng Zhi Fu)*	58
3.4.13	Beziehungen zwischen den *Zang*-Organen	59

3.5	**Meridian- und Netzgefäß-System**	
	(Jing Luo) ▪ C. FOCKS	61
3.5.1	Aufbau des Meridian- und Netzgefäß-Systems	61
3.5.2	Meridian-Umläufe.	61
3.6	**Pathogene Faktoren** ▪ A. HÖLL	63
3.6.1	Sechs klimatische Faktoren.	64
3.6.2	Epidemische Faktoren	67
3.6.3	Sieben emotionale Faktoren.	67

3.1 Yin und Yang

3

Wichtigste Theorie der TCM. Entspringt der taoistischen Naturphilosophie und besagt, dass sich alle Dinge in zwei Polaritäten teilen lassen – in *Yin* und *Yang*. Alle Erscheinungen und Veränderungen des Lebens und alle Naturphänomene lassen sich aus dem wechselseitigen Zusammenspiel von *Yin* und *Yang* ableiten (➡ Tab. 3.1). Eine der ersten Quellen dieser Theorie findet sich um 700 v. Chr. im „Buch der Wandlungen" (*Yi Ging*).

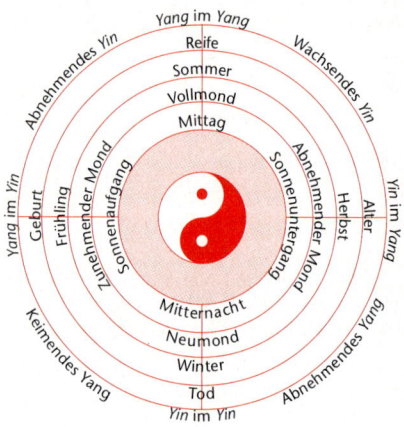

Abb. 3.1

3.1.1 Aspekte der *Yin/Yang*-Beziehung

- **Opposition:** *Yin* und *Yang* sind als Gegensätze zu sehen, wobei *Yin* immer schon den Samen des *Yang* in sich trägt, wie auch das *Yin* in jedem *Yang* keimt. Der Gegensatz ist relativ, nie absolut. So ist der Frühling *Yang* in Relation zum Winter, jedoch *Yin* im Vergleich zum Sommer
- **Gegenseitige Abhängigkeit:** *Yin* und *Yang* brauchen und definieren sich durch ihre Gegensätzlichkeit. So gibt es keinen Winter ohne Sommer, keinen Tag ohne Nacht, keine Geburt ohne den Tod. Veränderungen entstehen durch die Spannung zwischen diesen Extremen
- **Gegenseitiger Verbrauch:** *Yin* und *Yang* begrenzen einander: Wasser begrenzt das Feuer, die Nacht den Tag, der Regen die Trockenheit. Bei Übermacht des einen und/oder Schwäche des anderen Pols entstehen Störungen im gesamten System: Ein *Yin*-Überschuss führt relativ zum *Yang*-Mangel, ein *Yang*-Überschuss zum *Yin*-Mangel (➡ Abb. 3.2)
- **Gegenseitige Umwandlung:** *Yin* kann sich in *Yang* verwandeln. Wenn es den Punkt seines Extrems erreicht hat, verkehrt es sich in sein Gegenteil. Sommer- und Wintersonnenwende als Beispiel solcher Intertransformationen (➡ Abb. 3.1, 3.2).

Yin- und Yang-Aspekte in der Natur	
Yin	Yang
Bergschattenseite	Bergsonnenseite
Erde	Himmel
Mond	Sonne
Neumond	Vollmond
Wasser	Feuer
Nässe, Feuchtigkeit	Trockenheit
Materie	Energie
Substanz	Funktion
Ruhe	Bewegung

Tab. 3.1

Yin- und Yang-Aspekte beim Menschen			
Körper und körperliche Strukturen		Symptome und Krankheitszeichen	
Yin	Yang	Yin	Yang
Frau	Mann	Absteigend	Aufsteigend
Rechts	Links	Chronisch	Akut
Bauch, Vorderseite	Rücken, Hinterseite	Schleichender Beginn	Plötzlicher Beginn
Körperinneres	Körperäußeres	Kältegefühl, mag Wärme	Hitzegefühl, mag Kühle
Taille abwärts	Taille aufwärts	Blasses Gesicht	Gerötetes Gesicht
Speicher-*Zang*-Organe	Hohl-*Fu*-Organe	Schläfrigkeit	Unruhe, Schlaflosigkeit
Blut-*Xue*	*Qi*	Rollt sich zusammen	Streckt sich aus
Nähr-*Ying-Qi*	Abwehr-*Wei-Qi*	Leise Stimme, mag nicht sprechen	Laute Stimme, redet viel
Organstruktur	Organfunktion	Urin: Klar, viel	Urin: Konzentriert
Knochen/Organe	Haut/Muskulatur	Weicher Stuhlgang	Obstipation
Ren Mai	*Du Mai*	Zunge: Blass	Zunge: Rot, gelber Belag

Tab. 3.2

3

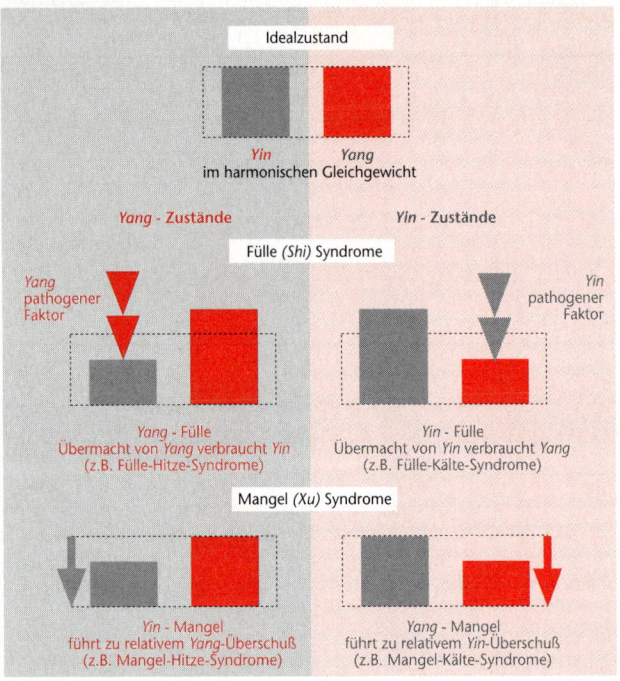

Idealzustand

Yin   *Yang*
im harmonischen Gleichgewicht

Yang - Zustände   *Yin* - Zustände

Fülle *(Shi)* Syndrome

Yang
pathogener
Faktor

Yin
pathogener
Faktor

Yang - Fülle
Übermacht von *Yang* verbraucht *Yin*
(z.B. Fülle-Hitze-Syndrome)

Yin - Fülle
Übermacht von *Yin* verbraucht *Yang*
(z.B. Fülle-Kälte-Syndrome)

Mangel *(Xu)* Syndrome

Yin - Mangel
führt zu relativem *Yang*-Überschuß
(z.B. Mangel-Hitze-Syndrome)

Yang - Mangel
führt zu relativem *Yin*-Überschuß
(z.B. Mangel-Kälte-Syndrome)

Abb. 3.2

3.1.2 Anwendung

In der gesamten Physiologie, Pathologie, Diagnostik und Therapie der TCM geht es letztendlich um die Beziehung zwischen *Yin* und *Yang* und deren Störungen. Aufgabe des Therapeuten ist es, diese Störungen zu erkennen und den Körper in seinem Bemühen um ein *Yin/Yang*-Gleichgewicht zu unterstützen. Sowohl der Mensch wie seine Krankheitssymptome lassen sich in Bereiche und Qualitäten einteilen, die eher einen *Yin*- oder eher *Yang*-Charakter haben (➡ Tab. 3.2).

3.2 Fünf Wandlungsphasen *(Wu Xing)*

Andere Übersetzungen: Fünf Elemente, Entsprechungen, Bewegungen. Ein früher Grundpfeiler der chin. Naturphilosophie, die alle Naturphänomene den Kategorien Holz, Feuer, Erde, Metall und Wasser zuordnet und deren Beziehungen zueinander definiert.

3.2.1 Qualitäten

Jede Kategorie beinhaltet charakteristische Qualitäten (➡ Tab. 3.3).

- **Holz:** *Yang*-Phase, wächst, entfaltet sich frei, dehnt sich aus, entspricht der Freiheit und Harmonie auf körperlicher und seelischer Ebene
- **Feuer:** *Yang*-Phase, wärmt, flackert aufwärts, macht den Intellekt, das Charisma eines Menschen aus
- **Erde:** Neutrale Phase, Achse zwischen den beiden *Yang*- und den beiden *Yin*-Wandlungsphasen, empfängt, wandelt um, bildet die Mitte des Menschen, wirkt wie eine „innere Mutter", die ernährt und stabilisiert
- **Metall:** *Yin*-Phase, klärt, schützt, steigt ab, symbolisiert die Körperoberfläche und damit den Kontakt eines Menschen zu seiner Umwelt
- **Wasser:** *Yin*-Phase, ernährt, fließt, „alles Leben kommt aus dem Wasser", stellt die Wurzel allen Lebens dar, sorgt für Wachstum und Fortpflanzung.

Aspekte der fünf Wandlungsphasen					
Aspekte	**Holz**	**Feuer**	**Erde**	**Metall**	**Wasser**
Richtung	Osten	Süden	Mitte	Westen	Norden
Jahreszeit	Frühling	Sommer	Übergangs-zeit *	Herbst	Winter
Klimafaktor	Wind	Hitze	Feuchtigkeit	Trockenheit	Kälte
Entwicklung	Geburt	Wachstum	Umwandlung	Ernte	Speicherung
Farbe	Grün	Rot	Gelb	Weiß	Schwarz/Blau
Geschmack	Sauer	Bitter	Süß	Scharf	Salzig
Zang-**Organ**	Leber	Herz	Milz	Lunge	Niere
Fu-**Organ**	Gallenblase	Dünndarm	Magen	Dickdarm	Harnblase
Sinnes-organe	Auge	Zunge	Mund	Nase	Ohr
Gewebe	Sehnen, Bänder, Nägel	Blut, Blutge-fäße	Muskeln, Fett-, Binde-gewebe	Haut, Körperhaar	Knochen, Zähne, Nerven, Kopfhaar
Emotion	Wut/Zorn	Freude	Grübeln, Sorgen	Traurigkeit	Angst
Laut	Schreien	Lachen	Singen	Weinen	Stöhnen
Geruch	Ranzig	Verbrannt	Süßlich	Verrottet, übel	Faulig, eitrig

* entspricht Spätsommer, Spätherbst, „Spätfrühling" usw.

Tab. 3.3

3.2.2 Zyklen

Die fünf Wandlungsphasen beeinflussen sich sowohl in physiologischer (➡ *Sheng*- und *Ke*-Zyklus) als auch in pathologischer (➡ *Cheng*-, *Wu*- und teilweise *Sheng*-Zyklus) Hinsicht gegenseitig. Bei Störungen dieses Gleichgewichts kommt es zu pathologischen Syndromen (➡ Abb. 3.3).

- ***Sheng*-Zyklus** (Hervorbringungs-, Geburts- oder Mutter-Sohn-Zyklus): Eine Wandlungsphase ernährt und erzeugt die nächste. Jede Phase ist Ernährer (Mutter) und zugleich Ernährter (Sohn). *Feuer* nährt die *Erde*, *Erde* nährt *Metall*, *Metall* nährt *Wasser*,

Wasser nährt *Holz* und *Holz* nährt wiederum *Feuer*. Pathologische Zustände: Entweder ist die *Mutter* zu schwach und kann den *Sohn* nicht ausreichend ernähren oder der *Sohn* ist zu schwach, nimmt der *Mutter* zu viel weg und schwächt diese (➥ Abb. 3.3)

- **Ke-Zyklus** (Kontrollzyklus): Eine Wandlungsphase hält die andere unter Kontrolle und wird wiederum von einer anderen Phase kontrolliert (➥ Abb. 3.3)
- **Cheng-Zyklus** (Überkontrolle): Die kontrollierte Phase wird pathologisch unterdrückt und geschwächt (➥ Abb. 3.3)
- **Wu-Zyklus** (Verspottung): Eine Wandlungsphase wird pathologisch stärker als ihre Kontrollphase (➥ Abb. 3.3).

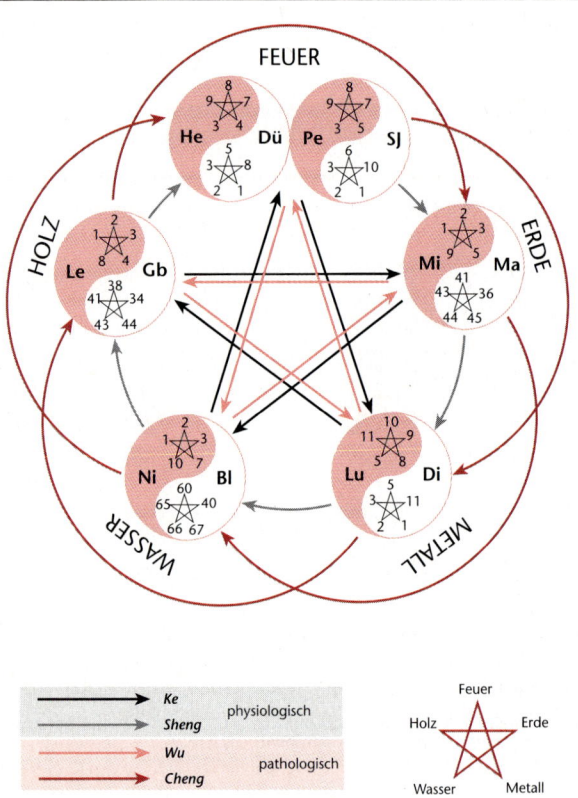

	Ke		physiologisch
	Sheng		
	Wu		pathologisch
	Cheng		

Abb. 3.3

3.2.3 Anwendung

Diagnostik

Körperliche Veränderungen (z.B. Gesichtsfarbe, Körpergewebe, Störungen der Sinnesorgane) wie auch Bevorzugung oder Ablehnung von Wetterlagen, Jahreszeiten, Geschmäckern und Farben können Hinweise auf eine Störung (Mangel oder Fülle) in einer Phase sein (➥ Tab. 3.3 und Tab. 10.4).

Therapie

- **Akupunktur:** Harmonischer Ausgleich der Zyklen über Behandlung mit den „Fünf Transport-*Shu*-Punkten" (detaillierte Anwendung: ➡ 10.3.5, 10.4.6). Bei Mangel einer Phase den Punkt auswählen, der der Mutter-Phase entspricht mit stärkender Nadeltechnik. Bei Fülle einer Phase den Punkt auswählen, der der Kind-Phase entspricht mit ableitender Nadeltechnik; ➡ *Sheng*-Zyklus, 3.2.2
- **Heilkräuter und Diätetik:** Bezug über fünf Geschmäcker (➡ 7, 8.1), die bestimmte Wirkungen auf den Körper besitzen, sodass sie auch in die Therapie innerhalb der fünf Phasen mit einbezogen werden können.

3.3 Substanzenlehre

3.3.1 Qi

Das Schriftzeichen für *Qi* enthält: „Dampf" und „ungekochter Reis". *Qi* ist zugleich Masse (= ungekochter Reis) und Energie (= Dampf). Alle Lebensformen sind Ausdruck von *Qi* in verschiedenen Stufen der Materialisierung. So sind die Körperstrukturen eine sehr feste, materielle, der Geist-*Shen* eine sehr immaterielle Erscheinungsform. *Qi* ist die Grundlage aller Substanzen: Blut-*Xue* (➡ 3.2.2), Körperflüssigkeiten-*Jin-Ye* (➡ 3.3.3), Essenz-*Jing* (➡ 3.3.4) und Geist-*Shen* (➡ 3.3.5). Die Wurzel des Körper-*Qi* liegt im *Mingmen* (➡ 3.3.6), dem *Yang*-Aspekt der Nieren.

Formen des Qi

- **Ursprungs-*Yuan-Qi*:** Gehört zum vorgeburtlichen oder Vorhimmels-*Qi*, ist die dynamische Form der Essenz-*Jing* (➡ 3.3.4), entsteht zwischen den beiden Nieren und wird ständig durch das nachgeburtliche *Qi* (Nähr-*Ying-Qi*) ergänzt. Durch die Transportfunktion des *San Jiao* (➡ 3.4.11) zirkuliert es im ganzen Körper und tritt an den Ursprungs-*Yuan-Qi*-Punkten (➡ 10.4.1) aus den Meridianen aus. **Funkt.:** Enger Bezug zum *Mingmen* (➡ 3.3.6), erwärmt und aktiviert mit diesem alle Organe und fördert Entwicklung und Wachstum des ganzen Körpers
- **Nahrungs-*Gu-Qi*:** Entsteht in der Milz und entspricht dem ersten Zwischenergebnis bei der Nahrungsaufbereitung. **Funkt.:** Grundlage für das nachgeburtliche *Qi* (Nähr-*Ying-Qi*)
- **Sammel-*Zong-Qi*:** Syn.: Brust-*Qi*, oft auch unter Atmungs-*Qi*, Thorax-*Xiong-Qi* oder Großes-*Da-Qi*; befindet sich im Thorax, vor allem hinter dem Punkt **Ren 17** *(Danzhong)* und wird in der Lunge aus *Qing Qi* (aus der Atemluft) und Nahrungs-*Gu-Qi* aus der Milz gebildet. **Funkt.:** Unterstützt Respiration und Stimmfunktionen (Lautstärke), hilft Herz und Lunge bei der Verteilung von *Qi* und Blut
- **Klares-*Qing-Qi*:** „Klares" *Qi* aus der Natur, das bei der Atmung von der Lunge aufgenommen wird
- **Wahres-*Zhen-Qi*:** Ist das letzte Glied in der Aufbereitung von Nahrungs-*Gu-Qi*, Essenz-*Jing* und Atemluft in der Lunge. Zwei Formen:
  - **Abwehr-*Wei-Qi*:** Wird von der Lunge an der Körperoberfläche außerhalb der Meridiane zirkuliert und schützt den Körper vor äußeren Einflüssen, indem es die Hautporen öffnet und schließt, sowie die Sekretion von Schweiß und die Körpertemperatur regelt
  - **Nähr-*Ying-Qi*:** Kennzeichnet eine essenzielle Substanz, die eng mit dem Blut verknüpft ist (wird manchmal synonym gebraucht), und zirkuliert mit ihm in den

3

Blutgefäßen *(Xue Mai)*, aber auch in den Meridianen (Leitbahnen: *Jing Luo*).
Funktion: Ernährt den Körper und kann in Blut umgewandelt werden
- **Meridian-*Jing*-Qi:** Zirkuliert in den Meridianen; entspricht den Meridianfunktionen und den in den Meridianen fließenden Nährstoffen
- **Aufrechtes-*Zheng*-Qi:** Keine eigene *Qi*-Form, sondern Sammelbegriff für die Schutzfunktion der *Qi*-Formen gegenüber dem Angriff äußerer pathogener Faktoren (*Xie Qi*, ➡ 3.6.1) im Sinne eines „antipathogenen *Qi*" oder der Resistenzkraft des Körpers.

Funktionen des *Qi*

- **Transportieren:** Bewegt die Nahrung durch den Verdauungstrakt, Blut durch die Gefäße, Flüssigkeiten durch den Körper
- **Transformieren:** Wandelt Essenz-*Jing*, *Qi*, Körperflüssigkeiten und Blut-*Xue* ineinander um; unterstützt *Zang-Fu*-Organe (➡ 3.4), die aus den Körperflüssigkeiten Dampf, Schleim oder Urin transformieren
- **Kontrollieren:** Hält das Blut in den Gefäßen, kontrolliert Schwitzen, Wasserlassen und Stuhlgang
- **Schützen:** Schützt den Körper an der Oberfläche vor exogenen pathogenen Faktoren
- **Erwärmen:** Erwärmt den Körper und lässt die inneren Organe funktionieren
- **Ernähren:** Ernährt den Körper (v. a. das Nähr-*Ying-Qi*).

3.3.2   Blut-*Xue*

Materielle Form von *Qi*, nicht gleichzusetzen mit Blut im westlichen Sinn. Es ist ein *Yin*-Aspekt des Körpers und bildet die materielle Basis von Geist-*Shen* (➡ 3.3.5).
- **Funktion:** Ernährt und befeuchtet den Körper
- **Bildung:** Aus dem Nähr-*Ying-Qi* und den Körperflüssigkeiten. Essenz-*Jing* (nachgeburtliche Essenz, ➡ 3.3.4) und Blut-*Xue* wandeln sich ineinander um
- **Regulation:** Wird vom Herzen dominiert, durch das Herz-*Qi* in den Blutgefäßen zirkuliert (hier wirkt auch die Lunge mit), durch das Milz-*Qi* kontrolliert (hält es in den Blutgefäßen) und durch die Leber gespeichert (reguliert das Blutvolumen).

3.3.3   Körperflüssigkeiten-*Jin-Ye*

- **Bildung:** Aus Nähr-*Ying-Qi* (➡ 3.3.1)
- **Regulation:** Verteilung und Exkretion der Körperflüssigkeiten sind abhängig von Milz (Bildung), Lunge (dominiert Verteilung und Herabführung, reguliert die Wasserpassagen), Niere (trennt „klare" von „trüben" Flüssigkeiten, schickt die „Klaren" zur Lunge hinauf und scheidet die „Trüben" über die Blase aus) und dem *San Jiao* (Wasserwegenetz).

Formen

- **Jin:** Dünnflüssige, klare Anteile, zirkulieren mit dem Abwehr-*Wei-Qi* (➡ 3.3.1) an der Körperoberfläche, ernähren und befeuchten dort Haut und Muskulatur. Sie helfen, das Blut zu verdünnen. Beispiele: Tränen, Speichel, Schweiß und Schleimsekretion
- **Ye:** Dickflüssige, trübe Anteile, zirkulieren mit dem Nähr-*Ying-Qi* (➡ 3.3.1) im Körperinneren, bewegen sich langsam. Sie befeuchten die inneren Organe, Gelenke, Marksubstanz und Sinnesorgane. Beispiele: Pankreassekret, Gelenkflüssigkeit und Liquor.

Beziehungen zwischen *Qi*, Blut und Körperflüssigkeiten	
Qi und Blut-*Xue*	*Qi* bildet, erwärmt, bewegt und kontrolliert Blut. Blut hingegen ist die Mutter des *Qi*, sein Ernährer und Träger. *Qi* gehört zum *Yang*-, Blut zum *Yin*-Aspekt des Körpers
Qi und Körperflüssigkeiten	*Qi* kontrolliert die Verteilung und Elimination der Körperflüssigkeiten, die wie Blut dem *Yin*-Aspekt des Körpers angehören. Zugleich sind die Körperflüssigkeiten Träger verschiedener Ausdrucksformen von *Qi*. Beispiel: Mit Schweiß zirkuliert das Abwehr-*Wei-Qi* (➡ 3.3.1). Bei unkontrolliertem Schwitzen vermindert sich das Abwehr-*Wei-Qi*
Blut-*Xue* und Körperflüssigkeiten	Blut-*Xue* und Körperflüssigkeiten entspringen beide dem Nähr-*Ying-Qi* und sind in vielen Aspekten nicht voneinander zu trennen. Zum einen helfen die Körperflüssigkeiten, das Blut zu verdünnen, zum anderen ernährt das Blut dieselben. Beide gehören dem *Yin*-Aspekt des Körpers an. Mangel des einen führt auf Dauer zwingend zum Mangel des anderen

Tab. 3.4

3.3.4 Essenz-*Jing*

Fließt sowohl in den zwölf regulären Meridianen als auch in den acht außerordentlichen Gefäßen (➡ 6.3), wird in den Nieren gespeichert und hat eine enge Beziehung zu den sechs außerordentlichen *Fu*-Organen (➡ 3.4.12). Unterteilung in drei voneinander abhängige Aspekte:

- **Vorgeburtliche Essenz** (*Xian Tian Zhi Jing*): Ist ererbt und hat ihren Sitz in den Nieren. Sie wird auch Reproduktions-*Jing (Sheng Zhi Zhi Jing)* genannt und entsteht bei der Zeugung aus der Nierenessenz beider Eltern, wird während der Schwangerschaft aus der Niere der Mutter gespeist und ernährt den Fetus bis zur Geburt. Sie gibt jedem Menschen seine unverwechselbare Identität, Vitalität und stellt die Basis aller anderen Substanzen dar. Bei negativer Energiebilanz greift der Körper auf die vorgeburtliche Essenz zurück, die nicht wieder aufzufüllen ist (aber durch nachgeburtliche Essenz gestärkt werden kann)
- **Nachgeburtliche Essenz** (*Hou Tian Zhi Jing*): Ist erworben, entstammt der Nahrungs- und Flüssigkeitsverarbeitung im Körper, die abhängig ist von einer guten Milzfunktion. Sie wird manchmal auch als „Wasser-und-Getreide-Essenz" (*Shui Gu Zhi Jing*) bezeichnet und stellt die Energiequelle des Körpers in der Zeit nach der Geburt dar. Bei einer ausgewogenen Lebensführung wird nur so viel Essenz verbraucht wie auch durch Ernährung und Atmung zugeführt wird
- **Eigentliche Nierenessenz** (*Jing*): Entspringt aus der Verbindung der vorgeburtlichen und nachgeburtlichen Essenz in der Niere. Sie hat einen *Yin*-Aspekt (Essenz-*Jing* wird zu *Yin* gerechnet), stellt die materielle Grundlage für die Bildung von Mark, Gehirn, Knochen, Blut-*Xue* und Sperma dar, ernährt und befeuchtet diese und ist die Basis für Wachstum, körperliche und geistige Entwicklung und Fortpflanzung. Sie bildet die stoffliche Grundlage für das Nieren-*Yang* (auch *Yang*-Aspekt des *Jing*) und die Quelle des *Mingmen* (➡ 3.3.6), das für die Erwärmung, Bewegung und Aktivierung der mit Essenz-*Jing* verbundenen Prozesse verantwortlich ist. Der natürliche Schwund des *Jing* im Laufe eines Lebens führt zu Alterserscheinungen wie Zahnausfall, Verlust von Knochen- und Marksubstanz, Ergrauen und Ausfall von Kopfhaar, Augen- und Gehörproblemen sowie Sterilität und Menopause (➡ 11.9.1). Bei der Syndrom-Differenzierung (➡ Kap. 12) wird jeweils die entsprechend mögliche Einteilung des Nieren-Essenz-*Jing*-Mangels (➡ 11.9.1) in Nieren-*Yin*- (➡ 11.9.6) oder Nieren-*Yang*-Mangel (➡ 11.9.2) mit angegeben.

3.3.5 Geist-*Shen*

Die am wenigsten materielle Form von *Qi*; nach TCM der Aspekt, der den Menschen von den Tieren unterscheidet; Sitz im Herzen (➡ 3.4.1), Teil des Herz-*Yang*, spiegelt sich in den Augen wider. Geist-*Shen* kontrolliert Bewusstsein, Denken, Gedächtnis und Schlaf. Störungen des Herzens gehen meist auch mit Störungen von Geist-*Shen* einher (➡ 11.1).

3.3.6 *Mingmen*

(*Anmerkung:* Gehört nicht zu den Substanzen, wird hier zur Erläuterung aufgeführt.) „Tor der Vitalität" oder „Lebensfeuer", entspricht dem Feuer in den Nieren und wird zum Nieren-*Yang* gerechnet.

- **Funktion:** Quelle der Wärme im Körper, die Organfunktion und Fortpflanzung ermöglicht und zugleich von diesen Organen gespeist wird (Prinzip: „Autobatterie"). Ort, an dem die Essenz-*Jing* (➡ 3.3.4) aktiviert und dem Körper zur Verfügung gestellt wird. Schwäche des *Mingmen* kann zu Ödemen, Verdauungsproblemen, Depressionen, dauernder Müdigkeit und Denkstörungen führen. Ein Erlöschen entspricht dem Tod.

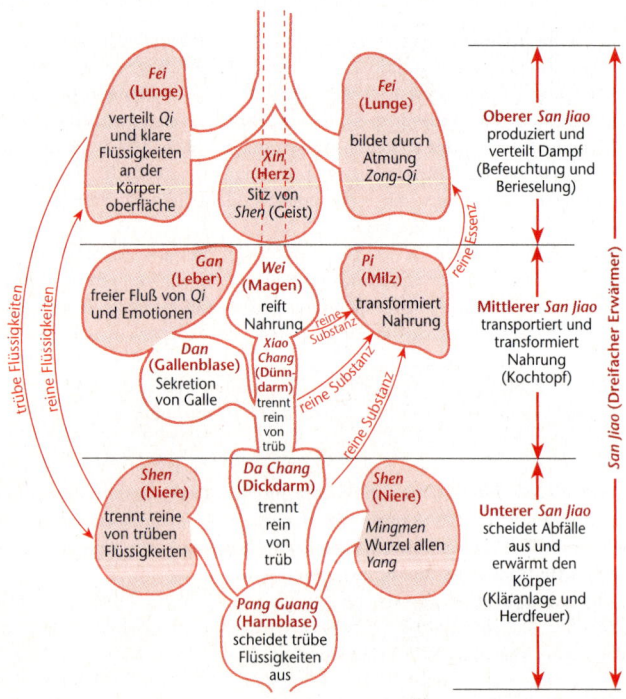

Abb. 3.4

3.4   *Zang-Fu*-Funktionskreise (➡ Abb. 3.4)

Die *Zang-Fu*-Lehre spielt eine zentrale Rolle in der TCM. Im Gegensatz zu unserem westlichen strukturell-physiologischen Organverständnis liegt der Lehre von *Zang-Fu* eine empirisch-funktionelle Vorstellung zugrunde. Statt von Organen wird eher von „Funktionskreisen" gesprochen. Es gibt auch Funktionskreise, die in der westlichen Medizin kein anatomisches Korrelat haben (z.B. *San Jiao* ➡ 3.4.11).
Die genaue Beobachtung der Körperoberfläche, Zunge, Sekretionen, Pulse etc. (Diagnostik; ➡ 4) ermöglicht Rückschlüsse auf den Zustand der inneren Organe und ihrer Beziehungen zueinander. Zur Erklärung der Hierarchie innerhalb der *Zang-Fu*-Organe können die Organe mit den Positionen in der Hierarchie des altchin. Feudalsystems verglichen werden (➡ Anmerkungen bei den Organen 3.4.1–3.4.11).

Organeinteilung

- **Speicher-*Zang*-Organe:** Schriftzeichen: „Fleisch" und „speichern". *Fünf Speicherorgane:* Herz, Leber, Nieren, Milz, Lunge. Sie speichern die Essenzen und Blut und gehören zum *Yin*-Aspekt des Körpers. Jedem *Zang*-Organ kann nach der *Zang-Fu*-Theorie ein bestimmter Charakter, bestimmte Funktionen, ein Körpergewebe sowie ein Öffner (meist ein Sinnesorgan), nach der 5-Phasen-Theorie auch ein Sekretionsmedium, eine Emotion sowie ein Klimafaktor (auf den es besonders empfindlich reagiert) zugeordnet werden. Jedes *Zang*-Organ ist mit einem *Fu*-Organ gekoppelt
- **Hohl-*Fu*-Organe:** Schriftzeichen „Fleisch" und „Regierungspalast". *Sechs Hohlorgane:* Dünndarm, Dickdarm, Harnblase, Magen, Gallenblase, *San Jiao.* Sie werden fortwährend gefüllt und entleert, transportieren und transformieren Nahrung und Flüssigkeiten und gehören zum *Yang*-Aspekt des Körpers
- **Außerordentliche *Fu*-Organe** *(Qi Heng Zhi Fu):* Sechs „Organe": Uterus, Gehirn, Knochen, Marksubstanz, Blutgefäße und Gallenblase. Sonderstellung: Sie sind hohl *(Yang),* können aber Essenzen speichern *(Yin).*

3.4.1   *Zang*-Organ: Herz *(Xin)*

Charakter
Alle psychischen, intellektuellen und spirituellen Fähigkeiten und Aktivitäten, die die unverwechselbare Persönlichkeit eines Menschen ausmachen (Pathologische Syndrome: ➡ 11.1). Entsprechung im Feudalstaat: Position des Herrschers und gottgleichen Kaisers, der mit tiefem Verständnis richtungweisend regiert.

Funktion
- **Regiert Blut-*Xue* und Blutgefäße** und reguliert die *Blutzirkulation* (Herzschlag ist abhängig vom Herz-*Qi*)
- **Beherbergt den Geist (*Shen*):** Das Herz ist der „Sitz des Bewusstseins", beeinflusst die mentalen, emotionalen, im erweiterten Sinn aber auch spirituellen Aktivitäten des Menschen. Um Geist-*Shen* (➡ 3.3.5) beherbergen zu können, benötigt das Herz ausreichend Herz-Blut und -*Yin*. Wenn das Herz kräftig und Blut ausreichend vorhanden ist, bestehen normale geistige Aktivität, klares Bewusstsein, gutes Gedächtnis sowie klare Trennung und gleichmäßiger Wechsel zwischen Schlafen und Wachen.

3

Bei Störungen des Herzens ist Geist-*Shen* nicht mehr „zu Hause", und es entwickeln sich Störungen in der Merk- und Konzentrationsfähigkeit sowie Unruhe, Schlaflosigkeit, aber auch übermäßiges Träumen und Schläfrigkeit bis hin zu Zuständen von Verwirrung und Bewusstseinsverlust (➡ 11.1).

Körpergewebe: Blutgefäße

Öffner: Gesichtsfarbe, Zunge (vor allem die Zungenspitze), Sprachfähigkeit und Geschmackssinn (➡ auch 3.4.5, Milz). Zirkuliert das Herz-*Qi* frei und ungehindert, dann fließt das Blut ruhig und gleichmäßig durch den Körper und gibt dem Gesicht eine gesunde, rosige Farbe, die Zunge ist normal rot, feucht und frei beweglich (Pathologische Veränderungen: ➡ 4.7). Sprache ist sowohl abhängig vom Geist-*Shen* als auch von der Artikulationsfähigkeit und damit von der freien Zungenbeweglichkeit. Sprachstörungen wie Stottern oder Stammeln, aber auch die verschiedenen Aphasieformen werden dem Herzen zugeordnet

Sekretion: Schweiß; Konsistenz, Menge, die Lokalisation und der Zeitpunkt, wann er auftritt, geben Informationen über den Zustand des Herzens (Bsp.: Spontanschweiß bei Herz-*Qi*-Mangel ➡ 11.1.1, Nachtschweiß bei Herz-*Yin*-Mangel ➡ 11.1.4)

Emotion: Freude; Trauer, Wehmut, Sorgen, Beunruhigung, Schreck und Angst schädigen das Herz. Freude (positives Lebensgefühl) regt den *Qi*-Fluss des Herzens an. Ein Übermaß an Erregung, Stress und hektischem Lebenswandel sowie „emotionale Schocks" können zu Schlaflosigkeit, Unruhezuständen, aber auch Herzbeschwerden führen

Pathogener Klimafaktor: Hitze.

Perikard *(Xin Bao)*

Es steht in enger Beziehung zum Herzen und wird als seine äußere Schutzhülle vor pathogenen Einflüssen angesehen. Funktionell ist es aber vom Herzen kaum zu unterscheiden. Es ist wie der „höchste Beamte, dessen eigene Meinung als Repräsentant des Kaisers von der seines Herrschers nicht zu unterscheiden war".

3.4.2 *Fu*-Organ: Dünndarm *(Xiao Chang)*

Funktion
Empfängt den vorverdauten Nahrungsbrei aus dem Magen. Er trennt die „trüben" von den „klaren" Flüssigkeiten. Diese Funktion des Trennens von Wichtigem und Unwichtigem spiegelt sich auch auf der psychischen Ebene wider. Ein gesundes Dünndarm-*Qi* sorgt für Klarheit des Denkens und für gute Urteils- und Unterscheidungskraft.

Beziehung Herz–Dünndarm
Dünndarm (*Xiao Chang*) und Herz (*Xin*) sind innerlich-äußerlich gekoppelt. Auf seelischer Ebene wird diese Beziehung deutlich: Herz als Sitz des Geistes und Dünndarm als Garant einer klaren Urteilskraft sind eng miteinander verknüpft.

3.4.3   *Zang*-Organ: Lunge *(Fei)*

Charakter
Kontrolliert die Körperoberfläche, steht in direktem Kontakt zur Umwelt, verantwortlich für die Immunabwehr (Abwehr-*Wei-Qi* ➡ 3.3.1) und einen großen Teil der Ausscheidungen (Pathologische Syndrome ➡ 11.4). Entsprechung im Feudalstaat: Verwaltungsminister.

Funktion
- **Dominiert das *Qi* und kontrolliert die Atmung:** Durch die Atmung nimmt die Lunge „reines" *Qi* aus der Atemluft und gibt „unreines" *Qi* an sie ab. Die Kontrolle der Atmung steht in enger Beziehung zum Sammel-*Zong-Qi* (➡ 3.3.1), an dessen Bildung die Lunge beteiligt ist (das „reine" *Qi* der Luft verbindet sich mit dem Nahrungs-*Gu-Qi* aus der Milz zum *Zong-Qi*). Die Lunge dominiert damit das *Qi* der Atmung. Weiter dominiert sie auch das *Qi* im ganzen Körper, da sie für die Verteilung des *Qi* im Körper zuständig ist
- **Verteilungs- und Herabführungs-Funktion:** Verteilt *Qi* und Körperflüssigkeiten im ganzen Körper, führt *Qi* und Körperflüssigkeiten nach unten ab (besondere Beziehung zur Niere ➡ 3.4.7)
- **Reguliert die Wasserwege:** Die „reinen" Anteile der Körperflüssigkeiten von der Milz werden in der Lunge verdampft und im gesamten Körper verteilt. Überschüssige und „unreine" Flüssigkeiten werden von ihr hinab zur Niere geleitet und über die Blase ausgeschieden. Ist diese Funktion gestört, kann es zu Ödemen und Atemproblemen kommen (➡ 11.11.13)
- **Beherbergt die Körperseele *(Po)*:** Beherrscht den Instinkt, die vegetativen und autonomen Reaktionen

Körpergewebe: Körperoberfläche mit Haut, Schweißdrüsen/-poren und Körperbehaarung. Befindet sich das Lungen-*Qi* in Harmonie und freiem Fluss, ist die Haut rosig und glatt ohne Zeichen von Trockenheit oder Verunreinigungen. Sie ist widerstandsfähig, heilt bei Verletzungen gut und schnell, öffnet und schließt ihre Poren regelrecht. Enge Verbindungen zum Abwehr-*Wei-Qi* (➡ 3.3.1)

Öffner: Nase einschließlich der oberen Luftwege mit Nebenhöhlen und Kehlkopf. Ein gesundes Lungen-*Qi* sorgt für sensiblen Geruchssinn und klare Stimme mit guter Stimmbandfunktion. Bei Lungen-*Qi*-Mangel (➡ 11.3.1) ist die Stimme leise oder der Pat. mag nicht sprechen. Beschwerden wie Rhinitis, Halsentzündungen etc. werden der Lunge zugeordnet (➡ 12.3.7, 12.3.5)

Emotion: Trauer und Traurigkeit; ein Übermaß an diesen Emotionen blockiert das Lungen-*Qi* und führt zu Atembeschwerden (Beispiel: Tbc-Erkrankung nach Liebesverlust in der Weltliteratur)

Sekretion: Sekrete der oberen Luftwege; ihre Qualität und Quantität gibt Auskunft über den Zustand der Lunge. Bei Lungenfunktionsstörungen kann es zu Sekretstau in der Nase und den Nasennebenhöhlen kommen

Pathogener Klimafaktor: Trockenheit, aber auch Kälte, Wind und Hitze. Trockenheit bewirkt, dass die Lunge vermehrt angreifbar durch äußerliche Faktoren wird (z. B. trockene Heizungsluft und Erkältungskrankheiten).

3

3.4.4 *Fu*-Organ: Dickdarm *(Da Chang)*

Funktion
Empfängt die flüssigen und festen Bestandteile des „Trüben" und scheidet sie als Stuhlgang aus (Pathologische Syndrome ➥ 11.4).

Beziehung Lunge–Dickdarm
Innerlich-äußerliche Koppelung. Sie sind beide wichtige Eliminationsorgane. Das absteigende Lungen-*Qi* unterstützt den Dickdarm bei der Defäkation. Störungen in diesem System können zur Obstipation, aber auch zu Atemproblemen führen.

3.4.5 *Zang*-Organ: Milz *(Pi)*

Charakter
Verantwortlich für die Aufnahme, Aufbereitung und Verteilung von Nahrung; materielle Basis des Körpers und des nachgeburtlichen *Qi* (Pathologische Syndrome ➥ 11.5). Entsprechung im Feudalstaat: Minister für Wirtschaft und Ernährung, Proviantmeister.

Funktion
- **Beherrscht Transport und Umwandlung:** Die Milz nimmt zusammen mit dem Magen Nahrung auf, trennt das „Nützliche" vom „Unnützen", nimmt das „Nützliche" als Nahrungsessenz auf und leitet das „Unnütze" weiter an den Darm. Aus der Nahrungsessenz wird in der Milz Nahrungs-*Gu-Qi* (➥ 3.3.1) produziert und bildet die Quelle für *Qi* und Blut. So sorgt eine gesunde Milz für eine harmonische Umwandlung und Bewegung der Flüssigkeiten mit ausreichender Ernährung des Körpers mit *Qi*, Blut und Körperflüssigkeiten. Ist das Milz-*Qi* kräftig, hat der Mensch warme Hände und Füße, einen guten Tastsinn, keine peripheren Ödeme und bei kleinen Verletzungen eine gute und schnelle Wundheilung. Bei einer Schwächung der Milz ist dieser harmonische Ablauf gestört, und es kommt zu Feuchtigkeits-/Nässe- und Schleimansammlungen (➥ 9.3.4) sowie zu einem Mangel an *Qi* und Blut (➥ 9.3.1, 9.3.2, 9.3.3). *Anmerkung:* Viele Störungen, die aus westlicher Sicht dem Dünn- und Dickdarm zugeordnet werden, ordnet die TCM eher der Milz wegen ihrer Transport- und Umwandlungsfunktion zu
- **Hält das Blut in den Gefäßen:** Verhindert ein unkontrolliertes Verlassen des Blutes-*Xue* aus den Gefäßen *(Xue Mai)*. Milz-*Qi*-Mangel (➥ 11.5.1) führt zu Blutungen (➥ 11.5.3): Petechien, Zahnfleischbluten, kleine Blutbeimengungen in den Körpersekreten, Metrorrhagien
- **Hält die Organe an ihrem Platz:** Kontrolliert das aufsteigende *Qi* und hat einen hebenden Effekt, indem sie die Organe an ihrem Platz hält und ein Absinken verhindert. Bei Milz-*Qi*- oder -*Yang*-Mangel kann es zu Organsenkungen kommen (Sinkendes Milz-*Qi* ➥ 11.5.4)
- **Beherrscht das Denken (*Yi*):** Besonders analytisches Denken, Lernen, Einsicht, Konzentration und Vorstellungskraft. Intensives Lernen, z.B. für eine Prüfung, kann die Milz schädigen. (Denken/Gedächtnis wird aber auch vom Herzen beeinflusst!)

Körpergewebe: Ernährt Muskulatur, Fettgewebe und Bindegewebe; Arme und Beine sind kräftig, wenn die Milz gesund ist. Milz-Mangel-Sy. führen zu Muskelschwäche bis hin zur Atrophie (➥ 11.5.1, 11.5.2)

Öffner: Mund, Lippen; bei einer gesunden Milzfunktion besteht ein sensibler Geschmackssinn. Rötungen, Blässe, Risse und Herpes labialis werden als Störungen der Milz angesehen

Emotion: Emotion „*Si*", entspricht etwa: Grübeln, Sorgen, Nachdenklichkeit und Meditation. Entspricht in krankhafter Form am ehesten der Depressivität (nach westlicher Vorstellung)

Sekretion: Speichel; Konsistenz, Menge und Zeitpunkt der Produktion werden von der Milz gesteuert

Pathogener Klimafaktor: Feuchtigkeit greift leicht die Milz an, lähmt ihr *Qi* mit nachfolgenden Funktionsstörungen und führt zu Ödemen, Übelkeit, weichen Stühlen oder Diarrhö, Schleimretention und Müdigkeit (➡ 11.5.5, 11.5.6).

3.4.6 *Fu*-Organ: Magen *(Wei)*

Funktion

Entspricht einem großen Kochtopf, in dem die Basis für das nachgeburtliche *Qi* aus Nahrung und Getränken zubereitet wird (Prozess des Fermentierens und Reifens). Die Nahrungsessenz wird zur Weiterverwertung (Prozess der Auftrennung und Extraktion) an Milz und Dünndarm abgeleitet (Bewegungsrichtung: abwärts ➡ 10.3.4). Bei Störungen oft Richtungsumkehr des Magen-*Qi* mit Übelkeit, Reflux oder Erbrechen (➡ 9.3.1). Für seine Aufgabe des „Einkochens" braucht der Magen viel Flüssigkeit und reagiert daher empfindlich auf Trockenheit (Pathologische Sy. ➡ 11.6).

Beziehung Milz–Magen

Innerlich-äußerliche Koppelung. Ihre Aufgaben sind eng miteinander verbunden, manchmal kaum zu trennen. Milz ist *Yin*, ihr *Qi* steigt auf, sie neigt zu *Yang*-Mangel und zu Kälte-Symptomen, sie liebt Trockenheit und leidet unter Feuchtigkeit, Milz-*Qi*-Mangel (➡ 11.5.1) führt zur Diarrhö, sinkendes Milz-*Qi* (➡ 11.5.4) zum Organprolaps. Magen ist *Yang,* sein Qi steigt ab, er neigt zu *Yin*-Mangel und zu Hitze-Symptomen, er liebt Feuchtigkeit und leidet unter Trockenheit.

3.4.7 *Zang*-Organ: Niere *(Shen)*

Charakter

Wurzel des Lebens, Bewahrerin der vorgeburtlichen Essenz-*Jing* (➡ 3.3.4), Fundament von *Yin* und *Yang*, Sitz von „Feuer und Wasser" im ganzen Körper

Funktion

- **Speichert die Essenz, dominiert Entwicklung, Reproduktion und Altern:** Essenz-*Jing* (➡ 3.3.4) ist die Grundlage der Entstehung und Reifung von Eizellen bzw. Spermien. Bei einer Nierenschwäche kommt es zu Amenorrhö, Sterilität, Impotenz und Schwangerschaftsproblemen (➡ 11.9.1)
- **Regiert das *Mingmen*:** ➡ 3.3.6
- **Regiert das Wasser:** Funktioniert wie ein Drainagesystem im unteren der *San Jiao* (➡ 3.4.11) und regiert über die gesamte Produktion und Bewegung der Körperflüssigkeiten; sammelt Flüssigkeiten aus dem Darm, der Lunge, der Milz, verdampft „klare" Flüssigkeiten wieder zurück, leitet sie zur Lunge hinauf und leitet „trübe" und überschüssige Flüssigkeiten an die Blase zur Ausscheidung weiter
- **Empfängt Qi:** Hilft der Lunge in ihrer Respirationsfunktion, indem sie das von der Lunge herabgeführte *Qi* in Empfang nimmt und „festhält". Eine gleichmäßige Respiration ist also auch abhängig von dieser Nierenfunktion. Ist sie gestört, steigt das *Qi* wieder nach oben und führt zu Atembeschwerden (➡ 11.9.4, 11.11.13)

- **Regiert die Willenskraft (*Zhi*):** Gemeint ist Durchhaltewillen; chron. Überarbeitung kann Nierenstörungen auslösen, wobei physische Überarbeitung eher das Nieren-*Yang*, geistige Überarbeitung eher das Nieren-*Yin* schwächen soll

Körpergewebe: Mark (➡ 3.4.12), Kopfhaar; Erkrankung von Gebiss, Skelettsystem und viele neurologische Störungen wie auch frühzeitiges Ergrauen, Haarausfall oder dünnes, sprödes Haar sind Zeichen eines Nieren-Mangels

Öffner: Ohren; Otitiden, Gehörprobleme, Ohrgeräusche und Gleichgewichtsstörungen können über die Nieren behandelt werden. Weiter kontrolliert die Niere die unteren Körperöffnungen und reguliert übergeordnet die Blasen- und Darmentleerung sowie den Samenerguss beim Mann

Emotion: Angst/Furcht; bei Nierenschwäche zeigen sich häufig Angstgefühle und mangelndes Selbstvertrauen

Sekretion: Urin; Menge, Geruch, Farbe und Häufigkeit geben Aufschluss über den Zustand der Nieren

Pathogener Klimafaktor: Kälte, aber auch Trockenheit (exogen wie endogen), da sie die Körperflüssigkeiten verbraucht.

3.4.8 *Fu*-Organ: Harnblase *(Pang Guang)*

Funktion
Nimmt die „trüben" Flüssigkeiten aus Dünndarm und Niere auf; scheidet sie als Urin aus und hält die unteren Wasserwege frei und offen (Pathologische Sy. ➡ 11.10). Funktion ist abhängig von der Unterstützung durch Nieren-*Yang*.

Beziehung Niere–Harnblase
Innerlich-äußerliche Koppelung. Die Blase kann als *Yang*-Aspekt der Niere betrachtet werden und ist abhängig von einem starken *Mingmen* (➡ 3.3.6).

3.4.9 *Zang*-Organ: Leber *(Gan)*

Charakter
Sorgt für einen harmonischen, ungehinderten *Qi*-Fluss im Körper und damit für reibungslosen Ablauf der Körperfunktionen. Entsprechung im Feudalstaat: oberster Heerführer, der sich durch strategische Planung auszeichnet (Pathologische Sy. ➡ 11.7).

Funktion
- **Reguliert den freien Fluss von *Qi*:** *Qi*-Fluss der Leber ist aufsteigend und ausbreitend, aber auch zirkulierend; koordiniert und kontrolliert den *Qi*-Fluss der anderen Organe und ist somit zuständig für die ungehinderte Bewegung der Substanzen im ganzen Körper. Bei einer Disharmonie kann es daher zu Blockaden und Stauungen kommen (➡ 11.7.2)
- **Speichert Blut-*Xue*:** Speichert das Blut-*Xue* und reguliert das zirkulierende Blutvolumen. Bei körperlicher Ruhe fließt das Blut zurück in die Leber, regeneriert sich und verlässt sie bei Bedarf durch körperliche Aktivität wieder. So sorgt eine gesunde Leber für eine gute Sensibilität und Kraft in den Extremitäten. Bei Leber-Blut-Mangel (➡ 11.7.1) kann es zu Taubheitsgefühl, Kraftlosigkeit und Koordinationsstörungen kommen
- **Beherbergt die Wanderseele (*Hun*):** Schriftzeichen: „Geist" und „Wolke". *Hun* entspricht am ehesten unserem westlichen Verständnis der Seele, die nach dem Tod des Körpers

überlebt und den Körper verlässt. Sie beherrscht die Emotionen, die geistige Ausgewogenheit, unsere Durchsetzungskraft und bestimmt die Fähigkeit, unser Leben zu planen

Körpergewebe: Sehnen, Bänder und auch Muskeln (der kontraktile Aspekt der Muskelfunktion); bei Leber-Störungen (➡ 11.7) können Muskelkrämpfe, Bänder- und Sehnenverletzungen oder Kontrakturen entstehen. Finger- und Fußnägel werden als äußere Ausdrucksform der Sehnen betrachtet, die fest, glänzend und gleichmäßig wachsend sein sollten.

Öffner: Augen (Sehkraft, Ernährung, Befruchtung)

Emotion: Wut/Zorn und Ärger; bei Unterdrückung dieser Emotion kommt es zu einer Störung des freien Leber-*Qi*-Flusses mit Stauungszeichen auf körperlicher und seelischer Ebene (Leber-*Qi*-Stauung ➡ 11.7.2), in fortgeschrittenen Fällen zeigen sich Symptome von Leber-Wind (➡ 11.7.6) und Leber-Feuer (➡ 11.7.4). Doch auch andere extreme Emotionen können die Leber in ihrer Funktion des freien *Qi*-Flusses stören

Sekretion: Tränen

Pathogener Klimafaktor: Wind; Patienten mit einer Leber-Fülle neigen bei windigem Wetter zu Symptomen des blockierten *Qi*-Flusses wie Kopfschmerzen oder Nackensteifigkeit.

3.4.10 *Fu*-Organ: Gallenblase *(Dan)*

Funktion

Speichert und sezerniert Galle zur Unterstützung der Verdauung. Seelisch verhilft sie zu Mut und Initiative, sorgt für einen „inneren Lebensplan", ist der „Richter, der Entscheidungen fällt". Bei Schwäche der Gallenblase wird der Mensch leicht entmutigt und frustriert. Auf körperlicher Ebene kommt es zu Übelkeit und Aufstoßen.

Beziehung Leber–Gallenblase

Innerlich-äußerliche Koppelung. Ein harmonischer Leber-*Qi*-Fluß sorgt für ungehinderte Gallensekretion und umgekehrt. Auf der psychischen Ebene benötigt die Leber für die Lebensplanung die Entscheidungsfähigkeit der Gallenblase.

3.4.11 *Fu*-Organ: *San Jiao*

Meist übersetzt mit: Dreifacher Erwärmer, Dreifacher Brenner, Drei Erwärmer; entspricht keiner spezifischen Organstruktur, sondern einer Funktion.

San Jiao als *Fu*-Organ

Entsprechung im Feudalstaat: Beamter für Bewässerung und Kontrolle der Wasserwege; nimmt Körperflüssigkeiten auf, transportiert und transformiert sie und scheidet Abfälle aus; Koordinationsfunktion im Metabolismus sowie bei der Bewegung der Körperflüssigkeiten und des *Qi*.

San Jiao als Dreiteilung des Körpers

In dieser Vorstellung entspricht der *San Jiao* einem großen Gefäß, welches alle inneren Organe enthält und untereinander in ihrer Funktion koordiniert.

Oberer der *San Jiao*: Liegt oberhalb des Zwerchfells, enthält Herz und Lunge, verteilt Flüssigkeiten in Form von feinem Dampf im ganzen Körper, um ihn zu befeuchten

3

Mittlerer der *San Jiao*: Liegt zwischen Zwerchfell und Bauchnabel, enthält Magen und Milz, nimmt Nahrung auf, verteilt sie als Nahrungsessenz im gesamten Körper und hat den Charakter eines „großen Kochtopfs"

Unterer der *San Jiao*: Liegt unterhalb des Bauchnabels, enthält Dünn- und Dickdarm, Nieren und Harnblase (manchmal wird auch die Leber dazugerechnet), trennt „klar" von „unklar", „Nützliches" von „Unnützem" und scheidet die Abfälle über Blase und Dickdarm aus, entspricht der „Kläranlage des Körpers".

San Jiao als Straße des Yuan Qi

Ermöglicht dem Ursprungs-*Yuan-Qi* (➡ 3.3.1), durch den Körper zu den anderen Organen und an die Körperoberfläche in die Meridiane zu gelangen (durch die Ursprungs-*Yuan-Qi*-Punkte ➡ 10.4.1).

3.4.12 Außerordentliche *Fu*-Organe *(Qi Heng Zhi Fu)*

Die sechs außerordentlichen *Fu*-Organe haben sowohl *Yin*-Charakter (speichern Essenz) als auch *Yang*-Charakter (sind hohl).

Uterus

Wird von den außerordentlichen Gefäßen *Ren Mai* (➡ 6.3.4) und *Chong Mai* (➡ 6.3.5) durchzogen, die für ausreichend *Qi* und Blut bei Menstruation und Schwangerschaft sorgen. Die Blutversorgung ist auch an die *Zang*-Organe Herz (regiert das Blut und Blutzirkulation), Leber (speichert das Blut) und Milz (kontrolliert das Blut) gekoppelt. Das Äquivalent des Mannes zum Uterus der Frau ist nach einigen Quellen *Dantian* („Palast der Essenz" oder „Rotes Feld"), wo Sperma gebildet und gespeichert wird.

Gehirn

Syn.: „Marksee". Nach TCM ist das Gehirn Sitz des Denkens, der Sprache und der Sinneswahrnehmungen. In diesen Funktionen wird es besonders vom Herzen als „Sitz des Geistes" unterstützt. Die Niere ist als Quelle der Marksubstanz übergeordnetes *Yin*-Organ.

Mark

Es entspringt der Essenz-*Jing* (➡ 3.3.4) der Niere, nährt das Gehirn und Rückenmark und bildet Knochenmark; nicht mit dem westlichen Begriff des Knochenmarks gleichzusetzen.

Knochen

Die Knochen zählen (funktionell) zu den Nieren und speichern Marksubstanz.

Blutgefäße *(Xue Mai)*

Die Blutgefäße werden dem Herzen zugeordnet und enthalten Blut. Die Blutbildung wiederum hat eine enge Beziehung zur Marksubstanz, die der Nierenessenz entspringt.

Gallenblase *(Dan)*

Die Gallenblase wird sowohl zu den *Fu*-Organen (➡ 3.4, Einleitung) als auch zu den außerordentlichen *Fu*-Organen gezählt, weil sie Galle speichert und sezerniert.

3.4.13 Beziehungen zwischen den *Zang*-Organen

3

Herz *(Xin)* und Lunge *(Fei)*

Herz beherrscht das Blut und Lunge dominiert das *Qi*, Beziehung zwischen Herz und Lunge daher: Beziehung zwischen Blut und *Qi*. Die Lunge braucht zu ihrer Ernährung Blut und nutzt es zugleich als Träger und Verteiler des *Qi*. Das Herz braucht *Qi* zu seiner Erwärmung und bei seiner Funktion der Blutzirkulation. Herz und Lunge sind die Organe des oberen der *San Jiao*. Eine Schwäche des einen zieht eine Schwäche des anderen nach sich.

Herz *(Xin)* und Leber *(Gan)*

Das Herz regiert das Blut, die Leber speichert Blut und reguliert das zirkulierende Blutvolumen. Nach der Fünf-Wandlungsphasen-Theorie (➡ 3.2) stehen Leber und Herz in Mutter-Sohn-Beziehung zueinander: Das Herz (Sohn) kann Blut nur zirkulieren, wenn die Leber (Mutter) ausreichend Blut für den Kreislauf zur Verfügung stellt. Auf seelischer Ebene: Das Herz ist Sitz der mentalen Fähigkeiten, während die Leber den freien Fluss der Emotionen gewährleistet. Beziehung: Denken und Fühlen, die sich stark beeinflussen. Sowohl Herz- als auch Leberschwäche kann zu emotionalen Verstimmungen und Denkstörungen führen.

Herz *(Xin)* und Niere *(Shen)*

Die Beziehung repräsentiert das elementare Gegensatzpaar Wasser (*Yin*) und Feuer (*Yang*). Das Herz hat seinen Sitz im oberen der *San Jiao*, Herz-*Yang* steigt ab, um Nieren-*Yin* zu erwärmen. Die Nieren haben ihren Sitz im unteren der *San Jiao*, das Nieren-*Yin* steigt auf, um das Herz-*Yang* zu ernähren, zu befeuchten und so eine „Hyperaktivität des Feuers" zu verhindern. Diese wechselseitige Kommunikation wird als „Harmonie zwischen Herz und Niere" bezeichnet (Pathologisches Syndrom ➡ 11.11.11). Auf seelischer Ebene wird die Essenz-*Jing* der Nieren als Wurzel des Geistes-*Shen* gesehen, der wiederum seinen Sitz im Herzen hat. Nieren-Schwäche kann deshalb zu fehlender Willenskraft und Motivation führen.

Leber *(Gan)* und Lunge *(Fei)*

Die Lunge regiert das *Qi* des Körpers, und die Leber sorgt für dessen freien Fluss. Die Bewegung des Lungen-*Qi* ist abwärts gerichtet, die des Leber-*Qi* aufwärts. Leber-*Qi*-Stauung (➡ 11.7.2) kann den *Qi*-Fluss der Lunge behindern und zu Atembeschwerden führen. Die Blutbildung ist unter anderem vom Lungen-*Qi* abhängig, das Blut wird dann in der Leber gespeichert.

Leber *(Gan)* und Milz *(Pi)*

Die Beziehung von Leber und Milz ist sehr eng und klinisch häufig gestört. Die Verdauung und Zirkulation von *Qi* und Körperflüssigkeiten ist vom harmonischen Zusammenspiel beider abhängig. Die Leber sorgt für einen geschmeidigen Fluss von *Qi* und Galle, die es der Milz ermöglicht, Nahrung zu transportieren und umzuwandeln sowie Blut neu zu bilden, das wiederum in der Leber gespeichert wird (Pathologisches Syndrom: Milz- und Leber-Blut-Mangel: ➡ 11.5.1, 11.7.1). Störungen in der Beziehung zwischen Leber und Milz können zu Oberbauchbeschwerden, Übelkeit und Reizbarkeit führen (➡ 11.11.18).

3

Leber *(Gan)* und Niere *(Shen)*

Die Leber speichert Blut-*Xue* und die Niere speichert Essenz-*Jing*. Leber-Blut wird von der Essenz-*Jing* ernährt, und diese ist wiederum abhängig von der Unterstützung durch Leber-Blut. So entspringen Blut-*Xue* und Essenz-*Jing* einer gemeinsamen Quelle. Im System der fünf Wandlungsphasen stehen Niere und Leber in einer Mutter-Sohn-Beziehung zueinander. Mangel oder Schwäche von Nieren-*Yin* (➡ 11.9.6) führt häufig zu Leber-*Yin*- und damit Leber-Blut-Mangel (➡ 11.7.1) mit Sehstörungen, Tinnitus, Schwindel oder Kopfschmerzen. Leber-Blut-Mangel (➡ 11.7.1) führt zu Essenz-*Jing*-Mangel mit Schwerhörigkeit, Tinnitus und Schwäche im Lumbalbereich.

Milz *(Pi)* und Lunge *(Fei)*

Die Milz bildet aus der Nahrung das Nahrungs-*Gu-Qi*, das sie aufwärts zur Lunge weiterleitet. Dort wird es in Verbindung mit der Atemluft zum Wahren-*Zhen-Qi* (➡ 3.3.1), das die Lunge im gesamten Körper sowie hinab zur Milz verteilt und diese in der Transport- und Transformationsfunktion der Körperflüssigkeiten unterstützt. Eine Störung dieser komplexen Beziehung führt zu mangelnder Zirkulation und Flüssigkeitsansammlungen wie Feuchtigkeits- und Schleimretention. Milz-Schwäche ist verantwortlich für die Schleimbildung, der sich dann in der Lunge ansammelt (➡ 11.5.2, 11.5.5, 11.5.6 sowie Feuchtigkeits-Sy. der Lunge ➡ 11.3.6, 11.3.7, 11.3.8).

Milz *(Pi)* und Niere *(Shen)*

Die Niere ist die Quelle des vorgeburtlichen *Qi* (vererbt), die Milz die Quelle des nachgeburtlichen *Qi* (erworben). Ihre Beziehung besteht in einer wechselseitigen Ergänzung und Ernährung: Essenz-*Jing* (➡ 3.3.4) ist abhängig von der Ergänzung durch das von der Milz aufbereitete Nahrungs-*Gu-Qi,* umgekehrt sind die Milz-Funktionen von der wärmenden und antreibenden Aktivität des Nieren-*Yang* abhängig (Pathologisches Sy. ➡ 11.11.17).

Niere *(Shen)* und Lunge *(Fei)*

Die Lunge dominiert das Körper-*Qi* und leitet es hinab zur Niere, die Wurzel aller *Qi*-Formen ist und wiederum die Lungen erwärmt und aktiviert. Die Fähigkeit der Nieren, das absteigende Lungen-*Qi* aufzunehmen und halten zu können, ermöglicht eine tiefe Einatmung. Die Lunge dominiert den oberen Wasserhaushalt, indem sie das Wasser verdampft und damit den gesamten Körper befeuchtet. Zugleich leitet sie überschüssige Flüssigkeit hinab zur Niere. Die Niere wiederum dominiert den unteren Wasserhaushalt, scheidet „trübe" Flüssigkeiten aus und verdampft die „Klaren" wieder zurück in den Körper und hinauf zur Lunge (Pathologisches Sy. ➡ 11.9.4, 11.11.13).

Milz *(Pi)* und Herz *(Xin)*

Das Herz regiert das Blut, die Milz kontrolliert das Blut und hält es in den Gefäßen. Die Milz bildet Blut aus dem Nahrungs-*Gu-Qi*, das vom Herzen im Körper verteilt wird. Herz-*Qi* wiederum treibt das Blut durch die Blutgefäße und ernährt damit auch die Milz (Mutter-Sohn-Beziehung nach der 5-Phasen-Theorie ➡ 3.2.2, Pathologisches Sy. ➡ 11.11.4, 11.11.5, 11.11.6).

3.5 Meridian- und Netzgefäß-System *(Jing Luo)*

Nach TCM ein Netzsystem von Leitbahnen, in denen sich *Qi*, Blut-*Xue* und Körperflüssigkeiten-*Jin-Ye* bewegen und so Nährstoffe und *Qi* verteilen. Unterteilung in die Meridiane (*Jing Mai*, Syn.: Leitbahnen) und die Netzgefäße (*Luo Mai*, Syn.: *Luo*-Gefäße, Kollaterale). Zur Terminologie ➡ Bedienungsanleitung S. VIII.

3

3.5.1 Aufbau des Meridian- und Netzgefäß-Systems

Meridiane *(Jing Mai)*

- **Zwölf Hauptmeridiane:** Grobe Verläufe ➡ Abb. 3.5; sind im inneren Verlauf mit den Organen, im äußeren Verlauf mit Extremitäten und Gelenken verbunden
- **Acht außerordentliche Gefäße:** ➡ 6.3
- **Zwölf Sondermeridiane** (Syn.: divergierende Meridiane): Abzweigungen der zwölf Hauptmeridiane, verlaufen meist tiefer im Körper als diese. **Funktion:** Verbinden innerlich-äußerlich gekoppelte Meridiane, stärken die Beziehungen zwischen Meridian und inneren Organen, dienen als Ausbreitung der Hauptmeridiane
- **Zwölf tendinomuskuläre Regionen** der zwölf Hauptmeridiane
- **Zwölf kutane Regionen** der zwölf Hauptmeridiane.

Netzgefäße *(Luo Mai)*

- **15 Hauptnetzgefäße:** Die *Luo*-Gefäße der zwölf Hauptmeridiane, die die innerlich-äußerlich gekoppelten Meridiane miteinander verbinden, sowie die *Luo*-Gefäße von *Ren* und *Du Mai* und das Haupt-*Luo*-Gefäß der Milz (➡ 10.4.2)
- **Kleine Abzweigungen von den Hauptnetzgefäßen:** Oberflächlich an der Haut verlaufende Netzgefäße, Blutnetzgefäße (kleine sichtbare Blutkollaterale).

3.5.2 Meridian-Umläufe

Unterscheidung in drei Umläufe mit jeweils vier verschiedenen Meridianen, von denen jeweils zwei auf der *Yin*-(Innen-) und zwei auf der *Yang*-(Außen-)Seite verlaufen.
- **Achsen– oder Schichtverbindung:** Beziehung der beiden *Yin*-Meridiane oder der beiden *Yang*-Meridiane eines Umlaufes. Beispiel: *Taiyang*-Achse oder -schicht, *Yangming*-Achse (➡ Abb. 3.5)
- **Gekoppelte Meridiane:** Jeweils der *Yin*- und *Yang*-Meridian der Hand oder der *Yin*- und *Yang*-Meridian des Fußes innerhalb eines Umlaufes
- **Organuhr:** Der Energiekreislauf innerhalb der zwölf Hauptmeridiane erfolgt in einem zirkadianen Rhythmus von 24 h, sodass jeder Meridian jeweils für 2 h einen max. Energiedurchfluss erhält (➡ Abb. 3.6).

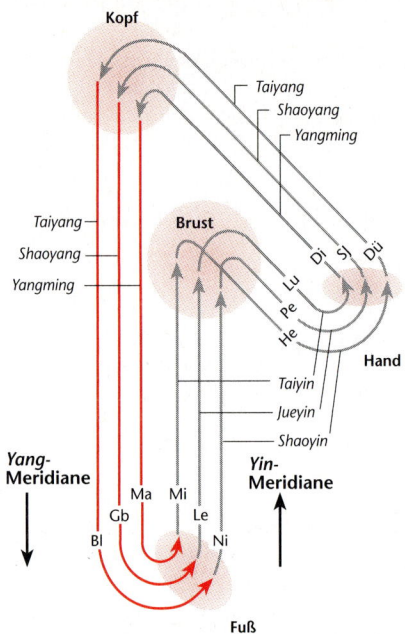

Abb. 3.5

Meridian-Umläufe		
1. Umlauf		
Lungen-Meridian	Vom Thorax zu den Fingerspitzen	Hand – *Taiyin*
Dickdarm-Meridian	Von den Fingerspitzen zum Gesicht	Hand – *Yangming*
Magen-Meridian	Vom Gesicht zu den Zehenspitzen	Fuß – *Yangming*
Milz-Meridian	Von den Zehenspitzen zum Thorax (Herz)	Fuß – *Taiyin*
2. Umlauf		
Herz-Meridian	Vom Thorax zu den Fingerspitzen	Hand – *Shaoyin*
Dünndarm-Meridian	Von den Fingerspitzen zum Gesicht	Hand – *Taiyang*
Blasen-Meridian	Vom Gesicht zu den Zehenspitzen	Fuß – *Taiyang*
Nieren-Meridian	Von den Zehenspitzen zum Thorax (Perikard)	Fuß – *Shaoyin*
3. Umlauf		
Perikard-Meridian	Vom Thorax zu den Fingerspitzen	Hand – *Jueyin*
San-Jiao-Meridian	Von den Fingerspitzen zum Gesicht	Hand – *Shaoyang*
Gallenblasen-Meridian	Vom Gesicht zu den Zehenspitzen	Fuß – *Shaoyang*
Leber-Meridian	Von den Zehenspitzen zum Thorax (Perikard)	Fuß – *Jueyin*

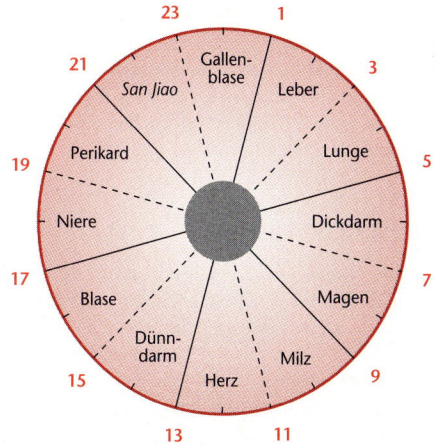

Abb. 3.6

3.6 Pathogene Faktoren

Alle Einflüsse aus der Innen- und Außenwelt, die das Aufrechte-*Zheng-Qi* (➥ 3.3.1) in Ausmaß und Verteilung beeinträchtigen; nicht nur äußere pathogene Faktoren, sondern auch emotionale und andere im Organismus selbst entstehende Einflüsse.

Pathogene Faktoren

Sechs klimatische Faktoren
(*Liu Xie* ➥ 3.6.1)
Epidemische Faktoren (➥ 3.6.2)
Sieben emotionale Faktoren
(*Qi Qing* ➥ 3.6.3)

Diätfehler (➥ 7.3.1)
Physische Über- bzw. Unterbelastung
Schleim-, Flüssigkeitsansammlung,
Blut-Stase (➥ 9.3.4, 9.3.3, 9.3.2)
Traumen, Parasiten

Praktische Bedeutung

Gemäß dem Konzept von Wurzel-*Ben* und Zweig-*Biao* (➥ 10.1.2) einer Erkrankung ist im Rahmen der Sy.-Diagnose (*Bian Zheng Lun Zi* ➥ 11) die Identifikation der pathogenen Faktoren für die Erstellung des Therapiekonzepts unerlässlich, insbesondere bei äußeren Einflüssen, die die Körperoberfläche betreffen. Bestehen gleichzeitig eine Störung des Körperinneren und ein Befall der Körperoberfläche durch einen äußeren pathogenen Faktor, so ist unbedingt Letzterer primär zu therapieren (➥ 10.1.3). z.B.: Kälte-Befall der Oberfläche (z.B. akuter respiratorischer Infekt) bei zugrunde liegendem Mangel des Abwehr-*Wei-Qi* (➥ 3.3.1). Therapieprinzipien: Kälte von der Oberfläche vertreiben, erst nach vollständiger Beseitigung des pathogenen Faktors das Abwehr-*Wei-Qi* stärken. *Cave:* Zu frühe Stärkung kann zu tieferem Eindringen des pathogenen Faktors Kälte, zur Chronifizierung der Erkr. und zu tief greifender „Fehlprogrammierung" des Aufrechten-*Zheng-Qi* (➥ 3.3.1) führen (➥ 9.4, 9.5).

3

Wichtig

Die traditionellen Konzepte, besonders der äußeren pathogenen Faktoren, gehen von den weithin sehr ausgeprägten kontinental-klimatischen Einflüssen Chinas aus. Sie stellen häufig bezüglich westlicher Patienten nur Maximalvarianten dar. Aufgrund anderer Lebensumstände in Industrieländern beobachtet man dort häufiger schleichende, larvierte und chronische Verlaufsformen.

3.6.1 Sechs klimatische Faktoren

Eintrittspforten: Haut, Nase, Mund. Häufige Transformation: Äußere Kälte (Erkältung) verwandelt sich in Hitze (Fieber). Treten selten einzeln als pathogene Faktoren auf, häufig in Kombination mit Wind, der als Träger fungiert, z. B. Wind-Hitze, Wind-Kälte. Befall durch einen klimatischen Faktor ist ein Fülle-Syndrom (➡ 9.1.2, 10.1.3). Die meisten klimatischen Faktoren schädigen spezifisch eines der Speicher-*Zang*-Organe (➡ 3.4), bzw. man wird bei der Störung des betreffenden Organs anfälliger für den zugehörigen klimatischen Einfluss.

Wind

- **Symptome:** Plötzliche, neuralgiforme Schmerzen, Hautjuckreiz, Urtikaria, Schwindelgefühl, Nackensteifigkeit, Niesen, Lähmungen (bei Befall von Meridianen, z. B. periphere Fazialisparese ➡ 12.11.5), Spasmen, leichtes Schwitzen. *Zunge:* Meist unauffällig. *Puls:* Oberflächlich (*Fu*)
- **Pathomechanismus:** *Yang*-Pathogen, daher Befall vor allem der oberen Körperregionen und des oberflächlichsten Organs (Lunge), sowie der äußeren Schichten: Muskulatur, Subkutis und Haut (z. B. Hauteffloreszenzen)
- **Therapieprinzipien:** Körperoberfläche befreien, Wind vertreiben
- **Anmerkung:** Typischerweise: Plötzlicher Beginn, rascher Wechsel von Ort und Intensität der Beschwerden. Moderne Äquivalente: Zugluft, Klimaanlagen, Bildschirmarbeit, Reisen mit Klima- und Zeitzonenwechsel. Häufige Kombination von Wind mit Kälte, Hitze und Feuchtigkeit (klinisch: respiratorische Infekte, Gelenkbeschwerden). Organ: Leber. Jahreszeit: Frühjahr. Innerer Wind: Leber-Wind (➡ 11.7.6)

Akupunktur: Wind-Kälte: **Di 4** *(Hegu)*, **SJ 5** *(Waiguan)*, **Gb 20** *(Fengchi)*, **Du 16** *(Fengfu)*; Wind-Hitze: **Di 4** *(Hegu)*, **Di 11** *(Quchi)*, **Gb 20** *(Fengchi)*, **Du 16** *(Fengfu)*; Verspannungen/Krämpfe: **Gb 34** *(Yanglingquan)*, **Le 3** *(Taichong)*

Rezept: *Gui Zhi Tang* (➡ 8.2.3.a).

Kälte

- **Symptome:** Kälteaversion, Kälte von Extremitäten, Lumbalregion und Abdomen, wässrige Absonderungen, Rhinitis (Fließschnupfen), Polyurie, wässrige Diarrhö; starke, lokalisierte, in der Tiefe empfundene Schmerzen; harte Verspannung der Muskulatur, kein Schwitzen, kein Durst. *Zunge:* Ggf. weißer Belag. *Puls:* Saitenförmig (*Xian*)
- **Pathomechanismus:** Attackiert werden entweder die Körperoberfläche (Frösteln, vor allem im Verlauf des Blasen-Meridians) oder das Innere (vor allem Milz und

Magen sowie Niere). Schädigung des *Yang Qi*: Bedeutendster pathogener *Yin*-Faktor. Kälte kann im Körper durch die Abwehrkraft des Aufrechten-*Zheng-Qi* (➡ 3.3.1) in Hitze umgewandelt werden (Fieber bei Erkältung, hochentzündliche Veränderungen beim durch Kälte getriggerten Rheumaschub)

- **Anmerkung:** Moderne Äquivalente: Einnahme von zu viel Rohkost, kalten Getränken, Zitrussäften oder Zucker (➡ 7.3.1). Organbezug: Niere (sekundär auch Schädigung von Magen und Milz). Jahreszeit: Winter. Innere Kälte: *Yang*-Mangel von Milz, Niere, Herz (➡ 11)
- **Therapieprinzipien:** Kälte vertreiben, Schweißbildung fördern

Akupunktur: Di 4 *(Hegu)*, **Di 11** *(Quchi)*, **Du 14** *(Dazhui)*, **Bl 40** *(Weizhong)*

Rezept: *Qing Shu Yi Qi Tang* (BB: S. 115, EBB: S. 106).

Sommer-Hitze

- **Symptome:** Hohes Fieber, Schwitzen, Hitzeaversion, Durst, Unruhe, Reizbarkeit, trockene Schleimhäute, Oligurie, Kopfschmerzen, Schwindelgefühl. *Zunge:* Ränder und Spitze der Zunge gerötet, ggf. gelber Belag. *Puls:* Schnell *(Shuo)*
- **Pathomechanismus:** *Yang*-Pathogen, befällt obere und oberflächliche Körperregionen, schädigt Körperflüssigkeiten und *Qi*
- **Anmerkung:** Tritt nur während des Sommers auf; Kombination mit Feuchtigkeit möglich; dann Fieber, Appetitmangel, Schweregefühl allgemein, Völlegefühl im Thorax, Übelkeit, dicker, schmieriger Zungenbelag
- **Therapieprinzipien:** Sommer-Hitze beseitigen, *Qi* ergänzen

Akupunktur: Di 4 *(Hegu)*, **Di 11** *(Quchi)*, **Du 14** *(Dazhui)*, **Bl 40** *(Weizhong)*

Rezept: *Qing Shu Yi Qi Tang* (BB: S. 115, EBB: S. 106)

Nässe, Synonym: Feuchtigkeit, Feuchte

- **Symptome:** Erschöpfung, Schweregefühl von Extremitäten und Kopf, dumpfe Schmerzen in Gelenken und im Kopf, Völlegefühl in Abdomen und Thorax, trübe Körperabsonderungen, klebriger Stuhl, nässende Hautveränderungen, Schwellungen, v. a. der unteren Extremitäten. *Zunge:* Schmieriger, meist weißer Belag. *Puls:* Schlüpfrig, voll *(Hua-Shi)*
- **Pathomechanismus:** Feuchtigkeit hat absinkende Tendenz, daher Konzentration in den unteren Körperteilen, z. B. Beinödeme, Fluor vaginalis *(Dai)*, klebriger Stuhl. Feuchtigkeit ist von trüber und zäher Natur, daher trübe Körperabsonderungen, visköse Sekrete; zäher, also chronischer Krankheitsverlauf
- **Anmerkung:** Häufige Kombinationen: Feuchte-Hitze und Feuchte-Kälte. Ernährungsfaktoren: Zucker und Milchprodukte führen häufig zur Feuchtigkeitsbelastung, vor allem der Milz (➡ 11.5.5, 11.5.6). Jahreszeit: Spätsommer (in China heiß und feucht). Feuchtigkeitsbelastung im Körper: Häufiger Restzustand nach schlecht ausgeheilten oder unterdrückten Infekten. Innere Feuchtigkeit: Syndrom von Milz, Gallenblase, Blase (➡ 11); unterstützende phytotherapeutische und Ernährungsmaßnahmen meist erforderlich
- **Therapieprinzipien:** Feuchtigkeit transformieren und ausleiten

Akupunktur: Mi 3 *(Taibai)*, **Mi 9** *(Yinlingquan)*, **Ma 40** *(Fenglong)*, **Bl 20** *(Pishu)*, **Le 13** *(Zhangmen)*

Rezept: *Yi Yi Ren Tang* (BB: S. 224, EBB: S. 206), *Huo Xiang Zheng Qi San* (➡ 8.2.8.a)

Trockenheit

Untergruppen: Kühle Trockenheit, Warme Trockenheit

- **Symptome:** Trockene Haut und Schleimhäute, Nasenbluten, Halskratzen, trockener Husten ohne oder mit spärlichem, mitunter auch blutigem Auswurf. *Zunge:* Trocken. Zusätzlich bei kühler Trockenheit: Kälteaversion; weißer, trockener Belag. Bei warmer Trockenheit: Fieber, Schwitzen; *Zunge:* Gelber, trockener Belag
- **Pathomechanismus:** Lunge und Körperflüssigkeiten sind die Hauptangriffspunkte. Endogene Trockenheit (Flüssigkeitsmangel) (➡ 9.3.4): Entsteht bei Blut- und Essenz-*Jing*-Mangel bzw. –Verlust
- **Anmerkung:** Moderne Äquivalente: Zentralheizungen, Klimaanlagen, Bildschirme, elektromagnetische Felder, Hochspannungen, Ozon, Rauchen. Jahreszeit: Herbst (in China trocken)
- **Therapieprinzipien:** Körperoberfläche befreien, Lunge befeuchten; zusätzlich bei kühler Trockenheit: Kälte vertreiben; bei warmer Trockenheit: Hitze vertreiben

Akupunktur: Lu 7 *(Lieque)*, **Lu 5** *(Chize)*, **Ni 3** *(Taixi)*, **Ni 6** *(Zhaohai)*, **Ni 10** *(Yingu)*, **Di 11** *(Quchi)*

Rezept: Bei kühler Trockenheit: *Xing Su San* (BB: S. 172, EBB: S. 158); bei warmer Trockenheit: *Sang Xing Tang* (➡ 8.2.7)

Hitze (Feuer)

- **Symptome:** (Hohes) Fieber, Hitzeaversion, Gesichtsrötung, gerötete Augen, Mundschleimhaut- und Zungenulzerationen, Halsschmerzen, Unruhezustände bis zur Manie, gelbliche Körperabsonderungen; rote, heiße Hautschwellungen; dunkler Harn; stinkender, brennender Stuhl, evtl. mit Eiterbeimengung; bei längerem Bestehen und Schädigung der Körperflüssigkeiten auch trockener Stuhl. *Feuer* (starke Hitze): Krämpfe, Koma, Purpura, innere Blutungen. *Zunge:* Rot, gelber Belag; bei Schädigung der Körperflüssigkeiten trockene Zunge. *Puls:* Schnell bis überflutend *(Shuo-Hong)*
- **Pathomechanismus:** Pathogener *Yang*-Faktor, daher Tendenz zum Aufsteigen. Organ-Bezug: Herz (psychische Symptome, Koma), Perikard (hohes Fieber)
- **Anmerkung:** Häufige Wind-Hitze (z.B. Halsschmerzen), Feuchte-Hitze (z.B. Abszesse, stinkende Stühle). Ernährungsfaktoren: scharfe Gewürze, Fleisch (v. a. Lammfleisch), Alkohol (➡ 7.3.1). Innere Hitze: Sy. von Herz, Lunge, Leber, Magen, Blut (➡ 11, 9.3.2). Mangel-Hitze: *Yin*-Mangel (➡ Tab. 9.4)
- **Therapieprinzipien:** Hitze kühlen und ausleiten

Akupunktur: Du 12 *(Shenzhu)*, **Ma 25** *(Tianshu)*, **Ma 44** *(Neiting)*, **Di 11** *(Quchi)*, **Bl 40** *(Weizhong)*, **Ni 3** *(Taixi)*

Rezept: *Pu Ji Xiao Du Yin* (BB: S. 84, EBB: S. 80).

3.6.2 Epidemische Faktoren

- **Kennzeichen:** Hohe Infektiosität, plötzlicher Erkrankungsbeginn, dramatischer Verlauf, v. a. durch hohes Fieber. Aus westlicher Sicht handelt es sich um fulminante Infektionen wie etwa Ruhr, aber auch Kinderkrankheiten, z. B. Masern und Windpocken. Meist zeigen sich Symptome von Hitze (Feuer), aber stärker ausgeprägt. Eintrittspforte: Mund und Nase
- **Therapieprinzipien:** Akupunktur: Wie bei Hitze (Feuer, ➡ 3.6.1)

 Rezept: *Qing Wen Bai Du Yin* (BB: S. 85, EBB: S. 81)

3.6.3 Sieben emotionale Faktoren

Spielen in den Industrieländern eine zunehmend bedeutende Rolle (psychosomatische Erkrankung), wirken letztlich schädigend auf die Speicher-*Zang*-Organe (➡ 3.4), indem sie den *Qi*- und Blut-Fluss beeinträchtigen. Umgekehrt kann eine vorbestehende Schädigung des Organs (z. B. Leber-*Qi*-Stauung ➡ 11.7.2) zur Anfälligkeit für die entsprechende Emotion (in diesem Fall Zorn) führen.

Übersicht: Pathogene emotionale Faktoren			
Emotion	**Geschädigtes Organ**	**Ausgelöste *Qi*-Bewegung**	**Symptome**
Zorn (Frustration, Empörung, Verbitterung)	Leber	Stauung, Stagnation oder Aufsteigen von *Qi*	Reizbarkeit, Spannung am Rippenbogen, Globusgefühl, Mammaknoten, unregelmäßige Menstruation
Freude (Erregung, Begierde)	Herz	Herz-*Qi* beunruhigt	Arrhythmien, Gedächtnis-, Konzentrations-, Schlafstörungen, manisches Verhalten
Sorge	Lunge-Milz	Bindet *Qi* von Milz, Lunge, Leber	Spannungsgefühl im Thorax und/oder Oberbauch, oberflächliche Atmung, Appetitmangel, Blässe
Grübeln	Milz	Bindet *Qi* der Milz	Appetitmangel, *Qi*-Mangel
Trauer (Gram, Reue)	Lunge, Herz	Schwächt Lungen-*Qi*, beunruhigt Herz-*Qi*	Leise Stimme, Dyspnoe, thorakales Beklemmungsgefühl, Blut-Mangel
Angst (Ängstlichkeit, Erschrecken)	Niere	Schwächt Nieren-*Qi*, pathologisches Auf- oder Absteigen des *Qi*	Leicht beunruhigt, häufig Angstzustände
Schock	Niere, Herz	Entleert Herz-*Qi* und Nieren-Essenz	Störungen des Geist-*Shen*: Verhaltensauffälligkeiten, Sprachstörungen, Desorientierung

Tab. 3.5

Diagnostische Methoden

A. MARET, J. TANG, L. ROTH

4

4.1	**Anamnese** ▪ A. MARET	70
4.1.1	Fieber und Kälteaversion	70
4.1.2	Schwitzen	70
4.1.3	Appetit, Durst und Geschmack	71
4.1.4	Stuhl und Urin	72
4.1.5	Schmerzen	74
4.1.6	Schlaf	75
4.1.7	Menstruation und Fluor vaginalis	75
4.2	**Inspektion** ▪ A. MARET	77
4.2.1	Vitalität	77
4.2.2	Gesichtsfarbe	77
4.2.3	Äußeres Erscheinungsbild	78
4.2.4	Beobachtung der Sinnesorgane	78
4.2.5	Exkrete	79
4.3	**Auskultation** ▪ A. MARET	79
4.4	**Olfaktion** ▪ A. MARET	80
4.5	**Palpation** ▪ A. MARET	81
4.6	**Pulstastung** ▪ J. TANG	81
4.6.1	Technik der Pulstastung	81
4.6.2	Organzuordnung zur Pulsposition	83
4.6.3	Der physiologische Puls	83
4.6.4	Der pathologische Puls	85
4.6.5	Prognostische Wertung	90

4

4.7	**Zungendiagnostik** ▪ L. ROTH 90
4.7.1	Durchführung 90
4.7.2	Quantität des Zungenbelags 91
4.7.3	Qualität des Zungenbelags 92
4.7.4	Farbe des Zungenbelags 92
4.7.5	Form des Zungenkörpers 93
4.7.6	Haltung des Zungenkörpers 94
4.7.7	Farbe des Zungenkörpers 95
4.7.8	Prognostische Kriterien 96
4.7.9	Übersicht der häufigen Zungenbefunde 97

Die TCM-Diagnostik basiert auf vier Säulen: Anamnese (➥ 4.1), Inspektion (➥ 4.2), Auskultation und Olfaktion (werden in der TCM zu einer Säule zusammengefasst (➥ 4.3–4.4) sowie Palpation (➥ 4.5). Spezielle Techniken sind die Pulstastung (➥ 4.6) und die Zungendiagnostik (➥ 4.7). „Technische" Diagnoseverfahren (z. B. Labor, Apparate) spielen keine Rolle. Die Summe der Befunde wird einem oder mehreren Krankheitssyndromen (➥ 9, 11) zugeordnet.

4.1 Anamnese

4.1.1 Fieber und Kälteaversion

DD: Temperaturempfinden	
Befund	**Mögliches Krankheitssyndrom**
Kälteaversion/Schüttelfrost ohne Fieber	
Keine Besserung durch Wärme	Außen-Kälte (➥ Tab. 9.5, Kap. 9.4.1)
Besserung durch Wärme	*Yang*-Mangel (➥ Tab. 9.4).
Kälteaversion/Schüttelfrost mit Fieber	
Leichtes Fieber mit starker Kälteaversion/Schüttelfrost	Außen-Kälte (➥ 9.5, Kap. 9.4.1)
Hohes Fieber mit leichter Kälteaversion/Schüttelfrost	Außen-Hitze (➥ Tab. 9.5, Kap. 9.4.1)
Alternierend Fieber und Kälteaversion/Schüttelfrost mit unregelmäßigem Intervall	*Shaoyang*-Sy. (➥ 9.4.2, 9.1.4); Zwischenstadium zwischen oberflächlicher und innerer Krankheit
Alternierend Fieber und Kälteaversion/Schüttelfrost mit regelmäßigem Intervall	Malaria tertiana/quartana
Fieber ohne Kälteaversion/Schüttelfrost	
Höher als 39 ˚C und kontinuierlich	Innen-Fülle-Hitze (➥ Tab. 9.4 und 9.5)
Remittierend	*Yang-Ming-Fu*-Sy. (➥ 9.4.3) oder *Shi-Wen*-Sy. (Feuchte-Wärme ➥ 9.5.3, 9.5.9)
Subfebril: 37–38 °C mit subjektivem Gefühl von Fieber	*Yin*-Mangel (➥ Tab. 9.4), Blut-Mangel (➥ 9.3.2), *Qi*-Mangel (➥ 9.3.1)

Tab. 4.1

4.1.2 Schwitzen

DD: Schwitzen	
Befund	**Mögliches Krankheitssyndrom**
Schwitzen vermindert	
Mit starker Kälteaversion	Außen-Kälte (➥ Tab. 9.5)
Mit trockener Haut	Körperflüssigkeiten-*Jin-Ye*-Mangel (➥ 9.3.4)
Schwitzen vermehrt (➥ auch 12.17.2)	
Leichtes Fieber und Windaversion	Außen-Mangel-Sy. (➥ 9.4.1)
Fieber mit geringer Kälteaversion	Äußere Wind-Hitze-Invasion (➥ 11.3.5)

Forts. ➥

DD: Schwitzen *(Forts.)*	
Befund	**Mögliches Krankheitssyndrom**
Schwitzen vermehrt (➡ auch 12.17.2)	
Tagsüber bei leichtester Anstrengung	*Qi*-Mangel (➡ 9.3.1)
Nachtschweiß mit Hitzesensationen in Handflächen, Fußsohlen und Thorax	*Yin*-Mangel (➡ Tab. 9.4)
Schweißausbruch, hohes Fieber, Durst auf kalte Getränke	Fülle-Hitze (➡ 9.4.3)
Kalter Schweißausbruch, Blässe und kalte Extremitäten	*Yang*-Kollaps (➡ 9.1.1)

Tab. 4.2

4

4.1.3   Appetit, Durst und Geschmack

DD: Appetit, Durst und Geschmack	
Befund	**Mögliches Krankheitssyndrom**
Appetit	
Appetit vermindert	
Müdigkeit, Diarrhö, Meteorismus	Milz-*Qi*-Mangel (➡ 11.5.1)
Körperliches Schweregefühl, Geschmacksverlust, trübe Sekretionen, weißer, feuchter/schmieriger/klebriger Zungenbelag	Feuchte-Kälte in der Milz (➡ 11.5.5)
Abneigung gegen fette Speisen, Übelkeit, Schmerzen im Hypochondrium, gelber, klebrig-schmieriger Zungenbelag	Feuchte-Hitze in Leber und Gallenblase (➡ 11.7.7)
Foetor ex ore, epigastrische Schmerzen, dicker, quarkiger, weißer oder gelber Zungenbelag	Nahrungsstagnation im Magen (➡ 11.6.5)
Appetit erhöht	
Kann ständig viel essen, großer Durst, roter Zungenkörper	Loderndes Magen-Feuer (➡ 11.6.4)
Kann aber nur wenig essen, Leere/Unbehagen epigastral	Magen-*Yin*-Mangel (➡ 11.6.3)
Durst	
Durst vermindert	
Durst vermindert	Normal oder Kälte (➡ Tab. 9.2), Feuchtigkeit oder Schleimretention (➡ 9.3.4) im Körper
Durst allgemein erhöht	
Bevorzugt kalte Getränke	Hitze (➡ Tab. 9.2)
Bevorzugt warme Getränke	Kälte (➡ Tab. 9.2)
Durst erhöht und kann viel trinken	
V. a. kalte Getränke, Hitzegefühl, Schweißausbrüche	Fülle-Hitze (➡ Tab. 9.4; *Yang*-Fülle, 9.4.3)
V. a. kalte Getränke, Rückenschmerzen, Hitzesensationen	Nieren-*Yin*-Mangel-Hitze (➡ 11.9.6)

Forts. ➡

| DD: Appetit, Durst und Geschmack *(Forts.)* ||
Befund	Mögliches Krankheitssyndrom
Durst erhöht und kann nicht viel trinken	
Mundtrockenheit, trinkt nur langsam oder in kleinen Schlucken	Leichter *Yin*-Mangel (➡ Tab. 9.4)
Subfebrile Temperaturen, Appetitmangel, körperliches Schweregefühl, gelber, schmieriger klebriger Zungenbelag	Feuchte-Hitze (➡ 9.3.4)
Trinken verursacht Erbrechen und Schwindel	Schleimretention (➡ 9.3.4)
Trockener Mund mit Verlangen, den Mund zu benetzen, ohne aber zu schlucken	Blut-Stase (➡ 9.3.2)
Mundgeschmack*	
Bitter (unabhängig vom Zeitpunkt)	Leber-Feuer (➡ 11.7.4)
Bitter (nur morgens)	Herz-Feuer (➡ 11.1.6)
Süß	Feuchte-Hitze in Milz und Magen (➡ 11.5.6)
Sauer und faulig	Nahrungsstagnation im Magen (➡ 11.6.5)
Salzig	Nieren-Mangel-Sy. (➡ 11.9)
Geschmack nach Verbranntem	Loderndes Herz-Feuer (➡ 11.1.6)
Geschmacksverlust	Milz-/Magen-Mangel-Sy. (➡ 11.5, 11.6)
* Gemeint ist der Geschmack, den man ohne Essen im Mund empfindet, z. B. nach dem Aufstehen.	

Tab. 4.3

4.1.4 Stuhl und Urin

| DD: Stuhl und Urin ||
Befund	Mögliches Krankheitssyndrom
Stuhl	
Stuhlentleerung und andere körperliche Symptome	
Werden schlechter nach Stuhlentleerung	Mangel (➡ Tab. 9.1)
Werden besser nach Stuhlentleerung	Fülle (➡ Tab. 9.1)
Obstipation	
Harter Stuhl, Fieber/subfebrile Temperaturen, wenig dunkler Urin	Innen-Hitze (➡ Tab. 9.5)
Stuhl nicht trocken, aber erschwerte Stuhlentleerung, Völlegefühl	Evtl. Leber-*Qi*-Stauung (➡ 11.7.2)
Erschwerte Stuhlentleerung, Blässe, Müdigkeit	*Qi*-Mangel (➡ 9.3.1)
Schwindel, Blässe, bei chronischer Krankheit oder nach einer Geburt	Blut-Mangel (➡ 9.3.2)
Trockene, harte Stühle, trockener Mund im Alter	Flüssigkeitsmangel im Dickdarm (➡ 11.4.1)
Harter, trockener Stuhl, Tinnitus, Hitzesensationen	*Yin*-Mangel (➡ Tab. 9.4)
Mit tief empfundenem Bauchschmerz, Wärme bessert	Kälte im Dickdarm (➡ 11.4.4)
Mit weichem Stuhl, ohne Stuhldrang, Kältegefühl	Dickdarmschwäche mit Kälte (➡ 11.4.2)

Forts. ➡

DD: Stuhl und Urin *(Forts.)*

Befund	Mögliches Krankheitssyndrom
Stuhl	
Diarrhö	
Akut, schmerzhaft, Kältegefühle	Feuchte-Kälte im Dickdarm (➡ 11.4.4)
Akut mit Bauchschmerz, Anusbrennen nach Stuhlgang, Tenesmen, faulig riechend	Feuchte-Hitze im Dickdarm (➡ 11.4.3)
Wässrig, Bauchschmerzen, Meteorismus	Feuchte-Kälte in der Milz (➡ 11.5.5)
Stuhlgang beginnt flüssig, krampfhafte Bauchschmerzen vor Stuhlentleerung, wird gegen Ende hart, Meteorismus, Appetitmangel	Leber attackiert Milz (➡ 11.11.7)
Blähungsgeräusche, chronische Bauchschmerzen	Dünndarmschwäche mit Kälte (➡ 11.2.1)
Weiche Stühle mit unverdauten Nahrungsresten	Milz-*Qi/Yang*-Mangel (➡ 11.5.1, 11.5.2)
Chronisch besonders frühmorgens, zuerst periumbilikale Bauchschmerzen, danach Diarrhö, kalte Extremitäten	Milz- und Nieren-*Yang*-Mangel (➡ 11.11.5)
Obstipation und Diarrhö	
Obstipation mit weichem Stuhl ohne Stuhldrang oder chronische Diarrhö mit weichem Stuhl und Meteorismus	Dickdarmschwäche mit Kälte (➡ 11.4.2)
Undulierendes Fieber, Ansammlung von trockenen Stuhlmassen im Dickdarm mit stinkenden, wässrigen Entleerungen, schmerzhaft aufgetriebenes Abdomen	Feuchte-Hitze im Dickdarm (➡ 11.4.3)
Weiche Stühle mit intensivem Geruch oder Obstipation, Analbrennen, körperliches Schweregefühl	Feuchte-Hitze in der Milz (➡ 11.5.6)
Weiche, faulig riechende Stühle oder Obstipation mit zögernder Darmpassage, Bauchschmerzen (bessern sich nach Stuhlgang)	Nahrungsstagnation im Magen (➡ 11.6.5)
Urin	
Blassgelb	Kälte (➡ Tab. 9.2) meist: Niere oder Blase
Dunkelgelb, Volumen vermindert	Hitze (➡ Tab. 9.2), mit Dysurie: Feuchte-Hitze in der Blase (➡ 11.10.1)
Dunkelgelb, Volumen vermindert, Blutbeimengung, Dysurie	Hitze (➡ Tab. 9.2) schädigt Blutgefäße
Volumen vermehrt, blassgelb, klar, Blässe, Nykturie, Schwäche/Schmerz lumbal/Knie	Nieren-*Qi*- oder *Yang*-Mangel (➡ 11.9.2, 11.9.7)
Harntröpfeln, Harnretention	Nieren-*Qi* nicht fest (➡ 11.9.3), Blasenstörungen (durch Steine ➡ 12.7.4, Feuchte-Hitze)
Enuresis oder Harninkontinenz	Besonders Nieren-*Qi*- oder *Yang*-Mangel (➡ 11.9.2, 11.9.3)
Häufiger Harndrang, mit viel Urin	Nieren-*Qi*- oder *Yang*-Mangel (➡ 11.9.2, 11.9.7)
Häufiger Harndrang, mit wenig Urin	*Qi*-Mangel (➡ 9.3.1)

Tab. 4.4

4.1.5 Schmerzen

DD: Schmerzen	
Befund	**Mögliches Krankheitssyndrom**
Schmerzqualität	
Spannungsschmerzen ohne fixierte Lokalisation	*Qi*-Stagnation (➡ 9.3.1)
Scharf, stechend, bohrend mit fixierter Lokalisation	Blut-Stase (➡ 9.3.2)
Krampfartig mit Kältegefühl, Wärme bessert	Kälte (➡ Tab. 9.2)
Brennend, Kälte bessert	Hitze (➡ Tab. 9.2)
Akut, heftig, scharf, Druck verschlechtert, Aufsetzen, Bewegung bessert	Fülle (➡ Tab. 9.1)
Schleichender Beginn, dumpf, beständig, Druck, Hinlegen und Ruhe bessert	Mangel (➡ Tab. 9.1)
Mit Schweregefühl	Feuchtigkeit (➡ 3.6.1, 9.3.4), Schleimretention (➡ 9.3.4)
Mit Leeregefühl, wie Vakuum	*Qi*-Mangel (➡ 9.3.1), Blut-Mangel (➡ 9.3.2) und Nieren-*Yin*-Mangel (➡ 11.9.6)
Leichter Schmerz mit Schwächegefühl	Nieren-Mangel-Sy. (➡ 11.9)
Schmerzlokalisation: Kopf (Kopfschmerz ➡ 12.11.3, ➡ Tab. 12.64)	
Stirn und Augenbrauenregion	Störung im *Yangming*-Meridian (Ma, Di)
Temporalregion und *Taiyang* (Ex-HN 5)	Störung im *Shaoyang*-Meridian (Gb, SJ)
Okzipital und nuchal	Störung im *Taiyang*-Meridian (Dü, Bl)
Scheitel	Störung im *Jueyin*-Meridian (Le)
Schmerzlokalisation: Thorax (meist Herz und Lungen betroffen)	
Mit Ausstrahlung in Schulter und Rücken	Herz-*Yang*-Mangel (➡ 11.1.2), Schleim-Kälte benebelt das Herz (➡ 11.1.8), Herz-*Qi*-Mangel (➡ 11.1.1), Herz-Blut-Stase (➡ 11.1.5)
Mit Fieber, gelbem Auswurf, Dyspnoe	Schleim-Hitze-Retention in der Lunge (➡ 11.3.7)
Mit Nachtschweiß, Husten, evtl. blutiger Auswurf	Lungen-*Yin*-Mangel (➡ 11.3.2)
Mit heftigen hypochondrischen Schmerzen	Feuchte-Hitze in Leber und Gallenblase (➡ 11.7.7), Leber-Blut-Stase (➡ 11.7.3)
Schmerzlokalisation: Bauch, Rücken und Extremitäten	
Epigastrium	Milz-/Magenstörungen (➡ 11.5, 11.6)
Unterbauch	Störung in Niere, Blase, Uterus, Dick- oder Dünndarm
Schmerzlokalisation: Körper	
Flanken	Leberstörung
LWS, Lumboischialgie	Feuchte-Kälte, *Qi*- und Blut-Stagnation, Nieren-Mangel-Sy. (➡ Tab. 12.58)
Gliederschmerzen	Wind-Kälte-Invasion (➡ 11.3.4), Wind-Hitze-Invasion (➡ 11.3.5), Wind-Invasion, häufig in Kombination mit Lungen-*Qi*-Mangel (➡ 11.3.1)
Schmerzen im ganzen Körper	*Qi* und Blut betroffen (meist Stagnation), Wind-Kälte oder Feuchtigkeit blockieren die Meridiane

Tab. 4.5

4.1.6 Schlaf

DD: Schlafstörungen (➡ 12.13.2)	
Befund	**Mögliches Krankheitssyndrom**
Einschlafstörung	
Mit Palpitationen, Hitzesensationen an Hand-flächen/Fußsohlen, Schwäche lumbal/Knie	Disharmonie zwischen Herz und Niere (➡ 11.11.11)
Mit Völle-/Druckgefühl epigastral, durch Er-brechen oder Stuhlgang besser, quarkiger Zungenbelag	Nahrungsstagnation im Magen (➡ 11.6.5)
Mit Ängstlichkeit vor Einschlafen	Herz-*Qi*-Mangel (➡ 11.1.1), Gallenblasen-*Qi*-Mangel (➡ 11.8.1, auch 11.11.8)
Durchschlafstörungen	
Häufig in Komb. mit Palpitationen, Appetit-mangel, Schwindel, Blässe	Herz- und Milz-*Qi*/Blut-Mangel (➡ 11.11.5)
Träume	
Plötzliches Aufwachen wegen Albträumen	Loderndes Leberfeuer (➡ 11.7.4), loderndes Herzfeuer (➡ 11.1.6)
Viele Träume, kann sich aber nicht daran erinnern	Disharmonie zwischen Herz und Niere (➡ 11.11.11)
Albträume, Schwindel, Übelkeit, Völlegefühle	Feuchtigkeitsretention (➡ 9.3.4)
Übermäßige Schläfrigkeit	
Mit Schwindel, Schweregefühl, thorakales Druckgefühl, Übelkeit, schmieriger, klebriger Zungenbelag	Feuchte-Kälte in der Milz (➡ 11.5.5), trüber Schleim blockiert den Kopf (➡ 11.5.7)
Mit extremer Müdigkeit, kalte Extremitäten	Herz- und Nieren-*Yang*-Mangel (➡ 11.1.2, 11.9.2, 11.11.10)
Mit Müdigkeit v. a. nach dem Essen, Appetit-mangel	Milz-*Qi*-Mangel (➡ 11.5.1)

Tab. 4.6

4.1.7 Menstruation und Fluor vaginalis

DD: Menstruation (➡ 12.8.9)	
Befund	**Mögliches Krankheitssyndrom**
Zyklus verkürzt, Blut: (➡ Tab. 12.47)	
Dunkelrot, dickflüssig, viel	Blut-Hitze (➡ 9.3.2)
Hellrot, dünnflüssig, viel	*Qi*, Milz-*Qi*-Mangel (➡ 9.3.1, 11.5.1)
Zyklus verlängert, Blut: (➡ Tab. 12.47)	
Hellrot, dünnflüssig, wenig	Blut-Mangel (➡ 9.3.2)
Dunkelrot, dickflüssig mit Koagel, wenig	*Qi*- und Blut-Stagnation (➡ 9.3.1, 9.3.3)
Dunkelrot, wenig, Kältegefühl	Blut-Kälte (➡ 9.3.2)

Forts. ➡

DD: Menstruation (➡ 12.8.9) *(Forts.)*	
Zyklus unregelmäßig, Blut: (➡ Tab. 12.47)	
Dunkelrot, dickflüssig mit Koagel, v. a. prämenstruell Spannungsgefühl in Mammae/Unterbauch	Leber-*Qi*-Stauung (➡ 11.7.2), Leber-Blut-Stase (➡ 11.7.3)
Hellrot, wenig, Appetitmangel, Diarrhö, Schwäche in Rücken/Knie	Nieren-*Jing*-Mangel ➡ 11.9.1)
Plötzliche, massive Blutungen *(Beng)* und nachfolgende Schmierblutungen *(Lou)*, Blut: (➡ 12.48)	
Dunkelrot, dickflüssig, viel, evtl. klumpig	Blut-Hitze (➡ 9.3.2)
Dunkelrot, dickflüssig mit Koagel	Blut-Stase (➡ 9.3.2)
Klebriger, bräunlicher Fluor ohne Klumpen, nach unten ziehendes Gefühl im Unterbauch	Feuchte-Hitze im Uterus (➡ 9.3.4)
Wässriges Blut, Rastlosigkeit, Hitzewallungen	Blut-Mangel-Hitze (➡ 9.3.2)
Hellrot, dünnflüssig, viel	Milz kontrolliert Blut nicht (➡ 11.5.3) oder Nieren-*Yin*-Mangel (➡ 11.9.6) oder Nieren-*Yang*-Mangel (➡ 11.9.2)
Amenorrhö (➡ 12.8.9, Tab. 12.46)	
Mit Palpitationen, Blässe, Schwindel, Anorexie	*Qi*- und Blut-Mangel (➡ 9.3.1, 9.3.2, 9.3.3)
Reichlicher Fluor, Völlegefühl im Bauch, Adipositas, Übelkeit	Schleim- und Feuchtigkeitsretention mit Obstruktion (➡ 9.3.4)
Mit Tinnitus, Schwindel, Schwäche in Rücken/Knie, immer primäre Amenorrhö	Nieren-*Jing*-Mangel (➡ 11.9.1)
Zunehmend unregelmäßige Menstruation in Anamnese, Spannungsgefühl hypochondrial, Seufzen, Depression	*Qi*- und Blut-Stagnation durch Leber-*Qi*-Stauung (➡ 11.7.2)
Dysmenorrhö (➡ 12.8.9, Tab. 12.45)	
Prämenstruell oder am ersten Tag, besser nach Klumpenausscheidung	*Qi*- und Blut-Stagnation durch Leber-*Qi*-Stauung (➡ 11.7.2)
Während der Menstruation, besser durch Wärme	Kälte-Stagnation (➡ Tab. 12.45)
Gelblicher Fluor, evtl. rezidivierende Unterleibsentzündungen, brennender Schmerz vor und nach der Menstruation, Besserung durch Kälte	Feuchte-Hitze im Uterus
Während/nach der Menstruation, Schmerz dumpf, Leeregefühl	*Qi*- und Blut-Mangel (➡ Tab. 12.45), Nieren-*Yin*-Mangel (➡ 11.9.6), Nieren-*Yang*-Mangel (➡ 11.9.2)
Fluor vaginalis (➡ Tab. 12.43, Kap. 12.8.7)	
Weiß	Kälte (➡ 9.1.3)
Gelb	Hitze (➡ 9.1.3)
Dünnflüssig	Feuchte-Kälte
Dickflüssig	Feuchte-Hitze
Weiß, dünnflüssig, geruchlos	Milz-*Qi*-Mangel (➡ 11.5.1, 11.5.2), Feuchte-Kälte in der Milz (➡ 11.5.5), Nieren-*Yang*- oder -*Qi*-Mangel (➡ 11.9.2, 11.9.3, 11.9.7)
Gelb, dickflüssig, stinkend (evtl. auch rötlich)	Feuchte-Hitze fließt nach unten (➡ Tab. 12.43)

Tab. 4.7

4.2 Inspektion

Die inneren Organe (*Zang Fu* ➡3.4) stehen in direkter Beziehung zur Körperoberfläche. Innere Krankheiten können sich auf ihr manifestieren.

4.2.1 Vitalität

Der Allgemeinzustand gibt einen ersten Eindruck über die vier Substanzen [*Qi* (➡ 3.3.1), Blut-*Xue* (➡ 3.3.2), Essenz-*Jing* (➡ 3.3.4), Körperflüssigkeiten-*Yin-Ye* (➡ 3.3.3)] und das Erkrankungsstadium und ist entscheidend für die Prognose.

4

DD: Vitalität			
	Erhalten (De Shen)	**Vermindert (Shi Shen)**	**Pseudovitalität von Sterbenden (Jia Shen)**
Blick	Frisch	Dumpf	Glänzend
Gesichtsausdruck	Kräftig	Müde	Zufrieden, gerötete Wangen
Spontane Bewegung	Frei	Verlangsamt	Agitiert
Sprache	Klar	Verwaschen	Redselig, wiederholt häufig das Gleiche
Bewusstsein	Klar	Eingetrübt	Kurzfristig klar
Pathophysiologie	Genügend Reserven der vier Substanzen (s. o.)	Großer Mangel einer/ mehrerer Substanzen (s. o.)	*Yang*-Kollaps (➡ 9.1.1), letztes *Yang*-Aufflackern: vorübergehende Besserung
Krankheitsstadium	Frühphase	Spätphase	Finalstadium
Prognose	Günstig	Schlecht	Kurz vor dem Tod

Tab. 4.8

4.2.2 Gesichtsfarbe

Cave: Die normale Gesichtsfarbe variiert entsprechend der ethnischen Herkunft!

DD: Gesichtsfarbe	
Befund	**Mögliches Krankheitssyndrom**
Rot	Hitze (➡ Tab. 9.2)
Rötung des gesamten Gesichts	Fülle-Hitze (➡ Tab. 9.4: *Yang*-Fülle)
Rötung nur der Wangen	Mangel-Hitze (➡ Tab. 9.4: *Yin*-Mangel)
Weiß (Blässe)	Kälte (➡ Tab. 9.2), Mangel (➡ Tab. 9.1)
Blass, leuchtend (evtl. geschwollen)	*Yang*-Mangel (➡ Tab. 9.4)
Blass, matt	Blut-Mangel (➡ 9.3.2)
Gelb	Milz-Mangel-Sy. (➡ 11.5) oder Feuchtigkeits- retention (➡ 9.3.4)

Forts. ➡

| DD: Gesichtsfarbe *(Forts.)* ||
Befund	Mögliches Krankheitssyndrom
Dunkelgelb	*Yin*-Ikterus (➡ Tab. 12.36, z. B. bei Hepatitis) durch Feuchte-Kälte oder lang andauernde Blut-Stase (➡ 9.3.2)
Gelb mit oranger Tönung	*Yang*-Ikterus (➡ Tab. 12.36, z. B. bei Hepatitis) durch Feuchte-Hitze (➡ 9.3.4)
Blau (blauviolett: Zyanose)	Blut-Stase (➡ 9.3.2), Herz-Blut-Stase (➡ 11.1.5)
Blau und Blässe	Kälte (➡ Tab. 9.2)
Grau, bes. unter den Augen	Nieren-Mangel-Sy. (➡ 11.9), meist Nieren-*Yin*-Mangel (➡ 11.9.6)

Tab. 4.9

4.2.3 Äußeres Erscheinungsbild

| DD: Äußeres Erscheinungsbild ||
Befund	Mögliches Krankheitssyndrom
Adipositas oder Ödeme	*Qi*-Mangel (➡ 9.3.1), *Yang*-Mangel (➡ Tab. 9.4), Feuchtigkeitsretention (➡ 9.3.4), Schleimretention (➡ 9.3.4)
Abmagerung	*Yin*-Mangel mit Mangel-Hitze (➡ Tab. 9.4)
Aufrechte Haltung, aktiv	*Yang*-Sy. (➡ 9.1.1)
Eingesunkene Haltung, passiv	*Yin*-Sy. (➡ 9.1.1)

Tab. 4.10

4.2.4 Beobachtung der Sinnesorgane

| DD: Sinnesorgane ||
Befund	Mögliches Krankheitssyndrom
Auge (Funktionskreis Leber ➡ 3.4.9)	
Gerötet, geschwollen	Wind-Hitze-Invasion (➡ 12.4.2), loderndes Leberfeuer (➡ 11.7.4)
Gelbe Skleren	Feuchtigkeitsretention (➡ 9.3.4), Ikterus (➡ 12.6.3)
Nase (Funktionskreis Lunge ➡ 3.4.3)	
Nasenflügelatmung	Wind-Hitze-Invasion in der Lunge (➡ 11.3.5), Lungen-*Qi*-Mangel (➡ 11.3.1), Lungen-*Qi*-/Nieren-*Yang*-Mangel (➡ 11.11.13), Niere unfähig, *Qi* zu empfangen (➡ 11.9.4)
Nasensekret	(➡ 4.2.5)

Forts. ➡

| DD: Sinnesorgane *(Forts.)* ||
Befund	Mögliches Krankheitssyndrom
Ohren (Funktionskreis Niere ➡ 3.4.7)	
Deformierte Ohrmuscheln	Nieren-*Jing*-Mangel (➡ 11.9.1)
Eitriger Ausfluss	Feuchte-Hitze in Leber und Gallenblase (➡ 11.7.7)
Mund und Lippen (Funktionskreis Milz ➡ 3.4.5)	
Blässe	Blut-Mangel (➡ 9.3.2)
Zyanose	Blut-Stase (➡ 9.3.2, 11.1.5), Kälte (➡ Tab. 9.2)
Rot, trocken und rissig	Fülle-Hitze (➡ Tab. 9.4), Mangel an Körperflüssigkeiten (➡ 9.3.4)
Aphthen	Loderndes Herzfeuer (➡ 11.1.6), loderndes Magenfeuer (➡ 11.6.4), Feuchte-Hitze in Milz und Magen (➡ 11.5.6)
Rot, brennend, geschwollen	Loderndes Magenfeuer (➡ 11.6.4)
Zunge (Funktionskreis Herz ➡ 3.4.1) Inspektion: ➡ 4.7	

Tab. 4.11

4.2.5   Exkrete

Exkrete sind Sputum, Nasensekret, Urin, Stuhl, Vaginalsekret.

| DD: Exkrete ||
Befund	Mögliches Krankheitssyndrom
Klar, weiß	Kälte (➡ Tab. 9.4)
Trüb, gelb, auch klebrig	Fülle-Hitze (➡ Tab. 9.4)

Tab. 4.12

4.3   Auskultation

| DD: Sprache/Stimme ||
Befund	Mögliches Krankheitssyndrom
Leise	Mangel (➡ Tab. 9.1)
Laut	Fülle (➡ Tab. 9.1)
Akute Heiserkeit	Invasion der Lunge durch äußere Faktoren (➡ 11.3.3, 11.3.4, 11.3.5)
Chron. Heiserkeit	Lungen-*Yin*-Mangel (➡ 11.3.2), Nieren-*Yin*-Mangel (➡ 11.9.6)

Forts. ➡

DD: Sprache/Stimme *(Forts.)*	
Befund	**Mögliches Krankheitssyndrom**
Unverständlich und laut	Mentale Störung durch Feuchte-Hitze oder Schleim-Feuer (z. B. Schleim-Feuer erregt das Herz ➡ 11.1.7) oder durch loderndes Leber- und Gallenblasen-Feuer (➡ 11.7.4)
Unverständliches, leises Murmeln	Herz-*Qi*-Mangel (➡ 11.1.1)

Tab. 4.13

4

DD: Atmung	
Befund	**Mögliches Krankheitssyndrom**
Kräftige Atmung, akute Dyspnoe, erschwertes Ausatmen	Invasion der Lunge durch äußere pathogene Faktoren (➡ 11.3.4, 11.3.5)
Schwache, oberflächliche Atmung, chron. Dyspnoe, erschwertes Einatmen	Lungen-*Qi*-Mangel (➡ 11.3.1), Niere unfähig, das *Qi* aufzunehmen (➡ 11.9.4)
Stridor, weißes Sputum	Schleim-Feuchtigkeits-Retention in der Lunge (➡ 11.3.6)
Stridor, gelbes Sputum	Schleim-Hitze-Retention in der Lunge (➡ 11.3.7)
Schluchzen, Seufzen	Leber-*Qi*-Stauung (➡ 11.7.2)

Tab. 4.14

DD: Husten	
Befund	**Mögliches Krankheitssyndrom**
Lauter Husten mit dünnflüssigem, weißem Sputum	Wind-Kälte-Invasion, Schleim-Feuchtigkeits-Retention oder Schleim-Flüssigkeits-Retention in der Lunge (➡ 11.3.4, 11.3.6, 11.3.8)
Lauter Husten mit dickflüssigem, gelbem Sputum	Wind-Hitze-Invasion oder Schleim-Hitze-Retention in der Lunge (➡ 11.3.5, 11.3.7)
Trockener Husten mit wenig blutigem Sputum oder ohne Auswurf	Lungen-*Yin*-Mangel (➡ 11.3.2), Nieren-*Yin*-Mangel (➡ 11.9.6), Lungen- und Nieren-*Yin*-Mangel (➡ 11.11.14)
Leise, röchelnde Atmung	Lungen-*Qi*-Mangel (➡ 11.3.1)
Lauter, trockener Husten ohne Sputum	Lungen-Trockenheit (➡ 11.3.3)

Tab. 4.15

4.4 Olfaktion

DD: Körpergeruch und Exkrete	
Befund	**Mögliches Krankheitssyndrom**
Scharf, übel	Fülle-Hitze (➡ Tab. 9.4)
Mild	Mangel-Kälte (➡ Tab. 9.4)
Sauer und faul	Nahrungsstagnation im Magen (➡ 11.6.5)

Forts. ➡

DD: Körpergeruch und Exkrete *(Forts.)*	
Befund	**Mögliches Krankheitssyndrom**
Apfelgeruch	Schwergradiger Diabetes mellitus
Körpergeruch nach Urin	Nieren-Mangel-Sy. (➡ 11.9)
Alkoholisch (auch ohne Konsum von Alkohol möglich!)	Feuchte-Hitze-Retention (➡ 9.3.4)

Tab. 4.16

4

4.5 Palpation

DD: Abdomenpalpation	
Befund	**Mögliches Krankheitssyndrom**
Hart, druckschmerzhaft	Fülle (➡ Tab. 9.1)
Weich, Druck ist angenehm	Mangel (➡ Tab. 9.1)
Fühlen eines „Blubberns", Plätschern	Flüssigkeitsretention (➡ 9.3.4)
Palpable, fixierte, schmerzhafte Masse	Blut-Stase (➡ 9.3.2)
Palpable, unfixierte Masse	*Qi*-Stagnation (➡ 9.3.1)
DD: Meridian- und Akupunkturpunktpalpation	
Meridiane: Schmerzhafte Punkte, v. a. die *Xi-*, *Yuan-* und *Shu*-Punkte (➡ 10.4.3, 10.4.1, 10.4.6)	Zugeordnetes *Zang-Fu*-Organ (➡ 3.4) betroffen
Spezifische Akupunkturpunkte: *Shu-/Mu*-Punkte (➡ 10.4.4, 10.4.5)	Zugeordnetes *Zang-Fu*-Organ (➡ 3.4) betroffen

Tab. 4.17

4.6 Pulstastung

Wichtiges Kriterium in der TCM-Diagnostik. Zur Untersuchung des funktionellen Zustandes des Patienten mit den Fingern dessen Arterienpuls (heute üblich die A. radialis) tasten: Frequenz, Tiefe, Kraft, Geschwindigkeit, Länge, Dicke, Gleichmäßigkeit, Rhythmus und Qualität geben Auskunft über Lokalisation und Schweregrad der Erkrankung, Verhältnis von Aufrechtem-*Zheng-Qi* (➡ 3.6.1) sowie Krankheitsprognose.

4.6.1 Technik der Pulstastung

Patientenlagerung

Aufrechtes Sitzen oder Rückenlage, Hände sollen sich auf Höhe des Herzens befinden, die Innenfläche nach oben gekehrt. Ein kleines, weiches Kissen unter den Handgelenken hilft zur Entspannung der Muskulatur und der Gefäße. Die Handgelenkspulse werden in drei Positionen unterteilt.

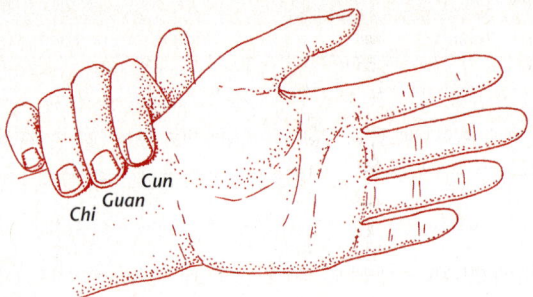

1. **Position *Cun***: Bei Lu 9 (*Taiyuan*)
2. **Position *Guan***: 0,5 *Cun* proximal von Lu 9 (*Taiyuan*) am Processus styloideus radii
3. **Position *Chi***: Proximal von Lu 8 (*Jingque*)

Abb. 4.1

Durchführung

- Bei weiblichen Patienten zuerst rechte Hand, bei männlichen linke Hand tasten
- Zuerst mit Mittelfinger die *Guan*-Position aufsuchen, danach Zeigefinger auf die *Cun*-Position und anschließend Ringfinger auf die *Chi*-Position legen. Abstand der drei Finger je nach Größe des Therapeutenfingers und Körpergröße des Patienten modifizieren. Auf anatomische Varianten des Pulsverlaufs achten – die *Chi*-Position liegt manchmal schräg aufwärts zum Handrücken *(Xie Fei Mai)*, oder Puls liegt direkt am Handrücken *(Fan Guan Mai)*.
- Puls mit locker gekrümmten Fingern in einem Winkel von ca. 45° drücken (➡ Abb. 4.1)
- Auf jeder Seite mindestens eine Minute (oder 60 Schläge) lang tasten
- Gleichmäßigen Druck auf alle drei Pulspositionen zur Gesamtbeurteilung der Organfunktionen und des Körperzustandes ausüben
- Einzelne Pulspositionen danach separat nachtasten, um Störungen eines bestimmten Organs oder Meridians herauszufinden.

Abstufung des Fingerdrucks

Dreifache Abstufung während der Tastung

- Bei *leichtem* Druck den Puls auf der Haut des Patienten mit sehr wenig Kraft fühlen
- Bei *mittlerem* Druck mäßig stark drücken und den Puls in den muskulären Partien suchen
- Bei *starkem* Druck die Fingerbeere bis an Knochen und Sehnen drücken und die Finger nach vorn oder hinten bewegen, sodass der Puls schiebend untersucht wird.

Wichtig

Bei Kindern < 3 Jahren ist die Pulsdiagnose nicht aussagekräftig; bei größeren Kindern kann man mit dem Daumen auf den drei Pulspositionen bewegend tasten.

4.6.2 Organzuordnung zur Pulsposition

In der klassischen chinesischen Literatur Zuordnung der Pulspositionen zu den inneren Organen. Zuteilung nach dem klassischen Medizinwerk *Jing Yue Quan Shu* (1624 n. Chr.) wird heute in der Klinik am häufigsten verwendet (➡ Tab. 4.18, Abb. 4.2).

Funktionskreiszuordnung nach Pulsposition*					
Linke Hand			**Rechte Hand**		
Cun	*Guan*	*Chi*	*Cun*	*Guan*	*Chi*
Herz, Perikard	**Leber,** Gallenblase	**Niere,** Blase, Dickdarm	**Lunge,** Thorax	**Milz,** Magen	**Niere,** *San Jiao,* Dünn-darm
* Vereinfacht wird in China häufig nur die Zuordnung der fettgedruckten *Zang*-Organe gebraucht.					

Tab. 4.18

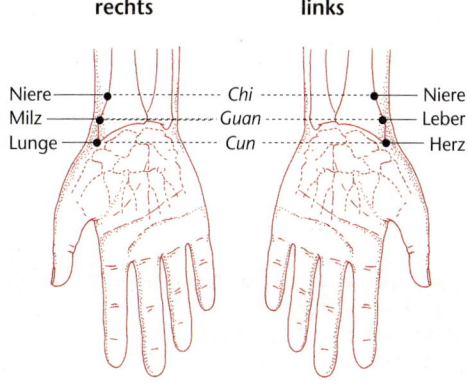

Abb. 4.2

4.6.3 Der physiologische Puls

Nach TCM ist der Puls durch seine Länge, Breite und Tiefe unter den tastenden Fingern definiert: Ruhig, kräftig und gleichmäßig, weder oberflächlich noch tief, d. h. in allen drei Tiefen gut tastbar, weder breit noch schmal, weder lang noch kurz, weder schnell noch langsam, mittlere Frequenz von vier Schlägen pro Atemzug (60–80 Schläge pro Min.), gelassen, sanft und harmonisch (➡ Abb. 4.3). Dieser Puls wird klassisch auch als Puls mit „Magen *Qi*" *(Wei-Qi),* „Geist" *(Shen)* und „Wurzel" *(Gen)* bezeichnet: „Magen-*Qi*" bedeutet normale Magenfunktion (normale Pulsfrequenz mit ruhiger, sanfter und langsamer Qualität), Geist-*Shen* bezieht sich auf die normale Funktion des Ursprungs-*Yuan-Qi* (➡ 3.3.1), und „Wurzel" *(Gen)* bedeutet spürbare Kraft und Vitalität, besonders in der *Chi*-Position. Besitzt der Puls diese drei Kriterien, wird das Pulsbild auch dann als günstig angesehen, wenn es sonst krankhaft verändert ist.

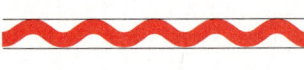

Oberfläche: Haut

Mittelbereich: Muskeln

Tiefe: Knochen

Abb. 4.3

Beeinflussende Faktoren

Innere und äußere Faktoren beeinflussen den physiologischen Puls. Abgrenzung zu den pathologischen Pulsveränderungen (➥ 4.6.4, Tab. 4.20) für DD wichtig.

Geschlecht

- *Männer:* Puls meist voll und kräftig
- *Frauen:* Puls dünner und kraftloser; kurz vor und während der Menstruation ist der Puls oft schlüpfrig und schnell *(Hua Shuo Mai)*; in der *Chi*-Position ist er größer als in der *Cun*-Position, der linke Puls ist meist größer als der rechte; oft ist eine Unruhe unter den Fingern zu spüren; Schwangerschaft: Schlüpfriger Puls *(Hua Mai)*, besonders in der *Chi*-Position und/oder in der linken *Cun*-Position.

Alter

- *Kinder:* Puls ist kürzer, deshalb nur mit dem Daumen und sanft bis zur mittleren Pulstiefe tasten; physiologische Schnelligkeit bei Kindern beachten: Neugeborene 120/Min., 2-Jährige 110/Min., 4-Jährige 100/Min., 8-Jährige 90/Min.; Differenzierung von wenigen Pulsqualitäten (➥ Tab. 4.20): Oberflächlich *(Fu Mai)*, tief *(Chen Mai)*, langsam *(Chi Mai)*, schnell *(Shuo Mai)*, leer *(Xu Mai)* und voll *(Shi Mai)*. Beim Kind unter 3 Jahren keine Pulsdiagnose.
- *Jüngere Erwachsene:* Meist voller, kräftiger Puls
- *Ältere Leute:* Meist dünner, kraftloser Puls.

Konstitution

- *Kräftig (athletisch):* Meist voller und kräftiger Puls
- *Schwach:* Meist dünner und kraftloser Puls
- *Schlank:* Meist oberflächlicher Puls
- *Adipös:* Meist dünner und tiefer Puls
- *Groß gewachsen:* Puls lässt sich meist länger tasten
- *Klein gewachsen:* Puls lässt sich meist kürzer tasten
- *Sportlich:* Puls langsamer.

Sonstige Faktoren

- *Ruhe:* Pulsdiagnose sollte im Ruhezustand erfolgen (Arzt wie Patient); Essen, heiße Getränke, Alkohol, körperliche Anstrengungen und Hungergefühl beeinflussen die Pulsqualität. *Cave:* Möglichst keine Pulsdiagnose direkt nach Essen, Sport, schnellem Laufen oder bei starkem Hunger durchführen!

- *Gemütszustand*: Emotionale Störungen während der Pulstastung möglichst vermeiden, da sie das Pulsbild verfälschen können (z. B. innere Anspannung und Aufregung durch den Arztbesuch)
- *Medikamente*: Medikamentenanamnese beachten, da einige die Pulsqualität verändern
- *Jahreszeiten*: Unterschiedlicher Witterungseinfluss; im Frühjahr ist der Puls eher saitenförmig gespannt *(Xian Mai)*, im Sommer breit und kräftig *(Hong Mai)*, im Herbst oberflächlich *(Fu Mai)*, und im Winter liegt er tief *(Chen Mai)*.

4.6.4 Der pathologische Puls

| DD: Kombinationen von Pulsqualitäten ||
Befund	Mögliches Krankheitssyndrom
Oberflächlich und kräftig	Außen-Fülle (➠ Tab. 9.1., 9.3)
Oberflächlich und schnell	Außen-Hitze (➠ Tab. 9.5)
Oberflächlich und langsam	Außen-Kälte (➠ Tab. 9.5)
Oberflächlich und straff gespannt	Außen-Kälte (➠ Tab. 9.5)
Tief und saitenförmig	Innen-Kälte (➠ Tab. 9.5) mit Schmerzen
Tief und schlüpfrig	Innen-Kälte (➠ Tab. 9.5) mit Schleimretention (➠ 9.3.3)
Tief und rau	Blut-Stase (➠ 9.3.2)
Tief und schwach	*Qi-* (➠ 9.3.1) und *Yang*-Mangel (➠ Tab. 9.4)
Langsam und schlüpfrig	Schleimretention (➠ 9.3.4) und/oder Nahrungsstagnation (➠ 11.6.5)
Langsam und tief	Innen-Kälte (➠ Tab. 9.5)
Langsam, lässt sich kurz tasten und ist sanft	*Yang*-Mangel (➠ Tab. 9.4) oder Kälte (➠ Tab. 9.2) und Feuchtigkeit
Schnell und kräftig	Fülle-Hitze (➠ Tab. 9.4)
Schnell und leer oder dünn	Mangel-Hitze (➠ Tab. 9.4)
Schnell und hohl	Extremer Blutverlust
Leer (oder schwach) und oberflächlich	*Qi*-Mangel (➠ 9.3.1)
Leer (oder dünn) und rau	Blut-Mangel (➠ 9.3.2)
Leer, tief und schnell	*Yin*- oder Blut-Mangel mit Hitze: Mangel-Hitze (➠ Tab. 9.4)
Voll und langsam	Fülle-Kälte (➠ Tab. 9.4)
Voll, schlüpfrig und schnell	Schleim-Hitze (➠ 9.3.4)
Voll und saitenförmig	Fülle, Stagnation (➠ Tab. 9.1, 9.2, 9.4) und Schmerzen

Tab. 4.19

4

		Pathologische Pulsqualitäten und zugeordnete Erkrankungen		
T	**Bezeich- nung**	**Eigenschaften**	**Zugeordnete Erkrankungen**	**Pulszeichnung**
		I. Oberflächliche Pulse		
1	Oberflächli- cher Puls *(Fu Mai)*	Leicht und oberflächlich, deutlich bei leichtem Druck auf die Haut zu spü- ren, wird bei stärkerem Druck schwächer oder ver- schwindet	Außen-Syndrom *(Biao Zheng)*; Schwäche-, Mangel- Syndrom (wenn kraftlos und ober- flächlich)	
2	Hohler Puls *(Kou Mai)*	Oberflächlich, groß, innen hohl, wird auch als „zwie- bellauchstängelförmiger Puls" beschrieben	Starker akuter Blut- verlust, auch bei Schädigung der Körpersäfte-*Jin-Ye*	
3	Sanfter Puls *(Ru Mai)*	Oberflächlich, dünn, nach- giebig, weich und kraftlos, verschwindet bei stärke- rem Druck	Feuchtigkeitsreten- tion bei deutlichem Mangel-Zustand, *Qi*- und Blut-Mangel	
4	Zerfließen- der Puls *(San Mai)*	Oberflächlich und zer- streut, spürbar bei leichtem Druck, bei mittelstarkem Druck allmählich hohl, ver- schwindet bei starkem Druck; wirkt beim Tasten unregelmäßig und unbe- stimmt	Oft ernsthafter Krankheitszustand: Zerstörtes Ur- sprungs-*Yuan-Qi*, großer *Qi*- und Blut- verlust, auch bei Frauen nach einer Entbindung	
5	Trommel- puls *(Ge Mai)*	Oberflächlich, straff und groß, außen hart und in der Mitte hohl, vergleich- bar mit dem Druck auf ein Trommelfell, in der tiefen Schicht leer	Mangel an Essenz- *Jing*, *Yin* und Blut, Blutverlust	
		II. Tiefe Pulse		
6	Tiefer Puls *(Chen Mai)*	Liegt in den Muskeln, nahe am Knochen; bei leichtem Druck nicht, erst bei starkem Druck deutlich in der dritten Pulsschicht spürbar	Innen-Syndrom	
7	Verborge- ner Puls *(Fu Mai)*	Liegt noch tiefer als der tiefe Puls *(Chen Mai)*; um ihn zu tasten, ist starker Druck bis auf Sehnen und Knochen nötig	Schwergradiger *Yin*- und Blutmangel; oft auch bei starker inne- rer Blockade, z. B. durch Kälte, starke Schmerzen	
8	Fixierter Puls *(Lao Mai)*	Fest, groß, kraftvoll, straff und lang; läuft tief unter den Muskeln, zwischen 6 *(Chen Mai)* und 7 *(Fu Mai)*	Ernsthafte Erkran- kung mit Blockaden, Schmerzen	

Forts. ➡

T	Bezeich-nung	Eigenschaften	Zugeordnete Erkrankungen	Pulszeichnung
Pathologische Pulsqualitäten und zugeordnete Erkrankungen *(Forts.)*				
III. Verlangsamte Pulse				
9	Langsamer Puls *(Chi Mai)*	Langsamer als der normale Puls, weniger als vier Schläge pro Atemzug (unter 60/Min.)	Kälte-Syndrom	
10	Träger Puls *(Huan Mai)*	Zeigt zwar eine normale Frequenz (viermal pro Atemzug, 60–80/Min.), ist jedoch beim An- und Abfluten träge und behäbig	Oft Hinweis auf einen Mangel oder Feuchtigkeit; bei gesunden Menschen ist er ein normaler Puls	
IV. Beschleunigte Pulse				
11	Schneller Puls *(Shuo Mai)*	Beschleunigter Puls, mehr als fünf Schläge pro Atemzug (> 100/Min.)	Hitze-Syndrom	
12	Rasender Puls *(Ji Mai)*	Extrem erregt und drängend, bei jedem Atemzug Puls mehr als sieben oder acht Schläge (> 120/Min.)	Zeichen extremen *Yin*-Mangels mit *Yang*-Überschuss; das Ursprungs-*Yuan-Qi* schwindet; Puls kurz vor Entbindung	
13	Beweglicher Puls *(Dong Mai)*	Schlüpfrig, kräftig und schnell, bewegt sich hin und her wie eine Bohne am Stängel, am deutlichsten in der *Guan*-Position	Angstzustand, akute Schmerzen, manchmal auch während der Schwangerschaft	
V. Schwache Pulse				
14	Leerer Puls *(Xu Mai)*	Schwach, weich, groß und träge, bei leichtem Druck kraftlos, wird bei mittlerem und stärkerem Druck allmählich leer	Mangel-Syndrom, *Qi*- und Blut-Mangel	
15	Verschwindender Puls *(Wei Mai)*	Sehr fein und sehr zart, manchmal spürbar, manchmal nicht, oft nur bei leichtem Druck tastbar	Möglich bei allen ernsthaften Krankheiten mit allgemeinem *Yin-*, *Yang-*, *Qi-* oder Blut-Mangel, meist ein bedrohlicher *Yang*-Mangel	
16	Kraftloser, schwacher Puls *(Ruo Mai)*	Fadenförmig, dünn, tief und sehr schwach, bei leichtem Druck nicht spürbar, erst bei starkem Druck auf der tiefen Ebene schwach tastbar	*Qi-*, Blut- und *Yang*-Mangel, chronischer Blutverlust	
17	Fadenförmiger, dünner Puls *(Xi Mai)*	Sehr dünn und fein wie ein Faden, aber in allen drei Pulstiefen gut tastbar; weich, aber gerade	Allgemeine Erschöpfung und Mangel des *Yin;* innere Feuchtigkeit mit schwergradigem *Qi*-Mangel	

4

Forts. ➡

Pathologische Pulsqualitäten und zugeordnete Erkrankungen *(Forts.)*

T	Bezeich-nung	Eigenschaften	Zugeordnete Erkrankungen	Pulszeichnung
V. Schwache Pulse *(Forts.)*				
18	Kurzer Puls *(Duan Mai)*	Kürzer als normal, kann die drei Pulspositionen nicht ausfüllen und nur in der mittleren *Guan*-Position deutlich tastbar	Verletzung, Mangel oder Blockaden des *Qi*	
19	Rauher Puls *(Se Mai)*	Kommt und geht schleifend und rau, als ob man mit einem Messer leicht an einer Bambusstange kratzt; oft dünn und kurz; fühlt sich an, als ob seine Oberfläche unregelmäßig sei	Essenz-*Jing*- und Blutverlust; Schmerzen und Blut-Stase, vor allem im Herzbereich; Tumoren	
VI. Volle Pulse				
20	Voller Puls *(Shi Mai)*	Kräftig, groß und lang in allen drei Pulstiefen	Fülle-Syndrom, Hitze im gesamten *San Jiao*	
21	Straffer Puls *(Jin Mai)*	Beim Tasten eine unglatte, kräftige und straffe Spannung spürbar; wirkt wie ein gespanntes und gleichzeitig stark verdrehtes Seil	Kälteblockade, Schmerzen und Verdauungsstörungen	
22	Überfluteter Puls *(Hong Mai)*	Breit, groß und voll an allen drei Pulspositionen, kommt mit Kraft und geht mit mäßiger Schwäche wie eine Flutwelle, die mit gebrochener Kraft zurückfließt	Üppiges Hitze-Syndrom bzw. *Yang*-Fülle-Syndrom	
23	Saitenförmiger, drahtiger Puls *(Xian Mai)*	Lang, glatt und kräftig, fühlt sich wie eine gespannte Violinsaite an, schlägt gegen den Finger	Leber- und Gallenerkrankungen, Schmerzen besonders im Brust- und Rippenbereich, Krankheiten durch Schleimansammlungen	
24	Schlüpfriger Puls *(Hua Mai)*	Verläuft glatt, fühlt sich beim Betasten rund und schlüpfrig an, kommt und geht mit Leichtigkeit, rollt unter den Fingern wie eine ölige Perlenkette	Schleim-/Feuchtigkeits-Syndrom, Nahrungsstagnation; Puls während der Schwangerschaft	
25	Langer Puls *(Chang Mai)*	Weder groß noch klein, aber lang und gerade. Die Länge des Pulses überschreitet seine normale Position. An allen drei Pulspositionen und -tiefen gut tastbar	Überschuss des *Yang-Qi*, Fülle-Syndrom, Hitze-Syndrom	

Forts. ➡

Pathologische Pulsqualitäten und zugeordnete Erkrankungen *(Forts.)*

T	Bezeich-nung	Eigenschaften	Zugeordnete Erkrankungen	Pulszeichnung
		VII. Unregelmäßige Pulse		
26	Schneller und unre-gelmäßiger Puls *(Cu Mai)*	Rasch, jagend, heftig, mit unregelmäßigen Pausen	Asthma und Husten durch Schleimblo-ckade; Fülle-Hitze-Syndrom mit üppi-gem *Yang*, Erschöp-fung des Ursprungs-*Yuan-Yin*, Herz-*Yin*-Mangel mit Hitze, Herz-Feuer	
27	Langsamer und unre-gelmäßiger Puls *(Jie Mai)*	Wirkt träge mit Pausen, die häufig und unregelmäßig und von kurzer Dauer sind; deutlich in allen Puls-tiefen tastbar	Üppiges *Yin* und Kälte-Fülle-Syn-drom, *Qi*-, Blut- und Schleimblockaden	
28	Intermittie-render Puls *(Dai Mai)*	Langsam und schwach, besteht aus zwei oder drei Schlägen mit einer regel-mäßigen, langen Pause dazwischen	Erschöpfung des *Qi* der *Zang*-Organe, Schwäche des Ur-sprungs-*Yang* sowie dadurch verursachte Schmerzzustände und Verdauungs-probleme	

Tab. 4.20

Pulskombinationen und zugeordnete Erkrankungen

Ursache und Entwicklung einer Erkrankung sind vielfältig. Der Puls zeigt daher oft nicht nur eine Qualität, sondern häufig eine Kombination von Pulsqualitäten an. ***Cave:*** Pulse mit gegensätzlichem Charakter, z. B. oberflächlicher *(Fu Mai)* und tiefer Puls *(Chen Mai)* können nicht gemeinsam auftreten!

Interpretation der Pulstastung

Eine aussagekräftige Pulsdiagnose ist nur mit ausreichender Erfahrung möglich; die Diagnose der Krankheitssymptome sollte immer auch die anderen diagnostischen Methoden mit einschließen. Bei Inkongruenz von körperlichen Symptomen und getastetem Puls entscheidet die persönliche Erfahrung über die Gewichtung hinsichtlich Diagnosestellung und Therapiemaßnahmen.

Allgemein gilt:

Akute Krankheit stimmt mit *Yang*-Pulstypen (➥ Tab. 4.20) überein.
Chronische Krankheit stimmt mit *Yin*-Pulstypen (➥ Tab. 4.20) überein.

Prognostische Wertung

Gute Prognose: Pulsbild stimmt mit den restlichen Krankheitssymptomen diagnostisch überein.

Schlechte Prognose: Pulsbild widerspricht den restlichen Krankheitssymptomen.

Beispiele: Mangel-Syndrom (➡ Tab. 9.1) zusammen mit *Yang*-Pulstypen: Weist auf Schwäche des Aufrechten-*Zheng-Qi* (➡ 3.3.1) und gleichzeitig auf ein Überwiegen des Pathogenen-*Xie-Qi* (➡ 3.6.1) hin. Akute Erkältungskrankheit zusammen mit *Yin*-Pulstypen: Weist auf einen *Qi*-Mangel (➡ 9.3.1) hin.

4.7 Zungendiagnostik

Erste Erwähnung der Zungendiagnostik im *Huang Di Nei Jing* (➡ 1.1). Theorie nach TCM: Die Zunge ist über Meridiane und Netzgefäße mit *Zang-Fu*-Organen (➡ 3.4) verbunden; der Blasen-Meridian verzweigt sich auf der Zunge; Magen- und Milz-*Qi* steigen nach oben und bilden den Belag. Der Nieren-Meridian endet in der Zungenwurzel. Der Leber-Meridian, die Nebenleitbahnen von Blase, Magen und *San Jiao* haben eine Verbindung mit der Zunge. Indirekte Verbindung haben der Lungen-, Dickdarm-, Dünndarm- und Gallenblasen-Meridian.

Eine vollständige Diagnose nach der TCM ist nur mit Zungendiagnostik möglich. *Cave:* Die Zunge spiegelt nur einen Teil eines Syndroms (einzelne Symptome) und nicht unbedingt immer das gesamte Syndrom wider!

Zungendiagnostik gibt Hinweis auf:

Krankheitssyndrom, z. B. Fülle-*Shi*- oder Mangel-*Xu*-Syndrom

Bezug zu den *Zang-Fu*-Organen (➡ Kasten S. 91)

Qualität und Quantität der pathogenen Faktoren (*Xie Qi* ➡ 3.6.1)

Krankheitsverlauf und Prognose (➡ 4.7.8).

4.7.1 Durchführung

- Zwei Stunden vor Untersuchung keine Nahrungsaufnahme. *Cave:* Farbveränderungen, Rauchen, Kaffee, schwarzer Tee, Gewürze und Alkohol führen zu einer Rotfärbung des Zungenkörpers
- Gute Ausleuchtung: Natürliche Lichtquelle oder weißes Licht: *Cave:* Gelbliches Licht einer Glühbirne oder starke Umgebungsfarben verfälschen Farbeindruck
- Entspanntes Zeigen der Zunge für eine kurze Zeit (2–3 Sek.) *Cave:* Herausstrecken über längere Zeit führt zu Farbveränderungen des Zungenkörpers ins Bläulich-Violette; besser Zunge mehrmals kurz zeigen lassen.

Die *normale* Zunge ist frei beweglich, hat einen leicht geröteten Zungenkörper, einen schwachen, dünnen, weißen und nicht abwischbaren Belag und ist leicht feucht und glänzend. Physiologische Zungenveränderungen bedenken:

- Adipöse Patienten haben einen größeren Zungenkörper als asthenische Patienten
- Ältere Patienten haben oft Zungenfurchen. *Cave:* Akutes Entstehen immer pathologisch
- Kinder haben oft durch ihre spezielle Nahrung (Milchprodukte, Früchte) einen weißen bis schmierigen Belag.

Untersuchungskriterien

- **Zungenkörper:** Form, Haltung, Farbe, Beweglichkeit
- **Zungenbelag:** Qualität, Quantität, Farbe, Lokalisation (Frage: Organbezug)
- **Wurzel des Zungenbelags:** Belag nicht mit Spatel abzustreifen (besitzt Wurzel) weist auf gute Prognose hin; Belag abzustreifen (besitzt keine Wurzel) weist auf schlechte Prognose hin
- **Feuchtigkeit:** Durch Abwischen der Zunge mit Baumwollgaze
- **Lokalisation:** ➡ Kasten (➡ Abb. 4.4).

Organbezug nach Lokalisation (➡ Abb. 4.4)

Zungenspitze: Herz; Beispiel: Gerötete Zungenspitze kann auf Hitze im Herzen deuten (➡ Abb. 4.5, hinterer Buchumschlag)

Zungenmitte: Milz und Magen; Beispiel: Rötung in der Zungenmitte kann auf Hitze im mittleren der *San Jiao* deuten

Lateraler Rand: Leber und Gallenblase; Beispiel: Gerötete Ränder können auf *Qi*-Stagnation in Leber und Gallenblase hindeuten

Zungenwurzel: Nieren und selten auch Dickdarm; Beispiel: Grauer Belag im Wurzelbereich kann auf Nieren-*Yang*-Mangel hindeuten (➡ Abb. 4.11, hinterer Buchumschlag).

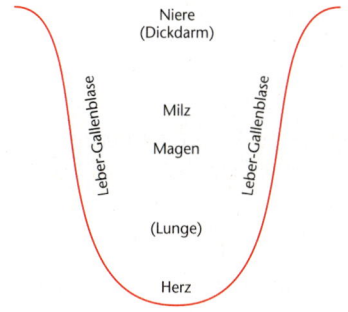

Abb. 4.4

4.7.2 Quantität des Zungenbelags

- **Dünner Belag:** Durch den Belag Zungenkörper sichtbar: Physiologisch. Falls der Belag dicker wird und Zungenkörper nicht sichtbar: Anfangsstadium einer Erkrankung mit Invasion der Körperoberfläche durch äußere pathogene Faktoren (➡ 3.6.1) bei intakter Körperabwehr (*Wei Qi* ➡ 3.3.1; Abb. 4.8, hinterer Buchumschlag)
- **Dicker Belag:** Äußere pathogene Faktoren sind ins Körperinnere eingedrungen bei geschwächter Körperabwehr; ebenfalls bei Nahrungsstagnation im Magen (➡ 11.6.5) und Feuchte-Syndrom (➡ 9.3.4; Abb. 4.9, hinterer Buchumschlag).

- **Fehlender Belag:** Mit rotem Zungenkörper (Spiegelzunge) Leber-*Yin*-Mangel und Nieren-*Yin*-Mangel (➡ 11.9.6, 11.11.20; Abb. 4.7, hinterer Buchumschlag)
- **Akutes Verschwinden des Belages:** Magen-*Yin*-Mangel (➡ 11.6.3), Magen-*Qi*-Mangel (➡ 11.6.1), Milz-*Qi*-Mangel (➡ 11.5.1)
- **Lingua geographica:** Kongenital, Parasitenbefall oder Leber-*Yin*-Mangel und Nieren-*Yin*-Mangel (➡ 11.11.20, 11.9.6).

4.7.3 Qualität des Zungenbelags

- **Stark feucht:** Kälte (➡ 9.1.3) oder Feuchtigkeit (➡ 9.3.4, 3.6.1) im Körper
- **Trocken:** Verbrauch von Körperflüssigkeit (*Jin Ye* ➡ 3.3.3), meist durch Hitze verursacht (➡ Abb. 4.7, hinterer Buchumschlag)
- **Quarkig:** Sieht aus wie Hüttenkäse oder Quark, ist im Gegensatz zum schmierigen, klebrigen Belag abwischbar, besitzt also keine Wurzel, meist Nahrungsstagnation im Magen (➡ 11.6.5; Abb. 4.10, hinterer Buchumschlag)
- **Schmierig oder klebrig:** Dick und feucht, wie nasse Vogelfedern, schwer abwischbar, meist Feuchtigkeits-Syndrom (➡ 9.3.4), Schleimretention oder Nahrungsstagnation (➡ 9.3.4, 11.6.5; Abb. 4.11, hinterer Buchumschlag).

4.7.4 Farbe des Zungenbelags

Wichtig

Veränderungen („Verfälschung") des Zungenbelags durch:
- **Rauchen:** Belag grünlich oder grau, trocken
- **Milchprodukte:** Belag weiß oder quarkig
- **Beeren:** Belag rot oder schwarz
- **Gewürze wie Curry, Senf:** Gelbfärbung des Belags
- **Kaffee, schwarzer Tee:** Braunfärbung des Belags.

Zu obigen Beeinträchtigungen der Zungendiagnostik gilt:
Ausspülen des Mundes bewirkt keine Veränderung!

Weißer Zungenbelag

Normale Zunge, auch bei Kälte-Syndrom (➡ 9.1.3) und bei Außen-Syndrom (➡ 9.1.4).

- **Dünn, weiß:** Zungenkörper nicht mehr sichtbar; äußere Wind-Kälte-Erkrankung (➡ 11.3.4, 9.4.1) oder Mangel-Kälte-Syndrom (➡ Tab. 9.4)
- **Weiß, feucht und schmierig/klebrig:** Schleimretention (➡ 9.3.4), Kälte oder Feuchte-Syndrom (➡ Tab. 9.2, Kap. 9.3.4) oder Verdauungsstörungen mit Nahrungsstagnation im Magen (➡ 11.6.5; Abb. 4.11, hinterer Buchumschlag)
- **Weiß, trocken und schmierig/klebrig:** Akkumulation von Feuchtigkeit, Schleim und Hitze
- **Weiß, trocken und „quarkig":** Schleim und Hitze im Magen durch Nahrungsstagnation (➡ 11.6.5; Abb. 4.10, hinterer Buchumschlag).

Gelber Zungenbelag

Weist auf Hitze-Syndrom (➡ 9.1.3)

- **Dünn, leicht gelb, aber noch feucht:** Äußere Hitze und Wind sind in die Körperoberfläche eingedrungen, bisher ohne Schädigung der Körperflüssigkeit
- **Dünn, gelb und trocken:** Schweres Hitze-Syndrom (➡ 9.1.3) bei schon geschädigter Körperflüssigkeit
- **Dick, gelb, schmierig/klebrig und feucht:** Feuchte-Hitze-Retention im Körper (➡ 9.3.4) oder Hitze und Nahrungsstagnation im Magen (➡ 11.6.5; Abb. 4.5, hinterer Buchumschlag)
- **Dick, gelb und trocken:** Starker Verbrauch der Körperflüssigkeit durch starke Hitze (➡ 9.1.3)
- **Gelb, schwarz, z. T. mit Furchen:** Fast vollständige Exsikkose der Körperflüssigkeit durch extreme Hitze (➡ 9.1.3).

4

Grauer Zungenbelag

Weist auf Innen-Hitze (➡ Tab. 9.5) oder Feuchte-Kälte-Syndrom (➡ 9.3.4)

- **Grau und trocken:** Verbrauch der Körperflüssigkeit durch lang andauernde Hitze (➡ 9.1.3)
- **Grau und feucht:** Schleimretention (➡ 9.3.4) oder Feuchte-Kälte im Körperinnern (➡ 9.3.4; Abb. 4.11, hinterer Buchumschlag).

Schwarzer Zungenbelag

Entsteht meist aus gelbem oder grauem Belag; kritische Krankheitszustände oder nach Medikamenteneinnahme (➡ Abb. 4.6, hinterer Buchumschlag)

- **Schwarz und trocken:** Extremes Feuer (➡ 3.6.1, 9.1.3) mit fast vollständiger Exsikkose der Körperflüssigkeit
- **Schwarz mit Furchen und prominenten Papillen:** Extremes Innen-Hitze-Syndrom (➡ Tab. 9.5) aufgrund fast vollständigen Nieren-*Yin*-Mangels (➡ 11.9.6), kritischer Zustand
- **Schwarz und feucht:** Nach oben steigende Feuchtigkeit durch *Yang*-Mangel des Mittleren der *San Jiao* und Kälte.

4.7.5 Form des Zungenkörpers

Geschwollen (oft mit Zahnabdrücken) und vergrößert

Differenzierung nach zusätzlichen Befunden
Weitere DD nach Farbe:

- **Blass:** Meist Milz-*Qi*- und Milz-*Yang*-Mangel (➡ 11.5.1, 11.5.2) und Nieren-*Qi*- und Nieren-*Yang*-Mangel (➡ 11.9.3, 11.9.2; Abb. 4.12 und 4.16, hinterer Buchumschlag)
- **Leicht gerötet, mit dickem, schmierigem/klebrigem Belag:** Aufsteigende Hitze durch Schleim- und Feuchtigkeitsretention (➡ 9.3.4)
- **Karminrot:** Innen-Hitze im Herzen und in der Milz.

Dünn und verkleinert (zart)

Weist auf *Yin*-Mangel oder *Qi*- und Blutmangel

- **Dünn und blass:** *Qi*- und Blut-Mangel (➡ 9.3.1, 9.3.2, 9.3.3)
- **Dünn und rot**: Aufsteigendes *Yang* durch *Yin*-Mangel-Syndrom (➡ Tab. 9.4).

Papillen

Auffallend große Papillen auf der Zungenoberfläche durch große Hitze, *Ying*-Stadium (➡ 9.5.3) und loderndes Herzfeuer (➡ 11.1.6); je nach Lokalisation der Papillen kann auf das betroffene *Zang-Fu*-Organ geschlossen werden (➡ Abb. 4.5, hinterer Buchumschlag).

Furchen

Physiologisch im Alter und kongenital bei ungefähr 0,5% der Bevölkerung. Akutes Entstehen: *Yin*-Mangel (➡ Tab. 9.4) oder starke Hitze im Körperinnern (➡ Tab. 9.5; Abb. 4.13, hinterer Buchumschlag).

- **Breite, tiefe Mittelfurche:** Hinweis für Magen-*Yin*-Mangel (➡ 11.6.3)
- **Lange, bis fast zur Herzspitze reichende Mittelfurche:** Bei roter Zunge ohne Belag Hinweis für Herz- und Nieren-*Yin*-Mangel (➡ 11.11.11), bei roter Zungen-spitze und tiefer Furche Hinweis für Herz-Feuer (➡ 11.1.6)
- **Vertikale Furchen:** Oberflächliche Furchen weisen auf Magen- und Milz-*Qi*-Mangel mit Blut-Mangel hin. Tiefe Furchen weisen auf starken *Yin*-Mangel hin. Lokalisation der Furchen gibt Hinweis auf betroffenes *Zang-Fu*-Organ.

Zahnabdrücke

Entstehen durch Vergrößerung der Zunge am Zungenrand, meist durch Milz- (➡ 11.5.1, 11.5.2) und Nieren-*Yang*-Mangel (➡ 11.9.2, 11.11.17; Abb. 4.12, hinterer Buchumschlag).

4.7.6 Haltung des Zungenkörpers

Verkürzter Zungenkörper

Zunge kann nicht mehr herausgestreckt werden; entsteht durch verkürztes Frenulum oder bei schwerer Erkrankung.

- **Verkürzt, blass und feucht:** Kälte-Stagnation in den Muskeln (➡ Tab. 9.2) und dadurch Kontraktion der Zungenmuskulatur
- **Verkürzt, rot und trocken:** Starke Hitze und Fieber mit Exsikkose und Muskelspas-men (➡ Abb. 4.15, hinterer Buchumschlag).

Tremor des Zungenkörpers

Durch Mangel an *Qi*, Körperflüssigkeit, Blut und *Yang* (➡ 9.3.1–3, Tab. 9.4) kann Zungenmus-kulatur nicht mehr ernährt werden mit nachfolgendem Tremor; weiterhin bei innerem Wind durch starkes Innen-Hitze-Syndrom (➡ Tab. 9.5, 11.7.6). Weitere DD nach Farbe:

- **Karminrote Zunge:** Fülle-Hitze (➡ Tab. 9.4) führt zur Exsikkose oder verursacht inneren Wind

- **Blasse trockene Zunge:** *Qi*- und Blut-Mangel (➡ 9.3.1–3).

Atrophie der Zungenmuskulatur

Extreme *Qi*-, Blut- und *Yin*-Mangel-Zustände

- Schnell entstehend und roter Zungenkörper: Starke Hitze schädigt *Yin* und Blut (➡ 3.6.1, 9.3.2, 9.5.2, 9.3.3; Abb. 4.15, hinterer Buchumschlag)
- Langsam entstehend und blasser Zungenkörper: Starker *Qi*- und Blut-Mangel (➡ 9.3.1–3)
- Langsam entstehend und roter Zungenkörper: Leber-*Yin* (➡ 11.7.1) und Nieren-*Yin*-Mangel (➡ 11.9.6, 11.11.20) aufgrund chronischer Erkrankungen.

Steifer Zungenkörper

Zungenkörper kann nicht frei bewegt werden

- Karminrote und steife Zunge: Invasion des Perikards durch starke Hitze (➡ 9.5.6, 9.5.8, 3.6.1) oder starke *Yin*-Schädigung durch Hitze häufig bei Apoplex und Bewusstlosigkeit.

Deviation des Zungenkörpers

Aufkommender Leber-Wind (➡ 11.7.6) oder Schleim und Feuchtigkeit (z. B. Apoplex oder TIA ➡ 12.1.8; Abb. 4.14, hinterer Buchumschlag).

4.7.7 Farbe des Zungenkörpers

Wichtig

Veränderungen („Verfälschung") der Farbe des Zungenkörpers durch:

- Scharfe oder heiße Nahrung: Hyperämie der Zunge (rot)
- Karotinhaltige Nahrung und Vitamine: Gelbliche Verfärbung
- Medikamente: ➡ Abb. 4.6, hinterer Buchumschlag
- Langes Sprechen: Rote Zungenspitze möglich
- Nach langem Schreien von Kleinkindern können sich Zeichen einer Blut-Stase bilden oder kann sich der Zungenkörper rot verfärben

Zu obigen Beeinträchtigungen der Zungendiagnostik gilt: Ausspülen des Mundes bewirkt keine Veränderung!

Blasser Zungenkörper

Mangel-Kälte-Syndrom oder *Qi*- und Blut-Mangel

- **Blass, vergrößert, weich, teilweise Zahnabdrücke:** Milz-*Yang*-Mangel und Nieren-*Yang*-Mangel (➡ 11.5.2, 11.9.2, 11.11.17; Abb. 4.12, hinterer Buchumschlag)
- **Blass und dünn:** *Qi*- und Blut-Mangel (➡ 9.3.1–3).

Roter Zungenkörper

Fülle- oder Mangel-Hitze. Weitere DD nach Farbe des Belags:

- **Gelber Belag:** Fülle-Hitze (➡ Tab. 9.4; Abb. 9.5, hinterer Buchumschlag)
- **Wenig oder ohne Belag:** Mangel-Hitze aufgrund eines *Yin*-Mangel-Syndrom (➡ Tab. 9.4).

Dunkelroter (karminroter) Zungenkörper

Schwere Hitze im *Ying*-Stadium (*Yingfen* ➡ 9.5.3) oder lang andauernde Hitze im Körper; meist im Herzen (➡ 3.4.1, 9.5) oder Magen (➡ 3.4.6, 9.5)

- **Ohne Belag, teilweise Furchen:** Mangel-Hitze aufgrund eines starken *Yin*-Mangel-Syndroms (➡ Tab. 9.4; Abb. 4.7, hinterer Buchumschlag)
- **Gelber Belag:** Hitze-Fülle (➡ Tab. 9.4).

Blauvioletter Zungenkörper

Blut-Stase (➡ 9.3.2)

- **Dunkelrotviolett mit trockenem Belag:** Blut-Stase und Innen-Hitze-Syndrom (➡ Tab. 9.5)
- **Leicht violett mit feuchtem Belag:** Blut-Stase und Innen-Kälte-Syndrom (➡ Tab. 9.5)
- **Nur einzelne violette Makula:** Blut-Stase (➡ 9.3.2), leichte Form.

Zungenunterseite

Gefäße vergrößert, geschlängelt und blau bis violett: Blut-Stase (➡ 9.3.2) und Krankheiten im Herz-Meridian.

4.7.8 Prognostische Kriterien

Quantität des Zungenbelags

1 = kein Belag, 2 = normaler Belag, 3 = dicker Belag

- Wachstum des Belags (2 zu 3): Schlechte Prognose; Krankheit verlagert sich von der Körperoberfläche in das Körperinnere
- Verminderung des Belags (3 zu 2): Heilungsprozess schreitet fort
- Verschwinden des Belags (2 zu 1): Schlechte Prognose; *Yin*-Schädigung durch chronische Krankheit
- Entstehung eines neuen dünnen Belags (1 zu 2): Heilungsprozess, erneute Stärkung von *Yin*.

Farbveränderung des Zungenbelags

- Farbveränderung von weiß zu gelb über dunkelgelb bis grau oder schwarzgelb: Anstieg der Hitze im Körper
- Farbveränderung in umgekehrter Reihenfolge: Verbesserung und Heilung der Krankheit.

Wurzel des Zungenbelags

Kann ein Belag im Verlauf einer Krankheit plötzlich mit einem Spatel abgewischt werden (Belag hat seine Wurzel verloren) oder verschwindet der Belag: Hinweis auf ungünstigen Krankheitsverlauf. Empfehlung: Karzinomausschluss. *Cave:* Eine Ausnahme bildet der „quarkige" Belag – er kann immer abgewischt werden.

4.7.9 Übersicht der häufigen Zungenbefunde

Häufige klinische Zungenbefunde	
Aspekt	**Syndrome**
Zungenkörper: Blass **Zungenbelag:** Dünn, weiß	Äußerer pathogener Wind (➥ 3.6.1) und Kälte (➥ 3.6.1, 11.3.4, 9.4.1) sind in Körperoberfläche eingedrungen oder *Yang*- und *Qi*-Mangel (➥ Tab. 9.4, 9.3.1) führt zu innerer Kälte
Zungenkörper: Normal oder rot **Zungenbelag:** Dünn, weiß oder leicht gelb	Äußerer pathogener Wind (➥ 3.6.1) und Hitze (➥ 3.6.1, 11.3.5, 9.5) sind in die Körperoberfläche eingedrungen
Zungenkörper: Blass **Zungenbelag:** Weiß, schmierig/klebrig, feucht	Kälte und Feuchtigkeitsretention (➥ 9.3.4) im Innern des Körpers (➥ Abb. 4.11, hinterer Buchumschlag)
Zungenkörper: Blass **Zungenbelag:** Weiß, schmierig/klebrig, feucht, v. a. in der Mitte und an der Wurzel	Milz- und Magen-Mangel-Syndrom (meist *Qi*- und *Yang*-Mangel ➥ 11.5.1, 11.5.2, 11.6.1) führt zu einer Akkumulation von Feuchtigkeit und Kälte im Innern
Zungenkörper: Normal oder rot **Zungenbelag:** Leicht gelb, schmierig/klebrig	Hitze und Feuchtigkeitsretention (➥ Tab. 9.5, 9.3.4) im Innern des Körpers (➥ Abb. 4.5, hinterer Buchumschlag)
Zungenkörper: Rot, trocken **Zungenbelag:** Wenig oder kein Belag	*Yin*-Mangel (➥ Tab. 9.4) und Innen-Hitze-Syndrom (➥ Tab. 9.5; Abb. 4.7, hinterer Buchumschlag)
Zungenkörper: Rot **Zungenbelag:** Wenig, trocken, weiß oder gelb	Starkes Innen-Hitze-Syndrom (➥ Tab. 9.5) führt zu Mangel an Körperflüssigkeit. Veränderung der Farbe in karminrot, Steigerung der inneren Hitze
Zungenkörper: Blass; blasse Lippen/Fingernägel	Blut-Mangel häufig kombiniert mit *Qi*-Mangel (➥ 9.3.3, 9.3.2, 9.3.1)

Tab. 4.21

Arbeitstechniken der TCM

J. TANG, R. POTHMANN, C. FOCKS, A. POLLMANN,
N. POLLMANN, O. WOLF, N. SOMMER

5

5

5.1	**Akupunktur**	100
5.1.1	Indikationen und Kontraindikationen ▪ J. TANG	100
5.1.2	Komplikationen ▪ J. TANG	100
5.1.3	Nadeln ▪ J. TANG	102
5.1.4	Technik ▪ J. TANG	103
5.1.5	Nadelverweildauer ▪ J. TANG	107
5.1.6	*De-Qi* ▪ J. TANG	108
5.1.7	Klassische Stimulationsmethoden ▪ J. TANG	109
5.1.8	Elektrostimulation ▪ R. POTHMANN	112
5.1.9	TENS-Stimulation ▪ R. POTHMANN	112
5.1.10	Injektionsakupunktur ▪ R. POTHMANN	114
5.1.11	Laserakupunktur ▪ R. POTHMANN	117
5.1.12	Mikroaderlass mit Dreikantnadel ▪ C. FOCKS, J. TANG	119
5.1.13	Mikroaderlass mit Pflaumenblütenhämmerchen	
	(Mei Hua Zhen) ▪ C. FOCKS, J. TANG	121
5.1.14	Dauernadeln ▪ C. FOCKS	123
5.1.15	*Gua-Sha*-Methode *(Gua Sha Fa)* ▪ C. FOCKS	123
5.1.16	Indikationen für Mikroaderlass mit	
	Schröpfen und Moxibustion ▪ C. FOCKS	124
5.2	**Moxibustion** ▪ A. POLLMANN, N. POLLMANN	126
5.2.1	Indikationen	127
5.2.2	Kontraindikationen	128
5.2.3	Techniken	129
5.3	**Schröpfen** ▪ A. POLLMANN, N. POLLMANN	131
5.3.1	Wirkungen und Nebenwirkungen	131
5.3.2	Anwendung	131
5.3.3	Material und Techniken	132

Akupunktur

Indikationen und Kontraindikationen

Indikationen

...he Indikationenkatalog der Akupunktur (➥ 2.1).

...upunktur auch als adjuvante Therapie möglich, z.B. bei malignen Erkrankungen zur ...handlung von Sekundärsymptomen wie Schmerzen, Übelkeit (➥ 12.17.4), exogene ...pilepsie (➥ 12.11.15) und v. a. (➥ Therapiekapitel 12).

Kontraindikationen

- Akute (lebensbedrohliche) Erkrankungen: z.B. allergisches Ödem, Hypertonie, Krise oder Status asthmaticus
- Erkrankung mit akutchirurgischer Interventionspflicht: z.B. Ileus, Perforation im GIT
- Erhöhte Blutungsneigung, z.B. bei Faktorenmangel, ausgeprägter Thrombozytopenie, Einnahme von Antikoagulanzien wie Phenprocoumon-Marcumar®, Falithrom®, Coumadin® etc. In diesen Fällen: Ausweichen auf Laserakupunktur (➥ 5.1.11), Moxibustion (➥ 5.2), TENS (➥ 5.1.9) möglich. *Anmerkung:* Unter Low-Dose-Heparinisierung (z.B. im Rahmen einer Gestosebehandlung oder Arthroskopie oder Sectio) darf eine Nadelakupunktur durchgeführt werden.
- Präfinalstadien
- Punktlokalisation in verletzten oder geschädigten Bereichen: Verbrennungen, Hautinfektionen, Ekzeme u.a.
- Psychische Störungen (relativ): z.B. schizomanische oder Affektstörungen mit starker Plus-Symptomatik (Gefahr der Abwehrreaktion bei der Nadelung)
- Schwangerschaft (relativ): *Cave:* Bei **Di 4, Mi 6, Bl 60, Bl 67** sowie den Punkten im Bauchbereich; starke Stimulation immer vermeiden (siehe auch Hinweise ➥ 12.15).

Wichtig

Vor Behandlungsbeginn klare Diagnosestellung aus westlicher Sicht. Eine Akupunkturtherapie sollte nicht durchgeführt werden, wenn die Reserven des Organismus zur funktionellen Selbsthilfe erschöpft sind oder eine andere Behandlungsmethode anerkanntermaßen wirksamer ist.

5.1.2 Komplikationen

Nadelkollaps

- **Ursachen:** Patienten mit geschwächtem AZ, Asthenie, Nadelung im Sitzen oder Stehen, übermäßige Angst und Verspannung des Patienten, zu starke Stimulation (➥ 5.1.7); Nadelung im Hungerzustand oder direkt nach einer Hauptmahlzeit, nach starkem Schwitzen oder Blutverlust

Si...
A...
B...

5.4	***Taijiquan*** ▪ O. WOLF	1...
5.4.1	Einführung	13...
5.4.2	Stilrichtungen und Formen	136
5.4.3	Prinzipien	136
5.4.4	Therapeutische Anwendung	136
5.5	***Qi Gong*** ▪ O. WOLF	137
5.5.1	Formen	138
5.5.2	Prinzipien	138
5.5.3	Therapeutische Anwendung	139
5.6	***Tui-Na-Massage*** ▪ N. SOMMER	143
5.6.1	Therapeutische Anwendung	143
5.6.2	Techniken	144
5.6.3	Häufig verwendete Techniken der Kinder -*Tui-ua*	148

- **Maßnahmen:** Nadeln sofort entfernen, Schocklagerung und Patienten warm halten, evtl. warmes Getränk trinken lassen; ggf. Notfallpunkte **Du 20, 25, 26, Pe 6** und **Ni 1** (falls zugänglich) nadeln; Dokumentation
- **Prophylaxe:** Gute psychologische Vorbereitung (Gespräch, Patientenmerkblatt ➡ Abb. 2.2, S. 1174, kurzer Hinweis vor jedem Nadeleinstich), Erstbehandlung immer im Liegen, sanfte Stimulation; so wenig Nadeln wie möglich, so viele wie nötig; Füße des Patienten warm halten. *Cave:* Bei sehr empfindsamen Patienten ist auch im Liegen ein Kollaps möglich!

Blutung oder Hämatom

- **Ursachen:** Punktion eines größeren Blutgefäßes; zu starke Stimulation, besonders kurz vor dem Herausziehen der Nadel; Gewebeschaden durch Nadelspitze
- **Maßnahmen:** Dokumentation. Kompression der Punktionsstelle bei der Nadelentfernung (*Cave:* Im Gebiet großer Arterien wie z.B. **Bl 40** gute Nachkontrollen durchführen; Einzelfalldarstellung eines Aneurysmas nach Punktion veröffentlicht); bei großem Hämatom kalte Kompressen verwenden; Heparinsalbe
- **Prophylaxe:** Nadelkontrolle vor dem Einstechen, Verwendung von Einmalsterilnadeln (Nadelspitze weniger traumatisierend).

Hautinfektionen

- **Ursachen:** Unzureichende Hautdesinfektion, unzureichende Sterilisation bei wieder verwendbaren Nadeln; „Vergessen" von Dauernadeln
- **Maßnahmen:** Dokumentation. Therapie entsprechend dem Schweregrad der Infektion nach den üblichen (westlichen) Richtlinien
- **Prophylaxe:** Sorgfältige Hautdesinfektion, Verwendung von Einmalsterilnadeln, ordnungsgemäße Sterilisation bei wieder verwendbaren Nadeln (➡ 2.2, Hilfsmittel). Bei Verwendung von Dauernadeln Nadeln rechtzeitig wieder entfernen (in der Körperakupunktur nach 2–3 Tagen, in der Ohrakupunktur nach max. 4–5 Tagen oder sofort bei Infektionszeichen).

Verletzung innerer Organe

- **Ursachen:** Nichtbeachtung der Stichtiefe (*Cave:* Pneumothorax) und Stichrichtung v.a. bei asthenischen Patienten oder Emphysematikern, unzureichende Nadelungstechnik etc.
- **Maßnahmen:** Dokumentation. Wichtig ist das rechtzeitige Erkennen der Verletzung und des Schweregrades, ggf. stationäre Aufnahme.

Akzidentelle Verletzung

- **Ursachen:** Schlechte Nadelungstechnik, unruhiger Patient, reflektorische Abwehrreaktion
- **Maßnahmen:** Dokumentation. Therapie entsprechend dem Ausmaß der Verletzung nach den üblichen (westlichen) Richtlinien
- **Prophylaxe:** Hand bei der Nadelung abstützen, jeden Einstich vorher dem Patienten mitteilen. Bei Nadelung an beweglichen Körperteilen: Fixation (der Extremität) mit der linken Hand, Kopfabstützung durch Nackenrolle oder Kopflochkissen; in schwierigen Fällen Hilfspersonen einsetzen.

Festsitzende Nadel

- **Ursachen:** Muskulärer Spasmus bei Triggerpunktnadelung, das Bindegewebe verdreht sich um die Nadel (v. a. bei starker Stimulation und bei vorgeschädigten Nadeln), Nadelverbiegung durch Patientenbewegung oder bei unangemessener Nadeltechnik

5

- **Maßnahmen:** Zunächst Patienten beruhigen. Bei Verbiegung durch Bewegung den Patienten bitten, vorsichtig wieder die Ausgangsposition einzunehmen, dann das angrenzende Gewebe um die festsitzende Nadel durch leichtes Beklopfen mit den Fingern entspannen und Nadel entfernen; oder einen anderen Punkt in der Nähe nehmen, fest massieren, dann diese Nadel entfernen. *Cave:* Festsitzende Nadel nie mit Gewalt herausziehen!
- **Prophylaxe:** Mikromassage des Punktes vor Punktion; einwandfreies Material, am besten Einmalsterilnadel verwenden; Nadeln nie bis zum Griff einführen; bei Stimulation die Nadel nie nur in eine Richtung drehen; optimale (entspannte) Lagerung (➟ 5.1.4, praktische Voraussetzung). Patient soll sich während der Akupunkturbehandlung möglichst nicht oder nur langsam bewegen und nicht sprechen (Patientenaufklärung vor Behandlung, z.B. durch Patientenmerkblatt [➟ Abb. 2.1 und S. 1173]).

Sonstige Komplikationen

- **Schmerz beim Einstich:** Vermeidung durch richtige Lokalisation (*Cave:* Nerven, alte Narben, Haarporen) und Stichtechnik, z.B. vor dem Stechen den Punkt massieren, schneller durch die Haut stechen (Trockenübungen zur Stärkung der Fingerkraft mit festem Watteball)
- **Schmerz bei liegender Nadel:** Kommt selten vor. Vermeidung durch leichtes Zurückziehen der Nadel; evtl. Nadellokalisation durch Stichrichtung und –tiefe revidieren
- **Eingeschränkte Verkehrstüchtigkeit:** Vermutlich bedingt durch endokrine Nachschwankungen mit verzögert auftretender Müdigkeit und Verlängerung der Reaktionszeit. Patientenaufklärung vor Behandlung, z.B. durch Patientenmerkblatt (➟ Abb. 2.2)
- **Erstverschlimmerung:** Kommt selten vor. Vermeidung durch möglichst wenig Nadeln und Stimulation in der ersten Sitzung. Ganz anders als in der Homöopathie kein erwartetes Phänomen. Ausnahme: Bei Behandlung eines Außerordentlichen Gefäßes (➟ 6.3) in den ersten 3 Tagen oft Hinweis auf Regulation des Gefäßes und damit auf Therapieerfolg (➟ 6.3.11).

5.1.3 Nadeln

Material: Meist Einmalstahlnadeln (neutral bis leicht ableitend); selten und meist nur in der Ohrakupunktur: Nadeln aus Gold (stärkend/„tonisierend") oder Silber (ableitend/dispergierend/„sedierend").

Beschichtung: Evtl. mit Silikon. Vorteil: Verminderter Einstichschmerz, müheloseres Vorschieben. Nachteil: Allergien, Gewebeirritation durch Fremdmaterial. *Cave:* Bei empfindlichen Patienten ➟ silikonfreie Nadeln verwenden.

Nadelgriff: Plastikgriff oder Kupfer-Aluspirale. Vorteil des Spiralgriffs: Günstig bei Moxibustion mit Moxanadel (➟ 5.2.3), bessere Handhabung bei Stimulationstechniken, elektrische Leitfähigkeit für Elektrostimulation (neuerdings aber auch Plastikgriffe mit elektrischer Leitfähigkeit erhältlich, z.B. von Seirin, Adressen ➟ 14.2.1)

- *Japanischer Typ* (zylindrisch: Spiralig, glatt oder profiliert): Ermöglicht das Aufsetzen von japanischen Moxacaps (Moxanadel ➟ 5.2.3), die Moxa zum Erwärmen der Nadel aufnehmen können
- *Chinesischer Typ:* Variante 1 (spiralig): Einmal oder wieder verwendbare Nadeln, gute Griffeigenschaften bei Manipulationstechniken. Variante 2 (geflochten): Wieder verwendbare Nadeln, sehr gute Griffeigenschaft, sicher und gezielt zu manipulieren.

Empfehlungen für Nadelgrößen (Angaben in mm)			
Therapiebereiche	Ohrakupunktur	Gesichtsakupunktur*	Körperakupunktur
Kleinkinder*	0.20 × 15, 0.16 × 30 (**)	0.20–0.25 × 15–25, 0.12 × 30 (**)	0.20 × 15–25, 0.12–0.16 × 30 (**)
Kinder bis 14 J.	0.20 × 15–25	0.20–0.25 × 20–40, 0.16 × 30 (**)	0.25–0.30 ×x 20–50, 0.25 × 40 (**) und 0.30 × 50 (**)
Erwachsene	0.20–0.30 × 10–30	0.20–0.30 × 20–30, 0.16 × 30 (**)	0.25–0.35 × 25–60
Schmerzempfindliche Patienten*	0.20–0.30 × 10–15	0.20 × 15–25, 0.16 × 30 (**) und 0.25 × 40 (**)	0.20–0.25 × 15–40, 0.25 × 40 (**) und 0.30 × 50 (**)
* Japanische Tubennadeln bevorzugen ** Empfehlenswerte Nadelgrößen bei japanischen Tubennadeln			

Tab. 5.1

5

Nadelgrößen: Standardgrößen sind (jeweils in mm): 0.20 × 15, 0.20 × 25, 0.25 × 40, 0.30 × 30, 0.30 × 50, 0.35 × 50, 0.35 × 60 u. a.

Nadellänge: In der Körperakupunktur meist 25–50 mm.

- Kürzere Nadeln (≤ 15 mm): Für muskelarme Bereiche (z. B. Ohren, Gesicht) oder bei Kleinkindern
- Längere Nadeln (≥ 40 mm): Für muskelreiche Körperregionen (Gesäß, Oberschenkel etc.) oder in der Schädelakupunktur (➡ 7.2).

Nadelstärke: Durchmesser meist zwischen 0.15 und 0.30 mm in Abhängigkeit von der Länge.

- Dicke Nadeln (länger): Für muskelreiche Körperregionen; Vorteil: Starke *De-Qi*-Sensation, gut zu manipulieren; Nachteil: Schmerzhaft, erfordert Geschick
- Dünne Nadeln (kürzer): Für Gesicht, Ohr, bei Kindern und schmerzempfindlichen Patienten; Vorteil: Weniger schmerzhaft; Nachteil: Schwache *De-Qi*-Sensation, schlechter zu führen und zu manipulieren.

Anmerkung: Chinesische Nadeln meist etwas dicker. Herstellerrichtlinien für Anwendungsbereiche beachten (Empfehlungen für Nadelgrößen ➡ Tab. 5.1).

Wichtig

Dünne japanische Tubennadeln mit Einführhülse: Für sensible Patienten (z. B. Kinder) und empfindliche Körperstellen (Gesicht). **Technik:** Nadel kurz in der Hülse freidrehen, auf die Haut aufsetzen und durch leichtes Klopfen mit einem Finger auf den herausragenden Griff die Nadel in die Haut platzieren. Dann die Hülse entfernen und die Nadel weiter in die gewünschte Tiefe stechen. **Vorteil:** Auch für Ungeübte. **Nachteil:** Oft kaum *De-Qi*-Sensation (➡ 5.1.6) auszulösen, schlechter zu manipulieren, teurer. Empfehlungen für Nadelgrößen ➡ Tab. 5.1.

5.1.4 Technik

Praktische Voraussetzungen

Situative Voraussetzung des Patienten: Kein Alkohol-, Drogen- oder Sedativeinfluss, möglichst ausgeruht, kein starkes Hungergefühl, nicht direkt nach reichhaltiger Mahlzeit; nicht ausgekühlt (Erwärmung durch Deckenstrahler, Rotlicht für Füße, leichte Woll- oder Seidendecken, erwärmte Kastanien- oder Kirschkernsäckchen etc.).

Lagerung: Kriterien sind die bequeme Haltung für den Patienten und die Zugänglichkeit der Einstichstellen für den Therapeuten.

- *Liegend:* Günstig, da Kollapsgefahr gemindert und Entspannung größer. Lagerungshilfen: Kissen (unter Arme/Knie, in Bauchlage unter die Sprunggelenke und unter Brust/Bauch)
- *Seitenlage:* Günstig bei Nadelung der Beinseiten, lateraler Rippenregion sowie gleichzeitige Nadelung der Rücken- und Bauchpunkte; *Cave:* Punktlokalisation (Rücken/Bauch) erschwert
- *Sitzend oder stehend:* Indiziert z.B. bei Ausführung von Bewegungsübungen des Patienten (Fernpunktstimulation z.B. bei Gelenk-*Bi*-Syndromen ➡ 12.10.1). Lagerungshilfen im Sitzen: Kopfabstützung durch Stuhllehne, z.B. bei Nadelung im Hals- oder Nackenbereich (je nach Punktlokalisation mit Überstreckung oder Beugung im Halsbereich) oder bequeme Armlagerung auf Tisch oder Liege zur Nadelung der Arm- und Handpunkte.

Einstichmethoden

- **Hautzwickmethode:** Bei muskelarmen Bereichen die Haut der Akupunkturstelle mit der einen Hand hervorziehen und die Nadel mit der anderen Hand wie üblich unter Herumdrehen und Drücken einstechen (➡ Abb. 5.1), z.B. bei Punkt **Ex-HN 3** *(Yintang).*
- **Lange Nadel:** Nadelschaft mit steriler Watte mit der linken Hand umfassen (*Cave:* Nicht mit den Fingern die Nadelspitze berühren), mit der rechten Hand den Nadelgriff wie üblich fassen, Einführen der Nadel bei gleichzeitigem Drücken und Drehen (➡ Abb. 5.1)
- **Dehnungsmethode:** Bei schlaffer Haut (z.B. bei älteren Patienten, adipöser Bauchbereich) diese über dem Punkt mit Daumen und Zeigefinger der linken Hand dehnen und spannen, um einen schnellen Hautdurchstich zu ermöglichen (➡ Abb. 5.1)
- **Fingernageldrückmethode:** Mit dem Daumennagel der linken Hand den Punktbereich drücken, um die Nadel gezielter und schneller durch die Haut führen zu können, dann mit der rechten Hand die Nadel mit einer schnellen Bewegung einstechen, gleichzeitig die linke Hand sanft anheben und die Haut loslassen → besseres Eindringen der Nadel (➡ Abb. 5.1)
- **Punktionsmethode:** Nadel mit Zeigefinger und Daumen kurz vor der Nadelspitze fixieren und schnell in die Haut des Patienten einstechen (➡ Abb. 5.1)
- **Fingerdrückmethode:** Nadel mit Daumen und Zeigefinger der rechten Hand am Nadelgriff in der Nähe der Nadelwurzel halten, dann mit dem Mittel- oder Ringfinger den Rand der Akupunkturstelle drücken, die Nadel entlang diesem Finger lenken und schnell unter Drücken der Haut und Herumdrehen der Nadel durch die Haut stechen (➡ Abb. 5.1)

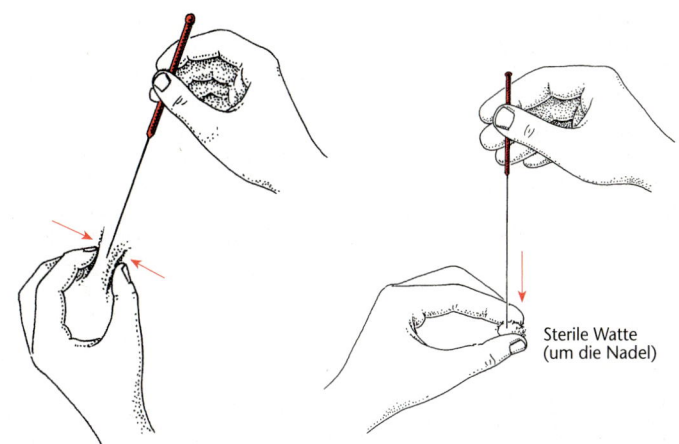

Hautzwickmethode

Lange Nadel

Sterile Watte
(um die Nadel)

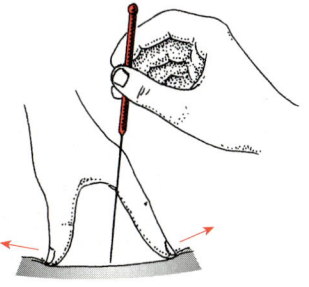

Dehnungsmethode

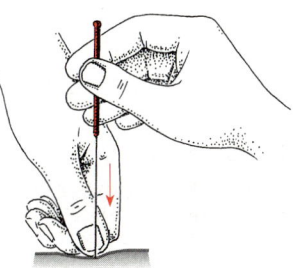

Fingernageldrückmethode

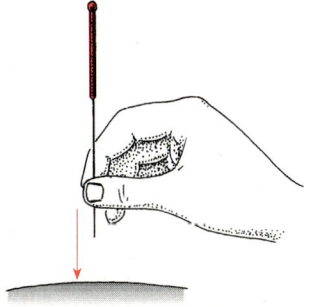

Punktionsmethode

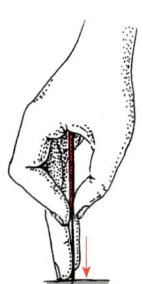

Fingerdrückmethode

Abb. 5.1

Einstichwinkel

In Abhängigkeit von Körperregion, Muskeldicke und Stimulationsmethode Verwendung von unterschiedlichen Stichwinkeln (➡ Abb. 5.2).

- **Senkrecht (90°):** Im Lendenbereich, am Gesäß, am Bauch und an den Extremitäten mit dicker Muskel- und Fettschicht
- **Schräg (30–60°):** Bei dünner Muskelschicht oder in der Nähe von anatomischen Strukturen (*Cave:* Organverletzung)
- **Flach und horizontal s. c. (< 20°):** Bei Akupunkturstellen mit sehr dünner Muskel- und Fettschicht, z. B. Knochenstellen wie am Schädel.

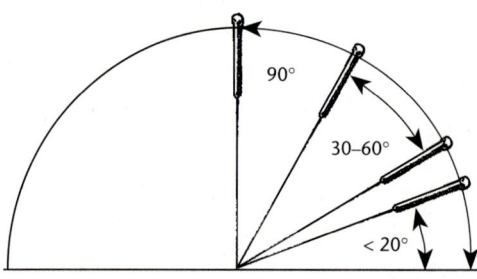

Einstichwinkel: – senkrecht (90°)
– schräg (30–60°)
– flach/horizontal (< 20°)

Abb. 5.2

Stichtiefe

- **Tiefer stechen:** Bei Adipositas, jüngeren Patienten, *Yin-* und/oder chronischen Erkrankungen, muskelreichen Stellen, im Herbst und Winter
- **Flacher stechen:** Bei Asthenikern, Kindern, älteren Patienten, *Yang-* und/oder akuten Erkrankungen, muskelarmen Stellen, im Frühling und Sommer.

Mehrnadeltechnik

Prinzip: Reizverstärkung durch mehrere Nadeln in derselben Akupunkturstelle (➡ Abb. 5.3).

- **Nebennadel:** Neben der Nadel in der Mitte der Akupunkturstelle weitere Nadeln setzen
- **Reihennadel:** Neben der Nadel in der Mitte der Akupunkturstelle zwei weitere Nadeln in Reihe setzen
- **Streunadel:** Neben der Nadel in der Mitte der Akupunkturstelle vier Nadeln im Quadrat mit gleichem Abstand von der Nadel in der Mitte setzen
- **Kreisnadel:** Um die Nadel der Akupunkturstelle kreisförmig angeordnete Nadeln (beliebige Anzahl) setzen.

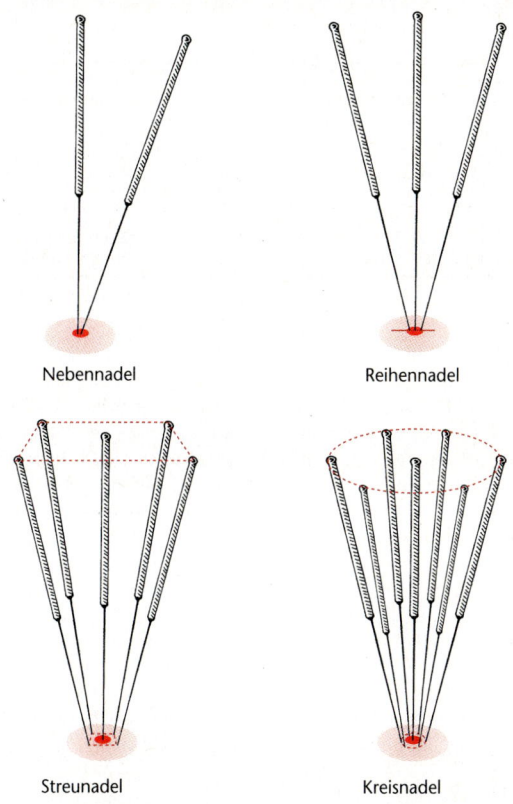

Nebennadel   Reihennadel

Streunadel   Kreisnadel

Abb. 5.3

5.1.5 Nadelverweildauer

Abhängig von Erkrankung, Alter, Konstitution und individueller Empfindlichkeit (➡ Tab. 5.2). Meist 20–30 Min., manchmal nur Sekunden (z. B. bei akuten Erkältungskrankheiten oder bei Kindern unter 6 J.) oder aber Stunden (z. B. bei Schwindel, Hypertonus oder chronischer Appendizitis).

Wichtig

Bei zu kurzer Verweildauer wird keine ausreichende Therapiewirkung erreicht, bei zu langer Verweildauer wird das *Qi* gestört. Folge: Evtl. Kreislaufstörung (Übelkeit/ leichter Schwindel) am Ende der Behandlung.

Nadelverweildauer		
	Lange Nadelverweildauer **(bis zu 30 Min.)**	**Kurze Nadelverweildauer** **(Sek. bis 5 Min.)**
Erkrankung	Kälte-, Mangel-Syndrom, chronische Krankheiten, *Yin*-Krankheiten, Erkrankung der *Zang-Fu*-Organe	Hitze-, Fülle-Syndrom, akute Krankheiten, *Yang*-Krankheiten, Außen-Erkrankung
Alter	Junge Erwachsene	Ältere Menschen und Kinder
Konstitution	Stark	Schwach
Individuelle Empfindlichkeit	Bei langsamem Auslösen der *De-Qi*-Sensation	Bei schnellem Auslösen der *De-Qi*-Sensation

Tab. 5.2

5.1.6 *De-Qi*

Synonym: Erreichen des *Qi*, das in den Meridianen fließt (Meridian-*Jing-Qi* ➨ 3.3.1). Durch entsprechende Stimulationsmethoden und -stärken (➨ 5.1.7) sollte versucht werden, die *De-Qi*-Sensation beim Patienten auszulösen und nach Patientenkonstitution und Erkrankungen zu regulieren. Wird die Nadel in die Muskelschicht gestochen (je nach Lokalisation ca. 5–30 mm tief), kann die *De-Qi*-Sensation am leichtesten erzielt und weiterbewegt werden.

Bedeutung der *De-Qi*-Sensation

- Kriterium, ob ein Punkt in seiner Lokalisation und Tiefe richtig getroffen und aktiviert wurde
- Prognostisches Zeichen: Bei schnell auszulösender *De-Qi*-Sensation ist Krankheit gut durch Akupunktur zu beeinflussen, bei nur träger oder gar keiner Nadelsensation ist Krankheit erschwert oder nicht mit Akupunktur therapierbar.

Empfindungen durch das *De-Qi* bei Patient und Therapeut

- **Therapeut:** Empfindet einen leicht zusammenziehenden Widerstand bei der Nadelbewegung
- **Patient:** Verspürt nach dem spitzen Nadeleinstich länger dauernde, unterschiedliche Nadelsensationen wie z.B. dumpfen, wellenförmigen Schmerz, Pulsieren, Zusammenziehen, Schwere- oder Wärmeempfindung oder elektrisierende Ausstrahlung am Punkt oder in dumpfer Ausbreitung im Meridianverlauf. Variationen der *De-Qi*-Sensation in Abhängigkeit von Punktauswahl, Erkrankung, Krankheitsverlauf, Erkrankungsphase und Körperkonstitution des Patienten möglich.

Qualität der *De-Qi*-Sensation bei einzelnen Erkrankungen

Der Therapeut sollte versuchen, entsprechend der Erkrankung die jeweils beschriebene Qualität der *De-Qi*-Sensation zu erzeugen:

- Bei akuter Krankheit mit Fülle-*Shi*-Symptomen (➨ Tab. 9.1): Starke, elektrisierende und ausstrahlende Nadelsensation erzeugen
- Bei Apoplex, Krampfanfall oder Bewusstlosigkeit: Stechen von sehr schmerzhaften Punkten wie **Du 26** *(Shuigou)* und der Fingerendpunkte **Ex-HN 11** *(Shixuan)* mit wiederbelebender und beruhigender Wirkung (schmerzhafte *De-Qi*-Sensation)
- Bei Organprolaps: Ziehendes, anhebendes Gefühl

- Bei Kälte- und Mangel-Syndrom (➡ Tab. 9.2, 9.1, 9.4): Warme Nadelsensation (z.B. Anwendung von *Shao-Shan-Huo* ➡ 5.1.7, kombinierte Stimulationsmethoden)
- Bei Hitze- und Fülle-Syndrom (➡ Tab. 9.2, 9.1, 9.4): Kühlende Nadelsensation (z.B. Anwendung von *Tou-Tian-Liang* ➡ 5.1.7, kombinierte Stimulationsmethoden)
- Bei Rekonvaleszenten und schwachen Patienten: Leichte und sanfte Nadelsensation auslösen. *Cave:* Starke Nadelstimulation vermeiden.

5.1.7 Klassische Stimulationsmethoden

Basisstimulationen

Techniken zur Auslösung und Erhaltung der *De-Qi*-Sensation (oft in Kombination).

5

- **Hebende und senkende Technik** *(Ti-Cha-Fa):* Nach Erreichen der Punkttiefe die Nadel wiederholt gleichmäßig in die tiefere Schicht senken und wieder in die oberflächlichere Schicht zurückziehen (➡ Abb. 5.4)
- **Drehtechnik** *(Nian-Zhuan-Fa):* Nach Erreichen der Punkttiefe die Nadel mit dem Daumen und Zeigefinger hin- und herdrehen (Abb. 5.4)
- **Streichtechnik** *(Qua-Fa):* Griff der eingestochenen Nadel vorsichtig drücken, um sie zu befestigen, dabei den Zeige- oder Mittelfinger von unten nach oben über den Griff streichen (➡ Abb. 5.4)
- **Klopftechnik** *(Tan-Fa):* Zeige- oder Mittelfinger mehrmals auf den Griff der eingestochenen Nadel schnellen lassen (➡ Abb. 5.4)
- **Wipptechnik** *(Yao-Fa):* Mit dem Nadelgriff wippende bis kreisende Bewegung durchführen.

Stimulationsparameter bei der Nadelung		
	Stärkung	**Ableitung**
Nadelauswahl	Dünne Nadeln	Dicke Nadeln
Stichrichtung	In Meridianrichtung stechen	Gegen Meridianrichtung stechen
Einstechen	Beim Ausatmen des Patienten, flach	Beim Einatmen des Patienten, tief
Stimulation	Schwach	Stark
Drehtechnik	Im Uhrzeigersinn drehen	Gegen Uhrzeigersinn drehen
Heben/Senken	Schnell senken, langsam anheben	Langsam senken, schnell anheben
Herausziehen	Schnell, beim Einatmen	Langsam, beim Ausatmen
Abschluss	Sofortiges Zudrücken des Punktes	Offen-/Blutenlassen des Punktes

Tab. 5.3

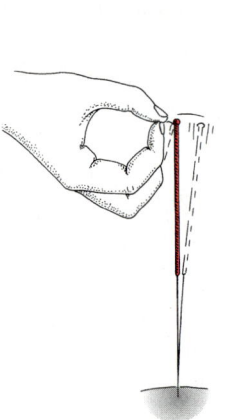

Klopftechnik

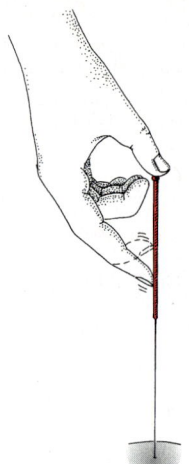

Streichtechnik

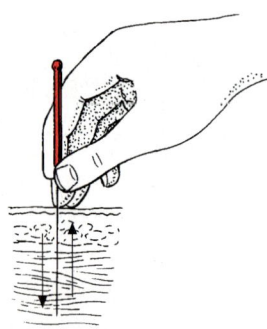

Heben und Senken der
Nadel

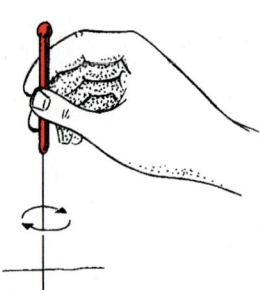

Rotieren der Nadel

Abb. 5.4

Stärkung (Tonisierung) und Ableitung (Sedierung)

Techniken zur Stärkung (Tonisierung) oder Ableitung (Sedierung, Dispergierung, Zerstreuung) immer **nach** *De-Qi*-Sensation (➡ Basisstimulationen) anwenden.

Merke

Schwächezustände (Mangel-Syndrome ➡ Tab. 9.1) mit stärkender Technik, hingegen Fülle-, Hitzezustände (➡ Tab. 9.1, 9.2) mit ableitender Technik behandeln (➡ Tab. 5.3).

Kombinierte Stimulationsmethoden

„Feuer, das den Gebirgswald abbrennt" (Shao-Shan-Huo)

- **Indik.:** Bei Kälte- und Mangel-Syndromen (➡ Tab. 9.2, 9.1, 9.4), erzeugt Wärmegefühl beim Patienten
- **Technik:** Nadel innerhalb von drei Schichttiefen: Obere Schicht (ca. obere 0.5 cm), mittlere (ca. 0.5–1 cm), untere (ca. 1–1.5 cm) bewegen und stimulieren. Zuerst Nadel in die obere Schicht stechen und stärkend stimulieren (➡ Tab. 5.3), bis die *De-Qi*-Sensation ausgelöst ist, dann Nadel schnell und energisch in die mittlere Schicht weiterstechen und stärkend stimulieren, bis der Patient das *Qi* spürt; daraufhin Nadel rasch weiter in die unterste Schicht stechen und wieder stärkend stimulieren. Nach einem sanften Zurückziehen der Nadel auf die oberste Schicht die gesamte Abfolge zweimal wiederholen (Ablauf insgesamt dreimal). Abschluss: Nadel in der tiefsten Schicht belassen.

„Das Kühlende des Himmels einströmen lassen" (Tou-Tian-Liang)

- **Indik.:** Bei Hitze- und Fülle-Syndrom (➡ Tab. 9.2, 9.1, 9.4), erzeugt Kältegefühl beim Patienten
- **Technik:** Schichteinteilung wie bei *Shao-Shan-Huo*. Nach dem Einstechen Nadel langsam in die tiefste Schicht vorschieben, mit der ableitenden Methode (➡ Tab. 5.3) bis zum Auslösen der *De-Qi*-Sensation stimulieren, dann rasch zurück in die mittlere Schicht ziehen und weiter ableitend stimulieren. In der Schichtenabfolge Ablauf umgekehrt zu der Methode *Shao-Shan-Huo,* insgesamt dreimal wiederholen. Abschluss: Nadel in der obersten Schicht liegen lassen.

Antreiben des *De-Qi*

- **Indik.:** *De-Qi*-Sensation lässt sich nicht durch die Basisstimulationstechniken innerhalb von wenigen Sekunden bis Minuten auslösen
- **Technik**: Stimulation mit verschiedenen Methoden wie Klopfen, Wippen, Streichen, Regulation der Stichrichtung, um den Punkt besser zu treffen oder wenn der Punkt falsch lokalisiert wurde. Nadel bis unter die Haut zurückziehen und schräg in verschiedene Richtungen bewegen, um den Punkt zu treffen: Bei wichtigen Punkten evtl. Mehrnadeltechnik (➡ 5.1.4, Abb. 5.3). Nach Erreichen der *De-Qi*-Sensation: Alle 5–10 Min. kurzzeitige, dauernde und milde Stimulation, um das *De-Qi* zu erhalten.

Weiterleiten des *Qi*

- **Ziel:** Lenken des Meridian-*Jing-Qi* (➡ 3.3.1) vom Punkt zum Krankheitsbereich, um stärkere therapeutische Wirkung zu erreichen
- **Techniken:** Nach Auslösung des *De-Qi* die Nadelspitze zum Krankheitsbereich richten, dann leicht stimulieren; oder mit der linken Hand hinter der Nadel

5

(gegenüberliegende Seite des Krankheitsherdes) drücken, sodass das *Qi* dort gehemmt wird und nur in Richtung des Krankheitsbereichs fließen kann; oder Stimulationsfrequenz und -intensität verstärken, mit der linken Hand leicht entlang dem Meridian klopfen; oder entlang dem blockierten Meridian eine weitere Nadel stechen – entweder ein Meridianpunkt oder ein beliebiger Punkt entlang dem Meridian.

Wichtig

Stimulationsstärke nach Konstitution und Krankheitszustand beachten (➡ Tab. 5.3, Kap. 5.1.7): Wenn die *De-Qi*-Sensation zu stark oder zu schwach ist, wirkt sich das ungünstig auf die *Qi*-Weiterleitung aus. Einige Patienten sind kaum sensibel, zeigen keine deutliche Nadelreaktion und können auch ein Weiterleiten des *Qi* nicht deutlich spüren. In diesem Fall ist das Auslösen der *De-Qi*-Sensation mit Stimulationstechnik sehr wichtig.

5.1.8 Elektrostimulation

- **Indik.:** Bei chronischen Schmerzsyndromen nach Ausschöpfung manueller Stimulationsmöglichkeiten, bei akuten Schmerzen des Bewegungsapparates (➡ 12.10) zur Hypalgesie bei physiotherapeutischer Mobilisation, Akupunktur-Hypalgesie (kontralaterale Stimulation)
- **Punktauswahl:** Zwei Akupunkturpunkte, die nicht über mehr als ein Gelenk reichen; Punkte derselben Körperhälfte; v. a. im Thoraxbereich Überbrückung der Körpermittellinie vermeiden (*Cave:* Herzrhythmusstörungen)
- **Technik:** Über die Nadelgriffe (Spiralgriff oder elektrisch leitender Plastikgriff) werden zwei Punkte elektrisch miteinander verbunden. Nur geeignete Geräte mit biphasischem (Wechsel-)Strom einsetzen. Keine dünnen Nadeln verwenden (*Cave:* Nadelbruch). Stimulation erst nach der Verkabelung beginnen und vor Kabelentfernung beenden
- **Frequenz:** Richtet sich nach der Akuität der Symptomatik:
  Akute Schmerzen/Erkrankungen: 20–100 Hz
  Chronische Schmerzen/Erkrankungen: 2–7 (–20) Hz
- **Stromstärke:** Richtet sich nach subjektiven Gesichtspunkten und liegt immer unterhalb der Schmerztoleranzschwelle. Bei akuten Schmerzen ist Stimulationstoleranz höher als bei chronischen Schmerzen; relativ höhere Intensität kann dann genutzt werden
- **Stimulationsdauer:** Im Akutfall 10–20 Min., bei chronischen Schmerzen ca. 20–30 Min. oder noch länger
- **KI:** Demand-Herzschrittmacher (absolut). Bei tachykarden Herzrhythmusstörungen immer eine Überbrückung der Körpermittellinie durch den Stimulationsstrom meiden. Im Bereich der Extremitäten unter/nach EKG-Kontrolle möglich.

5.1.9 TENS-Stimulation

TENS = „**T**ranskutane **E**lektrische **N**erven**s**timulation". Stimulation mit oberflächlichen Gummielektroden. Weiterentwicklung der Elektroakupunktur, eingesetzt auf der Basis der Gate-Control-Theorie (➡ 1.3) seit 1967.

Durchführung

- **Material:** Ministimulator, Elektrodenkabel, Gummiplättchen, Kontaktgel und Pflaster bzw. Selbstklebeelektroden. Das Stimulationsgerät produziert mono- oder biphasischen Batteriestrom mit 1–100 Hz und einer Impulsbreite von 0.1–0.2 ms sowie *Burst*-Stimulation, d. h. niederfrequente Impulsfolge mit überlagerter hoher Frequenz (sogenannte akupunkturähnliche Stimulation). *Cave:* Batterieleistung hält normalerweise 2–4 Wochen vor (rechtzeitiger Batteriewechsel!). Erhöhung des elektrischen Widerstandes der Gummielektroden (bedingt durch Abrieb) meist nach $^1/_2$ Jahr bei ständigem Gebrauch (Herstellerangaben zum Elektrodenwechsel beachten!).

Wichtig

TENS-Variante: Transkutane Elektropunktur mit Punktreizgeräten (PuTENS: Punktförmige Transkutane Elektrische Nervenstimulation) mit niederfrequenten Hochvoltimpulsen im Handel erhältlich (z. B. schwa medico ➡ 14.2.1), eignet sich auch zur Eigentherapie des Patienten

Anwendung

- **Elektrodenlokalisation:** Nach Schmerzlokalisation (z. B. über Punctum maximum des Schmerzes); 2 bzw. 4 Elektroden im Verlauf der Schmerzausstrahlung oder des betroffenen Nervs, über ausgewählten Akupunktur- bzw. Triggerpunkten
- **Stimulationsanwendung:** Ein- bis viermal tägl. für je 30–40 Min.
- **Stimulationsstärke:** Individuell unterhalb der Schmerztoleranzschwelle, meist 10–30 mA. Akute Schmerzen: Oft höhere Frequenzen (30–100 Hz); chronische Schmerzen: Oft niedrigere Frequenzen (2–7 [–20] Hz).

Indikationen

- Schmerzen des Bewegungsapparates, neuronal, muskulär oder vaskulär
- Kopfschmerz, Gesichtsschmerz
- Selbstbehandlung durch Patienten zur Zeitüberbrückung zwischen den Akupunkturbehandlungen
- Therapieresistenz unter Akupunktur (aktivierender Ansatz des Verfahrens).

Wirksamkeit der TENS

Das Ansprechen auf TENS hängt von Dauer und Schwere der zugrunde liegenden Erkrankung ab. Während des ersten Therapiemonats stellt sich meistens heraus, dass $^1/_3$ der Patienten die Methode nicht erfolgreich einschätzt. Nach 3–6 Monaten kann mit einer positiven Ansprechrate bei 50–60% der weiter stimulierenden Patienten gerechnet werden, wenn die verschiedenen Reizparameter (v. a. Hoch- und Niederfrequenz) ausgenutzt werden. Ca. 30–50% der Patienten verwenden TENS auch noch nach ein bis zwei Jahren nutzbringend je nach Intensität des Patientenkontaktes. TENS hilft vor allem Analgetika einzusparen.

Kontraindikationen

Große Metallimplantate, psychogene Schmerzen, viszerale Schmerzen und Demand-Herzschrittmacher (absolut) sowie Herzrhythmusstörungen (relativ).

Nebenwirkungen

- **Hautreizung:** Selten, Prophylaxe und Therapie von Irritationen durch Entfernen der Hautelektroden über Nacht bzw. Wechsel von Gel, Pflaster und Elektrodenmaterial bei vermuteten allergischen Hauterscheinungen
- **Schmerzverstärkung:** Selten; Ursache meist zu starke Stimulation. Stimulationsstärke dann individuell unterhalb der Schmerztoleranzschwelle einstellen.

5

Wichtig

Verschreibung je nach Modell zunächst probeweise und dann endgültig oder auf monatlicher Mietbasis (Anleitung des Patienten, Ziffer 419 EBM). Kontrollen zur Überprüfung von Therapieerfolg, Compliance und technischen Problemen sind nach zwei, später 4–12 Wochen einzuplanen. Dokumentation wichtiger Schmerzparameter wie Schmerzdauer, -frequenz und -intensität günstig für die Beurteilung des Therapieerfolgs (z. B. gegenüber Krankenkasse).

5.1.10 Injektionsakupunktur

Injektion westlicher oder traditioneller chinesischer Pharmaka in Akupunkturpunkte. Keine klassische TCM-Methode, sondern Kombination von westlicher mit chinesischer Medizin. Wirkmechanismus: Über reine Nadelsensation hinaus protrahierter Therapieeffekt durch physikalische und chemische Irritation bzw. entsprechende Medikamentenwirkung. Vorteile in der Praxis: Injektion kann nach EBM abgerechnet werden. Beispiele: 252 (Injektion), 266 (Intrakutane Reizther.), 267 (medikamentöse Infiltrationsbehandlung, bei Lokalanästhetika im Bereich einer Körperregion), 268 (medikamentöse Infiltrationsbehandlung im Bereich mehrerer Körperregionen), 410 (Lokalanästhesie zur Schmerzbehandlung), 411 (Lokalanästhesie definierter Triggerpunkte).

Formen

- **Injektion von Lokalanästhetika:** Vorwiegend segmentale Applikation (Akupunkturpunkte, Triggerpunkte, Nerven- und Nervenaustrittspunkte, Ganglien, Störfelder etc.); eigene Therapierichtungen: Neuraltherapie nach Huneke und therapeutische Lokalanästhesie; Sonderform: „Quaddeltherapie" (wirkt über kutiviszerale Reflexe)
- **Mesotherapie:** Intra- und subkutane topische und segmentale Injektion von erkrankungsbezogenen Pharmaka (Allopathika, Phytopharmaka, Homöopathika)
- **Homöosinatrie:** Injektion von Homöopathika in Akupunkturpunkte, besonders durch de La Fueye entwickelt
- **Aquapunktur:** Injektion von destilliertem und pyrogenfreiem Wasser.

Anwendungsmöglichkeiten

- **Indik.:** Therapieresistente Erkrankungen des Bewegungsapparates (➡ 12.10), z.B. HWS-Syndrome (➡ 12.10.2), z.B. Aquapunktur bewährt bei posttraumatischen Schmerzen nach HWS-Schleudertrauma, akuten Lumbalgien z.B. unter der Geburt; Nierenkoliken; Erkrankungen des Nervensystems, z.B. starke Kopfschmerzen, Koliken etc. (➡ 12)
- **KI:** Wie bei Akupunktur (➡ 5.1.1). *Cave:* Intoleranz, z.B. gegen Lokalanästhetikum.

Injektionsstellen

- Körperstellen mit schmerzhaftem Tastbefund, z.B. Narben, Myogelosen und Triggerpunkte
- Bei Erkrankungen des Bewegungsapparates: V. a. Rücken-Transport-*Shu-* (➡ 10.4.4), Alarm-*Mu-* (➡ 10.4.5), Spalten-*Xi-* (➡ 10.4.3) und *Ashi*-Punkte (➡ 10.3.1 und Kasten unten)
- Bei inneren Erkrankungen: Rücken-Transport-*Shu-* (➡ 10.4.4), Alarm-*Mu-* (➡ 10.4.5) und Quell-*Yuan-Qi*-Punkte (➡ 10.4.1), im Akutfall Spalten-*Xi*-Punkte (➡ 10.4.3) nach zugehöriger Erkrankungsregion und Palpationsbefund.

Cave: Aquapunktur wegen schmerzhafter Injektion bei Körperarealen mit fehlender Muskelschicht, wie an Händen/Füßen/Gesicht nur mit Einschränkungen einsetzbar.

5

Typische Punkte bei myofaszialen Schmerzen

Folgende Regionen gezielt auf *Ashi*-Punkte untersuchen:
Trapeziusoberrand medioklavikulär
Levator-scapulae-Ansatz am medialen Skapulawinkel
Unteres Drittel des M. sternocleidomastoideus
Lateraler M. pectoralis major
Mitte des M. supraspinatus
Oberer lateraler M. glutaeus maximus
Trochanterregion
Mediales Kniegelenk
Huatuojiaji-Punkte (**Ex-B 2,** ➡ 6.4.4), Punkte des medialen und lateralen Astes des Blasen-Meridians entsprechend den Austrittsstellen der dorsalen Äste der segmentalen Nerven (z. B. bei HWS/LWS-Beschwerden)
Dünndarm- (**Dü 14, 15**) und Gallenblasen- (**Gb 21**) oder *San Jiao*-Meridianpunkte (**SJ 15**) v. a. bei HWS-Beschwerden.

Durchführung

Patientenlagerung: Injektion möglichst immer im Liegen (Kollapsgefahr, v. a. bei Aquapunktur), ansonsten Lagerungshinweise zur Akupunktur beachten (➡ 5.1.4)
Punktmarkierung: Triggerpunkte vor Therapiebeginn mit wasserfestem Stift markieren. Grund: Durch Injektionsbehandlung eines Triggerpunktes kann die Druckempfindlichkeit anderer Triggerpunkte in Sekunden nachlassen (Löschungsvorgang; Sekundenphänomen der Neuraltherapie). Diese Punkte müssen dann trotzdem „gefunden" und behandelt werden
Material: Injektionsnadeln allgemein 23–27 Gauge, 1–5–ml-Einmalspritze

Hautdesinfektion: ➡ 5.1.2

Injektion: Nadel rasch durch die Haut stechen, dann langsam ggf. bis zum Erreichen des Akupunktur-, Trigger- oder *Ashi*-Punktes vorschieben; vor Injektion immer aspirieren (*Cave:* Versehentliche intravasale Injektion); langsame Injektionsgeschwindigkeit, 0.1 ml pro Punkt, im Liegen (v. a. bei Asthenikern).

Wichtig

Brennschmerz: Besonders bei Aquapunktur nach 0.1 ml Aqua dest. ca. 15–30 Sek. osmatisch bedingt; wespenstichartig; Patienten auf initialen Schmerz vorbereiten!

Injektionslösungen

- NaCl 0.9%, Glucose-Lsg. 5–10%
- **Pyrogenfreies Aqua dest.:** Starke Reizwirkung, v. a. durch osmotische Differenz, kann den „circulus vitiosus" aus Muskelverspannung, Mikrozirkulationsstörung bzw. Hypoxie und deren neurochemische Auswirkungen und Schmerz auf der Ebene der Nozizeption unterbrechen
- **Lokalanästhetika:** z. B. Procain, Mepivacain und Lidocain (meist 0.25–1%ige Lsg.), Wirkung: Membranstabilisierend, kapillarabdichtend, antihistaminisch, antiphlogistisch, hypalgetisch, senken die Katecholamine, hemmen die Cholinrezeptoren, verbessern die Mikrozirkulation. *Cave:* Immer ohne Vasokonstriktor, keine Depot-Lokalanästhetika, Überempfindlichkeit prüfen!
- **Vitaminlösungen:** z. B. Vit.-B.$_{12}$-Lsg. (z. B. Vit. B$_{12}$ ratiopharm®, Vit. B$_{12}$ Lichtenstein® etc.) oder Vit.-B-Komplex-Amp. (z. B. Neuro-Lichtenstein®, Vit.-B.-Komplex Braun® etc.)
- **Homöopathika:** Substanzauswahl nach homöopathischen Indikationskriterien
- **Phytotherapeutika:** z. B. Mistelextrakte in ansteigender Konzentration (z. B. Plenosol®), Wirkung: Lokale Entzündung und starke Reizwirkung bei *intrakutaner* (!) Injektion, Indikation v. a. bei Schmerzen (z. B. bei Arthrosen), funktionellen Störungen im Gastrointestinaltrakt; in China meist chinesische Heilkräuterextrakte.

Injektionsmenge

Im Sinne einer Injektionsakupunktur pro Punkt nur 0.1–0.2 ml verwenden.

Therapiedauer

- *Injektion mit Lokalanästhetika:* Akut jeden zweiten Tag bis zum Abklingen der Beschwerden, dann Abstand der Sitzungen verlängern auf ein- bis zweimal/Wo.
- *Mistelextrakte:* Einmal/Wo. über 10 Wo.
- *Aquapunktur:* Bei akuten Beschwerden täglich oder jeden zweiten Tag, maximal dreimal; bei chronischen Schmerzen meist drei bis fünf Sitzungen im Wochenabstand für Therapieerfolg ausreichend.
- *Injektion von Homöopathika:* Akute Beschwerden täglich oder jeden zweiten Tag, Behandlungsdauer nach Erkrankung und Therapieerfolg, bei chronischen Beschwerden einmal/Wo. zunächst zehn, evtl. auch mehr Sitzungen.

5.1.11 Laserakupunktur

Laser = „**L**ight **A**mplification by **S**timulated **E**mission of **R**adiation". Reiztherapie mit niederenergetischen Geräten seit 1974. Lasergeräte in der Akupunkturtherapie arbeiten im Milliwattbereich (mW) im Gegensatz zum Chirurgielaser (W). Bei der Laserakupunktur v. a. Softlaser: Laser mit relativ geringer Leistungsstärke (1–150 mW). Unterscheidung der Lasergeräte mit jeweils differenzierten Einsatzmöglichkeiten nach:

- **Lasermedium:** Helium-Neon-Laser („Gaslaser": 632 nm Wellenlänge) oder Diodenlaser („Infrarot-Halbleiterlaser": 630–904 nm Wellenlänge)
- **Wellenlänge:** Bestimmt die Eindringtiefe ins Gewebe nur unwesentlich
- **Leistung:** Wird in mWs (mJ) angegeben. Sie liegt für Helium-Neon-Laser bei 2–10 mJ, bei Infrarot(dioden)lasern zwischen 5 und 150 mJ. Echte Leistung bei Diodenlasern ca. 30% unter Firmenangabe.
- **Modus:** Meist Dauerstrahl, seltener frequenzmoduliert (ausreichend Erfahrung erforderlich)

Biologische Wirkungen: Stabilisiert die Zellmembran, regt den Stoffwechsel an (aktiviert die ATP-Bildung auf photochemischem Weg) mit Freisetzung bioaktiver Stoffe, die den Heilungsprozess fördern; steigert die Protein- und Kollagensynthese (z. B. bei Wundheilungsstörungen), stimuliert evtl. die Formatio reticularis

Risiko: Bis 50 mW risikoarm (*Cave:* ab 40 mJ Retinaschädigung, Schutzbrille bei Patient und Therapeut vorgeschrieben, reflektierende Materialien wie Spiegel im Behandlungsraum entfernen). Softlaser sind biologisch weitgehend inert; aus Sicherheitsgründen sind die TÜV-zugelassenen Lasergeräte aber mit einem aufgedehnten Strahl versehen (Klasse 3b).

Vorteile der Laserakupunktur

- Leichte, problemlose Anwendung, evtl. auch Einsatz durch Hilfskräfte
- Schmerzlos und kurze Anwendungsdauer (Vorteil bei Kindern)
- Keine traumatischen Nebenwirkungen möglich, wie z. B. Pneumothorax
- Kein Infektionsrisiko, auch Therapie infizierter oder traumatisierter Körperareale möglich (Hautkontakt nicht notwendig).

Indikationen

- **Schmerzsyndrome:** Besonders neuralgische und myalgische Beschwerden, Erkrankungen des Bewegungsapparates (➡ 12.10) wie z. B. Schulterbeschwerden (➡ 12.10.3) und Tendovaginitis (➡ 12.10.5), Erkrankungen des Nervensystems (➡ 12.11) wie z. B. Phantomschmerzen (➡ 12.11.12), Karpaltunnelsyndrom im Anfangsstadium (➡ 12.11.10), Kopfschmerzen und Migräne (➡ 12.11.3), Trigeminusneuralgie (➡ 12.11.4); Probleme im Zahn-Mund-Kieferbereich (➡ 12.3)
- **Hauterkrankungen:** z. B. Neurodermitis (➡ 12.12.1), Akne (➡ 12.12.4), Ulcus cruris, Dekubitus, sonstige Wundheilungsstörungen, kosmetisch bei vorzeitiger Faltenbildung
- **Zur Stabilisierung funktioneller Erkrankungen** wie z. B. Enuresis nocturna
- **Hyposensibilisierung bei allergischen Erkrankungen** wie Heuschnupfen oder Asthma bzw. Nahrungsallergien vom Soforttyp. Dabei das Allergen auf die Haut platzieren und die Terminalpunkte der ersten vier Meridiane je 5–10 Sek. bestrahlen.
- **Sportverletzungen:** V. a. Diodenlaser durch Tiefenwirkung in der Akutschmerzbehandlung (z. B. bei Insertionstendinopathien, zur forcierten Ödemresorption bei Distorsionen, Achillessehnenzerrung) bewährt; Leistung: 50–150 mWs
- **Kinder:** Bewährt als Alternative bzw. als Einstieg in die Nadeltherapie.

5

Kontraindikationen

- „Akupunktur-Anästhesie"
- Wenn starke Stimulation notwendig ist (z. B. bei Kollaps oder Krampfanfall)
- Säuglinge nicht über offener Fontanelle
- Hyperthyreose, Fieber, direkte Bestrahlung von Hoden oder Schilddrüse.

Durchführung

Richtlinien bei Dauerstrahlmodus

- **Funktionsweise:** Aussendung des Laserstrahls im Dauermodus – die vorgesehene Energie wird fast vollständig in das bestrahlte Gewebe abgegeben (möglichst mit Hautkontakt und senkrecht arbeiten, außer bei Wunden/Hauteffloreszenzen, dann ca. 1 cm Abstand)
- Dosisberechnung (entscheidend für die therapeutische Wirkung)
  Energie (J/cm^2) = Leistung des Lasers (mW) × Einwirkzeit (Sek.), z. B. gilt beim Dauerstrahl: $1 J/cm^2 = 30 mW × 33$ Sek.

Dosis bei Dauerstrahlmodus

- Am Akupunkturpunkt: 15–30 Sek.; Dosis: 100 mJ/Punkt; 2–3 × /Wo.
- Bei Hyposensibilisierung: 5–10 Sek.; Dosis: Punkt 1–5 × im Wochenabstand
- Schmerzhafter Triggerpunkt oder akut schmerzhafte Verletzung: 1–5 Min.; Dosis: 1–4 J/Stelle
- Flächenhafte Laserbestrahlungen (z. B. über Gelenk, Ulzerationen etc.): Je nach Ausgangsleistung und Größe des Areals über 2–10 Min.; Dosis: max. $3 J/cm^2$
- An Schleimhautaffektionen (z. B. im Mundbereich bei Herpes labialis, Aphthen, Gingivitis): 2–5 Min.; Dosis: $1–2 J/cm^2$.

Richtlinien bei Frequenzmodus

Funktionsweise: Der Laserstrahl kann „moduliert", d. h. mit bestimmten Schwingungen in der Zeiteinheit (Frequenz) ausgesendet werden. Einige Hersteller bieten Lasergeräte mit fest programmierten Frequenzgruppen an. Manchmal werden auch innerhalb dieser Gruppen die Frequenzen automatisch von der Elektronik gewechselt und wiederholt (zur Vermeidung von Gewöhnungseffekten), ➡ 14.2.1

Biowirkungen der verschiedenen Frequenzen (nach Elias ➡ 14.3.3)

- *10 Hz:* Wirkt leicht regulierend homöostatisch
- *25 Hz:* Bei funktionellen Störungen (z. B. stressbedingten Störungen, Konzentrationsstörungen), bei Allergie
- *50 Hz:* Fördert die Durchblutung, wirkt antiphlogistisch, bei Störungen im Bindegewebsbereich, im Immunsystem, vegetativen Nervensystem
- *350 Hz:* Bei Erkrankungen des Bewegungsapparates, allen Muskeln-, Sehnen- und Knochenverletzungen
- *2800 Hz:* Bei Erkrankungen des peripheren Nervensystems (z. B. Parästhesien, Paresen, Tics, Neuralgien)
- *6500 Hz:* Bei psychosomatischen Störungen (stimuliert wahrscheinlich die Formatio reticularis)
- *8000 Hz:* Bei allen Schmerzzuständen (akut/chronisch).

Wichtig

Der wesentliche Effekt der Frequenzmodulation liegt allerdings bei impulsgesteuerten Lasern in der Ausstrahlung einer höheren Leistung bei höherer Frequenz.

Therapiehäufigkeit

- Akute Erkrankungen: Täglich oder viermal/Wo.
- Chronische und entzündliche Erkrankungen: Zwei- bis dreimal/Wo.
- Degenerative Erkrankungen: Ein- bis zweimal/Wo.

5.1.12 Mikroaderlass mit Dreikantnadel *(San Ling Zhen)*

Methode des Stechens der kleinen Gefässe *(Ci Luo Fa)* mit Dreikantnadel *(San Ling Zhen)* oder Nadelschnäpper.

Wirk.: Leitet Hitze ab, bewegt *Qi* und Blut, macht die Meridiane durchgängig

Indik.: Erkrankungen mit Symptomen der venösen Blutstauung, Erkrankungen des Bewegungsapparates (➡ 12.10, z.B. Gelenk-*Bi* ➡ 12.10.1), weiteres ➡ Tab. 5.4, Tab. 5.6, Kap. 5.1.16

KI: Schwächezustände, Blutgerinnungsstörungen (z.B. Hämophilie), Schwangerschaft ab dem vierten Monat, postpartum, Anämie, Hypotonus (Kontraindikationen der Akupunktur: ➡ 5.1.1)

Material: Dreikantnadel, auch Blutzuckerlanzette möglich

Einstichstellen: Akupunkturpunkte (oft an Extremitätenenden, Beispiele: ➡ Tab. 5.4); kleine Venen in der Nähe von Akupunkturpunkten (z.B. bei **Lu 10, Lu 5, Bl 40** etc.); Lokalbereiche, z.B. bei Interkostalneuralgie im Schmerzverlauf, HWS-Syndrom über verhärteten Muskelpartien.

Techniken

- **Punktion:** Vor dem Stechen die Haut oder die Finger reiben, um die Durchblutung im Punktionsgebiet zu erhöhen. Bei Fingern das Fingerglied wie beim Melken von proximal nach distal reiben, um das Blut in die Fingerspitze zu treiben. Nadel wie Stift in die Hand nehmen und Spitze vorstehen lassen. Die Nadel rasch und nur oberflächlich (ca. 1–3 mm in die Haut, auf kleinen Venen 2–5 mm auf der Haut) einstechen und schnell wieder herausziehen. Die Stelle dabei mit der anderen Hand fixieren (z.B. Finger). Nach der Punktion Blut aus der Einstichstelle herausdrücken
- Auch Unterscheidung von
  - **schneller blutiger Nadelung (Punktion):** Durchführung mit Dreikantnadel oder Schnäpper
  - **langsamer blutiger Nadelung (Punktion):** Durchführung mit dünneren Dreikantnadeln, dem kleinen Blutabnahmeskalpell oder einer etwas dickeren, normalen Nadel (➡ 5.1.16)
- **Streustiche:** Mehrere verteilte schnelle Stiche mit Dreikantnadel (z.B. über Muskelhartspann) setzen. Alternative: Areal mit Pflaumenblütenhämmerchen (➡ 5.1.13) unter starker Stimulation blutig „klopfen"; nachfolgendes „blutiges" Schröpfen (➡ 5.3.3) möglich
- **Venenpunktion**: Kleine Venen anstechen und etwas Blut ablassen. *Cave:* Ordnungsgemäße Hautdesinfektion, Kollapsvorbeugung (z.B. Liegen) wegen der starken Stimulation, Kontraindikationen beachten!

Wichtige Indikationen und Punkte für Mikroaderlass mit Dreikantnadel

Indikation	Punkte	Technik
Kopfschmerzen	**Ma 8**, **Du 20**	Punktion
Kopfschmerzen, Augenschmerzen, -rötung, Rhinitis	**Ex-HN 3** *(Yintang)*	Punktion
Kopfschmerzen, fieberhafte Erkältungskrankheiten, Augenschmerzen, -rötung	**Ex-HN 5** *(Taiyang)*	Punktion oder Streustiche
Fieber, Tonsillitis, Augenschmerzen, -rötung, Hypertonus	**Ex-HN 6** *(Erjian)*, **OP 72**, die „3 Venen hinter dem Ohr" auf der Ohrmuschel	Venenpunktion (V. auricularis post.)
Fieber, Bewusstlosigkeit, Hitzschlag, Parästhesien der Finger	**Ex-UE 11** *(Shixuan)* oder Brunnen-*Jing*-Punkte (➨ 10.4.6) der Hand-Meridiane	Punktion
Windsymptome (hypertonischer Schwindel, Apoplex, Schock, Taubheit, Lähmungserscheinungen, Hautjucken) Schmerzen (Lumbago, Halsschmerzen, Kopfschmerzen, Migräne, Arthralgie) Infektionskrankheiten (akute Diarrhö und Erbrechen), Husten, Röteln	Brunnen-*Jing*-Punkte (➨ 10.4.6)	Punktion
Halsentzündungen, -schmerzen, Schwellungen von Mund und Zunge	**Lu 11**	Punktion
Entzündungen der Mund-/Rachenhöhle, Asthma bronchiale	**Lu 10**	Punktion oder Streustiche
Stomatitis	**He 7**	Punktion
Hitzschlag, thorakales Beklemmungsgefühl, Erbrechen	**Pe 3**	Punktion oder Streustiche
Hitzschlag, thorakales Beklemmungsgefühl, Tonsillitis	**Lu 5**	Punktion oder Streustiche
Hitzschlag, Lumbago, Wadenkrampf, Hautjuckreiz, Erbrechen, Diarrhö	**Bl 40**	Punktion oder Streustiche
Appetitlosigkeit, Verdauungsstörungen	**Ex-UE 10** *(Sifeng)*	Punktion (v.a. Lymphflüssigkeit ausdrücken)
Meteorismus, Miktionsstörungen, Ulcus cruris, Beinödeme	**Mi 6**, **Mi 9**	Punktion oder Streustiche
Handschmerzen, -schwellung, -parästhesien	**Ex-UE 9** *(Baxie)*	Punktion
Schmerzen im Hypochondrium, Fußzerrung oder -verrenkung	**Gb 40**	Punktion oder Streustiche
Wadenkrampf	**Mi 1**	Punktion
Fußschmerzen, -schwellung, -parästhesien	**Ex-LE 10** *(Bafeng)*	Punktion
Hautjuckreiz am ganzen Körper	**Di 4**, **Mi 10**	Punktion oder Streustiche

Tab. 5.4

5.1.13 Mikroaderlass mit Pflaumenblütenhämmerchen *(Mei Hua Zhen)*

Die Methode des Blutablassens *(Ci Luo Fa)* mit dem Pflaumenblütenhämmerchen *(Mei Hua Zhen)* als großflächige Anwendung, Mikroaderlass mit Dreikantnadel (➡ 5.1.12)

Wirk.: Stärkt das Abwehr-*Wei-Qi* (➡ 3.3.1), vertreibt äußere pathogene Faktoren *(Xie-Qi* ➡ 3.6.1), harmonisiert die Meridiane und segmental-reflektorisch die *Zang-Fu*-Organe, aktiviert lokal die *Qi-* und Blutzirkulation durch Hyperämisierung.

Indik.: (➡ auch Tab. 5.5)

Anwendungsmöglichkeiten des Pflaumenblütenhämmerchens sind:

- Lokal: Über betroffenen Gelenken oder anderen Schmerzzonen
- Entlang den segmental-nerval dem betroffenen Funktionsbereich zugeordneten paravertebralen Regionen: Bei Erkrankungen der *Zang-Fu*-Organe z. B. die entsprechenden Rücken-*Shu*-Punkte (➡ 10.4.4), bei Erkrankungen im Bereich der Extremitäten (Bewegungsapparat ➡ 12.10, Nervensystem ➡ 12.11) die entsprechenden paravertebralen Zonen (➡ Tab. 5.5) behandeln
- Über positiven Reaktionszonen: Die dem entsprechenden Funktionsbereich zugeordneten (Angaben in ➡ 12, Tab. 5.5) paravertebralen Zonen des Rückens auf Druckschmerzempfindlichkeit oder örtlich tastbare Verhärtungen und Schwellungen im Subkutangewebe untersuchen und mit dem Hämmerchen beklopfen, ggf. danach Schröpfen (➡ 5.3)

Im Verlauf von blockierten Meridianen (z. B. Meralgia paraesthetica ➡ 12.11.11) oder an Akupunkturpunkten (z. B. Meridianpunkte oder *Ashi*-Punkte ➡ 10.3.1).

KI: Hautverletzung oder -infektion am Behandlungsort, nicht blutig klopfen bei Blutgerinnungsstörungen.

| Pflaumenblütenhämmerchen: Indikationen und Behandlungsregionen ||
Indikation	Behandlungsregion
Erkrankungen von äußerem Genitale, Anus, Perineum	Os coccygis
Kopfschmerzen, Migräne	Nach Kopfschmerzlokalisation
Erkrankungen von Magen, Respirationstrakt, Lymphsystem	Unterkieferbereich
Erkrankungen von Respirationstrakt/Gastrointestinaltrakt, oberen Extremitäten, HWS, Schulterblatt	Über M. sternocleidomastoideus
Erkrankungen der oberen Extremitäten, Respirationstrakt, Herz	Oberhalb/unterhalb der Klavikula
(Nacken-)Kopfschmerzen	Oberhalb des Schulterblattes
Erkrankungen der oberen Extremitäten	Schulterblattrand medial
Erkrankungen von Milz, Magen, Leber, Gallenblase, Pankreas	Oberbauchzone
Erkrankungen der Genitalorgane	Inguinalzone
Erkrankungen der unteren Extremitäten	Untere Sakralzone
Erkrankungen von Augen, Nase, Zunge	HWK 1–4 paravertebral
Erkrankungen von Rachen, Tonsillen, Schilddrüse, regionale LK, Nacken-/Schulterbereich	HWK 5–7 paravertebral
Erkrankungen von Respirationstrakt, Herz, oberen Extremitäten	BWK 1–5 paravertebral
Erkrankungen von Milz, Magen, Dünndarm	BWK 5–12 paravertebral

Forts. ➡

| Pflaumenblütenhämmerchen: Indikationen und Behandlungsregionen *(Forts.)* ||
Indikation	Behandlungsregion
Erkrankungen von Leber, Gallenblase, Blutgefäßen, Diaphragma	BWK 7–12 paravertebral
Erkrankungen von Urogenitaltrakt, Rektum	LWK 1–5 paravertebral
Erkrankungen der unteren Extremitäten	LWK 4–5 paravertebral
Erkrankungen der unteren Extremitäten	S 1–3 paravertebral
Erkrankungen der Genitalorgane	S 1–5 paravertebral

Tab. 5.5

5

Material: Hämmerchen mit fünf Nadeln; auch Siebensternnadel (mit sieben Nadeln) oder Punktroller anwendbar. Im Westen v. a. Hämmerchen aus Plastik oder Metall oder Punktroller.
- *Plastikhämmerchen:* Leicht und federnd. Meist Einsatz bei Kindern, da nicht so traumatisierend, Sterilisation im Autoklaven möglich
- *Metallhämmerchen:* Schwerer, aber gute Handhabung v. a. bei Erw., Sterilisation im Autoklaven oder Heißluftsterilisator (➡ 2.2, Hilfsmittel).

Technik: Hautreizstichtherapie: Wie ein OP-Messer am hinteren Drittel halten und mit leichter und elastischer Handgelenksbewegung bewegen; senkrecht, schnell (zwei bis vier Schläge/Sek.) und gleichmäßig auf die Haut schlagen. *Klopfstärke* durch den oben aufliegenden Zeigefinger (➡ Abb. 5.5) und die Handgelenksbewegung variieren. Einteilung in drei Stimulationsgrade.

Stimulationsgrade

Leichte Stimulation: Mit wenig Kraft klopfen, bis Haut leicht lokal gerötet ist. *Wirkung:* Stärkend; v. a. bei Kindern, älteren oder geschwächten Patienten
Mittlere Stimulation: Mit etwas mehr Kraft klopfen; dabei sollte der Patient ein leicht unangenehmes Gefühl verspüren; stärkere Rötung und evtl. kleine Papelbildung der Haut erwünscht; möglichst keine Hautblutungen. *Wirkung:* Stärkend, aktiviert *Qi*- und Blutfluss
Starke Stimulation: Mit starker Kraft und ausholender Hämmerchenbewegung klopfen, bis Haut ein wenig blutet; Effektsteigerung durch anschließendes Schröpfen (➡ 5.3). *Wirkung:* Ausleitend, beseitigt lokal Hitze und *Yang.*

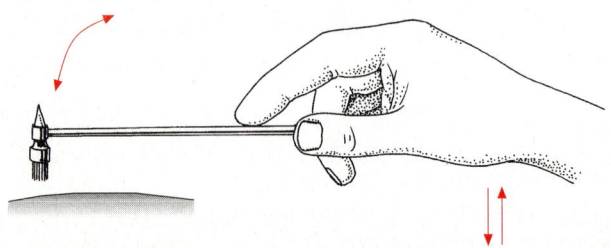

Abb. 5.5

5.1.14 Dauernadeln

Synonym: Intradermale Nadeln.
Material: Kurze Nadeln für s.c. Implantation, Fixation der Nadeln durch Pflaster. Zwei Typen:
- **Reißzwecktyp:** Kopf wie eine Reißzwecke, Nadellänge 3 mm, senkrecht in die Haut setzen; auch **Pyonex-Dauernadel:** Dauernadel, die in einer kleinen, flachen Spirale endet und auf einem Pflaster fixiert ist. Die Nadel wird mit dem Pflaster in die Haut (z.B. am Ohr) gedrückt
- **Kornförmige Nadel:** Kopf wie ein Weizenkorn, Nadellänge ca. 1 cm, horizontal in die Haut setzen; in der Ohrakupunktur auch ASP-Dauernadel mit kegelförmigem Durchmesser (wie kleiner Widerhaken). Diese wird mit dem Führungsgriff ins Ohr gedrückt und kann mit einem Magneten im Führungsgriff stimuliert werden. Nadelung schmerzhafter als bei den Pyonex-Dauernadeln

Wirk.: In der Körperakupunktur schwächerer Reiz als Einmalnadel; in der Ohrakupunktur gleiche Initialwirkung wie Einmalnadel
Indik.: Chronische und sehr schmerzhafte Erkrankungen, chronische Erkrankungen innerer Organe, Ohrakupunktur (➡ 13.1.4, Dauerreizmethoden)
KI: Lokale Hautinfektion am Punktionsort, Blutgerinnungsstörungen, bei Kindern und stark agitierten Patienten
Anwend.: Implantationsdauer am Körper abhängig von der Jahreszeit, im Sommer nicht länger als 2 Tage; im Ohr max. 7 Tage. *Cave:* Patient muss auf Infektionszeichen am Punktionsort achten und ggf. die Nadel bei Entzündungen selbst entfernen.

5.1.15 *Gua-Sha*-Methode *(Gua Sha Fa)*

Schabetechnik, die noch mehr als das Schröpfen (➡ 5.3) zur Volksmedizin gehört und meist zu Hause angewendet wird. Dennoch wurde die Methode in Asien in den letzten Jahren wieder populärer, sodass sie nun auch gelegentlich von Ärzten als Selbstbehandlungsmethode für die Patienten zu Hause empfohlen wird. Im westlichen Raum hat sich v. a. Arya Nielsen um eine fundierte Verbreitung dieser Methode verdient gemacht (➡ *Gua Sha*, A Traditional Technique for Modern Practice ➡ 14.3.3).
- **Wirk.:** Vertreibt pathogene äußere Faktoren von der Oberfläche, bewegt Körperflüssigkeiten-*Jin-Ye* und stagniertes *Qi* und Blut-*Xue*, stabilisiert die Poren und verhindert weiteres Eindringen von pathogenen Faktoren
- **Indik.:** Invasion von äußeren pathogenen Faktoren wie Kälte, Feuchtigkeit, Trockenheit, Hitze und Wind mit Bockaden von *Qi* und Blut im Meridianbereich
- **KI:** Nicht über Hautverletzungen oder -infektionen, z.B. Pickel, Wunden, Pigment- oder Leberflecken oder Sonnenbrand therapieren. Einzelne Pickel, Wunden oder Leberflecke können während der Therapie mit der anderen Hand abgedeckt werden, sodass nur über- oder unterhalb der betroffenen Hautstelle geschabt wird. Kein *Gua Sha* bei Schwangeren über dem Abdomen. Nicht bei sehr geschwächten Patienten anwenden
- **Material:** Flacher breiter, etwas gerundeter Gegenstand, z.B. eine dicke Münze oder Löffel (z.B. chinesischer Suppenlöffel), in Asien gibt es auch spezielle Schabegegenstände aus Wasserbüffelhorn
- **Technik:**
  - *Kleinflächige Stellen:* Kleine, unebene Stellen über den schmerzenden Muskeln (meist im Schulter- oder Nackenbereich, vorher durch Palpation auf druckschmerzhafte Stellen achten) mit einem Schabegegenstand in eine Richtung fest

über die Haut schaben (beim Löffel die nach außen gewölbte Richtung verwenden, um ein Schneiden zu vermeiden). Das Schaben kann von einer leichten Hautrötung bis hin zum leichten Bluten fortgesetzt werden (anschließend die Haut desinfizieren)
– *Großflächige Stellen:* z.B. Hautreizzonen (Head-Zonen u.a.); besser hierfür die Technik der Schröpfkopfmassage (Technik des gezogenen Schröpfkopfes: Schröpfkopfmassage ➡ 5.3.3), da sie ein größeres Hautareal erfassen kann

Wichtig

Nach einer *Gua-Sha*-Behandlung die betroffene Stelle erst wieder mit *Gua Sha* behandeln, wenn die Petechien oder Hauterscheinungen sich möglichst vollständig zurückgebildet haben.

5.1.16 Indikationen für Mikroaderlass mit Schröpfen und Moxibustion

Indikation*	Punkte und Technik**
Fieber	Schnelle blutige Punktion **Du 14** *(Dazhui)* und **Ex-UE 11** *(Shixuan)* an den Fingerspitzen, langsame blutige Punktion von **Lu 5** *(Chize)* und **Bl 40** *(Weizhong)*
Sonnenstich	Schnelle blutige Punktion an **Du 26** *(Shuigou)*, langsame blutige Punktion **Ex-UE 11** *(Shixuan)* an den Fingerspitzen und **Bl 40** *(Weizhong)*
Durst	Langsame blutige Punktion von **Ni 5** *(Shuiquan)*
Hypertonischer Schwindel (bei Leber-Wind)	Schnelle blutige Punktion an **Ex-HN1** *(Sishencong)*, **Bl 2** *(Zanzhu)*, ca. 1–2 ml Blut bluten lassen
Apoplex • Hypertonischer Kopfschmerz und Schwindel • Während eines Anfalls • Schwächezuständen und Leere (Mangel)	• Zur Prävention schnelle blutige Punktion **Ex-UE 11** *(Shixuan)* an den Fingerspitzen • Schnelle blutige Punktion der 12 Brunnen-*Jing*-Punkte (➡ 10.4.6), **Du 20** *(Baihui)*, und wenn der Blutdruck nicht zu hoch ist, auch **Du 26** *(Shuigou)* • Zusätzlich Moxa an **Ren 8** *(Shenque)* und **Ren 4** *(Guanyuan)*
Postapoplektische Schäden • Aphasie • Gesichtslähmung • Hemiplegie	• Schnelle blutige Punktion der beiden sublingualen Venen und schnelle blutige Punktion von **Pe 9** *(Zhongchong)* und **SJ 1** *(Guanchong)* • Schnelle blutige Punktion von **Ma 4** *(Dicang)* und **Ma 6** *(Jiache)* • Betroffene Seite an **Gb 39** *(Xuanzhong)* blutig schröpfen
Schock • Parästhesien der Extremitäten	Schnelle blutige Punktion von **Du 26** *(Shuigou)* oder starke Stimulation des Punktes mit normaler Akupunkturnadel • Schnelle blutige Punktion von **Ex-UE 11** *(Shixuan)* der Fingerspitzen oder der 12 Brunnen-*Jing*-Punkte (➡ 10.4.6) oder Moxen von **Ren 12** *(Zhongwan)* und **Ren 6** *(Qihai)*

Forts. ➡

Indikation* *(Forts.)*	Punkte und Technik** *(Forts.)*
Gesichtslähmungen	Blutige Punktion der um **Ma 4** *(Dicang)* liegenden Vene auf der betroffenen Gesichtshälfte; schnelle blutige Punktion von **Ex-HN 5** *(Taiyang)*, **Ma 7** *(Xiaguan)*
• Bei länger bestehender Lähmung	• Moxa an **Ma 4** *(Dicang)* und **Di 4** *(Hegu)*
Tinea des Fußes	Schnelle blutige Punktion von **Ex-LE 9** *(Waihuaijian)*, sowohl bei Feuchtigkeits- als auch bei trockenheitsbedingter Tinea
Lumbago	Langsame blutige Punktion von **Bl 40** *(Weizhong)*; bei Leere (Mangel) und Feuchte-Kälte Moxibustion von **Bl 23** *(Shenshu)*; bei Muskelschmerz langsame blutige Punktion von **Du 28** *(Yinjiao)*
Halsschmerzen	Schnelle blutige Punktion und normale Nadelung von **Lu 11** *(Shaoshang)*
Kopfschmerzen • Hauptpunkte • Durch Traumen **Zusätzlich nach Kopfzonen** • Schädeldach • Hinterkopf • Stirn • Seitenkopfschmerz	Punktion von **Du 20** *(Baihui)*, **Gb 20** *(Fengchi)*, **Ex-HN 5** *(Taiyang)* Zusätzliche Moxibustion von **Ren 6** *(Qihai)*, **Du 20** *(Baihui)* und **Du 21** *(Qianding)* Schnelle blutige Punktion von **Ex-HN 1** *(Sichencong)* Schnelle blutige Punktion von **Bl 67** *(Zhiyin)* Schnelle blutige Punktion von **Bl 2** *(Zanzhu)*, **Ex-HN 4** *(Yuyao)*, **Du 23** *(Shangxing)* Langsame blutige Punktion von **Ex-HN 5** *(Taiyang)*
Arthralgie (Bi-Syndrom ➡ 12.10.1) • Bei fieberhaften Erkrankungen • Bei starkem Schmerz	• Langsame blutige Punktion von **Bl 40** *(Weizhong)* und **Pe 3** *(Quze)* • Blutige Nadelung der schmerzempfindlichen Stellen und *Ashi*-Punkte (z.B. auch flächig mit dem Pflaumenblütenhämmerchen), danach die Blutung durch Schröpfen erhöhen (blutige Schröpfung), zusätzlich **Gb 39** *(Xuanzhong)* und Moxibustion
Akute Gastroenteritis (Diarrhö mit Erbrechen)	Schnelle blutige Punktion der 12 Brunnen-*Jing*-Punkte (➡ 10.4.6) und langsame blutige Punktion von **Pe 3** *(Quze)* und **Bl 40** *(Weizhong)*
Husten • Bei Invasion von äußeren pathogenen Faktoren • Bei inneren Ursachen	Schnelle blutige Punktion von **Lu 10** *(Yuji)*, **Lu 5** *(Chize)* Langsame blutige Punktion von **Lu 5** *(Chize)*
Asthma • Bei Fülle-Asthma • Bei Leere-(Mangel)-Asthma	• Schnelle, aber seichte Punktion von **Ren 17** *(Danzhong)*, **Bl 13** *(Feishu)* mit blutigem Schröpfen • Moxibustion an **Ren 6** *(Qihai)*; *Cave:* Moxibustion kann bei einigen Asthmapatienten selbst einen Anfall provozieren
Röteln	Langsame blutige Punktion von **Pe 3** *(Quze)*, **Bl 40** *(Weizhong)*. Schnelle blutige Punktion der 12 Brunnen-*Jing*-Punkte (➡ 10.4.6)

5

Forts. ➡

Indikation* *(Forts.)*	Punkte und Technik** *(Forts.)*
Anurie *(Long Bi)*	Langsame blutige Punktion von **Le 8** *(Ququan)* und schnelle blutige Punktion von **Mi 6** *(Sanyinjiao)*
Hitzebedingte Manie und Psychose	Schnelle blutige Punktion von **Du 26** *(Shuigou)* **Pe 7** *(Daling)*, **Lu 11** *(Shaoshang)*, **Ni 1** *(Yongquan)*. Um **Du 1** *(Changqiang)* wird großflächig blutig genadelt (z.B. mit dem Pflaumenblütenhämmerchen) und Moxibustion an **Ren 12** *(Zhongwan)*

* Liste modifiziert nach G. Neeb (*Ci Luo Fa*-Methode, 1999 in www.tcminter.net) mit freundlicher Genehmigung des Autors
** Technik der **schnellen blutigen Punktion**: Schnelle blutige Nadelung (Mikroaderlass) mit Dreikantnadel oder Schnäpper; Technik der **langsamen blutigen Punktion**: Langsame blutige Nadelung (Mikroaderlass) mit einer dünneren Dreikantnadel, dem kleinen Blutabnahmeskalpell oder einer etwas dickeren, normalen Nadel (provoziert eine geringere Blutung)

Tab. 5.6

5.2 Moxibustion

Nach japanisch „*Mogusa*", chinesisch „*Kao*"; Erwärmung des Akupunkturpunktes mit glimmendem Beifuß (*Ai Ye*, Artemesia vulgaris).

Moxakraut

Eigenschaft: Beifuß haftet gut, lässt sich in formbare Portionen bringen, glimmt langsam und gibt wohl dosierte Wärme ab, duftet in geringen Mengen angenehm und zerbröselt auch nach dem Ausbrennen der Asche nicht so leicht.

Krautqualität
- **Gute Qualität:** Grünliche bis gelbliche Farbe, feinwollige und weiche Konsistenz, gleichmäßiges Brennverhalten, leicht entflammbar, geht nicht aus. Wirkung: Wohlige, milde Wärme; günstig an empfindlichen Stellen und bei chronischen Erkrankungen
- **Mindere Qualität:** Schwarze bis braune Farbe, kurze Lagerungsdauer, oft feucht, grobfaserige und harte Konsistenz, erschwert entzündbar, geht leicht aus. Wirkung: Aggressivere Hitze.

Cave: Verbrennungsgefahr.

Wichtig

Aufbewahrung von Moxakraut
Im verschlossenen trockenen Behälter an leicht kühlem Ort.

 ## Wirkungen

Nach TCM

- Stärkt das *Yang,* bei Mangel-Kälte-Syndrom (➥ Tab. 9.4); stimuliert das Immunsystem
- Vertreibt Kälte und löst Feuchtigkeit aus den Meridianen, der Oberfläche und den Organen
- Beseitigt *Qi-* und Blut-Stagnation (➥ 9.3.1–3) durch Förderung der Zirkulation

Nach westlicher Vorstellung

- Verbessert Gewebsdurchblutung und aktiviert den Gewebsstoffwechsel
- Regt Organfunktionen an (viszerokutaner Reflex über Head-Zonen)
- Stärkt Körper- und Immunabwehr

5.2.1 Indikationen

- **Yin-Fülle-Syndrome** (➥ 9.1.1): Durch äußeren *„Faktor Kälte"* (➥ Tab. 9.4, mit weißem Zungenbelag und langsamem, vollem Puls)
- **„Yang-Mangel-Syndrom"** mit relativem Übermaß an *Yin* (➥ Tab. 9.4, mit Kältegefühl, blassem Zungenkörper, langsamem, leerem, schwachem Puls).
  Beispiele (➥ auch Tab. 5.7):
  - **Nieren-*Yang*-Mangel** (➥ 11.9.2): Wichtigste Punkte sind **Bl 23, 52, 58, Ren 3, 4** und **Ni 3**; (bloßes stärkendes Nadeln reicht nicht aus); es müssen mindestens einige dieser Punkte mit Moxa behandelt werden; Behandlung des Rücken-*Shu*-Punktes **Bl 23** und des Ursprungs-*Yuan-Qi*-Punktes **Ni 3** stärkt Nieren-*Qi,* in Komb. mit **Du 4** v. a. Stärkung des Nieren-*Yang*
  - **Milz-/*Qi*-/*Yang*-Mangel** (➥ 11.5.1, 11.5.2): Wichtigste Punkte sind **Bl 20, Le 13, Mi 3, Ma 36** und **Ren 12**; sie stärken das Milz-*Yang* und fördern die Transportfunktion des Organs (Transformation); Behandlung der Punkte **Ren 12** und **Ren 6** mit Akupunktur und Moxa erwärmt und kräftigt den Funktionskreis Milz/Magen und beseitigt belastende Kälte
- **Ödembildung** (nur „blasses Ödem", nicht durch Entzündung bedingtes Ödem moxen, *Cave:* Vorsichtig moxen, da ggf. Minderung der Sensibilität)
- **Schmerzen des Bewegungsapparates evtl. durch pathogenen Faktor Kälte:** Schmerzcharakter: Bohrend und durchdringend, oft fixe Lokalisation; Moxibustion am Hauptschmerzpunkt günstig; während der Behandlung meist deutliche Schmerzlinderung (Kälte-*Bi,* ➥ Tab. 12.54)
- **Chronische Erkrankung mit Kältesymptomatik:** z.B. chronisches Gelenk- oder Knochen-*Bi* (➥ 12.10.1, chronische Gelenkentzündung) u.a. (oft *Yang*-Mangel-Syndrom, ➥ Tab. 9.4).
- **Gynäkologische Erkrankungen:** Oligo- oder Amenorrhö bei *Qi*- und Blut-Mangel (➥ Tab. 12.46); Dysmenorrhö (➥ 12.45), Korrektur der Fehllage des Feten (➥ 12.15.2)
- **Durchblutungsstörungen**
- **Krankheitsvorbeugung** und Gesunderhaltung durch Aktivierung der Abwehrkraft (Präventive Akupunktur/Moxibustion ➥ 12.18).

5

Wichtige Indikationen und Punkte zum Moxen	
Yang-Mangel (➡ Tab. 9.4)	**Du 4, Ma 36, Mi 6, Ren 6**
Kälte vertreiben	Ursprungs-*Yuan-Qi*- oder Untere-Meer-*Xiahe*-Punkte, *Shu*- oder *Mu*-Punkt
Infektanfälligkeit, chronische Bronchitis (Lungen-*Qi*-Mangel ➡ 11.3.1)	**Du 12, Bl 12, Bl 13, Ren 17**
Spannungskopfschmerz (Milz-*Qi*-Mangel ➡ 11.5.1)	**Bl 20, Ma 36, Mi 6, Ren 6, Ren 12**
Chronische Gastritis (Kälte in Milz und Magen)	**Bl 20, Mi 21, Ma 36, Mi 9, Ma 21, Ren 12**
Diarrhö bei Kälte im Dickdarm	**Bl 20, Bl 21, Bl 25, Ma 37, Ma 25**
Lumbalgie (Nieren-*Qi*-Mangel ➡ 11.9.7, Kälte-Obstruktion)	**Bl 22 bis Bl 25, Du 4, Bl 52, Bl 60, Ren 4**
Enuresis noctura (Nieren-*Yang*-Mangel ➡ 11.9.2)	**Ren 4, Bl 23, Ni 7, Ren 6**

Tab. 5.7

5.2.2 Kontraindikationen

- **Hitze-Syndrome** wie z. B.
  - *Yang*-Fülle-Syndrom (➡ 9.1.1) durch äußeren oder inneren *„Faktor Hitze"* (Fülle-Hitze-Syndrome ➡ Tab. 9.4) mit gelbem Zungenbelag und schnellem, vollem Puls *oder*
  - *Yin*-Mangel-Syndrom mit relativem Übermaß an *Yang* mit roter, belagloser Zunge und schnellem, dünnem Puls (➡ Tab. 9.4). *Anmerkung:* Fülle-Hitze-Syndrome besser mit Mikroaderlass mit Dreikantnadel (➡ 5.1.12) oder blutigem Schröpfen (➡ 5.3.3) behandeln
- Fieberhafte und akut infektiöse Erkrankungen, akute Entzündungen, Blutungen
- Kombinierter *Yin*- und *Yang*-Mangel
- „Glasige, verquollene" Hautareale
- Hypertonus (relativ)
- Kleinkinder (empfindliche Haut!)
- Schwangerschaft: Unterleibsbereich
- Kontraindiziert: Punkte über oberflächlichen Gefäßen, Krampfadern; an Schleimhäuten
- Ungünstige Lokalisation: Am Ohr, in der Augenregion; infizierte und akut entzündliche Regionen, schlecht heilende Wunden (v. a. bei Patienten mit pAVK oder Diabetes mellitus; *Cave:* Verbrennungsgefahr wegen Sensibilitätsstörungen); behaarter Kopf; über Organen, die dicht unter der Hautoberfläche liegen. Anwendung der Feuernadel nicht an Punkten, die dicht an Arterien oder Nerven liegen (**Bl 40, Lu 9**).

5.2.3 Techniken

Stärken/Ableiten

Stärken: Kräftig, lang anhaltend mit intensiver Wärmeeinwirkung, aber ohne Hitzeschmerz oder gar Verbrennung
Ableiten: Direkte Moxibustion mit Erzeugung von Brandblasen bzw. Narbenbildung

Indirekte Moxibustion

- **Moxakegel:** Auf den Akupunkturpunkt eine ca. 0,5–1 cm dicke Scheibe frischen Ingwers oder frischen Knoblauchs legen, darauf einen kleinen Kegel Moxakraut entzünden; der Patient sollte keinen Hitzeschmerz verspüren; ggf. mehrmals (3–5-mal) an demselben Punkt wiederholen. **Indik.:** Auf Ingwerscheiben besonders bei *Yang*-Mangel-Symptomen von Milz-*Qi/Yang*-Mangel (➤ 11.5.1, 11.5.2) mit Kältegefühlen, Diarrhö oder mit Gelenkschmerzen; auf Knoblauchscheiben besonders bei Schwellungen nach Insektenstichen: Eine ca. 2 mm dicke Knoblauchscheibe auf die höchste Stelle der Schwellung legen, dann Moxakegel so lange abbrennen, bis die Schwellung zurückgeht, dabei Knoblauchunterlage mehrmals frisch erneuern
- **Moxakasten:** Abbrennen von Moxakraut im Metall- oder Holzkästchen mit siebartigem Boden über der Haut; Abstand ca. 5 cm; Anwendung besonders im Abdominal-/Lumbalbereich
- **Moxazigarre/-zigarette:** Erwärmen der Haut („Vogelpick"-Methode) mit etwa 20 cm langer, aus Moxakraut hergestellter Zigarre/Zigarette, 10–15 Min. über die Haut des Akupunkturpunktes „tippen"; gebräuchlichstes und schonendstes Verfahren. (In China wird gelegentlich die Zigarre direkt auf den Punkt gegeben und sogar die Entstehung einer Brandblase provoziert!)
- **Bauchnabel-Moxen:** Beim liegenden Patienten Bauchnabel mit Salz füllen, darüber eine dünne Scheibe frischen Ingwers legen, darauf einen daumenstückgroßen Moxakegel bzw. ein Stück der Moxazigarre platzieren und abbrennen. Beim Abglühen verteilt sich eine wohltuende Wärme über den gesamten Bauchbereich: Kräftigende Wirkung auf den gesamten Körper, erwärmt kalte Extremitäten. **Indik.:** Z.B. bei *Yang*-Mangel-Syndromen (➤ Tab. 9.4) infolge von Überarbeitung oder schwerer belastender Erkrankungen, Präkollapszuständen oder Bauchschmerzen mit Kältesymptomatik, Diarrhö
- **Moxanadel:** Moxakraut auf den Griff einer bereits steckenden Nadel „aufkneten"/aufstecken und dann entzünden (Synonym: Feuernadel, Wärmenadel); dabei verteilt sich sowohl die Abstrahlungshitze des glühenden Krautes als auch die über die Metallnadel geleitete Wärme in dem Akupunkturpunkt. *Einfachere Variante:* Ein Stück Moxazigarre abschneiden, auf den Nadelgriff aufstecken und unten abbrennen; auf Akupunkturnadeln japanischen Typs können Moxa-Caps (mit Moxa-Caps-Entfernern zum gefahrlosen Abnehmen der heißen Moxa-Caps; ➤ 14.2.1) gesteckt werden: Aussehen wie umgedrehte Regenschirme, können Moxakraut aufnehmen. *Geeignete Punkte: Shu/Mu*-Punkte (➤ 10.4.4, 10.4.5), Tonisierungspunkte der jeweiligen Meridiane (➤ vorderer Buchumschlag) sowie allgemeine *Qi*-tonisierende Punkte wie **Ma 36, Mi 6, Ren 6.** Zum Schutz des Patienten vor herunterfallender Asche bzw. zu großer Abstrahlungswärme um die Nadel ein Papierstück oder Alufolie legen.

5

Wichtig

Moxa-Hütchen (➡ 14.2.1): Isolierende selbstklebende Papptellerchen mit kleinen Moxastäbchen, die auf jeweiligen Akupunkturpunkt geklebt werden. **Wirkungen:** Beim Abbrennen dringt die Wärme durch ein kleines Loch im Pappteller gezielt an den Akupunkturpunkt, Brenndauer ca. 1 Min. Nachteil: Meist zu geringe Menge Moxakraut, daher relativ teuer.

Indirekte Moxibustion mit „Zwischenlage"

- **Ingwer-Zwischenlage:** Stärkender, wärmender Effekt. Anwendung: Z.B. auf **Ex-HN 5** (*Taiyang*) bei Kopfschmerzen
- **Knoblauch-Zwischenlage:** Setzt durch ätherische Ölfreisetzung intensiven Reiz, günstig bei Krampfzuständen, Rückenschmerzen, Lymphdrüsenentzündung, chronischer Tonsillitis, Schwellungen nach Insektenstichen
- **Salz-Zwischenlage:** Häufig Einsatz über dem Bauchnabel **(Ren 8)**, günstig bei Schmerzen im Gastrointestinaltrakt, Diarrhö, allgemeinem Schwächezustand
- **Tofu-Zwischenlage:** Besonders bei Schwellungen und Ödemen; günstig bei Sinusitis (neben Nasenflügel und unterhalb der Nase moxen)

Direkte Moxibustion

Bei direkter Anwendung Gefahr der Blasen- und Narbenbildung. Wird in China zwar häufig angewandt, ist bei Patienten in unserem Kulturkreis nicht zu empfehlen! Möglich ist Reiskornmoxen:

- **Moxakügelchen:** Reiskorn- bis maximal dattelkerngroßes Kügelchen Moxakraut wird direkt im Akupunkturpunkt platziert, auf dem Punkt entzündet und nach der geringsten Schmerzäußerung durch den Patienten sofort entfernt.

Wichtig

Patienten während der Moxabehandlung immer beaufsichtigen und eine kleine Schale mit einer Pinzette zum raschen Entfernen der Nadel sowie standfeste Moxalöscher/-ständer zum sicheren Abstellen und Löschen von Moxazigarren griffbereit halten! Wenn über einem kleinen Areal mehrere „Feuernadeln" verwendet werden, Haut darunter gegen die Abstrahlungswärme mit Alufolie abdecken!

- Moxibustion so lange anwenden, bis sich im behandelten Areal ein intensives Wärmegefühl ausgebildet hat
- Anwendung nur in gut belüftbaren Räumen, möglichst mit Absaugvorrichtung; falls nicht realisierbar: Infrarotlampe zur Wärmetherapie einsetzen (als „kleine Lösung" oder Anwendung eines Infrarotlasers)
- Bei Behandlung mehrerer Körperareale in einer Sitzung folgende Reihenfolge beachten: Rücken vor Bauch, Kopf und Rumpf vor Extremitäten
- Nach der Moxabehandlung sollte der Patient nicht sofort etwas Kaltes trinken, sich warm anziehen, möglichst noch ausruhen und nicht unmittelbar nach der Behandlung etwas essen (ggf. etwas Warmes trinken und kleine warme Mahlzeit, aber keine Rohkost!), um den Wärmeeffekt auszunutzen (Hinweis, Patientenmerkblatt ➡ Abb. 2.2).

5.3 Schröpfen

Erzeugung eines regional begrenzten Vakuums auf bestimmten Bereichen der Körper-oberfläche. Behandlungsmethode, die in vielen Kulturen (antikes Ägypten und Grie-chenland, Indien, China) Anwendung fand und immer noch findet; in den deutschen Naturheilverfahren unter den ausleitenden Verfahren subsumiert. Zur Anwendung kommen neben Gläsern auch Bambusrohre oder Tierhörner.

5.3.1 Wirkungen und Nebenwirkungen

5

Wirkprinzipien

Nach westlicher Vorstellung

- Die Stoffwechselleistung der Zelle wird aktiviert, die Mikrozirkulation von Blut und Lymphe verbessert, ein lokaler reaktiver pathologischer Lymphstau drainiert und der Tonus der darunter liegenden Muskulatur reduziert
- Das Vakuum saugt Haut und darunter liegende Strukturen an und führt so zur Dehnung des Bindegewebes und der Zellen, Reizung der Nervenendigungen und lokaler Durchblutungsanregung
- Über kutiviszerale Reflexbahnen kann eine Wirkung auf erkrankte Organe (For-schungsarbeiten von Head und McKenzie) erzielt werden
- Immunstimulierende und analgetische Wirkung
- Analgetische Wirkung im Sinne einer Gegenirritation.

Nach TCM

- Über die spezifische Reizung des Akupunkturpunktes wird Einfluss auf innere Organe und Funktionskreise genommen
- Entlastet lokale Fülle-Syndrome (➡ Tab. 9.1)
- Pathogene Faktoren, v. a. Wind (z. B. bei Erkältungskrankheiten), werden aus dem Körper entfernt.

Nebenwirkungen

- Bei unblutigem Schröpfen evtl. Einblutungen ins Gewebe und damit deutlich sichtbare Hämatome (werden im Verlauf von ein paar Tagen resorbiert)
- Bei blutigem Schröpfen oberflächliche Wunden
- Schröpfen im oberen Bereich des Rückens: Leichte Blutdrucksteigerung möglich
- Schröpfen unterhalb von LWK 4: Leichte Blutdrucksenkung möglich
Cave: Bei empfindlicher Haut können Spannungsbläschen auftreten!

5.3.2 Anwendung

- **Volksmedizin verschiedener Kulturkreise:** Schröpfen über bewährten Hautarea-len bei bestimmten Erkrankungen (keine Zuordnung zu Akupunkturpunkten!); über schmerzhaften Bereichen; Gelosen und Myogelosen, die aufgrund ihrer Verquellung und Verhärtung gut zu ertasten sind

- **Westliche Naturheilverfahren:** Über definierten Schröpfzonen, die bestimmten Organen bzw. Funktionen zugeordnet sind. Die Schröpfzonen werden anhand des Palpationsbefundes ausgewählt
- **TCM:** Schröpfen über Akupunkturpunkten, über *Ashi*-Punkten (➡ 10.3.1) ebenso wie über Gelosen, Myogelosen und Schmerzarealen.

Indikationen

- **Erkrankungen des Bewegungsapparates** mit schmerzhaften Gelosen und Muskelhartspann; Beschwerden und Zustände nach Verletzungen, entweder mit *Qi*- oder Blut-Stagnation (➡ 9.3.1–3) oder mit schmerzhaftem Obstruktionssyndrom (*Bi*-Syndrom ➡ 12.10.1); schmerzhafte Myogelosen der Paravertebralmuskulatur, HWS- und Schulterbeschwerden (➡ 12.10.2, 12.10.3), Lumbalgien und Lumboischialgien (➡ 12.10.9), Techniken ➡ 5.3.3
- **Neuralgien** wie Interkostalneuralgie (➡ 12.11.7). Procedere: Paravertebral und paramedian im Bereich des betroffenen Segmentes schröpfen; z.B. auch bei Postzosterneuralgie: Kombination der Schröpfbehandlung (im Punctum maximum des Schmerzes) mit segmentaler Nadelung der **Ex-B 2** *(Huatuojiaji)* mit Wind und Hitze ausleitenden Punkten (➡ 3.6.1)
- **Erkältungskrankheiten** (oft durch pathogenen Faktor Wind verursacht ➡ 11.3.4, 11.3.5): z.B. akute Rhinitis und Sinusitis (➡ 12.3.7), akute Halsentzündungen (➡ 12.3.5), akute oder chronische Bronchitis (➡ 12.2.3) etc. Procedere: Schröpfköpfe v. a. auf **Bl 11, Bl 12, Bl 13** (Rücken-*Shu*-Punkt der Lunge); **Bl 42** (entfernt pathogenen Wind), **Du 14** (entfernt Wind)
- **Parästhesien:** Lokal im betroffenen Gebiet schröpfen
- **Erkrankungen innerer Organe:** z.B. Asthma bronchiale, Obstipation, Dysmenorrhö.

Kontraindikationen

- Blutgerinnungsstörungen: z.B. bei Marcumarisierung, hämorrhagischer Diathese
- Offene Hautläsionen, Hautbereiche nach Radiatio und Stauungsödeme
- Ungeeignete Stellen: Direkt über Knochen, Dornfortsätzen, kleinen Gelenken oder über akuten Bandscheibenprolaps
- Energetische Mangel-Zustände: Auf keinen Fall blutiges Schröpfen!
- Schwangerschaft: V. a. kein Schröpfen unterhalb des Bauchnabels
- Hohes Fieber, Krampfneigung, bekannte Epilepsie.

5.3.3 Material und Techniken

Material

- **Schröpfgläser:** Glashohlkugeln mit großer Öffnung
- **Vakuumgefäße:** Aus Glas oder klarsichtigem Plastik mit einem Gummiballon (mit oder ohne Ventil) oder einer Vakuumpumpe
- **Sonstige Gefäße:** Becher aus Ton oder einfache Glasgefäße (z. B. Einmachgläser), präparierte Segmente aus Bambusrohr oder Ziegenhörner (Volksmedizin)

Cave: Schröpfgläser, mit denen blutig geschröpft wird, sind zu sterilisieren!

Durchführung

Trockenes (unblutiges) Schröpfen

- **Indik.** und **KI:** ➡ Tab. 5.8, Kap. 5.3.2
- **Aufsetzen:** Luft innerhalb des Schröpfglases mittels Abbrennen eines alkoholgetränkten kleinen Wattebausches (Vorsicht wegen Verbrennungsgefahr!) oder der groß gestellten Flamme eines Gasfeuerzeugs kurzzeitig erhitzen und Schröpfglas dann rasch auf die unverletzte Hautpartie aufsetzen; abkühlende Luft erzeugt Vakuum! Schröpfen nur am sitzenden oder liegenden Patienten!
- **Dauer:** 5–10 Min., bei ausgeprägtem Fülle-Syndrom (➡ Tab. 9.1) bis zu 15 Min.
- **Entfernung:** Schröpfkopf leicht anheben, den Finger auf die Haut am oberen Rand des Schröpfkopfes drücken, um Einlass für Außenluft zu schaffen und das Vakuum aufzuheben
- **Nachbehandlung:** Keine. Gelegentlich Hämatomentwicklung, evtl. auch Bläschenbildung. Erst nach Abklingen der Hautsymptome an dieser Stelle wieder schröpfen.
- **Indik.:** Über Mangel-Gelosen, d. h. nicht überwärmten, eher kalten, ischämischen, teigig verquollenen oder verhärteten Zonen, an denen Wärme bessert; nach TCM geeignet zur Elimination von Wind, Kälte, Feuchtigkeit
- **Wirk.:** Bei kurzer Schröpfdauer eher tonisierender, wärmender Effekt. Bei Schröpfdauer > 5 Min. eher ableitend. Kurze Trockenschröpfung mit wenig Sog auch bei Patienten mit schwacher Konstitution möglich.

Wichtige Indikationen und Punkte für das Trockenschröpfen	
Akute Erkältung (äußere Wind-Kälte)	Du 14, Bl 11, Bl 12, Bl 13, Di 10, Di 11
Dysmenorrhö (*Qi*-Stagnation)	Du 3, Bl 30, Bl 32, Bl 28, Bl 26, Bl 18
Kopfschmerz (*Qi*-Stagnation)	Du 14, Gb 21, SJ 15
HWS-Schulter-Syndrom	SJ 15, Gb 21, Bl 10 bis 15, Du 10 bis 15
Lumbago	Bl 19 bis 30, Bl 54
Koxarthrose	Gb 29 bis 30

Tab. 5.8

Wichtig

Bei Schmerzen des Bewegungsapparates Trockenschröpfung über Punctum maximum bzw. *Ashi*-Punkten! Trockenschröpfen bei Mangel-(Leere-)Gelosen! *Cave:* Auftreten von Spannungsblasen bei Patienten mit empfindlicher Haut oder bei Cortisontherapie!

Blutiges Schröpfen

Blutiges Schröpfen über Fülle-Gelosen, Fülle-Syndrome nach TCM, v. a. Hitze, Blut-Stase, *Qi*-Stagnation.

- **Indik.:** Fülle-Syndrome (➡ Tab. 5.9, 9.1), stark druckschmerzhafter Muskelhartspann, Gelosen, Myogelosen, Weichteilerkrankungen, Neurodermitis, Erysipel
- **KI:** Geschwächte Patienten, sog. „Mangel-Typen" (Alte, chronisch Kranke, Erschöpfte, etc.). Blutgerinnungsstörungen, lokale Infektionen, Hautverletzungen etc. *Cave:* Nie **Bl 23** blutig schröpfen!
- **Aufsetzen:** Hautpartie zuvor anstechen oder skarifizieren, z.B. auch mit Pflaumenblütenhämmerchen (➡ 5.1.13) oder mittels *Gua Sha* (➡ 5.1.15), dann Schröpfkopf so

aufsetzen, dass das Vakuum der Körperpartie Blut entzieht. *Cave:* Zum blutigen Schröpfen immer Glasschröpfköpfe verwenden, die entsprechend desinfiziert und sterilisiert werden müssen

- **Dauer:** 5–10 Min., bis sich die gewünschte Blutmenge entleert hat
- **Entfernung:** Ausreichend Zellstoff bereithalten, da doch erhebliche Mengen an Blut in den Schröpfkopf eingesaugt werden können (bis zu 200 ml); Schröpfkopf leicht anheben; dabei Finger auf die Haut am oberen Rand des Schröpfkopfes drücken
- **Nachbehandlung:** Wundbereich mit steriler Gaze oder Pflaster bedecken
- **Wirk.:** Stark ableitender Effekt (Hitze); abhängig von Schröpfdauer und Menge des entzogenen Blutes. Blutiges Schröpfen nur an Fülle-Gelosen, d. h. prall-elastischen, überwärmten und eher druckdolenten Gelosen bzw. Myogelosen.

5

Wichtige Indikationen und Punkte für das blutige Schröpfen	
Asthma bronchiale (Wind-Hitze)	**Du 14, Bl 11, Bl 12, Bl 13, Di 11**
Pektanginöse Beschwerden (Blut-Stase)	**Bl 15, Bl 17**
Akute Urtikaria (äußere Wind-Hitze)	**Du 14, Bl 13**
Postzosterneuralgie (Wind-Hitze-Feuchtigkeit)	**Du 14, Bl 18,** segmentale Nadelung mit **Ex-B2** *(Huatojiaji)*
Postnukleotomie-Syndrom	**Bl 25, Bl 54, Gb 30,** *Ashi*-Punkte

Tab. 5.9

Wichtig

Bei Schmerzen des Bewegungsapparates blutiges Schröpfen über Punctum maximum bzw. *Ashi*-Punkten, vor allem nach Operationen und Traumata mit *Qi*- und Blut-Stase! Blutiges Schröpfen bei Fülle-Gelosen!

Schröpfkopfmassage

- Schröpfkopf über eine zuvor wahlweise eingeölte Hautpartie (häufig paravertebrale Muskulatur über dem Verlauf des Blasen-Meridians) ziehen; hierbei ein großflächiges Areal (kutiviszerale Reflexzonen) bis zur Ausbildung von Hyperämie und Wärmegefühl reizen
- **Indik.:** (➡ Tab. 5.10) Schmerzen des Bewegungsapparates, über kalten, minderdurchbluteten Myogelosen, Spannungskopfschmerz, HWS-Syndrom, als roborierende, tonisierende Maßnahme, bei asthenischen Patienten mit *Qi*-Mangel
- **Wirk.:** Hyperämisierung, Durchblutungssteigerung, Lymphflusssteigerung, wenn ausgedehnte Sugillationen vermieden werden, eher tonisierender und roborierender Effekt!

Wichtige Indikationen und Regionen für die Schröpfmassage	
Spannungskopfschmerz bei Milz-*Qi*-Mangel (➡ 11.5.1)	Entlang M. trapezius/splenius capitis
Neurasthenie, vegetative Herzbeschwerden	Beidseits paravertebral von **Bl 11** bis **Bl 18**

Tab. 5.10

Wichtig

Bei großflächigen Schmerzen im Bereich des M. trapezius bzw. der paravertebralen Muskulatur!

Schröpfen bei Erkrankungen des Bewegungsapparates

- Schröpfkopfmassage (➡ oben), trockenes oder blutiges Schröpfen (➡ 5.3.3) möglich; hierzu Schmerzstellen palpatorisch lokalisieren und Schröpfköpfe direkt über die Gelose bzw. Myogelose setzen, bei rheumatischen Erkrankungen (Gelenk-*Bi*-Syndrom, ➡ 12.10.1) im Meridianverlauf und evtl. über großen Gelenken schröpfen.

Weitere Anwendungsmöglichkeiten

- Akupunkturpunkt nadeln und darüber Schröpfkopf setzen
- Akupunkturpunkt moxen und anschließend schröpfen (v. a. bei Kälte-*Bi*-Syndromen).

Wichtig

Schröpfen immer in entspannter Körperhaltung, am besten am liegenden Patienten mit einem bis maximal sechs Schröpfköpfen behandeln; nicht in kurzen Abständen dieselben Punkte schröpfen, stattdessen z. B. alternierende, benachbarte Punkte einsetzen.

5.4 *Taijiquan*

5.4.1 Einführung

Alte chinesische Bewegungskunst, die Gesunderhaltung (Prävention), Meditation und Selbstverteidigung beinhaltet. *Taiji:* „Das höchste Letzte, das Namenlose, das Absolute", Synonym: *Tao; Quan* = „Hand oder Faust". Neben Akupunktur und Heilkräutermedizin wichtigste Säule der TCM. In China, Taiwan und Südostasien weit verbreitet, in Europa wird es erst seit etwa Beginn der 80er Jahre unterrichtet. Anfänge des *Taijiquan* in der *Tang*-Dynastie (618–907 n. Chr.). Erfahrungen aus drei wichtigen Strömungen taoistischer Kultur fließen zusammen: Medizin, Kampfkunst und Philosophie. Philosophische Basis sind der Taoismus und die Prinzipien der *Yin/Yang*-Theorie (➡ 3.1); Ziel des *Taijiquan:* Durch Übungssysteme mit „Hand oder Faust" eins werden mit dem *Taiji,* Voraussetzung: Befreiung vom dualistischen Denken und Suche nach höchster Wahrheit jenseits der äußeren Erscheinungen.

5

5.4.2 Stilrichtungen und Formen

Stilrichtungen

- *Chen*-Stil: Ältester überlieferter Stil nach dem großen Meister *Chen Wang Ting* (1597 bis 1664 n. Chr.); Wissen um diese Kampfkunst wurde streng geheim gehalten und über einen Zeitraum von 200 Jahren nur innerhalb der Familie weitergegeben
- *Yang*-Stil: Durch *Yang Lu Chan* (1799–1872), einen Schüler der *Chen*-Familie, entwickelt und erstmals in der Öffentlichkeit unterrichtet; meditative und gesundheitliche Aspekte rückten stärker in den Vordergrund; heute am meisten verbreitet
- *Wu*-Stil und *Sun*-Stil: Aus dem *Chen*- und *Yang*-Stil entwickelt.

Formen

Aus jedem Stil entwickelten sich Formen, die aus festgelegter Abfolge von Bewegungen bestehen. Bekannteste Formen:
- Lange Form des *Yang*-Stils nach Meister *Yang Cheng Fu*
- Gekürzte Form des *Yang*-Stils nach Meister *Cheng Man Ching*
- Peking-Stil: Auf dem *Yang*-Stil basierend.

5.4.3 Prinzipien

Die vier Prinzipien des *Taijiquan* sind angemessene körperliche und geistige Haltung, Bewegung und Atmung:
- **Körperliche Haltung:** Kopf aufrecht, Kinn leicht herannehmen; der Übende stellt sich vor, am Scheitelpunkt **Du 20** *(Baihui)* an einem Faden aufgehängt zu sein. Zungenspitze berührt sanft den oberen Gaumen. Schultern und Ellenbogen hängen entspannt, das Brustbein ist leicht eingesunken. Dehnung der Wirbelsäule wird erreicht über den Zug nach oben (Aufrichtung des Kopfes vom Scheitelpunkt aus) und gleichzeitiges Sinkenlassen des Beckens nach unten. Die Knie sind bei allen Übungen gebeugt. Die Füße sind entspannt und haben festen Kontakt zum Boden
- **Geistige Haltung:** „Meditation in Bewegung", Zustand des körperlichen und geistigen Gelöstseins bei gleichzeitiger Aufmerksamkeit. Grundvorstellung der meditativen Haltung: obere Verbindung zur Himmelsenergie durch den Scheitelpunkt **Du 20** *(Baihuiu)* und untere Verbindung zur Erdenergie durch den am Perineum gelegenen **Ren 1** *(Huiyin)*
- **Bewegung:** Sanft, langsam und fließend. Der ganze Körper bewegt sich stets als Einheit; Zentrum der Bewegung ist das Becken **Ren 6** (entspricht *Dantian,* der sich etwas unterhalb des Bauchnabels befindet)
- **Atmung:** Bauchatmung, der Atem fließt entspannt und sanft zum **Ren 6.**

5.4.4 Therapeutische Anwendung

Wirkungen

- Durch spezielle Übungshaltung (➡ 5.4.3) werden die Meridiane entspannt und gedehnt: Energieblockaden lösen sich; die Lebensenergie *Qi* (➡ 3.3.1) kann ungehindert durch den Körper fließen, und die Organe werden in ausgewogener Weise mit Energie versorgt

- Dehnung und Aufrichtung der Wirbelsäule fördern deren Beweglichkeit und führen zur Entlastung der Bandscheiben
- In den Knien gebeugter Stand und langsame Bewegungen bewirken schonenden Muskelaufbau
- Ruhiger Atem und entspannte Haltung lösen sowohl physische als auch psychische Anspannungen.

Nebenwirkungen

Keine bei Berücksichtigung der Prinzipien. Schädliche Effekte durch falsche (z. B. forcierte) Atemführung und unangemessene geistige Übungen/Bewegungen möglich. Anleitung durch erfahrenen Lehrer wichtig.

5

Indikationen

- Prävention
- Entzündliche und degenerative Gelenkerkrankungen
- Chronische Schmerzzustände, Kopfschmerz und Migräne
- Lähmungen (insbesondere nach Apoplex)
- Erkrankungen des Gastrointestinaltrakts wie z. B. funktionelle Verdauungsstörungen, Ulcus ventriculi und duodeni
- Herz-Kreislauf-Erkrankungen wie z. B. Hypertonus, Angina pectoris
- Anspannungszustände wie z. B. vegetative Dystonie.

Kontraindikationen

- Schwangerschaft und Menstruation (relativ bei bestimmten Übungen/Körperhaltungen)
- Leichte (absolut für Atem- und Imaginationsübungen) und schwere psychotische Zustände (absolut).

Wichtig

Nach dem Sinn des *Taijiquan* gefragt, antwortete der berühmte Meister *Cheng Man Ching* einmal: „Der wichtigste Grund für die tägliche Übung ist, dass dir, wenn du endlich zu einer gewissen Einsicht gelangt bist und verstehst, worum es im Leben geht, noch etwas Gesundheit geblieben ist, um es zu genießen."

Ausbildungsmöglichkeiten (➡ 14.1.1), Literatur (➡ 14.3.7)

5.5 Qi Gong

Traditionelle Methode zur Vorbeugung und Behandlung von Krankheiten und zur körperlichen und geistigen Schulung; *Qi* (➡ 3.3.1): „Atem, Fluss, Energie, Dampf"; *Gong:* „Übung oder Fähigkeit". Wie das *Taijiquan* (➡ 5.4) eine Methode, mit der der Mensch selbst sein *Qi* günstig beeinflussen kann; Anfänge des *Qi Gong* lassen sich bis in das 6. Jh. v. Chr. zurückverfolgen.

5.5.1 Formen

Qi Gong-Praktiken lassen sich grob unterteilen:

- **Nei-Gong:** „Inneres *Qi Gong*", sie werden in Ruhe ausgeführt; liegende, sitzende oder stehende Haltung; über die Meditation zu einem Zustand der Stille und innerer Ruhe kommen. Beispiele: *Fang-Song-Gong* (Entspannungsübungen), *Zhan-Zhuang-Gong* (Übung der stehenden Säule) und *Zhou-Tian-Gong* (Übung des *Qi*-Kreislaufs)
- **Wai-Gong:** „Äußeres *Qi Gong*", Bewegungsformen mit Meditation, Beispiele: *Ba-Duan-Jin* (Acht Brokatübungen) und *Wu-Qin-Xi* (Übungen der fünf Tiere)
- **Ying-Gong:** „Hartes *Qi Gong*", Konzentration und Steuerung des *Qi* verleihen besondere körperliche Fähigkeiten (z.B. Steinplatte mit dem Kopf zu zerschlagen); dazu gehören außerdem Übungen zur Willensstärkung und körperlichen Abhärtung; wichtige Rolle vor allem bei den traditionellen chinesischen Kampfkünsten; Beispiele: *Tie-Bu-Shan* (Eisenhemd-*Qi Gong*) und *Shao-Lin* (*Qi Gong* des buddhistischen Heiligtums *Shao-Lin*)
- **Sonderform Wai-Qi Liao-Fao:** Der Therapeut überträgt das eigene *Qi* über seine Hände auf den Patienten; Voraussetzung: Therapeut hat das eigene *Qi* durch langes Üben kultiviert und gelernt, das *Qi* zu konzentrieren und zu lenken; Methode eignet sich besonders bei Patienten ohne *Qi-Gong*-Praxis, bei schweren Erkrankungen oder zur Behandlung akuter Schmerzen.

5.5.2 Prinzipien

Wichtige Elemente beim *Qi Gong:* Atmung, Haltung und Meditation.

Atmung

Verschiedene Arten der Atmung mit unterschiedlichem Einsatzbereich, z.B.:

- **Natürliche Atmung:** Wie gewohnt atmen. Während der *Qi-Gong*-Übung kommt es allmählich von selbst zu einer Beruhigung und Vertiefung der Atmung. Vor allem für Ungeübte gut geeignet
- **Bauch- oder Zwerchfellatmung:** Beim Einatmen senkt sich das Zwerchfell nach unten, die Bauchdecke wölbt sich dabei vor. Beim Ausatmen entspannt sich das Zwerchfell, und die Bauchdecke sinkt wieder zurück. Der Brustkorb bewegt sich kaum. *Qi* lässt sich besser im *Dantian* (➡ 5.4.3) konzentrieren
- **Paradoxe Atmung:** Einziehen der Bauchdecke während der Einatmung. Intraabdominelle (inspiratorische) Druckerhöhung wirkt günstig auf die *Qi*-Konzentration im *Dantian* (➡ 5.4.3) und die Funktion der Bauchorgane. *Cave:* Zu hohen Druck vermeiden! Übung langsam und unter Anleitung beginnen!

Haltung

Verschiedene Körperhaltungen wirken sich jeweils unterschiedlich auf Geist und Körper aus.

- **Übungen im Liegen:** Meist flach auf dem Rücken (evtl. werden Knie- und LWS-Bereich unterpolstert) fördert v. a. die körperliche und geistige Entspannung. Für Menschen ohne *Qi-Gong*-Erfahrung oder mit schwacher körperlicher Konstitution bzw. schwerer Erkrankung besonders gut geeignet
- **Übungen im Sitzen:** Aufrechtes und entspannendes Sitzen im Lotussitz, im Schneidersitz, im Fersensitz oder auf einem Stuhl. Nur so viel Kraft wie nötig und so wenig Kraft wie möglich aufwenden

- **Übungen im Stehen:** Meistgebrauchter Stand ist der *Reiterstand:* Die Füße stehen etwa schulterbreit parallel zueinander, das Gewicht auf beide Beine gleich verteilen. Knie je nach Konstitution/Kondition stärker oder leichter beugen (➡ 5.5.3)
- **Übungen im Gehen:** Viele Variationen wie das freie Gehen oder die Ausübung bestimmter Bewegungsabfolgen, das Gehen mit nahezu gestreckten oder stark gebeugten Knien.

Meditation

Grundlagen der *Qi-Gong*-Meditation sind:
- **„Sich-Bewusst-Sammeln":** Geistige Aktivität an eine Körperstelle oder ein Phänomen binden und sich so störender Gedanken oder Einflüsse entledigen. Beispiel: Konzentration auf den *Dantian* (➡ 5.4.3) und diesen Punkt warm werden lassen
- **„Sich-Versenken":** Nur über das „Sich-Bewusst-Sammeln" erreichbar. Ziel: Zustand geistiger Leere!

5

5.5.3 Therapeutische Anwendung

Wirkungen, NW, Indik. und **KI** wie bei *Taijiquan* (➡ 5.4.4).

Wichtig

Voraussetzungen für die *Qi-Gong*-Praxis:
- Genügend Zeit, um die Übung in Ruhe ausführen zu können
- Geduld und etwas Ausdauer: Regelmäßiges Üben verspricht dauerhaften Erfolg
- Kein Ehrgeiz: Behindert das Loslassen und Entspannen.

Allgemeine Übungstipps:
Bei Übungsbeginn zunächst mehrere ruhige Atemzüge genießen. Dabei sollte die Ausatmung länger sein als die Einatmung. Der Scheitelpunkt (**Du 20**) zieht nach oben, das Steißbein nach unten. Hierdurch kommt es zu einer aufrechten Haltung und Dehnung der Wirbelsäule. Die Übungen langsam und fließend durchführen.

Übungsbeispiel 1

Folgende *Qi-Gong*-Übung kann auch von Anfängern problemlos ausgeführt werden. Sie benötigt weder viel Platz noch viel Zeit und wirkt angenehm erfrischend und entspannend. Aus medizinischer Sicht ist es eine Übung zur *Qi*-Regulierung des Leber-Meridians (➡ 6.2.12)

- **1. Schritt:** Aufrecht stehen und entspannen, die Knie leicht beugen, die Arme hängen entspannt auf beiden Seiten
- **2. Schritt:** Die Finger langsam nach oben heben, dabei die Handflächen mit wenig Kraft nach unten drücken. In der Vorstellung fließt *Qi* zur Mitte der Handflächen und in die Fingerspitzen; dreimal ausführen
- **3. Schritt:** Beide Hände langsam bis auf Brusthöhe nach oben heben, die Handflächen zeigen nach vorn. Während *Qi* in den Handflächen konzentriert wird, die Hände entspannt nach vorn schieben und wieder zurückziehen
- **4. Schritt:** Aus dieser Stellung die Arme zu den beiden Seiten bewegen; die beiden Handflächen zeigen zu den Seiten. Schultern und Ellenbogen bleiben entspannt und hängen nach unten. Die Handflächen wieder dreimal mit sanftem Druck nach außen drücken
- **5. Schritt:** Hände nun wieder entspannt vor die Brust zurückbewegen, dabei die Handflächen nach oben richten, die Fingerspitzen aufeinander zeigend
- **6. Schritt:** Handflächen zum Boden hin drehen und dann in Richtung Symphyse sanft nach unten drücken. Das *Qi* wird so zum unteren *Dantian* (➡ 5.4.3) gebracht. Jetzt die Handflächen wieder nach oben drehen und die Hände langsam bis auf Höhe des *Dantian* anheben. Zum Abschluss die Arme wieder entspannt auf beiden Seiten hängen lassen.

Übungsbeispiel 2: Zwei Übungen aus den acht Brokatübungen

1. Übung: Die Hände einzeln heben (Abb. 5.6–5.9)

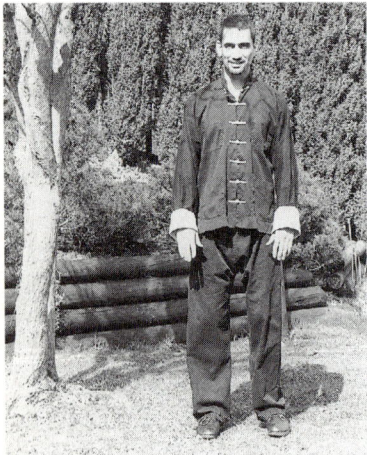 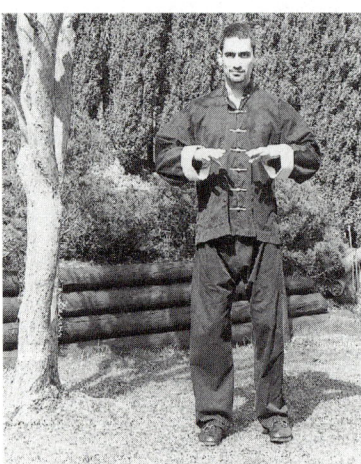

Abb. 5.6: Als Ausgangsstellung dient ein schulterbreiter Stand. Die Wirbelsäule gerade, das Becken gesunken halten. Kein Hohlkreuz. Den Atem weich fließen lassen, mit den Augen geradeaus blicken.

Abb. 5.7: Mit dem Ausatmen die Hände bis auf Solarplexushöhe steigen lassen, die Finger nach vorn richten, die Handflächen nach unten. Dabei Ellenbogen und Schultern entspannen.

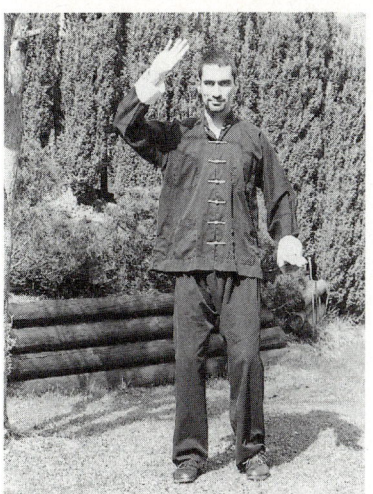

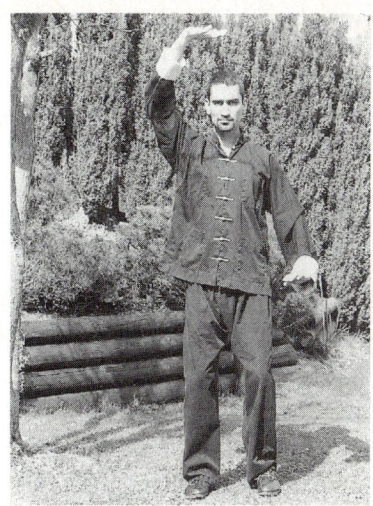

Abb. 5.8: Nun die Hände trennen. Die rechte Hand nach oben führen, zeitgleich die linke Hand bis auf Höhe der linken Hüfte sinken lassen.

Abb. 5.9: Endstellung, rechte Hand über dem Kopf, Handfläche dabei zum Himmel zeigen lassen. Dabei Körper dehnen und dreimal ruhig ein- und ausatmen.

Nach der Endstellung mit dem letzten Ausatmen Hände wieder langsam auf Höhe Solarplexus zurückführen (➡ Abb. 5.7), Übung diesmal mit linker Seite wiederholen. Insgesamt 3mal pro Seite.

Häufige Fehler: Durchgestreckte Gelenke, Anhalten der Luft.

Wirkung: Dehnt Brust und Rumpfmuskulatur, wirkt ausgleichend auf Verdauungstrakt, reguliert Milz und Magen.

2. Übung: Den Bogen spannen (Abb. 5.10–5.13)

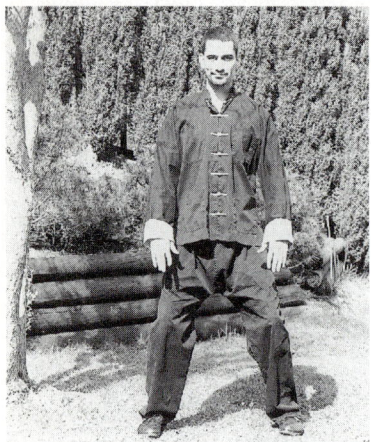

Abb. 5.10: Ausgangsstellung: Breiter Stand, die Füße parallel stellen, die Zehen zeigen nach vorn, die Knie beugen, die Standtiefe kann variiert werden. Die Wirbelsäule gerade halten, kein Hohlkreuz. Die Augen nach vorn richten. Die Arme bis in die Fingerspitzen dehnen. Schultern und Ellenbogen hängen lassen.

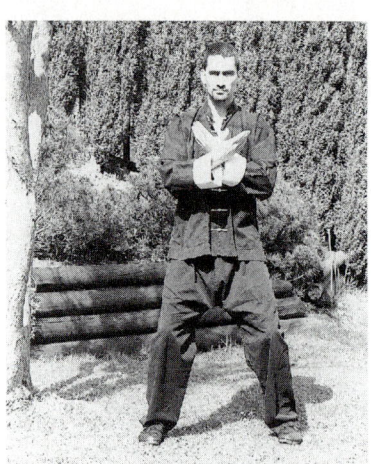

Abb. 5.11: Die Hände vor der Körpermitte nach oben steigen lassen und vor der Brust kreuzen, gleichzeitig Schultern und Ellenbogen sinken lassen. Die rechte Hand ist außen, die linke Hand innen.

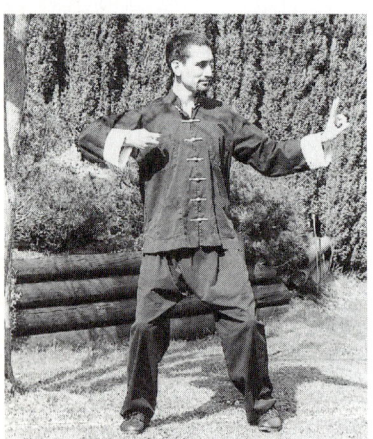

Abb. 5.12: Die linke Hand langsam zur linken Seite führen. Zeitgleich den Kopf zur selben Seite wenden. Mit dem Zeigefinger und dem Mittelfinger der linken Hand ein „V" bilden, mit dem Zeigefinger und Mittelfinger der rechten Hand eine imaginäre Bogensehne spannen.

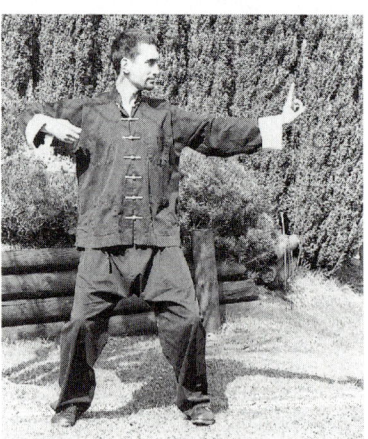

Abb. 5.13: In der Endstellung durch das „V" hindurch in die Ferne blicken. Man verspürt eine deutliche Dehnung nach beiden Seiten. In dieser Stellung dreimal ein- und ausatmen. Mit dem letzten Ausatmen den Bogen wieder entspannen, Hände und Kopf wieder langsam zurückführen (➡ *Abb. 5.11*). Nun sollte die linke Hand außen sein. Dann die Bewegung zur anderen Seite wiederholen.

Häufige Fehler: Entstehende Dehnung darf nicht mit Anspannung verwechselt werden.
Wirkung: Stärkt Herz und Kreislauf, Lunge und Dickdarm; kräftigt und dehnt die
Brust-, Schulter- und Armmuskulatur.

5.6 *Tui-Na*-Massage

Beinhaltet medizinische Massage und Manipulation der Gelenke unter Berücksichtigung
der Grundlagen der TCM. Erste Erwähnungen um 2700 v. Chr. vorwiegend als
Volksmedizin zur Stärkung der Körperabwehr. Aus dieser Massageform *(An Mo)*
entwickelte sich ab 770 v. Chr. die von Ärzten ausgeführte *Tui Na*. Im *Huang Di Nei Jing*
(➡ 1.1) erste Beschreibungen, ungefähr zur gleichen Zeit erstes Lehrbuch *Huang Di Qi
Bo An Mo Shi Juan* (Klassiker der zehn Kapitel über Massage und Atemübungen). In *Wei*-
und *Jin*-Dynastie (220–420 n. Chr.) erste spezialisierte *Tui-Na*-Kliniken. Danach starke
Verbreitung und Einfluss auf Massageformen anderer Länder wie z.B. japanische *Shia-
Tsu*-Massage.

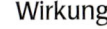 Wirkung

- Fördert *Qi*- und Blutfluss
- Reguliert *Yin* und *Yang* und die *Zang-Fu*-Organe
- Harmonisiert Fülle- und Mangel-Zustände innerhalb des Körpers
- Stärkt die Immunabwehr
- Zur Reposition von Subluxationen und Luxationen der Gelenke.

5.6.1 Therapeutische Anwendung

 Indikationen

Erkrankungen des Bewegungsapparates

- Muskelverspannungen, Tendomyogelosen
- Rheumatischer Formenkreis, Weichteilrheumatismus, Arthrosen
- Posttraumatische und postoperative Rehabilitation

Innere Erkrankungen

- Kopfschmerzen und Migräne
- Funktionelle Störungen des Gastrointestinaltrakts
- Dysmenorrhö
- Schlafstörungen

Neurologische Erkrankungen

- Paresen: z.B. Hemiplegie, Fazialisparese
- Neuralgien: z.B. Trigeminusneuralgie, Parästhesien

Pädiatrische Erkrankungen

Für Kleinkinder gibt es eine spezielle Form der *Tui Na*-Massage, die sich an der Zartheit des kleinkindlichen Körpers orientiert. Sanfte Massage beim Säugling v. a. an Händen, Armen und Wirbelsäule. **Indik.:** Unter anderem Erkältungskrankheiten, Asthma bronchiale, Erbrechen, Diarrhö, abdominelle Schmerzen, Obstipation, Dyspepsie und Enuresis nocturna.

Kontraindikationen

Absolute Kontraindikationen

5

- Malignome und Knochen-Tbc
- Erhöhte Blutungsneigung, z.B. unter antikoagulativer Therapie
- Schwere Herz-, Nieren-, Lungen- und Leberinsuffizienz.

Relative Kontraindikationen

- Schwangerschaft: Keine Massage am Abdomen und an bestimmten Akupunkturpunkten (KI der Akupunktur ➡ 12.15)
- Entzündlich verändertes Gewebe: Nur mit speziellen, feinen Techniken zu vertreten (antiphlogistischer Effekt)
- Frakturen, Subluxationen und Luxationen: Manipulationen und Repositionen sollten nur von ausgebildeten Ärzten durchgeführt werden.

5.6.2 Techniken

Je nach Krankheitsverlauf werden ableitende oder stärkende Techniken angewendet:
- **Ableitende Techniken:** Schwache und langsame Techniken, kurze Dauer der Massage (kurze Massage der Meridiane, Akupressur eines Punktes ca. 1 Min.), kreisförmige Bewegungen mit dem Uhrzeigersinn, Bewegungen entgegen dem Meridianverlauf
- **Stärkende Techniken:** Starke und schnelle Techniken, lange Dauer der Massage (5–10 Min. auf einem Meridian und 3 Min. bei Akupressur), kreisförmige Bewegungen entgegen dem Uhrzeigersinn, Bewegungen in Richtung des Meridianverlaufs.

Wichtig

Konstitution des Patienten, den zu behandelnden Körperteil und die Erkrankungen bei der Auswahl der Technik berücksichtigen. Beispiel: Bei adipösen Patienten wird die Akupressur von **Gb 30** *(Huantiao)* mit dem Ellbogen durchgeführt!

Spezielle Techniken

Unterteilung in weiche Techniken (eigentliche Massage) und Gelenkmanipulationen.

Yi Zhi Chan Tui Fa

Reiben und Schieben des Gewebes mit der Spitze, der volaren Seite oder der radialen Seite des Daumens, Frequenz: 160/Min.

- **Anwend.:** Kopf, Gesicht, Nacken, Schulter, Extremitäten, Rücken, Thorax und Abdomen
- **Wirk.:** Erwärmung und Lockerung der Muskulatur, Förderung der Durchblutung, Anregung der Verdauung.

Gun Fa (➟ Abb. 5.14 e)

Abrollen über ulnaren Teil des Handrückens (dorsale Metakarpale V–III) aus lockeren Handgelenk heraus, Frequenz: 140/Min.

- **Anwend./Wirk.:** ➟ *Yi Zhi Chan*. Beide Techniken können abwechselnd verwendet werden.

Rou Fa

Stationäre leichte und rotierende Bewegung an Akupunkturpunkten, speziellen Schmerzpunkten (*Ashi*-Punkten ➟ 10.3.1) und Regionen mit verspannter Muskulatur mit Daumen, Mittelfinger, Handwurzel, Ellbogen oder proximalem Anteil der Ulna. Frequenz: 120/Min., die Haut des Patienten soll dabei mitrotieren.

- **Anwend.:** Kopf, Schulter, Extremitäten und Rücken
- **Wirk.:** Hypalgetische Wirkung, fördert Blutzirkulation, reguliert den Gastrointestinaltrakt.

An Fa (➟ Abb. 5.14 a)

Pressen von Akupunkturpunkten, Schmerzpunkten, besonders auf der Wirbelsäule, mit Daumen, Mittelfinger, Handwurzel (ein- oder zweihändig) oder Ellbogen. Richtung des Pressens senkrecht zur Körperoberfläche. Druck während der Inspiration des Patienten vermindern, bei der Exspiration verstärken

- **Anwend.:** Durch *An Fa* stärkere Stimulation als mit *Rou Fa* (häufig damit kombiniert)
- **Wirk.:** Fördert die Zirkulation von *Qi* innerhalb der Meridiane.

Tui Fa (➟ Abb. 5.14 c)

Kontinuierliches, kraftvolles und langsames Streichen mit Daumen, Finger, Handfläche oder Ellbogen entlang den Meridianen und Muskeln

- **Wirk.:** *Qi*-Obstruktionen und Muskelspasmen werden gelöst.

Na Fa (➟ Abb. 5.14 d)

Gleichzeitiges Pressen und Halten von Akupunkturpunkten, Muskeln oder Sehnen mit Daumen, Zeige- und Mittelfinger oder mit Daumen und allen anderen vier Fingern

- **Anwend.:** Nacken, Schultern, Extremitäten und Akupunkturpunkte, wie z.B. **Gb 20** *(Fengchi)*, **Bl 40** *(Weizhong)*, **Di 11** *(Quchi)*, **Di 4** *(Hegu)*, **Bl 60** *(Kunlun)* und **Ni 3** *(Taixi)*, **Ni 1** *(Yongquan)*
- **Wirk.:** Schmerzlindernd bei Verspannungen, Kopfschmerzen und Gelenkschmerzen.

5

Nie Ji Fa

Haut über der Wirbelsäule zwischen Daumen und den Fingern halten und entlang dem *Du Mai* (➡ 6.3.3) nach kranial verschieben; von **Du 2** *(Yaoshu)* bis **Du 14** *(Dazhui)*

- **Anwend.:** Vorwiegend am *Du Mai*
- **Wirk.:** Tonisiert *Yang* und *Qi*.

Nian Fa

Zwischen Daumen und Zeigefinger die Finger oder Zehen des Patienten von proximal nach distal zwirbeln.

- **Anwend.:** Häufig bei Arthrosen und Minderdurchblutung der Finger und Zehen
- **Wirk.:** Durchblutungsfördernd.

Cuo Fa

Beide Hände einander gegenüber auf den Arm oder das Bein des Patienten legen und mit schnellen, reibenden Bewegungen in entgegengesetzter Richtung nach distal massieren

- **Anwend.:** Extremitäten
- **Wirk.:** Harmonisiert den *Qi*-Fluss und die Durchblutung.

Pai Fa und Ji Fa (➡ Abb. 5.14 b)

Rhythmische Schlagbewegungen mit der Handkante, der Hohlhand, den Fingerspitzen oder dem Handrücken

- **Anwend.:** Extremitäten, Schulter, Rücken, Kopf
- **Wirk.:** Schmerzlindernd und fördert die *Qi*- und Blutzirkulation

Zhen Fa

Mit der Handfläche oder den Fingern mit hoher Frequenz vibrieren

- **Anwend.:** Akupunkturpunkte z. B. **Du 20** *(Baihui)*, Brust oder Abdomen
- **Wirk.:** Schmerzlindernd und Spasmolyse im Gastrointestinaltrakt

Dou Fa

Mit beiden Händen das distale Ende der oberen oder unteren Extremitäten umfassen und mit leichter Kraft, leichtem Traktionszug und kleiner Amplitude schütteln. Patient sollte sich dabei vollständig entspannen

- **Anwend.:** Extremitäten
- **Wirk.:** Entspannung und Spasmolyse der Muskulatur.

5

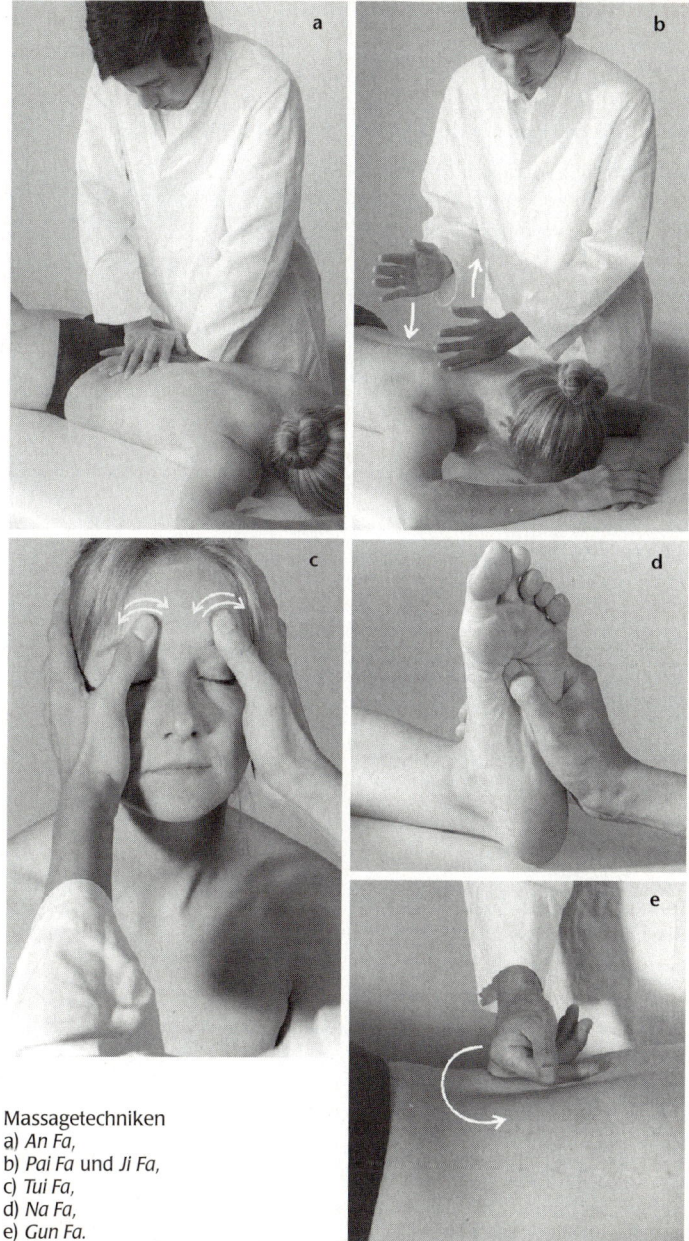

Massagetechniken
a) *An Fa*,
b) *Pai Fa* und *Ji Fa*,
c) *Tui Fa*,
d) *Na Fa*,
e) *Gun Fa*.

Abb. 5.14

5.6.3   Häufig verwendete Techniken der Kinder-*Tui-na*

An Xuan Zou Cuo Mo „Das Hypochondrium reiben"

Das Kind steht oder sitzt, der Behandelnde steht hinter dem Kind und massiert mit *Cuo Fa* (➡ 5.6.2); Technik von der Axilla in der Axillarlinie nach distal bis zur Crista iliaca.

- **Wirk.:** Reguliert *Qi*-Fluss, mobilisiert Sekret
- **Indik.:** Produktiver Husten, Dyspnoe und Tachypnoe, Dyspepsie

Yun Tu Ru Shui „Erde ins Wasser geben"

Mit dem Daumen oder Mittelfinger bogenförmig vom Thenar beginnend über den Hypothenar streichen.
- **Wirk.:** Stärkt Niere, fördert Miktion
- **Indik.:** Wenig und dunkler Urin, Obstipation

Yun Shui Ru Tu „Wasser zur Erde geben"

Mit dem Daumen oder Mittelfinger bogenförmig vom Hypothenar beginnend über den Thenar streichen.
- **Wirk.:** Stärkt Milz und Magen
- **Indik.:** Milz–*Qi*-Mangel

Shui Di Lao Ming Yue „Greifen nach dem hellen Mond"

Wenig kaltes Wasser auf **Pe 8** *(Laogong)* geben. Mit dem angefeuchteten Mittelfinger vom Kleinfingergrundgelenk mit einer nach proximal gerichteten bogenförmigen Bewegung zum **Pe 8** *(Laogong)* streichen. Dazu leicht auf **Pe 8** *(Laogong)* blasen.
- **Wirk.:** Klärt Hitze
- **Indik.:** Fieber

Kai Tianmen „Öffnen des Himmeltors"

Tui Fa (➡ 5.6.2) mit beiden Daumen abwechselnd von **Ex-HN 3** *(Yintang)* bis **Du 24** *(Shenting)*
- **Wirk.:** Geist-*Shen* beruhigen
- **Indik.:** Erkältung, Kopfschmerzen, Unruhe, Schlaflosigkeit

Rugen und *Rupang*

Rou Fa (➡ 5.6.2) mit Zeigefinger und an Mittelfinger **Ma 18** *(Rugen)* und *Rupang* (0.2 *Cun* lateral der Mamilla).
- **Wirk.:** Reguliert *Qi*, transformiert Schleim
- **Indik.:** Druckgefühl in der Brust, Dyspnoe, Erbrechen

Fu „Abdomen"

Rou Fa (➡ 5.6.2) mit der Handfläche über dem Abdomen.
- **Wirk.:** Stärkt Milz, fördert Verdauung, reguliert umgekehrten *Qi*-Fluss
- **Indik.:** Erbrechen, abdominelle Schmerzen, Dyspepsie, Völlegefühl

Jizhu „Linie Du 14 *(Dazhui)* bis Du 1 *(Changjiang)*"

Nie Ji Fa (➡ 5.6.2) von **Du 14** *(Dazhui)* bis **Du 1** *(Changjiang)* drei- bis fünfmal.
- **Wirk.:** Reguliert *Yin* und *Yang*, stärkt *Qi* und Blut-*Xue*
- **Indik.:** Mangel-Erkrankungen

Qijiegu „Linie Du 1 *(Changjiang)* bis Du 3 *(Yaoyangguan)*"

Tui Fa (➡ 5.6.2) mit Zeige- und Mittelfinger.
Tui Shang von **Du 1** *(Changjiang)* bis **Du 3** *(Yaoyangguan)*
- **Wirk.:** Wärmt Yang
- **Indik.:** Diarrhö bei Mangel-Kälte
Tui Xia von **Du 3** *(Yaoyangguan)* bis **Du 1** *(Changjiang)*
- **Wirk.:** Klärt Hitze, reguliert Stuhlgang
- **Indik.:** Obstipation bei Fülle-Hitze

Ni 1 *(Yongquan)*

Rou Fa (➡ 5.6.2) mit Daumen.
- **Wirk.:** Stärkt *Yin*, klärt Hitze
- **Indik.:** Erbrechen und Diarrhö bei Mangel
Tui Fa (➡ 5.6.2) mit Daumen von **Ni 1** *(Yongquan)* bis Großzehe.
- **Wirk.:** Stärkt *Yin*, klärt Hitze
- **Indik.:** Fieber, Fülle-Hitze, spontanes Schwitzen

Ausbildungsmöglichkeiten (➡ 14.1.3), Literatur (➡ 14.3.7)

5

Akupunkturpunkte

C. FOCKS, K. KLIX, R. NOTHACKER, B. KIRSCHBAUM, L. ROTH

6

6.1	**Einführung** ▪ C. FOCKS	152
6.1.1	Einteilung	152
6.1.2	Lokalisationsmethoden	153
6.2	**Zwölf Hauptmeridiane und ihre**	
	Akupunkturpunkte ▪ K. KLIX, R. NOTHACKER	155
6.2.1	Lungen-Meridian (Hand-*Taiyin*)	155
6.2.2	Dickdarm-Meridian (Hand-*Yangming*)	160
6.2.3	Magen-Meridian (Fuß-*Yangming*)	170
6.2.4	Milz-Meridian (Fuß-*Taiyin*)	184
6.2.5	Herz-Meridian (Hand-*Shaoyin*)	192
6.2.6	Dünndarm-Meridian (Hand-*Taiyang*)	197
6.2.7	Blasen-Meridian (Fuß-*Taiyang*)	205
6.2.8	Nieren-Meridian (Fuß-*Shaoyin*)	225
6.2.9	Perikard-Meridian (Hand-*Jueyin*)	234
6.2.10	*San-Jiao*-Meridian (Hand-*Shaoyang*)	239
6.2.11	Gallenblasen-Meridian (Fuß-*Shaoyang*)	248
6.2.12	Leber-Meridian (Fuß-*Jueyin*)	263
6.3	**Acht außerordentliche Gefäße** ▪ B. KIRSCHBAUM	270
6.3.1	Einteilung der acht außerordentlichen Gefäße	270
6.3.2	Allgemeine Funktionen	270
6.3.3	*Du Mai* (Lenkergefäß)	271
6.3.4	*Ren Mai* (Konzeptionsgefäß)	280
6.3.5	*Chong Mai*	286
6.3.6	*Dai Mai*	287
6.3.7	*Yin Qiao Mai*	290
6.3.8	*Yang Qiao Mai*	290
6.3.9	*Yin Wei Mai*	290
6.3.10	*Yang Wei Mai*	291
6.3.11	Öffnung der acht außerordentlichen Gefäße	291

6

6.4	**Extrapunkte** ▪ L. ROTH 293
6.4.1	Übersicht 293
6.4.2	Extrapunkte an Kopf und Hals: Ex-HN 295
6.4.3	Extrapunkte auf Thorax und Abdomen: Ex-CA 298
6.4.4	Extrapunkte auf dem Rücken: Ex-B 300
6.4.5	Extrapunkte an der oberen Extremität: Ex-UE 303
6.4.6	Extrapunkte an der unteren Extremität: Ex-LE 306
6.5	**Wichtige Punkte der Regionen** ▪ C. FOCKS 309
	Kopf frontal 310
	Kopf und Halsregion lateral 311
	Nackenregion 312
	Rücken I 313
	Rücken II 314
	Thorax und Abdomen frontal und lateral 315
	Schulter- und Armregion dorsal 316
	Schulter- und Armregion frontal 317
	Hand dorsal 318
	Beinansicht frontal 319
	Beinansicht medial 320
	Fußaufsicht 321
	Fuß medial 322
	Fuß lateral 323

6.1 Einführung

6.1.1 Einteilung

Einteilung nach Lokalisation

- Punkte der zwölf Hauptmeridiane (➡ 3.5.1)
- Punkte der acht außerordentlichen Gefäße: *Ren Mai* (➡ 6.3.4), *Du Mai* (➡ 6.3.3)
- Extrapunkte (Punkte außerhalb der Meridiane ➡ 6.4)
- *Ashi*-Punkte (➡ 10.3.1)

Einteilung nach Funktion

6

Lokalpunkte (➡ auch 10.3.1, Tab. 10.1)
- Punkte an Kopf, Gesicht, Hals: Indiziert bei Kopfschmerzen, Sinusitis, Erkrankungen der Augen, Ohren, Zähne u. a.
- Punkte auf der Brust, oberem Rücken: Indiziert bei Erkrankungen von Herz und Lunge
- Punkte am Oberbauch, unteren Rücken: Indiziert bei Erkrankungen von Leber, Gallenblase, Magen, Milz
- Punkte am Unterbauch, Lumbosakralregion: Indiziert bei Erkrankungen von Niere, Darm, Blase, LWS-Beschwerden.

Meridianpunkte (➡ Tab. 6.1, Kap. 10.3.2, Tab. 10.2)

Spezifische Punkte (➡ 10.4)

Allgemeine Indikationsbereiche der Meridianpunkte			
Meridian	**Indikationsbereiche**		
Hand-*Yin*-Meridiane			
Lunge	Lunge, Hals		Erkrankungen der Thoraxregion
Perikard	Herz, Magen	Erkrankungen des Geistes	
Herz	Herz		
Hand-*Yang*-Meridiane			
Dickdarm	Gesicht, Mund, Nacken, Zähne, Nase		Augen-, Halserkrankungen, fieberhafte Erkältungskrankheiten
San Jiao	Kopf/Rippen lateral	Ohrenerkrankungen	
Dünndarm	Hinterkopf, Schulter, Skapula, Erkrankungen des Geistes		
Fuß-*Yin*-Meridiane			
Milz	Milz, Magen, Darm		Urogenitalerkrankungen, Menstruationsstörungen, Fluor vaginalis, Erkrankungen des Geistes
Leber	Leber, Genitalien		
Niere	Niere, Lunge, Hals		

Forts. ➡

Allgemeine Indikationsbereiche der Meridianpunkte *(Forts.)*		
Meridian	**Indikationsbereiche**	
Fuß-*Yang*-Meridiane		
Magen	Vorderkopf, Gesicht, Mund, Zähne, Hals, Magen, Darm	Erkrankungen des Geistes, fieberhafte Erkältungskrankheiten
Gallenblase	Kopf lateral, Ohren, laterale Rippenregion	Augenerkrankungen	
Blase	Hinterkopf, unterer Rücken	
angelehnt an: Ellis, Wiseman, Boss: Chinese Acupuncture ➡ 14.3.2		

Tab. 6.1

6.1.2 Lokalisationsmethoden

- **Anatomischer Bezug:** Anatomisch markante Stellen, z. B. Sehnen, Knochenvorsprünge, Gelenke
- **Elektrische Punktsuchgeräte:** Elektrischer Hautwiderstand ist an Akupunkturpunkten meist erniedrigt (v. a. Anwendung in der Ohrakupunktur)
- **Proportionale Punktabstandsmessung:** Maßeinheit für die Entfernung der Punkte untereinander ist das Cun, das sich als relatives Maß auf individuelle Körperproportionen bezieht. *Cave:* Chinesisches Maß für Stichtiefen ist 1 Cun = 10 *Fen* = 2.5 cm; ist nicht mit dem relativen Körpermaß identisch.

Fingermaße (Finger-Cun)

Das Fingermaß ist durch charakteristische Distanzen an den Fingern des jeweiligen Patienten festgelegt als Finger-Cun (➡ Abb. 6.1).

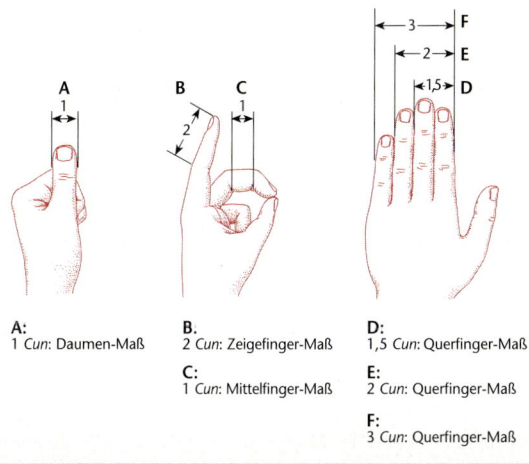

A:
1 *Cun*: Daumen-Maß

B.
2 *Cun*: Zeigefinger-Maß

C:
1 *Cun*: Mittelfinger-Maß

D:
1,5 *Cun*: Querfinger-Maß

E:
2 *Cun*: Querfinger-Maß

F:
3 *Cun*: Querfinger-Maß

Abb. 6.1

Körpermaße (Körper-Cun)

Das Körper-Cun orientiert sich (➡ Abb. 6.2) an Körpermaßeinheiten.

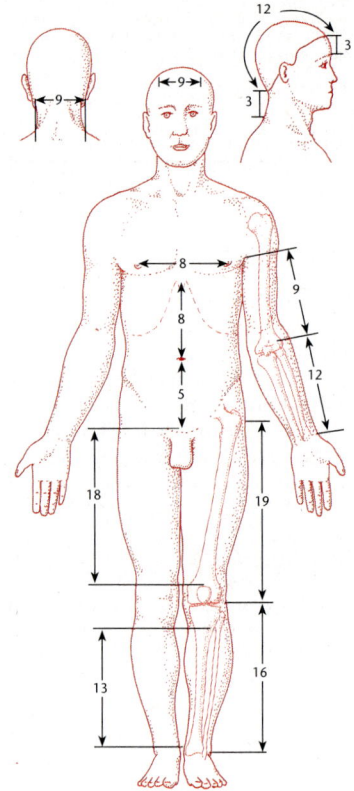

Abb. 6.2

Kopf

- Stirnhaaransatz zu Nackenhaaransatzlinie: 12 Cun
- Augenbraue bis Stirnhaaransatz: 3 Cun
- Unterrand des Processus spinosus HWK 7 bis Nackenhaaransatz: 3 Cun
- Von **Ex-HN 3** *(Yintang)* bis zu **Du 14**: 18 Cun
- Vom rechten zum linken Processus mastoideus: 9 Cun
- Von **Ma 8** rechts bis **Ma 8** links: 9 Cun.

Thorax und Abdomen

- Von der Fossa suprasternalis (**Ren 22**) bis zur sternoxiphoidalen Symphyse: 9 Cun
- Vom Mittelpunkt der sternoxiphoidalen Symphyse bis zum Bauchnabel: 8 Cun
- Von der Bauchnabelmitte bis zum oberen Symphysenrand: 5 Cun

- Von der rechten Brustwarzenmitte bis zur linken Brustwarzenmitte: 8 Cun
- Achselhöhle bis zum freien Ende der 11. Rippe (**Le 13**): 12 Cun.

Rücken-Lenden-Bereich

- Orientierungshilfen für die Punkte sind die anatomischen Beziehungen zu Wirbeldornfortsätzen und die Interkostalräume. Orientierungspunkte: Dornfortsatz HWK 7, der Ansatz der Spina scapulae am medialen Skapularand in Höhe der Dornfortsatzunterkante von BWK 3 oder 4, der Unterrand der Skapula in Höhe der Dornfortsatzunterkante BWK 7 oder 8, der höchste Punkt der Beckenschaufel (Dornfortsatz LWK 4) und die Spina iliaca post. sup. in Höhe Dornfortsatz S 2 oder zwischen S 1 und S 2
- Vom Dornfortsatz BWK 1 bis zur Spitze des Os coccygeum: 30 Cun
- Vom medialen Skapularand bis zur Dornfortsatzlinie bei Halten der Arme vor der Brust: 3 Cun.

Extremitäten

- **Vordere Achselfalte bis Ellenbogenfalte:** 9 Cun
- **Ellenbogenfalte bis zur Handwurzelfalte:** 12 Cun
- **Medial** – Symphysenoberrand bis zur Patellaoberkante: 18 Cun
- **Lateral** – Von der Prominenz des Trochanter major bis zur Kniegelenksfalte: 19 Cun
- **Lateral** – Kniebeugenfalte bis zur Prominenz des Malleolus lateralis: 16 Cun
- **Posterior** – Glutealfalte bis zur Kniebeugenfalte: 14 Cun
- **Medial** – Medialer Condylus tibiae bis zur Spitze des Malleolus medialis: 13 Cun
- **Lateral** – Prominenz des Malleolus lateralis bis zum Fersenunterrand: 3 Cun
- Differenz der Prominenzhöhe vom Malleolus medialis und lateralis: 1 Cun.

6.2 Zwölf Hauptmeridiane und ihre Akupunkturpunkte

Die im folgenden mit Sternchen (*) gekennzeichneten Punkte sind ausführlich im „Atlas Akupunktur" (C. Focks) dargestellt (➥ 14.3.2). Zur Terminologie ➥ Bedienungsanleitung S. IX

6.2.1 Lungen-Meridian (Hand-*Taiyin*)

 Verlauf

Der *innere* Verlauf des Lungen-Meridians entspringt im mittleren der *San Jiao* in der Magenregion und steigt dann ab zum Dickdarm (➥ 3.4.11). Von dort steigt er auf zum Magen, durchstößt das Zwerchfell und tritt in die Lunge ein. Den Hals passierend läuft er jetzt *oberflächlich* an der lateralen Thoraxwand im 1. ICR über den lateralen Oberarm und die radiale Seite des Unterarmes bis hin zum radialen Daumennagelfalzwinkel (➥ Abb. 6.3).

 Punkte

Lu 1* *(Zhongfu)* „Residenz der Mitte"

- **Lokal.:** 6 Cun lateral der vorderen Medianlinie und 1 Cun unterhalb der Clavicula (➥ Abb. 6.4, 6.81).

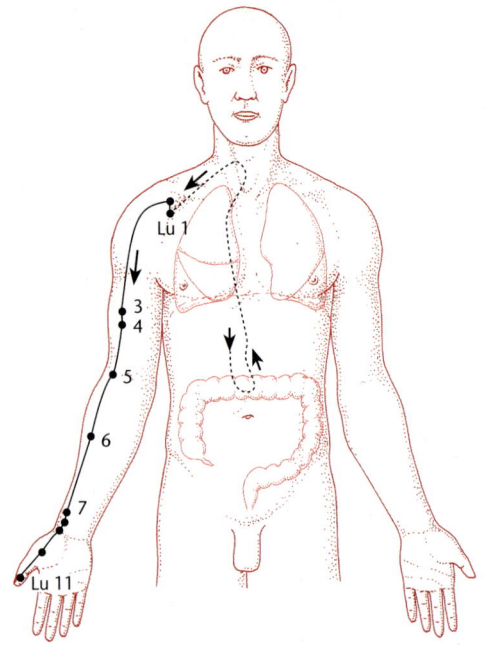

Lu 1

3
4

5

6

7

Lu 11

Abb. 6.3

Spezifische Punkte des Lungen-Meridians

Alarm-*Mu*-Punkt	**Lu 1** *(Zhongfu)*	Brunnen-*Jing*-Punkt (Holz)	**Lu 11** *(Shaoshang)*
Rücken-Transport-*Shu*-Punkt	**Bl 13** *(Feishu)*	Quell-*Ying*-Punkt (Feuer)	**Lu 10** *(Yuji)*
Durchgangs-*Luo*-Punkt	**Lu 7** *(Lieque)*	Bach-*Shu*-Punkt (Erde)	**Lu 9** *(Taiyuan)*
Ursprungs-*Yuan-Qi*-Punkt	**Lu 9** *(Taiyuan)*	Fluss-*Jing*-Punkte (Metall)	**Lu 8** *(Jingqu)*
Spalten-*Xi*-Punkt	**Lu 6** *(Kongzui)*	Meer-*He*-Punkt (Wasser)	**Lu 5** *(Chize)*

Tab. 6.2

- **Punkt.:** 45° schräg nach lateral 0.3–0.8 Cun, Moxibustion applizierbar. *Cave:* Pneumothorax
- **Funkt.:** Verteilt das Lungen-*Qi* und führt es herab, beendet Husten, transformiert Schleim, klärt Hitze und reguliert die Wasserpassagen
- **Indik.:** Schmerzen in Schultern/Thorax/BWS, thorakales Völlegefühl, Erkrankungen des Respirationstraktes wie Husten, Halsentzündungen, Asthma bronchiale, Bronchitis, Pneumonie
- **Besond.:** Alarm-*Mu*-Punkt (➡ 10.4.5), Kreuzungspunkt mit dem Milz-Meridian, wichtiger Punkt bei Atemwegserkrankung.

Lu 2 *(Yunmen)* „Wolkentor"

- **Lokal.:** 6 Cun lateral der vorderen Medianlinie an der Schlüsselbeinunterkante (➡ Abb. 6.4)
- **Punkt.:** Schräg nach lateral, 0.3–0.8 Cun, Moxibustion applizierbar. *Cave:* Pneumothorax
- **Funkt.:** Kühlt Lungen-Hitze, verteilt das Lungen-*Qi* und führt es herab, beendet Husten, leitet die Hitze der Extremitäten aus, unterstützt die Gelenke
- **Indik.:** Erkrankungen des Respirationstraktes wie bei **Lu 1**, Schmerzen in Thorax/Rücken/Schulter(-Arthritis), thorakales Völlegefühl.

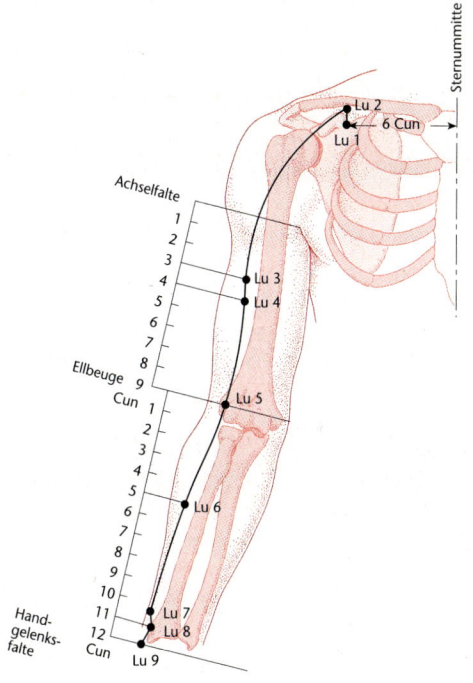

Abb. 6.4

Lu 3 *(Tianfu)* „Residenz des Himmels"

- **Lokal.:** Radial des M. biceps brachii in der Fossa infraclavicularis, auf der Oberarminnenseite 3 Cun unterhalb der vorderen Axillarfalte (➡ Abb. 6.4, 6.81)
- **Punkt.:** Senkrecht 0.5–1 Cun (Moxibustion kontraindiziert nach einigen klassischen Texten)
- **Funkt.:** Reguliert das Lungen-*Qi*, kühlt Lungen-Hitze, kühlt Blut, beendet Blutungen, beruhigt die Körperseele *(Po)*

- **Indik.:** Schmerz im medialen Oberarm, Asthma bronchiale, Hämoptyse, Nasenbluten, nach Deadman starke psychoemotionale Wirkung (Kummer, Trauer, Desorientiertheit etc.)
- **Besond.:** Himmelsfensterpunkt (➡ 10.4.11).

Lu 4 *(Xiabai)* „Eingezwängte Weiße"

- **Lokal.:** 4 Cun unterhalb der vorderen Axillarfalte auf der Oberarminnenseite radial des M. biceps brachii (➡ Abb. 6.4, 6.81)
- **Punkt.:** Senkrecht 0.5–1 Cun, Moxibustion applizierbar
- **Funkt.:** Reguliert *Qi* und Blut im Thorax, senkt Lungen-*Qi* ab, beendet Schmerz
- **Indik.:** Schmerzen im medialen Oberarm, thorakales Druck- und Völlegefühl, Dyspnoe, Husten, Atemwegserkrankungen wie Husten.

Lu 5* *(Chize)* „Teich am Ellenbogen"

- **Lokal.:** Bei leichter Ellenbogenanwinklung in der Ellenbogenfalte radial der Bizepssehne (➡ Abb. 6.4, 6.81). Durch leichte Beugung mit geballter Faust lässt sich die Bizepssehne besser darstellen
- **Punkt.:** Senkrecht 0,3–1 Cun bei Beugestellung, Moxibustion applizierbar
- **Funkt.:** Beseitigt Lungen-Feuer und Hitze, senkt gegenläufiges Lungen-*Qi* ab, entfernt Schleim aus der Lunge, reguliert die Wasserpassagen, entspannt Muskeln und Sehnen
- **Indik.:** Schmerz, Schwellung und Bewegungseinschränkungen in Ellenbogen/Armen, Husten, Hämoptysis, Halsentzündungen, Tonsillitis, Laryngitis, Asthma bronchiale, Völle-/Spannungsgefühl in Thorax/lateraler Rippenregion, Mastitis
- **Besond.:** Meer-*He*-Punkt, Wasser-Punkt (➡ 10.4.6), Sedierungspunkt (Sohn-Punkt). Wichtiger Punkt!

Lu 6 *(Kongzui)* „Tiefes Loch"

- **Lokal.:** 5 Cun unterhalb der Ellenbogenfalte oder 7 Cun oberhalb der Handgelenksfalte am radialen Unterarm auf der Verbindungslinie zwischen **Lu 5** und **Lu 9** (➡ Abb. 6.4, 6.81)
- **Punkt.:** Senkrecht schräg 0,5–1 Cun, Moxibustion applizierbar
- **Funkt.:** Reguliert das Lungen-*Qi* und senkt es ab, befeuchtet die Lunge, kühlt Hitze und Blut-Hitze, beendet Blutungen, vertreibt äußere pathogene Faktoren
- **Indik.:** Schmerzen/Streckhemmung im Ellenbogengelenk, Atemwegserkrankungen wie Husten, Halsentzündungen, Tonsillitis, Laryngitis, Asthma bronchiale (v. a. bei akuten Fülle-Syndromen), fieberhafte Erkältungskrankheiten mit Anhidrosis (➡ 9.4, 9.5), Blutstillung (Hämoptysis)
- **Besond.:** Spalten-*Xi*-Punkt (➡ 10.4.3).

Lu 7* *(Lieque)* „Lückenspalte"

- **Lokal.:** Daumen und Zeigefinger beider Hände überkreuzen und den Zeigefinger einer Hand auf den Processus styloideus radii der anderen Hand platzieren: Punkt jetzt direkt unter der Zeigefingerspitze ➡ Abb. 6.5, 6.81), ca. 1.5 Cun proximal zu **Di 5**
- **Punkt.:** Schräg 0.3–1 Cun aufwärts in Richtung Schulter oder abwärts in Richtung Handgelenk, Moxibustion applizierbar
- **Funkt.:** Reguliert das Lungen-*Qi*, vertreibt pathogene Faktoren, öffnet die Oberfläche und regt Schweißbildung an, macht Meridian und Netzgefäße durchgängig,

6

LU

öffnet und reguliert den *Ren Mai* (in Kombination mit **Ni 6** ➥ 6.3), reguliert die Wasserpassagen)
- **Indik.:** Handgelenksbeschwerden, Nackensteifigkeit, fieberhafte Erkältungskrankheiten, Kopfschmerzen, Fazialisparese, Trismus, Husten, Halsentzündungen, Asthma bronchiale
- **Besond.:** Durchgangs-*Luo*-Punkt (➥ 10.4.2), Öffnungs-Punkt des *Ren Mai* (➥ 6.3.4) und allgemeiner Fernpunkt für Nacken und Hinterkopf, einer der „12 Heavenly Star Points von *Ma Dan-Yang*" (➥ 10.4.11). Wichtiger Punkt!

Lu 8 *(Jingqu)* „Abflusslauf"

- **Lokal.:** 1 Cun oberhalb der distalen Handgelenksfalte lateral der A. radialis auf Höhe des Processus styloideus radii (➥ Abb. 6.5, 6.81)
- **Punkt.:** Senkrecht 0.3–0.5 Cun, Moxibustion applizierbar. *Cave:* Arterie
- **Funkt.:** Verteilt das Lungen-*Qi* und führt es herab, vertreibt äußere Faktoren wie Wind
- **Indik.:** Handgelenksschmerzen und -schwäche, Husten, Halsentzündungen, Asthma bronchiale, Thorax- und Schulterschmerzen
- **Besond.:** Fluss-*Jing*-Punkt, Metall-Punkt (➥ 10.4.6), *Ben*-Punkt (➥ 10.3.5).

6

LU

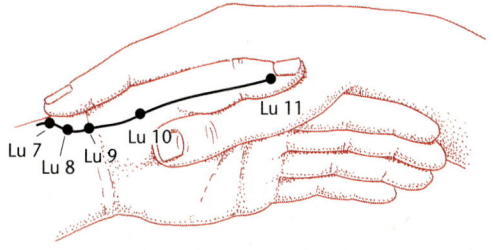

Lu 11
Lu 10
Lu 7
Lu 8 Lu 9

Abb. 6.5

Lu 9* *(Taiyuan)* „Großer Wasserschlund"

- **Lokal.:** In der Vertiefung der distalen Handgelenksfalte lateral der A. radialis und ulnar der Sehne des M. abductor pollicis longus (➥ Abb. 6.5)
- **Punkt.:** Senkrecht 0.2–0.5 Cun, Moxibustion applizierbar. *Cave:* A. radialis
- **Funkt.:** Vertreibt Wind, transformiert Schleim, reguliert und stärkt das Lungen-*Qi* und -*Yin*, fördert *Qi*- und Blut-Zirkulation, beendet Husten
- **Indik.:** Schmerzen/Schwäche des Handgelenks, Hitzesensationen der Handflächen, Husten, Hämoptysis, Aphonie, Bronchitis (v. a. chronisch), Asthma bronchiale, Schmerzen in lateralem Rücken/Schultern, Palpitationen, Arteriosklerose, Durchblutungsstörungen, M. Raynaud
- **Besond.:** Ursprungs-*Yuan*-*Qi*-Punkt (➥ 10.4.1), Bach-*Shu*-Punkt, Erd-Punkt (➥ 10.4.6), Einflussreicher-*Hui*-Punkt der Gefäße (➥ 10.4.7), Tonisierungspunkt (Mutter-Punkt). Wichtiger Punkt!

Lu 10 *(Yuji)* „Fischbauchgrenze"

- **Lokal.:** Auf dem Daumenballen an der Grenze roter/weißer Haut in einer Vertiefung (➡ Abb. 6.5)
- **Punkt.:** Senkrecht 0.5–1 Cun, Moxibustion applizierbar. *Cave:* Schmerzhaft
- **Funkt.:** Reguliert das Lungen-*Qi*, kühlt Blut-Hitze, unterstützt den Rachen, senkt gegenläufiges *Qi* ab, harmonisiert Magen und Herz
- **Indik.:** Hitzesensationen der Handflächen, Husten, Asthma bronchiale, Hämoptysis, Dysphonie, Halsentzündungen, Fieber
- **Besond.:** Quell-*Ying*-Punkt, Feuer-Punkt (➡ 10.4.6).

Lu 11 *(Shaoshang)* „Junges *Shang* (Junge Wandlungsphase Metall)"

- **Lokal.:** 0.1 Cun neben dem radialen Nagelfalzwinkel des Daumens (➡ Abb. 6.6)
- **Punkt.:** 0.1 Cun schräg aufwärts oder Mikroaderlass mit Dreikantnadel (➡ 5.1.12)
- **Funkt.:** Befreit das Meridian-*Qi*, reguliert gegenläufiges Lungen-*Qi*, klärt Hitze, unterstützt den Rachen, befreit die Sinne, belebt das Bewusstsein wieder

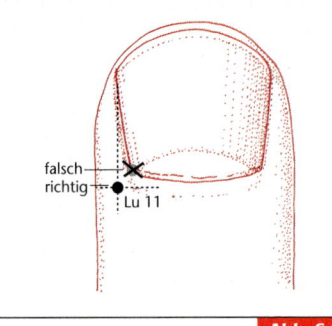

Abb. 6.6

- **Indik.:** Krampfartige Schmerzen im Daumen, Husten, Halsentzündungen, Asthma bronchiale, Nasenbluten, fieberhafte Erkältungskrankheiten (➡ 9.4, 9.5), Unruhezustände, psychische Störungen, Bewusstlosigkeit, Apoplex, Epilepsie
- **Besond.:** Brunnen-*Jing*-Punkt, Holz-Punkt (➡ 10.4.6). Wichtiger Punkt bei akuten Halsentzündungen (durch Wind-Hitze; mit Mikroaderlass)!

6.2.2 Dickdarm-Meridian (Hand-*Yangming*)

Verlauf

Der *oberflächliche* Verlauf des Dickdarm-Meridians beginnt am radialen Zeigefingernagelfalz, verläuft zwischen den Metakarpalknochen I und II und radial am Unterarm zur Außenseite des Ellenbogens. Von hier steigt er zum höchsten Punkt der Schulter auf. Dann läuft er entlang dem Akromionoberrand zum 7. HWK und steigt von dort ab zur Fossa supraclavicularis. Hier zweigt der *innere* Verlauf ab, der sich mit der Lunge verbindet, das Zwerchfell passiert und in den Dickdarm eintritt. Der *oberflächliche* Zweig aus der Fossa supraclavicularis läuft aufwärts zum Hals und passiert die Wange. Ein weiterer *innerer* Zweig tritt in das Zahnfleisch der unteren Frontzähne ein und umläuft die Oberlippe. Der *oberflächliche* Meridian kreuzt den Meridian der anderen Seite in der Mitte unterhalb der Nase, sodass der rechte Meridian an der linken Nasenseite und der linke an der rechten Nasenseite endet (➡ Abb. 6.7).

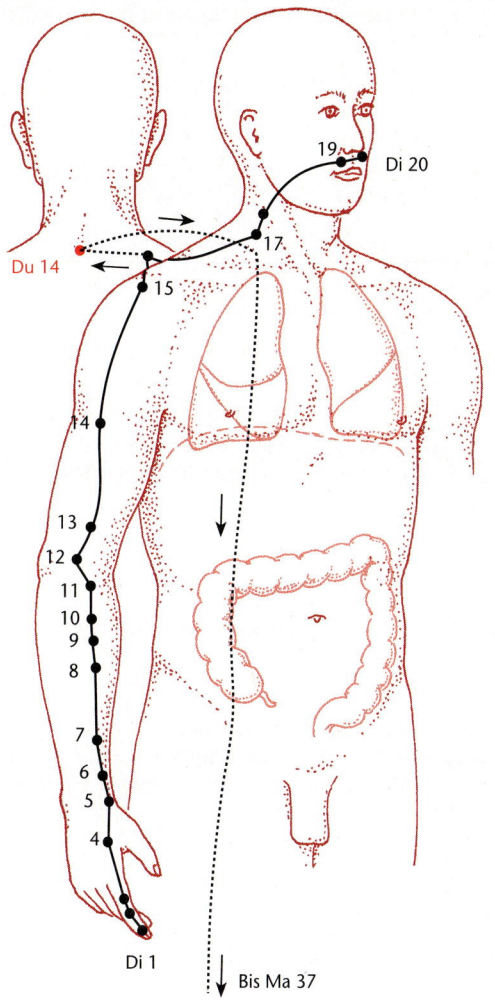

Abb. 6.7

Spezifische Punkte des Dickdarm-Meridians			
Alarm-*Mu*-Punkt	**Ma 25** *(Tianshu)*	Brunnen-*Jing*-Punkt (Metall)	**Di 1** *(Shangyang)*
Rücken-Transport-*Shu*-Punkt	**Bl 25** *(Dachangshu)*	Quell-*Ying*-Punkt (Wasser)	**Di 2** *(Erjian)*
Durchgangs-*Luo*-Punkt	**Di 6** *(Pianli)*	Bach-*Shu*-Punkt (Holz)	**Di 3** *(Sanjian)*
Ursprungs-*Yuan-Qi*-Punkt	**Di 4** *(Hegu)*	Fluss-*Jing*-Punkt (Feuer)	**Di 5** *(Yangxi)*
Spalten-*Xi*-Punkt	**Di 7** *(Wenliu)*	Meer-*He*-Punkt (Erde)	**Di 11** *(Quchi)*

Tab. 6.3

Punkte

Di 1 *(Shangyang)* „Yang der Wandlungsphase Metall"

- **Lokal.:** 0.1 Cun neben radialem Zeigefingernagelfalzwinkel (➡ Abb. 6.8)
- **Punkt.:** Senkrecht 0.1–0.2 Cun oder Mikroaderlass mit Dreikantnadel (➡ 5.1.12), Moxibustion applizierbar
- **Funkt.:** Vertreibt äußere Faktoren wie Hitze und Wind-Hitze, klärt Hitze, reduziert Schwellungen und beseitigt Schmerz
- **Indik.:** Fingerparästhesien, Halsentzündungen, Zahnschmerzen, Mumps, fieberhafte Erkältungskrankheiten (➡ 9.4, 9.5), Bewusstlosigkeit
- **Besond.:** Brunnen-*Jing*-Punkt, Metall-Punkt (➡ 10.4.6), *Ben*-Punkt (➡ 10.3.5).

Di 2 *(Erjian)* „Zweiter Zwischenraum"

- **Lokal.:** Bei einer lockeren Faust Punkt in der Vertiefung distal des Zeigefingergrundgelenkes der radialen Seite an der Grenze roter/weißer Haut (➡ Abb. 6.8)
- **Punkt.:** Senkrecht 0.2–0.3 Cun oder schräg Richtung Handfläche bis 0.5 Cun, Moxibustion applizierbar
- **Funkt.:** Klärt pathogene Hitze, unterstützt den Rachen, zerstreut Wind, reduziert Schwellungen
- **Indik.:** Fazialisparese, Nasenbluten, Zahnschmerzen (gute Indikation!), Halsentzündungen, fieberhafte Erkältungskrankheiten (➡ 9.4, 9.5), Schulter-/BWS-Schmerzen
- **Besond.:** Quell-*Ying*-Punkt, Wasser-Punkt (➡ 10.4.6), Sedierungspunkt (Sohn-Punkt).

Di 3 *(Sanjian)* „Dritter Zwischenraum"

- **Lokal.:** Bei lockerer Faust Punkt in der Vertiefung proximal des Zeigefingergrundgelenkes an der radialen Seite (➡ Abb. 6.8)
- **Punkt.:** 0.3–1 Cun senkrecht in Richtung Ulna, bis 2 Cun Richtung **Di 3**, Moxibustion applizierbar
- **Funkt.:** Klärt pathogene Hitze, vertreibt Wind und Hitze, unterstützt den Rachen, reguliert das Darm-*Qi*
- **Indik.:** Entzündungen/Ödeme an Fingern/Handrücken (oft in Kombination mit **Di 3**), akute Entzündungen im Kopf-, Gesichts-, HNO-, Mund- und Augenbereich wie Augenschmerzen, Halsentzündungen, Trigeminusneuralgie, Meteorismus
- **Besond.:** Bach-*Shu*-Punkt, Holz-Punkt (➡ 10.4.6).

Di 4* *(Hegu)* „Talverbindung"

- **Lokal.:** Zwischen I. und II. Metakarpalknochen in der Mitte des II. Metakarpalknochens auf der Radialseite; höchster Punkt des Muskelwulstes, der beim Aneinanderlegen von Daumen und Zeigefinger entsteht; *Aufsuchen*: Daumenendglied der einen Hand auf den Hautrand zwischen abgespreiztem Daumen und Zeigefinger der anderen Hand legen: Daumenspitze zeigt auf den Punkt (➡ Abb. 6.8)
- **Punkt.:** Senkrecht 0.5–1 Cun, Moxibustion applizierbar
- **Funkt.:** Vertreibt äußere pathogene Faktoren (v. a. Wind), reguliert das Abwehr-*Wei-Qi* (➡ 3.3.1) und das Schwitzen, reguliert das Gesicht, Augen, Nase, Mund und Ohren, macht die Meridiane und Netzgefäße durchgängig und leitet Obstruktionen aus (auch: „der große Ausleiter"), lindert Schmerz

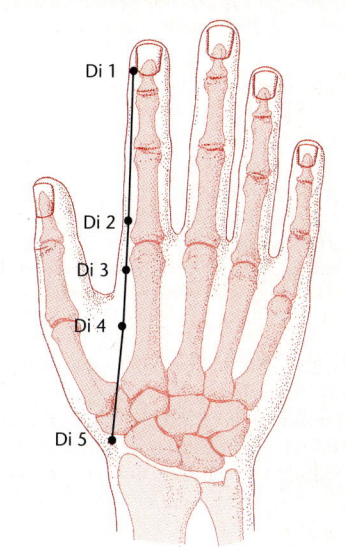

Di 1
Di 2
Di 3
Di 4
Di 5

Abb. 6.8

- **Indik.:** Beschwerden der gesamten oberen Extremität, Hauptschmerz- und -ausleitungspunkt, Beschwerden im Gesichts- und Kopfbereich wie schmerzhafte Schwellungen, Kiefergelenksarthritis, Fazialisparese und -tic, Sinusitis, Nasenbluten, Halsentzündungen, Kopfschmerzen, Hemiplegie, Apoplex, fieberhafte Erkältungskrankheiten (➡ 9.4, 9.5), Hypo- und Hyperhidrosis, Amenorrhö, Wehenschwäche. *Cave:* Nicht in der Schwangerschaft stark ableitend nadeln (traditionell verboten), kann Wehen auslösen
- **Besond.:** Ursprungs-*Yuan-Qi*-Punkt (➡ 10.4.1), einer der „12 Heavenly Star Points von *Ma Dan-Yang*" (➡ 10.4.13), Meisterpunkt für Gesichts- und Mundbereich (➡ 10.4.10). Sehr wichtiger Punkt!

Di 5 *(Yangxi)* „Yang-Schlucht"

- **Lokal.:** Bei abduziertem Daumen in der Vertiefung (Tabatière/snuffbox) zwischen den Sehnen der Mm. extensores pollicis longus und brevis (➡ Abb. 6.8)
- **Punkt.:** Senkrecht 0.3–0.5 Cun, Moxibustion applizierbar
- **Funkt.:** Vertreibt Wind, leitet Feuer aus, leitet Hitze aus den *Yangming*-Meridianen (➡ 3.5.2), beruhigt den Geist-*Shen*
- **Indik.:** Schmerzen im Handgelenk, Tendovaginitis, akute Entzündungen im Kopf-, Gesichts-, HNO-, Mund- und Augenbereich wie Kopfschmerzen, Augenentzündungen, Halsentzündungen, Zahnschmerzen
- **Besond.:** Fluss-*Jing*-Punkt, Feuer-Punkt (➡ 10.4.6). Wichtiger Lokalpunkt bei Handgelenkserkrankungen!

Di 6* *(Pianli)* „Schräger Verlauf"

- **Lokal.:** 3 Cun über **Di 5** auf der Verbindungslinie zwischen **Di 5** und **Di 11**; *Aufsuchen:* Daumen und Zeigefinger beider Hände abspreizen (ähnlich dem „Victory-

6

Di

Zeichen"), dabei Handgrundgelenk in Mittelstellung. Die beiden Hände an den entstandenen Vertiefungen ineinander führen und den Zeigefinger der einen Hand auf dem Processus styloideus der anderen Hand platzieren. Den Mittelfinger anlegen; Punkt liegt dann an der Spitze des Mittelfingers (➡ Abb. 6.9, 6.10)

- **Punkt.:** Senkrecht 0.3–1 Cun, Moxibustion applizierbar
- **Funkt.:** Klärt Hitze, vertreibt Wind, reguliert die Wasserwege (➡ 3.3.4, 3.4.11), macht Meridian und Netzgefäße durchgängig
- **Indik.:** Schmerzen/Ödeme/Sensibilitätsstörungen der oberen Extremität, Nasenbluten, Konjunktivitis, Tinnitus, Schwerhörigkeit, Gesichtsödeme, Halsentzündungen, nach Deadman bei Ödemen, Dysurie (Wasserwege öffnen)
- **Besond.:** Durchgangs-*Luo*-Punkt (➡ 10.4.2).

Di 7 *(Wenliu)* „Warmer Strom"

- **Lokal.:** 5 Cun über **Di 5** oder halbe Strecke zwischen **Di 5** und **Di 11** minus 1 Cun (➡ Abb. 6.9, 6.10)
- **Punkt.:** Senkrecht 0.5–1 Cun, Moxibustion applizierbar
- **Funkt.:** Klärt pathogene Hitze, reguliert Magen und Darm, beendet Schmerz
- **Indik.:** Schulter-/Armbeschwerden, Kopfschmerzen, Gesichtsödeme, Halsentzündungen, Schmerzen im Abdomen, Meteorismus, klärt *Yang-Ming*-Feuer und beruhigt den Geist-*Shen*
- **Besond.:** Spalten-*Xi*-Punkt (➡ 10.4.3).

Di 8 *(Xialian)* „Unterer Armvorsprung"

- **Lokal.:** 4 Cun unter **Di 11** auf der Verbindungslinie zu **Di 5** (➡ Abb. 6.9)
- **Punkt.:** Senkrecht 0.5–1 Cun, Moxibustion applizierbar
- **Funkt.:** Kühlt Hitze, vertreibt Wind, macht die Meridiane durchgängig, beendet Schmerz
- **Indik.:** Schmerzen in Ellenbogen/Armen, Schmerzen im Abdomen, Kopfschmerz, Schwindel, Benommenheit, seltener Diarrhö, Meteorismus.

Di 9 *(Shanglian)* „Oberer Armvorsprung"

- **Lokal.:** 3 Cun unter **Di 11** auf der Verbindungslinie zu **Di 5** (➡ Abb. 6.9)
- **Punkt.:** Senkrecht 0.5–1 Cun, Moxibustion applizierbar
- **Funkt.:** Klärt Hitze, macht Meridian und Netzgefäße durchgängig, reguliert das Darm-*Qi*
- **Indik.:** Sensibilitätsstörungen/Paresen/Bewegungseinschränkung der oberen Extremität, Kopfschmerz, Schmerzen im Abdomen, Meteorismus.

Di 10* *(Shousanli)* „Drei Entfernungen am Arm"

- **Lokal.:** 2 Cun unter **Di 11** auf der Verbindungslinie zu **Di 5** (➡ Abb. 6.9)
- **Punkt.:** Senkrecht 1–2 Cun, Moxibustion applizierbar
- **Funkt.:** Beseitigt Obstruktionen im Dickdarm-Meridianverlauf und macht die Netzgefäße durchgängig, beseitigt Schmerz, harmonisiert den Magen, reguliert die Darmfunktion
- **Indik.:** Epicondylitis radii, Sensibilitätsstörungen/Schmerzen/Paresen der oberen Extremität, Schmerzen im Abdomen, Erbrechen, Diarrhö, Obstipation
- **Besond.:** Wichtiger Lokalpunkt!

Di 11* *(Quchi)* „Gekrümmter Teich"

- **Lokal.:** Bei 90° angewinkelten Ellenbogen am lateralen Ellenbogenfaltenende (➡ Abb. 6.9)
- **Punkt.:** Senkrecht 1–1.5 Cun, Moxibustion applizierbar
- **Funkt.:** Vertreibt äußere pathogene Faktoren, v. a. Wind und Wind-Hitze, klärt pathogenes Feuer und Hitze, kühlt das Blut, leitet Feuchtigkeit aus und beseitigt Juckreiz, harmonisiert *Qi* und Blut, macht den Meridian durchgängig und beseitigt Schmerz
- **Indik.:** Epicondylitis radii, Schmerzen/Sensibilitätsstörungen/Paresen der oberen Extremität, Halsentzündungen, Schmerzen im Abdomen, Erbrechen, Diarrhö, zur Immunstimulation, Hauterkrankungen durch Wind-Hitze wie Urtikaria und Pruritus, fieberhafte Erkältungskrankheiten (➡ 9.4, 9.5)
- **Besond.:** Meer-*He*-Punkt, Erd-Punkt (➡ 10.4.6), einer der „12 Heavenly Star Points von *Ma Dan-Yang*" (➡ 10.4.13), symptomatischer Punkt bei Allergien. Sehr wichtiger Punkt!

Di 12 *(Zhouliao)* „Grube des Ellenbogengelenks"

- **Lokal.:** 1 Cun schräg kraniodorsal des lateralen Endes der Ellenbogenquerfalte am medialen Humerusrand, proximal des Epicondylus lateralis (➡ Abb. 6.9)
- **Punkt.:** Senkrecht 0.5–1 Cun, Moxibustion applizierbar
- **Funkt.:** Macht Meridian und Netzgefäße durchgängig, unterstützt das Ellenbogengelenk
- **Indik.:** Schmerzen/Parästhesien in den Armen, Ellenbogenkontraktur, Epicondylitis.

Di 13 *(Shouwuli)* „Fünf Entfernungen am Arm"

- **Lokal.:** Bei seitlich ausgestrecktem Arm in der Vertiefung an der vorderen Gelenkgrenze zwischen Akromion und Schlüsselbein 3 Cun über **Di 11** auf der Verbindungslinie zu **Di 15** (➡ Abb. 6.9)
- **Punkt.:** Senkrecht 0.5–1 Cun von der medialen Seite zur lateralen Seite eng am Humerus entlang punktieren, Moxibustion applizierbar (➡ Ellis, Wiseman, Boss, 14.3.2)
- **Funkt.:** Macht Meridian und Netzgefäße durchgängig, unterstützt die Gelenke
- **Indik.:** Ellenbogenschmerzen/-kontraktur, Fallhand bei Verletzungen des N. radialis (Patient sollte während der Nadelung die Finger bewegen).

Di 14* *(Binao)* „Oberarmmuskel"

- **Lokal.:** 7 Cun über **Di 11** am unteren Ende des M. deltoideus auf der Verbindungslinie zwischen **Di 11** und **Di 15** auf der Oberarmaußenseite (➡ Abb. 6.9). Punkt ist bei Muskelanspannung leichter lokalisierbar
- **Punkt.:** Senkrecht oder schräg aufwärts 0.5–1.5 Cun, Moxibustion applizierbar
- **Funkt.:** Macht Meridian und Netzgefäße durchgängig, beendet Schmerz, klärt die Augen
- **Indik.:** Schmerz/Paresen in Arm/Schulter sowie angrenzendem Gewebe, Nackensteifigkeit
- **Besond.:** Wichtiger Lokalpunkt!

6

Di

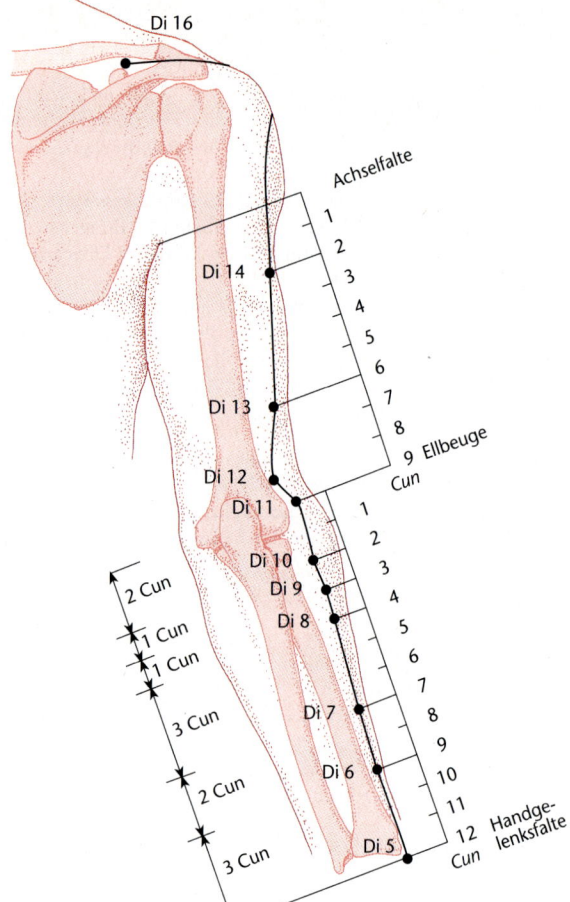

Di 16
Achselfalte
Di 14
1
2
3
4
5
6
7
8
9 Ellbeuge
Cun
Di 13
Di 12
Di 11
1
2
3
4
5
6
7
8
9
10
11
12
Cun
Di 10
Di 9
Di 8
Di 7
Di 6
Di 5
Handge-
lenksfalte

2 Cun
1 Cun
1 Cun
3 Cun
2 Cun
3 Cun

Abb. 6.9

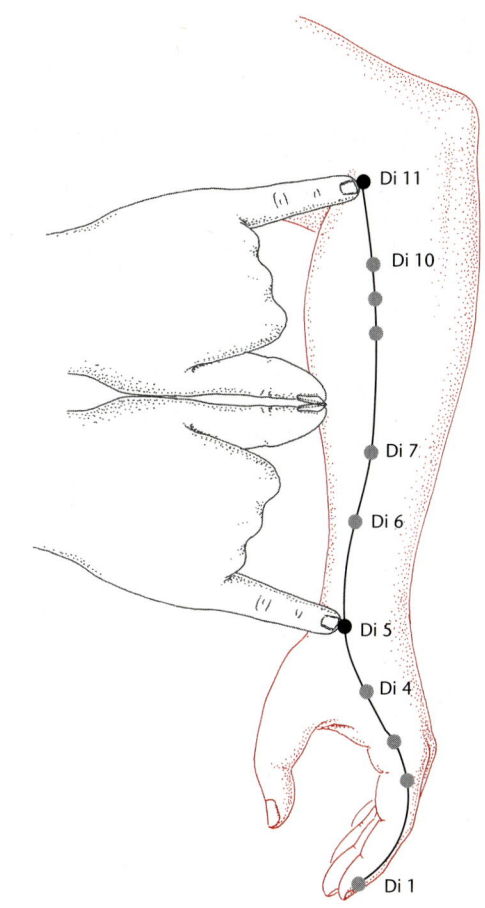

Abb. 6.10

167

Di 15* *(Jianyu)* „Schulterknochen"

- **Lokal.:** Am vorderen unteren Rand des Akromions, in der Mitte zwischen Pars clavicularis und Pars acromialis des M. deltoideus; Aufsuchhilfe: Bei abduziertem Arm auf Schulterhöhe im vorderen der beiden Grübchen auf dem Schultergelenk (➡ Abb. 6.11)
- **Punkt.:** Schräg abwärts im Knochenspalt 1 Cun bei hängendem Arm; oder: Senkrecht 0.6–1.2 Cun bei abduziertem Arm, Moxibustion applizierbar
- **Funkt.:** Vertreibt Wind, macht Meridian und Netzgefäße durchgängig, unterstützt die Gelenke, leitet Hitze aus, lindert Schmerz
- **Indik.:** Schmerzen/Bewegungseinschränkungen/Paresen in Schultern/Armen, Urtikaria (durch Wind-Hitze), Hemiplegie, Zahnschmerzen
- **Besond.:** Kreuzungspunkt mit dem *Yang Qiao Mai* (➡ 6.3.8). Wichtiger Lokalpunkt für Schulterbeschwerden! *Cave:* Keimverschleppung ins Schultergelenk vermeiden!

6

Di

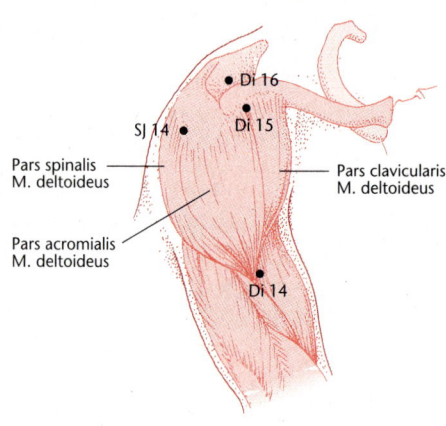

- Di 16
- SJ 14
- Di 15
- Pars spinalis M. deltoideus
- Pars clavicularis M. deltoideus
- Pars acromialis M. deltoideus
- Di 14

Abb. 6.11

Di 16 *(Jugu)* „Großer Knochen"

- **Lokal.:** In der Vertiefung zwischen dem akromialen Claviculaende und der Spina scapulae (➡ Abb. 6.11)
- **Punkt.:** Senkrecht 0.5–1 Cun, Moxibustion applizierbar
- **Funkt.:** Macht Meridian und Netzgefäße durchgängig, unterstützt die Gelenke
- **Indik.:** Arm-/Schulter-/Rückenschmerzen, Bewegungseinschränkung der Arme, gut bei chronischen Schulterbeschwerden
- **Besond.:** Kreuzungspunkt mit *Yang Qiao Mai* (➡ 6.3.8).

Di 17 *(Tianding)* „Himmelsdreifuß"

- **Lokal.:** 3 Cun lateral des Schildknorpels und 1 Cun kaudal am Hinterrand des M. sternocleidomastoideus (➡ Abb. 6.12)
- **Punkt.:** Senkrecht 0.3–0.5 Cun, Moxibustion applizierbar. *Cave:* A. carotis, Vv. jugulares externa und interna
- **Funkt.:** Unterstützt den Rachen und die Stimme
- **Indik.:** Halsentzündungen, Heiserkeit, Struma.

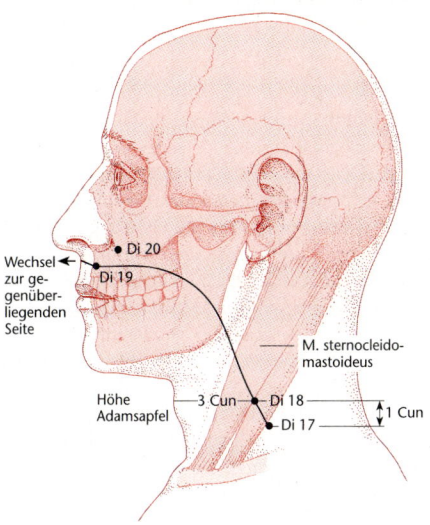

Wechsel zur gegenüberliegenden Seite

Di 20

Di 19

M. sternocleidomastoideus

Höhe Adamsapfel

3 Cun

Di 18

Di 17

1 Cun

6

Di

Abb. 6.12

Di 18 *(Futu)* „Unterstützer der Vorwölbung"

- **Lokal.:** 3 Cun lateral des Adamsapfels zwischen dem sternalen und klavikulären Kopf des M. sternocleidomastoideus (➥ Abb. 6.12)
- **Punkt.:** Senkrecht bis schräg 0.3–0.8 Cun, Moxibustion applizierbar. *Cave:* A. carotis
- **Funkt.:** Reguliert *Qi* und Blut, zerstreut Ansammlungen, unterstützt den Rachen und die Stimme
- **Indik.:** Struma, Husten, Halsentzündungen, Asthma bronchiale
- **Besond.:** Himmelsfensterpunkt (➥ 10.4.11).

Di 19 *(Kouheliao)* „Körnchengrube"

- **Lokal.:** Direkt unter dem lateralen Rand des Nasenloches in Höhe von **Du 26**, der sich etwas oberhalb der Mitte des Philtrums befindet (➥ Abb. 6.12)
- **Punkt.:** Schräg 0.3–0.5 Cun, Moxibustion kontraindiziert
- **Funkt.:** Beseitigt Wind und befreit die Nase
- **Indik.:** Nasenbluten, Rhinitis, Sinusitis, Fazialisparese.

Di 20* *(Yingxiang)* „Düfte empfangen"

- **Lokal.:** In der Mitte der Grube am Außenrand des Nasenflügels zwischen Nasolabialfalte und Nasenflügel (➥ Abb. 6.12 und 6.75)
- **Punkt.:** Senkrecht oder schräg nach kraniomedial 0.3 Cun
- **Funkt.:** Vertreibt Wind, befreit die Nase, klärt Hitze
- **Indik.:** Nasenbluten, Rhinitis, Sinusitis, Juckreiz/Ödeme im Gesichtsbereich, Fazialisparese, Trigeminusneuralgie, Tics
- **Besond.:** Kreuzungspunkt mit dem Magen-Meridian (Fuß-*Yangming*). Wichtiger Lokalpunkt bei allen Nasenerkrankungen!

6.2.3 Magen-Meridian (Fuß-*Yangming*)

Verlauf

Der Magen-Meridian beginnt bei seiner Achsenverbindung, dem Endpunkt des Dickdarm-Meridians, lateral der Nasenflügel und steigt in einem *inneren* Ast zur Nasenwurzel auf bis unterhalb des Augapfels. Auf dem Infraorbitalrand tritt er an die *Oberfläche*. Von dort verläuft er lateral entlang der Nase und tritt mit seinem *inneren* Verlauf ins Zahnfleisch des Oberkiefers ein. Wieder austretend *(oberflächlich)* umläuft er die Lippen, dann über die unteren Wangen, windet sich entlang dem Unterkieferwinkel, steigt vor dem Ohr auf und erreicht, der vorderen Haaransatzlinie folgend, die Stirn. Am Unterkieferwinkel teilt sich ein weiterer Zweig ab und läuft entlang dem lateralen Hals zur Fossa supraclavicularis. Hier entspringt ein *innerer* Zweig, der das Zwerchfell passiert, in den Magen eintritt, sich mit der Milz verbindet und wieder etwas oberhalb der Leiste austritt. Der *oberflächliche* Meridian *verläuft* von der Fossa supraclavicularis nach unten über die Mamillen und am Nabel vorbei. Oberhalb der Leistengrube verlässt er den Bauchraum und tritt ins Bein über, läuft zum Knie und weiter abwärts entlang der Tibiavorderkante und dem Fußrücken und endet am äußeren Teil der zweiten Zehe. Ein *innerer* Zweig entspringt unterhalb des Knies und läuft bis zur äußeren Seite der mittleren Zehe. Vom Fußrücken aus verbindet sich ein weiterer *innerer* Ast mit dem Milz-Meridian an der medialen Seite der Großzehe (➥ Abb. 6.13).

Punkte

Ma

Ma 1 *(Chengqi)* „Tränensammler"

- **Lokal.:** Direkt unter der Pupille beim „Geradeausblick" zwischen Augapfel und Infraorbitalrand (➥ Abb. 6.14)
- **Punkt.:** Patienten nach oben blicken lassen oder den Augapfel mit dem linken Daumen leicht nach oben wegdrücken, dann 0.3–0.7 Cun entlang dem Orbitarand senkrecht punktieren – die Nadel nicht manipulieren! *Cave:* Gefäße, gefährlicher Punkt, Moxibustion kontraindiziert
- **Funkt.:** Vertreibt Wind, klärt Hitze, klärt (die Sicht) die Augen
- **Indik.:** Augenerkrankungen, Tränenfluss, Fazialisparese, Tics
- **Besond.:** Kreuzungspunkt mit dem *Yang Qiao Mai* (➥ 6.3.8).

Ma 2* *(Sibai)* „In vier Richtungen klar"

- **Lokal.:** In der Vertiefung des Foramen infraorbitale unter der Pupille bei „Geradeausblick" (➥ Abb. 6.14)
- **Punkt.:** Senkrecht 0.2–0.3 Cun, einige Autoren: Moxibustion kontraindiziert. *Cave:* N. infraorbitalis
- **Funkt.:** Vertreibt Wind, klärt Hitze, klärt die Augen
- **Indik.:** Augenerkrankungen wie z.B. Konjunktivitis, Keratitis; Nachtblindheit, Fazialisparese, Trigeminusneuralgie, Tics
- **Besond.:** Wichtiger Lokalpunkt bei Augenerkrankungen!

Ma 3 *(Juliao)* „Großer Knochenspalt"

- **Lokal.:** Auf der äußeren Seite der Nasolabialgrube unter der Pupille bei „Geradeausblick" (➥ Abb. 6.14)
- **Punkt.:** Senkrecht/schräg 0.3–0.4 Cun, Moxibustion applizierbar

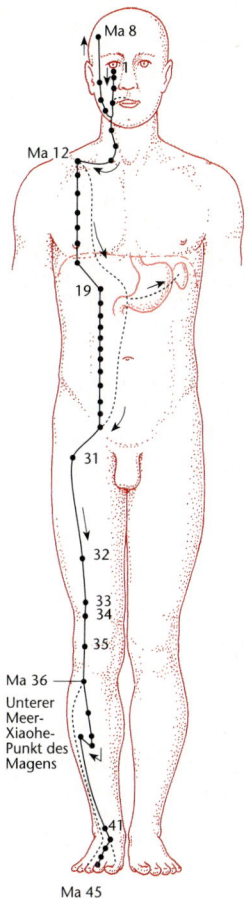

Abb. 6.13

Spezifische Punkte des Magen-Meridians			
Alarm-*Mu*-Punkt	**Ren 12** *(Zhongwan)*	Brunnen-*Jing*-Punkt (Metall)	**Ma 45** *(Lidui)*
Rücken-Transport-*Shu*-Punkt	**Bl 21** *(Weishu)*	Quell-*Ying*-Punkt (Wasser)	**Ma 44** *(Neiting)*
Durchgangs-*Luo*-Punkt	**Ma 40** *(Fenglong)*	Bach-*Shu*-Punkt (Holz)	**Ma 43** *(Xiangu)*
Ursprungs-*Yuan-Qi*-Punkt	**Ma 42** *(Chongyang)*	Fluss-*Jing*-Punkt (Feuer)	**Ma 41** *(Jiexi)*
Spalten-*Xi*-Punkt	**Ma 34** *(Liangqiu)*	Meer-*He*-Punkt (Erde)	**Ma 36** *(Zusanli)*

Tab. 6.4

6

Ma

- **Funkt.:** Vertreibt Wind, macht die Netzgefäße durchgängig, zerstreut Ansammlungen, beendet Schmerz
- **Indik.:** Nasenbluten, Schwellung/Ödeme der Lippen und Wangen, Fazialisparese, Tic der Augenlider, Zahnschmerzen, Trigeminusneuralgie, Rhinitis
- **Besond.:** Kreuzungspunkt mit dem *Yang Qiao Mai* (➥ 6.3.8).

Ma 4* *(Dicang)* „Kornspeicher der Erde"

- **Lokal.:** Unter der Pupille bei „Geradeausblick" ca. 0.4 Cun lateral des Mundwinkels (➥ Abb. 6.14)
- **Punkt.:** Schräg 0.5–1 Cun; oder nach Penetrationsmethode (➥ Tab. 12.67) subkutan bis **Ma 6**; Moxibustion applizierbar. *Cave:* A. und V. faciales
- **Funkt.:** Vertreibt Wind, macht die Netzgefäße durchgängig, beseitigt Schmerz, entspannt die Gesichtsmuskulatur
- **Indik.:** Speichelfluss, Fazialisparese und -tic, Trigeminusneuralgie
- **Besond.:** Kreuzungspunkt mit dem Dickdarm-Meridian (Hand-*Yangming*) und dem *Yang Qiao Mai* (➥ 6.3.8). Wichtiger Lokalpunkt!

Ma 5 *(Daying)* „Großer Empfang"

- **Lokal.:** In einer Grube an der vorderen Grenze des M. masseter (Patient bitten, fest zuzubeißen und Wangen aufzublähen), Ast der A. facialis palpabel (➥ Abb. 6.14)
- **Punkt.:** Schräg 0.2–0.5 Cun in Richtung **Ma 6** oder nach Penetrationsmethode (➥ Tab. 12.67) subkutan 0.5–1.5 Cun bis **Ma 6** oder **Ren 24**; Moxibustion applizierbar. *Cave:* A. facialis
- **Funkt.:** Vertreibt Wind, macht die Netzgefäße durchgängig
- **Indik.:** Wangenschwellung, Fazialisparese, Zahnschmerzen, Trismus.

Ma 6* *(Jiache)* „Kieferknochen"

- **Lokal.:** Bei fest zusammengepresstem Kiefer auf der höchsten Erhebung des M. masseter, ein Finger breit vor und über dem Unterkieferwinkel (➥ Abb. 6.5)
- **Punkt.:** Senkrecht 0.3–0.5 Cun; oder nach Penetrationsmethode (➥ Tab. 12.67) flach subkutan bis **Ma 4**; Moxibustion applizierbar
- **Funkt.:** Vertreibt Wind, öffnet das Kiefergelenk, macht die Netzgefäße durchgängig, reguliert *Qi*
- **Indik.:** Kiefergelenksarthritis, Wangenschwellung, Trismus, Zahnschmerzen, Parotitis, Nackenschmerzen/Bewegungseinschränkung, Paresen im Gesichtsbereich
- **Besond.:** Wichtiger Lokalpunkt!

Ma 7* *(Xiaguan)* „Untere Grenze"

- **Lokal.:** Bei geschlossenem Mund in der Vertiefung an der unteren Jochbeingrenze vor dem Processus articularis der Mandibula am Hinterrand des M. masseter (➥ Abb. 6.14)
- **Punkt.:** Senkrecht 0.3–0.5 Cun bei geschlossenem Mund oder nach Penetrationsmethode (➥ Tab. 12.67) flach subkutan bis **Ma 6**; Moxibustion applizierbar
- **Funkt.:** Vertreibt Wind, macht die Netzgefäße durchgängig, befreit die Sinne, schärft das Gehör, lindert Schmerz

6

Ma

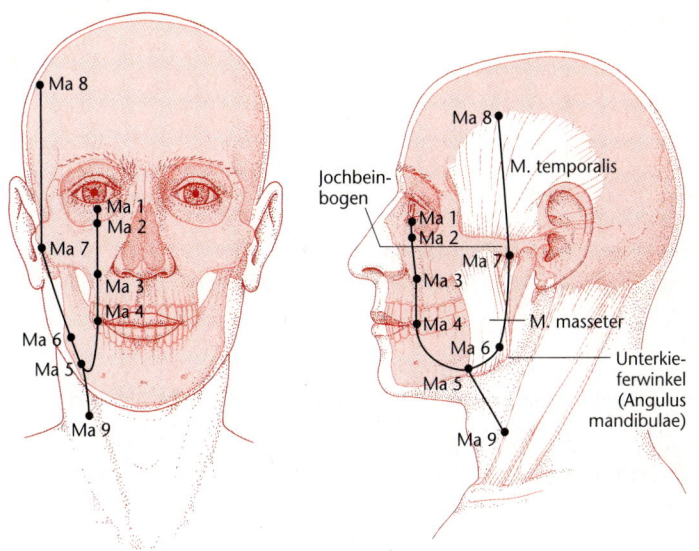

Jochbein-
bogen

M. temporalis

M. masseter

Unterkie-
ferwinkel
(Angulus
mandibulae)

Abb. 6.14

Ma

- **Indik.:** Bewegungseinschränkung des Unterkiefers, Tinnitus, Ohrenerkrankungen, Fazialisparese, Trigeminusneuralgie, Zahnschmerzen im Oberkiefer
- **Besond.:** Kreuzungspunkt mit dem Gallenblasen-Meridian (Fuß-*Shaoyang*). Wichtiger Lokalpunkt!

Ma 8* *(Touwei)* „Kopfbindung"

- **Lokal.:** 0.5 Cun (ca. eine Kleinfingerbreite) über dem vorderen natürlichen Haaransatz im Stirnschläfenwinkel („Geheimratsecke") oder 4.5 Cun lateral der Medianlinie *(Ren Mai)* und 3 Cun kranial der Augenbrauen (➥ Abb. 6.14); bei Glatzenbildung wird das Auffinden der ursprünglichen Haaransatzgrenze durch Stirnrunzeln erleichtert
- **Punkt.:** Horizontal subkutan entlang der Kopfhaut nach oben oder unten 0.5–1 Cun, Moxibustion kontraindiziert nach einigen Autoren
- **Funkt.:** Vertreibt Wind, klärt Hitze/Feuer, stärkt die Augen und den Kopf, beseitigt Schmerz
- **Indik.:** Augenerkrankungen, Stirn- und Halbseitenkopfschmerz, Tränenfluss, Schwindel
- **Besond.:** Kreuzungspunkt mit dem Gallenblasen-Meridian (Fuß-*Shaoyang*) und dem *Yang Qiao Mai* (➥ 6.3.10). Wichtiger Lokalpunkt!

Ma 9 *(Renying)* „Dem Menschen willkommen"

- **Lokal.:** Auf Höhe der Schildknorpeloberkante am Vorderrand des M. sternocleidomastoideus oberhalb der Karotispulsation (➥ Abb. 6.14)
- **Punkt.:** Senkrecht 0.3–0.5 Cun, dabei die A. carotis mit dem Zeigefinger vorsichtig wegdrücken. *Cave:* A. carotis, Vv. jugulares interna und externa
- **Funkt.:** Macht Meridian und Netzgefäße durchgängig, reguliert *Qi* und Blut, kühlt Hitze, beruhigt Dyspnoe

- **Indik.:** Halsentzündungen, Struma, Asthma bronchiale, Schwindel, Hyper-/Hypotonus, Gesichtsrötung
- **Besond.:** Himmelsfensterpunkt (➡ 10.4.11), Punkt des „Meer des *Qi*" (➡ 10.4.12).

Ma 10 *(Shuitu)* „Wassersturz"

- **Lokal.:** Am Vorderrand des M. sternocleidomastoideus auf Höhe des Adamsapfels in der Mitte der Verbindungslinie zwischen **Ma 9** und **Ma 11** (➡ Abb. 6.15)
- **Punkt.:** Senkrecht 0.5–1 Cun, Moxibustion applizierbar. *Cave:* A. carotis, Vv. jugulares interna und externa
- **Funkt.:** Reguliert das Lungen-*Qi*, unterstützt den Rachen
- **Indik.:** Halsentzündungen, Husten, Asthma bronchiale.

Ma 11 *(Qishe)* „Haus des *Qi*"

- **Lokal.:** Am Oberrand der Clavicula zwischen den beiden sehnigen Ansätzen des M. sternocleidomastoideus senkrecht unter **Ma 9** und **Ma 10** (➡ Abb. 6.15)
- **Punkt.:** Senkrecht 0.3–0.4 Cun, Moxibustion applizierbar. *Cave:* Pneumothorax
- **Funkt.:** Reguliert gegenläufiges *Qi*, beseitigt Schmerzen im Rachen
- **Indik.:** Halsentzündungen, Struma, Nackensteifigkeit, Asthma bronchiale, Singultus.

Ma 12 *(Quepen)* „Leere Schale"

- **Lokal.:** Im Mittelpunkt der Fossa supraclavicularis, 4 Cun lateral der vorderen Medianlinie *(Ren Mai)* oder auf der Mamillarlinie (➡ Abb. 6.15)
- **Punkt.:** Senkrecht 0.3–0.5 Cun, Moxibustion applizierbar. *Cave:* Aa. cervicales superficialis et profunda, nach einigen Autoren ist dieser Punkt kontraindiziert bei Schwangerschaft
- **Funkt.:** Verteilt Lungen-*Qi* und senkt es herab, macht Meridian und Netzgefäße durchgängig, reguliert *Qi* und Blut, klärt Hitze im Rachen, beseitigt Husten
- **Indik.:** Schmerzen in Schlüsselbein/Schulter, Husten, Asthma bronchiale, Halsentzündungen, Dysphagie, Singultus, Lymphabflussstörungen, Lymphadenitis
- **Besond.:** Kreuzungspunkt mit dem *Ying Qiao Mai* (➡ 6.3.7).

Ma 13 *(Qihu)* „Tür des *Qi*"

- **Lokal.:** Am Mittelpunkt des Claviculaunterrandes auf der Mamillarlinie (➡ Abb. 6.15)
- **Punkt.:** Schräg 0.3–0.5 Cun oder flach subkutan, Moxibustion applizierbar. *Cave:* Pneumothorax
- **Funkt.:** Klärt Hitze, senkt gegenläufiges *Qi* ab, entspannt den Thorax
- **Indik.:** Husten, Asthma bronchiale, Völle-/Spannungsgefühl im Thorax, Bronchitis.

Ma 14 *(Kufang)* „Schatzhaus"

- **Lokal.:** Im ersten ICR auf der Mamillarlinie (➡ Abb. 6.15)
- **Punkt.:** Schräg 0.3–0.5 Cun oder flach subkutan 1–2 Cun, Moxibustion applizierbar. *Cave:* Pneumothorax
- **Funkt.:** Reguliert *Qi*, entspannt den Thorax
- **Indik.:** Husten, Dyspnoe, Schmerz-/Druck-/Völlegefühl in Thorax/lateraler Rippenregion, Mastitis.

6

Ma

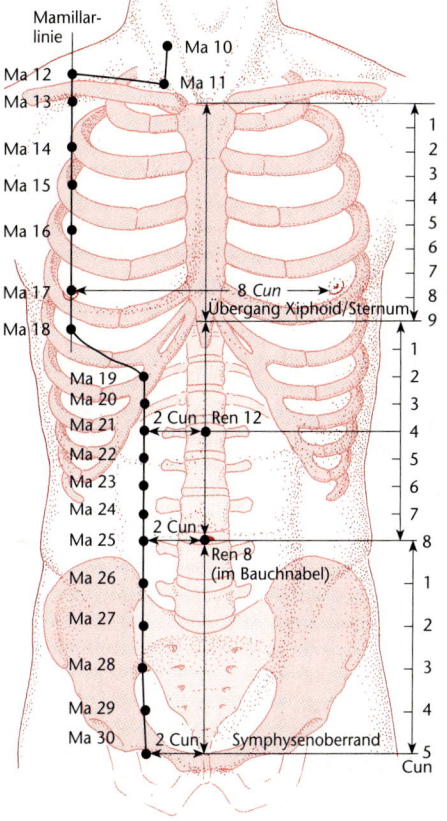

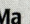

Ma 15 *(Wuyi)* „Zimmerschirm"

- **Lokal.:** Im zweiten ICR auf der Mamillarlinie (➡ Abb. 6.15)
- **Punkt.:** Schräg 0.3–0.5 Cun oder flach subkutan, Moxibustion applizierbar. *Cave:* Pneumothorax
- **Funkt.:** Vertreibt Wind, klärt die Lunge und Hitze, verteilt das Lungen-*Qi*, reguliert *Qi*
- **Indik.:** Husten, Asthma bronchiale, Schmerz/Spannungsgefühl im Thorax, allgemeiner Juckreiz, Mastitis.

Ma 16 *(Yingchuang)* „Fenster der Brust"

- **Lokal.:** Im dritten ICR auf der Mamillarlinie (➡ Abb. 6.15)
- **Punkt.:** Schräg 0.3–0.5 Cun oder flach subkutan, Moxibustion applizierbar. *Cave:* Pneumothorax

- **Funkt.:** Klärt Hitze, reguliert den *Qi*-Fluss, beendet Schmerzen, zerstreut Ansammlungen
- **Indik.:** Husten, Asthma bronchiale, Schmerz-/Druck-/Völlegefühl im Thorax, Mastitis.

Ma 17 *(Ruzhong)* „Brustmitte"

- **Lokal.:** Im Zentrum der Mamille im vierten ICR (➡ Abb. 6.15)
- **Indik.:** Keine therapeutische, dient nur der Lokalisation anderer Punkte auf Thorax und Abdomen.

Ma 18 *(Rugen)* „Wurzel der Brust"

- **Lokal.:** Im fünften ICR auf der Mamillarlinie (➡ Abb. 6.15)
- **Punkt.:** Schräg nach lateral 0.5–1 Cun oder flach subkutan, Moxibustion applizierbar. *Cave:* Pneumothorax
- **Funkt.:** Reguliert die Netzgefäße der Brust, aktiviert das Blut, entspannt den Thorax und besänftigt Atemnot
- **Indik.:** Laktationsstörungen, Mastitis, Husten, Asthma bronchiale, Thoraxschmerzen
- **Besond.:** Wichtiger Lokalpunkt!

Ma 19 *(Burong)* „Nicht mehr fassen"

- **Lokal.:** 6 Cun kranial des Nabels und 2 Cun lateral der vorderen Medianlinie (*Ren Mai*) oder 2 Cun unter dem Angulus infrasternalis (➡ Abb. 6.15)
- **Punkt.:** Senkrecht 0.5–0.7 Cun, Moxibustion applizierbar. *Cave:* Peritoneum
- **Funkt.:** Reguliert den mittleren der *San Jiao* (➡ 3.4.11), harmonisiert Magen und Darm
- **Indik.:** Erbrechen, Magenschmerzen, akute Gastritis, Appetitlosigkeit, abdominales Spannungsgefühl.

Ma 20 *(Chengman)* „Aufnahme der Fülle"

- **Lokal.:** 5 Cun über dem Nabel und 2 Cun lateral der vorderen Medianlinie *(Ren Mai)* (➡ Abb. 6.15)
- **Punkt.:** Senkrecht oder schräg 0.7–1 Cun, Moxibustion applizierbar. *Cave:* Peritoneum
- **Funkt.:** Harmonisiert den Magen, reguliert *Qi*
- **Indik.:** Erbrechen, Appetitlosigkeit, Magenschmerzen, akute und chronische Gastroenteritis, abdominales Spannungsgefühl.

Ma 21* *(Liangmen)* „Balkentor"

- **Lokal.:** 4 Cun über dem Nabel und 2 Cun lateral der vorderen Medianlinie (*Ren Mai*) (➡ Abb. 6.15); gleiche Höhe wie **Ren 12** (kann auch durch Handspanntechnik aufgesucht werden: Die Kleinfinger beider Hände auf den Übergang Xiphoid/ Sternum und den Bauchnabel legen und dann mit den beiden Daumen den Mittelpunkt bestimmen)
- **Punkt.:** Senkrecht 0.7–1 Cun, Moxibustion applizierbar. *Cave:* Peritoneum
- **Funkt.:** Reguliert das *Qi* im mittleren der *San Jiao* (➡ 3.4.11), harmonisiert Magen und Darm, transformiert Ansammlungen und Stagnationen, stärkt die Milz und die Milz-Funktionen
- **Indik.:** Magenschmerzen, Erbrechen, Ulcus ventriculi/duodeni, akute und chronische Gastroenteritis, Appetitlosigkeit, Verdauungsstörungen
- **Besond.:** Wichtiger Punkt für Beschwerden im Magenbereich!

Ma 22 *(Guanmen)* „Grenztor"

- **Lokal.:** 3 Cun über dem Nabel und 2 Cun lateral der vorderen Medianlinie (*Ren Mai*) (➡ Abb. 6.15)
- **Punkt.:** Senkrecht 1–1.5 Cun, Moxibustion applizierbar. *Cave:* Peritoneum
- **Funkt.:** Reguliert Magen und Darm, unterstützt die Diurese
- **Indik.:** Magenschmerzen, abdominales Spannungsgefühl, akute und chronische Gastroenteritis, Appetitlosigkeit, Aszites, Meteorismus, Diarrhö, Ödeme, Enuresis bei Kindern (mit **He 7**).

Ma 23 *(Taiyi)* „Das große Eine"

- **Lokal.:** 2 Cun über dem Nabel und 2 Cun lateral der vorderen Medianlinie *(Ren Mai)* (➡ Abb. 6.15)
- **Punkt.:** Senkrecht 1–1.5 Cun, Moxibustion applizierbar. *Cave:* Peritoneum
- **Funkt.:** Harmonisiert den mittleren der *San Jiao* (➡ 3.4.11), stärkt die Milz, klärt das Herz, beruhigt den Geist-*Shen*
- **Indik.:** Magenschmerzen, Verdauungsstörungen, psychische und psychosomatische Störungen mit starken Unruhezuständen, Manie.

Ma 24 *(Huaroumen)* „Tor des schlüpfrigen Fleisches"

- **Lokal.:** 1 Cun über dem Nabel und 2 Cun lateral der vorderen Medianlinie *(Ren Mai)* (➡ Abb. 6.15)
- **Punkt.:** Senkrecht 0.8–1.2 Cun, Moxibustion applizierbar. *Cave:* Peritoneum
- **Funkt.:** Reguliert und harmonisiert Magen und Darm, beruhigt den Geist-*Shen*
- **Indik.:** Erbrechen, Übelkeit, Magenschmerzen, akute Gastritis, psychische Störungen (v. a. Manie).

Ma 25* *(Tianshu)* „Himmlischer Angelpunkt"

- **Lokal.:** 2 Cun (2 Daumenbreiten oder die Hälfte der Strecke Mittellinie – Mamillarlinie nach lateral abmessen) lateral des Nabels (➡ Abb. 6.15)
- **Punkt.:** Senkrecht 0.5–1.2 Cun oder schräg in Richtung Nabel, Moxibustion applizierbar. *Cave:* Peritoneum
- **Funkt.:** Reguliert den Dickdarm, stärkt die Milz, transformiert Feuchtigkeit
- **Indik.:** Störungen der Darmfunktion wie Schmerzen/Spannungsgefühl im Abdomen, Diarrhö, Obstipation, Ulcus ventriculi/duodeni, Meteorismus, Divertikulitis, Ödeme, unregelmäßige Menstruation und Dysmenorrhö
- **Besond.:** Alarm-*Mu*-Punkt (➡ 10.4.5). Wichtiger Punkt!

Ma 26 *(Wailing)* „Äußerer Hügel"

- **Lokal.:** 1 Cun unter dem Nabel und 2 Cun lateral der vorderen Medianlinie *(Ren Mai)* (➡ Abb. 6.15)
- **Punkt.:** Senkrecht 1–1.5 Cun, Moxibustion applizierbar. *Cave:* Peritoneum
- **Funkt.:** Reguliert den *Qi*-Fluss, beseitigt Schmerzen und Kälte
- **Indik.:** Schmerzen im Abdomen, Hernien, Dysmenorrhö.

6

Ma

Ma 27 *(Daju)* „Große Macht"

- **Lokal.:** 2 Cun unterhalb des Nabels und 2 Cun lateral der vorderen Medianlinie (➥ Abb. 6.15)
- **Punkt.:** Senkrecht 1–1.5 Cun, Moxibustion applizierbar. *Cave:* Peritoneum
- **Funkt.:** Unterstützt die Nieren und stabilisiert Essenz-*Jing* (➥ 3.3.4), reguliert und stärkt *Qi*, unterstützt die Diurese
- **Indik.:** Spannungs-/Völlegefühl im Unterbauch, Dysurie, Harnverhalt, Hernien, Ejakulationsstörungen.

Ma 28 *(Shuidao)* „Weg des Wassers"

- **Lokal.:** 3 Cun unter dem Nabel und 2 Cun lateral der vorderen Medianlinie (➥ Abb. 6.15)
- **Punkt.:** Senkrecht 1–1.5 Cun, Moxibustion applizierbar. *Cave:* Peritoneum
- **Funkt.:** Unterstützt den unteren der *San Jiao* (➥ 3.4.11), Blase und Uterus, beseitigt Stagnation
- **Indik.:** Spannungs-/Völlegefühl im Unterbauch, Harnverhalt, HWI, Nephritis, Hernien, Hodenentzündungen, Menstruationsstörungen, Sterilität
- **Besond.:** Wichtiger Lokalpunkt für den Urogenitaltrakt!

Ma 29 *(Guilai)* „Rückkehr"

- **Lokal.:** 4 Cun unter dem Nabel und 2 Cun lateral der vorderen Medianlinie (➥ Abb. 6.15)
- **Punkt.:** Senkrecht 1–1.5 Cun, Moxibustion applizierbar. *Cave:* Peritoneum
- **Funkt.:** Stärkt und reguliert den unteren der *San Jiao* (➥ 3.4.11), reguliert die Menstruation
- **Indik.:** Schmerzen im Unterbauch, Hernien, Erkrankungen des Urogenitalsystems wie Hodenentzündungen, gynäkologische Erkrankungen wie Uterusprolaps, Fluor vaginalis, Amenorrhö
- **Besond.:** Wichtiger Lokalpunkt für den Urogenitaltrakt!

Ma 30* *(Qichong)* „Ansturm des *Qi*"

- **Lokal.:** 5 Cun unter dem Nabel und 2 Cun lateral (oder präziser: Hälfte der Strecke Mittellinie – Mamillarlinie wegen individueller Bauchumfänge) der vorderen Median-linie, am Symphysenoberrand medial der A. femoralis (➥ Abb. 6.15); gleiche Höhe wie **Ren 2**
- **Punkt.:** Senkrecht 0.5–1 Cun, Moxibustion applizierbar
- **Funkt.:** Stabilisiert die Essenz-*Jing* (➥ 3.3.4) und die unteren Körperöffnungen, reguliert *Qi* und Blut, den *Chong Mai* und die Menstruation
- **Indik.:** Schmerzen im Abdomen, Erkrankungen der äußeren Genitalien, inguinale Hernien, Impotenz, Menstruationsstörungen, Sterilität
- **Besond.:** Kreuzungspunkt mit dem *Chong Mai* (➥ 6.3.5), Punkt des Meeres der Nahrung (sea of water and grain ➥ 10.4.12). Wichtiger Lokalpunkt für den Genitaltrakt!

Ma 31 *(Biguan)* „Oberschenkelgelenk"

- **Lokal.:** Bei Flexion des Hüftgelenks in der Vertiefung unter der Spina iliaca anterior superior lateral des M. sartorius (➥ Abb. 6.16)

6

Ma

- **Punkt.:** Senkrecht 1–2 Cun, Moxibustion applizierbar
- **Funkt.:** Wärmt und macht Meridian und Netzgefäße durchgängig, vertreibt Wind und Kälte
- **Indik.:** Schmerzen/Bewegungseinschränkungen/Sensibilitätsstörungen/Paresen der unteren Extremität, Hüfte, Muskelatrophie.

Ma 32 *(Futu)* „Kauernder Hase"

- **Lokal.:** 6 Cun über dem oberen, lateralen Patellarand auf der Verbindungslinie zur Spina iliaca anterior superior; *Aufsuchen*: Erste Handgelenksfalte auf die Kniemitte des Patienten legen, die Finger zeigen zum Oberschenkel, und **Ma 32** befindet sich jetzt direkt unter der Mittelfingerspitze (➡ Abb. 6.16). *Cave:* Handgröße von Patienten und Therapeuten beachten
- **Punkt.:** Senkrecht 1–2 Cun, Moxibustion applizierbar
- **Funkt.:** Vertreibt Wind und Kälte, macht den Meridian durchgängig
- **Indik.:** LWS-/Iliakal-/Hüftbeschwerden, Bewegungseinschränkungen/Paresen der unteren Extremität, Kältegefühl im Knie.

Ma 33 *(Yinshi)* „*Yin*-Marktplatz"

- **Lokal.:** 3 Cun oberhalb des oberen lateralen Patellarandes zwischen M. rectus femoris und M. vastus lateralis (➡ Abb. 6.16)
- **Punkt.:** Senkrecht 1–1.5 Cun, Moxibustion applizierbar
- **Funkt.:** Vertreibt Wind und Kälte, macht Meridian und Netzgefäße durchgängig, unterstützt die Gelenke
- **Indik.:** Sensibilitätsstörungen/Bewegungseinschränkungen/Paresen der unteren Extremität.

Ma 34* *(Liangqiu)* „Gipfel des Hügels"

- **Lokal.:** 2 Cun (2 Daumenbreiten oder 3 QF) über dem oberen lateralen Patellarand in einer tastbaren Vertiefung des M. quadriceps (➡ Abb. 6.16) darstellbar
- **Punkt.:** Senkrecht 1–1.5 Cun, Moxibustion applizierbar
- **Funkt.:** Reguliert Magen und Darm, harmonisiert den mittleren der *San Jiao* (➡ 3.4.11) und senkt gegenläufiges *Qi* ab, macht Meridian und Netzgefäße durchgängig
- **Indik.:** Ödeme/Schmerzen im Knie, Bewegungseinschränkung der unteren Extremität, Magenschmerzen, Mastitis
- **Besond.:** Spalten-*Xi*-Punkt (➡ 10.4.3). Wichtiger Punkt!

Ma 35* *(Dubi)* „Kalbsnase"

- **Lokal.:** Bei gebeugtem Knie unter der Patella in einer Vertiefung lateral des Ligamentum patellae (➡ Abb. 6.16) darstellbar
- **Punkt.:** Schräg nach medial 0.5–1 Cun, Moxibustion applizierbar. *Cave:* Keimverschleppung ins Kniegelenk
- **Funkt.:** Macht Meridian und Netzgefäße durchgängig, vertreibt Wind und Kälte, zerstreut Stagnation, beendet Schmerz
- **Indik.:** Kniebeschwerden, Bewegungseinschränkungen des Beines
- **Besond.:** Wichtiger Lokalpunkt!

6

Ma

Ma 36* *(Zusanli)* „Drei Entfernungen am Fuß"

- **Lokal.:** 1 QF (Mittelfinger) lateral der Tibiavorderkante in Höhe des Unterrandes der Tuberositas tibiae, 3 Cun unter **Ma 35** (➡ Abb. 6.16), **Ma 36** liegt in einer Vertiefung, die „dynamisch" palpiert werden kann (nach oben oder unten)
- **Punkt.:** Senkrecht 1–2 Cun, sitzend mit gebeugtem Knie oder liegend mit Knierolle, Moxibustion applizierbar
- **Funkt.:** Reguliert und tonisiert Magen, Milz und Darm, zerstreut Stagnation, befreit und reguliert die *Qi*- und Blut-Zirkulation von Meridian und Netzgefäßen, stärkt das Aufrechte-*Zheng-Qi* (➡ 3.3.1), vertreibt äußere pathogene Faktoren wie Kälte, transformiert Feuchtigkeit
- **Indik.:** Schmerzen im Bein/Kniegelenk, Asthma bronchiale, Gastritis, Erbrechen, Ulcus ventriculi/duodeni, Diarrhö, Obstipation, Meteorismus, Urtikaria, Ödeme, Mastitis, allgemeine Immunstimulation, *Qi*-Tonisierung z. B. bei Erschöpfungszuständen, Schwindel, Apoplex
- **Besond.:** Meer-*He*-Punkt (➡ 10.4.6), allgemeiner Tonisierungspunkt (Mutter-Punkt), Unterer Meer-*Xiahe*-Punkt des Magens (➡ 10.4.8), einer der „12 Heavenly Star Point von *Ma Dan-Yang*" (➡ 10.4.13), Punkt des „Meeres der Nahrung" (sea of water and grain ➡ 10.4.12), *Ben*-Punkt (➡ 10.3.5), Meisterpunkt für alle Erkrankungen der Bauchregion (➡ 10.4.10). Sehr wichtiger Punkt!

Ma 37* *(Shangjuxu)* „Obere große Leere"

- **Lokal.:** 1 QF (Mittelfingerbreite) lateral der Tibiavorderkante, „dynamisch" palpierbare Vertiefung 6 Cun unter **Ma 35** (zweimal 4 QF nach unten) oder 3 Cun unter **Ma 36** (➡ Abb. 6.16)
- **Punkt.:** Senkrecht 0.5–1.5 Cun, Moxibustion applizierbar
- **Funkt.:** Stärkt die Milz, harmonisiert den Magen, befreit die Därme und entfernt Stagnation, klärt und entfernt Feuchte-Hitze, reguliert den *Qi*-Fluss
- **Indik.:** Paresen bei Apoplex, Dickdarmerkrankungen wie Schmerzen/Spannungsgefühl im Abdomen, Meteorismus, Diarrhö, Obstipation, Appendizitis
- **Besond.:** Unterer Meer-*Xiahe*-Punkt des Dickdarms (➡ 10.4.8). Wichtiger Punkt!

Ma 38* *(Tiaokou)* „Schmale Öffnung"

- **Lokal.:** In der Mitte zwischen Patellaunterkante bei **Ma 35** und Spitze des Malleolus lateralis (Handspanntechnik mit beiden Klein- und Zeigefingern ➡ z. B. Abb. 6.10) und 1 QF (Mittelfingerbreite) lateral der Tibiavorderkante (➡ Abb. 6.16)
- **Punkt.:** Senkrecht 1–1.5 Cun, Moxibustion applizierbar
- **Funkt.:** Vertreibt Kälte und wärmt die Meridiane, entspannt Muskeln und Sehnen, macht die Netzgefäße durchgängig, stärkt die Schultern
- **Indik.:** Schmerzen/Bewegungseinschränkungen/Paresen der Beine und Schultern, Schmerzen im Abdomen
- **Besond.:** Symptomatischer, wichtiger Punkt bei Schulterbeschwerden.

Ma 39* *(Xiajuxu)* „Untere große Leere"

- **Lokal.:** 1 Cun unter **Ma 38** (➡ Abb. 6.16) oder Handspanntechnik mit beiden Kleinfingern auf **Ma 35** und Spitze des Malleolus lateralis, dann 1 Cun nach unten
- **Punkt.:** Senkrecht 0.5–1.5 Cun, Moxibustion applizierbar
- **Funkt.:** Reguliert den Dünndarm, leitet Feuchtigkeit aus, klärt Hitze

6

Ma

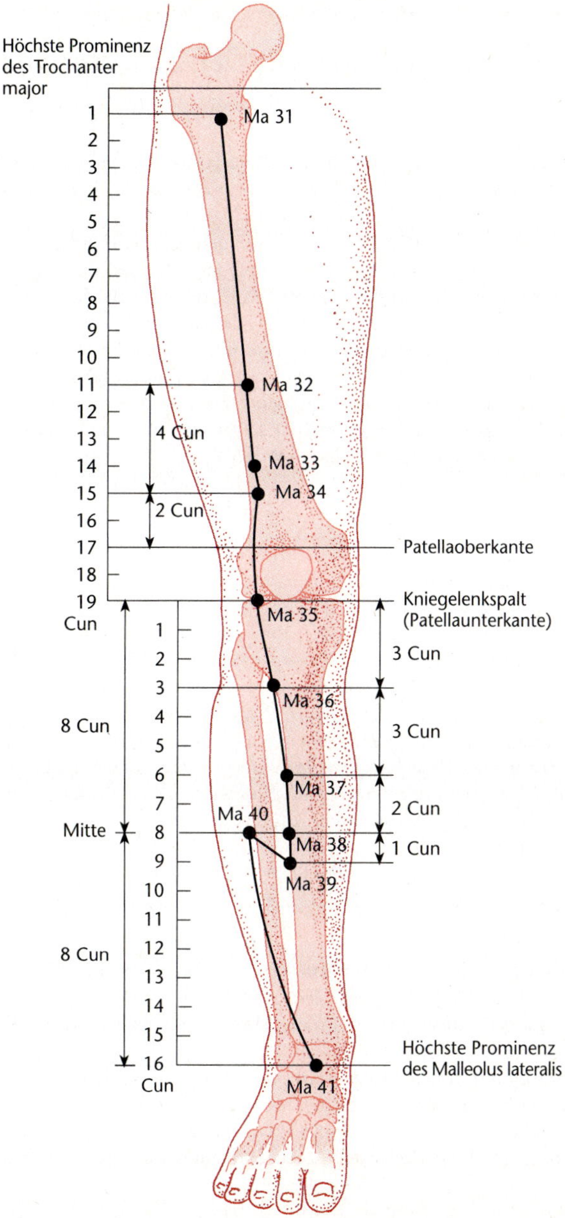

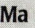

Höchste Prominenz
des Trochanter
major

1
2 — Ma 31
3
4
5
6
7
8
9
10
11 — Ma 32
12
13   4 Cun
14 — Ma 33
15 — Ma 34
        2 Cun
16
17 ———— Patellaoberkante
18
19 ———— Kniegelenkspalt
Cun   (Patellaunterkante)
— Ma 35

1
2   3 Cun
3 — Ma 36
4
8 Cun 5   3 Cun
6 — Ma 37
7   2 Cun
Mitte 8 Ma 40 — Ma 38
9   — Ma 39 1 Cun
10
11
12
8 Cun 13
14
15
16 ———— Höchste Prominenz
Cun — Ma 41 des Malleolus lateralis

6

Ma

Abb. 6.16

181

- **Indik.:** Schmerzen/Bewegungseinschränkungen/Paresen der unteren Extremität, Schmerzen in Abdomen/LWS (in Verbindung mit Hodenschmerzen), Dünndarmerkrankungen wie Diarrhö, Mastitis
- **Besond.:** Unterer Meer-*Xiahe*-Punkt (➡ 10.4.2) des Dünndarms. Wichtiger Punkt!

Ma 40* *(Fenglong)* „Reiche Fülle"

- **Lokal.:** In der Mitte zwischen Patellaunterkante bei **Ma 35** und Spitze des Malleolus lateralis (Handspanntechnik), 2 QF (Mittelfingerbreiten) lateral der Tibiavorderkante (➡ Abb. 6.16)
- **Punkt.:** Senkrecht 0.5–1 Cun, Knie am besten gebeugt, Moxibustion applizierbar
- **Funkt.:** Harmonisiert den Magen, transformiert Feuchtigkeit und Schleim (v. a. den substanzlosen, nicht sichtbaren Schleim ➡ 9.3.4), klärt und beruhigt den Geist-*Shen*
- **Indik.:** Bewegungseinschränkungen/Ödeme der unteren Extremität, Erkrankungen mit Schleimstörungen wie Asthma bronchiale, übermäßiger Speichelfluss, Schwindel/Schweregefühl des Kopfes, Kopfschmerzen, psychische und psychosomatische Störungen, Epilepsie, Ödeme, Paresen durch Apoplex, Fazialisparese, Struma
- **Besond.:** Durchgangs-*Luo*-Punkt (➡ 10.4.2). Wichtiger Punkt bei allen „Schleimstörungen" (v. a. bei substanzlosem Schleim ➡ 9.3.4)!

Ma 41* *(Jiexi)* „Tibiamulde"

- **Lokal.:** Tastbare Vertiefung in der Mitte der vorderen Querfalte des oberen Sprunggelenks (gut darstellbar durch gedachte Verbindungslinie zwischen Innen- und Außenknöchel) zwischen den Sehnen des M. extensor digitorum longus (stellt sich gut dar bei Adduktion der Großzehe; Punkt befindet sich lateral davon) und M. hallucis longus (➡ Abb. 6.17)
- **Punkt.:** Senkrecht 0.5–1 Cun, Moxibustion applizierbar
- **Funkt.:** Klärt Magen-Hitze, stärkt Milz-*Qi*, transformiert Feuchtigkeit und Stagnation, klärt und beruhigt den Geist-*Shen*
- **Indik.:** Schmerzen/Bewegungseinschränkungen der unteren Extremität, Gesichtsödeme, Konjunktivitis, Pharyngitis, Kopfschmerzen, Schwindel, Übelkeit, Magenschmerzen, Gastritis, Meteorismus, psychische Störungen mit Unruhezuständen, Epilepsie
- **Besond.:** Fluss-*Jing*-Punkt. Feuer-Punkt (➡ 10.4.6). Wichtiger Punkt!

Ma 42* *(Chongyang)* „Ansturm des *Yang*"

- **Lokal.:** 1.5 Cun distal (2 QF) von **Ma 41**, direkt lateral der Taststelle der A. dorsalis pedis auf der höchsten Fußrückenwölbung (➡ Abb. 6.17)
- **Punkt.:** Senkrecht oder schräg 0.3 Cun, Moxibustion applizierbar. *Cave:* A. dorsalis pedis
- **Funkt.:** Harmonisiert den Magen, stärkt die Milz, transformiert Feuchtigkeit, macht Meridian und Netzgefäße durchgängig, beruhigt den Geist-*Shen*
- **Indik.:** Schmerzen/Ödeme des Fußrückens, Fazialisparese, Zahnschmerzen, Kopfschmerzen, epigastrische Beschwerden, Appetitmangel, extreme Unruhezustände
- **Besond.:** Ursprungs-*Yuan-Qi*-Punkt (➡ 10.4.1).

Ma 43* *(Xiangu)* „Versunkenes Tal"

- **Lokal.:** In der Vertiefung zwischen der Basis des Os metatarsale II und III (➡ Abb. 6.17)

- **Punkt.:** Senkrecht 0.3–0.5 Cun, Moxibustion applizierbar
- **Funkt.:** Harmonisiert den Magen, stärkt die Milz, leitet Feuchtigkeit aus, senkt gegenläufiges *Qi* ab, vertreibt Wind und Hitze
- **Indik.:** Schmerzen/Ödeme des Fußes, Senkfuß, Ödeme (Gesicht oder generalisiert), Konjunktivitis, Tonsillitis, Schmerzen im Abdomen, Meteorismus, auch sehr wirksam bei *Bi*-Syndrom der Gelenke
- **Besond.:** Bach-*Shu*-Punkt, Holz-Punkt (➡ 10.4.6), wichtiger Punkt.

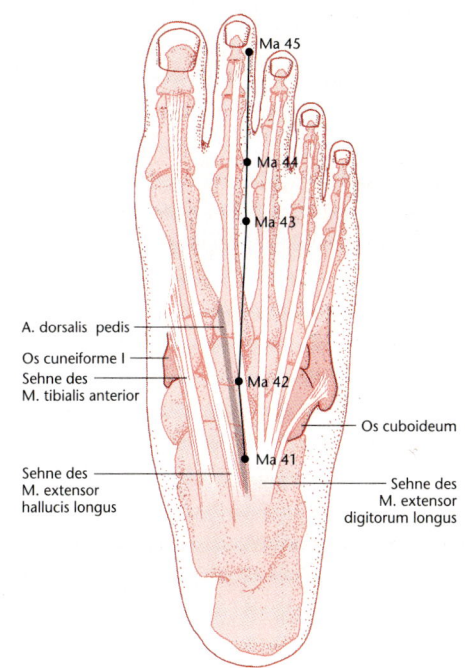

6

Ma

Abb. 6.17

Ma 44 *(Neiting)* „Innenhof"

- **Lokal.:** In der Interdigitalhaut zwischen Metatarsale II und III am Übergang von Basis zum Schaft des Metatarsale II (➡ Abb. 6.17)
- **Punkt.:** Senkrecht 0.5–1 Cun oder schräg, Moxibustion applizierbar
- **Funkt.:** Reguliert Magen-*Qi* und Darm, beseitigt Wind-Hitze und Wind aus dem Gesicht, klärt Magen-Feuer und -Hitze, beendet Schmerz
- **Indik.:** Schmerzen des Fußes, Senkfuß, Erkrankungen im Kopfbereich wie z. B. Kopfschmerzen, Zahnschmerzen, Zahnfleischbluten, Fazialisparese, Trigeminusneuralgie, Halsentzündungen, Nasenbluten, fieberhafte Erkältungskrankheiten (➡ 9.4, 9.5), Erkrankungen des Verdauungstrakts wie z. B. Schmerzen/Spannungsgefühl im Abdomen, Diarrhö

- **Besond.:** Quell-*Ying*-Punkt, Wasser-Punkt (➡ 10.4.6), einer der „12 Heavenly Star Points nach *Ma Dan-Yang*" (➡ 10. 4.13). Sehr wichtiger Fernpunkt bei „Hitzezuständen im Kopfbereich"!

Ma 45 *(Lidui)* „Starke Öffnung"

- **Lokal.:** 0.1 Cun neben dem lateralen Nagelfalzwinkel der zweiten Zehe (➡ Abb. 6.17)
- **Punkt.:** Schräg oder senkrecht 0.1 Cun, Moxibustion applizierbar
- **Funkt.:** Macht den Meridian durchgängig, harmonisiert den Magen, leitet pathogene Hitze aus den *Yangming*-Meridianen (➡ 3.5.2) aus, klärt den Geist-*Shen*, belebt das Bewusstsein wieder
- **Indik.:** Kältegefühl/Sensibilitätsstörungen der Zehen/Füße, Erkrankungen im Gesichtsbereich wie Gesichtsödeme, Fazialisparese, Trigeminusneuralgie, Zahnschmerzen, Nasenbluten, Globusgefühl, fieberhafte Erkältungskrankheiten (➡ 9.4, 9.5), anfallsartige psychische Störungen mit starken Unruhezuständen, Manie, Schlafstörungen mit vielen Träumen
- **Besond.:** Brunnen-*Jing*-Punkt, Metall-Punkt (➡ 10.4.6). Wichtiger Fernpunkt bei allen „Hitzezuständen" im Kopfbereich.

6.2.4 Milz-Meridian (Fuß-*Taiyin*)

Verlauf

Der Milz-Meridian beginnt am inneren Nagelfalzwinkel der Großzehe, verläuft über den medialen Teil des Fußrandes an der Grenze von roter zu weißer Haut, steigt vor dem Malleolus medialis zum Bein auf, entlang dem posterioren Teil der Tibia, passiert anterior-medial Knie und Oberschenkel und tritt in das Abdomen ein. Dort verläuft er dann 3–6 Cun lateral der Medianlinie bis zum zweiten ICR, um dann 6 Cun unterhalb der Axilla auf der medialen Axillarlinie zu enden. Der *innere* Verlauf zweigt kurz nach dem Eintritt ins Abdomen ab, läuft zur Milz und verbindet sich mit dem Magen. Von dort aus passiert er das Zwerchfell, läuft entlang dem Ösophagus, erreicht die Zungenwurzel und verteilt sich über die untere Fläche der Zunge. Ein weiterer *innerer* Zweig aus dem Magen verläuft nach oben durch das Zwerchfell und fließt ins Herz, wo er sich mit dem Herz-Meridian (Hand-*Shaoyin*) verbindet (➡ Abb. 6.18).

Spezifische Punkte des Milz-Meridians			
Alarm-*Mu*-Punkt	Le 13 *(Zhangmen)*	Brunnen-*Jing*-Punkt (Holz)	Mi 1 *(Yinbai)*
Rücken-Transport-*Shu*-Punkt	Bl 20 *(Pishu)*	Quell-*Ying*-Punkt (Feuer)	Mi 2 *(Dadu)*
Durchgangs-*Luo*-Punkt	Mi 4 *(Gongsun)* und Mi 21 *(Dabao)*	Bach-*Shu*-Punkt (Erde)	Mi 3 *(Taibai)*
Ursprungs-*Yuan-Qi*-Punkt	Mi 3 *(Taibai)*	Fluss-*Jing*-Punkt (Metall)	Mi 5 *(Shangqiu)*
Spalten-*Xi*-Punkt	Mi 8 *(Diji)*	Meer-*He*-Punkt (Wasser)	Mi 9 *(Yinlingquan)*

Tab. 6.5

Punkte

Mi 1 *(Yinbai)* „Verborgenes Weiß"

- **Lokal.:** An der medialen Seite der Großzehe, 0.1 Cun proximal und medial vom Nagelfalzwinkel (➥ Abb. 6.19)
- **Punkt.:** Schräg 0.1–0.3 Cun, Moxibustion applizierbar (v. a. bei blutigen Stühlen)
- **Funkt.:** Reguliert das Blut und stillt Blutungen, stärkt die Milz, klärt das Herz und beruhigt den Geist-*Shen*, belebt das Bewusstsein wieder
- **Indik.:** Krämpfe, Menstruationsstörungen (Metrorrhagie), genitale Blutungen, Nasenbluten, Meläna, sonstige Blutungen, akute Gastroenteritis, Meteorismus, Schlafstörungen mit vielen Träumen, Epilepsie, psychische Störungen mit Unruhezuständen (z. B. Manie)
- **Besond.:** Brunnen-*Jing*-Punkt, Holz-Punkt (➥ 10.4.6).

Mi 2 *(Dadu)* „Große Stadt"

- **Lokal.:** An der medialen Großzehen-seite, distal des ersten Metatarsophalangealgelenks an der Grenze weißer/roter Haut (➥ Abb. 6.19)
- **Punkt.:** Senkrecht oder schräg 0.3–0.5 Cun, Moxibustion applizierbar
- **Funkt.:** Stärkt die Milz, harmonisiert den Magen, beseitigt Hitze, belebt das Bewusstsein wieder

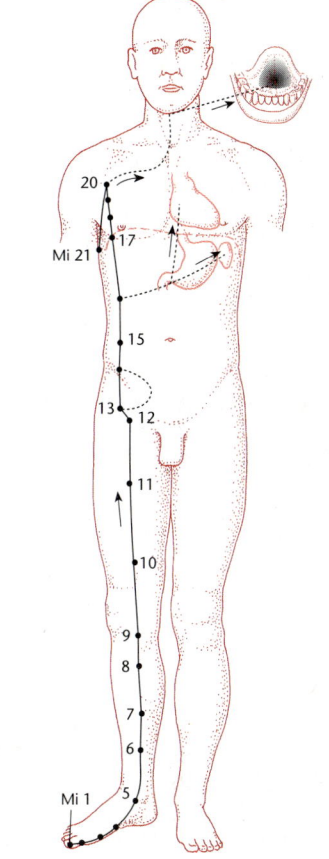

Abb. 6.18

- **Indik.:** Akute und chronische Gastroenteritis, Spannungsgefühl im Abdomen, Gastritis, Erbrechen, Anfangsstadien fieberhafter Erkältungskrankheiten (➥ 9.4, 9.5) mit Anhidrosis
- **Besond.:** Quell-*Ying*-Punkt, Feuer-Punkt (➥ 10.4.6), Tonisierungspunkt (Mutter-Punkt).

Mi 3* *(Taibai)* „Großes Weiß"

- **Lokal.:** Innenseite des Fußes: In der deutlich tastbaren Vertiefung proximal und inferior des Kopfes des ersten Metatarsalknochens, an der Grenze weißer/roter Haut (➥ Abb. 6.19), Übergang Fußsohle zum Fußrücken
- **Punkt.:** Senkrecht 0.3–0.5 Cun, Moxibustion applizierbar
- **Funkt.:** Stärkt die Milz, harmonisiert den mittleren der *San Jiao* (➥ 3.4.11) und transformiert Feuchtigkeit, reguliert den *Qi*-Fluss

- **Indik.:** Erbrechen, Gastritis, Diarrhö, Obstipation, abdominales Spannungsgefühl, Verdauungsstörungen, allgemeines körperliches Schweregefühl
- **Besond.:** Bach-*Shu*-Punkt, Erd-Punkt (➡ 10.4.6), Ursprungs-*Yuan-Qi*-Punkt (➡ 10.4.1), *Ben*-Punkt (➡ 10.3.5). Wichtiger Punkt zur Milzstärkung!

Mi 4* *(Gongsun)* „Enkel des Fürsten"

- **Lokal.:** In einer Vertiefung distal und unterhalb der Basis des ersten Metatarsalknochens (➡ Abb. 6.19) an der Grenze weißer/roter Haut (Übergang Fußsohle zum Fußrücken), einfacher zu finden bei Tastung der Vertiefung von **Mi 3** ausgehend in Richtung Ferse
- **Punkt.:** Senkrecht oder schräg 0.5–1 Cun, Moxibustion applizierbar
- **Funkt.:** Stärkt Milz und Magen und transformiert Feuchtigkeit, reguliert den *Qi*-Fluss und den Uterus, harmonisiert den *Chong Mai* (➡ 6.3.5)
- **Indik.:** Beschwerden im Bereich des Malleolus, Erbrechen, akute und chronische Gastroenteritis, Magenschmerzen, Diarrhö, Meteorismus, Schmerzen im Abdomen, Menstruationsstörungen, Funktionsstörungen der Sexualorgane
- **Besond.:** Durchgangs-*Luo*-Punkt (➡ 10.4.2), Öffnungs-Punkt des *Chong Mai* (➡ 6.3.5). Wichtiger Punkt!

Mi 5* *(Shangqiu)* „*Shang* am Erdhügel (Metallhügel)"

- **Lokal.:** In der Vertiefung distal und unterhalb des Malleolus medialis, in der Mitte zwischen der Tuberositas des Os naviculare (gut sichtbar bei Pronation und Adduktion des Fußes) und der höchsten Prominenz des Malleolus medialis (➡ Abb. 6.19); **Mi 5** liegt im Schnittpunkt einer senkrechten Linie an der Vorderkante und einer horizontalen Linie an der Unterkante des Malleolus medialis
- **Punkt.:** Senkrecht 0.3–0.8 Cun, Moxibustion applizierbar
- **Funkt.:** Stärkt Milz und Magen, transformiert Feuchtigkeit, beruhigt den Geist-*Shen*
- **Indik.:** Schmerzen im Sprunggelenk, Spannungsgefühl im Abdomen, Meteorismus, Obstipation, Diarrhö, Steifheit/Schmerzen der Zunge, kindliche Krampfanfälle, Schlaflosigkeit
- **Besond.:** Fluss-*Jing*-Punkt, Metall-Punkt (➡ 10.4.6), Sedierungspunkt (Sohn-Punkt). Wichtiger Punkt bei Feuchtigkeits-*Bi*-Syndromen!

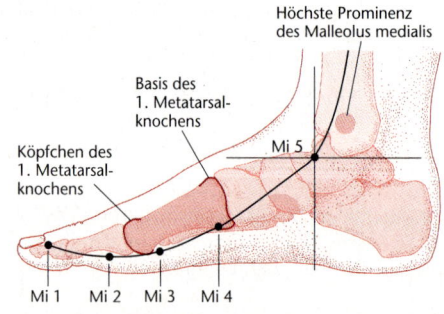

Höchste Prominenz des Malleolus medialis
Basis des 1. Metatarsalknochens
Köpfchen des 1. Metatarsalknochens
Mi 5
Mi 1 Mi 2 Mi 3 Mi 4

Abb. 6.19

Mi 6* *(Sanyinjiao)*
„Treffpunkt der drei *Yin*"

- **Lokal.:** 3 Cun über der höchsten Stelle des Malleolus medialis an der Hinterkante der Tibia (➡ Abb. 6.20)
- **Punkt.:** Senkrecht 0.5–1.5 Cun oder tief bis **Gb 39** bei Paresen, Moxibustion applizierbar, traditionell kontraindiziert in der Schwangerschaft; wenn, dann keine starke Stimulation!
- **Funkt.:** Stärkt und harmonisiert die Milz, nährt *Yin* und Blut, reguliert Leber und Niere (reguliert Uterus, Menstruation und Samenpalast), aktiviert den *Qi*- und Blut-Fluss, entfernt Wind-Feuchtigkeit von Meridian und Netzgefäßen, beruhigt den Geist-*Shen*
- **Indik.:** Bewegungseinschränkung/Sensibilitätsstörungen/Schmerzen/Paresen der unteren Extremität, weites Wirkungsspektrum bei Erkrankungen des Verdauungs-, Reproduktions- und Urogenitalsystems wie Menstruationsstörungen, Uterusprolaps, Wehenschwäche, Sterilität, Ejakulationsstörungen, Prostatitis, Orchitis, Schmerzen der äußeren Genitalien, Dysurie, Harnverhalten, Harninkontinenz, Meteorismus, Diarrhö, Schmerzen im Abdomen; Schlafstörungen (bei Herz- und Blut-Mangel), Hauterkrankungen (z. B. Ekzeme), psychosomatische Erkrankungen. Cave: Relativ kontraindiziert in der Schwangerschaft; wenn ausnahmsweise genadelt wird, nicht stark stimulieren; wird zur Geburtserleichterung und -einleitung, Plazentalösung und bei postpartalen Blutungen eingesetzt

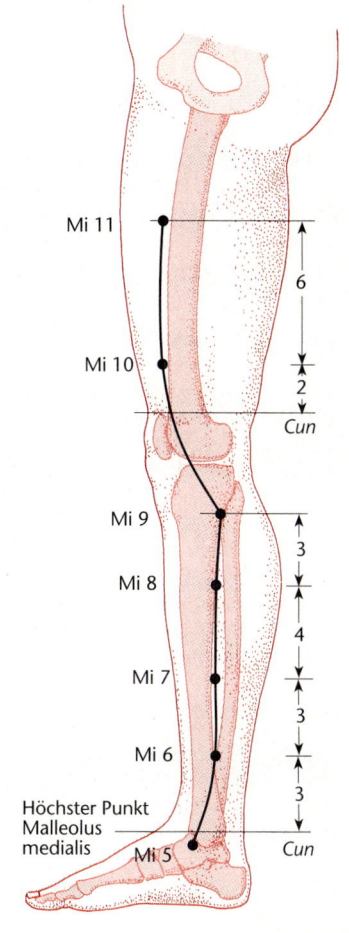

Abb. 6.20

- **Besond.:** Kreuzungspunkt der drei *Yin*-Meridiane des Fußes mit Nieren-Meridian (Fuß-*Shaoyin*) und Leber-Meridian (Fuß-*Jueyin*). Sehr wichtiger Punkt!

Mi 7 *(Lougu)* „Sickertal"

- **Lokal.:** 6 Cun oberhalb der höchsten Stelle des Malleolus medialis am Tibiahinterrand oder 3 Cun (4 QF) über **Mi 6** (➡ Abb. 6.20)
- **Punkt.:** Senkrecht 1–1.5 Cun, einige Autoren: Moxibustion kontraindiziert
- **Funkt.:** Stärkt die Milz, leitet Feuchtigkeit aus, macht Meridian und Netzgefäße durchgängig
- **Indik.:** Sensibilitätsstörungen/Kältegefühl der unteren Extremität, Meteorismus, Spannungsgefühl im Abdomen, Harnverhalt, erschwerte Miktion.

Mi 8 *(Diji)* „Erd-Drehpunkt"

- **Lokal.:** 3 Cun (4 QF) distal von **Mi 9** auf der Verbindungslinie der Spitze des Malleolus medialis und **Mi 9** (➡ Abb. 6.20)
- **Punkt.:** Senkrecht 1–1.5 Cun, Moxibustion applizierbar
- **Funkt.:** Reguliert und stärkt die Milz, reguliert den Uterus und belebt das Blut, beseitigt Feuchtigkeit
- **Indik.:** Ödeme, Dysurie, Menstruationsstörungen wie Dysmenorrhö und unregelmäßige Menstruation, Schmerz/Spannungsgefühl im Abdomen, chronische Diarrhö, chronische Dysenterie, Ejakulationsstörungen
- **Besond.:** Spalten-*Xi*-Punkt (➡ 10.4.3). Wichtiger Punkt bei akuter Dysmenorrhö!

Mi 9* *(Yinlingquan)* „Quelle des *Yin*-Hügels"

- **Lokal.:** Bei gebeugtem Knie (sitzend oder liegend mit Knierolle) in der Vertiefung posterior und inferior des medialen Condylus der Tibia. Aufsuchen: am besten vom medialen Tibiahinterrand nach oben (proximal) bis Vertiefung tasten (➡ Abb. 6.20) auf gleicher Höhe wie **Gb 34**
- **Punkt.:** Senkrecht 0.5–1.5 Cun, Moxibustion applizierbar
- **Funkt.:** Reguliert die Milz, wärmt und bewegt das *Qi* im *San Jiao* (➡ 3.4.11), transformiert Feuchtigkeit, Feuchte-Hitze und Feuchte-Kälte vor allem aus dem unteren der *San Jiao*, reguliert die Wasserwege (➡ 3.3.3, 3.4.11) und fördert die Diurese
- **Indik.:** Schmerz/Schwellungen im Knie, Schmerz/Spannungsgefühl im Abdomen, Ödeme, Ikterus, Diarrhö, Schmerzen der äußeren Genitalien, Dysurie, Harninkontinenz, HWI, Ejakulationsstörungen, Fluor vaginalis
- **Besond.:** Meer-*He*-Punkt, Wasser-Punkt (➡ 10.4.6). Wichtiger Punkt zur Beseitigung von Feuchtigkeitsretention!

Mi 10* *(Xuehai)* „Meer des Blutes"

- **Lokal.:** Bei gebeugtem Knie 2 Cun proximal des medialen oberen Patellarandes; *Aufsuchen*: Rechte Handfläche mit geschlossenen und entspannten Fingern auf die linke Kniescheibe des Patienten legen, Punkt liegt dann an der Daumenspitze (➡ Abb. 6.21); dabei ist der Daumen in einem Winkel von 45° abgespreizt
- **Punkt.:** Senkrecht 1–1.5 Cun, Moxibustion applizierbar
- **Funkt.:** Reguliert das Blut und beseitigt Blut-Stase, reguliert die Menstruation, klärt Blut-Hitze
- **Indik.:** Schmerzen im medialen Oberschenkel/Hüfte, Kniegelenksarthritis, Menstruationsstörungen wie Dysmenorrhö, unregelmäßige Menstruation, Meno- und Metrorrhagie durch Blut-Hitze, Amenorrhö, Ekzeme, Urtikaria, Erysipel, Hautjuckreiz
- **Besond.:** Symptomatischer Punkt bei Allergien, auch Verwendung zur Immunmodulation. Wichtiger Punkt zur Regulation des Blutes!

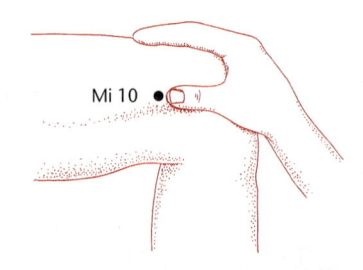

Mi 10

Abb. 6.21

Mi 11 *(Jimen)* „Tor der Wolfschaufel"

- **Lokal.:** 6 Cun über **Mi 10** in der Femurmitte in einer Vertiefung zwischen den Mm. sartorius und vastus medialis (➡ Abb. 6.20)
- **Punkt.:** Senkrecht 0.3–1 Cun, Moxibustion applizierbar. *Cave:* A. und V. femorales
- **Funkt.:** Reguliert den unteren der *San Jiao* (➡ 3.4.11), leitet Feuchtigkeit aus, fördert die Miktion und klärt Hitze.

Mi 12 *(Chongmen)* „Tor des Ansturmes"

- **Lokal.:** 3.5 Cun lateral der vorderen Medianlinie auf Symphysenhöhe lateral der A. femoralis (➡ Abb. 6.22)
- **Punkt.:** Senkrecht 0.5–1 Cun, Moxibustion applizierbar. *Cave:* A. femoralis
- **Funkt.:** Reguliert den unteren der *San Jiao* (➡ 3.4.11), klärt Hitze, leitet Feuchtigkeit aus
- **Indik.:** Hernien, Hodenentzündung, Hüftschmerzen mit Ausstrahlung in Richtung Leiste, Schmerzen im Abdomen, Harnverhalt
- **Besond.:** Kreuzungspunkt mit dem Leber-Meridian (Fuß-*Jueyin*).

6

Mi 13 *(Fushe)* „Versammlungshalle der Hohlorgane"

- **Lokal.:** 0.7 Cun kranial und lateral von **Mi 12** und 4 Cun lateral der vorderen Medianlinie (➡ Abb. 6.22)
- **Punkt.:** Senkrecht 1–1.5 Cun, Moxibustion applizierbar
- **Funkt.:** Reguliert den *Qi*-Fluss und den *San Jiao* (➡ 3.4.11), zerstreut Ansammlungen, beseitigt Schmerz
- **Indik.:** Schmerzen, Druckgefühl und Verhärtungen im Unterbauch, Hernien
- **Besond.:** Kreuzungspunkt mit Leber-Meridian (Fuß-*Jueyin*) und dem *Yin Wei Mai* (➡ 6.3.9).

Mi

Mi 14 *(Fujie)* „Bauchknoten"

- **Lokal.:** 4 Cun lateral der vorderen Medianlinie auf der Mamillarlinie, 3 Cun kranial von **Mi 13** oder 1.3 Cun unter **Mi 15** (Nadelhöhe) (➡ Abb. 6.22)
- **Punkt.:** Senkrecht 1–1.5 Cun, Moxibustion applizierbar
- **Funkt.:** Wärmt die Mitte, entfernt Kälte, reguliert den *Qi*-Fluss, senkt gegenläufiges *Qi* ab
- **Indik.:** Hernien, Schmerzen im Abdomen und v. a. paraumbilikal, Darmkoliken, chronische Diarrhö, Obstipation, schmerzhafter Druckpunkt bei Appendizitis.

Mi 15* *(Daheng)* „Große transversale Linie"

- **Lokal.:** 4 Cun (4 QF und 1 Daumenbreite) lateral der Nabelmitte auf der Mamillarlinie (➡ Abb. 6.22)
- **Punkt.:** Senkrecht 1–1.5 Cun, Moxibustion applizierbar
- **Funkt.:** Reguliert und befreit das Darm-*Qi*, stärkt die Milz in ihrer Transport- und Transformationsfunktion, leitet Feuchtigkeit aus
- **Indik.:** Schmerzen im Abdomen v. a. paraumbilikal, Diarrhö, Obstipation
- **Besond.:** Kreuzungspunkt mit dem *Yin Wei Mai* (➡ 6.3.9), wichtiger Lokalpunkt bei Darmerkrankungen (Steigerung der Darmperistaltik).

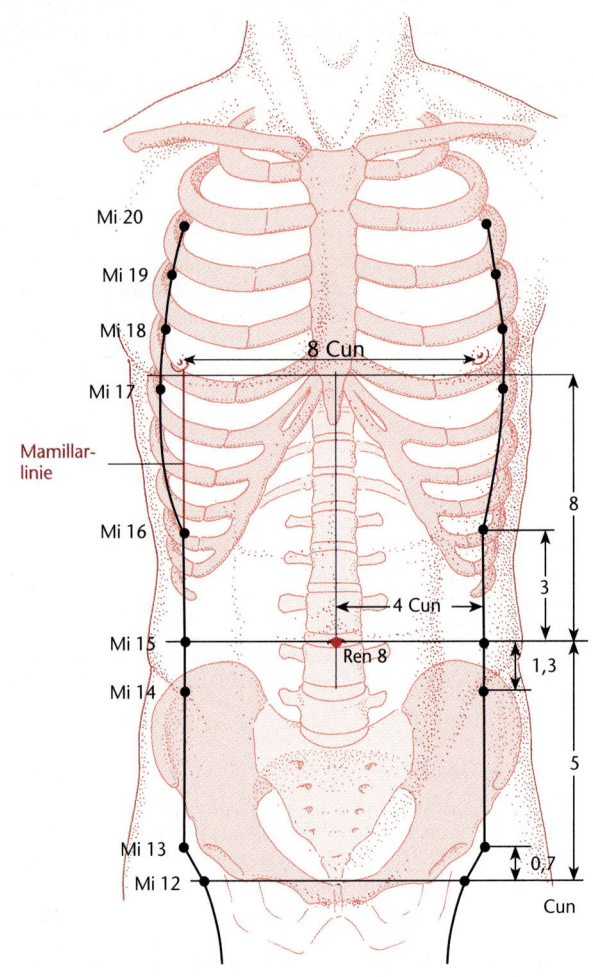

Abb. 6.22

Mi 16 *(Fuai)* „Bauchweh"

- **Lokal.:** 3 Cun kranial der Nabelmitte und 4 Cun lateral der vorderen Medianlinie auf der Mamillarlinie (➡ Abb. 6.22)
- **Punkt.:** Senkrecht 0.5–1 Cun, Moxibustion applizierbar
- **Funkt.:** Klärt Hitze, befreit und reguliert das Darm-*Qi*, leitet Feuchtigkeit aus
- **Indik.:** Schmerzen im Abdomen, Diarrhö, Obstipation, Verdauungsstörungen
- **Besond.:** Kreuzungspunkt mit dem *Yin Wei Mai* (➡ 6.3.9).

Mi 17 *(Shidou)* „Nahrungshöhle"

- **Lokal.:** 2 Cun lateral der Mamille im fünften ICR, d. h. 6 Cun von der Medianlinie (➥ Abb. 6.22)
- **Punkt.:** Schräg 0.3–0.8 Cun, Moxibustion applizierbar. *Cave:* Pneumothorax
- **Funkt.:** Reguliert *Qi*, leitet Flüssigkeit aus, harmonisiert den Magen
- **Indik.:** Spannungsgefühl/Schmerzen in Thorax/lateraler Rippenregion, Interkostalneuralgie, Ösophagitis, Aszites, Ödeme.

Mi 18 *(Tianxi)* „Himmelsschlucht"

- **Lokal.:** Im vierten ICR 6 Cun lateral der vorderen Medianlinie oder 2 Cun lateral der Mamillarlinie (➥ Abb. 6.22)
- **Punkt.:** Flach/schräg 0.3–0.8 Cun nach außen, Moxibustion applizierbar. *Cave:* Pneumothorax
- **Funkt.:** Entspannt den Thorax, reguliert den *Qi*-Fluss, unterstützt Mamma und Laktation
- **Indik.:** Husten, Spannungsgefühl/Schmerzen im Thorax, Laktationsstörungen, Mastitis, Mastodynie.

Mi 19 *(Xiongxiang)* „Brustbezirk"

- **Lokal.:** Im dritten ICR 6 Cun lateral der vorderen Medianlinie (➥ Abb. 6.22)
- **Punkt.:** Flach/schräg 0.4–0.6 Cun nach außen, Moxibustion applizierbar. *Cave:* Pneumothorax
- **Funkt.:** Verteilt das Lungen-*Qi* und senkt es herab, beendet Husten und Dyspnoe
- **Indik.:** Spannungsgefühl/Schmerzen in lateraler Rippenregion, Interkostalneuralgie, Husten, Asthma bronchiale.

Mi 20 *(Zhourong)* „Überall Erblühen"

- **Lokal.:** Im zweiten ICR 6 Cun lateral der vorderen Medianlinie und 1 Cun schräg kaudal von **Lu 1** (➥ Abb. 6.23)
- **Punkt.:** Schräg 0.4–0.5 Cun nach außen, Moxibustion applizierbar. *Cave:* Pneumothorax
- **Funkt.:** Reguliert das Lungen-*Qi*, entspannt den Thorax, unterdrückt Husten
- **Indik.:** Völle-/Spannungsgefühl in Thorax/seitlicher Rippenregion, Interkostalneuralgie, Husten, Pneumonie.

Mi 21 *(Dabao)* „Große Umhüllung"

- **Lokal.:** Auf der mittleren Axillarlinie, 6 Cun unterhalb der Axilla im sechsten ICR (➥ Abb. 6.23)
- **Punkt.:** Flach, schräg 0.3–0.5 Cun, Moxibustion applizierbar. *Cave:* Pneumothorax

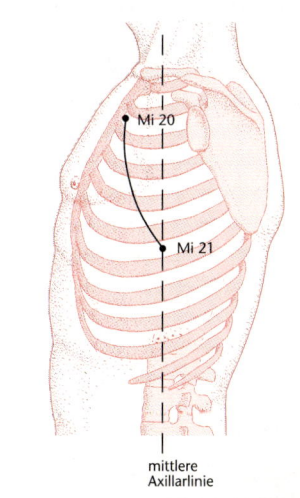

mittlere
Axillarlinie

Abb. 6.23

6

Mi

- **Funkt.:** Entspannt den Thorax, reguliert *Qi* und Blut, fördert und kontrolliert den Blutfluss in allen Netzgefäßen, dominiert Sehnen und Knochen, entspannt den Thorax
- **Indik.:** Schmerzen in Thorax/seitlicher Rippenregion, Asthma bronchiale, Erschöpfungszustände, allgemein bei Schmerzen/Schwäche der Gelenke/Extremitäten, Rheumatismus, wandernde Schmerzen
- **Besond.:** Hauptdurchgangs-*Luo*-Punkt (➡ 10.4.2).

6.2.5   Herz-Meridian (Hand-*Shaoyin*)

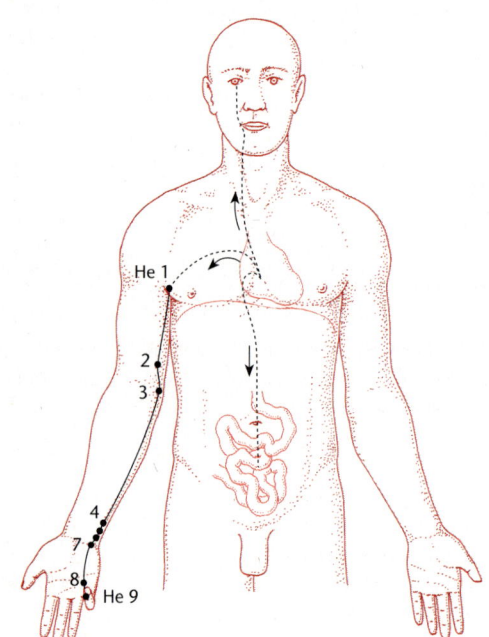

Abb. 6.24

Verlauf

Der *innere* Verlauf des Herz-Meridians entspringt im Herzen und breitet sich über die Gefäße, die das Herz mit den anderen *Zang-Fu*-Organen verbindet, aus. Er passiert das Zwerchfell und verbindet sich mit seinem gekoppelten Organ, dem Dünndarm. Ein aufsteigender Zweig des *inneren* Meridians läuft entlang der Speiseröhre und verbindet sich mit dem Gewebe des Augapfels. Der Hauptzweig geht vom Herzen aus zur Lunge, schlägt dann einen Bogen nach unten und tritt in der Axilla an die *Oberfläche*.

Von hier aus läuft er entlang dem hinteren medialen Aspekt des Oberarmes bis in die Ellenbogengrube. Von dort zieht er am ulnaren Unterarm entlang über die Handinnenfläche und folgt dem medialen Teil des kleinen Fingers bis in die Fingerspitze. Dort verbindet sich der Herz-Meridian (Ende) mit dem Dünndarm-Meridian (Anfang) (➡ Abb. 6.24).

Spezifische Punkte des Herz-Meridians			
Alarm-*Mu*-Punkt	**Ren 14** *(Juque)*	Brunnen-*Jing*-Punkt (Holz)	**He 9** *(Shaochong)*
Rücken-Transport-*Shu*-Punkt	**Bl 15** *(Xinshu)*	Quell-*Ying*-Punkt (Feuer)	**He 8** *(Shaofu)*
Durchgangs-*Luo*-Punkt	**He 5** *(Tongli)*	Bach-*Shu*-Punkt (Erde)	**He 7** *(Shenmen)*
Ursprungs-*Yuan-Qi*-Punkt	**He 7** *(Shenmen)*	Fluss-*Jing*-Punkt (Metall)	**He 4** *(Lingdao)*
Spalten-*Xi*-Punkt	**He 6** *(Yinxi)*	Meer-*He*-Punkt (Wasser)	**He 3** *(Shaohai)*

Tab. 6.6

Punkte

He 1 *(Jiquan)* „Äußerste Quelle"

- **Lokal.:** In der Axillamitte medial der A. axillaris bei abduziertem Arm (➡ Abb. 6.25, 6.81)
- **Punkt.:** Senkrecht 0.5–1 Cun, Moxibustion applizierbar. *Cave:* Plexus axillaris, A. axillaris
- **Funkt.:** Entspannt den Thorax, macht Meridian und Netzgefäße durchgängig, nährt Herz-*Yin* (nach G. Maciocia)
- **Indik.:** Schmerzen/Bewegungseinschränkung/Sensibilitätsstörungen und Durchblutungsstörungen der oberen Extremität; Schmerzen in der Rippen- und Herzgegend (z. B. bei Angina pectoris), Mundtrockenheit, Ruhelosigkeit und Schlafstörungen bei Herz-*Yin*-Mangel mit Mangel-Hitze.

He 2 *(Qingling)* „Frischer Geist"

- **Lokal.:** 3 Cun proximal der Ellenbogenbeugefalte an der Oberarminnenseite in der Vertiefung medial des M. biceps brachii (➡ Abb. 6.25, 6.81)
- **Punkt.:** Senkrecht 0.3–1 Cun, Moxibustion applizierbar
- **Funkt.:** Macht Meridian und Netzgefäße durchgängig, beseitigt Schmerz
- **Indik.:** Schmerzen/Bewegungseinschränkung in Schulter und Arm, Ikterus, Schmerzen in Thorax/lateraler Rippenregion.

He 3* *(Shaohai)* „Kleines Meer"

- **Lokal.:** Bei gebeugtem Ellenbogen (Hand abwinkeln) Vertiefung zwischen dem medialen ulnaren Ende der Ellenbogenfalte und dem medialen Epicondylus (➡ Abb. 6.25, 6.81)
- **Punkt.:** Senkrecht 0.3–1 Cun, einige Autoren: Moxibustion kontraindiziert
- **Funkt.:** Reguliert Herz-*Qi*, macht den Meridian durchgängig, klärt das Perikard und das Herz von Hitze, entfernt Schleim und Fülle-Hitze, klärt und beruhigt den Geist-*Shen*
- **Indik.:** Schmerzen/Bewegungseinschränkung des Ellenbogengelenks, Angina pectoris, Thoraxschmerzen mit Übelkeit/Erbrechen, Sensibilitätsstörungen der Arme/Hände, Tremor der Hände, Epilepsie, Schwindel, Verwirrtheitszustände, Schlafstörungen, hypomanische Krankheitsbilder, depressive Verstimmungen
- **Besond.:** Meer-*He*-Punkt, Wasser-Punkt (➡ 10.4.6). Wichtiger Punkt!

6

He

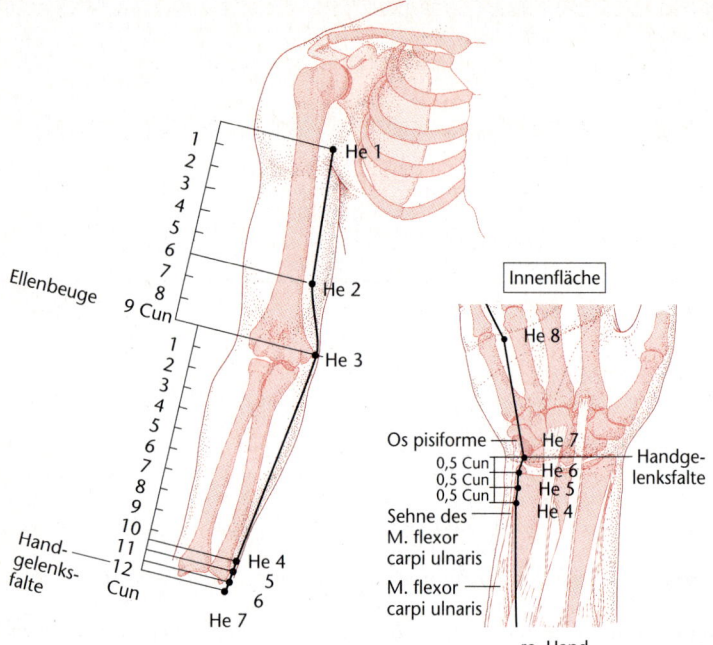

Ellenbeuge
9 Cun

Hand-
gelenks-
falte

Cun

He 1
He 2
He 3
He 4
5
6
He 7

Innenfläche

He 8

Os pisiforme
He 7
0,5 Cun
0,5 Cun — He 6
0,5 Cun — He 5
He 4
Sehne des
M. flexor
carpi ulnaris
M. flexor
carpi ulnaris

Handge-
lenksfalte

re. Hand

Abb. 6.25

He

He 4 *(Lingdao)* „Weg der Geisteskraft"

- **Lokal.:** 1.5 Cun über der transversalen Handgelenksfalte radial der Sehne des M. flexor carpi ulnaris (➡ Abb. 6.25, 6.81)
- **Punkt.:** Senkrecht 0.3–1 Cun, Moxibustion applizierbar
- **Funkt.:** Nährt das Herz, macht die Netzgefäße durchgängig, beruhigt den Geist-*Shen*, stärkt die Stimme
- **Indik.:** Schmerzen/Neuralgie des N. ulnaris, Bewegungseinschränkung/Arthritis von Ellenbogen-/Handgelenk, Angina pectoris, akute Heiserkeit/Aphonie, Epilepsie, Schlafstörungen mit lebhaften Träumen, Angstzustände
- **Besond.:** Fluss-*Jing*-Punkt, Metall-Punkt (➡ 10.4.6).

He 5* *(Tongli)* „Verbindung nach innen"

- **Lokal.:** 1 Cun über der transversalen Handgelenksfalte (von den vorhandenen Falten die auswählen, die bis hin zur Unterkante des vorspringenden Os pisiforme zieht) radial der Sehne des M. flexor carpi ulnaris (➡ Abb. 6.25, 6.81), läßt sich gut durch Beugung im Handgelenk darstellen
- **Punkt.:** Senkrecht 0.3–0.8 Cun, Moxibustion applizierbar
- **Funkt.:** Reguliert und stärkt Herz-*Qi* (Hauptpunkt!) und Herz-*Yin*, beruhigt den Geist-*Shen*, unterstützt die Zunge
- **Indik.:** Schmerzen in Unterarm/Handgelenk, Herzrhythmusstörungen, Schwindel, akute Heiserkeit/Aphonie, Aphasie mit Zungensteifigkeit, Sprachstörungen, Schlaf-

störungen, verschwommenes Sehen, leichtgradige Depression (wirkt stimmungsauf-
hellend), Angst- und Unruhezustände
- **Besond.:** Durchgangs-*Luo*-Punkt (➡ 10.4.2), einer von den „12 Heavenly Star
Points von *Ma Dan-Yang*" (➡ 10.4.13). Wichtiger Punkt!

He 6 *(Yinxi)* „Spalte des *Yin*"

- **Lokal.:** 0.5 Cun über der transversalen Handgelenksfalte radial des M. flexor carpi
ulnaris (➡ Abb. 6.25, 6.81)
- **Punkt.:** Senkrecht 0.3–0.5 Cun, Moxibustion applizierbar
- **Funkt.:** Stärkt Herz-*Yin* (Hauptpunkt!) und -Blut, klärt Herz-Hitze/-Feuer, v. a.
Mangel-Hitze, beruhigt den Geist-*Shen*
- **Indik.:** Angina pectoris, Nachtschweiß (bei *Yin*-Mangel), funktionelle kardiovaskuläre
Störungen, Tachykardien, wirkt v. a. bei Rastlosigkeit durch *Yin*-Mangel mit diffusen
ängstlichen Unruhezuständen, Erregungszustand und Wangenrötung (nach G. Macioia)
- **Besond.:** Spalten-*Xi*-Punkt (➡ 10.4.3).

He 7* *(Shenmen)* „Tor des Geistes-*Shen*"

- **Lokal.:** Proximal des Os pisiforme in
der Vertiefung radial des Sehnenansatzes
des M. flexor carpi ulnaris auf der transversalen Handgelenksfalte (➡ Abb. 6.26),
dabei Unterarm entspannt auflegen lassen mit Handinnenfläche nach oben
- **Punkt.:** Senkrecht 0.2–0.5 Cun oder
horizontal unter der Sehne, Moxibustion applizierbar
- **Funkt.:** Stärkend: Stärkt das Herz-Blut
und -*Yin*, ableitend: Löst Herz-*Qi*-
Stagnation auf, klärt Herz-Feuer,
Hitze, Mangel-Hitze und Blut-Hitze,
macht die Meridiane im Thoraxbereich
durchgängig, beruhigt den Geist-*Shen*

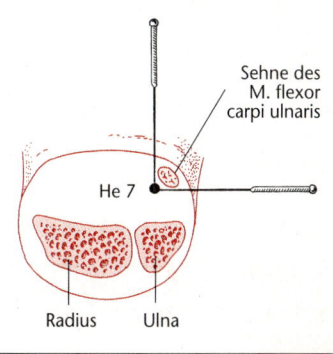

Sehne des
M. flexor
carpi ulnaris

He 7

Radius   Ulna

Abb. 6.26

- **Indik.:** Hitzesensationen der Handinnenfläche, Angina pectoris, Palpitationen, Epilepsie, Übelkeit, psychovegetatives Syndrom, Konzentrations- und Merkfähigkeitsstö-
rungen, Schlafstörungen, Hyperaktivität, wichtig bei durch seelisch-körperliche
Anspannung entstandenen Unruhe- und Angstzuständen (z. B. Geburt, Drogenent-
zug), Lampenfieber, Prüfungsangst
- **Besond.:** Bach-*Shu*-Punkt, Erd-Punkt (➡ 10.4.6), Ursprungs-*Yuan*-*Qi*-Punkt
(➡ 10.4.1), Sedierungspunkt (Sohn-Punkt). Sehr wichtiger Punkt (mit allgemein
beruhigender Wirkung)!

He 8 *(Shaofu)* „Kleine Residenz"

- **Lokal.:** Bei geballter Faust unter der Spitze des kleinen Fingers, zwischen dem
vierten und fünften Metakarpalknochen (➡ Abb. 6.27)
- **Punkt.:** Senkrecht 0.3–0.5 Cun, Moxibustion applizierbar. *Cave:* Punktion schmerzhaft
- **Funkt.:** Reguliert das Herz-*Qi*, beseitigt Herz-Feuer (Hauptpunkt!), Mangel-Hitze
und Schleim-Hitze, beruhigt den Geist-*Shen*

6

He

- **Indik.:** Kontraktur des kleinen Fingers, Hitzesensationen der Handinnenflächen, Palpitationen, Angina pectoris, Juckreiz der äußeren Genitalien, Dysurie, Enuresis, Harnverhalt, schwergradige psychische Störungen wie Psychosen
- **Besond.:** Quell-*Ying*-Punkt, Feuer-Punkt (➡ 10.4.6), *Ben*-Punkt (➡ 10.3.5).

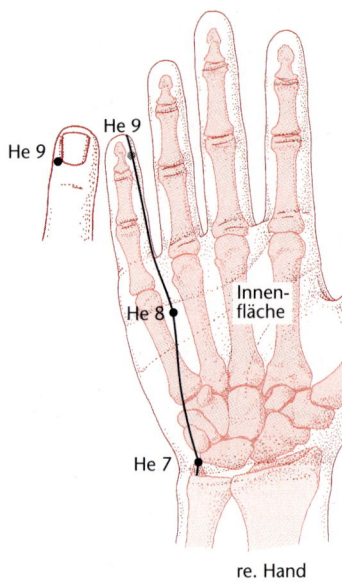

He 9

He 9

He 9

Innen-
fläche

He 8

He 7

re. Hand

Abb. 6.27

He 9 *(Shaochong)* „Kleinere Straße"

- **Lokal.:** 0.1 Cun neben dem radialen Nagelfalzwinkel des Kleinfingers (➡ Abb. 6.27)
- **Punkt.:** Senkrecht 0.1–0.2 Cun oder Mikroaderlass mit Dreikantnadel (➡ 5.1.12), Moxibustion applizierbar
- **Funkt.:** Reguliert das Herz, klärt Herz-Hitze, befreit die Öffner des Herzens, belebt das Bewusstsein
- **Indik.:** Armschmerzen, Palpitationen, Herzrhythmusstörungen, Angina pectoris, Schmerzen in Thorax/seitlicher Rippenregion, starke Unruhe/Angstzustände, psychische und psychosomatische Störungen, fieberhafte Erkältungskrankheiten (➡ 9.4, 9.5), Notfallpunkt bei akutem Apoplex (v. a. in Kombination mit den anderen *Jing*-Punkten), Bewusstseinsverlust
- **Besond.:** Brunnen-*Jing*-Punkt, Holz-Punkt (➡ 10.4.6), Tonisierungspunkt (Mutter-Punkt). Wichtiger Punkt!

6.2.6 Dünndarm-Meridian (Hand-*Taiyang)*

Verlauf

Der Dünndarm-Meridian beginnt mit seinem *oberflächlichen* Verlauf an der Ulnarseite des Kleinfingers, läuft ulnarseitig über den Handrücken zum Handgelenk über den Processus styloideus ulnae und steigt von dort entlang der posterioren Ulnarkante und der medialen Trochlea humeri über den posterioren Teil des Humerus zum Schultergelenk auf. Dort zieht er im Zickzack über das Schulterblatt und trifft den *Du Mai* (➡ 6.3.3) bei **Du 14**. Danach läuft er nach ventral in die Fossa supraclavicularis. Hier entspringt ein *innerer* Ast, der sich mit dem Herzen verbindet und die Speiseröhre abwärts das Zwerchfell passierend zum Magen und dann zum Dünndarm zieht. *Oberflächlich* verläuft er von der Fossa supraclavicularis aus am medialen Hals entlang über die Wange und endet vor dem Ohr. Ein *innerer* Zweig verläuft von der Wange ausgehend zur Infraorbitalregion und weiter zum Nasenflügel, um sich dort mit dem Blasen-Meridian zu verbinden. Ein weiterer *innerer* Ast betritt über dem äußeren Augenwinkel das Ohr (➡ Abb. 6.28).

6

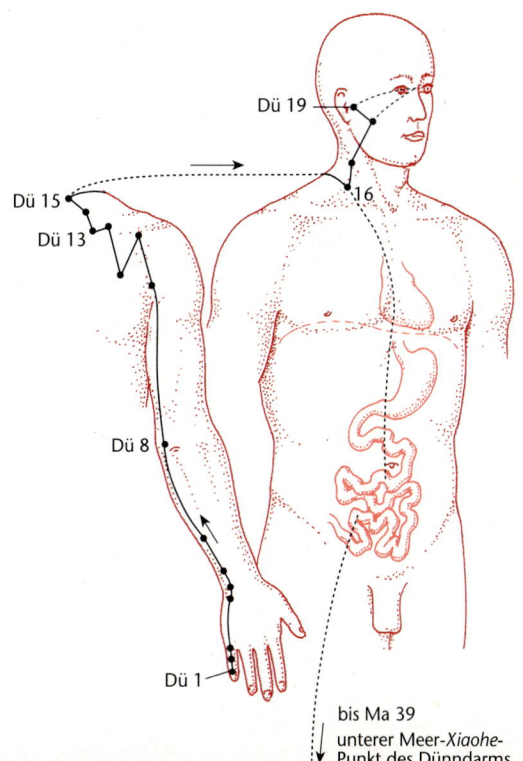

Dü 19

Dü 16

Dü 15

Dü 13

Dü

Dü 8

Dü 1

bis Ma 39
unterer Meer-*Xiaohe*-
Punkt des Dünndarms

Abb. 6.28

197

Spezifische Punkte des Dünndarm-Meridians			
Alarm-*Mu*-Punkt	**Ren 4** *(Guanyuan)*	Brunnen-*Jing*-Punkt (Metall)	**Dü 1** *(Shaoze)*
Rücken-Transport-*Shu*-Punkt	**Bl 27** *(Xiaochangshu)*	Quell-*Ying*-Punkt (Wasser)	**Dü 2** *(Qiangu)*
Durchgangs-*Luo*-Punkt	**Dü 7** *(Zhizheng)*	Bach-*Shu*-Punkt (Holz)	**Dü 3** *(Houxi)*
Ursprungs-*Yuan-Qi*-Punkt	**Dü 4** *(Wangu)*	Fluss-*Jing*-Punkt (Feuer)	**Dü 5** *(Yanggu)*
Spalten-*Xi*-Punkt	**Dü 6** *(Yanglao)*	Meer-*He*-Punkt (Erde)	**Dü 8** *(Xiaohai)*

Tab. 6.7

Punkte

Dü 1 *(Shaoze)* „Kleiner Teich"

- **Lokal.:** 0.1 Cun neben dem ulnaren Nagelfalzwinkel des Kleinfingers (➡ Abb. 6.29)
- **Punkt.:** Senkrecht 0.1 Cun oder Mikroaderlass mit Dreikantnadel (➡ 5.1.12), Moxibustion applizierbar
- **Funkt.:** Klärt Hitze und Herz-Feuer, macht Meridian und Netzgefäße durchgängig, befreit die Sinne, belebt das Bewusstsein, fördert die Laktation
- **Indik.:** Schmerzen entlang dem posterolateralen Aspekt des Armes, Halsentzündungen, Augenerkrankungen, Hinterkopf- und Nackenschmerzen, Laktationsstörungen, Mastitis, fieberhafte Erkältungskrankheiten im Anfangsstadium (➡ 9.4, 9.5), Bewusstlosigkeit
- **Besond.:** Brunnen-*Jing*-Punkt, Metall-Punkt (➡ 10.4.6). Wichtiger Punkt bei Laktationsstörungen, Mastitis!

Dü

Hand dorsal

Dü 1

Dü 2

Dü 3

Os hamatum

Dü 4

Os triquetrum

Dü 5

Processus styloideus ulnae

Dü 6

Abb. 6.29

Dü 2 *(Qiangu)* „Vorderes Tal"

- **Lokal.:** Bei lockerer Faust Punkt distal des fünften Metacarpophalangealgelenks auf der Ulnarseite an der Grenze roter/weißer Haut (➡ Abb. 6.29)
- **Punkt.:** Senkrecht 0.2–0.5 Cun, Moxibustion applizierbar
- **Funkt.:** Leitet Hitze aus, vertreibt Wind-Hitze, zerstreut Ansammlungen, unterstützt Augen, Ohren und Hals
- **Indik.:** Sensibilitätsstörungen der Finger, fieberhafte Erkältungskrankheiten (➡ 9.4, 9.5), Schwerhörigkeit, Tinnitus, Kopfschmerzen, einige Formen der Augenentzündung
- **Besond.:** Quell-*Ying*-Punkt, Wasser-Punkt (➡ 10.4.6).

Dü 3* *(Houxi)* „Hintere Schlucht"

- **Lokal.:** Bei lockerem Faustschluss in der Vertiefung ulnarseitig proximal des distalen Köpfchens des fünften Metakarpalknochens, an der Grenze roter/weißer Haut (➡ Abb. 6.29) am Hautwulstrand am Ende der Beugefalte.
- **Punkt.:** Senkrecht 0.3–1 Cun, Moxibustion applizierbar. *Cave:* Punktion schmerzhaft
- **Funkt.:** Leitet Hitze aus, vertreibt pathogene Faktoren (v. a. Wind), reguliert den *Du Mai* (➡ 6.3.3), entspannt die Muskeln und unterstützt die Sehnen, eliminiert „inneren Wind", klärt und beruhigt den Geist-*Shen*
- **Indik.:** Sensibilitätsstörungen/Schmerzen von Hand und Fingern, Bewegungseinschränkung/Schmerzen im HWS-Bereich wie Nacken/Schulter/obere Extremität, LWS-Beschwerden (besonders im Verlauf des Blasen-Meridians), Kopfschmerzen, fieberhafte Erkältungskrankheiten (➡ 9.4, 9.5), Epilepsie, Tremor, Schwindel, psychische und psychosomatische Störungen, Nachtschweiß, Tinnitus, Schwerhörigkeit, Augenentzündungen wie z. B. Konjunktivitis, Gerstenkorn
- **Besond.:** Bach-*Shu*-Punkt, Holz-Punkt (➡ 10.4.6), Öffnungspunkt des *Du Mai* (➡ 6.3.3), Tonisierungspunkt (Mutter-Punkt). Sehr wichtiger Punkt!

Dü 4 *(Wangu)* „Handgelenksknochen"

- **Lokal.:** In einer gut palpablen Vertiefung an der ulnaren Handgelenksseite zwischen fünftem Metakarpalknochen und Os triquetrum (mit Os pisiforme) über dem Os hamatum (➡ Abb. 6.29)
- **Punkt.:** Senkrecht 0.2–0.5 Cun, Moxibustion applizierbar
- **Funkt.:** Leitet pathogene Faktoren aus den *Taiyang*-Meridianen (➡ 3.5.2), klärt Feuchte-Hitze, behandelt Ikterus, macht den Meridian durchgängig und lindert Schmerz
- **Indik.:** Handgelenksarthritis, Kopfschmerzen, Nackensteifigkeit, Korneatrübung, Tinnitus, fieberhafte Erkältungskrankheiten (➡ 9.4, 9.5), Schmerzen in lateraler Rippenregion, Erbrechen, empirischer Punkt bei Ikterus durch Feuchte-Hitze
- **Besond.:** Ursprungs-*Yuan-Qi*-Punkt (➡ 10.4.1).

Dü 5 *(Yanggu)* „Tal des *Yang*"

- **Lokal.:** Am ulnaren Ende der Handgelenksquerfalte in der Vertiefung distal des Processus styloideus ulnae (➡ Abb. 6.29)
- **Punkt.:** Senkrecht 0.2–0.6 Cun, Moxibustion applizierbar
- **Funkt.:** Klärt Hitze, zerstreut Ansammlungen, macht den Meridian durchgängig und lindert Schmerz

6

Dü

- **Indik.:** Beschwerden im Handgelenk/ulnaren Arm, Schmerzen/Schwellungen des Nackens/der Submandibularregion, fieberhafte Erkältungskrankheiten (➥ 9.4, 9.5)
- **Besond.:** Fluss-*Jing*-Punkt, Feuer-Punkt (➥ 10.4.6), *Ben*-Punkt (➥ 10.3.5).

Dü 6* *(Yanglao)* „Pflege des Alters"

- **Lokal.:** Wenn die Handinnenfläche des Patienten an seiner Brust ruht, befindet sich der Punkt an der radialen Seite 0.2 Cun proximal vom Processus styloideus ulnae in der Knochenspalte (➥ Abb. 6.30); alternativ Hand in Pronationsstellung bringen und eigenen Zeigefinger distal auf den Processus legen, der Tastfinger gleitet dann beim Durchführen einer halben Supination in die Knochenspalte
- **Punkt.:** Senkrecht oder schräg 0.3–0.8 Cun, Moxibustion applizierbar
- **Funkt.:** Macht Meridian und Netzgefäße durchgängig, klärt die Augen
- **Indik.:** Beschwerden im Unterarmbereich, verschwommenes Sehen, Schwindel, Schmerzen im Ellenbogen, sehr wirksam bei Schulter-Nacken-Beschwerden und Schmerzen in der Lendengegend, Nackensteifigkeit, Okzipitalkopfschmerzen, Hemiplegie
- **Besond.:** Spalten-*Xi*-Punkt des Dünndarms (➥ 10.4.3). Wichtiger Punkt!

Dü 7 *(Zhizheng)* „Ast des Hauptmeridians"

- **Lokal.:** 5 Cun proximal des Handgelenks auf der Verbindungslinie zwischen **Dü 5** und **Dü 8** (➥ Abb. 6.30)
- **Punkt.:** Senkrecht 0.5–1 Cun, Moxibustion applizierbar
- **Funkt.:** Leitet äußere pathogene Faktoren (vor allem Hitze) aus den Meridianen, klärt und beruhigt den Geist-*Shen*
- **Indik.:** Schmerzen/Bewegungseinschränkung der oberen Extremität, Nackensteifigkeit, Kopfschmerzen, Schwindel, fieberhafte Erkältungskrankheiten (➥ 9.4, 9.5), psychische Störungen mit starken Unruhezuständen (z. B. Manie), psychoemotionale Veränderungen
- **Besond.:** Durchgangs-*Luo*-Punkt (➥ 10.4.2).

Dü 8 *(Xiaohai)* „Kleines Meer des Dünndarm(-Meridians)"

- **Lokal.:** Bei gebeugtem Ellenbogen in der Vertiefung zwischen Olekranon ulnae und medialer Epicondylusspitze (➥ Abb. 6.30)
- **Punkt.:** Senkrecht 0.5–1 Cun, Moxibustion applizierbar
- **Funkt.:** Klärt Hitze und zerstreut Schwellungen, klärt und beruhigt den Geist-*Shen*, macht den Meridian durchgängig und lindert Schmerz
- **Indik.:** Beschwerden in der oberen Extremität und Schulter, Wangenschwellung, Nackenschmerzen, fieberhafte Erkältungskrankheiten (➥ 9.4, 9.5), Epilepsie
- **Besond.:** Meer-*He*-Punkt, Erd-Punkt (➥ 10.4.6). Wichtiger Lokalpunkt!

Dü 9 *(Jianzhen)* „Geradheit der Schulter"

- **Lokal.:** Bei herabhängendem Arm befindet sich der Punkt ca. 1 Cun über dem oberen Ende der hinteren Axilla (➥ Abb. 6.30)
- **Punkt.:** Senkrecht 1–1.5 Cun, Moxibustion applizierbar
- **Funkt.:** Vertreibt Wind, unterstützt die Schulter, macht den Meridian durchgängig und lindert Schmerz
- **Indik.:** Schmerzen/Bewegungseinschränkung in Schulterblattregion und oberer Extremität
- **Besond.:** Wichtiger Lokalpunkt bei Schulterbeschwerden; Triggerpunkt im M. teres minor!

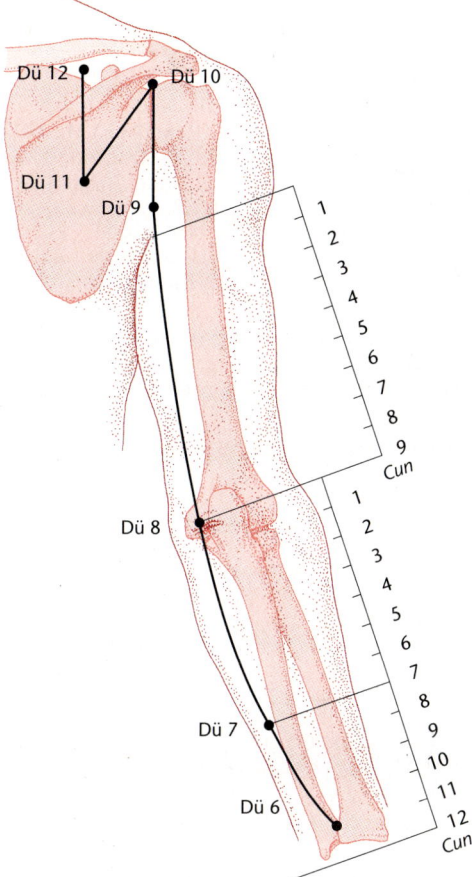

Abb. 6.30

Dü 10 *(Naoshu)* „Transport-*Shu*-Punkt zum Oberarmmuskel"

- **Lokal.:** Bei hängendem Arm senkrecht über **Dü 9** in der Vertiefung unter der Spina scapulae auf dem Schulterblatt (➡ Abb. 6.31)
- **Punkt.:** Senkrecht 1–1.5 Cun, Moxibustion applizierbar
- **Funkt.:** Aktiviert die Blutzirkulation in den Netzgefäßen, entspannt die Sehnen
- **Indik.:** Schmerzen/Schwäche/Bewegungseinschränkung der Schulter und der Arme
- **Besond.:** Kreuzungspunkt mit dem *Yang Wei Mai* (➡ 6.3.10) und *Yang Qiao Mai* (➡ 6.3.8); Triggerpunkt im M. infraspinatus.

Dü 11* *(Tianzong)* „Himmlische Ahnen"

- **Lokal.:** In der Mitte der Fossa infraspinata der Skapula an der Grenze zwischen oberem und mittlerem Drittel der Verbindungslinie: Unterrand Spina scapulae –

Angulus inferior scapulae in Höhe des Dornfortsatzes des vierten BWK (➡ Abb. 6.31)

- **Punkt.:** Schräg 0.5–1 Cun, Moxibustion applizierbar
- **Funkt.:** Leitet pathogene Faktoren aus den *Taiyang*-Meridianen (➡ 3.5.2), macht den Meridian durchgängig, entspannt den Thorax
- **Indik.:** Schmerzen im Schulterblatt, im lateralen und hinteren Armbereich/Ellenbogen (Dünndarm-Meridianverlauf), mit **Dü 1, Ren 17** und **Ma 18** bei Laktationsstörungen und akuter Mastitis, Asthma bronchiale, spastische Bronchitis
- **Besond.:** Wichtiger Lokalpunkt; Triggerpunkt im M. infraspinatus!

Dü 12* *(Bingfeng)* „Windfang"

- **Lokal.:** Bei eleviertem Arm liegt der Punkt in einer Vertiefung in der Mitte der Fossa supraspinata (➡ Abb. 6.31)
- **Punkt.:** Schräg 0.5–1 Cun, Moxibustion applizierbar. *Cave:* Pneumothorax
- **Funkt.:** Macht Meridian und Netzgefäße durchgängig, lindert Schmerz
- **Indik.:** Schmerzen in der Schulterblattregion, Sensibilitätsstörungen/Schmerzen der Arme
- **Besond.:** Kreuzungspunkt mit Gallenblasen-, *San-Jiao*- und Dickdarm-Meridian. Wichtiger Lokalpunkt!

6

Dü

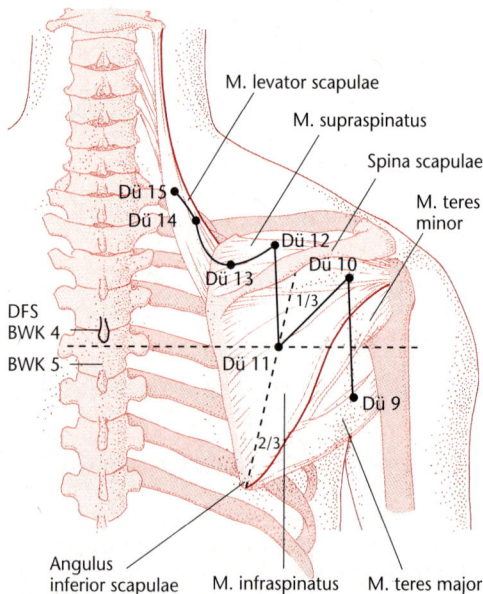

M. levator scapulae
M. supraspinatus
Spina scapulae
M. teres minor
Dü 15
Dü 14
Dü 12
Dü 13
Dü 10
1/3
DFS
BWK 4
BWK 5
Dü 11
Dü 9
2/3
Angulus inferior scapulae
M. infraspinatus
M. teres major

Abb. 6.31

Dü 13 *(Quyuan)* „Gebogene Mauer"

- **Lokal.:** Am medialen Ende der Fossa supraspinata in der Mitte zwischen dem Dornfortsatz BWK 2 und **Dü 10** (➡ Abb. 6.31)
- **Punkt.:** Schräg 0.5–1 Cun, Moxibustion applizierbar. *Cave:* Pneumothorax
- **Funkt.:** Vertreibt Wind, entspannt Sehnen und Muskeln und lindert Schmerz
- **Indik.:** Schmerzen/Steifigkeit/Bewegungseinschränkung von Schulter/Nacken.

Dü 14 *(Jianwaishu)* „Transport-*Shu*-Punkt zur äußeren Schulter"

- **Lokal.:** 3 Cun lateral vom ersten BWK (**Dü 13**) auf der senkrechten Linie entlang dem vertebralen Skapularand (➡ Abb. 6.31)
- **Punkt.:** Schräg 0.3–0.7 Cun, Moxibustion applizierbar. *Cave:* Pneumothorax
- **Funkt.:** Vertreibt Wind und Kälte, macht den Meridian durchgängig und lindert Schmerz
- **Indik.:** Schmerzen in Rücken/Schulter, Bewegungseinschränkung/Schmerzen des Nackens
- **Besond.:** Triggerpunkt im M. levator scapulae.

6

Dü 15 *(Jianzhongshu)* „Transport-*Shu*-Punkt zur mittleren Schulterregion"

- **Lokal.:** 2 Cun lateral der Unterkante des siebten HWK (**Du 14**) (➡ Abb. 6.31)
- **Punkt.:** Schräg 0.5–1 Cun, Moxibustion applizierbar
- **Funkt.:** Reguliert das Lungen-*Qi*, macht den Meridian durchgängig und lindert Schmerz
- **Indik.:** Schmerzen in Schulter/Rücken/Nacken, Husten, Asthma bronchiale, Bronchitis, Hämoptysis
- **Besond.:** Triggerpunkt im M. levator scapulae.

Dü 16 *(Tianchuang)* „Himmelsfenster"

- **Lokal.:** 3.5 Cun posterior und lateral des Adamsapfels an der hinteren Grenze des M. sternocleidomastoideus, 0.5 Cun hinter und über **Di 18** (➡ Abb. 6.32)
- **Punkt.:** Senkrecht 0.3–0.8 Cun, Moxibustion applizierbar. *Cave:* A. carotis
- **Funkt.:** Vertreibt Wind, klärt Hitze, unterstützt Ohren, Hals und Stimme
- **Indik.:** Nackensteifigkeit/-schmerzen, Halsentzündungen, Schwerhörigkeit, Tinnitus
- **Besond.:** Himmelsfensterpunkt (➡ 10.4.11).

Dü

Dü 17 *(Tianrong)* „Antlitz des Himmels"

- **Lokal.:** Hinter dem Unterkieferwinkel in einer Vertiefung am Vorderrand des M. sternocleidomastoideus (➡ Abb. 6.32)
- **Punkt.:** Senkrecht 0.3–0.8 Cun, Moxibustion applizierbar. *Cave:* Vv. jugulares externa und interna, A. carotis interna
- **Funkt.:** Vertreibt Wind, macht die Netzgefäße durchgängig, zerstreut Ansammlungen, unterstützt Ohren und Hals
- **Indik.:** Halsentzündung, Wangenschwellung, Dysarthrie, Globusgefühl, Schwerhörigkeit, Tinnitus
- **Besond.:** Kreuzungspunkt mit dem Gallenblasen-Meridian (Fuß-*Shaoyang*), Himmelsfensterpunkt (➡ 10.4.11).

Dü 18* *(Quanliao)* „Jochbeinknochenspalte"

- **Lokal.:** In einer Vertiefung auf dem Schnittpunkt senkrecht unter dem äußeren Augenwinkel mit der Jochbeinunterkante (➡ Abb. 6.32) auf Höhe von **Di 20** am Vorderrand des M. masseter (deutlich tastbar bei Kaubewegungen)
- **Punkt.:** Schräg/senkrecht 0.2–0.5 Cun, einige Autoren: Moxibustion kontraindiziert
- **Funkt.:** Vertreibt Wind und Kälte, macht den Meridian durchgängig, beendet Schmerz
- **Indik.:** Sinusitis maxillaris, Fazialisparese, Fazialiskrämpfe, Zahnschmerzen, Tic der Augenlider, Trigeminusneuralgie
- **Besond.:** Kreuzungspunkt mit dem *San-Jiao*-Meridian (Hand-*Shaoyang*). Wichtiger Lokalpunkt bei Erkrankungen durch „Wind im Kopfbereich"!

Dü 19* *(Tinggong)* „Palast des Hörens"

- **Lokal.:** In einer Vertiefung zwischen Tragus und Kiefergelenk bei leichter Mundöffnung (➡ Abb. 6.32)
- **Punkt.:** Senkrecht 0.2–1 Cun, Moxibustion applizierbar. *Cave:* Keimverschleppung ins Kiefergelenk
- **Funkt.:** Öffnet das Ohr, macht Meridian und Netzgefäße durchgängig, lindert Schmerzen
- **Indik.:** Zahnschmerzen, Ohrenerkrankungen wie Otitis media, Tinnitus, Schwerhörigkeit
- **Besond.:** Kreuzungspunkt mit dem Gallenblasen-(Fuß-*Shaoyang*) und *San-Jiao*-(Hand-*Shaoyang*)-Meridian. Wichtiger Lokalpunkt besonders bei Ohrenbeteiligung!

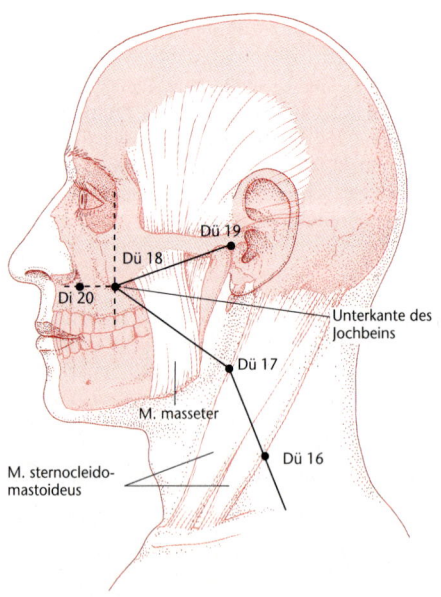

Abb. 6.32

6.2.7 Blasen-Meridian *(Fuß-Taiyang)*

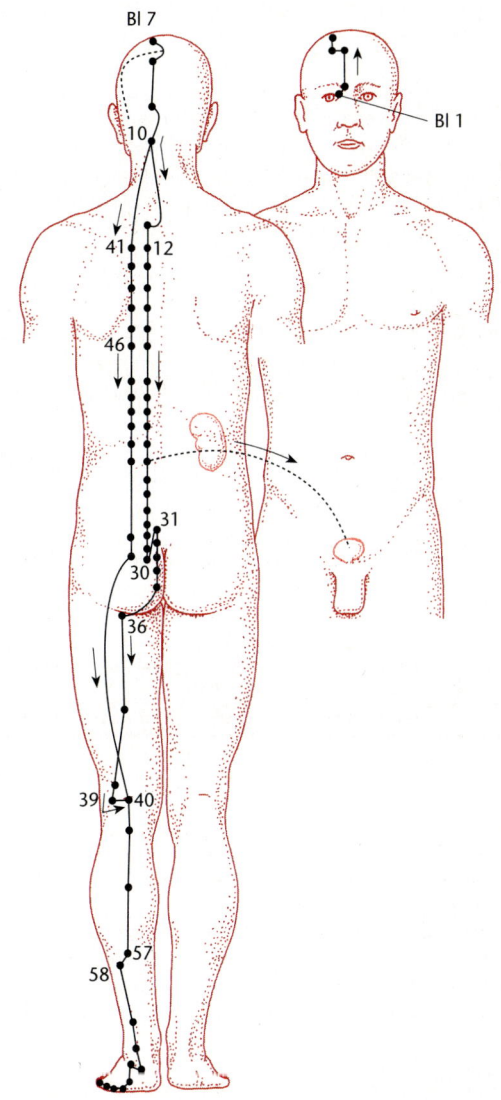

6

Bl

Abb. 6.33

Verlauf

Der Blasen-Meridian verläuft vom inneren Augenwinkel nach kranial zur Stirn und verbindet sich am Scheitel mit dem Lenkergefäß (*Du Mai* ➡ 6.3.3). Von dort zweigt ein Ast zur Schläfe ab; der *innere* Verlauf des Meridians tritt in den Kopf ein (bei **Du 20**) und verbindet sich mit dem Gehirn. Im weiteren Verlauf teilt sich der Meridian in zwei Äste, die am posterioren Teil des Halses absteigen. Beide verlaufen parallel zur Wirbelsäule medial der Schulterblätter nach kaudal (1.5 und 3 Cun) und erreichen die Lendenregion, wo der mediale Ast in einem weiteren *inneren* Verlauf ins Abdomen eintritt, um sich zunächst mit der Niere und dann mit der Blase zu verbinden. Dieser *mediale Ast* steigt dann durch die Glutealregion ab und endet in der Fossa poplitea. Der *laterale Ast* passiert die mediale Schulterblattkante und die Glutealregion, verläuft über den posterior-lateralen Teil des Oberschenkels und trifft den medialen Ast des Blasenmeridians in der Fossa poplitea. Von dort verläuft der Meridian weiter entlang dem posterior-lateralen Anteil des Unterschenkels zum Fuß, passiert den Malleolus lateralis und läuft dann an der lateralen Fußkante zur Spitze des kleinen Zehs, wo er sich mit dem Nieren-Meridian (Fuß-*Shaoyin*) verbindet (➡ Abb. 6.33).

Punkte

Spezifische Punkte des Blasenmeridians			
Alarm-*Mu*-Punkt	**Ren 3** *(Zhongji)*	Brunnen-*Jing*-Punkt (Metall)	**Bl 67** *(Zhiyin)*
Rücken-Transport-*Shu*-Punkt	**Bl 28** *(Pangguangshu)*	Quell-*Ying*-Punkt (Wasser)	**Bl 66** *(Zutonggu)*
Durchgangs-*Luo*-Punkt	**Bl 58** *(Feiyang)*	Bach-*Shu*-Punkt (Holz)	**Bl 65** *(Shugu)*
Ursprungs-*Yuan-Qi*-Punkt	**Bl 64** *(Jinggu)*	Fluss-*Jing*-Punkt (Feuer)	**Bl 60** *(Kunlun)*
Spalten-*Xi*-Punkt	**Bl 63** *(Jinmen)*	Meer-*He*-Punkt (Erde)	**Bl 40** *(Weizhong)*

Tab. 6.8

Bl 1 *(Jingming)* „Strahlende Augen"

- **Lokal.:** 0.1 Cun oberhalb des medialen Augenwinkels
- **Punkt.:** Schräg in Richtung medialer Orbitawand 0.2–0.3 Cun (➡ Abb. 6.34). *Cave:* Gefäße, einige Autoren: Moxibustion kontraindiziert, keine Nadelmanipulation
- **Funkt.:** Vertreibt Wind, stärkt die Augen, leitet Hitze aus
- **Indik.:** Sämtliche Augenerkrankungen wie Konjunktivitis, Myopie, Optikusatrophie etc.
- **Besond.:** Kreuzungspunkt mit dem Magen-(Fuß-*Yangming*) und Dünndarm-(Hand-*Taiyang*)-Meridian, dem *Yin Qiao Mai* (➡ 6.3.7) und *Yang Qiao Mai* (➡ 6.3.8).

Bl 2* *(Zanzhu)* „Bambus sammeln"

- **Lokal.:** In einer Vertiefung am medialen Ende der Augenbraue, in der Incisura frontalis oberhalb des inneren Augenwinkels
- **Punkt.:** Leicht schräg von medial nach lateral, bei Augenerkrankungen auch 0.3–0.5 Cun horizontal subkutan in Richtung **Bl 1** (➡ Abb. 6.34), horizontal in Richtung **Ex-HN 4** oder Mikroaderlass mit Dreikantnadel (➡ 5.1.12) bei Fülle-Zuständen; Moxibustion kontraindiziert

- **Funkt.:** Vertreibt Wind und Hitze, klärt die Augen, klärt Hitze, reguliert die Tränensekretion
- **Indik.:** Augenerkrankungen (Konjunktivitis, Glaukom, Myopie, Erkrankungen des N. opticus etc.), Tic der Augenlider, Schwindel, Rhinitis, Sinusitis, Stirnkopfschmerzen, Migräne, Fazialisparese, Trigeminusneuralgie 1. Ast
- **Besond.:** Wichtiger Lokalpunkt bei Augenbeteiligung!

Bl 3 *(Meichong)* „Augenbrauenpassage"

- **Lokal.:** 0.5 Cun über der vorderen Haaransatzlinie senkrecht über **Bl 2** (➡ Abb. 6.34)
- **Punkt.:** Flach 0.5–1.5 Cun, einige Autoren: Moxibustion kontraindiziert
- **Funkt.:** Entfernt Wind, klärt Hitze, klärt den Kopf, stärkt die Augen
- **Indik.:** Rhinitis, Stirnkopfschmerzen, Schwindel, Epilepsie.

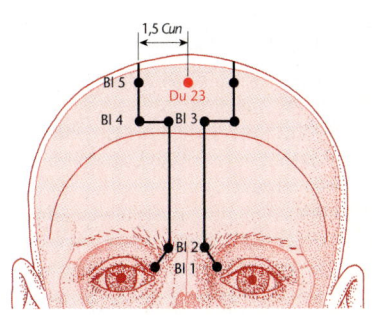

Bl 4 *(Qucha)* „Gekrümmte Abweichung"

- **Lokal.:** Auf dem Kopf 1.5 Cun lateral der Medianlinie und 0.5 Cun über der vorderen Haaransatzlinie (➡ Abb. 6.34)
- **Punkt.:** Flach 0.5–1 Cun, Moxibustion applizierbar
- **Funkt.:** Entfernt Wind und Hitze, befreit die Sinne, stärkt die Augen
- **Indik.:** Stirn-/Scheitelkopfschmerzen, nachlassende Sehkraft, Schwindel, Rhinitis, Nasenbluten.

Bl 5 *(Wuchu)* „Fünfter Ort"

- **Lokal.:** 1 Cun über der vorderen Haaransatzlinie und 1.5 Cun lateral der Meridianlinie (➡ Abb. 6.34)
- **Punkt.:** Flach s.c. 0.5–1 Cun, einige Autoren: Moxibustion kontraindiziert
- **Funkt.:** Vertreibt Wind-Hitze, klärt den Kopf, die Augen und Nase
- **Indik.:** Kopfschmerzen, Epilepsie, verschwommenes Sehen, Schwindel.

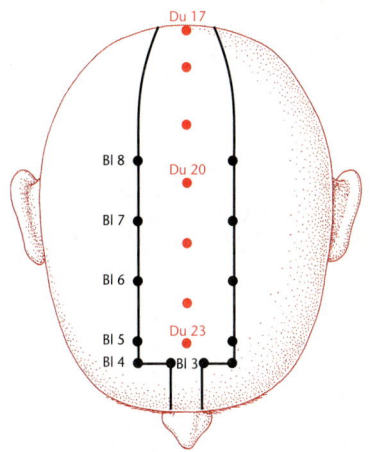

Abb. 6.34

Bl 6 *(Chengguang)* „Empfang des Lichts"

- **Lokal.:** 1.5 Cun lateral der Medianlinie und 2.5 Cun über der vorderen Haaransatzlinie (➡ Abb. 6.34)
- **Punkt.:** Flach 0.5–1 Cun, einige Autoren: Moxibustion kontraindiziert
- **Funkt.:** Klärt Hitze, entfernt Wind, stärkt die Augen, befreit die Sinne
- **Indik.:** Kopfschmerzen, Schwindel, Epilepsie, Rhinitis.

Bl 7 *(Tongtian)* „Himmelspassage"

- **Lokal.:** 1.5 Cun lateral der Medianlinie und 4 Cun über der vorderen Haaransatzlinie (➥ Abb. 6.34)
- **Punkt.:** Flach s.c. 0.5–1 Cun, einige Autoren: Moxibustion kontraindiziert
- **Funkt.:** Vertreibt pathogene Faktoren wie Wind, befreit die Nase
- **Indik.:** Kopfschmerzen (v. a. Scheitel), Schwindel, Epilepsie, Sinusitis, Rhinitis, Nasenbluten, Hypertonus.

Bl 8 *(Luoque)* „Verbindung zur Rückseite"

- **Lokal.:** 1.5 Cun lateral der Medianlinie und 5.5 Cun über der vorderen Haaransatzlinie (➥ Abb. 6.34)
- **Punkt.:** Flach s.c. 0.5–1 Cun, Moxibustion applizierbar
- **Funkt.:** Entfernt Wind, transformiert Schleim, beruhigt den Geist und stärkt die Sinnesorgane
- **Indik.:** Rhinitis, Nasenbluten, Bronchitis, Schwindel, Hypertonus, Tinnitus, Verwirrtheitszustände, Epilepsie.

Bl 9 *(Yuzhen)* „Jadekissen"

- **Lokal.:** 1.3 Cun lateral der Medianlinie an der Oberkante der Protuberantia occipitalis externa (➥ Abb. 6.35)
- **Punkt.:** Flach s.c. nach kaudal 0.5–1 Cun, Moxibustion applizierbar
- **Funkt.:** Entfernt Wind, aktiviert die Netzgefäße, befreit die Sinne, klärt die Augen
- **Indik.:** Kopfschmerzen, Augenerkrankungen/-schmerzen, Rhinitis, Sinusitis.

Bl 10* *(Tianzhu)* „Himmelssäule"

- **Lokal.:** Im Nacken, in der Vertiefung des lateralen Ansatzes des M. trapezius an der Linea nuchae, 1.3 Cun lateral des Mittelpunktes der hinteren Haaransatzline, 0.5 Cun über der hinteren Haaransatzlinie (➥ Abb. 6.35)
- **Punkt.:** 0.5–1 Cun senkrecht, Moxibustion applizierbar
- **Funkt.:** Vertreibt Wind und Kälte, stärkt und entspannt Muskeln und Sehnen, stärkt den Rücken, macht Meridian und Netzgefäße durchgängig, klärt den Kopf, stärkt die Augen, befreit die Sinne
- **Indik.:** Nackensteifigkeit/-schmerzen, HWS- und LWS-Beschwerden, Kopfschmerzen, Halsentzündungen, Rhinitis, Sinusitis, Augenerkrankungen, Schwindel, Schlaflosigkeit
- **Besond.:** Himmelsfensterpunkt (➥ 10.4.11), sehr wichtiger Lokalpunkt des Kopfes zur Vertreibung von Wind. *Anmerkung:* „Meisterpunkt des Parasympathikus" nach Bischko; verstärkt die Wirkung von **Bl 2** bei Augen- und Nasenerkrankungen!

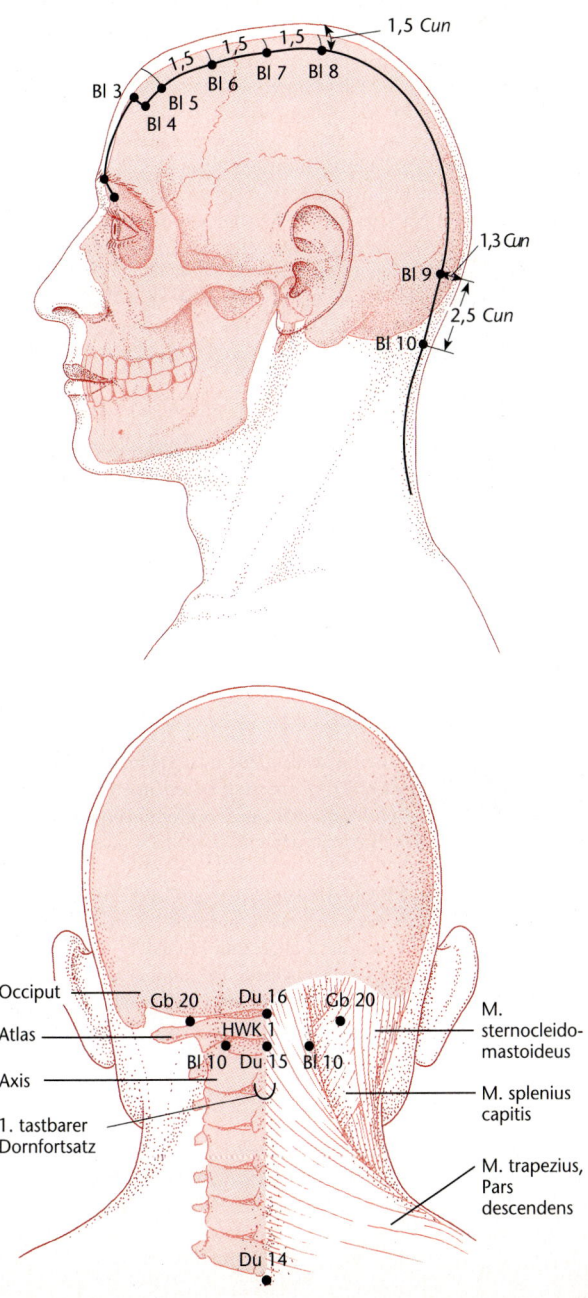

6

BI

Abb. 6.35

209

Bl 11 *(Dazhu)* „Großes Weberschiffchen"

- **Lokal.:** 1.5 Cun lateral der hinteren Medianlinie in Höhe Dornfortsatzunterkante BWK 1. Die Entfernung der hinteren Medianlinie zum Scapularand beträgt 3 Cun. Dies dient als Orientierung zur Lokalisation der Punkte **Bl 11** bis **Bl 30**, die in der Mitte dieser Strecke liegen (➡ Abb. 6.36)
- **Punkt.:** Schräg 0.5–1 Cun, Moxibustion applizierbar. *Cave:* Pneumothorax
- **Funkt.:** Vertreibt Wind, klärt Hitze, entspannt Sehnen und Blutgefäße, beeinflusst die Gelenke und Knochen, reguliert gegenläufiges *Qi*, öffnet die Oberfläche
- **Indik.:** Beschwerden im Nacken- und HWS-Bereich, Schmerzen in der BWS- und Skapularegion, Fieber, Infektionen der Atemwege wie Halsentzündungen, Bronchitis, Husten, Asthma bronchiale, Pneumonie.
- **Besond.:** Einflussreicher-*Hui*-Punkt der Knochen (➡ 10.4.7), Kreuzungspunkt mit dem Dünndarm-Meridian (Hand-*Taiyang*), Punkt des Meeres des Blutes (➡ 10.4.12). Wichtiger Punkt!

Bl 12* *(Fengmen)* „Tor des Windes"

- **Lokal.:** 1.5 Cun (2 QF) lateral der Medianlinie oder Hälfte des Abstands Mittellinie – medialer Skapularand in Höhe Dornfortsatzunterkante BWK 2 (➡ Abb. 6.36)
- **Punkt.:** Schräg 0.5–1 Cun, Moxibustion applizierbar. *Cave:* Pneumothorax
- **Funkt.:** Reguliert Lungen-*Qi*, vertreibt äußere pathogene Faktoren wie Wind-Hitze oder Wind-Kälte, fördert das Schwitzen, stärkt das Abwehr-*Wei-Qi* (➡ 3.3.1)
- **Indik.:** HWS/BWS-Beschwerden, Husten, Fieber, Asthma bronchiale, Pneumonie, Bronchitis, Kopfschmerzen, Nackensteifigkeit
- **Besond.:** Kreuzungspunkt mit dem *Du Mai* (➡ 6.3.3). Wichtiger Punkt bei akuten Erkältungskrankheiten!

Bl 13* *(Feishu)* „Transportpunkt zur Lunge"

- **Lokal.:** 1.5 Cun lateral der hinteren Medianlinie oder Hälfte des Abstands Mittellinie – medialer Skapularand in Höhe der Dornfortsatzunterkante BWK 3 (➡ Abb. 6.36); bei herabhängenden Armen projiziert sich die Dornfortsatzunterkante des 3. BWK meist in Höhe des medialen Ansatzes der gut zu palpierenden Spina scapulae am Skapularand
- **Punkt.:** Schräg 0.5–1 Cun, Moxibustion applizierbar. *Cave:* Pneumothorax
- **Funkt.:** Reguliert und stärkt das Lungen-*Qi*, vertreibt äußere Faktoren, klärt Hitze und Mangel-Hitze (nährt *Yin*) von der Lunge, stillt Husten
- **Indik.:** Bronchitis, Husten, Asthma bronchiale, Pneumonie, Völlegefühl im Thorax, Fieber, Nachmittagsfieber, Mund- und Rachentrockenheit, Nachtschweiß, Schlaflosigkeit (bei Lungen-*Yin*-Mangel), psychovegetatives Syndrom, Erschöpfungszustände
- **Besond.:** Rücken-Transport-*Shu*-Punkt der Lunge (➡ 10.4.4). Wichtiger Punkt!

Bl 14 *(Jueyinshu)* „Transportpunkt zum *Yin*"

- **Lokal.:** 1.5 Cun lateral der hinteren Medianlinie oder Hälfte des Abstands Mittellinie – medialer Skapularand in Höhe der Dornfortsatzunterkante BWK 4 (➡ Abb. 6.36)
- **Punkt.:** Schräg 0.5–1 Cun, Moxibustion applizierbar. *Cave:* Pneumothorax
- **Funkt.:** Reguliert und stärkt das Herz, entspannt den Thorax, beruhigt den Geist-*Shen*

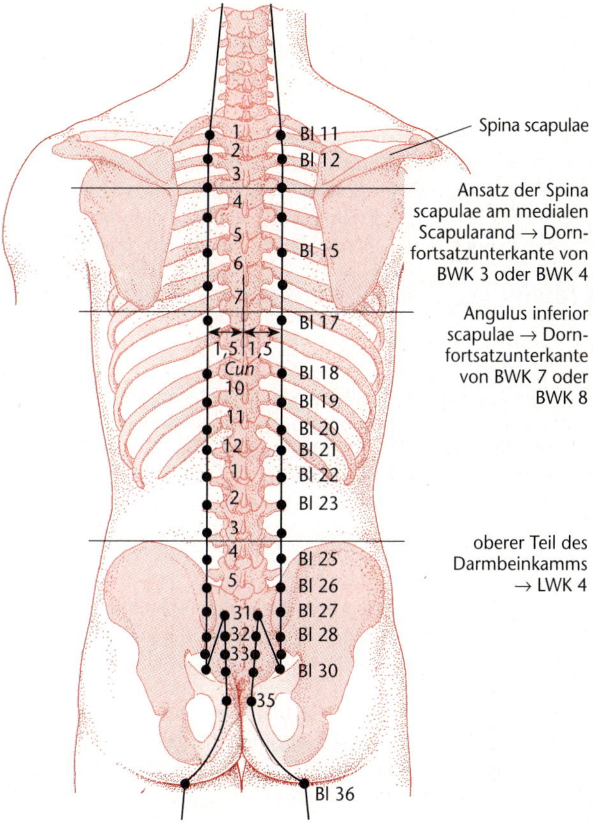

Abb. 6.36

Labels in figure:
- BI 11
- BI 12
- Spina scapulae
- Ansatz der Spina scapulae am medialen Scapularand → Dornfortsatzunterkante von BWK 3 oder BWK 4
- BI 15
- Angulus inferior scapulae → Dornfortsatzunterkante von BWK 7 oder BWK 8
- BI 17
- 1,5 1,5 Cun
- BI 18
- BI 19
- BI 20
- BI 21
- BI 22
- BI 23
- oberer Teil des Darmbeinkamms → LWK 4
- BI 25
- BI 26
- BI 27
- BI 28
- BI 30
- BI 36

BI

- **Indik.:** Schmerzen im Bereich von BWS/Thorax/seitlicher Rippenregion, Angina pectoris, Palpitationen, Herzrhythmusstörungen, Husten, Singultus, Erbrechen, Angstzustände, psychovegetatives Syndrom
- **Besond.:** Rücken-Transport-*Shu*-Punkt des Perikards (➡ 10.4.4).

BI 15* *(Xinshu)* „Transportpunkt zum Herzen"

- **Lokal.:** 1.5 Cun lateral der hinteren Medianlinie oder Hälfte des Abstands Mittellinie – medialer Skapularand in Höhe der Dornfortsatzunterkante BWK 5 (➡ Abb. 6.36)
- **Punkt.:** Schräg 0.5–1 Cun, Moxibustion applizierbar
- **Funkt.:** Reguliert und nährt das Herz, klärt Hitze und Herz-Feuer, entspannt den Thorax und beseitigt Blut-Stase, beruhigt den Geist-*Shen*, stimuliert das Gehirn
- **Indik.:** BWS-Schmerzen, Angina pectoris, Palpitationen, Herzrhythmusstörungen, Husten, Hämoptysis, bei Herz-*Yin*-Mangel: Nachtschweiß, Fieber, klimakterische Beschwerden, Hitzesensationen an Handflächen/Fußsohlen, nächtliche Ejakulationen (bei Disharmonie zwischen Herz und Niere), Schlaflosigkeit, psychovegetatives

Syndrom, Unruhezustände, Epilepsie, Merkfähigkeits- und Konzentrationsstörungen (nach G. Maciocia)

- **Besond.:** Rücken-Transport-*Shu*-Punkt des Herzens (➡ 10.4.4). Wichtiger Punkt!

Bl 16 *(Dushu)* „Transport zum *Du Mai*"

- **Lokal.:** 1.5 Cun lateral der hinteren Medianlinie oder Hälfte des Abstands Mittellinie – medialer Skapularand in Höhe der Dornfortsatzunterkante BWK 6 (➡ Abb. 6.36)
- **Punkt.:** Schräg 0.5–1 Cun, Moxibustion applizierbar. *Cave:* Pneumothorax
- **Funkt.:** Entspannt den Thorax, beseitigt Fülle und Stagnation im *Du Mai* (➡ 6.3.3)
- **Indik.:** BWS-/Thoraxschmerz, Erkrankungen des Herzens und Perikards, Singultus, Pruritus
- **Besond.:** Rücken-Transport-*Shu*-Punkt des *Du Mai* (➡ 10.4.4, 6.3.3).

Bl 17* *(Geshu)* „Transportpunkt zum Zwerchfell"

- **Lokal.:** 1.5 Cun lateral der hinteren Medianlinie in Höhe der Dornfortsatzunterkante BWK 7 (➡ Abb. 6.36); bei herabhängenden Armen projiziert sich die Unterkante meist in Höhe des Angulus inferior scapulae oder von dort aus Hälfte des Abstands Mittellinie – medialer Skapularand 1.5 Cun nach lateral
- **Punkt.:** Schräg 0.5–1 Cun, Moxibustion applizierbar. *Cave:* Pneumothorax
- **Funkt.:** Reguliert und tonisiert das Blut, klärt Blut-Hitze und beendet Blutungen, fördert den Blutfluss und entfernt Blut-Stase, nährt die Körperflüssigkeiten, harmonisiert das Magen-*Qi*
- **Indik.:** Rückenschmerzen, Asthma bronchiale, thorakales Beklemmungsgefühl, Singultus/Parese des Zwerchfells, Emphysem, Anämie, Blutungsstörungen, hämorrhagische Diathese, Amenorrhö, Magenbeschwerden durch Blut-Stagnation, Erbrechen, Urtikaria, Ekzeme (durch Blut-Hitze)
- **Besond.:** Einflussreicher-*Hui*-Punkt des Blutes (➡ 10.4.7), Rücken-Transport-*Shu*-Punkt des Zwerchfells (➡ 10.4.7). Sehr wichtiger Punkt!

Bl 18* *(Ganshu)* „Transportpunkt zur Leber"

- **Lokal.:** 1.5 Cun lateral der hinteren Medianlinie oder Hälfte des Abstands Mittellinie – medialer Skapularand in Höhe der Dornfortsatzunterkante BWK 9 (➡ Abb. 6.36), Aufsuchen: BWK 7 wie bei **Bl 17** lokalisieren und nach unten abzählen
- **Punkt.:** Schräg 0.5–1 Cun, Moxibustion applizierbar. *Cave:* Pneumothorax
- **Funkt.:** Reguliert Leber und Gallenblase, beseitigt Feuchte-Hitze, entfernt Wind, stärkt die Augen, beruhigt den Geist-*Shen*, reguliert den *Qi*-Fluss der Leber und den Magen
- **Indik.:** Leber-/Gallenblasenerkrankungen wie Hepatitis, Cholangitis und Cholezystitis; Magenerkrankungen wie Refluxösophagitis und Gastritis; Schmerzen in Rücken/ seitlicher Rippenregion, psychovegetatives Syndrom, Schlafstörungen durch lebhafte Träume, Schizophrenie, Schwindel durch aufsteigendes Leber-*Yang* (➡ 11.7.5), chronische Müdigkeit, Fieber, Menstruationsstörungen, Amenorrhö, Augenerkrankungen wie Konjunktivitis, Nachtblindheit und verschwommenes Sehen
- **Besond.:** Rücken-Transport-*Shu*-Punkt der Leber (➡ 10.4.4). Wichtiger Punkt!

Bl 19* *(Danshu)* „Transportpunkt zur Gallenblase"

- **Lokal.:** 1.5 Cun lateral der hinteren Medianlinie oder Hälfte des Abstands Mittellinie – medialer Skapularand in Höhe der Dornfortsatzunterkante BWK 10 (➡ Abb. 6.36), Aufsuchen: BWK 7 wie bei **Bl 17** lokalisieren und nach unten abzählen

- **Punkt.:** Schräg 0.5–1.5 Cun, Moxibustion applizierbar. *Cave:* Pneumothorax
- **Funkt.:** Reguliert Leber- und Gallenblasenfunktion, kühlt Leber-Feuer und -Hitze, leitet Feuchte-Hitze aus, stärkt die Augen, reguliert das Magen-*Qi*, entspannt das Diaphragma
- **Indik.:** Schmerzen in BWS/Thorax/seitlicher Rippenregion, Leber-/Gallenblasenerkrankungen wie Ikterus, Hepatitis, Cholezystitis, Cholelithiasis; Magenerkrankungen wie Refluxösophagitis, Gastritis, Ulcus duodeni; Augenerkrankungen, Schwindel
- **Besond.:** Rücken-Transport-*Shu*-Punkt der Gallenblase (➡ 10.4.4). Wichtiger Punkt!

Bl 20* *(Pishu)* „Transportpunkt zur Milz"

- **Lokal.:** 1.5 Cun lateral der hinteren Medianlinie oder Hälfte des Abstands Mittellinie – medialer Skapularand in Höhe der Dornfortsatzunterkante BWK 11 (➡ Abb. 6.36), Aufsuchen: BWK 7 wie bei **Bl 17** lokalisieren und nach unten abzählen
- **Punkt.:** Schräg 0.5–1 Cun, Moxibustion applizierbar. *Cave:* Pneumothorax
- **Funkt.:** Reguliert und tonisiert Milz und Magen, nährt das Blut, transformiert Feuchtigkeit und Schleim
- **Indik.:** Schmerzen/Spannungsgefühl in BWS/LWS/Abdomen, Magenschmerzen, Ulcus ventriculi/duodeni, Verdauungsstörungen, Ödeme, Sinusitis, Bronchitis (v. a. bei starker Schleimproduktion), Diarrhö, Meteorismus; körperlicher Erschöpfungszustand, Anämie, Schlaflosigkeit, Schwindel/Palpitationen, muskuläre Atrophie, Laktationsmangel bei *Qi*- und Blut-Mangel; Viszeroptosen
- **Besond.:** Rücken-Transport-*Shu*-Punkt der Milz (➡ 10.4.4). Wichtiger Punkt!

Bl 21* *(Weishu)* „Transportpunkt zum Magen"

- **Lokal.:** 1.5 Cun lateral der hinteren Medianlinie oder Hälfte des Abstands Mittellinie – medialer Skapularand in Höhe der Dornfortsatzunterkante BWK 12 (➡ Abb. 6.36), Aufsuchen: BWK 7 wie bei **Bl 17** lokalisieren und nach unten abzählen
- **Punkt.:** Schräg 0.5–1 Cun, Moxibustion applizierbar. *Cave:* Pneumothorax
- **Funkt.:** Harmonisiert den Magen und reguliert gegenläufiges Magen-*Qi*, stärkt den mittleren *San Jiao* (➡ 3.4.11) und transformiert damit Feuchtigkeit, eliminiert Nahrungsstau, kühlt Magen-Feuer
- **Indik.:** Schmerzen im BWS/LWS/Epigastrium, Störungen des Magen-Darm-Traktes wie Erbrechen, Säurereflux, Gastritis, Diarrhö, Verdauungsstörungen, Spannungsgefühl im Abdomen, Meteorismus
- **Besond.:** Rücken-Transport-*Shu*-Punkt des Magens (➡ 10.4.4). Wichtiger Punkt!

Bl 22 *(Sanjiaoshu)* „Transportpunkt zum *San Jiao*"

- **Lokal.:** 1.5 Cun lateral der hinteren Medianlinie oder Hälfte des Abstands Mittellinie – medialer Skapularand in Höhe der Dornfortsatzunterkante LWK 1 (➡ Abb. 6.36), Aufsuchen: LWK 4 wie bei **Bl 25** lokalisieren und nach oben abzählen
- **Punkt.:** Senkrecht 0.5–1 Cun, Moxibustion applizierbar
- **Funkt.:** Reguliert den *San Jiao* (➡ 3.4.11), macht die Wasserwege (➡ 3.3.3) durchgängig, reguliert die Flüssigkeitstransformation im *San Jiao*
- **Indik.:** LWS-Beschwerden, Spannungsgefühl im Abdomen, Erbrechen, Nahrungsstau, Verdauungsstörungen, abdominelle Verdichtungen und Verhärtungen, Meteorismus, Diarrhö, Ödeme, Harnverhalt, Nephritis
- **Besond.:** Rücken-Transport-*Shu*-Punkt des *San Jiao* (➡ 10.4.4).

6

Bl

Bl 23* *(Shenshu)* „Transportpunkt zur Niere"

- **Lokal.:** 1.5 Cun lateral der hinteren Medianlinie oder Hälfte des Abstands Mittellinie – medialer Skapularand in Höhe der Dornfortsatzunterkante LWK 2 (➥ Abb. 6.36), Aufsuchen: LWK 4 wie bei **Bl 25** lokalisieren und nach oben abzählen
- **Punkt.:** Senkrecht 0.5–1 Cun, Moxibustion applizierbar
- **Funkt.:** Stärkt die Niere, unterstützt die Essenz-*Jing* (➥ 3.3.4), stärkt das *Yang*, nährt Nieren-*Yin*, reguliert den *San Jiao* (➥ 3.4.11) und die Wasserwege (➥ 3.3.3), stärkt den unteren Rücken, leitet Feuchtigkeit aus, stärkt Hör- und Sehvermögen, unterstützt Knochen und Mark, stimuliert den Geist-*Shen*
- **Indik.:** Harnverhalt, Harninkontinenz, Enuresis, Nephritis, Prostatitis, Harnsteine, Ejakulationsstörungen, Impotenz, Fluor vaginalis, Menstruationsstörungen, klimakterische Beschwerden, LWS-Syndrom, Osteoporose, Osteomalazie, postarthritische Deformitäten, Ödeme, chronische Erschöpfungszustände, Anämie, Tinnitus, Schwerhörigkeit, verschwommenes Sehen, Augenerkrankungen, chronische Kniebeschwerden, psychovegetatives Syndrom, Konzentrationsstörungen, Verwirrtheitszustände
- **Besond.:** Rücken-Transport-*Shu*-Punkt der Niere (➥ 10.4.4). Sehr wichtiger Punkt!

Bl 24 *(Qihaishu)* „Transportpunkt zum Meer der Energie"

- **Lokal.:** 1.5 Cun lateral der hinteren Medianlinie oder Hälfte des Abstands Mittellinie – medialer Skapularand in Höhe der Dornfortsatzunterkante LWK 3 (➥ Abb. 6.36), Aufsuchen: LWK 4 wie bei **Bl 25** lokalisieren und nach unten abzählen
- **Punkt.:** Senkrecht 0.5–1 Cun, Moxibustion applizierbar
- **Funkt.:** Reguliert und stärkt *Qi* und Blut, unterstützt den unteren Rücken und die Knie
- **Indik.:** LWS-Beschwerden, Menstruationsstörungen wie Dysmenorrhö.

Bl 25* *(Dachangshu)* „Transportpunkt zum Dickdarm"

- **Lokal.:** 1.5 Cun lateral der hinteren Medianlinie oder Hälfte des Abstands Mittellinie – medialer Skapularand in Höhe der Dornfortsatzunterkante LWK 4 (➥ Abb. 6.36), Aufsuchen: geöffnete Hände jeweils auf die Beckenkämme von lateral auflegen und beide Daumen in der Mitte bei LKW 4 treffen lassen, Unterkante LKW 4 meist etwas tiefer; gleiche Lokalisationsmethode wie bei Lumbalpunktion)
- **Punkt.:** Senkrecht 0.5–1 Cun, Moxibustion applizierbar
- **Funkt.:** Fördert Dick- und Dünndarmfunktionen, reguliert den *Qi*-Fluss, beseitigt Stagnation, stärkt den Rücken
- **Indik.:** Schmerzen/Bewegungseinschränkungen in LWS/Hüfte/unterer Extremität, Dickdarmerkrankungen wie Diarrhö, Obstipation, Kolitis, Reizkolon, Meteorismus
- **Besond.:** Rücken-Transport-*Shu*-Punkt des Dickdarms (➥ 10.4.4). Wichtiger Punkt bei akuten und chronischen Beschwerden der Lumbalregion!

Bl 26 *(Guanyuanshu)* „Transportpunkt zur Ursprungsenergie"

- **Lokal.:** 1.5 Cun lateral der hinteren Medianlinie oder Hälfte des Abstands Mittellinie – medialer Skapularand in Höhe der Dornfortsatzunterkante LWK 5 (➥ Abb. 6.36), Aufsuchen: LWK 4 wie bei **Bl 25** lokalisieren und nach unten abzählen
- **Punkt.:** Senkrecht 0.5–1 Cun, Moxibustion applizierbar
- **Funkt.:** Stärkt die Nieren, unterstützt den unteren Rücken
- **Indik.:** LWS-Beschwerden, Erkrankungen des N. ischiadicus, Harnwegsinfekt, Harninkontinenz, Ejakulationsstörungen, Adnexitis, Diarrhö.

Bl 27 *(Xiaochangshu)* „Transportpunkt zum Dünndarm"

- **Lokal.:** 1.5 Cun lateral der hinteren Medianlinie in Höhe des ersten Foramen sacrale (➡ Abb. 6.36)
- **Punkt.:** Senkrecht 0.5–1 Cun, Moxibustion applizierbar
- **Funkt.:** Fördert die Dünndarmfunktion (trennt das Trübe vom Klaren), leitet Feuchtigkeit aus, stärkt die LWS, reguliert die Wasserwege, eliminiert Stagnation
- **Indik.:** Beschwerden in LWS/Iliosakralgelenk, Schmerzen im Unterbauch, Diarrhö, Obstipation, Meteorismus, HWI, Enuresis, Dysurie, Harninkontinenz, Impotenz, Ejakulationsstörungen, Fluor vaginalis
- **Besond.:** Rücken-Transport-*Shu*-Punkt des Dünndarms (➡ 10.4.4). Wichtiger Punkt!

Bl 28* *(Pangguangshu)* „Transportpunkt zur Harnblase"

- **Lokal.:** 1.5 Cun lateral der hinteren Medianlinie in Höhe des zweiten Foramen sacrale (➡ Abb. 6.36) kaudal und medial der Spina iliaca posterior (3 Cun im Winkel von 45° vom kranialen Ende der Gesäßfalte nach kranial und lateral)
- **Punkt.:** Senkrecht 0.5–1.5 Cun, Moxibustion applizierbar
- **Funkt.:** Reguliert die Blase und Wasserwege im unteren der *San Jiao* (➡ 3.4.11), klärt Hitze, leitet Feuchtigkeit aus, stärkt den unteren Rücken, entfernt Stagnation
- **Indik.:** Beschwerden in LWS/Sakralregionbeschwerden, Dysurie, Harnverhalt, Enuresis, Prostatitis, Harninkontinenz, HWI, Urolithiasis, Diarrhö, Obstipation, Diabetes mellitus, Entzündungen und Schwellungen im Bereich der äußeren Genitalien, z. B. Vulvitis
- **Besond.:** Rücken-Transport-*Shu*-Punkt der Blase (➡ 10.4.4). Wichtiger Punkt bei Störungen des Urogenitaltrakts!

6

Bl 29 *(Zhonglüshu)* „Transportpunkt zu den mittleren Wirbelkörpern"

- **Lokal.:** 1.5 Cun lateral der hinteren Medianlinie in Höhe des dritten Foramen sacrale (➡ Abb. 6.36)
- **Punkt.:** Senkrecht 0.5–1 Cun, Moxibustion applizierbar
- **Funkt.:** Stärkt die Lumbalregion, wärmt *Yang*, vertreibt Kälte
- **Indik.:** Beschwerden in der Lumbosakral-/Hüftregion, Erkrankungen des N. ischiadicus, Diarrhö, Schmerzen im Unterbauch.

Bl

Bl 30 *(Baihuanshu)* „Transportpunkt des weißen Rings"

- **Lokal.:** 1.5 Cun lateral der hinteren Medianlinie in Höhe des vierten Foramen sacrale (➡ Abb. 6.36)
- **Punkt.:** Senkrecht 0.5–1 Cun, einige Autoren: Moxibustion kontraindiziert
- **Funkt.:** Entfernt Feuchte-Hitze aus dem *San Jiao* (➡ 3.4.11), stärkt Lumbalbereich und Knie, reguliert die Menstruation, beendet Fluor vaginalis und Samenverlust
- **Indik.:** Schmerzen/Kältesensationen in der Lumbosakral-/Hüftregion, Harnverhalt, Hernien, Menstruationsstörungen (v. a. unregelmäßige Menstruation), Fluor vaginalis, Dysurie, Obstipation, Rektumprolaps, Hämorrhoiden, nächtlicher Samenerguss.

Bl 31* *(Shangliao)* „Obere Grube"

- **Lokal.:** Im ersten Foramen sacrale (➡ Abb. 6.36); etwa in Höhe des kranialen Endes der Gesäßfalte liegt das vierte Foramen, von dem aus man durch Aufsetzen des Klein-, Ring-, Mittel- und Zeigefingers auf V-förmiger Linie nach kranial alle vier Foramina in runden Vertiefungen tasten kann

- **Punkt.:** Senkrecht 0.7–1.5 Cun, einige Autoren: Moxibustion kontraindiziert
- **Funkt.:** Reguliert den unteren der *San Jiao* (➡ 3.4.11), stärkt Niere und Essenz-*Jing* (➡ 3.3.4), den Lumbalbereich und die Knie, fördert Wehentätigkeit
- **Indik.:** LWS-Beschwerden, Schmerzen/Bewegungseinschränkungen der Knie, Dysurie, Obstipation, Menstruationsstörungen, Uterusprolaps, Fluor vaginalis, Impotenz, Ejakulationsstörungen, Sterilität, Wehenschwäche, *Cave* in der Schwangerschaft.

Bl 32 *(Ciliao)* „Folgende Grube"

- **Lokal.:** Im zweiten Foramen sacrale (➡ Abb. 6.36), ➡ auch **Bl 31**
- **Punkt.:** Senkrecht 0.7–1.5 Cun, Moxibustion applizierbar
- **Funkt.:** Reguliert den unteren der *San Jiao* und fördert die Diurese und Defäkation, reguliert die Menstruation und beendet Fluor vaginalis, unterstützt den unteren Rücken und Knie
- **Indik.:** Menstruationsbeschwerden, z. B. unregelmäßige Menstruation, Dysmenorrhö, Dysurie, Harnretention, Fluor vaginalis, Geburtsschmerz, Wehenschwäche, Schmerzen in der Lumbal-/Sakralregion, Sterilität, Defäkationsstörungen. *Cave* in der Schwangerschaft, Punkt wird von den Punkten **Bl 31–34** am häufigsten verwendet.

Bl 33 *(Zhongliao)* „Mittlere Grube"

- **Lokal.:** Im dritten Foramen sacrale (➡ Abb. 6.36), ➡ auch **Bl 31**
- **Punkt.:** Senkrecht 0.7–1.5 Cun, Moxibustion applizierbar
- **Funkt.:** Reguliert den unteren der *San Jiao* und fördert die Diurese und Defäkation, reguliert die Menstruation und beendet Fluor vaginalis, unterstützt den unteren Rücken und Knie
- **Indik.:** Menstruationsbeschwerden, z. B. unregelmäßige Menstruation, Dysmenorrhö, Dysurie, Harnretention, Fluor vaginalis, Geburtsschmerz, Wehenschwäche, Schmerzen in der Lumbal-/Sakralregion, Sterilität, Defäkationsstörungen. **Bl 33** hat von den Punkten **Bl 31–34** die stärkste Wirkung auf das Harnsystem, z. B. bei Dysurie, Harnretention etc. *Cave* in der Schwangerschaft.

Bl 34 *(Xialiao)* „Untere Grube"

- **Lokal.:** Im vierten Foramen sacrale (➡ Abb. 6.36), ➡ auch **Bl 31**
- **Punkt.:** Senkrecht 0.7–1.5 Cun, Moxibustion applizierbar
- **Funkt.:** Reguliert den unteren der *San Jiao* und fördert die Diurese und Defäkation, reguliert die Menstruation und beendet Fluor vaginalis, unterstützt den unteren Rücken und Knie
- **Indik.:** Menstruationsbeschwerden, z. B. unregelmäßige Menstruation, Dysmenorrhö, Dysurie, Harnretention, Fluor vaginalis, Geburtsschmerz, Wehenschwäche, Schmerzen in der Lumbal- und Sakralregion, Sterilität, Defäkationsstörungen. **Bl 34** hat von den Punkten **Bl 31–34** die stärkste Wirkung auf Erkrankungen der äußeren Genitale, z. B. Vulvitis, und die weiteste Wirkung auf die Därme, z. B. auch akute und chronische Enteritis. *Cave* in der Schwangerschaft.

Bl 35 *(Huiyang)* „Yang-Vereinigung"

- **Lokal.:** 0.5 Cun lateral des unteren Endes des Steißbeins (➡ Abb. 6.36)
- **Punkt.:** Senkrecht 1–1.5 Cun, Moxibustion applizierbar
- **Funkt.:** Klärt und entfernt Feuchte-Hitze vom unteren der *San Jiao* (➡ 3.4.11), behandelt Hämorrhoiden
- **Indik.:** Meläna, Diarrhö, Hämorrhoiden, Rektumprolaps, Impotenz, Fluor vaginalis.

Bl 36 *(Chengfu)* „Halt der Stütze"

- **Lokal.:** In der Mitte der transversalen Gluteafalte (➡ Abb. 6.38)
- **Punkt.:** Senkrecht 1–2 Cun, Moxibustion applizierbar
- **Funkt.:** Macht die Netzgefäße durchgängig, unterstützt den unteren Rücken, beseitigt Hämorrhoiden
- **Indik.:** Lumbosakrale/gluteale Schmerzen, Schmerzen/Sensibilitätsstörungen/ Bewegungseinschränkungen der unteren Extremität, Hämorrhoiden.

Bl 37 *(Yinmen)* „Tor des Reichtums"

- Lokal.: Auf der Verbindungslinie zwischen **Bl 36** und **Bl 40, 6** Cun unter dem Punkt **Bl 36** (➡ Abb. 6.38)
- Punkt.: Senkrecht 0.7–1.5 Cun, Moxibustion applizierbar
- Funkt.: Entspannt die Sehnen, macht die Netzgefäße durchgängig, stärkt den unteren Rücken
- Indik.: Bewegungseinschränkungen der unteren Extremität (v. a. Muskelatrophie/Kontrakturen), LWS-/Hüftbeschwerden.

Bl 38 *(Fuxi)* „Oberflächlicher Spalt"

- **Lokal.:** 1 Cun über **Bl 39** auf der medialen Seite der Sehne des M. biceps femoris bei leicht gebeugtem Knie (➡ Abb. 6.38)
- **Punkt.:** Senkrecht 1–2 Cun, Moxibustion applizierbar
- **Funkt.:** Entspannt Muskeln und Sehnen, macht die Netzgefäße durchgängig
- **Indik.:** Sensibilitätsstörungen gluteal/femoral, Sehnenkontrakturen.

Bl 39* *(Weiyang)* „Lateral *(Yang)* in der Biegung"

- Lokal.: Laterales Ende der Kniegelenksquerfalte auf der medialen Seite der Sehne des Caput longum des M. biceps femoris (➡ Abb. 6.38) 1 Cun lateral von Bl 40
- Punkt.: Senkrecht 0.5–1.5 Cun, Moxibustion applizierbar
- Funkt.: Reguliert die Wasserwege (➡ 3.3.3) und den San Jiao (➡ 3.4.11), fördert die Miktion und entfernt Feuchte-Hitze, macht Meridian und Netzgefäße durchgängig, lindert Schmerz
- Indik.: Kniebeschwerden, Wadenkrämpfe, LWS-Beschwerden, Druck-/Völlegefühl im Unterbauch, Ödeme, Dysurie, Harnverhalt und erschwerte Miktion (Fülle-Zustand); Harninkontinenz und Enuresis (Mangel-Zustand)
- Besond.: Unterer-Meer-Xiahe-Punkt des San Jiao (➡ 10.4.8). Wichtiger Punkt!

Bl 40* *(Weizhong)* „Mitten in der Biegung"

- Lokal.: In der Mitte der Kniegelenksquerfalte, zwischen den Sehnen der Mm. biceps femoris und semitendinosus (➡ Abb. 6.38)
- Punkt.: Senkrecht 0.5–1.5 Cun, Moxibustion applizierbar oder bei Fülle-Zuständen und akuter Symptomatik Mikroaderlass (➡ 5.1.12)
- Funkt.: Stärkt den unteren Rücken und die Knie, kühlt Blut-Hitze, klärt Hıtze, beendet Diarrhö und Erbrechen und leitet Sommer-Hitze aus, macht Meridian und Netzgefäße durchgängig, entfernt Blut-Stase und Feuchtigkeit, entspannt die Sehnen, unterstützt die Lumbalregion und die Knie
- **Indik.:** Sensibilitätsstörungen/Bewegungseinschränkungen/Paresen (besonders Muskelatrophie) der unteren Extremität, Gonarthrose, Gonarthritis, LWS-/Hüftbeschwerden, abdominale Schmerzen, Erbrechen, Diarrhö, Sonnenstich, Ekzeme, Urtikaria, Erysipel, Allergien

6

Bl

- **Besond.:** Meer-*He*-Punkt, Erd-Punkt (➡ 10.4.6), Meisterpunkt für Rücken- und Lumbalregion (➡ 10.4.10), einer von den „12 Heavenly Star Points von *Ma Dan-Yang*" (➡ 10.4.13). Sehr wichtiger Punkt!

Bl 41 *(Fufen)* „Angefügter Teil"

- **Lokal.:** 3 Cun lateral der hinteren Medianlinie *(Du Mai)* in Höhe der Dornfortsatzunterkante BWK 2 (➡ Abb. 6.38), gleiche Höhenlokalisation wie **Bl 12**
- **Punkt.:** Schräg 0.5–0.8 Cun, Moxibustion applizierbar. *Cave:* Pneumothorax
- **Funkt.:** Vertreibt Wind und Kälte, macht Meridian und Netzgefäße durchgängig, beendet Schmerz
- **Indik.:** Schmerzen/Bewegungseinschränkung/Sensibilitätsstörungen von Schulter/BWS/Nacken/Ellbogen/Arme, Interkostalneuralgie
- **Besond.:** Kreuzungspunkt mit dem Dünndarm-Meridian (Hand-*Taiyang*).

Bl 42 *(Pohu)* „Tür der Körperseele"

- **Lokal.:** 3 Cun lateral der hinteren Medianlinie in Höhe der Dornfortsatzunterkante BWK 3 (➡ Abb. 6.37), gleiche Höhenlokalisation wie **Bl 13**
- **Punkt.:** Schräg 0.5–0.8 Cun, Moxibustion applizierbar. *Cave:* Pneumothorax
- **Funkt.:** Reguliert das Lungen-*Qi*, beruhigt Dyspnoe, beendet Husten
- **Indik.:** Schmerzen in BWS/Schulter, Nackensteifigkeit, Hämoptysis, Husten, Asthma bronchiale, Lungentuberkulose.

Bl 43 *(Gaohuang)* „Sitz der Vitalen"

- **Lokal.:** 3 Cun lateral der hinteren Medianlinie in Höhe der Dornfortsatzunterkante BWK 4 (➡ Abb. 6.37)
- **Punkt.:** Schräg 0.5–0.8 Cun, nach einigen klassischen Texten Nadelung kontraindiziert, meist wird Moxibustion angewendet. *Cave:* Pneumothorax
- **Funkt.:** Stärkt Lungen-*Yin* und Nieren, Milz und Magen, stabilisiert das Herz, nährt die Essenz-*Jing* (➡ 3.3.4), fördert die Milz-Funktion, belebt den Geist-*Shen*
- **Indik.:** BWS-Beschwerden, Lungentuberkulose, Husten, Asthma bronchiale, Nachtschweiß, Konzentrationsstörungen, allgemein bei chronischen Erkrankungen mit großer Schwäche, wirkt stimmungsaufhellend nach langer Erkrankung
- **Besond.:** Wichtiger Punkt bei Mangel-Syndromen (klassische Indikation). Wichtiger Punkt!

Bl 44 *(Shentang)* „Halle der Götter"

- **Lokal.:** Auf Höhe von **Du 11**, 3 Cun lateral der hinteren Medianlinie in Höhe der Dornfortsatzunterkante BWK 5 (➡ Abb. 6.37)
- **Punkt.:** Schräg 0.5–0.8 Cun, Moxibustion applizierbar. *Cave:* Pneumothorax
- **Funkt.:** Entspannt den Thorax, reguliert *Qi*, beruhigt das Herz, beendet Husten und Dyspnoe
- **Indik.:** BWS-Beschwerden, Husten, Asthma bronchiale, Angina pectoris, Palpitationen, thorakales Beklemmungsgefühl.

Bl 45 *(Yixi)* „Schrei vor Schmerzen"

- **Lokal.:** 3 Cun lateral der hinteren Medianlinie in Höhe der Dornfortsatzunterkante BWK 6 (➡ Abb. 6.37)

- **Punkt.:** Schräg 0.5–0.8 Cun, Moxibustion applizierbar. *Cave:* Pneumothorax
- **Funkt.:** Vertreibt äußere Faktoren, klärt Hitze, entspannt den Thorax, macht Meridian und Netzgefäße durchgängig, verteilt das Lungen-*Qi*, beendet Schmerzen
- **Indik.:** BWS-/Schulterbeschwerden, Husten, Asthma bronchiale, allgemein bei Schmerzzuständen.

Bl 46 *(Geguan)* „Zwerchfellgrenze"

- **Lokal.:** 3 Cun lateral der hinteren Medianlinie in Höhe der Dornfortsatzunterkante BWK 7 und des inneren Schulterblattwinkels (➡ Abb. 6.37), gleiche Höhenlokalisation wie **Bl 17**
- **Punkt.:** Schräg 0.5–0.8 Cun, Moxibustion applizierbar. *Cave:* Pneumothorax
- **Funkt.:** Harmonisiert Milz und Magen, unterdrückt gegenläufiges *Qi*, macht Meridian und Netzgefäße durchgängig, beseitigt Feuchtigkeit
- **Indik.:** BWS-Beschwerden, Schmerzen in Thorax/seitlicher Rippenregion, Singultus, Erbrechen, Appetitlosigkeit, Nahrungs-Stagnation, Diarrhö.

Bl 47 *(Hunmen)* „Tor der (Wander-)Geistseele"

- **Lokal.:** 3 Cun lateral der hinteren Medianlinie in Höhe der Dornfortsatzunterkante BWK 9 (➡ Abb. 6.37)
- **Punkt.:** Schräg 0.5–0.8 Cun, Moxibustion applizierbar. *Cave:* Pneumothorax
- **Funkt.:** Fördert harmonischen Leber-*Qi*-Fluss, stärkt die Milz, harmonisiert den Magen
- **Indik.:** Beschwerden in Thorax/BWS/LWS/seitlicher Rippenregion, akute und chronische Gastroenteritis, Diarrhö, Erbrechen, Hepatitis.

Bl 48 *(Yanggang)* „Gebundenes *Yang*"

- **Lokal.:** 3 Cun lateral der hinteren Medianlinie in Höhe der Dornfortsatzunterkante BWK 10 (➡ Abb. 6.37)
- **Punkt.:** Schräg 0.5–0.8 Cun, Moxibustion applizierbar. *Cave:* Pneumothorax
- **Funkt.:** Fördert die Gallenblasen-Funktion, entfernt Feuchte-Hitze
- **Indik.:** Beschwerden in Thorax/BWS/LWS/seitlicher Rippenregion, Schmerzen im Abdomen, akute und chronische Gastroenteritis, Meteorismus, Diarrhö, Ikterus, Cholezystitis.

Bl 49 *(Yishe)* „Haus der Gedanken"

- **Lokal.:** 3 Cun lateral der hinteren Medianlinie in Höhe der Dornfortsatzunterkante BWK 11 (➡ Abb. 6.37)
- **Punkt.:** Schräg 0.5–0.8 Cun, Moxibustion applizierbar. *Cave:* Pneumothorax
- **Funkt.:** Fördert die Milz-Funktion, entfernt Feuchte-Hitze, stärkt das Milz-*Yang*
- **Indik.:** Schmerzen in BWS/LWS, Spannungsgefühl im Abdomen, Meteorismus, Erbrechen, Diarrhö, akute und chronische Gastroenteritis, Dysphagie.

Bl 50 *(Weicang)* „Magenspeicher"

- **Lokal.:** 3 Cun lateral der hinteren Medianlinie in Höhe der Dornfortsatzunterkante BWK 12 (➡ Abb. 6.37)
- **Punkt.:** Schräg 0.5–0.8 Cun, Moxibustion applizierbar. *Cave:* Pneumothorax
- **Funkt.:** Harmonisiert den Magen, transformiert Feuchtigkeit, entfernt Stagnation
- **Indik.:** Schmerzen in BWS/LWS, Spannungsgefühl im Abdomen, akute und chronische Gastroenteritis, Meteorismus, Magenbeschwerden, Erbrechen, Dyspepsie bei Kindern.

6

Bl

BI 51 *(Huangmen)* „Tor der Vitalen"

- **Lokal.:** 3 Cun lateral der hinteren Medianlinie in Höhe der Dornfortsatzunterkante LWK 1 (➡ Abb. 6.37)
- **Punkt.:** Senkrecht oder schräg 0.5–1 Cun, Moxibustion applizierbar. *Cave:* Nierenverletzung bei zu tiefer Nadelung
- **Funkt.:** Zerstreut Nahrungs-Stagnation
- **Indik.:** Spannungsgefühl im Abdomen, Mastopathie, Mastitis, Magenbeschwerden, Obstipation, Leber-/Milzschwellung.

BI 52 *(Zhishi)* „Sitz des Willens"

- **Lokal.:** 3 Cun lateral der hinteren Medianlinie in Höhe der Dornfortsatzunterkante LWK 2 (➡ Abb. 6.37), gleiche Höhenlokalisation wie **Ni 23**
- **Punkt.:** Senkrecht oder schräg 0.5–1 Cun, Moxibustion applizierbar. *Cave:* Nierenverletzung bei zu tiefer Nadelung
- **Funkt.:** Stärkt die Niere, unterstützt die Essenz-*Jing* (➡ 3.3.4), reguliert die Wasserwege (➡ 3.3.3, 3.4.11), leitet Feuchtigkeit aus, stärkt den unteren Rücken
- **Indik.:** LWS-/Knie-Beschwerden, Impotenz, Dysurie, Harnverhalt, Menstruationsstörungen, Ejakulationsstörungen, Ödeme.

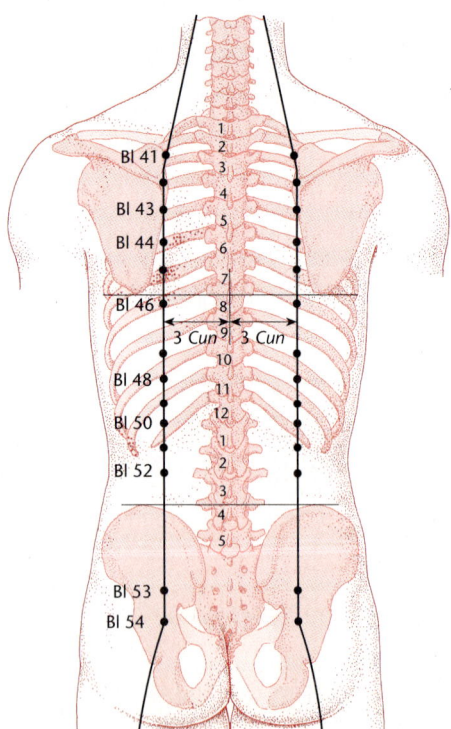

Abb. 6.37

Bl 53 *(Baohuang)* „Die Vitalen der Blase"

- **Lokal.:** 3 Cun lateral der hinteren Medianlinie in Höhe des zweiten Foramen sacrale (➡ Abb. 6.37), Foraminalokalisation ➡ **Bl 31**
- **Punkt.:** Senkrecht 1–1.5 Cun, Moxibustion applizierbar
- **Funkt.:** Unterstützt den unteren der *San Jiao* (➡ 3.4.11) und die Diurese, stärkt den unteren Rücken
- **Indik.:** Schmerzen in LWS, Lumbosakralregion, Spannungsgefühl im Abdomen, Meteorismus, Harnverhalt, Ödeme.

Bl 54* *(Zhibian)* „Unterste Kante dieser Folge"

- **Lokal.:** 3 Cun lateral der hinteren Medianlinie in Höhe des vierten Foramen sacrale (➡ Abb. 6.37), Foraminalokalisation ➡ **Bl 31**
- **Punkt.:** Senkrecht 1,5–2.5 Cun, Moxibustion applizierbar
- **Funkt.:** Macht Meridian und Netzgefäße durchgängig, stärkt den unteren Rücken und Knie, behandelt Hämorrhoiden
- **Indik.:** Beschwerden im LWS-/Sakralbereich, Bewegungseinschränkungen der unteren Extremität, Dysurie, Ödeme der äußeren Genitalien, Hämorrhoiden, Obstipation
- **Besond.:** Wichtiger Lokalpunkt!

Bl 55 *(Heyang)* „Treffpunkt des *Yang*"

- **Lokal.:** 2 Cun unterhalb von **Bl 40** (➡ Abb. 6.38)
- **Punkt.:** Senkrecht 1–2 Cun, Moxibustion applizierbar
- **Funkt.:** Stärkt Rücken, Knie und Nieren, beendet Uterusblutung und lindert Schmerz
- **Indik.:** Schmerzen/Bewegungseinschränkung/Paresen der unteren Extremität, akute LWS-Beschwerden, Uterusblutungen, Schmerzen im Genitalbereich.

Bl 56 *(Chengjin)* „Stütze des Muskels"

- **Lokal.:** In der Mitte des Muskelbauches des M. gastrocnemius auf der Verbindungslinie von **Bl 40** und **Bl 57** (➡ Abb. 6.38)
- **Punkt.:** Senkrecht 1–1.5 Cun, Moxibustion applizierbar, einige Autoren: Nadeln kontraindiziert
- **Funkt.:** Entspannt Muskeln und Sehnen und lindert Schmerz, macht Meridian und Netzgefäße durchgängig
- **Indik.:** Schmerzen im Unterschenkel, Wadenkrämpfe, Hämorrhoiden, Obstipation, akute LWS-Beschwerden.

Bl 57* *(Chengshan)* „Stütze des Berges"

- **Lokal.:** In der Mitte der Wade zwischen den Köpfen des M. gastrocnemius (gut darstellbar durch Zehenspitzenstand) auf der Verbindungslinie von **Bl 40** und der Achillessehne, ca. 8 Cun unter **Bl 40** (Handspanntechnik einsetzen: Beide Kleinfinger je auf **Bl 40** und **Bl 60** auflegen und mit beiden Daumen die Mitte bestimmen) (➡ Abb. 6.38)
- **Punkt.:** Senkrecht 0.5–1 Cun, Moxibustion applizierbar
- **Funkt.:** Harmonisiert die Därme und heilt Hämorrhoiden, entspannt Muskeln und Sehnen, macht den Meridian durchgängig, stärkt den unteren Rücken
- **Indik.:** Wadenkrämpfe, periphere Verschlusskrankheit (Claudicatio intermittens), Bewegungseinschränkungen der unteren Extremität (v. a. Kontrakturen), LWS-Beschwerden, Obstipation, Hämorrhoiden, Analfissur, Analprolaps

6

Bl

- **Besond.:** Einer von den „12 Heavenly Star Points von *Ma Dan-Yang*" (➥ 10.4.13). Wichtiger Punkt!

Bl 58* *(Feiyang)* „Fliegendes *Yang*"

- **Lokal.:** 7 Cun senkrecht über **Bl 60** am Hinterrand der Fibula oder 1 Cun kaudal und 1 Cun lateral von **Bl 57** (➥ Abb. 6.38)
- **Punkt.:** Senkrecht 0.5–1.5 Cun, Moxibustion applizierbar
- **Funkt.:** Entfernt Hitze, Wind und Feuchtigkeit aus Meridian und Netzgefäßen, heilt Hämorrhoiden
- **Indik.:** Wadenschmerzen bzw. -krämpfe, Bewegungseinschränkungen/Paresen der Beine, Kopfschmerzen, Schweregefühl im Kopf, Rhinitis, Nasenbluten, verschwommenes Sehen, Hämorrhoiden, LWS-Beschwerden, Harnwegsinfekt, Nephropathien wie z. B. Nephritis
- **Besond.:** Durchgangs-*Luo*-Punkt (➥ 10.4.2). Wichtiger Punkt!

6

Bl

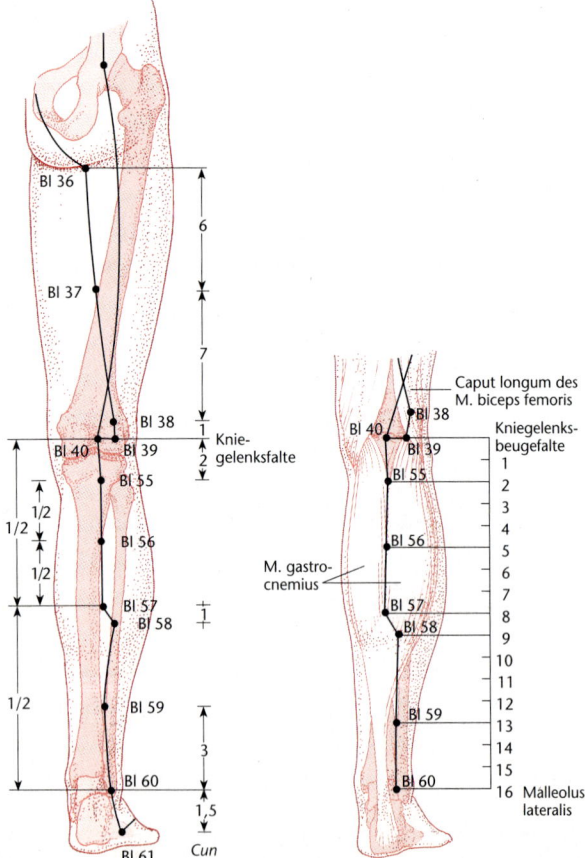

Abb. 6.38

Bl 59 *(Fuyang)* „*Yang* des Fußknochens"

- **Lokal.:** 3 Cun senkrecht über **Bl 60** (➥ Abb. 6.38)
- **Punkt.:** Senkrecht 1–1.5 Cun, Moxibustion applizierbar
- **Funkt.:** Macht Meridian und Netzgefäße durchgängig, entspannt Muskeln und Sehnen, klärt den Kopf, stärkt den Rücken, belebt den *Yang Qiao Mai* (➥ 6.3.8)
- **Indik.:** Schmerzen/Ödeme des Malleolus lateralis, Schweregefühl des Kopfes, Kopfschmerzen (v. a. Nacken), LWS-Beschwerden, Bewegungseinschränkungen, Lähmungen der unteren Extremität
- **Besond.:** Spalten-*Xi*-Punkt des *Yang Qiao Mai* (➥ 10.4.3, 6.3.8).

Bl 60* *(Kunlun)* „Kunlun-Gebirge (Gebirgszug in Tibet)"

- **Lokal.:** In der Mitte zwischen der Achillessehne und der höchsten Erhebung des Malleolus lateralis (➥ Abb. 6.38)
- **Punkt.:** Senkrecht 0.5–1 Cun, Moxibustion applizierbar. *Cave* in der Schwangerschaft
- **Funkt.:** Stärkt die Nieren-Funktion und die LWS, bewegt das Blut und beseitigt Blut-Stagnation im Uterus, macht den Meridian durchgängig, leitet Feuchtigkeit aus, entspannt Muskeln und Sehnen, klärt den Kopf, fördert die Wehentätigkeit
- **Indik.:** Schmerzen/Schwellung der Ferse, Kopfschmerzen (v. a. im Nacken), verschwommenes Sehen, Epilepsie, Nackensteifigkeit, Schmerzen in Schulter/Rücken/Armen, Plazentalösungsstörungen, Menstruationsstörungen, protrahierter Geburtsverlauf, Schwäche und Paresen der unteren Extremität, muskuläre Atrophie
- **Besond.:** Fluss-*Jing*-Punkt, Feuer-Punkt (➥ 10.4.6), einer von den „12 Heavenly Star Points von *Ma Dan-Yang*" (➥ 10.4.13). Sehr wichtiger Punkt!

6

Bl 61 *(Pucan)* „Hilfreicher Diener"

- **Lokal.:** In einer Vertiefung des Calcaneus, 1.5 Cun senkrecht unterhalb von **Bl 60** an der Grenze von weißer zu roter Haut (➥ Abb. 6.39)
- **Punkt.:** Senkrecht 0.3–0.5 Cun, Moxibustion applizierbar
- **Funkt.:** Macht den Meridian durchgängig, entspannt Muskeln und Sehnen und lindert Schmerz
- **Indik.:** Fußbeschwerden, Fersenschmerz, Bewegungseinschränkungen/Paresen der unteren Extremität, Epilepsie, Kopfschmerzen
- **Besond.:** Kreuzungspunkt mit dem *Yang Qiao Mai* (➥ 6.3.8).

Bl

Bl 62 *(Shenmai)* „Gefäß der Streckung"

- **Lokal.:** In einer Vertiefung unterhalb des Malleolus lateralis bzw. 1 Cun unter der höchsten Erhebung des Malleolus lateralis (➥ Abb. 6.39)
- **Punkt.:** Senkrecht 0.3–0.5 Cun, Moxibustion applizierbar
- **Funkt.:** Beruhigt den Geist-*Shen*, klärt das Bewusstsein, entspannt Sehnen und Muskeln, eliminiert äußere pathogene Faktoren (v. a. Wind) reguliert den *Yang Qiao Mai* (➥ 6.3.8), beseitigt inneren Wind
- **Indik.:** Schmerzen in Sprunggelenk/Fuß, Epilepsie, Kopfschmerzen, Schwindel, Benommenheit, Schlaflosigkeit, psychische und psychosomatische Störungen, Suchterkrankungen, LWS-Beschwerden
- **Besond.:** Öffnungspunkt des *Yang Qiao Mai* (➥ 6.3.8, 6.3.11). Wichtiger Punkt!

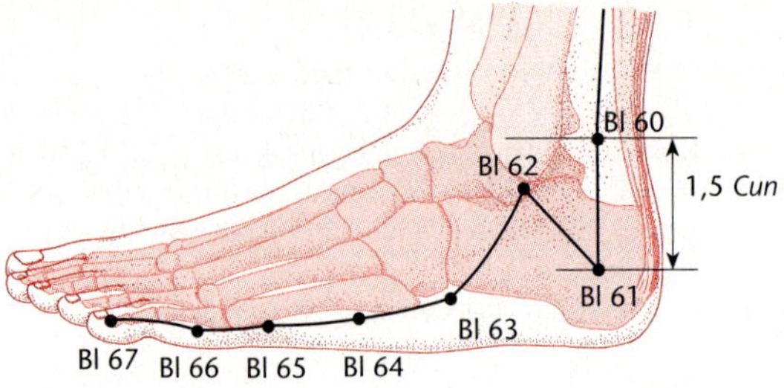

Abb. 6.39

Bl 63 *(Jinmen)* „Goldenes Tor"

- **Lokal.:** In einer Vertiefung anterior und inferior von **Bl 62** zwischen Calcaneus und Os cuboideum (➥ Abb. 6.39)
- **Punkt.:** Senkrecht 0.3–0.5 Cun, Moxibustion applizierbar
- **Funkt.:** Macht den Meridian durchgängig, entspannt die Sehnen und beseitigt Schmerz, befreit die Sinne, beruhigt den Geist-*Shen*
- **Indik.:** Schmerzen im Sprunggelenk/Fuß, Manie, Epilepsie (v. a. bei Kindern), LWS-Beschwerden, Bewegungseinschränkungen/Sensibilitätsstörungen/Schmerzen der unteren Extremität
- **Besond.:** Spalten-*Xi*-Punkt (➥ 10.4.3) des Blasen-Meridians und Kreuzungspunkt mit dem *Yang Wei Mai* (➥ 6.3.10).

Bl 64 *(Jinggu)* „Hauptknochen"

- **Lokal.:** Unterhalb der Tuberositas des fünften Metatarsalknochens am Übergang von roter zu weißer Haut (➥ Abb. 6.39)
- **Punkt.:** Senkrecht 0.3–0.5 Cun, Moxibustion applizierbar
- **Funkt.:** Entfernt Wind, klärt den Kopf und die Augen, beruhigt den Geist-*Shen*, belebt das Bewusstsein, stärkt den Rücken
- **Indik.:** Kopfschmerzen, Epilepsie, Keratitis, Nackensteifigkeit, LWS-Beschwerden
- **Besond.:** Ursprungs-*Yuan-Qi-Punkt* (➥ 10.4.1).

Bl 65 *(Shugu)* „Bindung des Knochens"

- **Lokal.:** Proximal des distalen Endes des fünften Metatarsalknochens an der Grenze von roter zu weißer Haut (➥ Abb. 6.39)
- **Punkt.:** Senkrecht 0.3–0.5 Cun, Moxibustion applizierbar
- **Funkt.:** Vertreibt äußere Faktoren, kühlt Hitze, macht die Netzgefäße durchgängig, beruhigt den Geist-*Shen*
- **Indik.:** Schmerzen der unteren Extremität (v. a. lokal und Unterschenkel), Epilepsie, Kopfschmerzen, verschwommenes Sehen, Konjunktivitis, Nackensteifigkeit, LWS-Beschwerden
- **Besond.:** Bach-*Shu*-Punkt, Holz-Punkt (➥ 10.4.6), Sedierungspunkt (Sohn-Punkt).

Bl 66 *(Zutonggu)* „Talpassage"

- **Lokal.:** In einer Vertiefung vor dem fünften Metatarsalgelenk an der lateralen Fußkante (➥ Abb. 6.39)

- **Punkt.:** Senkrecht 0.2–0.3 Cun, Moxibustion applizierbar
- **Funkt.:** Entfernt Wind, kühlt Hitze, macht den Meridian durchgängig, beruhigt den Geist–*Shen*
- **Indik.:** Kopfschmerzen, Nackensteifigkeit, verschwommenes Sehen, Nasenbluten, psychische und psychosomatische Störungen, Manie
- **Besond.:** Quell–*Ying*-Punkt, Wasser-Punkt (➡ 10.4.6), *Ben*-Punkt (➡ 10.3.5).

Bl 67 *(Zhiyin)* „Erreichen des *Yin*"

- **Lokal.:** Im lateralen Nagelfalzwinkel der Kleinzehe (➡ Abb. 6.39)
- **Punkt.:** Senkrecht 0.1 Cun, Moxibustion applizierbar. *Cave* in der Schwangerschaft
- **Funkt.:** Klärt den Geist–*Shen* und die Augen, reguliert *Qi*, vertreibt Wind, dreht den Fetus und erleichtert die Geburt
- **Indik.:** Kopfschmerzen, Rhinitis, Sinusitis, Nasenbluten, Augenschmerzen, Fehllage des Fetus (Moxibustion), Wehenschwäche, Plazentalösungsstörungen, Hitzesensationen der Fußsohlen
- **Besond.:** Brunnen–*Jing*-Punkt, Metall-Punkt (➡ 10.4.6), Tonisierungspunkt (Mutter-Punkt). Wichtiger Punkt!

6.2.8 Nieren-Meridian (Fuß-*Shaoyin*)

Verlauf

Der Nieren-Meridian (Fuß-*Shaoyin*) beginnt an der medialen Seite des kleinen Zehs und verläuft diagonal über die Fußsohle und den unteren Teil der Tuberositas des Kahnbeins, dann hinter dem Malleolus medialis schleifenförmig entlang und tritt in die Ferse ein. Von hier steigt er entlang der medialen Seite des Beines zum posteromedialen Teil des Oberschenkels als *innerer* Verlauf in Richtung Wirbelsäule aufwärts und verbindet sich mit seinen zugehörigen Organen, der Niere und der Blase. Aus der Niere tritt der Meridian wieder aus, passiert nach kranial die Leber, das Zwerchfell, die Lunge und die Kehle und endet an der Zungenwurzel. Ein weiterer *innerer* Zweig entspringt aus der Lunge, läuft zum Herzen und fließt in den Thorax ein, um sich dort mit dem *San-Jiao*-Meridian (➡ 6.2.10) zu verbinden. Der *äußere* Verlauf des Nieren-Meridians steigt oberhalb des Os pubis nach kranial bis zum neunten ICR auf und verläuft dabei 0.5 Cun parallel zur vorderen Meridianlinie. Von dort an verläuft er 2 Cun lateral der vorderen Medianlinie zur Claviculaunterkante, wo er sich mit dem Herz-Meridian (Hand-*Shaoyin*) verbindet (➡ Abb. 6.40).

Spezifische Punkte des Nierenmeridians			
Alarm-*Mu*-Punkt	Gb 25 *(Jingmen)*	Brunnen-*Jing*-Punkt (Holz)	Ni 1 *(Yongquan)*
Rücken-Transport-*Shu*-Punkt	Bl 23 *(Shenshu)*	Quell-*Ying*-Punkt (Feuer)	Ni 2 *(Rangu)*
Durchgangs-*Luo*-Punkt	Ni 4 *(Dazhong)*	Bach-*Shu*-Punkt (Erde)	Ni 3 *(Taixi)*
Ursprungs-*Yuan-Qi*-Punkt	Ni 3 *(Taixi)*	Fluss-*Jing*-Punkt (Metall)	Ni 7 *(Fuliu)*
Spalten-*Xi*-Punkt	Ni 5 *(Shuiquan)*	Meer-*He*-Punkt (Wasser)	Ni 10 *(Yingu)*

Tab. 6.9

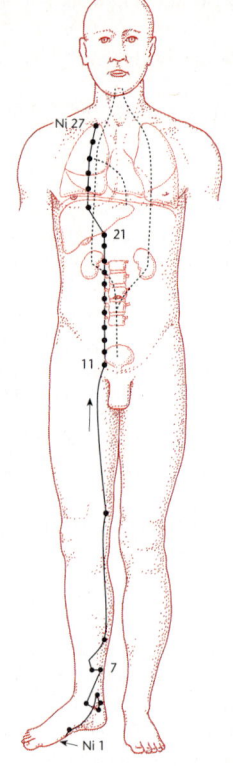

Abb. 6.40

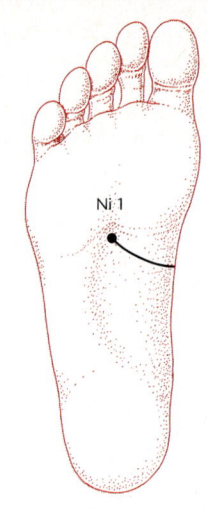

Abb. 6.41

Punkte

Ni 1 *(Yongquan)* „Sprudelnde Quelle"

- **Lokal.:** Unter der Fußsohle in einer Vertiefung zwischen dem zweiten und dritten Metatarsophalangealgelenk, die bei Plantarflexion der Zehen entsteht; ca. am Übergang vom vorderen zum mittleren Drittel der Fußsohle (➡ Abb. 6.41)
- **Punkt.:** Senkrecht 0.5–1 Cun, nur im Notfall empfohlen. Moxibustion applizierbar. *Cave:* Punktion schmerzhaft
- **Funkt.:** Stärkt die Niere, beruhigt den Geist-*Shen*, belebt das Bewusstsein, baut kollabiertes *Yang* auf, entfernt Hitze (besonders vom Kopf), vertreibt Wind
- **Indik.:** Hitzesensationen der Fußsohle, Scheitelkopfschmerzen, Schwindel, Schlaflosigkeit, manische Zustände, Hysterie, Hitzschlag, Bewusstlosigkeit, Epilepsie, Krampfanfälle bei Kindern, Apoplex, spastische Parese, Hypertonus (milde Stimulation, um den Blutdruck zu senken), bei Schock (starke Stimulation, um den Blutdruck anzuheben – „Notfallpunkt"), Nasenbluten, verschwommenes Sehen, Halsentzündungen, Mundtrockenheit, Aphonie, Obstipation, Dysurie, Sterilität
- **Besond.:** Brunnen-*Jing*-Punkt, Holz-Punkt (➡ 10.4.6), Sedierungspunkt (Sohn-Punkt). Wichtiger Punkt!

Ni 2 *(Rangu)* „Brennendes Tal"

- **Lokal.:** In einer Vertiefung am vorderen unteren Rand des Os naviculare anterior und inferior des Malleolus medialis an der Grenze weißer/roter Haut (➡ Abb. 6.42)
- **Punkt.:** Senkrecht 1 Cun, Moxibustion applizierbar
- **Funkt.:** Klärt Hitze, belebt das Bewusstsein, reguliert den unteren der *San Jiao* (➡ 3.4.11), entfernt Mangel-Hitze, kühlt das Blut

- **Indik.:** Ödeme und Schmerzen des Fußrückens, Hämoptysis, Diarrhö, Menstruationsstörungen (durch Blut-Hitze), Uterusprolaps, Ejakulationsstörungen, Juckreiz der äußeren Genitalien, HWI
- **Besond.:** Quell-*Ying*-Punkt, Feuer-Punkt (➠ 10.4.6), Kreuzungspunkt mit dem *Yin Qiao Mai* (➠ 6.3.7).

Ni 3 *(Taixi)* „Großer Bach"

- **Lokal.:** In der Vertiefung zwischen der höchsten Erhebung des Malleolus medialis und der Achillessehne (➠ Abb. 6.42)
- **Punkt.:** Senkrecht ca. 0.3–1 Cun, „durchstechen" bis **Bl 60** möglich, Moxibustion applizierbar
- **Funkt.:** Tonisiert die Niere (Hauptpunkt), nährt das *Yin*, tonisiert das *Yang*, stabilisiert das Nieren-*Qi*, unterstützt die Essenz-*Jing* (➠ 3.3.4), Knochen und Mark; klärt Mangel-Hitze, reguliert den Uterus, stärkt den unteren Rücken und Knie
- **Indik.:** Chronische LWS- und Kniebeschwerden, Schlaflosigkeit, Schwindel, Hypertonus, (chronische) Halsentzündungen, Hämoptysis, Asthma bronchiale, Zahnschmerzen, Schwerhörigkeit, Tinnitus, chronische konsumierende Erkrankungen, psychovegetative Erschöpfungszustände, Depressionen, Trigeminusneuralgie, Menstruationsstörungen, klimakterische Beschwerden, Infertilität, Mastitis, Ejakulationsstörungen, Impotenz, Harninkontinenz, Enuresis, Nephritis, Obstipation
- **Besond.:** Bach-*Shu*-Punkt, Erd-Punkt (➠ 10.4.6), Ursprungs-*Yuan-Qi*-Punkt (➠ 10.4.1). Sehr wichtiger Punkt!

6

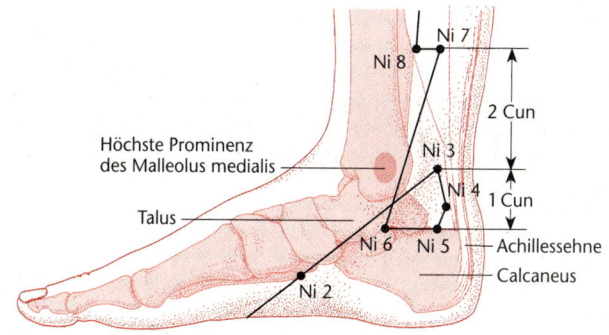

Höchste Prominenz des Malleolus medialis

Talus

2 Cun

1 Cun

Ni 7
Ni 8
Ni 3
Ni 4
Ni 6 Ni 5
Ni 2

Achillessehne
Calcaneus

Abb. 6.42

Ni

Ni 4 *(Dazhong)* „Großer Becher"

- **Lokal.:** Medial des Achillessehnenansatzes in einer Vertiefung posterior und inferior des Malleolus medialis oder ca. 0.5 Cun neben dem Mittelpunkt der Verbindungslinie zwischen **Ni 3** und **Ni 5** (➠ Abb. 6.42)
- **Punkt.:** Senkrecht ca. 0.3–0.5 Cun, Moxibustion applizierbar
- **Funkt.:** Stärkt die Niere, mildert Dyspnoe, kühlt Mangel-Hitze, beruhigt den Geist-*Shen*
- **Indik.:** Fersenschmerz, LWS-Beschwerden, Asthma bronchiale, Hämoptysis, Dysurie, chronische Erschöpfungszustände, Schlaflosigkeit (bei Nierenmangelsyndrom)
- **Besond.:** Durchgangs-*Luo*-Punkt (➠ 10.4.2).

Ni 5* *(Shuiquan)* „Wasserquelle"

- **Lokal.:** Tastbare Vertiefung 1 Cun unterhalb **Ni 3** anterior und superior der Tuberositas calcanei (➡ Abb. 6.42)
- **Punkt.:** Senkrecht ca. 0.3–0.5 Cun, Moxibustion applizierbar
- **Funkt.:** Stärkt die Niere, reguliert die Menstruation, reguliert den unteren der *San Jiao*, unterstützt die Miktion und belebt das Blut
- **Indik.:** Menstruationsstörungen (unregelmäßig, Dysmenorrhö), Uterusprolaps, Dysurie, akute Nierenfunktionsstörungen, Nierenkolik
- **Besond.:** Spalten-*Xi*-Punkt (➡ 10.4.3).

Ni 6* *(Zhaohai)* „Leuchtendes Meer"

- **Lokal.:** In der deutlich tastbaren Vertiefung (Gelenkspalt zwischen Talus und Kalkaneus) unterhalb des Unterrandes des Malleolus medialis (➡ Abb. 6.42), etwa 1 Cun unterhalb der höchsten Erhebung des Malleolus medialis
- **Punkt.:** Senkrecht 0.2–0.5 Cun, Moxibustion applizierbar
- **Funkt.:** Nährt das (Nieren-)*Yin*, reguliert Menstruation und Uterus, klärt Mangel-Hitze, unterstützt den Rachen, klärt den Geist-*Shen*
- **Indik.:** Fußschmerz, Beeinträchtigungen des unteren Sprunggelenks, Menstruationsstörungen, Uterusprolaps, Juckreiz der äußeren Genitalien, Wehenschwäche (protrahierter Geburtsverlauf), klimakterische Beschwerden, Fluor vaginalis, Harnwegsinfekt, Dysurie, (chronische) Halsentzündungen und Sicca-Syndrom durch Trockenheit, Schlafstörungen, Angst- und Erregungszustände
- **Besond.:** Öffnungspunkt des *Yin Qiao Mai* (➡ 6.3.7, 6.3.11). Sehr wichtiger Punkt!

Ni 7* *(Fuliu)* „Wiederkehr des Abflusses"

- **Lokal.:** 2 Cun oberhalb **Ni 3** in einer Vertiefung am Vorderrand der Achillessehne (➡ Abb. 6.43)
- **Punkt.:** Senkrecht 0.5–1 Cun, Moxibustion applizierbar
- **Funkt.:** Nährt das *Yin*, stärkt die Niere, stärkt und festigt das *Yang*, befreit die Wasserwege (➡ 3.3.3, 3.4.11) und reguliert Schweiß und Flüssigkeiten, beseitigt Trockenheit, unterstützt die Blase
- **Indik.:** Bewegungseinschränkung der unteren Extremität, Harnverhalt, Harninkontinenz, Harnwegsinfekt, Nephritis, Spermatorrhö, Orchitis, Spannungsgefühl im Abdomen, Ödeme, Diarrhö, Meteorismus, Spontan- oder Nachtschweiß, mangelnde Schweißsekretion, fieberhafte Erkältungskrankheiten (➡ 9.4, 9.5) mit Anhidrosis, LWS-Beschwerden
- **Besond.:** Fluss-*Jing*-Punkt, Metall-Punkt (➡ 10.4.6). Wichtiger Punkt zur Schweißregulation!

Ni 8 *(Jiaoxin)* „Wechselseitige Begegnung"

- **Lokal.:** 2 Cun direkt über dem höchsten Punkt des Malleolus medialis am medialen Rand der Tibia (➡ Abb. 6.43)
- **Punkt.:** Senkrecht 0.3–1 Cun, Moxibustion applizierbar
- **Funkt.:** Stärkt die Niere, reguliert die Menstruation, *Ren* und *Chong Mai*, klärt Hitze, beseitigt Feuchtigkeit aus dem unteren der *San Jiao*
- **Indik.:** Menstruationsstörungen (unregelmäßig, Dysmenorrhö), Uterusblutungen, Uterusprolaps, Obstipation, Schmerz/Schwellung des Skrotums, Dysurie
- **Besond.:** Spalten-*Xi*-Punkt (➡ 10.4.3) des *Yin Qiao Mai* (➡ 6.3.7).

6

Ni

Ni 9 *(Zhubin)* „Gästehaus"

- **Lokal.:** 5 Cun oberhalb **Ni 3** und 2 Cun dorsal des medialen Tibiarandes; oder auf der Verbindungslinie zwischen **Ni 3** und **Ni 10** am unteren medialen Ende des Muskelbauches des M. gastrocnemius (➡ Abb. 6.43)
- **Punkt.:** Senkrecht 1–1.5 Cun, Moxibustion applizierbar
- **Funkt.:** Stärkt die Niere, beruhigt den Geist-*Shen*, reguliert *Qi* und lindert Schmerz
- **Indik.:** Schmerzen im medialen Teil des Beines, Wadenkrämpfe, Hernien, Harnwegsinfekt, Nephritis, psychische Störungen mit Unruhezuständen, Epilepsie
- **Besond.:** Spalten-*Xi*-Punkt (➡ 10.4.3) des *Yin Wei Mai* (➡ 10.4.3 und 6.3.9).

6

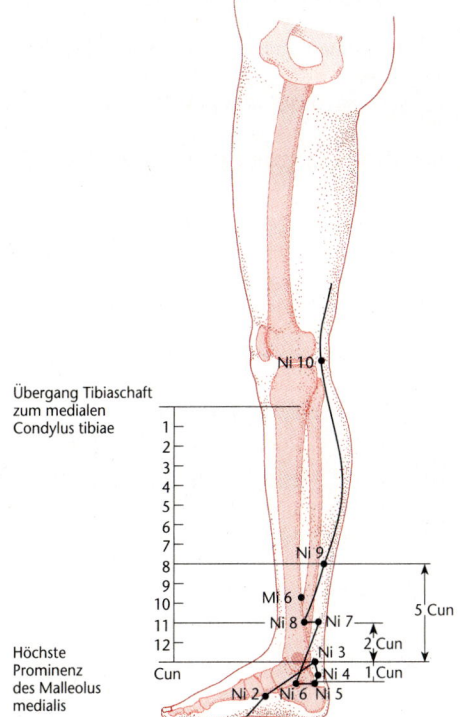

Ni

Übergang Tibiaschaft zum medialen Condylus tibiae

Höchste Prominenz des Malleolus medialis

Ni 10
Ni 9
Mi 6
Ni 8 Ni 7
Ni 3
Ni 4
Ni 2 Ni 6 Ni 5
5 Cun
2 Cun
1 Cun
Cun

Abb. 6.43

Ni 10 *(Yingu)* „*Yin*-Tal"

- **Lokal.:** Zwischen den Sehnen der Mm. semimembranosus und semitendinosus auf Höhe des Kniegelenkspaltes, bzw. bei gebeugtem Knie liegt der Punkt auf der Kniegelenksfalte zwischen diesen beiden Sehnen (➡ Abb. 6.43. 6.60)
- **Punkt.:** Senkrecht 1–1.5 Cun, Moxibustion applizierbar
- **Funkt.:** Stärkt die Niere, leitet Feuchtigkeit aus dem unteren der *San Jiao* (➡ 3.4.11)

- **Indik.:** Schmerzen/Schwellung/Bewegungseinschränkung in Knie/medialem Teil des Oberschenkels, Schmerzen in Unterbauch/äußeren Genitalien, Impotenz, Dysurie, Uterusblutungen
- **Besond.:** Meer-*He*-Punkt, Wasser-Punkt (➡ 10.4.6), *Ben*-Punkt (➡ 10.3.5). Wichtiger Punkt!

Ni 11 *(Henggu)* „Querknochen"

- **Lokal.:** 5 Cun unterhalb des Nabels am Oberrand der Symphyse, 0.5 Cun lateral der vorderen Medianlinie (➡ Abb. 6.44)
- **Punkt.:** Senkrecht 0.3–1 Cun, Moxibustion applizierbar. *Cave* in der Schwangerschaft, möglichst vor Punktion Blase entleeren
- **Funkt.:** Reguliert den unteren der *San Jiao* (➡ 3.4.11) und den Wassermetabolismus, stärkt die Niere
- **Indik.:** Schmerzen der äußeren Genitalien, Impotenz, Ejakulationsstörungen, Prostatitis, Harnverhalt, Enuresis
- **Besond.:** Kreuzungspunkt mit dem *Chong Mai* (➡ 6.3.5).

Ni 12 *(Dahe)* „Großer Glanz oder große Prominenz"

- **Lokal.:** 1 Cun oberhalb **Ni 11** oder 4 Cun unterhalb des Nabels und 0.5 Cun lateral der vorderen Medianlinie (➡ Abb. 6.44)
- **Punkt.:** Senkrecht 0.5–1 Cun, Moxibustion applizierbar. *Cave* in der Schwangerschaft, möglichst vor Punktion Blase entleeren
- **Funkt.:** Reguliert den unteren der *San Jiao* (➡ 3.4.11), unterstützt das Nieren-*Qi*, die Niere und festigt die Essenz-*Jing*
- **Indik.:** Schmerzen der äußeren Genitalien, Ejakulationsstörungen, Impotenz, Fluor vaginalis, Uterusprolaps
- **Besond.:** Kreuzungspunkt mit dem *Chong Mai* (➡ 6.3.5).

Ni 13 *(Qixue)* „*Qi*-Höhle"

- **Lokal.:** 3 Cun unterhalb des Nabels und 0.5 Cun lateral der vorderen Medianlinie (➡ Abb. 6.44)
- **Punkt.:** Senkrecht 0.5–1 Cun, Moxibustion applizierbar. *Cave* in der Schwangerschaft, möglichst vor Punktion Blase entleeren
- **Funkt.:** Tonisiert die Niere und die Essenz-*Jing* (➡ 3.3.4), reguliert die Menstruation und den unteren der *San Jiao* (➡ 3.4.11), reguliert den *Chong Mai* (➡ 6.3.5)
- **Indik.:** Diarrhö, Menstruationsstörungen (unregelmäßig), Amenorrhö, Sterilität, Harnwegsinfekt
- **Besond.:** Kreuzungspunkt mit dem *Chong Mai* (➡ 6.3.5).

Ni 14 *(Siman)* „Vierfache Fülle"

- **Lokal.:** 2 Cun unterhalb des Nabels und 0.5 Cun lateral der vorderen Medianlinie (➡ Abb. 6.44)
- **Punkt.:** Senkrecht 1–1.5 Cun, Moxibustion applizierbar. *Cave* in der Schwangerschaft
- **Funkt.:** Unterstützt das Nieren-*Qi*, reguliert die Wasserwege (➡ 3.3.3, 3.4.11), reguliert *Qi* und die Menstruation
- **Indik.:** Postpartaler/abdominaler Schmerz, Uterusblutungen, Menstruationsstörungen, Diarrhö, Ödeme (v. a. Aszites)
- **Besond.:** Kreuzungspunkt mit dem *Chong Mai* (➡ 6.3.5).

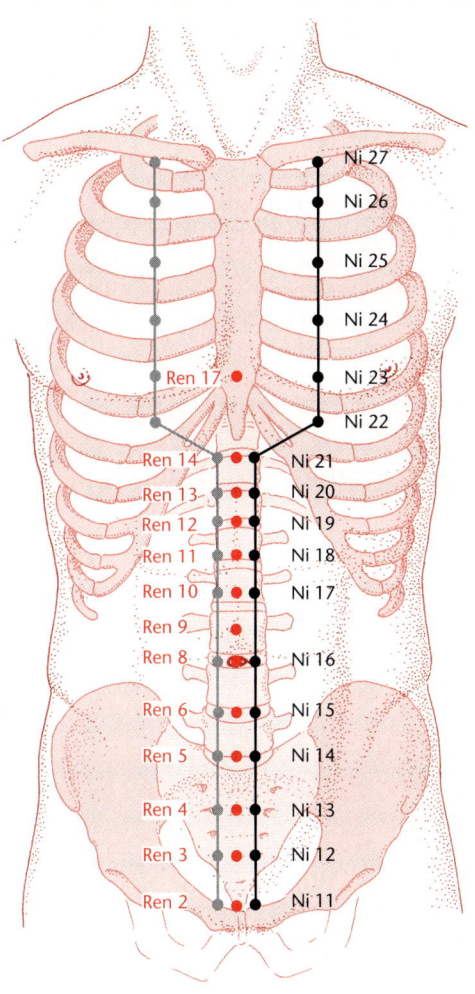

Ni 27
Ni 26
Ni 25
Ni 24
Ni 23
Ni 22

Ren 17

Ren 14   Ni 21
Ren 13   Ni 20
Ren 12   Ni 19
Ren 11   Ni 18
Ren 10   Ni 17
Ren 9
Ren 8   Ni 16
Ren 6   Ni 15
Ren 5   Ni 14
Ren 4   Ni 13
Ren 3   Ni 12
Ren 2   Ni 11

Abb. 6.44

6

Ni

Ni 15 *(Zhongzhu)* „Mittlerer Fluss"

- **Lokal.:** 1 Cun unterhalb des Nabels und 0.5 Cun lateral der vorderen Medianlinie (➡ Abb. 6.44)
- **Punkt.:** Senkrecht 1–1.5 Cun, Moxibustion applizierbar. *Cave* in der Schwangerschaft
- **Funkt.:** Reguliert den Darm, unterstützt den unteren der *San Jiao* (➡ 3.4.11)
- **Indik.:** Schmerzen im Abdomen, Obstipation, Menstruationsstörungen (unregelmäßig)
- **Besond.:** Kreuzungspunkt mit dem *Chong Mai* (➡ 6.3.5).

Ni 16 *(Huangshu)* „Transportpunkt der Vitalen"

- **Lokal.:** 0.5 Cun lateral des Bauchnabels (➡ Abb. 6.44)
- **Punkt.:** Senkrecht 1–1.5 Cun, Moxibustion applizierbar. *Cave* in der Schwangerschaft
- **Funkt.:** Reguliert Magen und Darm, unterstützt das *Qi*, wärmt den unteren der *San Jiao* (➡ 3.4.11)
- **Indik.:** Schmerzen/Spannungsgefühl im Abdomen, Erbrechen, Ikterus, Obstipation, Diarrhö, Hypermenorrhö, Plazentalösungsstörungen
- **Besond.:** Kreuzungspunkt mit dem *Chong Mai* (➡ 6.3.5).

Ni 17 *(Shangqu)* „Gekrümmte Wandlungsphase Metall"

- **Lokal.:** 2 Cun oberhalb des Bauchnabels und 0.5 Cun lateral der vorderen Medianlinie (➡ Abb. 6.44)
- **Punkt.:** Senkrecht 1–1.5 Cun, Moxibustion applizierbar
- **Funkt.:** Reguliert Magen und Darm, beseitigt Stagnationen
- **Indik.:** Völlegefühl/Schmerzen im Abdomen, Appetitlosigkeit, Verdauungsstörungen, Diarrhö, Obstipation
- **Besond.:** Kreuzungspunkt mit dem *Chong Mai* (➡ 6.3.5).

Ni 18 *(Shiguan)* „Steinpass"

- **Lokal.:** 3 Cun oberhalb des Bauchnabels und 0.5 Cun lateral der vorderen Medianlinie (➡ Abb. 6.44)
- **Punkt.:** Senkrecht 1–1.5 Cun, Moxibustion applizierbar
- **Funkt.:** Stärkt die Mitte, harmonisiert den Magen, reguliert die Därme, beseitigt Blut-Stagnation
- **Indik.:** Schmerzen im Abdomen (v. a. postpartal), Magenschmerzen, akute Gastritis, Erbrechen, Obstipation
- **Besond.:** Kreuzungspunkt mit dem *Chong Mai* (➡ 6.3.5).

Ni 19 *(Yindu)* „Hauptstadt des *Yin*"

- **Lokal.:** 4 Cun oberhalb des Bauchnabels und 0.5 Cun lateral der vorderen Medianlinie (➡ Abb. 6.44)
- **Punkt.:** Senkrecht 0.5–1 Cun, Moxibustion applizierbar
- **Funkt.:** Stärkt die Milz, harmonisiert Magen, Darm und *Qi*
- **Indik.:** Schmerzen im Abdomen, Hyperperistaltik, akute und chronische Gastritis, Meteorismus, Erbrechen, Obstipation
- **Besond.:** Kreuzungspunkt mit dem *Chong Mai* (➡ 6.3.5).

Ni 20 *(Futonggu)* „Taldurchgang am Bauch"

- **Lokal.:** 5 Cun oberhalb des Nabels und 0.5 Cun lateral der vorderen Medianlinie (➡ Abb. 6.44)
- **Punkt.:** Senkrecht 1–1.5 Cun, Moxibustion applizierbar
- **Funkt.:** Stärkt die Milz, harmonisiert Magen und Darm, reguliert gegenläufiges *Qi*
- **Indik.:** Schmerzen/Spannungsgefühl im Abdomen, Erbrechen, Nahrungs-Stagnation, Meteorismus
- **Besond.:** Kreuzungspunkt mit dem *Chong Mai* (➡ 6.3.5).

Ni 21 *(Youmen)* „Dunkles Tor (Pylorus)"

- **Lokal.:** 6 Cun oberhalb des Nabels und 0.5 Cun lateral der vorderen Medianlinie (➡ Abb. 6.44)
- **Punkt.:** Senkrecht 0.5–1 Cun, Moxibustion applizierbar. *Cave:* Bei zu tiefer Nadelung Verletzungsgefahr für Leber (rechts) und Peritoneum (links)
- **Funkt.:** Harmonisiert den Magen, reguliert gegenläufiges *Qi*
- **Indik.:** Schmerzen/Spannungsgefühl im Abdomen, Erbrechen, Ösophagitis, Diarrhö, Singultus, Schwangerschaftsübelkeit, Dyspepsie
- **Besond.:** Kreuzungspunkt mit dem *Chong Mai* (➡ 6.3.5).

Ni 22 *(Bulang)* „Beschreitung des Korridors"

- **Lokal.:** Im fünften ICR 2 Cun lateral der vorderen Medianlinie (➡ Abb. 6.44)
- **Punkt.:** Schräg 0.5–1 Cun, Moxibustion applizierbar. *Cave:* Bei zu tiefer Nadelung Verletzungsgefahr für Herz, Pneumothorax
- **Funkt.:** Verteilt das Lungen-*Qi*, reguliert gegenläufiges *Qi*, öffnet den Thorax
- **Indik.:** Husten, Asthma bronchiale, Völle-/Spannungsgefühl in Thorax/seitlicher Rippenregion, Erbrechen, Anorexie.

Ni 23 *(Shenfeng)* „Siegel des Geistes"

- **Lokal.:** Im vierten ICR 2 Cun lateral der vorderen Medianlinie (➡ Abb. 6.44)
- **Punkt.:** Schräg 0.5–1 Cun, Moxibustion applizierbar. *Cave:* Pneumothorax
- **Funkt.:** Harmonisiert den Magen, reguliert gegenläufiges *Qi*, verteilt das Lungen-*Qi*, entspannt den Thorax, unterstützt die Mammae
- **Indik.:** Druck-/Völlegefühl in Thorax/seitlicher Rippenregion, Husten, Bronchitis, Pleuritis, Asthma bronchiale, Erbrechen, Mastitis, Laktationsstörungen.

Ni 24 *(Lingxu)* „Hügel des Geistes"

- **Lokal.:** Im dritten ICR 2 Cun lateral der vorderen Medianlinie (➡ Abb. 6.44)
- **Punkt.:** Schräg 0.5–1 Cun, Moxibustion applizierbar. *Cave:* Pneumothorax
- **Funkt.:** Reguliert den Lungen- und Magen-*Qi*-Fluss, öffnet den Thorax, unterstützt die Mammae
- **Indik.:** Druckgefühl in Thorax/seitlicher Rippenregion, Husten, Asthma bronchiale, Mastitis.

Ni 25 *(Shencang)* „Speicher des Geistes"

- **Lokal.:** Im zweiten ICR 2 Cun lateral der vorderen Medianlinie (➡ Abb. 6.44)
- **Punkt.:** Schräg 0.5–1 Cun, Moxibustion applizierbar. *Cave:* Pneumothorax
- **Funkt.:** Öffnet den Thorax, reguliert den Lungen-*Qi*-Fluss, beseitigt Husten und Dyspnoe
- **Indik.:** Interkostalneuralgie, Thoraxschmerzen, Husten, Asthma bronchiale.

Ni 26 *(Yuzhong)* „Blühendes Zentrum"

- **Lokal.:** Im ersten ICR 2 Cun lateral der vorderen Medianlinie (➡ Abb. 6.44)
- **Punkt.:** Schräg 0.5–1 Cun, Moxibustion applizierbar. *Cave:* Pneumothorax
- **Funkt.:** Reguliert den Lungen-*Qi*-Fluss, beseitigt Dyspnoe und Husten
- **Indik.:** Druck-/Völlegefühl in Thorax/seitlicher Rippenregion, Husten, Asthma bronchiale, Bronchitis.

6

Ni

Ni 27 *(Shufu)* „Transportpunkt-Residenz"

- **Lokal.:** In einer Vertiefung am Unterrand der Clavicula, 2 Cun lateral der vorderen Medianlinie (➡ Abb. 6.44)
- **Punkt.:** Schräg 0.5–1 Cun, Moxibustion applizierbar. *Cave:* Pneumothorax
- **Funkt.:** Reguliert das Lungen-*Qi*, entspannt den Thorax, beendet Dyspnoe und Husten, stärkt die Milz und harmonisiert den Magen
- **Indik.:** Thoraxschmerzen, Husten, Asthma bronchiale, Übelkeit, Erbrechen.

6.2.9 Perikard-Meridian (Hand-*Jueyin*)

Verlauf

Der Perikard-Meridian entspringt an der Brust und tritt in sein zugehöriges Organ, das Perikard, ein. Von dort steigt er in seinem *inneren* Verlauf ins Zwerchfell ab und verbindet sich mit dem oberen, mittleren und unteren der *San Jiao* (➡ 3.4.11). Ein anderer *innerer* Ast beginnt ebenfalls im Thorax, läuft in die Brust und tritt ca. 3 Cun unter der vorderen Axilla in der Rippenregion an die Oberfläche, wo der *oberflächliche* Verlauf beginnt. Er steigt zur Axilla auf, folgt dem medialen Oberarm und verläuft zwischen dem Lungen- und dem Herz-Meridian zum Ellenbogen, nach unten zum Unterarm zwischen den Sehnen des M. palmaris longus und des M. flexor carpi radialis entlang und endet in der Spitze des Mittelfingers. Ein weiterer *innerer* Zweig entspringt in der Mitte der Handinnenfläche, läuft den Ringfinger entlang und verbindet sich in dessen Spitze mit dem *San-Jiao*-Meridian (➡ Abb. 6.45).

Spezifische Punkte des Perikard-Meridians			
Alarm-*Mu*-Punkt	**Ren 17** *(Danzhong)*	Brunnen-*Jing*-Punkt (Holz)	**Pe 9** *(Zhongchong)*
Rücken-Transport-*Shu*-Punkt	**Bl 14** *(Jueyinshu)*	Quell-*Ying*-Punkt (Feuer)	**Pe 8** *(Laogong)*
Durchgangs-*Luo*-Punkt	**Pe 6** *(Neiguan)*	Bach-*Shu*-Punkt (Erde)	**Pe 7** *(Daling)*
Ursprungs-*Yuan-Qi*-Punkt	**Pe 7** *(Daling)*	Fluß-*Jing*-Punkt (Metall)	**Pe 5** *(Jianshi)*
Spalten-*Xi*-Punkt	**Pe 4** *(Ximen)*	Meer-*He*-Punkt (Wasser)	**Pe 3** *(Quze)*

Tab. 6.10

Punkte

Pe 1 *(Tianchi)* „Himmelsteich"

- **Lokal.:** Im vierten ICR 1 Cun lateral der Mamille (➡ Abb. 6.46, 6.79)
- **Punkt.:** Schräg 0.3–0.5 Cun, Moxibustion applizierbar. *Cave:* Pneumothorax! Pe 1 wird selten punktiert
- **Funkt.:** Öffnet den Thorax, entfernt Fülle aus dem Thorax, klärt Hitze
- **Indik.:** Schwellung/Schmerzen in der Achselregion, Beklemmungs-/Völle-/Druckgefühl im Thorax, z. B. auch bei Angina pectoris, Interkostalneuralgie
- **Besond.:** Kreuzungspunkt mit dem Gallenblasen-Meridian (Fuß-*Shaoyang*), Himmelsfensterpunkt (➡ 10.4.11).

6

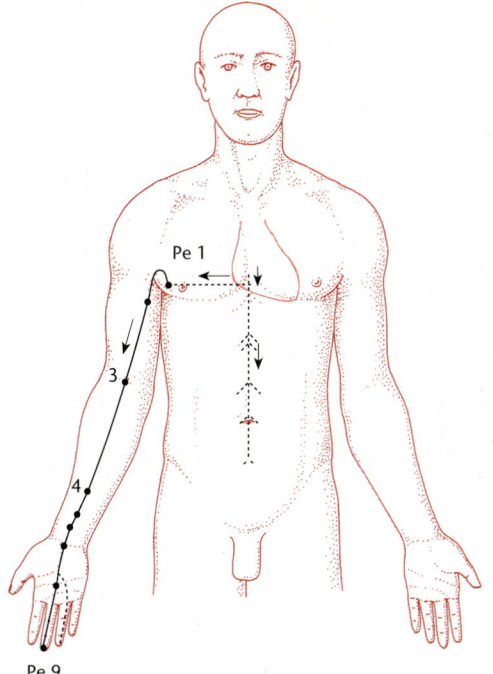

Pe 1

3

4

Pe 9

6

Abb. 6.45

Pe 2 *(Tianquan)* „Himmelsquelle"

- **Lokal.:** Zwischen den Köpfen des M. biceps brachii, 2 Cun unterhalb des vorderen Endes der Axillarfalte (➥ Abb. 6.46, 6.81)
- **Punkt.:** Schräg oder senkrecht 1–1.5 Cun, Moxibustion applizierbar. *Cave:* Äste der A. und V. brachiales
- **Funkt.:** Öffnet den Thorax, aktiviert das Blut, nährt das Herz, beruhigt den Geist-*Shen*
- **Indik.:** Schmerzen/Völlegefühl im Thorax, Schmerzen im BWS/medialen Oberarm, Angina pectoris, Husten.

Pe

Pe 3* *(Quze)* „Gewundener Teich"

- **Lokal.:** In der Ellenbogenfalte an der ulnaren Seite der Bizepssehne zwischen Sehne und A. brachialis; dabei Ellenbogen beugen und zur besseren Darstellung der Sehne Bizeps anspannen (➥ Abb. 6.46, 6.81)
- **Punkt.:** Senkrecht 0.5–1 Cun oder Mikroaderlass mit Dreikantnadel (➥ 5.1.12). Moxibustion applizierbar
- **Funkt.:** Klärt Herz-Feuer, kühlt Hitze und Blut-Hitze, besänftigt den Magen, reguliert gegenläufiges Magen-*Qi*, beendet Diarrhö, beseitigt Blut-Stagnation, befreit die Öffner und stellt das Bewusstsein wieder her, beruhigt den Geist-*Shen*

- **Indik.:** Schmerzen/Krämpfe in Ellenbogen/Arm, reguliert gegenläufiges Magen-*Qi*, beendet Diarrhö, beseitigt Blut-Stagnation, Unruhezustände, fieberhafte Erkältungskrankheiten (➡ 9.4, 9.5), kühlt Hitze im *Qi*-, *Ying*- und Blut-Stadium (➡ 9.5), Angina pectoris, Palpitationen, Tachyarrhythmien, Tremor der Hände, Magenschmerzen, Übelkeit und Erbrechen bei akuter Gastritis, Diarrhö, Sonnenstich, Hitzschlag, Fieber, Hautausschläge
- **Besond.:** Meer-*He*-Punkt, Wasser-Punkt (➡ 10.4.6). Wichtiger Punkt!

Pe 4* *(Ximen)* „Spaltentor"

- **Lokal.:** 5 Cun über der Handgelenksbeugefalte zwischen den Sehnen der Mm. palmaris longus und flexor carpi radialis (➡ Abb. 6.46, 6.81) oder 1 Cun distal der Mitte der Verbindungslinie zwischen **Pe 3** und **Pe 7** (Handspanntechnik mit beiden Kleinfingern jeweils auf die Punkte)
- **Punkt.:** Senkrecht 0.5–1 Cun, Moxibustion applizierbar
- **Funkt.:** Reguliert das Perikard, besänftigt das Herz, stärkt und beruhigt den Geist-*Shen*, kühlt Hitze und Blut-Hitze und beendet Blutungen, bewegt das Blut (v. a. bei Herz-Blut-Stase), öffnet den Thorax, entspannt das Zwerchfell, beendet Schmerz
- **Indik.:** Schmerzen/Bewegungseinschränkung von Unterarm/Fingern, Angina pectoris (Herz-Blut-Stase!), Palpitationen, Tachykardie, Herzrhythmusstörungen, Schwindel, Schlaflosigkeit, Unruhe-/Angstzustände, Nasenbluten, Übelkeit, Singultus, Hämatemesis, Meteorismus, Furunkel und Geschwüre durch Blut-Hitze
- **Besond.:** Spalten-*Xi*-Punkt (➡ 10.4.3). Wichtiger Punkt!

Pe 5 *(Jianshi)* „Zwischenbote"

- **Lokal.:** 3 Cun proximal der Handgelenksbeugefalte zwischen den Sehnen der Mm. palmaris longus und flexor carpi radialis (➡ Abb. 6.46, 6.81); beide Sehnen lassen sich bei leichter Handbeugung durch Zusammendrücken von Daumen- und Kleinfingerkuppe gut darstellen
- **Punkt.:** Senkrecht 0.5–1.2 Cun, Moxibustion applizierbar. *Cave:* N. medianus
- **Funkt.:** Beruhigt das Herz und den Geist-*Shen*, harmonisiert den Magen, kühlt Hitze und beseitigt Herz-Feuer, entfernt Schleim (der die Herzöffner verlegt), entspannt den Thorax
- **Indik.:** Schmerzen der Arme, Angina pectoris, Palpitationen, Magenschmerzen, Erbrechen, fieberhafte Erkältungskrankheiten (➡ 9.4, 9.5), Psychosen wie Schizophrenie, Epilepsie
- **Besond.:** Fluss-*Jing*-Punkt, Metall-Punkt (➡ 10.4.6), Kreuzungspunkt der drei *Yin*-Meridiane der Hand.

Pe 6* *(Neiguan)* „Innere Grenze"

- **Lokal.:** 2 Cun über der Handgelenksbeugefalte zwischen den Sehnen der Mm. palmaris longus und flexor carpi radialis (➡ Abb. 6.46, 6.81); beide Sehnen lassen sich bei leichter Handbeugung durch Zusammendrücken von Daumen- und Kleinfingerkuppe gut darstellen
- **Punkt.:** Senkrecht 0.5–1 Cun (bis nach **SJ 6**), Moxibustion applizierbar. *Cave:* N. medianus
- **Funkt.:** Reguliert und stärkt das Herz, reguliert die *Qi*-Zirkulation im Thorax und das Leber-*Qi*, klärt Feuer und Hitze, harmonisiert den Magen, reguliert gegenläufiges Magen-*Qi*, öffnet den Thorax, beruhigt den Geist-*Shen*

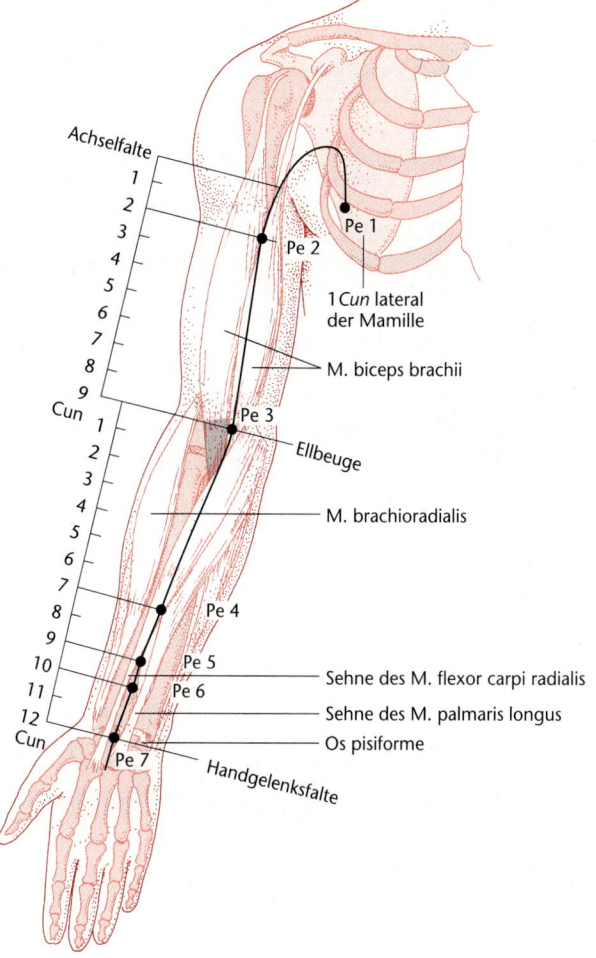

Achselfalte

Pe 1

Pe 2

1 *Cun* lateral
der Mamille

M. biceps brachii

Pe 3

Ellbeuge

M. brachioradialis

Pe 4

Pe 5

Sehne des M. flexor carpi radialis

Pe 6

Sehne des M. palmaris longus

Os pisiforme

Pe 7

Handgelenksfalte

Cun

6

Pe

Abb. 6.46

- **Indik.:** Schmerzen im Unterarmbereich, Angina pectoris, Palpitationen, Schlafstörungen, Thoraxschmerzen, Asthma bronchiale, Völle-/Druckgefühl im Thorax, Magenschmerzen, Gastritis, Ulcus ventriculi und duodeni, Refluxösophagitis, Hiatushernie, Singultus, (Schwangerschafts-)Erbrechen, prämenstruelles Syndrom, Reisekrankheit, psychische Störungen mit Angst- und Unruhezuständen, funktionelle Herzbeschwerden, vegetative Störungen mit depressiver Verstimmung, Epilepsie, Schlafstörungen, Bewusstseinsstörungen bei zerebrovaskulären Erkrankungen, fieberhafte Erkältungskrankheiten (➡ 9.4, 9.5)
- **Besond.:** Durchgangs-*Luo*-Punkt (➡ 10.4.2), Öffnungspunkt des *Yin Wei Mai* (➡ 6.3.9, 6.3.11), Meisterpunkt für den Thoraxbereich (➡ 10.4.10). Einer der wichtigsten Punkte mit breitem Wirkungsspektrum!

Pe 7* *(Daling)* „Großer Hügel"

- **Lokal.:** In der Mitte der Handgelenksbeugefalte (zur genauen Orientierung der betreffenden Falte ulnar das hervorstehende Os pisiforme tasten) zwischen den Sehnen des M. palmaris longus und M. flexor carpi radialis (➡ Abb. 6.47, 6.81); beide Sehnen lassen sich bei leichter Handbeugung durch Zusammendrücken von Daumen- und Kleinfingerkuppe gut darstellen
- **Punkt.:** Senkrecht 0.3–0.5 Cun, Moxibustion applizierbar. *Cave:* N. medianus
- **Funkt.:** Reguliert das Herz, kühlt Hitze, Herz-Feuer und das Blut, beruhigt den Geist-*Shen*, harmonisiert den Magen, entspannt den Thorax, klärt Stagnation
- **Indik.:** Tendovaginitis, Erkrankungen des Handgelenks, Angina pectoris, Palpitationen, Schmerzen in Thorax/seitlicher Rippenregion, Magenschmerzen, Erbrechen, Angstzustände, psychische Störungen mit Unruhezuständen, Schlaflosigkeit, Schizophrenie, Epilepsie
- **Besond.:** Bach-*Shu*-Punkt, Erd-Punkt (➡ 10.4.6), Ursprungs-*Yuan-Qi*-Punkt (➡ 10.4.1), Sedierungspunkt (Sohn-Punkt). Wichtiger psychisch beruhigender Punkt!

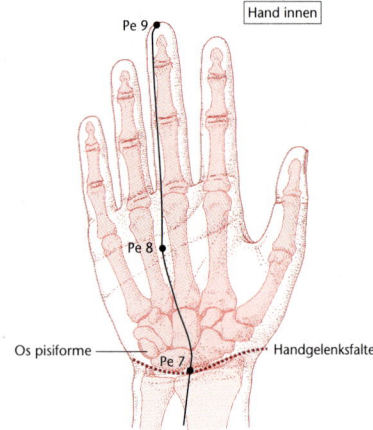

Hand innen
Pe 9
Pe 8
Os pisiforme — Pe 7 — Handgelenksfalte

Abb. 6.47

Pe 8 *(Laogong)* „Palast der Mühen"

- **Lokal.:** In der Mitte der Innenhand zwischen dem dritten und vierten Metakarpalknochen proximal zum Metakarpophalangealgelenk. Bei geballter Faust liegt der Punkt zwischen der Spitze des Ring- und Mittelfingers (➡ Abb. 6.47)
- **Punkt.:** Senkrecht 0.3–0.5 Cun, Moxibustion applizierbar. *Cave:* Schmerzhafte Punktion
- **Funkt.:** Kühlt Herz-Feuer und Blut, beruhigt den Geist-*Shen*, harmonisiert den Magen
- **Indik.:** Angina pectoris, Erbrechen, Stomatitis (durch Herz-Feuer), Gastritis, Ekzeme, Tinea der Hand, Tremor der Hand, Handschweiß, psychische Störungen mit Unruhezuständen und Manie, Epilepsie, fieberhafte Erkrankungen (➡ 9.5 im *Xue*-Stadium)
- **Besond.:** Quell-*Ying*-Punkt, Feuer-Punkt (➡ 10.4.6), *Ben*-Punkt (➡ 10.3.5).

Pe 9 *(Zhongchong)* „Mittlerer Angriffspunkt"

- **Lokal.:** Im Zentrum der Mittelfingerspitze (➡ Abb. 6.47)
- **Punkt.:** Schräg/senkrecht   0.1–0.2 Cun, Moxibustion oder Mikroaderlass mit Dreikantnadel (➡ 5.1.12)
- **Funkt.:** Klärt Herz-Feuer und Hitze, stärkt kollabiertes *Yang*, öffnet die Sinnesorgane, belebt das Bewusstsein, vertreibt inneren Wind
- **Indik.:** Kopfschmerzen, Hypertonie, Hitzesensationen der Handinnenflächen, Angina pectoris, Apoplex, Bewusstseinsverlust, Hitzschlag, hohes Fieber (auch bei Kindern), kindliche Epilepsie, Aphasie/Steifheit der Zunge
- **Besond.:** Brunnen-*Jing*-Punkt, Holz-Punkt (➡ 10.4.6), Tonisierungspunkt (Mutter-Punkt).

6.2.10 *San-Jiao*-Meridian (Hand-*Shaoyang*)

6

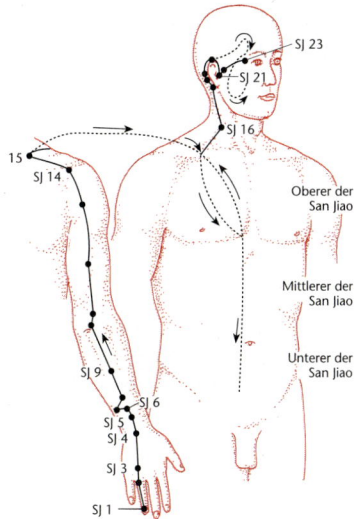

SJ 23
SJ 21
SJ 16
15
SJ 14
Oberer der San Jiao
Mittlerer der San Jiao
Unterer der San Jiao
SJ 9
SJ 6
SJ 5
SJ 4
SJ 3
SJ 1

Abb. 6.48

SJ

Verlauf

Der *San-Jiao*-Meridian entspringt an dem ulnaren Nagelfalzwinkel des Ringfingers, läuft zwischen den Ossa metacarpalia IV und V des Handgelenks aufwärts und zwischen Radius und Ulna zum lateralen Teil des Unterarmes. Er passiert das Olecranon und läuft am lateralen Oberarm entlang zur Schulter. Dort kreuzt er den Gallenblasen-Meridian, durchläuft die Fossa supraclavicularis und tritt als *innerer* Verlauf in die Brust ein, wo er sich mit dem Perikard verbindet. Er steigt durch das Diaphragma abwärts zum Abdomen und verbindet sich mit den zugehörigen Organen im oberen, mittleren und unteren der *San Jiao* (➡ 3.4.11). Ein weiterer *innerer* Zweig entspringt aus der Brust, kommt in der Fossa supraclavicularis an die *Oberfläche* und steigt von dort zum Hals auf. Er läuft am Os temporale entlang der hinteren Grenze der Ohrmuschel zum oberen Teil des Ohres, dann nach unten zur Wange und endet in der Infraorbitalregion. Ein weiterer *äußerer* Zweig entspringt an der Retroaurikularregion und tritt in das Ohr ein. Von dort läuft er zum Tragus, kreuzt den Wangenast, endet an der äußeren Augenbraue und verbindet sich dort mit seiner Achsenverbindung, dem Gallenblasen-Meridian (Fuß-*Shaoyang*) (➡ Abb. 6.48).

Spezifische Punkte des *San-Jiao*-Meridians			
Alarm-*Mu*-Punkt	**Ren 5** *(Shimen)*	Brunnen-*Jing*-Punkt (Metall)	**SJ 1** *(Guanchong)*
Rücken-Transport-*Shu*-Punkt	**Bl 22** *(Sanjiaoshu)*	Quell-*Ying*-Punkt (Wasser)	**SJ 2** *(Yemen)*
Durchgangs-*Luo*-Punkt	**SJ 5** *(Waiguan)*	Bach-*Shu*-Punkt (Holz)	**SJ 3** *(Zhongzhu)*
Ursprungs-*Yuan-Qi*-Punkt	**SJ 4** *(Yangchi)*	Fluss-*Jing*-Punkt (Feuer)	**SJ 6** *(Zhigou)*
Spalten-*Xi*-Punkt	**SJ 7** *(Huizong)*	Meer-*He*-Punkt (Erde)	**SJ 10** *(Tianjing)*

Tab. 6.11

Punkte

SJ 1 *(Guanchong)* „Angriffspunkt der Grenze"

- **Lokal.:** Am Ringfinger 0.1 Cun vom ulnaren Nagelfalzwinkel entfernt (➡ Abb. 6.49)
- **Punkt.:** Schräg/senkrecht 0.1–0.2 Cun oder Mikroaderlass mit Dreikantnadel (➡ 5.1.12), Moxibustion applizierbar
- **Funkt.:** Vertreibt Wind und Hitze, kühlt Feuer und Hitze des oberen der *San Jiao* (➡ 3.4.11), befreit die Sinne, belebt das Bewusstsein, unterstützt Ohren und Zunge
- **Indik.:** Schweregefühl und Bewegungseinschränkung der Arme, Kopfschmerzen, Konjunktivitis, (akute) Halsentzündungen, fieberhafte Erkältungskrankheiten (➡ 9.4, 9.5), akuter Apoplex, Steifheit der Zunge, Ohrenerkrankungen wie Tinnitus, Schwerhörigkeit
- **Besond.:** Brunnen-*Jing*-Punkt, Metall-Punkt (➡ 10.4.6).

SJ 2 *(Yemen)* „Flüssigkeitstor"

- **Lokal.:** Zwischen den Grundgelenken des Ring- und Kleinfingers 0.5 Cun proximal der Schwimmhaut, Lokalisation bei geballter Faust (➡ Abb. 6.49)
- **Punkt.:** Schräg 0.3–0.5 Cun in Richtung Zwischenraum der Metakarpalknochen, Moxibustion applizierbar
- **Funkt.:** Macht Meridian und Netzgefäße durchgängig, klärt Hitze vom oberen der *San Jiao* (➡ 3.4.11)
- **Indik.:** Schmerzen in Hand/Arm, Kopfschmerzen, Konjunktivitis, Schwerhörigkeit, Taubheit, Tinnitus, Halsentzündungen
- **Besond.:** Quell-*Ying*-Punkt, Wasser-Punkt (➡ 10.4.6).

SJ 3* *(Zhongzhu)* „Mittlere Insel"

- **Lokal.:** Über dem dorsalen Metakarpophalangealgelenk in der Vertiefung zwischen viertem und fünftem Os metacarpale auf der Höhe des Übergangs vom Köpfchen zum Schaft der beiden Metakarpalknochen, Lokalisation am besten bei geballter Faust (➡ Abb. 6.49)

SJ

- **Punkt.:** Senkrecht 0.3–0.5 Cun, Moxibustion applizierbar
- **Funkt.:** Klärt Hitze, leitet Feuer ab, vertreibt Wind und Wind-Hitze, macht den Meridian durchgängig, klärt Kopf und Augen, unterstützt das Ohr, reguliert die *Qi*-Zirkulation, bewegt stagniertes Leber-*Qi*
- **Indik.:** Schmerzen/Bewegungseinschränkung in Unterarm/Hand, (Schläfen-) Kopfschmerzen, Schwindel, Konjunktivitis, Tinnitus, Schwerhörigkeit, Halsentzündungen, fieberhafte Erkältungskrankheiten (➡ 9.4, 9.5), Depressionen, Stimmungsschwankungen
- **Besond.:** Bach-*Shu*-Punkt, Holz-Punkt (➡ 10.4.6), Tonisierungspunkt (Mutter-Punkt). Wichtiger Fernpunkt bei Ohrenerkrankungen!

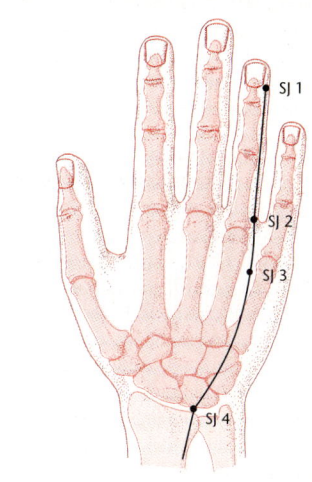

Abb. 6.49

SJ 4* *(Yangchi)* „*Yang*-Teich"

- **Lokal.:** In einer Vertiefung ulnar der Sehnen des M. extensor digitorum in der Sehnenlücke vor der Sehne des M. extensor digiti minimi in der dorsalen Handgelenksspalte (➡ Abb. 6.49, 6.50, 6.82); bessere Darstellung der Sehnen durch leichte Dorsalflexion und Anhebung der mittleren Finger
- **Punkt.:** Senkrecht 0.3–0.5 Cun, Moxibustion applizierbar
- **Funkt.:** Vertreibt Wind, kühlt Hitze, macht den Meridian durchgängig und beendet Schmerz, entspannt die Sehnen, unterstützt das Ursprungs-*Yuan-Qi*
- **Indik.:** Handgelenks-, Arm- und Schulterschmerzen, (Okzipital-)Kopfschmerzen, Schwerhörigkeit, Konjunktivitis, fieberhafte Erkältungskrankheiten (➡ 9.4, 9.5), Laryngitis, Pharyngitis und Tonsillitis
- **Besond.:** Ursprungs-*Yuan-Qi*-Punkt (➡ 10.4.1), in der klinischen Praxis in China wird der Punkt v. a. für Lokalprobleme eingesetzt; in Japan aber als wichtiger Punkt zur Stärkung des *Yuan-Qi* bei Erschöpfung (➡ Deadman, 14.3.2), Meisterpunkt bei vasomotorischen Kopfschmerzen nach Bischko.

SJ 5* *(Waiguan)* „Äußerer Pass"

- **Lokal.:** 2 Cun proximal über **SJ 4** zwischen Radius und Ulna (➡ Abb. 6.50)
- **Punkt.:** Senkrecht 0.3–1 Cun, Moxibustion applizierbar
- **Funkt.:** Entfernt äußere pathogene Faktoren (ein Hauptpunkt!), klärt Hitze, beseitigt Toxine, macht Meridian und Netzgefäße durchgängig, klärt Kopf und Augen, lindert Schmerzen im Bereich der oberen Extremität
- **Indik.:** Schmerzen/Bewegungseinschränkung/Sensibilitätsstörung der oberen Extremität/Schulter/Nacken, fieberhafte Erkältungskrankheiten (➡ 9.4, 9.5), wirkt regulierend im *Shaoyang*-Syndrom (➡ 9.4.2), (Schläfen-)Kopfschmerzen, Ohrenerkrankungen wie Otitis media acuta, Tinnitus, Hörsturz, Schwerhörigkeit; akute Augenentzündungen, Parotitis, Trigeminusneuralgie, Hemiplegie, Muskel- und Gelenkschmerzen

- **Besond.:** Durchgangs-*Luo*-Punkt (➡ 10.4.2), Öffnungspunkt des *Yang Wei Mai* (➡ 6.3.10, 6.3.11) (v. a. zur Beseitigung von Wind-Hitze). Sehr wichtiger Punkt, Meisterpunkt bei rheumatischen Erkrankungen nach Bischko.

SJ 6* *(Zhigou)* „Verzweigter Graben"

- **Lokal.:** 3 Cun (4 QF) proximal der dorsalen Handgelenksfalte (lässt sich gut durch leichte Dorsalflexion im Handgelenk darstellen), in der Mitte zwischen Radius und Ulna (➡ Abb. 6.50)
- **Punkt.:** Senkrecht 0.7–1 Cun, Moxibustion applizierbar
- **Funkt.:** Reguliert den *Qi*-Fluß und klärt den *San Jiao* (➡ 3.4.11) von Hitze, vertreibt äußeren pathogenen Wind, reguliert die *Qi*-Zirkulation der *Fu*-Organe, macht Meridian und Netzgefäße durchgängig, öffnet den Dickdarm
- **Indik.:** Schmerzen/Bewegungseinschränkung/Sensibilitätsstörung der oberen Extremität/Schulter/Nacken, akute Heiserkeit, Aphonie, fieberhafte Erkältungskrankheiten (➡ 9.4, 9.5), Tinnitus, Schwerhörigkeit, Schmerzen im Abdomen/Hypochondrium, Erbrechen, Säurereflux, Obstipation (hier sehr wichtiger Punkt), Meteorismus, Reizkolon, Interkostal-/Zosterneuralgie, Psoriasis, Ekzeme, Herpes zoster, Laktationsmangel
- **Besond.:** Fluss-*Jing*-Punkt, Feuer-Punkt (➡ 10.4.6), *Ben*-Punkt (➡ 10.3.5). Wichtiger Punkt!

SJ 7 *(Huizong)* „Vereinigung der Sippe"

- **Lokal.:** 3 cun proximal der dorsalen Handgelenksfalte und 0.5 Cun ulnar von **SJ 6** (➡ Abb. 6.50)
- **Punkt.:** Senkrecht 0.5–1.5 Cun, Moxibustion applizierbar
- **Funkt.:** Macht den Meridian durchgängig, beendet Schmerzen, unterstützt die Ohren
- **Indik.:** Sensibilitätsstörungen/Schmerzen im Arm, Epilepsie, Tinnitus, Schwerhörigkeit
- **Besond.:** Spalten-*Xi*-Punkt (➡ 10.4.3).

SJ 8 *(Sanyangluo)* „*Luo*-Verbindung der drei *Yang*"

- **Lokal.:** 4 Cun proximal der dorsalen Handgelenksfalte in der Mitte zwischen Radius und Ulna (➡ Abb. 6.50)
- **Punkt.:** Senkrecht 0.5–1.5 Cun, Moxibustion applizierbar. *Cave:* Wurde traditionell nicht gestochen
- **Funkt.:** Macht den Meridian durchgängig, unterstützt das Gehör
- **Indik.:** Schmerzen/Sensibilitätsstörungen von Armen/Schulter/Nacken, akute Heiserkeit, Aphonie, Hörsturz, Zahnschmerzen, Apoplex, Schwindel, Kopfschmerzen, Schmerzen in Thorax/Hypochondrium
- **Besond.:** Kreuzungspunkt der drei *Yang*-Meridiane der Hand.

SJ 9 *(Sidu)* „Vier Wasserläufe"

- **Lokal.:** 5 Cun unterhalb des Olekranons in der Mitte zwischen Radius und Ulna (➡ Abb. 6.50)
- **Punkt.:** Senkrecht 0.5–1.2 Cun, Moxibustion applizierbar
- **Funkt.:** Unterstützt Ohr und Rachen, macht Meridian und Netzgefäße durchgängig
- **Indik.:** Schmerzen/Bewegungseinschränkung der Arme, akute Heiserkeit, Zahnschmerzen, Schwerhörigkeit.

6

SJ

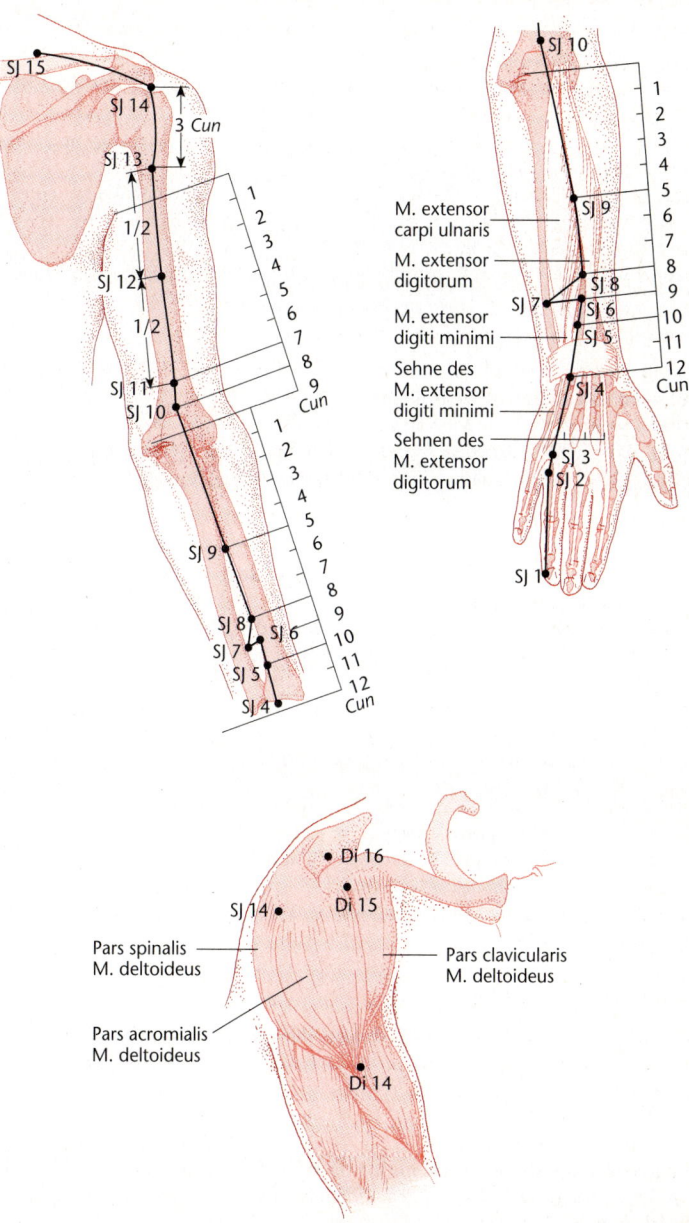

Abb. 6.50

6

SJ

SJ 10 *(Tianjing)* „Himmlischer Brunnen"

- **Lokal.:** Bei angewinkeltem Ellenbogen liegt der Punkt in der Vertiefung 1 Cun proximal des Olekranons (➡ Abb. 6.50)
- **Punkt.:** Senkrecht 0.3–1 Cun oder schräg aufwärts 0.5–1 Cun; Moxibustion applizierbar
- **Funkt.:** Entfernt Wind, Hitze, Feuchtigkeit und Schleim von Meridian und Netzgefäßen, beruhigt den Geist-*Shen*
- **Indik.:** Arm-/Ellenbogen-/Schulterschmerz, Bewegungseinschränkung, einseitiger Kopfschmerz/Migräne, Epilepsie, Interkostalneuralgie, Lymphadenitis von Hals, Nacken und Achselhöhle, Struma
- **Besond.:** Meer-*He*-Punkt, Erd-Punkt (➡ 10.4.6), Sedierungspunkt (Sohn-Punkt).

SJ 11 *(Qinglengyuan)* „Kühle Tiefe"

- **Lokal.:** 1 Cun oberhalb von **SJ 10** oder 2 Cun oberhalb der Olekranonspitze bei gebeugtem Ellenbogen (➡ Abb. 6.50)
- **Punkt.:** Senkrecht 1 Cun, Moxibustion applizierbar
- **Funkt.:** Entfernt Wind, befreit Meridian- und Netzgefäße-*Qi*, klärt Feuchte-Hitze
- **Indik.:** Schmerzen in Schulter/Arm, Kopfschmerz, Zahnschmerzen.

SJ 12 *(Xiaoluo)* „Wasserableitung"

- **Lokal.:** Auf der Verbindungslinie zwischen **SJ 11** und **SJ 14**, 6 Cun proximal des Olekranons (➡ Abb. 6.50)
- **Punkt.:** Senkrecht 1–2 Cun, Moxibustion applizierbar
- **Funkt.:** Macht den Meridian durchgängig, klärt Hitze im *San Jiao* (➡ 3.4.11)
- **Indik.:** Schmerzen/Bewegungseinschränkung im Arm/Nacken, Kopfschmerzen, Durst bei Diabetes mellitus (spezifischer Punkt).

SJ 13 *(Naohui)* „Versammlung der Oberarmmuskeln"

- **Lokal.:** Auf der Verbindungslinie zwischen **SJ 14** und Olekranon, 3 Cun distal von **SJ 14** am Hinterrand des M. deltoideus (➡ Abb. 6.50)
- **Punkt.:** Senkrecht 1–2 Cun, Moxibustion applizierbar
- **Funkt.:** Reguliert *Qi* und transformiert Schleim, macht den Meridian durchgängig
- **Indik.:** Schmerzen in Schulter/Arm, Struma, Lymphadenitis von Hals, Nacken und Achselhöhle.

SJ 14* *(Jianliao)* „Schultergrube"

- **Lokal.:** In der hinteren der beiden Mulden, die sich bei horizontal gehobenem Arm zwischen Akromion und Tuberculum majus humeri bilden (➡ Abb. 6.50) oder unter den dorsalen Akromionpol zwischen Partes acromialis und spinalis des M. deltoideus
- **Punkt.:** Senkrecht 0.7–1.5 Cun, Moxibustion applizierbar. *Cave:* Keimverschleppung in das Schultergelenk
- **Funkt.:** Vertreibt Wind, Feuchtigkeit und Kälte, fördert die *Qi*- und Blut-Zirkulation, macht Meridian und Netzgefäße durchgängig, beseitigt Schmerz und unterstützt das Schultergelenk
- **Indik.:** Schulterbeschwerden, Schmerzen/Bewegungseinschänkung des Armes (besonders Abduktion und Außenrotation), Periarthritis humeroscapularis
- **Besond.:** Wichtiger Lokalpunkt!

6

SJ

SJ 15 *(Tianliao)* „Himmlischer Knochenspalt"

- **Lokal.:** In der Mitte der Verbindungslinie zwischen **Gb 21** und **Dü 13** am oberen Schulterblattwinkel; oder: Hand des Patienten locker auf die Schulter der Gegenseite legen, Mittelfingerspitze berührt den Punkt (➥ Abb. 6.50)
- **Punkt.:** Senkrecht 0.5–1 Cun in den Muskel punktieren, Moxibustion applizierbar
- **Funkt.:** Beseitigt Wind und Feuchtigkeit, macht den Meridian durchgängig und beseitigt Schmerz
- **Indik.:** Schulter-/Nackenschmerzen/-Steifigkeit, HWS-Syndrom
- **Besond.:** Kreuzungspunkt mit dem *Yang Wei Mai* (➥ 6.3.10) und Gallenblasen-Meridian.

SJ 16 *(Tianyou)* „Himmlisches Fenster"

- **Lokal.:** Dorsal und inferior des Processus mastoideus am Hinterrand des M. sternocleidomastoideus in Kieferwinkelhöhe (➥ Abb. 6.51)
- **Punkt.:** Senkrecht 0.5–1 Cun, Moxibustion applizierbar
- **Funkt.:** Entfernt Wind, Feuchtigkeit, klärt Hitze, macht Meridian und Netzgefäße durchgängig, stärkt den Kopf und die Sinnesorgane
- **Indik.:** Nackensteifigkeit, Schwindel, Gesichtsschwellung/-ödeme, Hörsturz, Tinnitus, verschwommenes Sehen
- **Besond.:** Himmelsfensterpunkt (➥ 10.4.11).

SJ 17* *(Yifeng)* „Windschirm"

- **Lokal.:** Hinter dem Ohrläppchen in der Vertiefung auf halber Strecke zwischen Mastoidspitze und Unterkiefer, Lokalisation bei geöffnetem Mund (➥ Abb. 6.51)
- **Punkt.:** Senkrecht bzw. etwas schräg aufwärts 0.5–1 Cun, Moxibustion applizierbar
- **Funkt.:** Vertreibt Wind und Kälte, klärt Hitze, befreit die Sinne, unterstützt Ohr und Augen, fördert die *Qi*- und Blut-Zirkulation und macht Meridian und Netzgefäße durchgängig
- **Indik.:** Ohrenerkrankungen, Tinnitus, Hörsturz, Parotitis, Fazialisparese (dann tief stechen), Trismus, Wangenschwellung, Trigeminusneuralgie, Augenerkrankungen
- **Besond.:** Kreuzungspunkt mit dem Gallenblasen-Meridian (Fuß-*Shaoyang*). Wichtiger Punkt!

SJ 18 *(Qimai)* „Spasmus-Ader"

- **Lokal.:** In der Mitte des Processus mastoideus am Übergang vom mittleren zum unteren Drittel der Kurvenlinie, die durch Punkte **SJ 17** und **SJ 20** gebildet wird (➥ Abb. 6.51)
- **Punkt.:** Senkrecht 0.3–0.5 Cun oder flach subkutan nach unten oder Mikroaderlass mit Dreikantnadel (➥ 5.1.12), Moxibustion applizierbar
- **Funkt.:** Beseitigt Wind, beseitigt Spasmen, unterstützt das Ohr
- **Indik.:** Schwerhörigkeit, Tinnitus, Kopfschmerzen, Fazialisparese.

SJ 19 *(Luxi)* „Schädel ausruhen"

- **Lokal.:** Am Übergang vom mittleren zum oberen Drittel der Kurvenlinie, die durch **SJ 17** und **SJ 20** gebildet wird (➥ Abb. 6.51)
- **Punkt.:** Flach subkutan 0.3–0.5 Cun, Moxibustion applizierbar
- **Funkt.:** Beseitigt Wind, klärt Hitze, beruhigt den Geist-*Shen*, öffnet das Ohr
- **Indik.:** Ohrenschmerzen, Tinnitus, Kopfschmerzen, kindliche Krampfanfälle.

6

SJ

SJ 20 *(Jiaosun)* „Kleine Ecke"

- **Lokal.:** Direkt über der Ohrspitze an der Schläfenhaaransatzlinie (➡ Abb. 6.51)
- **Punkt.:** Flach subkutan nach unten oder oben 0.5–1.5 Cun, Moxibustion applizierbar
- **Funkt.:** Klärt Hitze, klärt den Kopf und Augen, stärkt die Ohren
- **Indik.:** Ohrenerkrankungen, Parotitis, Konjunktivitis, Hornhautansammlungen, Zahnschmerzen
- **Besond.:** Kreuzungspunkt mit dem Gallenblasen-Meridian (Fuß-*Shaoyang*).

SJ 21* *(Ermen)* „Ohrtor"

- **Lokal.:** Bei leicht geöffnetem Mund in der tastbaren Vertiefung vor dem Tragus auf Höhe der Incisura supratragica (➡ Abb. 6.51) und etwas oberhalb des Processus condylaris mandibulae
- **Punkt.:** Senkrecht 0.5–1 Cun, nach Punktion Mund wieder schließen lassen, Moxibustion applizierbar

6

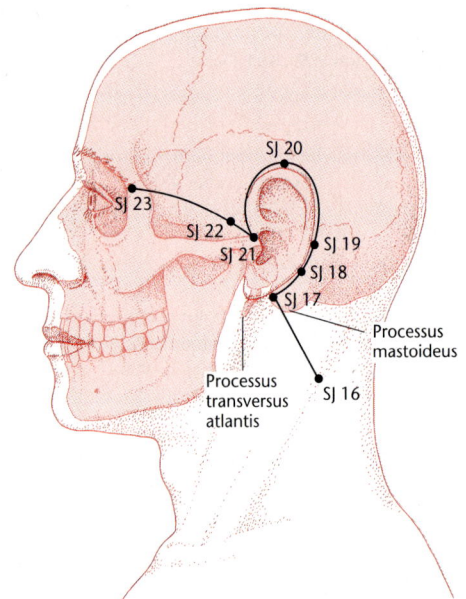

SJ 20
SJ 23
SJ 22
SJ 21
SJ 19
SJ 18
SJ 17
Processus mastoideus
Processus transversus atlantis
SJ 16

Abb. 6.51

SJ

- **Funkt.:** Klärt Hitze, macht den Meridian durchgängig, unterstützt das Ohr und fördert das Hörvermögen
- **Indik.:** Ohrenerkrankungen, Tinnitus, Schwerhörigkeit, Otitis media, Morbus Menière, Zahnschmerzen, Schmerzen im Kiefergelenk, kieferorthopädische Erkrankungen
- **Besond.:** Wichtiger Lokalpunkt bei Ohrenerkrankungen!

SJ 22 *(Erheliao)* „Knochenspalt der Ohr-Harmonie"

- **Lokal.:** Vor und über **SJ 21** auf Höhe der Helix am Hinterrand des Schläfenhaaransatzes, dorsal der Arteria temporalis superficialis (➡ Abb. 6.51)
- **Punkt.:** Schräg 0.3–0.5 Cun, Moxibustion applizierbar. *Cave:* A. temporalis superficialis
- **Funkt.:** Vertreibt Wind, öffnet das Ohr, macht die Netzgefäße durchgängig
- **Indik.:** Kontraktur der Unterkiefermuskulatur, Ohrenerkrankungen, Tinnitus, Kopfschmerzen, Schweregefühl im Kopf, Fazialisparese
- **Besond.:** Kreuzungspunkt mit dem Dünndarm- (Hand-*Taiyang*) und Gallenblasen-Meridian (Fuß-*Shaoyang*).

SJ 23* *(Sizhukong)* „Seidenbambus-Loch"

- **Lokal.:** In einer Vertiefung (kleine knöcherne Grube entspricht der Sutura frontozygomatica) am lateralen Augenbrauenende (➡ Abb. 6.51)
- **Punkt.:** Schräg oder flach subkutan 0.5–1 Cun nach hinten
- **Funkt.:** Vertreibt Wind und Hitze von Kopf und Gesicht, klärt die Augen (die Sicht) und lindert Schmerzen
- **Indik.:** Kopfschmerzen, Augenerkrankungen, Augenlidertic, Fazialisparese und -tic
- **Besond.:** Wichtiger Lokalpunkt bei akuten Augenerkrankungen!

6

SJ

6.2.11 Gallenblasen-Meridian (Fuß-*Shaoyang*)

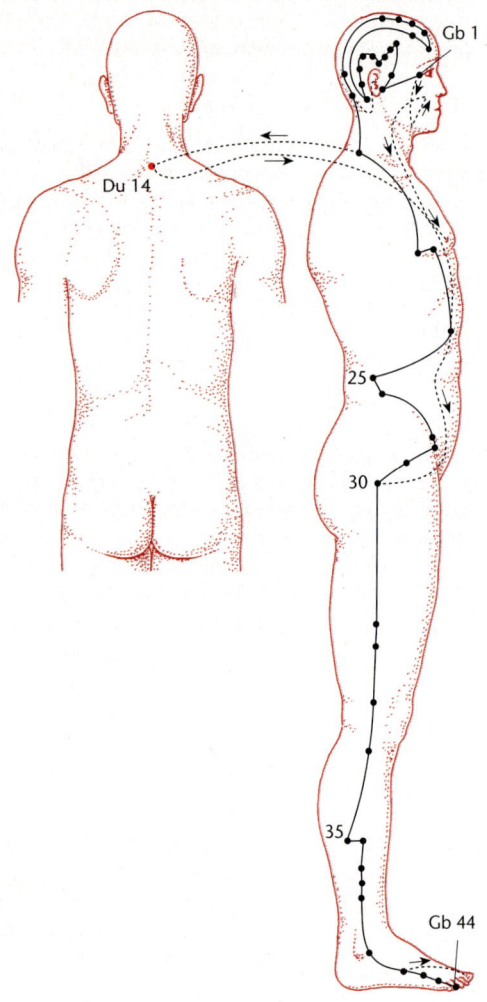

Abb. 6.52

Verlauf

Der Gallenblasen–Meridian beginnt am äußeren Augenwinkel, steigt auf zur Stirn, läuft hinter dem Ohr zum Nacken, zur Schulter und zurück zur Stirn, kreuzt und passiert hinter dem *San Jiao* (➡ 6.2.10) als *innerer* Ast nach ventral die Fossa supraclavicularis. Der retroaurikuläre Ast entspringt hinter dem Ohr, tritt ins Ohr ein, passiert dann die vordere Ohrregion und läuft zum hinteren Teil des äußeren Augenwinkels. Der Zweig des äußeren Augenwinkels läuft zum Punkt **Ma 5** und trifft den *San Jiao* (➥ 6.2.10) im Infraorbitalgebiet. Dort passiert er den Punkt **Ma 6** und steigt ventral zum Hals ab, tritt in die Fossa supraclavicularis ein und trifft dort wieder auf den Hauptast. Von dort aus läuft er als *innerer* Ast weiter kaudal zur Brust, passiert das Zwerchfell, verbindet sich mit der Leber und tritt in sein zugehöriges Organ, die Gallenblase, ein. Der weitere Verlauf geht durch das Hypochondrium in den Unterbauch und tritt nahe der A. femoralis in die Lendenregion ein. Von dort verläuft er entlang dem Schamhaarrand in die Hüftregion. Der Hauptast läuft *oberflächlich* aus der Fossa supraclavicularis heraus nach kaudal, passiert die Vorderseite der Axilla und läuft an der lateralen Thoraxwand entlang den freien Enden der Rippen zur Hüftregion, wo er wieder auf den beschriebenen *inneren* Ast trifft. Dann verläuft er über den lateralen Oberschenkel zur lateralen Kniefläche entlang der Fibulavorderkante bis zu deren distalem Ende. Weiter läuft er über den vorderen Teil des Malleolus lateralis und den Fußrücken zur Außenseite der vierten Zehe. Ein weiterer *innerer* Ast entspringt auf dem Fußrücken und läuft zwischen dem ersten und zweiten Metatarsalknochen zum distalen Ende der großen Zehe, wo er sich mit dem Leber-Meridian verbindet (➥ Abb. 6.52).

6

Punkte

Spezifische Punkte des Gallenblasen-Meridians			
Alarm-*Mu*-Punkt	**Gb 24** *(Riyue)*	Brunnen-*Jing*-Punkt (Metall)	**Gb 44** *(Zuqiaoyin)*
Rücken-Transport-*Shu*-Punkt	**Bl 19** *(Danshu)*	Quell-*Ying*-Punkt (Wasser)	**Gb 43** *(Xiaxi)*
Durchgangs-*Luo*-Punkt	**Gb 37** *(Guangming)*	Bach-*Shu*-Punkt (Holz)	**Gb 41** *(Zulinqi)*
Ursprungs-*Yuan-Qi*-Punkt	**Gb 40** *(Qiuxu)*	Fluss-*Jing*-Punkt (Feuer)	**Gb 38** *(Yangfu)*
Spalten-*Xi*-Punkt	**Gb 36** *(Waiqiu)*	Meer-*He*-Punkt (Erde)	**Gb 34** *(Yanglingquan)*

Tab. 6.12

Gb 1 *(Tongziliao)* „Pupillenknochenspalt"

- **Lokal.:** 0.5 Cun lateral des äußeren Augenwinkels in der Vertiefung am lateralen Rand der Orbita (➥ Abb. 6.53)
- **Punkt.:** 0.2–0.3 Cun flach s.c. oder schräg nach außen, einige Autoren: Moxibustion kontraindiziert
- **Funkt.:** Vertreibt Wind, klärt Hitze und Feuer, unterstützt die Augen
- **Indik.:** Augenerkrankungen, Tränenfluss, verschwommenes Sehen, Kopfschmerzen, Fazialisparese
- **Besond.:** Kreuzungspunkt mit dem Dünndarm-(Hand-*Taiyang*)- und dem *San-Jiao*-(Hand-*Shaoyang*)-Meridian.

Gb

Gb 2* *(Tinghui)* „Treffpunkt des Hörens"

- **Lokal.:** Bei geöffnetem Mund in der Vertiefung vor dem Tragus auf Höhe der Incisura intertragica, dorsal des Processus condylaris mandibulae unter **Dü 19**, Mund öffnen lassen (➥ Abb. 6.53)
- **Punkt.:** Senkrecht 0.5–1 Cun, Moxibustion applizierbar. *Cave:* Kiefergelenk

- **Funkt.:** Vertreibt Wind und Kälte, öffnet das Ohr
- **Indik.:** Ohrenerkrankungen wie Tinnitus, Hörsturz, Morbus Menière, Schwerhörigkeit, Otitis media, Zahnschmerzen, Kiefergelenkschmerzen und -arthritis, kieferorthopädische Erkrankungen, Migräne, Fazialisparese
- **Besond.:** Wichtiger Lokalpunkt!

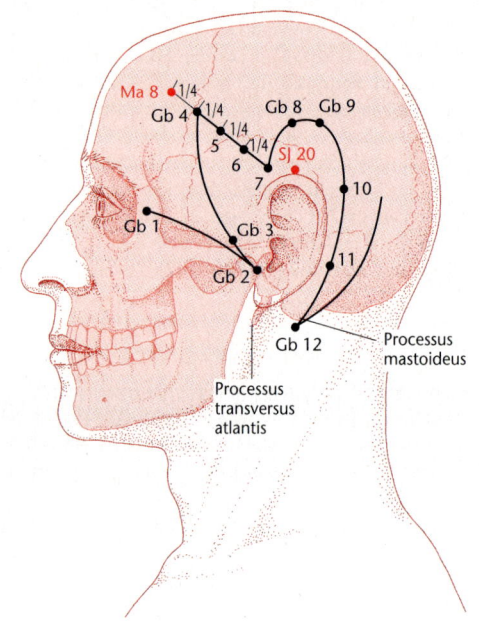

Abb. 6.53

Gb 3 *(Shangguan)* „Oberer Pass"

- **Lokal.:** Am oberen Rand des Jochbogens vor dem Ohr in der Vertiefung über **Ma 7** (➡ Abb. 6.53)
- **Punkt.:** Senkrecht 0.3–0.5 Cun, Moxibustion applizierbar. *Cave:* Nicht tief nadeln – Gefäße; Nadelung war traditionell verboten
- **Funkt.:** Macht den Meridian durchgängig, öffnet das Ohr, vertreibt Wind
- **Indik.:** Kopf- und Zahnschmerzen, Schwerhörigkeit, Tinnitus, Fazialisparese
- **Besond.:** Kreuzungspunkt mit dem *San-Jiao-*(Hand-*Shaoyang*) und dem Magen-Meridian (Fuß-*Yangming*).

Gb 4 *(Hanyan)* „Kinnbackendrücker"

- **Lokal.:** An der temporalen Haaransatzlinie 1 Cun kaudal von **Ma 8** oder im oberen Viertel der Verbindungslinie von **Ma 8** und **Gb 7**. An dieser Stelle entsteht beim Kauen mit geschlossenem Mund eine leichte Bewegung (➡ Abb. 6.53)
- **Punkt.:** Flach s.c. 0.5–1.5 Cun nach okzipital, Moxibustion applizierbar
- **Funkt.:** Klärt Hitze, entfernt Wind, macht die Netzgefäße durchgängig, beendet Schmerz

- **Indik.:** Schmerzen am äußeren Augenwinkel, einseitiger Kopfschmerz, Migräne, Augenflimmern, verschwommenes Sehen, Hypertonus, Schwindel, Fazialisparese
- **Besond.:** Kreuzungspunkt mit dem *San-Jiao*-(Hand-*Shaoyang*)- und dem Magen-Meridian (Fuß-*Yangming*).

Gb 5 *(Xuanlu)* „Hängender Schädel"

- **Lokal.:** In der Mitte der Linie zwischen **Ma 8** und **Gb 7** am temporalen Haaransatz (➡ Abb. 6.53)
- **Punkt.:** Flach s.c. 0.5–0.8 Cun entlang der Haut nach okzipital oder schräg ca. 0.2–0.3 Cun, Moxibustion applizierbar
- **Funkt.:** Klärt Hitze, entfernt Wind und Schwellungen, macht die Netzgefäße durchgängig
- **Indik.:** Schmerzen im äußeren Augenwinkel, einseitiger Kopfschmerz/Migräne, Zahnschmerzen, Gesichtsschwellung
- **Besond.:** Kreuzungspunkt mit dem *San-Jiao*-(Hand-*Shaoyang*)- und dem Magen-Meridian (Fuß-*Yangming*).

Gb 6 *(Xuanli)* „Ein Maß *(Li)* von der Aufhängung entfernt"

- **Lokal.:** In der Mitte der Verbindungslinie zwischen **Gb 5** und **Gb 7** am Haaransatz der inneren Ecke der Schläfenregion (➡ Abb. 6.53)
- **Punkt.:** Flach s.c. 0.5–0.8 Cun nach okzipital, Moxibustion applizierbar
- **Funkt.:** Macht die Netzgefäße durchgängig, unterstützt das Ohr, vertreibt Wind, klärt Hitze
- **Indik.:** Schmerzen im äußeren Augenwinkel, einseitiger Kopfschmerz/Migräne, Gesichtsschwellung, Zahnschmerzen
- **Besond.:** Kreuzungspunkt mit dem *San-Jiao*-(Hand-*Shaoyang*)- und dem Magen-Meridian (Fuß-*Yangming*).

Gb 7 *(Qubin)* „Gebogenes Schläfenhaar"

- **Lokal.:** Auf dem Schnittpunkt der Horizontallinie durch die Ohrmuschelspitze und der Vertikalen durch den Vorderrand der Ohrmuschel (➡ Abb. 6.53)
- **Punkt.:** Flach s.c. 0.5–0.8 Cun nach okzipital, Moxibustion applizierbar
- **Funkt.:** Entfernt Wind, klärt Hitze, beseitigt Schwellungen
- **Indik.:** Kieferklemme, temporale Kopfschmerzen, Schwellungen/Ödeme der Wange/Submandibularregion, Parotitis, Nackensteifigkeit
- **Besond.:** Kreuzungspunkt mit dem Blasen-Meridian (Fuß-*Taiyang*).

Gb 8* *(Shuaigu)* „Führendes Tal"

- **Lokal.:** Vertiefung am oberen Rand des M. temporalis, 1.5 Cun senkrecht über der Ohrmuschelspitze innerhalb der Haarlinie. Beim Kauen ist die Bewegung des M. temporalis bis zu dieser Stelle tastbar (➡ Abb. 6.53)
- **Punkt.:** Flach s.c. 0.2–0.5 Cun, Moxibustion applizierbar
- **Funkt.:** Macht die Netzgefäße durchgängig, besänftigt die Leber und vertreibt Wind, unterstützt das Ohr, lindert Schmerzen
- **Indik.:** Ohrenerkrankungen, M. Menière, einseitiger Kopfschmerz, Migräne (nach okzipital nadeln), verschwommenes Sehen bei Schwindel (nach vorn nadeln), Konjunktivitis, nach Deadman (➡ 14.3.2) Kopfschmerz und Erbrechen nach Alkoholabusus
- **Besond.:** Kreuzungspunkt mit dem Blasen-Meridian (Fuß-*Taiyang*). Wichtiger Lokalpunkt!

6

Gb

Gb 9 *(Tianchong)* „Himmlischer Ansturm"

- **Lokal.:** Direkt über der hinteren Grenze der Ohrwurzel, 2 Cun über der Haaransatzlinie und 0.5 Cun dorsal von **Gb 8** (➡ Abb. 6.53)
- **Punkt.:** Flach s.c. 0.5–0.8 Cun, Moxibustion applizierbar
- **Funkt.:** Entfernt Wind, macht die Netzgefäße durchgängig, beruhigt Spasmen und den Geist-*Shen*
- **Indik.:** Kopfschmerzen, Zahnfleischödeme, akute Parodontitis, Epilepsie
- **Besond.:** Kreuzungspunkt mit dem Blasen-Meridian (Fuß-*Taiyang*).

Gb 10 *(Fubai)* „Dahinziehendes Weiß"

- **Lokal.:** Posterior und superior des Processus mastoideus an der Kreuzung zwischen mittlerem und oberem Drittel der Kurvenlinie zwischen **Gb 9** und **Gb 12** (➡ Abb. 6.53)
- **Punkt.:** Flach s.c. 0.5–0.8 Cun, Moxibustion applizierbar
- **Funkt.:** Entfernt Wind, öffnet das Ohr, macht die Netzgefäße durchgängig
- **Indik.:** Kopfschmerzen, Schwerhörigkeit, Tinnitus, Zahnschmerzen
- **Besond.:** Kreuzungspunkt mit dem Blasen-Meridian (Fuß-*Taiyang*).

6

Gb 11 *(Touqiaoyin)* „Yin-Öffnung des Kopfes"

- **Lokal.:** Posterior und superior des Processus mastoideus an der Kreuzung zwischen mittlerem und unterem Drittel der Kurvenlinie zwischen **Gb 9** und **Gb 12** (➡ Abb. 6.53)
- **Punkt.:** Flach s.c. 0.5–0.8 Cun, Moxibustion applizierbar
- **Funkt.:** Entfernt Wind, klärt Hitze, entfernt Feuchte-Hitze, öffnet das Ohr und die Augen, besänftigt die Leber
- **Indik.:** Kopfschmerzen, Schwindel, Schwerhörigkeit, Tinnitus, Ohren-, Augen-, Nackenschmerzen, Hypertonus
- **Besond.:** Kreuzungspunkt mit dem Blasen-Meridian (Fuß-*Taiyang*).

Gb 12 *(Wangu)* „Processus mastoideus"

- **Lokal.:** In der Vertiefung posterior und inferior des Processus. Den Patienten zur besseren Lokalisation den Kopf beugen lassen (➡ Abb. 6.53)
- **Punkt.:** Schräg 0.5–1 Cun, Moxibustion applizierbar
- **Funkt.:** Vertreibt Wind, klärt Hitze, öffnet das Ohr, entfernt Schwellungen, beruhigt den Geist-*Shen*
- **Indik.:** Nackenschmerzen, HWS-Syndrom, Kopf-/Zahnschmerzen, Fazialisparese, Wangenschwellung, Tinnitus, Schlaflosigkeit
- **Besond.:** Kreuzungspunkt mit dem Blasen-Meridian (Fuß-*Taiyang*). Wichtiger Punkt!

Gb 13 *(Benshen)* „Ursprung des Geistes"

Gb

- **Lokal.:** 0.5 Cun innerhalb der Haaransatzlinie 3 Cun lateral zu **Du 24** (vordere Medianlinie) oder auf der Schnittstelle des lateralen Drittels der Verbindungslinie von **Du 24** und **Ma 8** (➡ Abb. 6.54)
- **Punkt.:** Flach s.c. 0.5–0.8 Cun nach hinten, Moxibustion applizierbar
- **Funkt.:** Entfernt Wind, beruhigt den Geist-*Shen*, klärt die Augen, klärt das Gehirn
- **Indik.:** Kopfschmerzen, Schwindel, Benommenheit, verschwommenes Sehen, Augenerkrankungen, Epilepsie, Fazialisparese, Schlaflosigkeit
- **Besond.:** Kreuzungspunkt mit dem *Yang Wei Mai* (➡ 6.3.10). Wichtiger Punkt zur Beruhigung des Geist-*Shen*!

Gb 14* *(Yangbai)* „Helles *Yang*"

- **Lokal.:** Direkt über der Pupille bei „Geradeausblick", 1 Cun über der Augenbraue (➡ Abb. 6.54)
- **Punkt.:** Flach s.c. 0.3–1 Cun nach okzipital oder nach unten in Richtung *Yuyao* **(Ex-HN4)**, Moxibustion applizierbar
- **Funkt.:** Vertreibt Wind, klärt Hitze, klärt die Augen, unterdrückt gegenläufiges *Qi*
- **Indik.:** Tic der Augenlider, Tränenfluss bei Wind, (Stirn-)Kopfschmerzen (besonders „hinter den Augen" lokalisiert), Sinusitis frontalis, verschwommenes Sehen, Konjunktivitis, Glaukom, Trigeminusneuralgie 1. Ast, Fazialisparese
- **Besond.:** Kreuzungspunkt mit dem *Yang Wei Mai* (➡ 6.3.10). Wichtiger Lokalpunkt!

6

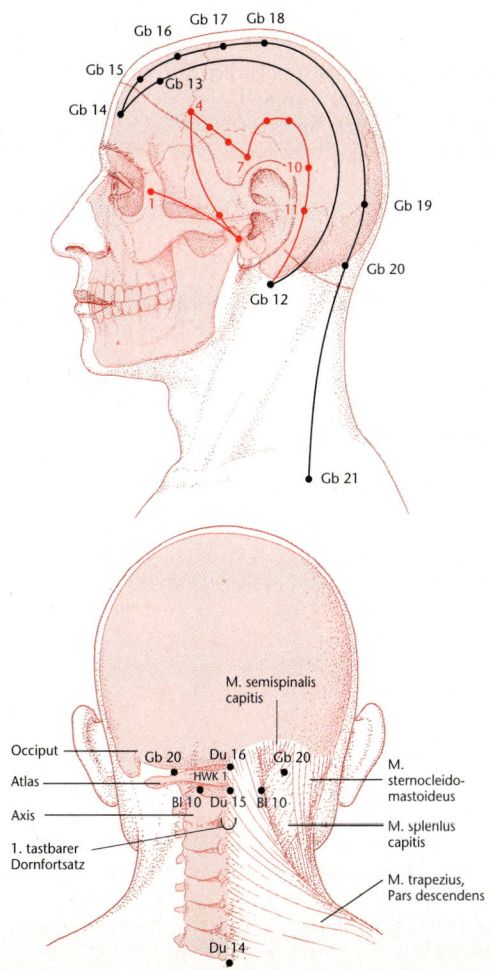

Abb. 6.54

Gb

Gb 15 *(Toulinqi)* „Abstieg der Tränen"

- **Lokal.:** Direkt über der Pupille bei „Geradeausblick" und 0.5 Cun über der idealen vorderen Haaransatzlinie auf dem Mittelpunkt der Verbindungslinie zwischen **Du 24** und **Ma 8**, d. h. 2.25 Cun von der Medianlinie (➡ Abb. 6.54)
- **Punkt.:** Flach s.c. 0.3–0.5 Cun, Moxibustion applizierbar
- **Funkt.:** Klärt das Gehirn und die Augen, befreit die Nase
- **Indik.:** Kopfschmerzen, verschwommenes Sehen, Augenerkrankungen wie z. B. Konjunktivitis, Keratitis, Tränenfluss bei Wind, Schmerz im äußeren Augenwinkel, Rhinitis, Sinusitis, Epilepsie
- **Besond.:** Kreuzungspunkt mit dem Blasen-Meridian (Fuß-*Taiyang*) und dem *Yang Wei Mai* (➡ 6.3.10).

Gb 16 *(Muchuang)* „Fenster der Augen"

- **Lokal.:** 1.5 Cun über der idealen vorderen Haaransatzlinie, 2.25 Cun lateral der Medianlinie, auf der Verbindungslinie zwischen **Gb 15** und **Gb 20** (➡ Abb. 6.54)
- **Punkt.:** Flach s.c. 0.3–0.5 Cun, Moxibustion applizierbar
- **Funkt.:** Klärt den Kopf und die Augen, vertreibt Wind
- **Indik.:** Kopfschmerzen, Augenerkrankungen wie z. B. Konjunktivitis, verschwommenes Sehen, Sinusitis, Rhinitis
- **Besond.:** Kreuzungspunkt mit dem *Yang Wei Mai* (➡ 6.3.10).

Gb 17 *(Zhengying)* „Geordnetes Lager"

- **Lokal.:** 2.5 Cun über der idealen vorderen Haaransatzlinie, 2.25 Cun lateral der Medianlinie auf der Verbindungslinie von **Gb 15** zu **Gb 20** (➡ Abb. 6.54)
- **Punkt.:** Flach s.c. 0.5–1.5 Cun nach okzipital, Moxibustion applizierbar
- **Funkt.:** Entfernt Wind, unterstützt die Zähne, macht die Netzgefäße durchgängig
- **Indik.:** Einseitiger Kopfschmerz, Migräne, verschwommenes Sehen, Zahnschmerzen
- **Besond.:** Kreuzungspunkt mit dem *Yang Wei Mai* (➡ 6.3.10).

Gb 18 *(Chengling)* „Geist empfangen"

- **Lokal.:** 4 Cun über der idealen vorderen Haaransatzlinie, 2.25 Cun lateral der Medianlinie auf der Verbindungslinie von **Gb 15** zu **Gb 20** (➡ Abb. 6.54)
- **Punkt.:** Flach s.c. 0.3–0.5 Cun nach okzipital, Moxibustion applizierbar
- **Funkt.:** Vertreibt Wind, öffnet die Nase
- **Indik.:** Kopfschmerzen, Nasenbluten, Rhinitis, Sinusitis, Schwindel und Benommenheit
- **Besond.:** Kreuzungspunkt mit dem *Yang Wei Mai* (➡ 6.3.10).

Gb 19 *(Naokong)* „Gehirnraum"

- **Lokal.:** 1.5 Cun direkt über **Gb 20** lateral des Oberrands der Protuberantia occipitalis externa (Höhe **Du 17**) (➡ Abb. 6.54)
- **Punkt.:** Flach s.c. 0.3–0.5 Cun nach okzipital, Moxibustion applizierbar
- **Funkt.:** Entfernt Wind, öffnet die Augen, macht die Netzgefäße durchgängig
- **Indik.:** Kopfschmerzen, Schmerzen/Bewegungseinschränkung im Nacken, Nasenbluten, Asthma bronchiale, Augenerkrankungen, verschwommenes Sehen, Tinnitus, Schwindel, Epilepsie
- **Besond.:** Kreuzungspunkt mit dem *Yang Wei Mai* (➡ 6.3.10).

Gb 20* *(Fengchi)* „Windteich"

- **Lokal.:** Unter dem Os occipitale, in der fingerbeergroßen Vertiefung zwischen Ansatz des M. sternocleidomastoideus und dem M. trapezius (➡ Abb. 6.54)
- **Punkt.:** Schräg 0.5–1.2 Cun in Richtung Nasenspitze bzw. kontralateraler Orbita, Moxibustion applizierbar
- **Funkt.:** Vertreibt inneren und äußeren Wind (Hauptpunkt!), besänftigt Leber-*Yang*, kühlt und beseitigt Leber-Feuer, entspannt Muskeln und Sehnen, klärt Hitze vom Kopf, harmonisiert *Qi* und Blut, befreit die Sinne, öffnet und stärkt die Augen, stärkt das Mark und nährt das Gehirn bei stärkender Nadeltechnik (nach G. Maciocia ➡ 14.3.2), macht den Meridian und die Netzgefäße durchgängig
- **Indik.:** Nacken-/Hinterkopfschmerzen, Schwindel, Augenerkrankungen, Hypertonus, zerebrovaskuläre Erkrankungen, Rhinitis, Sinusitis, fieberhafte Erkältungskrankheiten (➡ 9.4, 9.5), Trigeminusneuralgie, Fazialisparese, Hemiplegie, Schlaflosigkeit, Epilepsie
- **Besond.:** Kreuzungspunkt mit dem *Yang Wei Mai* (➡ 6.3.10), *Yang Qiao Mai* (➡ 6.3.8), und dem *San-Jiao*-Meridian (Hand-*Shaoyang*). Sehr wichtiger Punkt!

Gb 21* *(Jianjing)* „Brunnen der Schulter"

- **Lokal.:** Auf dem höchsten Punkt der Schulter, in der Mitte der Verbindungsstrecke zwischen **Du 14** (Dornfortsatzunterkante von HWK 7) und dem Akromion (➡ Abb. 6.55)
- **Punkt.:** Senkrecht ca. 0.5–1 Cun (Muskel anheben), Moxibustion applizierbar. *Cave:* Kontraindiziert in der Schwangerschaft; Pneumothorax
- **Funkt.:** Macht den Meridian und die Netzgefäße durchgängig, entspannt Sehnen und Bänder, kühlt Hitze, vertreibt Wind und Kälte, fördert die Wehentätigkeit und den Milchfluss, senkt gegenläufiges *Qi* ab, lindert Schmerz
- **Indik.:** Nackensteifigkeit, Schmerzen und Funktionsstörungen der Schulter, Bewegungseinschränkung der oberen Extremität, Apoplex, Mastitis, erschwerte Laktation, protrahierter Geburtsverlauf, Plazentaretention, postpartale Blutungen
- **Besond.:** Kreuzungspunkt mit *San-Jiao*-Meridian (Hand-*Shaoyang*) und dem *Yang Wei Mai* (➡ 6.3.10). Wichtiger Lokalpunkt der Schulter mit Fernwirkung auf den Uterus!

Gb 22 *(Yuanye)* „Vertiefung an der Achselhöhle"

- **Lokal.:** 3 Cun unter der Axilla auf der Axillarlinie im vierten ICR (➡ Abb. 6.55)
- **Punkt.:** Schräg ca. 0.5–1 Cun, einige Autoren: Moxibustion kontraindiziert. *Cave:* Pneumothorax
- **Funkt.:** Fördert den *Qi*-Fluss, macht die Netzgefäße durchgängig, öffnet den Thorax
- **Indik.:** Schmerzen/Schwellung der Axilla, Lymphadenitis der Axilla, Pleuritis, Schmerzen im Hypochondrium, Interkostalneuralgie.

Gb 23 *(Zhejin)* „Flankenmuskel"

- **Lokal.:** 1 Cun vor **Gb 22** ca. auf Höhe der Mamillen im vierten ICR (➡ Abb. 6.55)
- **Punkt.:** Schräg 0.5–1 Cun, Moxibustion applizierbar. *Cave:* Pneumothorax
- **Funkt.:** Reguliert den *Qi*-Fluss, beruhigt Dyspnoe, beendet Erbrechen
- **Indik.:** Thorakales Völlegefühl, Interkostalneuralgie, Herpes zoster, Asthma bronchiale, Erbrechen, Refluxkrankheit, Singultus.

Gb 24* *(Riyue)* „Sonne und Mond"

- **Lokal.:** Im siebten ICR auf der Mamillarlinie (➡ Abb. 6.55)
- **Punkt.:** Schräg 0.3–0.8 Cun, Moxibustion applizierbar. *Cave:* Pneumothorax bei zu tiefer senkrechter Nadelung

6

Gb

- **Funkt.:** Reguliert Leber und Gallenblase, reguliert den *Qi*-Fluss, entfernt Feuchte-Hitze, harmonisiert den mittleren der *San Jiao*
- **Indik.:** Schmerzen im oberen Abdomen, Globusgefühl, Singultus, Erbrechen, Magenschmerzen, Refluxkrankheit, Gastritis, Ulcus ventriculi et duodeni, Ikterus, Cholezystitis, Cholezystolithiasis, Hepatitis
- **Besond.:** Alarm-*Mu*-Punkt (➡ 10.4.5), Kreuzungspunkt mit Milz-Meridian (Hand-*Taiyin*) und dem *Yang Wei Mai* (➡ 6.3.10). Wichtiger Punkt!

Gb 25* *(Jingmen)* „Tor der Hauptstadt"

- **Lokal.:** Am freien kaudalen Ende und Unterrand der zwölften Rippe (➡ Abb. 6.55), Höhenlokalisation 1.5 Cun über dem Nabel
- **Punkt.:** Senkrecht 0.3–0.5 Cun, Moxibustion applizierbar. *Cave:* Peritoneum bei dünnen Patienten
- **Funkt.:** Stärkt die Niere, reguliert die Wasserwege, beseitigt Feuchtigkeit, entspannt Sehnen und Muskeln, unterstützt die Lumbalregion
- **Indik.:** Interkostalneuralgie, Hypochondrium-, LWS-Beschwerden, Dysurie, Nephritis, Harnsteine, Meteorismus, (chronische) Diarrhö
- **Besond.:** Alarm-*Mu*-Punkt der Niere (➡ 10.4.5), Kreuzungspunkt mit dem Nieren-Meridian (Fuß-*Shaoyin*). Wichtiger Punkt!

Gb 26 *(Daimai)* „Gürtelgefäß"

- **Lokal.:** Im Schnittpunkt einer Senkrechten durch das freie Ende der elften Rippe und einer Horizontalen durch die Nabelmitte, 1.8 Cun ventrokaudal von **Le 13** (➡ Abb. 6.55)
- **Punkt.:** Senkrecht 0.5–1 Cun, Moxibustion applizierbar. *Cave:* Peritoneum bei dünnen Patienten
- **Funkt.:** Entfernt Feuchte-Hitze, reguliert den Uterus und den *Dai Mai* (➡ 6.3.6), beendet Fluor vaginalis
- **Indik.:** Schmerzen in Lumbal-, Thoraxregion, Hypochondrium, Interkostalneuralgie, Menstruationsstörungen (unregelmäßig), Endometritis, Fluor vaginalis
- **Besond.:** Kreuzungspunkt mit dem *Dai Mai* (➡ 6.3.6). Wichtiger Punkt bei Störungen des *Dai Mai*!

Gb 27 *(Wushu)* „Fünf Drehpfeiler"

- **Lokal.:** In der Vertiefung ca. 0.5 Cun medial der Spina iliaca anterior superior, ca. auf Höhe von **Ren 4** (3 Cun unter dem Nabel) (➡ Abb. 6.55)
- **Punkt.:** Senkrecht 1–1.5 Cun, Moxibustion applizierbar. *Cave:* In der Schwangerschaft
- **Funkt.:** Stärkt die Lumbalregion und die Niere, reguliert den *Dai Mai* (➡ 6.3.6) und den *San Jiao* (➡ 3.4.11)
- **Indik.:** LWS- und Hüftbeschwerden, Menstruationsstörungen, Fluor vaginalis, Uterusprolaps, Schmerzen im unteren Abdomen, Hodenbeschwerden
- **Besond.:** Kreuzungspunkt mit dem *Dai Mai* (➡ 6.3.6).

Gb 28 *(Weidao)* „Wegverbindung"

- **Lokal.:** 0.5 Cun anterior und inferior von **Gb 27** (➡ Abb. 6.55)
- **Punkt.:** Senkrecht 1–1.5 Cun, Moxibustion applizierbar. *Cave:* In der Schwangerschaft
- **Funkt.:** Reguliert den *Dai Mai* (➡ 6.3.6) und den *San Jiao* (➡ 3.4.11)
- **Indik.:** LWS- und Hüftbeschwerden, Schmerzen im unteren Abdomen, Fluor vaginalis, Uterusprolaps, Endometritis, Obstipation.

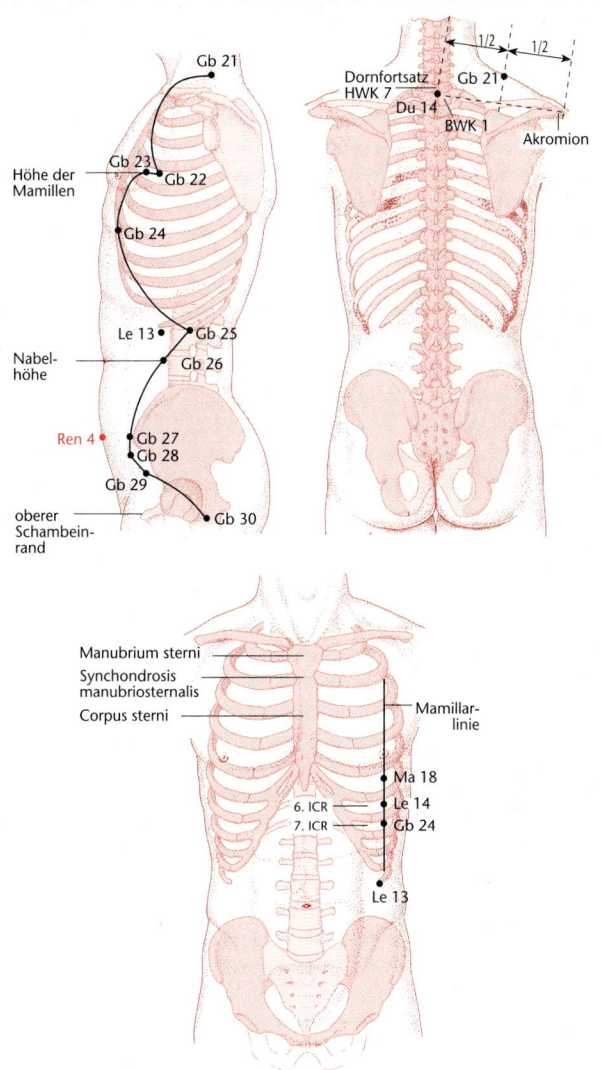

Abb. 6.55

6

Gb

Gb 29 *(Juliao)* „In der Knochengrube"

- **Lokal.:** Mitten zwischen Spina iliaca anterior superior und dem höchsten Punkt des Trochanter major, Punkt in Seitenlage lokalisieren (➡ Abb. 6.55, 6.56)
- **Punkt.:** Senkrecht 1–2 Cun, Moxibustion applizierbar
- **Funkt.:** Leitet Feuchtigkeit und Wind aus, macht den Meridian durchgängig

- **Indik.:** Schmerzen in Unterbauch/Lumbalregion/Hüfte, Bewegungseinschränkung, Parese der unteren Extremität
- **Besond.:** Kreuzungspunkt mit dem *Yang Qiao Mai* (➡ 6.3.8).

Gb 30* *(Huantiao)* „Springender Kreis"

- **Lokal.:** In Seitenlage und gebeugtem Hüftgelenk befindet sich der Punkt auf der Grenze zwischen mittlerem und lateralem Drittel das Abstandes zwischen dem höchsten Punkt des Trochanter major und dem Hiatus sacralis (➡ Abb. 6.56)
- **Punkt.:** Senkrecht 1.5–3 Cun, Moxibustion applizierbar. *Cave:* Schmerzhafte Punktion
- **Funkt.:** Vertreibt Wind, Kälte und Feuchtigkeit aus dem Meridian, macht den Meridian durchgängig, stärkt die Lumbalregion und Hüftregion
- **Indik.:** Schmerzen in Lumbalregion/Hüfte, z. B. bei Koxarthrose, Sensibilitätsstörungen/Schmerzen der unteren Extremität, Hemiplegie
- **Besond.:** Kreuzungspunkt mit dem Blasen-Meridian (Fuß-*Taiyang*), einer der „12 Heavenly Star Points von *Ma Dan-Yang*" (➡ 10.4.13). Wichtiger Lokalpunkt!

Gb 31 *(Fengshi)* „Marktplatz des Windes"

- **Lokal.:** Lateral am Oberschenkel 7 Cun über der Kniegelenksfalte, Patient im aufrechten Stand die Hände seitlich am Oberschenkel anlegen lassen; Punkt auf Höhe der Mittelfingerspitze (➡ Abb. 6.56)
- **Punkt.:** Senkrecht 1–2 Cun, Moxibustion applizierbar
- **Funkt.:** Entfernt Wind, Feuchtigkeit und Hitze, macht den Meridian durchgängig, stärkt Sehnen und Knochen, reguliert *Qi* und Blut
- **Indik.:** Bewegungseinschränkung/Schmerzen/Sensibilitätsstörungen des Beines (lateral), Gelenkschmerzen der Beine, Hemiplegie, Muskelatrophie, generalisierter Hautjuckreiz, Urtikaria
- **Besond.:** Wichtiger Lokalpunkt!

Gb 32 *(Zhongdu)* „Mitte im Wasserlauf"

- **Lokal.:** 2 Cun unter **Gb 31**; am lateralen Oberschenkel 5 Cun über der Kniegelenksfalte zwischen den Mm. vastus lateralis und biceps femoris (➡ Abb. 6.56)
- **Punkt.:** Senkrecht 1–2 Cun, Moxibustion applizierbar
- **Funkt.:** Entfernt Wind, Feuchtigkeit und Kälte aus dem Meridian, macht den Meridian und die Netzgefäße durchgängig
- **Indik.:** Schmerzen/Sensibilitätsstörungen/Bewegungseinschränkung der unteren Extremität.

Gb 33 *(Xiyangguan)* „*Yang*-Grenze am Knie"

- **Lokal.:** Bei gebeugtem Knie 3 Cun über **Gb 34** in der Vertiefung über dem Epicondylus lateralis femoris (➡ Abb. 6.56)
- **Punkt.:** Senkrecht 1–2 Cun, einige Autoren: Moxibustion kontraindiziert
- **Funkt.:** Macht den Meridian durchgängig, entspannt die Sehnen
- **Indik.:** Schmerzen/Bewegungseinschränkung/Sensibilitätsstörungen des Kniegelenks, der Beine, Kontraktur der Poplitealsehne.

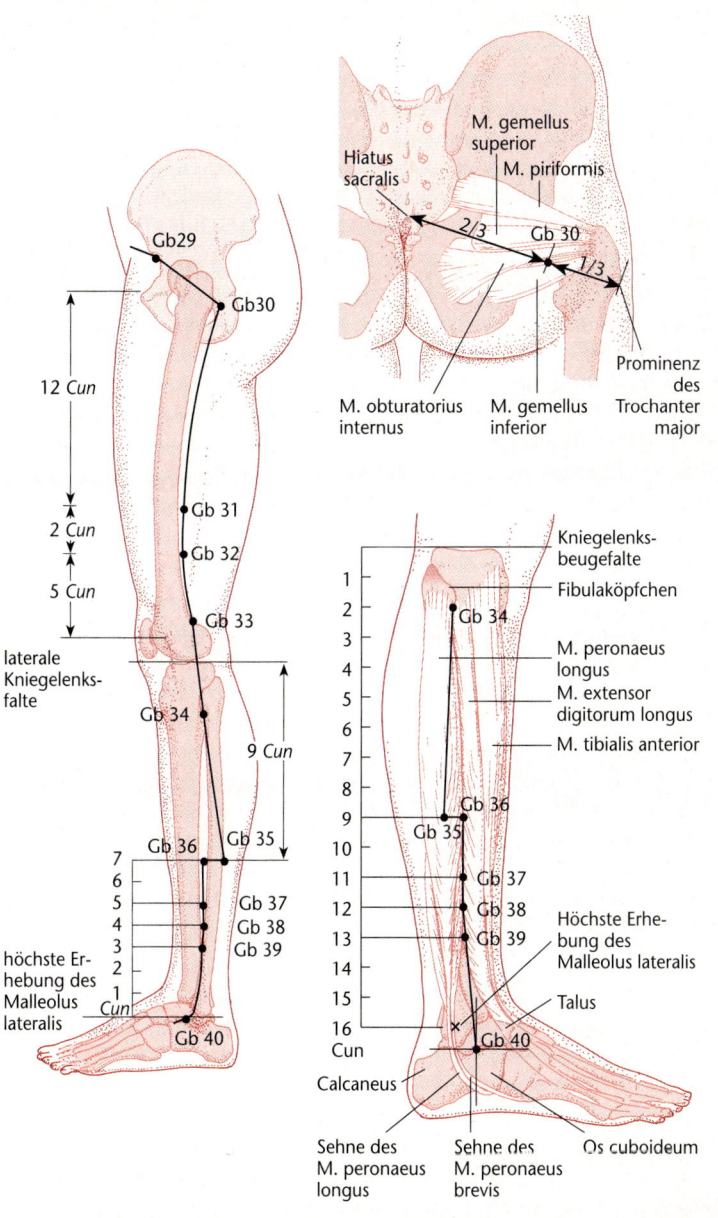

6

Gb

Abb. 6.56

Gb 34* *(Yanglingquan)* „*Yang*-Hügel-Quelle"

- **Lokal.:** In der Vertiefung anterior und inferior des Fibulaköpfchens zwischen dem M. peronaeus longus und dem M. extensor digitorum longus (➡ Abb. 6.56)
- **Punkt.:** Senkrecht 0.8–1.5 Cun, Moxibustion applizierbar
- **Funkt.:** Reguliert den harmonischen Leber-*Qi*-Fluss (Hauptpunkt!) und die Gallenblase, besänftigt Leber-*Yang* und -Wind, entfernt Feuchte-Hitze, kühlt Hitze, vertreibt äußeren pathogenen Wind, Wind-Schleim und Kälte, macht den Meridian durchgängig, entspannt die Sehnen und Muskeln, unterstützt das Kniegelenk
- **Indik.:** Schmerzen/Schwellung des Knies, Bewegungseinschränkung der unteren Extremität, Hemiplegie, Schmerzen in Hypochondrium/LWS/interkostal, Kopfschmerzen, Hypertonus (durch aufsteigendes Leber-*Yang*), Erregungszustände, Epilepsie, Erkrankungen der Gallenblase, z. B. Cholezystitis, Cholelithiasis, Übelkeit und Erbrechen
- **Besond.:** Meer-*He*-Punkt, Erd-Punkt (➡ 10.4.6) und Einflußreicher-*Hui*-Punkt der Sehnen (➡ 10.4.7), einer der „12 Heavenly Star Points von *Ma Dan-Yang*" (➡ 10.4.13). Sehr wichtiger Punkt!

Gb 35 *(Yangjiao)* „Treffpunkt des *Yang*"

- **Lokal.:** 7 Cun oberhalb der Spitze des Malleolus lateralis am Hinterrand der Fibula in der Verbindungslinie zwischen **Gb 34** und der Spitze des lateralen Malleolus (➡ Abb. 6.56)
- **Punkt.:** Senkrecht 0.5–1.5 Cun, Moxibustion applizierbar
- **Funkt.:** Klärt Hitze, macht den Meridian durchgängig, entspannt die Sehnen und Muskeln, reguliert das Gallenblasen-*Qi* und beruhigt den Geist-*Shen*
- **Indik.:** Bewegungseinschränkungen/Schmerzen des Fußes bzw. lateralen Unterschenkels, Knieschmerzen, Beklemmungsgefühl in Thorax/Hypochondrium, Asthma bronchiale, psychische und psychosomatische Störungen, Manie
- **Besond.:** Spalten-*Xi*-Punkt (➡ 10.4.3) des *Yang Wei Mai* (➡ 6.3.10).

Gb 36 *(Waiqiu)* „Äußerer Hügel"

- **Lokal.:** 7 Cun oberhalb der Spitze des Malleolus lateralis am Vorderrand der Fibula (➡ Abb. 6.56)
- **Punkt.:** Senkrecht 1–1.5 Cun, Moxibustion applizierbar
- **Funkt.:** Reguliert das Gallenblasen- und Leber-*Qi*, kühlt Hitze, entfernt Feuchte-Hitze, entspannt Sehnen und Muskeln, beruhigt den Geist-*Shen*
- **Indik.:** Schmerzen und Muskelspasmen der unteren Extremität, Schmerzen in Kopf/Nacken/lateralem Thorax/Hypochondrium, Epilepsie, Manie
- **Besond.:** Spalten-*Xi*-Punkt (➡ 10.4.3).

Gb 37* *(Guangming)* „Strahlendes Licht"

- **Lokal.:** 5 Cun oberhalb der Spitze des Malleolus lateralis am Fibulavorderrand zwischen M. peronaeus longus und M. extensor digitorum longus (➡ Abb. 6.56) oder Handspanntechnik: Die beiden Kleinfinger auf die höchste Erhebung des Malleolus lateralis und **Gb 34** legen, mit den sich treffenden Daumen die Mitte (von 14 Cun) bestimmen und dann 2 Cun nach unten den Fibularand entlang abmessen
- **Punkt.:** Senkrecht 0.7–1.5 Cun, Moxibustion applizierbar
- **Funkt.:** Reguliert die Leber, vertreibt Wind, beseitigt Hitze und Feuchtigkeit, leitet Feuer abwärts, klärt die Augen (die Sicht)
- **Indik.:** Muskelspasmen, Schmerzen/Bewegungseinschränkung/Paresen von Knie/unterer Extremität, Augenerkrankungen wie Konjunktivitis, Glaukom, Optikusneuri-

tis, Migräne, verschwommenes Sehen, Spannungsgefühl der Mammae, Laktationsstörungen, Frühstadium Mastitis, Schwindel, Fieber
- **Besond.:** Durchgangs-*Luo*-Punkt (➡ 10.4.2). Wichtiger Punkt!

Gb 38 *(Yangfu)* „Stütze des *Yang*"

- **Lokal.:** 4 Cun oberhalb der höchsten Erhebung des Malleolus lateralis am Vorderrand der Fibula (➡ Abb. 6.56)
- **Punkt.:** Senkrecht 0.7–1 Cun, Moxibustion applizierbar
- **Funkt.:** Vertreibt Wind, klärt Hitze, macht den Meridian durchgängig
- **Indik.:** Schmerzen/Paresen der unteren Extremität, Migräne, Schmerzen im lateralen Augenwinkel/Nacken/Thorax/Hypochondrium, Fieber, allgemeine Erschöpfung, Bewegungseinschränkung, Schmerzen im ganzen Körper
- **Besond.:** Fluss-*Jing*-Punkt, Feuer-Punkt (➡ 10.4.6), Sedierungspunkt (Sohn-Punkt).

Gb 39* *(Xuanzhong)* „Aufgehängte Glocke"

6

- **Lokal.:** Vertiefung 3 Cun über der Spitze des Malleolus lateralis am Fibulavorderrand (➡ Abb. 6.56)
- **Punkt.:** Senkrecht 0.5–1.5 Cun oder durchstechen bis **Mi 6** möglich, Moxibustion applizierbar
- **Funkt.:** Macht Meridian und Netzgefäße durchgängig, entfernt Wind und Feuchtigkeit, unterstützt Sehnen und Knochen, nährt das Mark, unterstützt die Essenz-*Jing*, beruhigt Leber-Wind, lindert Schmerz
- **Indik.:** Schmerzen/Schwellung in Sprunggelenk/Knie/Bein, Hemiplegie, Migräne, thorakales Druckgefühl, Spannungsgefühl/Schmerzen im lateralen Thorax/Hypochondrium, Bewegungseinschränkung in Nacken/HWS
- **Besond.:** Einflussreicher-*Hui*-Punkt des Markes (➡ 10.4.7), Kreuzungspunkt der drei *Yang*-Meridiane des Fußes **(Gb, Ma** und **Bl)**. Wichtiger Punkt!

Gb 40* *(Qiuxu)* „Das Feld am Hügel"

- **Lokal.:** Inferior des Vorderrandes des Malleolus lateralis in einer Vertiefung lateral der Sehne des M. extensor digitorum longus über dem Gelenkspalt zwischen Talus und Calcaneus (➡ Abb. 6.57) bzw. im Schnittpunkt einer senkrechten Linie an der Malleolusvorderkante und einer horizontalen Linie an der Malleolusunterkante
- **Punkt.:** Senkrecht 0.3–1 Cun, Moxibustion applizierbar
- **Funkt.:** Macht den Meridian durchgängig, reguliert und verbreitet Leber- und Gallenblasen-*Qi*, klärt Hitze und Feuchte-Hitze und fördert die Gelenkfunktion
- **Indik.:** Schmerzen/Bewegungseinschränkung/Schwellung um den Malleolus lateralis, Schmerzen im Nacken/Thorax/Hypochondrium, Bewegungseinschränkung/Schmerzen der unteren Extremität/LWS, Erbrechen, axilläre Lymphknotenschwellung, Säurereflux, Kopfschmerzen, einige akute Augenentzündungen, z. B. Konjunktivitis, Keratitis, Leber- und Gallenblasenerkrankungen
- **Besond.:** Ursprungs-*Yuan*-*Qi*-Punkt (➡ 10.4.1). Wichtiger Punkt!

Gb

Gb 41* *(Zulinqi)* „Tränenabstieg am Fuß"

- **Lokal.:** Vertiefung im proximalen Winkel zwischen dem vierten und fünften Metatarsalknochen lateral der Sehne des M. extensor digitorum longus (➡ Abb. 6.85, 6.57)
- **Punkt.:** Senkrecht 0.3–0.5 Cun, Moxibustion applizierbar

- **Funkt.:** Fördert den harmonischen Leber-*Qi*-Fluss, besänftigt Leber-Wind, entfernt Feuchte-Hitze, klärt den Kopf von Hitze, klärt die Augen (die Sicht), reguliert den *Dai Mai* (➡ 6.3.6), lindert Schmerz
- **Indik.:** Schmerzen/Schwellung des Fußrückens wie z. B. bei Gelenkerkrankungen, Schläfen- und Hinterkopfschmerzen, Konjunktivitis, Schmerzen im Hypochondrium, LWS-Beschwerden, Menstruationsstörungen, prämenstruelles Syndrom, beginnende Mastitis, Fluor vaginalis, zum Abstillen
- **Besond.:** Bach-*Shu*-Punkt, Holz-Punkt (➡ 10.4.6), Öffnungspunkt des *Dai Mai* (➡ 6.3.6, 6.3.11), *Ben*-Punkt (➡ 10.3.5). Wichtiger Punkt!

Gb 42 *(Diwuhui)* „Die fünf Zusammenkünfte der Erde"

- **Lokal.:** Zwischen dem vierten und fünften Metatarsalknochen auf der medialen Seite des M. extensor digiti minimi des Fußes, 0.5 Cun vor **Gb 41** (➡ Abb. 6.57)
- **Punkt.:** Senkrecht 0.5–0.8 Cun
- **Funkt.:** Reguliert Leber und Gallenblase, klärt Hitze in Kopf, Augen und Ohren
- **Indik.:** Rötung/Schwellung des Fußrückens, Konjunktivitis, axilläre Lymphknotenschwellung, Mastitis, Tinnitus.

Gb 43 *(Xiaxi)* „Verengtes Tal"

- **Lokal.:** Zwischen der vierten und fünften Zehe 0.5 Cun proximal der Interdigitalfalte (➡ Abb. 6.57)
- **Punkt.:** Senkrecht 0.3–0.5 Cun, Moxibustion applizierbar
- **Funkt.:** Klärt Hitze und unterstützt Kopf, Ohren und Augen, vertreibt Wind, unterdrückt Leber-*Yang*, entfernt Feuchte-Hitze
- **Indik.:** Schmerzen im Phalangealgelenk, Schläfen- und -Hinterkopfschmerzen, Schmerzen in Augenwinkel/Wange/Submandibularregion/Thorax (v. a. interkostal)/ Hypochondrium, Spannungsgefühl der Mammae, verschwommenes Sehen, Hypertonus, fieberhafte Erkältungskrankheiten (➡ 9.4, 9.5), Ohrenerkrankungen, Tinnitus
- **Besond.:** Quell-*Ying*-Punkt, Wasser-Punkt (➡ 10.4.6), Tonisierungspunkt (Mutter-Punkt). Wichtiger Punkt!

Gb 44 *(Zuqiaoyin)* „Yin-Öffnung des Fußes"

- **Lokal.:** Auf der Außenseite der vierten Zehe 0.1 Cun neben dem Nagelfalzwinkel (➡ Abb. 6.57)
- **Punkt.:** Schräg/senkrecht 0.1–0.2 Cun, Moxibustion applizierbar
- **Funkt.:** Reguliert Gallenblase, Leber und die Menstruation, besänftigt Leber-*Yang*, vertreibt Wind, klärt Hitze, leitet Feuer aus, befreit die Sinne
- **Indik.:** Fieberhafte Erkältungskrankheiten (➡ 9.4, 9.5), Schmerzen im Hypochondrium/interkostal, Schlaflosigkeit, Migräne, Schwindel, akute Augen- und Ohrenerkrankungen, unregelmäßige Menstruation
- **Besond.:** Brunnen-*Jing*-Punkt, Metall-Punkt (➡ 10.4.6).

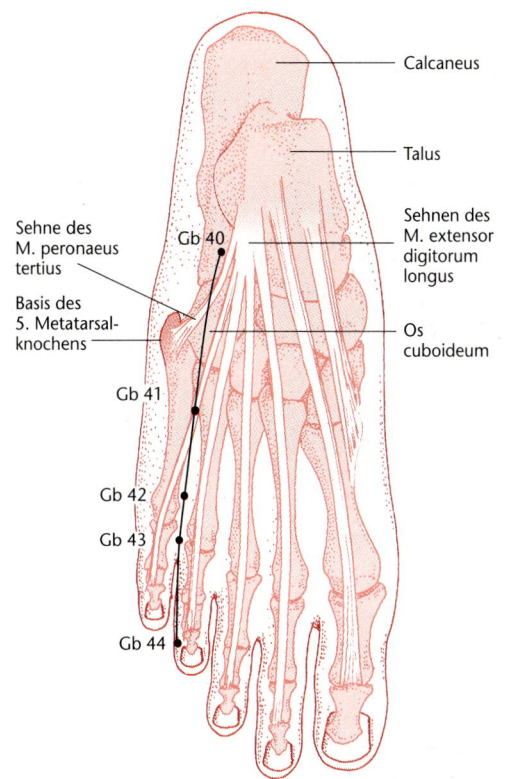

Calcaneus

Talus

Sehnen des M. extensor digitorum longus

Os cuboideum

Sehne des M. peronaeus tertius

Basis des 5. Metatarsalknochens

Gb 40

Gb 41

Gb 42

Gb 43

Gb 44

6

Abb. 6.57

6.2.12 Leber-Meridian (Fuß-*Jueyin*)

Verlauf

Der Leber-Meridian beginnt an der Großzehe unter dem Nagel, läuft den Fußrücken entlang und steigt vor dem Malleolus medialis auf, kreuzt den Milz-Meridian an der medialen Unterschenkelseite und läuft hinter diesem weiter. Er steigt dann aufwärts zur medialen Kniefläche, entlang dem medialen Teil des Oberschenkels, zur Schambeinregion und umläuft die äußeren Genitalien. Dann passiert er das Abdomen und endet im sechsten ICR auf der Mamillarlinie. Ein *innerer* Ast umläuft den Magen, verbindet sich mit seinem zugehörigen Organ, der Leber, und mit dem gekoppelten Organ, der Gallenblase. Er passiert das Zwerchfell und verzweigt sich im Hypochondrium und im Thorax. Dann steigt er entlang dem hinteren Teil der Kehle zum Nasen-Rachen-Raum und verbindet sich mit dem Augensystem. Er zieht zur Stirn und trifft am Scheitel das Gefäß *Du Mai* (➡ 6.3.3). Ein *innerer* Ast, der aus dem Augensystem entspringt, läuft nach kaudal in die Wange und umläuft von *innen* die Lippe. Ein weiterer *innerer* Ast aus der Leber passiert das Zwerchfell und tritt in die Lunge ein, wo er sich mit dem Lungen-Meridian verbindet (➡ Abb. 6.58).

Le

6

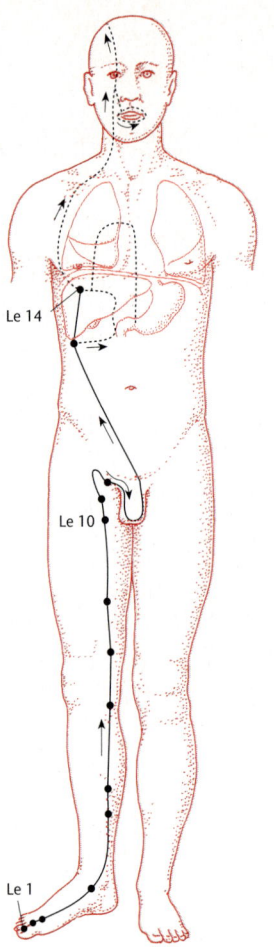

Le 14

Le 10

Le 1

Abb. 6.58

Le

Spezifische Punkte des Leber-Meridians			
Alarm-*Mu*-Punkt	**Le 14** *(Qimen)*	Brunnen-*Jing*-Punkt (Holz)	**Le 1** *(Dadun)*
Rücken-Transport-*Shu*-Punkt	**Bl 18** *(Ganshu)*	Quell-*Ying*-Punkt (Feuer)	**Le 2** *(Xingjian)*
Durchgangs-*Luo*-Punkt	**Le 5** *(Ligou)*	Bach-*Shu*-Punkt (Erde)	**Le 3** *(Taichong)*
Ursprungs-*Yuan-Qi*-Punkt	**Le 3** *(Taichong)*	Fluss-*Jing*-Punkt (Metall)	**Le 4** *(Zhongfeng)*
Spalten-*Xi*-Punkt	**Le 6** *(Zhongdu)*	Meer-*He*-Punkt (Wasser)	**Le 8** *(Ququan)*

Tab. 6.13

Punkte

Le 1 *(Dadun)* „Große Aufrichtigkeit"

- **Lokal.:** 0.1 Cun proximal und lateral des lateralen Großzehennagelfalzwinkels (➡ Abb. 6.59)
- **Punkt.:** Schräg/senkrecht 0.1–0.2 Cun, Moxibustion applizierbar
- **Funkt.:** Reguliert die Leber, fördert den freien Leber-*Qi*-Fluss, beseitigt Feuchtigkeit, reguliert die Menstruation, befreit die Sinne und beruhigt den Geist-*Shen*
- **Indik.:** Koliken, Schmerzen im unteren Abdomen, Hernien, Schmerzen und Ödeme im Genitalbereich, Uterusprolaps, Menstruationsstörungen, dysfunktionelle Uterusblutungen, Harninkontinenz, Enuresis, Epilepsie
- **Besond.:** Brunnen-*Jing*-Punkt, Holz-Punkt (➡ 10.4.6), *Ben*-Punkt (➡ 10.3.5).

Le 2* *(Xingjian)* „Zwischengang"

- **Lokal.:** Zwischen der ersten und zweiten Zehe proximal ca. 0.5 Cun zur Interdigitalfalte (➡ Abb. 6.59)
- **Punkt.:** Schräg/senkrecht 0.3–1 Cun, Moxibustion applizierbar
- **Funkt.:** Reguliert die Leber, klärt Leber-Feuer (Hauptpunkt!), unterdrückt inneren Wind und Leber-*Yang*, kühlt Blut-Hitze und klärt Hitze, klärt Feuchte-Hitze im unteren der *San Jiao* (➡ 3.4.11)
- **Indik.:** Kolikartige Schmerzen im Abdomen, Obstipation, Menstruationsstörungen, Schmerzen der äußeren Genitalien, Hypertonus, zerebrovaskuläre Erkrankungen, Leber- und Gallenblasenerkrankungen, Apoplex, Somnolenz, Schwindel, Tinnitus, Miktionsstörungen wie Harnverhalt und Dysurie, Enuresis, Augenerkrankungen wie akute Konjunktivitis, Augenbrennen, Glaukom, Epilepsie, Kopfschmerzen
- **Besond.:** Quell-*Ying*-Punkt, Feuer-Punkt (➡ 10.4.6), Sedierungspunkt (Sohn-Punkt). Wichtiger Punkt!

Le 3* *(Taichong)* „Höchster Angriffspunkt"

- **Lokal.:** In der Vertiefung am Winkel zwischen dem 1. und 2. Metatarsalknochen, auf dem Fußrücken (➡ Abb. 6.59)
- **Punkt.:** Senkrecht 0.3–1 Cun, Moxibustion applizierbar
- **Funkt.:** Fördert den Leber-*Qi*-Fluss (ein Hauptpunkt), besänftigt Leber-*Yang*, vertreibt Leber-Wind und lindert Schmerzen, nährt Leber-Blut und -*Yin*, reguliert die Menstruation, wirkt spasmolytisch und lindert Schmerzen, öffnet die Augen, beruhigt den Geist-*Shen*
- **Indik.:** Schmerzen im Bereich des Malleolus medialis und Ödeme des Fußes, Mastitis und Laktationsstörungen, Menstruationsstörungen wie Dysmenorrhö, prämenstruelles Syndrom und klimakterische Beschwerden, Dysurie,

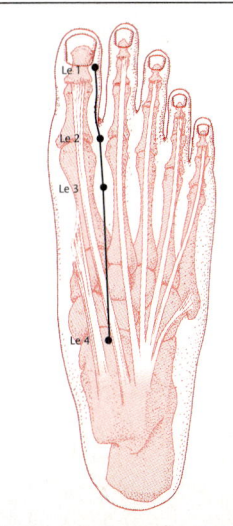

Le

Abb. 6.59

Harnretention, Spasmen, Druckgefühl im Hypochondrium, Kopfschmerzen, Schwindel, Schlaflosigkeit, psychische und psychosomatische Störungen, Hyptertonus, Epilepsie (v. a. bei Kindern), Augenerkrankungen, Leber- und Gallenblasenerkrankungen
- **Besond.:** Bach-*Shu*-Punkt, Erd-Punkt (➥ 10.4.6), Ursprungs-*Yuan-Qi*-Punkt (➥ 10.4.1), einer der „12 Heavenly Star Points von *Ma Dan-Yang*" (➥ 10.4.13). Sehr wichtiger Punkt!

Le 4 *(Zhongfeng)* „Mitten auf dem Siegel"

- **Lokal.:** 1 Cun vor dem Malleolus medialis zwischen den Sehnen der Mm. extensor hallucis longus und tibialis anterior auf der Verbindungslinie **Mi 5** und **Ma 41** (➥ Abb. 6.59)
- **Punkt.:** Senkrecht 0.3–0.5 Cun, Moxibustion applizierbar
- **Funkt.:** Fördert den Leber-*Qi*-Fluss, macht den Meridian durchgängig
- **Indik.:** Schmerzen/Ödeme des Sprunggelenks, Schmerzen im unteren Abdomen, Hernien, Schmerzen der äußeren Genitalien, Ejakulationsstörungen, Harnverhalt
- **Besond.:** Fluss-*Jing*-Punkt, Metall-Punkt (➥ 10.4.6).

6

Le

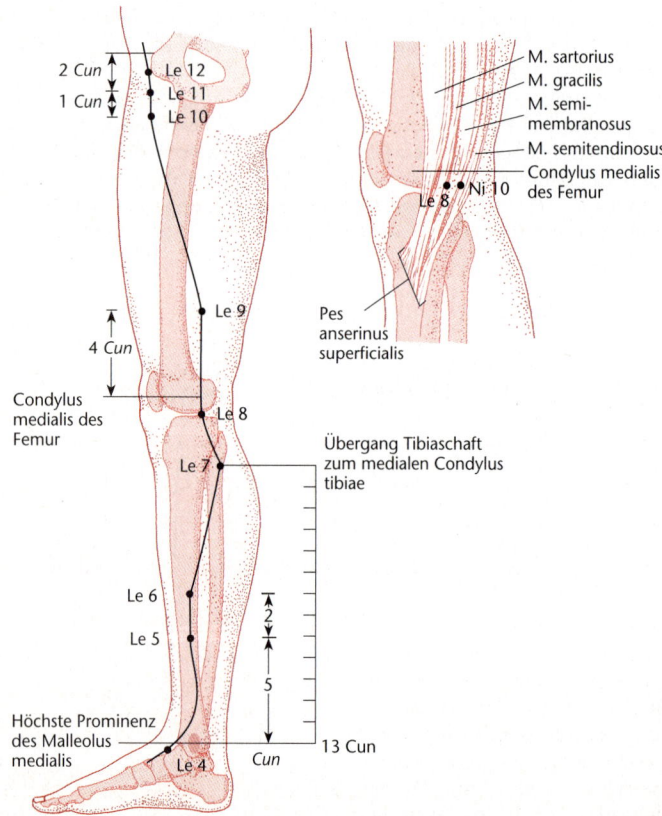

Abb. 6.60

266

Le 5* *(Ligou)* „Holzwurm-Graben"

- **Lokal.:** 5 Cun über der Spitze des Malleolus medialis auf der Tibiainnenseite nahe am Tibiahinterrand (➡ Abb. 6.60)
- **Punkt.:** Schräg 0.5–1 Cun, Moxibustion applizierbar
- **Funkt.:** Besänftigt die Leber, reguliert den Leber-*Qi*-Fluss und die Menstruation, beseitigt Feuchte-Hitze vom unteren der *San Jiao*
- **Indik.:** Schmerzen im Bein (Unterschenkel), Schmerzen im unteren Abdomen, Hernien, Dysurie und Harnverhalt, Menstruationsstörungen, Entzündungen im kleinen Becken (Leber-*Qi*-Stauung und Schleim), Juckreiz und Schmerzen der Genitalien, Impotenz, Ejakulationsstörungen, Depressionen, Globus hystericus (Leber-*Qi*-Stauung und Schleim)
- **Besond.:** Durchgangs-*Luo*-Punkt (➡ 10.4.2). Wichtiger Punkt!

Le 6* *(Zhongdu)* „Mittlere Hauptstadt"

- **Lokal.:** 7 Cun über der Spitze des Malleolus medialis auf der Tibiainnenseite nahe dem Tibiahinterrand oder 2 Cun über **Le 5** (➡ Abb. 6.60)
- **Punkt.:** Flach s.c. 1 cm nach dorsal oder senkrecht 0.3–0.7 Cun, Moxibustion applizierbar
- **Funkt.:** Besänftigt die Leber, fördert den harmonischen Leber-*Qi*-Fluss, macht den Meridian durchgängig, beendet Schmerz, reguliert *Qi* und Blut
- **Indik.:** Schmerzen in Unterschenkel/Gelenken der unteren Extremität, Uterusblutungen, allgemein starke Blutungsneigung, Hernien, Hepatitis, Entzündung der Beckenorgane, Koliken, akuter Harnwegsinfekt, Fluor vaginalis
- **Besond.:** Spalten-*Xi*-Punkt (➡ 10.4.3), wichtiger Punkt für den gynäkologischen Bereich.

6

Le 7 *(Xiguan)* „Kniegrenze"

- **Lokal.:** An der dorsokaudalen Kante des medialen Condylus der Tibia 1 Cun dorsal von Punkt **Mi 9** (➡ Abb. 6.60)
- **Punkt.:** Senkrecht 1–2 Cun, Moxibustion applizierbar
- **Funkt.:** Macht den Meridian und die Netzgefäße durchgängig, unterstützt die Gelenke, vertreibt Wind und Feuchtigkeit, beendet Schmerz
- **Indik.:** Schmerzen/Rötung/Schwellung im medialen Knie.

Le 8* *(Ququan)* „Gebogene Quelle"

- **Lokal.:** Der Punkt liegt bei > 90° angewinkeltem Knie am Ende der medialen Kniegelenksfalte in der Vertiefung vor den Sehnen des M. semimembranosus und M. semitendinosus, dorsal des Epicondylus medialis femoris (➡ Abb. 6.60, 6.61)
- **Punkt.:** Senkrecht 0.5–1.5 Cun, Moxibustion applizierbar

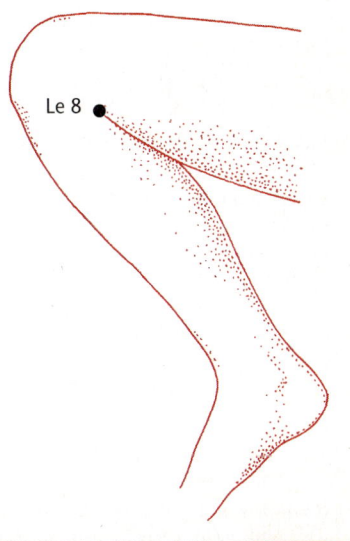

Le 8

Le

Abb. 6.61

- **Funkt.:** Harmonisiert das Leber-*Qi*, nährt das Leber-Blut, entspannt Sehnen und Muskeln, klärt den unteren der *San Jiao* (➜ 3.4.11) von Feuchte-Hitze, unterstützt die Blase
- **Indik.:** Kniebeschwerden, Dysenterie, Schmerzen im unteren Abdomen/Lumbosakralbereich, Uterusprolaps, Juckreiz im äußeren Genitalbereich, Fluor vaginalis, Infektionen im Bereich des Urogenitalsystems, Dysurie, Ejakulationsstörungen, Impotenz, Sterilität
- **Besond.:** Meer-*He*-Punkt, Wasser-Punkt (➜ 10.4.6), Tonisierungspunkt (Mutter-Punkt). Wichtiger Punkt!

Le 9 *(Yinbao)* „Hülle des *Yin*"

- **Lokal.:** 4 Cun kranial des medialen Femurcondylus zwischen den Mm. sartorius und vastus medialis (➜ Abb. 6.60)
- **Punkt.:** Senkrecht 1–2 Cun, Moxibustion applizierbar
- **Funkt.:** Reguliert die Wasserwege (➜ 3.3.3) und die Menstruation, klärt und unterstützt den unteren der *San Jiao* (➜ 3.4.11)
- **Indik.:** Schmerzen und Lähmungen im Oberschenkel, Schmerzen in Unterbauch/Lumbosakralregion, Erbrechen, Dysurie, Harnverhalt, Harninkontinenz, unregelmäßige Menstruation.

Le 10 *(Zuwuli)* „Fünf Maßeinheiten"

- **Lokal.:** 3 Cun unterhalb der Schambeinoberkante an der Vorderseite des Oberschenkels, am lateralen Rand des M. adductor longus (➜ Abb. 6.60)
- **Punkt.:** Senkrecht 0.6–1.5 Cun, Moxibustion applizierbar
- **Funkt.:** Reguliert die Wasserwege, entspannt Sehnen und Muskeln, klärt Feuchte-Hitze vom unteren der *San Jiao* (➜ 3.4.11)
- **Indik.:** Schmerzen/Bewegungseinschränkung in Oberschenkel und Bein, Spannungsgefühl im Unterbauch, Harnverhalt, Enuresis, Ekzeme der Skrotums und der Labien, Prostatitis, Prostataadenom.

Le 11 *(Yinlian)* „Winkel des *Yin*"

- **Lokal.:** 2 Cun unter **Ma 30** (Höhe Schambeinoberkante) am lateralen Rand des M. abductor longus oder 1 Cun kaudal des Durchtritts der A. femoralis unter dem Ligamentum inguinale (➜ Abb. 6.60)
- **Punkt.:** Senkrecht 0.5–1.5 Cun, Moxibustion applizierbar. *Cave:* A., V., N. femorales
- **Funkt.:** Entspannt die Sehnen, reguliert die Menstruation
- **Indik.:** Schmerzen/Bewegungseinschränkung in Oberschenkel/Bein, Menstruationsstörungen, Fluor vaginalis, Sterilität der Frau (viele klassische Texte empfehlen Moxibustion), LWS-Beschwerden.

Le 12 *(Jimai)* „Drängende Ader"

- **Lokal.:** 2.5 Cun lateral der Mitte der Symphyse, 1 Cun kaudal des oberen Schambeinrandes in der Leistenfalte lateral und kaudal von **Ma 30** und medial der A. femoralis (➜ Abb. 6.60)
- **Punkt.:** Bei Akupunktur senkrecht 0.3–0.8 Cun, besser 3–5 Min. Moxibustion. Angaben widersprüchlich, neuere Texte empfehlen keine Moxibustion, sondern nadeln. *Cave:* Arterie
- **Funkt.:** Vertreibt Kälte vom Leber-Meridian, unterstützt den unteren der *San Jiao*
- **Indik.:** Schmerzen im unteren Abdomen/im medialen Oberschenkel/der äußeren Genitalien, Hernien, Orchitis, Uterusprolaps.

Le 13* *(Zhangmen)* „Gesetzestor"

- **Lokal.:** Direkt unter dem freien Ende der elften Rippe, bei gebeugtem und abduziertem Arm berührt die Ellenbogenspitze den Punkt (➥ Abb. 6.62)
- **Punkt.:** Schräg 0.5–1 Cun, Moxibustion applizierbar
- **Funkt.:** Reguliert und stärkt die Milz, entfernt Nahrungsstagnation von Milz und Magen, harmonisiert den Leber-*Qi*-Fluss und beseitigt Blut-Stase
- **Indik.:** Schmerzen in Hypochondrium/Thorax, Interkostalneuralgie, Erbrechen, Meteorismus, Ulcus ventriculi et duodeni, Pankreatitis, Hepatitis, Diarrhö, allgemeiner Erschöpfungszustand, Leber- und Gallenblasenerkrankungen wie Cholelithiasis, Cholezystitis, Hepatitis
- **Besond.:** Alarm-*Mu*-Punkt der Milz (➥ 10.4.5), Einflussreicher-*Hui*-Punkt der *Zang*-Organe (➥ 10.4.7), Kreuzungspunkt mit dem Gallenblasen-Meridian (Fuß-*Shaoyang*) und dem *Dai Mai* (➥ 6.3.6). Wichtiger Punkt!

Le 14* *(Qimen)* „Zeitliches Tor"

- **Lokal.:** Im 6. ICR auf der Mamillarlinie (➥ Abb. 6.62)
- **Punkt.:** Schräg 0.4–0.8 Cun nach außen, Moxibustion applizierbar. *Cave:* Pneumothorax
- **Funkt.:** Fördert den harmonischen Leber-*Qi*-Fluss, reguliert Leber- und Milz-Funktionen, entspannt den Thorax, entfernt Schleim und Stagnation, kühlt das Blut, reguliert *Qi* und Blut
- **Indik.:** Schmerzen/Völlegefühl in Thorax/Hypochondrium, Interkostalneuralgie, Meteorismus, Erbrechen, Säurereflux, Singultus, Leber- und Gallenblasenerkrankungen wie Cholezystitis und Hepatitis, Laktationsstörungen, Mastitis
- **Besond.:** Alarm-*Mu*-Punkt der Leber (➥ 10.4.5), Kreuzungspunkt mit dem *Yin Wei Mai* (➥ 6.3.9). Wichtiger Punkt!

6

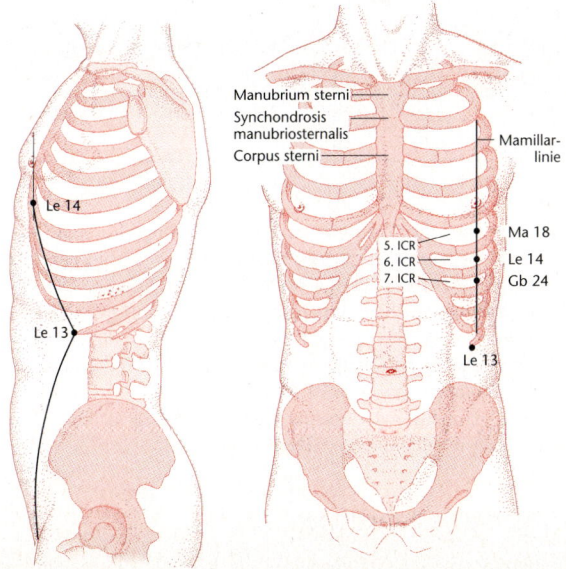

Abb. 6.62

Le

6.3 Acht außerordentliche Gefäße

Die acht außerordentlichen Gefäße *(Qi Jing Ba Mai)* bilden ein eigenes System innerhalb der Akupunktur. Sie haben ihren Ursprung in den Nieren, die Nierenessenz-*Jing* (➜ 3.3.4) speichern. Ein Teil dieser Nierenessenz fließt als *Jing-Qi* in den acht außerordentlichen Gefäßen durch den ganzen Körper. Ihre Funktion ist es, körperliche Zyklen und Strukturen, die unter der Kontrolle des *Jing* stehen, zu regulieren. Die acht außerordentlichen Gefäße unterliegen nicht den Gesetzmäßigkeiten der *Zang-Fu*-Organe (➜ 3.4). Auch eine Diagnostik nach den acht Leitkriterien (➜ 9.1) ist nicht möglich. Ihre pathologischen Manifestationen sind durch Symptomkomplexe charakterisiert, die auf einer Schwäche und/oder einer Störung in der Zirkulation des *Jing-Qi* beruhen. Die Wirkung der Akupunktur der acht außerordentlichen Gefäße beruht darauf, dass über sie *Jing-Qi* zu unterversorgten Regionen gebracht werden kann und Blockaden in ihnen beseitigt werden können. Da sie *Jing-Qi* mobilisieren, sollten sie jedoch mit Vorsicht angewendet werden. Zu häufige Nadelung dieser Gefäße kann Müdigkeit und Erschöpfung erzeugen. Bei sorgfältiger Handhabung ist diese Methode jedoch besonders bei chronischen Schmerzzuständen hoch wirksam und bringt in der Praxis schnelle Resultate.

6.3.1 Einteilung der acht außerordentlichen Gefäße

Übersicht acht außerordentliche Gefäße				
Paare	**Bezeichnung**	**ÖP**	**AP**	**Versorgte Körperregion**
Paar 1	*Chong Mai*	Mi 4	Pe 6	Herz, Brust, Magen
	Yin Wei Mai	Pe 6	Mi 4	
Paar 2	*Du Mai*	Dü 3	Bl 62	Genick, Schulter, Rücken
	Yang Qiao Mai	Bl 62	Dü 3	
Paar 3	*Dai Mai*	Gb 41	SJ 5	Schläfen, Ohren, Außenseiten des Körpers
	Yang Wei Mai	SJ 5	Gb 41	
Paar 4	*Ren Mai*	Lu 7	Ni 6	Gesicht, Kehle, Brust, Lunge, Bauch
	Yin Qiao Mai	Ni 6	Lu 7	

Tab. 6.14

Traditionell werden die acht außerordentlichen Gefäße in vier Paare eingeteilt. Der Grund für diese Paarung liegt wahrscheinlich darin, dass ein Paar jeweils die gemeinsame energetische Versorgung bestimmter Körperregionen übernimmt. Die Öffnung eines außerordentlichen Gefäßes geschieht durch die Nadelung des *Öffnungspunktes (ÖP)* und des *Ankopplungspunktes (AP)*. Durch diese Punkte sind die Paare miteinander verbunden, sodass z. B. das außerordentliche Gefäß *Du Mai* (➜ 6.3.3) durch den Öffnungspunkt **Dü 3** *(Houxi)* und den Ankopplungspunkt **Bl 62** *(Shenmai)* geöffnet wird. Das Partnergefäß *Yang Qiao Mai* (➜ 6.3.8) wird in der umgekehrten Reihenfolge geöffnet: Öffnungspunkt **Bl 62** *(Shenmai)* und Ankopplungspunkt **Dü 3** *(Houxi)*.

6.3.2 Allgemeine Funktionen

- Die acht außerordentlichen Gefäße dienen als *Reservoir;* das bedeutet, sie nehmen einerseits überschüssige Energie der Hauptmeridiane auf, z. B. können sie äußere pathogene Faktoren (*Xie-Qi* ➥ 3.6.1) absorbieren, und geben andererseits bei Energiemangel der Hauptmeridiane Energie an diese ab, z. B. bei Schock, und dienen somit der Regulation des Energieflusses.

- Entsprechend ihrem Leitbahnenverlauf zirkulieren sie Nierenessenz-*Jing-Qi*, Nähr-*Ying-Qi* und Abwehr-*Wei-Qi* (➥ 3.3.1) durch die von ihnen versorgten Körperregionen.
- Sie verteilen Abwehr-*Wei-Qi* über den ganzen Körper und stärken so die Abwehrkraft.
- Aus den jeweiligen Funktionen eines speziellen Gefäßes ergeben sich auch dessen Indikationen. Sie stellen den Schlüssel für die jeweilige Anwendung dar (➥ 6.3.3 bis 6.3.10). Nur *Ren Mai* und *Du Mai* besitzen eigene Akupunkturpunkte. Die Punktangabe bei den übrigen Gefäßen bezieht sich auf Punkte mit Einfluss auf das jeweilige außerordentliche Gefäß, die von anderen Meridianen „entliehen" werden (Kreuzungspunkte).

6.3.3 *Du Mai* (Lenkergefäß)

6

Synonyme: Lenkergefäß, Ordnergefäß, Gourverneurgefäß.

Die Hauptleitbahn des *Du Mai* beginnt bei **Du 1** *(Changjiang)*, zieht zur Spitze des Steißbeins und verläuft von dort über die Wirbelsäule zu **Du 16** *(Fengfu)*. Der Mittellinie des Kopfes folgend, zieht sie zu **Du 26** *(Shuigou)* und beendet ihren Verlauf bei **Du 28** *(Yinjiao)* im Frenulum der Oberlippe (➥ Abb. 6.63, 6.64). Öffnungspunkt: **Dü 3**, Ankopplungspunkt: **Bl 62**.

Funktionen und Indikationen des *Du Mai*	
Funktionen	**Indikationen**
Als „See des *Yang*" Kontrolle über alles *Yang* im Körper, verbindet alle *Yang*-Leitbahnen miteinander	Stärkt das Nieren-*Yang*, besonders effektiv bei chronischer Müdigkeit, Impotenz, Libidostörung; *Zunge*: Blass, geschwollen
Stärkung der WS, besonders der LWS	Schwäche und akute/chronische *zentral* auftretende Schmerzen der LWS, verschlimmert durch Bewegung und Belastung
Leitet äußeren Wind aus	Akute Erkältungskrankheiten mit Nackensteifigkeit, Fieber, Kopfschmerzen, Windempfindlichkeit. *Cave:* Öffnung (➥ 6.3.11) des *Du Mai* kontraindiziert, nur relevante Punkte des *Du Mai* ableiten
Unterdrückt inneren Wind	Schwindel, Hypertonus, Epilepsie, Migräne, Fieberkrämpfe. *Cave:* Öffnung (➥ 6.3.11) des *Du Mai* kontraindiziert, nur relevante Punkte des *Du Mai* ableiten
Nährung des Marks, Gehirns und Rückenmarks mit Nierenessenz-*Jing-Qi*	Vergesslichkeit, verlangsamte geistige Entwicklung bei Kindern, Altersdemenz, Schwindel, Tinnitus, leichter Tremor
Stärkung und Zirkulation von Abwehr-*Wei-Qi*, besonders im Rücken	Schwaches Immunsystem, Erkältungskrankheit

Tab. 6.15

Punkte

Du

Du 1 *(Changqiang)* „Wachstum und Stärke"

- **Lokal.:** In der Medianlinie, zwischen der Spitze des Steißbeins und dem Anus (➥ Abb. 6.63)

- **Punkt.:** 0.5–1 Cun, schräg nach ventral, Moxibustion applizierbar
- **Funkt.:** Macht den Meridian durchgängig und lindert Schmerzen
- **Indik.:** Hämorrhoiden, erschwerte und schmerzhafte Stuhlentleerung, Obstipation, Meläna, Miktionsstörungen, LWS-Schmerzen, Kopfschmerzen (Schweregefühl), Angina pectoris, Manie, Epilepsie, Spasmen, Samenverlust durch Ängstlichkeit
- **Besond.:** Durchgangs-*Luo*-Punkt des *Du Mai*, Kreuzungspunkt mit *Ren Mai* und Gallenblasen- und Nieren-Meridian.

Du 2 *(Yaoshu)* „Transportpunkt der Lumbalregion"

- **Lokal.:** Am Hiatus sacralis (➡ Abb. 6.63)
- **Punkt.:** 0.5–1 Cun schräg nach oben oder senkrecht, Moxibustion applizierbar
- **Funkt.:** Wärmt den unteren der *San Jiao*, vertreibt Wind-Feuchtigkeit, stärkt Knie und Lumbalregion
- **Indik.:** Schmerz und Steifheit der LWS, Parese der unteren Extremitäten, unregelmäßige Menstruation, Hämorrhoiden, Epilepsie.

Du 3 *(Yaoyangguan)* „*Yang*-Passtor der Lenden"

- **Lokal.:** Unterhalb der Dornfortsatzunterkante des vierten LWK (➡ Abb. 6.63); geöffnete Hände jeweils auf die Beckenkämme von lateral auflegen und beide Daumen sich in der Mitte treffen lassen; Unterkante LWK 4 meist etwas tiefer, gleiche Lokalisationsmethode wie bei Lumbalpunktion
- **Punkt.:** 0.5–1 Cun schräg nach oben, Moxibustion applizierbar
- **Funkt.:** Tonisiert Ursprungs-*Yuan-Qi*, wärmt den Unterleib, beseitigt Feuchte-Kälte aus dem unteren der *San Jiao*
- **Indik.:** Steißbeinschmerzen, Schwäche und Taubheit der unteren Extremitäten durch Wind-Feuchtigkeit-*Bi* (➡ 12.10.1, Tab. 12.54), Schmerzen in der Sakralregion, Impotenz, Dysmenorrhö, weißlicher Fluor vaginalis
- **Besond.:** Wichtiger Punkt!

Du 4* *(Mingmen)* „Lebenstor"

- **Lokal.:** Unterhalb Dornfortsatz des zweiten LWK (➡ Abb. 6.63), LWK 4 wie bei **Du 2** lokalisieren und dann abzählen
- **Punkt.:** 0.5–1 Cun schräg nach oben, Moxibustion applizierbar. *Cave:* Moxibustion bei Patienten unter 20 Jahren und Sedierung kontraindiziert
- **Funkt.:** Tonisiert Ursprungs-*Yuan-Qi* und Nieren-*Yang*, wärmt das Lebenstor (*Mingmen* ➡ 3.3.6), beseitigt Kälte im Unterleib, kräftigt den Rücken und die Knie, stabilisiert die Nierenessenz-*Jing* (➡ 3.3.4)
- **Indik.:** LWS-Beschwerden mit Kälte- und Schwächegefühl, Rückensteifigkeit, Lumboischialgie, Unterleibsschmerzen, Impotenz, Ejakulationsstörungen, Enuresis, Hämorrhoiden, Dysmenorrhö, weißlicher Fluor vaginalis, Endometriosis, Infertilität, behandlungsresistenter (starker) Kopfschmerz, chronische „5-Uhr-Diarrhö" (➡ 11.5.2)
- **Besond.:** Sehr wichtiger Punkt!

Du 5 *(Xuanshu)* „Schwebender Angelpunkt"

- **Lokal.:** In der Medianlinie, unterhalb des Dornfortsatzes des ersten LWK (➡ Abb. 6.63), LWK 4 wie bei **Du 3** lokalisieren und dann abzählen
- **Punkt.:** 0.5–1 Cun schräg nach kranial, Moxibustion applizierbar
- **Funkt.:** Stärkt *Qi* in der LWS und reguliert den unteren der *San Jiao*

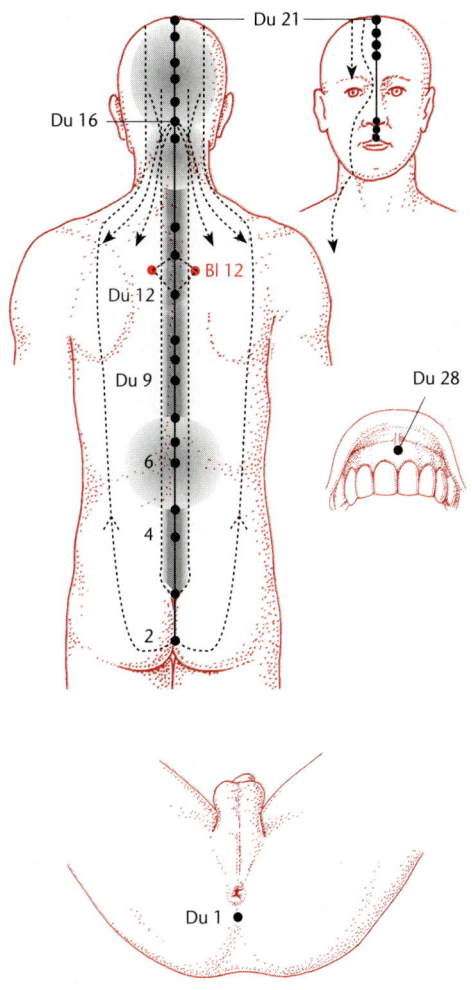

Du 21

Du 16

Bl 12

Du 12

Du 9

6

4

2

Du 28

Du 1

6

- **Indik.:** LWS-Steifigkeit mit starken Muskelverspannungen und -schmerzen, Diarrhö mit unverdauten Nahrungsresten, eingezogene Hoden.

Du 6 *(Jizhong)* „Mitte der Wirbelsäule"

- **Lokal.:** In der Medianlinie, unterhalb Dornfortsatz des elften BWK (➡ Abb. 6.63); BWK wie bei **Du 9** lokalisieren und dann abzählen
- **Punkt.:** 0.5–1 Cun schräg nach kranial, Moxibustion applizierbar
- **Funkt.:** Stärkt die Milz und leitet Feuchtigkeit aus, stärkt die Wirbelsäule
- **Indik.:** Steifheit und Beschwerden der LWS, Völlegefühl, Appetitverlust, Diarrhö, Meläna, Hämorrhoiden, Ikterus, Analprolaps bei Kindern, Epilepsie.

Du 7 *(Zhongshu)* „Mittlerer Angelpunkt"

- **Lokal.:** In der Medianlinie, unterhalb des Dornfortsatzes des zehnten BWK (➡ Abb. 6.63); BWK wie bei **Du 9** lokalisieren und dann abzählen
- **Punkt.:** 0.5–1 Cun, schräg nach kranial, nach einigen Autoren: Moxibustion kontraindiziert
- **Funkt.:** Stärkt die Wirbelsäule, stärkt den mittleren der *San Jiao*
- **Indik.:** Rückenschmerzen, abdominales Spannungs- und/oder Völlegefühl, Appetitverlust, Ikterus, Amenorrhö.

Du 8 *(Jinsuo)* „Sehnen-Kontraktion"

- **Lokal.:** Unterhalb Dornfortsatz des neunten BWK (➡ Abb. 6.63); BWK wie bei **Du 9** lokalisieren und dann abzählen
- **Punkt.:** 0.3–0.5 Cun schräg nach kranial, Moxibustion applizierbar
- **Funkt.:** Beruhigt die Leber, unterdrückt Krämpfe und Wind, beendet Schmerz, beruhigt den Geist-*Shen*
- **Indik.:** Steifheit der Wirbelsäule, Epilepsie, Magenschmerzen.

Du 9 *(Zhiyang)* „Äußerstes *Yang*"

- **Lokal.:** Unterhalb Dornfortsatz des siebten BWK (➡ Abb. 6.63); bei herabhängenden Armen projiziert sich die Unterkante meist in Höhe des Angulus inferior scapulae
- **Punkt.:** 0.5–1 Cun schräg nach kranial, Moxibustion applizierbar
- **Funkt.:** Reguliert und bewegt *Qi*, öffnet den Thorax, reguliert den mittleren der *San Jiao* und leitet Feuchte-Hitze aus, besonders im Brustraum, Zwerchfell und Hypochondrium
- **Indik.:** Schmerzen, Völle- und Druckgefühl im Thorax, Magen und Hypochondrium, Singultus, Hepatitis, Cholezystitis
- **Besond.:** Wichtiger Punkt!

Du 10 *(Lingtai)* „Turm des Geistes"

- **Lokal.:** In der Medianlinie, unterhalb des Dornfortsatzes des sechsten BWK (➡ Abb. 6.63); BWK wie bei **Du 9** lokalisieren und dann abzählen
- **Punkt.:** Nach einigen Autoren: Nadelung kontraindiziert, Moxibustion applizierbar, nach „Chinese Acupuncture and Moxibustion": 0.5–1 Cun schräg nach kranial
- **Funkt.:** Lindert Husten, klärt Hitze und eliminiert toxische Hitze
- **Indik.:** Dyspnoe, chronischer Husten, Asthma bronchiale, Furunkel, Lymphangitis, LWS-Beschwerden, Nackenverspannung.

6

Du

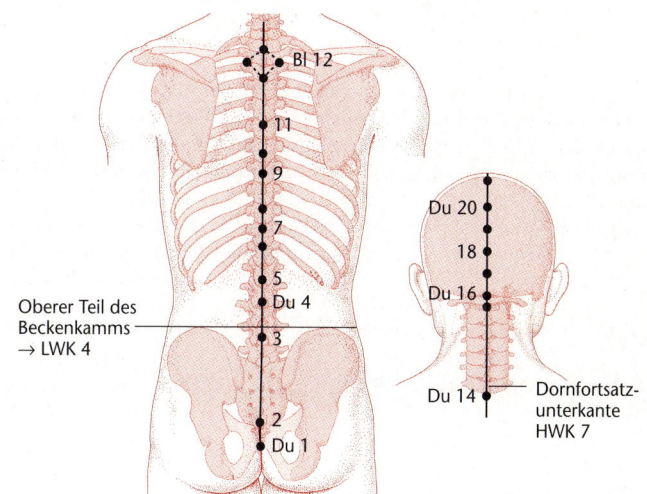

Abb. 6.64

Du 11 *(Shendao)* „Weg des Geistes"

- **Lokal.:** In der Medianlinie, unterhalb des Dornfortsatzes des fünften BWK (➡ Abb. 6.63); BWK wie bei **Du 12** lokalisieren und dann abzählen
- **Punkt.:** 0.5–1 Cun schräg nach kranial, Moxibustion applizierbar
- **Funkt.:** Tonisiert Herz und Lunge und beruhigt den Geist-*Shen*, beseitigt Hitze und eliminiert Wind
- **Indik.:** Gedächtnisstörungen, Schreckhaftigkeit, Ängstlichkeit, Desorientiertheit, Epilepsie bei Kindern, Fieber mit Kopfschmerz, Malaria, Schwindel.

Du 12 *(Shenzhu)* „Körpersäule"

- **Lokal.:** Unterhalb Dornfortsatz des dritten BWK (➡ Abb. 6.63), bei herabhängenden Armen projiziert sich die Unterkante des dritten BWK meist in Höhe des medialen Ansatzes der gut zu palpierenden Spina scapulae
- **Punkt.:** 0.3–0.5 Cun schräg nach kranial, Moxibustion applizierbar
- **Funkt.:** Beseitigt inneren und äußeren Wind, beruhigt den Geist-*Shen*, lindert Spasmen, tonisiert Lungen-*Qi*
- **Indik.:** Husten, Dyspnoe, Schmerzen und Steifheit der Wirbelsäule, Epilepsie, Agitiertheit, Fieberkrämpfe, klonische Spasmen, Nasenbluten, Apoplex mit Aphasie.

Du 13 *(Taodao)* „Weg der Töpfer"

- **Lokal.:** Unterhalb Dornfortsatz des ersten BWK (➡ Abb. 6.63); HWK 7 wie bei **Du 14** lokalisieren und dann abzählen
- **Punkt.:** 0.5–1 Cun schräg nach kranial, Moxibustion applizierbar

6

Du

- **Funkt.:** Beseitigt äußere pathogene Faktoren, beseitigt Lungen-Hitze
- **Indik.:** Kopfschmerz, Rückenschmerz, Nackensteifigkeit, Fieber und Schüttelfrost, Hitze-Syndrome (➡ 9.1.3).
- **Besond.:** Kreuzungspunkt mit dem Blasen-Meridian.

Du 14* (Dazhui) „Großer Wirbel"

- **Lokal.:** Unterhalb Dornfortsatz des siebten HWK (➡ Abb. 6.64); dabei Mittel- und Zeigefinger bei gebeugter Kopfhaltung des Patienten (Flexion) auf die von kranial her „vorstehenden" HWK-Fortsätze auflegen; dann Kopf zurückbeugen lassen (Reklination); dabei verschwindet HWK 6 nach ventral und HWK 7 bleibt unbeweglich stehen
- **Punkt.:** 0.5–1 Cun senkrecht, Moxibustion applizierbar. *Cave:* Wirkung abhängig von der Nadeltechnik: **Du 14 + M** stärkt und wärmt das *Yang*; **Du 14 –** befreit die Körperoberfläche, leitet Wind-Hitze und innere Hitze aus, Moxibustion kontraindiziert
- **Funkt.:** Leitet die äußeren pathogenen Faktoren (*Xie Qi* ➡ 3.6.1) aus den *Yang*-Meridianen aus, beseitigt Wind-Hitze und innere Hitze, stärkt *Yang*, erhellt den Geist-*Shen*
- **Indik.:** Nackensteifigkeit, Verspannung der Rückenmuskulatur, Völlegefühl in Thorax und Flanken, Fieber, Spontanschweiß, Hitzschlag, Erkältungskrankheiten, Epilepsie, Schizophrenie, starke körperliche Erschöpfungszustände, Erkrankungen des Respirationstraktes wie z. B. Asthma bronchiale, Laryngitis, Bronchitis; Urtikaria, Ekzeme
- **Besond.:** Kreuzungspunkt mit allen *Yang*-Meridianen, Punkt des „Meeres des *Qi*" (➡ 10.4.12). Sehr wichtiger Punkt!

Du 15 (Yamen) „Tor des Schweigens"

- **Lokal.:** 0.5 Cun oberhalb des Haaransatzes, zwischen den Dornfortsätzen des ersten und zweiten HWK (➡ Abb. 6.64)
- **Punkt.:** 0.2–0.5 Cun senkrecht oder schräg nach kaudal. *Cave:* Nicht tief oder nach kranial gerichtet nadeln (➡ Abb. 6.65), direkte Moxibustion kontraindiziert. Wirkung abhängig von der Nadeltechnik: **Du 15 +** stärkt die Funktionen des Geistes-*Shen* und fördert das Sprachvermögen; **Du 15 –** leitet inneren Wind und Hitze aus

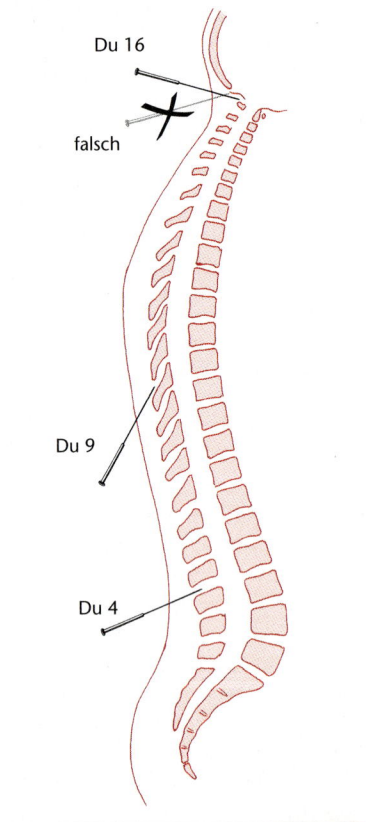

Du 16

falsch

Du 9

Du 4

Abb. 6.65

- **Funkt.:** Erhellt die Sinne, stärkt das Gehirn, leitet Hitze aus, unterdrückt inneren Wind
- **Indik.:** Nackensteifigkeit, Hinterkopfschmerz, Taubstummheit bei Kindern, Aphasie, allgemeine Sprachstörungen, Epilepsie, Hysterie, Schizophrenie, Apoplex
- **Besond.:** Kreuzungspunkt mit dem *Yang Wei Mai* (➡ 6.3.10), Punkt des „Meeres des *Qi*" (➡ 10.4.12).

Du 16* *(Fengfu)* „Palast des Windes"

- **Lokal.:** 1 Cun über dem Nackenhaaransatz, direkt unter der Protuberantia occipitalis externa zwischen den Ursprüngen der beiden Mm. trapezii (➡ Abb. 6.64)
- **Punkt.:** 0.5–0.8 Cun senkrecht oder schräg nach kaudal, dabei den Patienten den Kopf leicht nach vorne beugen lassen. *Cave:* Nicht zu tief oder nach kranial gerichtet nadeln! Direkte Moxibustion kontraindiziert. Wirkung abhängig von der Nadeltechnik: **Du 16 +** stärkt die Funktionen des Gehirns und erhellt den Geist; **Du 16 −** leitet äußeren und inneren Wind aus
- **Funkt.:** Entfernt Wind und leitet äußere Wind-Kälte aus, unterdrückt inneren Wind, klärt die Sinne, stärkt das Gehirn
- **Indik.:** Kopfschmerzen, Nackensteifigkeit, Nasenbluten, TIA, apoplektische Residuen, Epilepsie, Aphasie, Hemiplegie, Manie, Schizophrenie, Hypertonus, Schwindel, Tremor, Tics, Parästhesien, periphere Fazialisparese, Halsentzündungen, Rhinitis, Sinusitis, Erkältungskrankheiten
- **Besond.:** Kreuzungspunkt mit dem *Yang Wei Mai* (➡ 6.3.10), Himmelsfensterpunkt (➡ 10.4.11), Punkt des „Meeres des Markes" (➡ 10.4.12). Wichtiger Punkt zur Windausleitung!

Du 17 *(Naohu)* „Tür des Hirns"

- **Lokal.:** In der Medianlinie, in einer Vertiefung direkt am Oberrand der Protuberantia occipitalis, 1.5 Cun direkt über **Du 16** (➡ Abb. 6.63)
- **Punkt.:** 0.3–0.5 Cun flach s.c. nach unten, nach einigen Autoren: Moxibustion kontraindiziert
- **Funkt.:** Eliminiert Wind und lindert Schmerzen, stärkt die Augen und beruhigt den Geist-*Shen*
- **Indik.:** Schweregefühl des Kopfes, Kopfschmerzen, Gesichtsschmerzen, Gesichtsrötung, Nackensteifigkeit, verminderte Sehkraft, Kurzsichtigkeit, Augenschmerzen, Manie, Epilepsie, Struma, Fieber und Schüttelfrost, Knochenschmerzen
- **Besond.:** Kreuzungspunkt mit dem Blasen-Meridian.

Du 18 *(Qiangjian)* „Zwischenraum der Kraft"

- **Lokal.:** In der Medianlinie, 1.5 Cun direkt über **Du 17** (➡ Abb. 6.63)
- **Punkt.:** 0.5–1 Cun flach s.c., Moxibustion applizierbar
- **Funkt.:** Eliminiert Wind und lindert Schmerzen, beruhigt den Geist-*Shen*
- **Indik.:** Kopfschmerzen, Nackensteifigkeit, Übelkeit und Erbrechen, Drehschwindel, Ruhelosigkeit, Schlafstörungen, Manie, Epilepsie.

Du 19 *(Houding)* „Hinteres Schädeldach"

- **Lokal.:** In der Medianlinie, 1.5 Cun direkt über **Du 18,** ca. 5.5 Cun über dem Mittelpunkt der hinteren Haaransatzlinie (➡ Abb. 6.63)
- **Punkt.:** 0.5–1 Cun flach s.c., Moxibustion applizierbar
- **Funkt.:** Eliminiert Wind und lindert Schmerzen, beruhigt den Geist-*Shen*

6

Du

- **Indik.:** Einseitige Kopfschmerzen, Nackensteifigkeit, Verspannungen der Nacken-muskulatur, Drehschwindel, Tinnitus, Sehstörungen, Hypertonus, Schlafstörungen, Manie, Epilepsie, Epistaxis, Nasenobstruktion, Malaria.

Du 20* *(Baihui)* „Zusammenkunft aller Leitbahnen"

- **Lokal.:** Kreuzungspunkt der gedachten Verbindungslinie zwischen beiden Ohrspitzen und der Schädeldachmittellinie, 7 Cun über dem hinteren und 5 Cun vom vorderen Haaransatzpunkt (➥ Abb. 6.64)
- **Punkt.:** 0.3–0.5 Cun flach s.c., Moxibustion applizierbar. *Cave:* Moxibustion kontraindiziert bei Hitzezeichen und Hypertonus. Wirkung abhängig von Nadeltech-nik: **Du 20 M** auf Ingwerscheibe hebt das Milz-*Yang*, **Du 20 +** lenkt das klare *Yang* zum Kopf (zur Wiederbelebung), **Du 20 −** senkt inneren Wind ab
- **Funkt.:** Beseitigt inneren Leber-Wind, unterdrückt aufsteigendes Leber-*Yang*, besei-tigt Fülle-Hitze aus den *Yang*-Meridianen, erhellt die Sinne, beruhigt den Geist-*Shen*, tonisiert *Yang* und hebt es nach oben, stellt das Bewusstsein wieder her
- **Indik.:** Kopfschmerzen, Schweregefühl im Kopf, Tinnitus, Kiefersperre, Schwindel, Sehstörungen, Rhinitis, TIA, apoplektische Residuen, Hemiplegie, Epilepsie, Manie, Schizophrenie, Vergesslichkeit, Schreckhaftigkeit, Hämorrhoiden, Anal-/Rektum-Prolaps, Uterusprolaps
- **Besond.:** Kreuzungspunkt mit allen *Yang*-Meridianen und dem Leber-Meridian, Punkt des „Meeres des *Qi*" (➥ 10.4.12). Wichtiger Punkt!

Du 21 *(Qianding)* „Vorderes Schädeldach"

- **Lokal.:** In der Medianlinie, 1.5 Cun vor **Du 20** (➥ Abb. 6.63)
- **Punkt.:** 0.5–1 Cun flach s.c., Moxibustion applizierbar
- **Funkt.:** Eliminiert Wind, beruhigt den Geist-*Shen*
- **Indik.:** Kopfschmerzen, Drehschwindel, kindliche Krampfanfälle, Epilepsie, Ge-sichtsrötung und -schwellung, Rhinitis mit viel Sekret.

Du 22 *(Xinhui)* „Das Fontanellen-Treffen"

- **Lokal.:** In der Medianlinie, in der großen Fontanelle, 1 Cun hinter **Du 23** (➥ Abb. 6.63)
- **Punkt.:** 0.5–1 Cun flach s.c. Moxibustion applizierbar. *Cave:* Punkt nicht bei Kleinkindern (< 2 Jahre) nadeln, wenn Fontanelle nicht geschlossen
- **Funkt.:** Eliminiert Wind, beruhigt den Geist-*Shen*
- **Indik.:** Epistaxis, Nasenobstruktion, Nasenpolypen, Verlust des Geruchsinns, chroni-sche Kopfschmerzen, Drehschwindel, Gesichtsrötung und -schwellung, Schläfrigkeit.

Du 23 *(Shangxing)* „Oberer Stern"

- **Lokal.:** 1 Cun direkt über dem Mittelpunkt der vorderen Haaransatzlinie (➥ Abb. 6.63)
- **Punkt.:** 0.3–0.4 Cun flach s.c. nach hinten, Moxibustion applizierbar
- **Funkt.:** Vertreibt Wind, kühlt Hitze, beendet Blutungen, vertreibt pathogene Fakto-ren, befreit die Sinne
- **Indik.:** Kopfschmerzen, Augenschmerzen, Rhinitis, Sinusitis, Nasenbluten, Epilepsie, Apoplex.

Du 24 *(Shenting)* „Hof des Geistes"

- **Lokal.:** In der Kopfmittellinie, 0.5 Cun oberhalb der Stirnhaargrenze (➡ Abb. 6.63)
- **Punkt.:** 0.5–0.8 Cun flach s.c. nach oben oder Mikroaderlass, Moxibustion applizierbar
- **Funkt.:** Beseitigt inneren Wind, unterdrückt aufsteigendes Leber-*Yang*, beruhigt den Geist-*Shen*
- **Indik.:** Kopfschmerzen, Sehstörungen, Tränenfluss, verschwommenes Sehen, Nasenbluten, Opisthotonus, Epilepsie, Schizophrenie, Erregungszustände, Entzugssyndrome, Schlafstörungen
- **Besond.:** Kreuzungspunkt mit dem Blasen- und Magen-Meridian.

Du 25 *(Suliao)* „Weißer Knochenspalt"

- **Lokal.:** In der Mitte der Nasenspitze (➡ Abb. 6.63)
- **Punkt.:** 0.2–0.3 Cun schräg nach oben, Moxibustion kontraindiziert
- **Funkt.:** Reguliert die Funktionen der Nase
- **Indik.:** Akute Erkrankungen der Nase wie Rhinitis mit viel Sekret, Verlust des Geruchsinns, Nasenobstruktion, Nasenpolypen, Epistaxis, Dyspnoe, Hypotonus (auch bei Kollapszuständen).

Du 26* *(Shuigou auch Renzhong)* „Wassergraben"

- **Lokal.:** Unterhalb der Nase, am Übergang vom oberen zum mittleren Drittel des Philtrums (➡ Abb. 6.63)
- **Punkt.:** 0.3–0.5 Cun schräg nach kranial. Moxibustion applizierbar
- **Funkt.:** Öffnet die Sinnesorgane, stellt das Bewusstsein wieder her, beruhigt den Geist-*Shen*, unterdrückt Wind, stärkt die LWS
- **Indik.:** Tics der Augen- und Mundmuskulatur, Gesichtsödeme, Kopfschmerzen, akute LWS-Beschwerden (Schmerzen, Steifheit), Kollaps, kindliche Krampfanfälle, Epilepsie, Hitzschlag, Angst- und Panikzustände, hysterische Anfälle, Psychosen
- **Besond.:** Meisterpunkt der Wiederbelebung. Sehr wichtiger Punkt bei Kollapszuständen und akuter Lumbago!

Du 27 *(Duiduan)* „Am Ende der Höhle"

- **Lokal.:** In der Medianlinie an der Grenze zwischen Oberlippe und Philtrum (➡ Abb. 6.63)
- **Punkt.:** 0.2–0.3 Cun schräg nach kranial. Moxibustion kontraindiziert
- **Funkt.:** Beseitigt Hitze, erzeugt Säfte und unterstützt den Mund, beruhigt den Geist-*Shen*
- **Indik.:** Stomatitis, Mundgeruch, schmerzhaftes Zahnfleisch, diabetische Symptomatik mit Durst, Schwellung der Lippen, anhaltende Epistaxis, Nasenobstruktion, Manie, Epilepsie, spärlicher, dunkler Urin.

Du 28 *(Yinliao)* „Verbindung auf dem Zahnfleisch"

- **Lokal.:** In der Medianlinie, innerhalb der Oberlippe in der Falte zwischen Kiefer und Lippe (➡ Abb. 6.63)
- **Punkt.:** 0.2–0.3 Cun schräg nach kranial
- **Funkt.:** Beseitigt Hitze, unterstützt das Zahnfleisch und die Nase

6

Du

- **Indik.:** Zahnfleischschwellung-, -schmerzen und -rötung, Parodontose, Zahnfleisch-bluten, Nasenpolypen, Nasenobstruktion, Stirnkopfschmerzen, tränende Augen, Konjunktivitis, Augenschmerzen, Nackensteifigkeit, Ikterus
- **Besond.:** Kreuzungspunkt mit *Ren Mai* (➥ 6.3.4) und dem Magen-Meridian.

6.3.4 *Ren Mai* (Konzeptionsgefäß)

Synonyme: Konzeptionsgefäß, Gefäß der Empfängnis, Dienergefäß.
Beginnt im unteren Becken und kommt bei **Ren 1** *(Huiyin)* an die Oberfläche, zieht von dort entlang der vorderen Mittellinie über das Abdomen und den Brustkorb zur Kehle und endet in der Mitte des Kinns bei **Ren 24** *(Chengjiang)* unterhalb der Unterlippe (➥ Abb. 6.66). Öffnungspunkt (ÖP): **Lu 7,** Ankopplungspunkt (AP): **Ni 6.**

Funktionen und Indikationen des *Ren Mai*	
Funktionen	**Indikationen**
Als „See des *Yin*" Kontrolle über alles *Yin* im Körper	Bei Symptomen von Nieren-*Yin*-Mangel (➥ 11.9.6): Nachtschweiß, Hitzewallungen, Schlafstörungen, Tinnitus, trockener Mund; *Zunge*: Rot
Kontrolle der Sieben-/Acht-Jahres-Zyklen bei Frauen/Männern und dadurch Regulation der reproduktiven Funktionen, besonders bei Frauen	Späte Menarche, Sterilität, Climacterium praecox/ tardus, fehlende äußere sexuelle Merkmale
Regulation des Uterus, Versorgung der Organe des reproduktiven Systems mit Nierenessenz-*Jing-Qi* und Kontrolle über seine Funktionen	Fehlende oder unregelmäßige Ovulation, Sterilität, Amenorrhö, Dysmenorrhö, Menorrhagie
Ernährung und Erhaltung des Embryos/ Fetus	Habitueller Abort, Blutungen und Ausfluss im ersten Trimester, häufige Miktion während der Schwanger-schaft
Reguliert gegenläufiges Magen-*Qi*	Übelkeit, Erbrechen, Aufstoßen, Sodbrennen, Magenschmerzen
Reguliert gegenläufiges Lungen-*Qi*, stärkt die energetische Beziehung zwischen den *Zang*-Organen Lungen und Nieren	Asthma bronchiale, Dyspnoe, chronischer Husten, Harninkontinenz vor allem bei Bewegung und Husten

Tab. 6.16

Punkte

Ren 1 *(Huiyin)* „Zusammentreffen des *Yin*"

- **Lokal.:** In der Mitte des Perineums, bei Frauen: Zwischen Anus und der hinteren Kommisur der Schamlippen, bei Männern: Zwischen Anus und Skrotum (➥ Abb. 6.66)
- **Punkt.:** 0.5–1 Cun senkrecht, Moxibustion applizierbar
- **Funkt.:** Stärkt die Lumbalregion und die Nieren, reguliert *Ren* und *Chong Mai*, klärt Hitze, leitet Feuchtigkeit aus
- **Indik.:** Harnverhalt, unregelmäßige Menstruation, Ejakulationsstörungen, Prostatitis.

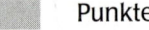

Ren

Ren 2 *(Qugu)* „Gebogener Knochen"

- **Lokal.:** Am Mittelpunkt der oberen Symphysengrenze (➡ Abb. 6.66)
- **Punkt.:** 0.3–1.5 Cun senkrecht, Moxibustion applizierbar. *Cave* in der Schwangerschaft
- **Funkt.:** Wärmt *Yang*, stärkt die Nieren, reguliert die Menstruation, beendet Fluor vaginalis
- **Indik.:** Ejakulationsstörungen, Impotenz, Fluor vaginalis, Harnretention, Harninkontinenz, Harnwegsinfekt, Hernien, Menstruationsstörungen.

Ren 3* *(Zhongji)* „Pol der Mitte"

- **Lokal.:** 4 Cun unterhalb des Bauchnabels oder 1 Cun oberhalb des Symphysenoberrandes auf der Mittellinie des Abdomens (➡ Abb. 6.66)
- **Punkt.:** 0.5–1.5 Cun senkrecht, Moxibustion applizierbar. *Cave:* Moxibustion kontraindiziert bei Hitzezeichen, in der Schwangerschaft
- **Funkt.:** Beseitigt Feuchte-Hitze im unteren der *San Jiao* (besonders in der Blase!), reguliert *Qi*-Fluss im unteren der *San Jiao*, reguliert und wärmt den Uterus
- **Indik.:** Unterbauchschmerzen, Schmerzen oder Juckreiz in den Genitalien, Miktionsbeschwerden, Harndrang, Harnträufeln und Ausfluss aus der Harnröhre, Spermatorrhö, Impotenz, Harnwegsinfekt, Amenorrhö, Dysmenorrhö, Fluor vaginalis, Uterusprolaps, Blutungen post partum, Plazentalösungsstörungen, postpartale abdominelle Schmerzen
- **Besond.:** Alarm-*Mu*-Punkt (➡ 10.4.5) der Blase, Kreuzungspunkt mit den Hauptmeridianen von Leber, Niere, Milz. In der Praxis wird meist **Ren 4** zur Behandlung von gynäkologischen Erkrankungen vorgezogen. Wichtiger Punkt!

Ren 4* *(Guanyuan)* „Pass zum Ursprung"

- **Lokal.:** 3 Cun unterhalb des Bauchnabels (➡ Abb. 6.66)
- **Punkt.:** 0.5–1.5 Cun senkrecht, Moxibustion applizierbar. *Cave* in der Schwangerschaft
- **Funkt.:** Stärkt *Yang* und Ursprungs-*Yuan-Qi* (➡ 3.3.1), stärkt die Nieren, tonisiert Blut und *Yin*, reguliert die Funktionen

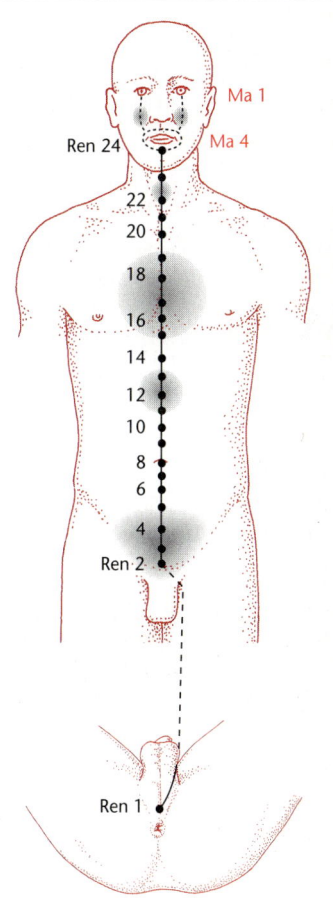

Abb. 6.66

der Reproduktionsorgane, wärmt den Uterus, beseitigt Kälte und Feuchtigkeit aus dem unteren der *San Jiao*

- **Indik.:** Unterbauchschmerzen verschlimmert durch Kälte, starke Schmerzen paraumbilikal, Unterleibsgeschwülste besonders bei Frauen, Uterussenkung und -prolaps, Impotenz, Spermatorrhö, Miktionsbeschwerden, Harnwegsinfektion, Harninkontinenz und -verhalt, Enuresis nocturna, Menstruationsbeschwerden, prämenstruelles Syndrom, Fluor vaginalis, Sterilität, anhaltende Blutungen post partum, Plazentalösungsstörungen, körperliche Erschöpfungszustände (v. a. im Klimakterium), Angstzustände
- **Besond.:** Alarm-*Mu*-Punkt (➡ 10.4.5) des Dünndarms, Kreuzungspunkt mit Leber-, Nieren-, Milz-Meridian. Sehr wichtiger Punkt (v. a. bei gynäkologischen Erkrankungen, Erschöpfung)!

Ren 5 *(Shimen)* „Steinernes Tor"

- **Lokal.:** 2 Cun unterhalb des Bauchnabels (➡ Abb. 6.66)
- **Punkt.:** 0.5 Cun senkrecht, Moxibustion applizierbar
- **Funkt.:** Wärmt die Nieren, stärkt das *Yang*, reguliert die Menstruation, unterstützt die Wasserwege
- **Indik.:** Fluor vaginalis, Amenorrhö, Bauchschmerzen, Diarrhö, Hodenschmerzen
- **Besond.:** Alarm-*Mu*-Punkt des *San Jiao*. Einige Autoren verbieten Nadelung wegen nachfolgender möglicher Sterilität, dann nur Moxibustion empfohlen.

Ren 6* *(Qihai)* „Meer des *Qi*"

- **Lokal.:** 1.5 Cun unterhalb des Bauchnabels (➡ Abb. 6.66)
- **Punkt.:** 0.8–1.2 Cun senkrecht, Moxibustion applizierbar. *Cave* in der Schwangerschaft
- **Funkt.:** Stärkt *Yang* und Ursprungs-*Yuan-Qi*, tonisiert und zirkuliert *Qi* im ganzen Körper und beseitigt *Qi*-Stagnation, reguliert *Qi* und wärmt den unteren der *San Jiao*, leitet Feuchtigkeit aus
- **Indik.:** Schmerzen im Unterbauch und paraumbilikal, verschlimmert durch Kälte, starke Erschöpfungszustände, Antriebslosigkeit, mangelnde Willenskraft, mentale Schwäche, Depression, Kälte der Extremitäten, Dysmenorrhö, unregelmäßige Menstruation, Fluor vaginalis, Sterilität, Impotenz, Senkungen oder Erkrankungen der Beckenorgane, chronische Diarrhö, Obstipation, Meteorismus
- **Besond.:** Sehr wichtiger Punkt (v. a. bei Erschöpfungszuständen)!

Ren 7 *(Yinjiao)* „Kreuzung des Yin"

- **Lokal.:** In der Medianlinie, 1 Cun unterhalb des Bauchnabels (➡ Abb. 6.66)
- **Punkt.:** 0.8–1.5 Cun senkrecht, Moxibustion applizierbar. *Cave* in der Schwangerschaft
- **Funkt.:** Reguliert die Menstruation, reguliert den *Qi*-Fluss im Unterbauch und in den Genitalien
- **Indik.:** Unregelmäßige Menstruation, Amenorrhö, Sterilität, Fluor vaginalis, Unterbauchschmerzen, die bis zu den Genitalien ausstrahlen

Ren 8 *(Shenque)* „Palasttor des Geistes"

- **Lokal.:** Im Bauchnabelzentrum (➡ Abb. 6.66)
- **Punkt.:** Nadelung kontraindiziert! Nur indirekte Moxibustion auf Salz oder Ingwer
- **Funkt.:** Stabilisiert *Yang*, stärkt Milz-*Yang*, kräftigt Ursprungs-*Yuan-Qi*

- **Indik.:** Chronische, wässrige Diarrhö, akute Bewusstlosigkeit, Ohnmacht durch akuten *Yang*-Kollaps (➡ 9.1.1), Anal-, Rektumprolaps, akuter Apoplex
- **Besond.:** Wichtiger Punkt!

Ren 9 *(Shuifen)* „Wasserverteilung"

- **Lokal.:** 1 Cun oberhalb des Bauchnabels (➡ Abb. 6.66)
- **Punkt.:** 0.5–1 Cun senkrecht, Moxibustion applizierbar
- **Funkt.:** Beseitigt Wasseransammlungen, leitet Feuchtigkeit aus, kontrolliert die Wasserwege
- **Indik.:** Aszites, Meteorismus, Bauchschmerzen, (chronische) Diarrhö, Analprolaps, Ödeme, Verzögerung des Fontanellenschlusses.

Ren 10 *(Xiawan)* „Unterer Magenausgang"

- **Lokal.:** 2 Cun oberhalb des Bauchnabels (➡ Abb. 6.66)
- **Punkt.:** 0.8–1.2 Cun senkrecht. *Cave:* Nadelung kontraindiziert in der Schwangerschaft
- **Funkt.:** Tonisiert Milz- und Magen-*Qi* und reguliert es, beseitigt Nahrungsstagnation
- **Indik.:** Bauchschmerzen, Erbrechen, Völlegefühl im Magen, Appetitlosikeit, Abmagerung, Verdauungsstörungen
- **Besond.:** Kreuzungspunkt mit dem Milz-Meridian.

Ren 11 *(Jianli)* „Stärkung des Inneren"

- **Lokal.:** 3 Cun oberhalb des Bauchnabels (➡ Abb. 6.66)
- **Punkt.:** 0.8–1.5 Cun senkrecht, Moxibustion applizierbar
- **Funkt.:** Harmonisiert den mittleren der *San Jiao,* reguliert den *Qi*-Fluss
- **Indik.:** Meteorismus, abdominales Spannungs- und/oder Völlegefühl, Magenschmerzen, Erbrechen, Herzschmerzen.

Ren 12* *(Zhongwan)* „Mitte des Magens"

- **Lokal.:** 4 Cun oberhalb des Bauchnabels (➡ Abb. 6.66); Mitte der Verbindungsstrecke Bauchnabel und Übergang Xiphoid/Sternum, Handspanntechnik mit Kleinfingern auf den beschriebenen Punkten und Treffen der Daumen in der Mitte erleichtert das „Halbieren"
- **Punkt.:** 0.8–1.5 Cun senkrecht, Moxibustion applizierbar
- **Funkt.:** Tonisiert Milz- und Magen-*Qi*, reguliert gegenläufiges Magen-*Qi*, transformiert Feuchtigkeit, lindert Schmerzen
- **Indik.:** Dumpfe und fixierte Schmerzen und Schwere- bzw. Völlegefühl epigastral, Sodbrennen, saures Aufstoßen, Erbrechen, Übelkeit, trübe Körperabsonderungen, Gefühl eines „Klumpens" im Abdomen, Angina pectoris
- **Besond.:** Alarm-*Mu*-Punkt (➡ 10.4.5) des Magens, Einflussreicher-*Hui*-Punkt (➡ 10.4.7) der sechs *Fu*-Organe, Kreuzungspunkt mit Dünndarm-, *San Jiao*-, Magen-Meridian. Wichtiger Punkt (v. a. bei Magenerkrankungen)!

Ren 13 *(Shangwan)* „Oberer Mageneingang"

- **Lokal.:** 5 Cun oberhalb des Bauchnabels (➡ Abb. 6.66)
- **Punkt.:** 0.8–1.5 Cun senkrecht, Moxibustion applizierbar
- **Funkt.:** Reguliert gegenläufiges Magen-*Qi*, beseitigt zähen Schleim

6

Ren

- **Indik.:** Sodbrennen, Magenschmerzen, Erbrechen, Völlegefühl nach Mahlzeiten, Singultus, Angina pectoris, Epilepsie, Schlaflosigkeit, Kopfschmerzen, Schwindel, Angstzustände.
- **Besond.:** Kreuzungspunkt mit Magen- und Dünndarm-Meridian. Wichtiger Punkt!

Ren 14* *(Juque)* „Großes Palasttor"

- **Lokal.:** 6 Cun oberhalb des Bauchnabels (➥ Abb. 6.66)
- **Punkt.:** 0.5–1 Cun senkrecht. *Cave:* Moxibustion bei Hitzezeichen kontraindiziert
- **Funkt.:** Klärt Hitze vom Herzen und beseitigt Herz-Feuer, beruhigt den Geist-*Shen*, reguliert Herz-*Qi* und gegenläufiges Magen-*Qi*, beseitigt zähen Schleim aus Herz, Brustraum und Zwerchfell
- **Indik.:** Herz- und Brustschmerzen, Herzklopfen, Sodbrennen, saures Aufstoßen, Singultus, Übelkeit, Erbrechen, Angina pectoris, Husten, Dyspnoe, psychische und psychosomatische Erkrankungen, starke Unruhezustände, psychovegetative Störungen verbunden mit Tachykardie, Palpitationen, Angst und Engegefühl; Tobsuchtsanfälle, Schizophrenie, Epilepsie
- **Besond.:** Alarm-*Mu*-Punkt (➥ 10.4.5) des Herzens. Wichtiger Punkt!

Ren 15* *(Jiuwei)* „Taubenschwanz"

- **Lokal.:** 7 Cun oberhalb des Bauchnabels, 1 Cun unter der Synchondrosis xiphosternalis (Übergang Xiphoid/Sternum) (➥ Abb. 6.66)
- **Punkt.:** 0.3–0.5 Cun schräg nach kaudal. *Cave:* Moxibustion bei Hitzezeichen kontraindiziert
- **Funkt.:** Beruhigt den Geist-*Shen*, reguliert den Fluss von *Qi* und der Brust, korrigiert gegenläufiges Magen-*Qi*, reguliert das *Luo*-Gefäß des *Ren Mai*, leitet Hitze aus und unterdrückt inneren Wind
- **Indik.:** Herz- und Brustschmerzen, Magenschmerzen, Sodbrennen, Schluckbeschwerden, „Engegefühl im Hals", Schizophrenie, Manie, Zwangsvorstellungen, Tobsuchtsanfälle, starke Angstzustände, Unruhezustände, Epilepsie, Herzneurosen, Herzrasen
- **Besond.:** Durchgangs-*Luo*-Punkt (➥ 10.4.2) des *Ren Mai*, wichtiger Punkt.

Ren 16 *(Zhongting)* „Mittlerer Hof"

- **Lokal.:** In der Medianlinie, auf dem Sternum in Höhe des fünften ICR., 1.6 Cun unterhalb **Ren 17** (➥ Abb. 6.66)
- **Punkt.:** 0.3–0.5 Cun flach s.c., Moxibustion applizierbar
- **Funkt.:** Öffnet den Thorax, reguliert den Magen und senkt gegenläufiges *Qi* ab
- **Indik.:** Thorakales Völlegefühl, präkordiale Schmerzen, Spannungsgefühl in den Flanken, Engegefühl des Ösophagus, Erbrechen nach dem Essen, Kältegefühl und Schmerzen um den Bauchnabel.

Ren 17* *(Danzhong* oder auch *Shanzhong)* „Mitte der Brust"

- **Lokal.:** Zwischen den Brustwarzen, im vierten ICR (➥ Abb. 6.66)
- **Punkt.:** 0.3–0.5 Cun flach s.c. nach kaudal, Moxibustion bewährt
- **Funkt.:** Reguliert *Qi* in der Brust und in den Lungen, stärkt besonders das *Zong-Qi* (Thorax-*Qi*), beseitigt gegenläufiges *Qi*, leitet zähen Schleim aus, entspannt und öffnet den Thorax, unterstützt das Zwerchfell

6

Ren

- **Indik.:** Dyspnoe, Brustschmerzen, thorakales Engegefühl, Palpitationen durch Angst oder Trauer, blutiger und/oder gelber Auswurf, Schluckbeschwerden, Mastitis, Laktationsstörungen, Erkrankungen des Respirationstraktes wie z. B. Asthma bronchiale und Bronchitis
- **Besond.:** Alarm-*Mu*-Punkt (➥ 10.4.5) des Perikards, Einflussreicher-*Hui*-Punkt (➥ 10.4.7) für *Qi*, Kreuzungspunkt mit dem Milz-, Nieren-, Dünndarm-, *San-Jiao*-Meridian, Punkt des „Meeres des *Qi*" (➥ 10.4.12). Sehr wichtiger Punkt!

Ren 18 *(Yutang)* „Jade-Halle"

- **Lokal.:** In der Medianlinie, auf dem Sternum in Höhe des dritten ICR., 1.6 Cun unterhalb **Ren 19** (➥ Abb. 6.66)
- **Punkt.:** 0.3–0.5 Cun flach s.c., Moxibustion applizierbar
- **Funkt.:** Öffnet den Thorax, reguliert und senkt *Qi* ab
- **Indik.:** Schmerzen in Thorax und Sternum, thorakales Völlegefühl, Dyspnoe, Asthma bronchiale, spastische Bronchitis, Angina pectoris bei koronarer Herzkrankheit, Erbrechen, Hals- und Rachenschmerzen, Schluckstörungen, Husten mit Nervosität.

Ren 19 *(Zigong)* „Purpur-Palast"

- **Lokal.:** In der Medianlinie in Höhe des zweiten ICR (➥ Abb. 6.66)
- **Punkt.:** 0.5–1 Cun, flach s.c., Moxibustion applizierbar
- **Funkt.:** Öffnet den Thorax, reguliert und senkt *Qi* ab
- **Indik.:** Schmerzen in Thorax und Sternum, Husten, Hämoptysis, Erbrechen, Schluckbeschwerden, akute Ösophagitis.

Ren 20 *(Huagai)* „Geschmückter Baldachin"

- **Lokal.:** In der Medianlinie 1 Cun unterhalb **Ren 21** (➥ Abb. 6.66)
- **Punkt.:** 0.5–1 Cun, flach s.c., Moxibustion applizierbar
- **Funkt.:** Öffnet den Thorax, reguliert und senkt *Qi* ab
- **Indik.:** Dyspnoe, Husten, Asthma bronchiale, Schmerzen und Spannungsgefühl in Thorax und Flankenregion.

Ren 21 *(Xuanji)* „Jade-Angelpunkt"

- **Lokal.:** In der Mitte des Manubrium sterni am oberen Ende des Sternums, 1 Cun unterhalb **Ren 22** (➥ Abb. 6.66)
- **Punkt.:** 0.5–1.0 Cun, flach s.c., Moxibustion applizierbar
- **Funkt.:** Öffnet den Thorax, senkt Lungen-*Qi* ab, unterstützt die Kehle, senkt gegenläufiges Magen-*Qi* ab und beseitigt Nahrungsstagnation
- **Indik.:** Schluckbeschwerden, Völlegefühl im Epigastrium, Dyspnoe, Asthma bronchiale, Husten, Schmerzen und Spannungsgefühl in Thorax und Flankenregion, retrosternale Schmerzen bei Angina pectoris, akute Halsentzündungen, z. B. Laryngitis, Pharyngitis, Tonsillitis.

Ren 22* *(Tiantu)* „Himmelspfad"

- **Lokal.:** Im Zentrum der Fossa suprasternalis, etwa 0.5 Cun oberhalb des Sternumoberrandes (➥ Abb. 6.66)
- **Punkt.:** Nadel zunächst 0.2 Cun senkrecht durch die Haut, dann 0.5–1.0 Cun nach unten hinter und parallel zur Sternumhinterfläche richten, Moxibustion applizierbar.

6

Ren

Cave: Senkrechte Nadelung kontraindiziert wegen Verletzungsgefahr der Trachea, Keimverschleppung in das Mediastinum

- **Funkt.:** Senkt gegenläufiges Lungen-*Qi* ab, macht die Kehle frei, stärkt die Stimme, beseitigt zähen Schleim im Thorax, lindert Husten
- **Indik.:** Heiserkeit, akute Heiserkeit und Stimmverlust, akuter Husten mit blutigem oder eitrigem Auswurf, Hals- und Rachenentzündungen, Schluckbeschwerden wie z. B. bei Struma, Globusgefühl oder Ösophagospasmus, Asthma bronchiale, Dyspnoe, Bronchitis
- **Besond.:** Kreuzungspunkt mit dem *Yin Wei Mai* (➡ 6.3.9), Himmelsfensterpunkt (➡ 10.4.11). Wichtiger Lokalpunkt!

Ren 23 *(Lianquan)* „Quelle in den Engen"

- **Lokal.:** In einem Grübchen am oberen Rand des Zungenbeins, über dem Adamsapfel (➡ Abb. 6.66)
- **Punkt.:** 0.2–0.3 Cun schräg nach oben, Moxibustion applizierbar
- **Funkt.:** Reguliert gegenläufiges *Qi*, kühlt Feuer, beseitigt zähen Schleim, stärkt die Stimme, unterstützt die Zunge
- **Indik.:** Heiserkeit, Schluckbeschwerden, Kontraktur und/oder Schwäche der Zungenmuskulatur, akute Entzündungen des Zungengrundgewebes, unkontrollierbarer Speichelfluss, Aphasie besonders nach Apoplex, Halsentzündungen, Aphthen
- **Besond.:** Kreuzungspunkt mit dem *Yin Wei Mai* (➡ 6.3.9).

Ren 24* *(Chengjiang)* „Behältnis für Flüssigkeiten"

- **Lokal.:** Unterhalb der Unterlippe, in der Mitte der mentolabialen Furche des Unterkiefers (➡ Abb. 6.66)
- **Punkt.:** 0.2–0.3 Cun schräg nach oben, Moxibustion applizierbar
- **Funkt.:** Leitet äußeren Wind ab, lindert Gesichtsödeme und -schmerzen
- **Indik.:** Zahnschmerzen, Anästhesiepunkt bei Zahnextraktion, Zahnfleischschwellung, Mund- und Zungenulzerationen, Fazialisparese, Trigeminusneuralgie (3. Ast), exzessiver Speichelfluss, Ödeme im Gesicht
- **Besond.:** Kreuzungspunkt mit Magen- und Dickdarm-Meridian und dem *Du Mai* (➡ 6.3.3). Wichtiger Lokalpunkt!

6.3.5 *Chong Mai*

Synonym: Penetrationsgefäß. Das Gefäß *Chong Mai* setzt sich aus fünf verschiedenen Bahnen zusammen. Die Hauptleitbahn beginnt im Genitalbereich, steigt lateral zum *Ren Mai* und mit dem Nieren-Meridian zum Thorax, wo sie sich in den Interkostalräumen verteilt (➡ Abb. 6.67). Öffnungspunkt: **Mi 4**, Ankopplungspunkt: **Pe 6**.
Kreuzungspunkte: **Ren 1, Ma 30, Ni 11–Ni 21, Ren 7.**

| Funktionen und Indikationen des *Chong Mai* ||
Funktionen	Indikationen
Als „See des Blutes" enge Beziehung zum Uterus, kontrolliert bei Frauen mit *Ren Mai* den Menstruationszyklus, die Speicherung, den Fluss und die Beschaffenheit des Menstruationsblutes, bei Männern Hoden- und Prostatafunktion	Dysmenorrhö, Amenorrhö, Climacterium praecox/tardum, Myome, Tumoren im Bauchraum, Prostatitis, Urethritis, Impotenz
Transport des Blutes zum Herzen und Förderung der Bewegung des Herz-Blutes	Angina pectoris, Thromboseprophylaxe, gestaute Venen an der Zungenunterseite
Vereint prä- und postnatale Essenz-*Jing* (➥ 3.3.4)	Schwache Konstitution mit Verdauungsbeschwerden, Appetitlosigkeit
Korrigiert gegenläufiges *Qi*, beseitigt *Qi*- und Blut-Stagnationen, besonders bei Narbengewebe in der vom *Chong Mai* versorgten Region	Völlegefühl in Thorax- und Bauchraum, chronische Schmerzen und energetische Störungen nach Hysterektomien, Curettage, Kaiserschnitt

Tab. 6.17

6

6.3.6 *Dai Mai*

Synonym: Gürtelgefäß. Beginnt bei **Le 13**, umkreist die Taille wie ein Gürtel, beendet seinen oberflächlichen Verlauf bei **Gb 28** (➥ Abb. 6.67). Öffnungspunkt: **Gb 41**, Ankopplungspunkt: **SJ 5**.
Kreuzungspunkte: **Le 13, Gb 26, Gb 27, Gb 28**.

| Funktionen und Indikationen des *Dai Mai* ||
Funktionen	Indikationen
Verbindung der oberen und unteren Hälfte des Körpers	Angespannte Schulter-/Nackenmuskulatur, Herpes zoster, Zystitis
Beseitigt Fülle von Gallenblase und Leber	Migräne, Kopfschmerzen, besonders an den Schläfen, starke innere Anspannung, Gereiztheit; *Puls*: Voll, saitenförmig
Beseitigt Feuchte-Hitze aus dem unteren der *San Jiao*, vor allem den Genitalien	Juckender, gelber Fluor vaginalis, Herpes genitalis, juckende geschwollene Genitalien, akuter Harnwegsinfekt
Kontrolliert wie ein Gürtel den Energiefluss der Bein-Meridiane	*Zu entspannt*: Schwäche, Lähmung und Atrophie der Beinmuskulatur; *Zu eng*: Kalte Füße, Blutzirkulationsstörung

Tab. 6.18

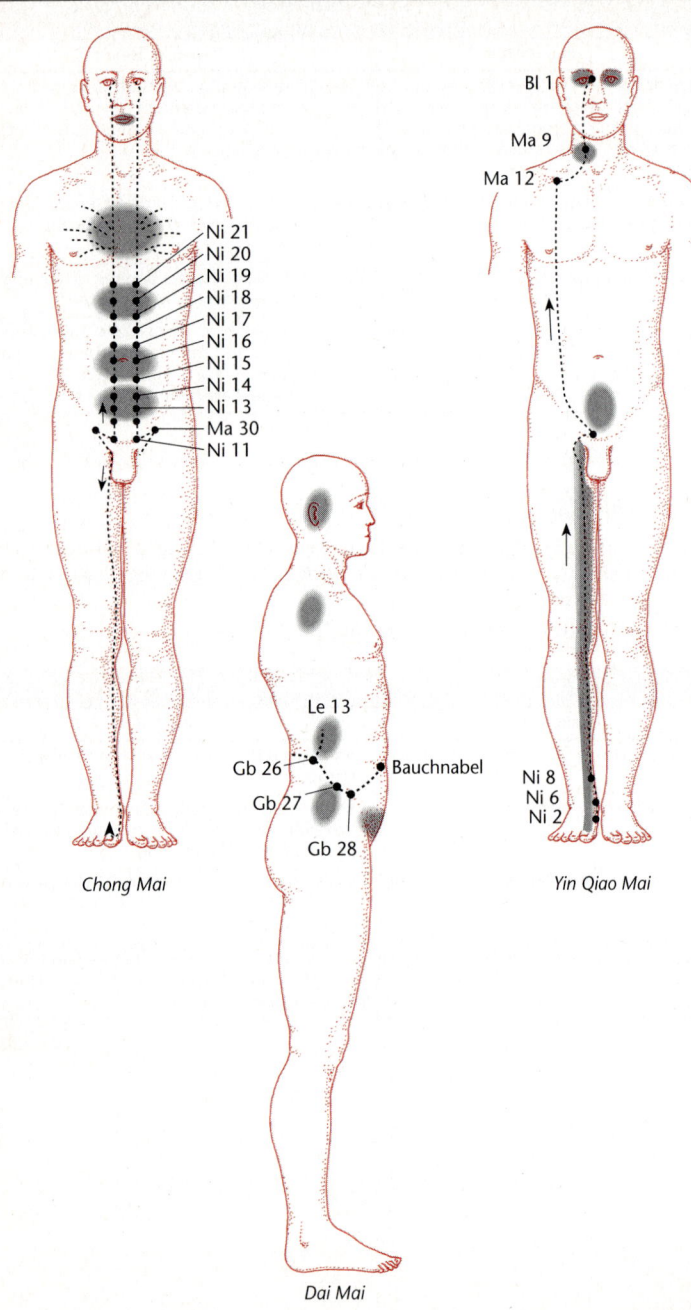

Ni 21
Ni 20
Ni 19
Ni 18
Ni 17
Ni 16
Ni 15
Ni 14
Ni 13
Ma 30
Ni 11

Chong Mai

Bl 1
Ma 9
Ma 12

Ni 8
Ni 6
Ni 2

Yin Qiao Mai

Le 13
Gb 26
Gb 27
Gb 28
Bauchnabel

Dai Mai

Abb. 6.67

288

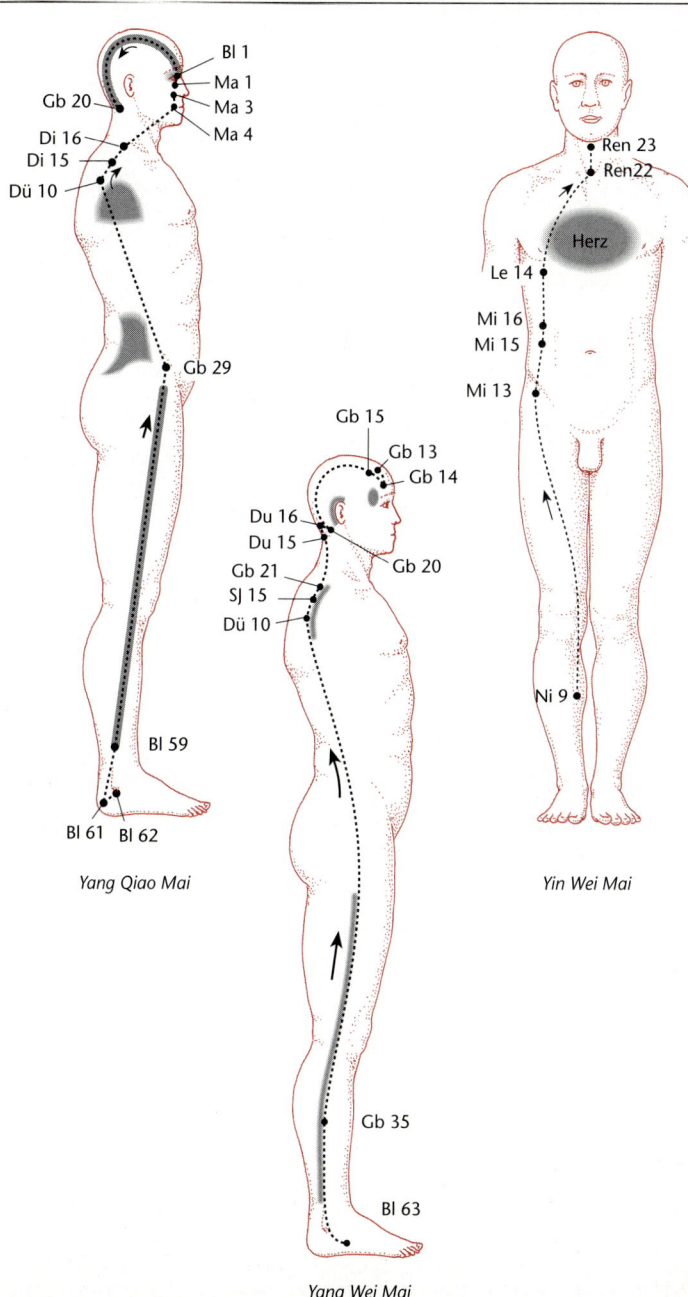

Yang Qiao Mai

Yang Wei Mai

Yin Wei Mai

6

Abb. 6.68

289

6.3.7 Yin Qiao Mai

Synonym: *Yin*-Fersengefäß. Beginnt bei **Ni 2**, zieht über das Abdomen bis zu **Ma 12** und von dort zu **Bl 1** (➟ Abb. 6.67). Öffnungspunkt: **Ni 6**, Ankopplungspunkt: **Lu 7**. Kreuzungspunkte: **Ni 2, Ni 6, Ni 8, Ma 12, Bl 1**.

Funktionen und Indikationen des *Yin Qiao Mai*	
Funktionen	**Indikationen**
Versorgung der Augen mit Nierenessenz-*Jing-Qi* und *Yin*	Schlafstörungen, Augenerkrankungen, Augentrockenheit mit mangelnder Tränenflüssigkeit
Kontrolle des Beinmuskeltonus	Verstärkter, schmerzhafter Muskeltonus der Innenseite bei anatomischer Muskulatur der Außenseite des Beines, Gehbeschwerden
Beseitigung von *Qi*-/Blut- und Feuchtigkeits-Stagnation im unteren der *San Jiao*, bei Frauen besonders im Uterus	Unterbauchschmerzen, Schmerzen in den inneren Geschlechtsorganen, Myome, Plazentalösungsstörungen, Fluor vaginalis

Tab. 6.19

6

6.3.8 Yang Qiao Mai

Synonym: Yang-Fersengefäß. Beginnt bei **Bl 62**, läuft über die Außenseite des Beines zu Dü 10, seitlich entlang am Hals und beendet seinen oberflächlichen Verlauf bei **Bl 1** (➟ Abb. 6.68). Öffnungspunkt: **Bl 62**, Ankopplungspunkt: **Dü 3**. Kreuzungspunkte: **Bl 59–Bl 62, Gb 20, Gb 29, Dü 10, Di 15, Di 16, Ma 4, Ma 3, Bl 1, Du 16**.

Funktionen und Indikationen des *Yang Qiao Mai*	
Funktionen	**Indikationen**
Versorgung der Augen mit *Yang* und Nierenessenz-*Jing-Qi*	Somnolenz; Augenerkrankungen (gerötete, schmerzhafte Augen)
Entfernt inneren und äußeren Wind vom Kopf	Apoplex, Hörsturz, Migräne, Fazialislähmung, Erkältungskrankheiten
Befreit die WS von Blockaden, Stagnation, besonders nach Trauma	Einseitige Schmerzen lateral zur WS, verstärkter, schmerzhafter Muskeltonus der Außenseite bei atonischer Innenseite des Beines

Tab. 6.20

6.3.9 Yin Wei Mai

Synonym: Bewahrer des *Yin*. Beginnt bei **Ni 9**, läuft medial über Bein und Abdomen zur Brust und endet bei **Ren 23** in der Kehle (➟ Abb. 6.68). Öffnungspunkt: **Pe 6**, Ankopplungspunkt: **Mi 4**. Kreuzungspunkte: **Ni 9, Mi 13, Mi 15, Mi 16, Le 14, Ren 22, Ren 23**.

Funktionen und Indikationen des *Yin Wei Mai*	
Funktionen	**Indikationen**
Verbindet alle *Yin*-Leitbahnen miteinander, kräftigt *Yin* und Herz-Blut, besonders bei Frauen	Depression, Ängstlichkeit, Schreckhaftigkeit, Schlaflosigkeit, Albträume ***Cave:*** Anwendung ausschließlich bei Frauen!

Tab. 6.21

6.3.10 Yang Wei Mai

Synonym: Bewahrer des *Yang*. Beginnt bei **Bl 63**, läuft lateral über Bein und Thorax zum Hals, am Ohr vorbei zur Stirn, von dort über den Hinterkopf zu **Gb 20** und endet bei **Du 16** (➡ Abb. 6.68). Öffnungspunkt: **SJ 5**, Ankopplungspunkt: **Gb 41**. Kreuzungspunkte: **Gb 13–21, Gb 35, Dü 10, Bl 63, SJ 15, Du 15, Du 16.**

Funktionen und Indikationen des *Yang Wei Mai*	
Funktionen	**Indikationen**
Verbindet alle *Yang*-Leitbahnen miteinander, harmonisiert Nähr-*Ying-Qi* und Abwehr-*Wei-Qi*	Chronische Gelenkschmerzen und -erkrankungen, Schmerzen entlang der Außenseite des Körpers
Leitet äußere Wind-Kälte aus, speziell beim *Shaoyang*-Syndrom (➡ 9.4.2)	Intermittierendes Fieber, Schüttelfrost, wechselnd mit Fieber, Fieber unbekannten Ursprungs

Tab. 6.22

6

6.3.11 Öffnung der acht außerordentlichen Gefäße

Öffnung ist die Nadelung des *Öffnungspunktes (ÖP)* **und** des *Ankopplungspunktes (AP)* ➡ 6.3.1, Tab. 6.14. Nicht gemeint ist hier die Anwendung von Kreuzungspunkten, die sowohl dem *Du* und *Ren Mai* als auch den anderen außerordentlichen Gefäßen zugeordnet sind (➡ 10.4.9). **Wirkung:** Mobilisierung, Dynamisierung und Regulierung des in ihm fließenden *Qi*. Nadelung eines einzelnen Punktes nutzt das energetische Potenzial des jeweiligen Gefäßes, hat aber zusätzlich eine genau definierte Funktion für seine Anwendung.

Indikationen

- **Bei chronischen Erkrankungen:** Chronische Erkrankungen führen zur Schwäche von Nierenessenz-*Jing-Qi*, Ursprungs-*Yuan-Qi*, Blut und Abwehr-*Wei-Qi* (➡ 3.3.1). Zur Kräftigung und Dynamisierung dieser Energien eignen sich besonders *Du Mai, Ren Mai* und *Chong Mai* (➡ 6.3.5). Sie üben zu diesem Zweck ihre Reservoirfunktion aus. Öffnung dieser Gefäße in diesem Fall nicht regelmäßig wiederholen, sondern stattdessen Punkte des jeweiligen Gefäßes stärkend nadeln
- **Bei Erkrankungen der sechs außerordentlichen *Fu*-Organe:** Erkrankungen des Gehirns, der Knochen, des Marks über *Du Mai*, Erkrankungen des Uterus über *Ren Mai* und *Chong Mai*, Erkrankungen der Blutgefäße über *Chong Mai* und Erkrankungen der Gallenblase über *Dai Mai* behandeln
- **Bei Erkrankungen der Reproduktionsorgane:** Mit *Ren Mai* und *Chong Mai* werden Störungen behandelt, die die Sieben-/Acht-Jahres-Zyklen bei Männern und Frauen betreffen, wie z. B. verfrühtes oder verspätetes Auftreten der Menarche, unregelmäßige Menstruation, Amenorrhö, klimakterische Beschwerden. Zur Regulierung von *Yin* und *Qi* im Uterus wird *Ren Mai*, zur Kräftigung und Regulation des Blutes wird *Chong Mai* bevorzugt. Bei Männern wird besonders der *Du Mai* zur Behandlung von Impotenz und Sterilität angewendet
- **Bei Schmerzen und Schwäche:** Wenn Schmerzen und Schwäche im Verlauf eines der acht außerordentlichen Gefäße (➡ Abb. 6.63–6.68) auftreten, z.B. Schulterschmerzen bei einer Blockade des *Yang Qiao Mai*

- **Bei energetischen Störungen durch Narben:** Liegen Narben im Verlauf eines der acht außerordentlichen Gefäße, zuerst das entsprechende Gefäß öffnen, gefolgt von der Narbenbehandlung
- **Bei strukturellem Ungleichgewicht:** *Yin Qiao Mai* (➡ 6.3.7) und *Yang Qiao Mai* (➡ 6.3.8) werden eingesetzt, wenn strukturelles Ungleichgewicht zwischen rechter und linker Körperhälfte ausgeglichen werden muss. Behandlung ist dann angezeigt, wenn z. B. trotz Heilung einer Verletzung/Operation an den Extremitäten Schonhaltungen zu Schmerzen führen oder einen veränderten Muskeltonus verursachen.

Wichtig

Bei Kindern: Bei Mädchen bis zum 14. und bei Knaben bis zum 16. Lebensjahr die acht außerordentlichen Gefäße **nicht anwenden**! Erlaubt ist lediglich die Nadelung einzelner Punkte des *Du Mai* und *Ren Mai* bei angeborenen Erkrankungen oder durch Geburtstrauma entstandenen Behinderungen.

6

Durchführung

- **Bei Frauen:** Zuerst energetisch neutrale Nadelung des Öffnungspunktes *rechts*, dann energetisch neutrale Nadelung des Ankopplungspunktes *links*, zuletzt Nadelung anderer Punkte des jeweiligen außerordentlichen Gefäßes
- **Bei Männern:** Zuerst energetisch neutrale Nadelung des Öffnungspunktes *links*, dann energetisch neutrale Nadelung des Ankopplungspunktes *rechts*, zuletzt Nadelung anderer Punkte des jeweiligen außerordentlichen Gefäßes
- **Allgemein:** Nadeln 20–25 Min. belassen. Entfernung der Nadeln in jeweils umgekehrter Reihenfolge.

Wichtig

In der Regel sofortige Wiederholung einer Öffnung eines der acht außerordentlichen Gefäße vermeiden, da ihre Wirkung nicht sofort eintritt. Reaktion in zwei Phasen: **1.–3. Tag** (nach Nadelung) Verschlimmerung der Beschwerden (als Zeichen der beginnenden Regulation des Gefäßes) möglich, v. a. bei *Dai-Mai*-Behandlung. Zwischen **4.–7. Tag** allmähliche Linderung der Beschwerden. Spricht der Patient auf die Behandlung an, kann das jeweilige außerordentliche Gefäß durch die Nadelung von Punkten, die sich mit ihm kreuzen (➡ Kreuzungspunkte 10.4.9), reguliert werden.

6.4 Extrapunkte

6.4.1 Übersicht

Extrapunkte (Ex): Punkte, die nicht den regulären Akupunkturpunkten auf den Meridianen entsprechen und meist außerhalb der Meridiane lokalisiert sind. Heute sind ca. 1500 Extrapunkte bekannt. Anwendung nur bei eindeutig besserer Wirkung gegenüber den klassischen Akupunkturpunkten. Uneinheitliche Nomenklatur mit verschiedenen Namen und Nummern. Beispiel: Bei König/Wancura sowie Ngyen Van Nghi „Punkte außerhalb der Meridiane" (**PaM**) und „Neupunkte" (**NP**) oder bei Schnorrenberger „Zusatzpunkt" (**ZP**) und „Neupunkte" (**NP**).

WHO-Klassifikation der Extrapunkte

Im Leitfaden Nomenklatur nach dem von der VR China offiziell autorisierten Standard (The Location of Acupoints, auf Deutsch erschienen: Die Akupunkturpunkte – Das Standardwerk aus China, Verlag für fremdsprachige Literatur, Beijing 1993).

6

Bezeichnung nach Lokalisation

- **Ex-HN:** Extrapunkte am Kopf und am Hals (**Ex**tra **H**ead and **N**eck)
- **Ex-CA:** Extrapunkte auf Thorax und Abdomen (**Ex**tra **C**hest and **A**bdomen)
- **Ex-B:** Extrapunkte auf dem Rücken (**Ex**tra **B**ack Region)
- **Ex-UE:** Extrapunkte an den oberen Extremitäten (**Ex**tra **U**pper **E**xtremities)
- **Ex-LE:** Extrapunkte an den unteren Extremitäten (**Ex**tra **L**ower **E**xtremities).

Nummerierung

- Die von der WHO klassifizierten Extrapunkte von Kopf, Hals, Brust, Abdomen und Rücken werden von kranial nach kaudal, bei denen der Extremitäten von distal nach medial und bei gleicher Höhenlokalisation von medial nach lateral durchnummeriert.
- Die noch nicht von der WHO klassifizierten „Weiteren Extrapunkte" haben keine Nummerierung (nur chin. Namen).

Ex

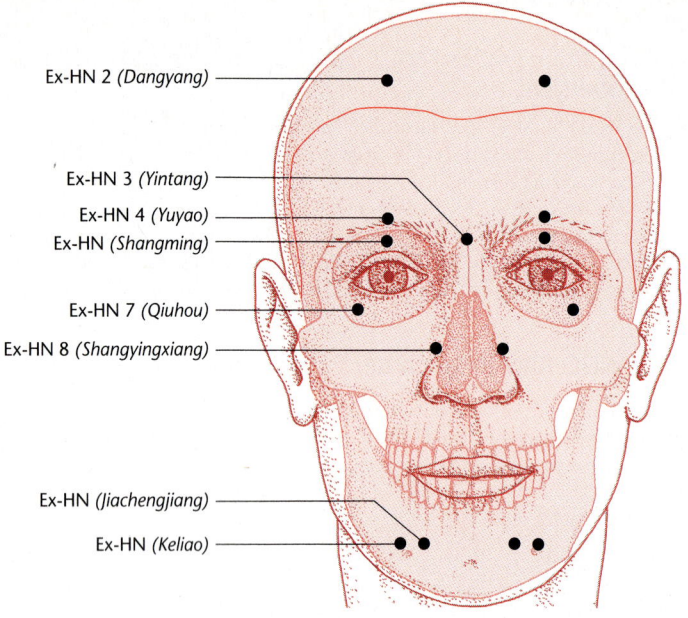

Ex-HN 2 (Dangyang)

Ex-HN 3 (Yintang)
Ex-HN 4 (Yuyao)
Ex-HN (Shangming)

Ex-HN 7 (Qiuhou)
Ex-HN 8 (Shangyingxiang)

Ex-HN (Jiachengjiang)
Ex-HN (Keliao)

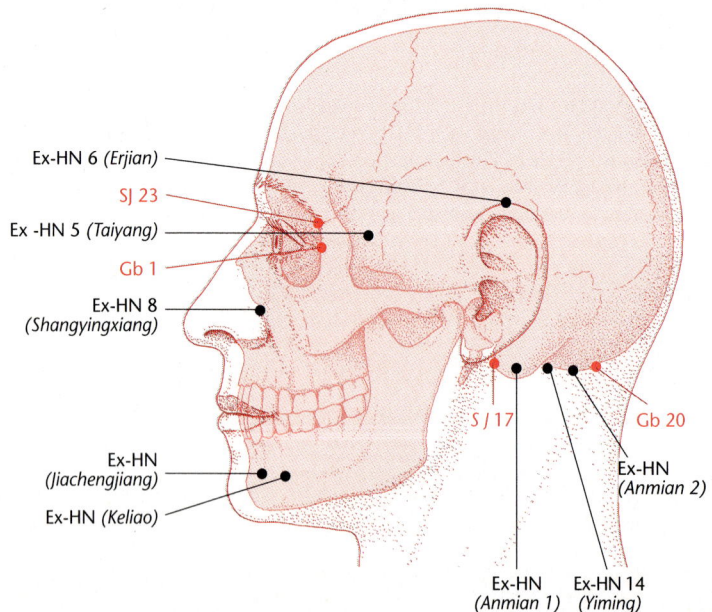

Ex-HN 6 (Erjian)

SJ 23
Ex -HN 5 (Taiyang)

Gb 1

Ex-HN 8
(Shangyingxiang)

Ex-HN
(Jiachengjiang)

Ex-HN (Keliao)

SJ 17

Gb 20

Ex-HN
(Anmian 2)

Ex-HN
(Anmian 1)

Ex-HN 14
(Yiming)

Abb. 6.69

6.4.2 Extrapunkte an Kopf und Hals: Ex-HN

Ex-HN 1 *(Sishencong)* „Vier Weise, die den Geist erhellen"

- **Lokal.:** Vier Punkte liegen je 1 Cun anterior, posterior, medial und lateral von **Du 20** *(Baihui)*
- **Punkt.:** Horizontal s.c., 0.5–0.8 Cun in Richtung **Du 20** *(Baihui)*
- **Funkt.:** Beruhigen den Geist-*Shen*, mildern Schmerzen, wirken spasmolytisch
- **Indik.:** Kopfschmerzen, Schwindel, Vergesslichkeit, Epilepsie, Hemiplegie, Gedächtnisschwund, retardierte Intelligenzentwicklung bei Kindern.

Ex-HN 2 *(Dangyang)* „Oberhalb vom *Yang*"

- **Lokal.:** 1 Cun unterhalb der Haargrenze, senkrecht oberhalb der Pupille bei „Geradeausblick" und **Gb 14** *(Yangbai)* (➥ Abb. 6.69)
- **Punkt.:** Horizontal s.c., 0.5 Cun tief
- **Funkt.:** Zerstreut pathogenen Wind, kühlt Hitze, beendet Schmerzen
- **Indik.:** (Frontal-)Kopfschmerzen, Schwindel, Rhinitis, Sinusitis.

Ex-HN 3 *(Yintang)* „Dekorierte Halle"

- **Lokal.:** In der Mitte zwischen den Augenbrauen auf dem *Du Mai* (➥ Abb. 6.69)
- **Punkt.:** Hautzwickmethode (➥ 5.1.4) und horizontales Einstechen, 0.3–0.5 Cun tief in Richtung Nasenwurzel, *De-Qi*-Gefühl strahlt gegen die Nasenwurzel
- **Funkt.:** Zerstreut pathogenen Wind, beendet Schmerzen, befreit die Nase
- **Indik.:** (Frontal-)Kopfschmerzen, Schwindel, Rhinitis, Sinusitis, Nasenbluten, Juckreiz und Augenbrennen bei allergischer Rhinokonjunktivitis, Epilepsie (v.a. bei Kindern), Erbrechen, Schlafstörungen.

Ex-HN 4 *(Yuyao)* „Fischrücken"

- **Lokal.:** Mitte der Augenbrauen, senkrecht oberhalb der Pupille bei Geradeausblick (➥ Abb. 6.69)
- **Punkt.:** Horizontal s.c., 0.3–0.5 Cun nach lateral oder medial. *Cave:* Moxibustion ist kontraindiziert
- **Funkt.:** Klärt Hitze lokal, verbessert die Sehkraft, mildert Schmerzen und Spasmen
- **Indik.:** Schmerzen der Augen und Konjunktivitis aufgrund von Leber-Feuer (➥ 11.7.4), Ptosis, Tic des Augenlides.

Ex-HN 5 *(Taiyang)* „Leuchtendes Yang"

- **Lokal.:** Tastbare Vertiefung 1 Cun posterior des Mittelpunktes zwischen dem lateralen Ende der Augenbraue und dem lateralen Kanthus (➥ Abb. 6.69)
- **Punkt.:** Senkrecht oder schräg 0.3–0.5 Cun tief, zum Klären der Hitze Punkt bluten lassen (Mikroaderlass)
- **Funkt.:** Zerstreut pathogenen Wind, mildert Spasmen, kühlt Hitze und klärt den Kopf, beendet Schmerzen, verbessert die Sehkraft
- **Indik.:** Migräne, Schläfenkopfschmerzen, Augenerkrankungen (gut bei Konjunktivitis!), Sinusitis, Fazialisparese und Trigeminusneuralgie.

Ex-HN 6 *(Erjian)* „Ohrenspitze"

- **Lokal.:** Ohr nach ventral umfalten, Punkt befindet sich am kranialen Ohrende auf der Helixkante (➥ Abb. 6.69)

6

Ex-HN

- **Punkt.:** Senkrecht 0.1–0.2 Cun tief, zum Klären der Hitze Punkt bluten lassen (Mikroaderlass)
- **Funkt.:** Klärt Hitze, verbessert die Sehkraft, zerstreut pathogenen Wind, beendet Schmerzen
- **Indik.:** Augenschmerzen, Konjunktivitis, Migräne, Halsschmerzen.

Ex-HN 7 *(Qiuhou)* „Hinter und unter der Orbita"

- **Lokal.:** Am unteren Orbitarand an der Grenze zwischen lateralem Viertel zum mediolateralen Viertel des Orbitarandes (➡ Abb. 6.69)
- **Punkt.:** Patient nach oben blicken lassen, leichtes Heben des unteren Augenlides und vorsichtiges, langsames, senkrechtes Einführen der Nadel knapp oberhalb des Knochens ins Orbitafettgewebe, 0.5–1 Cun tief
- **Funkt.:** Unterstützt die Augen
- **Indik.:** Augenerkrankungen wie Myopie, Glaukom, Erkrankungen des Nervus opticus. *Cave:* Verletzungsgefahr (Augenmuskulatur, Blutgefäße, Augapfel). Falls beim Vorschieben der Nadel Schmerzen auftreten, leichten Richtungswechsel vornehmen. Keine Manipulationen! Nach Entfernen der Nadel unbedingt 10 Min. lang auf Einstichstelle pressen; Hämatomentstehung trotz oben genannter Technik möglich (Patient aufklären). Komplikationsärmere Punkte bei Augenerkrankungen sind **Ex-HN 5** *(Taiyang)* und **Bl 2** *(Zhanzhu)*.

Ex-HN 8 *(Shangyingxiang* oder *Bitong)* „Oberer *Yingxiang* oder freie Nase"

Yingxiang bedeutet: Erneutes Auftreten des Geruchsempfindens.
- **Lokal.:** Am oberen Ende der Nasolabialfalte, am Übergang zwischen Nasenknochen und Knorpel oberhalb von **Di 20** *(Yingxiang)*, (➡ Abb. 6.69)
- **Punkt.:** Horizontal, 0.3–0.5 Cun in Richtung **Di 20** *(Yingxiang)* oder nach kranial stechen
- **Funkt.:** Klärt pathogene Hitze, befreit die Nase
- **Indik.:** Rhinitis (v. a. allergisch), nasale Polypen, Konjunktivitis mit Tränenfluss.

Ex-HN 9 *(Neiyingxiang)* „Innerer *Yingxiang* oder freie Nase"

- **Lokal.:** Innerhalb der Nasenhöhle, auf dem Übergang zwischen Nasenknochen und Knorpel, gegenüber von **Ex-HN 8** *(Shangyingxiang)*
- **Punkt.:** Mikroaderlass mit Dreikantnadel (➡ 5.1.12). *Cave:* Bei Gerinnungsstörungen (auch unter Antikoagulanzientherapie) kontraindiziert!
- **Funkt.:** Klärt Hitze, leitet Feuer aus
- **Indik.:** Schmerzen und Rötung der Nase, Rhinitis, Halsentzündungen, Sonnenstich, Schwindel.

Ex-HN 10 *(Juquan)* „Zusammenfließende Quelle"

- **Lokal.:** Bei maximaler Extension der Zunge im Zentrum des Zungenrückens
- **Punkt.:** Senkrecht 0.2 Cun tief
- **Indik.:** Atrophien, Deviationen und verminderte Beweglichkeit der Zungenmuskulatur, Durst bei Diabetes mellitus, Asthma bronchiale, Geschmacksverlust.

Ex-HN 11 *(Haiquan)* „Quelle des Wassers"

- **Lokal.:** Mittelpunkt des Zungenfrenulums zwischen **Ex-HN 12** *(Jinjin)* und **Ex-HN 13** *(Yuye)*
- **Punkt.:** Senkrecht 0.2 Cun tief
- **Indik.:** Übelkeit, Erbrechen, Durst bei Diabetes mellitus, Mund- und Zungenulzerationen, Singultus.

Ex-HN 12 *(Jinjin)* „Goldene Flüssigkeit"

- **Lokal.:** An der Zungenunterseite auf der großen Zungenvene links vom Frenulum
- **Punkt.:** Mikroaderlass mit Dreikantnadel (➡ 5.1.12). *Cave:* Bei Blutgerinnungsstörungen (auch unter Antikoagulanzientherapie) kontraindiziert!
- **Funkt.:** Zerstreut pathogenen Wind und klärt Hitze, wirkt spasmolytisch, mildert Diarrhö und Erbrechen
- **Indik.:** Mund- und Zungenulzerationen, Zungenödem, verminderte Beweglichkeit, Deviationen und Atrophien der Zugenmuskulatur, Erbrechen und Halsschmerzen. Meist zusammen mit **Ex-HN 13**.

Ex-HN 13 *(Yuye)* „Jade-Flüssigkeit"

- **Lokal.:** An der Zungenunterseite auf der großen Zungenvene rechts vom Frenulum
- **Punkt., Funkt., Indik.:** ➡ Ex-HN 12.

Ex-HN 14 *(Yiming)* „Auge erhellen"

- **Lokal.:** Am Nacken, 1 Cun dorsal von **SJ 17** *(Yifeng)* auf einer Linie zwischen **SJ 17** *(Yifeng)* und **Gb 20** *(Fengchi)* (➡ Abb. 6.69)
- **Punkt.:** Senkrecht 0.5–1 Cun tief.
- **Indik.:** Augen- und Ohrenerkrankungen.

Ex-HN 15 *(Jingbailao)* „Zervikaler Tuberkulose-Punkt"

- **Lokal.:** 1 Cun lateral und 2 Cun kranial von **Du 14** *(Dazhui)* in einer Vertiefung (➡ Abb. 6.71)
- **Punkt.:** Senkrecht 0.5–1 Cun tief
- **Funkt.:** Harmonisiert *Qi*-Fluss, macht Meridiane und Netzgefäße durchgängig, vertreibt Wind und Feuchtigkeit aus den Meridianen
- **Indik.:** Husten, Asthma bronchiale, Nackenverspannung, Hinterkopfschmerzen, Migräne (Lungen- und Lymphknoten-Tbc).

Weitere Extrapunkte an Kopf und Hals

Ex-HN *(Shangming)* „Oberes Leuchten"

- **Lokal.:** Senkrecht oberhalb der Pupille, unter dem Rand der Margo supraorbitalis (➡ Abb. 6.69)
- **Punkt.:** Augapfel nach unten drücken und Nadel vorsichtig unter Margo supraorbitalis in das Fettgewebe einführen, 0.5–1 Cun tief. *Cave:* Verletzungsgefahr! Falls beim Vorschieben der Nadel Schmerzen auftreten, leichten Richtungswechsel vornehmen. Keine Manipulationen! Nach Entfernen der Nadel unbedingt 10 Min. lang auf Einstichstelle pressen, Hämatomentstehung trotz oben genannter Technik möglich (Patient aufklären). Komplikationsärmere Punkte bei Augenerkrankungen sind **Ex-HN 5** *(Taiyang)* und **Bl 2** *(Zhanzhu)*
- **Funkt.:** Verbessert die Sehkraft
- **Indik.:** Augenerkrankungen.

Ex-HN *(Anmian)* „Ruhiger Schlaf"

- **Lokal.:** Es existieren verschiedene Angaben zur Lokalisation des Punktes. Häufig werden zwei *Anmian*-Punkte unterschieden:
  - *Anmian 1:* Zwischen **SJ 17** *(Yifeng)* und **Ex-HN 14** *(Yiming)*
  - *Anmian 2:* Zwischen **Ex-HN 14** *(Yiming)* und **Gb 20** *(Fengchi)* (➡ Abb. 6.69)

6

Ex-HN

- **Punkt.:** Senkrecht 0.8–1 Cun tief oder schräg in Richtung **SJ 17** *(Yifeng)* oder in Richtung **Gb 20** *(Fengchi)*
- **Funkt.:** Beruhigt den Geist-*Shen*
- **Indik.:** Schlafstörungen, Kopfschmerzen, Schwindel, Palpitationen, Unruhe, Hypertonus.

Ex-HN (Jiali) „Mediale Wange"

- **Lokal.:** Innerhalb des Mundes auf der Wangenschleimhaut, 1 Cun hinter dem Mundwinkel
- **Punkt.:** Schräg nach hinten, 0.3–0.5 Cun tief, bluten lassen (Mikroaderlass)
- **Funkt.:** Klärt Hitze
- **Indik.:** Ulzerationen im Mund und Rachen, Hitze im Magen (➡ 11.6.3, 11.6.4) mit Appetitlosigkeit, Fazialisparese.

Ex-HN *(Jiachengjiang)* „Lateraler *Chengjiang*"

- **Lokal.:** Auf gleicher Höhe und 1 Cun lateral von **Ren 24** *(Chengjiang)*, nahe über dem Foramen mentale (➡ Abb. 6.69)
- **Punkt.:** Horizontal, 0.5–1 Cun tief
- **Indik.:** Fazialisparese, Tics der Gesichtsmuskulatur, Trigeminusneuralgie des dritten Astes, Ulzerationen in Mund und Rachen.

Ex-HN *(Keliao)* „Kinnloch"

- **Lokal.:** Im Foramen mentale am Unterkiefer am Schnittpunkt der Vertikalen durch **Ma 4** und der Horizontalen durch **Ren 24** (➡ Abb. 6.69)
- **Punkt.:** Schräg 0.2–0.3 Cun
- **Indik.:** Zahnfleischgeschwüre, Fazialisparese, Lippenfurunkel.

Ex-HN *(Chonggu Zhuidong)* „Prominenter Knochen"

- **Lokal.:** Unter dem Processus spinosus des HWK 6 auf dem *Du Mai* (➡ Abb. 6.71)
- **Punkt.:** Schräg nach kranial, 0.5–1 Cun
- **Funkt.:** Harmonisiert den Geist-*Shen*, vertreibt äußere pathogene Faktoren
- **Indik.:** Husten, Asthma bronchiale, Erkältung, Erregungszustände, Depressionen, Nackenschmerzen, Schluckbeschwerden.

Ex-HN *(Jingbi)* „Oberer Arm"

- **Lokal.:** 1 Cun oberhalb des Übergangs zwischen medialem und mittlerem Drittel der Klavikula über dem Plexus brachialis (➡ Abb. 6.70)
- **Punkt.:** Senkrecht 0.3–0.5 Cun tief, Kribbeln und Wärmegefühl sollten dabei in die Finger ausstrahlen. *Cave:* Pneumothorax
- **Indik.:** Parästhesien und Parese der oberen Extremitäten.

6.4.3 Extrapunkte auf Thorax und Abdomen: Ex-CA

Ex-CA 1 *(Zigong)* „Uterus"

- **Lokal.:** 3 Cun lateral von **Ren 3** *(Zhongji)*, (➡ Abb. 6.70)
- **Punkt.:** Horizontal 2–3 Cun oder senkrecht 0.8–1.2 Cun
- **Funkt.:** Stärkt *Yang-Qi*, reguliert Menstruation, beendet Schmerzen
- **Indik.:** Dysmenorrhö, funktionelle vaginale Blutungen, Lumbago, Sterilität, Uterusprolaps.

Ex-CA

Weitere Extrapunkte auf Thorax und Abdomen

Ex-CA *(Weishang)* „Heben des Magens"
- **Lokal.:** Auf dem Milz-Meridian 4 Cun lateral und 2 Cun kranial des Bauchnabels (➥ Abb. 6.70)
- **Punkt.:** Schräg in Richtung Bauchnabel, 2–3 Cun
- **Indik.:** Gastroptosis, Schmerzen im Abdomen.

Ex-CA *(Qizhongsibian)* „Vier Punkte um den Bauchnabel"
- **Lokal.:** Vier Punkte, die je 1 Cun medial, lateral, kranial und kaudal des Bauchnabels angeordnet sind (➥ Abb. 6.70)
- **Punkt.:** Senkrecht 0.5–1 Cun tief oder Moxibustion applizierbar
- **Indik.:** Meteorismus, Diarrhö, Dyspepsie und Dysmenorrhö.

Ex-CA *(Yijing)* „Samenverlust"
- **Lokal.:** 1 Cun lateral von **Ren 4** *(Guanyuan)*
- **Punkt.:** Senkrecht 1.5–2 Cun. *Cave:* Vor dem Einstich Harnblase entleeren lassen
- **Indik.:** Ejakulationsstörungen, Impotenz, Skrotalekzem.

6

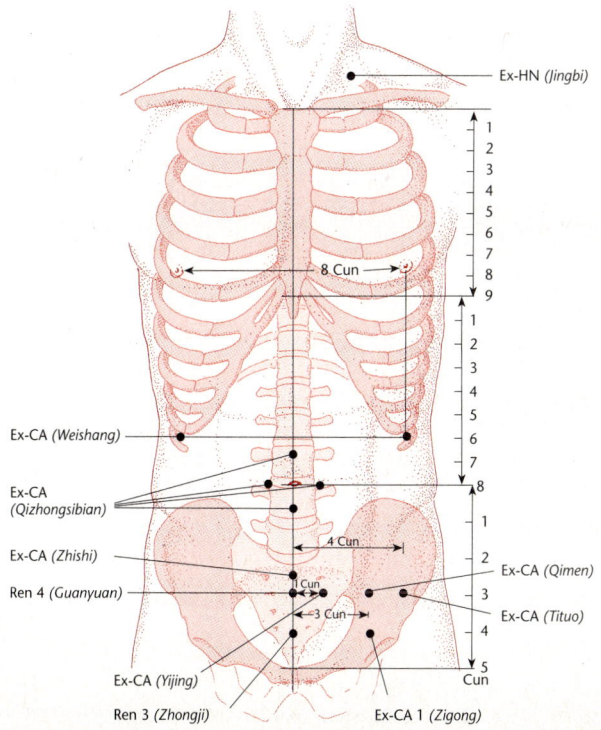

Abb. 6.70

Ex-CA

Ex-CA *(Qimen)* „Qi-Tor"

- **Lokal.:** 3 Cun lateral von **Ren 4** *(Guanyuan)*
- **Punkt.:** Senkrecht 1.5–2 Cun
- **Indik.:** Metrorrhagie, Sterilität (Frau), Orchitis, Harnwegsinfekt, verstärkter Lochialfluss.

Ex-CA *(Tituo)* „Hebender Punkt"

- **Lokal.:** 4 Cun lateral von **Ren 4** *(Guanyuan)* (➥ Abb. 6.70)
- **Punkt.:** Senkrecht 0.5–1 Cun tief, Moxibustion applizierbar
- **Funkt.:** Stärkt aufsteigendes *Qi*, mildert Organprolaps
- **Indik.:** Uterusprolaps und Inguinalhernien.

Ex-CA *(Zhishi)*

- **Lokal.:** 2.5 Cun unterhalb des Nabels (➥ Abb. 6.70)
- **Punkt.:** Senkrecht 1.5–1 Cun tief, Moxibustion applizierbar
- **Funkt.:** Beendet Diarrhö
- **Indik.:** Diarrhö.

6

6.4.4   Extrapunkte auf dem Rücken: Ex-B

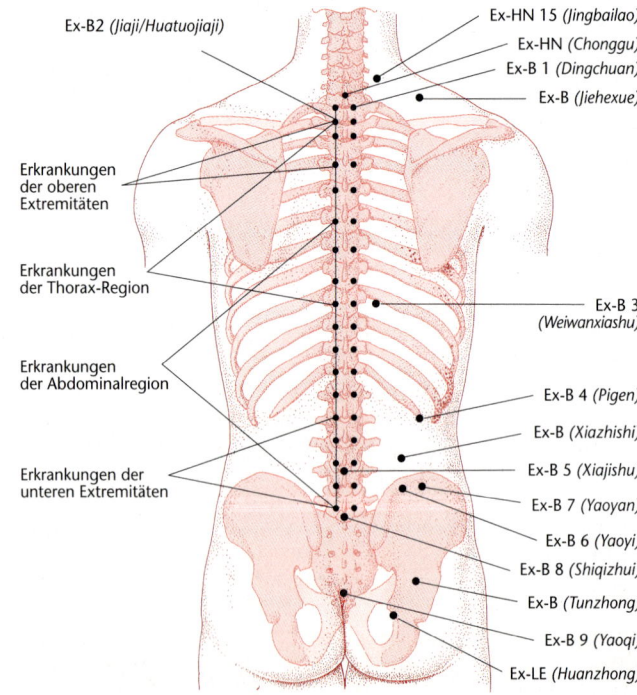

Ex-B2 *(Jiaji/Huatuojiaji)*

Ex-HN 15 *(Jingbailao)*
Ex-HN *(Chonggu)*
Ex-B 1 *(Dingchuan)*
Ex-B *(Jiehexue)*

Erkrankungen der oberen Extremitäten

Erkrankungen der Thorax-Region

Ex-B 3 *(Weiwanxiashu)*

Erkrankungen der Abdominalregion

Ex-B 4 *(Pigen)*
Ex-B *(Xiazhishi)*
Ex-B 5 *(Xiajishu)*

Erkrankungen der unteren Extremitäten

Ex-B 7 *(Yaoyan)*
Ex-B 6 *(Yaoyi)*
Ex-B 8 *(Shiqizhui)*
Ex-B *(Tunzhong)*
Ex-B 9 *(Yaoqi)*
Ex-LE *(Huanzhong)*

Abb. 6.71

Ex-B

Ex-B 1 *(Dingchuan)* „Asthma beruhigen"

- **Lokal.:** 0.5 Cun lateral von **Du 14** *(Dazhui)* (➡ Abb. 6.71)
- **Punkt.:** Schräg gegen medial, 0.5–1 Cun
- **Funkt.:** Mildert Dyspnoe
- **Indik.:** Obstruktive Bronchitis, Asthma bronchiale.

Ex-B 2 *(Jiaji/Huatuojiaji)* „Beidseits der Wirbelsäule"

Synonym: *Huatuo-Jiaji*-Punkte (beschrieben von *Hua Tuo* – chin. Arzt – ca. 200 n. Chr.)
- **Lokal.:** 17 Punktpaare, die jeweils 0.5 Cun lateral der Unterränder der Processus spinosi, beidseits der WS im Bereich der kleinen Wirbelgelenke liegen; zwölf thorakale *Xiongjiaji* liegen zwischen BWK 1 und BWK 12, fünf lumbale *Yaojiaji* zwischen LWK 1 und LWK 5 (➡ Abb. 6.71)
- **Punkt.:** Senkrecht 0.5 Cun tief, bei schräger Punktionsrichtung des inneren Blasen-Meridians in Richtung Mittellinie werden mit der Nadelspitze die *Huatuo-Jiaji*-Punkte zur Wirkungsverstärkung mitgenadelt
- **Funkt.:** Je nach Erkrankungen ableitende oder stärkende Nadelungstechnik
- **Indik.:** Interkostalneuralgie, Erkrankungen und Funktionsstörungen der inneren Organe entsprechend der segmentalen Innervation und Erkrankungen der Wirbelsäule.

6

Ex-B 3 *(Weiwanxiashu/Weiguanxiashu/Bashu)* „Zustimmungspunkt des unteren Magenkanals"

Synonym: *Yishu/Cuishu* „Zustimmungspunkt des Pankreas"
- **Lokal.:** 1.5 Cun lateral vom Unterrand des Processus spinosus des BWK 8 (➡ Abb. 6.71)
- **Punkt.:** Senkrecht 0.3–0.5 Cun tief
- **Funkt.:** Harmonisiert den *Qi*-Fluss, macht Meridiane durchgängig, beendet Schmerzen
- **Indik.:** Magenerkrankungen, Pankreatitis, Diabetes mellitus, Durst, Interkostalneuralgie, Mund- und Rachentrockenheit.

Ex-B 4 *(Pigen)* „Völle mildernder Punkt"

- **Lokal.:** 3.5 Cun lateral vom Unterrand des Processus spinosus des LWK 1 oder 0.5 Cun lateral von **Bl 51** *(Huangmen)* (➡ Abb. 6.71)
- **Punkt.:** Schräg 0.8–1 Cun in medialer Richtung
- **Funkt.:** Mildert Völlegefühl
- **Indik.:** Völlegefühl in der Brust und im Abdomen, Hepato- und Splenomegalie, Schmerzen durch Inguinalhernien, Lumbago, Übelkeit.

Ex-B 5 *(Xiajishu)* „Unterer Zustimmungspunkt"

- **Lokal.:** Vertiefung in der Mittellinie am Unterrand des Processus spinosus des LWK 3 (➡ Abb. 6.71). Es existieren verschiedene Angaben zur Lokalisation des Punktes (➡ unten)
- **Punkt.:** Senkrecht 0.5–0.8 Cun tief
- **Funkt.:** Stärkt und wärmt Nieren *Yang*
- **Indik.:** Urogenitalerkrankungen, Impotenz, Lumbago.

Wichtig

Nach WHO-Klassifikation (➡ 6.4.1) ist **EX-B 5** *Xiazhishi (Unterer Zhishi*-Punkt); **Lokal.:** 3 Cun lateral vom Processus spinosus LWK 3, Punkt liegt auf dem lateralen Blasenast unter **Bl 52** und auf gleicher Höhe wie **Bl 24**; **Ind.:** Wie *Xiajishu*.

Ex-B

Ex-B 6 *(Yaoyi)* „Lumbago-Punkt"

- **Lokal.:** 3 Cun lateral vom Unterrand des Processus spinosus des LWK 4 bzw. auf dem lateralen Ast des Blasen-Meridians auf gleicher Höhe wie **Bl 25** *(Dachangshu)* (➡ Abb. 6.71).
- **Punkt.:** Senkrecht 0.5–0.8 Cun tief
- **Funkt.:** Aktiviert die Blutzirkulation, entspannt die Muskulatur
- **Indik.:** Lumbago.

Ex-B 7 *(Yaoyan)* „Auge im Lendenbereich"

- **Lokal.:** In einer Vertiefung, 3.5–4 Cun lateral vom Unterrand des Processus spinosus des LWK 4 (➡ Abb. 6.71)
- **Punkt.:** Senkrecht 1–2 Cun, Moxibustion sehr wirksam
- **Funkt.:** Aktiviert *Qi-* und Blut-Zirkulation, entspannt die Muskulatur, beendet Schmerzen
- **Indik.:** Lumbago, Erkrankungen des Sakroiliakalgelenkes, Schmerzen bei Knochenmetastasen, chronische Harnwegserkrankungen, allgemeine Schwächezustände.

Ex-B 8 *(Shiqizhui/Shiqizhuixia)* „17. Wirbelkörper"

- **Lokal.:** Unterhalb des Processus spinosus des LWK 5 auf dem *Du Mai* (Lenkergefäß); bei durchgehender Nummerierung, beginnend beim ersten Brustwirbel, entspricht LWK 5 dem 17. Wirbelkörper (➡ Abb. 6.71)
- **Punkt.:** Senkrecht 0.5–1 Cun tief
- **Indik.:** Lumbago, Dysmenorrhö, vaginale Blutungen, Enuresis, Steißlagen in der Schwangerschaft in Kombination mit **Bl 67** *(Zhiyin)*; zuerst einige Tage Moxibustion anwenden, falls keine Drehung, vorsichtige Nadelung möglich. *Cave:* Gefahr der Wehenauslösung!

Ex-B 9 *(Yaoqi)* „Wunderbarer Lumbalpunkt"

- **Lokal.:** 2 Cun oberhalb des kaudalen Endes des Os coccygis (➡ Abb. 6.71)
- **Punkt.:** Schräg nach kranial, 1–1.5 Cun, Moxibustion applizierbar
- **Funkt.:** Beruhigt den Geist-*Shen*
- **Indik.:** Psychische Erkrankungen wie Manien, Depressionen und Neurosen, Epilepsie, spastische Muskelparesen, Schlafstörung, Kopfschmerzen.

Weitere Extrapunkte auf dem Rücken

Ex-B *(Jiehexue)* „Tuberkulose-Punkt"

- **Lokal.:** 3.5 Cun lateral von **Du 14** (➡ Abb. 6.71)
- **Punkt.:** Senkrecht 0.5–0.8 Cun tief
- **Indik.:** Husten, Asthma bronchiale, Nackenverspannung, Lungen-Tbc.

Ex-B *(Tunzhong)* „Mitte des Gefäßes"

- **Lokal.:** Lateral von **Bl 54** auf der Hälfte der Linie zwischen Medianlinie und der Gesäßecke (➡ Abb. 6.71)
- **Punkt.:** Senkrecht 2–3 Cun
- **Indik.:** Lumboischialgie, Paresen der unteren Extremität.

Ex-B

6.4.5 Extrapunkte an der oberen Extremität: Ex-UE

Ex-UE 1 *(Zhoujian)* „Ellenbogenspitze"

- **Lokal.:** Bei Ellenbogenbeugung um 90° liegt der Punkt auf der Spitze des Olekranons
- **Punkt.:** Keine Nadelung, nur Moxibustion
- **Funkt.:** Lindert lokale Schmerzen
- **Indik.:** Abszesse, Lymphadenitis, Bursitis olecrani.

Ex-UE 2 *(Erbai)* „Zwei weiße Punkte"

- **Lokal.:** Zwei Punkte auf dem palmaren Vorderarm, 4 Cun proximal der Handgelenksfalte, radial und ulnar der Sehne des M. flexor carpi radialis (➥ Abb. 6.73)
- **Punkt.:** Senkrecht 0.5–0.8 Cun tief
- **Indik.:** Hämorrhoiden, Rektumprolaps, Schmerzen lokal und im Hypochondrium.

Ex-UE 3 *(Zhongquan)* „Dorsale Quelle"

- **Lokal.:** Auf der dorsalen Handgelenksfalte, radial der Sehne des M. extensor digitorum communis (➥ Abb. 6.72)
- **Punkt.:** Senkrecht 0.3–0.5 Cun tief
- **Indik.:** Völlegefühl/Schmerzen in Hypochondrium, Abdomen und Thorax, Husten, Asthma bronchiale, Dyspnoe.

Ex-UE 4 *(Zhongkui)* „Mittlere Prominenz"

- **Lokal.:** Auf der dorsalen Seite des Mittelfingers, in der Mitte der Querfalten über dem proximalen Interphalangealgelenk (➥ Abb. 6.72)
- **Punkt.:** Je nach Indikation kurz oberflächlich stechen und bluten lassen (Mikroaderlass) oder Moxibustion anwenden
- **Indik.:** Singultus, Übelkeit, Erbrechen, Zahnschmerzen, Nasenbluten.

Ex-UE 5 *(Dagukong)* „Gelenk des großen Fingers"

- **Lokal.:** Auf der dorsalen Seite des Daumens, in der Mitte der Querfalten über dem Interphalangealgelenk (➥ Abb. 6.72)
- **Punkt.:** Kurz oberflächlich stechen und bluten lassen (Mikroaderlass) oder Moxibustion anwenden
- **Indik.:** Augenschmerzen, Konjunktivitis, Nasenbluten, Erbrechen, Diarrhö.

Ex-UE 6 *(Xiaogukong)* „Gelenk des kleinen Fingers"

- **Lokal.:** Auf der dorsalen Seite des kleinen Fingers, in der Mitte der Querfalten über dem proximalen Interphalangealgelenk (➥ Abb. 6.72)
- **Punkt.:** Kurz oberflächlich stechen und bluten lassen (Mikroaderlass), Moxibustion applizierbar
- **Indik.:** Augenerkrankungen, Halsschmerzen, lokale Arthritis.

Ex-UE 7 *(Yaotongdian/Yaotongxue)* „Lumbago-Punkte"

- **Lokal.:** Zwei Punkte auf dem dorsalen Handrücken zwischen dem zweiten und dritten und dem vierten und fünften Metakarpalknochen, 1 Cun distal der dorsalen Handgelenksfalte (➥ Abb. 6.72)

6

Ex-UE

- **Punkt.:** Schräg 0.5–0.8 Cun in Richtung Handzentrum, Effektverstärkung bei Fernpunktstimulation (➡ 10.3.1) mit Bewegungsübungen des Patienten im Lumbalbereich
- **Funkt.:** Harmonisieren *Qi*- und Blut-Fluss in den Meridianen, beenden Schmerzen
- **Indik.:** Lumbago, Lumboischialgie.

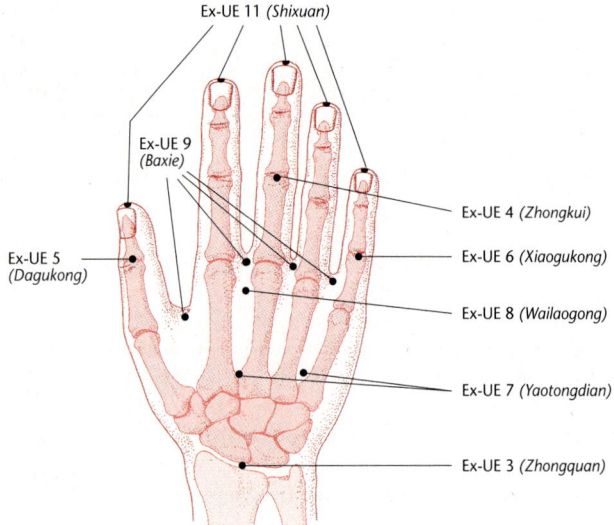

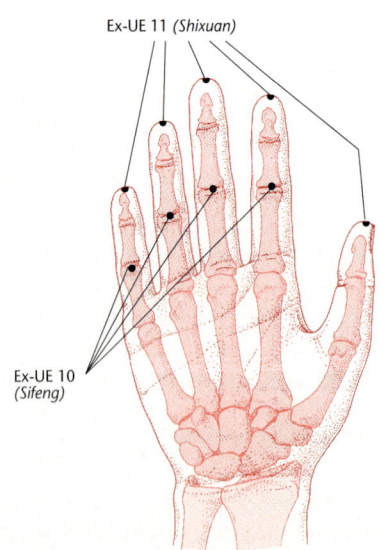

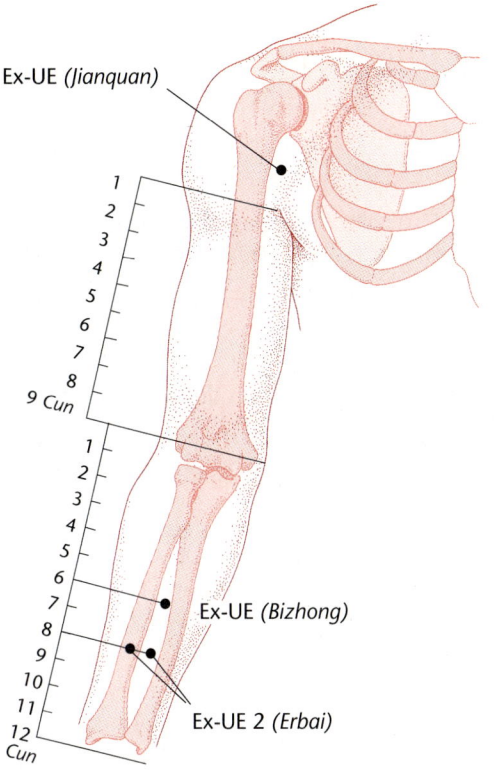

Ex-UE *(Jianquan)*

1
2
3
4
5
6
7
8
9 Cun

1
2
3
4
5
6
7
8
9
10
11
12
Cun

Ex-UE *(Bizhong)*

Ex-UE 2 *(Erbai)*

Abb. 6.73

Ex-UE 8 *(Wailaogong/Luozhen/Xianqiang)* „Steifer Nacken"

- **Lokal.:** Auf dem Handrücken, zwischen dem zweiten und dritten Metakarpalknochen, 0.5 Cun proximal der Metakarpophalangealgelenke (➥ Abb. 6.72)
- **Punkt.:** Senkrecht 0.5 Cun tief, Effektverstärkung bei Fernpunktstimulation (➥ 10.3.1) mit Bewegungsübungen des Patienten im Nacken-Schulter-Bereich
- **Funkt.:** Harmonisiert *Qi*- und Blut-Fluss in den Meridianen, beendet Schmerzen (besonders im Nacken)
- **Indik.:** Nacken- und Schulterschmerzen, Torticollis, Zervikalsyndrom, akute Gastritis.

Ex-UE 9 *(Baxie)* „Acht Schläge/Acht Punkte, die Pathogene vertreiben"

- **Lokal.:** Vier Punkte auf jedem Handrücken, am Übergang von heller zu dunklerer Haut, in der Mitte der Schwimmhäute (Dig II–V) (➥ Abb. 6.72)
- **Punkt.:** Schräg nach proximal, 0.5–0.8 Cun. *Cave:* Bei lockerer Faustballung nadeln
- **Funkt.:** Stärken das Abwehr-*Wei-Qi* (➥ 3.3.1), vertreiben äußere pathogene Faktoren
- **Indik.:** Arthrose und Arthritis im Fingerbereich, Halsentzündungen, Zahnschmerzen, Konjunktivitis, fieberhafte Erkältungskrankheiten.

Ex-UE

Ex-UE 10 (Sifeng) „Vier Falten"

- **Lokal.:** Vier Punkte auf der volaren Fingerseite jeder Hand, in der Mitte der Falte der proximalen Interphalangealgelenke (Dig II–V) (➡ Abb. 6.72)
- **Punkt.:** Nach oberflächlicher Nadelung Ausdrücken von Gewebsflüssigkeit oder Blut
- **Indik.:** Keuchhusten, Pseudokrupp, Asthma bronchiale, Husten, Nahrungsunverträglichkeit, Dyspepsie, Diarrhö.

Ex-UE 11 (Shixuan) „Zehn zerstreuende Punkte"

- **Lokal.:** Auf der Fingerspitze aller zehn Finger, 0.1 Cun distal des Nagels (➡ Abb. 6.72)
- **Punkt.:** Kurz oberflächlich nadeln und nachher bluten lassen (Mikroaderlass)
- **Funkt.:** Vertreiben äußere pathogene Faktoren
- **Indik.:** Hohes Fieber, Koma, Sonnenstich, Epilepsie, Halsentzündungen, verminderte Durchblutung der Finger.

6

Weitere Extrapunkte an der oberen Extremität

Ex-UE (Jianqian/Jianneiling) „Vorderer Schulterpunkt"

- **Lokal.:** In der Mitte zwischen vorderem Ende der Axillarfalte und **Di 15** (Jianyu) (➡ Abb. 6.73)
- **Punkt.:** Senkrecht 1–1.5 Cun tief, Moxibustion applizierbar
- **Indik.:** Schulterschmerzen und Muskelparesen der Schulter oder des Armes

Ex-UE (Bizhong) „Armmitte"

- **Lokal.:** Am volaren Vorderarm, in der Mitte zwischen der Handgelenksfalte und Ellenbogenfalte, im Zentrum des Vorderarmes (➡ Abb. 6.73)
- **Punkt.:** Senkrecht 1–1.5 Cun tief
- **Indik.:** Lokale Schmerzen, Muskelparesen des Vorderarmes und der Hand.

6.4.6 Extrapunkte an der unteren Extremität: Ex-LE

Ex-LE 1 (Kuangu) „Hüftknochen"

- **Lokal.:** Punktepaar, das 2 Cun oberhalb der Patella und jeweils 1.5 Cun lateral und medial von **Ma 34** (Lianqiu) liegt (➡ Abb. 6.74)
- **Punkt.:** Senkrecht 1–1.5 Cun tief
- **Funkt.:** Machen die Meridiane durchgängig, beenden Schmerzen
- **Indik.:** Schmerzen im Hüft- und Kniegelenk.

Ex-LE 2 (Heding/Xiding) „Kranich Kopf/Kniespitze"

- **Lokal.:** Bei leicht gebeugtem Knie, in der Mitte des Patellaoberrandes (➡ Abb. 6.74)
- **Punkt.:** Senkrecht 0.5–0.8 Cun tief
- **Indik.:** Knie- und Beinschmerzen.

Ex-LE 3 (Baichongwo) „Insektennest"

Anmerkung: Name bezieht sich auf das kribbelnde und beißende Gefühl bei Juckreiz.
- **Lokal.:** 1 Cun oberhalb von **Mi 10** (Xuehai) und 3 Cun oberhalb des medialen Patellaoberrandes (➡ Abb. 6.74)
- **Punkt.:** Senkrecht 1–2 Cun tief
- **Indik.:** Hautjuckreiz, Urtikaria, Dermatitis.

Ex-LE

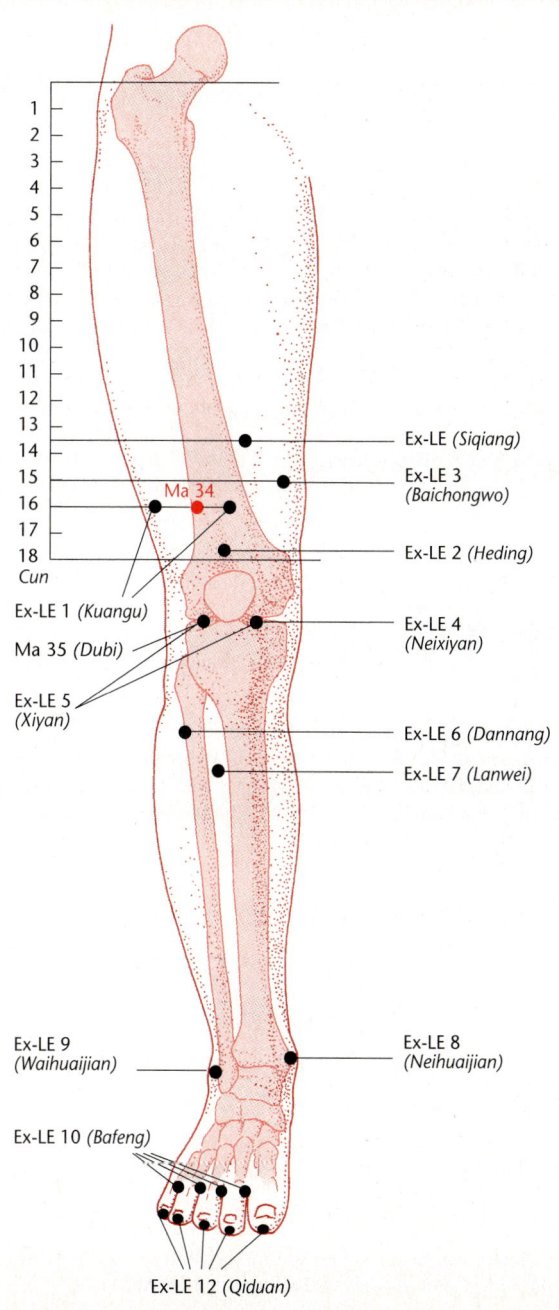

1
2
3
4
5
6
7
8
9
10
11
12
13
14
15
16
17
18
Cun

Ma 34

Ex-LE *(Siqiang)*

Ex-LE 3
(Baichongwo)

Ex-LE 2 *(Heding)*

Ex-LE 1 *(Kuangu)*

Ma 35 *(Dubi)*

Ex-LE 5
(Xiyan)

Ex-LE 4
(Neixiyan)

Ex-LE 6 *(Dannang)*

Ex-LE 7 *(Lanwei)*

Ex-LE 9
(Waihuaijian)

Ex-LE 8
(Neihuaijian)

Ex-LE 10 *(Bafeng)*

Ex-LE 12 *(Qiduan)*

6

Ex-LE

Abb. 6.74

Ex-LE 4 *(Neixiyan)* „Mediales Knieauge"

- **Lokal.:** Bei gebeugtem Knie medial des Ligamentum patellae unterhalb der Patella (➡ Abb. 6.74)
- **Punkt.:** Senkrecht oder schräg in Richtung **Ma 35,** 0.5–1 Cun
- **Indik.:** Erkrankungen des Kniegelenks.

Ex-LE 5 *(Xiyan)* „Knieaugen"

Ex-LE 5 *(Xiyan)* beinhaltet ein Punktepaar, die beide das Knie unterstützen und Wind-Feuchtigkeit vertreiben: Das mediale Knieauge **Ex-LE 4** *(Neixiyan)* und das laterale Knieauge (entspricht **Ma 35**).

- **Lokal.:** Bei gebeugtem Knie in den zwei Vertiefungen medial und lateral des Ligamentum patellae unterhalb der Patella. Das laterale Knieauge entspricht **Ma 35** *(Dubi)* (➡ Abb. 6.74)
- **Punkt.:** Mediales Knieauge: Senkrecht oder schräg in Richtung laterales Knieauge. Laterales Knieauge: Senkrecht oder schräg in Richtung mediales Knieauge, jeweils 0.5–1 Cun.
- **Indik.:** Erkrankungen des Kniegelenks.

Ex-LE 6 *(Dannang/Dannangxue/Dannangdian)* „Gallenblase"

- **Lokal.:** Schmerzempfindlichster Punkt auf dem Gallenblasen-Meridian (variable Lokalisation, oft druckdolent bei Gallenblasenerkrankungen, ca. 1–2 Cun unterhalb von **Gb 34** *(Yanglingquan)* (➡ Abb. 6.74)
- **Punkt.:** Senkrecht 0.5–1 Cun tief
- **Indik.:** Erkrankungen der Gallenblase und Leber, Schmerzen nach Cholezystektomie.

Ex-LE 7 *(Lanwei/Lanweixue)* „Appendix"

- **Lokal.:** Schmerzempfindlichsten Punkt auf dem Magen-Meridian nadeln zwischen **Ma 36** *(Zusanli)* und **Ma 37** *(Shangjuxu)* (variable Lokalisation, oft Druckdolenz bei Appendizitis); ca. 1.5–2 Cun distal von **Ma 36** *(Zusanli)* (➡ Abb. 6.74)
- **Punkt.:** Senkrecht 1.5–2 Cun tief
- **Indik.:** Appendizitis, Schmerzen nach Appendektomie, Muskelatrophie, Gastritis.

Ex-LE 8 *(Neihuaijian)* „Medialer Malleolus"

- **Lokal.:** Höchster Punkt des medialen Malleolus (➡ Abb. 6.74)
- **Punkt.:** Oberflächlich, 0.1 Cun tief
- **Indik.:** Zahnschmerzen, Halsentzündungen, Spasmen des M. gastrocnemius.

Ex-LE 9 *(Waihuaijian)* „Lateraler Malleolus"

- **Lokal.:** Höchster Punkt des lateralen Malleolus (➡ Abb. 6.74).
- **Punkt.:** Oberflächlich, 0.1 Cun tief, meist zusammen mit **Ex-LE 8** *(Neihuaijian)*
- **Indik.:** Zahnschmerzen, Halsentzündungen, Spasmen des M. gastrocnemius.

Ex-LE 10 *(Bafeng)* „Acht Wind-Punkte"

- **Lokal.:** Vier Punkte auf jedem Fußrücken in der Mitte der Schwimmhäute. **Le 2**, **Ma 44**, **Gb 43** sind in den acht *Bafeng* **(Ex)** enthalten (➡ Abb. 6.74)
- **Punkt.:** Schräg nach proximal gerichtet, 0.5–0.8 Cun tief oder kurz nadeln und bluten lassen (Mikroaderlass)

Ex-LE

- **Funkt.:** Vertreiben äußeren Wind, mildern Schmerzen, aktivieren die Blut-Zirkulation, machen die Meridiane durchgängig
- **Indik.:** Arthrose, Arthritis der Zehen, Minderdurchblutung der Zehen und des Fußes, Paresen der Fußmuskulatur, Zahnschmerzen, Kopfschmerzen, Dysmenorrhö.

Ex-LE 11 *(Duyin)* „Einzigartiges *Yin*"

- **Lokal.:** Plantar in der Mitte der Querfalten des distalen Interphalangealgelenkes des zweiten Zehs
- **Punkt.:** Oberflächlich 0.2–0.3 Cun tief oder Moxibustion applizierbar
- **Indik.:** Akute Angina pectoris, Schmerzen im Thorax und Hypochondrium, Übelkeit, Plazentalösungsstörungen, Dysmenorrhö, Inguinalhernien.

Ex-LE 12 *(Qiduan)* „*Qi*-Ende"

- **Lokal.:** Auf der Zehenspitze aller zehn Zehen (➥ Abb. 6.74)
- **Punkt.:** Kurz stechen und bluten lassen (Mikroaderlass)
- **Funkt.:** Fördern die *Qi*-Zirkulation, mildern Feuchtigkeit und akute Schmerzen
- **Indik.:** Akute Schmerzen im Abdomen, Synkopen, Fußödeme.

Weitere Extrapunkte an der unteren Extremität

Ex-LE *(Huanzhong)* „Mitte des Kreises"

- **Lokal.:** In der Mitte zwischen **Gb 30** *(Huantiao)* und **Du 2** *(Yaoshu)*
- **Punkt.:** Senkrecht 2–2.5 Cun tief
- **Indik.:** Lumboischialgie, Harnwegsinfekt, Hämorrhoiden.

Ex-LE *(Siqiang)* „Vier Muskeln stärkender Punkt"

Anmerkung: Vier Muskeln beziehen sich auf die vier Anteile des M. quadriceps femoris.
- **Lokal.:** 4.5 Cun oberhalb der Mitte der Oberkante der Patella (➥ Abb. 6.74)
- **Punkt.:** Senkrecht 1–2 Cun tief
- **Indik.:** Paresen und Muskelatrophien der unteren Extremitäten, speziell des M. quadriceps femoris.

Ex-LE *(Lineiting)* „Plantarer-Innerer Raum"

- **Lokal.:** Plantar zwischen dem zweiten und dritten Metatarsalknochen, gegenüber von **Ma 44** *(Neiting)*
- **Punkt.:** Senkrecht in Richtung **Ma 44** *(Neiting)*, 0.3–0.5 Cun tief
- **Indik.:** Akute Gastritis, lokale Schmerzen, Epilepsie, Unruhezustände.

6.5 Wichtige Punkte der Regionen

Die nachfolgenden Seiten 310–323 mit den Übersichtsabbildungen 6.75–6.87 dienen dem raschen Auffinden von Akupunkturpunkten in den verschiedenen Körperregionen.

6

Kopf frontal

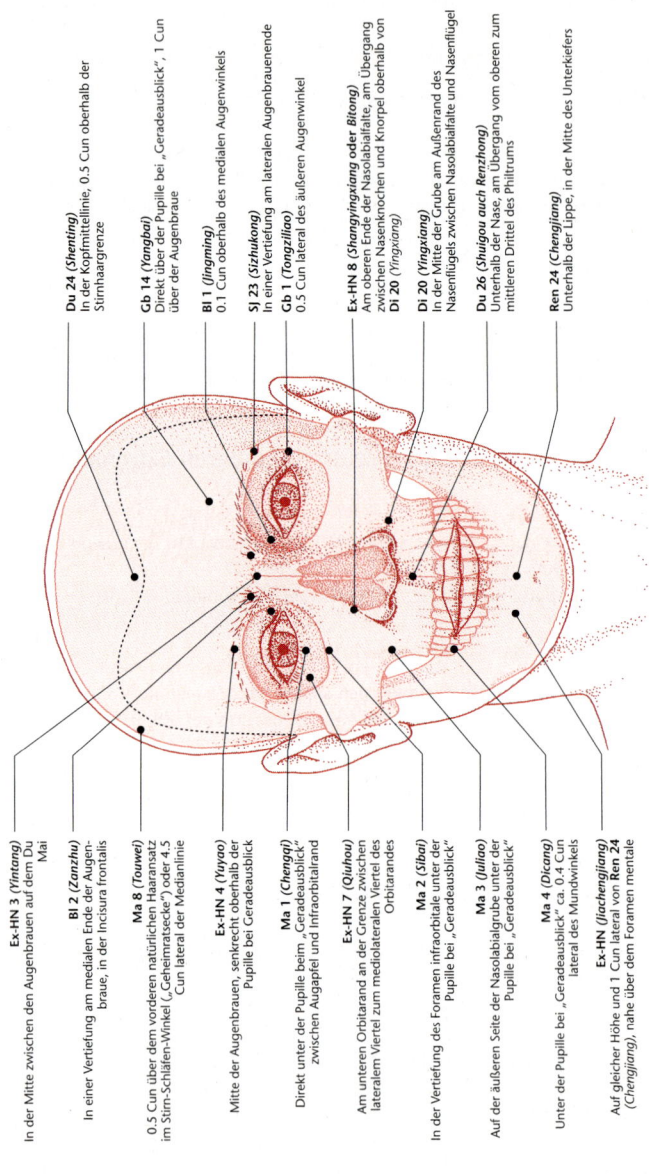

Du 24 (Shenting)
In der Kopfmittellinie, 0.5 Cun oberhalb der Stirnhaargrenze

Gb 14 (Yangbai)
Direkt über der Pupille bei „Geradeausblick", 1 Cun über der Augenbraue

Bl 1 (Jingming)
0.1 Cun oberhalb des medialen Augenwinkels

SJ 23 (Sizhukong)
In einer Vertiefung am lateralen Augenbrauenende

Gb 1 (Tongziliao)
0.5 Cun lateral des äußeren Augenwinkel

Ex-HN 8 (Shangyingxiang oder Bitong)
Am oberen Ende der Nasolabialfalte, am Übergang zwischen Nasenknochen und Knorpel oberhalb von Di 20 (Yingxiang)

Di 20 (Yingxiang)
In der Mitte der Grube am Außenrand des Nasenflügels zwischen Nasolabialfalte und Nasenflügel

Du 26 (Shuigou auch Renzhong)
Unterhalb der Nase, am Übergang vom oberen zum mittleren Drittel des Philtrums

Ren 24 (Chengjiang)
Unterhalb der Lippe, in der Mitte des Unterkiefers

Ex-HN 3 (Yintang)
In der Mitte zwischen den Augenbrauen auf dem Du Mai

Bl 2 (Zanzhu)
In einer Vertiefung am medialen Ende der Augenbraue, in der Incisura frontalis

Ma 8 (Touwei)
0.5 Cun über dem vorderen natürlichen Haaransatz im Stirn-Schläfen-Winkel („Geheimratsecke") oder 4.5 Cun lateral der Medianlinie

Ex-HN 4 (Yuyao)
Mitte der Augenbrauen, senkrecht oberhalb der Pupille bei Geradeausblick

Ma 1 (Chengqi)
Direkt unter der Pupille beim „Geradeausblick" zwischen Augapfel und Infraorbitalrand

Ex-HN 7 (Qiuhou)
Am unteren Orbitarand an der Grenze zwischen lateralem Viertel zum mediolateralen Viertel des Orbitarandes

Ma 2 (Sibai)
In der Vertiefung des Foramen infraorbitale unter der Pupille bei „Geradeausblick"

Ma 3 (Juliao)
Auf der äußeren Seite der Nasolabialgrube unter der Pupille bei „Geradeausblick"

Ma 4 (Dicang)
Unter der Pupille bei „Geradeausblick" ca. 0.4 Cun lateral des Mundwinkels

Ex-HN (Jiachengjiang)
Auf gleicher Höhe und 1 Cun lateral von Ren 24 (Chengjiang), nahe über dem Foramen mentale

Abb. 6.75

Kopf und Halsregion lateral

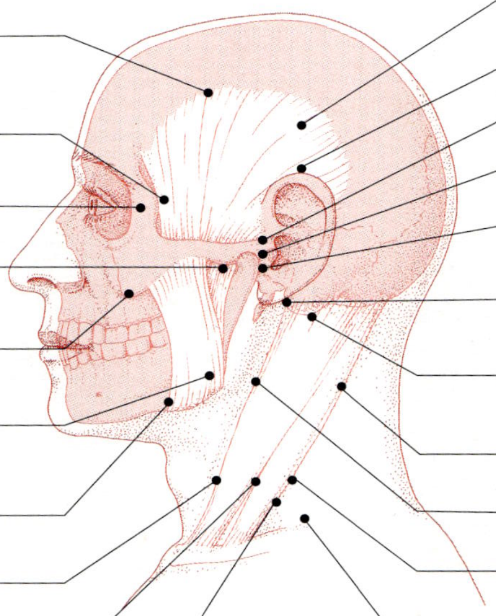

Gb 8 (Shuaigu)
1,5 Cun senkrecht über der Ohrmuschelspitze innerhalb der Haarlinie. Beim Kauen ist die Bewegung des M. temporalis bis zu dieser Stelle tastbar

SJ 20 (Jiaosun)
Direkt über der Ohrspitze an der Schläfenhaaransatzlinie

SJ 21 (Ermen)
Bei leicht geöffnetem Mund in der Vertiefung vor dem Tragus auf Höhe der Incisura supratragica

Dü 19 (Tinggong)
In einer Vertiefung zwischen Tragus und Kiefergelenk bei leichter Mundöffnung

Gb 2 (Tinghui)
Bei geöffnetem Mund in der Vertiefung vor dem Tragus auf Höhe der Incisura intertragica, dorsal des Processus condylaris mandibulae unter Dü 19

SJ 17 (Yifeng)
Hinter dem Ohrläppchen in der Vertiefung auf halber Strecke zwischen Mastoidspitze und Unterkiefer, Lokalisation bei geöffnetem Mund

Gb 12 (Wangu)
In der Vertiefung posterior und inferior des Processus mastoideus. Den Pat. zur besseren Lokalisation den Kopf beugen lassen

SJ 16 (Tianyou)
Dorsal und inferior des Processus mastoideus am Hinterrand des M. sternocleidomastoideus in Kieferwinkelhöhe

Dü 17 (Tianrong)
Hinter dem Unterkieferwinkel in einer Vertiefung am Vorderrand des M. sternocleidomastoideus

Dü 16 (Tianchuang)
3,5 Cun posterior und lateral des Schildknorpels (Prominenz) an der hinteren Grenze des M. sternocleidomastoideus, 0,5 Cun hinter und über Di 18

Ma 12 (Quepen)
Im Mittelpunkt der Fossa supraclavicularis, 4 Cun lateral der vorderen Medianlinie (Ren Mai) oder auf der Mamillarlinie

Ma 8 (Touwei)
0,5 Cun über dem vorderen natürlichen Haaransatz im Stirn-Schläfen-Winkel ("Geheimratsecke") oder 4,5 Cun lateral der Medianlinie (Ren Mai) und 3 Cun kranial der Augenbrauen

Ex-HN 5 (Taiyang)
Vertiefur g 1 Cun posterior des Mittelpunktes zwischen dem late alen Ende der Augenbraue und dem lateralen Kanthus

Gb 1 (Tongziliao)
0,5 Cun lateral des äußeren Augenwinkels

Ma 7 (Xiaguan)
Bei geschlossenem Mund in der Vertiefung an der unteren Jochbeingrenze vor dem Processus articularis der Mandibula am Hinterrand des M. masseter

Dü 18 (Quanliao)
In einer Vertiefung auf dem Schnittpunkt senkrecht unter Jem äußeren Augenwinkel mit der Jochbeinunterkante

Ma 6 (Jiache)
Bei fest zu sammengepresstem Kiefer auf der höchsten Erhebung des M. masseter, ein Finger breit vor und über dem Unterkieferwinkel

Ma 5 (Daying)
In einer Gru be an der vorderen Grenze des M. masseter (Pat. bitten, fest zuzubeißen), Ast der A. facialis palpabel

Ma 9 (Renying)
Auf Höhe des Schildknorpels (Prominenz) am Vorderrand des M. sternocleidomastoideus oberhalb der Karotispulsation

Di 18 (Futu)
3 Cun lateral des Schildknorpels (Prominenz) zwischen dem sternalen und klavikulären Kopf des M. sternocleidomastoideus

Di 17 (Tianding)
3 Cun lateral des Schildknorpels (Prominenz) und 1 Cun kaudal am Hinterrand des M. sternocleidomastoideus

6

Abb. 6.76

311

6

Nackenregion

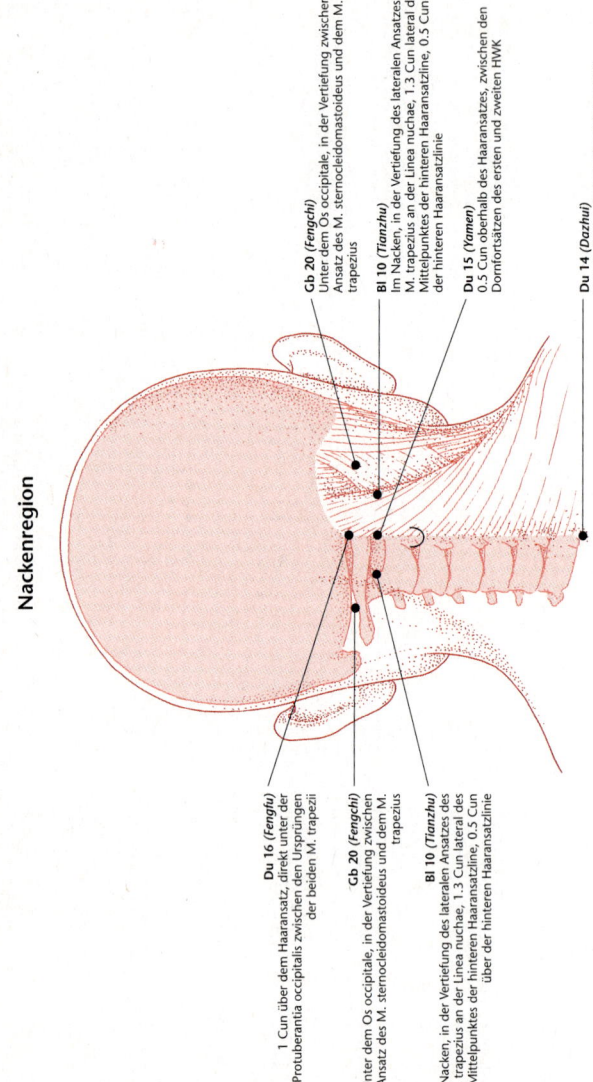

Gb 20 (Fengchi)
Unter dem Os occipitale, in der Vertiefung zwischen
Ansatz des M. sternocleidomastoideus und dem M.
trapezius

Bl 10 (Tianzhu)
Im Nacken, in der Vertiefung des lateralen Ansatzes des
M. trapezius an der Linea nuchae, 1.3 Cun lateral des
Mittelpunktes der hinteren Haaransatzlinie, 0.5 Cun über
der hinteren Haaransatzlinie

Du 15 (Yamen)
0.5 Cun oberhalb des Haaransatzes, zwischen den
Dornfortsätzen des ersten und zweiten HWK

Du 14 (Dazhui)
Unterhalb Dornfortsatz des siebten HWK

Du 16 (Fengfu)
1 Cun über dem Haaransatz, direkt unter der
Protuberantia occipitalis zwischen den Ursprüngen
der beiden M. trapezii

Gb 20 (Fengchi)
Unter dem Os occipitale, in der Vertiefung zwischen
Ansatz des M. sternocleidomastoideus und dem M.
trapezius

Bl 10 (Tianzhu)
Im Nacken, in der Vertiefung des lateralen Ansatzes des
M. trapezius an der Linea nuchae, 1.3 Cun lateral des
Mittelpunktes der hinteren Haaransatzlinie, 0.5 Cun
über der hinteren Haaransatzlinie

Abb. 6.77

Rücken I

Bl 11 (Dazhu) 1.5 Cun lateral der hinteren Medianlinie in Höhe Dornfortsatzunterkante BWK 1. Die Entfernung der hinteren Medianlinie zum Scapularand beträgt 3 Cun. Dies dient als Orientierung zur Lokalisation der Punkte **Bl 11 bis Bl 30**, die in der Mitte dieser Strecke liegen

Bl 12 (Fengmen) 1.5 Cun lateral der hinteren Medianlinie in Höhe Dornfortsatzunterkante BWK 2

Bl 13 (Feishu) 1.5 Cun lateral der hinteren Medianlinie in Höhe der Dornfortsatzunterkante BWK 3

Bl 14 (Jueyinshu) 1.5 Cun lateral der hinteren Medianlinie in Höhe der Dornfortsatzunterkante BWK 4

Bl 15 (Xinshu) 1.5 Cun lateral der hinteren Medianlinie in Höhe der Dornfortsatzunterkante BWK 5

Bl 16 (Dushu) 1.5 Cun lateral der hinteren Medianlinie in Höhe der Dornfortsatzunterkante BWK 6

Bl 17 (Geshu) 1.5 Cun lateral der hinteren Medianlinie in Höhe der Dornfortsatzunterkante BWK 7

Bl 18 (Ganshu) 1.5 Cun lateral der hinteren Medianlinie in Höhe der Dornfortsatzunterkante BWK 9

Bl 19 (Danshu) 1.5 Cun lateral der hinteren Medianlinie in Höhe der Dornfortsatzunterkante BWK 10

Bl 20 (Pishu) 1.5 Cun lateral der hinteren Medianlinie in Höhe der Dornfortsatzunterkante BWK 11

Bl 21 (Weishu) 1.5 Cun lateral der hinteren Medianlinie in Höhe der Dornfortsatzunterkante BWK 12

Bl 22 (Sanjiaoshu) 1.5 Cun lateral der hinteren Medianlinie in Höhe der Dornfortsatzunterkante LWK 1

Bl 23 (Shenshu) 1.5 Cun lateral der hinteren Medianlinie in Höhe der Dornfortsatzunterkante LWK 2

Bl 24 (Qihaishu) 1.5 Cun lateral der hinteren Medianlinie in Höhe der Dornfortsatzunterkante LWK 3

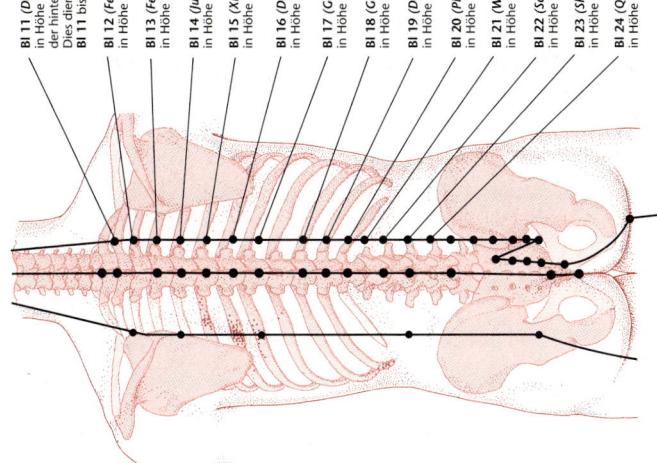

Abb. 6.78a

6

6

Rücken II

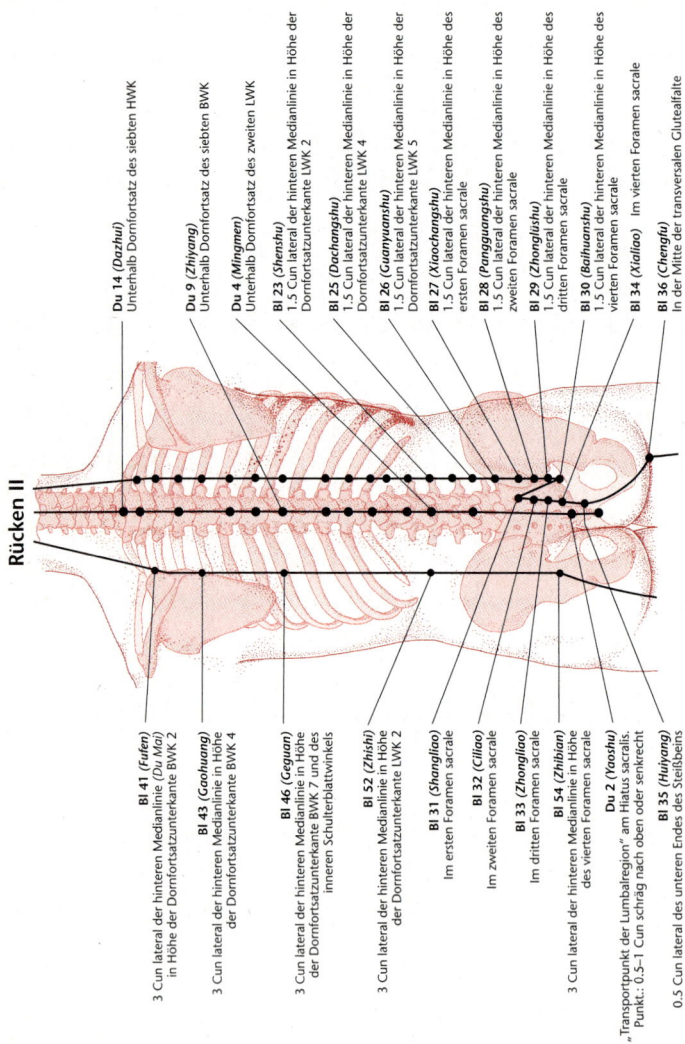

Du 14 (*Dazhui*)
Unterhalb Dornfortsatz des siebten HWK

Du 9 (*Zhiyang*)
Unterhalb Dornfortsatz des siebten BWK

Du 4 (*Mingmen*)
Unterhalb Dornfortsatz des zweiten LWK

Bl 23 (*Shenshu*)
1.5 Cun lateral der hinteren Medianlinie in Höhe der Dornfortsatzunterkante LWK 2

Bl 25 (*Dachangshu*)
1.5 Cun lateral der hinteren Medianlinie in Höhe der Dornfortsatzunterkante LWK 4

Bl 26 (*Guanyuanshu*)
1.5 Cun lateral der hinteren Medianlinie in Höhe der Dornfortsatzunterkante LWK 5

Bl 27 (*Xiaochangshu*)
1.5 Cun lateral der hinteren Medianlinie in Höhe des ersten Foramen sacrale

Bl 28 (*Pangguangshu*)
1.5 Cun lateral der hinteren Medianlinie in Höhe des zweiten Foramen sacrale

Bl 29 (*Zhonglushu*)
1.5 Cun lateral der hinteren Medianlinie in Höhe des dritten Foramen sacrale

Bl 30 (*Baihuanshu*)
1.5 Cun lateral der hinteren Medianlinie in Höhe des vierten Foramen sacrale

Bl 34 (*Xialiao*) Im vierten Foramen sacrale

Bl 36 (*Chengfu*)
In der Mitte der transversalen Gluteafalte

Bl 41 (*Fufen*) (*Du Mai*)
3 Cun lateral der hinteren Medianlinie in Höhe der Dornfortsatzunterkante BWK 2

Bl 43 (*Gaohuang*)
3 Cun lateral der hinteren Medianlinie in Höhe der Dornfortsatzunterkante BWK 4

Bl 46 (*Geguan*)
3 Cun lateral der hinteren Medianlinie in Höhe der Dornfortsatzunterkante BWK 7 und des inneren Schulterblattwinkels

Bl 52 (*Zhishi*)
3 Cun lateral der hinteren Medianlinie in Höhe der Dornfortsatzunterkante LWK 2

Bl 31 (*Shangliao*)
Im ersten Foramen sacrale

Bl 32 (*Ciliao*)
Im zweiten Foramen sacrale

Bl 33 (*Zhongliao*)
Im dritten Foramen sacrale

Bl 54 (*Zhibian*)
3 Cun lateral der hinteren Medianlinie in Höhe des vierten Foramen sacrale

Du 2 (*Yaoshu*)
"Transportpunkt der Lumbalregion" am Hiatus sacralis.
Punkt: 0.5–1 Cun schräg nach oben oder senkrecht

Bl 35 (*Huiyang*)
0.5 Cun lateral des unteren Endes des Steißbeins

Abb. 6.78b

Thorax und Abdomen frontal und lateral

Ren 22 (Tiantu)
Im Zentrum der Fossa suprasternalis

Ni 27 (Shufu)
In einer Vertiefung am Unterrand der Clavicula, 2 Cun lateral der vorderen Medianlinie

Ni 22 (Bulang)
Im fünften ICR 2 Cun lateral der vorderen Medianlinie

Pe 1 (Tianchi) Im vierten ICR 1 Cun lateral der Mamille

Ma 18 (Rugen)
Im fünften ICR auf der Mamillarlinie

Le 14 (Qimen)
Im 6. ICR auf der Mamillarlinie

Ni 21 (Youmen)
6 Cun oberhalb des Nabels und 0.5 Cun lateral der vorderen Medianlinie

Gb 24 (Riyue)
Im siebten ICR auf der Mamillarlinie

Ren 13 (Shangwang)
5 Cun oberhalb des Bauchnabels

Le 13 (Zhangmen)
Direkt unter dem freien Ende der elften Rippe, bei gebeugtem und abduziertem Arm berührt die Ellenbogenspitze den Punkt

Ren 9 (Shuifen)
1 Cun oberhalb des Bauchnabels

Ni 16 (Huangshu)
0.5 Cun lateral des Bauchnabels

Ren 6 (Qihai)
1.5 Cun unter dem Bauchnabel

Ren 4 (Guanyuan)
3 Cun unterhalb des Bauchnabels

Ren 3 (Zhongji)
4 Cun unterhalb des Bauchnabels auf der Mittellinie des Abdomens

Ni 11 (Henggu)
5 Cun unterhalb des Nabels am Oberrand der Symphyse, 0.5 Cun lateral der vorderen Medianlinie

Ren 2 (Qugu)
Am Mittelpunkt der oberen Symphysengrenze

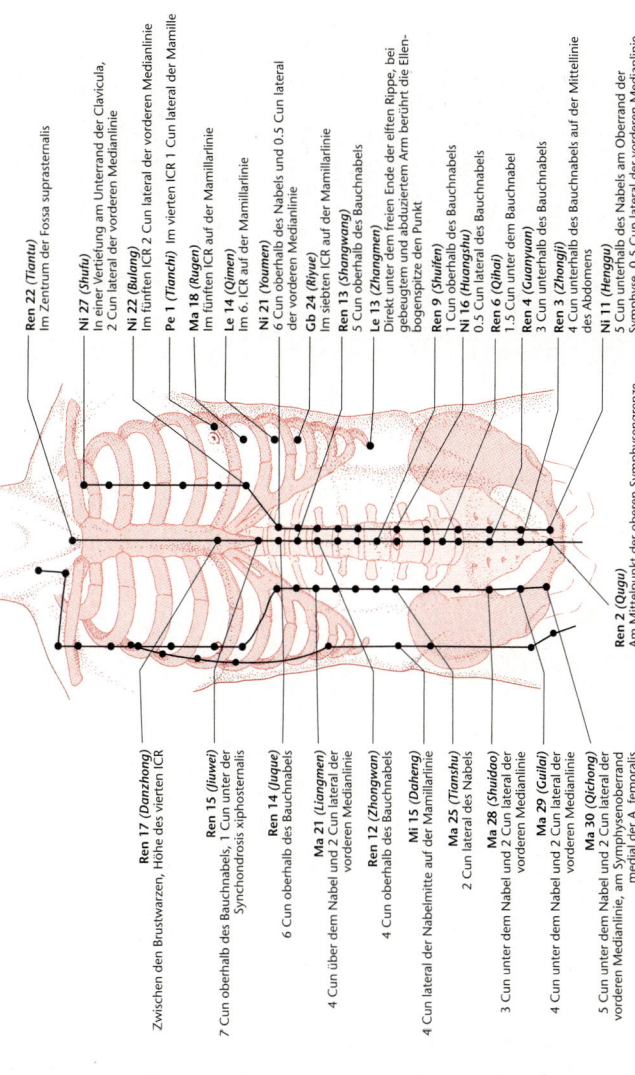

Ren 17 (Danzhong)
Zwischen den Brustwarzen, Höhe des vierten ICR

Ren 15 (Jiuwei)
7 Cun oberhalb des Bauchnabels, 1 Cun unter der Synchondrosis xiphosternalis

Ren 14 (Juque)
6 Cun oberhalb des Bauchnabels

Ma 21 (Liangmen)
4 Cun über dem Nabel und 2 Cun lateral der vorderen Medianlinie

Ren 12 (Zhongwan)
4 Cun oberhalb des Bauchnabels

Mi 15 (Daheng)
4 Cun lateral der Nabelmitte auf der Mamillarlinie

Ma 25 (Tianshu)
2 Cun lateral des Nabels

Ma 28 (Shuidao)
3 Cun unter dem Nabel und 2 Cun lateral der vorderen Medianlinie

Ma 29 (Guilai)
4 Cun unter dem Nabel und 2 Cun lateral der vorderen Medianlinie

Ma 30 (Qichong)
5 Cun unter dem Nabel und 2 Cun lateral der vorderen Medianlinie, am Symphysenoberrand medial der A. femoralis

Abb. 6.79

Schulter- und Armregion dorsal

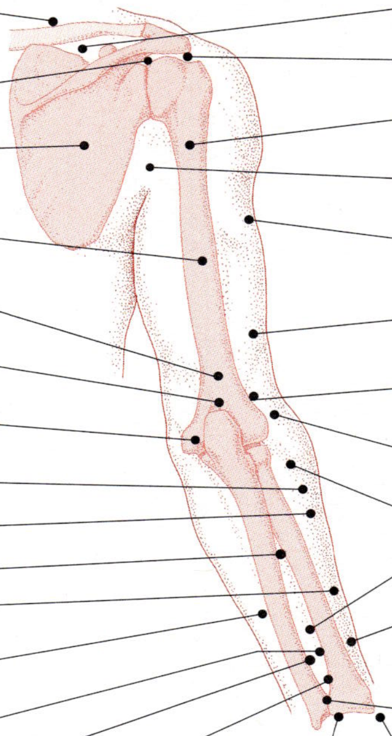

SJ 15 (Tianliao)
In der Mitte der Verbindungslinie zwischen Gb 21 und Dü 13 am oberen Schulterblattwinkel; oder: Hand locker auf die Schulter der Gegenseite legen, Mittelfingerspitze berührt den Punkt

Dü 10 (Naoshu)
Bei hängendem Arm senkrecht über Dü 9 in der Vertiefung unter der Spina scapulae auf dem Schulterblatt

Dü 11 (Tianzong)
In der Mitte der Fossa infrascapularis an der Grenze zwischen oberem und mittlerem Drittel der Verbindungslinie: Unterrand Spina scapulae-Angulus inferior scapulae; Höhe DFS vierter BWK

SJ 12 (Xiaoluo)
Auf der Verbindungslinie zwischen SJ 11 und SJ 14, 6 Cun proximal des Olecranons

SJ 11 (Qinglengyuan)
1 Cun oberhalb von SJ 10 oder 2 Cun oberhalb der Olecranonspitze bei gebeugtem Ellenbogen

SJ 10 (Tianjing)
Bei angewinkeltem Ellenbogen liegt der Punkt in der Vertiefung 1 Cun proximal des Olecranons

Dü 8 (Xiaohai)
Bei gebeugtem Ellenbogen in der Vertiefung zwischen Olecranon ulnae und medialer Epicondylusspitze

Dü 9 (Shanglian)
3 Cun unter Di 11 auf der Verbindungslinie zu Di 5

Dü 8 (Xialian)
4 Cun unter Di 11 auf der Verbindungslinie zu Di 5

SJ 9 (Sidu)
5 Cun unterhalb des Olecranons zwischen Radius und Ulna

Di 7 (Wenliu)
5 Cun über Di 5 oder halbe Strecke zwischen Di 5 und Di 11 minus 1 Cun

Dü 7 (Zhizheng)
5 Cun proximal des Handgelenks auf der Verbindungslinie zwischen Dü 5 und Dü 8

SJ 6 (Zhigou)
3 Cun proximal der dorsalen Handgelenksfalte (SJ 4) zwischen Radius und Ulna

SJ 7 (Huizong)
3 Cun proximal der dorsalen Handgelenksfalte und 0,5 Cun ulnar von SJ 6

SJ 5 (Waiguan)
2 Cun proximal über SJ 4 zwischen Radius und Ulna

SJ 4 (Yangchi)
In einer Vertiefung des M. extensor digitorum in der dorsalen Handgelenksspalte

Du 12 (Bingfeng)
Bei eleviertem Arm liegt der Punkt in einer Vertiefung in der Mitte der Fossa supraspinata

SJ 14 (Jianliao)
In der hinteren Vertiefung, die sich bei horizontal gehobenem Arm zwischen Akromion und Tuberculum majus humeri bildet

SJ 13 (Naohui)
Auf der Verbindungslinie zwischen SJ 14 und Olecranon, 3 Cun distal von SJ 14 am Hinterrand des M. deltoideus

Du 9 (Jianzhen)
Bei herabhängendem Arm befindet sich der Punkt ca. 1 Cun über dem oberen Ende der hinteren Axilla

Di 14 (Binao)
7 Cun über Di 11 am unteren Ende des M. deltoideus auf der Verbindungslinie zwischen Di 11 und Di 15 auf der Oberarmaußenseite

Di 13 (Shouwuli)
Bei seitlich ausgestrecktem Arm in der Vertiefung an der vorderen Gelenkgrenze zwischen Akromion und Schlüsselbein 3 Cun über Di 11 auf der Verbindungslinie zu Di 15

Di 12 (Zhouliao)
1 Cun schräg kraniodorsal des lateralen Endes der Ellenbogenquerfalte am medialen Humerusrand, proximal des Epicondylus radialis

Di 11 (Quchi)
Bei 90° angewinkelten Ellenbogen am lateralen Ellenbogenfaltenende

Di 10 (Shousanli)
2 Cun unter Di 11 auf der Verbindungslinie zu Di 5

SJ 8 (Sanyangluo)
4 Cun proximal der dorsalen Handgelenksfalte zwischen Radius und Ulna

Di 6 (Pianli)
3 Cun über Di 5 auf der Verbindungslinie zwischen Di 5 und Di 11; Aufsuchen: Tigermundgriff, Daumen und Zeigefinger beider Hände abspreizen, die beiden entstehenden Vertiefungen ineinander führen; Punkt liegt dann an der Spitze des äußeren Mittelfingerrandes

Du 6 (Yanglao)
Wenn die Handinnenfläche des Pat. an seiner Brust ruht, befindet sich der Punkt an der radialen Seite 0,2 Cun proximal vom Processus styloideus ulnae in der Knochenspalte

Di 5 (Yangxi)
Bei abduziertem Daumen in der Vertiefung (Tabatière/snuffbox) zwischen den Sehnen der Mm. extensores pollicis longus und brevis

Abb. 6.80

316

Schulter- und Armregion frontal

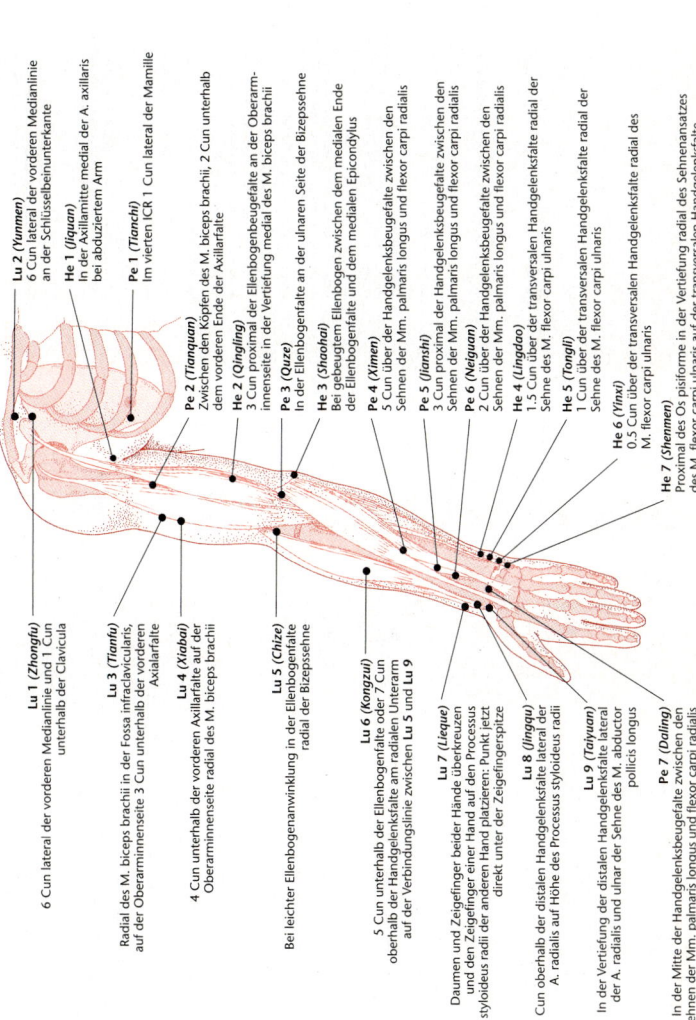

Lu 1 (Zhongfu)
6 Cun lateral der vorderen Medianlinie und 1 Cun unterhalb der Clavicula

Lu 3 (Tianfu)
Radial des M. biceps brachii in der Fossa infraclavicularis, auf der Oberarminnenseite 3 Cun unterhalb der vorderen Axillarfalte

Lu 4 (Xiabai)
4 Cun unterhalb der vorderen Axillarfalte auf der Oberarminnenseite radial des M. biceps brachii

Lu 5 (Chize)
Bei leichter Ellenbogenanwinklung in der Ellenbogenfalte radial der Bizepssehne

Lu 6 (Kongzui)
5 Cun unterhalb der Ellenbogenfalte oder 7 Cun oberhalb der Handgelenksfalte am radialen Unterarm auf der Verbindungslinie zwischen Lu 5 und Lu 9

Lu 7 (Lieque)
Daumen und Zeigefinger beider Hände überkreuzen und den Zeigefinger einer Hand auf den Processus styloideus radii der anderen Hand platzieren: Punkt jetzt direkt unter der Zeigefingerspitze

Lu 8 (Jingqu)
1 Cun oberhalb der distalen Handgelenksfalte lateral der A. radialis auf Höhe des Processus styloideus radii

Lu 9 (Taiyuan)
In der Vertiefung der distalen Handgelenksfalte lateral der A. radialis und ulnar der Sehne des M. abductor pollicis longus

Pe 7 (Daling)
In der Mitte der Handgelenksbeugefalte zwischen den Sehnen der Mm. palmaris longus und flexor carpi radialis

Lu 2 (Yunmen)
6 Cun lateral der vorderen Medianlinie an der Schlüsselbeinunterkante

He 1 (Jiquan)
In der Axillarmitte medial der A. axillaris bei abduziertem Arm

Pe 1 (Tianchi)
Im vierten ICR 1 Cun lateral der Mamille

Pe 2 (Tianquan)
Zwischen den Köpfen des M. biceps brachii, 2 Cun unterhalb dem vorderen Ende der Axillarfalte

He 2 (Qingling)
3 Cun proximal der Ellenbogenbeugefalte an der Oberarminnenseite in der Vertiefung medial des M. biceps brachii

Pe 3 (Quze)
In der Ellenbogenfalte an der ulnaren Seite der Bizepssehne

He 3 (Shaohai)
Bei gebeugtem Ellenbogen zwischen dem medialen Ende der Ellenbogenfalte und dem medialen Epicondylus

Pe 4 (Ximen)
5 Cun über der Handgelenksbeugefalte zwischen den Sehnen der Mm. palmaris longus und flexor carpi radialis

Pe 5 (Jianshi)
3 Cun proximal der Handgelenksbeugefalte zwischen den Sehnen der Mm. palmaris longus und flexor carpi radialis

Pe 6 (Neiguan)
2 Cun über der Handgelenksbeugefalte zwischen den Sehnen der Mm. palmaris longus und flexor carpi radialis

He 4 (Lingdao)
1,5 Cun über der transversalen Handgelenksfalte radial der Sehne des M. flexor carpi ulnaris

He 5 (Tongli)
1 Cun über der transversalen Handgelenksfalte radial der Sehne des M. flexor carpi ulnaris

He 6 (Yinxi)
0,5 Cun über der transversalen Handgelenksfalte radial des M. flexor carpi ulnaris

He 7 (Shenmen)
Proximal des Os pisiforme in der Vertiefung radial des Sehnenansatzes des M. flexor carpi ulnaris auf der transversalen Handgelenksfalte

6

Abb. 6.81

317

6

Hand dorsal

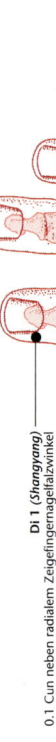

Di 1 (Shangyang)
0.1 Cun neben radialem Zeigefingernagelfalzwinkel

Di 2 (Erjian)
Bei einer lockeren Faust Punkt in der Vertiefung distal des Zeigefingergrundgelenkes an der radialen Seite an der Grenze roter/weißer Seite

Di 3 (Sanjian) „Dritter Zwischenraum"
Bei lockerer Faust Punkt in der Vertiefung proximal des Zeigefingergrundgelenkes an der radialen Seite

Ex-UE 8 (Wailaogong/Luozhen/Xiangjiang)
Auf dem Handrücken, zwischen dem zweiten und dritten Metakarpalknochen, 0.5 Cun proximal der Metakarpophalangealgelenke

Di 4 (Hegu)
Zwischen I. und II. Metakarpalknochen in der Mitte des II. Metakarpalknochens auf der Radialseite; höchster Punkt des Muskelwulstes, der beim Aneinanderlegen von Daumen und Zeigefinger entsteht; Aufsuchen: Daumenendglied der einen Hand auf den Hautrand zwischen abgespreiztem Daumen und Zeigefinger der anderen Hand legen; Daumenspitze zeigt auf den Punkt

Ex-UE 7 (Yaotongdian/Yaotongxue)
Zwei Punkte auf dem dorsalen Handrücken zwischen dem zweiten und dritten und dem vierten und fünften Meta-karpalknochen, 1 Cun distal der dorsalen Handgelenksfalte

SJ 4 (Yangchi)
In einer Vertiefung des M. extensor digitorum in der dorsalen Handgelenksspalte

SJ 1 (Guanchong)
Am Ringfinger 0.1 Cun vom ulnaren Nagelfalzwinkel entfernt

Dü 1 (Shaoze)
0.1 Cun neben dem ulnaren Nagelfalzwinkel des Kleinfingers

SJ 2 (Yemen)
Zwischen den Grundgelenken des Ring- und Kleinfingers 0.5 Cun proximal der Schwimmhaut, Lokalisation bei geballter Faust

Dü 2 (Qiangu)
Bei lockerer Faust Punkt distal des fünften Metakarpophalangeal-gelenks auf der Ulnarseite an der Grenze roter/weißer Haut

SJ 3 (Zhongzhu)
Über dem dorsalen Metakarpophalangealgelenk in der Vertiefung zwischen vierten und fünften Os metacarpale auf der Höhe des Übergangs vom Köpfchen zum Schaft der beiden Metakarpalknochen, Lokalisation bei geballter Faust

Dü 3 (Houxi)
Bei lockerer Faust in der Vertiefung proximal des distalen Köpfchens der fünften Metakarpalknochens, ulnarseitig an der Grenze roter/weißer Haut

Dü 4 (Wangu)
In einer gut palpablen Vertiefung an der ulnaren Handgelenksseite zwischen fünftem Metakarpalknochen und Os triquetrum (mit Os pisiforme) über dem Os hamatum

Dü 5 (Yanggu)
Am ulnaren Ende der Handgelenksquerfalte in der Vertiefung distal des Processus styloideus ulnae in Höhe des ulnaren Endes der distalen Handgelenksfalte

Dü 6 (Yanglao)
Wenn die Handinnenfläche des Pat. an seiner Brust ruht, befindet sich der Punkt an der radialen Seite 0.2 Cun proximal vom Processus styloideus ulnae in der Knochenspalte

Abb. 6.82

Beinansicht frontal

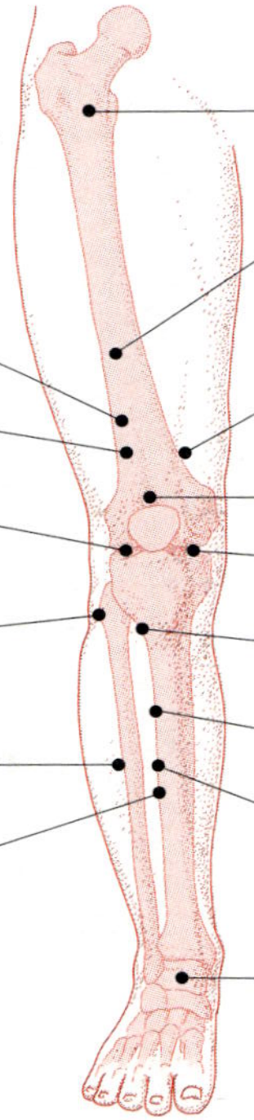

Ma 31 (Biguan)
Bei Flexion des Hüftgelenks in der Vertiefung unter der Spina iliaca anterior superior lateral des M. sartorius

Ma 32 (Futu)
6 Cun oberhalb des oberen lateralen Patellarandes auf der Verbindungslinie zur Spina iliaca anterior superior; Aufsuchen: Erste Handgelenksfalte auf die Kniemitte des Pat. legen, die Finger zeigen zum Oberschenkel und Ma 32 befindet sich jetzt direkt unter der Mittelfingerspitze

Mi 10 (Xuehai)
Bei gebeugtem Knie 2 Cun proximal des medialen oberen Patellarandes; Aufsuchen: Rechte Handfläche auf die linke Kniescheibe des Pat. legen, Punkt liegt dann an der Daumenspitze

Ex-LE 2 (Heding/Xiding)
Bei gebeugtem Knie, in der Mitte des Patellaoberrandes

Ex-LE 4 (Neixian)
Unterhalb der Patella medial des Ligamentum patellae liegt das mediale Knieauge

Ma 36 (Zusanli)
1 QF (Mittelfingerbreite) lateral der Tibiavorderkante, 3 Cun unter Ma 35

Ma 37 (Shangjuxu) 1 QF (Mittelfingerbreite) lateral der Tibiavorderkante, 6 Cun unter Ma 35 oder 3 Cun unter Ma 36

Ma 38 (Tiaokou)
In der Mitte zwischen Patellaunterkante bei Ma 35 und Spitze des Malleolus lateralis, 1 QF (Mittelfingerbreite) lateral der Tibiavorderkante

Ma 41 (Jiexi)
In der Mitte der vorderen Querfalte des oberen Sprunggelenks zwischen den Sehnen des M. extensor digitorum longus und M. hallucis longus

Ma 33 (Yinshi)
3 Cun oberhalb des oberen lateralen Patellarandes zwischen M. rectus femoris und M. vastus lateralis

Ma 34 (Liangqiu)
2 Cun über dem oberen lateralen Patellarand in einer Vertiefung des M. quadriceps

Ma 35 (Dubi)
Bei gebeugtem Knie in den zwei Vertiefungen medial und lateral des Ligamentum patellae unterhalb der Patella, entspricht dem lateralen Knieauge; in Kombination mit Ex-LE 4 entsteht EX-LE 5 (Xiyan)

Gb 34 (Yanglingquan)
In der Vertiefung anterior und inferior des Fibulaköpfchens

Ma 40 (Fenglong)
In der Mitte zwischen Patellaunterkante bei Ma 35 und Spitze des Malleolus lateralis, 2 QF (Mittelfingerbreiten) lateral der Tibiavorderkante

Ma 39 (Xiajuxu) 1 Cun unter Ma 38

Abb. 6.83

319

6

Beinansicht medial

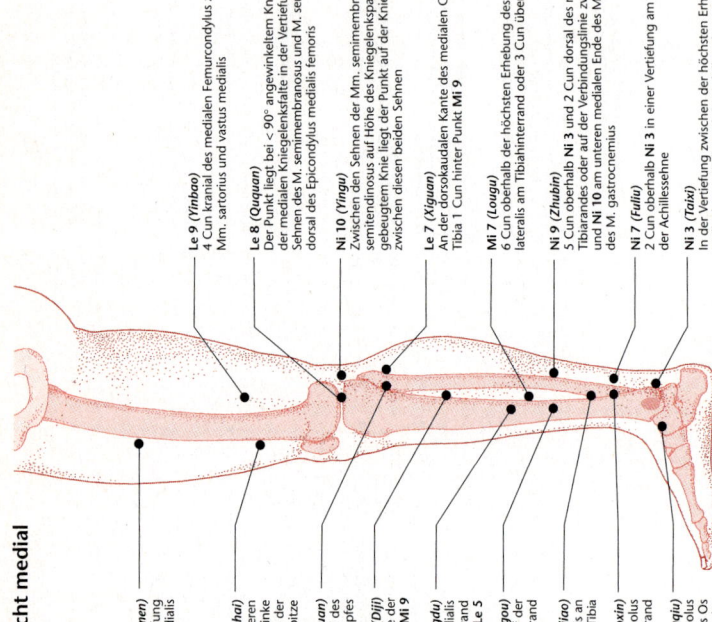

Mi 11 (Jimen)
6 Cun über **Mi 10** in der Femurmitte in einer Vertiefung zwischen den Mm. sartorius und vastus medialis

Mi 10 (Xuehai)
Bei gebeugtem Knie 2 Cun proximal des medialen oberen Patellarandes; *Aufsuchen:* Rechte Handfläche auf die linke Kniescheibe des Pat. legen, Punkt liegt dann an der Daumenspitze

Mi 9 (Yinlingquan)
Bei gebeugtem Knie in der Vertiefung am Unterrand des medialen Tibiakopfes

Mi 8 (Diji)
3 Cun distal von **Mi 9** auf der Verbindungslinie der höchsten Erhebung des Malleolus medialis und **Mi 9**

Le 6 (Zhongdu)
7 Cun höchsten Erhebung des Malleolus medialis auf der Tibiainnenseite nahe dem Tibiahinterrand oder 2 Cun über Le 5

Le 5 (Ligou)
5 Cun über der Spitze des Malleolus medialis auf der Hinterkante der Tibia

Mi 6 (Sanyinjiao)
3 Cun über der höchsten Stelle des Malleolus medialis an der Hinterkante der Tibia

Ni 8 (Jiaoxin)
2 Cun direkt über der höchsten Erhebung des Malleolus medialis am Tibiahinterrand

Mi 5 (Shangqiu)
In der Vertiefung distal und unterhalb des Malleolus medialis, in der Mitte zwischen der Tuberositas des Os naviculare und der höchsten Erhebung des Malleolus

Le 9 (Yinbao)
4 Cun kranial des medialen Femurcondylus zwischen den Mm. sartorius und vastus medialis

Le 8 (Ququan)
Der Punkt liegt bei < 90° angewinkeltem Knie am Ende der medialen Kniegelenkfalte in der Vertiefung vor den Sehnen des M. semimembranosus und M. semitendinosus, dorsal des Epicondylus medialis femoris

Ni 10 (Yingu)
Zwischen den Sehnen der Mm. semimembranosus und semitendinosus auf Höhe des Kniegelenkspaltes, bzw. bei gebeugtem Knie liegt der Punkt auf der Kniegelenkfalte zwischen diesen beiden Sehnen

Le 7 (Xiguan)
An der dorsokaudalen Kante des medialen Condylus der Tibia 1 Cun hinter Punkt **Mi 9**

Mi 7 (Lougu)
6 Cun oberhalb der höchsten Erhebung des Malleolus lateralis am Tibiahinterrand oder 3 Cun über **Mi 6**

Ni 9 (Zhubin)
5 Cun oberhalb **Ni 3** und 2 Cun dorsal des medialen Tibiarandes oder auf der Verbindungslinie zwischen **Ni 3** und **Ni 10** am unteren medialen Ende des Muskelbauches des M. gastrocnemius

Ni 7 (Fuliu)
2 Cun oberhalb **Ni 3** in einer Vertiefung am Vorderrand der Achillessehne

Ni 3 (Taixi)
In der Vertiefung zwischen der höchsten Erhebung des Malleolus medialis und der Achillessehne

Abb. 6.84

320

6

Fußaufsicht

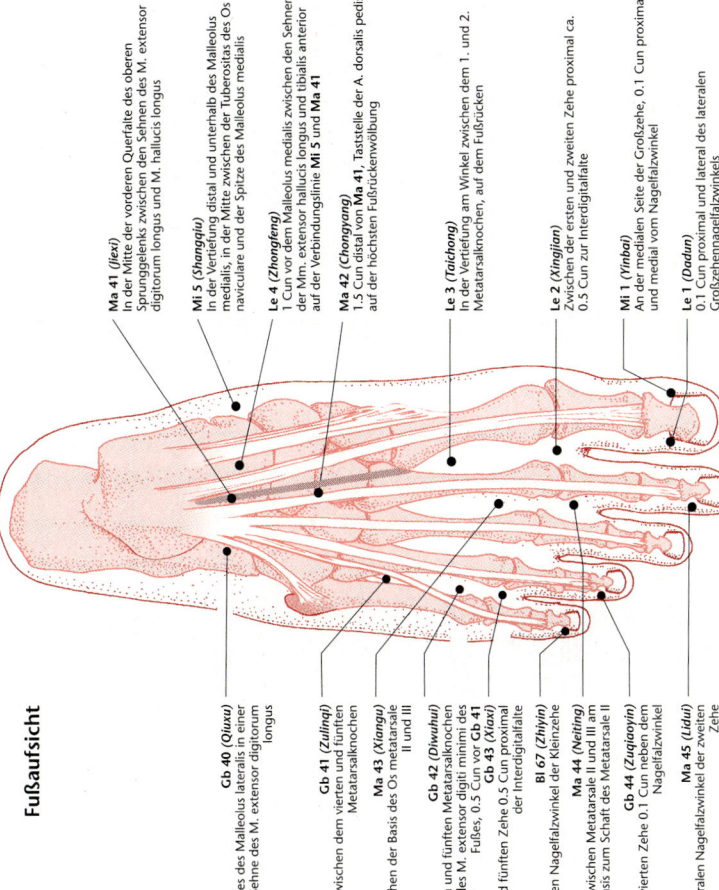

Ma 41 (Jiexi)
In der Mitte der vorderen Querfalte des oberen Sprunggelenks zwischen den Sehnen des M. extensor digitorum longus und M. hallucis longus

Mi 5 (Shangqiu)
In der Vertiefung distal und unterhalb des Malleolus medialis, in der Mitte zwischen der Tuberositas des Os naviculare und der Spitze des Malleolus medialis

Le 4 (Zhongfeng)
1 Cun vor dem Malleolus medialis zwischen den Sehnen der Mm. extensor hallucis longus und tibialis anterior auf der Verbindungslinie **Mi 5** und **Ma 41**

Ma 42 (Chongyang)
1,5 Cun distal von **Ma 41**, Taststelle der A. dorsalis pedis auf der höchsten Fußrückenwölbung

Le 3 (Taichong)
In der Vertiefung am Winkel zwischen dem 1. und 2. Metatarsalknochen, auf dem Fußrücken

Le 2 (Xingjian)
Zwischen der ersten und zweiten Zehe proximal ca. 0,5 Cun zur Interdigitalfalte

Mi 1 (Yinbai)
An der medialen Seite der Großzehe, 0,1 Cun proximal und medial vom Nagelfalzwinkel

Le 1 (Dadun)
0,1 Cun proximal und lateral des lateralen Großzehennagelfalzwinkels

Gb 40 (Qiuxu)
Inferior des Vorderrandes des Malleolus lateralis in einer Vertiefung lateral der Sehne des M. extensor digitorum longus

Gb 41 (Zulinqi)
Im proximalen Winkel zwischen dem vierten und fünften Metatarsalknochen

Ma 43 (Xiangu)
In der Vertiefung zwischen der Basis des Os metatarsale II und III

Gb 42 (Diwuhui)
Zwischen dem vierten und fünften Metatarsalknochen auf der medialen Seite des M. extensor digiti minimi des Fußes, 0,5 Cun vor **Gb 41**

Gb 43 (Xiaxi)
Zwischen der vierten und fünften Zehe 0,5 Cun proximal der Interdigitalfalte

Bl 67 (Zhiyin)
Im lateralen Nagelfalzwinkel der Kleinzehe

Ma 44 (Neiting)
In der Interdigitalhaut zwischen Metatarsale II und III am Übergang von Basis zum Schaft des Metatarsale II

Gb 44 (Zuqiaoyin)
Auf der Außenseite der vierten Zehe 0,1 Cun neben dem Nagelfalzwinkel

Ma 45 (Lidui)
0,1 Cun neben dem lateralen Nagelfalzwinkel der zweiten Zehe

Abb. 6.85

321

6

Fuß medial

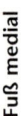

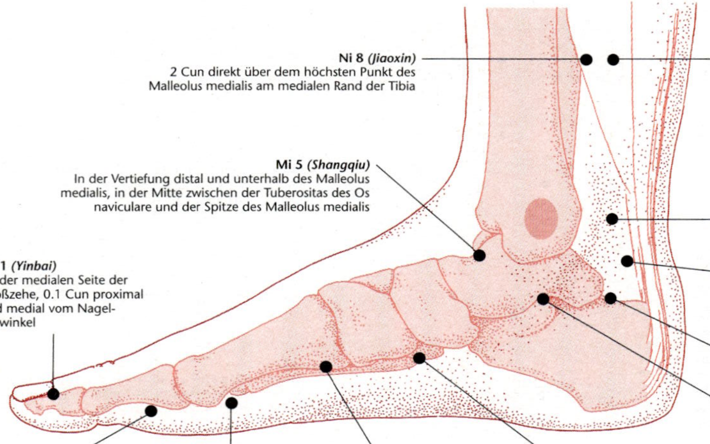

Ni 7 (Fuliu)
2 Cun oberhalb **Ni 3** in einer Vertiefung am Vorderrand der Achillessehne

Ni 3 (Taixi)
In der Vertiefung zwischen der höchsten Erhebung des Malleolus medialis und der Achillessehne

Ni 4 (Dazhong)
Medial des Achillessehnenansatzes in einer Vertiefung posterior und inferior des Malleolus medialis oder ca. 0,5 Cun neben dem Mittelpunkt der Verbindungslinie zwischen **Ni 3** und **Ni 5**

Ni 5 (Shuiquan)
1 Cun unterhalb **Ni 3** anterior und superior der Tuberositas calcanei

Ni 6 (Zhaohai)
In der Vertiefung unterhalb des Unterrandes des Malleolus medialis

Ni 2 (Rangu)
In einer Vertiefung am vorderen unteren Rand des Os naviculare anterior und inferior des Malleolus medialis an der Grenze weißer/roter Haut

Ni 8 (Jiaoxin)
2 Cun direkt über dem höchsten Punkt des Malleolus medialis am medialen Rand der Tibia

Mi 5 (Shangqiu)
In der Vertiefung distal und unterhalb des Malleolus medialis, in der Mitte zwischen der Tuberositas des Os naviculare und der Spitze des Malleolus medialis

Mi 4 (Gongsun)
In einer Vertiefung distal und unterhalb der Basis des ersten Metatarsalknochens

Mi 3 (Taibai)
In der Vertiefung proximal und inferior des Kopfes des ersten Metatarsalknochens, an der Grenze weißer/roter Haut

Mi 1 (Yinbai)
An der medialen Seite der Großzehe, 0.1 Cun proximal und medial vom Nagelfalzwinkel

Mi 2 (Dadu)
An der medialen Großzehenseite, distal des ersten Metatarsophalangealgelenks an der Grenze weißer/roter Haut

Abb. 6.86

322

6

Fuß lateral

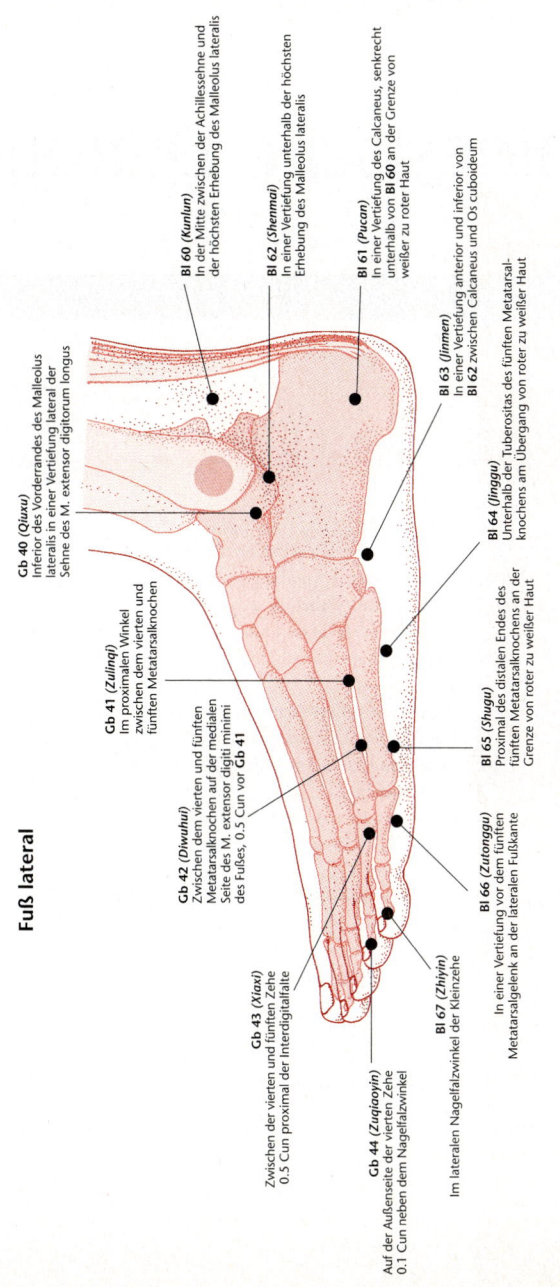

Gb 40 (Qiuxu)
Inferior des Vorderrandes des Malleolus lateralis in einer Vertiefung lateral der Sehne des M. extensor digitorum longus

Bl 60 (Kunlun)
In der Mitte zwischen der Achillessehne und der höchsten Erhebung des Malleolus lateralis

Bl 62 (Shenmai)
In einer Vertiefung unterhalb der höchsten Erhebung des Malleolus lateralis

Bl 61 (Pucan)
In einer Vertiefung des Calcaneus, senkrecht unterhalb von Bl 60 an der Grenze von weißer zu roter Haut

Bl 63 (Jinmen)
In einer Vertiefung anterior und inferior von Bl 62 zwischen Calcaneus und Os cuboideum

Bl 64 (Jinggu)
Unterhalb der Tuberositas des fünften Metatarsalknochens am Übergang von roter zu weißer Haut

Gb 41 (Zulinqi)
Im proximalen Winkel zwischen dem vierten und fünften Metatarsalknochen

Gb 42 (Diwuhui)
Zwischen dem vierten und fünften Metatarsalknochen auf der medialen Seite des M. extensor digiti minimi des Fußes, 0.5 Cun vor Gb 41

Bl 65 (Shugu)
Proximal des distalen Endes des fünften Metatarsalknochens an der Grenze von roter zu weißer Haut

Gb 43 (Xiaxi)
Zwischen der vierten und fünften Zehe 0.5 Cun proximal der Interdigitalfalte

Bl 66 (Zutonggu)
In einer Vertiefung vor dem fünften Metatarsalgelenk an der lateralen Fußkante

Bl 67 (Zhiyin)
Im lateralen Nagelfalzwinkel der Kleinzehe

Gb 44 (Zuqiaoyin)
Auf der Außenseite der vierten Zehe 0.1 Cun neben dem Nagelfalzwinkel

Abb. 6.87

Chinesische Diätetik

S. KIRCHHOFF

7

7.1	**Einführung**	326
7.2	**Energetische Klassifizierung von Nahrungsmitteln**	326
7.2.1	Nahrungsmitteleinteilung nach energetischem Temperaturverhalten	326
7.2.2	Nahrungsmitteleinteilung nach Geschmacksrichtungen	328
7.2.3	Nahrungsmitteleinteilung nach Funktionskreisbezug	333
7.2.4	Wirkrichtung	334
7.3	**Allgemeine Ernährungsrichtlinien**	335
7.3.1	Häufige Ernährungsfehler	335
7.3.2	Ernährung nach den Jahreszeiten	336
7.4	**Zubereitung**	337
7.4.1	Beeinflussung des Temperaturverhaltens	337
7.4.2	Spezielle Zubereitungsarten	337
7.4.3	Kochen nach den fünf Wandlungsphasen	338
7.5	**Kurzporträts wichtiger Nahrungsmittel**	338
7.6	**Diätetik bei Herz-Syndromen**	344
7.6.1	Diätetik bei Herz-*Qi*-Mangel	344
7.6.2	Diätetik bei Herz-*Yang*-Mangel	344
7.6.3	Diätetik bei Herz-Blut-Mangel	344
7.6.4	Diätetik bei Herz-*Yin*-Mangel	345
7.6.5	Diätetik bei loderndem Herz-Feuer	345
7.7	**Diätetik bei Lungen-Syndromen**	346
7.7.1	Diätetik bei Lungen-*Qi*-Mangel	346
7.7.2	Diätetik bei Lungen-*Yin*-Mangel	346
7.7.3	Diätetik bei Wind-Kälte-Invasion in die Lunge	347
7.7.4	Diätetik bei Wind-Hitze-Invasion in die Lunge	347
7.7.5	Diätetik bei Schleim-Feuchtigkeits-Retention in der Lunge	347

7.8	**Diätetik bei Dickdarm-Syndromen**	348
7.8.1	Diätetik bei Flüssigkeitsmangel im Dickdarm	348
7.8.2	Diätetik bei Feuchte-Hitze im Dickdarm	348
7.9	**Diätetik bei Milz-Syndromen**	348
7.9.1	Diätetik bei Milz-*Qi*- und Milz-*Yang*-Mangel	348
7.9.2	Diätetik bei Feuchte-Kälte in der Milz	349
7.9.3	Diätetik bei Feuchte-Hitze in Milz und Magen	349
7.10	**Diätetik bei Magen-Syndromen**	350
7.10.1	Diätetik bei Magen-*Qi*-Mangel	350
7.10.2	Diätetik bei Magen-*Yin*-Mangel.	350
7.10.3	Diätetik bei loderndem Magen-Feuer.	350
7.11	**Diätetik bei Leber-Syndromen**	351
7.11.1	Diätetik bei Leber-Blut-Mangel.	351
7.11.2	Diätetik bei Leber-*Qi*-Stauung.	351
7.11.3	Diätetik bei aufsteigendem Leber-*Yang*	352
7.11.4	Diätetik bei Feuchte-Hitze in Leber/Gallenblase.	352
7.12	**Diätetik bei Nieren-Syndromen**	353
7.12.1	Diätetik bei Nieren-*Jing*-Mangel.	353
7.12.2	Diätetik bei Nieren-*Yang*-Mangel.	353
7.12.3	Diätetik bei Nieren-*Yin*-Mangel.	354
7.13	**Diätetik bei Blasen-Syndromen**	355
7.13.1	Diätetik bei Feuchte-Hitze in der Blase	355
7.14	**Nahrungsmittelliste**	355

7.1 Einführung

Die chinesische Ernährungstherapie basiert wie die Kräuterheilkunde und die Akupunktur auf den Grundlagen der TCM (➡ 3). Über den mittleren der *San Jiao* (➡ 3.4.11) und das Nahrungs-*Gu-Qi* (➡ 3.3.1) ist die Ernährung eine der drei Hauptenergiequellen des Körpers. Grundlegende Einflussmöglichkeit auf *Qi*, Blut-*Xue*, Körperflüssigkeiten-*Jin-Ye* und Essenz-*Jing* (➡ 3.3). Qualität und Quantität des gebildeten Nahrungs-*Gu-Qi* sind direkt von der Art der aufgenommenen Nahrung abhängig.

Indikationsbereiche der Diätetik

Prävention, bei Erkrankungen der Speicher-*Zang*- und Hohl-*Fu*-Organe (➡ 3.4, 11), chronische Mangel-Zustände. Bei einigen Fülle-Zuständen wie Schleim-Retention (➡ 9.3.4) oder Feuchte-Hitze-Syndrom (➡ 9.3.4) kann erst die Karenz bestimmter Nahrungsmittel eine kausale Therapie ermöglichen. Bei akuten Fülle-Zuständen (➡ 9.1.2) oft schnellere Ergebnisse mit Akupunktur und Kräutertherapie.

7.2 Energetische Klassifizierung von Nahrungsmitteln

- **Energetisches Temperaturverhalten:** *Kalt, kühl, neutral, warm, heiß*
- **Geschmack:** *Süß, scharf, salzig, sauer, bitter, neutral*
- **Funktionskreisbezug:** Milz, Magen, Lunge, Dickdarm, Niere, Blase, Leber, Gallenblase, Herz, Dünndarm
- **Wirkrichtung:** Steigend, schwebend, sinkend, fallend.

Energetisches Temperaturverhalten und Geschmack sind wichtigste Primärqualitäten für die Therapie. Jedes Einteilungskriterium kann zur Unterstützung einer Akupunkturbehandlung für sich allein genutzt werden. Bei einer hauptsächlich ernährungstherapeutisch geführten Therapie immer alle vier Kriterien gleichzeitig berücksichtigen.

7.2.1 Nahrungsmitteleinteilung nach energetischem Temperaturverhalten (➡ Tab. 7.1)

Grundlegendes Einteilungskriterium auf der Ebene von *Yin* und *Yang* (➡ 3.1.1) zur Beeinflussung von Hitze- oder Kälte-Sy. (➡ 9.1.3) (***Cave:*** Bezieht sich nicht auf die aktuelle Temperatur der Speisen in °C). Eine Ernährungstherapie ausschließlich nach dem energetischen Temperaturverhalten vermeidet grundlegende Ernährungsfehler, kann aber keine komplexen Syndrome behandeln.

Warm und Heiß

Wird zur Behandlung von Kältesymptomen (➡ 9.1.3) verwendet. Tendenziell bewegen energetisch warme und heiße Nahrungsmittel das *Qi* und das Blut-*Xue* nach oben und nach außen.

Wirkung
- Erwärmung des mittleren der *San Jiao* (z.B. Fenchel, Huhn, Ingwer)
- Stärkung des *Yang* (z.B. Shrimps, Lamm, Knoblauch)
- Zerstreuung der Kälte (z.B. frischer Ingwer, Zimt).

Kühl und Kalt

Wird zur Behandlung von Hitzesymptomen (➡ 9.1.3) verwendet. Tendenziell bewegen energetisch kühle und kalte Nahrungsmittel das *Qi* und die Körperflüssigkeiten-*Jin-Ye* (➡ 3.3.1, 3.3.3) nach unten und innen.

Wirkung
- Ausleitung von Feuer (z.B. Spargel, Wassermelone)
- Kühlen von Hitze (z.B. Pfefferminztee)
- Entgiftung (z.B. Mungbohnen, Tofu)
- Beruhigung des Geistes-*Shen* (z.B. Weizen).

Neutral

Hat eine milde und ausgleichende Wirkung.

Nahrungsmitteleinteilung nach energetischem Temperaturverhalten				
Kalt	**Kühl**	**Neutral**	**Warm**	**Heiß**
Getreide				
	Reis, Perlgerste, Weizen, Weizenkleie, Gerste, Amaranth	Hirse, Roggen, Mais, Dinkel	Buchweizen, Hafer, süßer Reis, Grünkern	
Gemüse				
Chinakohl, Tomaten, grüner Salat, Chicorée, Radicchio, Spargel, Nori-Algen	Alfalfa, Rote Bete, Brokkoli, Rotkohl, Grünkohl, Sellerie, Gurken, Löwenzahn, Aubergine, Pilze, Sojabohnensprossen, Spinat, Zucchini, Brunnenkresse, Radieschen, Champignons	Blumenkohl, Kartoffel, Süßkartoffel, Rüben, Stangenbohnen, Oliven, Rosenkohl, Möhren, Avocado, Kohlrabi	Schnittlauch, Petersilie, Fenchel, Zwiebel, Schalotten, Porree	Knoblauch
Fleisch und Fisch				
Krabben, Schnecken	Schwein, Kaninchen, Schafsleber, Oktopus	Karpfen, Tintenfisch, Ente, Austern, Rinderleber	Rind, Huhn, Hühnerleber, Schinken, Wildschwein, Shrimps, Aal, Lachs, Sardellen	Lamm, Forelle
Obst				
Banane, Wassermelone, Rhabarber	Apfel, Birne, Pampelmuse, Zitrone, Orange, Mandarine, Erdbeere	Mango, Papaya, Weintrauben, Feigen, Brombeere, Pflaume	Aprikose, Kirsche, Kokosnuss, Litschis, Pfirsich, Ananas, Himbeere	

Forts. ➡

7

Nahrungsmitteleinteilung nach energetischem Temperaturverhalten *(Forts.)*				
Kalt	**Kühl**	**Neutral**	**Warm**	**Heiß**
Hülsenfrüchte				
		Azukibohne, schwarze Soja-bohne, Kidney-bohne, Linsen, Erbsen	Schwarze Bohne	
Gewürze				
Salz	Estragon	Safran, Süßholz	Fenchel, Petersi-lie, Basilikum, Nelken, Anis, Thymian, Rosma-rin, Oregano, Vanille, Paprika, Kümmel, Korian-der, Senf	Knoblauch, Zimt, Ingwer (getrock-net), Pfeffer, Chilli, Curry, Piment
Milchprodukte				
	Joghurt, Dick-milch, Sauer-milch, saure Sahne	Kuhmilch, süße Sahne, Käse, Quark	Butter, Schim-melkäse, Harzer, Ziegenkäse, Ziegenmilch	
Nüsse				
	Cashewnuss	Mandel, Erdnuss, Sesam, Sonnen-blumenkern	Haselnuss, Kasta-nie, Walnuss, Pinienkern	
Getränke				
Wasser, grüner Tee	Fruchtsäfte, Soja-milch, Reismilch, Weizenbier, Hagebuttentee, Hibiskustee, Pfefferminztee, schwarzer Tee	Milch, Kamillen-tee, Maisbarttee	Kaffee, Rotwein, Weißwein, Sekt	Schnaps, Whis-key, Wodka, Glühwein, Yogitee
Sonstiges				
Sojasoße	Tofu, Sesamöl, Sonnenblu-menöl, Olivenöl	Honig, Hühnerei, Erdnussöl	Essig, Carob, Kakao, Tabak	Sojaöl

Tab. 7.1

7.2.2 Nahrungsmitteleinteilung nach Geschmacksrichtungen (➡ Tab. 7.2)

Meist Einteilung in fünf Geschmacksrichtungen: *Süß, bitter, scharf, salzig* und *sauer.* Manche klassischen Texte erwähnen zusätzlich den *neutralen* Geschmack. Die fünf Geschmacksrichtungen korrelieren mit dem Entsprechungssystem der fünf Wandlungs-phasen (➡ 3.2). Darüber ist eine direkte Behandlung der fünf Speicher-*Zang*-Organe (➡ 3.4) möglich. Zusätzlich werden die Bewegungsrichtung des *Qi* und die Menge der Körperflüssigkeiten beeinflusst. Die Regulierung von Hitze- oder Kältesymptomen ist über den Geschmack nicht direkt möglich. Einigen Nahrungsmitteln werden bis zu drei Geschmacksrichtungen gleichzeitig zugeordnet. Dies führt zu einer Kombination der unten aufgeführten Wirkungen.

Süßer Geschmack

- **Wandlungsphase:** Erde (➡ 3.2.1, Tab. 3.3)
- **Wirkung auf Milz und Magen:** In Maßen und besonders in Kombination mit dem Temperaturverhalten *warm* werden das *Qi* und das *Yang* von Milz und Magen gestärkt. Übermäßiger Konsum, stark ausgeprägter Geschmack (z. B. Zucker, Bananen), in Kombination mit Temperaturverhalten *kalt,* können das Milz-*Qi* schwächen
- **Ernährend, stärkend, tonisierend:** Günstig bei Mangelzuständen
- **Harmonisierend:** Kann extreme, evtl. toxische Eigenschaften anderer Nahrungsmittel abschwächen. Mildert den Verlauf akuter Erkrankungen (z. B. Honig, Süßholz, Mungbohnen)
- **Befeuchtend:** Indiziert bei Syndromen mit Flüssigkeits- oder *Yin*-Mangel (➡ Tab. 9.4). Bei vorbestehendem Milz-Mangel mit Feuchtigkeits- und/oder Schleimretention (➡ 9.3.4) süße Nahrungsmittel mit befeuchtenden Eigenschaften (z. B. Milchprodukte, Bananen, Zucker) meiden
- **Wirkung auf das „Fleisch":** Ernährend und aufbauend bei Substanz-Mangel (z. B. Abmagerung)

Scharfer Geschmack

- **Wandlungsphase:** Metall (➡ 3.2.1, Tab. 3.3)
- **Wirkung auf Lunge und Dickdarm:** Stärkt das Lungen-*Qi*, insbesondere die verteilende Funktion der Lunge (➡ 3.4.3). Übermäßiger Konsum von *scharf-heiß* wirkenden Nahrungsmitteln begünstigt die Entwicklung eines Lungen-*Yin*-Mangels (➡ 11.3.2) wie z. B. Peperoni, Pfeffer
- **Zerstreuend:** Wirkung auf die Körperoberfläche. Regt die Diaphorese an. Vertreibt exogene pathogene Faktoren (*Xie-Qi* ➡ 3.6.1) von der Haut, dem Funktionskreis der Lunge und der *Taiyang*-Schicht (➡ 9.4.1) wie z. B. frischer Ingwer oder Pfefferminztee. Indiziert im Anfangsstadium von Erkältungskrankheiten, bei Allergien und einigen dermatologischen Erkrankungen Bei Hauterkrankungen mit Blut-Hitze (➡ 9.3.2, 12.12) sind *scharf-heiß* wirkende Nahrungsmittel kontraindiziert.
- **Bewegend:** Löst Stagnationen von *Qi* und Blut. Macht die Meridiane durchgängig (z. B. Alkohol, Zimt). *Cave:* Bei Stagnationen mit konsekutiver Hitzeentwicklung wie z. B. Leber-*Qi*-Stauung mit loderndem Leber-Feuer (➡ 11.7.2, 11.7.5) evtl. Verstärkung der Hitzesymptome durch *scharf-heiß*!

Salziger Geschmack

Der salzige Geschmack wird durch den hohen Kochsalzkonsum in unserer Gesellschaft in vielen Fällen schon übermäßig verwendet. In der Therapie muss deshalb zwischen einer Kochsalzrestriktion und der Anwendung einzelner, spezifisch wirkender Nahrungsmittel mit salzigem Geschmack differenziert werden.

- **Wandlungsphase:** Wasser (➡ 3.2.1, Tab. 3.3)
- **Wirkung auf Niere und Blase:** Stärkt die Nieren. Übermäßiger Konsum schwächt das Nieren *Yin* (z. B. Kochsalz)
- **Erweichend:** Weicht Verfestigungen auf und löst Stauungen, z. B. bei Schleimretention (➡ 9.3.4)
- **Hinuntertreibend:** Fördert den Stuhlgang und die Diurese (z. B. Gerste)

Saurer Geschmack

- **Wandlungsphase:** Holz (➥ 3.2.1, Tab. 3.3)
- **Wirkung auf Leber und Gallenblase:** In Maßen stärkt *sauer* die Leber, *sauer-kühl* wird oft benutzt, um Hitze in der Leber zu kühlen (z.B. Apfel). Zu viel *sauer* mit adstringierender Eigenschaft kann eine Leber-*Qi*-Stauung (➥ 11.7.2) begünstigen
- **Zusammenziehend** (z.B. Zitrone): Richtet die Wirkung von Speisen auf das Körperinnere aus. Wichtige unterstützende Funktion bei der Ernährung des *Yin*, insbesondere des Nieren-*Yin* (➥ 3.4.7). Hält das *Yin* und festigt die Essenz-*Jing* (➥ 3.3.4). **Indik.:** Übermäßige Schweißsekretion, Diarrhö, spontane Ejakulationen etc. **KI:** Im Anfangsstadium von Erkältungskrankheiten; Grund: Zieht die äußeren pathogenen Faktoren (*Xie Qi* ➥ 3.6.1) ins Körperinnere
- **Blockierend:** Enger Bezug zur adstringierenden Wirkung. Stagnation der *Qi*- und Blut-Zirkulation können verstärkt werden. *Cave:* Kurz vor und nach der Einnahme von Kräuterdekokten kein Verzehr von sauren Nahrungsmitteln!

Bitterer Geschmack

- **Wandlungsphase:** Feuer (➥ 3.2.1, Tab. 3.3)
- **Wirkung auf Herz und Dünndarm:** *Bitter-warm* stärkt das Herz-*Qi* (z.B. Kaffee). *Bitter-kalt* kühlt Hitze und beruhigt das Feuer
- **Trocknend:** Fördert die Diurese. Behandelt Syndrome mit Feuchtigkeitsretention (➥ 9.3.4). Kontraindiziert bei Mangel an *Yin*, Körperflüssigkeiten oder Blut (z.B. Kaffee, schwarzer Tee)
- **Hinuntertreibend:** Fördert den Stuhlgang und die Diurese. *Cave:* Bei Obstipation durch Blut- oder Flüssigkeitsmangel kann der bittere Geschmack nur symptomatisch und kurzfristig eingesetzt werden. Bei langfristiger Anwendung weitere Austrocknung

Neutraler Geschmack

- **Wandlungsphase:** Erde (➥ 3.2.1, Tab. 3.3)
- **Feuchtigkeit ausleitend:** Fördert die Diurese (z.B. Perlgerste)

Nahrungsmitteleinteilung nach Geschmacksrichtung				
Sauer	Bitter	Süß	Scharf	Salzig
Getreide				
	Roggen	Gerste, Reis*, Buchweizen*, Weizen*, Mais*, Weizenkleie*, Hirse, Hafer*, süßer Reis*		Gerste, Hirse

Forts. ➥

Nahrungsmitteleinteilung nach Geschmacksrichtung *(Forts.)*				
Sauer	Bitter	Süß	Scharf	Salzig
Gemüse				
Tomate, Olive	Alfalfa*, Spargel, Sellerie, grüner Salat, Chicorée*, Radicchio, Kohlrabi, Zwiebel	Spargel, Möhren*, Bambussprossen*, Rote Bete*, Tomate, Kürbis*, Kohl*, Sellerie, grüner Salat, Radicchio, Nori-Algen, Aubergine*, Pilze*, Spinat, Olive, Brunnenkresse, Radieschen, Kartoffel, Kohlrabi	Fenchel*, Brunnenkresse, Radieschen, Kohlrabi, Zwiebel, Knoblauch	Nori-Algen
Fleisch und Fisch				
Forelle		Abalone, Rind*, Rinderleber*, Ente, Schnecken, Huhn*, Schwein, Kaninchen, Karpfen*, Auster, Oktopus, Shrimps, Aal, Lachs, Lamm		Abalone, Krabben*, Schnecken, Schwein, Oktopus, Ente, Auster
Obst				
Apfel, Ananas, Aprikose, Pflaume, Himbeere, Erdbeere, Litchis, Mandarine, Zitrone*, Pfirsich, Maulbeere, Apfelsine, Weintraube, Kirsche, Pampelmuse, Brombeere		Apfel, Feige*, Aprikose, Longan*, Banane*, Birne*, Wassermelone*, Mango*, Pflaume, Himbeere, Erdbeere, Litchis, Mandarine, Pfirsich, Maulbeere, Ananas*, Apfelsine, Honigmelone*, Kokosnuss*, Weintraube, Kirsche, Ananas, Brombeere, Pampelmuse		
Hülsenfrüchte				
Azukibohnen, Mungbohnen		Azukibohnen, schwarze Sojabohnen*, Mungbohnen, Erbse*, Linse		

Forts. ➡

7

Nahrungsmitteleinteilung nach Geschmacksrichtung *(Forts.)*				
Sauer	Bitter	Süß	Scharf	Salzig
Gewürze				
	Kapern, Petersilie, Basilikum*, Thymian	Süßholz*, Fenchel, Anis, Basilikum, Kümmel	Basilikum, Pfeffer*, Kapern, Chilli*, Knoblauch, Ingwer*, Nelke, Koriander*, Dill*, Safran*, Anis, Fenchel, Petersilie, Kümmel, Thymian	Salz*, Petersilie
Nüsse, Saaten				
Ginkgo	Ginkgo	Mandeln*, Ginkgo, schwarzer Sesam*, Erdnuss, Walnuss, Pinienkern*, Kastanie*, Haselnuss*, Kürbiskern*, Sonnenblumenkern		
Milchprodukte				
Joghurt, Quark, Dickmilch, Käse		Joghurt, Kuhmilch, Dickmilch, Quark, Butter*, Käse		Käse
Getränke				
Hagebuttentee, Wein	Bier, Kaffee, grüner Tee, schwarzer Tee, Kamillentee	Alkohol, Bier, grüner Tee, schwarzer Tee, Sojamilch*, Reismilch*, Kamillentee, Wein, Jasmintee	Alkohol, Pfefferminztee*, Jasmintee	
Sonstiges				
Essig	Aloe vera*, Essig, Tabak, Kakao	Agar-Agar, Amasake*, Butter*, Tofu*, Sesamöl*, Olivenöl*, Honig*, Hühnerei*, Erdnussöl*, Kakao		Agar-Agar, Sojasoße*
* Diesen Nahrungsmitteln wird jeweils nur eine Geschmacksrichtung zugeordnet				

Tab. 7.2

Ernährungstherapie nach den fünf Wandlungsphasen

Basiert auf dynamischen Wechselwirkungen zwischen den Wandlungsphasen (➡ 3.2.2), insbesondere dem *Sheng-* und dem *Ke*-Zyklus (➡ 3.2.2, Abb. 3.3)

- **Sheng-Zyklus:** Jeder Geschmack tonisiert die ihm nachfolgende Wandlungsphase (➡ 3.2.2, Abb. 3.3). *Beispiele: Bitter* stärkt die Funktion des Magens, speziell das Herabführen (z. B. Magenbitter, Espresso). *Süß* befeuchtet das *Yin* der Lunge (z. B. Milch mit Honig). *Scharf-warm* stärkt das Nieren-*Yang* (z. B. Knoblauch)
- **Ke-Zyklus:** (➡ 3.2.2, Abb. 3.3): Wichtig für das Verständnis von Krankheitsursachen und zur Vermeidung von die Therapie behindernden Einflüssen. Führt meist zu Mangel-Syndromen (➡ 9.1.2). *Beispiele:* Zu viel *bitter* trocknet das *Yin* der Lunge und kann zu trockener Haut führen. Zu viel *süß* schwächt die Nieren. Zu viel *scharf-warm* führt zu Leber-*Yin*-Mangel mit aufsteigendem Leber-*Yang* (➡ 11.7.5)

7.2.3 Nahrungsmitteleinteilung nach Funktionskreisbezug

Unabhängig vom Geschmack wirken Nahrungsmittel spezifisch auf einzelne Funktionskreise (➡ 3.4). Der Bezug zum Funktionskreis hat im Allgemeinen eine *engere* Affinität zu den Zielorganen als der Geschmack. Er richtet die Wirkung des Geschmacks und des Temperaturverhaltens direkt auf das korrespondierende Organ aus.

7

Nahrungsmitteleinteilung nach Funktionskreisbezug				
Getreide, Nüsse	**Fleisch, Fisch**	**Gemüse, Obst**	**Gewürze**	**Getränke, Sonstiges**
Lunge				
Hafer, Amarant	Ente	Spargel, Pilze, Brunnenkresse, Olive, Radieschen, Möhre, Zwiebel, Kohlrabi, Knoblauch, Banane, Apfel, Weintraube, Pampelmuse, Mandarine, Erdbeere	Anis, Thymian, Rosmarin, Knoblauch, Zimtrinde, Ingwer	Tofu, Honig, Hühnerei, Alkohol, Kuhmilch, Kamillentee, Mandel, Erdnuss, Sesam, Sonnenblumenkerne, Walnuss, Pinienkern, schwarzer Tee, Pfefferminztee
Dickdarm				
Weizenkleie, Mais, Buchweizen	Schnecke, Kaninchen	Gurke, Pilze, Aubergine, Spinat, Feige, Banane	Salz, Pfeffer	Tofu, Honig, Kamillentee, Sesam, Pinienkern, Mandel
Blase				
	Schnecke, Tintenfisch	Petersilie, Wassermelone	Fenchel, Petersilie, Kümmel	
Leber				
Roggen	Krabbe, Aal, Kaninchen, Schafsleber, Auster, Rinderleber, Hühnerleber, Shrimps	Chicorée, Sellerie, Litchis, Schnittlauch, Zwiebel, Knoblauch, Orange, Erdbeere, Pflaume, Himbeere, Pfirsich	Safran, Rosmarin, Olivenöl	Essig, Alkohol, Kamillentee, Sonnenblumenkern, Pinienkern, Pfefferminztee

Forts. ➡

Getreide, Nüsse	Fleisch, Fisch	Gemüse, Obst	Gewürze	Getränke, Sonstiges
Nahrungsmitteleinteilung nach Funktionskreisbezug *(Forts.)*				
Gallenblase				
Roggen		Chicorée, Pfirsich		
Herz				
Weizen		Kohlrabi, Zwiebel, Knoblauch, Wassermelone, Kokosnuss	Safran, Anis, Chilli	Alkohol, Kaffee, Kuhmilch, schwarzer Tee
Dünndarm				
	Schnecke	Pilze, Spinat	Salz	
Milz				
Reis, Gerste, Weizen, Hirse, Roggen, Buchweizen, Hafer	Schwein, Karpfen, Rind, Lamm, Huhn, Aal, Lachs	Rote Bete, Gurke, Feige, Aubergine, Kartoffel, Möhre, Litchis, Kohlrabi, Erbse, Knoblauch, Weintrauben, Pampelmuse, Erdbeere, Ananas	Anis, Ingwer, Basilikum, Nelke, Chilli, Thymian, Rosmarin, Kümmel, Knoblauch, Zimtrinde	Olivenöl, Honig, Erdnuss, Sesam, Kastanie, Mandel
Magen				
Reis, Gerste, Hirse, Mais, Buchweizen	Krabbe, Lachs, Forelle, Schnecke, Schwein, Rind, Huhn	Rote Bete, Sellerie, Erbse, Apfel, Gurke, Pilze, Ananas, Aubergine, Brunnenkresse, Olive, Radieschen, Kartoffel, Petersilie, Schnittlauch, Wassermelone	Salz, Fenchel, Petersilie, Basilikum, Nelke, Koriander, Knoblauch, Ingwer, Pfeffer	Tofu, Sesamöl, Essig, Alkohol, Kuhmilch, Kamillentee, Kastanie, schwarzer Tee
Niere				
Weizen, Hirse, Hafer	Schwein, Karpfen, Tintenfisch, Ente, Auster, Hühnerleber, Shrimps, Aal, Lamm	Spargel, Kartoffel, Schnittlauch, Weintrauben, Pampelmuse, Erdbeere, Pflaume, Himbeere	Salz, Fenchel, Nelke, Rosmarin, Kümmel, Zimtrinde	Sesam, Sonnenblumenkerne, Kastanie, Walnuss

Tab. 7.3

7.2.4 Wirkrichtung

Definiert den durch ein Nahrungsmittel beeinflussten Körperbereich oder korrigiert pathologische Bewegungen des *Qi*.

Steigende Wirkrichtung

Hebt das *Yang* an. Behandelt abwärts gerichtete Symptome wie Diarrhö, Organprolaps etc. Wirkt auf die obere Körperhälfte. Nahrungsmittel mit steigender Wirkrichtung sollen vermehrt im Frühling gegessen werden. Die steigende Wirkrichtung geht meist mit den Geschmacksrichtungen *süß* und *scharf* bei schwach ausgeprägtem Temperaturverhalten *(neutral, warm)* einher (z. B. schwarzer Sesam, Huhn).

Schwebende Wirkrichtung

Besitzt neben der aufsteigenden auch eine auswärts gerichtete Qualität. Wirkt auf die Körperoberfläche und vertreibt äußere pathogene Faktoren (*Xie Qi* ➡ 3.6.1). Schweißtreibend. Die schwebende Wirkrichtung geht meist mit den Geschmacksrichtungen *süß* und *scharf* bei stark ausgeprägtem Temperaturverhalten (➡ 7.2.1, Tab. 7.1) einher (z. B. Glühwein).

Sinkende Wirkrichtung

Abwärts und einwärts gerichtete, teilweise adstringierende Qualität (z. B. Zitrone). Wirkt auf das Körperinnere. Hält *Qi* und Körperflüssigkeiten im Inneren. Unterstützt die speichernde und haltende Funktion der Nieren. Hilft bei der Stärkung des Nieren-*Yin*. Hemmt Symptome wie übermäßige Schweißbildung, Ejaculatio praecox, „unruhiger Fötus" (Abortgefahr). Die sinkende Wirkrichtung geht meist mit dem *sauren*, wenig deutlich mit dem *bitteren* und *salzigen* Geschmack einher.

Fallende Wirkrichtung

Bewegt nach unten und wirkt oft laxierend oder diuretisch. Behandelt aufwärts gerichtete Symptome wie Übelkeit, Husten, Kopfschmerz bei aufsteigendem *Yang*. Die fallende Wirkrichtung geht oft mit intensiv *bitter* oder *salzig* schmeckenden Nahrungsmitteln einher. Das Temperaturverhalten *kalt* unterstützt die fallende Wirkrichtung.

7.3 Allgemeine Ernährungsrichtlinien

Milz und Magen bilden mit ihrer transformierenden Funktion (➡ 3.4.5, 3.5.6, Abb. 3.4) die Grundlage für den Erfolg einer Ernährungstherapie. Basis vieler allgemeiner Ernährungsrichtlinien ist deshalb: Funktion der Mitte (Milz/Magen) bewahren. Grundsätzlich gilt, dass die Nahrung so frisch und unbelastet wie möglich sein sollte. Sichtbare Resultate einer Ernährungstherapie brauchen Zeit. Dies erfordert Geduld und eine hohe Compliance vom Patienten. Deshalb sollen die verordneten Speisen optisch, olfaktorisch und geschmacklich ansprechend sein. Die Gewichtung der einzelnen Ernährungsrichtlinien richtet sich immer nach der Konstitution des Patienten; Ernährungsanpassung auch nach Jahreszeiten.

7.3.1 Häufige Ernährungsfehler (➡ Tab. 7.4)

- Unregelmäßiges Essen: Schwächt Magen und Milz
- Übermäßiges Essen: Führt zu Nahrungsstagnation im Magen (➡ 11.6.5), Milzschwäche (➡ 11.5.1, 11.5.2), Feuchtigkeits- und Schleimretention (➡ 9.3.4, 11.5.5, 11.5.6)
- Zu schnelles Essen: Führt zu Nahrungsstagnation im Magen (➡ 11.6.5)
- Zu spätes Essen: Führt zu Nahrungsstagnation im Magen. Ursache: Abends und nachts sind entsprechend der chin. Organuhr (➡ Abb. 3.6) die Funktionen von Milz und Magen reduziert

- Essen in angespannter Atmosphäre: Führt zu Nahrungsstagnation im Magen (➥ 11.6.5)
- Häufiges oder zu langes Fasten, zu wenig Essen: Schwächt je nach Konstitution das Magen-*Qi* oder -*Yin*, kann zu Blut-*Xue*- oder auch Essenz-*Jing*-Mangel (➥ 11.9.1) führen. Indikation des Fastens: Fülle-Syndrom (➥ 9.1.2), Feuchtigkeits- und/oder Schleimretention (➥ 9.3.4)
- Eisgekühlte Getränke vor, während oder nach den Mahlzeiten: Schwächen das *Qi* von Milz (➥ 11.5.1) und Magen (➥ 11.6.1)
- Zu viel Flüssigkeit während der Mahlzeiten: Schwächt das Milz-*Qi* (➥ 11.5.1)
- Zu viel Rohkost: Schwächt das Milz-*Qi* und -*Yang* (➥ 11.5.1, 11.5.2)
- Überbetonung einzelner Geschmacksrichtungen in der alltäglichen Ernährung (z.B. zu viel Süßigkeiten): Führt zu energetischem Ungleichgewicht der Speicher-*Zang*-Organe je nach Geschmack (➥ 7.2.2). Im Idealfall sind alle fünf Geschmacksrichtungen in einer Mahlzeit enthalten.

Pathogenes Potenzial von Nahrungsmitteln (Beispiele)		
Nahrungsmittel	**Qualität**	**Mögliche Beeinträchtigung von**
Rohkost, Südfrüchte, Tiefkühlkost, Eiscreme, Sojaprodukte	Kalt	Milz-*Qi*, Milz-*Yang*, Nieren-*Yang*
Milchprodukte, Zucker, viele Nuss-, Obst- und Fleischarten	Feucht	Milz, Lunge
Fleisch, scharfe Gewürze	Heiß	Leber, Gallenblase, Nieren-*Yin*
Fett, Alkohol	Heiß, feucht	Milz, Lunge, Leber, Gallenblase

Tab. 7.4

Wichtig

Eine Ernährung nach TCM-Prinzipien setzt weder Dogmatismus noch den Umstieg auf asiatische Nahrungsmittel voraus, auch nicht den Wechsel zu laktovegetabiler oder vegetabiler Nahrung. Häufig ist eine andere Gewichtung innerhalb des eingenommenen Nahrungsmittelspektrums ausreichend. Energetische Korrekturen können auch durch die Zubereitungsart und Gewürze vorgenommen werden, z.B. wird die Nahrung durch scharfes Würzen und Grillen „heißer", chinesischer Rührbraten im Wok „wärmt" das Gemüse, ohne es zu zerkochen (➥ 7.4).

7.3.2 Ernährung nach den Jahreszeiten

Besitzt hauptsächlich präventiven Charakter. Die Variationen der Ernährung im Lauf eines Jahres sollen die Wandlung und die *Qi*-Bewegungen während der einzelnen Jahreszeiten im Körper unterstützen.

- **Frühling:** Mehr Nahrung mit steigender oder schwebender Wirkrichtung (➥ 7.2.4), grüner Farbe, pikantem Geschmack. Mehr Rohkost und Sprossen. Weniger Fleisch und fettige, energetisch warme Speisen
- **Sommer:** Mehr Nahrung mit kühlem Temperaturverhalten (➥ 7.2.1, Tab. 7.1). Mehr Früchte, Säfte und Salate. Schwebende Wirkrichtung (➥ 7.2.4). Wenig Nahrung mit trocknenden, erhitzenden oder fettigen Eigenschaften
- **Spätsommer:** Mehr Nahrung mit neutralem Geschmack, gelber Farbe und harmonisierender Wirkung

- **Herbst:** Mehr Nahrung mit fallender und sinkender Wirkrichtung. Bei trockenem Klima mehr befeuchtende Nahrungsmittel. Wieder mehr erwärmende Speisen
- **Winter:** Mehr Nahrung mit warmem Temperaturverhalten, sinkender Wirkrichtung und ernährend-tonisierendem Charakter. Mehr Fleisch, Nüsse, Hülsenfrüchte und Trockenobst.

7.4 Zubereitung

Die Zubereitungsart kann die ursprüngliche Wirkung von Nahrungsmitteln erhalten oder deutlich verändern. Zubereitung zu therapeutischen Zwecken: Ideal sind Glas-, Steingut- oder Porzellangefäße. Auf das Einfrieren und Erwärmen in der Mikrowelle sollte verzichtet werden (Denaturierung).

7.4.1 Beeinflussung des Temperaturverhaltens

- **Zubereitungsarten mit erwärmender Wirkung** (zunehmender Wirkungsgrad nach Reihenfolge): Trocknen, Dämpfen, Simmern, Kochen im Druckkochtopf, Sautieren, Backen, Frittieren, Braten, Grillen. Je länger die Kochdauer, je intensiver die Hitze oder der Druck und je höher der Alkoholgehalt sind, desto „wärmender" (nicht Temperatur in °C!) wird ein Nahrungsmittel
- **Zubereitungsarten mit kühlender Wirkung:** Gekühlte Speisen, Rohkost, Keimen, Fermentation.

7.4.2 Spezielle Zubereitungsarten

- **Kochen mit Honig:** Honig in der Pfanne erhitzen, Wasser zufügen und vermischen, dann Nahrungsmittel dazu und kochen. Befeuchtender und erwärmender Effekt (➡ 7.2.1)
- **Kochen in Alkohol:** Traditionell wurde meist Reiswein verwendet, andere Alkoholsorten haben vergleichbare Wirkungen. Erzeugt eine steigende Wirkrichtung (➡ 7.2.4) und einen erwärmenden Effekt. Beschleunigt die Wirkung von Nahrungsmitteln
- **Kochen mit Ingwer:** Verwendet wird frischer Ingwer oder der Saft von frischem Ingwer. Erzeugt eine schwebende Wirkrichtung (➡ 7.2.4) und einen erwärmenden Effekt
- **Kochen mit Essig:** Adstringierende, sinkende Wirkrichtung (➡ 7.2.4). In Kraftbrühen mit Knochen und Knochenmark unterstützt er die Verwertbarkeit einzelner Substanzen
- **Kochen mit Salz:** Fallende Wirkrichtung (➡ 7.2.4). Verstärkt Einfluss auf die Nieren
- **Congee:** Reisbreiähnliches Gericht, welches das *Qi* des mittleren der *San Jiao* (➡ 3.4.11) stärken soll. Zusätzlich Wirkungsverstärkung der übrigen Zutaten (Kräuter, Gemüse, Fleisch etc.). 1 Tasse Reis oder anderes Getreide mit 6–10 Tassen Wasser nach kurzem Aufkochen für 4–6 h auf kleiner Flamme köcheln. Je nach gewünschtem Effekt werden Kräuter oder Nahrungsmittel zugefügt (➡ 8.1, 8.2)
- **Kraftbrühen:** Zutaten meist Fleisch, Fisch, Eier und Gemüse oder auch einzelne, geschmacklich tolerierbare Kräuter, z.B. Fr. Lycii (*Gou Qi Zi* ➡ 8.1.13.b) und Rx. Ginseng (*Ren Shen* ➡ 8.1.13.a). Geschmacksabrundung mit Salz, Pfeffer oder Ingwer unter Berücksichtigung ihrer therapeutischen Qualitäten. Mit einer Menge von 3–4 l Wasser werden die Zutaten mind. 4 bis max. 24 h geköchelt. Hohe Patientencompliance, da meist sehr schmackhaft. Stark tonisierender Effekt, ernährt das *Qi*, Blut-*Xue*, *Yin* und Essenz-*Jing*

7

- **Säfte:** Meist aus Früchten oder Gemüse. Überwiegend kühlende Wirkung. Anwendung, um Hitze zu kühlen und die Körperflüssigkeiten zu ernähren. Günstig nach fieberhaften Erkrankungen
- **Medizinische Weine:** Einzelne Kräuter oder Kräuterkombinationen für einige Wochen bis Monate in Alkohol ansetzen. Geeignete Alkoholsorten: Reiswein, Korn, Wodka und andere. Tonisiert und beschleunigt oft die Wirkung der Kräuter. Anwendung meist in den kühleren Jahreszeiten.

7.4.3 Kochen nach den fünf Wandlungsphasen

Benutzt die stärkenden Eigenschaften des *Sheng*-Zyklus (➡ 3.2.2, Abb. 3.3). Soll die energetische Qualität eines Gerichtes erhöhen. Die einzelnen Zutaten werden in der Reihenfolge des *Sheng*-Zyklus in das Kochgefäß gegeben. Beispiel: Einem Nahrungsmittel mit Wirkung auf die Wandlungsphase Erde (z. B. Möhren) folgt eine Zutat mit Wirkung auf die Wandlungsphase Metall (z. B. Zwiebeln). Dabei kann der *Sheng*-Zyklus einmal oder mehrmals durchlaufen werden.

7.5 Kurzporträts wichtiger Nahrungsmittel

Die angegebenen Indikationen entsprechen den häufigsten in der chinesischen Literatur aufgeführten. Mit Kenntnis der übrigen Nahrungsmittelqualitäten lässt sich der Indikationsbereich deutlich erweitern.

Kurzporträts wichtiger Nahrungsmittel					
	Tempe-raturver-halten	Geschmack	Funktions-kreisbezug	Wirkung	Indikation
Getreide					
Amarant	Kühl	Süß, bitter	Magen, Lunge	Nährt das *Yin*, stärkt die Essenz-*Jing*	Magenge-schwüre, Magen-schmerzen, Gedächtnis-schwäche, Tuber-kulose
Buch-weizen	Warm	Süß, bitter	Milz, Magen, Dickdarm	Stärkt den Ma-gen, löst Stauun-gen, wärmt das *Yang*	Allgemeine Schwäche, Appe-titlosigkeit, Völle-gefühl im Abdo-men, Diarrhö
Dinkel	Neutral	Süß	Milz, Leber	Stärkt die Milz, entspannt die Le-ber, ernährt und bewegt das Blut-*Xue*, nährt die Essenz-*Jing*	Nervöser Reizma-gen, Nervosität, Depressionen, Bauchschmer-zen, Diarrhö, Obstipation
Gerste	Kühl	Süß, salzig	Milz, Magen, Blase	Leitet Feuchtig-keit aus, leitet Hitze aus, leitet toxische Hitze aus	Allgemeine Schwäche, Obsti-pation, Ödeme, Blasenentzündung

Forts. ➡

7

	Tempe-raturver-halten	Geschmack	Funktions-kreisbezug	Wirkung	Indikation
Kurzporträts wichtiger Nahrungsmittel *(Forts.)*					
Getreide *(Forts.)*					
Hafer	Warm	Süß	Milz, Magen, Niere	Stärkt das *Qi*, stärkt die Milz, harmonisiert den Magen, beendet Schwitzen	Appetitlosigkeit, Blähbauch, körperliche Schwäche, Depressionen
Mais	Neutral	Süß	Magen, Dick-darm, Blase	Stärkt den mittle-ren der *San Jiao*, ernährt das Blut-*Xue*, beendet Blu-tungen, leitet Feuchtigkeit aus	Dysurie, Blasen-steine, Nieren-steine, Harninkon-tinenz, Blasenent-zündung, Nasen-bluten
Perlgerste	Kühl	Süß	Milz, Magen, Lunge, Dick-darm, Niere	Stärkt die Milz, stärkt die Lunge, leitet Feuchtigkeit aus, leitet Hitze aus und beseitigt Eiter, beendet Diarrhö	Ödeme, rheuma-toide Arthralgien, Diarrhö, Appen-dizitis, Fluor vagi-nalis, Akne
Reis	Neutral	Süß	Milz, Magen, Lunge	Stärkt den mittle-ren der *San Jiao*, stärkt das *Qi*, leitet Feuchtigkeit aus	Diarrhö, Durst, Oligurie, Erbre-chen, Appetitlo-sigkeit
Roggen	Neutral	Bitter	Milz, Leber, Gallenblase	Beendet Blutun-gen, leitet Feuch-tigkeit aus, trans-formiert Schleim	Blutiger Stuhl, Hämorrhoiden, Adipositas, Migräne
Quinoa	Warm	Süß, sauer	Niere	Wärmt das Nieren-*Yang*	Schwäche- und Kältegefühl der Lumbal- und Knieregion, Bes-serung durch Wärme, kalte Extremitäten
Weizen	Kühl	Süß	Herz, Milz, Nieren	Nährt das Herz, beruhigt den Geist-*Shen*, stärkt die Milz, nährt das Nieren-*Yin*	Nachtschweiß, Herzklopfen, Schlafstörungen, Depressionen, Ruhelosigkeit
Süßer Reis	Warm	Süß	Milz, Magen, Lunge	Erwärmt Milz und Magen, stärkt das *Qi*, stärkt die Milz, stärkt die Lunge	Magenschmer-zen, Polyurie, An-ämie, Appetitlo-sigkeit, Diarrhö, Hyperemesis gravidarum
Hirse	Kühl	Süß, salzig	Milz, Magen, Nieren	Harmonisiert den mittleren der *San Jiao*, unterstützt die Nieren, trans-formiert Feuch-tigkeit	Diarrhö, Erbre-chen, Adipositas, Appetitlosigkeit, Sodbrennen

7

Forts. ➡

Kurzporträts wichtiger Nahrungsmittel *(Forts.)*					
	Tempe-raturver-halten	Geschmack	Funktions-kreisbezug	Wirkung	Indikation
Gemüse und Salate					
Gurke	Kühl	Süß	Milz, Magen, Dickdarm, Blase	Klärt Hitze, leitet Feuchtigkeit und Hitze aus, leitet toxische Hitze aus, kühlt das Blut	Unruhe, Fieber, Magenschmer-zen, Durst, Hals-schmerzen, Ödeme, Hepati-tis, Akne, Diarrhö
Kürbis	Warm	Süß	Milz, Magen, Lunge, Dick-darm	Stärkt den mittle-ren der *San Jiao*, stärkt das *Qi*, trans-formiert Schleim, leitet Eiter aus	Husten mit Aus-wurf, Bronchial-asthma
Möhren	Leicht warm	Süß	Milz, Lunge	Stärkt die Milz	Chronische Diar-rhö, Husten, Keuchhusten, Nachtblindheit, Masern
Kartoffel	Neutral	Süß	Milz, Magen, Nieren	Stärkt die Milz, reguliert Milz und Magen, tonisiert das *Qi*, leitet Feuchtigkeit aus	Parotitis, Magen-schmerzen, Appetitlosigkeit, Sodbrennen
Radieschen	Kühl	Scharf, süß	Lunge, Magen	Löst Nahrungs-stagnation im Magen, klärt Hitze-Schleim, öffnet den mittle-ren der *San Jiao*, entgiftend	Übelkeit, Völlege-fühl, Nasenblu-ten, Kopfschmer-zen, Heiserkeit durch Schleim retention
Tomate	Kalt	Süß, sauer	Magen	Kühlt Hitze, nährt die Körperflüssig-keiten-*Jin-Ye*, nährt das *Yin*, kühlt das Blut	Durst, Appetitlo-sigkeit, Unruhe, trockene Augen, Hypertonie, Na-senbluten, Zahn-fleischbluten
Fleisch, Fisch					
Rind	Leicht warm	Süß	Milz, Magen	Stärkt Milz und Magen, stärkt *Qi* und Blut-*Xue*, stärkt Sehnen und Knochen	Chronische Diar-rhö, Rekonvales-zenz, Erschöpfungs-zustand, Rücken-schwäche
Schwein	Kühl	Süß, salzig	Milz, Magen, Lunge, Leber, Niere	Nährt das *Yin*, be-feuchtet Trocken-heit, nährt das Blut-*Xue*	Trockener Husten, trockene Kehle, Erschöpfung, Benommenheit, Obstipation

Forts. ➡

7

	Tempe-raturver-halten	Geschmack	Funktions-kreisbezug	Wirkung	Indikation
Kurzporträts wichtiger Nahrungsmittel _(Forts.)_					
Fleisch, Fisch _(Forts.)_					
Huhn	Warm	Süß	Milz, Magen	Stärkt das _Qi_, wärmt den mittle-ren der _San Jiao_, ernährt das Blut-_Xue_, stärkt die Nie-ren, unterstützt die Essenz-_Jing_	Unregelmäßige Menstruation, funktionelle ute-rine Blutung, Erschöpfungs-zustand post-partal
Shrimps	Warm	Süß	Leber, Nieren	Stärkt das Nieren-_Yang_, fördert die Milchsekretion	Impotenz, Lakta-tionsstörungen
Obst					
Ananas	Kühl	Süß, sauer	Milz, Magen, Blase	Nährt die Körper-flüssigkeiten-_Jin-Ye_, leitet Feuch-tigkeit aus	Trockener Husten
Apfel	Kühl	Süß, sauer	Lunge, Milz, Magen	Kühlt Hitze, produ-ziert Körperflüssig-keiten-_Jin-Ye_, befeuchtet die Lungen	Depression, Diarrhö, Kopf-schmerzen
Birne	Kühl	Süß, sauer	Lunge, Magen	Transformiert hei-ßen Schleim, kühlt Hitze, befeuchtet	Husten, Obstipation
Pflaume	Neutral	Süß, sauer	Leber, Nieren	Bewegt das _Qi_, wärmt den mitt-leren der _San Jiao_, kühlt die Leber, befeuchtet	Aszites, Hitze-sensationen
Wasser-melone	Kalt	Süß	Herz, Milz, Magen, Blase	Kühlt Hitze, lin-dert Sommer-hitze, fördert die Diurese	Aphthen, Durst, Oligurie
Weintraube	Neutral	Süß, sauer	Milz, Magen, Lunge, Niere, Blase, Leber, Herz	Stärkt das _Qi_, stärkt die Milz, nährt das Blut (rote Trauben), nährt die Körper-flüssigkeiten-_Jin-Ye_, stärkt Sehnen und Knochen, leitet Feuchtigkeit aus	Rekonvaleszenz, Schwächezu-stände, Anämie, Müdigkeit, Depressionen, Hüft- und Rücken-schmerzen, Palpitationen, Ein-schlafstörungen
Hülsenfrüchte					
Erbse	Neutral	Süß	Milz, Magen	Harmonisiert den mittleren der _San Jiao_, leitet Feuch-tigkeit aus	Furunkel, Epilepsie
Schwarze Sojabohne	Neutral	Süß	Nieren, Milz	Nährt das Nieren-_Yin_, stärkt die Milz, aktiviert das Blut-_Xue_, ver-treibt Wind, leitet Feuchtigkeit aus	Ödeme, Gelenk-erkrankungen

7

Forts. ➡

Kurzporträts wichtiger Nahrungsmittel *(Forts.)*					
	Tempe-raturver-halten	Geschmack	Funktions-kreisbezug	Wirkung	Indikation
Gewürze					
Pfeffer	Heiß	Scharf	Nieren, Herz, Dickdarm, Magen	Wärmt den mitt-leren der *San Jiao*, löst Schleim, ver-treibt Wind	Asthma bron-chiale, Husten, Bauchschmer-zen, Erbrechen, Erkältung
Rosmarin	Warm	Scharf	Milz, Magen, Lunge, Niere	Wärmt das *Yang*, reguliert das *Qi*, vertreibt Kälte, stärkt den Ma-gen, löst Blut-Stase, beruhigt den Geist-*Shen*	Kopfschmerzen, Nacken- und Schulterverspan-nungen
Knoblauch	Heiß	Scharf, süß, salzig	Lunge, Milz, Magen	Bewegt das *Qi*, wärmt Milz und Magen, stärkt das *Yang*, vertreibt Kälte, tötet Para-siten	Bauchschmer-zen, Ödeme, Diarrhö, Lebens-mittelvergiftung
Zwiebel	Warm	Scharf, bitter	Lunge, Dick-darm, Leber, Herz	Wärmt das *Yang*, stärkt das *Qi*, ver-treibt Kälte, löst Blut-Stase	Erkältung, ver-stopfte Nase, Kopfschmerzen, Bauchschmer-zen, Obstipation
Ingwer, getrocknet	Heiß	Scharf	Lunge, Milz, Magen	Wärmt den mitt-leren der *San Jiao*, stärkt das *Yang*	Husten, Asthma bronchiale, kalte Extremitäten, Er-brechen, Diarrhö
Zimtrinde	Heiß	Scharf	Milz, Magen, Leber	Wärmt den mitt-leren der *San Jiao*, vertreibt Kälte, wärmt die Meri-diane und macht sie durchgängig	Appetitlosigkeit, Schmerzen im oberen Abdo-men, Erbrechen, Diarrhö, *Bi*-Syn-drom, Traumata
Nüsse					
Erdnuss	Neutral	Süß	Milz, Lunge	Stärkt das Milz-*Qi*, harmonisiert den Magen, be-feuchtet die Lunge, transfor-miert Schleim	Husten, Appetit-losigkeit, Laktations-schwäche
Walnuss	Warm	Süß	Lunge, Nieren	Stärkt die Nieren, stärkt die Essenz-*Jing*, ernährt das Blut-*Xue*, wärmt die Lungen	Asthma bron-chiale, Husten, Rückenschmer-zen, Impotenz
Mandel	Neutral	Süß	Lunge, Milz, Dickdarm	Befeuchtet die Lungen, lindert Husten, trans-formiert Schleim	Husten, Asthma bronchiale, Obstipation

Forts. ➡

Kurzporträts wichtiger Nahrungsmittel *(Forts.)*				
	Tempe-raturver-halten	Geschmack	Funktions-kreisbezug	Wirkung	Indikation
Nüsse *(Forts.)*					
Schwarzer Sesam	Neutral	Süß	Nieren, Leber	Stärkt Leber- und Nieren-*Yin*, befeuchtet die Därme, nährt das Blut	Rückenschmer-zen, Tinnitus, Ob-stipation, trocke-ner Husten, schwache Knie
Sonstiges					
Milch	Neutral	Süß	Lunge, Magen, Herz	Stärkt die Nieren und Lungen, befeuchtet die Därme, ernährt die Körperflüssig-keiten	Erschöpfungs-zustand, Singul-tus, Obstipation
Honig	Neutral	Süß	Dickdarm, Lunge, Milz	Stärkt den mittle-ren der *San Jiao*, lindert Schmerz, befeuchtet	Obstipation, Husten, Magen-schmerzen, Sinusitis
Tee					
Maisbart-tee	Neutral	Süß, bitter	Leber, Gallen-blase, Niere, Blase	Leitet Feuchtig-keit aus	Ödeme, Nieren-, Blasen-, Gallen-steine, Enuresis, Blasenentzün-dung, Rheuma
Pfefferminz-tee	Kühl	Scharf	Lunge, Leber	Bewegt das *Qi*, kühlt Hitze, vertreibt Wind	Erkältung, Fieber, Halsschmerzen, Kopfschmerzen
Schwarzer Tee	Kühl	Bitter, süß	Herz, Lunge, Magen	Leitet Feuchtig-keit aus, transfor-miert Schleim, kühlt Hitze	Kopfschmerz, Sehstörungen, Schläfrigkeit, Schleimsyndrome

Tab. 7.5

7.6–7.13 Spezielle Diätetik bei *Zang-Fu*-Syndromen

Anmerkung zur Diätetik der Syndrome

Die unter den Nahrungsmittelzusammenstellungen der einzelnen Syndrome aufge-führten Kombinationen aus Geschmacksrichtung und Temperaturverhalten geben therapeutische Richtungen vor. Nicht jedes Nahrungsmittel, das unter eine angege-bene Kategorie fällt, erfüllt den gewünschten Effekt. Eine differenziertere Ernäh-rungstherapie bedarf der Kenntnis der therapeutischen Wirkungen der einzelnen Bestandteile. Nahrungsmittel, die als Beispiel in Klammern aufgeführt sind, haben eine exakte therapeutische Wirkung auf das jeweilige Syndrom.

7.6 Diätetik bei Herz-Syndromen (➡ 11.1)

➡ Anmerkung zur Diätetik S. 343.

7.6.1 Diätetik bei Herz-*Qi*-Mangel (➡ 11.1.1)

Therapieprinzipien

Nahrungsmittel auswählen, die das Herz–*Qi* stärken; zusätzlich bei Bedarf Nahrung, die das Milz–*Qi* stärkt.

Nahrungszusammenstellung

Allgemein Nahrungsmittel mit Temperaturverhalten *neutral, warm* (➡ Tab. 7.1).

- Nahrungsmittel mit Funktionskreisbezug Herz (➡ Tab. 7.6): *Süß-neutral* (Schweineherz), *süß-warm* (Ginsenglikör), in Maßen *bitter-warm* (Kaffee)
- bei Milz–*Qi*-Mangel zusätzlich: Nahrungsmittel mit Funktionskreisbezug Milz (➡ Tab. 7.8): *Süß-neutral* (Reis), *süß-warm* (Huhn), *bitter-warm* (Thymian).

7.6.2 Diätetik bei Herz-*Yang*-Mangel (➡ 11.1.2)

Therapieprinzipien

Nahrungsmittel auswählen, die das Herz–*Yang* und das Nieren–*Yang* stärken.

- **Meiden:** Nahrung mit kaltem und kühlem Temperaturverhalten (➡ Tab. 7.1), Tiefkühlkost, eisgekühlte Getränke
- **Reduzieren:** Nahrung mit bitterem Geschmack (➡ Tab. 7.2).

Nahrungszusammenstellung

Allgemein Nahrungsmittel mit Temperaturverhalten *warm* und *heiß* (➡ Tab. 7.1).

- Nahrungsmittel mit Funktionskreisbezug Herz (➡ Tab. 7.6): *Scharf-heiß* (Chilli), *süß-warm* (Ginsenglikör), in Maßen *bitter-warm* (Kaffee)
- Nahrungsmittel mit Funktionskreisbezug Niere (*Yang* wärmend) (➡ Tab. 7.10): *Scharf-warm* (Nelken), *scharf-heiß* (Zimtrinde), *süß-warm* (Kastanie), *süß-heiß* (Lamm).

7.6.3 Diätetik bei Herz-Blut-Mangel (➡ 11.1.3)

Therapieprinzipien

Nahrungsmittel auswählen, die das Herz-Blut nähren. Bei Bedarf Nahrung, die das Milz–*Qi* stärkt.

- **Meiden:** Nahrung mit bitterem oder scharfem Geschmack (➡ Tab. 7.2), Fasten, Hungern
- **Reduzieren:** Nahrung mit heißem oder kaltem Temperaturverhalten (➡ Tab. 7.1).

Nahrungszusammenstellung

Allgemein Nahrungsmittel mit Temperaturverhalten *neutral* und *warm* (➡ Tab. 7.1).
- Nahrungsmittel mit Funktionskreisbezug Herz (➡ Tab. 7.6): *süß-neutral* (Eigelb), *süß-warm* (Longanfrüchte)
- Nahrungsmittel mit Funktionskreisbezug Milz (➡ Tab.7.8): *süß-neutral* (Reis), *süß-warm* (Huhn).

7.6.4 Diätetik bei Herz-*Yin*-Mangel (➡ 11.1.4)

Therapieprinzipien

Nahrungsmittel auswählen, die das Herz-*Yin* nähren; bei Mitbeteiligung eines Nieren-*Yin*-Mangels auch das Nieren-*Yin* nähren.

- **Meiden:** Nahrung mit heißem Temperaturverhalten (➡ Tab. 7.1), scharf-warme und scharf-heiße Nahrungsmittel (z.B. Knoblauch, rohe Zwiebeln, Peperoni), bittere Nahrungsmittel (z.B. Kaffee, schwarzer und grüner Tee ➡ Tab. 7.2), Alkohol, Fasten (➡ 7.3.1)
- **Reduzieren:** Salz (unraffiniertes Meersalz oder Sojasoße benutzen).

Nahrungszusammenstellung

Allgemein Nahrungsmittel mit Temperaturverhalten *neutral, kühl,* bei Hitze in Maßen *kalt* (➡ Tab. 7.1).

- Nahrungsmittel mit Funktionskreisbezug Herz (➡ Tab. 7.6): *Süß-kühl* (Weizen), *süß-neutral* (Eigelb), *sauer-kühl* (Weizenbier), *sauer-neutral* (Lotussamen)
- Nahrungsmittel mit Funktionskreisbezug Niere (➡ Tab. 7.10): *Süß-kühl* (Weizen), *süß-neutral* (schwarzer Sesam), *sauer-kühl* (Mandarine), *sauer-neutral* (Weintrauben), *salzig-kühl* (Gerste).

7.6.5 Diätetik bei loderndem Herz-Feuer (➡ 11.1.6)

Therapieprinzipien

Nahrungsmittel auswählen, die das Herz kühlen und das Feuer ausleiten.

- **Meiden:** Nahrung mit heißem Temperaturverhalten (➡ Tab. 7.1), Kaffee, scharfe Gewürze, Alkohol
- **Reduzieren:** Gebackene, gebratene, gegrillte oder geröstete Nahrung.

Nahrungszusammenstellung

Allgemein Nahrungsmittel mit Temperaturverhalten *kühl* und *kalt* (➡ Tab. 7.1).

- Nahrungsmittel mit Funktionskreisbezug Herz (➡ Tab. 7.6): B*itter-kalt* (Aloe vera), *bitter-kühl* (schwarzer Tee), *süß-kalt* (Wassermelone), *süß-kühl* (Apfel), *süß-neutral* (Lotussamen).

7

7.7 Diätetik bei Lungen-Syndromen (➡ 11.3)

➡ Anmerkung zur Diätetik S. 343.

7.7.1 Diätetik bei Lungen-*Qi*-Mangel (➡ 11.3.1)

Therapieprinzipien

Nahrungsmittel auswählen, die das Lungen-*Qi* stärken; gegebenenfalls Milz- und Magen-*Qi* stärken und die Nieren tonisieren.

- **Meiden:** Nahrung mit kaltem Temperaturverhalten (➡ Tab. 7.1), Schleim produzierende Nahrungsmittel (Milchprodukte)
- **Reduzieren:** Nahrung mit scharfem Geschmack (➡ Tab. 7.2).

Nahrungszusammenstellung

Allgemein Nahrungsmittel mit Temperaturverhalten *warm* und *neutral* (➡ Tab. 7.1).

- Nahrungsmittel mit Funktionskreisbezug Lunge (➡ Tab. 7.7): *Süß-warm* (Hafer), *süß-neutral* (Möhren), *scharf/bitter-warm* (Thymian), *sauer-neutral* (Olive)
- Nahrungsmittel mit Funktionskreisbezug Milz (➡ Tab. 7.8): *Süß-neutral* (Reis), *süß-warm* (Huhn)
- Nahrungsmittel mit Funktionskreisbezug Niere (➡ Tab. 7.10): *Sauer-warm* (Himbeere).

7.7.2 Diätetik bei Lungen-*Yin*-Mangel (➡ 11.3.2)

Therapieprinzipien

Nahrungsmittel auswählen, die das Lungen-*Yin* nähren; bei Mitbeteiligung eines Nieren-*Yin*-Mangels auch das Nieren-*Yin* nähren.

- **Meiden:** Nahrung mit heißem Temperaturverhalten (➡ Tab. 7.1), Nahrung mit bitterem Geschmack (➡ Tab. 7.2) (Kaffee), *scharf-warme/heiße* Nahrung
- **Reduzieren:** *Scharf-kühle/kalte* Nahrung.

Nahrungszusammenstellung

Allgemein Nahrungsmittel mit Temperaturverhalten *neutral, kühl,* bei Hitze in Maßen *kalt* (➡ Tab. 7.1).

- Nahrungsmittel mit Funktionskreisbezug Lunge (➡ Tab. 7.7): *Süß-kühl* (Amarant), *süß-kalt* (Banane), *süß-neutral* (Mandeln), *sauer-kühl* (Apfel), *sauer-neutral* (Olive)
- Nahrungsmittel mit Funktionskreisbezug Niere (➡ Tab. 7.10): *Süß-kühl* (Weizen), *süß-neutral* (schwarzer Sesam), *süß-warm* (Walnuss), *sauer-kühl, sauer-neutral* (Weintrauben, Mandarine), *salzig-kühl* (Gerste).

7.7.3 Diätetik bei Wind-Kälte-Invasion in die Lunge (➡ 11.3.4)

Therapieprinzipien

Nahrungsmittel auswählen, die Wind-Kälte vertreiben.

- **Meiden:** Nahrung mit kaltem und kühlem Temperaturverhalten (➡ Tab. 7.1), Nahrung mit saurem Geschmack (Südfrüchte), Hühnerfleisch, Milchprodukte, Früchtetee.

Nahrungszusammenstellung

Allgemein Nahrungsmittel mit warmem oder heißem Temperaturverhalten. Nahrungsmittel mit Funktionskreisbezug Lunge (➡ Tab. 7.7): *Scharf-warm* (frischer Ingwer), *scharf-heiß* (Zimt, Zwiebeln).

7.7.4 Diätetik bei Wind-Hitze-Invasion in die Lunge (➡ 11.3.4)

Therapieprinzipien

Nahrungsmittel auswählen, die Wind-Hitze vertreiben.

- **Meiden:** Nahrung mit heißem Temperaturverhalten, Nahrung mit saurem Geschmack (Südfrüchte), Hühnerfleisch, Milchprodukte, Früchtetee.

Nahrungszusammenstellung

Allgemein Nahrungsmittel mit kühlem Temperaturverhalten.

- Nahrungsmittel mit Funktionskreisbezug Lunge (➡ Tab. 7.7): *Scharf-kühl* (Pfefferminztee, Rettich), *süß-kühl* (Chinakohl), *bitter-kühl* (Brunnenkresse).

7.7.5 Diätetik bei Schleim-Feuchtigkeits-Retention in der Lunge (➡ 11.3.6)

Therapieprinzipien

Nahrungsmittel auswählen, die Schleim transformieren und Feuchtigkeit ausleiten; gegebenenfalls die Milz stärken.

- **Meiden:** Nahrung mit kaltem Temperaturverhalten (➡ Tab. 7.1), Nahrungsmittel von schwerer und „klebrig-schmieriger" Konsistenz, späte Mahlzeiten, Zucker, Bananen, Milchprodukte, Weizen, Rohkost und Südfrüchte
- **Reduzieren:** Nahrung mit kühlem Temperaturverhalten, *süße* und *saure* Nahrungsmittel (➡ Tab. 7.2).

Nahrungszusammenstellung

- Nahrungsmittel mit Funktionskreisbezug Lunge (➡ Tab. 7.7): *Scharf-warm* (Ingwer), *scharf/bitter-warm* (Thymian)
- Nahrungsmittel mit Funktionskreisbezug Milz (➡ Tab. 7.8): *Scharf-warm* (Ingwer), *bitter-warm* (Mandarinenschalen).

7

7.8 Diätetik bei Dickdarm-Syndromen (➡ 11.4)

➡ Anmerkung zur Diätetik S. 343.

7.8.1 Diätetik bei Flüssigkeitsmangel im Dickdarm (➡ 11.4.1)

Therapieprinzipien

Nahrungsmittel auswählen, die den Dickdarm befeuchten; bei Bedarf *Yin* oder Blut-*Xue* ernähren.

- **Meiden:** Nahrung mit heißem Temperaturverhalten (➡ Tab. 7.1), Nahrung mit bitterem Geschmack (➡ Tab. 7.2).

Nahrungszusammenstellung

- Nahrungsmittel mit Funktionskreisbezug Dickdarm: *Süß-neutral* (Honig), *süß-kühl* (Tofu, Spinat), *süß-kalt* (Banane), *süß-warm* (Pinienkerne).

7.8.2 Diätetik bei Feuchte-Hitze im Dickdarm (➡ 11.4.3)

Therapieprinzipien

Nahrungsmittel auswählen, die Feuchtigkeit auflösen und Hitze klären.

- **Meiden:** Nahrung mit heißem Temperaturverhalten (➡ Tab. 7.1), scharfe Speisen (➡ Tab. 7.2), fettige Speisen, Alkohol, Zucker, gegrillte, gebratene und frittierte Speisen sowie späte Mahlzeiten; insbesondere die Kombination aus süß, scharf und fettig (z. B. geröstete Erdnüsse, Chips, Weinbrandbohnen etc.)
- **Reduzieren:** Nahrung mit warmem Temperaturverhalten (➡ Tab. 7.1). Milchprodukte, Eier, Bananen, Weizen, süße Nahrungsmittel.

Nahrungszusammenstellung

- Nahrungsmittel mit Funktionskreisbezug Dickdarm: *Bitter-kühl* (Schwarzer Tee), *bitter-kalt* (Bambussprossen).

7.9 Diätetik bei Milz-Syndromen (➡ 11.5)

➡ Anmerkung zur Diätetik S. 343.

7.9.1 Diätetik bei Milz-*Qi*- und Milz-*Yang*-Mangel (➡ 11.5.1, 11.5.2)

Therapieprinzipien

Nahrungsmittel auswählen, die das Milz-*Qi* stärken und das Milz-*Yang* wärmen. Allgemeine Ernährungsrichtlinien (➡ 7.3).

- **Meiden:** Nahrung mit kaltem Temperaturverhalten (➡ Tab. 7.1), Zucker, Fasten, späte Mahlzeiten, unregelmäßiges Essen, eisgekühlte Getränke und Speisen
- **Reduzieren:** Nahrung mit kühlem Temperaturverhalten.

Nahrungszusammenstellung

Allgemein Nahrungsmittel mit Temperaturverhalten *neutral, warm*. Bei *Yang*-Mangel *heiß* (➥ Tab. 7.1).

- Nahrungsmittel mit Funktionskreisbezug Milz (➥ Tab. 7.8): *Süß-neutral* (Reis), *süß-warm* (Huhn), *bitter-warm* (Thymian)
- Bei Milz–*Yang*-Mangel zusätzlich: Nahrungsmittel mit Funktionskreisbezug Milz (➥ Tab.7.8): *Süß-heiß* (Lamm), *scharf-heiß* (getrockneter Ingwer)
- Bei Beteiligung des Nieren-*Yang*: Nahrungsmittel mit Funktionskreisbezug Niere (➥ Tab. 7.10) und *süß-warmen* Qualitäten (Walnuss).

7.9.2 Diätetik bei Feuchte-Kälte in der Milz (➥ 11.5.5)

Therapieprinzipien

Nahrungsmittel auswählen, die Feuchtigkeit trocknen und die Transportfunktion der Milz stärken.

- **Meiden:** Nahrung mit kaltem Temperaturverhalten (➥ Tab. 7.1), Nahrungsmittel von schwerer und „klebrig-schmieriger" Konsistenz, späte Mahlzeiten, Zucker, Bananen, Milchprodukte, Weizen, Rohkost und Südfrüchte
- **Reduzieren:** Nahrung mit kühlem Temperaturverhalten, süße und saure Nahrungsmittel.

Nahrungszusammenstellung

Allgemein Nahrungsmittel mit dem Temperaturverhalten *warm*. Nahrungsmittel mit aromatischen Qualitäten.

- Nahrungsmittel mit Funktionskreisbezug Milz (➥ Tab.7.8): *Scharf-warm* (Ingwer), *bitter-warm* (Mandarinenschalen).

7.9.3 Diätetik bei Feuchte-Hitze in Milz und Magen (➥ 11.5.6)

Therapieprinzipien

Nahrungsmittel auswählen, die Hitze beseitigen, Feuchtigkeit transformieren, das *Qi* regulieren und den mittleren der *San Jiao* harmonisieren.

- **Meiden:** Nahrung mit heißem Temperaturverhalten (➥ Tab. 7.1), fettige Speisen, Alkohol, Zucker, gegrillte, gebratene und frittierte Speisen sowie späte Mahlzeiten; insbesondere die Kombination aus süß, scharf und fettig (z.B. geröstete Erdnüsse, Chips, Weinbrandbohnen etc.)
- **Reduzieren:** Nahrung mit warmem Temperaturverhalten (➥ Tab. 7.1). Milchprodukte, Bananen, Weizen, süße und saure Nahrungsmittel (➥ Tab. 7.2).

Nahrungszusammenstellung

Allgemein Nahrungsmittel mit Temperaturverhalten *kühl, kalt, neutral* (➥ Tab. 7.1).

- Nahrungsmittel mit Funktionskreisbezug Milz (➥ Tab. 7.8): *Bitter-kühl* (Alfalfa), *bitter-kalt* (Bambussprossen), *bitter-neutral* (Kohlrabi), *scharf-kühl* (Rettich)
- Nahrungsmittel mit Funktionskreisbezug Magen (➥ Tab. 7.3): *Bitter-kühl* (schwarzer Tee), *bitter-kalt* (grüner Tee), *scharf-kühl* (Radieschen), *süß-kühl* (Gerste).

7.10 Diätetik bei Magen-Syndromen (➡ 11.6)

➡ Anmerkung zur Diätetik S. 343.

7.10.1 Diätetik bei Magen-*Qi*-Mangel (➡ 11.6.1)

Therapieprinzipien

Nahrungsmittel auswählen, die die Mitte stärken und den Magen wärmen.

- **Meiden:** Nahrung mit kaltem Temperaturverhalten (➡ Tab. 7.1), Zucker, Fasten, späte Mahlzeiten, unregelmäßiges Essen, eisgekühlte Getränke und Speisen
- **Reduzieren:** Nahrung mit kühlem Temperaturverhalten (➡ Tab. 7.1).

Nahrungszusammenstellung

Allgemein Nahrungsmittel mit Temperaturverhalten *neutral, warm* (➡ Tab. 7.1).

- Nahrungsmittel mit Funktionskreisbezug Magen: *Süß-neutral* (Ente), *süß-warm* (Rind), *scharf-warm* (Kardamom)

7.10.2 Diätetik bei Magen-*Yin*-Mangel (➡ 11.6.3)

Therapieprinzipien

Nahrungsmittel auswählen, die das Magen–*Yin* nähren; wenn vorhanden, Hitze kühlen und den Magen harmonisieren, ggf. Nieren–*Yin* nähren.

- **Meiden:** Nahrung mit heißem Temperaturverhalten (➡ Tab. 7.1). Kaffee, scharfe Gewürze, Fasten
- **Reduzieren:** Schwarzer Tee, gebackene, gebratene, gegrillte oder geröstete Nahrung.

Nahrungszusammenstellung

Allgemein Nahrungsmittel mit Temperaturverhalten neutral und kühl (➡ Tab. 7.1).

- Nahrungsmittel mit Funktionskreisbezug Magen: *Süß-neutral* (Reis), *süß-kühl* (Amarant)
- Nahrungsmittel mit Funktionskreisbezug Niere (➡ Tab. 7.10): *Süß-neutral* (schwarzer Sesam), *süß-kühl* (Weizen).

7.10.3 Diätetik bei loderndem Magen-Feuer (➡ 11.6.4)

Therapieprinzipien

Nahrungsmittel auswählen, die den Magen klären und Feuer ableiten. Nahrungsmittel, die das *Yin* nähren und befeuchten.

- **Meiden:** Nahrung mit heißem Temperaturverhalten. Kaffee, scharfe Gewürze, Alkohol
- **Reduzieren:** Gebackene, gebratene, gegrillte oder geröstete Nahrung.

Nahrungszusammenstellung

Allgemein Nahrungsmittel mit Temperaturverhalten *kühl* und *kalt* (➡ Tab. 7.1).

- Nahrungsmittel mit Funktionskreisbezug Magen: *Bitter-kalt* (grüner Salat), *bitter-kühl* (Alfalfa), *süß-kalt* (Wassermelone), *süß-kühl* (Apfel), *süß-neutral* (Kartoffel).

7.11 Diätetik bei Leber-Syndromen (➡ 11.7)

➡ Anmerkung zur Diätetik S. 343.

7.11.1 Diätetik bei Leber-Blut-Mangel (➡ 11.7.1)

Therapieprinzipien

Nahrungsmittel auswählen, die das Leber-Blut ernähren und die Leber regulieren; bei Bedarf den mittleren der *San Jiao* oder die Nieren stärken.

- **Meiden:** Je nach Ätiologie *heißes* oder *kaltes* (z.B. Rohkost) Temperaturverhalten (➡ Tab. 7.1), Nahrung mit *bitterem* Geschmack (➡ Tab. 7.2), Fasten, Hungern
- **Reduzieren:** Nahrung mit *scharfem* Geschmack (➡ Tab. 7.2).

Nahrungszusammenstellung

Bluttonika haben meist einen milden, süßen Geschmack ohne ausgeprägtes Temperaturverhalten.

- Nahrungsmittel mit Funktionskreisbezug Leber (➡ Tab. 7.9): S*üß-neutral* (Möhren), *süß-warm* (Pinienkerne), *süß/scharf-warm* (Jasmintee), *sauer-neutral* (rote Weintrauben)
- Nahrungsmittel mit Funktionskreisbezug Niere (➡ Tab. 7.10): *Süß-neutral* (schwarzer Sesam)
- Nahrungsmittel mit Funktionskreisbezug Milz (➡ Tab. 7.8): *Süß-warm* (Aal).

7.11.2 Diätetik bei Leber-*Qi*-Stauung (➡ 11.7.2)

Therapieprinzipien

Nahrungsmittel auswählen, die das Leber-*Qi* bewegen und Stagnationen lösen.

- **Meiden:** Nahrung mit saurem Geschmack (➡ Tab. 7.2). Fettige Speisen. Völlerei.

Nahrungszusammenstellung

Alle Arten von Keimen, Sprossen und Blattgemüsen.

- Nahrungsmittel mit Funktionskreisbezug Leber (➡ Tab. 7.9): *Scharf-neutral* (Safran), *scharf-kühl* (Pfefferminze), *scharf-warm* (Jasmintee), *scharf-heiß* (Alkohol), *bitter-warm* (Essig), *bitter-kühl* (Weizenbier), *süß-neutral* (Dinkel), *süß warm* (Grünkern), *süß-kühl* (Sellerie).

7

7.11.3   Diätetik bei aufsteigendem Leber-*Yang* (➡ 11.7.5)

Therapieprinzipien

Nahrungsmittel auswählen, die das *Yin* ernähren, die Leber beruhigen und das *Yang* absenken.

- **Meiden:** Alkohol, Nahrung mit *heißem* Temperaturverhalten (➡ Tab. 7.1), *scharf-warme* und *scharf-heiße* Nahrungsmittel (z. B. Knoblauch, rohe Zwiebeln, Peperoni), *bittere* Nahrungsmittel (z. B. Kaffee), Zucker, Fasten (➡ 7.3.1)
- **Reduzieren:** Gebackene, gebratene, gegrillte oder geröstete Nahrung, Temperaturverhalten *warm* (➡ Tab. 7.1).

Nahrungszusammenstellung

Allgemein Nahrungsmittel mit dem Temperaturverhalten *kühl, neutral,* in Maßen *kalt* (➡ Tab. 7.1).

- Nahrungsmittel mit Funktionskreisbezug Leber (➡ Tab. 7.9): *Süß-neutral* (Barsch), *süß-kühl* (Kaninchenleber), *bitter-kalt* (Löwenzahn), *salzig-kalt* (Algen)
- Nahrungsmittel mit Funktionskreisbezug Niere (➡ Tab. 7.10): *Süß-kühl* (Weizen), *süß-neutral* (schwarzer Sesam), *süß-warm* (Walnuss), *sauer-kühl* (Mandarine), *sauer-neutral* (Weintrauben), *salzig-kühl* (Gerste).

7.11.4   Diätetik bei Feuchte-Hitze in Leber/Gallenblase (➡ 11.7.7)

Therapieprinzipien

Nahrungsmittel auswählen, die Hitze beseitigen, Feuchtigkeit auflösen und die Leber regulieren.

- **Meiden:** Nahrung mit heißem Temperaturverhalten (➡ Tab. 7.1), fettige Speisen, Alkohol, Zucker, gegrillte, gebratene und frittierte Speisen sowie späte Mahlzeiten; insbesondere die Kombination aus süß, scharf und fettig (z. B. geröstete Erdnüsse, Chips, Weinbrandbohnen etc.)
- **Reduzieren:** Nahrung mit warmem Temperaturverhalten (➡ Tab. 7.1). Milchprodukte, Eier, *süße* Nahrungsmittel (➡ Tab. 7.2).

Nahrungszusammenstellung

Allgemein Nahrungsmittel mit Temperaturverhalten *kühl, kalt, neutral* (➡ Tab. 7.1).

- Nahrungsmittel mit Funktionskreisbezug Leber (➡ Tab. 7.9): *Bitter-kühl* (schwarzer Tee), *bitter-kalt* (Chicorée), *bitter-neutral* (Maisbarttee), *scharf-kühl* (Sellerie)
- Nahrungsmittel mit Funktionskreisbezug Gallenblase: *Bitter-kalt* (Enziantee), *bitter-neutral* (Maisbarttee), *süß-kühl* (Mungbohnen).

7.12 Diätetik bei Nieren-Syndromen (➡ 11.9)

➡ Anmerkung zur Diätetik S. 343.

7.12.1 Diätetik bei Nieren-*Jing*-Mangel (➡ 11.9.1)

Therapieprinzipien

Nahrungsmittel auswählen, die das Nieren-*Jing* (➡ 3.3.4) und Nieren-*Yin* ernähren; bei Mitbeteiligung des Nieren-*Yang* auch das Nieren-*Yang* wärmen; evtl. das Leber-Blut-*Xue* nähren, Milz stärken. Regelmäßig und ausreichende Mengen essen! Qualitativ hochwertige Nahrung verwenden.

- **Meiden:** Nahrung mit heißem Temperaturverhalten (➡ Tab. 7.1), scharf-warme und scharf-heiße Nahrungsmittel (z.B. Knoblauch, rohe Zwiebeln, Peperoni), bittere Nahrungsmittel (z.B. Kaffee, schwarzer und grüner Tee ➡ Tab. 7.2), Alkohol, Fasten (➡ 7.3.1)
- **Reduzieren:** Salz (unraffiniertes Meersalz oder Sojasoße benutzen), Nahrung mit Temperaturverhalten kalt (➡ Tab. 7.1), langfristiger oder übermäßiger Konsum kann das *Yin* schwächen.

Nahrungszusammenstellung

Allgemein Nahrungsmittel mit dem Temperaturverhalten *neutral, warm*. *Heiß* nur kurzfristig und in Maßen bei Beteiligung eines Nieren-*Yang*-Mangels, *kühl* in Maßen bei Beteiligung eines Nieren-*Yin*-Mangels (➡ Tab. 7.1).

- Nahrungsmittel mit Funktionskreisbezug Niere (➡ Tab. 7.10): *Süß-warm* (z.B. Walnuss), *süß-neutral* (z.B. schwarzer Sesam), *salzig-neutral* (z.B. Schweinenieren), *salzig-warm* (z.B. Muscheln), bei Nieren-*Yang*-Mangel: (➡ 7.12.2), bei Nieren-*Yin*-Mangel: (➡ 7.12.3)
- Nahrungsmittel mit Funktionskreisbezug Leber (➡ Tab. 7.9): *Süß-neutral* (z.B. Austern), *süß-warm* (z.B. Dinkel)
- Nahrungsmittel mit Funktionskreisbezug Milz (➡ Tab. 7.8): *Süß-neutral* (z.B. Kaviar), *süß-warm* (z.B. Huhn).

7.12.2 Diätetik bei Nieren-*Yang*-Mangel (➡ 11.9.2)

Therapieprinzipien

Nahrungsmittel auswählen, die das Nieren-*Yang* wärmen; die Essenz auffüllen; evtl. Milz-*Yang* wärmen.

- **Meiden:** Nahrung mit kaltem und kühlem Temperaturverhalten (➡ Tab. 7.1), eisgekühlte Nahrung, Tiefkühlkost.

Nahrungszusammenstellung

Allgemein Nahrungsmittel mit Temperaturverhalten *warm* und *heiß* (➡ Tab. 7.1).

- Nahrungsmittel mit Funktionskreisbezug Niere (*Yang* wärmend) (➡ Tab. 7.10): *Scharf-warm* (Nelken), *scharf-heiß* (Zimtrinde), *süß-warm* (Kastanie), *süß-heiß* (Lamm)

7

- Nahrungsmittel mit Funktionskreisbezug Niere (Essenz auffüllend) (➥ Tab. 7.10): *Süß-neutral* (z. B. schwarzer Sesam), *salzig-neutral* (z. B. Schweinenieren), *salzig-warm* (z. B. Muscheln)
- Nahrungsmittel mit Funktionskreisbezug Milz (➥ Tab. 7.8): *Süß-warm* (Huhn), *süß-heiß* (Lamm), *scharf-heiß* (getrockneter Ingwer).

7.12.3 Diätetik bei Nieren-*Yin*-Mangel (➥ 11.9.6)

Therapieprinzipien

Nahrungsmittel auswählen, die Nieren-*Yin* und Essenz-*Jing* (➥ 3.3.4) ernähren; evtl. Leber-*Yin* ernähren, Milz stärken und Ansammlung von Feuchtigkeit verhindern; falls vorhanden, Mangel-Hitze in den Nieren kühlen, evtl. die Leber kühlen.

- **Meiden:** Nahrung mit heißem Temperaturverhalten (➥ Tab. 7.1), scharf-warme und scharf-heiße Nahrungsmittel (z. B. Knoblauch, rohe Zwiebeln, Peperoni), bittere Nahrungsmittel (z. B. Kaffee, schwarzer und grüner Tee ➥ Tab. 7.2), Alkohol, Zucker, Fasten (➥ 7.3.1)
- **Reduzieren:** Salz (unraffiniertes Meersalz oder Sojasoße benutzen), Nahrung mit Temperaturverhalten kalt (langfristiger oder übermäßiger Konsum kann das *Yin* schwächen).

Nahrungszusammenstellung

Allgemein Nahrungsmittel mit dem Temperaturverhalten *neutral*, *kühl*, in Maßen *warm*. *Kalt* nur kurzfristig, um Hitzezustände zu kühlen (➥ Tab. 7.1).

- Nahrungsmittel mit Funktionskreisbezug Niere (➥ Tab. 7.10): *Süß-kühl* (Weizen), *süß-neutral* (schwarzer Sesam), *süß-warm* (Walnuss), *sauer-kühl*, *sauer-neutral* (Weintrauben, Mandarine), *salzig-kühl* (Gerste)
- Nahrungsmittel mit Funktionskreisbezug Milz (➥ Tab. 7.8): *Süß-neutral*, *süß-warm* (z. B. Möhren, Kastanien), geringe Mengen *bitter-neutral* (z. B. Radieschenblätter)
- Nahrungsmittel mit Funktionskreisbezug Leber (➥ Tab. 7.9): *Sauer-kühl* (z. B. Apfel), *süß-kühl*, *süß-neutral* (z. B. Champignons, Ente), bei aufsteigendem Leber-*Yang* (➥ 11.7.5) geringe Mengen *bitter-kühl* (z. B. Sellerie)
- Zum Frühstück: Hirsemüsli mit Rosinen, Äpfeln, Weintrauben, Walnüssen, schwarzem Sesam und süßer Sahne. Hirse vorher kochen. Oder Frischkornmüsli mit Weizen, Rosinen, Weintrauben, geriebenem Apfel, Weizenkeimen, schwarzem Sesam, Joghurt
- Kraftbrühe (➥ 7.4.2): Ente mit 20 g Cordiceps sinensis *(Dong Chong Xia Cao),* 2 EL Fructus Lycii *(Gou Qi Zi* ➥ 8.1.13.b), 20 Stücken Rhizoma Dioscoreae *(Shan Yao* ➥ 8.1.13.a)
- Congee (➥ 7.4.2): Weizen mit Sellerie und Mungbohnen, Reis mit Walnüssen und Lotussamen, Gerste mit schwarzen Bohnen, Walnüssen und Schalotten
- Sonstiges: Mais, Milch, Muscheln, schwarze Bohnen, schwarze Sojabohnen, schwarzer Sesam, Walnuss, Weizen, Ente, Innereien, braune Linsen, allgemein mehr Bohnen, Samen, Saaten, Getreide und Wurzelgemüse.

7

7.13 Diätetik bei Blasen-Syndromen (➡ 11.10)

➡ Anmerkung zur Diätetik S. 343.

7.13.1 Diätetik bei Feuchte-Hitze in der Blase (➡ 11.10.1)

Therapieprinzipien

Nahrungsmittel auswählen, die Hitze beseitigen und die Miktion fördern.

- **Meiden:** Scharfe, süße und fettige Nahrungsmittel, Alkohol, frittierte oder gebratene Speisen
- **Reduzieren:** Späte, reichhaltige Mahlzeiten, Fleisch.

Nahrungszusammenstellung

Allgemein Nahrungsmittel mit Temperaturverhalten *kühl*. Im akuten Fall auch *kalt* (➡ Tab. 7.1).

- Nahrungsmittel mit Funktionskreisbezug Blase: *Bitter-kalt* (schwarzer Tee), *bitter-kühl* (grüner Tee), *bitter-neutral* (Maisbarttee).

7.14 Nahrungsmittelliste

Nahrungsmittel mit Funktionskreisbezug Herz				
(Auszug aus Kirchhoff/Kempfle „Chinesische Diätetik; Ernährungstafel" mit freundlicher Genehmigung des Verlags für Ganzheitliche Medizin, Erich Wühr GmbH Kötzting [➡ 14.2.2]; die Originaltafel enthält eine Klassifikation von 364 Nahrungsmitteln)				

	Sauer	Bitter	Süß	Scharf	Salzig
Heiß				Cayenne-pfeffer, Chilli	
Warm		Zwiebel, Kaffee	Kokosnuss, Litschi, Longan, Sternanis, Ziegenmilch	Salbei, Sternanis, Zwiebel	
Neutral		Kohlrabi	Eigelb, Kohlrabi, Kuhmilch, Schweineherz	Kohlrabi, Safran	Schweineherz
Kühl	Apfel, Mungbohne, Weizenbier	Weizenbier, schwarzer Tee	Apfel, Kuzu, Mung-bohne, Weizen, schwarzer Tee		Rote Soja-bohne
Kalt		Grüner Tee, Aloe vera, Bambus-sprossen	Grüner Tee, Kaki, Wassermelone, Bambussprosse		Sojasoße

Tab. 7.6

Nahrungsmittel mit Funktionskreisbezug Lunge

(Auszug aus Kirchhoff/Kempfle „Chinesische Diätetik; Ernährungstafel" mit freundlicher Genehmigung des Verlags für Ganzheitliche Medizin, Erich Wühr GmbH Kötzting [➡ 14.2.2]; die Originaltafel enthält eine Klassifikation von 364 Nahrungsmitteln)

	Sauer	Bitter	Süß	Scharf	Salzig
Heiß			Zimt	Ingwer, getrocknet, Zimt	
Warm	Sorghum	Kapern, Zwiebel, Thymian	Hafer, Kokosnuss, Korinthen, Lorbeerblatt, Malz, Pinienkern, Rosine, Schafsmilch, Sorghum, süßer Reis, Walnuss	Kapern, Lorbeerblatt, Senf, Zwiebel, Thymian	Kabeljau
Neutral	Olive, Papaya, Weintraube		Ente, Feigen, Flaschenkürbis, Hering, Honig, Kuhmilch, Mandeln, Marzipan, Möhre, Olive, Papaya, Reis, Rübe, Weintraube	Rübe	Ente, Shrimps
Kühl	Apfel, Birne, Chinakohl, Erdbeere	Amarant, Brunnenkresse, Radieschen	Amarant, Apfel, Aubergine, Birne, Brunnenkresse, Chinakohl, Eiweiß, Erdbeere, Gans, Kuzu, Perlgerste, Rettich, Schwein, Tofu	Brunnenkresse, Pfefferminze, Radieschen, Rettich	Schwein
Kalt	Carambola, Limonen	Bambussprossen	Agar-Agar, Banane, Carambola, Kaki, Bambussprossen		Agar-Agar

Tab. 7.7

Nahrungsmittel mit Funktionskreisbezug Milz

(Auszug aus Kirchhoff/Kempfle „Chinesische Diätetik; Ernährungstafel" mit freundlicher Genehmigung des Verlags für Ganzheitliche Medizin, Erich Wühr GmbH Kötzting [➡ 14.2.2]; die Originaltafel enthält eine Klassifikation von 364 Nahrungsmitteln)

	Sauer	Bitter	Süß	Scharf	Salzig
Heiß			Lamm, Zimt	Cayennepfeffer, Ingwer, getrocknet, Chilli, Zimt	
Warm	Ananas, Kastanie, Kirsche, Sorghum	Basilikum, Thymian	Aal, Ananas, Basilikum, Buchweizen, Fenchel, Hafer, Hammel, Huhn, Jasmintee, Kastanie, Kirschen, Korinthen, Litschi, Longan, Malz, Rind, Rosinen, Sorghum, Sternanis, süßer Reis	Basilikum, Dillsamen, Fenchel, Jasmintee, Muskat, Nelke, Sternanis, Thymian	Kabeljau

Forts. ➡

Nahrungsmittel mit Funktionskreisbezug Milz *(Forts.)*

(Auszug aus Kirchhoff/Kempfle „Chinesische Diätetik; Ernährungstafel" mit freundlicher Genehmigung des Verlags für Ganzheitliche Medizin, Erich Wühr GmbH Kötzting [➥ 14.2.2]; die Originaltafel enthält eine Klassifikation von 364 Nahrungsmitteln)

	Sauer	Bitter	Süß	Scharf	Salzig
Neutral	Weintraube	Roggen, Kohlrabi	Barsch, dicke Bohnen, Dinkel, Ente, Feigen, Flaschenkürbis, Gans, Hering, Hirse, Honig, Hühnermagen, Kartoffel, Kaviar, Kohl, Mandeln, Marzipan, Möhre, Reis, Rübe, Sardine, schwarze Sojabohne, Schweinemilz, Taro, Tunfisch, Wachtel, Weintraube, Kohlrabi	Kohlrabi, Rübe, Taro	Barsch, Ente, Hirse, Kaviar, Sardine
Kühl	Apfel, Erdbeere, Mungbohne, Weizenbier	Weizenbier	Apfel, Aubergine, Erdbeere, Gerste, Gurke, Mungbohne, Perlgerste, Rettich, Schwein, Seitan, Tofu, Weizen	Kumquats, Rettich	Gerste, Schwein
Kalt		Aloe vera, Bambussprossen	Banane, Kaki, Wassermelone, Bambussprossen		

Tab. 7.8

Nahrungsmittel mit Funktionskreisbezug Leber

(Auszug aus Kirchhoff/Kempfle „Chinesische Diätetik; Ernährungstafel" mit freundlicher Genehmigung des Verlags für Ganzheitliche Medizin, Erich Wühr GmbH Kötzting [➥ 14.2.2]; die Originaltafel enthält eine Klassifikation von 364 Nahrungsmitteln)

	Sauer	Bitter	Süß	Scharf	Salzig
Heiß			Zimt	Zimt	
Warm	Essig, Kirsche	Essig	Aal, Fenchel, Grünkern, Kirschen, Pinienkern, Sternanis, Jasmintee	Dillsamen, Fenchel, Schnittlauch, Sternanis, Jasmintee	Kabeljau, Miesmuschel, Shrimps
Neutral	Papaya, Pflaume, Weintraube	Maisbarttee, Orangenblüten, Roggen	Barsch, Dinkel, Maisbarttee, Möhre, Papaya, Pflaume, Wachtel, Weintraube	Orangenblüten, Safran	Barsch
Kühl	Erdbeere, Mungbohne, Weizenbier	Weizenbier, schwarzer Tee	Aubergine, Erdbeere, Mungbohne, Schwein, Sellerie, Spinat, schwarzer Tee	Pfefferminze, Sellerie	Schwein
Kalt	Carambola, Limonen	Chicorée, grüner Tee, Löwenzahn, Aloe vera	Agar-Agar, Carambola, grüner Tee, Löwenzahn, Süßwassermuscheln		Agar-Agar, Sojasoße

Tab. 7.9

Nahrungsmittel mit Funktionskreisbezug Niere

(Auszug aus Kirchhoff/Kempfle „Chinesische Diätetik; Ernährungstafel" mit freundlicher Genehmigung des Verlags für Ganzheitliche Medizin, Erich Wühr GmbH Kötzting [➡ 14.2.2]; die Originaltafel enthält eine Klassifikation von 364 Nahrungsmitteln)

	Sauer	Bitter	Süß	Scharf	Salzig
Heiß			Aal, Lamm, Zimt	Zimt	
Warm	Kastanie, Kirsche, Quinoa		Fenchel, Hafer, Hammel, Huhn, Kastanie, Kirschen, Korinthen, Quinoa, Rosinen, Sternanis, Walnuss	Dillsamen, Fenchel, Nelke, Schnittlauch, Sternanis	Miesmuschel, Shrimps
Neutral	Pflaume, Weintraube	Maisbarttee	Barsch, Eigelb, Ente, Flaschenkürbis, Hirse, Kartoffel, Maisbarttee, Pflaume, schwarze Sojabohne, Wachtel, Weintraube		Barsch, Ente, Hirse, Schweineniere
Kühl	Erdbeere, Weizenbier	Weizenbier	Erdbeere, Schwein, Weizen		Schwein
Kalt	Kiwi		Kiwi		Sojasoße

Tab. 7.10

7

Chinesische Arzneimitteltherapie

R. Nitschke, St. Englert, G. Neeb, L. Tian, C. Focks

8

8.1	**Häufig verwendete Kräuterheilpflanzen (Materia Medica)** ▪ R. Nitschke, St. Englert, G. Neeb	361
8.1.1	Einführung	375
8.1.2	Die Oberfläche befreiende (öffnende) Kräuter)	376
8.1.3	Hitze klärende Kräuter	386
8.1.4	Nach unten abfließende Kräuter	397
8.1.5	Feuchtigkeit ausleitende Kräuter	399
8.1.6	Wind-Feuchtigkeit vertreibende Kräuter	403
8.1.7	Schleim transformierende Kräuter	407
8.1.8	Aromatische, Feuchtigkeit transformierende Kräuter	414
8.1.9	Nahrungsstagnation lindernde Kräuter	416
8.1.10	*Qi* regulierende Kräuter	418
8.1.11	Blut behandelnde Kräuter	422
8.1.12	Das Innere wärmende, Kälte vertreibende Kräuter	430
8.1.13	Stärkende (tonisierende) Kräuter	433
8.1.14	Stabilisierende und zusammenhaltende Kräuter	449
8.1.15	Das Herz nährende, den Geist beruhigende Kräuter	452
8.1.16	Aromatische, die Sinne öffnende Kräuter	453
8.1.17	Inneren Wind beseitigende und krampflösende Kräuter	454
8.1.18	Die 160 wichtigsten Chinesischen Arzneimittel	456
8.2	**Häufig verwendete Rezepte** ▪ L. Tian, St. Englert, C. Focks	466
8.2.1	Einführung	475
8.2.2	Dekokt	477
8.2.3	Oberfläche öffnende (befreiende) Rezepte	479
8.2.4	Hitze klärende Rezepte	486
8.2.5	Abführende Rezepte	492
8.2.6	Harmonisierende Rezepte	495
8.2.7	Trockenheit behandelnde Rezepte	500

8

8.2.8	Feuchtigkeit ausleitende Rezepte	503
8.2.9	Rezepte, die das Innere erwärmen und Kälte vertreiben . . .	510
8.2.10	Stärkende (tonisierende) Rezepte	513
8.2.11	*Qi* regulierende Rezepte	531
8.2.12	Blut regulierende Rezepte	535
8.2.13	Adstringierende und stabilisierende Rezepte	543
8.2.14	Geist beruhigende Rezepte	547
8.2.15	Wind vertreibende Rezepte	550
8.2.16	Schleim umwandelnde Rezepte	553
8.2.17	Nahrungsstagnation auflösende Rezepte	559
8.2.18	Rezepte gegen Parasiten	559

8.1 Häufig verwendete Kräuterheilpflanzen (Materia Medica)

In alphabetischer Reihenfolge nach botanischen Namen (in alphabetischer Reihenfolge nach *Pin-Yin*-Bezeichnung s. S. 367)

Abkürzungen: Bb = Bulbus, Cx = Cortex, Fl = Flos, Flores, Fo = Folium, Fr = Fructus, Hb = Herba, Sm = Semen, Ra = Ramulus, Rx = Radix, Rz = Rhizoma, Tb = Tuber, andere Bezeichnungen ausgeschrieben. Bei Doppelnamen sind zum leichteren Auffinden beide aufgeführt.

Botanischer Name	Pin Yin	Wirkung	Abschnitt
Acanthopanacis Radicis, Cx	Wu Jia Pi	Wind-Feuchtigkeit vertreibend	8.1.6
Achyranthis Bidentatae, Rx	Niu Xi	Blut belebend	8.1.11.a
Aconiti Carmichaeli Praeparata, Rx	Fu Zi	Inneres wärmend, Kälte vertreibend	8.1.12
Acori Graminei, Rz	Chang Pu oder Shi Chang Pu	Aromatisch, die Sinne öffnend	8.1.16
Adenophorae oder Glehniae seu Littoralis, Rx.	Sha Shen	Yin nährend	8.1.13.d
Agastaches seu Pogostemi, Hb	Huo Xiang	Aromatisch, Feuchtigkeit transformierend	8.1.8
Agrimoniae Pilosae, Hb	Xian He Cao	Blutungen stoppend	8.1.11.b
Akebiae oder Mu Tong, Caulis	Mu Tong	Feuchtigkeit ausleitend	8.1.5
Alismatis, Rz	Ze Xie	Feuchtigkeit ausleitend	8.1.5
Allii, Bb	Xie Bai	Qi regulierend	8.1.10
Amomi Rotundi, Fr	Bai Dou Kou	Aromatisch, Feuchtigkeit transformierend	8.1.8
Amomi Villosi, Fr	Sha Ren	Aromatisch, Feuchtigkeit transformierend	8.1.8
Anemarrhenae, Rz	Zhi Mu	Feuer ableitend	8.1.3.a
Angelicae Dahuricae, Rx	Bai Zhi	Oberfläche befreiend	8.1.2.a
Angelicae Pubescentis, Rx	Du Huo	Wind-Feuchtigkeit vertreibend	8.1.6
Angelicae Sinensis, Rx	Dang Gui	Blut stärkend	8.1.13.b
Arctii, Fr	Niu Bang Zi	Oberfläche befreiend	8.1.2.b
Armeniacae, Sm (oder Armeniacae Amarum)	Xing Ren oder Ku Xing Ren	Husten stillend, Keuchatmung lindernd	8.1.7.c
Arisaematis, Rz	Tian Nan Xing	Warm, Schleim-Kälte umwandelnd	8.1.7. a
Artemisiae, Hb	Qing Hao	Hitze klärend, entgiftend	8.1.3.d
Artemisiae Argyi, Fo	Ai Ye	Blutungen stoppend	8.1.11.b
Artemisiae Capillaris, Hb	Yin Chen Hao	Feuchtigkeit ausleitend	8.1.5
Asari, Hb cum Radice	Xi Xin	Oberfläche befreiend	8.1.2.a

8

Forts. ➡

Botanischer Name	Pin Yin	Wirkung	Abschnitt
Asini, Gelatinum Corii	E Jiao oder A Jiao	Blut stärkend	8.1.13.b
Asparagi, Rx	Tian Men Dong	Yin nährend	8.1.13. d
Asteris Tatarici, Rx	Zi Wan	Husten stillend, Keuchatmung lindernd	8.1.7. c
Astragali Membranaceae, Rx	Huang Qi	Qi stärkend	8.1.13.a
Atractylodis Lancea, Rz	Cang Zhu	Aromatisch, Feuchtigkeit transformierend	8.1.8
Atractylodis Macrocephalae, Rz	Bai Zhu	Qi stärkend	8.1.13.a
Aucklandiae oder Saussureae, Rx	Mu Xiang	Qi regulierend	8.1.10
Bambusae in Taeniis, Caulis	Zhu Ru	Kühlend, Schleim-Hitze umwandelnd	8.1.7.b
Benincasae, Sm	Dong Gua Ren	Feuchtigkeit ausleitend	8.1.5
Biotae Orientalis, Sm	Bai Zi Ren	Herz nährend und Geist beruhigend	8.1.15
Bupleuri, Rx	Chai Hu	Oberfläche befreiend	8.1.2.b
Cannabis, Sm	Huo Ma Ren	Laxierend	8.1.4.b
Carthami Tinctorii, Fl	Hong Hua	Blut belebend	8.1.11.a
Caryophylli, Fl	Ding Xiang	Inneres wärmend, Kälte vertreibend	8.1.12
Cervi, Cornu	Lu Rong	Yang stärkend	8.1.13.c
Chaenomelis, Fr	Mu Gua	Wind-Feuchtigkeit vertreibend	8.1.6
Chrysanthemi Morifolii, Fl	Jin Ju Hua oder Ju Hua	Oberfläche befreiend	8.1.2.b
Cicadae, Periostracum	Chan Tui	Oberfläche befreiend	8.1.2.b
Cimicifugae, Rz	Sheng Ma	Oberfläche befreiend	8.1.2.b
Cinnamomi, Cx	Rou Gui	Inneres wärmend, Kälte vertreibend	8.1.12
Cinnamomi, Ra	Gui Zhi	Oberfläche befreiend	8.1.2.a
Citri Reticulatae, Pericarpium	Chen Pi	Qi regulierend	8.1.10
Citri Reticulatae Viride, Pericarpium	Qing Pi	Qi regulierend	8.1.10
Citri seu Ponciri, Fr	Zhi Ke oder Zhi Qiao	Qi regulierend	8.1.10
Citri Sarcodactylis, Fr	Fo Shou	Qi regulierend	8.1.10
Clematidis, Rx	Wei Ling Xian	Wind-Feuchtigkeit vertreibend	8.1.6
Codonopsitis, Rx	Dang Shen	Qi stärkend	8.1.13.a
Coicis, Sm	Yi Yi Ren	Feuchtigkeit ausleitend	8.1.5
Coptidis, Rz	Huang Lian	Hitze klärend, Feuchtigkeit trocknend	8.1.3.c
Corni, Fr	Shan Zhu Yu oder Shan Yu Rou	Stabilisierend und zusammenhaltend	8.1.14
Cornu Cervi	Lu Rong	Yang stärkend	8.1.13.c

Forts. ➡

Botanischer Name	Pin Yin	Wirkung	Abschnitt
Corydalis, Rz	Yan Hu Suo	Blut belebend	8.1.11.a
Crataegi, Fr	Shan Zha	Nahrungsstagnation lindernd	8.1.9
Curculiginis Orchioidis, Rz	Xian Mao	Yang stärkend	8.1.13.c
Curcumae Zedoariae, Rz	E Zhu	Blut belebend	8.1.11.a
Curcumae, Tb	Yu Jin	Blut belebend	8.1.11.a
Cuscutae, Sm	Tu Si Zi	Yang stärkend	8.1.13.c
Cyperi Rotundi, Rz	Xiang Fu	Qi regulierend	8.1.10
Descurainiae seu Lipidii, Sm	Ting Li Zi	Husten stillend, Keuchatmung lindernd	8.1.7.c
Dictamni Radicis, Cx	Bai Xian Pi	Hitze klärend, Feuchtigkeit trocknend	8.1.3.c
Dioscoreae Oppositae, Rx	Shan Yao	Qi stärkend	8.1.13.a
Dipsaci, Rx	Xu Duan	Yang stärkend	8.1.13.c
Dolichoris Lablab, Sm	Bian Dou oder Bai Bian Dou	Qi stärkend	8.1.13.a
Ecliptae, Hb	Han Lian Cao	Yin nährend	8.1.13.d
Ephedrae, Hb	Ma Huang	Oberfläche befreiend	8.1.2.a
Ephedrae, Rx	Ma Huang Gen	Stabilisierend und zusammenhaltend	8.1.14
Epimedii, Hb	Xian Ling Pi oder Yin Yang Huo	Yang stärkend	8.1.13.c
Eriobotryae, Fo	Pi Pa Ye	Husten stillend, Keuchatmung lindernd	8.1.7.c
Eucommiae, Cx	Du Zhong	Yang stärkend	8.1.13.c
Euphoriae Longanae, Arillus	Long Yan Rou oder Gui Yuan Rou	Blut stärkend	8.1.13.b
Evodiae, Fr	Wu Zhu Yu	Inneres wärmend, Kälte vertreibend	8.1.12
Foeniculi Vulgare, Fr	Xiao Hui Xiang	Inneres wärmend, Kälte vertreibend	8.1.12
Forsythiae, Fr	Lian Qiao	Hitze klärend, entgiftend	8.1.3.d
Fritillariae Cirrhosae, Bb	Chuan Bei Mu	Kühlend, Schleim-Hitze umwandelnd	8.1.7.b
Fritillariae Thunbergii, Bb	Zhe Bei Mu	Kühlend, Schleim-Hitze umwandelnd	8.1.7.b
Gardeniae Jasminoidis, Fr	Zhi Zi	Feuer ableitend	8.1.3.a
Gastrodiae, Rz	Tian Ma	Inneren Wind beseitigend und krampflösend	8.1.17
Gecko	Ge Jie	Yang stärkend	8.1.13.c
Gentianae Macrophyllae, Rx	Qin Jiao	Wind-Feuchtigkeit vertreibend	8.1.6
Gentianae Scabrae, Rx	Long Dan Cao	Hitze klärend, Feuchtigkeit trocknend	8.1.3.c
Ginseng, Rx	Ren Shen	Qi stärkend	8.1.13.a

8

Forts. ➡

Botanischer Name	*Pin Yin*	Wirkung	Abschnitt
Glehniae seu Littoralis oder Adenophorae, Rx	*Sha Shen* oder *Bai Sha Shen*	Yin nährend	8.1.13.d
Glycyrrhizae Uralensis, Rx	*Gan Cao*	Qi stärkend	8.1.13.a
Gummi Olibanum	*Ru Xiang*	Blut belebend	8.1.11.a
Gypsum Fibrosum	*Shi Gao*	Feuer ableitend	8.1.3.a
Haematitum	*Dai Zhe Shi*	Inneren Wind beseitigend und krampflösend	8.1.17
Hordei Germinatus, Fr	*Mai Ya*	Nahrungsstagnation lindernd	8.1.9
Houttuyniae, Hb	*Yu Xing Cao*	Hitze klärend, entgiftend	8.1.3.d
Imperatae Cylindricae, Rz	*Bai Mao Gen*	Blutungen stoppend	8.1.11.b
Inulae, Fl	*Xuan Fu Hua*	Warm, Schleim-Kälte umwandelnd	8.1.7.a
Isatidis, Fo	*Da Qing Ye*	Hitze klärend, entgiftend	8.1.3.d
Isatidis, Rx	*Ban Lan Gen*	Hitze klärend, entgiftend	8.1.3.d
Jujubae (Zizyphi), Fr.	*Da Zao* oder *Hong Zao*	Qi stärkend	8.1.13.a
Ledebouriellae, Rx	*Fang Feng*	Oberfläche befreiend	8.1.2.a
Leonuri, Hb	*Yi Mu Cao*	Blut belebend	8.1.11.a
Ligustici Sinensis, Rz et Rx	*Gao Ben*	Oberfläche befreiend	8.1.2.a
Ligustici Wallichii, Rx	*Chuan Xiong*	Blut belebend	8.1.11.a
Ligustri, Fr	*Nu Zhen Zi*	Yin nährend	8.1.13.d
Lilii, Bb	*Bai He*	Yin nährend	8.1.13.d
Linderae Strychnifoliae, Rx	*Wu Yao* oder *Tai Wu*	Qi regulierend	8.1.10
Lipidii oder Descurainiae, Sm	*Ting Li Zi*	Husten stillend, Keuchatmung lindernd	8.1.7.c
Longanae (Euphoriae), Arillus	*Long Yan Rou* oder *Gui Yuan Rou*	Blut stärkend	8.1.13.b
Lonicerae, Fl	*Jin Yin Hua*	Hitze klärend, entgiftend	8.1.3.d
Loranthi seu Visci, Ra	*Sang Ji Sheng*	Yin nährend	8.1.13.d
Lumbricus	*Di Long*	Inneren Wind beseitigend und krampflösend	8.1.17
Lycii Radicis, Cx	*Di Gu Pi*	Blut kühlend	8.1.3.b
Lycii, Fr	*Gou Qi Zi*	Blut stärkend	8.1.13.b
Magnoliae Liliflorae, Fl	*Xin Yi Hua*	Oberfläche befreiend	8.1.2.a
Magnoliae Officinalis, Cx	*Hou Po*	Aromatisch, Feuchtigkeit transformierend	8.1.8
Massa Fermentata medicinalis	*Shen Qu* oder *Liu Qu*	Nahrungsstagnation lindernd	8.1.9
Meliae Toosendan, Fr	*Chuan Lian Zi*	Qi regulierend	8.1.10
Menthae, Hb	*Bo He*	Oberfläche befreiend	8.1.2.b
Millettiae, Rx et Caulis	*Ji Xue Teng*	Blut belebend	8.1.11.a
Mirabilitum	*Mang Xiao*	Purgierend	8.1.4.a
Mori Albae, Fo	*Sang Ye*	Oberfläche befreiend	8.1.2.b

8

Forts. ➡

Botanischer Name	Pin Yin	Wirkung	Abschnitt
Mori Albae, Ra	Sang Zhi	Wind-Feuchtigkeit vertreibend	8.1.6
Morindae Officinalis, Rx	Ba Ji Tian oder Ba Ji	Yang stärkend	8.1.13.c
Moutan Radicis, Cx.	Mu Dan Pi	Blut kühlend	8.1.3.b
Mume, Fr (oder Pruni Mume, Fr)	Wu Mei	Stabilisierend und zusammenhaltend	8.1.14
Mutong oder Akebia, Caulis	Mu Tong	Feuchtigkeit ausleitend	8.1.5
Myristicae, Sm	Rou Dou Kou	Stabilisierend und zusammenhaltend	8.1.14
Myrrha (Resina)	Mo Yao	Blut belebend	8.1.11.a
Nelumbinis, Sm	Lian Zi	Stabilisierend und zusammenhaltend	8.1.14
Notoginseng, Rx	San Qi oder Tian Qi	Blutungen stoppend	8.1.11.b
Notopterygii, Rz et Rx	Qiang Huo	Oberfläche befreiend	8.1.2.a
Olibanum, Gummi oder Resina	Ru Xiang	Blut belebend	8.1.11.a
Ophiopogonis, Tb oder Rx	Mai Men Dong	Yin nährend	8.1.13.d
Oryzae Sativae Germinati, Fr	Gu Ya	Nahrungsstagnation lindernd	8.1.9
Paeoniae Albae, Rx	Bai Shao oder Bai Yao	Blut stärkend	8.1.13.b
Paeoniae Rubrae, Rx	Chi Shao	Blut kühlend	8.1.3.b
Panacis Quinquefolii, Rx	Xi Yang Shen	Yin nährend	8.1.13.d
Panacis Ginseng, Rx	Rhen Shen	Qi stärkend	8.1.13.a
Perillae Frutescentis, Fr	Su Zi oder Zi Su Zi	Husten stillend, Keuchatmung lindernd	8.1.7.c
Perillae, Fo	Zi Su Ye	Oberfläche befreiend	8.1.2.a
Persicae, Sm	Tao Ren	Blut belebend	8.1.11.a
Peucedani, Rx	Qian Hu	Kühlend, Schleim-Hitze umwandelnd	8.1.7.b
Phellodendri, Cx.	Huang Bo oder Huang Bai	Hitze klärend, Feuchtigkeit trocknend	8.1.3.c
Phragmitis, Rz	Lu Gen	Feuer ableitend	8.1.3.a
Pinelliae Praeparatae, Rz	Ban Xia	Warm, Schleim-Kälte umwandelnd	8.1.7.a
Piperis, Caulis	Hai Feng Teng	Wind-Feuchtigkeit vertreibend	8.1.6
Plantaginis, Sm	Che Qian Zi	Feuchtigkeit ausleitend	8.1.5
Platycodi, Rx	Jie Geng	Warm, Schleim-Kälte umwandelnd	8.1.7.a
Polygalae Tenuifoliae, Rx	Yuan Zhi	Herz nährend und Geist beruhigend	8.1.15
Polygoni Multiflori, Rx	He Shou Wu oder Shou Wu	Blut stärkend	8.1.13.b

8

Forts. ➡

Botanischer Name	Pin Yin	Wirkung	Abschnitt
Polypori, Sclerotium	Zhu Ling	Feuchtigkeit ausleitend	8.1.5
Poriae Albae oder Cocos, Sclerotium	Fu Ling	Feuchtigkeit ausleitend	8.1.5
Prunellae, Spica	Xia Ku Cao	Hitze klärend, entgiftend	8.1.3.d
Pruni Armeniacae, Sm	Ku Xing Ren oder Xing Ren	Husten stillend, Keuchatmung lindernd	8.1.7.c
Pruni Mume, Fr	Wu Mei	Stabilisierend und zusammenhaltend	8.1.14
Pruni (japonicae), Sm	Yu Li Ren	Laxierend	8.1.4.b
Pseudostellariae (Heterophyllae), Rx	Hai Er Shen oder Tai Zi Shen	Qi stärkend	8.1.13.a
Psoraleae (Corylifoliae), Fr	Bu Gu Zhi	Yang stärkend	8.1.13.c
Puerariae, Rx	Ge Gen	Oberfläche befreiend	8.1.2.b
Raphani, Sm	Lai Fu Zi	Nahrungsstagnation lindernd	8.1.9
Rehmanniae Glutinosae oder Praeparatae Conquitae, Rx	Shu Di oder Shu Di Huang	Blut stärkend	8.1.13.b
Rehmanniae Recens, Rx	Sheng Di Huang	Blut kühlend	8.1.3.b
Rhei, Rx et Rz	Da Huang	Purgierend	8.1.4.a
Saccharum Granorum	Yi Tang	Qi stärkend	8.1.13.a
Salviae Miltiorrhizae, Rx	Dan Shen	Blut belebend	8.1.11.a
Sanguisorbae Officinalis, Rx	Di Yu	Blutungen stoppend	8.1.11.b
Saposhnikoviae divaricatae, Rx (△ Ledebouriellae, Rx.)	Fang Feng	Oberfläche befreiend	8.1.2.a
Saussureae oder Aucklandiae, Rx	Mu Xiang	Qi regulierend	8.1.10
Schisandrae, Fr	Wu Wei Zi	Stabilisierend und zusammenhaltend	8.1.14
Schizonepetae, Hb	Jing Jie	Oberfläche befreiend	8.1.2.a
Scrophulariae (Ningpoensis), Rx	Xuan Shen	Blut kühlend	8.1.3.b
Scutellariae Baicalensis, Rx	Huang Qin	Hitze klärend, Feuchtigkeit trocknend	8.1.3.c
Sesami (Indici), Sm	Hu Ma Ren oder Hei Zhi Ma	Yin nährend	8.1.13.d
Siegesbeckiae, Hb	Xi Xian Cao	Wind-Feuchtigkeit vertreibend	8.1.6
Sinapis Albae, Sm	Bai Jie Zi	Warm, Schleim-Kälte umwandelnd	8.1.7.a
Sophorae Flavescentis, Rx	Ku Shen	Hitze klärend, Feuchtigkeit trocknend	8.1.3.c
Sparganii, Rz	San Leng	Blut belebend	8.1.11.a
Stemonae, Rx	Bai Bu	Husten stillend, Keuchatmung lindernd	8.1.7.c

Forts. ➡

Botanischer Name	Pin Yin	Wirkung	Abschnitt
Talcum	Hua Shi	Feuchtigkeit ausleitend	8.1.5
Taraxaci, Hb	Pu Gong Ying	Hitze klärend, entgiftend	8.1.3.d
Terminaliae (Chebulae), Fr	He Zi	Stabilisierend und zusammenhaltend	8.1.14
Toosendan, Fr Meliae	Chuan Lian Zi	Qi regulierend	8.1.10
Tribuli (Terrestris), Fr	Bai Ji Li	Inneren Wind beseitigend und krampflösend	8.1.17
Trichosanthis, Fr	Gua Lou	Kühlend, Schleim-Hitze umwandelnd	8.1.7.b
Trichosanthis, Rx	Tian Hua Fen	Feuer ableitend	8.1.3.a
Trichosanthis, Sm	Gua Lou Ren	Kühlend, Schleim-Hitze umwandelnd	8.1.7.b
Tussilaginis Farfareae, Fl	Kuan Dong Hua	Husten stillend, Keuchatmung lindernd	8.1.7.c
Typhae, Pollen	Pu Huang	Blutungen stoppend	8.1.11.b
Typhonii, Rz	Bai Fu Zi	Warm, Schleim-Kälte umwandelnd	8.1.7.a
Uncariae cum Uncis, Ra	Gou Teng	Inneren Wind beseitigend und krampflösend	8.1.18
Violae, Hb	Zi Hua Di Ding	Hitze klärend, entgiftend	8.1.3.d
Xanthii, Fr	Cang Er Zi	Wind-Feuchtigkeit vertreibend	8.1.6
Zedoariae, Rz (Curcuma)	E Zhu	Blut belebend	8.1.11.a
Zingiberis, Rz	Gan Jiang	Inneres wärmend, Kälte vertreibend	8.1.12
Zingiberis Recens, Rz	Sheng Jiang	Oberfläche befreiend	8.1.2.a
Zizyphi Jujubae, Fr	Da Zao oder Hong Zao	Qi stärkend	8.1.13.a
Zizyphi Spinosae, Sm	Suan Zao Ren	Herz nährend und Geist beruhigend	8.1.15

Tab. 8.1

8

In alphabetischer Reihenfolge nach Pin-Yin-Bezeichnung

Abkürzungen: Bb = Bulbus, Cx = Cortex, Fl = Flos, Flores, Fo = Folium, Fr = Fructus, Hb = Herba, Sm = Semen, Ra = Ramulus, Rx = Radix, Rz = Rhizoma, Tb = Tuber, andere Bezeichnungen ausgeschrieben

Pin Yin	Botanischer Name	Wirkung	Abschnitt
A Jiao oder E Jiao	Asini corii, Gelatinum	Blut stärkend	8.1.13.b
Ai Ye	Artemisiae, Fo	Blutungen stoppend	8.1.11.b
Ba Ji Tian oder Ba Ji	Morindae Officinalis, Rx	Yang stärkend	8.1.13.c
Bai Bian Dou oder Bian Dou	Dolichoris Lablab, Sm	Qi stärkend	8.1.13.a

Forts. ➡

Pin Yin	Botanischer Name	Wirkung	Abschnitt
Bai Bu	Stemonae, Rx	Husten stillend, Keuchatmung lindernd	8.1.7.c
Bai Dou Kou	Amomi Rotundi, Fr	Aromatisch, Feuchtigkeit transformierend	8.1.8
Bai Fu Zi	Typhonii, Rz	Warm, Schleim-Kälte umwandelnd	8.1.7.a
Bai He	Lilii, Bb	*Yin* nährend	8.1.13.d
Bai Ji Li	Tribuli Terrestris, Fr	Inneren Wind beseitigend und krampflösend	8.1.17
Bai Jie Zi	Sinapis Albae, Sm	Warm, Schleim-Kälte umwandelnd	8.1.7.a
Bai Mao Gen	Imperatae Cylindricae, Rz	Blutungen stoppend	8.1.11.b
Bai Shao oder *Bai Yao*	Paeoniae Albae, Rx	Blut stärkend	8.1.13.b
Bai Xian Pi	Dictamni Radicis, Cx	Hitze klärend, Feuchtigkeit trocknend	8.1.3 c
Bai Zhi	Angelicae dahuricae, Rx	Oberfläche befreiend	8.1.2.a
Bai Zhu	Atractylodis Macrocephalae, Rz	*Qi* stärkend	8.1.13.a
Bai Zi Ren	Biotae (Orientalis), Sm	Herz nährend und Geist beruhigend	8.1.15
Ban Lan Gen	Isatidis, Rx	Hitze klärend, entgiftend	8.1.3.d
Ban Xia	Pinelliae Praeparatae, Rz oder Tb	Warm, Schleim-Kälte umwandelnd	8.1.7.a
Bian Dou oder *Bai Bian Dou*	Dolichoris Lablab, Sm	*Qi* stärkend	8.1.13.a
Bo He	Menthae, Hb	Oberfläche befreiend	8.1.2.b
Bu Gu Zhi	Psoraleae (Corylifoliae), Fr	*Yang* stärkend	8.1.13.c
Cang Er Zi	Xanthii, Fr	Wind-Feuchtigkeit vertreibend	8.1.6
Cang Zhu	Atractylodis Lancea, Rz	Aromatisch, Feuchtigkeit transformierend	8.1.8
Chai Hu	Bupleuri, Rx	Oberfläche befreiend	8.1.2.b
Chan Tui	Cicadae, Periostracum	Oberfläche befreiend	8.1.2.b
Chang Pu oder *Shi Chang Pu*	Acori Graminei, Rz	Aromatisch, die Sinne öffnend	8.1.16
Che Qian Zi	Plantaginis, Sm	Feuchtigkeit ausleitend	8.1.5
Chen Pi	Citri Reticulatae, Pericarpium	*Qi* regulierend	8.1.10
Chi Shao	Paeoniae Rubrae, Rx	Blut kühlend	8.1.3.b
Chuan Bei Mu	Fritillariae Cirrhosae, Bb	Kühlend, Schleim-Hitze umwandelnd	8.1.7.b
Chuan Lian Zi	Meliae Toosendan, Fr	*Qi* regulierend	8.1.10

Forts. ➡

Pin Yin	Botanischer Name	Wirkung	Abschnitt
Chuan Xiong	Ligustici Wallichii, Rx	Blut belebend	8.1.11.a
Da Huang	Rhei, Rx et Rz	Purgierend	8.1.4.a
Da Qing Ye	Isatidis, Fo	Hitze klärend, entgiftend	8.1.3.d
Da Zao oder Hong Zao	Zizyphi Jujubae, Fr	Qi stärkend	8.1.13.a
Dai Zhe Shi	Haematitum	Inneren Wind beseitigend und krampflösend	8.1.17
Dan Shen	Salviae Miltiorrhizae, Rx	Blut belebend	8.1.11.a
Dang Gui	Angelicae Sinensis, Rx	Blut stärkend	8.1.13.b
Dang Shen	Codonopsitis, Rx	Qi stärkend	8.1.13.a
Di Gu Pi	Lycii Radicis, Cx	Blut kühlend	8.1.3.b
Di Long	Lumbricus	Inneren Wind beseitigend und krampflösend	8.1.17
Di Yu	Sanguisorbae Officinalis, Rx	Blutungen stoppend	8.1.11.b
Ding Xiang	Caryophylli, Fl	Inneres wärmend, Kälte vertreibend	8.1.12
Dong Gua Ren	Benincasae, Sm	Feuchtigkeit ausleitend	8.1.5
Du Huo	Angelicae Pubescentis, Rx	Wind-Feuchtigkeit vertreibend	8.1.6
Du Zhong	Eucommiae, Cx	Yang stärkend	8.1.13.c
E Jiao oder A Jiao	Corii Asini, Gelatinum	Blut stärkend	8.1.13.b
E Zhu	Curcumae Zedoariae, Rz	Blut belebend	8.1.11.a
Fang Feng	Ledebouriellae, Rx	Oberfläche befreiend	8.1.2.a
Fo Shou	Citri Sarcodactylis, Fr	Qi regulierend	8.1.10
Fu Ling	Poriae Albae oder Cocos, Sclerotium	Feuchtigkeit ausleitend	8.1.5
Fu Zi	Aconiti Carmichaeli Praeparatae, Rx	Inneres wärmend, Kälte vertreibend	8.1.12
Gan Cao	Glycyrrhizae Uralensis, Rx	Qi stärkend	8.1.13.a
Gan Jiang	Zingiberis, Rz	Inneres wärmend, Kälte vertreibend	8.1.12
Gao Ben	Ligustici Sinensis, Rz et Rx	Oberfläche befreiend	8.1.2.a
Ge Gen	Puerariae, Rx	Oberfläche befreiend	8.1.2.b
Ge Jie	Gecko	Yang stärkend	8.1.13.c
Gou Qi Zi	Lycii, Fr	Blut stärkend	8.1.13.b
Gou Teng	Uncariae cum Uncis, Ra	Inneren Wind beseitigend und krampflösend	8.1.17

8

Forts. ➡

Pin Yin	Botanischer Name	Wirkung	Abschnitt
Gu Ya	Oryzae Sativae Germinati, Fr	Nahrungsstagnation lindernd	8.1.9
Gua Lou	Trichosanthis, Fr	Kühlend, Schleim-Hitze umwandelnd	8.1.7.b
Gua Lou Ren	Trichosanthis, Sm	Kühlend, Schleim-Hitze umwandelnd	8.1.7.b
Gui Yuan Ron oder *Zong Yan Ron*	Euphoriae Longanae, Arillus	Blut stärkend	8.1.13.b
Gui Zhi	Cinnamomi, Ra	Oberfläche befreiend	8.1.2.a
Hai Er Shen oder *Tai Zi Shen*	Pseudostellariae Heterophyllae, Rx	*Qi* stärkend	8.1.13.a
Hai Feng Teng	Piperis, Caulis	Wind-Feuchtigkeit vertreibend	8.1.6
Hai Zhi Ma oder *Hu Ma Ren*	Sesami Indici, Sm	*Yin* nährend	8.1.13.d
Han Lian Cao	Ecliptae, Hb	*Yin* nährend	8.1.13.d
He Shou Wu oder *Shou Wu*	Polygoni Multiflori, Rx	Blut stärkend	8.1.13.b
He Zi	Terminaliae Chebulae, Fr	Stabilisierend und zusammenhaltend	8.1.14
Hong Hua	Carthami Tinctorii, Fl	Blut belebend	8.1.11.a
Hou Po	Magnoliae Officinalis, Cx	Aromatisch, Feuchtigkeit transformierend	8.1.8
Hu Ma Ren oder *Hei Zhi Ma*	Sesami (Indici), Sm	*Yin* nährend	8.1.13.d
Hua Shi	Talcum	Feuchtigkeit ausleitend	8.1.5
Huai Niu Xi oder *Niu Xi*	Achyranthis Bidentatae, Rx	Blut belebend	8.1.11.a
Huang Bo oder *Huang Bai*	Phellodendri, Cx.	Hitze klärend, Feuchtigkeit trocknend	8.1.3.c
Huang Liang	Coptidis, Rz	Hitze klärend, Feuchtigkeit trocknend	8.1.3.c
Huang Qi	Astragali Membranaceae, Rx	*Qi* stärkend	8.1.13.a
Huang Qin	Scutellariae Baicalensis, Rx	Hitze klärend, Feuchtigkeit trocknend	8.1.3.c
Huo Ma Ren	Cannabis, Sm	Laxierend	8.1.4.b
Huo Xiang	Agastaches seu Pogostemi, Hb	Aromatisch, Feuchtigkeit transformierend	8.1.8
Ji Xue Teng	Millettiae, Caulis et Rx	Blut belebend	8.1.11.a
Jie Geng	Platycodi, Rx	Warm, Schleim-Kälte umwandelnd	8.1.7.a
Jin Ju Hua oder *Ju Hua*	Chrysanthemi Morifolii, Fl	Oberfläche befreiend	8.1.2.b
Jin Yin Hua	Lonicerae, Fl	Hitze klärend, entgiftend	8.1.3.d

8

Forts. ➡

Pin Yin	Botanischer Name	Wirkung	Abschnitt
Jing Jie	Schizonepetae, Hb	Oberfläche befreiend	8.1.2.a
Ku Shen	Sophorae Flavescentis, Rx	Hitze klärend, Feuchtigkeit trocknend	8.1.3.c
Ku Xing Ren oder *Xing Ren*	Pruni Armeniacae, Sm	Husten stillend, Keuchatmung lindernd	8.1.7.c
Kuan Dong Hua	Tussilaginis Farfarae, Fl	Husten stillend, Keuchatmung lindernd	8.1.7.c
Lai Fu Zi	Raphani, Sm	Nahrungsstagnation lindernd	8.1.9
Lian Qiao	Forsythiae, Fr	Hitze klärend, entgiftend	8.1.3.d
Lian Zi	Nelumbinis, Sm	Stabilisierend und zusammenhaltend	8.1.14
Long Dan Cao	Gentianae Scabrae, Rx	Hitze klärend, Feuchtigkeit trocknend	8.1.3.c
Long Yan Rou oder *Gui Yuan Rou*	(Euphoriae) Longanae, Arillus	Blut stärkend	8.1.13.b
Lu Gen	Phragmitis, Rz	Feuer ableitend	8.1.3.a
Lu Rong	Cervi, Cornu	*Yang* stärkend	8.1.13.c
Ma Huang	Ephedrae, Hb	Oberfläche befreiend	8.1.2.a
Ma Huang Gen	Ephedrae, Rx	Stabilisierend und zusammenhaltend	8.1.14
Mai Men Dong	Ophiopogonis, Tb oder Rx	*Yin* nährend	8.1.13.d
Mai Ya	Hordei Germinatus, Fr	Nahrungsstagnation lindernd	8.1.9
Mang Xiao	Mirabilitum	Purgierend	8.1.4.a
Mo Yao	Myrrha oder Myrrhae, Resina	Blut belebend	8.1.11.a
Mu Dan Pi	Moutan Radicis, Cx	Blut kühlend	8.1.3.b
Mu Gua	Chaenomelis, Fr	Wind-Feuchtigkeit vertreibend	8.1.6
Mu Tong	Akebiae oder *Mutong*, Caulis	Feuchtigkeit ausleitend	8.1.5
Mu Xiang	Saussureae oder Aucklandiae, Rx	*Qi* regulierend	8.1.10
Niu Bang Zi	Arctii, Fr	Oberfläche befreiend	8.1.2.b
Niu Xi oder *Huai Niu Xi*	Achyranthis Bidentatae, Rx	Blut belebend	8.1.11.a
Nu Zhen Zi	Ligustri, Fr	*Yin* nährend	8.1.13.d
Pi Pa Ye	Eriobotryae, Fo	Husten stillend, Kcuchatmung lindernd	8.1.7.c
Pu Gong Ying	Taraxaci, Hb	Hitze klärend, entgiftend	8.1.3.d
Pu Huang	Typhae, Pollen	Blutungen stoppend	8.1.11.b
Qian Hu	Peucedani, Rx	Kühlend, Schleim-Hitze umwandelnd	8.1.7.b

8

Forts. ➡

Pin Yin	Botanischer Name	Wirkung	Abschnitt
Qiang Huo	Notopterygii, Rz et Rx	Oberfläche befreiend	8.1.2.a
Qin Jiao	Gentianae macrophyllae, Rx	Wind-Feuchtigkeit vertreibend	8.1.6
Qing Hao	Artemisiae Annuae, Hb	Hitze klärend, entgiftend	8.1.3.d
Qing Pi	Citri Reticulatae Viride, Pericarpium	Qi regulierend	8.1.10
Ren Shen	Ginseng, Rx	Qi stärkend	8.1.13.a
Rou Dou Kou	Myristicae, Sm	Stabilisierend und zusammenhaltend	8.1.14
Rou Gui	Cinnamomi, Cx	Inneres wärmend, Kälte vertreibend	8.1.12
Ru Xiang	Gummi Olibanum oder Olibani, Resina	Blut belebend	8.1.11.a
San Leng	Sparganii, Rz	Blut belebend	8.1.11.a
San Qi oder Tian Qi	Notoginseng, Rx	Blutungen stoppend	8.1.11.b
Sang Ji Sheng	Loranthi seu Visci, Ra	Yin nährend	8.1.13.d
Sang Ye	Mori Albae, Fo	Oberfläche befreiend	8.1.2.b
Sang Zhi	Mori Albae, Ra	Wind-Feuchtigkeit vertreibend	8.1.6
Sha Ren	Amomi Villosi, Fr	Aromatisch, Feuchtigkeit transformierend	8.1.8
Sha Shen	Glehnia seu Littoralis oder Adenophorae, Rx	Yin nährend	8.1.13.d
Shan Yao	Dioscoreae Oppositae, Rx	Qi stärkend	8.1.13.a
Shan Zha	Crataegi, Fr	Nahrungsstagnation lindernd	8.1.9
Shan Zhu Yu oder Shan Yu Rou	Corni, Fr	Stabilisierend und zusammenhaltend	8.1.14
Shen Qu oder Liu Qu	Massa Fermentata medicinalis	Nahrungsstagnation lindernd	8.1.9
Sheng Di Huang	Rehmanniae Recens, Rx	Blut kühlend	8.1.3.b
Sheng Jiang	Zingiberis Recens, Rz	Oberfläche befreiend	8.1.2.a
Sheng Ma	Cimicifugae, Rz	Oberfläche befreiend	8.1.2.b
Shi Gao	Gypsum Fibrosum	Feuer ableitend	8.1.3.a
Shu Di oder Shu Di Huang	Rehmanniae Glutinosae Conquitae oder Praeparatae, Rx	Blut stärkend	8.1.13.b
Su Zi	Perillae Frutescentis, Fr	Husten stillend, Dyspnoe lindernd	8.1.7.c

Forts. ➡

Pin Yin	Botanischer Name	Wirkung	Abschnitt
Suan Zao Ren	Zizyphi Spinosae, Sm	Herz nährend und Geist beruhigend	8.1.15
Tao Ren	Persicae, Sm	Blut belebend	8.1.11.a
Tian Hua Fen	Trichosanthis, Rx	Feuer ableitend	8.1.3.a
Tian Ma	Gastrodiae, Rz	Inneren Wind beseitigend und krampflösend	8.1.18
Tian Men Dong	Asparagi, Rx	*Yin* nährend	8.1.13.d
Tian Nan Xing	Arisaematis, Rz	Warm, Schleim-Kälte umwandelnd	8.1.7.a
Ting Li Zi	Descurainiae oder Praeparatae Lipidii, Sm	Husten stillend, Keuchatmung lindernd	8.1.7.c
Tu Si Zi	Cuscutae, Sm	*Yang* tonisierend	8.1.13.c
Wei Ling Xian	Clematidis, Rx	Wind-Feuchtigkeit vertreibend	8.1.6
Wu Jia Pi	Acanthopanacis Radices, Cx.	Wind-Feuchtigkeit vertreibend	8.1.7.a
Wu Mei	(Prunus) Mume, Fr	Stabilisierend und zusammenhaltend	8.1.14
Wu Wei Zi	Schisandrae, Fr	Stabilisierend und zusammenhaltend	8.1.14
Wu Yao oder *Tai Wu*	Linderae Strychnifoliae, Rx	*Qi* regulierend	8.1.10
Wu Zhu Yu	Evodiae, Fr	Inneres wärmend, Kälte vertreibend	8.1.12
Xi Xian Cao	Siegesbeckiae, Hb	Wind-Feuchtigkeit vertreibend	8.1.6
Xi Xin	Asari, Hb cum Radice	Oberfläche befreiend	8.1.2.a
Xi Yang Shen	Panacis Quinquefolii, Rx	*Yin* nährend	8.1.13.d
Xia Ku Cao	Prunellae, Spica	Hitze klärend, entgiftend	8.1.3.d
Xian He Cao	Agrimoniae Pilosae, Hb	Blutungen stoppend	8.1.11.b
Xian Ling Pi oder *Yin Yang Huo*	Epimedii, Hb	*Yang* stärkend	8.1.13.c
Xian Mao	Curculiginis Orchioidis, Rz	*Yang* stärkend	8.1.13.c
Xiang Fu	Cyperi Rotundi, Rz	*Qi* regulierend	8.1.10
Xiao Hui Xiang	Foeniculi Vulgaris, Fr	Inneres wärmend, Kälte vertreibend	8.1.12
Xie Bai	Allii, Bb	*Qi* regulierend	8.1.10
Xin Yi Hua	Magnoliae Liliflorae, Fl	Oberfläche befreiend	8.1.2.a
Xing Ren oder *Ku Xing Ren*	Armeniacae (Amari), Sm	Husten stillend, Keuchatmung lindernd	8.1.7.c

Forts. ➡

Pin Yin	Botanischer Name	Wirkung	Abschnitt
Xu Duan	Dipsaci, Rx	*Yang* stärkend	8.1.13.c
Xuan Fu Hua	Inulae, Fl	Warm, Schleim-Kälte umwandelnd	8.1.7.a
Xuan Shen	Scrophulariae Ning-poensis, Rx	Blut kühlend	8.1.3.b
Yan Hu Suo	Corydalis, Rz	Blut belebend	8.1.11.a
Yi Mu Cao	Leonuri, Hb	Blut belebend	8.1.11.a
Yi Tang	Saccharum Granorum	*Qi* stärkend	8.1.13.a
Yi Yi Ren	Coicis, Sm	Feuchtigkeit ausleitend	8.1.5
Yin Chen Hao	Artemisiae Capillaris, Hb	Feuchtigkeit ausleitend	8.1.5
Yin Yang Huo oder *Xian Ling Pi*	Epidemii, Hb	*Yang* stärkend	8.1.13.c
Yu Jin	Curcumae, Tb	Blut belebend	8.1.11.a
Yu Li Ren	Pruni, Sm	Laxierend	8.1.4.b
Yu Xing Cao	Houttuyniae, Hb	Hitze klärend, entgiftend	8.1.3.d
Yuan Zhi	Polygalae Tenuifoliae, Rx	Herz nährend und Geist beruhigend	8.1.15
Ze Xie	Alismatis, Rz	Feuchtigkeit ausleitend	8.1.5
Zhe Bei Mu	Fritillariae Thunbergii, Bb	Kühlend, Schleim-Hitze umwandelnd	8.1.7.b
Zhi Ke oder *Zhi Qiao*	Citri seu Ponciri, Fr	*Qi* regulierend	8.1.10
Zhi Mu	Anemarrhenae, Rz	Feuer ableitend	8.1.3.a
Zhi Zi	Gardeniae Jasminoidis, Fr	Feuer ableitend	8.1.3.a
Zhu Ling	Polypori, Sclerotium	Feuchtigkeit ausleitend	8.1.5
Zhu Ru	Bambusae in Taeniis, Caulis	Kühlend, Schleim-Hitze umwandelnd	8.1.7.b
Zi Hua Di Ding	Violae, Hb	Hitze klärend, entgiftend	8.1.3.d
Zi Su Ye	Perillae, Fo	Oberfläche befreiend	8.1.2.a
Zi Wan	Asteris Tatarici, Rx	Husten stillend, Keuchatmung lindernd	8.1.7.c

Tab. 8.2

8

Wichtig

Eine Liste der in Deutschland registrierten Arzneipflanzen aus der chinesischen Medizin, die in den Jahren 1991–1994 von der Kommission E (Phytotherapie) untersucht wurden (davon befanden sich über 80 Arzneipflanzen, die auch der chinesischen Medizin angehören), kann als Zip-Datei kopiert werden bei http://www.bfarm.de/de_ver/arzneimittel/weiteres.htm. Die Monographien der einzelnen Pflanzen können bezogen werden bei: Bundesanzeiger Verlagsgesellschaft, Postfach 10 05 34, 50445 Köln, Fax 02 01 / 20 29-2 78. Eine vergleichende Arzneimittelkarte zwischen „Ost und West" findet sich als Marco-Polo-Liste im Internet unter www.tcminter.net. Hier kann auch eine Liste chinesischer Arzneimittelwirkungen im Sinne westlicher Pharmakologie abgerufen werden. Cross References der Kräuternamen können auch abgerufen werden unter www.jeremyross.com.

8.1.1 Einführung

Der klinische Einsatz von Heilkräutern macht ca. zwei Drittel aller Behandlungen in den TCM-Krankenhäusern in China aus. Im Westen ist er viel geringer. Von mehreren tausend "Kräutern" aus vorwiegend pflanzlicher, aber auch tierischer und mineralischer Herkunft besitzen nur ca. fünfhundert in der TCM-Praxis klinische Relevanz. Die im Leitfaden aufgeführten chin. Heilkräuter stellen eine begrenzte Auswahl dar. Auf Heilkräuter tierischen Ursprungs wurde mit wenigen Ausnahmen weitgehend verzichtet. In den Untergruppen sind die Heilpflanzen alphabetisch geordnet.

8

Praktische Hinweise

- **Voraussetzung:** Fundierte Heilkräuterausbildung (Ausbildungsadressen ➡ 14.1.1); Möglichkeit der Supervision bei schwierigen Fällen durch erfahrene Therapeuten (lokale TCM-Zirkel, Pharmakologiezentrum in Hamburg, TCM-Net: Adresse ➡ 14.1.4)
- **Auswahl:** Entsprechend den Therapieempfehlungen bei dem jeweiligen Krankheitssyndrom (➡ u. a. Kap. 11 und 12). Bei individueller Zusammenstellung des Rezeptes gilt: Wesentliches Kraut *(Jun)* nach der Hauptdiagnose auswählen und mit unterstützenden Kräutern *(Chen, Zuo, Shi)* kombinieren (➡ 8.2.1). Die Kräuterrezeptangaben in Kap. 3, 9, 10, 11, 12 und 8.2 sind „Leitrezepturen", die Grundlage für eine individuell angepasste Kräuterrezeptur sein können (alle genannten Rezepte zu entnehmen bei „Bensky/Barolet: Formulas and Strategies" ➡ 14.3.4). Heilkräutern werden bestimmte Geschmäcker, Charaktere und Meridiane (Kurzzeichen wie z. B. **Le** für Leber-Meridian) zugeordnet, die unter **„Kennz."** (Kennzeichen) in 8.1 zu finden sind. *Cave:* Vorsichtige Anwendung von Kräutern mit *bitterem, scharfem* und *warmem* Charakter bei Kindern. Bei *bitterem* Geschmack evtl. mit Honig süßen.
- **Herstellung** und Adaptation eines Dekokts: ➡ 8.2.2

Wichtig

Zhi: Vorbehandlungsmethoden der Kräuter
Werden von den Herstellern durchgeführt, beeinflusst die Drogeneigenschaften: Zur Entgiftung, Verminderung der Nebenwirkungen, Beeinflussung der Geschmacksrichtung, Wirkungsverstärkung. Beispiele: Frischer Ingwer (Rz. Zingiberis Recens, *Sheng Jiang*) wirkt leicht schweißtreibend (bei akuten Erkältungskrankheiten); getrockneter

Ingwer *(Gian Jiang)* hingegen wirkt stärker tonisierend, wärmt Milz/Magen, vertreibt die Kälte aus dem Inneren. Hier nur Auswahl, ausführliche Verfahrensbeschreibung im „Arzneibuch der chin. Medizin" (➡ 14.3.4). Teilweise Angabe wichtiger Drogenvorbehandlungen in *Pinyin* im Rezeptteil vor den Einzelkräutern.

- **Chao** (Röstverfahren): Allein oder mit Zusatzstoffen geröstet
- **Jiu Zhi:** Mit (gelbem Reis-)Wein geröstet
- **Mi Zhi, Zhi:** Mit Honig geröstet
- **Pao Su Jiu:** Mit oder ohne Hilfsmittel, zu knusprigem/sprödem Zustand geröstet
- **Jiang** *(Zhi Zhi):* Mit Ingwerpresssaft geröstet
- **Zhu:** In Wasser oder flüssigen Hilfsstoffen gekocht, danach Trocknung (meist bei toxischen Drogen)
- **Cu Zhi:** Mit Essig geröstet

Hinweis: Bei Heilkrautbezug bitte dringend Hinweise von Kapitel 2.2 beachten! Apotheken mit Erfahrung in chinesischer Arzneimittelkunde (Adressen ➡ 14.2.1) bemühen sich um Qualitätskontrollen bezüglich der Identität und Vorbehandlungsmethoden der Einzelkräuter. Zusätzlich wird der Patient bei Abgabe der Rezepturen auf spezielle Kochanleitungen sowie auf das Haltbarkeitsdatum der Rezeptur hingewiesen.

Dosierung: Angaben in den Rezepturen beziehen sich auf eine an den Westen angepasste Tagesdosis. Bei Fertigpräparaten, v. a. Granulaten (Pulver) ein- bis dreimal tägl. je nach Ausprägungen der Symptome 3–5 (9–12) g einnehmen (Herstellerinformationen beachten!). Im deutschsprachigen Raum wird oft die Hälfte bis zu einem Drittel der chinesischen Dosis mit gutem Therapieeffekt eingesetzt. Bei Eigenkompositionen eines Dekokts als Tagesmenge die unter dem Einzelkraut angegebene, mittlere Dosis verwenden.

8

Wichtig

Bei Säuglingen und Kleinkindern 1/4–1/6, bei Kindern von 4–6 Jahren 1/3, von 6–12 Jahren 2/3 und von 12–14 Jahren 3/4 der angegebenen Dosis verwenden; bei Kindern > 14 Jahren gilt (meist) die gleiche Dosierung wie bei Erwachsenen. Bewährt hat sich inzwischen bei Kindern die Darreichungsform als Hydrolysate (wässrige Lösungen ➡ Bezugsadressen (14.2.1).

- **NW** und **KI:** ➡ 8.1 unter jeweiligem Heilkraut. *Cave:* Nie unkritischer Einsatz. Richtig angewendet sind Heilkräuter intensiv wirkende Arzneimittel. Interaktionen mit westlichen Arzneimitteln möglich. Anfangs vorsichtiger dosieren!
- Ausgewählte Rezepte zur anfänglichen Orientierung ➡ 8.2
- Bezugsmöglichkeiten und Adressen ➡ 14.2.1
- Weiterführende Literatur ➡ 14.3.4

8.1.2 Die Oberfläche befreiende (öffnende) Kräuter

8.1.2.a Warme, scharfe Kräuter

Flos Magnoliae Liliflorae *(Xin Yi Hua),* Magnolienblüten

Kennz.: Bitter, leicht warm; **Lu, Ma**
Wirk.: Vertreibt Wind und Kälte und öffnet die Nase

Indik.: Nasenverstopfung und Entzündungen der Nasennebenhöhlen auch mit zusätzlichen Kopfschmerzen
Kontraindik.: *Yin*-Mangel mit Mangel-Hitze

Komb.:
Mit Fr. Xanthii *(Cang Er Zi)* bei Erkältungskrankheiten durch Wind-Kälte mit Nasenverstopfung und Stirnkopfschmerzen, z. B. bei Sinusitiden

- und zusätzlich Rx. Angelicae Dahuricae *(Bai Zhi)*, Hb. Asari cum Radice *(Xi Xin)* zur Wirkungsverstärkung
- und zusätzlich Gypsum Fibrosum *(Shi Gao)*, Hb. Menthae *(Bo He)*, Rx. Scutellariae *(Huang Qin)* bei Rhinitis durch Wind-Hitze mit wenig gelber, zähflüssiger Nasenabsonderung
- und zusätzlich Fl. Chrysanthemi Morifolii *(Ju Hua)*, Hb. Siegesbeckiae *(Xi Xian Cao)* bei Sinusitis frontalis

Dosis: 3–9 g.

Folium Perillae *(Zi Su Ye)*, Schwarznesselblätter

Kennz.: Scharf, warm; **Lu, Mi**
Wirk.: Befreit die Oberfläche (das Außen), vertreibt Kälte, bewegt *Qi* und harmonisiert den mittleren der *San Jiao*, beruhigt den Fetus, günstig bei Lebensmittelvergiftung durch Meeresfrüchte
Indik.: Akute Erkältungskrankheit durch äußere Wind-Kälte mit Fieber, Schüttelfrost, Kopfschmerzen, Rhinitis (➡ 12.3.7) oder Husten und wenig Schwitzen, Magen- oder Milz-Disharmonie mit Verdauungsstörungen, Übelkeit, Erbrechen, Appetitmangel oder Völlegefühl im Abdomen oder Thorax durch äußere pathogene Faktoren, unruhiger Fetus und morgendliche Übelkeit in der Schwangerschaft
Kontraindik.: Erkrankungen, bei denen äußere pathogene Faktoren auf vorbestehende Mangel-Syndrome treffen mit übermäßiger Schweißbildung, Erkrankungen durch Feuchte-Hitze

Komb.:
- Hb. Agastaches *(Huo Xiang)*, um die Oberfläche zu befreien (zu öffnen), das *Qi* zu regulieren, den mittleren der *San Jiao* zu harmonisieren und Trübes zu beseitigen (chin. *Zhuo*): Bei Erkältungskrankheiten durch Wind-Kälte-Feuchtigkeit, gut bei evtl. zusätzlich auftretenden Bauchschmerzen, Erbrechen und Diarrhö
- Rx. Platycodi *(Jie Geng)* bei akuter Erkältungskrankheit (durch Wind-Kälte) mit Rhinitis und produktivem Husten, bei starkem Husten zusätzlich mit Sm. Armeniacae *(Xing Ren)* und Rx. Peucedani *(Qian Hu)*
- Fr. Amomi Villosi *(Sha Ren)* bei Spannungs- und Völlegefühl in Thorax und Abdomen, Einsatz auch bei unruhigem Fetus durch *Qi*-Stagnation
- Rz. Coptidis *(Huang Lian)* bei morgendlicher Übelkeit und Reizbarkeit während der Schwangerschaft
- Rz. Zingiberis Officinalis Recens *(Sheng Jiang)* bei Meeresfrüchtevergiftung

Dosis: 3–9 g.

Herba cum Rx. Asari *(Xi Xin)*, Chinesisches Halswurzkraut

Kennz.: Bitter, Warm; **Lu, He, Ni**; nach Bensky, Gamble (➡ 14.3.4) nur **Lu, Ni**
Wirk.: Befreit die Oberfläche (das Außen), vertreibt Kälte und Wind, lindert Schmerzen, wärmt die Lunge und löst Schleim auf, öffnet die Nase

8

Indik.: Erkrankungen durch äußere Kälte, v. a. wenn zusätzlich Feuchtigkeit oder ein vorbestehender *Yang*-Mangel vorhanden ist (Einsatz oft bei Wind-Kälte-Erkrankung mit Kopf- und Gliederschmerzen als dominantem Symptom); Wind-Kälte-Angriff mit Schüttelfrost, Fieber, fehlendem Schweißausbruch und tiefem, schwachem Puls; bei Wind- und/oder Kälte-Angriff mit Obstruktion der Meridiane mit Kopf- und Gliederschmerzen (schmerzhaftes *Bi*-Syndrom ➡ 12.10.1); bei Nasenverstopfung

Komb.:
- Hb. Ephedrae *(Ma Huang)* bei Husten und Atemnot durch Schleim infolge Wind-Kälte-Angriff
- Rx. Bupleuri *(Chai Hu)* bei Kopfschmerzen nach Verletzungen oder durch Wind-Kälte-Angriff
- Rx. Rehmanniae Recens *(Sheng Di Huang)* bei Kopf- und Zahnschmerzen durch Wind-Hitze
- Ra. Cinnamomi *(Gui Zhi)*, Rx. Salviae Miltiorrhizae *(Dan Shen)* bei Thoraxschmerz durch *Qi*-Stagnation
- Rx. Angelicae Sinensis *(Dang Gui)*, Fl. Carthami *(Hong Hua)* bei schmerzhafter Brustspannung
- Rx. Angelicae Dahuricae *(Bai Zhi)*, Fl. Magnoliae *(Xin Xi Hua)*, Hb. Menthae *(Bo He)* bei Nasenerkrankungen

Dosis: 1–3 g. Bei nasalen oder oralen Problemen wird es oft als Paste (als Puder verarbeitet und mit Wasser und Glyzerin gemischt) auf die betroffenen Gebiete aufgetragen, z.B. zur schnelleren Heilung und Linderung der Schmerzen bei Schleimhautdefekten (Aphthen und Ulzerationen) der Mundhöhle (hat auch einen anästhetischen Effekt).

Herba Ephedrae *(Ma Huang)*, Meerträubchen-Kraut

Kennz.: Scharf, leicht bitter, warm; **Lu, Bl**
Wirk.: Befreit die Oberfläche (das Außen) und vertreibt Kälte, fördert den Lungen-*Qi*-Fluss und kontrolliert Keuchatmung, fördert die Diurese und reduziert Ödeme. *Cave:* Kann Bluthochdruck, Unruhezustände und Tremor verursachen; bei hoch dosierter oder langer Anwendung mögliche Schwächung des Körpers durch starkes Schwitzen!
Indik.: Erkrankungen durch äußere Wind-Kälte mit Schüttelfrost, Fieber, Kopfschmerzen, wenig Schwitzen und vollem, überflutendem Puls (sehr effektiv zur Porenöffnung und Schweißinduktion); Husten und Dyspnoe durch Lungen-*Qi*-Stagnation durch Wind-Kälte-Angriff, Ödeme durch äußere pathogene Faktoren (Wind-Wasser-Ödeme ➡ 12.17.1)
Relative Kontraindik.: Mangel-Syndrome mit Schwitzen oder Dyspnoe. *Cave:* Zeichen der toxischen Wirkung sind Fieber, Bauchschmerzen, Übelkeit und Erbrechen; *Antidot:* Atropin; in Kombination mit Herzglykosiden oder Sympathikomimetika sind Herzrhythmusstörungen möglich

Komb.:
- Ra. Cinnamomi *(Gui Zhi)* bei Erkrankungen durch äußeren Wind-Kälte-Angriff ohne Schwitzen, bei schmerzhaftem Obstruktionssyndrom der Meridiane, bei Wind-Feuchte-Kälte-*Bi*-Syndrom (➡ 12.10.1)
- Sm. Armeniacae *(Xing Ren)* bei Husten und Dyspnoe durch Wind-Kälte-Angriff

- Gypsum Fibrosum *(Shi Gao)* bei Husten, Dyspnoe mit Nasenflügelatmung durch Lungen-*Qi*-Stagnation durch Hitze, stärkere Wirkung bei zusätzlicher Gabe von Rx. Scutellariae *(Huang Qin)* und Cx. Mori Albae *(Sang Bai Pi)*
- Rz. Zingiberis *(Gan Jiang)* bei Flüssigkeitsretention
- Rx. Rehmanniae Glutinosae *(Shu Di Huang)* bei knotigen, schmerzhaften *Yin*-Furunkeln, bei Meridian-Obstruktion durch Feuchte-Kälte und bei Husten und Dyspnoe durch Nieren-*Yin*-Mangel
- Rx. Aconiti Carmichaeli praep. *(Fu Zi)* bei schmerzhaftem *Bi*-Syndrom durch Wind-Kälte oder Erkältungen und Ödemen durch *Yang*-Mangel
- Rz. Atractylodis Macrocephalae *(Bai Zhu)* bei akut auftretenden Ödemen, häufig kombiniert mit Cx. Poriae Cocos *(Fu Ling Pi)* und Cx. Mori Albae *(Sang Bai Pi)*

Dosis: 3–9 g.

Herba Schizonepetae *(Jing Jie)*, Schizonepetakraut, Katzenminze

Kennz.: Scharf, warm; **Lu, Le**
Wirk.: Befreit die Oberfläche (öffnet das Außen) und vertreibt Wind, unterstützt Rötungen, an die Oberfläche zu gelangen, lindert Hautjuckreiz, beendet Blutungen
Indik.: Erkrankungen durch äußere pathogene Faktoren wie Wind-Kälte oder Wind-Hitze (entsprechende Wirkung durch Kombination mit anderen Kräutern); im Anfangs-stadium von Masern oder andere prurigoforme Hauterkrankungen mit Juckreiz, als zusätzliches Heilkraut zur Behandlung von Blutungen, besonders bei Blut im Stuhl und Hämaturie
Kontraindik.: Leber-Wind-Syndrome (➡ 11.7.6), bereits voll ausgeprägtes Exanthem bei Masern, offene Eiterungen

Komb.:
Mit Hb. Menthae *(Bo He)*, um die Oberfläche zu befreien und Schwitzen auszulösen, bei Wind-Attacke im Kopfbereich, Hautjuckreiz und zur Beschleunigung eines Exan-themausbruches;

- und zusätzlich Rx. Ledebouriellae *(Fang Feng)*, Rx. Notopterygii *(Qiang Huo)* bei akuter Erkältungskrankheit durch Wind-Kälte (➡ 9.4, 11.3.4)
- und zusätzlich Fo. Mori Albae *(Sang Ye)*, Fl. Chrysanthemi Morifolii *(Ju Hua)*, Fl. Lonicerae *(Jin Yin Hua)*, Fr. Forsythiae *(Lian Qiao)* bei Erkältungskrankheit durch äußere Wind-Hitze (➡ 9.5, 11.3.5)
- und zusätzlich Hb. Agastaches *(Huo Xiang)*, Hb. Eupatorii *(Pei Lan)* bei Erkrankungen mit äußerer Feuchtigkeit
- und zusätzlich Rx. Angelicae Sinensis *(Dang Gui)*, Rx. Ligustici *(Chuan Xiong)* bei postpartalen, äußeren Wind-Störungen
- und zusätzlich Rx. Platycodi *(Jie Geng)*, Rx. Glycyrrhizae *(Gan Cao)* bei akutem Husten durch äußere pathogene Faktoren
- und zusätzlich Rx. Scutellariae *(Huang Qin)*, Fl. Chrysanthemi Morifolii *(Ju Hua)* bei Augenentzündung durch Wind-Hitze
- und zusätzlich Fr. Arctii Lappae *(Niu Bang Zi)*, Periostracum Circadae *(Chan Tui)* im Anfangsstadium der Masern
- und zusätzlich Hb. Equiseti *(Mu Zei)*, Scapus et Inflorescentia Eriocaulonis *(Gu Jing Cao)* bei juckender Hautrötung

8

Mit Rx. Ledebouriellae *(Fang Feng)* bei Erkrankungen durch äußere pathogene Faktoren oder prurigoformen Hautausschlägen und Furunkel im Anfangsstadium
Dosis: 3–9 g.

Radix Angelicae dahuricae *(Bai Zhi)*, Angelica-Dahurica-Wurzel, Engelwurz

Kennz.: Scharf, warm; **Lu, Ma**
Wirk.: Vertreibt Wind, lindert Schmerzen, reduziert Schwellungen und beseitigt Eiter und Feuchtigkeit, öffnet die Nase
Indik.: Erkrankungen mit Kopfschmerzen durch äußeren Wind-Kälte-Angriff, Stirnkopfschmerzen, Naseverstopfung, Sinusitiden, Zahnschmerzen; im frühen Stadium eiternder Hautinfektionen wie Karbunkel und Furunkel zur Abschwellung und Eiterabflussförderung
Kontraindik.: Blut- oder *Yin*-Mangel

Komb.:
- Rz. Ligustici *(Gao Ben)* bei Wind-Kälte-Angriff mit bis zur Schädeldecke ziehenden Kopfschmerzen
- Hb. Asari cum Radice *(Xi Xin)* bei Wind-Kälte-Angriff mit Kopfschmerz über den Nasennebenhöhlen und hinter den Augen
- Rx. Platycodi *(Jie Geng)* bei ulzerierten Furunkeln, bei denen sich der Eiter nicht völlig entleert hat
- Rx. Glycyrrhizae *(Gan Cao)* bei schmerzhaften Hautulzerationen
- Hb. Asari cum Radice *(Xi Xin)*, Fl. Magnoliae Liliflorae *(Xin Yi Hua)*, Fr. Xanthii *(Cang Er Zi)* bei Verstopfung der Nase
- Rx. Scutellariae *(Huang Qin)* bei Kopfschmerzen durch Wind-Hitze
- Gypsum Fibrosum *(Shi Gao)*, Rz. Cimicifugae *(Sheng Ma)* bei Zahnschmerzen
- Sepiae seu Sepiellae *(Hai Piao Xiao)* bei weißlichem Fluor vaginalis durch Feuchte-Kälte
- Cx. Phellodendri *(Huang Bai)*, Sm. Plantaginis *(Che Qian Zi)* bei gelblichem Fluor vaginalis durch Wind-Hitze
- *Bing Pian* als Nasenpuder inhaliert kann es bei Wind-Kälte-Angriff in Verbindung mit Kopf- und Zahnschmerzen lindern, wird auch bei Trigeminusneuralgie (➡ 12.11.4) angewendet

Dosis: 3–9 g.

Radix Ledebouriellae (oder Saposhnikoviae divaricatae) *(Fang Feng)*, Windschutzwurzel

Kennz.: Scharf, süß, leicht warm; **Bl, Le, Mi**
Wirk.: Befreit die Oberfläche (öffnet das Äußere), vertreibt äußeren und inneren Wind, vertreibt Wind-Feuchtigkeit, lindert Schmerzen und Spasmen
Indik.: Erkältungskrankheiten durch äußere Wind-Kälte (➡ 9.4, 11.3.4) mit Kopf- und Gliederschmerzen, Kälteaversion und Frösteln; Migräne (➡ 12.11.3); bei *Bi*-Syndrom durch Wind-Feuchtigkeit (➡ 12.10.1) v. a. wenn Wind dominant als pathogener Faktor; als Therapieergänzung bei Tremor der Hände, Füße und des Kiefers (Wind) und Tetanus; bei "Wind im Darm", rezidivierender, schmerzhafter Diarrhö mit Blutbeimengung bei Leber attackiert die Milz (➡ 11.11.18)

Kontraindik.: *Yin*-Mangel mit Hitze-Symptomen; *Cave:* Bei Spasmen durch Blut-Mangel

Komb.: Rx. Notopterygii *(Qiang Huo)*, Rx. Angelicae Pubescentis *(Du Huo)*, Rx. Clematidis *(Wei Ling Xian)* bei schmerzhaftem *Bi*-Syndrom (➥ 12.10.1) durch Wind-Kälte; Rx. Gentianae *(Qin Jiao)* bei Schmerzen durch Wind-Feuchtigkeit bei Patienten mit Blut-Mangel; Rx. Notopterygii *(Qiang Huo)*, Rx. Angelicae sinensis *(Dang Gui)* bei Wind-Kälte-Feuchtigkeit-*Bi*-Syndromen mit Gelenkschmerzen und Parästhesien (➥ 12.10.1); Rz. Atractylodis Lancea *(Cang Zhu)* bei Schmerzen durch Wind-Feuchtigkeit oder Diarrhö durch Wind-Kälte bei Patienten mit Feuchtigkeitsretention durch Milz-*Qi*-/*Yang*-Mangel; Rz. Arisaematis *(Tian Nan Xing)* bei Kopf- und Gliederschmerzen und Parästhesien durch Wind- und Schleimobstruktion in den Meridianen; als *Zhen Yu San* Verwendung bei Krämpfen durch Tollwut

Dosis: 3–9 g.

Ramulus Cinnamomi *(Gui Zhi)*, Zimtzweige (Cassia-Zimtzweige)

Kennz.: Scharf, süß, warm; **Lu, Bl, He**

Wirk.: Reguliert Nähr-*Ying-Qi* (➥ 3.3.1) und Abwehr-*Wei-Qi* (➥ 3.3.1) in Kombination mit Rx. Paeoniae albae *(Bai Shao)*, wärmt die Meridiane und Netzgefäße, bewegt und stärkt das *Qi* im Thorax, vertreibt Kälte, bewegt *Yang*, stärkt die Blutzirkulation

Indik.: Äußere Mangel-Syndrome durch Kälte mit möglichem Schwitzen ohne Beschwerdebesserung, Schmerzen in Gelenken und Extremitäten durch äußere pathogene Faktoren wie Wind, Feuchtigkeit, Kälte (*Bi*-Syndrom ➥ 12.10.1), besonders in den Schultern, Dysmenorrhö, Ödeme durch Anhäufung von Schleim-Kälte oder Mangel-Syndromen mit Palpitationen

Kontraindik.: Fieberhafte Erkrankungen (➥ 9.5) durch Feuchte-Hitze, *Yin*-Mangel mit Hitze-Symptomen, Blut-Hitze mit Erbrechen

Relative Kontraindik.: Schwangerschaft und Menorrhagien

Komb.: Hb. Ephedrae *(Ma Huang)*, Ra. Cinnamomi *(Gui Zhi)* bei pathogenen äußeren Erkrankungen; Rx. Paeoniae Albae *(Bai Shao)* bei äußerer Wind-Kälte mit Disharmonie des Nähr-*Ying-Qi* und Abwehr-*Wei-Qi* mit Schwitzen und zur Erwärmung des mittleren der *San Jiao*; Rx. Aconiti Carmichaeli praep. *(Fu Zi)* bei Schüttelfrost, kalten Extremitäten bei *Yang*-Mangel-Syndromen (➥ Tab. 9.4); Rx. Glycyrrhizae *(Gan Cao)* bei Palpitationen, Kurzatmigkeit; Sclerotium Poriae Albae *(Fu Ling)* bei Ödemen durch *Yang*-Mangel, zur Lösung des *Yang* und der Flüssigkeit-Stagnationen, Dyspnoe und Palpitationen durch Herz-*Yang*-Mangel; Concha Ostreae *(Mu Li)*, Os Draconis *(Long Gu)* bei Reizbarkeit und Schlaflosigkeit; Rx. Salviae Miltiorrhizae *(Dan Shen)* bei Palpitationen, Thoraxschmerzen durch Herz-*Yang*-Mangel und Meridianblockade durch Blut-Stase mit schmerzhafter Obstruktion; Fr. Evodiae *(Wu Zhu Yu)* bei Bauchschmerzen, Dysmenorrhö und Menstruationsbeschwerden; Sm. Persicae *(Tao Ren)* bei verletzungsbedingten Schmerzen durch Blut-Stase

Dosis: 3–9 g bei Invasion von äußeren pathogenen Faktoren, 9–15 g.

Rhizoma et Radix Ligustici Sinensis *(Gao Ben)*, Chinesischer Liebstöckelwurzelstock

Kennz.: Scharf, warm; **Bl**

Wirk.: Zerstreut Wind, lindert Schmerzen

8

Indik.: Erkrankungen, besonders Kopfschmerzen, bedingt durch äußeren Wind und Kälte (diaphoretischer Effekt), Wind-Syndrome mit Scheitelkopfschmerzen oder Schmerzen, die vom Scheitel über die Wangen und Zähne ziehen, akute Rückenschmerzen durch Wind-Kälte-Feuchtigkeits-Invasion (antirheumatischer Effekt)

Kontraindik.: Erkrankungen mit Blut- oder *Yin*-Mangel aufgrund der sehr austrocknenden Wirkung des Heilkrautes

Komb.: Hb. Asari cum Radice *(Xi Xin)* bei Kopfschmerzen durch äußere pathogene Faktoren wie Wind, Feuchtigkeit, Kälte (*Bi*-Syndrom ➡ 12.10.1), parietalen Kopfschmerzen, Zahnschmerzen, Nackensteifigkeit; Rz. Atractylodis Lancea *(Cang Zhu)* bei Rücken- und Gelenkschmerzen; Fr. Evodiae *(Wu Zhu Yu)* bei Bauchschmerzen durch Feuchte-Kälte häufig zusätzlich mit Fr. Foeniculi Vulgaris *(Xiao Hui Xiang)*

Dosis: 3–9 g.

Rhizoma et Radix Notopterygii *(Qiang Huo),* Notopterygium-Wurzel

Kennz.: Scharf, bitter, aromatisch, warm; **Bl, Ni**

Wirk.: Befreit die Oberfläche (öffnet das Außen), vertreibt Kälte und Wind, löst schmerzhafte Obstruktionen auf, beseitigt Feuchtigkeit, lindert Schmerzen, leitet *Qi* zum *Yang*, beeinflusst die Meridiane

Indik.: Äußere Kälte-Syndrome mit Frösteln, Fieber, Schwäche, Kälteaversion, Kopfschmerzen und generalisierte Schmerzen, Gelenkschmerzen durch Feuchtigkeit, allgemeines Schweregefühl, Schläfrigkeit oder bei Schmerzen im Hinterhauptsbereich, schmerzhafte *Bi*-Syndrome (➡ 12.10.1) besonders in der oberen Extremität und im Rücken durch äußere pathogene Faktoren wie Wind, Feuchtigkeit, Kälte

Kontraindik.: Blut-, *Yin*- oder *Qi*-Mangel und Mangel-Syndrome durch äußere pathogene Faktoren mit Verlust an Körpersäften (Zungen- und Rachentrockenheit, Muskelzuckungen bis hin zu Krämpfen)

Komb.: Rx. Ligustici *(Chuan Xiong)* bei Kopfschmerzen, generalisierte Schmerzempfindlichkeit durch Kälte oder schmerzhaftes *Bi*-Syndrom (➡ 12.10.1); Rx. Ledebouriellae *(Fang Feng)* bei Schmerzen durch äußere pathogene Wind-Feuchtigkeit; Rx. Angelicae Pubescentis *(Du Huo)* bei tiefer, Rx. Notopterygii *(Qiang Huo)* besonders bei oberflächlicher Wind-Feuchtigkeit

Dosis: 6–15 g.

Rhizoma Zingiberis Recens *(Sheng Jiang),* frische Ingwerwurzel

Kennz.: Scharf, heiß; **Lu, Mi, Ma**

Wirk.: Befreit die Oberfläche und zerstreut Kälte, wärmt den mittleren der *San Jiao* und lindert Erbrechen und Husten, reduziert die toxischen Effekte anderer Heilpflanzen, harmonisiert das Nähr-*Ying-Qi* (➡ 3.3.1) und das Abwehr-*Wei-Qi* (➡ 3.3.1)

Indik.: Außen-Kälte-Syndrome, besonders bei Erbrechen mit Kälte im Magen, Husten durch akute Wind-Kälte und chronische Lungenerkrankungen mit Schleim, zum Entgiften anderer Kräuter oder bei deren Überdosierung wie Rx. Aconiti Carmichaeli praep. *(Fu Zi)* oder Rz. Pinelliae *(Ban Xia)*, Schwitzen ohne Besserung des Befindens bei äußerem Mangel-Syndrom

Kontraindik.: Lungen-Hitze-Syndrome (➡ 9.5), Magen-Hitze-Syndrome (➡ 9.5) mit Erbrechen

Komb.: Fr. Zizyphi Jujubae *(Da Zao)* bei äußerer Wind-Kälte, Oberbauchschmerzen, Übelkeit und Erbrechen durch Milz-*Qi*-Mangel (Kombination schützt das Magen-*Qi* und lindert Beschwerden des Verdauungstraktes durch andere Kräuter); Rz. Pinelliae

8

(Ban Xia) bei Erbrechen und produktivem Husten durch Schleim-Feuchtigkeits-Retention; Succus Bambusae *(Zhu Li)* bei Husten und Kopfschmerzen durch Schleim-Hitze oder Aphasie und Steifigkeit infolge Apoplex durch Schleimretention; Caulis Bambusae in Taeniis *(Zhu Ru)* bei Erbrechen bei Magen-Qi-Mangel durch Hitze
Dosis: 3–9 g.

8.1.2.b Kühle, scharfe Kräuter

Flos Chrysanthemi Morifolii *(Jin Ju Hua* oder *Ju Hua)*, Chrysanthemenblüten

Kennz.: Süß, bitter, leicht kühl; **Lu, Le**
Wirk.: Zerstreut Wind, klärt Hitze, beruhigt die Leber, klärt die Augen (die Sicht)
Indik.: Erkrankungen durch Wind-Hitze mit Fieber und Kopfschmerzen (wirkt diaphoretisch), Wind-Hitze im Leber-Meridian mit Konjunktivitis (➡ 11.11.20), Nieren- und Leber-*Yin*-Mangel (➡ 11.11.20) mit verschwommenem Sehen, Schwindel, Kopfschmerzen, Visusverschlechterung und Taubheit durch aufsteigendes Leber-*Yang* (➡ 11.7.5)
Relative Kontraindik.: *Qi*-Mangel (➡ 9.3.1) mit Appetitmangel und/oder Diarrhö
Komb.: Rx. Ligustici *(Chuan Xiong)* bei Kopfschmerzen durch äußere Wind-Hitze oder aufsteigendes Leber-*Yang*; Fr. Lycii *(Gou Qi Zi)* bei Schwindel, verschwommenem Sehen durch Leber- und Nieren-*Yin*-Mangel (➡ 11.11.20); Rx. Paeoniae Lactiflorae *(Bai Shao)*, Concha Haliotidis *(Shi Jue Ming)*, Rz. Gastrodiae *(Tian Ma)* und Ra. Uncariae cum Uncis *(Gou Teng)* bei Kopfschmerzen und Schwindel durch aufsteigendes Leber-*Yang*, Krampfanfälle bei Kindern durch inneren Leber-Wind; Fl. Lonicerae *(Jin Yin Hua)* bei farb- und schmerzlosen, flachen, schlecht heilenden, eitrigen Entzündungen der Schleimhäute und anderen infektiösen Schwellungen
Dosis: 4.5–9 g, nach G. Neeb (eigene Angaben) 5–15 g.

Folium Mori Albae *(Sang Ye)*, Maulbeerblätter

Kennz.: Süß, bitter, kalt; **Lu, Le**
Wirk.: Zerstreut Wind und klärt Hitze von den Lungen, klärt das Leber-Feuer und klärt die Augen (die Sicht), kühlt das Blut und Blut-Hitze und beendet Blutungen
Indik.: Äußere Wind-Hitze mit Fieber, Kopfschmerzen und Husten; bei Lungentrockenheit mit Husten und trockenem Mund oder Lungen-Hitze-Syndromen (➡ 9.5, 11.3) mit dickem, gelbem Sputum; Konjunktivitis oder verschwommenes Sehen durch Störung des Leber-Meridian infolge Wind-Hitze oder *Yin*-Mangel, milde Fülle von Bluthusten durch Blut-Hitze (➡ 9.3.2)
Komb.: Fl. Chrysanthemi Morifolii *(Ju Hua)* bei Husten, Konjunktivitis durch Wind-Hitze; Fl. Chrysanthemi Morifolii *(Ju Hua)*, Hb. Menthae *(Bo He)*, Hb. Schizonepetae *(Jing Jie)* bei äußerer Wind-Hitze; Fl. Chrysanthemi Morifolii *(Ju Hua)*, Rx. Platycodi *(Jie Geng)*, Sm. Armeniacae *(Xing Ren)*, Rx. Glehniae Littoralis *(Sha Shen)* bei Husten; Fl. Chrysanthemi Morifolii *(Ju Hua)*, Concha Haliotidis *(Shi Jue Ming)*, Concha Ostreae *(Mu Li)* bei Schwindel durch aufsteigendes Leber-*Yang*; Fl. Chrysanthemi Morifolii *(Ju Hua)*, Cornu Antelopis *(Ling Yang Jiao)*, Ra. Uncariae cum Uncis *(Gou Teng)* bei Krämpfen und Spasmen durch Leber-Wind; Fl. Chrysanthemi Morifolii *(Ju Hua)*, Spica Prunellae *(Xia Ku Cao)*, Hb. Equiseti *(Mu Zei)* bei Konjunktivitis mit Schwellungen und Schmerzen durch Leber-Feuer
Dosis: 4.5–15 g.

8

Fructus Arctii (Lappae) *(Niu Bang Zi)*, Klettenfrüchte

Kennz.: Scharf, bitter, kalt; **Lu, Ma**

Wirk.: Klärt Wind-Hitze, lindert Halsentzündungen, entgiftet, bringt Exantheme an die Oberfläche, befeuchtet die Därme (antientzündlicher und antitoxischer Effekt)

Indik.: Erkrankungen durch äußere Wind-Hitze mit Fieber, Husten, Halsentzündungen wie Pharyngitis und Laryngitis, Schwellungen, Karbunkel, Abszesse, Erytheme, Mumps, akut fieberhafte, makulopapulöse Ausschläge, schwach ausgebildetes Masernexanthem, Obstipation durch Wind-Hitze

Kontraindik.: *Qi*-Mangel mit Diarrhö, offene Eiterungen

Komb.: Rx. Platycodi *(Jie Geng)* bei Halsentzündungen und produktivem Husten durch äußere Wind-Hitze, häufig zusammen mit Hb. Menthae *(Bo He)*; Rx. Angelicae Dahuricae *(Bai Zhi)*, Rx. Platycodi *(Jie Geng)*, Fl. Lonicerae *(Jin Yin Hua)* bei Schmerzen und Schwellungen verbunden mit noch nicht ulzerierten Karbunkeln und Furunkeln; Fr. Forsythiae *(Lian Qiao)* bei Schmerzen und Schwellungen des Halses, Stomatitis und Abszesse im Mundbereich

Dosis: 3–9 g.

Herba Menthae *(Bo He)*, Chinesische Ackerminze, Pfefferminze

Kennz.: Scharf; kühl; **Lu, Le**

Wirk.: Zerstreut Wind-Hitze, klärt Kopf und die Augen (die Sicht), lindert Beschwerden bei Halsentzündungen, fördert die Exanthem-Phase einiger Infektionserkrankungen, bewegt Leber-*Qi*, lindert Hautjuckreiz

Indik.: Fieber, Kopfschmerzen, Erkältungen durch Wind-Hitze, Husten, Frühstadium der Masern, thorakales Druckgefühl, emotionale Instabilität (bei Leber-*Qi*-Stauung)

Kontraindik.: Äußere Mangel-Syndrome, *Yin*-Mangel mit Hitze-Symptomen

Komb.: Fl. Chrysanthemi Morifolii *(Ju Hua)* bei Kopfschmerzen durch äußere Wind-Hitze, auch bei Kopfschmerzen und Konjunktivitis durch loderndes Leber-Feuer; Spica Prunellae *(Xia Ku Cao)* bei Augenentzündungen und Skrofulose; Rx. Platycodi *(Jie Geng)* bei Halsentzündungen; Hb. Patriniae cum Radice *(Bai Jiang Cao)*, Periostracum/ Cicadae *(Chan Tui)*, Buthus Martensi *(Quan Xie)* bei kindlichen Krampfanfällen und juckendem Exanthem; Fr. Arctii Lappae *(Niu Bang Zi)* bei Entzündungen durch äußere Wind-Hitze mit trockenem Rachen und Husten mit gelbem Auswurf, unvollständigem Masernexanthem oder juckendem Exanthem; mit Rx. Paeoniae Lactiflorae *(Bai Shao)* und Rx. Bupleuri *(Chai Hu)* bei Leber-*Qi*-Stauung mit Druckgefühl thorakal oder Spannungsgefühl und Schmerz in den Flanken

Dosis: 1,5–6 g, in den letzten 5 Min. (während des Ziehens) zum Tee geben.

Periostracum Cicadae *(Chan Tui)*, Zikadenkleid

Kennz.: Süß, salzig, leicht kalt; **Lu, Le**

Wirk.: Vertreibt Wind, klärt Hitze, verhilft dem Masernexanthem an die Oberfläche, klärt das Auge, beseitigt Spasmen und entfernt Wind (wirkt antikonvulsiv)

Indik.: Halsschmerzen und Heiserkeit durch Wind-Hitze, gerötete und geschwollene Augen, verschwommenes sehen, Frühstadium bei Masern mit inkomplettem Exanthem; Wind-Hitze-Augenprobleme mit geröteten, schmerzhaften Augen und evtl. Pterygium, kindliche Muskelspasmen und Krämpfe durch Wind, bei Hauterkrankungen durch Wind-Hitze

Kontraindik.: Mangel-Syndrome durch äußere pathogene Faktoren

Relative Kontraindik.: Schwangerschaft
Komb.: Hb. Menthae *(Bo He)*, Fo. Mori Albae *(Sang Ye)*, Fl. Chrysanthemi Morifolii *(Ju Hua)* bei Masern im frühen Stadium; Fl. Chrysanthemi Morifolii *(Ju Hua)* bei Augenaffektionen durch Wind-Hitze; Ra. Uncariae cum uncis *(Gou Teng)*, Buthus Martensi *(Quan Xie)* bei nächtlichen Krämpfen durch Leber-Wind
Dosis: 3–9 g.

Radix Bupleuri *(Chai Hu)*, Chinesische Hasenohrwurzel

Kennz.: Bitter, leicht scharf, kühl; **Le, Gb, Pe, SJ**
Wirk.: Klärt Fülle-Hitze-Syndrome, bewegt Leber-*Qi*, hebt *Yang-Qi* an bei Erkrankungen durch Milz- oder Magen-*Qi/Yang*-Mangel-Syndrome
Indik.: Abwechselnd Frösteln und Fieber verbunden mit bitterem Mundgeschmack, Rachentrockenheit, Reizbarkeit, Erbrechen und thorakales Beklemmungsgefühl durch *Qi*-Stagnation; Schwindel, Schmerzen im Thorax, Abdomen und Hypochondrium, emotionale Labilität, Menstruationsbeschwerden, thorakales Beklemmungsgefühl, Meteorismus, Übelkeit und Magenverstimmungen, Hämorrhoiden, Anal- oder Uterusprolaps, Diarrhö bei sinkendem Milz-*Qi* (➡ 11.5.4)
Kontraindik.: Husten durch *Yin*-Mangel oder aufsteigendes, loderndes Leber-Feuer (➡ 11.7.4) mit Tinnitus, Taubheit, Schwindel und Kopfschmerzen; ***Cave:*** Übelkeit und Erbrechen möglich, dann kleinste mögliche Dosis verwenden
Komb.: Rx. Scutellariae *(Huang Qin)* bei abwechselndem Schüttelfrost/Fieber (*Shaoyang*-Stadium ➡ 9.4.2), Gallenblasen- und Leberfunktionsstörungen (➡ 11.7, 11.8), Manifestationen, z. B. bitterer Mundgeschmack, Rachentrockenheit, Schwindel und schmerzhaftes, thorakales Beklemmungsgefühl; Rx. Paeoniae Albae *(Bai Shao)* bei Schwindel, Thoraxschmerzen, unregelmäßiger Menstruation durch Leber-*Qi*-Stauung; Fr. Citri seu Ponciri *(Zhi Ke)* bei thorakalem Beklemmungsgefühl, Bauchschmerzen, Appetitmangel, ungewöhnlichen Darmbewegungen, Rx. Notopterygii *(Qiang Huo)*, Rx. Ledebouriellae *(Fang Feng)* bei Schmerzen der Extremitäten mit körperlichem Schweregefühl, bitterem Mundgeschmack und Halstrockenheit durch Milz-*Qi-/Yang*-Mangel-Syndrome mit Feuchtigkeit; mit Rx. Paeoniae Lactiflorae *(Bai Shao)*, Rx. Angelicae Sinensis *(Dang Gui)* und Rx. Ligustici *(Chuan Xiong)*, um das Blut zu harmonisieren; mit Rx. Paeoniae Lactiflorae *(Bai Shao)*, Rx. Codonopsitis *(Dang Shen)*, Rz. Atractylodes Macrocephalae *(Bai Zhu)*, um das *Qi* zu stärken.
Dosis: 3–12 g.

Radix Puerariae *(Ge Gen)*, Kopoubohnenwurzel

Kennz.: Süß, scharf, kühl; **Mi, Ma**
Wirk.: Entspannt Muskeln und Sehnen, klärt Hitze, nährt die Flüssigkeiten und lindert Durst, hilft Masernexanthem an die Oberfläche, lindert Diarrhö durch Stärkung des Milz-*Yang*, wirkt antihypertensiv
Indik.: Akute Erkältungskrankheiten durch äußere pathogene Wind-Kälte oder Wind-Hitze mit Sitz in der Muskulatur mit Fieber, Kopfschmerzen, Rücken- oder Nackensteifigkeit, Durst durch Magen-Hitze, zur beschleunigten Genesung bei Masern mit geringem Exanthem, Diarrhö, Magen-Darm-Erkrankungen durch Hitze
Komb.: Rx. Trichosanthis *(Tian Hua Fen)*, Tb. Ophiopogonis *(Mai Men Dong)* bei Durst durch Magen-Hitze; Rz. Cimicifugae *(Sheng Ma)* bei Masern im frühen Stadium, häufig auch mit Hb. Schizonepetae *(Jing Jie)* und Hb. Menthae *(Bo He)*; Rx. Dioscoreae

8

Oppositae *(Shan Yao)* bei Diarrhö durch Milz- und Magen-*Qi*-Mangel; Rz. Coptidis *(Huang Lian)* bei Diarrhö durch Hitze und Magen-Darm-Erkrankungen durch Feuchte-Hitze, häufig zusammen mit Rx. Scutellariae *(Huang Qin)*; Rz. Atractylodis Macrocephalae *(Bai Zhu)*, Sclerotium Poriae Albae *(Fu Ling)* bei Diarrhö durch Milz-*Qi*/*Yang*-Mangel-Syndrom; Fl. Chrysanthemi Morifolii *(Ju Hua)* bei Erschöpfung durch Überarbeitung; Hb. Ephedrae *(Ma Huang)*, R.a. Cinnamomi *(Gui Zhi)*, Rx. Paeoniae Albae *(Bai Shao)* bei Steifigkeit und Verspannung im oberen Rücken und Nacken durch äußere Wind-Kälte; Rx. Bupleuri *(Chai Hu)* bei äußerer Wind-Hitze

Dosis: 6–12 g, geröstet bei *Milz-Qi-*/*Yang*-Mangel-Syndrom.

Rhizoma Cimicifugae *(Sheng Ma)*, Silberkerzenwurzelstock

Kennz.: Süß, scharf, kalt; **Lu, Mi, Ma, Di**

Wirk.: Befreit die Oberfläche (öffnet das Außen), diaphoretisch, hilft dem Masernexanthem an die Oberfäche, stärkt das *Yang-Qi* und hebt es an. *Cave:* Überdosierung als NW mit Kopfschmerzen, Schwindel, Erbrechen, Tremor und Gastroenteritis

Indik.: Im frühen Stadium der Masern, bei Organsenkungen und -prolaps (sinkendes Milz-*Qi* ➠ 11.5.4), bei schmerzhaften Entzündungen und Schwellungen des Rachen-, Mund- und Lippenbereiches (durch Feuer-Toxine); Einsatz auch, um die Wirkung anderer Drogen nach oben zu leiten als Übermittler

Kontraindik.: Bei Zuständen mit Mangel-Hitze bei *Yin*-Mangel, bei Zuständen mit Fülle oben und Mangel unten; bei voll entwickeltem Masernexanthem, Patienten mit Atemproblemen

Komb.: Fr. Arctii Lappae *(Niu Bang Zi)* und Fo. Daqingye *(Da Qing Ye)* bei Exanthemstau; Gypsum Fibrosum *(Shi Gao)* zur Befreiung der *Yangming*-Meridiane von exzessiver Hitze und loderndem Feuer; Rz. Coptidis *(Huang Lian)* bei Zahnfleischschwellungen und -ulzerationen, Zahnschmerzen; Rx. Bupleuri *(Chai Hu)* bei Prolaps des Uterus, Rektums oder der Blase durch sinkendes Milz-*Qi* (➠ 11.5.4), Rx. Platycodi *(Jie Geng)*, Rx. Scrophulariae *(Xuan Shen)* bei schmerzhaften Halsentzündungen durch Wind-Hitze, die den Hals blockiert

Dosis: 1,5–9 g.

8.1.3 Hitze klärende Kräuter

8.1.3.a Feuer ableitende (kühlende) Kräuter

Fr. Gardeniae Jasminoidis *(Zhi Zi)*, Gardenienfrüchte

Kennz.: Bitter, kalt; **He, Le, Lu, Ma, SJ**

Wirk.: Klärt Hitze und beseitigt Unruhezustände, drainiert Feuchte-Hitze vom *San Jiao*, kühlt das Blut und stoppt Blutungen, reduziert verletzungsbedingte Schwellungen und Hämatome

Indik.: Fieber, Rast- und Ruhelosigkeit, Reizbarkeit, Schlaflosigkeit oder Delirium durch Hitze; bei Dysurie durch Feuchte-Hitze im unteren der *San Jiao*; bei Ikterus durch Feuchte-Hitze im mittleren der *San Jiao*; bei Entzündungen im Mund- und Gesichtsbereich sowie Augen- und Nasenaffektionen durch Feuchte-Hitze in der Gallenblase und im *San-Jiao*-Meridian; bei Nasenbluten oder Blut in Urin, Stuhl oder Erbrochenem durch Blut-Hitze; bei Schwellungen und Hämatomen nach Verletzungen lokal aufgetragen als mit Eiweiß gemischtes Pulver

Kontraindik.: Weiche Stühle/Diarrhö durch Mangel-Kälte, *Cave:* Diarrhö als Neben-wirkung möglich
Komb.: Sm. Sojae *(Dan Dou Chi)* bei Schlaflosigkeit, Reizbarkeit und Hitzesensation thorakal; Talcum *(Hua Shi)* bei schmerzhafter Dysurie durch Feuchte-Hitze; Cx. Radicis Moutan *(Mu Dan Pi)* bei Dysmenorrhö, Kopfschmerzen, trockenen und gereizten Augen sowie Schmerzen hypochondrial durch Leber-Blut-Mangel (➡ 11.7.1); Cacu-men Biotae Orientalis *(Ce Bai Ye)*, Rx. Rehmanniae Recens *(Sheng Di Huang)* bei Nasenbluten oder Hämatemesis durch Hitze; Rz. Cylindricae Imperatae *(Bai Mao Gen)* bei Nasenbluten, Hämatemesis oder Hämaturie
Dosis: 3–12 g.

Gypsum Fibrosum *(Shi Gao)*, Mineralischer Gips

Kennz.: Süß, scharf, (sehr) kalt; **Lu, Ma**
Wirk.: Klärt Hitze und unterdrückt Feuer, klärt pathogene Hitze in den Lungen, klärt loderndes Magen-Feuer, lindert Durst und Unruhezustände, fördert die Wundheilung
Indik.: Fülle im *Qi*-Stadium (➡ 9.5) durch Hitze-Feuer, gekennzeichnet durch hohes Fieber ohne Schüttelfrost, Reizbarkeit, Durst, starkes Schwitzen, überflutender, großer Puls und roter Zunge mit gelbem Belag; Husten und Keuchatmung, Pneumonie, Kopf- und Zahnschmerzen oder geschwollenes und schmerzhaftes Zahnfleisch durch loderndes Magen-Feuer (➡ 11.6.4); bei Ekzemen, Verbrennungen und Hautulzerationen, schlecht heilenden Wunden (vor allem lokal in Pulverform mit anderen Kräutern, wird aber auch innerlich angewendet)
Kontraindik.: Patienten mit Magenschwäche, verschwindendem Puls, *Yang*-Mangel-Syndrome, Mangel-Kälte-Syndrome von Milz oder Magen (➡ 11.5.2, 11.6.2), *Yin*-Mangel-Syndrome mit Hitze-Symptomen
Komb.: Rz. Anemarrhenae *(Zhi Mu)* bei äußerlichen Hitze-Syndromen mit hohem Fieber und pathogener Hitze im *Qi*-Stadium (➡ 9.5) mit Reizbarkeit und starkem Durst; Hb. Ephedrae *(Ma Huang)* bei Husten mit Nasenflügelatmen infolge Obstruktion der Lungen durch äußere Hitze; Hb. Asari cum Radice *(Xi Xin)* bei Zahnschmerzen und geschwollenem Zahnfleisch durch loderndes Magen-Feuer; Hb. Lophateri *(Dan Zhu)* bei schleichendem Fieber als Folge fieberhafter Erkrankungen oder bei Husten und Fieber bei Kindern; Rx. Rehmanniae Glutinosae *(Shu Di Huang)* bei Kopf- oder Zahnschmerzen und Durst durch loderndes Feuer bei geschädigtem *Yin*, ersetzt durch Rx. Rehmanniae Recens *(Sheng Di Huang)* bei loderndem Feuer und geschädigten Körpersäften; Cornu Rhinoceri *(Xi Jiao)* bei epidemischer Feuchte-Hitze in Form von hohem Fieber, Bewusstseinstrübung, Nasenbluten und Exanthem (ersetzen durch Cornu Bubali *[Shui Niu Jiao]* wegen Artenschutz!); Gypsum Fibrosum *(Shi Gao)*, Cx. Phello-dendri *(Huang Bai)* lokal bei Verbrennungen und Ekzemen
Dosis: 9–30 g, bis 90 g bei sehr hohem Fieber.

Radix Trichosanthis *(Tian Hua Fen)*, Schlangenkürbiswurzel

Kennz.: Bitter, leicht süß, sauer, kühl; **Lu, Ma**
Wirk.: Unterdrückt Hitze, fördert die Regeneration von Körpersäften, entgiftet, treibt Eiter heraus
Indik.: Durst und Reizbarkeit bei Schädigung der Körpersäfte durch Hitze, Durst bei *Yin*-Mangel, Gewichtsverlust, Husten mit dickem Auswurf oder blutig-tingiertem Sputum, stark entzündete Karbunkel, Mastitis

8

Kontraindik.: Diarrhö bei Mangel-Kälte-Syndromen von Milz und Magen (➥ 11.5.2, 11.6.2), Schwangerschaft; *Cave:* In sehr hohen Dosen gefährliche Veränderungen der Leber- und Nierenfunktion möglich (Laborkontrollen durchführen)

Komb.: Rz. Anemarrhenae *(Zhi Mu)* bei Gewichtsverlust, Durst und Reizbarkeit bei Schädigung der Körpersäfte, z.B. als Folgezustand bei fieberhaften (Hitze-)Erkrankungen (➥ 9.5); Rz. Phragmitis *(Lu Gen)* bei Durst und Reizbarkeit bei Schädigung der Körpersäfte durch Hitze; Fr. Gleditsiae *(Zao Jiao)*, Fl. Lonicerae *(Jin Yin Hua)*, Squama Manitis Pentadactylae *(Chuan Shan Jia)* bei Abszessen der Brustdrüse oder des Verdauungstraktes; Rx. Glehniae Littoralis *(Sha Shen)*, Tb. Ophiopogonis *(Mai Men Dong)*, Rx. Rehmanniae Recens *(Sheng Di Huang)* bei übermäßigem Durst und Reizbarkeit, trockenem Mund, Heißhunger und Auszehrung bei *Yin*-Schädigung durch Magen-Hitze

Dosis: 9–15 g.

Rhizoma Anemarrhenae *(Zhi Mu)*, Anemarrhena-Wurzelstock (Muttergedenken)

Kennz.: Bitter, süß, kalt; **Lu, Ma, Ni**

Wirk.: Klärt Hitze, unterdrückt Feuer, nährt *Yin* und befeuchtet Trockenheit, klärt Hitze im unteren der *San Jiao*, fördert die Regeneration der Körpersäfte, entgiftet

Indik.: Hohes Fieber, Reizbarkeit, Durst und schneller, überflutender Puls bei Erkrankungen mit pathogener Hitze in den Lungen und im Magen; auch bei Husten durch Lungen-Hitze mit dickem, gelbem Auswurf, Lungen- und Nieren-*Qi*-Mangel mit daraus resultierendem *Yin*-Mangel mit Hitze-Symptomen mit Nachtschweiß, Reizbarkeit, subfebrilen Temperaturen nachmittags, Hitzesensationen in den Fußsohlen, Handflächen und über dem Sternum, Zahnfleischbluten, auch bei Mangel-Hitze-Symptomen wie Spermatorrhö, nächtlicher Harninkontinenz und übermäßig gesteigertem Sexualtrieb, Dysurie, Stomatitis und Entzündungen durch Nieren-*Yin*-Mangel

Kontraindik.: Diarrhö bei Milz-*Qi*-/*Yang*-Mangel-Syndrom

Komb.: Rx. Scrophulariae Ningpoensis *(Xuan Shen)*, Rx. Rehmanniae Recens *(Sheng Di Huang)* bei Stomatitis; Rx. Trichosanthis *(Tian Hua Fen)*, Tb. Ophiopogonis *(Mai Men Dong)* bei Durst und Reizbarkeit durch Lungen- und Magen-Trockenheit oder Gewichtsverlust

Dosis: 6–12 g.

Rhizoma Phragmitis *(Lu Gen)*, Schilfrohrwurzelstock

Kennz.: Süß, kalt; **Lu, Ma**

Wirk.: Klärt Hitze besonders aus Lungen und Magen, fördert die Bildung der Körpersäfte, fördert die Diurese bei Herzerkrankungen, bringt Exantheme an die Oberfläche

Indik.: Hitze-Syndrome mit hohem Fieber und Durst, Lungen-Hitze-Syndrome (➥ 9.5, 11) mit Husten und dickem, gelbem Sputum, besonders im akuten Fall, Erbrechen und Aufstoßen, dunklem, trübem Urin oder Hämaturie, besonders in Kombination mit Reizbarkeit und Durst, fieberhafte Erkrankungen mit unvollständig ausgebildetem Exanthem

Kontraindik.: Milz-*Qi*-/*Yang*-Mangel-Syndrome

Komb.: Caulis Bambusae in Taeniis *(Zhu Ru)*, Rz. Zingiberis Officinalis Recens *(Sheng Jiang)* bei Reizbarkeit, Durst, Erbrechen durch Magen-Hitze; Sm. Coicis *(Yi Yi Ren)*, Sm. Benincasae *(Dong Gua Ren)* bei Lungenabszess mit eitrigem, blutigem und übel

riechendem Sputum; Gypsum Fibrosum *(Shi Gao)* bei trockenem Mund, starkem Mundgeruch oder Zahnschmerzen durch Magen-Feuer
Dosis: 15–30 g, als Monotherapie bei Exanthem bis 60 g.

8.1.3.b Blut kühlende Kräuter

Cortex Lycii Radicis *(Di Gu Pi)*, Bocksdornrinde

Kennz.: Süß, kalt; **Lu, Le, Ni**
Wirk.: Unterdrückt Mangel-*Yin*-Feuer, klärt Hitze in den Lungen, kühlt das Blut
Indik.: Nachtschweiß, chronisch subfebrile Temperaturen, Lungen-Hitze mit Husten oder Atemnot (➡ 9.5), Nasenbluten, Hämatemesis, Hämaturie, Epistasis
Kontraindik.: Magen-*Qi*-Mangel mit Kälte, Milz-*Qi*-/*Yang*-Mangel-Syndrome und bei Erkrankungen durch äußere pathogenen Faktoren
Komb.: Rx. Stellariae *(Yin Chai Hu)* bei Blut-Mangel, rekurrierendes, abendliches Fieber; Cx. Moutan Radicis *(Mu Dan Pi)* bei Hämatemesis, Nasenbluten, Menstruationsbeschwerden und eitrigen Schwellungen; Alumen *(Ming Fan)* als äußerliche Anwendung bei genitalem Juckreiz besonders effektiv in Kombination mit Fr. Schisandrae *(Wu Wei Zi)*, Fr. Cnidii Monnieri *(She Chuang Zi)* und Hb. Menthae *(Bo He)*
Bemerkung: In einigen Regionen Chinas wird in den Apotheken Rx. Lycii anstatt Cx. Lycii radicis eingesetzt – mit annähernd gleicher Wirkung
Dosis: 9–15 g.

Cortex Moutan Radicis *(Mu Dan Pi)*, Strauchpaeonienwurzelrinde

Kennz.: Scharf, bitter, kühl; **He, Le, Ni**
Wirk.: Klärt Hitze, kühlt und bewegt das Blut, löst Blut-Stase (➡ 9.2), klärt loderndes Leber-Feuer (➡ 11.7.4), leitet Eiter aus, reduziert Schwellungen
Indik.: Fieberhafte (Hitze-)Erkrankungen (➡ 9.5) im *Xue*-Stadium mit Nasenbluten, Hämoptysis oder Hämatemesis, subkutane Blutungen, *Yin*-Mangel-Syndrome, Leber-Blut-Stase mit Amenorrhö, Schwellungen durch Traumen, Kopf- und Augenschmerzen, Schmerzen im Hypochondrium, Dysmenorrhö, nicht abfließende Eiterungen oder intestinale Abszesse, fieberhafte (Hitze-)Erkrankungen in späteren Stadien und Hitze im *Ying*-Stadium (➡ 9.5) mit Fieber, besonders nachts oder innere Hitze durch *Yin*-Mangel
Kontraindik.: Kälte-Zustände, Schwangerschaft, Menorrhagien, *Yin*-Mangel-Syndrome mit übermäßigem Schwitzen
Komb.: Rx. Paeoniae Rubrae *(Chi Shao)* bei Purpura, Hämatemesis durch Hitze, bei unregelmäßiger Menstruation durch Hitze und Blut-Stase; Rz. Cylindricae Imperatae *(Bai Mao Gen)* bei Hämaturie, Nasenbluten und Hämatemesis durch fieberhafte (Hitze-)Erkrankungen (➡ 9.5); Hb. Artemisiae Apiaceae *(Qing Hao)*, Carapax Amydae *(Bie Jia)*, Rz. Anemarrhenae *(Zhi Mu)*, Rx. Rehmanniae Recens *(Sheng Di Huang)* bei nächtlichem Fieber, bei rekurrierendem, nachmittäglichem Fieber und fieberhaften (Hitze-)Erkrankungen; Sm. Persicae *(Tao Ren)* bei Quetschungen und Schmerzen durch Traumen und bei Amenorrhö und Bauchschmerzen durch Blut-Stase; Ra. Cinnamomi *(Gui Zhi)* bei Schmerzen im Thorax und Abdomen, Meridianobstruktionen bei Blut-Stase; Rx. et Rz. Rhei *(Da Huang)* bei Bauchschmerzen, Obstipation, niedrigem Fieber verbunden mit noch nicht eiterndem, intestinalem Abszess; Fl. Chrysanthemi Morifolii *(Ju Hua)* bei Schwindel und Konjunktivitis durch loderndes Leber-Feuer; Fl. Lonicerae *(Jin Yin Hua)*, Fr. Forsythiae *(Lian Qiao)* bei Karbunkel und schmerzlosen, schlecht heilenden und eitrigen Entzündungen der Schleimhäute
Dosis: 6–12 g.

8

Radix Paeoniae Rubrae *(Chi Shao Yao)*, Rote Pfingstrosenwurzel

Nach Bensky/Gamble (➡ 14.3.4) eingeordnet unter Käuter, die das Blut beleben
Kennz.: Sauer, bitter, kühl; **Le, Mi,** nach Porkert (➡ 14.3.4) nur **Le**
Wirk.: Kräftigt das Blut und löst Blut-Stase, klärt und kühlt das Blut, klärt Leber-Feuer
Indik.: Dysmenorrhö, Amenorrhö, Bauchschmerzen, abdominelle Resistenzen, posttraumatische Schwellungen und Schmerzen, im frühen Stadium von Abszessen; Fieber, blauviolette Zunge, Akne und Blutungen sowie gynäkologische Probleme durch Hitze im Blut, bei schmerzhaft geschwollenen und geröteten Augen durch Leber-Feuer
Relative Kontraindik.: Blut-Mangel (➡ 9.3.2)
Komb.: Rx. Ligustici *(Chuan Xiong)* bei blutstasebedingten gynäkologischen Erkrankungen insbesondere mit unbeweglichen abdominellen Resistenzen verbunden mit Schmerzen und Amenorrhö; auch bei posttraumatischen Schmerzen und Abszessen; Sm. Persicae *(Tao Ren)* bei blutstasebedingten Menstruationsstörungen, insbesondere bei vorzeitigem Beginn der Periode, extrem starker Blutung oder bei Auftreten von Blutkoageln; Rz. Cyperi *(Xiang Fu)* bei Schmerzen im Abdomen und Hypochondrium und Dysmenorrhö durch *Qi*- und Blut-Stase; Gummi Olibanum *(Ru Xiang)*, Myrrha *(Mo Yao)* bei posttraumatischen Schwellungen und Schmerzen, zusätzliche Kombination mit entgiftenden Kräutern wie Fl. Lonicerae *(Jin Yin Hua)*, Fr. Forsythiae *(Lian Qiao)* bei zusätzlicher Wundeiterung; Fl. Chrysanthemi Morifolii *(Ju Hua)*, Rx. Scutellariae *(Huang Qin)* bei geröteten, geschwollenen und schmerzhaften Augen
Dosis: 4,5–9 g nach Bensky/Gamble, 6–12 g nach Arzneibuch (➡ 14.3.4).

Radix Rehmanniae Recens *(Sheng Di Huang)*

Herstellung: *Sheng Di Huang* wird unter schonenden Bedingungen am Feuer getrocknet, bis ca. 80% des Wassergehalts entwichen sind
Kennz.: Süß, bitter, kalt (nach Arzneibuch [➡ 14.3.4] nur bitter und kalt); **He, Le, Ni**
Wirk.: Klärt Hitze, kühlt das Blut, nährt *Yin* und Blut, fördert die Regeneration der Körpersäfte, kühlt nach oben loderndes Herz-Feuer
Indik.: Fieberhafte Erkrankungen bei Hitze im *Ying*-Stadium (➡ 9.5) mit sehr hohem Fieber, Durst und scharlachfarbener Zunge, bei Hitze im *Xue*-Stadium (➡ 9.5) mit Blutungen, *Yin*-Mangel mit Hitze-Symptomen, sowie Verlust der Körpersäfte mit trockenem Mund, kontinuierlichem, niedrigem Fieber und Obstipation, auch bei Schmerzen im Rachen durch *Yin*-Mangel, Stomatitis, Halsentzündungen, Reizbarkeit, Schlafstörungen, nachmittägliches, niederes Fieber und Wangenrötung, Gewichtsverlust durch aufsteigendes Hitze-Feuer
Kontraindik.: Schleim-Feuchtigkeitsretentions-Syndrome, Milz-*Qi*-/*Yang*-Mangel-Syndrome mit Feuchtigkeit, *Yang*-Mangel-Syndrome, Schwangerschaft mit Blut-, Milz- oder Magen-*Qi*-Mangel
Komb.: Gelatinum Corii Asini *(E Jiao)* bei Hämoptysis und Hämatemesis, Nasenbluten und uteriner Blutung durch Mangel-Hitze; Rx. Scrophulariae Ningpoensis *(Xuan Shen)* bei Symptomen wie trockener Hals, Reizbarkeit, roter Zunge und schnellem, dünnem Puls durch *Yin*-Mangel mit Mangel-Hitze, auch bei Symptomen wie übermäßiger Durst, Reizbarkeit und scharlachfarbene Zunge durch extreme Hitze im *Ying*-Stadium bei fieberhaften (Hitze-)Erkrankungen (➡ 9.5); Rx. Paeoniae Albae *(Bai Shao)* bei Hitze-Symptomen durch Blut-Mangel; Rx. Paeoniae Albae *(Bai Shao)*, Rx. Sanguisorbae Officinalis *(Di Yu)* bei uteriner Blutung, Hämatemesis, Nasenbluten durch Blut-Hitze (➡ 9.3.2); Rx. Rehmanniae Glutinosae *(Shu Di Huang)* bei der Behandlung von Hitze-Symptomen durch *Yin*-Mangel und geschädigtem Blut; Fr. Amomi Villosi *(Sha Ren)*

8

verhindert die Entwicklung von Stagnationen im Verdauungstrakt mit Symptomen wie Diarrhö, Übelkeit und Bauchschmerzen
Dosis: 9–30 g.

Radix Scrophulariae Ningpoensis *(Xuan Shen)*, Ningpo-Braunwurzwurzel

Kennz.: Salzig, süß, leicht bitter, kalt; **Lu, Ma, Ni**
Wirk.: Klärt Hitze und kühlt das Blut, nährt das *Yin*, beseitigt Feuer und Toxine, löst Verhärtungen
Indik.: Fieberhafte (Hitze-)Erkrankungen (➡ 9.5) mit Blutungen im *Xue*-Stadium, Reizzustände und Obstipation durch Hitze, geschwollene und gerötete Augen und starke Rachenentzündung, Schwellungen im Nacken durch Schleim und Feuer sowie starke Halsentzündung mit -schwellung
Relative Kontraindik.: Feuchtigkeitsretention in Milz und Magen oder bei Diarrhö durch Milz-*Qi*-Mangel
Komb.: Cx. Moutan Radicis *(Mu Dan Pi)* bei Erysipel und Purpura; Fr. Arctii Lappae *(Niu Bang Zi)* bei schmerzhaft geschwollenem Rachen und Purpura durch Wind und Hitze; Concha Ostreae *(Mu Li)*, Bb. Fritillariae Thunbergii *(Zhe Bei Mu)* bei Lymphknotenschwellung, Kropf und anderen Knoten durch Schleim, häufig kombiniert mit Spica Prunellae *(Xia Ku Cao)* und Rx. Arnebiae seu Lithospermi *(Zi Cao)*
Dosis: 9–30 g; nach dem Arzneibuch (➡ 14.3.4): 9–15 g.

8.1.3.c Hitze klärende, Feuchtigkeit trocknende Kräuter **8**

Cortex Dictamni Radicis *(Bai Xian Pi)*, Dictamwurzelrinde

Nach Bensky/Gamble eingeordnet unter Kategorie: Hitze klärende und entgiftende Kräuter
Kennz.: Bitter, kalt; **Mi, Ma**
Wirk.: Klärt Hitze, entgiftet, zerstreut Wind und Feuchtigkeit
Indik.: Karbunkel, Ausschläge, Obstruktionen durch Wind-Feuchtigkeit
Kontraindik.: Mangel-Kälte
Komb.: Rx. Sophorae Flavescentis *(Ku Shen)* bei Entzündungen durch Feuchte-Hitze mit Hautjuckreiz; Rx. Sophorae Flavescentis *(Ku Shen)*, Fr. Cnidii Monnieri *(She Chuang Zi)* bei Hautjuckreiz durch Wind-Feuchtigkeit und Kälte oder Parasitenbefall (z. B. Skabies), auch äußerlich anzuwenden; Rx. Ledebouriellae *(Fang Feng)*, Fr. Tribuli Terrestris *(Bai Ji Li)* bei Ekzemen und Urtikaria
Dosis: 6–9 g; nach dem Arzneibuch (➡ 14.3.4): 4,5–9 g.

Cortex Phellodendri *(Huang Bo* oder *Huang Bai)*, Korkbaumrinde

Kennz.: Bitter, kalt; **Ni, Bl**
Wirk.: Klärt Feuchte-Hitze, besonders im unteren der *San Jiao*, unterdrückt Nieren-Feuer, leitet Feuer ab und entgiftet
Indik.: Fluor vaginalis (➡ 12.8 7), faulig riechende Diarrhö, rote, geschwollene und schmerzhafte Knie, Beine oder Füße, Ikterus durch Feuchte-Hitze (➡ 12.6.3); *Yin*-Mangel-Zeichen wie Nachtschweiß, nachmittägliches Fieber und Schwitzen, manchmal mit Nykturie und Spermatorrhö durch aufsteigendes Nieren-Feuer, infektiöse Entzündung und Schädigung der Haut durch Feuchtigkeit
Kontraindik.: Milz-*Qi*-/*Yang*-Mangel-Syndrom mit oder ohne Diarrhö

Komb.: Sm. Plantaginis *(Che Qian Zi)* bei brennender, schmerzhafter und zögernder Miktion; Sm. Plantaginis *(Che Qian Zi)*, Rx. Dioscoreae Oppositae *(Shan Yao)*, Sm. Euryales Ferocis *(Qian Shi)*, Sm. Ginkgo *(Bai Guo)* bei gelbem Fluor vaginalis durch Feuchte-Hitze; Rx. Paeoniae Rubrae *(Chi Shao)* bei Blutungen und Diarrhö durch Hitze; Rx. Aucklandiae *(Mu Xiang)* bei akuter Diarrhö und Bauchschmerzen; Hb. Asari cum Radice *(Xi Xin)* bei Polyurie, starkem Harndrang, Dysurie
Dosis: 3–12 g.

Radix Gentianae Scabrae *(Long Dan Cao)*, Chinesische Enzianwurzel

Kennz.: Bitter, kalt; **Le, Gb, Ma**, nach Arzneibuch (➥ 14.3.4) nur **Le, Gb**
Wirk.: Klärt Feuchte-Hitze aus dem Leber- und Gallenblasen-Meridian, klärt und besänftigt loderndes Leber-Feuer (➥ 11.7.4)
Indik.: Feuchte-Hitze im oberen Teil des Gallenblasen-Meridians mit Augen- und Halsentzündungen, Ohrenschmerzen, plötzlicher Taubheit, auch bei Feuchte-Hitze in der Leber (➥ 11.7.7) oder im unteren Teil des Gallenblasen-Meridians mit Ikterus, Schmerzen, Schwellungen oder Feuchtigkeit in der Genitalregion mit z.B. faulig riechendem Fluor vaginalis und Juckreiz; Kopfschmerzen oder Konjunktivitis durch nach oben loderndes Leber-Feuer, auch bei Fieber, Spasmen, Krämpfen oder Schmerzen im Hypochondrium durch Wind-Hitze in der Leber
Kontraindik.: Milz- oder Magen-*Qi-*/*Yang*-Mangel-Syndrome mit Diarrhö
Komb.: Rx. Bupleuri *(Chai Hu)* bei Leber-Feuer oder Zustände mit Konjunktivitis, Taubheit, bitterem Mundgeschmack, schmerzhafter Hodenschwellung, geringer, dunkler, schmerzhafter und trüber Miktion; Hb. Artemesiae Capillaris *(Yin Chen Hao)* bei Ikterus mit Feuchte-Hitze (➥ 11.7.4) und bitterem Mundgeschmack, Völlegefühl und Schmerzen im Thorax durch Feuchte-Hitze in Leber und Gallenblase (➥ 11.7.4); Calculus Bovis *(Niu Huang)*, Ra. Uncariae cum uncis *(Gou Teng)* bei Krämpfen durch Leber-Feuer und Schleim, besonders bei Kindern
Dosis: 3–9 g; nach dem Arzneibuch (➥ 14.3.4): 3–6 g.

Radix Scutellariae Baicalensis *(Huang Qin)*, Baikal-Helmkrautwurzel

Kennz.: Bitter, kalt; **Lu, Gb, Di, Ma,** in einigen Büchern zusätzlich **He, Dü** und **Mi** angegeben
Wirk.: Klärt Feuchte-Hitze, unterdrückt Feuer, beruhigt den Fetus, senkt aufsteigendes Leber-*Yang* (➥ 11.7.5), entgiftet, beendet Blutungen
Indik.: Hitze-Syndrome mit hohem Fieber, Reizbarkeit, Durst, Husten, dickem, gelbem Auswurf oder Entzündungen mit Schwellung (auch äußerlich anzuwenden), Feuchte-Hitze im Magen oder Darm mit Diarrhö, entzündliche Darmerkrankungen, fieberhafte (Hitze-)Erkrankungen (➥ 9.5) mit Fieber, thorakalem Völlegefühl, Durst mit Unfähigkeit zu trinken durch Feuchtigkeitsretention; Feuchte-Hitze im unteren der *San Jiao* mit Dysurie, beruhigt unruhigen Fetus; Kopfschmerzen, Konjunktivitis, Gesichtsrötung, bitterer Mundgeschmack, Blutungen durch Blut-Hitze (➥ 9.3.2)
Kontraindik.: Lungen-*Yin*-Mangel mit Mangel-Hitze, Diarrhö oder Kälte-Syndrome des mittleren der *San Jiao,* Blut-Kälte-Zustände mit unruhigem Fetus
Komb.: Rz. Coptidis *(Huang Lian)* bei hohem Fieber, Reizbarkeit infolge fieberhafter (Hitze-)Erkrankungen (➥ 9.5), zusammen mit Rx. Ledebouriellae *(Fang Feng)* bei Meläna durch Eindringen pathogenen Windes in den Darm; Rx. Paeoniae Albae *(Bai Shao)* bei entzündlichen Darmerkrankungen durch Feuchte-Hitze mit Fieber und Tenesmen; Rx. Paeoniae Albae *(Bai Shao)*, Fr. Gardeniae Jasminoidis *(Zhi Zi)*, Hb. Artemesiae Capillaris *(Yin Chen Hao)*, Cx. Phellodendri *(Huang Bai)* bei Hämatemesis

oder Nasenbluten; Rz. Anemarrhenae *(Zhi Mu)* bei akutem oder chronischem Husten durch Lungen-Hitze; Spica Prunellae *(Xia Ku Cao)* bei Schwindel, Kopfschmerzen durch stark loderndes Leber-Feuer; Spica Prunellae *(Xia Ku Cao)*, Concha Ostreae *(Mu Li)* bei Skrofulose durch Obstruktion infolge aufsteigenden Leber-Feuers; Rx. Sanguisorbae Officinalis *(Di Yu)* bei Meläna durch Darm-Wind-Erkrankung und Fieber mit Bauchschmerzen verbunden mit intestinalem Abszess

Dosis: 6–15 g; nach dem Arzneibuch (➡ 14.3.4): 3–9 g.

Radix Sophorae Flavescentis *(Ku Shen)*, Schnurbaumwurzel

Kennz.: Bitter, kalt; **Bl, He, Le, Di, Dü,** nach Arzneibuch: **Le, He, Ma, Dü, Gb**

Wirk.: Klärt Feuchte-Hitze, zerstreut Wind, beseitigt Hautjuckreiz, klärt Hitze, fördert die Diurese

Indik.: Chronische entzündliche Darmerkrankungen und Eiterungen durch Feuchte-Hitze, Hautläsionen mit chronischem Juckreiz, Feuchtigkeit und Bluten, generalisierter Hautjuckreiz, Fluor vaginalis (➡ 12.8.7) durch Feuchtigkeit oder infektiös, Feuchte-Hitze im Dünndarm, schmerzhafte Dysurie, Hitze-Ödeme

Kontraindik.: Milz- oder Magen-Mangel durch Kälte, *Cave:* Keine Injektionen dieser Substanz

Komb.: Fr. Cnidii Monnieri *(She Chuang Zi)*, Rx. Salviae Miltiorrhizae *(Dan Shen)* bei Haut-Läsionen durch Feuchtigkeit wie Ekzeme oder Fluor vaginalis; Rx. Aucklandiae *(Mu Xiang)* bei entzündlichen Darmerkrankungen oder Ikterus mit Feuchte-Hitze; Sclerotium Poriae Albae *(Fu Ling)* bei Ödemen und Dysurie durch Feuchte-Hitze

Dosis: 3–15 g; bis 30 g bei äußerlicher Anwendung; nach Arzneibuch (➡ 14.3.4): 4.5–9 g.

8

Rhizoma Coptidis *(Huang Liang)*, Goldfadenwurzelstock

Kennz.: Bitter, kalt; **He, Le, Ma, Di,** nach Arzneibuch (➡ 14.3.4) auch **Gb**

Wirk.: Unterdrückt Feuer und entgiftet, klärt Hitze und Herz-Feuer, leitet Feuchtigkeit und Magen-Feuer ab, beendet Blutungen

Indik.: Hitze-Syndrome mit Feuer und Schädigung des Perikards mit Symptomen wie hohes Fieber, Reizbarkeit, Desorientiertheit, Delirium bis zum Koma, rote Zunge, schneller, voller Puls (➡ 9.5); pathogene Hitze mit Konjunktivitis und Halsentzündung, Feuchte-Hitze im Magen oder Darm mit Diarrhö, auch bei Erbrechen und/oder saurem Aufstoßen durch Magen-Hitze, Reizbarkeit und Schlaflosigkeit bei Disharmonie zwischen Herz und Niere (➡ 11.11.20); Nasenbluten, Hämaturie, Blut im Stuhl oder beim Erbrechen durch chronische Blut-Hitze-Schädigung (➡ 9.3.2), Verdauungsstörungen mit Mundgeruch und Aufstoßen mit fauligem Geruch, Lokaltherapie bei Konjunktivitis und Stomatitis, Furunkeln, Karbunkeln, Abszessen

Kontraindik.: *Yin*-Mangel-Syndrome, Übelkeit oder Erbrechen bei Magen-*Qi*-Mangel mit Kälte, Diarrhö durch Milz- oder Nieren-*Yang*-Mangel, *Cave:* Dauerhafte Anwendung kann Milz und Magen schädigen!

Komb.: Rx. Rehmanniae Recens *(Sheng Di Huang)* bei Schlaflosigkeit, Delirium, Gewichtsverlust oft zusammen mit Rx. Trichosanthis *(Tian Hua Fen)*; Rx. Aucklandiae *(Mu Xiang)* bei entzündlichen Darmerkrankungen durch Hitze, Fr. Evodiae *(Wu Zhu Yu)* bei Bauchschmerzen, Sodbrennen; Cx. Cinnamomi *(Rou Gui)* bei Schlaflosigkeit, Disharmonie zwischen Herz und Niere (➡ 11.11.20); Hb. Asari cum Radice *(Xi Xin)* bei Zahnschmerzen, Zahnfleischschwellungen, Stomatitis durch loderndes Magen-Feuer häufig zusammen mit Gypsum Fibrosum *(Shi Gao)*

Dosis: 1.5–9 g; nach Arzneibuch (➡ 14.3.4): 1.5–4.5 g, äußerlich in ausreichender Menge.

8.1.3.d Hitze klärende, entgiftende (Hitzetoxine beseitigende) Kräuter

Flos Lonicerae *(Japonicae) (Jin Yin Hua)*, Geißblattblüten

Kennz.: Süß, kalt; **Lu, Ma, Di**

Wirk.: Klärt Hitze und entgiftet, klärt Feuchte-Hitze im unteren der *San Jiao*, klärt äußere Wind-Hitze

Indik.: Heiße, schmerzhafte Entzündungen und Schwellungen in verschiedenen Reifezuständen, besonders von Brustdrüse, Rachen und Augen, auch bei intestinalen Abszessen, entzündlichen Darmerkrankungen durch Feuchte-Hitze oder schmerzhafte Miktion, frühes Stadium fieberhafter (Hitze-)Erkrankungen (➡ 9.5) mit Fieber, leichter Windaversion, Halsentzündungen und Kopfschmerzen, auch zur Klärung äußerer Sommer-Hitze

Kontraindik.: Diarrhö bei Milz-/Magen-Syndromen, Entzündungen, mit klarem Exsudat bei *Qi*-Mangel oder *Yin*-Ulzera

Komb.: Fr. Forsythiae *(Lian Qiao)* bei verschiedenen Hitze-Syndromen; Fr. Forsythiae *(Lian Qiao)*, Hb. Schizonepetae *(Jing Jie)*, Hb. Menthae *(Bo He)* bei äußerer Wind-Hitze; Fr. Forsythiae *(Lian Qiao)*, Hb. Elsholtziae *(Xiang Ru)*, Sm. Dolichoris Lablab *(Bian Dou)* bei Fieber ohne Schwitzen durch Sommer-Hitze; Fr. Forsythiae *(Lian Qiao)*, Rx. Scutellariae *(Huang Qin)*, Rz. Coptidis *(Huang Lian)* bei hohem Fieber; Fr. Forsythiae *(Lian Qiao)*, Fo. Isatidis *(Da Qing Ye)*, Rx. Arnebiae seu Lithospermi *(Zi Cao)* bei Purpura durch pathogene Hitze im Verlauf einer infektiösen Erkrankung; Fr. Forsythiae *(Lian Qiao)*, Rx. Platycodi *(Jie Geng)*, Fr. Arctii Lappae *(Niu Bang Zi)* bei Halsentzündungen; Rx. Scutellariae *(Huang Qin)* bei eiternden, nicht ulzerierenden Hautentzündungen; Rx. Sanguisorbae Officinalis *(Di Yu)*, Rx. Scutellariae *(Huang Qin)* bei blutendem intestinalem Abszess oder entzündlichen Darmerkrankungen durch fieberhafte (Hitze-) Erkrankungen (➡ 9.5), durch Feuchte-Hitze (Wärme) (➡ 9.5.9)

Dosis: 3–12 g.

Folium Isatidis oder Folium Dagingye *(Da Qing Ye)*, Färberwaidblätter

Kennz.: Bitter, sehr kalt; **Ma, Lu, He**; nach Arzneibuch (➡ 14.3.4) nur **He, Ma**

Wirk.: Klärt Hitze, entgiftet, lindert Halsentzündungen, löst übermäßige Hitze aus dem Blut, fördert die Wundheilung der Haut

Indik.: Fieberhafte (Hitze-)Erkrankungen (➡ 9.5), Mumps, Halsentzündungen, Ikterus durch Feuchte-Hitze (➡ 12.6.3), Unruhezustände, Erysipel; wird bei Feuertoxinen in jedem Teil des Körpers, besonders aber für Hals und Lunge verwendet

Kontraindik.: Schwacher Allgemeinzustand, keine Infektzeichen

Komb.: Rx. Scrophulariae Ningpoensis *(Xuan Shen)*, Rz. Anemarrhenae *(Zhi Mu)* bei Schmerzen und Schwellungen im Hals, akuter Tonsillitis, Diphtherie; Rx. Scrophulariae Ningpoensis *(Xuan Shen)*, Rz. Anemarrhenae *(Zhi Mu)*, Fl. Lonicerae *(Jin Yin Hua)*, Fr. Forsythiae *(Lian Qiao)*, Gypsum Fibrosum *(Shi Gao)* bei Fieber, Reizbarkeit, trockenem Rachen und Durst durch Hitze; Fr. Arctii Lappae *(Niu Bang Zi)*, Hb. Patriniae cum Radice *(Bai Jiang Cao)* bei Mumps mit Halsentzündungen; Hb. Artemesiae Capillaris *(Yin Chen Hao)* bei Ikterus oder Symptomen von Feuchte-Hitze in Leber und Gallenblase (➡ 11.7.7)

Dosis: 6–15 g.

Fructus Forsythiae (suspensae) *(Lian Qiao)*, Forsythienfrüchte

Kennz.: Bitter, leicht scharf, kühl; **He, Le, Gb**; nach Arzneibuch (➡ 14.3.4) **He, Le, Dü**
Wirk.: Klärt Hitze, löst Knötchen, vertreibt äußere Wind-Hitze, entgiftet
Indik.: Hitze-Entzündungen, Karbunkel, Fieber, Frösteln, Halsentzündungen, Kopf-schmerzen, äußere Wind-Hitze oder epidemische, fieberhafte Erkrankungen im An-fangsstadium (➡ 9.5) mit Fieber und Durst
Kontraindik.: Diarrhö bei Milz-/Magen-Mangel-Syndromen, Fieber bei *Qi*-Mangel, bereits ulzerierte Karbunkel, Kälte-*(Yin)*-Ulzerationen
Komb.: Mit Rx. Isatidis seu Baphicacanthi *(Ban Lan Gen)* bei allen Hitze-Syndromen einsetzbar:
- und zusätzlich Hb. Schizonepetae *(Jing Jie)*, Hb. Menthae *(Bo He)* bei Erkältungs-krankheiten durch Wind-Hitze
- und Fo. Isatidis *(Da Qing Ye)* bei Mumps und Erysipel,
- und zusätzlich Fr. Arctii Lappae *(Niu Bang Zi)* bei Tonsillitis,
- und zusätzlich mit Rz. Coptidis *(Huang Lian)* bei akuten Infektionen wie Dysenterie
Fl. Chrysanthemi Indici *(Ye Ju Hua)* im Anfangsstadium fieberhafter (Hitze-) Erkrankun-gen (➡ 9.5); Hb. Ephedrae *(Ma Huang)*, Rx. Paeoniae Rubrae *(Chi Shao)*, Rx. Glycyrrhizae *(Gan Cao)* bei allergischem Exanthem
Dosis: 3–15 g.

Herba Artemisiae Apiaceae oder Herba Artemisiae Annuae *(Qing Hao)*, Einjähriges Beifußkraut

Bei Bensky/Gamble (➡ 14.3.4) Einordnung unter Kategorie: Kräuter, die Hitze klären und Sommer-Hitze beseitigen
Kennz.: Bitter, kalt; **Le, Gb, Ni;** nach Arzneibuch (➡ 14.3.4) zusätzlich scharf.
Wirk.: Klärt Sommer-Hitze und Fieber bei Mangel-Syndromen, kühlt das Blut, beendet Blutungen
Indik.: Sommer-Hitze-Syndrome (➡ 9.5.8) mit schwachem Fieber ohne Schwitzen, thorakalem Beklemmungsgefühl und Schwindel, Fieber durch Blut-Mangel oder als Folgezustand fieberhafter Erkrankungen (➡ 9.5), speziell bei sehr hartnäckigem Fieber, Purpura, Nasenbluten durch Blut-Hitze
Kontraindik.: Frauen im Wochenbett mit Blut-Mangel oder Mangel-Syndrom von Milz und Magen durch Kälte
Komb.: Cx. Lycii Radicis *(Di Gu Pi)*, Rx. Cynanchi *Bai Wei (Bai Wei)* bei Fieber durch Blut-Mangel, nachmittäglichem Fieber und Nachtschweiß; Sm. Dolichoris Lablab *(Bian Dou)*, Talcum *(Hua Shi)* bei Fieber ohne Schwitzen, Schwindel und thorakalem Beklemmungsgefühl verbunden mit Sommer-Hitze-Störungen (➡ 9.5.8); Carapax Amy-dae *(Bie Jia)* und Rx. Rehmanniae Glutinosae *(Sheng Di Huang)* bei Fieber durch Hitze, die in den *Yin*-Regionen des Körpers zurückbleibt oder bei Purpura durch Blut-Hitze
Dosis: 3–9 g, bis 24 g steigern zur Klärung der Hitze.

Herba Houttuyniae *(Yu Xing Cao)*, Houttuynia-Kraut („Eidechsenschwanz")

Nach Bensky/Gamble: Herba cum Radice Houttuyniae Cordatae
Kennz.: Scharf, kühl; **Lu, Le;** nach Arzneibuch (➡ 14.3.4) nur **Lu**
Wirk.: Klärt Hitze, entgiftet, reduziert Schwellungen und Abszesse, klärt Feuchte-Hitze

Indik.: Lungenabszesse oder Husten mit dickem, gelbgrünem Sputum durch Lungen-Hitze (➥ 9.5), Diarrhö durch Feuchte-Hitze im Dickdarm (➥ 11.4.3) oder im unteren der *San Jiao* mit Dysurie

Kontraindik.: Mangel-Syndrome durch Kälte, *Yin*-Furunkel

Komb.: Rx. Platycodi *(Jie Geng)* und Rz. Phragmitis *(Lu Gen)* bei Lungenabszess mit Fieber und Husten mit stinkendem, eitrigem Auswurf; Fl. Chrysanthemi Morifolii *(Ju Hua)*, Fl. Lonicerae *(Jin Yin Hua)*, Hb. Taraxaci *(Pu Gong Ying)* bei Abszessen und Furunkeln durch pathogene Hitze; Sm. Plantaginis *(Che Qian Zi)*, Rz. Cylindricae Imperatae *(Bai Mao Gen)* bei Dysurie durch Feuchte-Hitze

Dosis: 6–60 g, nach Arzneibuch der chinesischen Medizin (➥ 14.3.4) darf die Droge nicht lange gekocht werden.

Herba Taraxaci *(Pu Gong Ying)*, Mongolisches Löwenzahnkraut

Kennz.: Bitter, süß, kalt; **Le, Ma**

Wirk.: Klärt Hitze, entgiftet, verringert Abszesse, löst Knoten, fördert die Milchproduktion

Indik.: Hitze-Syndrome, aber besonders bei Leber-Hitze mit Konjunktivitis, Abszessen und Eiterungen, Lungen- und Darmabszesse, ungenügende Milchproduktion durch Hitze

Komb.: Fr. Trichosanthis *(Gua Lou)*, Bb. Fritillariae Thunbergii *(Zhe Bei Mu)*, Myrrha *(Mo Yao)* bei Mastitis, Karbunkel, Furunkel; Fl. Lonicerae *(Jin Yin Hua)* bei allen heißen, schmerzhaften, harten und tiefen Furunkeln, zusätzlich dazu Fr. Forsythiae *(Lian Qiao)*, Fl. Chrysanthemi Indici *(Ye Ju Hua)* mit noch stärkerem Effekt auch bei pathogener Hitze im Magen oder Darm; Fl. Chrysanthemi Morifolii *(Ju Hua)* bei Konjunktivitis, häufig zusätzlich mit Rx. Scutellariae *(Huang Qin)*; Spica Prunellae *(Xia Ku Cao)* bei subkutanen Knötchen durch Schleim

Dosis: 6–20 g.

Herba Violae *(Zi Hua Di Ding)*, Wildes chinesisches Veilchen

Kennz.: Scharf, bitter, kalt; **He, Le**

Wirk.: Klärt Hitze und entgiftet (beseitigt Feuer-Toxine), klärt Hitze-Entzündungen

Indik.: Hitze-Schwellungen, besonders bei Konjunktivitis, geschwollenem und schmerzhaftem Rachen und Ohren oder Mumps, innerlich und äußerlich anzuwenden, gewöhnlich frisch bei Entzündungen und Abszessen, besonders an Kopf und Rücken

Kontraindik.: Patienten mit *Yang*-Mangel-Syndromen

Komb.: Fl. Chrysanthemi Indici *(Ye Ju Hua)* bei Pusteln an den Fingerspitzen, fadenförmig gerötete Furunkel (Lymphangitis), Karbunkel und andere gerötete Schwellungen, zusätzlich dazu Fl. Lonicerae *(Jin Yin Hua)*, Fr. Forsythiae *(Lian Qiao)* zur Verstärkung der Wirkung; Hb. Taraxaci *(Pu Gong Ying)* bei Mastitis, Furunkel und Karbunkel, auch bei Ikterus durch Feuchte-Hitze; Fl. Chrysanthemi Morifolii *(Ju Hua)* und Periostracum Cicadae *(Chan Tui)* für rote, geschwollene und schmerzhafte Augen durch Leber-Hitze

Dosis: 6–15 g.

Radix Isatidis *(Ban Lan Gen)*, Färberwaidwurzel

Nach Bensky/Gamble (➥ 14.3.4): Rx. Isatidis seu Baphicacanthi

Kennz.: Bitter, kalt; **Ma, Lu**, nach Arzneibuch (➥ 14.3.4) nur **He, Ma**

Wirk.: Beseitigt Hitze, entgiftet (beseitigt Feuer-Toxine), lindert Halsentzündungen

Indik.: Mumps, schmerzhafte Halsentzündungen mit Schwellung, Ikterus, fieberhafte Infektionserkrankungen

Kontraindik.: Schwacher Allgemeinzustand, kein Infekt

Komb.: Rx. Scrophulariae Ningpoensis *(Xuan Shen)*, Rz. Anemarrhenae *(Zhi Mu)* bei Halsentzündungen, akuter Tonsillitis und Diphtherie; Rx. Scrophulariae Ningpoensis *(Xuan Shen)*, Rz. Anemarrhenae *(Zhi Mu)*, Fl. Lonicerae *(Jin Yin Hua)*, Fr. Forsythiae *(Lian Qiao)*, Gypsum Fibrosum *(Shi Gao)* bei Fieber, Reizbarkeit, trockenem Rachen und Durst durch Hitze; Fr. Arctii Lappae *(Niu Bang Zi)*, Hb. Patriniae cum Radice *(Bai Jiang Cao)* bei Mumps mit Schmerzen und Schwellungen im Rachen; Hb. Artemisiae Capillaris *(Yin Chen Hao)* bei Ikterus mit Feuchte-Hitze oder Symptome durch Feuchte-Hitze in der Leber und Gallenblase

Dosis: 6–15 g.

Spica Prunellae (vulgaris) *(Xia Ku Cao)*, Braunellenähren

Nach Bensky/Gamble (➡ 14.3.4) Einordnung in Kategorie Hitze klärende Kräuter, die Feuer ableiten

Kennz.: Scharf, leicht bitter, kalt; **Le, Gb,** nach Arzneibuch (➡ 14.3.4): nicht bitter

Wirk.: Klärt Leber und Augen, klärt Hitze, löst Knoten auf

Indik.: Loderndes Leber-Feuer (➡ 11.7.4) mit Konjunktivitis, Kopfschmerzen und Schwindel, auch bei Augenschmerzen durch Leber-Blut-Mangel (am Abend schlimmer, Augen weder rot noch geschwollen), Karbunkel, besonders am Nacken, Lipome, geschwollene Drüsen oder Struma bei Erkrankungen mit Schleim-Feuer, auch bei ähnlichen Schwellungen im Leistenkanal und anderen Körperpartien. *Cave:* Zurückhaltende Anwendung bei Milz- oder Magen-Mangel-Syndromen

Komb.: Fl. Chrysanthemi Morifolii *(Ju Hua)* bei Kopfschmerzen, Schwindel, Konjunktivitis durch loderndes Leber-Feuer; Rz. Cyperi *(Xiang Fu)* bei Augenschmerzen mit starkem Tränenfluss, Rz. Cyperi *(Xiang Fu)*, Rx. Angelicae Sinensis *(Dang Gui)*, Rx. Paeoniae Albae *(Bai Shao)* bei Augenschmerzen, die sich abends oder nachts verschlimmern, durch Leber-Blut-Mangel; Rx. Bupleuri *(Chai Hu)* bei Knoten im Nacken durch Leber-*Qi*-Stauung; mit Rx. Scrophulariae Ningpoensis *(Xuan Shen)* und Concha Ostreae *(Mu Li)* bei Knoten durch Schleim-Feuer

Dosis: 6–15 g, als Monotherapie bis 30 g.

8.1.4 Nach unten abfließende Kräuter

8.1.4.a Purgierende Kräuter

Mirabilitum *(Mang Xiao)*, Glaubersalz

Kennz.: Scharf, bitter, salzig, sehr kalt; **Ma, Di**

Wirk.: Klärt Hitze, bewegt den Stuhl und leitet Stagnationen nach außen, reduziert Schwellungen

Indik.: Pathogene Hitze im Darm und loderndes Magen-Feuer (➡ 9.5, 11.6.4), Konjunktivitis, schmerzhafte, geschwollene Mund- oder Rachenulzerationen, rot geschwollene Hautläsionen sowie auch Brustprobleme

Kontraindik.: Patienten ohne pathogene Hitze, ältere Patienten, Milz-*Qi*-/*Yang*-Mangel-Syndrome, Schwangerschaft, Wochenbett, während der Menstruation

8

Komb.: Mit Rx. und Rz. Rhei *(Da Huang)* bei Obstipation durch Hitze-Ansammlung im Magen und Darm, dabei erweicht Mirabilitum den Stuhl und Rx. und Rz. Rhei leiten ihn nach außen; Borax *(Peng Sha)* zur lokalen Therapie bei Rötung und Schwellung des Halses und Stomatitis
Dosis: 1–9 g.

Radix et Rhizoma Rhei *(Da Huang)*, Rhabarberwurzel

Kennz.: Bitter, kalt; **Ma, Di, Le, He**, nach Arzneibuch (➡ 14.3.4) statt **He: Pe**
Wirk.: Leitet Hitze und Feuchte-Hitze ab, bewegt den Stuhl; leitet pathogene Hitze des Blutes ab, bewegt das Blut und löst Blut-Stasen auf, klärt die Hitze und entgiftet (reduziert Feuer-Toxin)
Indik.: Hohes Fieber, extremes Schwitzen, Durst, Obstipation, Schmerzen und Blähung im Abdomen, Delirium, gelber Zungenbelag, Zahnfleischschwellung, kräftiger Puls durch intestinale, pathogene Hitze (6-Schichten-Modell ➡ 9.4); Ikterus durch Feuchte-Hitze (➡ 12.7.3), akut entzündliche Darmerkrankungen, Meläna durch blutende Hämorrhoiden oder Hitze-Stagnation im Darm, Hämatemesis, Nasenbluten, Amenorrhö, traumabedingte Blut-Stasen; Konjunktivitis (➡ 12.4.2), brennende und (heiße) entzündliche Hauterkrankungen (auch äußerlich anzuwenden), frühes Stadium der Zellulitis am Rücken in Verbindung mit Obstipation
Kontraindik.: Erkrankungen durch *Qi*- oder Blut-Mangel, Milz-/Magen-/*Qi*-/*Yang*-Mangel-Syndrome
Relative Kontraindik.: Schwangerschaft, Wochenbett, während Stillzeit und Menstruation
Komb.: Mirabilitum *(Mang Xiao)* bei Obstipation durch pathogene Hitze in Magen und Darm; Rx. Aconiti Carmichaeli praep. *(Fu Zi)* bei Obstipation durch pathogene Kälte; Rz. Coptidis *(Huang Lian)* bei Völle- und Spannungsgefühl durch Hitzeansammlungen; Rz. Coptidis *(Huang Lian)*, Rx. Scutellariae *(Huang Qin)* bei Hämatemesis oder Nasenbluten durch extreme Blut-Hitze; Hb. Artemisiae Capillaris *(Yin Chen Hao)*, Fr. Gardeniae Jasminoidis *(Zhi Zi)* bei Ikterus mit Schmerzen im Hypochondrium; Cx. Cinnamomi *(Rou Gui)* bei chronischer Obstipation; Gypsum Fibrosum *(Shi Gao)* bei Verbrennungen äußerlich anzuwenden; mit Rx. Angelicae Sinensis *(Dang Gui)* bei Blutstase
Dosis: 3–6 g. Abführende Wirkung bei mehrminütigem Kochen über 50 °C (nach Standardwerk *Zhang Hua Ci Dian*), nicht zu lange kochen.

8.1.4.b   Laxierende Kräuter

Semen Cannabis *(Huo Ma Ren)*, Hanfsamen

Kennz.: Süß, neutral; **Mi, Ma, Di**
Wirk.: Nährt und befeuchtet die Därme, lindert Obstipation, nährt das *Yin*, klärt Hitze, unterstützt die Heilung von Entzündungen
Indik.: Obstipation (➡ 12.5.5) bei älteren Patienten, nach fieberhaften (Hitze-)Erkrankungen (➡ 9.5) , postpartal und bei Blut- und Körpersäfte- oder *Yin*-Mangel, als zusätzliches Heilkraut bei Entzündungen und Ulzerationen (orale oder lokale Anwendung)
Komb.: Rx. Angelicae Sinensis *(Dang Gui)* und Rx. Rehmanniae Glutinosae Conquitae *(Shu Di Huang)* bei Obstipation durch Verlust an Körpersäften und Blut-Mangel, besonders bei älteren Patienten und im Wochenbett; Fl. Lonicerae *(Jin Yin Hua)*, Rx. Glycyrrhizae Uralensis *(Gan Cao)* bei Rötungen, Schmerzen und Ulzerationen der

Mundhöhle durch Magen-Hitze; mit Sm. Pruni Armeniacae *(Xing Ren)*, Rx. Paeoniae Lactiflorae *(Bai Shao)* und Fr. Immaturus Citri Aurantii *(Zhi Shi)* bei Obstipation durch hitzeinduzierte Trockenheit im Magen und Darm
Dosis: 9–15 g; als Monotherapie bis 45 g.

Semen Pruni (japonicae) *(Yu Li Ren)*, Japanische Kirschensamen

Kennz.: Scharf, bitter, süß, neutral; **Mi, Di, Dü**
Wirk.: Befeuchtet die Därme und bewegt den Stuhl, fördert die Diurese und reduziert Ödeme
Indik.: Obstipation durch *Qi*-Stagnation im Darm, *Qi*-Mangel oder Ödeme mit Harnverhalt und Obstipation
Relative Kontraindik.: *Yin*-Mangel mit erschöpften Körpersäften und in der Schwangerschaft
Komb.: Sm. Cannabis *(Hua Ma Ren)*, Sm. Armeniacae *(Xing Ren)* bei chronischer Obstipation durch Flüssigkeitsmangel im Darm oder *Qi*-Mangel; Sm. Coicis *(Yi Yi Ren)*, Sclerotium Poriae Albae *(Fu Ling)*, Talcum *(Hua Shi)* bei Ödemen mit Meteorismus, Obstipation und Harnretention
Dosis: 3–9 g, zermahlen zu verwenden.

8.1.5   Feuchtigkeit ausleitende Kräuter

Caulis Akebiae oder Caulis Mutong *(Mu Tong)*, Chinesische Osterluzei

8

Kennz.: Bitter, kühl; **He, Dü, Bl**
Wirk.: Fördert die Diurese, klärt Hitze vom Herzen und Dünndarm, fördert die Milchproduktion, löst Blockaden der Blutgefäße
Indik.: Reizbarkeit mit Mund- und Zungenentzündungen und trübem Urin, Dysurie durch Feuchte-Hitze, Ödeme, mangelnde Milchproduktion, Amenorrhö, Gelenkschmerzen und -steifigkeit
Kontraindik.: Schwangerschaft, Patienten ohne innere Feuchte-Hitze; *Cave:* Bei allen Zeichen von *Yin*-Mangel, mögliche Schädigung der Körpersäfte durch Caulis Akebiae *(Mu Tong)* möglich
Komb.: Sm. Plantaginis *(Che Qian Zi)* bei Ödemen und Dysurie durch Hitze im Herzen und Dünndarm; Hb. Lophateri *(Dan Zhu Ye)*, Rx. Rehmanniae Recens *(Sheng Di Huang)* bei Stomatitis (➡ 12.3.6), brennenden Schmerzen im Rachen, Reizbarkeit und Schlaflosigkeit durch loderndes Herz-Feuer; Sclerotium Poriae Albae *(Fu Ling)*, Sclerotium Polypori *(Zhu Ling)* bei Ödemen; Rx. Astragali *(Huang Qi)*, Rx. Angelicae Sinensis *(Dang Gui)* bei ungenügender Milchproduktion durch *Qi*-Mangel; Rx. Achyranthis *(Niu Xi)*, Fl. Carthami *(Hong Hua)* bei Amenorrhö durch Blut-Stase
Dosis: 3–9 g.

Wichtig

Cave: Starke botanische Ähnlichkeit und in China teilweise gleichwertige Verwendung der Drogen: Rx. Stephaniae Tetandrae *(Han Fang Ji)*, Clematis armandi *(Chuan Mu Tong)*, Caulis Akebiae *(Ku Mu Tong, Zi Mu Tong* oder *Bai Mu Tong)* und Aristolochia mandschurensis *(Guan Mu Tong)*. Aristolochia-Zubereitungen sind seit Beginn der 80er Jahre wegen ihrer kanzerogenen und nierenschädigenden Wirkung in Deutschland verboten. In Großbritannien und Belgien sind chinesische Kräutertees aufgefallen, die Aristolochia-haltige Drogen enthielten. Dringender Hinweis: Nur Heilkräuterbezug nach Qualitäts- und Identitätskontrolle (Apotheken ➡ 14.2.1, Hinweise ➡ 2.2)

Herba Artemisiae Capillaris (nach Porkert) oder Scopariae (nach Arzneibuch) oder *Yinchenhao* (nach Bensky/Gamble) *(Yin Chen Hao)*, Besenbeifußkraut

Kennz.: Bitter, scharf, kühl; **Le, Mi, Gb, Ma**
Wirk.: Befreit von Feuchtigkeit und Hitze in der Leber und Gallenblase, lindert Ikterus; klärt Hitze und befreit die Oberfläche
Indik.: Ikterus durch Feuchte-Hitze oder Feuchte-Kälte; intermittierendes Fieber, Schüttelfrost, bitterer Mundgeschmack und thorakales Spannungsgefühl, Schmerzen im Hypochondrium, Schwindel, Übelkeit und Appetitverlust durch Hitzeschädigung
Kontraindik.: Mangel-Ikterus mit blassgelber Haut, normaler Harnwegsfunktion und schwachem Puls durch *Qi*-Mangel im mittleren der *San Jiao*
Komb.: Fr. Gardeniae Jasminoidis *(Zhi Zi)*, Rx. et Rz. Rhei *(Da Huang)* bei Ikterus mit Fieber, Dysurie, Obstipation und abdominellem Spannungsgefühl durch Feuchte-Hitze; Rz. Zingiberis *(Gan Jiang)*, Rx. Aconiti Carmichaeli praep. *(Fu Zi)*, Sclerotium Poriae Albae *(Fu Ling)* bei Ikterus durch Feuchte-Kälte; Cx. Magnoliae Officinalis *(Hou Po)* bei Ikterus oder Obstruktion des mittleren der *San Jiao* durch Sommer-Hitze und Feuchtigkeit (➡ 9.5.10, 9.5.9); Talcum *(Hua Shi)* bei Ikterus und Dysurie durch Sommer-Hitze oder bei fieberhaften (Hitze-)Erkrankungen (➡ 9.5)
Dosis: 9–15 g (bis zu 30 g in schweren Fällen), bei äußerlicher Behandlung, für Waschungen und Dampfbehandlungen in ausreichender Menge

Semen Plantaginis *(Che Qian Zi)*, Asiatische Wegerichsamen

Kennz.: Süß, kalt; **Ni, Bl, Le,** nach Bensky/Gamble auch **Lu,** nach Arzneibuch zusätzlich auch **Dü**
Wirk.: Klärt Hitze und fördert die Diurese, klärt die Augen (die Sicht), befreit von Schleim und ist Husten stillend
Indik.: Jede Form von Ödemen, insbesondere bei Dysurie und Diarrhö durch Feuchte-Hitze; trockene Augen und Katarakt durch Nieren- und Leber-*Yin*-Mangel; schmerzhafte, rote und geschwollene Augen durch Hitze im Leber-Meridian; Husten durch Lungen-Hitze mit reichhaltigem Sputum
Kontraindik.: Zustände mit geschwächtem *Yang-Qi*; Spermatorrhö infolge von Nieren-*Qi*-Mangel
Relative Kontraindik.: Schwangerschaft
Komb.: Rz. Alismatis *(Ze Xie)* bei Ödemen, Spannungsgefühl und Dysurie; Rx. Achyranthis *(Niu Xi)* bei Ödemen durch Nieren-Mangel; Hb. Lygodii *(Hai Jin Sha)* bei Dysurie mit Nachtröpfeln und Schmerzen durch Hitze im unteren der *San Jiao* oder durch Harnwegssteine; Rz. Atractylodis Macrocephalae *(Bai Zhu)*, Sm. Coicis *(Yi Yi Ren)* bei Diarrhö und Oligurie durch Milz-*Qi*-Mangel oder durch Sommer-Hitze verur-

sachte Feuchtigkeit; Rx. Stemonae *(Bai Bu)* bei chronischem Husten bei Kindern, zusätzlich mit Rz. Pinelliae *(Ban Xia)*, Pericarpium Citri Reticulatae *(Chen Pi)* bei reichlichem Sputum; Rx. Rehmanniae Glutinosae *(Shu Di Huang)*, Fr. Lycii *(Gou Qi Zi)*, Sm. Cuscutae *(Tu Si Zi)* bei Visusverlust durch Katarakt bei Leber- und Nieren-*Yin*-Mangel; Rx. Scutellariae *(Huang Qin)*, Rx. Gentianae Scabrae *(Long Dan Cao)*, Fl. Chrysanthemi Morifolii *(Ju Hua)* bei roten, geschwollenen und schmerzhaften Augen durch Hitze im Leber-Meridian; Rz. Atractylodis Lancea *(Cang Zhu)* bei Fluor vaginalis durch Feuchte-Hitze und Milz-*Qi*-Mangel
Dosis: 4,5–9 g.

Rhizoma Alismatis *(Ze Xie)*, Orient-Froschlöffelknolle

Kennz.: Süß, mild, kalt; **Ni, Bl**
Wirk.: Fördert die Diurese und löst Feuchtigkeit, klärt Mangel-Feuer der Nieren. *Cave:* Bei langer Anwendung Reizungen des Gastrointestinaltraktes und Gastroenteritis als Nebenwirkung
Indik.: Harnverhalt, Ödeme und Diarrhö durch Feuchtigkeitsretention, Hitze-Symptome, Schwindel und Tinnitus bei Nieren-*Yin*-Mangel
Kontraindik.: Spermatorrhö oder Fluor vaginalis durch Nieren-*Yang*-Mangel (➥ 11.9.2) oder Feuchte-Kälte-Syndrome
Komb.: Caulis Akebiae *(Mu Tong,* Hinweis S. 399*)* bei Dysurie mit eingeschränkter Urinproduktion und Ödemen; Fr. Amomi Villosi (*Sha Ren*) bei Miktionsbeschwerden, eingeschränkter Urinproduktion und Meteorismus; Rz. Pinelliae *(Ban Xia)* bei Meteorismus verbunden mit eingeschränkter Flüssigkeitstransformation durch Feuchtigkeitsretention im mittleren der *San Jiao*; Cx. Moutan Radicis *(Mu Dan Pi)* bei Schwindel und tiefen, „heißen" Knochen („*Gu Zheng*", englisch Steaming bone disorder ist der Albtraum jedes Übersetzers; wörtlich heißt es nämlich: „gedünstete Knochen". Der Begriff entstammt dem Vergleich der chinesischen Küche, wo Speisen wie *Dim Sun* in Bambusbehältern mit Löchern am Boden gedünstet werden: Innen sind sie heiß, außen spürt man die Hitze nur bei längerem Anfassen. Klinisch zeigt sich dies als „feuchtkühle Haut bei heißem tieferem Gewebe". Anmerkung: G. Neeb) und zusätzlich mit die Milz und *Qi* stärkenden Kräutern bei Dysurie und Ödemen
Dosis: 6–15 g, nach Arzneibuch (➥ 14.3.4): 6–9 g.

Sclerotium Polypori *(Zhu Ling), Porling*

Kennz.: Süß, mild, kühl; **Mi, Ni, Bl**
Wirk.: Fördert Diurese, leitet Feuchtigkeit ab
Indik.: Ödeme, Fluor vaginalis, Oligurie und Dysurie aufgrund von Flüssigkeits- oder Feuchtigkeitsretention, Ikterus, Diarrhö
Kontraindik.: Nicht feuchtigkeitsbedingte Störungen, bei langer Anwendung Schädigung des *Yin* möglich
Komb.: Sclerotium Poriae Albae *(Fu Ling)* bei Ödemen, Dysurie und Diarrhö; Caulis Akebiae *(Mu Tong,* Hinweis S. 399). Talcum *(Hua Shi)* bei Dysurie, Hämaturie und Völlegefühl im Bauch; Pericarpium Arecae Catechu *(Da Fu Pi)* bei Ödemen, Dysurie und Völlegefühl im Bauch in Anwesenheit von Hitze
Dosis: 6–15 g.

Sclerotium Poriae Albae oder Cocos oder auch nur: Poria *(Fu Ling),* Kokospilz

Kennz.: Süß, mild, neutral; **He, Mi, Lu, Ni,** nach Bensky/Gamble nicht **Ni**
Wirk.: Fördert Diurese, leitet Feuchtigkeit ab, stärkt Milz, harmonisiert den mittleren der *San Jiao*, löst Schleim, beruhigt Herz und Geist-*Shen*

8

Indik.: Dysurie, Diarrhö, Ödeme aufgrund von Flüssigkeits- oder Feuchtigkeitsretention, Oligurie durch Feuchte-Hitze; Appetitmangel, Diarrhö, Anorexia, Völlegefühl im Oberbauch bei Milz-*Qi*-/*Yang*-Mangel-Syndromen mit Feuchtigkeit; Palpitationen, Kopfschmerzen, Schwindel, dicker klebrig-öliger Zungenbelag, Schlaflosigkeit, Vergesslichkeit durch Milz-*Qi*-/*Yang*-Mangel-Syndrom mit Flüssigkeitsretention und aufsteigendem Schleim

Kontraindik.: Poly- und Pollakisurie durch Mangel-Kälte

Komb.: Rz. Alismatis *(Ze Xie)* bei Dysurie durch Feuchtigkeitsretention; Rz. Alismatis *(Ze Xie)*, Ra. Cinnamomi *(Gui Zhi)*, Rz. Atractylodis Macrocephalae *(Bai Zhu)* bei Ödemen und körperlichem Schweregefühl; Sm. Plantaginis *(Che Qian Zi)* bei Dysurie und trübem Urin; Rz. Pinelliae *(Ban Xia)* bei Erbrechen und Übelkeit durch Schleim; Rz. Pinelliae *(Ban Xia)*, Pericarpium Citri Reticulatae *(Chen Pi)* bei Erbrechen, Völlegefühl im Thorax, Übelkeit, Appetitmangel durch Flüssigkeitsretention; Rz. Pinelliae *(Ban Xia)*, Pericarpium Citri Reticulatae *(Chen Pi)* und Rz. Zingiberis Officinalis Recens *(Sheng Jiang)* bei Übelkeit und Erbrechen durch Flüssigkeitsansammlungen im Magen; Rx. Aucklandiae *(Mu Xiang)* bei durch Feuchtigkeit bedingter Diarrhö und Blähungsgeräuschen im Darm; Rx. Glycyrrhizae *(Gan Cao)* bei Palpitationen, Kurzatmigkeit, Gesichtsödem durch Mangel-Syndrom von Milz und Herz; Sm. Zizyphi Spinosae *(Suan Zao Ren)*, Rx. Polygalae Tenuifoliae *(Yuan Zhi)*, Fr. Schisandrae *(Wu Wei Zi)* bei Palpitationen und Schlafstörungen

Dosis: 6–15 g, bis 60 g bei akutem Gesichtsödem.

Semen Benincasae *(Dong Gua Ren)*, Wachskürbissamen

Kennz.: Süß, kalt; **Lu, Ma, Di, Dü,** nach Arzneibuch (➡ 14.3.4): **Mi, Ma, Di, Dü**

Wirk.: Klärt Hitze, fördert Eiterabfluss, löst Feuchtigkeit und Schleim

Indik.: Lungen-Hitze mit dickem, gelbem Sputum, Lungenabszesse oder Abszesse im Darm, Fluor vaginalis durch Feuchte-Hitze

Relative Kontraindik.: Feuchte-Kälte oder Diarrhö

Komb.: Rx. Platycodi *(Jie Geng)*, Hb. Houttuyniae *(Yu Xing Cao)*, Fl. Lonicerae *(Jin Yin Hua)* bei Lungenabszess durch Schleim-Hitze; Rx. et Rz. Rhei *(Da Huang)*, Cx. Moutan Radicis *(Mu Dan Pi)* bei Darmabszessen; Cx. Phellodendri *(Huang Bai)*, Rz. Dioscoreae Hypoglaucae *(Bei Xie)* bei Fluor vaginalis durch Feuchte-Hitze

Dosis: 3–12 g.

Semen Coicis *(Yi Yi Ren)*, Hiobstränensamen

Nach Bensky/Gamble (➡ 14.3.4): Sm. Coicis Lachryma-jobi

Kennz.: Süß, mild, kühl; **Mi, Lu, Ni,** nach Arzneibuch (➡ 14.3.4): **Mi, Ma, Lu**

Wirk.: Unterstützt die Diurese und löst Feuchtigkeit, stärkt die Milz, beendet Diarrhö, klärt Hitze und beseitigt Eiter, vertreibt Wind-Feuchtigkeit, klärt Feuchte-Hitze, hilft bei flachen Warzen

Indik.: Ödeme, Miktionsschwierigkeiten, milder Effekt gegen Milz-*Qi*-/*Yang*-Mangel-Syndrome (➡ 11.5.1, 11.5.2) mit Diarrhö durch Feuchtigkeit; weiche, eitergefüllte Karbunkel und bei Lungenabszess oder abdominalen Abszessen; schmerzhaftes *Bi*-Sydrom (➡ 12.10.1) durch Wind-Feuchtigkeit, v. a. zur Besserung der Gelenkbeweglichkeit, reduzieren Spasmen in chronischen Fällen, Feuchte-Hitze-Syndrome in jedem Stadium mit schmierigem, klebrigem Zungenbelag und Verdauungsproblemen; Veruccae planae

Relative Kontraindik.: Schwangerschaft

Komb.: Epicarpium Benincasae Hispidae *(Dong Gua Pi)* bei verminderter Diurese und Ödemen bei Obstruktion durch Feuchtigkeit; Epicarpium Benincasae Hispidae *(Dong Gua Pi)*, Sm. Phaseoli Calcarati *(Chi Xiao Dou)*, Talcum *(Hua Shi)*, Caulis Akebiae *(Mu Tong,* Hinweis S. 399) bei Fieber mit wenig dunklem Urin und Meridian-Obstruktion

durch Feuchtigkeit; Sclerotium Poriae Albae *(Fu Ling)*, Rz. Atractylodis Macrocephalae *(Bai Zhu)* bei Diarrhö durch Milz-*Qi*-/*Yang*-Mangel-Syndrom; Hb. Ephedrae *(Ma Huang)*, Sm. Armeniacae *(Xing Ren)*, Rx. Glycyrrhizae *(Gan Cao)* bei generalisierten Körperschmerzen durch Wind-Feuchtigkeit; Rz. Phragmitis *(Lu Gen)*, Sm. Benincasae *(Dong Gua Ren)*, Sm. Persicae *(Tao Ren)* bei Lungenabszess; Hb. Patriniae cum Radice *(Bai Jiang Cao)*, Cx. Moutan Radicis *(Mu Dan Pi)* bei abdominalem Abszess
Dosis: 5–30 g.

Talcum *(Hua Shi)*, Talkum

Kennz.: Süß, mild, kalt; **Ma, Bl**
Wirk.: Fördert Diurese, drainiert Hitze aus der Blase, entfernt Feuchte-Hitze über die Urinausscheidung, absorbiert Feuchtigkeit, klärt Hitze
Indik.: Konzentrierter Urin mit Dysurie infolge von Hitze; Diarrhö durch Feuchte-Hitze; Fieber, Dysurie, Reizzustand und Durst durch Sommer-Hitze (➡ 9.5.8); lokal bei Hautläsionen durch Feuchtigkeit; adjuvant bei körperlichem Schweregefühl, Durst und gelbem Zungenbelag durch Hitze im *Qi*-Stadium und Fieber infolge von Feuchtigkeitsretention
Kontraindik.: Milz-*Qi*-Mangel, bei Zuständen mit Flüssigkeitsverlust durch fieberhafte (Hitze-)Erkrankungen (➡ 9.5), bei Polyurie oder Spermatorrhö. *Cave:* Talcum kann das Wachstum von Granulomen im Kolon und der Vagina stimulieren
Relative Kontraindik.: Schwangerschaft
Komb.: Sm. Abutili seu Malvae *(Dong Kui Zi)* bei Dysurie durch absinkende Feuchte-Hitze in den unteren der *San Jiao*; Sclerotium Poriae Albae *(Fu Ling)*, Sm. Coicis *(Yi Yi Ren)* bei Diarrhö durch Feuchte-Hitze; Rx. Glycyrrhizae *(Gan Cao)* bei Fieber, Reizzustand, Durst und Dysurie durch Sommer-Hitze; Cx. Phellodendri *(Huang Bai)*, Alumen *(Ming Fan)* lokal aufgetragen als Pulver bei Ekzemen und anderen Hautläsionen durch Feuchtigkeit
Dosis: 9–18 g.

8.1.6 Wind-Feuchtigkeit vertreibende Kräuter

Caulis Piperis *(Hai Feng Teng)*, Peffersprossachse

Kennz.: Scharf, bitter, leicht warm; **Le, Ni**, nach Bensky/Gamble nur **Le**
Wirk.: Zerstreut Wind und Kälte, macht die Meridiane durchgängig, lindert Schmerzen
Indik.: Gelenk-*Bi*-Syndrome (➡ 12.10.1) durch äußere pathogene Faktoren wie Wind, Feuchtigkeit, Kälte, LWS-Beschwerden, Knieschmerzen, Muskelkrämpfe und Schmerzen im Verlauf der Sehnen; Bauchschmerzen, Diarrhö durch Kälte-Invasion in Milz und Magen
Komb.: Ra. Cinnamomi *(Gui Zhi)* bei Schmerzen und beeinträchtigter Beweglichkeit der Gelenke und Sehnen durch Obstruktion infolge Wind-Feuchtigkeit; Rx. Clematidis *(Wei Ling Xian)* bei Schmerzen, Spasmen und Steifigkeit der Extremitäten durch Obstruktion infolge Wind-Feuchtigkeit
Dosis: 6–15 g.

Cortex Acanthopanacis (Radicis) *(Wu Jia Pi)*, Stachelpanaxwurzelrinde

Kennz.: Scharf, warm, bitter; **Le, Ni**
Wirk.: Vertreibt Wind-Feuchtigkeit, stärkt die Sehnen und Knochen, transformiert Feuchtigkeit und wirkt abschwellend

8

Indik.: Schmerzhafte Obstruktion infolge chronischer Belastung durch Feuchte-Kälte und Wind insbesondere bei älteren Patienten mit Leber- und Nieren-Mangel und resultierenden, schwachen und weichen Sehnen und Knochen; Dysurie, Ödeme

Relative Kontraindik.: *Yin*-Mangel mit Hitze-Symptomen

Komb.: Rx. Clematidis *(Wei Ling Xian)*, Rx. Notopterygii *(Qiang Huo)*, Rx. Gentianae Macrophyllae *(Qin Jiao)* bei Schmerzen und Muskelspasmen durch Wind-Feuchtigkeit-*Bi*-Syndrom; Ra. Loranthii seu Visci *(Sang Ji Sheng)*, Rx. Achyranthis *(Niu Xi)*, Rx. Dipsaci *(Xu Duan)* bei verzögerter Muskelentwicklung im Kindesalter und bei schmerzhafter Obstruktion durch prolongierte Erkrankungen mit Leber- und Nieren-*Yin*-Mangel; Pericarpium Arecae Catechu *(Da Fu Pi)*, Cx. Poriae Cocos *(Fu Ling Pi)* bei milden Ödemen

Dosis: 4,5–15 g, nach Arzneibuch (➡ 14.3.4) 4,5–9 g.

Fructus Chaenomelis *(Mu Gua)*, Chinesische Quittenfrüchte

Kennz.: Sauer, leicht warm, aromatisch; **Le, Mi**

Wirk.: Aktiviert die Meridiane, unterstützt Muskeln und Sehnen, harmonisiert den Magen, vertreibt Feuchtigkeit. *Cave:* Übermäßiger Gebrauch kann zu Schädigungen der Knochen und der Zähne führen

Indik.: Schmerzen in den Extremitäten mit krampfhaften Schmerzen der Sehnen und Schwäche im unteren Rücken und Beinen durch Feuchtigkeit; abdominelle Krämpfe und Schmerzen, Wadenkrämpfe und Beinödeme

Kontraindik.: Akute äußere Erkrankungen durch pathogene Faktoren

Komb.: Hb. Agastaches *(Huo Xiang)*, Fr. Amomi Villosi *(Sha Ren)* bei Erbrechen, Diarrhö, Wadenkrämpfe durch Sommer-Hitze (➡ 9.5.8); Rx. Angelicae Sinensis *(Dang Gui)*, Rx. Paeoniae Albae *(Bai Shao)* bei Muskelspasmen durch Blut-Mangel; Rx. Angelicae Pubescentis *(Du Huo)* bei Schwäche, Muskelatrophie und Gelenkschmerzen der Beine; Fr. Evodiae *(Wu Zhu Yu)*, Fr. Foeniculi Vulgaris *(Xiao Hui Xiang)*, Rz. Zingiberis Officinalis Recens *(Sheng Jiang)* bei Bauchschmerzen und Diarrhö durch Feuchte-Kälte

Dosis: 4,5–12 g.

Fructus Xanthii *(Cang Er Zi)*, Sibirische Spitzklettenfrüchte

Kennz.: Süß, leicht bitter, warm, giftig (drastisches Mittel); **Lu, Le,** nach Bensky/Gamble nur: **Lu**

Wirk.: Öffnet die Nasenwege, vertreibt Wind und Kälte, klärt äußeren Wind

Indik.: Alle Nasen- und Nasennebenhöhlenaffektionen verbunden mit viskösem Sekret und Kopfschmerzen; Juckreiz und schmerzhafte Obstruktion durch Wind-Feuchtigkeit; ausstrahlende Schmerzen in den Nacken durch äußeren Wind

Kontraindik.: Kopfschmerzen und Schmerzzustände durch Blut-Mangel

Komb.: Fl. Magnoliae Liliflorae *(Xin Yi Hua)* bei Kopfschmerzen und Nasenobstruktion,

- und zusätzlich mit Gypsum Fibrosum *(Shi Gao)*, Rx. Scutellariae *(Huang Qin)* bei akuten Erkrankungen durch Wind und Hitze;
- und zusätzlich Rx. Rubiae Cordifoliae *(Qian Cao Gen)*, Fl. Lonicerae *(Jin Yin Hua)* bei chronischen Erkrankungen durch Wind und Hitze;
- und zusätzlich Fr. Schisandrae *(Wu Wei Zi)*, Fr. Rosae Levigatae *(Jin Ying Zi)* bei allergischer Rhinitis;

Rx. Clematidis *(Wei Ling Xian)* bei Schmerzen und Taubheitsgefühlen durch Obstruktion der Meridiane infolge von Wind und Feuchtigkeit;

Fr. Tribuli Terrestris *(Bai Ji Li)* systemisch und lokal angewendet bei Juckreiz durch Wind oder Feuchtigkeit

Dosis: 4,5–9 g.

Herba Siegesbeckiae *(Xi Xian Cao)*, Siegesbeckienkraut

Kennz.: Bitter, kalt; **Le, Ni,** nach Arzneibuch (➡ 14.3.4) auch scharf

Wirk.: Vertreibt Wind-Feuchtigkeit, stärkt die Sehnen, beruhigt den Geist-*Shen*, klärt Hitze, besänftigt die Leber, transformiert Feuchte-Hitze

Indik.: Fazialisparese und Hemiplegie, Schwäche und Steifigkeit im Rücken und der Beine, Schmerzen durch Wind-Hitze-Feuchtigkeit; Gedächtnisstörungen, Schlaflosigkeit und Erregungszustände; Entzündungen durch Feuchte-Hitze; juckende Ausschläge durch Wind-Feuchtigkeit; auch bei Hypertonus

Kontraindik.: *Yin*- oder Blut-Mangel

Komb.: Rx. Clematidis *(Wei Ling Xian)* bei Schmerzen in den Knochen und Sehnen sowie Steifigkeit der Extremitäten durch Wind-Feuchtigkeit; Spica Prunellae *(Xia Ku Cao)* bei Kopfschmerzen, Schwindel und verschwommenes Sehen durch aufsteigendes Leber-Feuer

Dosis: 6–30 g, nach Arzneibuch (➡ 14.3.4) 9–12 g.

Radix Angelicae Pubescentis oder nach Porkert: Radix Heraclei *(Du Huo)*, Angelica-pubescens-Wurzel, Engelwurz

Kennz.: Bitter, scharf, warm; **Ni, Bl**

Wirk.: Vertreibt Wind-Feuchtigkeit, lindert Schmerzen, vertreibt Wind-Kälte-Feuchtigkeit von der Oberfläche

Indik.: Schmerzen, besonders im unteren Rücken und den Beinen, Kopf- und Zahnschmerzen durch äußere pathogene Faktoren wie Wind, Feuchtigkeit, Kälte (*Bi*-Syndrom ➡ 12.10.1)

Kontraindik.: *Yin*-Mangel mit Hitze-Symptomen, Blut-Mangel mit Obstruktion

Komb.: Hb. Asari cum Radice *(Xi Xin)*, Rx. Gentianae Macrophyllae *(Qin Jiao)* bei Schmerzen, Taubheit und Steifigkeit im Nacken, Rücken und Beinen; Rx. Notopterygii *(Qiang Huo)*, Rz. Ligustici *(Gao Ben)*, Fr. Viticis *(Man Jing Zi)* bei Kopfschmerzen durch äußere pathogene Faktoren wie Wind, Feuchtigkeit, Kälte; Hb. Ephedrae *(Ma Huang)* bei Obstruktion durch äußere Wind-Kälte ohne Schwitzen; mit Rx. Ledebouriellae Divaricatae *(Fang Feng)* bei Taubheit in den Beinen, und zusätzlich mit Rx. Angelicae Dahuricae *(Bai Zhi)* bei Zahnschmerzen verbunden mit Wind-Kälte-Symptomen

Dosis: 3–9 g.

Radix Clematidis *(Wei Ling Xian)*, Chinesische Waldrebenwurzel

Kennz.: Scharf, salzig, warm; **Bl**

Wirk.: Beseitigt Wind-Feuchtigkeit, macht die Meridiane durchgängig, lindert Schmerzen, erweicht und löst Fischgräten (auf)

Indik.: Schmerzhafte Obstruktionen durch Wind, befreit die Oberfläche, bewegt *Qi* der Meridiane, bei im Hals feststeckenden Fischgräten (wird meist mit Essig und Zucker getrunken wegen dekalzifizierender Wirkung des Essigs: *Wei Ling Xian* bewirkt eine Erhöhung der Frequenz, Amplitude und Verstärkung der Ösophagusperistaltik der glatten Muskulatur und wirkt antihistaminartig, nach Anmerkungen G. Neeb)

8

Kontraindik.: Erkrankungen mit *Qi*- und Blut-Mangel
Komb.: Rx. Notopterygii *(Qiang Huo)* bei Gliederschmerzen, besonders der oberen Extremität bei schmerzhafter Obstruktion durch Wind-Feuchtigkeit; Rx. Achyranthis *(Niu Xi)* bei Gliederschmerzen besonders der unteren Extremitäten bei Meridian-Obstruktion durch Wind-Feuchtigkeit; Fr. Amomi Villosi *(Sha Ren)* bei Oberbauch-schmerzen oder Fischgräteneinklemmung im Halsbereich
Dosis: 6–12 g, bei Fischgräten 15–30 g mit Essig und braunem Zucker kochen und langsam schlucken.

Radix Gentianae Macrophyllae *(Qin Jiao)*, großblättrige Enzianwurzel

Kennz.: Bitter, scharf, neutral; nach Bensky/Gamble (➡ 14.3.4) leicht kalt; **Le, Ma, Gb**
Wirk.: Vertreibt Wind-Feuchtigkeit und entspannt die Sehnen, klärt Mangel-Hitze, beseitigt Feuchtigkeit, lindert Ikterus, befeuchtet den Darm und bewegt den Stuhl
Indik.: Krämpfe insbesondere der Extremitäten durch Wind-Feuchtigkeit; Fieber durch *Yin*-Mangel; bei Ikterus insbesondere im akuten Stadium oder bei Kindern durch Feuchte-Hitze; bei Obstipation durch Trockenheit auch in Kombination mit Wind-Feuchtigkeit vertreibenden Kräutern zur Abmilderung der austrocknenden Wirkung
Kontraindik.: Diarrhö durch Milz-Mangel-Syndrom, Pollakisurie oder chronischen Schmerzen mit Gewichtsverlust
Komb.: Rx. Ledebouriellae *(Fang Feng)*, Rx. Angelicae Pubescentis *(Du Huo)*, Rx. et Rz. Notopterygii *(Qiang Huo)* bei schmerzhafter Obstruktion durch Wind, Kälte und Feuchtigkeit; Carapax Amydae Sinensis *(Bie Jia)*, Hb. Artemisiae *(Qing Hao)*, Cx. Lycii Radicis *(Di Gu Pi)* bei nachmittäglichem Fieber und anderen Erkrankungen mit subfebrilen Temperaturen durch *Yin*-Mangel, häufig nach schweren Erkrankungen; Rx. Angelicae Sinensis *(Dang Gui)*, Rx. Paeoniae Albae *(Bai Shao)* bei Halbseitenlähmung v. a. mit Spastik der oberen Extremität bei Blut-Mangel; Rx. Scutellariae *(Huang Qin)*, Rz. Atractylodis Lancea *(Cang Zhu)* bei Ikterus insbesondere im Kindesalter durch Feuchte-Hitze; Sm. Cannabis Sativae *(Huo Ma Ren)*, Sm. Pruni *(Yu Li Ren)* bei Obstipation durch Trockenheit in den Därmen
Dosis: 4,5–12 g, nach Arzneibuch (➡ 14.3.4) 3–9 g.

Ramulus Mori Albae *(Sang Zhi)*, Maulbeerzweige

Kennz.: Bitter, süß, kühl; **Le,** nach Arzneibuch (➡ 14.3.4) nur schwach bitter und neutral
Wirk.: Vertreibt Wind und aktiviert die Meridiane
Indik.: Schmerzhafte Obstruktionen, insbesondere der Extremitäten durch Wind und Feuchtigkeit
Dosis: 15–60 g, nach Arzneibuch (➡ 14.3.4) 9–15 g.

8.1.7 Schleim transformierende Kräuter

8.1.7.a Warme, Schleim-Kälte umwandelnde Kräuter

Flos Inulae *(Xuan Fu Hua)*, Alantblüten

Kennz.: Bitter, leicht warm, scharf, salzig; **Lu, Le, Ma, Mi**

Wirk.: Senkt gegenläufiges *Qi* ab, löst Schleim, stoppt Erbrechen und Singultus

Indik.: Dyspnoe mit reichlich Auswurf durch Schleim und gegenläufiges *Qi*; Erbrechen und Singultus durch aufsteigendes Magen-*Qi* durch Kälte-Schädigung des Magens oder Milz-Syndrome mit Feuchtigkeitsretention

Relative Kontraindik.: Vorsichtige und nicht zu häufige Anwendung bei Schwäche-Zuständen

Komb.: Rz. Pinelliae *(Ban Xia)* und Hb. cum Radice Asari *(Xi Xin)* bei Husten und Keuchatmung durch Kälte und Schleim, die Lunge attackieren; Haematitum *(Dai Zhe Shi)* bei Erbrechen und Singultus durch Mangel-Kälte-Syndrome von Milz und Magen; Rz. Pinelliae *(Ban Xia)* bei Erbrechen, Husten, Dyspnoe und epigastrisches Spannungsgefühl durch Flüssigkeitsretention

Dosis: 4,5–12 g, nach Arzneibuch der chinesischen Medizin (➡ 14.3.4) in einem Beutel geschlossen abzukochen und 3–9 g.

Radix Platycodi *(Jie Geng)*, Ballonblumenwurzel

Kennz.: Bitter, scharf, neutral; **Lu**

Wirk.: Bewegt Lungen-*Qi*, löst Schleim, belüftet die Lungen, fördert den Eiterabfluss, hilft bei Erkrankungen des Rachens, lenkt die Wirkung anderer Kräuter in obere Regionen des Körpers

Indik.: Husten (➡ 12.2.1), in Verbindung mit anderen Kräutern durch Wind-Kälte oder Wind-Hitze, bei Halsentzündungen, Heiserkeit, besonders durch äußere Hitze, aber auch für Schleim-Hitze oder *Yin*-Mangel mit Hitze-Symptomen, Lungen- und Rachenabszesse

Kontraindik.: Hämoptysen

Komb.: Rx. Glycyrrhizae *(Gan Cao)* bei Heiserkeit, Halsschmerzen und -schwellung durch Wind-Hitze; Fo. Perillae *(Zi Su Ye)* und Sm. Pruni Armeniacae *(Xing Ren)* bei produktivem Husten mit klarem, schaumigem Sputum durch äußere pathogene Wind-Kälte; Rz. Pinelliae *(Ban Xia)* bei Husten durch äußere Wind-Kälte oder Schleim; Sm. Trichosanthis *(Gua Lou Ren)*, Sm. Coicis *(Yi Yi Ren)* bei Lungenabszess; Rx. Angelicae Dahuricae *(Bai Zhi)* bei ulzerierenden Abszessen mit nur langsamem Eiterabfluss

Dosis: 3–9 g.

Rhizoma Arisaematis *(Tian Nan Xing)*, Feuerkolbenwurzelknollen

Kennz.: Bitter, warm, scharf, giftig; **Lu, Le, Mi**

Wirk.: Löst Schleim, trocknet Feuchtigkeit, beseitigt Wind-Schleim in den Meridianen und beendet Spasmen, wirkt abschwellend und schmerzlindernd.

Indik.: Husten und Engegefühl in der Brust durch Schleim; bei Schwindel, Fazialisparese, Spasmen in den Händen oder Füßen, Schlaganfall, Krämpfen durch Obstruktion der Meridiane infolge von Wind und Schleim; lokal applizierbar bei tiefen Entzündungen, Karbunkeln und Ulzerationen und bei Schwellungen und Trauma

8

Kontraindik.: *Yin*-Mangel-Syndrom, bei Patienten mit Erkrankungen durch trockenen Schleim, Erkrankungen der Lunge durch trockene Hitze, Schwangerschaft (Arzneibuch [➥ 14.3.4] mit Vorsicht)

Komb.: Rz. Pinelliae *(Ban Xia)*, Pericarpium Citri Reticulatae *(Chen Pi)*, Fr. Immaturus Citri Aurantii *(Zhi Shi)* bei Fülle- und Spannungsgefühl im Thorax mit Husten mit schwer lösbarem Schleim durch Schleim-Feuchtigkeitsretention; Rz. Gastrodiae *(Tian Ma)* bei Schwindel, Muskelspasmen und Krämpfen durch Wind-Schleim; Rz. Atractylodis Lancea *(Cang Zhu)* bei schmerzhafter Obstruktion durch Wind-Feuchtigkeit; Rz. Typhonii *(Bai Fu Zi)*, Rx. et Rz. Notopterygii *(Qiang Huo)* und Rx. Angelicae Dahuricae *(Bai Zhi)* bei Fazialisparese, Kopfschmerzen und Krämpfe durch Wind- und Schleimretention in den Meridianen

Dosis: (allgemein vorbehandelte Drogen verwenden) 1,5–9 g, Angaben nach Arzneibuch der chinesischen Medizin (➥ 14.3.4): Für die äußerliche Behandlung wird eine ausreichende Menge der Rohdroge pulverisiert, mit Essig oder Wein pastös angerieben und auf die betroffene Körperstelle aufgetragen.

Rhizoma (oder Tb.) Pinelliae Praeparatae *(Ban Xia)*, Pinelliaknollen

Kennz.: Scharf, warm, drastisches Mittel; **Mi, Ma, Lu**

Wirk.: Löst Schleim und Feuchtigkeit, senkt gegenläufiges *Qi* ab, harmonisiert den Magen, beseitigt Erbrechen, verringert Schwellungen

Indik.: Produktiver Husten, Übelkeit und Erbrechen, Knoten im Nacken, Hals oder Brust, Schwellungen (z. B. Furunkel), Druckgefühl im Thorax und Oberbauch

Kontraindik.: Blutungen, Husten durch *Yin*-Mangel, Flüssigkeitsmangel

Komb.: Pericarpium Citri Reticulatae *(Chen Pi)* bei Meteorismus, Übelkeit und Erbrechen durch Magen-*Qi*-Disharmonie, auch bei produktivem Husten durch Schleim-Feuchtigkeitsretention oder Milz-*Qi*-Mangel; Rz. Coptidis *(Huang Lian)* bei Völlegefühl im Oberbauch oder Eindringen von Hitze und gleichzeitiger Kälte im Magen; Rx. Scutellariae *(Huang Qin)* bei Husten, Übelkeit und Erbrechen bei aufsteigendem *Qi* durch Schleim und Hitze; Fr. Trichosanthis *(Gua Lou)*, bei Spannungsgefühl im Thorax, Husten und Erbrechen bei Einengung des Inneren durch Schleim-Hitze; Cx. Magnoliae Officinalis *(Hou Po)* bei Husten, Globusgefühl, Erbrechen und Meteorismus durch Schleim; Spica Prunellae *(Xia Ku Cao)* bei Schlafstörung durch Schleim-Hitze; Bb. Fritillariae Thunbergii *(Zhe Bei Mu)* bei Skrofulose oder Husten durch Schleim-Feuchtigkeitsretention

Dosis: 4,5–12 g, unpräpariert nur äußerlich anzuweden! Nach Arzneibuch der chinesischen Medizin (➥ 14.3.4) wird bei der äußerlichen Anwendung die Droge entweder zerdrückt oder in gepulverter Form mit Branntwein pastös verrieben aufgetragen. *Cave:* Nicht mit Drogen der *Wu Tou*-Gruppe (Aconitumarten) kombinieren.

Rhizoma Typhonii *(Bai Fu Zi)*, Typhonium-Wurzelstock

Kennz.: Scharf, süß; warm, drastisches Mittel; **Le, Mi, Ma,** nach Arzneibuch (➥ 14.3.4) nur scharf und warm

Wirk.: Zerstreut Wind und Feuchte-Kälte, lindert Schmerzen, vertreibt Wind-Schleim, löst Spasmen

Indik.: Schwindel, laterale Kopfschmerzen, Verspannungen, Trigeminusneuralgie, alle Kopfschmerzen mit Zeichen von Feuchte-Kälte oder Wind-Feuchtigkeit, Fazialisparese, Hemiplegie

Kontraindik.: Schwangerschaft; *Yin*-Mangel mit Hitze-Symptomen

Komb.: Rx. Angelicae Dahuricae *(Bai Zhi)*, Rz. Gastrodiae *(Tian Ma)*, Rz. Arisaematis *(Tian Nan Xing)* bei Kopfschmerzen durch aufsteigenden Wind-Schleim; Bombyx Batryticatus *(Jiang Can)*, Buthus Martensi *(Quan Xie)* bei Gesichtslähmung und Hemiplegie durch Apoplex und Schleimretention in den Meridianen; Realgar *(Xiong Huang)* als lokal aufzutragender Puder bei multiplen Flecken der Haut von unterschiedlicher Größe wie z. B. bei Pityriasis versicolor
Dosis: 1,5–6 g (im Allgemeinen wird die vorbehandelte Droge verwendet).

Semen Sinapis Albae *(Bai Jie Zi)*, Brassica alba, Senfkörner

Kennz.: Scharf, warm; **Lu**
Wirk.: Löst Schleim, bewegt und wärmt das Lungen-*Qi*, löst Knoten, wirkt abschwellend und lindert Schmerzen
Indik.: Husten, Schmerzen und Spannungsgefühl in der Brust durch Anhäufung von Kälte-Schleim; Gelenkschmerzen und nässende Wunden
Kontraindik.: Husten durch Lungen-*Yin*-Mangel; *Yin*-Mangel mit Hitze-Symptomen
Komb.: Fr. Perillae Frutescentis *(Su Zi)*, Sm. Raphani *(Lai Fu Zi)* bei Husten mit massenhaftem, klarem und blasigem Auswurf mit Schmerz und Spannungsgefühl in der Brust durch Kälte- und Schleimretention thorakal und im Hypochondrium; Cx. Cinnamomi *(Rou Gui)*, Rx. Rehmanniae Glutinosae Conqitae *(Shu Di Huang)* bei Gelenkschmerzen und tief sitzenden Knoten durch Meridian-Obstruktion infolge von Schleim-Feuchtigkeit
Dosis: 3–9 g.

8.1.7.b Kühlende, Schleim-Hitze umwandelnde Kräuter

Bulbus Fritillariae Cirrhosae *(Chuan Bei Mu)*, Szechuan-Schachblumenzwiebel

Kennz.: Bitter, süß; kühl; **Lu, He**
Wirk.: Klärt Hitze, löst Schleim und Knoten auf, beseitigt Husten
Indik.: Husten (besonders chronischer und in Kombination mit Engegefühl im Thorax und Abdomen), Knoten, Schwellungen, Brust- und Lungenabszesse
Kontraindik.: Milz- oder Magen-*Qi*-/*Yang*-Mangel. *Cave:* Nicht in Kombination mit Rx. Aconiti *(Wu Tou:* Alternative Form von *Fu Zi)* anwenden
Komb.: Rz. Anemarrhenae *(Zhi Mu)* bei Husten mit erschwerter Expektoration und bei Lungen-*Yin*-Mangel mit Hitze-Symptomen; Sm. Armeniacae *(Xing Ren)* bei Husten und Dyspnoe mit eitrigem Sputum; Fo. Eriobotryae *(Pi Pa Ye)*, Tb. Ophiopogonis *(Mai Men Dong)*, Rz. Polygonati Odorati *(Yu Zhu)* bei chronischem Husten mit Müdigkeit, Reizbarkeit, übermäßigem oder blutigem Sputum, Enge- und Spannungsgefühl im Thorax und Appetitmangel; Rx. Polygalae Tenuifoliae *(Yuan Zhi)*, Sclerotium Poriae Albae *(Fu Ling)*, Fr. Trichosanthis *(Gua Lou)* bei schmerzhafter Obstruktion im Thorax mit Palpitationen und Schlafstörungen; Bb. Fritillariae Thunbergii *(Zhe Bei Mu)* bei Abszessen
Dosis: 3–12 g, nur präparierte Form (roh toxisch).

8

Bulbus Fritillariae Thunbergii *(Zhe Bei Mu)*, Zhekiang-Fritillaria-Zwiebel

Kennz.: Bitter, kalt; **Lu, He**
Wirk.: Klärt und vertreibt Schleim-Hitze, klärt Hitze, löst Verhärtungen
Indik.: Akute Lungen-Hitze-Syndrome mit produktivem Husten, festem Schleim und Halsschwellungen, auch bei Lungen- und Brustabszessen und Schwellungen
Kontraindik.: Milz-*Qi*-/*Yang*-Mangel-Syndrome, *Cave:* Nicht in Kombination mit Rx. Aconiti *(Wu Tou)* anwenden
Komb.: Fr. Forsythiae *(Lian Qiao)*, Fr. Arctii Lappae *(Niu Bang Zi)* bei Husten, besonders akute Formen durch äußere Wind-Hitze mit Mundtrockenheit, Halskratzen und dickem, gelbem Sputum; Rx. Scrophulariae Ningpoensis *(Xuan Shen)*, Concha Ostreae *(Mu Li)*, Spica Prunellae *(Xia Ku Cao)* bei Schmerzen und Schwellungen an mehreren Körperstellen durch Schleim-Feuer; Sepiae seu Sepiellae *(Hai Piao Xiao)* bei Oberbauchschmerzen und saurem Aufstoßen; Fl. Lonicerae *(Jin Yin Hua)*, Hb. Taraxaci *(Pu Gong Ying)*, Fl. Chrysanthemi Morifolii *(Ju Hua)* bei Abszessen und anderen toxischen Schwellungen, auch im akutem Stadium mit harter Schwellung, Rötung und Schmerzen; Sm. Coicis *(Yi Yi Ren)*, Sm. Benincasae *(Dong Gua Ren)*, Hb. Houttuyniae *(Yu Xing Cao)* bei Lungenabszess
Dosis: 4,5–9 g, nur präparierte Form innerlich anwenden.

Caulis Bambusae in Taeniis *(Zhu Ru)*, Bambusrohrstreifen

Kennz.: Süß, leicht kalt; **Lu, Ma, Gb,** nach Arzneibuch (➡ 14.3.4) nur **Lu, Ma**
Wirk.: Klärt und transformiert Schleim-Hitze, klärt Hitze, stoppt Erbrechen, kühlt das Blut und stoppt Blutungen
Indik.: Engegefühl im Thorax, zäher Auswurf oder Hämoptoe; bei saurem oder bitterem Erbrechen mit Mundgeruch, Abneigung gegen Hitze und gelber, schmieriger Zunge durch Hitze im Magen; bei Hämoptoe und Nasenbluten
Kontraindik.: Übelkeit und Erbrechen durch Kälte-Invasion oder Nahrungsstagnation im Magen
Komb.: Fr. Trichosanthis *(Gua Lou)*, Rx. Scutellariae *(Huang Qin)* bei Husten durch Lungen-Hitze; Rz. Pinelliae *(Ban Xia)*, Fr. Citri Aurantii Immaturus *(Zhi Shi)* bei Schlaflosigkeit, Palpitationen und Reizbarkeit durch Schleim-Hitze; Rx. Codonopsitis *(Dang Shen)*, Rx. Glycyrrhizae *(Gan Cao)* bei Singultus durch Magen-*Qi*-Mangel mit Hitzesymptomen; Rz. Phragmitis *(Lu Gen)* bei Reizbarkeit, Durst und Erbrechen durch Flüssigkeitsschädigung infolge von Hitze
Dosis: 4,5–9 g.

Fructus Trichosanthis *(Gua Lou)*, Schlangenkürbisfrüchte

Kennz.: Süß, schwach bitter, kalt; **Lu, Ma, Di**
Wirk.: Klärt Hitze, vertreibt Schleim-Hitze, löst *Qi*-Stagnation in der Brust und Knoten auf
Indik.: Husten durch Hitze, mit dickem, zähem Sputum, schmerzhaftes, thorakales Beklemmungsgefühl, Zwerchfelldruck, Lungen- und Brustabszesse, trockene Stühle und Obstipation
Kontraindik.: Mangel-Syndrom von Milz und Magen durch Kälte, Kälte-Schleim oder Schleim-Feuchtigkeit, *Cave:* Nicht mit Rx. Aconiti *(Wu Tou:* Alternative Form von *Fu Zi)*, Rz. Zingiberis *(Gan Jiang)*, Rx. Achyranthis *(Niu Xi)* kombinieren

8

Komb.: Bb. Fritillariae Thunbergii *(Zhe Bei Mu)*, Rx. Platycodi *(Jie Geng)*, Pericarpium Citri Reticulatae *(Chen Pi)* bei Husten durch Wind-Hitze mit Rachentrockenheit und dickem, viskösem Sputum; Bb. Allii *(Xie Bai)*, Rz. Pinelliae *(Ban Xia)* bei schmerzhaftem, thorakalem Beklemmungsgefühl; Hb. Taraxaci *(Pu Gong Ying)*, Gummi Olibanum *(Ru Xiang)* bei Mastitis im frühen Stadium
Dosis: 9–30 g, nach Arzneibuch (➡ 14.3.4) bis 15 g.

Radix Peucedani *(Qian Hu)*, Haarstrangwurzel

Kennz.: Bitter, scharf, kühl; **Lu**
Wirk.: Senkt gegenläufiges *Qi* ab, löst Schleim, befreit von äußerem Wind
Indik.: Dyspnoe mit Husten und viskösem Auswurf durch Lungen-Hitze; bei Husten mit reichlich Auswurf durch Wind-Hitze oder Wind-Kälte
Komb.: Cx. Mori Albae *(Sang Bai Pi)*, Bb. Fritillariae *(Bei Mu)* bei Husten mit dickem Sputum, Reizbarkeit und Spannungsgefühl im Thorax durch Lungen-Hitze; Rx. et Rz. Cynanchi *(Bai Qian)* bei Husten durch Lungenfunktionsstörung durch äußere Faktoren; Rx. Platycodi *(Jie Geng)*, Hb. Menthae *(Bo He)* bei Kopfschmerzen, Fieber, Rhinitis und Husten durch äußere Wind-Hitze
Dosis: 4,5–9 g.

Semen Trichosanthis *(Gua Lou Ren)*, Schlangenkürbissamen

Nach Arzneibuch (➡ 14.3.4) *Gua Lou Zi*
Kennz.: Süß, kalt; **Lu, Ma, Di**
Wirk.: Klärt Hitze, vertreibt Schleim-Hitze, löst *Qi*-Stagnation in der Brust auf, befeuchtet die Därme
Indik.: Husten durch Hitze, mit dickem, zähem Sputum, schmerzhaftes, thorakales Beklemmungsgefühl, Zwerchfelldruck, Lungen- und Brustabszesse, trockene Stühle und Obstipation
Kontraindik.: Mangel-Syndrome von Milz und Magen durch Kälte, *Cave:* Nicht mit Rx. Aconiti *(Wu Tou:* alternative Form von *Fu Zi)*, Rz. Zingiberis *(Gan Jiang)*, Rx. Achyranthis *(Niu Xi)* kombinieren
Komb.: Rz. Pinelliae *(Ban Xia)*, Rz. Coptidis *(Huang Lian)* bei Husten mit dickem, viskösem Sputum mit schmerzhaftem Thorax und zusätzlich mit Rx. Bupleuri *(Chai Hu)*, Rx. Scutellariae Baicalensis *(Huang Qin)* bei extremem Hitzezustand; Bb. Allii *(Xie Bai)*, Rz. Pinelliae *(Ban Xia)* bei schmerzhaftem, thorakalem Beklemmungsgefühl; Sm. Cannabis Sativae *(Huo Ma Ren)*, Sm. Persicae *(Tao Ren)*, Sm. Biotae Orientalis *(Bai Zi Ren)* bei Obstipation, Durst und Mundtrockenheit durch Obstruktion infolge von Schleim-Hitze in den Därmen; mit Squama Manitis Pentadactylae *(Chuan Shan Jia)*, Fl. Lonicerae Japonicae *(Jin Yin Hua)* bei Mastitis
Dosis: 9–12 g.

8

8.1.7.c   Husten stillende, Keuchatmung lindernde Kräuter

Flos (Tussilaginis) Farfarae *(Kuan Dong Hua)*, Huflattichblüten

Kennz.: Scharf, warm; **Lu,** nach Arzneibuch (➡ 14.3.4): zusätzlich neutral, Tendenz bitter

Wirk.: Senkt gegenläufiges *Qi* ab, lindert Husten. *Cave:* In sehr hohen Dosen (in der Medizin nicht angewendet) toxische Reaktion mit Synkope und Apnoe möglich

Indik.: Weitere Anwendung bei Husten und Dyspnoe unterschiedlicher Genese, besonders durch äußere pathogene Kälte

Relative Kontraindik.: Husten durch Hitze-Invasion

Komb.: Sm. Armeniacae *(Xing Ren)* bei Husten und Dyspnoe durch Schleimretention; Fr. Schisandrae *(Wu Wei Zi)*, Rz. Pinelliae *(Ban Xia)* bei Husten und Dyspnoe durch Flüssigkeitsretention; Rx. et Rz. Cynanchi *(Bai Qian)* bei Husten durch Obstruktion von *Qi* und Schleim; Bb. Lilii *(Bai He)* bei trockenem Husten oder Husten mit blutigem Sputum durch *Yin*-Mangel

Dosis: 1,5–9 g.

Folium Eriobotryae *(Pi Pa Ye)*, Wollmispelblätter

Kennz.: Bitter, kühl; **Lu, Ma**

Wirk.: Löst Schleim auf, klärt Lungen-Hitze, senkt Lungen- und Magen-*Qi* nach unten ab, harmonisiert den Magen, klärt Magen-Hitze

Indik.: Lungenerkrankungen durch Hitze mit Husten, Übelkeit, Erbrechen, Singultus und Aufstoßen

Kontraindik.: Erbrechen durch Magen-Kälte, Husten durch äußere pathogene Kälte-Invasion in die Lungen

Komb.: Sm. Armeniacae *(Xing Ren)* bei unproduktivem Husten oder Husten mit zähem Sputum in Verbindung mit Thoraxschmerzen und Rachentrockenheit durch Lungen-Hitze; Rz. Phragmitis *(Lu Gen)* bei Reizbarkeit und Erbrechen durch Schädigung der Körpersäfte infolge fieberhafter (Hitze-)Erkrankungen (➡ 9.5); Rx. Scutellariae *(Huang Qin)*, Rz. Cyperi *(Xiang Fu)* bei Erbrechen und Aufstoßen durch Magen-Hitze; Rz. Cylindricae Imperatae *(Bai Mao Gen)* bei Erbrechen und Hämatemesis durch Hitze-Syndrome

Dosis: 4,5–12 g; frisch 15–30 g.

Fructus Perillae Frutescentis *(Su Zi)*, Schwarznesselfrüchte

Nach Arzneibuch (➡ 14.3.4) *Zi Su Zi*

Kennz.: Scharf, warm; **Lu, Di,** nach Arzneibuch (➡ 14.3.4) nur **Lu**

Wirk.: Lindert Husten und Dyspnoe, senkt gegenläufiges *Qi* ab, beseitigt Schleim, befeuchtet die Därme

Indik.: Husten und Dyspnoe mit maulvoller Expektoration, besonders bei erschwerter Exspiration und Engegefühl im Thorax, Obstipation durch Flüssigkeitsmangel im Darm

Kontraindik.: Chronische Diarrhö

Komb.: Bb. Fritillariae Thunbergii *(Zhe Bei Mu)* bei Husten und Dyspnoe mit starker Produktion eines viskösen Sputums durch Schleimretention; Rz. Pinelliae *(Ban Xia)* bei Dyspnoe und Husten durch Schleimretention und aufsteigendes *Qi*; Rx. et Rz. Cynanchi *(Bai Qian)* bei Dyspnoe und Husten durch *Qi*-Stagnation und Schleimreten-

tion; Sm. Cannabis Sativae *(Huo Ma Ren)* und Sm. Trichosanthis *(Gua Lou Ren)* bei Obstipation durch Flüssigkeitsmangel im Darm und Husten durch aufsteigendes *Qi*
Dosis: 4,5–9 g.

Radix Asteris Tatarici *(Zi Wan)*, Asternwurzel

Kennz.: Bitter, leicht warm; **Lu,** nach Arzneibuch (➡ 14.3.4) zusätzlich scharf
Wirk.: Lindert Husten und löst Schleim
Indik.: Husten unterschiedlicher Ursache, insbesondere bei chronischem Husten mit reichlichem oder blutigem, schwer zu expektorierendem Auswurf durch Kälte-Invasion
Relative Kontraindik.: Husten durch *Yin*-Mangel mit Hitze-Symptomen oder Erkrankungen durch pathogene Hitze
Komb.: Fl. Tussilaginis Farfarae *(Kuan Dong Hua)* bei Husten und Dyspnoe mit reichlichem Sputum durch gegenläufiges *Qi*; Rx. Stemonae *(Bai Bu)* bei akutem und chronischem Husten mit Blutbeimengung; Fr. Schisandrae *(Wu Wei Zi)* bei produktivem Husten und Dyspnoe mit Spontanschweiß; Rx. Asparagi *(Tian Men Dong)*, Rx. Scutellariae *(Huang Qin)*, Cx. Mori Albae *(Sang Bai Pi)* bei chronischem Husten, häufig mit Blut- oder Eiterbeimengung durch Hitze
Dosis: 3–9 g.

Radix Stemonae *(Bai Bu)*, Stemona-Wurzel

Kennz.: Süß, bitter, leicht warm; **Lu**
Wirk.: Befeuchtet die Lunge, lindert Husten, vertreibt Parasiten und tötet Läuse
Indik.: Akuter und chronischer Husten, lokal bei Läusen am Kopf oder Körper und bei Flöhen
Kontraindik.: Milz-*Qi*-/*Yang*-Mangel-Syndrome oder Diarrhö
Komb.: Rx. Glehniae Littoralis *(Sha Shen)* bei Husten durch Lungen-Hitze bedingte Schädigung des *Qi* und der Säfte oder bei Lungen-Mangel; Rx. et Rz. Cynanchi *(Bai Qian)* bei chronischem Husten und Dyspnoe infolge von Lungen-*Qi*-Obstruktion durch innere oder äußere Schädigung; Bb. Fritillariae Cirrhosae *(Chuan Bei Mu)* bei Husten und Brustschmerz durch Schleim-Hitze; Rx. Sophorae Flavescentis *(Ku Shen)* als äußerliche Waschung bei Läusen
Dosis: 3–9 g, nach Arzneibuch der chinesischen Medizin (➡ 14.3.4) äußerlich in ausreichender Menge als Dekokt oder Tinktur.

Semen Descurainiae oder Lepidii *(Ting Li Zi)*, Besenrauke

Kennz.: Scharf, bitter, kalt; **Lu, Bl**
Wirk.: Senkt gegenläufiges *Qi* ab, löst Schleim, fördert Diurese, drainiert Ödeme
Indik.: Schweres Asthma bronchiale oder Husten häufig mit gurgelndem Geräusch im Rachen durch Schleimansammlung oder Lungen-Hitze; Gesichtsödem oder Flüssigkeitsretention im Thorax oder Abdomen mit Dysurie durch Lungen- und Blasen-*Qi*-Stagnation
Kontraindik.: Husten und Dyspnoe durch Lungen-*Qi*-Mangel und bei Ödemen durch Milz-*Qi*-Mangel
Komb.: Fr. Ziziphi Jujubae *(Da Zao)* bei Husten, übermäßiger Sputumproduktion, Dyspnoe mit Thoraxschmerzen bei Lungen-*Qi*-Stagnation durch Schleim; Rx. Stepha-

8

niae *(Han Fang Ji,* Hinweis S. 399*),* Rx. et Rz. Rhei *(Da Huang)* bei Gesichtsödemen oder Flüssigkeitsansammlung im Thorax oder Abdomen
Dosis: 4,5–9 g.

Semen (Pruni) Armeniacae *(Ku Xing Ren* oder *Xing Ren),* bittere Aprikosensamen

Nach Arzneibuch der chinesischen Medizin: Sm. Armeniacae Amarum
Kennz.: Bitter, warm, starkes Mittel, leicht toxisch; **Lu, Di**
Wirk.: Vertreibt Husten, lindert Keuchatmung, befeuchtet die Därme, bewegt den Stuhl
Indik.: Weite Anwendung bei Husten (➡ 12.2.1) unterschiedlicher Genese, Dyspnoe, besonders bei trockenem Husten durch äußere pathogene Faktoren, Obstipation
Kontraindik.: Diarrhö; *Cave:* Zurückhaltende Anwendung bei Kindern!
Komb.: Fo. Perillae *(Zi Su Ye)* bei trockenem Husten durch äußere Wind-Kälte; Tb. Ophiopogonis *(Mai Men Dong)* bei trockenem Husten und Lungen-Schädigung durch Trockenheit und Hitze; Fo. Mori Albae *(Sang Ye)* bei trockenem Husten durch äußere Wind-Hitze; Hb. Ephedrae *(Ma Huang)* bei Husten und Dyspnoe durch Überanstrengung

- und zusätzlich mit Gypsum Fibrosum *(Shi Gao)* bei gleichzeitiger Lungen-Hitze;

Sm. Cannabis Sativae *(Huo Ma Ren),* Rx. Angelicae Sinensis *(Dang Gui)* bei Obstipation durch *Qi*-Mangel und durch Flüssigkeitsmangel im Darm
Dosis: 4,5–9 g, nach Arzneibuch der chinesischen Medizin (➡ 14.3.4): bei Verwendung in Dekokten nachträglich zugeben.

8

8.1.8 Aromatische, Feuchtigkeit transformierende Kräuter

Cortex Magnoliae Officinalis *(Hou Po),* Magnolienrinde

Kennz.: Bitter, scharf, warm, aromatisch; **Mi, Ma, Lu, Di**
Wirk.: Bewegt das *Qi,* löst Stagnation und Feuchtigkeit auf, wärmt und löst Schleim, senkt gegenläufiges *Qi* ab
Indik.: Nahrungsstagnation mit Meteorismus, Appetitverlust, Erbrechen, Diarrhö durch Feuchtigkeitsretention in Milz und Magen, Engegefühl in der Brust mit Husten und Dyspnoe durch Schleimretention
Relative Kontraindik.: Schwangerschaft
Komb.: Fr. Citri seu Ponciri *(Zhi Ke)* bei starkem Meteorismus des Abdomens durch Nahrungsstagnation und *Qi*-Stagnation; Rz. Pinelliae *(Ban Xia)* bei starkem Meteorismus, konzentriertem Urin mit Obstipation; Rz. Atractylodis Lancea *(Cang Zhu),* Pericarpium Citri Reticulatae *(Chen Pi)* bei Völlegefühl im Oberbauch, Meteorismus, saurem Aufstoßen, Übelkeit, Erbrechen; Sm. Armeniacae *(Xing Ren),* Hb. Ephedrae *(Ma Huang)* bei Husten und Dyspnoe und Husten mit massenhaft Auswurf durch Flüssigkeitsretention; Sm. Pruni Armeniacae *(Xing Ren),* Hb. Ephedrae *(Ma Huang)* bei Husten und Keuchatmung mit zähem Schleim durch Flüssigkeitsretention
Dosis: 3–9 g.

Fructus Amomi Rotundi *(Bai Dou Kou* oder *Dou Ku)*, Kardamom

Bezeichnung nach Porkert: Fr. Amomi Cardamomi

Kennz.: Scharf, warm, aromatisch; **Lu, Mi, Ma**

Wirk.: Löst Feuchtigkeit, wärmt den mittleren der *San Jiao* und Milz, bewegt *Qi* und senkt gegenläufiges *Qi* ab, löst Stagnationen auf, beendet Diarrhö

Indik.: Thorakales Beklemmungsgefühl bei feucht-warmen, fieberhaften Erkrankungen (*Shi Wen*-Störungen ➡ 9.5.9) mit Appetitmangel, Völlegefühl, Erbrechen, Gewichtsverlust und schmierigem Zungenbelag durch Feuchtigkeitsretention im *San Jiao* mit Milz- und Magen-*Qi*-Mangel-Syndromen

Kontraindik.: *Yin*- und Blut-Mangel, zurückhaltende Anwendung bei Patienten ohne Feuchte-Kälte

Komb.: Fr. Amomi Villosi *(Sha Ren)* bei Völle- und Engegefühl im Thorax, Erbrechen und Diarrhö durch *Qi*-Stagnation mit Feuchtigkeit; Pericarpium Citri Reticulatae *(Chen Pi)* bei unangenehmem Völlegefühl und Diarrhö durch *Qi*-Mangel-Syndrom von Milz und Magen; Sm. Armeniacae *(Xing Ren)*, Sm. Coicis *(Yi Yi Ren)*, Talcum *(Hua Shi)* bei Kopfschmerzen, Engegefühl im Thorax, Müdigkeit, abnehmende Menge eines dunklen Urins und Diarrhö meist mit weißem schmierigem Zungenbelag in frühen Stadien fieberhafter Erkrankungen durch Feuchte-Hitze (➡ 9.5.9); Hb. Agastaches *(Huo Xiang)* bei Dyspepsie und Appetitmangel durch Feuchte-Kälte oder Nahrungsstagnation; Cx. Magnoliae Officinalis *(Hou Po)* bei Meteorismus durch *Qi*-Stagnation oder Feuchte-Kälte in Milz und Magen

Dosis: 1,5–6 g. *Cave:* Nicht länger als 10 Min. kochen.

Fructus Amomi Villosi *(Sha Ren)*, Amomum-Sharen-Früchte

Nach Arzneibuch der chinesischen Medizin auch vereinfacht: Fr. Amomi

Kennz.: Scharf, warm, aromatisch; **Mi, Ma,** nach Arzneibuch (➡ 14.3.4) zusätzlich **Ni**

Wirk.: Bewegt *Qi*, stärkt den Magen, löst Feuchtigkeit, beseitigt Erbrechen, beruhigt den Fetus

Indik.: Milz- und Magen-*Qi*-Mangel mit Appetitmangel oder Meteorismus, Oberbauchschmerzen und Diarrhö, Übelkeit, morgendliche Übelkeit oder bei unruhigem Fetus durch Feuchtigkeitsschädigung der Milz und des Magens

Kontraindik.: *Yin*-Mangel mit Hitze-Symptomen

Komb.: Cx. Magnoliae Officinalis *(Hou Po)* bei Bauchschmerzen, Meteorismus, Übelkeit, Erbrechen durch *Qi*-Stagnation der Milz und des Magens; Rz. Atractylodis Macrocephalae *(Bai Zhu)* bei Bauchschmerzen und Diarrhö durch Feuchtigkeitsobstruktion von Milz und Magen, auch bei morgendlicher Übelkeit; Rx. Aucklandiae *(Mu Xiang)* bei akuten oder chronischen Verdauungsstörungen; Rz. Atractylodis Lancea *(Cang Zhu)* bei Diarrhö und durch Feuchte-Kälte; Ra. Loranthii seu Visci *(Sang Ji Sheng)* bei unruhigem Fetus

Dosis: 1,5–6 g, *Cave:* Nicht länger als 5 Min. kochen, also bei Zubereitung in Dekokten nachträglich kurz vor Ende der Kochzeit zusetzen.

Herba Agastaches seu Pogostemi *(Huo Xiang)*, Patchouli-Kraut

Kennz.: Scharf, leicht warm, aromatisch; **Lu, Mi, Ma**

Wirk.: Transformiert Feuchtigkeit, harmonisiert den mittleren der *San Jiao*, stoppt Erbrechen, befreit das Äußere

8

Indik.: Spannungsgefühl im Bauch, Übelkeit, Erbrechen, Appetitverlust, Müdigkeit, Diarrhö und weißer, feuchter Zungenbelag durch Darm-Obstruktion infolge von Feuchtigkeit v. a. bei Milz-*Qi*-Mangel-Syndrom; bei Übelkeit oder Erbrechen durch Feuchtigkeitsobstruktion des mittleren der *San Jiao*, bei morgendlicher Übelkeit mit Unwohlsein, Spannungsgefühl im Bauch und Magenschmerzen durch äußere pathogene Faktoren

Kontraindik.: *Yin*-Mangel mit Hitze-Symptomen und bei Magen-Feuer

Komb.: Rz. Pinelliae *(Ban Xia)* bei Übelkeit und Erbrechen, Spannungsgefühl thorakal und im Abdomen, Appetitverlust und Diarrhö durch Feuchtigkeitsobstruktion im mittleren der *San Jiao*; Hb. Eupatorii *(Pei Lan)* bei Müdigkeit, Engegefühl in der Brust, Spannungsgefühl im Abdomen, Übelkeit und einem dünnen, klebrig-schmierigen Zungenbelag in Verbindung mit Feuchte-Sommer-Hitze; Fo. Perillae *(Zi Su Ye)* bei Fieber und Schüttelfrost, Spannungsgefühl in Brust und Epigastrium, Husten und Übelkeit durch äußere Wind-Kälte in Verbindung mit Feuchtigkeitsobstruktion des mittleren der *San Jiao*; Fr. Amomi Villosi *(Sha Ren)* bei morgendlicher Übelkeit; Rz. Atractylodis Macrocephalae *(Bai Zhu)* bei Erbrechen und Diarrhö durch Mangel-Syndrom von Milz und Magen

Dosis: 4,5–9 g, *Cave:* Nicht länger als 15 Min. kochen.

Rhizoma Atractylodis Lancea *(Cang Zhu)*, Atractylodes-Wurzel, Mastixdistel

Kennz.: Scharf, bitter, warm, aromatisch; **Mi, Ma,** nach Arzneibuch (➡ 14.3.4) zusätzlich **Le**

Wirk.: Transformiert Feuchtigkeit, stärkt die Milz, vertreibt Wind-Feuchtigkeit, klärt Feuchtigkeit im unteren der *San Jiao*, induziert Schwitzen, klärt die Augen (die Sicht), hilft bei Katarakt

Indik.: Appetitmangel, Diarrhö, Übelkeit, Erbrechen, Bauchschmerzen, Anorexia bei Störung des mittleren der *San Jiao* durch Feuchtigkeitsretention, Fluor vaginalis (➡ 12.8.7), geschwollene und schmerzhafte Gelenke bei Gelenk-*Bi*-Syndrom durch Feuchtigkeit-Wind-Kälte (➡ 12.10.1), Kopfschmerzen, Nachtblindheit, Katarakt

Kontraindik.: Übermäßiges Schwitzen durch *Qi*-Mangel, *Yin*-Mangel mit Mangel-Hitze; zurückhaltende Anwendung bei Patienten mit weichen, wässrigen Stühlen

Komb.: Cx. Magnoliae Officinalis *(Hou Po)* bei Dyspepsie und Meteorismus, Appetitmangel, Erbrechen und Diarrhö durch Feuchtigkeitsretention im mittleren der *San Jiao*; Fl. Lonicerae *(Jin Yin Hua)* bei Diarrhö, besonders durch Sommer-Hitze und Feuchtigkeit; Rz. Cyperi *(Xiang Fu)* bei Meteorismus, Spannungsgefühl im Thorax und Abdomen durch *Qi*-Stagnation und Feuchtigkeit; Gypsum Fibrosum *(Shi Gao)* bei fieberhaften (Hitze-)Erkrankungen (➡ 9.5) mit starkem Schwitzen und Blässe; Cx. Phellodendri *(Huang Bai)* bei schmerzhaften, geschwollenen und schwachen Beinen und Hautverletzungen durch Wind-Feuchtigkeit; Sm. Sesami Indici *(Hei Zhi Ma)* bei Katarakt, Glaukom und Nachtblindheit

Dosis: 3–9 g.

8.1.9   Nahrungsstagnation lindernde Kräuter

Fructus Crataegi *(Shan Zha)*, Fiederweißdornbeeren

Kennz.: Sauer, süß, leicht warm; **Mi, Ma, Le**

Wirk.: Verflüssigt Nahrung und leitet Stagnationen ab, löst Blut-Stasen, lindert Diarrhö

Indik.: Nahrungsstagnation (➡ 11.6.5) mit Meteorismus, Bauchschmerzen und Diarrhö, Schmerzen in der Herzgegend, Bauchschmerzen bei Frauen im Wochenbett durch

Blut-Stasen, Diarrhö (➡ 12.5.4), bei chronischen entzündlichen Darmerkrankungen (➡ 12.5.8)

Relative Kontraindik.: Mangel-Syndrom von Milz und Magen ohne Nahrungsstagnation und Säurereflux

Komb.: Fr. Hordei Germinatus *(Mai Ya)*, Massa Fermentata *(Shen Qu)* bei Meteorismus, Aufstoßen, Appetitverlust in Verbindung mit Nahrungsstagnation; Fr. Citri seu Ponciri *(Zhi Ke)* bei Meteorismus; Rx. Aucklandiae *(Mu Xiang)*, Sm. Myristicae *(Rou Dou Kou)*, Sm. Dolichoris Lablab *(Bian Dou)* bei Meteorismus und Bauchschmerzen, Diarrhö, entzündliche Darmerkrankungen; Rx. Ligustici *(Chuan Xiong)*, Rx. Angelicae Sinensis *(Dang Gui)* bei Menstruations- oder Wöchnerinnenschmerzen im Unterbauch durch Blut-Stase; Rx. Salviae Miltiorrhizae *(Dan Shen)* bei Thoraxschmerzen durch Blut-Stase im Herz; Fr. Foeniculi Vulgaris *(Xiao Hui Xiang)* bei Hodenschmerzen und -schwellungen

Dosis: 6–12 g; bei Nahrungsstagnation vor dem Kochen trocken rösten.

Fructus Hordei Germinatus *(Mai Ya)*, Gekeimte Gerste, Mastixdistel

Kennz.: Süß, leicht warm; **Mi, Ma, Le,** nach Arzneibuch (➡ 14.3.4) nur **Mi, Ma**

Wirk.: Beseitigt Nahrungsstagnation, stärkt den Magen, drosselt die Milchproduktion, begünstigt den sanften Fluss des Leber-*Qi*

Indik.: Mangelhafte Verdauung durch Stagnation und Anhäufung unverdauter, fester Nahrung, schlechte Milchverdauung bei Kindern, Appetitmangel bei Milz-Mangel-Syndromen, zum Abstillen, bei gespannten und schmerzhaften Brüsten, Leber-*Qi*-Stauung mit Spannungsgefühl im Oberbauch, Aufstoßen und Appetitverlust

Kontraindik.: Stillende Frauen; *Cave:* Bei langer Einnahme Schädigung der Nieren möglich (Nierenfunktion überprüfen)

Komb.: Massa Fermentata *(Shen Qu)* bei Verdauungsstörungen durch Nahrungsstagnation, Brustspannung und Schwellung beim Abstillen (in diesem Fall geröstet und in großen Dosen); Rz. Zingiberis *(Gan Jiang)* bei Verdauungsstörungen durch Mangel-Syndrom von Magen und Milz

Dosis: 6–15 g als Puder;12–30 g als Dekokt; bis 60 g (geröstet) zum Abstillen.

Fructus Oryzae Sativae Germinatus *(Gu Ya)*, Gekeimter Reis

Kennz: Süß, neutral; **Mi, Ma**

Wirk.: Stärkt den Magen und löst Nahrungsstagnation auf; die therapeutische Wirkung wird durch Kochen stark reduziert

Indik.: Appetitmangel und schwache Verdauung durch Milz-*Qi*-/*Yang*-Mangel-Syndrom, bei ungenügender Verdauung durch Stagnation und Anhäufung von unverdauten, stärkehaltigen Nahrungsmitteln

Kontraindik.: Stillende Frauen

Komb.: Pericarpium Citri Reticulatae *(Chen Pi)*, Fr. Amomi Villosi *(Sha Ren)* bei reduziertem Appetit und lokalisiertem Spannungsgefühl in Thorax oder Abdomen durch Nahrungsstagnation

Dosis: 9–15 g; roh bei Verdauungsstörungen, geröstet zur Stärkung der Magen- und Milz-Funktion.

8

Massa Fermentata medicinalis *(Shen Qu* oder *Liu Qu)*, Medizinisches Treibmittel

Kennz.: Süß, scharf, warm; **Mi, Ma**

Wirk.: Löst Nahrungsstagnation, harmonisiert den Magen, fördert die Aufnahme von mineralhaltigen Medikamenten

Indik.: Diarrhö und Völlegefühl im Bauch durch Nahrungsstagnation infolge von Kälte im Magen

Kontraindik.: Hitze im Magen

Relative Kontraindik.: Schwangerschaft

Komb.: Rz. Atractylodis Macrocephalae *(Bai Zhu)* bei Nahrungsstagnation und Diarrhö durch Milz-Mangel-Syndrom; Fr. Citri seu Ponciri *(Zhi Ke)* bei Appetitverlust, Völle- und Spannungsgefühl im Abdomen durch Kälte-Stagnation; Sm. Arecae Catechu *(Bing Lang)* bei Nahrungsstagnation im Kindesalter; Rx. Aucklandiae *(Mu Xiang),* Fr. Amomi Villosi *(Sha Ren)* bei Bauchschmerzen in Verbindung mit Nahrungsstagnation

Dosis: 6–15 g.

Semen Raphani *(Lai Fu Zi)*, Rettichsamen

Kennz: Scharf, süß, neutral; **Lu, Ma, Mi**

Wirk.: Verbessert die Verdauung, löst Nahrungsstagnation, vertreibt Meteorismus, lässt *Qi* absteigen, löst Schleim

Indik.: Völlegefühl, Meteorismus, saures Aufstoßen, Halsentzündungen, Bauchschmerzen, Diarrhö durch Nahrungsstagnation (➡ 11.6.5), chronischer Husten mit Auswurf oder Dyspnoe durch Schleimretention

Relative Kontraindik.: *Qi*-Mangel

Komb.: Fr. Crataegi *(Shan Zha)* bei Meteorismus, lauten Darmgeräuschen, saurem Aufstoßen, Diarrhö durch Stagnation im Magen und Darm; Rz. Pinelliae *(Ban Xia)* bei Husten und Dyspnoe durch Schleim-Feuchtigkeitsretention, auch bei Meteorismus und Erbrechen durch Nahrungsstagnation; Fr. Citri seu Ponciri *(Zhi Ke)* bei lokalem Spannungsgefühl, Aufstoßen und Appetitmangel durch Nahrungsstagnation; Sm. Armeniacae *(Xing Ren)* bei chronischem produktivem Husten; Fr. Perillae Frutescentis *(Su Zi),* Sm. Sinapis Albae *(Bai Jie Zi)* bei chronischem Husten und Dyspnoe, besonders bei Schleimretention

Dosis: 6–12 g; roh bei Nahrungsstagnation, geröstet bei Husten.

8.1.10 *Qi* regulierende Kräuter

Bulbus Allii (makrostemonis, nach Porkert: Bakeri) *(Xie Bai)*, Lauchzwiebel

Kennz.: Scharf, bitter, warm; **Lu, Ma, Di**

Wirk.: Vertreibt Schleim-Kälte, aktiviert das *Yang-Qi*, bewegt *Qi* und Blut, lindert Schmerzen, leitet *Qi* abwärts und löst Stagnationen

Indik.: Schmerzen im Thorax, Hypochondrium und unteren Rücken, Dyspnoe und Husten durch *Yang-Qi*-Obstruktion infolge von Feuchte-Kälte und Schleim in der Brust; bei epigastrischem Völlegefühl, Bauchschmerzen mit Spannungsgefühl durch kältebedingte *Qi*-Stagnation; bei Thoraxschmerzen durch Blut-Stase im Herz-Meridian; bei entzündlichen Darmerkrankungen durch Feuchtigkeitsretention im Dickdarm

Relative Kontraindik.: *Qi*-Mangel

Komb.: Fr. Trichosanthis *(Gua Lou),* Rz. Pinelliae *(Ban Xia)* bei schmerzhaftem, thorakalem Engegefühl durch Feuchte-Kälte, zusammen mit Rx. Aucklandiae *(Mu*

Xiang), Sm. Persicae *(Tao Ren)* bei Obstipation durch *Qi*-Stagnation; Cx. Phellodendri *(Huang Bai)* bei Diarrhö mit Blut- oder Schleimbeimengung
Dosis: 4,5–9 g, bei frischen Kräutern 30–60 g verwenden.

Fructus Citri Sarcodactylis *(Fo Shou)*, Buddhas-Hand-Früchte

Kennz.: Scharf, sauer, bitter, leicht warm; **Le, Ma, Mi, Lu**
Wirk.: Bewegt *Qi* und lindert Schmerzen, harmonisiert den Magen, stärkt die Milz
Indik.: Schmerzen im Hypochondrium, Meteorismus und Aufstoßen durch Leber-*Qi*-Stauung, Leber-*Qi* attackiert Milz und Magen (➡ 11.7.2, 11.11.18) mit Oberbauchschmerzen, Meteorismus, Appetitmangel oder Erbrechen
Relative Kontraindik.: Patienten ohne *Qi*-Stagnation, *Yin*-Mangel mit Hitze-Symptomen
Komb.: Rx. Aucklandiae *(Mu Xiang)*, Pericarpium Citri Reticulatae Viride *(Qing Pi)* bei Magenverstimmung, Völlegefühl, Unwohlsein im Thorax, Appetitverlust, Aufstoßen oder Erbrechen
Dosis: 3–9 g.

Fructus Citri seu Ponciri *(Zhi Ke* oder *Zhi Qiao)*, Bitterorange

Kennz: Bitter, kalt; **Mi, Ma**
Wirk.: Bewegt *Qi*, reduziert Druck- und Spannungsgefühl
Indik.: Schwäche- und Mangel-Syndrome mit Obstipation
Kontraindik.: Normales *Qi* mit Schwächesymptomen
Relative Kontraindik.: Schwangerschaft und bei Magen-*Qi*-Mangel mit Kälte (➡ 11.6.2)
Dosis: 3–9 g.

Fructus Meliae Toosendan *(Chuan Lian Zi)*, Paternoster-Baumfrüchte

Nach Arzneibuch der Chinesischen Medizin (➡ 14.3.4) auch vereinfacht Fr. Toosendan
Kennz.: Bitter, kalt, leicht giftig (schwach drastisches Mittel); **Le, Ma, Dü, Bl**
Wirk.: Klärt Hitze, trocknet Feuchtigkeit, reguliert *Qi*, lindert Schmerzen, vertreibt Parasiten
Indik.: Schmerzen im Epigastrium, Abdomen und Hypochondrium durch *Qi*-Stagnation infolge von Feuchte-Hitze, bei Wurminfektionen zur Linderung der Beschwerden (nicht zur Entfernung der Parasiten), als Puder lokal bei Pilzinfektionen der Kopfhaut
Kontraindik.: *Yang*-Mangel-Syndrom von Milz und Magen, *Cave:* Mögliche toxische NW sind Übelkeit, Erbrechen, Diarrhö, Dyspnoe und Rhythmusstörungen (bei hohen Dosen!)
Komb.: Rz. Corydalis *(Yan Hu Suo)* bei Schmerzen im Abdomen und Hypochondrium mit intermittierendem Völlegefühl mit emotionaler Reizbarkeit, Schlafstörungen, Appetitmangel, scharlachroter Zunge und saitenförmigem Puls duch Leber-Feuer; Fr. Foeniculi Vulgaris *(Xiao Hui Xiang)*, Fr. Evodiae *(Wu Zhu Yu)* bei Bauchschmerzen im Bereich der Bruchpforten von Hernien
Dosis: 3–9 g.

8

Pericarpium Citri Reticulatae *(Chen Pi)*, Mandarinenschale

Bezeichnung nach Porkert: Percarpium Aurantii

Kennz.: Scharf, bitter, warm, aromatisch; **Mi, Ma, Lu**

Wirk.: Bewegt *Qi*, stärkt die Milz, transformiert Feuchtigkeit, löst Schleim, reguliert *Qi* und senkt es ab, beseitigt Erbrechen, hilft Stagnationen vorzubeugen, normalisiert die Milz- und Magen-Funktionen

Indik.: Epigastrisches und abdominales Völle- und Spannungsgefühl, Appetitverlust, Husten durch Schleim-Feuchtigkeit mit Engegefühl im Thorax und reichlich zähem Sputum, Übelkeit und Erbrechen, Meteorismus und Aufstoßen

Kontraindik.: Trockener Husten bei *Yin*- oder *Qi*-Mangel

Relative Kontraindik.: Hämoptysis und Husten durch trockene, pathogene Hitze

Komb.: Cx. Magnoliae Officinalis *(Hou Po)*, Rz. Atractylodis Lancea *(Cang Zhu)* bei abdominalem Völlegefühl, Meteorismus, Übelkeit, Erbrechen bei Feuchte-Kälte in Milz und Magen (➡ 11.5.5); Rz. Atractylodis Macrocephalae *(Bai Zhu)* bei Appetitmangel durch Feuchtigkeitsretention bei Milz-*Qi*-/*Yang*-Mangel (➡ 11.5.1, 11.5.2); Rx. Codonopsitis *(Dang Shen)*, Rx. Astragali *(Huang Qi)* zur Vorbeugung von Schwellungen (im abdominellen Bereich); Rz. Zingiberis Officinalis Recens *(Sheng Jiang)* bei Erbrechen und Singultus durch Magen-*Qi*-Disharmonie; Rz. Pinelliae *(Ban Xia)* bei thorakalem Beklemmungsgefühl und Husten mit reichlichem, zähem weißlichem Sputum durch Schleim-Feuchtigkeitsretention und zusätzlich mit Sclerotium Poriae Albae *(Fu Ling)*, Cx. Magnoliae Officinalis *(Hou Po)* zur Trocknung des Schleimes; Pericarpium Citri Reticulatae Viride *(Qing Pi)* bei Schmerzen im Hypochondrium und Brust- und Bauchspannung durch Leber-*Qi*-Stauung (➡ 11.7.2)

Dosis: 3–9 g.

Pericarpium Citri Reticulatae Viride *(Qing Pi)*, Frühe Mandarinenschale

Bezeichnung nach Arzneibuch Citri Reticulatae viride Pericarpium; nach Porkert: Pericapium Aurantii immaturi

Kennz.: Bitter, sauer, leicht warm; **Le, Gb, Ma**

Wirk.: Fördert den freien Fluß des Leber-*Qi*, lindert Schmerzen, transformiert Feuchtigkeit und löst Schleim

Indik.: Leber-*Qi*-Stauung mit Schmerzen im Thorax und Abdomen und Meteorismus durch Nahrungsstagnation, *Qi*- und Blut-Stagnation, Schleim-Feuchtigkeits-Syndrome und intermittierendes Fieber, Schüttelfrost oder Mastitis

Relative Kontraindik.: *Qi*-Mangel

Komb.: Rx. Bupleuri *(Chai Hu)*, Tb. Curcumae *(Yu Jin)* bei Schmerzen und Spannungsgefühl im Thorax und im Hypochondrium durch Disharmonie zwischen Leber und Magen (➡ 11.11.19), zusätzlich Carapax Amydae *(Bie Jia)*, Rx. Salviae Miltiorrhizae *(Dan Shen)* bei Leber- und/oder Milzvergrößerung; Rz. Cyperi *(Xiang Fu)* bei Schmerzen im Hypochondrium und Meteorismus bei Leber-*Qi*-Stauung; Rz. Cyperi *(Xiang Fu)*, Sm. Vaccariae Segetalis *(Wang Bu Liu Xing)*, Rx. Salviae Miltiorrhizae *(Dan Shen)* bei schmerzhafter Brustspannung; Fr. Crataegi *(Shan Zha)*, Fr. Hordei Germinatus *(Mai Ya)*, Massa Fermentata *(Shen Qu)* bei lokalem Spannungsgefühl im Oberbauch, Aufstoßen durch Nahrungsstagnation; Squama Manitis Pentadactylae *(Chuan Shan Jia)*, Sm. Vaccariae Segetalis *(Wang Bu Liu Xing)*, Fl. Lonicerae *(Jin Yin Hua)*, Hb. Taraxaci *(Pu Gong Ying)*, bei Mastitis; Sm. Sinapis Albae *(Bai Jie Zi)* bei Husten, Schmerzen im Thorax und Hypochondrium durch Flüssigkeitsretention; Sm. Citri

Reticulatae *(Ju He)*, Fr. Foeniculi Vulgaris *(Xiao Hui Xiang)*, Fr. Meliae Toosendan *(Chuan Lian Zi)* bei Schmerzen in Verbindung mit Rektumprolaps oder Hodenschwellung
Dosis: 3–9 g.

Rhizoma Cyperi Rotundi *(Xiang Fu)*, Nussgraswurzelstock

Kennz.: Scharf, leicht bitter, süß, leicht warm; **Le, SJ,** nach Arzneibuch (➡ 14.3.4) zusätzlich **Mi**
Wirk.: Bewegt *Qi*, reguliert Leber-*Qi*, lindert Schmerzen und reguliert die Menstruation
Indik.: Spannungsgefühl mit hypochondrischen Schmerzen durch Leber-*Qi*-Stauung (➡ 11.7.2) und bei Leber attackiert die Milz (➡ 11.11.18; bei Dysmenorrhö und unregelmäßiger Menstruation durch Leber-*Qi*-Stauung
Kontraindik.: *Qi*-Mangel ohne Stagnation, *Yin*-Mangel oder Blut-Hitze
Komb.: Rx. Bupleuri *(Chai Hu)* bei Schmerzen und Spannungsgefühl im Hypochondrium; Rx. Aucklandiae *(Mu Xiang)* bei Schmerzen im Epigastrium und Abdomen, Verdauungsstörungen, Erbrechen und Diarrhö durch Leber-*Qi*-Stauung und Leber attackiert die Milz; Rx. Linderae Strychnifoliae *(Wu Yao)* bei Schmerz, Spannungsgefühl im Hypochondrium und im Abdomen mit Übelkeit, Erbrechen und saurem Aufstoßen; Ra. Perillae *(Su Geng)* bei Völlegefühl, Spannungsgefühl und Unbehagen im Epigastrium und Abdomen; Rx. Angelicae Sinensis *(Dang Gui)* bei unregelmäßiger Menstruation und Dysmenorrhö durch *Qi*- und Blut-Stagnation
Dosis: 4,5–12 g.

Radix Linderae Strychnifoliae *(Wu Yao* oder *Tai Wu)*, Fieberstrauchwurzel

Kennz.: Scharf, warm; **Mi, Bl, Lu, Ni**
Wirk.: Bewegt das *Qi* und lindert Schmerzen, reguliert gegenläufiges *Qi*, vertreibt Kälte, wärmt die Nieren
Indik.: Spannungsgefühl und Bauchschmerzen, bei Unterleibsschmerzen oder Dysmenorrhö durch Kälte-Ansammlung und *Qi*-Stagnation; bei Pollakisurie und Harninkontinenz bei Nieren-*Qi*-/*Yang*-Mangel mit Kälte
Kontraindik.: *Qi*-Mangel oder innere Hitze
Komb.: Fr. Evodiae *(Wu Zhu Yu)* bei Bauchschmerzen, Erbrechen und Diarrhö durch Milz- und Nieren-*Yang*-Mangel; Fr. Foeniculi Vulgaris *(Xiao Hui Xiang)* bei Bauchschmerzen im Bereich der Bruchpforten von Hernien; Cx. Cinnamomi *(Rou Gui)* bei Bauchschmerzen mit Kältegefühl im Unterbauch; Fr. Alpiniae Oxyphyllae *(Yi Zhi Ren)* bei Pollakisurie erwachsener und Enuresis kindlicher Patienten durch kältebedingten Nieren-*Yang*-/*Qi*-Mangel; Rx. Aucklandiae *(Mu Xiang)* bei Spannungsgefühl und Bauchschmerzen durch Kälte- und *Qi*-Stagnation, zusammen mit Rz. Cyperi *(Xiang Fu)* bei Dysmenorrhö durch *Qi*-Stagnation
Dosis: 3–9 g.

Radix Saussureae oder Aucklandiae (Lappae) *(Mu Xiang)*, Echte Kostwurzel

Kennz.: Scharf, bitter, warm; **Mi, Ma, Di, Gb**
Wirk.: Bewegt *Qi*, lindert Schmerzen, beseitigt *Qi*-Stagnation im Darm, stärkt die Milz, beugt Stagnationen vor, Hauptmittel bei Tenesmen wegen zusammenhaltender Wirkung

8

Indik.: Appetitmangel, Bauchschmerzen, Meteorismus, Übelkeit, Erbrechen durch *Qi*-Stagnation in Milz und Magen; Schmerzen im Hypochondrium, Meteorismus oder Entzündungen, Diarrhö und entzündliche Darmerkrankungen oder Bauchschmerzen mit Tenesmen durch Leber- oder Gallenblasen-*Qi*-Stauung, in Kombination mit stärkenden Kräutern zur Milderung der NW

Kontraindik.: *Yin*-Mangel-Syndrome

Komb.: Sm. Arecae Catechu *(Bing Lang)* bei Meteorismus, Bauchschmerzen und Obstipation durch Magen- und Darm-Stagnation; Fr. Amomi Villosi *(Sha Ren)* bei Meteorismus, Bauchschmerzen, Appetitmangel, Übelkeit, Erbrechen, Diarrhö, entzündlichen Darmerkrankungen, Tenesmen durch *Qi*-Stagnation oder Nahrungsstagnation; Rz. Atractylodis Macrocephalae *(Bai Zhu)* bei Appetitverlust mit Bauchschmerzen und Meteorismus; Pericarpium Citri Reticulatae Viride *(Qing Pi)* bei Verdauungsstörungen, Bauchschmerzen und Aufstoßen; Rz. Coptidis *(Huang Lian)* bei entzündlichen Darmerkrankungen und Diarrhö, besonders in Verbindung mit Tenesmen, Meteorismus und Unwohlsein

Dosis: 1,5–6 g, nur 5 Min. mitkochen; bei chronischer Diarrhö geröstet.

8.1.11 Blut behandelnde Kräuter

8.1.11.a Blut belebende (bewegende) Kräuter

8

Caulis et Radix Millettae *(Ji Xue Teng)*, Wengé *(Hülsenfrüchtler)*

Kennz.: Bitter, süß, warm; **He, Mi**

Wirk.: Harmonisiert und belebt das Blut, macht die Meridiane durchgängig, entspannt Muskeln und Sehnen

Indik.: Blut-Mangel-Syndrome mit Dysmenorrhö, unregelmäßiger Menstruation, Amenorrhö mit Bauchschmerzen, Schwäche in den Extremitäten, Schmerzen im unteren Rücken, Knieschmerzen, generalisierte Gelenkentzündungen durch Wind-Feuchtigkeit (*Bi*-Syndrom ➥ 12.10.1), schmerzhafte Blut-Stase oder Blut-Mangel, Schwäche der Extremitäten bei älteren Patienten oder Lähmungen und Schwindel durch Blut-Stase oder Apoplex, neuerdings bei Leukopenie durch Strahlentherapie bei aplastischer Anämie

Komb.: Rx. Rehmanniae Glutinosae *(Shu Di Huang)*, Rx. Ligustici *(Chuan Xiong)*, Rx. Angelicae Sinensis *(Dang Gui)* bei Menstruationsbeschwerden mit Bauchschmerzen durch Blut-Mangel; Rx. Angelicae Sinensis *(Dang Gui)*, Rx. Achyranthis *(Niu Xi)* bei besonders schmerzhaften und chronischen Formen von Obstruktion bei Frauen und älteren Patienten in Verbindung mit Blut-Mangel durch Wind-Feuchtigkeit; Rx. Salviae Miltiorrhizae *(Dan Shen)*, Cx. Eucommiae *(Du Zhong)* bei Schwäche, Hypästhesie und Lähmung der Extremitäten, bei Schwindel durch Blut-Stase oder Apoplex

Dosis: 3–12 g; in schweren Fällen bis 20 g.

Flos Carthami Tinctorii *(Hong Hua)*, Saflorblüten

Kennz.: Scharf, warm; **He, Le**

Wirk.: Belebt das Blut und fördert die Menstruation, löst Blut-Stase, lindert Schmerzen

Indik.: Erkrankungen durch Blut-Stase mit Amenorrhö, Bauchschmerzen, Schwindel bei Frauen im Wochenbett, Fluor vaginalis, Schmerzen durch Hämatome, nicht eitrige Entzündungen, Karbunkel, dunkelrote Erytheme, nur schwach ausgebildetes Masernexanthem

Kontraindik.: Schwangerschaft und Menorrhagien
Komb.: Rx. Ligustici *(Chuan Xiong)* bei Schmerzen im Thorax und Abdomen durch Blut- und *Qi*-Stagnation; Rx. Angelicae Sinensis *(Dang Gui)*, Lignum Sappan *(Su Mu)* bei traumatischen Schmerzen und Wundschwellungen; Rx. Rehmanniae Recens *(Sheng Di Huang)*, Rx. Paeoniae Rubrae *(Chi Shao)*, Fr. Forsythiae *(Lian Qiao)* bei Konjunktivitis; Hb. Leonuri *(Yi Mu Cao)* bei Bauchschmerzen oder Lochialstau durch Blut-Stase; Rx. Arnebiae seu Lithospermi *(Zi Cao)* bei Masern mit purpurnem Exanthem sowie bei Furunkeln, Karbunkeln und anderen infektiösen Schwellungen
Dosis: 3–9 g; 9–15 g zur Harmonisierung des Blutes.

Gummi Olibanum *(Ru Xiang),* Harz des Weihrauchbaumes

Nach Porkert unter *Ru Xiang:* Mastix (Saft aus der Rinde des Mastixbaums – Pistacia lentisus, in pharmazeutischen Listen (➡ Bezugsadressen ➡ 14.2.1) zu finden unter Olibani, Resina)
Kennz.: Scharf, bitter, warm; **He, Le, Mi**
Wirk.: Stärkt das Blut, bewegt das *Qi*, entspannt Muskeln und Sehnen, macht die Meridiane durchgängig, wirkt abschwellend und fördert die Heilung
Indik.: Schmerzen nach Verletzungen und Entzündungen, Furunkel und Schwellungen durch Blut-Stase; Steifigkeit, Muskelspasmen und Schmerzen durch Wind-Feuchtigkeit; Schwellungen, Entzündungen der Haut und Schleimhäute als Salbe oder Puder
Kontraindik.: Schwangerschaft
Komb.: Myrrha *(Mo Yao)* bei traumatischen Schmerzen durch Blut-Stase, zusammen mit Realgar *(Xiong Huang)*, Secretio Moschus *(She Xiang)* bei noch nicht eröffneten Abszessen, als Puder lokal bei chronischen Ulzerationen oder Wunden; Lumbricus *(Di Long)*, Rx. Aconiti *(Wu Tou:* Alternative Form von *Fu Zi)* bei Spasmus und Muskelsteifigkeit durch schmerzhafte Meridian-Obstruktion bei Feuchte-Kälte-Invasion; Rx. Achyranthis *(Niu Xi)* bei Schmerzen im Hypochondrium durch akute Verrenkungen
Dosis: 3–9 g.

Herba Leonuri *(Yi Mu Cao),* Chinesisches Mutterkraut

Kennz.: Scharf, bitter, kühl; **Bl, Le, He** nach Arzneibuch (➡ 14.3.4) nur **Pe, Le**
Wirk.: Stärkt das Blut, reguliert die Menstruation, reduziert Ödeme, fördert die Diurese
Indik.: Unregelmäßige Menstruation, prämenstruelle Schmerzen, Bauchschmerzen mit Lochialstau bei Frauen im Wochenbett, Sterilität durch Stagnation oder Blut-Mangel, akute systemische Ödeme (v. a. bei gleichzeitigem Nachweis von Hämaturie)
Kontraindik.: Schwangerschaft
Relative Kontraindik.: *Yin-* oder Blut-Mangel
Komb.: Rx. Paeoniae Rubrae *(Chi Shao)*, Rx. Angelicae Sinensis *(Dang Gui)*, Rx. Aucklandiae *(Mu Xiang)* bei unregelmäßiger Menstruation, Hypomenorrhö, Meteorismus, Schmerzen und Unfruchtbarkeit durch Blut-Stase; Rx. Paeoniae Rubrae *(Chi Shao)*, Rx. Angelicae Sinensis *(Dang Gui)*, Rx. Aucklandiae *(Mu Xiang)*, Rx. Ligustici *(Chuan Xiong)*, Rz. Cyperi *(Xiang Fu)* bei Dysmenorrhö oder schmerzhaftem LWS-Bereich durch Blut-Stase nach der Geburt; Pollen Typhae *(Pu Huang)* bei Lochienstau; Rz. Cylindricae Imperatae *(Bai Mao Gen)* bei Ödemen mit Blut-Stase, besonders auch bei Ödemen durch Nephritis; Rz. Polygonati *(Huang Jing)*, Fo. Pyrrosiae *(Shi Wei)*, Sm. Abutili seu Malvae *(Dong Kui Zi)* bei Nierensteinen und Hämaturie
Dosis: 9–30 g, bis 60 g bei Ödemen durch Glomerulonephritis.

8

Myrrha *(Mo Yao)*, Räuchermyrrhe

Kennz.: Bitter, neutral; **Le**
Wirk.: Stärkt das Blut, löst Blut-Stase, lindert Schmerzen, wirkt abschwellend, fördert die Heilung
Indik.: Traumatische Schmerzen, Entzündungen, Furunkel, Schwellungen, Brustschmerzen, Bauchschmerzen und Amenorrhö durch Blut-Stase; lokal bei chronischen Hautentzündungen
Kontraindik.: Schwangerschaft und starke uterine Blutungen
Komb.: Rz. Corydalis *(Yan Hu Suo)*, Excrementum Trogopteri *(Wu Ling Zhi)*, Rz. Cyperi *(Xiang Fu)* bei Bauchschmerzen durch *Qi*- und Blut-Stagnation (und Blut-Stase); Fl. Carthami *(Hong Hua)* bei Brust- und Bauchschmerzen, Amenorrhö oder Dysmenorrhö durch Blut-Stase
Dosis: 3–12 g.

Radix Achyranthis Bidentatae *(Niu Xi)*, Achyranthis-Spreublumen-Wurzel

Kennz.: Bitter, sauer, neutral; **Le, Ni**
Wirk.: Belebt das Blut, löst Blut-Stase, stärkt die Sehnen, Knochen und Gelenke, nährt Leber- und Nieren-*Yin*, klärt Feuchte-Hitze im unteren der *San Jiao*, fördert die Abwärtsbewegung des Blutes
Indik.: Dysmenorrhö und Amenorrhö oder Fluor vaginalis durch Blut-Stase; Schmerzen im unteren Rücken und Knie durch Leber- und Nieren-*Yin*-Mangel oder durch Obstruktion infolge von Feuchte-Hitze; schmerzhafte Miktion in Verbindung mit Schmerzen im LWS-Bereich oder blutigem Urin bei Harnwegssteinen; bei Nasenbluten, Zahnschmerzen, Zahnfleischbluten durch Blut-Hitze im unteren der *San Jiao* oder aufsteigendem Feuer durch *Yin*-Mangel; bei Schwindel, Kopfschmerzen und Augenstörungen durch loderndes Leber-Feuer
Kontraindik.: Schwangerschaft; Diarrhö durch *Milz*-*Qi*-/*Yang*-Mangel-Syndrom, bei sehr starker Menstruation oder Spermatorrhö durch *Qi*-Mangel
Komb.: Fl. Carthami *(Hong Hua)*, Rx. Angelicae Sinensis *(Dang Gui)*, Cx. Cinnamomi *(Rou Gui)* bei Amenorrhö, Dysmenorrhö und verspäteter Menstruation durch Blut-Stase; Cx. Eucommiae *(Du Zhong)* bei Schmerz und Schwäche im LWS-Bereich und den Extremitäten durch Nieren-*Yin*-Mangel und/oder schmerzhafter Obstruktion; Gypsum Fibrosum *(Shi Gao)* bei Schmerzen, Schwellungen und Ulzerationen in der Mundhöhle; Hb. Lysimachiae *(Jin Qian Cao)* bei schmerzhafter Dysurie insbesondere bei Nierensteinen mit blutigem Urin und Schmerzen im LWS-Bereich; Rx. Angelicae Sinensis *(Dang Gui)*, Rx. Scutellariae *(Huang Qin)* bei schmerzhafter Dysurie durch Hitze; Ra. Uncariae *(Gou Teng)*, Ra. Loranthii seu Visci *(Sang Ji Sheng)* bei Kopfschmerzen, Schwindel und Augenstörungen durch loderndes Leber-Feuer; Rx. Rehmanniae Recens *(Sheng Di Huang)*, Haematitum *(Dai Zhe Shi)* bei schmerzhaft geschwollenem Zahnfleisch durch *Yin*-Mangel mit Hitze-Symptomen
Dosis: 9–15 g, nach Arzneibuch (➡ 14.3.4) 4,5–9 g.

Radix Ligustici Wallichii *(Chuan Xiong)*, Mutterwurz

Kennz.: Scharf, warm; **Le, Gb, Pe**
Wirk.: Belebt das Blut, fördert die *Qi*-Zirkulation, klärt Wind, lindert Schmerzen insbesondere Kopfschmerzen

Indik.: Dys- und Amenorrhö, Fluor vaginalis durch Blut-Stase, bei Schmerzen im Thorax und Hypochondrium durch *Qi-* und Blut-Stase; Kopfschmerzen, Schwindel und schmerzhafte Obstruktion sowie Hautproblemen durch äußeren Wind; bei Kopfschmerzen durch Wind, Hitze, Kälte oder Blut-Mangel, um das *Qi* nach unten zu leiten

Kontraindik.: *Yin*-Mangel mit Hitze-Symptomen, Kopfschmerzen durch aufsteigendes Leber-*Yang*, *Qi*-Mangel und bei exzessiver Regelblutung; *Cave:* Überdosierung kann zu Schwindel und Erbrechen führen

Komb.: Rx. Ledebouriellae *(Fang Feng)*, Hb. Schizonepetae *(Jing Jie)* bei Kopfschmerzen durch äußere Wind-Kälte; Rx. Notopterygii *(Qiang Huo)*, Bombyx Batryticatus *(Jiang Can)* bei lateralen Kopfschmerzen durch Wind-Feuchtigkeit; Rx. Bupleuri *(Chai Hu)*, Rx. Paeoniae Rubrae *(Chi Shao)* bei Kopfschmerzen durch Stagnation von Blut und Stauung des Leber-*Qi*; Rx. Angelicae Sinensis *(Dang Gui)* bei Menstruationsstörungen durch Blut-Mangel (insbesondere verlängerte und geringe Menstruationsblutung)

Dosis: 3–6 g (bei unregelmäßiger Menstruation bis 9 g).

Radix Salviae Miltiorrhizae *(Dan Shen)*, Rotwurzsalbeiwurzel

Kennz.: Bitter, kühl; **He, Pe, Le,** nach Arzneibuch (➡ 14.3.4) nicht **Pe**

Wirk.: Bewegt, nährt und kühlt das Blut, löst Blut-Stasen auf, klärt Hitze, beruhigt bei Reizbarkeit

Indik.: Dysmenorrhö, Amenorrhö, tastbare Massen, kombinierte Leber-*Qi-* und Blut-Stase, Unruhezustände, Reizbarkeit, Palpitationen, Schlafstörungen, Herz- und Nieren-*Yin*-Mangel (➡ 11.11.11), Hautentzündungen, auch bei Hepatosplenomegalie, Angina pectoris, Thrombangitis obliterans

Kontraindik.: Bluterkrankheit

Relative Kontraindik.: Abwesenheit von Blut-Stasen

Komb.: Rx. Angelicae Sinensis *(Dang Gui)* bei Menstruationsbeschwerden und Lochialstau; Gummi Olibanum *(Ru Xiang)* bei Schmerzen und Schwellungen durch Blut-Stase; Lignum Santani Albi *(Tan Xiang)*, Fr. Amomi Villosi *(Sha Ren)* bei Schmerzen im Thorax und Abdomen durch *Qi-* und Blut-Stagnation; Cx. Moutan Radicis *(Mu Dan Pi)*, Rx. Rehmanniae Recens *(Sheng Di Huang)* bei hohem Fieber, Reizbarkeit, subkutanen Blutungen, Hämoptysis, Nasenbluten verbunden mit einer Schädigung des *Ying*-(Nähr-)Stadiums bei fieberhaften Erkrankungen des *Wen Bing Lun* ➡ 9.5); Sm. Zizyphi Spinosae *(Suan Zao Ren)*, Sm. Biotae Orientalis *(Bai Zi Ren)* bei Palpitationen, Schlafstörungen durch Herz-Blut-Mangel; Fr. Trichosanthis *(Gua Lou)*, Squama Manitis Pentadactylae *(Chuan Shan Jia)* bei Mastitis und anderen Entzündungen und Schwellungen der Haut

Dosis: 6–15 g.

Rhizoma Corydalis *(Yan Hu Suo)*, Yanhusuo-Lerchenspornwurzelstock

Bezeichnung nach Porkert: Tb. Corydalis

Kennz.: Scharf, bitter, warm; **Le, Ma, Lu,** nach Arzneibuch (➡ 14.3.4) nur **Le, Ma**

Wirk.: Belebt das Blut, lindert Schmerzen, bewegt das *Qi*

Indik.: Dysmenorrhö und Schmerzen nach Verletzungen durch Blut-Stase; Schmerzen im Thorax und Abdomen oder Dysmenorrhö durch *Qi*-Stagnation

Kontraindik.: Schwangerschaft

Komb.: Excrementum Trogopteri *(Wu Ling Zhi)* bei Schmerzen im Thorax oder Abdomen durch Blut-Stase; Rz. Cyperi *(Xiang Fu)* bei Dysmenorrhö durch *Qi-* und

8

Blut-Stagnation oder Blut-Stase; Rx. Ligustici *(Chuan Xiong)* bei allgemeinen Körper-schmerzen und Kopfschmerzen durch Blut-Stase; Fr. Foeniculi Vulgaris *(Xiao Hui Xiang)* bei abdominellen Schmerzen insbesondere Bauchschmerzen im Bereich der Bruchpfor-ten von Hernien durch *Qi*- und Blut-Stagnation infolge von Kälte; Cx. Cinnamomi *(Rou Gui)* bei Dysmenorrhö und Schmerzen in den Extremitäten; Fr. Meliae Toosendan *(Chuan Lian Zi)* bei Schmerzen im Hypochondrium und im oberen rechten abdomina-len Quadranten

Dosis: 4,5–12 g (vorheriges Rösten oder Braten in Essig verstärkt die Schmerz lindernde Wirkung), nach Arzneibuch (➡ 14.3.4) 3–9 g.

Rhizoma Curcumae Zedoariae *(E Zhu)*, Zitwerwurzelstock, Curcuma

Synonym nach Porkert: Rz. Zedoariae
Kennz.: Bitter, scharf, warm; **Le, Mi**
Wirk.: Löst Blut-Stase und Schwellungen, bewegt *Qi*, lindert Schmerzen
Indik.: Bauchschmerzen, Dysmenorrhö, Amenorrhö, abdominale Resistenzen durch Blut-Stase, Schmerzen, Schwellung, Enge- und Völlegefühl in Thorax und Abdomen durch Nahrungsstagnation
Kontraindik.: Schwangerschaft
Relative Kontraindik.: Blut- und *Qi*-Mangel, Menorrhagie
Komb.: Rx. Aucklandiae *(Mu Xiang)* bei abdominalen Schmerzen, Völle- und Spannungsgefühl durch Nahrungsstagnation; Rx. Aucklandiae *(Mu Xiang)*, Rx. Astragali *(Huang Qi)*, Rx. Codonopsitis *(Dang Shen)* bei Untergewicht; Pericarpium Citri Reticulatae Viride *(Qing Pi)* bei Schmerzen und Spannungsgefühl im Thorax und Abdomen durch *Qi*-Stagnation; Rx. Angelicae Sinensis *(Dang Gui)*, Rx. Paeoniae Rubrae *(Chi Shao)*, Rx. Ligustici *(Chuan Xiong)* bei Dys- und Amenorrhö, Depression und saitenförmigem Puls
Dosis: 3–9 g.

Rhizoma Sparganii *(San Leng)*, Sparganium-Wurzelstock, Igelkolben

Bezeichnung nach Porkert: Rz. Scirpi (Tb. Sparganii)
Kennz.: Bitter, scharf, neutral; **Le, Mi**
Wirk.: Bewegt das *Qi*, lindert Schmerzen, löst Blut-Stase, löst Ansammlungen
Indik.: Dys- und Amenorrhö, Bauchschmerzen nach der Entbindung durch Blut-Stase; bei schweren abdominellen Schmerzen und Spannungsgefühl durch Nahrungsstagnation und *Qi*-Stagnation
Kontraindik.: Schwangerschaft
Relative Kontraindik.: Mangel-Syndrome
Komb.: Rz. Curcumae Zedoariae *(E Zhu)*, Rx. Angelicae Sinensis *(Dang Gui)*, Fl. Carthami *(Hong Hua)*, Sm. Persicae *(Tao Ren)* bei Amenorrhö, Schmerzen nach der Entbindung durch Blut-Stase; Rx. Aucklandiae *(Mu Xiang)*, Sm. Arecae Catechu *(Bing Lang)*, Pericarpium Citri Reticulatae Viride *(Qing Pi)*, Massa Fermentata *(Shen Qu)* bei Schmerzen durch Nahrungsstagnation, zusammen mit Rx. Codonopsitis *(Dang Shen)*, Rz. Atractylodis Macrocephalae *(Bai Zhu)* bei Patienten mit zusätzlichem Milz–Mangel-Syndrom
Dosis: 3–9 g.

Semen Persicae *(Tao Ren)*, Pfirsichsamen

Kennz.: Bitter, süß, neutral; **He, Le, Di, Lu,** nach Arzneibuch (➡ 14.3.4) nicht **Lu**
Wirk.: Fördert die Blutzirkulation und löst Blut-Stase, befeuchtet die Därme, lindert Obstipation
Indik.: Erkrankungen durch Blut-Stase, einschließlich Dysmenorrhö, Amenorrhö, Bauchschmerzen, äußere Traumata, Schmerzen im Hypochondrium, Lungen- und intestinale Abszesse, Obstipation durch Flüssigkeitsmangel im Darm
Kontraindik.: Schwangerschaft, Mennorhagien
Komb.: Fl. Carthami *(Hong Hua)* bei Dysmenorrhö, Amenorrhö mit Bauchschmerzen mit geringem zähem Fluor vaginalis durch Blut-Stase; Fl. Carthami *(Hong Hua)*, Rx. Angelicae Sinensis *(Dang Gui)*, Rx. Paeoniae Rubrae *(Chi Shao)* bei Schmerzen durch traumatische Verletzungen; Rx. et Rz. Rhei *(Da Huang)*, Mirabilitum *(Mang Xiao)* bei Schmerzen, Schwellungen und abdominalem Abszeß, auch bei äußeren Verletzungen begleitet von Obstipation; Sm. Coicis *(Yi Yi Ren)*, Sm. Benincasae *(Dong Gua Ren)* bei Lungenabszess; Sm. Armeniacae *(Xing Ren)*, Sm. Cannabis Sativae *(Huo Ma Ren)* bei chronischer Obstipation durch Mangel und/oder Stagnation
Dosis: 4,5–9 g.

Tuber Curcumae *(Yu Jin)*, Gelbwurz *(Knolle)*

Nach Arzneibuch der Chinesischen Medizin: Rx. Curcumae
Kennz.: Scharf, bitter, kühl; **He, Lu, Le,** nach Arzneibuch (➡ 14.3.4) kalt
Wirk.: Belebt das Blut, löst Blut Stase, bewegt *Qi*, klärt Hitze und kühlt das Blut, unterstützt die Gallenblasenfunktion
Indik.: Äußerlich und innerlich anzuwenden bei Schmerzen durch Traumen und zur Heilung chronischer Entzündungen, Schmerzen im Thorax, Abdomen und Hypochondrium sowie bei Menstruationsschmerzen durch Leber-*Qi*-Stauung, auch bei Leber-*Qi*-Stauung mit Hitze-Symptomen; Ängstlichkeit, Unruhezustände, Krampfanfälle oder Verwirrung bei Verstopfung der Herzöffnungen durch Schleim-Hitze; Ikterus
Kontraindik.: Abwesenheit einer *Qi*- oder Blut-Stagnation, *Yin*-Mangel durch Blutverlust
Relative Kontraindik.: Schwangerschaft
Komb.: Rz. Cyperi *(Xiang Fu)*, Rx. Angelicae Sinensis *(Dang Gui)*, Rx. Paeoniae Albae *(Bai Shao)* bei Menstruationsbeschwerden mit Schmerz im Hypochondrium und Abdomen; Rx. Bupleuri *(Chai Hu)* bei Schmerzen im Hypochondrium und Meteorismus, unregelmäßiger Menstruation und Dysmenorrhö durch Leber-*Qi*-Stauung und Blut-Stase; Rx. Salviae Miltiorrhizae *(Dan Shen)* bei schmerzhafter Herz-Blut-Stase durch Hitze; Cx. Moutan Radicis *(Mu Dan Pi)* bei Purpura, blutigem Sputum, Nasenbluten durch extreme Blut-Hitze mit Blut-Stase; Hb. Artemisiae Capillaris *(Yin Chen Hao)* bei Schmerzen im Hypochondrium mit Ikterus, Engegefühl im Thorax, verminderte Urinproduktion und Appetitverlust bei fieberhaften Erkrankungen (➡ 9.5) mit Feuchtigkeit; Alumen *(Ming Fan)* bei Krampfanfällen durch Schleimretention; Hb. Lysimachiae *(Jin Qian Cao)* bei Schmerzen durch Urolithiasis
Dosis: 4,5–9 g.

8

8.1.11.b Blutungen stoppende Kräuter

Folium Artemisiae (Argyi) *(Ai Ye)*, Artemisia – Argyi-Blätter, Gemeiner Beifuß

Kennz.: Bitter, scharf, warm; **Mi, Le, Ni**

Wirk.: Wärmt den Uterus, stoppt Blutungen, beruhigt den Fetus, vertreibt Kälte und lindert Schmerzen

Indik.: Verlängerte Menstruationsblutung durch Mangel-Kälte; bei ruhelosem Fetus, Unterleibsschmerzen, vaginaler Blutung bei drohendem Abortus, bei Sterilität durch Kälte im Uterus; bei Bauchschmerzen (v. a. Dysmenorrhö) durch Kälte

Kontraindik.: Blut-Hitze (➡ 9.3.2)

Relative Kontraindik.: *Yin*-Mangel

Komb.: Gelatinum Corii Asini *(E Jiao)* bei ruhelosem Fetus und drohendem Abortus; Rz. Cyperi *(Xiang Fu)* bei abdominellen Schmerzen durch *Qi*-Mangel oder -Stagnation durch Kälte; Rz. Zingiberis *(Gan Jiang)* bei Bauchschmerzen und Menstruationsbeschwerden durch Kälte; Fr. Kochiae *(Di Fu Zi)* bei verschiedenen juckenden Hautveränderungen durch Feuchte-Kälte

Dosis: 3–9 g; äußerlich in ausreichender Menge für Moxabehandlung, Räucherung oder Waschungen (nach Arzneibuch der Chinesischen Medizin ➡ 14.3.4).

Herba Agrimoniae Pilosae *(Xian He Cao)*, Odermennigkraut

Kennz.: Bitter, scharf, neutral; **Lu, Le, Mi,** nach Arzneibuch (➡ 14.3.4) bitter, adstringierend, neutral und nur **He** und **Le**

Wirk.: Stärkt das Blut, stoppt Blutungen; *Cave:* Übelkeit und Erbrechen als NW möglich

Indik.: Verschiedenste Blutungen wie Nasenbluten, blutendes Zahnfleisch, Hämatemesis, uterine Blutung oder Blut im Urin durch Hitze, Kälte, Fülle oder Mangel; bei Diarrhö als rektales Suppositorium

Komb.: Fl. Sophorae *(Huai Hua Mi)* bei Meläna; Rz. Cylindricae Imperatae *(Bai Mao Gen)* bei Hämaturie, zusammen mit Nodus Nelumbinis Nuciferae Rhizomatis *(Ou Jie)* bei Nasenbluten; Gelatinum Corii Asini *(E Jiao)* bei Hämoptysis durch Lungen-*Yin*-Mangel; Cacumen Biotae Orientalis *(Ce Bai Ye)* bei Hämatemesis

Dosis: 9–15 g (als frisches Kraut: 15–30 g).

Pollen Typhae *(Pu Huang)*, Rundkolbenpollen

Kennz.: Süß, scharf, neutral; **Le, He, Mi** nach Arzneibuch (➡ 14.3.4) nicht scharf und nur **Pe** und **He**

Wirk.: Stoppt Blutungen, fördert die Blutzirkulation, löst Blut-Stase

Indik.: Posttraumatische äußere Blutungen sowie innere Blutungen mit Hämatemesis, Hämoptysis, Blut im Urin oder Stuhl, uterine Blutungen, auch bei subkutanen Blutungen; bei Thoraxschmerz, Bauchschmerzen nach der Entbindung oder während der Menstruation durch Blut-Stase

Relative Kontraindik.: Schwangerschaft

Komb.: Hb. Cephalanopli *(Xiao Ji)* bei Hämaturie und Dysurie durch Feuchte-Hitze in der Blase; Rz. Zingiberis Officalis *(Pao Jiang,* kurz geröstet*)* bei Bauchschmerzen und Spannungsgefühl mit Fluor vaginalis oder bei chronischer Meläna durch Milz- und Nieren-*Yang*-Mangel; Excrementum Trogopteri *(Wu Ling Zhi)* bei Schmerzen im Thorax und Abdomen durch Blut-Stase, v. a. bei unregelmäßiger Menstruation; Sepiae seu

8

Sepiellae *(Hai Piao Xiao)* lokal als Puder bei äußeren Blutungen nach Verletzung; lokal als Puder mit Honig bei schmerzhafter Schwellung mit Entzündungszeichen der Haut
Dosis: 4,5–12 g; roh bei Blut-Stase, geröstet bei Blutungen.

Radix Notoginseng *(San Qi* oder *Tian Qi),* Sanchiwurzel

Kennz.: Süß, leicht bitter, leicht warm; **Le, Ma, Di,** nach Arzneibuch (➡ 14.3.4) kein **Di**
Wirk.: Stoppt Blutungen, transformiert Blut-Stasen, wirkt abschwellend, lindert Schmerzen
Indik.: Sehr verbreitet bei inneren und äußeren Blutungen, weil es Blutungen stoppt, ohne Blut-Stase zu verursachen; bei posttraumatischen Schmerzen und Schwellungen, bei Brust- und Bauchschmerzen durch Blut-Stase; bei Gelenkschmerzen durch Blut-Stase
Kontraindik.: Schwangerschaft
Relative Kontraindik.: Blut-Mangel
Komb.: Rz. Bletillae Striatae *(Bai Ji)* bei Nasenbluten, Hämatemesis, Hämoptysis und Hämaturie; Ophicalcitum *(Hua Rui Shi)*, Crinis Carbonisatus *(Xue Yu Tan)* bei Nasenbluten, Hämatemesis, Hämoptysis, blutigem Stuhl und Urin und uteriner Blutung
Dosis: 0,9–3 g als Pulver; 3–9 g als Dekokt (da sehr teuer, oft als Pulver verwendet).

Radix Sanguisorbae Officinalis *(Di Yu),* Wiesenknopfwurzel

Kennz.: Bitter, sauer (adstringierend), kühl; **Le, Di, Ma,** nach Arzneibuch (➡ 14.3.4) kein **Ma**
Wirk.: Stoppt Blutungen, kühlt das Blut, klärt Hitze, fördert die Wundheilung
Indik.: Blut im Stuhl, blutende Hämorrhoiden, uterine Blutungen als Zeichen einer Blutung des unteren der *San Jiao* durch Feuchte-Hitze; bei Nasenbluten und Hämatemesis; lokal bei Verbrennungen
Kontraindik.: Mangel-Syndrome durch Kälte
Komb.: Fl. Sophorae *(Huai Hua Mi)* bei blutenden Hämorrhoiden durch Hitze; Rx. Rubiae Cordifoliae *(Qian Cao Gen)* bei Blutungen des unteren der *San Jiao* durch Feuchte-Hitze; Cx. Phellodendri *(Huang Bai)* als Pflaster bei Verbrennungen oder bei Ekzemen durch Feuchte-Hitze; Fr. Pruni Mume *(Wu Mei)* bei Blutungen des unteren der *San Jiao* und Fluor vaginalis durch chronische Feuchte-Hitze
Dosis: 6–15 g, bei Verbrennungen getrocknet und in Sesamöl zubereiten.

Rhizoma Imperatae Cylindricae *(Bai Mao Gen),* Alang-Alang-Graswurzelstock

Nach Arzneibuch der Chinesischen Medizin (➡ 14.3.4) vereinfacht: Rz. Imperatae
Kennz.: Süß, kalt; **Lu, Ma, Dü, Bl,** nach Arzneibuch (➡ 14.3.4) kein **Dü**
Wirk.: Kühlt das Blut, stoppt Blutungen, unterdrückt Hitze, fördert die Diurese, klärt Hitze aus dem Magen und der Lunge
Indik.: Hämoptysis, Hämatemesis, Nasenbluten und Blut im Urin durch Hitze im Blut; bei schmerzhafter Dysurie und Ödemen durch Hitze; bei Übelkeit und Durst durch Magen-Hitze, bei Dyspnoe durch Lungen-Hitze
Kontraindik.: Milz-Mangel-Syndrom durch Kälte
Komb.: Rx. Rehmanniae Recens *(Sheng Di Huang)*, Nodus Nelumbinis Nuciferae Rhizomatis *(Ou Jie)* bei Nasenbluten, blutigem Urin oder Hämoptysis durch Hitze; Sm.

8

Phaseoli Calcarati *(Chi Xiao Dou)* bei Ödemen, insbesondere bei Ikterus durch Mangel-Syndrom oder Feuchte-Hitze; Rx. Astragali *(Huang Qi)* bei Ödemen durch *Qi*-Mangel; Rz. Phragmitis *(Lu Gen)* bei Durst und Reizbarkeit während fieberhafter Erkrankungen des *Wen Bing Lun* (➡ 9.5); Rx. Puerariae *(Ge Gen)* bei Übelkeit und Erbrechen bei fieberhaften Erkrankungen

Dosis: 9–24 g (als Monotherapie bis zu 60 g).

8.1.12   Das Innere wärmende, Kälte vertreibende Kräuter

Cortex Cinnamomi (Cassiae) *(Rou Gui)*, Cassia – Zimtrinde

Kennz.: Scharf, süß, heiß; **Ni, Mi, Le, He**

Wirk.: Wärmt die Nieren, fördert das Feuer des Lebenstores *(Mingmen* ➡ 3.3.6) und leitet es wieder zu dessen Ursprung, stärkt das *Yang*, wärmt den mittleren der *San Jiao* und vertreibt Kälte, wärmt die Meridiane, fördert die Menstruation und lindert Schmerzen, fördert die Bildung von *Qi* und Blut

Indik.: Nieren-*Yang*-Mangel mit Impotenz (➡ 11.9.2), Spermatorrhö, kalte und schwache Beine, Rückenschmerzen, auch bei Asthma bronchiale (➡ 12.2.4) durch „Niere unfähig, das *Qi* aufzunehmen" (➡ 11.9.4), Erkrankungen mit Bauchschmerzen und Diarrhö bei Milz- oder Magen-*Yang*-Mangel, Bluterkrankungen mit Dysmenorrhö durch Kälte, auch bei chronischem Furunkeln mit klarem Flüssigkeitsaustritt, Nieren-*Yang*-Mangel (abnehmendes *Mingmen* ➡ 3.3.6, 11.9.2), *Yang*-Kollaps (➡ 9.1.1) mit Zeichen wie Schwindel, starkes Schwitzen (Schweiß läuft wie Öl), schwachen und kalten unteren Extremitäten, Lumbalgien, verschwindendem Puls; „Hitze oben und Kälte unten" (➡ 9.1.3) bei Hitze im oberen Körperabschnitt (trockener Mund, entzündeter Rachen oder sich nächtlich verschlimmernden Zahnschmerzen) und Kälte im unterem Körperabschnitt (Schmerzen im LWS-Bereich, kalte Beine, Diarrhö), schwacher, dünner Puls, als Ergänzung zu anderen Heilkräutern bei chronischem Blut- und *Qi*-Mangel

Kontraindik.: *Yin*-Mangel mit Hitze-Symptomen; *Cave:* Auslösung von Blutungen in der Schwangerschaft; nicht bei Hyperaktivität des Fetus durch *Yin*-Mangel anwenden

Komb.: Rx. Aconiti Carmichaeli praep. *(Fu Zi)* bei Nieren-*Yang*-Mangel und nachlassendem Feuer des Lebenstores *(Mingmen* ➡ 3.3.6, ➡ 11.9.2), auch bei Kälte-Schmerz im Abdomen, Appetitverlust und Diarrhö durch Milz- und Nieren-*Yang*-Mangel (➡ 11.11.17); Rx. Ginseng *(Ren Shen)*, Rx. Rehmanniae Glutinosae *(Shu Di Huang)* bei Palpitationen, Kurzatmigkeit durch Herz- und Nieren-*Yin*-Mangel; Rx. Astragali *(Huang Qi)* bei knotigen, schmerzhaften *Yin*-Furunkeln durch *Qi*- und Blut-Mangel-Syndrome; Rx. Angelicae Sinensis *(Dang Gui)* bei Dysmenorrhö und Amenorrhö durch Kälte im *Ren Mai / Du Mai*; Cx. Phellodendri *(Huang Bai)*, Rz. Anemarrhenae *(Zhi Mu)* bei Dysurie und Harnretention durch Nieren-*Yang*-Mangel

Dosis: 2–5 g als Dekokt, 1–2 g als Pulver.

Flos Caryophylli *(Ding Xiang)*, Gewürznelke

Kennz.: Scharf, warm; **Ma, Mi, Ni**

Wirk.: Wärmt den mittleren der *San Jiao*, senkt gegenläufiges *Qi* ab, wärmt die Nieren, unterstützt das *Yang*

Indik.: Erbrechen, Singultus, Bauchschmerzen und Diarrhö durch Kälte im Magen; Appetitverlust, Erbrechen und Diarrhö durch Milz-*Qi* / *Yang*-Mangel-Syndrom mit Kälte; Impotenz oder klarem Fluor vaginalis (Kälte im Uterus) durch Nieren-*Yang*-Mangel

8

Kontraindik.: Fieberhafte (Hitze-)Erkrankungen (➡ 9.5) und *Yin*-Mangel; nicht mit Tb. Curcumae *(Yu Jin)* kombinieren

Komb.: Rz. Pinelliae *(Ban Xia)* bei Bauchschmerzen, Erbrechen durch Kälte im Magen; Calyx Diospyri *(Shi Di)* bei Singultus durch Kälte-Schädigung; Cx. Cinnamomi *(Rou Gui)*, Rx. Morindae Officinalis *(Bai Ji Tian)* bei Fluor vaginalis oder männlicher Impotenz durch Nieren-*Yang*-Mangel

Dosis: 1,5–4,5 g.

Fructus Evodiae *(Wu Zhu Yu)*, Stinkeschenfrüchte

Kennz.: Scharf, bitter, heiß, schwach toxisch; **Ma, Mi, Le, Ni**

Wirk.: Vertreibt Kälte, lindert Schmerzen, beseitigt Erbrechen, senkt gegenläufiges *Qi* wieder ab, wärmt die Milz, beendet Diarrhö, vertreibt Feuchte-Kälte

Indik.: Störungen von Leber- und Magen-Meridian durch Kälte oder Schleim mit Kopf- und Oberbauchschmerzen, Übelkeit, vermehrtem Speichelfluss, abnehmendes Geschmacksvermögen, blasser Zunge und saitenförmigem, schwachem Puls; Schmerzen im Hypochondrium, Säurereflux, saitenförmiger, schneller Puls und rote Zunge durch „Leber attackiert den Magen" (➡ 11.11.19), Diarrhö bei Milz- und Nieren-*Yang*-Mangel (➡ 11.11.17) mit Kälte-Symptomen und bei *Qi*-Mangel-Syndromen durch Feuchte-Kälte

Kontraindik.: *Yin*-Mangel mit Hitze-Symptomen

Komb.: Rz. Zingiberis Officinalis Recens *(Sheng Jiang)* bei Oberbauchschmerzen, Erbrechen, Kopfschmerzen bei Erkrankungen des *Shang Han Lun* (➡ 9.4); Rz. Zingiberis *(Gan Jiang)* bei Bauchschmerzen, Erbrechen und Säurereflux durch Kälte im Magen; Rz. Coptidis *(Huang Lian)* bei Erbrechen, Oberbauchschmerzen, saures Aufstoßen bei durch Hitze induziertem „Leber attackiert den Magen" (➡ 11.11.19); Fr. Schisandrae *(Wu Wei Zi)* bei morgendlicher Diarrhö durch Milz- und Nieren-*Yang*-Mangel

Dosis: 3–9 g, nach Arzneibuch (➡ 14.3.4) 1,5–4,5 g.

Fructus Foeniculi Vulgaris *(Xiao Hui Xiang)*, Fenchel

Kennz.: Scharf, warm; **Ma, Mi, Le, Ni**

Wirk.: Reguliert das *Qi*, lindert Schmerzen, erwärmt den mittleren der *San Jiao*, harmonisiert den Magen

Indik.: „Kälte im Leber-Meridian" (➡ 12.8.4), chinesisch: *Shang*-Erkrankungen, z. B. durch Kälte bedingte Hernien, aber auch einsetzbar für andere Unterbauchschmerzen, die durch Kälte induziert sind; bei Bauchschmerzen, Appetitverlust, Verdauungsstörungen und Erbrechen durch „Kälte-Invasion im Magen" (➡ 11.6.7) oder Magen-*Qi*-Mangel mit Kälte (➡ 11.6.2)

Relative Kontraindik.: *Yin*-Mangel mit Hitze-Symptomen

Komb.: Cx. Cinnamomi *(Rou Gui)* bei Bauchschmerzen und Prolaps durch Kälte; Sm. Litchi *(Li Zhi He)* bei Bauch- und Hodenschmerzen und Prolaps durch Kälte; Rz. Zingiberis Officinalis Recens *(Sheng Jiang)*, Cx. Magnoliae Officinalis *(Hou Po)* bei Erbrechen und Appetitverlust durch Kälte-Invasion im Magen

Dosis: 3–9 g.

8

Radix Aconiti Lateralis Praeparata *(Fu Zi)*, Eisenhutseitenwurzel, vorbehandelt

Alternativ: Rx. Aconiti Carmichaeli Praeparata
Kennz.: Scharf, süß, sehr heiß; **He, Mi, Ni**
Wirk.: Regeneriert und stärkt *Yang*, wärmt Nieren und Milz, vertreibt Kälte, wärmt Meridiane, lindert Schmerzen
Indik.: Schwerer *Yang*-Mangel mit Symptomen wie Diarrhö mit unverdauten Nahrungsresten, Frösteln, kalten Extremitäten, schwachem oder nicht tastbarem Puls, z. B. nach schwergradigem Erbrechen, Diarrhö oder Schwitzen, Impotenz, Spermatorrhö; Ödemen und übermäßiger oder verminderter Miktion, Innere-Kälte-Syndrome mit *Yang*-Mangel von Herz, Milz oder Niere; *Bi*-Syndrome und Blockaden der Organe, Meridiane, Sehnen, Knochen oder Blutgefäße durch Kälte
Kontraindik.: *Yin*-Mangel mit scheinbarer Kälte bei eigentlicher Hitze, Schwangerschaft
Komb.: Cx. Cinnamomi *(Rou Gui)* bei Schmerzen und Schwäche im Rücken und in den Knien, kalte Extremitäten, Impotenz, Polyurie durch Mangel an Feuer des Lebenstores (*Mingmen* ➡ 3.3.6), z. B. bei Nieren-*Yang*-Mangel (➡ 11.9.2); Rz. Zingiberis *(Gan Jiang)* bei fehlender Wärme in Milz und Nieren; Rz. Atractylodis Macrocephalae *(Bai Zhu)* bei schmerzhafter Obstruktion durch Wind-Feuchtigkeit, Schmerzen und Kälte im Abdomen, Erbrechen, Diarrhö, Ödeme; Rx. Astragali *(Huang Qi)* bei akutem Schwitzen und Schüttelfrost durch *Yang*-Mangel; Ra. Cinnamomi *(Gui Zhi)* bei schmerzhafter Obstruktion durch Feuchte-Kälte
Dosis: 1–9 g, nach Arzneibuch (➡ 14.3.4) 3–15 g. *Cave:* Bei ungenügender Präparation des Heilkrauts entstehen toxische Reaktionen mit Übelkeit, Diarrhö, Parästhesien im Mund und an den Extremitäten, in schweren Fällen bis Dyspnoe, Tremor, Harninkontinenz und Stupor. Allerdings dürfte dies bei einer seriösen Bezugsquelle und Zubereitung nicht auftreten. Im Zweifelsfall können die Scheiben 40 bis 60 Min. vor den anderen Kräutern gekocht werden, da der Hauptgiftstoff Mesaconitin nicht hitzebeständig ist. Regulär zubereitete *Hei Fu Pian* und *Bai Fu Pian* (Tb. Aconiti laterale denigratum et album) können jedoch direkt den Arzneimitteln zugegeben werden.

Rhizoma Zingiberis *(Gan Jiang)*, Ingwerwurzelstock

Kennz.: Scharf, heiß; **Mi, Ma, Lu, He,** nach Arzneibuch (➡ 14.3.4) **Ni** statt **Mi**
Wirk.: Wärmt den mittleren der *San Jiao*, die Lungen und die Meridiane, vertreibt Kälte, befreit gestörtes *Yang*, löst Schleimretention, beendet Blutungen
Indik.: Blässe, Appetitmangel, kalte Extremitäten, Erbrechen, Diarrhö, Kälte-Schmerz in Thorax und Abdomen, tiefer und langsamer Puls, blasse Zunge mit feucht-weißem Belag durch Kälte in Magen und Milz; Lungenerkrankungen mit dünnem, wässrigem oder weißem Sputum durch Kälte, verschiedene Hämorrhagien, besonders uterine und chronische Blutungen mit blasser Hautfarbe, kalten Extremitäten und schlüpfrigem, dünnem Puls
Kontraindik.: *Yin*-Mangel-Erkrankungen mit Hitze-Symptomen
Relative Kontraindik.: Schwangerschaft
Komb.: Rx. Glycyrrhizae *(Gan Cao)* bei Oberbauchschmerzen und Erbrechen mit Magen- und Milz-Mangel-Syndrom durch Kälte; Rz. Alpiniae Officinari *(Gao Liang Jiang)* bei Bauchschmerzen und Erbrechen mit Magen-*Qi*-Mangel mit Kälte; Rz. Pinelliae *(Ban Xia)* bei Erbrechen mit Flüssigkeitsretention durch Kälte; Rz. Coptidis *(Huang Lian)* bei Oberbauchschmerzen und Meteorismus, Dyspepsie; Cx. Magnoliae

8

Officinalis *(Hou Po)* bei Diarrhö durch Milz-*Qi*-/*Yang*-Mangel-Syndrom, Meläna, Hypermenorrhö; Fr. Schisandrae *(Wu Wei Zi)* bei Husten und Dyspnoe durch Flüssigkeitsretention infolge Kälte, die normales Absteigen des Lungen-*Qi* verhindert
Dosis: 3–12 g.

8.1.13 Stärkende (tonisierende) Kräuter

8.1.13.a *Qi* stärkende Kräuter

Radix (Panax) Ginseng *(Ren Shen),* Ginsengwurzel, Echte Kraftwurz

Kennz.: Süß, leicht bitter, leicht warm; **Mi, Lu,** nach Arzneibuch (➡ 14.3.4) auch **He**
Wirk.: Starke Kräftigung des *Yuan-Qi,* stärkt Lungen, Milz und Magen, kräftigt das Herz-*Qi* und das *Yin,* fördert die Bildung der Körpersäfte, beruhigt den Geist-*Shen*
Indik.: Ernster *Qi*-Kollaps mit flacher Atmung, Kurzatmigkeit, kalten Extremitäten, starkem Schwitzen und kleinem oder schwachem Puls, bei Zuständen nach schwerem Blutverlust, Schwindel, Dyspnoe bei Lungen-*Qi*-Mangel, Lethargie, Appetitmangel, Meteorismus, chronischer Diarrhö und in schweren Fällen Prolaps von Magen, Uterus oder Rektum; Gewichtsverlust bei Schädigung des *Qi* und der Körpersäfte durch hohes Fieber und starkes Schwitzen, Palpitationen mit Angstzuständen, Schlaflosigkeit, Vergesslichkeit und Unruhezuständen durch *Qi*- und Blut-Mangel; als Antagonist zu Excrementum Trogopteri *(Wu Ling Zhi)*
Kontraindik.: *Yin*-Mangel mit Hitze-Symptomen, Feuchte-Hitze, aufsteigendes Leber-*Yang* mit Bluthochdruck, sehr hoher Blutdruck (systolisch >180 mmHg), *Cave:* Kopfschmerzen, Schlafstörungen, Palpitationen, Blutdruckanstieg bei Überdosierung
Komb.: Rx. Aconiti Carmichaeli praep. *(Fu Zi)* bei starkem Schwitzen, eiskalten Extremitäten, Kurzatmigkeit und anderen Symptomen verbunden mit *Qi*-Kollaps und gestörtem *Yang*; Rz. Atractylodis Macrocephalae *(Bai Zhu)* bei Appetitmangel, Diarrhö, Erbrechen, fokales Spannungsgefühl im Abdomen und Müdigkeit durch Milz- und Magen-*Qi*-Mangel; Fr. Schisandrae *(Wu Wei Zi)*, Tb. Ophiopogonis *(Mai Men Dong)* bei Kurzatmigkeit, Spontanschweiß mit *Qi*- und *Yin*-Mangel; Fr. Schisandrae *(Wu Wei Zi)*, Tb. Ophiopogonis *(Mai Men Dong)*, Rx. Aconiti Carmichaeli praep. *(Fu Zi)*, Rx. Rehmanniae Recens *(Sheng Di Huang)*, Gecko *(Ge Jie)* bei Schwindel durch Lungen- und Nieren-*Qi*-Mangel: "Niere unfähig, das *Qi* aufzunehmen" (➡ 11. 9.4, 11.11.13); Sclerotium Poriae Albae *(Fu Ling)*, Rx. Polygalae Tenuifoliae *(Yuan Zhi)* bei Palpitationen, Kurzatmigkeit, Appetitmangel und Schlaflosigkeit durch Mangel-Syndrom von Herz und Milz; Rx. Rehmanniae Glutinosae *(Shu Di Huang)*, Rx. Asparagi *(Tian Men Dong)* bei Fieber, Durst, Reizbarkeit, Kurzatmigkeit und trockener, roter Zunge durch *Qi*- und *Yin*-Mangel; Fo. Perillae *(Zi Su Ye)* bei *Qi*-Mangel-Syndromen durch äußere Wind-Kälte
Dosis: 1–9 g. Hinweis: Rx. Codonopsitis *(Dang Shen)* als Ersatzheilkraut (billiger, in China musste ein günstigerer Ersatz für nun Hunderttausende von Patienten gefunden werden) ist nur in der Wirkung zur *Qi*-Tonisierung des mittleren der *San Jiao* der Rx. Ginseng ähnlich; alle anderen Funktionen, z.B. immunregulative, Blutzuckerregulative usw., sind nicht vorhanden, wenngleich *Dang Shen* andere Qualitäten hat wie z.B. eine hämatopoetische Wirkung.

8

Fructus Zizyphi Jujubae *(Da Zao* oder *Hong Zao)*, Jujubenfrüchte (Dattelfrüchte)

Kennz.: Süß, neutral; **Mi, Ma,** nach Arzneibuch (➡ 14.3.4) nicht neutral, sondern warm

Wirk.: Stärkt die Milz und *Qi,* nährt das Blut und beruhigt den Geist-*Shen,* harmonisiert und mildert raue Eigenschaften anderer Kräuter

Indik.: Schwäche, Kurzatmigkeit, Erschöpfung durch Milz-/Magen-*Qi-/Yang*-Mangel; Reizbarkeit, emotionale Labilität; in Kombination mit anderen Kräutern zur Abmilderung herber Eigenschaften der Kräuter

Kontraindik.: Feuchtigkeitsretention mit Spannungsgefühl im Oberbauch und bei intestinaler Parasiteninfektion

Relative Kontraindik.: Erkrankungen durch Schleim-Feuchtigkeit

Kombination: Gelatinum Corii Asini *(E Jiao)* bei Nähr-*Ying-Qi-* und Blut-Mangel; Rx. Glycyrrhizae *(Gan Cao),* Sm. Tritici Aestivi *(Fu Xiao Mai)* bei Hysterie; mit Rz. Zingiberis Officinalis Recens *(Sheng Jiang)* zur Regulierung einer Disharmonie von Nähr-*Ying-Qi* und Aufrechtem-*Zheng-Qi* und zur Wirkungsverstärkung anderer *Qi*- und Blut stärkenden Kräuter durch Verbesserung der Aufnahme und Resorption; Hinzufügung zu herben Kräutern wie z.B. Fl. Daphnes Genkwa *(Yuan Hua),* Rx. Euphorbiae *(Gan Sui),* um deren Milz/Magen schädigende Wirkung zu reduzieren; allgemein Hinzugabe zu Rezepturen mit großen Mengen an scharfen oder bitteren Substanzen zur Abmilderung

Dosis: 3–30 g (oder drei bis zehn Früchte), nach Arzneibuch (➡ 14.3.4) 6–15 g.

Radix Astragali Membranaceae *(Huang Qi)*, Astragaluswurzel, Tragant

Kennz.: Süß, leicht warm; **Mi, Lu**

Wirk.: Stärkt die Milz und stärkt *Qi,* hebt das *Yang-Qi* von Milz und Magen an, stärkt das Abwehr-*Wei-Qi* und stabilisiert Oberfläche, stärkt *Qi* und Blut, fördert die Diurese, beseitigt Ödeme, fördert die Ausleitung von Eiter

Indik.: Milz-*Qi*-Mangel mit Appetitmangel, Müdigkeit, weichen Stühlen; bei sinkendem Milz-*Qi,* z. B. Uterus-, Magen- oder Rektumprolaps; uterine Blutung, *Qi-/Yang*-Mangel-Syndrome, z. B. Erkältungsanfälligkeit, Dyspnoe, Ödeme, chronische, schlecht heilende Ulzerationen oder Entzündungen mit schlecht abfließendem Eiter, Fieber im Wochenbett durch *Qi*- und Blut-Mangel, in der Rekonvaleszenzphase nach schwerem Blutverlust, Gewichtsverlust

Kontraindik.: *Yin*-Mangel mit Hitze-Symptomen, Erkrankungen durch äußere, pathogene Hitze

Komb.: Rx. Ginseng *(Ren Shen)* bei generalisierter Schwäche, Appetitmangel, Müdigkeit, Spontanschweiß durch *Qi*-Mangel; Rx. Aconiti Carmichaeli praep. *(Fu Zi)* bei Spontanschweiß durch *Yang*-Mangel; Rz. Atractylodis Macrocephalae *(Bai Zhu)* bei Schwäche und Mattigkeit durch Milz-*Qi*-Mangel; Rx. Angelicae Sinensis *(Dang Gui)* bei Blut-Mangel durch starke Blutung mit Müdigkeit, subfebrilen Temperaturen, Reizbarkeit, Durst und schlecht heilenden Wunden; Rz. Cimicifugae *(Sheng Ma),* Rx. Bupleuri *(Chai Hu)* bei sinkendem Milz-*Qi,* z.B. mit Uterus- oder Rektumprolaps und starken Uterusblutungen; Rx. Ledebouriellae *(Fang Feng)* mit Rz. Atractylodis Macrocephalae *(Bai Zhu)* bei schwachem Abwehr-*Wei-Qi* (➡ 3.3.1) mit Spontanschweiß; Ra. Cinnamomi *(Gui Zhi)* bei steifer und schmerzhafter Obstruktion der Muskulatur durch *Qi*- und Blut-Mangel; Squama Manitis Pentadactylae *(Chuan Shan Jia)* bei eitrigen Entzündungen vom *Yin*-Typ (kein Abfluss von Sekret oder Eiter oder Entzündungen zeigen nur dünnen, klaren Sekretfluss); Concha Ostreae *(Mu Li)* bei *Yang*-Mangel oder *Yin*- und *Qi*-

Mangel mit Spontan- und/oder Nachtschweiß; Rx. Dioscoreae Oppositae *(Shan Yao)*, Rx. Rehmanniae Recens *(Sheng Di Huang)* bei Gewichtsverlust
Dosis: 9–30 g; zur lokalen Anwendungen in Honig rösten.

Radix Codonopsitis *(Dang Shen),* Glockenwindenwurzel
nach Porkert: Radix Codonopsitis

Kennz.: Süß, neutral; **Mi, Lu**
Wirk.: Stärkt den mittleren der *San Jiao* und stärkt *Qi*, stärkt die Lungen, nährt Flüssigkeiten
Indik.: Milz-*Qi*-Mangel mit Appetitmangel, Müdigkeit, schwachen Extremitäten, weichen Stühlen, evtl. Erbrechen, bei chronischen Erkrankungen, sinkendes Milz-*Qi* mit Uterus- oder Analprolaps, chronischer Husten, Kurzatmigkeit, maulvolle Expektoration, Gewichtsverlust und Durst durch Schädigung der Flüssigkeiten
Kontraindik.: *Yin*-Mangel mit *Yang*-Überschuss
Komb.: Rx. Astragali *(Huang Qi)* bei Lungen- und/oder Milz-*Qi*-Mangel mit Müdigkeit, Kurzatmigkeit, Diarrhö, Appetitmangel; Rx. Angelicae Sinensis *(Dang Gui)* bei *Qi*- und Blut-Mangel mit Schwindel, Schwäche und Erschöpfung; Rz. Atractylodis Macrocephalae *(Bai Zhu)* bei Appetitmangel, Diarrhö und Erbrechen
Dosis: 6–30 g, Ersatzheilkraut für Ginseng bezüglich der Wirkung auf den mittleren der *San Jiao* (billiger, siehe ➥ Ausführungen bei Rx. Ginseng ➥ 8.1.13.a, S. 433).

Rhizoma Dioscoreae Oppositae *(Shan Yao),* Yamswurzelknollen

Bezeichnung nach Porkert: Rz. Batatatis
Kennz.: Süß, neutral; **Mi, Lu, Ni**
Wirk.: Stärkt die Milz und den Magen, unterstützt die Lunge und nährt die Nieren
Indik.: Milz-*Qi*-/*Yang*-Mangel mit Appetitmangel, weichen Stühlen, Müdigkeit und Spontanschweiß; Spermatorrhö, Fluor vaginalis und Pollakisurie; bei Auszehrungs- und Durstsymptomen (ist vom Temperaturverhalten weder kalt noch heiß und sonst neutral, befeuchtet und unterstützt somit gleichzeitig *Yin* und *Yang* der Lunge und der Nieren)
Kontraindik.: Fülle-Syndrome (➥ 9.1)
Komb.: Sclerotium Poriae Albae *(Fu Ling)* bei breiigen Stühlen durch Milz-*Qi*-/*Yang*-Mangel; Rx. Codonopsitis *(Dang Shen)* bei Milz- und Nieren-*Yang*-Mangel mit Müdigkeit, Schwäche, Appetitverlust und wässrigen Stühlen, auch bei Husten mit dünnem, wässrigem Auswurf, Appetitverlust, Müdigkeit und Gewichtsverlust durch Milz- und Lungen-*Qi*-Mangel; Rx. Rehmanniae Glutinosae *(Shu Di Huang)*, Fr. Corni *(Shan Zhu Yu)* bei Spermatorrhö und Nachtschweiß durch Nieren-Mangel; Sm. Euryales Ferocis *(Qian Shi)* bei Diarrhö, Spermatorrhö oder Fluor vaginalis durch Nieren-*Yang*-Mangel; Rx. Trichosanthis *(Tian Hua Fen)* bei Reizzustand, Durst in Verbindung mit Flüssigkeitsschädigung bei fieberhaften (Hitze-)Erkrankungen (➥ 9.5) oder bei Auszehrungs- und Durst-Syndrom
Dosis: 9–30 g, nach Arzneibuch (➥ 14.3.4) 15–30 g.

8

Radix Glycyrrhizae (Uralensis) *(Gan Cao)*, Ural-Süßholzwurzel

Kennz.: Süß, warm (geröstet), neutral (roh); alle zwölf Meridiane, besonders **Mi, Lu, He, Ma**
Wirk.: Stärkt die Milz, fördert *Qi*; befeuchtet die Lungen, beseitigt Husten, klärt Hitze, entgiftet, löst Schleim, lindert Schmerzen und Spasmen, harmonisiert den Charakter anderer Kräuter
Indik.: Milz-, *Qi*- oder Blut-Mangel-Syndrome, Appetitmangel, Diarrhö, Palpitationen, Spontanschweiß, Husten, Kurzatmigkeit (bei Hitze und Kälte in den Lungen), roh bei Karbunkel, Halsentzündungen durch toxisches Feuer, schmerzhafte Spasmen in Abdomen und Beinen, unterstützt andere Kräuter, in die Meridiane zu gelangen und mildert die herben Wirkungen anderer Kräuter ab
Kontraindik.: Pathogene Feuchtigkeit, Übelkeit, Erbrechen; *Cave:* Kombination mit Rx. Euphorbiae seu Knoxiae *(Jing Da Ji)*, Fl. Daphnes *(Yuan Hua)*, Rx. Euphorbiae *(Gan Sui)*, Hb. Sargassii *(Hai Zao)* traditionell verboten. Bei langfristiger Anwendung kann es zu arteriellem Hypertonus und Ödemen kommen
Komb.: Rx. Codonopsitis *(Dang Shen)* bei Appetitmangel, Müdigkeit, Diarrhö durch Milz-Mangel-Syndrom, zusammen mit Ra. Cinnamomi *(Gui Zhi)* bei Palpitationen durch Herz-*Qi*-Mangel; Rx. Platycodi *(Jie Geng)* bei Halsentzündung, besonders bei akuten Formen; Fl. Lonicerae *(Jin Yin Hua)* bei Akne; Rx. Paeoniae Albae *(Bai Shao)* bei Bauchschmerzen, Darmkrämpfen, Muskel-, insbesondere Wadenkrämpfen; Sm. Armeniacae *(Xing Ren)*, Bb. Fritillariae Cirrhosae *(Chuan Bei Mu)* bei trockenem Husten durch Hitze; Hb. Taraxaci *(Pu Gong Ying)* bei Abszessen und infektiösen Schwellungen (innerlich und äußerlich anzuwenden); Os Sepiae seu Sepiellae *(Hai Piao Xiao)*, Wa Leng Zi (Concha Arcae) bei Dyspepsie verbunden mit Übersäuerung
Dosis: 3–12 g, nach Arzneibuch (➡ 14.3.4) 1,5–9 g.

Radix Pseudostellariae (Heterophyllae) *(Hai Er Shen oder Tai Zi Shen)*, Pseudostellariawurzel

Kennz.: Süß, leicht bitter, neutral; **Mi, Lu**
Wirk.: Stärkt die Milz, unterstützt *Qi*, fördert die Flüssigkeitsbildung
Indik.: Mangel-Syndrom von Milz und Magen mit Müdigkeit, Appetitmangel, Lungen-*Qi*-Mangel mit Spontanschweiß, Durst und geschädigten Flüssigkeiten nach Erkrankungen des Herzens, andauerndem Fieber oder Sommer-Hitze bei Kindern
Komb.: Fr. Schisandrae *(Wu Wei Zi)* bei Schlaflosigkeit, anhaltender Reizbarkeit und Schwäche durch *Qi*-Mangel; Rx. Glehniae Littoralis *(Sha Shen)*, Rx. Dioscoreae Oppositae *(Shan Yao)* bei *Qi*- und *Yin*-Mangel-Syndromen, z.B. als Folge von fieberhaften (Hitze-)Erkrankungen (➡ 9.5)
Dosis: 9–30 g.

Rhizoma Atractylodis Macrocephalae *(Bai Zhu)*, Großköpfige Atractylodes-Wurzel, Doppelblume

Hinweis vom Arzneibuch der Chinesischen Medizin (➡ 14.3.4): In japanischen *Kampo*-Rezepten werden unter der Bezeichnung *Bai Zhu* die Heilkräuter Atractylodes japonica und Atractylodes ovata verwendet.
Kennz.: Bitter, süß, warm; **Mi, Ma**

Wirk.: Stärkt Milz und *Qi*, transformiert Feuchtigkeit, stabilisiert die Körperoberfläche und beseitigt Schwitzen, fördert die Diurese, beugt einem drohendem Abort vor
Indik.: Diarrhö, Müdigkeit, Appetitmangel, Meteorismus, Gewichtsverlust, Erbrechen bei Magen- und Milz-*Qi*-Mangel, Ödeme, Oligurie
Kontraindik.: *Yin*-Mangel mit Hitze-Symptomen
Komb.: Rz. Atractylodis Lancea *(Cang Zhu)* bei schmerzhafter Obstruktion durch Feuchte-Kälte oder bei Fluor vaginalis; Sclerotium Poriae Albae *(Fu Ling)*, Ra. Cinnamomi Cassiae *(Gui Zhi)* bei Stagnation der Körpersäfte durch Milz-Mangel-Syndrom mit Spannungsgefühl im Thorax und Ödemen; Rz. Zingiberis *(Gan Jiang)* bei Bauchschmerzen, Meteorismus, Erbrechen und Diarrhö mit Mangel-Kälte des mittleren der *San Jiao*; Rx. Scutellariae *(Huang Qin)* bei unruhigem Fetus
Dosis: 4.5–9 g, nach Arzneibuch der Chinesischen Medizin (➡ 14.3.4) 6–12 g.

Saccharum Granorum *(Yi Tang)*, Getreidezucker, Malzzucker

Kennz.: Süß, leicht warm; **Mi, Ma, Lu**
Wirk.: Kräftigt das *Qi* des mittleren der *San Jiao*, lindert Schmerzen, befeuchtet die Lunge und lindert Husten
Indik.: Chronische Bauchschmerzen mit vermehrtem Speichelfluss, blasser, weißlich belegter Zunge und langsamem, tiefem Puls durch Schwäche des mittleren der *San Jiao* infolge von Kälte; bei unproduktivem Husten mit langsamer Atmung und schwacher Stimme durch Lungen-*Qi*-Mangel
Kontraindik.: Erbrechen und Erkrankungen durch innere Feuchte-Hitze
Komb.: Ra. Cinnamomi *(Gui Zhi)*, Rx. Paeoniae Albae *(Bai Shao)*, Rx. Glycyrrhizae *(Gan Cao)* bei Bauchschmerzen durch Mangel-Kälte des mittleren der *San Jiao*, auch bei Schwäche nach chronischen Erkrankungen durch äußere Wind-Kälte und zusätzlich mit Rx. Astragali *(Huang Qi)* bei Mangel-Symptomen insbesondere postoperativ; Rx. Stemonae *(Bai Bu)*, Sm. Armeniacae *(Xing Ren)* bei trockenem Husten mit Dyspnoe und schwacher Stimme bei Erkrankungen durch Lungen-Mangel
Dosis: 30–60 g, am Ende des Kochens im abgegossenen Dekokt auflösen.

Semen Dolichoris Lablab *(Bian Dou oder Bai Bian Dou)*, Helmbohnensamen

Synonym: Sm. Album Lablab, nach Porkert: Sm. Lablab, nach Bensky/Gamble (➡ 14.3.4) Einordnung unter Kategorie: Hitze klärende Kräuter, die Sommer-Hitze beseitigen
Kennz.: Süß, neutral mit warmer Tendenz; **Mi, Ma**
Wirk.: Stärkt die Milz, klärt Sommer-Hitze
Indik.: Diarrhö und Erbrechen durch Sommer-Hitze (➡ 9.5.8); chronische Diarrhö mit lauten Magengeräuschen und Appetitverlust oder bei Fluor vaginalis durch Milz-Mangel-Syndrom
Kontraindik.: Intermittierendes Fieber, Erkältung und allgemein bei pathogener Kälte
Komb.: Rz. Atractylodis Macrocephalae *(Bai Zhu)*, Rx. Dioscoreae Oppositae *(Shan Yao)* bei Diarrhö oder Fluor vaginalis durch Milz-Mangel-Syndrom; Hb. Elsholtziae *(Xiang Ru)*, Cx. Magnoliae Officinalis *(Hou Po)* bei Erbrechen und Diarrhö durch Sommer-Hitze und Feuchtigkeit
Dosis: 9–21 g (geröstet zur Stärkung der Milz), nach Arzneibuch (➡ 14.3.4) 9–15 g.

8

8.1.13.b Blut stärkende Kräuter

Arillus Euphoriae Longanae oder nur Arillus Longanae *(Long Yan Rou oder Gui Yuan Rou)*, Drachenaugenfrüchte

Synonym nach Porkert: Fr. Euphoriae

Kennz.: Süß, warm; **He, Mi**

Wirk.: Stärkt das Herz und die Milz, nährt das Blut, beruhigt den Geist-*Shen*

Indik.: Schlaflosigkeit, Palpitationen, Vergesslichkeit oder Schwindel durch Mangel-Syndrom von Herz und Milz (➡ 11.11.4)

Kontraindik.: Schleim-Feuer oder Feuchtigkeit im mittleren der *San Jiao*

Komb.: Sm. Zizyphi Spinosae *(Suan Zao Ren)* bei Palpitationen und Schlaflosigkeit durch Herz-Blut-Mangel, insbesondere bei gleichzeitigem Milz-*Qi*-Mangel (➡ 11.11.4); Bb. Lilii *(Bai He)* bei leichter Schlafstörung und Reizbarkeit; Rz. Acori Graminei *(Shi Chang Pu)* bei Vergesslichkeit, Schwindel und Müdigkeit durch Blut- und Herz-*Qi*-Mangel; mit weißem Zucker gekocht bei *Qi*- und Blutmangel (➡ 9.3.3)

Dosis: 6–15 g (häufig als rohes Fruchtfleisch verzehrt oder als Tee).

Fr. Lycii *(Gou Qi Zi)*, Bocksdornfrüchte

Kennz.: Süß, neutral; **Le, Ni, Lu,** nach Arzneibuch (➡ 14.3.4) nicht **Lu**

Wirk.: Nährt und belebt die Leber und Nieren, ergänzt die Essenz-*Jing*, verbessert die Sicht, befeuchtet die Lungen

Indik.: *Yin*- und Blut-Mangel-Syndrome mit schmerzendem Rücken und Beinen, leichten Bauchschmerzen, Impotenz, Nykturie, Husten, Gewichtsverlust, Durst, Leber- und Nieren-*Yin*-Mangel-Syndrome (➡ 11.11.20), Essenz-*Jing* und Blut sind nicht zur Ernährung der Augen imstande, Schwindel, verschwommenes Sehen und nachlassende Sehkraft

Kontraindik.: Äußere, pathogene Hitze-Syndrome, Milz-Mangel-Syndrom mit Feuchtigkeit

Relative Kontraindik.: Innere Hitze-Syndrome

Komb.: Rx. Rehmanniae Glutinosae *(Shu Di Huang)*, Sm. Cuscutae *(Tu Si Zi)*, Cx. Eucommiae *(Du Zhong)* bei Schwindel, Tinnitus, Schwäche, Impotenz, Spermatorrhö durch *Yin*- und Blut-Mangel (Leber- und Nieren-*Yin*-Mangel [➡ 11.11.20]); Fl. Chrysanthemi Morifolii *(Ju Hua)* bei Tinnitus, Kopfschmerzen, Visusverschlechterung durch Leber- und Nieren-*Yin*-Mangel; Rx. Angelicae Sinensis *(Dang Gui)*, Rx. Rehmanniae Glutinosae *(Shu Di Huang)*, Rx. Glehniae Littoralis *(Sha* Shen), Fr. Meliae Toosendan *(Chuan Lian Zi)* bei Schmerzen im Hypochondrium und Oberbauch mit Mundtrockenheit und Durst, bitterem Mundgeschmack, saurem Aufstoßen durch *Yin*-Mangel und Leber-*Qi*-Stauung

Dosis: 6–18 g, nach Arzneibuch (➡ 14.3.4) 6–12 g.

Gelatinum Corii Asini *(E Jiao oder A Jiao)*, Eselshaut

Hinweis: *E Jiao* nach Bensky/Gamble (➡ 14.3.4); nach Porkert und den meisten pharmazeutischen Listen (Bezugsadressen ➡ 14.2.1) *A Jiao*

Kennz.: Süß, neutral; **Le, Lu, Ni**

Wirk.: Kräftigt und nährt das Blut, beendet Blutungen, nährt und befeuchtet das *Yin*

Indik.: Ungesunde, gelbliche Gesichtsfarbe, Schwindel und Palpitationen durch Blut-Mangel; verschiedene Arten von Blutungen wie Hämoptysis, Meläna, starke Menstruations- oder Uterusblutungen; Reizbarkeit, Schlaflosigkeit und trockener Husten durch *Yin*-Mangel nach fieberhaften Erkrankungen

Kontraindik.: Erkrankungen durch äußere pathogene Faktoren

Relative Kontraindik.: Mangel-Syndrom von Milz und Magen

Komb.: Rx. Angelicae Sinensis *(Dang Gui)*, Rx. Codonopsitis *(Dang Shen)* bei Schwindel und Palpitationen durch Blut-Mangel; Rx. Paeoniae Albae *(Bai Shao)*, Fo. Artemisiae *(Ai Ye)* bei starken Menstruationsblutungen; Rx. Paeoniae Albae *(Bai Shao)*, Rx. Scutellariae *(Huang Qin)* bei Reizbarkeit und Schlaflosigkeit durch *Yin*-Mangel und Schädigung der Körpersäfte nach fieberhaften Erkrankungen; Fr. Arctii Lappae *(Niu Bang Zi)*, Sm. Armeniacae *(Xing Ren)* bei trockenem Husten durch Lungen-Hitze, Pollen Typhae *(Pu Huang)* zur Beendigung von Blutungen; Rx. Rehmanniae Recens *(Sheng Di Huang)* bei Hämatemesis oder Nasenbluten durch Blut-Hitze

Dosis: 3–15 g.

Radix Angelicae Sinensis *(Dang Gui)*, Chinesische Angelikawurzel, Engelwurz

Kennz.: Süß, scharf, bitter, warm; **He, Le, Mi**

Wirk.: Kräftigt und harmonisiert das Blut und reguliert die Menstruation, befeuchtet die Därme und bewegt den Stuhl, lindert Schmerzen

Indik.: Erkrankungen mit blassgrauer Gesichtsfarbe, Tinnitus, verschwommenem Sehen durch Blut-Mangel; Palpitationen oder Menstruationsbeschwerden, Flüssigkeitsmangel im Darm (➡ 11.4.1) und Schmerzen in den Extremitäten durch Blut-Stase; Bauchschmerzen, Karbunkel, chronische Gelenkschmerzen durch Wind-Feuchtigkeit, Hautblutungen nach Verletzungen

Kontraindik.: *Yin*-Mangel-Syndrome mit Hitze-Symptomen

Relative Kontraindik.: Diarrhö und abdominelle Schwellungen durch pathogene Feuchtigkeitsretention

Komb.: Rx. Astragali *(Huang Qi)* bei Blässe, Schwäche, Müdigkeit, ulzerierten Abszessen mit ungenügendem oder schwachem (Eiter-)Abfluss; Rx. Paeoniae Albae *(Bai Shao)*, Rx. Rehmanniae Glutinosae *(Shu Di Huang)*, Rx. Ligustici *(Chuan Xiong)* bei Menstruationsbeschwerden; Sm. Persicae *(Tao Ren)*, Fl. Carthami *(Hong Hua)* bei Amenorrhö, Schmerzen und Schwellungen durch Blut-Stase; Rx. Astragali *(Huang Qi)* mit Lammfleisch und frischem Ingwer bei Ermüdung und Schwäche von Frauen im Wochenbett; Hb. Cistanches Deserticolae *(Rou Cong Rong)*, Sm. Cannabis Sativae *(Huo Ma Ren)* bei chronischer Obstipation durch Blut- und *Qi*-Mangel, Ra. Cinnamomi *(Gui Zhi)* bei schmerzhaften Verspannungen, Dysmenorrhö und verspäteter Menstruation durch Wind-Feuchtigkeit

Dosis: 3–15 g, nach Arzneibuch (➡ 14.3.4) 4,5–9 g.

Radix Paeoniae Albae oder Lactiflorae *(Bai Shao oder Bai Yao)*, weiße Pfingstrosenwurzel

Kennz.: Bitter, sauer, kühl; **Le, Mi**

Wirk.: Nährt das Blut und die Leber, beruhigt Leber-*Yang*, lindert Schmerzen, belebt *Yin*, harmonisiert Nähr-*Ying-Qi*- und Abwehr-*Wei-Qi*, beseitigt Schwitzen, reguliert die Menstruation

Indik.: Blut-Mangel mit unregelmäßiger Menstruation oder Dysmenorrhö, Fluor vaginalis, Uterusblutungen, Schmerzen im Thorax, Hypochondrium und Abdomen, Leber-*Qi*-Stauung, Disharmonie zwischen Leber und Milz, Abdominalspasmen, Spasmen der Hände und Füße, Kopfschmerzen, Schwindel durch aufsteigendes Leber-*Yang* (➡ 11.7.5), Nachtschweiß durch *Yin*-Mangel

8

Relative Kontraindik.: Diarrhö durch Mangel-Kälte

Komb.: Rx. Glycyrrhizae *(Gan Cao)* bei Bauchschmerzen durch Disharmonie zwischen Leber und Magen oder muskulären Spasmen durch Blut-Mangel; Rx. Astragali *(Huang Qi)*, Rz. Coptidis *(Huang Lian)* bei entzündlichen Darmerkrankungen mit Feuchte-Hitze; Rx. Angelicae Sinensis *(Dang Gui)*, Rx. Rehmanniae Glutinosae *(Shu Di Huang)* bei Schwindel, verschwommenem Sehen, Dysmenorrhö in Verbindung mit Blut-Mangel oder Blut-Stase; Rx. Angelicae Sinensis *(Dang Gui)*, Rx. Rehmanniae Glutinosae *(Shu Di Huang)*, Tb. Ophiopogonis *(Mai Men Dong)* bei Tinnitus, Schwindel, verschwommenem Sehen, Taubheit in den Extremitäten und Muskelspasmen durch Leber-*Yin*-Mangel; Ra. Cinnamomi *(Gui Zhi)* bei Mangel-Syndromen durch äußere Wind-Kälte mit Schwitzen ohne subjektive Erleichterung; Rx. Bupleuri *(Chai Hu)* bei Schmerzen im Hypochondrium durch Leber-*Qi*-Stauung; Ra. Uncariae cum Uncis *(Gou Teng)*, Fl. Chrysanthemi Morifolii *(Ju Hua)* bei Kopfschmerzen und Schwindel durch aufsteigendes Leber-*Yang*

Dosis: 6–15 g.

Radix Polygoni Multiflori *(He Shou Wu oder Shou Wu)*, vielblütige Knöterichwurzel

Kennz.: Bitter, süß, adstringierend, leicht warm; **Le, Ni,** nach Arzneibuch (➡ 14.3.4) zusätzlich **He**

Wirk.: Stärkt die Leber und die Nieren, nährt das Blut, schützt die Essenz-*Jing*, wirkt entgiftend, befeuchtet die Därme, bewegt den Stuhl, vertreibt Wind von der Haut durch die Blut nährende Wirkung

Indik.: Schwindel, Visusstörungen, frühzeitiges Haarergrauen, Schwäche im LWS-Bereich und in den Knien, Entzündungen der Extremitäten und Schlaflosigkeit durch *Yin*- und Blut-Mangel; bei Nykturie, Spermatorrhö oder Fluor vaginalis durch Essenz-Verlust; bei Furunkel, Struma, Knoten im Nacken durch toxisches Feuer; bei Obstipation durch Blut-Mangel; bei Ausschlägen durch Wind infolge von Blut-Mangel

Kontraindik.: Schleimretention oder Milz-Mangel-Syndrom

Komb.: Fr. Lycii *(Gou Qi Zi)*, Fr. Psoraleae Corylifoliae *(Bu Gu Zhi)*, Sm. Cuscutae *(Tu Si Zi)* bei Schwäche, Entzündungen des Rückens und der Knie, Schwindel, Sehstörungen, frühzeitiges Haarergrauen, Spermatorrhö, Fluor vaginalis und anderen Zeichen des vorzeitigen Alterns bei Leber- und Nieren-Mangel-Syndromen; Ra. Loranthii seu Visci *(Sang Ji Sheng)*, Fr. Ligustri *(Nu Zhen Zi)*, Rx. Achyranthis *(Niu Xi)* bei Schwindel, Sehstörungen und Steifheit der Extremitäten durch Leber-Blut-Mangel; Rx. Scrophulariae Ningpoensis *(Xuan Shen)*, Fr. Forsythiae *(Lian Qiao)* bei Abszessen und anderen Schwellungen durch toxisches Feuer; Rx. Sophorae Flavescentis *(Ku Shen)*, Cx. Dictamni Radicis *(Bai Xian Pi)*, Hb. Schizonepetae *(Jing Jie)* bei Juckreiz und Exanthem durch Wind infolge von Blut-Mangel

Dosis: 9–30 g (möglichst nicht im Stahltopf zubereiten), nach Arzneibuch (➡ 14.3.4) 6–12 g.

8

Radix Rehmanniae Glutinosae Conquitae oder Praeparatae *(Shu Di* oder *Shu Di Huang),* Rehmanniawurzel (praeparata) vorbehandelt

Kennz.: Süß, leicht warm; **Le, Ni, He**

Wirk.: Nährt das Blut, stärkt das *Yin*, ergänzt die Essenz-*Jing* und das Mark. *Cave:* Diarrhö, Bauchschmerzen, Schwindel, Energiemangel, Palpitationen als seltene, aber mögliche NW; verschwinden meist nach fortgesetzter Anwendung

Indik.: Blut-Mangel-Syndrome mit blassem Gesicht, Schwindel, Palpitationen, Schlafstörungen, auch bei unregelmäßiger Menstruation, uterinen Blutungen und Blutungen bei Frauen im Wochenbett, Nieren-*Yin*-Mangel mit Nachtschweiß, Gewichtsverlust, Schwindel, verschwommene Sicht, Tinnitus, Taubheit, frühzeitiges Haarergrauen durch Mangel der Essenz-*Jing* (➡ 3.3.4) und des Blutes

Relative Kontraindik.: Mangel-Syndrom von Milz und/oder Magen, *Qi*-Stagnation oder Schleimretention

Komb.: Rx. Angelicae Sinensis *(Dang Gui)*, Rx. Paeoniae Albae *(Bai Shao)*, Rx. Ligustici *(Chuan Xiong)* bei Schwindel, Palpitationen, Schlafstörungen und Dysmenorrhö durch Blut- und *Yin*-Mangel (traditionelles Rezept *Si Wu Tang* ➡ 8.2.10.b)

- und zusätzlich mit Gelatinum Corii Asini *(E Jiao)*, Fo. Artemisiae *(Ai Ye)* bei starken uterinen Blutungen
- und zusätzlich mit Sm. Biotae Orientalis *(Bai Zi Ren)*, Sm. Ziziphi Spinosae *(Suan Zao Ren)* bei Schlafstörung und Palpitationen.

Fr. Corni *(Shan Zhu Yu)*, Rx. Dioscoreae Oppositae *(Shan Yao)* bei Schwindel, Tinnitus, Schwäche und Entzündung im LWS-Bereich, Impotenz, Spermatorrhö, Nachtschweiß und anderen Symptomen durch Leber- und Nieren-Mangel; Plastrum Testudinis *(Gui Ban)* bei Schwindel, Tinnitus, Schlafstörung, Vergesslichkeit, nachmittägliches Fieber und Nachtschweiß durch *Yin*-Mangel und resultierendem aufsteigendem *Yang*; Plastrum Testudinis *(Gui Ban)*, Cx. Phellodendri *(Huang Bai)*, Rz. Anemarrhenae *(Zhi Mu)* verstärken die Fähigkeit, Hitze-Mangel-Symptome zu unterdrücken; Fr. Amomi Villosi *(Sha Ren)* bei Patienten mit Blut- und Milz-Mangel

Dosis: 9–30 g, nach Arzneibuch (➡ 14.3.4) bis 15 g.

8.1.13.c *Yang* stärkende Kräuter

Cornu Cervi *(Lu Rong),* Hirschhorn

Kennz.: Süß, salzig, warm; **Lu, Ni**

Wirk.: Stärkt die Nieren und das *Yang*, kräftigt und nährt das *Qi* und Blut, stärkt das Mark und die Essenz-*Jing*, *Cave:* Überdosierung verursacht Schwindel und Konjunktivitis durch aufsteigendes *Yang*

Indik.: Impotenz, Müdigkeit, kalte Extremitäten, Schwindel, Tinnitus, Polyurie, Schwäche und Schmerzen im LWS-Bereich und in den Knien durch Nieren-*Yang*-Mangel; Schwäche von Sehnen und Knochen, Wachstumsstörungen sowie kindliche, mentale Entwicklungs- und Lernstörungen durch Blut-Mangel und Essenz-*Jing*-Mangel, chronische Hautulzerationen durch *Qi*- und Blut-Mangel

Kontraindik.: *Yin*-Mangel mit Hitze-Symptomen

Komb.: Rx. Rehmanniae Glutinosae *(Shu Di Huang)* bei männlicher Impotenz und Spermatorrhö, weiblicher Unfruchtbarkeit und Fluor vaginalis durch Nieren-*Yang*-Mangel mit Mangel-Kälte; Rx. Ginseng *(Ren Shen)* bei Palpitationen, Schmerzen im LWS-Bereich und Dysurie durch Herz- und Nieren-*Yin*-Mangel (➡ 11.11.11); Rx. Angelicae Sinensis *(Dang Gui)*, Rx. Rehmanniae Recens *(Sheng Di Huang)* bei

8

Bluterkrankungen durch Blut-Mangel und Essenz-*Jing*-Mangel; Rx. Angelicae Sinensis *(Dang Gui)*, Gelatinum Corii Asini *(E Jiao)* bei Uterusblutungen durch Nieren-*Yang*-Mangel
Dosis: 1–3 g; Therapiebeginn mit kleinsten Dosen.

Cortex Eucommiae (Ulmoidis) *(Du Zhong)*, Chinesische Guttapercharinde

Kennz.: Süß, leicht scharf, warm; **Le, Ni**
Wirk.: Kräftigt Leber und Nieren, stärkt Sehnen und Knochen, unterstützt den sanften Fluss von *Qi* und Blut, besänftigt Fetus
Indik.: Schwäche und Schmerzen, besonders im LWS-Bereich und in den Knien, Müdigkeit, Spermatorrhö, Impotenz, Polyurie, Schwäche von Sehnen und Knochen, Blutungen während der Schwangerschaft, bei agitiertem oder unruhigem Fetus, zur Vorbeugung von Fehlgeburten, ausgeprägten Rückenschmerzen oder allgemein schlechter Kondition bei Schwangeren, Menorrhagien
Kontraindik.: *Yin*-Mangel mit Hitze-Symptomen
Komb.: Fr. Psoraleae Corylifoliae *(Bu Gu Zhi)* bei Schmerzen im LWS-Bereich oder Dyspnoe durch Nieren-*Yang*-Mangel; Rx. Dipsaci *(Xu Duan)*, Sm. Cuscutae *(Tu Si Zi)*, Ra. Loranthii seu Visci *(Sang Ji Sheng)* bei lumbalen Rückenschmerzen und drohender Fehlgeburt; Ra. Cinnamomi *(Gui Zhi)*, Rx. Angelicae Pubescentis *(Du Huo)*, Rx. Gentianae Macrophyllae *(Qin Jiao)* bei Rückenschmerz durch Feuchte-Kälte mit schmerzhaftem und Wundheitsgefühl und Verschlechterung durch Kälte meist mit tiefem, langsamem Puls und klebrigem Zungenbelag
Dosis: 6–15 g.

Fructus Psoraleae (Corylifoliae) *(Bu Gu Zhi)*, Asphaltkleefrüchte

Kennz.: Scharf, bitter, warm; **Ni, Mi**
Wirk.: Stärkt die Nieren und das *Yang*, stärkt und wärmt das Milz-*Yang*, hilft der Niere, das *Qi* aufzunehmen, lokal eingesetzt bei Alopezie, Psoriasis und Vitiligo
Indik.: Impotenz, Ejaculatio praecox, Rückenschmerzen im LWS-Bereich, Pollakisurie, Spermatorrhö und Harninkontinenz durch Nieren-*Yang*-Mangel; bei Diarrhö, Bauchschmerzen durch Milz-*Yang*- und/oder Nieren-*Yang*-Mangel-Syndrom; bei Dyspnoe (Niere kann das Lungen-*Qi* nicht aufnehmen)
Kontraindik.: *Yin*-Mangel mit Hitze-Symptomen; Schwangerschaft
Komb.: Sm. Myristicae *(Rou Dou Kou)*, Fr. Schisandrae *(Wu Wei Zi)*, Fr. Evodiae *(Wu Zhu Yu)* bei morgendlicher Diarrhö mit Bauchschmerzen mit Besserung nach der Entleerung, tiefer, schwacher Puls und Zungenbelag durch Nieren-*Yang*-Mangel; Sm. Cuscutae *(Tu Si Zi)*, Fr. Alpiniae Oxyphyllae *(Yi Zhi Ren)* bei Pollakisurie tagsüber und nachts durch Nieren-*Yang*-Mangel; Sm. Juglandis *(Hu Tao Ren)* bei Rückenschmerzen im LWS-Bereich, Ejaculatio praecox, Husten und Dyspnoe durch Nieren-*Yang*-Mangel
Dosis: 3–9 g.

Gecko *(Ge Jie)*, Gecko

Kennz.: Salzig, neutral; **Lu, Ni**
Wirk.: Stärkt die Nieren und die Lunge, unterstützt Nieren-*Yang* und stärkt das Mark und die Essenz-*Jing*

Indik.: Lungen- und Nieren-Mangel-Syndrome mit chronischem Husten und Dyspnoe durch Niere unfähig, das *Qi* aufzunehmen (➡ 11.9.4, 11.11.13); Impotenz, morgendliche Diarrhö und Pollakisurie durch Nieren-*Yang*-Mangel

Kontraindik.: Husten durch äußere Wind-Kälte oder Hitze

Komb.: Fr. Schisandrae *(Wu Wei Zi)*, Rx. Ginseng *(Ren Shen)*, Sm. Juglandis *(Hu Tao Ren)* bei Husten und Dyspnoe mit erschwerter Exspiration durch Lungen- und Nieren-*Yang*-Mangel oder bei Impotenz, morgendlicher Diarrhö, Pollakisurie und sexueller Hypoaktivität durch Nieren-*Yang*-Mangel; Bb. Fritillariae Cirrhosae *(Chuan Bei Mu)* bei chronischem Husten und Keuchatmung durch Lungen-*Qi*-Mangel durch Vorhandensein von Schleim-Hitze; Cornu Cervi *(Lu Rong)*, Hb. Epimedii *(Yin Yang Huo)* bei Impotenz durch Nieren-*Yang*-Mangel

Dosis: 3–6 g als Puder.

Herba Epimedii *(Yin Yang Huo)* oder *Xian Ling Pi)*, Elfenblumenkraut

Kennz.: Scharf, süß, warm; **Le, Ni**

Wirk.: Stärkt die Nieren und das *Yang*, vertreibt Feuchte-Kälte, stärkt *Yin*, senkt aufsteigendes Leber-*Yang* ab

Indik.: Impotenz, Spermatorrhö, Pollakisurie, Vergesslichkeit und Schmerzen im LWS-Bereich und in den Knien durch Nieren-*Yang*-Mangel; Fuß- und Handkrämpfe, Gelenkschmerzen und Steifheit der Extremitäten durch schmerzhafte Obstruktion infolge von Wind, Kälte und Feuchtigkeit (➡ 12.10.1); bei Schwindel, Schmerzen im LWS-Bereich, Menstruationsstörungen durch Leber- und Nieren-*Yin*-Mangel mit nachfolgend aufsteigendem Leber-*Yang*

Kontraindik.: Erkrankungen durch Mangel-Hitze oder „Feuer der 5 Herzen" (gemeint ist ein Hitzegefühl der Handflächen, Fußsohlen und präkordial), sexuelle Hyperaktivität und Traumfantasien; *Cave:* Nicht über längere Zeit einnehmen, da es das *Yin* schädigen kann mit Symptomen wie Schwindel, trockener Mund, Durst und Nasenbluten

Komb.: Fr. Schisandrae *(Wu Wei Zi)*, Fr. Lycii *(Gou Qi Zi)*, Sm. Astragali Complanati *(Sha Yuan Ji Li)* bei Impotenz und Unfruchtbarkeit durch Nieren-Mangel; Ra. Loranthii seu Visci *(Sang Ji Sheng)* bei Schmerzen und Lähmungen der unteren Extremität oder muskulären Kontrakturen und Steifheit der Extremitäten durch schmerzhafte Obstruktion; Rz. Curculiginis Orchioidis *(Xian Mao)*, Cx. Phellodendri *(Huang Bai)*, Rz. Anemarrhenae *(Zhi Mu)* bei Gesichtsblässe, Schmerzen im LWS-Bereich, Menstruationsunregelmäßigkeit und Schwindel durch Leber- und Nieren-*Yin*-Mangel und nachfolgend aufsteigendes Leber-*Yang* auch bei vergleichbaren Symptomen durch aufsteigendes Leber-*Yang* beim Mann

Dosis: 3–12 g.

Radix Dipsaci (Asperi) *(Xu Duan)*, Chinesische Kardenwurzel

Kennz.: Bitter, scharf, leicht warm; **Le, Ni**

Wirk.: Stärkt Leber und Nieren, kräftigt Sehnen und Knochen, fördert die Blutzirkulation, beendet Uterusblutungen, beruhigt den Fetus

Indik.: Entzündung und Schmerzen im LWS-Bereich und in den Knien, Steifigkeit der Gelenke und Schwäche in den Beinen durch Leber- und Nieren-Mangel, Schmerzen und Schwellungen im LWS-Bereich und Extremitäten durch Trauma (innerlich und äußerlich anwendbar), Uterusblutungen und Fluor vaginalis durch Mangel-Syndrome, auch bei unruhigem Fetus, Blutungen während der Schwangerschaft und drohendem Abort

8

Komb.: Cx. Eucommiae *(Du Zhong)* bei Schmerzen im LWS-Bereich und unteren Extremitäten, Schwäche oder Kontrakturen der Muskeln bei schmerzhafter Obstruktion durch Nieren-Mangel oder Feuchte-Kälte, auch bei drohendem Abort; Fo. Artemisiae *(Ai Ye)* bei starken Vaginalblutungen mit Bauchschmerzen, zusammen mit Rx. Sanguisorbae Officinalis *(Di Yu)*, Rx. Astragali *(Huang Qi)*, Rx. Angelicae Sinensis *(Dang Gui)* zur Wirkungsverstärkung
Dosis: 6–12 g, in Essig geröstet zur Förderung der Blutzirkulation.

Radix Morindae Officinalis *(Ba Ji Tian* oder *Ba Ji)*, Morinda-Wurzel, Maulbeere

Kennz.: Scharf, süß, warm; **Le, Ni**
Wirk.: Stärkt die Nieren und das *Yang*, kräftigt die Sehnen und Knochen, vertreibt Wind und Feuchte-Kälte
Indik.: Impotenz, Ejaculatio praecox, Pollakisurie, Harninkontinenz und Schwäche im Rücken durch Nieren-*Yang*-Mangel; Rückenschmerzen und Muskelatrophie durch Nieren-*Yang*-Mangel; Schmerzen im Rücken und den Beinen durch schmerzhafte Obstruktion infolge von Feuchte-Kälte
Kontraindik.: *Yin*-Mangel-Syndrom mit Hitze-Symptomen; Blasenentleerungsstörung
Komb.: Sm. Cuscutae *(Tu Si Zi)*, Hb. Cistanches Deserticolae *(Rou Cong Rong)* bei Impotenz, Spermatorrhö und frühzeitiger Ejakulation durch Nieren-*Yang*-Mangel; Fr. Psoraleae Corylifoliae *(Bu Gu Zhi)*, Fr. Rubi Chingii *(Fu Pen Zi)* bei Pollakisurie und Harninkontinenz durch Nieren-*Yang*-Mangel; Cx. Eucommiae *(Du Zhong)*, Rx. Achyranthis *(Niu Xi)*, Rx. Dipsaci *(Xu Duan)* bei Schmerzen, Schwellung, Schwäche und Atrophie der Muskulatur durch chronische, schmerzhafte Obstruktion infolge von Nieren-*Yang*-Mangel
Dosis: 4,5–15 g, nach Arzneibuch (➡ 14.3.4): 3–9 g.

Rhizoma Curculiginis Orchioidis *(Xian Mao)*, Curculigo-Wurzelstock, Rüssellilie

Kennz.: Scharf, heiß, drastisches Mittel, giftig; **Ni, Le,** nach Arzneibuch zusätzlich **Mi**
Wirk.: Stärkt die Nieren und das *Yang*, vertreibt Kälte und Feuchtigkeit
Indik.: Sterilität beider Geschlechter (z.B. Kälte im Uterus der Frauen oder Kälte der Essenz bei Männern, Impotenz, Spermatorrhö, Harninkontinenz, nächtliches Wasserlassen durch Nieren-*Yang*-Mangel; bei generalisierten Schmerzen, Schwächegefühlen in den Knochen und Sehnen und Schmerzen im LWS-Bereich und in den Knien durch schmerzhafte Obstruktion infolge von Feuchte-Kälte
Kontraindik.: *Yin*-Mangel mit Hitze-Symptomen
Komb.: Cx. Eucommiae *(Du Zhong)* bei Impotenz, Spermatorrhö und Schwäche und Schmerzen im LWS-Bereich und in den Beinen; Hb. Asari cum Radice *(Xi Xin)* bei Schmerzen und Kälteempfinden im LWS-Bereich und in den Beinen durch Feuchte-Kälte
Dosis: 3–9 g.

Semen Cuscutae *(Tu Si Zi)*, Chinesische Teufelszwirnsamen

Kennz.: Scharf, süß, neutral; **Le, Ni,** nach Arzneibuch (➡ 14.3.4) zusätzlich **Mi**
Wirk.: Stärkt die Nieren und Milz, fördert die Essenz-*Jing*, beruhigt den Fetus, beendet Diarrhö
Indik.: Erkrankungen durch Nieren-*Yang*-Mangel (➡ 11.9.2) mit Impotenz, Enuresis nocturna, Ejaculatio praecox, Tinnitus, Polyurie, schmerzhaftem, wundem Rücken oder Fluor vaginalis, auch bei Leber- und Nieren-Mangel-Syndromen von *Yin* und *Yang* (z. B. Essenz-*Jing*-Mangel) mit Schwindel, Tinnitus, Visusverschlechterung oder verschwom-

menem Sehen, habitueller oder drohender Abort, Diarrhö oder weiche Stühle mit Appetitmangel durch Milz- und Nieren-*Yang*-Mangel(➡ 11.11.17)
Komb.: Rx. Dioscoreae Oppositae *(Shan Yao)*, Sclerotium Poriae Albae *(Fu Ling)*, Rx. Codonopsitis *(Dang Shen)* bei Appetitmangel, weichen, wässrigen Stühlen oder Diarrhö durch Milz- und Nieren-*Yang*-Mangel; Rx. Dipsaci *(Xu Duan)*, Ra. Loranthii seu Visci *(Sang Ji Sheng)*, Cx. Eucommiae *(Du Zhong)* bei unruhigem Fetus oder drohendem Abort durch Nieren-Mangel; Sm. Plantaginis *(Che Qian Zi)*, Fr. Lycii *(Gou Qi Zi)*, Fr. Ligustri *(Nu Zhen Zi)* bei Visusverschlechterung oder verschwommenem Sehen durch Leber- und Nieren-*Yin*-Mangel.
Fr. Psoraleae Corylifoliae *(Bu Gu Zhi)*, Cx. Eucommiae *(Du Zhong)* bei Spermatorrhö, Ejaculatio praecox und Schmerzen im LWS-Bereich durch Nieren-Mangel-Syndrome

- und zusätzlich mit Cornu Cervi *(Lu Rong)* bei Nieren-*Yang*-Mangel
- und zusätzlich mit Rx. Rehmanniae Glutinosae *(Shu Di Huang)*, Fr. Corni *(Shan Zhu Yu)* bei Nieren-*Yin*-Mangel

Dosis: 9–15 g, äußerlich in ausreichender Menge.

8.1.13.d *Yin* nährende Kräuter

Bulbus Lilii *(Bai He)*, Lilienzwiebel

Kennz.: Süß, leicht bitter, kühl; **Lu, He**
Wirk.: Befeuchtet die Lunge, klärt Hitze, lindert Husten, beruhigt den Geist
Indik.: Husten und Halsentzündung durch Lungen-Trockenheit oder Lungen-Hitze; schwer zu therapierender subfebriler Zustand, Schlaflosigkeit, Ruhelosigkeit und Reizbarkeit als Folge einer fieberhaften (Hitze-)Erkrankung (➡ 9.5); bei Palpitationen durch *Yin*- und *Qi*-Mangel
Kontraindik.: Husten durch Schleimretention oder Wind-Kälte; Diarrhö durch Mangel-Syndrom von Milz oder Magen
Komb.: Fl. Tussilaginis Farfarae *(Kuan Dong Hua)* bei Husten durch Trockenheit und Hitze; Tb. Ophiopogonis *(Mai Men Dong)*, Rx. Scrophulariae Ningpoensis *(Xuan Shen)*, Bb. Fritillariae Cirrhosae *(Chuan Bei Mu)* bei chronischem, trockenem Husten durch Lungen-*Yin*-Mangel; Rx. Rehmanniae Recens *(Sheng Di Huang)* bei Palpitationen, Reizbarkeit, Schlaflosigkeit und dunklem, konzentriertem Urin durch Hitze; Rz. Anemarrhenae *(Zhi Mu)* bei Reizbarkeit und geistiger Verwirrtheit durch *Yin*-Mangel oder lang anhaltender pathogener Hitze
Dosis: 9–30 g.

Fructus Ligustri Lucidi *(Nu Zhen Zi)*, Ligusterfrüchte

Kennz.: Bitter, süß, neutral; **Le, Ni**
Wirk.: Nährt und stärkt Leber und Nieren
Indik.: Leber- und Nieren-*Yin*-Mangel (➡ 11.11.20) mit Schwindel, verschwommenem Sehen, Schmerzen im LWS-Bereich, vorzeitigem Haarergrauen, Tinnitus und Auszehrung mit Hitze

8

Kontraindik.: *Yang*-Mangel-Syndrome, Kälte-Diarrhö durch Milz-Mangel-Syndrom
Komb.: Sm. Astragali Complanati *(Sha Yuan Ji Li)* bei Schwindel, Tinnitus, Visusverschlechterung durch Leber- und Nieren-*Yin*-Mangel; Fr. Psoraleae Corylifoliae *(Bu Gu Zhi)*, Sm. Cuscutae *(Tu Si Zi)* bei Schwindel, Schwäche, Schmerzen im LWS-Bereich und der Extremitäten durch Nieren-*Yin*-Mangel
Dosis: 4,5–15 g.

Herba Ecliptae *(Han Lian Cao,* nach Arzneibuch: *Mo Han Lian)*, Ecliptenkraut

Kennz.: Süß, sauer, kühl; **Le, Ni**
Wirk.: Nährt und stärkt Leber- und Nieren-*Yin*, kühlt das Blut, beendet Blutungen
Indik.: Leber- und Nieren-*Yin*-Mangel (➠ 11.11.20) mit Schwindel, unscharfem Sehen, vorzeitigem Haarergrauen, *Yin*-Mangel-Syndrome mit Blutungen durch Blut-Hitze in Form von Hämoptysis, Hämatemesis, Nasenbluten, Blut im Stuhl, Uterusblutungen und speziell Hämaturie
Kontraindik.: Milz- oder Nieren-*Yang*-Mangel mit Kälte (➠ 11.11.17)
Komb.: Fr. Ligustri *(Nu Zhen Zi)* bei Schwindel, Visusverschlechterung, vorzeitigem Haarergrauen durch schweren Leber- und Nieren-*Yin*-Mangel mit aufsteigendem *Yang*; Sm. Plantaginis *(Che Qian Zi)*, Sm. Abutili seu Malvae *(Dong Kui Zi)* bei Hämaturie; Rx. Sanguisorbae Officinalis *(Di Yu)* bei Blut im Stuhl; Gelatinum Corii Asini *(E Jiao)*, Fo. Artemisiae *(Ai Ye)* bei uteriner Blutung; Cacumen Biotae Orientalis *(Ce Bai Ye)* bei Hämatemesis; Rx. Rehmanniae Recens *(Sheng Di Huang)* bei Hämoptysis durch Lungen-*Yin*-Mangel oder Hämatemesis und Hämaturie bei Blut-Hitze
Dosis: 6–15 g.

Radix Asparagi *(Tian Men Dong)*, Chinesische Spargelwurzel

Kennz.: Süß, bitter, kalt; **Lu, Ni**
Wirk.: Nährt *Yin* und Nieren, klärt Hitze, befeuchtet die Lungen
Indik.: *Yin*-Mangel-Syndrome mit Hitze-Symptomen vor allem Mundtrockenheit, auch bei Lungenerkrankungen durch Trockenheit mit Mundtrockenheit, blutig tingiertem, schwer abhustbarem Sputum durch Trockenheit, Lungen- und Nieren-*Yin*-Mangel (➠ 11.11.14), besonders Gewichtsverlust und Kräfteverlust mit nachmittäglichem niedrigem Fieber, zur Linderung des Hustens und Erleichterung der Expektoration
Kontraindik.: Diarrhö bei Mangel-Kälte, Husten durch Wind-Kälte
Komb.: Rx. Rehmanniae Recens *(Sheng Di Huang)*, Bb. Fritillariae Cirrhosae *(Chuan Bei Mu)*, Bb. Lilii *(Bai He)* bei chronisch trockenem Husten durch Hitze, bei Schwierigkeiten der Expektoration durch Lungen-*Yin*-Mangel; Rx. Ginseng *(Ren Shen)*, Rx. Rehmanniae Glutinosae *(Shu Di Huang)* bei Schwäche und subfebrilen Temperaturen durch *Yin*-Mangel, z.B. als Folgezustand schwergradiger Erkrankungen, bei zusätzlich bestehender Obstipation zusammen mit Rx. Rehmanniae Recens *(Sheng Di Huang)*, Sm. Cannabis Sativae *(Huo Ma Ren)* und Rx. Angelicae Sinensis *(Dang Gui)*; Tb. Ophiopogonis *(Mai Men Dong)* bei trockenem Husten, Durst und anderen Symptomen bei *Yin*-Mangel und geschädigten Körpersäften
Dosis: 6–15 g, nach Arzneibuch (➠ 14.3.4) bis 12 g.

Radix Glehniae (Littoralis) oder Adenophorae *(Sha Shen,* Arzneibuch: *Bei Sha Shen),* Glehnia-Wurzel, Becherglocke

Kennz.: Süß, bitter, mild, kühl; **Lu, Ma**
Wirk.: Befeuchtet die Lunge, lindert Husten, nährt den Magen, erzeugt Safte, klärt Hitze, befeuchtet das Äußere
Indik.: Unproduktiver Husten durch Lungen-*Yin*-Mangel; chronischer Husten mit Heiserkeit; nach fieberhaften Infekten oder bei Mund- und Rachentrockenheit durch *Yin*-Mangel; trockene, juckende Haut insbesondere durch kaltes, trockenes Wetter
Kontraindik.: Husten durch Wind-Kälte und Milz-Mangel-Syndrom mit Kälte
Komb.: Tb. Ophiopogonis *(Mai Men Dong)* bei chronischem, trockenem Husten mit Verlust der Körpersäfte durch Lungen-*Yin*-Mangel, auch bei Durst und Trockenheit durch Magen-*Yin*-Mangel; Bb. Fritillariae Cirrhosae *(Chuan Bei Mu)* bei trockenem Husten mit erschwerter Expektoration durch Lungen-*Yin*-Mangel; Hb. Dendrobii *(Shi Hu)* bei Durst, trockenem Mund und Rachen, Obstipation mit oder ohne leichtes Fieber durch Magen-*Yin*-Mangel als Folge einer Schädigung der Körpersäfte durch fieberhafte (Hitze-)Erkrankungen (➡ 9.5); Rz. Polygonati Odorati *(Yu Zhu),* Tb. Ophiopogonis *(Mai Men Dong)* bei Juckreiz durch Trockenheit und Kälte
Dosis: 9–15 g.

Radix Panacis Quinquefolii *(Xi Yang Shen),* amerikanischer Kraftwurz

Kennz.: Süß, leicht bitter, kalt; **Lu, He, Ni**
Wirk.: Fördert *Qi* und die Regeneration der Körpersäfte, nährt das *Yin*, besonders der Lungen
Indik.: *Yin*-Mangel-Syndrome mit Hitze-Symptomen, chronischem, hartnäckigem Fieber oder als Folgezustand fieberhafter Erkrankungen mit Schwäche, Reizbarkeit und Durst, Lungen-*Yin*-Mangel mit Husten, Hämoptysis und Verlust der Stimme
Kontraindik.: Milz- und Magen-Syndrome durch Feuchte-Kälte
Komb.: Gypsum Fibrosum *(Shi Gao),* Rz. Anemarrhenae *(Zhi Mu)* bei hohem Fieber, Durst, Diarrhö und Dehydration bei fieberhaften (Hitze-)Erkrankungen (➡ 9.5) mit Schädigung des *Qi* und der Körpersäfte und bei *Yangming*-Syndromen (➡ 9.4.3) mit begleitendem *Qi*-Mangel
Dosis: 3–9 g.

Ramulus Loranthii seu Visci *(Sang Ji Sheng),* Riemenblume

Kennz.: Bitter, süß, neutral; **Le, Ni**
Wirk.: Stärkt die Leber und Nieren, vertreibt Wind-Feuchtigkeit, nährt das Blut, beruhigt die Gebärmutter, befeuchtet die Haut. *Cave:* Bei starker Überdosierung Erbrechen, Diarrhö möglich
Indik.: Wundheitsgefühl und Schmerzen im LWS-Bereich und in den Knien, beeinträchtigte Beweglichkeit der Gelenke bis hin zur Steifigkeit, Schwäche und Atrophie der Sehnen und Knochen durch Leber- und Nieren-Mangel; unruhiger Fetus oder uterine Blutungen während der Schwangerschaft; trockene, schuppige Haut durch Blut-Mangel
Komb.: Rx. Angelicae Pubescentis *(Du Huo),* Rx. Achyranthis *(Niu Xi)* bei Schmerzen, Steifheit und Wundheitsgefühl im LWS-Bereich und Beinen durch Wind-Feuchtigkeit und Leber- und Nieren-Mangel; Rx. Rehmanniae Recens *(Sheng Di Huang),* Rx. Paeoniae Rubrae *(Chi Shao),* Caulis et Rx. Milletiae *(Ji Xue Teng)* bei Kopfschmerzen, Schwindel, Tinnitus und Palpitationen durch Leber- und Nieren-*Yin*-Mangel mit

8

aufsteigendem Leber-*Yang*; Rx. Dipsaci *(Xu Duan)*, Sm. Cuscutae *(Tu Si Zi)*, Rx. Astragali *(Huang Qi)*, Rz. Atractylodis Macrocephalae *(Bai Zhu)* bei unruhigem Fetus und drohendem Abort durch Nieren- und Leber-Mangel; mit Hühnerei und braunem Zucker bei trockener, schuppiger Haut durch Blut-Mangel
Dosis: 9–30 g.

Semen Sesami Indici *(Hei Zhi Ma* oder *Hu Ma Ren)*, Sesamsamen

Kennz.: Süß, neutral; **Le, Ni**
Wirk.: Nährt und stärkt Leber und Nieren, nährt das Blut, zerstreut Wind, befeuchtet die Därme und macht sie gleitfähig
Indik.: Leber- und Nieren-*Yin*-Mangel mit Visusverschlechterung, Tinnitus, Schwindel, in der Rekonvaleszenz nach schwergradigen Erkrankungen, Kopfschmerzen, Schwindel, Benommenheit durch Blut- oder *Yin*-Mangel, Obstipation durch Flüssigkeitsmangel im Darm oder Blut-Mangel
Kontraindik.: Diarrhö bei Milz-Mangel-Syndrom
Komb.: Fo. Mori Albae *(Sang Ye)* bei Schwindel, unscharfem Sehen, Tinnitus, Kopfschmerzen verbunden mit Leber- und Nieren-*Yin*-Mangel und aufsteigendem *Yang*, auch bei Benommenheit, Schmerzen im Hypochondrium und Obstipation durch *Yin*- oder Blut-Mangel; mit Hühnerei bei Obstipation durch Blut-Mangel
Dosis: 6 –15 g.

Radix Ophiopogonis *(Mai [Men] Dong)*, Schlangenbartwurzel

Kennz.: Süß, leicht bitter, kühl; **Lu, Ma, He**
Wirk.: Nährt das *Yin*, klärt Hitze, befeuchtet die Lungen und Därme, beseitigt Husten
Indik.: *Yin*-Mangel-Syndrome mit Hitze-Symptomen oder fieberhaften (Hitze-)Erkrankungen (➡ 9.5) mit Schädigung der Körpersäfte, besonders mit Reizbarkeit und Durst, bei jedem Lungen-*Yin*-Mangel (➡ 11.3.2) mit trockenem Husten, zähem Sputum und Hämoptysis, Obstipation, Mundtrockenheit, Reizbarkeit, z.B. in der Rekonvaleszenz nach fieberhaften (Hitze-)Erkrankungen oder bei *Yin*-Mangel-Syndromen
Kontraindik.: Diarrhö durch Kälte, Feuchtigkeitsretentionen im Körper (➡ 9.3.4)
Komb.: Rz. Pinelliae *(Ban Xia)*, Rx. Codonopsitis *(Dang Shen)* bei chronischem, trockenem Husten durch Lungen-*Yin*-Mangel; Rx. Rehmanniae Recens *(Sheng Di Huang)*, Rx. Scrophulariae Ningpoensis *(Xuan Shen)* bei Durst, Obstipation, Reizbarkeit, subfebrilen Temperaturen oder leichtem Fieber durch schwere Schädigung der Körpersäfte oder im späteren Stadium bei fieberhaftem Hitze-Syndrom (➡ 9.5); Rx. Ginseng *(Ren Shen)*, Fr. Schisandrae *(Wu Wei Zi)* bei starkem Schwitzen, Dyspnoe, überflutendem Puls, Erschöpfung verbunden mit schwerem Herz- und Lungen-Mangel, auch bei starkem Flüssigkeitsverlust bei Sommer-Hitze-Syndromen (➡ 9.5.8); Rx. Astragali *(Huang Qi)*, Rx. Angelicae Sinensis *(Dang Gui)*, Fr. Schisandrae *(Wu Wei Zi)* bei Reizbarkeit durch starken Verlust der Körpersäfte durch Schwitzen
Dosis: 6–15 g.

8.1.14 Stabilisierende und zusammenhaltende Kräuter

Synonym für zusammenhaltend: bindend, adstringierend

Fructus Corni *(Shan Zhu Yu* oder *Shan Yu Rou)*, Japanische Kornelkirschenfrüchte

Kennz.: Sauer, leicht warm, adstringierend; **Le, Ni**

Wirk.: Stabilisiert und nährt die Nieren, schützt die Essenz-*Jing*, stabilisiert die Menstruation und beendet Blutungen, beseitigt übermäßiges Schwitzen und verhindert dauernden Verlust an Körpersäften durch zusammenhaltende (adstringierende) Wirkung, *Cave:* Als NW parasympathomimetische Wirkung beachten

Indik.: Verlust an Körpersäften durch schwache Essenz-*Jing* (➡ 3.3.4) mit Symptomen wie häufige Miktion, Inkontinenz, Spermatorrhö und übermäßiges Schwitzen, auch bei Schmerzen im LWS-Bereich und in den Knien, Schwindel, Impotenz, Hörverlust und Tinnitus bei Nieren- und Leber-Mangel-Syndromen, Hypermenorrhö und verlängerter Menstruation, übermäßiges Schwitzen durch Mangel-Syndrome bei gestörtem *Yang* und *Qi*-Kollaps

Kontraindik.: Dysurie

Relative Kontraindik.: Nicht vorhandener Nieren-*Yang*-Mangel oder hyperaktives Leber-*Yang*

Komb.: Rx. Rehmanniae Glutinosae *(Shu Di Huang)*, Rx. Dioscoreae Oppositae *(Shan Yao)* bei Pollakisurie, Schwindel, Tinnitus, Schmerzen im LWS-Bereich und anderen Symptomen durch Nieren-Mangel; Rx. Rehmanniae Glutinosae *(Shu Di Huang)*, Rx. Dioscoreae Oppositae *(Shan Yao)*, Cornu Cervi *(Lu Rong)*, Fr. Psoraleae Corylifoliae *(Bu Gu Zhi)* bei Impotenz und Ejaculatio praecox durch Nieren-*Yang*-Mangel; Os Draconis *(Long Gu)*, Concha Ostreae *(Mu Li)*, Rx. Aconiti Carmichaeli praep. *(Fu Zi)*, Rx. Ginseng *(Ren Shen)* bei starkem Schwitzen durch gestörtes *Yang*; Os Draconis *(Long Gu)*, Concha Ostreae *(Mu Li)*, Rx. Aconiti Carmichaeli praep. *(Fu Zi)*, Rx. Ginseng *(Ren Shen)*, Rx. Astragali *(Huang Qi)*, Rx. Codonopsitis *(Dang Shen)* bei Spontanschweiß durch *Yang*- oder *Qi*-Mangel; Os Draconis *(Long Gu)*, Concha Ostreae *(Mu Li)*, Rx. Aconiti Carmichaeli praep. *(Fu Zi)*, Rx. Ginseng *(Ren Shen)*, Rx. Angelicae Sinensis *(Dang Gui)*, Rx. Rehmanniae Glutinosae *(Shu Di Huang)* bei Nachtschweiß durch *Yin*-Mangel; Rx. Paeoniae Albae *(Bai Shao)*, Gelatinum Corii Asini *(E Jiao)* bei starken Uterusblutungen; Fr. Schisandrae *(Wu Wei Zi)* bei Spermatorrhö, abnormem Schwitzen, Palpitationen, Kurzatmigkeit durch *Yin*- und *Yang*-Mangel von Leber und Nieren

Dosis: 4,5–12 g.

Fructus (Pruni) Mume *(Wu Mei)*, Japanaprikosenfrüchte

Kennz.: Sauer, adstringierend, warm; **Le, Mi, Lu, Di**

Wirk.: Lindert Husten, verhindert einen Lungen-*Qi*-Verlust; beendet Diarrhö, regeneriert die Körpersäfte, lindert Durst und Schmerzen, vertreibt Würmer

Indik.: Husten durch chronische Lungen-Schädigung; chronische Diarrhö oder entzündliche Darmerkrankungen mit Blut im Stuhl; bei Durst durch Herz-Mangel oder *Qi*- und *Yin*-Mangel; bei Wurminfektion mit Erbrechen und Bauchschmerzen; bei Blut im Stuhl und starker uteriner Blutung mit Durst und trockenem Mund durch Blut-Mangel; lokal als Pflaster bei Hühneraugen und Warzen (täglich erneuern)

Kontraindik.: Akute Erkrankungen durch äußere pathogene Faktoren

8

Komb.: Rz. Coptidis *(Huang Lian)*, Rx. Scutellariae *(Huang Qin)* bei entzündlichen Darmerkrankungen durch Feuchte-Hitze, auch bei Durst, Trockenheit, Husten, Reizbarkeit als innere Hitze durch geschädigte Körpersäfte; Fr. Crataegi *(Shan Zha)*, Cx. Magnoliae Officinalis *(Hou Po)*, Fr. Amomi Villosi *(Sha Ren)* bei Verdauungsstörung und abdominellem Spannungsgefühl durch Nahrungsstagnation; Sm. Armeniacae *(Xing Ren)*, Rz. Pinelliae *(Ban Xia)* bei chronischem Husten durch Lungen-Mangel; Sm. Arecae Catechu *(Bing Lang)* bei Bauchschmerzen durch Würmer im Darm oder in den Gallengängen; Fr. Terminaliae Chebulae *(He Zi)*, Fr. Schisandrae *(Wu Wei Zi)* bei chronischem Husten und Diarrhö; Rx. Angelicae Sinensis *(Dang Gui)*, Rx. Paeoniae Albae *(Bai Shao)*, Gelatinum Corii Asini *(E Jiao)* bei blutigem Stuhl und starker uteriner Blutung insbesondere bei gleichzeitigem Durst und Blut-Mangel-Symptomen; Rx. Trichosanthis *(Tian Hua Fen)*, Tb. Ophiopogonis *(Mai Men Dong)* bei Durst und Reizbarkeit durch geschädigte Körpersäfte wie bei Hitze-Syndromen; Fr. Chaenomelis *(Mu Gua)* bei Erbrechen, Diarrhö und Muskelspasmen in Verbindung mit Sommer-Hitze-Erkrankungen (➡ 9.5.8)
Dosis: 3–9 g.

Fructus Schisandrae *(Wu Wei Zi)*, Schisandra-Früchte, Spaltkölbchen

Kennz.: Sauer, süß, warm; **Lu, Ni, He**
Wirk.: Lindert Lungen-*Qi*-Verlust, beseitigt Husten, stärkt die Essenz-*Jing*, beendet Diarrhö, beseitigt übermäßiges Schwitzen, beruhigt den Geist-*Shen*, nährt die Nieren und fördert die Regeneration der Körpersäfte; *Cave:* Unruhezustände, Schlafstörung und Dyspnoe als NW beschrieben
Indik.: Lungen- und Nieren-*Qi/Yang*-Mangel-Syndrome (➡ 11.9.4, 11.11.13) mit Husten und Dyspnoe, nächtliche Harninkontinenz, Spermatorrhö, Fluor vaginalis und Polyurie durch Nieren-*Yang*-Mangel, auch bei morgendlicher Diarrhö durch Milz- und Nieren-*Yang*-Mangel (➡ 11.11.17), Spontanschweiß bei *Yang*-Mangel oder Nachtschweiß bei *Yin*-Mangel, Vergesslichkeit, Palpitationen und Schlafstörungen bei unruhigem Geist-*Shen*
Kontraindik.: Äußere oder innere pathogene Hitze-Syndrome, frühes Stadium von Husten oder Ausschlägen
Komb.: Rx. Rehmanniae Glutinosae *(Shu Di Huang)*, Rx. Dioscoreae Oppositae *(Shan Yao)*, Fr. Corni *(Shan Zhu Yu)* bei Husten und Dyspnoe durch Lungen- und Nieren-*Qi/Yang*-Mangel; Rz. Zingiberis *(Gan Jiang)* bei Husten und Dyspnoe durch Kälte und/oder Lungen-Mangel; Fr. Psoraleae Corylifoliae *(Bu Gu Zhi)* bei chronisch entzündlichen Darmerkrankungen und morgendlicher Diarrhö durch Nieren-*Yang*-Mangel; Rx. Codonopsitis *(Dang Shen)*, Tb. Ophiopogonis *(Mai Men Dong)* bei Müdigkeit, Dyspnoe, Durst und anderen Symptomen bei Schädigung von *Qi* und *Yin* (z. B. nach übermäßigem Flüssigkeitsverlust bei Fieber); Sm. Zizyphi Spinosae *(Suan Zao Ren)* bei Schlafstörung, Reizbarkeit und Vergesslichkeit durch Herz-Mangel-Syndrome; Os Draconis *(Long Gu)* bei Nachtschweiß durch *Yin*-Mangel; Rx. Astragali *(Huang Qi)* bei Spontanschweiß durch *Yang*-Mangel
Dosis: 1,5–9 g; 1,5–3 g bei chronischem Husten; 6–9 g als Tonikum in Wein zubereitet; getrocknet bei Mangel-Hitze-Syndromen.

Fructus (Terminaliae) Chebulae *(He Zi)*, Terminalia-Früchte

Kennz.: Bitter, sauer, adstringierend, neutral; **Lu, Ma, Di**
Wirk.: Beendet Diarrhö, lindert Husten und verhindert einen Verlust an Lungen-*Qi*
Indik.: Chronische Diarrhö und Enteritis; bei chronischem Husten, Dyspnoe und Stimmverlust
Kontraindik.: Akute Diarrhö und frühe Formen von entzündlichen Darmerkrankungen sowie bei Husten durch äußere pathogene Faktoren
Komb.: Galla Rhois Chinensis *(Wu Bei Zi)*, Fr. Pruni Mume *(Wu Mei)* bei eitrigen, blutigen Stühlen bei chronisch entzündlichen Darmerkrankungen; Rz. Atractylodis Macrocephalae *(Bai Zhu)*; Sm. Euryales Ferocis *(Qian Shi)* bei chronischer Diarrhö; Pericarpium Papaveris Somniferi *(Ying Su Ke)*, Rz. Zingiberis *(Gan Jiang)*, Pericarpium Citri Reticulatae *(Chen Pi)* bei starker Diarrhö durch pathogene Kälte; Pumice *(Fu Hai Shi)*, Pericarpium Trichosanthis *(Gua Lou Pi)* bei chronischem Husten mit bluttingiertem Sputum durch Lungen-*Yin*-Mangel; Rx. Platycodi *(Jie Geng)*, Rx. Glycyrrhizae *(Gan Cao)* bei chronischer Heiserkeit; Fr. Schisandrae *(Wu Wei Zi)*, Rx. Glehniae Littoralis *(Sha Shen)*, Bb. Lilii *(Bai He)* bei chronischem Husten und Heiserkeit durch Lungen-Schädigung; Sm. Myristicae *(Rou Dou Kou)*, bei chronischer Diarrhö und entzündlichen Darmerkrankungen; Rz. Coptidis *(Huang Lian)*, Rx. Aucklandiae *(Mu Xiang)* bei chronisch entzündlichen Darmerkrankungen
Dosis: 3–9 g.

Radix Ephedrae *(Ma Huang Gen)*, Ephedra-Wurzel, Meerträubchen

Kennz.: Süß, neutral; **Lu,** nach Arzneibuch (➡ 14.3.4) zusätzlich **He**
Wirk.: Beseitigt das Schwitzen bei Mangel-Syndromen
Indik.: Viele Arten des Schwitzens infolge von Mangel-Syndromen wie Spontanschweiß durch *Qi*-Mangel, nächtliches Schwitzen durch *Yin*-Mangel oder Schwitzen im Wochenbett
Kontraindik.: Akute Erkrankungen durch äußere pathogene Faktoren
Komb.: Fr. Schisandrae *(Wu Wei Zi)*, Sm. Biotae Orientalis *(Bai Zi Ren)* bei Nachtschweiß, Rx. Astragali *(Huang Qi)*, Rx. Angelicae Sinensis *(Dang Gui)* bei Spontanschweiß
Dosis: 3–9 g.

Semen Myristicae *(Rou Dou Kou)*, Muskatnuss

Kennz.: Scharf, warm; **Mi, Di**
Wirk.: Stärkt nach intestinalem Flüssigkeitsverlust und beendet Diarrhö, wärmt den mittleren der *San Jiao*, bewegt *Qi*, lindert Schmerzen; *Cave:* Bei Überdosierung als mögliche NW Schwindel, Stupor, besonders toxischer Inhaltsstoff ist das Halluzinogen Myristicin
Indik.: Chronische, therapieresistente Diarrhö oder morgendliche Diarrhö bei Milz- und Nieren-*Yang*-Mangel (➡ 11.11.17), Bauchschmerzen und Meteorismus, Appetitmangel, Erbrechen bei Milz-/Magen-*Qi*/*Yang*-Mangel
Kontraindik.: Diarrhö oder entzündliche Darmerkrankungen durch Hitze
Komb.: Rx. Aucklandiae *(Mu Xiang)* bei Appetitmangel, Diarrhö und Bauchschmerzen bei Milz-/Magen-*Qi*/*Yang*-Mangel; Rx. Codonopsitis *(Dang Shen)*, Rz. Atractylodis Macrocephalae *(Bai Zhu)*, Rz. Zingiberis *(Gan Jiang)* bei chronischer Diarrhö bei Milz-/Magen-*Qi*/*Yang*-Mangel; Fr. Psoraleae Corylifoliae *(Bu Gu Zhi)* bei morgendlicher Diarrhö bei Milz- und Nieren-*Yang*-Mangel (➡ 11.11.17);

8

Rz. Pinelliae *(Ban Xia)*, Rz. Zingiberis *(Gan Jiang)* bei Erbrechen, Diarrhö, Meteorismus und Appetitverlust bei Milz-/Magen-*Qi/Yang*-Mangel
- und zusätzlich mit Massa Fermentata *(Shen Qu)*, Fr. Amomi Villosi *(Sha Ren)* besonders wirksam bei Kindern

Dosis: 1,5–6 g, wird häufig vor dem Kochen geröstet.

Semen Nelumbinis *(Lian Zi)*, Lotussamen

Kennz.: Süß, neutral, adstringierend; **He, Mi, Ni**
Wirk.: Klärt Hitze-Feuer, nährt die Nieren und das Herz, stärkt die Milz, beendet Diarrhö
Indik.: Disharmonie zwischen Herz und Niere (➥ 11.11.11) mit Reizbarkeit, Unruhezuständen, Schlaflosigkeit, Palpitationen, Mundtrockenheit, dunklem Urin, Enuresis nocturna, Spermatorrhö durch Nieren-Mangel, Appetitmangel, chronischer Diarrhö und entzündlichen Darmerkrankungen durch Milz-Mangel-Syndrom
Kontraindik.: Meteorismus und Obstipation
Komb.: Bb. Lilii *(Bai He)*, Sm. Coicis *(Yi Yi Ren)*, Rx. Glehniae Littoralis *(Sha Shen)* bei milden Schlafstörungen, Palpitationen, Reizbarkeit, Enuresis nocturna verbunden mit Durst, wenig dunklem Urin durch loderndes Herz-Feuer bei Disharmonie zwischen Herz und Niere; Rz. Coptidis *(Huang Lian)*, Rx. Codonopsitis *(Dang Shen)* bei Schlaflosigkeit, Reizbarkeit, Palpitationen, Enuresis nocturna und Durst durch Disharmonie zwischen Herz und Niere, bei entzündlichen Darmerkrankungen mit Appetitmangel; Rx. Dioscoreae Oppositae *(Shan Yao)* bei chronischer Diarrhö durch Milz-Mangel-Syndrom
Dosis: 6–12 g.

8.1.15 Das Herz nährende, den Geist beruhigende Kräuter

Radix Polygalae Tenuifoliae *(Yuan Zhi)*, Sibirische Kreuzblumenwurzel

Kennz.: Bitter, scharf, warm; **He, Lu**
Wirk.: Beruhigt den Geist-*Shen* und das Herz, erleichtert den *Qi*-Fluss in das Herz, befreit die Sinne, löst Schleim, insbesondere von der Lunge
Indik.: Schlaflosigkeit, Palpitationen mit Angst und Reizbarkeit, bei emotionaler und geistiger Verwirrtheit und Krampfanfällen durch Schleimverlegung der Herzöffnungen; bei Husten mit massenhaftem Auswurf
Kontraindik.: *Yin*-Mangel mit Hitze-Symptomen
Komb.: Sclerotium Poriae Cocos *(Fu Shen)*, Sm. Ziziphi Spinosae *(Suan Zao Ren)* bei Reizbarkeit, geistiger Verwirrtheit, Palpitationen mit Angstgefühl und Schlaflosigkeit durch Herz-Blut-Mangel und *Qi*-Obstruktion; Bb. Fritillariae Cirrhosae *(Chuan Bei Mu)*, Rz. Pinelliae *(Ban Xia)* bei Dyspnoe und Husten durch Schleim-Kälte; Tb. Curcumae *(Yu Jin)*, Rz. Acori Graminei *(Shi Chang Pu)* bei geistiger Verwirrung durch Schleimverlegung der Herzöffnungen; Buthus Martensi *(Quan Xie)*, Rz. Gastrodiae *(Tian Ma)* bei Krampfanfällen durch Schleimverlegung der Herzöffner; lokal als Tee mit wenig Reiswein bei Entzündungen
Dosis: 3–9 g.

Semen Biotae Orientalis *(Bai Zi Ren),* orientalischer Lebensbaum

Kennz.: Süß, scharf, neutral; **He, Ni, Di, Mi**
Wirk.: Beruhigt den Geist-*Shen*, nährt das Herz, befeuchtet die Därme
Indik.: Reizbarkeit, Schlaflosigkeit, Vergesslichkeit und Palpitationen mit Angstgefühl durch Herz-Blut-Mangel; bei Obstipation älterer Patienten oder nach der Entbindung durch Blut- oder *Yin*-Mangel; bei Nachtschweiß durch *Yin*-Mangel
Kontraindik.: Diarrhö oder Schleimretention
Komb.: Rx. Polygalae Tenuifoliae *(Yuan Zhi)*, Sm. Zizyphi Spinosae *(Suan Zao Ren)* bei Palpitationen und Schlaflosigkeit durch Herz-Blut-Mangel; Sm. Cannabis Sativae *(Huo Ma Ren)*, Sm. Juglandis *(Hu Tao Ren)* bei Obstipation älterer Patienten oder nach der Entbindung durch Blut-Mangel; Fr. Schisandrae *(Wu Wei Zi)* bei Nachtschweiß durch *Yin*-Mangel
Dosis: 6–15 g.

Semen Zizyphi Spinosae *(Suan Zao Ren),* Stacheljujubensamen

Kennz.: Süß, sauer, neutral; **He, Mi, Le, Gb,** nach Arzneibuch (➡ 14.3.4) kein **Mi**
Wirk.: Nährt Herz und Leber, beruhigt den Geist-*Shen*, stärkt das *Yin*, schützt vor abnormalem Schwitzen
Indik.: Reizbarkeit, Schlafstörung, Palpitationen mit Angstzuständen durch Blut-Mangel (Unfähigkeit, das Herz zu ernähren) oder *Yin*-Mangel mit aufsteigendem Feuer, Nacht- und Spontanschweiß durch *Qi*-Mangel
Relative Kontraindik.: Diarrhö oder Hitze-Symptome durch äußere pathogene Faktoren
Komb.: Rx. Rehmanniae Glutinosae *(Shu Di Huang)*, Rx. Angelicae Sinensis (*Dang Gui*), Sm. Biotae Orientalis *(Bai Zi Ren)* bei Reizbarkeit, Schlafstörung und ängstlichen Palpitationen durch Herz-Blut- und *Yin*-Mangel; Rz. Anemarrhenae *(Zhi Mu)*, Sclerotium Poriae Albae *(Fu Ling)* bei Schlafstörung und Reizbarkeit durch Leber-*Yin*-Mangel und begleitender Hitze; Rx. Codonopsitis *(Dang Shen)*, Sclerotium Poriae Albae *(Fu Ling)*, Arillus Euphoriae Longanae *(Long Yan Rou)* bei Schlafstörung, Palpitationen und Reizbarkeit durch Herz-Blut- und Milz-*Qi*-Mangel (➡ 11.11.4); Fr. Schisandrae *(Wu Wei Zi)*, Rx. Astragali *(Huang Qi)*, Concha Ostreae *(Mu Li)* bei plötzlich einsetzendem Schwitzen und Nachtschweiß
Dosis: 6–12 g, roh; nach leichtem Rösten wärmender Charakter.

8.1.16 Aromatische, die Sinne öffnende Kräuter

Rhizoma Acori Graminei (*Chang Pu* oder *Shi Chang Pu),* Acorus-gramineus-Wurzelstock

Nach Arzneibuch der Chinesischen Medizin: Rz. Acori Tatarinowii
Kennz.: Scharf, leicht warm, aromatisch; **He, Ma,** nach Arzneibuch (➡ 14.3.4) bitter
Wirk.: Öffnet die Sinne, löst Schleim, harmonisiert den mittleren der *San Jiao*, transformiert zähe Flüssigkeiten
Indik.: Taubheit, Schwindel, getrübte Sinne, Krampfanfall oder Bewusstlosigkeit durch Schleimverlegung der Sinne; Völlegefühl im Thorax und Epigastrium, Bauchschmerzen durch Feuchtigkeitsretention in Magen und Milz
Relative Kontraindik.: *Yin*-Mangel mit Hitze-Symptomen und bei Reizbarkeit mit extremem Schwitzen, Hämatemesis oder Spermatorrhö

8

Komb.: Tb. Curcumae *(Yu Jin)*, Rz. Pinelliae *(Ban Xia)* bei Desorientiertheit, Konzentrationsstörung, Reizbarkeit, Gesichtsröte, roten Augen, Schwindel, Hörstörung bei Erkrankungen durch Feuchte-Hitze durch Verlegung der Sinne; Rx. Platycodi *(Jie Geng)*, Hb. Dendrobii *(Shi Hu)* bei Heiserkeit mit Sputum im Rachen oder geschwollenen Stimmbändern; Cx. Magnoliae Officinalis *(Hou Po)*, Pericarpium Citri Reticulatae *(Chen Pi)* bei Schmerzen und lokalisiertem Spannungsgefühl im Thorax oder Epigastrium durch Feuchtigkeitsobstruktion des mittleren der *San Jiao*; Rx. Aucklandiae *(Mu Xiang)*, Fr. Evodiae *(Wu Zhu Yu)*, Rz. Cyperi *(Xiang Fu)* bei epigastrischem und abdominellem Spannungsgefühl durch Feuchtigkeitsretention und *Qi*-Obstruktion; Sm. Nelumbinis *(Lian Zi)*, Rz. Coptidis *(Huang Lian)* bei entzündlichen Darmerkrankungen und Appetitmangel; Succinum *(Hu Do)*, Fr. Lycii *(Gou Qi Zi)*, Fl. Chrysanthemi Morifolii *(Ju Hua)* bei Ulzerationen der Kornea
Dosis: 3–9 g.

8.1.17   Inneren Wind beseitigende und krampflösende Kräuter

Lumbricus *(Di Long)*, Regenwurm

Kennz.: Salzig, kalt; **Bl, Lu, Mi, Le**
Wirk.: Klärt Hitze, beendet Muskelspasmen und Krämpfe, lindert Keuchatmung, macht die Meridiane durchgängig, fördert die Diurese
Indik.: Fieber assoziiert mit Krämpfen, Keuchatmung; Schwellungen, Schmerzen und beeinträchtigte Beweglichkeit der Gelenke durch Obstruktion der Meridiane durch Hitze; Hemiplegie durch Apoplex und *Qi*-Obstruktion in den Meridianen; schmerzvolle Dysurie, Ödeme und Blasenentleerungsstörung durch Hitze; Bluthochdruck durch aufsteigendes Leber-*Yang*
Komb.: Ra. Uncariae *(Gou Teng)* bei Krampfanfällen bei fieberhaften Erkrankungen (➡ 9.4, 9.5); Hb. Ephedrae *(Ma Huang)*, Sm. Armeniacae *(Xing Ren)* bei Husten, Kurzatmigkeit und Keuchatmung und Dyspnoe durch Lungen-Hitze (➡ 9.5); Ra. Mori Albae *(Sang Zhi)*, Rx. Paeoniae Rubrae *(Chi Shao)* bei entzündeten und schmerzhaften Gelenken durch Obstruktion infolge von Hitze; Rx. Paeoniae Rubrae *(Chi Shao)*, Rx. Angelicae Sinensis *(Dang Gui)*, Rx. Astragali *(Huang Qi)* bei Hemiplegie durch Obstruktion infolge von Wind-Feuchtigkeit; Rx. Achyranthis *(Niu Xi)*, Sm. Benincasae *(Dong Gua Ren)* bei schmerzvoller Dysurie, Ödemen und Blasenentleerungsstörung durch Hitze-*Lin* (➡ 12.7.1); Rx. Salviae Miltiorrhizae *(Dan Shen)*, Magnetitum *(Ci Shi)* bei Bluthochdruck durch aufsteigendes Leber-*Yang*
Dosis: 3–9 g.

Fructus Tribuli (Terrestris) *(Bai Ji Li* oder *Ji Li)*, Burzeldornfrüchte

Kennz.: Scharf, bitter, warm, starkes Mittel; **Le, Lu,** nach Arzneibuch (➡ 14.3.4) nur **Le**
Wirk.: Besänftigt die Leber, stärkt das *Yang*, lindert Schmerzen, klärt die Augen, vertreibt äußeren Wind, erleichtert den sanften Fluss des *Qi*
Indik.: Kopfschmerzen, Schwindel und rote, geschwollene und schmerzhafte Augen durch aufsteigendes Leber-*Yang* oder Wind-Hitze im Leber-Meridian; Vitiligo und alle Arten von Hautläsionen mit Juckreiz; Spannungsgefühl im Thorax und Hypochondrium oder ungenügender Milchproduktion durch Leber-*Qi*-Stauung (➡ 11.7.2)
Relative Kontraindik.: Schwangerschaft; Blut- oder *Qi*-Mangel
Komb.: Ra. Uncariae *(Gou Teng)*, Rx. Achyranthis *(Niu Xi)* bei Kopfschmerzen, Schwindel durch aufsteigendes Leber-*Yang*; Pericarpium Citri Reticulatae Viride *(Qing*

Pi), Rz. Cyperi *(Xiang Fu)* bei Schmerzen und Schwellung im Thorax und Hypochondrium oder ungenügender Milchproduktion durch Leber-*Qi*-Stauung; Periostracum Circadae *(Chan Tui)*, Rx. Ledebouriellae *(Fang Feng)* bei Juckreiz durch Wind-Hitze; Sm. Cassiae *(Jue Ming Zi)*, Fl. Chrysanthemi Morifolii *(Ju Hua)* bei schmerzhaften, geschwollenen, roten Augen mit starkem Tränenfluss durch Wind-Hitze im Lebermeridian
Dosis: 6–12 g.

Haematitum *(Dai Zhe Shi oder Zhi Shi)*, Hamätit

Kennz.: Bitter, kalt; **He, Le, Pe,** nach Arzneibuch (➡ 14.3.4) nur **He, Le**
Wirk.: Senkt gegenläufiges *Qi* ab, besänftigt die Leber, klärt das Leber-Feuer, hindert das *Yang* am Aufsteigen, kühlt das Blut und beendet Blutungen; *Cave:* Bei Überdosierung toxische Reaktionen möglich
Indik.: Aufstoßen, Erbrechen, Singultus, akutes Asthma; Schwindel, Augendrücken und Tinnitus durch aufsteigendes Leber-*Yang*; Hämatemesis und Nasenbluten insbesondere durch Blut-Hitze
Relative Kontraindik.: Schwangerschaft
Komb.: Rz. Pinelliae *(Ban Xia)*, Fl. Inulae *(Xuan Fu Hua)* bei Erbrechen, Singultus und Aufstoßen durch gegenläufiges *Qi*, auch bei Dyspnoe im akuten Asthmaanfall; Rx. Codonopsitis *(Dang Shen)*, Rx. Angelicae Sinensis *(Dang Gui)* bei Schluckstörungen durch Blockade im Thorax oder Rachen; Os Draconis *(Long Gu)*, Concha Ostreae *(Mu Li)*, Rx. Achyranthis *(Niu Xi)* bei Schwindel, Kopfschmerzen und Tinnitus durch aufsteigendes Leber-*Yang*; Rz. Atractylodis Macrocephalae *(Bai Zhu)*, Rz. Zingiberis Officalis *(Pao Jiang*, kurz röstet*)* bei Nasenbluten durch pathogene Kälte; Rx. Rehmanniae Recens *(Sheng Di Huang)*, Cx. Moutan Radicis *(Mu Dan Pi)* bei Hämoptysis oder Hämatemesis durch Blut-Hitze infolge von Disharmonie zwischen Leber und Magen (➡ 11.11.19)
- und zusätzlich mit Rx. Asteris Tatarici *(Zi Wan)*, Fl. Tussilaginis Farfarae *(Kuan Dong Hua)*, Sm. Armeniacae *(Xing Ren)* bei Husten als Zeichen einer Lungenbeteiligung
Dosis: 9–30 g.

Ramulus Uncariae Cum Uncis *(Gou Teng)*, Uncariazweige und Dornen

Kennz.: Süß, kühl; **Le, He,** nach Arzneibuch (➡ 14.3.4) nur: **Pe, Le**
Wirk.: Beseitigt Wind, lindert Spasmen, klärt Hitze, besänftigt die Leber, befreit die Körperoberfläche
Indik.: Leber-Hitze-Syndrome mit Tremor, Krampfanfällen, Epilepsie, Eklampsien, Erkrankungen durch loderndes Leber-Feuer (➡ 11.7.4) und aufsteigendem Leber-*Yang* (➡ 11.7.5) mit Kopfschmerzen, Reizbarkeit, Konjunktivitis, Schwindel; Fieber, Kopfschmerzen, Konjunktivitis durch äußere Wind-Hitze
Komb.: Cornu Antelopis *(Ling Yang Jiao)*, Buthus Martensi *(Quan Xie)* bei Fieberkrämpfen; Rz. Gastrodiae *(Tian Ma)*, Buthus Martensi *(Quan Xie)*, Concha Haliotidis *(Shi Jue Ming)* bei Krämpfen einschließlich Eklampsie durch Leber-Wind; Fl. Chrysanthemi Morifolii *(Ju Hua)*, Concha Haliotidis *(Shi Jue Ming)*, Fo. Mori Albae *(Sang Ye)* bei Schwindel durch Leber-Wind, bei stärker aufsteigendem Leber-*Yang* mit Gesichtsröte, Reizbarkeit, saitenförmigem Puls zusätzlich mit Gypsum Fibrosum *(Shi Gao)*, Sclerotium Poriae Cocos *(Fu Shen)*
Dosis: 6–15 g, *Cave:* Nicht länger als 10 Min. kochen.

8

Rhizoma Gastrodiae *(Tian Ma)*, Gastrodienwurzelstock

Kennz.: Süß, neutral; Le

Wirk.: Besänftigt die Leber und beseitigt Wind, lindert Schmerzen, löst schmerzhafte Obstruktionen; *Cave:* Typische NW sind Tachykardie und Lethargie

Indik.: Wichtiges Heilkraut bei innerem Leber-Wind (➡ 11.7.6), Kopfschmerzen, Schwindel, Krämpfen bei Kindern, Epilepsie, Wadenkrämpfen und Spasmen, Nacken-steifigkeit, Tetanie, Migräne, Hemiplegie, Schwäche und Hypästhesie der Extremitäten, Schmerzen und Schwäche des Rückens im LWS-Bereich und der Extremitäten bei Obstruktionen durch Wind-Feuchtigkeit (➡ 12.10.1)

Komb.: Rx. Ligustici *(Chuan Xiong)* bei Kopfschmerzen, Schwindel durch Leber-Wind; Rz. Pinelliae *(Ban Xia)*, Rz. Atractylodis Macrocephalae *(Bai Zhu)* bei Schwindel durch Schleim-Feuchtigkeit; Ra. Uncariae *(Gou Teng)* bei Schwindel durch aufsteigendes Leber-*Yang* zusammen mit Buthus Martensi *(Quan Xie)* bei Krampfanfällen; Rz. Arisaematis *(Tian Nan Xing)*, Rz. Typhonii *(Bai Fu Zi)* bei Tinnitus; Rx. Achyranthis *(Niu Xi)*, Ra. Loranthii seu Visci *(Sang Ji Sheng)* bei Schwäche und Hypästhesie der Extremitäten; Buthus Martensi *(Quan Xie)*, Gummi Olibanum *(Ru Xiang)* bei schmerz-haften Obstruktionen, besonders in Verbindung mit Feuchtigkeit

Dosis: 3–9 g.

8.1.18 Die 160 wichtigsten Chinesischen Arzneimittel

Diese Liste wurde von Gunter Neeb zusammengestellt und ist als kurzes Nachschlage-werk oder Gedächtnisstütze gedacht. Genauere Eigenschaften der Mittel sollten jedoch vor ihrem Einsatz in der Fachliteratur nachgeschlagen werden. Auch enthält sie viele seltener angewendete, aber dennoch wichtige Mittel wegen der Kürze nicht.

Die in Kapitel 8.1 aufgeführten Kräuter sind mit einem entsprechenden Querverweis gekennzeichnet.

Abkürzungen: Bb = Bulbus, Cx = Cortex, Fl = Flos, Fo = Folium, Fr = Fructus, Hb = Herba, Ra = Ramulus, Rx = Radix, Rz = Rhizoma, Sm = Semen, Tb = Tuber, andere Bezeichnungen ausgeschrieben.

Lateinisch	Chine-sisch	Temp.	Ge-schmack	Tropis-mus	Dosis	Wirkung
Adjektivischer Beiname nur bei möglicher Verwechslungs-gefahr angege-ben	* teuer, ** sehr teuer				Dosis variiert je nach Quelle	Nur Haupt-wirkung angege-ben, meist 2–4 zusätzliche, untergeordnete Wirkungen
Acanthopana-cis Radicis, Cx. (➡ 8.1.7.a)	Wu Jia Pi	Warm	Scharf, bitter	**Ni, Le**	3–9 g	Wind-Feuchtig-keit vertreibend
Achyranthis bi-dentatae, Rx. (➡ 8.1.11.a)	Niu Xi, Huai Niu Xi	Neutral	Bitter, sauer	**Le, Ni**	9–15 g	Blut bewegend und senkend
Aconiti Carmi-chaeli praepa-rae, Lateralis Rx. (➡ 8.1.12)	Fu Zi	Heiß	Sehr Scharf	**He, Ni, Mi**	2–12 g	Innere Kälte ver-treibend, das *Yang* wieder-belebend

Forts. ➡

Lateinisch	Chinesisch	Temp.	Geschmack	Tropismus	Dosis	Wirkung
Adenophorae, Rx. oder Glehniae (➜ 8.1.13.d)	(Bei) Sha Shen	Kühl	Süß, bitter	Lu, Ma	9–15 g	Nährt Yin, Husten stillend
Agastaches, Hb. (➜ 8.1.8)	Huo Xiang	Warm	Scharf	**Mi, Ma,** Lu	5–9 g	Aromatisch, Feuchtigkeit umwandelnd
Akebiae oder (➜ 8.1.5) Mutong, Caulis	Mu Tong	Kalt	Bitter	**He, Dü, Bl**	3–9 g	Feuchtigkeit ausleitend
Albizziae, Cx.	He Huan Pi	Neutral	Süß	**He, Le**	9–15 g	Beruhigt, bewegt Blut
Algae, Thallus	Kun Bu	Kalt	Bitter, salzig	**Le, Ma, Ni**	4–15 g	Hitze kühlend, Schleim umwandelnd
Alismatis, Rz. (➜ 8.1.5)	Ze Xie	Kalt	Süß, fade	**Ni, Bl**	6–15 g	Feuchtigkeit ausleitend
Amomi Rotundi, Fr. (➜ 8.1.8)	Bai Dou Kou	Warm	Scharf	**Mi, Ma**	3–6 g	Aromatisch, Feuchtigkeit umwandelnd
Amomi Villosi, Fr. (➜ 8.1.8)	Sha Ren	Warm	Scharf	**Mi, Ma**	1.5–6 g	Aromatisch, Feuchtigkeit umwandelnd
Anemarrhenae, Rz. (➜ 8.1.3.a)	Zhi Mu	Kalt	Bitter	**Lu, Ma, Ni**	6–12 g	Feuer ausleitend
Angelicae Dahurica, Rx. (➜ 8.1.2.a)	Bai Zhi	Warm	Scharf	**Lu, Ma**	3–9 g	Oberfläche öffnend
Angelicae Pubescentis, Rx. (➜ 8.1.6)	Du Huo	Warm	Bitter, scharf	**Ni, Bl**	3–9 g	Wind-Feuchtigkeit vertreibend
Angelicae Sinensis, Rx. (➜ 8.1.13.b)	Dang Gui	Warm	Süß, scharf, bitter	**Le, He, Mi**	3–15 g	Blut stärkend
Aquilariae, Lignum	Chen Xiang**	Warm	Scharf, bitter	**Mi, Ma, Ni**	1.5–3 g	Qi regulierend
Arctii Lappae, Fr. (➜ 8.1.2.b)	Niu Bang Zi	Kalt	Scharf, bitter	**Lu, Ma**	3–9 g	Oberfläche öffnend
Arisaematis, Rz. (➜ 8.1.7.a)	Tian Nan Xing	Warm	Bitter, scharf	**Lu, Le, Mi**	4.5–9 g	Schleim-Kälte umwandelnd
Armeniacae, Sm. (➜ 8.1.7.c)	Xing Ren	Warm	Bitter, scharf	**Lu, Di**	3–9 g	Husten und Keuchatmung lindernd
Artemisiae Anomalae, Hb.	Liu Ji Nu	Warm	Bitter	**He, Mi**	3–9 g	Blut bewegend, analgetisch
Artemisiae Argyi, Hb. (➜ 8.11.b)	Ai Ye	Warm	Bitter, scharf	**Le, Mi, Ni**	3–9 g	Blut stillend, wärmend

8

Forts. ➜

Lateinisch	Chinesisch	Temp.	Geschmack	Tropismus	Dosis	Wirkung
Artemisiae Capillaris, Hb. (➡ 8.1.5)	*Yin Chen Hao*	Kühl	Bitter, süß	**Mi, Ma, Le, Gb**	9–15 g	Hitze und Feuchtigkeit ausleitend
Asari, Hb. cum Radice (➡ 8.1.2.a)	*Xi Xin*	Warm	Scharf	**He, Lu, Ni**	1–3 g	Oberfläche befreiend
Asini corii, Gelatinum (➡ 8.1.13.b)	*E Jiao oder A Jiao*	Kühl	Süß	**Lu, Le, Ni**	3–15 g	Blut stärkend
Asparagi, Tb. (➡ 8.1.13.d)	*Tian Dong*	Kalt	Süß, bitter	**Lu, Ni**	6–15 g	*Yin* nährend
Asteris Tatarici, Rx. (➡ 8.1.7.c)	*Zi Wan*	Leicht warm	Bitter, scharf	**Lu**	3–9 g	Husten stillend, Keuchatmung lindernd
Astragali, Rx. (➡ 8.1.13.a)	*Huang Qi*	Warm	Süß	**Mi, Lu**	9–30 g	*Qi* stark stärkend
Atractylodis Macrocephalae, Rz. (➡ 8.1.13.a)	*Bai Zhu*	Warm	Bitter, süß	**Mi, Ma**	5–9 g	*Qi* stärkend
Atractylodis Lancea, Rz. (➡ 8.1.8)	*Cang Zhu*	Warm	Scharf, bitter	**Mi, Ma**	5–9 g	Aromatisch, Feuchtigkeit umwandelnd
Aucklandiae oder Saussurae, Rx. (➡ 8.1.10)	*Mu Xiang*	Warm	Scharf, bitter	**Mi, Ma, Di, Gb**	1.5–9 g	*Qi* regulierend
Aurantiae immaturus (Citri), Fr.	*Zhi Shi*	Kühl	Scharf, bitter	**Mi, Ma, Di**	3–9 g	*Qi* regulierend und senkend, Schleim umwandelnd
Belamcandae, Rz.	*She Gan*	Kalt	Scharf, bitter	**Lu, Le**	1.5–9 g	Kühlt Hitze-Toxine im Hals
Bungarus	*Bai Hua She**	Warm	Süß,salzig	**Le, Mi**	3–10 g	Befreit Netzgefäße
Bupleuri, Rx. (➡ 8.1.2.b)	*Chai Hu*	Kühl	Bitter, scharf	**Le, Gb**	3–12 g	Oberfläche befreiend
Carthami, Fl. (➡ 8.1.11.a)	*Hong Hua*	Warm	Scharf	**He, Le**	3–9 g	Blut bewegend
Cassiae, Sm.	*Cao Jue Ming*	Kühl	Bitter, süß	**Le, Gb, Ni**	9–25 g	Feuer kühlend, Stuhl fördernd
Chrysanthemi, Fl. (➡ 8.1.2.b)	*Ju Hua oder Jiu Ju Hua*	Kühl	Süß, bitter	**Le, Lu**	5–15 g	Oberfläche befreiend
Cicadae, Periostracum (➡ 8.1.2.b)	*Chan Tui*	Kalt	Süß, salzig	**Le, Lu**	3–9 g	Oberfläche befreiend
Cimicifugae, Rz. (➡ 8.1.2.b)	*Sheng Ma*	Kühl	Scharf, süß	**Lu, Mi, Ma, Di**	2–9 g	Oberfläche befreiend

Forts. ➡

Lateinisch	Chinesisch	Temp.	Geschmack	Tropismus	Dosis	Wirkung
Cinnamomi Cassiae, Cx. (➡ 8.1.12)	Rou Gui	Heiß	Scharf, süß	**Ni, Mi, He, Le**	2–5 g	Verteibt innere Kälte, Gefäße durchgängig machend
Cinnamomi Cassiae, Ra. (➡ 8.1.2.a)	Gui Zhi	Warm	Scharf, süß	**Lu, He, Bl**	3–9 g	Oberfläche befreiend, *Ying/Wei* balancierend, wärmt
Cistanches, Hb.	Rou Cong Rong	Warm	Süß, salzig	**Ni, Di**	9–21 g	Stärkt *Yang*, wärmt Uterus, Stuhl fördernd
Citri Aurantiae Immaturi, Fr.	Zhi Shi	Kühl	Scharf, bitter	**Mi, Ma, Di**	3–9 g	*Qi* regulierend und senkend, Schleim umwandelnd
Citri Reticulatae, Pericarpium (➡ 8.1.10)	Chen Pi	Warm	Scharf, bitter	**Mi, Lu**	3–9 g	*Qi* regulierend
Citri Sarcodactylis, Fr. (➡ 8.1.10)	Fo Shou	Warm	Scharf, bitter	**Le, Mi, Lu**	3–9 g	Bewegt *Qi*, harmonisiert die Mitte
Codonopsitis, Rx. (➡ 8.1.13.a)	Dang Shen	Neutral	Süß	**Mi, Lu**	9–30 g	*Qi* stärkend
Coicis, Sm. (➡ 8.1.5)	Yi Yi Ren	Kühl	Süß, fade	**Mi, Ni, Lu**	9–30 g	Feuchtigkeit ausleitend
Coptitidis, Rz. (➡ 8.1.3.c)	Huang Lian	Kalt	Bitter	**He, Ma, Le, Di**	1.5–9 g	Vertreibt Feuchte-Hitze
Corni, Fr. (➡ 8.1.14)	Shan Zhu Yu	Warm	Sauer, süß	**Le, Ni**	3–12 g	Sammelnd, gegen Schwindel
Corydalis, Rz. (➡ 8.1.11.a)	Yan Hu Suo	Warm	Scharf, leicht bitter	**He, Le, Mi**	4–12 g	Blut bewegend, stark analgetisch
Crataegi, Fr. (➡ 8.1.9)	Shan Zha	Warm	Sauer, süß	**Mi, Ma, Le**	9–15 g	Verdauungsfördernd
Curcumae Longae, Rz.	Jiang Huang	Warm	Scharf, bitter	**Le, Mi, Ma**	6–9 g	Bewegt und stillt Blut
Curcumae Longae, Tb. (➡ 8.1.11.a)	Yu Jin	Kühl	Scharf, bitter	**He, Le, Lu**	5–9 g	Blut und *Qi* bewegend
Cuscutae, Sm. (➡ 8.1.13.c)	Tu Si Zi	Neutral	Süß, scharf	**Le, Ni**	9–15 g	*Yang* stärkend
Cyperi, Rz. (➡ 8.1.10)	Xiang Fu	Neutral	Scharf, leicht bitter	**Le, SJ**	5–12 g	*Qi* regulierend
Daqingye oder Isatidis, Fo. (➡ 8.1.3.d)	Da Qing Ye	Kühl	Bitter, salzig	**He, Lu, Ma**	9–30 g	Kühlt Hitze-Toxine

8

Forts. ➡

Lateinisch	Chinesisch	Temp.	Geschmack	Tropismus	Dosis	Wirkung
Dianthi, Hb.	*Qi Mai*	Kalt	Bitter	**Bl, He, Dü**	6–12 g	Feuchtigkeit ausleitend
Dioscoreae, Rx. (➡ 8.1.13.a)	*Shan Yao*	Warm	Süß	**Mi, Lu, Ni**	9–30 g	*Qi* und Mitte stärkend
Dioscoreae hypo., Rz.	*Bei Xie*	Neutr.	Bitter	**Bl, Le, Ma**	9–15 g	Feuchtigkeit ausleitend
Draconis, Os	*Long Gu*	Neutral	Süß, zusammenz.	**He, Le**	15–30 g	Geist beruhigend
Ecliptae, Hb. (➡ 8.1.13.d)	*Han Lian Cao*	Kühl	Süß, sauer	**Ni, Le**	9–15 g	Nährt *Yin*, kühlt Blut
Elsholtziae, Hb.	*Xiang Ru*	Warm	Scharf	**Lu, Ma**	3–9 g	Oberfläche befreiend
Ephedrae, Hb. (➡ 8.1.2.a)	*Ma Huang*	Heiß (warm)	Scharf	**Lu, Bl**	3–9 g	Oberfläche befreiend
Epimedium, Hb. (➡ 8.1.13.c)	*Yin Yang Huo*	Warm	Scharf, süß	**Le, Ni**	6–15 g	Stärkt stark Nieren-*Yang*, Wind-Feuchtigkeit vertreibend
Equiseti, Hb.	*Mu Zei*	Kühl	Bitter, süß	**Lu, Le**	3–9 g	Oberfläche befreiend
Eriobotryae, Fo. (➡ 8.1.7.c)	*Pi Pa Ye*	Kalt	Bitter	**Lu, Ma**	5–12 g	Husten stillend
Eucommiae, Cx. (➡ 8.1.13.c)	*Du Zhong*	Warm	Süß	**Le, Ni**	6–15 g	*Yang* stärkend/senkend
Eupatorii, Hb.	*Pei Lan*	Neutr.	Scharf	**Mi, Ma**	5–9 g	Aromatisch, Feuchtigkeit umwandelnd
Eupolyphagae	*Tu Bie Chong*	Kalt	Salzig, scharf	**Le**	3–6 g	Blut bewegend
Evodiae, Fr. (➡ 8.1.12)	*Wu Zhu Yu*	Heiß	Bitter, scharf	**Le, Mi, Ma**	3–9 g	Inneres wärmend
Forsythiae, Fr. (➡ 8.1.3.d)	*Lian Qiao*	Kühl	Bitter	**Le, He, Gb**	6–15 g	Hitze-Toxine kühlend
Fritillariae Cirrhosae et Thunbergii, Bb. (➡ 8.1.7.b)	*Bei Mu, Chuan Bei/ Zhe Bei Mu*	Kühl/ kalt	Bitter, süß/ bitter	**Lu**	3–12 g	Schleim-Hitze umwandelnd
Galli, Endothelium	*Ji Nei Jin**	Neutral	Süß	**Mi, Ma, Dü, Bl**	3–9 g	Verdauungsfördernd
Gardeniae, Fr. (➡ 8.1.3.a)	*Zhi Zi*	Kalt	Bitter	**Lu, Ma, SJ**	3–12 g	Feuer kühlend
Gastrodiae, Rz. (➡ 8.1.17)	*Tian Ma**	Neutral	Süß	**Le**	3–12 g	Senkt Leber-Wind und -*Yang*

8

Forts. ➡

Lateinisch	Chinesisch	Temp.	Geschmack	Tropismus	Dosis	Wirkung
Gentianae Macrophyllae, Rx. (➡ 8.1.6)	Qin Jiao	Kühl	Bitter, scharf	**Ma, Le, Gb**	5–12 g	Wind-Feuchtigkeit vertreibend
Gentianae Scabrae, Rx. (➡ 8.1.3.c)	Long Dan Cao	Kalt	Bitter	**Le, Gb**	3–9 g	Feuchte-Hitze der Leber vertreibend
Ginseng, Rx. Panax (➡ 8.1.13.a)	Ren Shen*	Warm	Süß, leicht bitter	**Mi, Lu, He**	1–9 g	Qi stärkend
Glehniae oder Adenophorae, Rx.	Sha Shen	Kühl	Süß, bitter	**Lu, Ma**	9–15 g	Nährt Yin, Husten stillend
Glycyrrhizae uralensis, Rx. (➡ 8.1.13.a)	Gan Cao	Warm	Süß	**He, Lu, Mi, Ma**	2–12 g	Qi stärkend, harmonisierend
Gypsum fibrosum (➡ 8.1.3.a)	Shi Gao	Kalt	Süß, scharf	**Lu, Ma**	9–30 g	Feuer kühlend
Hedyotidis, Hb.	Bai Hua She She Cao	Kalt	Bitter, süß	**Le, Ma**	15–60 g	Kühlt Hitze-Toxine
Hirudo	Shui Zhi	Neutral	Salzig, scharf	**Le**	1.5–3 g	Meridiane befreiend
Houttuyniae, Hb., Rx. (➡ 8.1.3.d)	Yu Xing Cao	Kühl	Scharf	**Lu**	15–60 g	Kühlt Hitze-Toxine
Isatidis, Rx. (➡ 8.1.3.d)	Ban Lan Gen	Kalt	Bitter	**He, Lu**	15–30 g	Kühlt Hitze-Toxine
Isatidis oder Daqingye, Fo. (➡ 8.1.3.d)	Da Qing Ye	Kühl	Bitter, salzig	**He, Lu, Ma**	9–30 g	Kühlt Hitze-Toxine
Junci, Medulla	Deng Xin Cao	Kühl	Süß	**He, Lu, Dü**	1.5–5 g	Feuchtigkeit ausleitend
Ledebouriellae (Saposhnikoviae), Rx. (➡ 8.1.2.a)	Fang Feng	Warm	Scharf, süß	**Bl, Le, Mi**	3–9 g	Oberfläche befreiend
Leonuri, Hb. (➡ 8.1.11.a)	Yi Mu Cao	Kühl	Scharf, bitter	**He, Le, Bl**	9–60 g	Blut bewegend, diuretisch
Ligustici, Rx. (➡ 8.1.11.a)	Chuan Xiong	Warm	Scharf	**Le, Gb, Pe**	3–6 g	Blut und Qi bewegend
Ligustici, Rz. et Rx. (➡ 8.1.2.a)	Gao Ben	Warm	Scharf	**Bl**	3–9 g	Oberfläche befreiend
Ligustri, Fr. (➡ 8.1.13.d)	Nü Zhen Zi	Neutral	Bitter, süß	**Le, Ni**	5–15 g	Nährt Yin, stärkt Le und Ni
Lilii, Bb. (➡ 8.1.13.d)	Bai He	Kühl	Süß, bitter	**Lu, He**	9–30 g	Kühlt, stillt Husten/ Asthma
Linderae, Rx. (➡ 8.1.10)	Wu Yao	Warm	Scharf	**Mi, Lu, Ni, Bl**	3–9 g	Qi regulierend

Forts. ➡

8

Lateinisch	Chinesisch	Temp.	Geschmack	Tropismus	Dosis	Wirkung
Lonicerae, Fl. (➥ 8.1.3.d)	*Jin Yin Hua*	Kalt	Süß	**Lu, Ma, Di**	9–15 g	Kühlt Hitze-Toxine (entgiftet)
Lophatheri, Hb.	*Dan Zhu Ye*	Kalt	Süß	**He, Dü, Ma**	6–9 g	Feuer kühlend
Lumbricus (➥ 8.1.17)	*Di Long*	Kalt	Salzig	**Le, Ni, Lu, Bl**	5–12 g	Kühlt Hitze, senkt Leber-Wind, stoppt Keuchatmung
Lycii Radicis, Cx. (➥ 8.1.3.b)	*Di Gu Pi*	Kalt	Süß, fade	**Lu, Ni, Le**	6–15 g	Blut kühlend
Lycii, Fr. (➥ 8.1.13.b)	*Gou Qi Zi*	Neutral	Süß	**Le, Ni, Lu**	6–18 g	Blut und *Yin* nährend
Magnoliae Officinalis, Cx. (➥ 8.1.8)	*Hou Po*	Warm	Bitter, scharf	**Mi, Ma, Lu, Di**	3–9 g	Aromatisch, Feuchtigkeit umwandelnd
Magnoliae, Fl. (➥ 8.1.2.a)	*Xin Yi Hua*	Warm	Scharf	**Lu, Ma**	3–9 g	Oberfläche befreiend
Mantidis, Ootheca	*Sang Piao Xiao*	Neutral	Süß, salzig, zusammen ziehend	**Le, Ni**	3–9 g	Stärkt Nieren-*Yang*, stabilisiert Harnfluss
Menthae, Hb. (➥ 8.1.2.b)	*Bo He*	Kühl	Scharf	**Lu, Le**	1.5–6 g	Oberfläche befreiend
Mori Albae, Cx.	*Sang Bai Pi*	Kalt	Süß	**Lu**	6–15 g	Husten, Keuchatmung stillend
Mori Albae, Fo. (➥ 8.1.2.b)	*Sang Ye*	Kalt	Süß, bitter	**Lu, Le**	5–15 g	Oberfläche befreiend
Morindae, Rx. (➥ 8.1.13.c)	*Ba Ji Tian*	Warm	Scharf, süß	**Ni, Le**	6–15 g	Stärkt *Yang*, vertreibt Wind
Moschus, Secretio	*She Xiang****	Warm	Scharf, aromatisch	**He, Mi**	0.05–0.5 g	Sinne öffnend, belebt Blut, stillt Schmerz, gegen Toxine
Moutan (Radicis), Cx. (➥ 8.1.3.b)	*Mu Dan Pi*	Kühl	Scharf, bitter	**He, Le, Ni**	6–12 g	Blut kühlend und bewegend
Mume, Fr.	*Wu Mei*	Warm	Sauer, adstringierend	**Le, Mi, Lu, Di**	3–9 g	Stabilisierend und bindend
Mutong oder Akebiae, Caulis (➥ 8.1.5)	*Mu Tong*	Kalt	Bitter	**He, Dü, Bl**	3–9 g	Feuchtigkeit ausleitend
Myrrha (➥ 8.1.11.a)	*Mo Yao*	Warm	Bitter	**He, Le, Mi**	3–12 g	Blut belebend, analgetisch
Notoginseng, Rx. (➥ 8.1.11.b)	*San Qi**	Warm	Süß, leicht bitter	**Le, Ma**	1–3 g	Blut bewegend, tonisierend, Blutungen stoppend

Forts. ➥

8

Lateinisch	Chinesisch	Temp.	Geschmack	Tropismus	Dosis	Wirkung
Notopterygii, Rz. et Rx. (➡ 8.1.2.a)	Qiang Huo	Warm	Scharf, bitter	**Bl, Ni**	6–15 g	Oberfläche befreiend
Ophiopogonis, Rx. (➡ 8.1.13.d)	Mai (Men) Dong	Kühl	Süß, leicht bitter	**Lu, He, Ma**	6–15 g	Yin nährend
Ostreae, Concha	Mu Li	Kühl	Salzig, zusammen ziehend	**Le, Ni**	15–30 g	Geist beruhigend, bindend
Paeoniae Lactiflorae, Rx. (➡ 8.1.13.b)	Bai Shao	Kühl	Bitter, sauer	**Le, Mi**	6–18 g	Nährt Blut, Yin, senkt Yang
Paeoniae Rubrae, Rx. (➡ 8.1.3.b)	Chi Shao	Kühl	Sauer, bitter	**Le**	5–9 g	Blut bewegend, kühlend
Panax Ginseng, Rx. (➡ 8.1.13.a)	Ren Shen*	Warm	Süß, leicht bitter	**Mi, Lu, He**	1–9 g	Qi stärkend
Perillae, Fo. (➡ 8.1.2.a)	Zi Su Ye	Warm	Scharf	**Lu, Mi**	3–9 g	Oberfläche befreiend
Perillae, Fr. (➡ 8.1.7.e)	Su Zi	Warm	Scharf	**Lu, Di**	4.5–9 g	Husten/ Keuchatmung stillend
Peucedani, Rx. (➡ 8.1.7.b)	Qian Hu	Kühl	Bitter, scharf	**Lu**	4.5–9 g	Schleim-Hitze umwandelnd
Phellodendri, Cx. (➡ 8.1.3.c)	Huang Bai oder Huang Bo	Kalt	Bitter	**Ni, Bl, Di**	3–12 g	Hitze u. Toxine kühlend, Feuchtigkeit trocknend (unten)
Phragmitis, Rz. (➡ 8.1.3.a)	Lu Gen	Kalt	Süß	**Lu, Ma**	9–30 g	Feuer kühlend
Pinelliae, Rz. oder Tb. (➡ 8.1.7.a)	Ban Xia	Warm	Scharf	**Mi, Ma, Lu**	5–12 g	Schleim-Kälte umwandelnd
Plantaginis, Sm. (➡ 8.1.5)	Che Qian Zi	Kalt	Süß	**Ni, Le, Lu**	4–9 g	Feuchtigkeit ausleitend
Platycodi, Rx. (➡ 8.1.7.a)	Jie Geng	Neutral	Bitter, scharf	**Lu**	3–9 g	Schleim-Kälte umwandelnd
Polygalae, Rx. (➡ 8.1.15)	Yuan Zhi	Warm	Bitter, scharf	**Lu, He**	3–9 g	Geist beruhigend
Polygonati odorati, Rz.	Yu Zhu	Kühl	Süß	**Lu, Ma**	9–15 g	Nährt Yin, senkt Wind
Polygonati, Rz.	Huang Jing	Neutr.	Süß	**Lu, Ni, Mi**	6–18 g	Tonisiert Qi und Yin
Polygonum cuspidati, Rx et Rz.	Hu Zhang	Kalt	Bitter	**Le, Lu, Gb**	9–30 g	Blut bewegend, Toxine kühlend, Schleim wandelnd

8

Forts. ➡

463

Lateinisch	Chinesisch	Temp.	Geschmack	Tropismus	Dosis	Wirkung
Polygoni Multiflorii, Rx. (➡ 8.1.13.b)	He Shou Wu	Warm	Süß, bitter, zusammenziehend	Le, Ni	9–30 g	Blut nährend
Polypori, Sclerotium (➡ 8.1.5)	Zhu Ling	Kühl	Süß, fade	Ni, Bl	6–15 g	Feuchtigkeit ausleitend
Poriae Cocos, Sclerotium (➡ 8.1.5)	Fu Ling	Neutral	Süß, fade	He, Mi, Ni	9–15 g	Feuchtigkeit ausleitend, beruhigt
Prunellae, Spica (➡ 8.1.3.d)	Xia Ku Cao	Kalt	Bitter, scharf	Le, Gb	9–15 g	Feuer kühlend
Pruni Japonici, Sm. (➡ 8.1.4.b)	Yu Li Ren	Neutral	Scharf, bitter, süß	Di, Dü, Mi	3–9 g	Stuhl fördernd, diuretisch
Pruni Persicae, Sm. (➡ 8.1.11.a)	Tao Ren	Neutral	Bitter, süß	He, Le, Lu, Di	5–9 g	Blut bewegend
Pruni Mume, Fr. (➡ 8.1.14)	Wu Mei	Warm	Sauer, adstringierend	Le, Mi, Lu, Di	3–9 g	Stabilisierend und bindend
Puerariae, Rx. (➡ 8.1.2.b)	Ge Gen	Kühl	Süß, scharf	Mi, Ma	6–12 g	Oberfläche befreiend
Rehmanniae Praeparatae, Rx. (➡ 8.1.13.b)	Shu Di Huang	Warm	Süß	Le, Ni	9–30 g	Blut und Yin (Herz) nährend
Rehmanniae Recens, Rx. (➡ 8.1.3.b)	Sheng Di Huang	Kalt	Süß, bitter	He, Le, Ni	6–16 g	Blut kühlend, Körpersäfte erzeugend, Yin nährend
Rhei, Rx. et Rz. (➡ 8.1.4 a)	Da Huang	Kalt	Bitter	Mi, Ma, Di, Le, He	3–15 g	Hitze purgierend
Salviae Miltiorrhizae, Rx. (➡ 8.1.11.a)	Dan Shen	Kühl	Bitter	He, Pe, Le	6–15 g	Bewegt und kühlt Blut
Sargassi, Hb.	Hai Zao	Kalt	Bitter, salzig	Le, Ma, Ni	4–15 g	Hitze kühlend, Schleim umwandelnd
Schisandrae, Fr. (➡ 8.1.14)	Wu Wei Zi	Neutral	Sauer, süß	Lu, Ni, He	1,5–9 g	Stabilisierend, festigend
Schizonepetae, Hb. (➡ 8.1.2 a)	Jing Jie	Warm	Scharf	Lu, Le	3–9 g	Oberfläche befreiend
Scrophulariae, Rx. (➡ 8.1.3 b)	Xuan Shen	Kalt	Salzig, bitter, süß	Lu, Ma, Ni	9–30 g	Blut kühlend
Scutellariae, Rx. (➡ 8.1.3.c)	Huang Qin	Kalt	Bitter	Lu, Gb, Ma, Di	6–15 g	Vertreibt Feuchte-Hitze (oben)
Sojae Praeparatae, Sm.	Dan Dou Chi	Kühl	Süß, scharf	Lu, Ma	6–15 g	Oberfläche befreiend

8

Forts. ➡

Lateinisch	Chinesisch	Temp.	Geschmack	Tropismus	Dosis	Wirkung
Sophorae, Fl.	*Huai Hua Mi*	Kühl	Bitter	**Le, Di**	6–15 g	Blut stillend, und kühlend
Stephaniae, Rx.	*Hang Fang Ji*	Kalt	Bitter, scharf	**Bl, Ni, Mi**	3–9 g	Feuchtigkeit ausleitend
Talcum (➡ 8.1.5)	*Hua Shi*	Kalt	Süß, fade	**Ma, Bl**	9–18 g	Feuchtigkeit ausleitend
Taraxaci, Hb. (➡ 8.1.3.d)	*Pu Gong Ying*	Kühl	Bitter, süß	**Le, Ma**	9–30 g	Kühlt Hitze-Toxine
Testudinis, Plastrum	*Gui Ban*	Kalt	Salzig, Süß	**Le, Ni, He**	9–30 g	*Yin* nährend
Tetrapanacis, Medulla	*Tong Cao*	Kühl	Süß, fade	**Lu, Ma**	3–6 g	Feuchtigkeit ausleitend
Trachelospermi, Caulis	*Luo Shi Teng*	Kühl	Bitter	**He, Le, Ni**	6–15 g	Wind-Feuchtigkeit vertreibend
Trichosanthis, Fr. (➡ 8.1.7.b)	*Gua Lou*	Kalt	Süß	**Lu, Ma, Di**	9–30 g	Schleim-Hitze umwandelnd
Trichosanthis, Rx. (➡ 8.1.3.a)	*Tian Hua Fen*	Kalt	Bitter, süß	**Lu, Ma**	9–15 g	Kühlend, Schleim-Hitze umwandelnd
Tritici, Sm.	*Fu Xiao Mai*	Kühl	Süß, salzig	**He**	9–15 g	Stoppt Schweiß, festigt
Trogopteri, Excrementum (Faeces)	*Wu Ling Zhi*	Warm	Bitter, süß	**Le**	3–9 g	Blut bewegend, analgetisch
Uncariae cum Uncis, Ra. (➡ 8.1.18)	*Gou Teng*	Kühl	Süß	**Le, Pe**	6–15 g	Senkt Leber-Wind und -*Yang*
Violae yedoyensis, Hb. (➡ 8.1.3.d)	*Zi Hua Di Ding*	Kalt	Scharf, bitter	**He, Le**	9–15 g	Kühlt Hitze-Toxine
Viticis, Fr.	*Man Jing Zi*	Kühl	Bitter, scharf	**Bl, Le, Ma**	6–12 g	Oberfläche befreiend
Xanthii, Fr. (➡ 8.1.6)	*Cang Er Zi*	Warm	Süß, bitter	**Lu**	3–9 g	Wind-Feuchtigkeit vertreibend
Zingiberis Offinialis, Rz. (➡ 8.1.12)	*Gan Jiang*	Heiß	Scharf	**Mi, Ma, He, Lu**	3–12 g	Innere Kälte vertreibend
Zizyphi Jujubae, Fr. (➡ 8.1.13.a)	*Da Zao*	Warm	Süß	**Mi, Ma**	10–30 g	*Qi* stärkend
Zizyphi Spinosae, Sm. (➡ 8.1.15)	*Suan Zao Ren*	Neutral	Süß, sauer	**He, Le**	9–18 g	Geist beruhigend

Tab. 8.3

8

8.2 Häufig verwendete Rezepte

Ausgewählte Liste der Rezepturen, geordnet nach Wirkungen und Angabe der Abschnittnummer

8.2.3 Oberfläche öffnende (befreiende) Rezepte	
8.2.3.a Rezepte, die die Oberfläche von Wind-Kälte befreien	
Ma Huang Tang	Ephedra-Dekokt
Gui Zhi Tang	Ra.-Cinnamomi-Dekokt
Gui Zhi Fu Zi Tang	Dekokt mit Ra. Cinnamomi und Rx. Aconiti Praeparatae
Xiao Qing Long Tang	Kleines blau-grünes Drachen-Dekokt
Cang Er Zi San	Xanthium Pulver
8.2.3.b Rezepte, die die Oberfläche von Wind-Hitze befreien	
Sang Ju Yin	Fo.-Mori und Chrysanthemum-Dekokt
Yin Qiao San	Lonicera und Forsythia-Pulver
Ma Xing Shi Gan Tang	Ephedra-, Gypsum-, Armeniaca-, Glycyrrhiza-Dekokt
Fang Feng Tong Sheng San	Rx.-Ledebouriellae-Pulver, das Stagnation weise auflöst
8.2.3.c Rezepte, die die Oberfläche öffnen (befreien) bei Mangel im Inneren	
Ren Shen Bai Du San	Ginseng-Pulver zur Überwindung pathogener Einflüsse
Jing Fang Bai Du San	Nasskaltes Wind-Pulver
8.2.4 Hitze klärende Rezepte	
8.2.4.a Rezepte, die Hitze aus dem *Qi*-Stadium klären	
Bai Hu Tang	Weißer-Tiger-Dekokt
8.2.4.b Rezepte, die Hitze aus dem *Ying*- und *Xue*-Stadium klären	
Xi Jiao Di Huang Tang	Cornu Rhinoceri und Rx.-Rehmanniae-Dekokt
8.2.4.c Rezepte, die Hitze klären und Toxine mildern	
Huang Lian Jie Du Tang	Coptis-Dekokt, das toxische Wirkungen lindert
Xie Xin Tang	Dekokt, das das Epigastrium entlastet
8.2.4.d Rezepte, die Hitze aus den Funktionskreisen klären	
Long Dan Xie Gan Tang	Rx.-Gentianae-Dekokt, das die Leber entlastet
Dao Chi San	Pulver, das das Rote herausführt
Xie Bai San	Pulver, das das Weiße abfließen lässt
Qing Wei San	Pulver, das den Magen klärt
Yu Nu Jian	Jade-Frau-Dekokt
8.2.5 Abführende Rezepte	
8.2.5.a Rezepte, die Hitze-Ansammlungen abführen	
Da Cheng Qi Tang	Größeres Dekokt, das das *Qi* ordnet
Xiao Cheng Qi Tang	Kleineres Dekokt, das das *Qi* ordnet
Tiao Wei Cheng Qi Tang	Dekokt, das den Magen reguliert und das *Qi* ordnet
Liang Ge San	Pulver, das das Diaphragma kühlt
8.2.5.b Rezepte, die den Darm befeuchten und Stuhlblockaden lindern	
Run Chang Wan	Befeuchte-den-Darm-Pille

Forts. ➡

8

8.2.6 Harmonisierende Rezepte

Si Ni San	Kalte-Extremitäten-Pulver
Chai Hu Shu Gan San	Bupleurum-Dekokt, das die Leber verteilt
Xiao Yao San	Pulver der heiteren Gelassenheit, Umherstreifen-Pulver
Jia Wei Xiao Yao San	Erweitertes Pulver der heiteren Gelassenheit, Erweitertes Umherstreifen-Pulver
Tong Xie Yao Fang	Wichtiges Rezept gegen schmerzhaften Durchfall
Xiao Chai Hu Tang	Kleines-Bupleurum-Dekokt
Da Chai Hu Tang	Größeres-Bupleurum-Dekokt
Ban Xia Xie Xin Tang	Pinellia Dekokt, das das Epigastrium abfließen lässt

8.2.7 Trockenheit behandelnde Rezepte

Sang Xing Tang	Fo. Mori und Sm.-Armenicae-Dekokt
Bai He Gu Jin Tang	Bb.-Lillii-Dekokt zur Erhaltung des Metalls
Zeng Ye Tang	Dekokt, das die Säfte mehrt
Mai Men Dong Tang	Tb.-Ophiopogonis-Dekokt

8.2.8 Feuchtigkeit ableitende Rezepte

8.2.8.a Rezepte, die den Magen harmonisieren und Feuchtigkeit auflösen	
Ping Wei San	Beruhige-den-Magen-Pulver
Huo Xiang Zheng Qi San	Agastaches-Pulver, das das *Qi* korrigiert
8.2.8.b Rezepte, die Feuchte-Hitze klären	
San Ren Tang	Drei-Nüsse-Dekokt
Yin Chen Hao Tang	Hb.-Artemisiae-Yinchenhao-Dekokt
Ba Zheng San	Acht-Arzneien-Pulver zur Korrektur
Er Miao San	Zwei-Wunder-Pille
8.2.8.c Rezepte, die den Harnfluß fördern und Feuchtigkeit auflösen	
Wu Ling San	Fünf-Bestandteile-Pulver mit Poria
8.2.8.d Rezepte, die das *Yang* wärmen und Feuchtigkeit auflösen	
Zhen Wu Tang	Wahrer-Krieger-Dekokt
8.2.8.e Rezepte, die Wind-Feuchtigkeit ausleiten	
Juan Bi Tang	Dekokt, das schmerzhafte Blockaden beseitigt aus *selected formulas*
Du Huo Ji Sheng Tang	Angelica pubescens und Loranthus-Dekokt

8.2.9 Rezepte, die innen erwärmen und Kälte vertreiben

Li Zhong Wan	Pille, die die Mitte reguliert
Fu Zi Li Zhong Wan	Rx.-Aconiti-Pille zur Regulierung der Mitte
Xiao Jian Zhong Tang	Kleines-Dekokt, das die Mitte aufbaut
Huang Qi Jian Zhong Tang	Rx.-Astragali-Dekokt, das die Mitte aufbaut
Wu Zhu Yu Tang	Fr.-Evodiae-Dekokt

8

Forts. ➡

8.2.10 Stärkende Rezepte

8.2.10.a *Qi* stärkende Rezepte

Si Jun Zi Tang	Vier-Gentleman-Dekokt
Liu Jun Zi Tang	Sechs-Gentleman-Dekokt
Xiang Sha Liu Jun Zi Tang	Aucklandiae, Amomi-Sechs-Gentleman-Dekokt
Shen Ling Bai Zhu San	Ginseng, Poria und Atractylodis-macrocephalae-Pulver
Bu Zhong Yi Qi Tang	Dekokt, das die Mitte tonisiert und das *Qi* vermehrt
Sheng Mai San	Pulver, das den Puls erzeugt
Bu Fei Tang	Dekokt, das die Lunge tonisiert
Ren Shen Ge Jie San	Ginseng und Gecko-Pulver

8.2.10.b Blut nährende Rezepte

Si Wu Tang	Vier-Arzneien-Dekokt
Ai Fu Nuan Gong Wan	Fo. Artemisiae Argyi und Cyperus-Pille zur Wärmung des Schoßes
Tao Hong Si Wu Tang	Vier-Arzneien-Dekokt mit Sm. Persicae und Fl. Carthami
Bu Gan Tang	Tonisiere die Leber Dekokt

8.2.10.c *Qi* und Blut tonisierende Rezepte

Ba Zhen Tang	Acht-Schätze-Dekokt
Shi Quan Da Bu Tang	Allumfassendes großes Tonisierungsdekokt
Dang Gui Bu Xue Tang	Rx.-Angelicae-Sinensis-Dekokt zur Tonisierung des Blutes
Gui Pi Tang	Dekokt, das die Milz regeneriert
Zhi Gan Cao Tang	In Honig gebratenes-Glycyrrhiza-Dekokt

8.2.10.d *Yin*-nährende Rezepte

Liu Wei Di Huang Wan	Sechs-Bestandteile-Pille mit Rx. Rehmannia
Qi Ju Di Huang Wan	Fr. Lycii, Flos Chrysanthemi und Rx.-Rehmannia-Pille
Zhi Bai Di Huang Wan	Anemarrhena, Phellodendrum und Rx.-Rehmannia-Pille
Mai Wei Di Huang Wan	Tb. Ophiopogonis, Fr. Schisandrae und Rx. Rehmanniae Pille
Zuo Gui Wan	Pille, die die Linke (Niere) wiederherstellt
Da Bu Yuan Jian	Dekokt, das stark das Quellen-*Qi (Yuan-Qi)* tonisiert
Er Zhi Wan	Zweifach größte Pille
Yi Guan Jian	Verbindungsdekokt
Da Bu Yin Wan	Pille, die das *Yin* großartig tonisiert

8.2.10.e *Yang* stärkende Rezepte

Jin Gui Shen Qi Wan	Nieren-*Qi*-Pille aus dem *Golden Cabinet*
Ji Sheng Shen Qi Wan	Nieren-*Qi*-Pille aus *Ji Sheng Fang*
You Gui Wan	Pille, die die Rechte (Niere) wiederherstellt
Er Xian Tang	Zwei-Unsterbliche-Dekokt

Forts. ➡

8.2.11 Qi regulierende Rezepte	
8.2.11.a Rezepte, die den *Qi*-Fluss bewegen	
Yue Ju Wan	Pille, die sich der Beherrschung entsagt
Ban Xia Hou Po Tang	Pinellia und Cx.-Magnoliae-Dekokt
Gua Lou Xie Bai Ban Xia Tang	Fr. Trichosanthis, Bb. Allii und Pinellia-Dekokt
8.2.11.b Rezepte, die das aufsteigende *Qi* nach unten leiten	
Su Zi Jiang Qi Tang	Fr.-Perillae-Dekokt, das das *Qi* nach unten leitet
Ding Chuan Tang	Dekokt, das dem Keuchen Einhalt gebietet
Xuan Fu Dai Zhe Tang	Fl. Inulae und Hämatitum-Dekokt
8.2.12 Blut regulierende Rezepte	
8.2.12.a Blut bewegende Rezepte	
Xue Fu Zhu Yu Tang	Dekokt, das Stasen aus dem Hause des Blutes treibt
Shao Fu Zhu Yu Tang	Dekokt, das Blut-Stasen im Unterbauch eliminiert
Sheng Hua Tang	Dekokt zur Erzeugung und Transformation
Wen Jing Tang	Wärme-die-Menses-Dekokt
Gui Zhi Fu Ling Wan	Ramuli Cinnamomi und Poria-Pille
Bu Yang Huan Wu Tang	Das *Yang* tonisierende Dekokt, um die Fünf wieder herzustellen
Sheng Tong Zhu Yu Tang	Dekokt, das Blut-Stasen aus einem schmerzendenn Körper treibt
8.2.12.b Blutung stillende Rezepte	
Huai Hua San	Fl.- Sophorae-Pulver
Xiao Ji Yin Zi	Hb.-Cephalanoplos-Dekokt
Qing Re Zhi Beng Tang	Hitze klärendes Dekokt, das uterine Blutungen stoppt
8.2.13 Adstringierende und stabilisierende Rezepte	
Yu Ping Feng San	Jade-Windschutz-Pulver
Mu Li San	Concha-Ostreae-Pulver
Gu Jing Wan	Pille, die die Menses stabilisiert
Wan Dai Tang	Dekokt, das den Ausfluss beendet
Suo Quan Wan	Pille, die die Schleuse schließt
Si Shen Wan	Vier-Wunder-Pille
8.2.14 Geist beruhigende Rezepte	
8.2.14.a Rezepte, die den Geist beruhigen	
Chai Hu Jia Long Gu Mu Li Tang	Bupleurum-Dekokt mit Os Draconis und Concha Ostreae
8.2.14.b Rezepte, die das Herz nähren und den Geist beruhigen	
Gan Mai Da Zao Tang	Glycyrrhiza, Sm. Tritici und Jujuba-Dekokt
Suan Zao Ren Tang	Sm.-Zizyphi-Dekokt
Tian Wang Bu Xin Dan	Pille des Himmelsherrschers, die das Herz tonisiert
Yang Xin Tang	Dekokt zur Nährung des Herzens

8

Forts. ➡

8.2.15 Wind verteibende Rezepte	
Tian Ma Gou Teng Yin	Gastrodia und Uncaria Dekokt
Zhen Gan Xi Feng Tang	Dekokt zur Beruhigung der Leber und Beseitigung von Wind
Xiao Feng San	Pulver, das Wind vertreibt aus *True Lineage*
8.2.16 Schleim behandelnde Rezepte	
8.2.16.a Rezepte, die Feuchtigkeit trocknen und Schleim lösen	
Er Chen Tang	Zweifach behandeltes Dekokt
8.2.16.b Rezepte, die Hitze klären und Schleim umwandeln	
Wen Dan Tang	Dekokt, das die Gallenblase wärmt
Qing Qi Hua Tan Tang	Dekokt, das das *Qi* klärt und Schleim umwandelt
Xiao Xian Xiong Tang	Kleineres Dekokt, das in den Thorax einsinkt
8.2.16.c Rezepte, die Schleim-Kälte wärmen und transformieren	
San Zi Yang Qin Tang	Drei Samen Dekokt, das die Eltern nährt
8.2.16.d Rezepte, die Trockenheit lindern und Schleim lösen	
Bei Mu Gua Lou San	Fritillaria und Fr.-Trichosanthis-Pulver
8.2.16.e Rezepte, die Schleim lösen und Wind vertreiben	
Zhi Sou San	Pulver, das den Husten stoppt
Ban Xia Bai Zhu Tian Ma Tang	Pinellia, Atractylodis Macrocephalae und Gastrodia-Dekokt
8.2.17 Nahrungsstagnation auflösende Rezepte	
Bao He Wan	Pille, die die Harmonie erhält
8.2.18 Rezepte gegen Parasiten	
Wu Mei Wan	Fr.-Pruni-Pille

Tab. 8.4

Ausgewählte Rezepte, alphabetisch sortiert nach *Pin Yin* mit Angabe der Wirkung und des Unterkapitels★

Pin-Yin-Name	Deutscher Name*	Hauptwirkung/ Rubrik	Unter-kapitel
Ai Fu Nuan Gong Wan	Fo. Artemisiae Argyi und Cype-rus-Pille zur Wärmung des Scho-ßes	Blut nährend	8.2.10.b
Ba Zhen Tang	Acht-Schätze-Dekokt	*Qi* und Blut stärkend	8.2.10.c
Ba Zheng San	Acht-Arzneien-Pulver zur Korrek-tur	Feuchte-Hitze klärend	8.2.8.b
Bai He Gu Jin Tang	Bb.-Lillii-Dekokt zur Erhaltung des Metalls	Trockenheit behandelnd	8.2.7
Bai Hu Tang	Weißer-Tiger-Dekokt	Hitze aus dem *Qi*-Sta-dium klärend	8.2.4.a
Ban Xia Bai Zhu Tian Ma Tang	Pinellia-, Atractylodis- macroce-phalae- und Gastrodia-Dekokt	Schleim lösend und Wind vertreibend	8.2.16.e
Ban Xia Hou Po Tang	Pinellia- und Cx.-Magnoliae-De-kokt	*Qi*-Fluss bewegend	8.2.11.a

Forts. ➡

Pin-Yin-Name	Deutscher Name*	Hauptwirkung/ Rubrik	Unter-kapitel
Ban Xia Xie Xin Tang	Pinellia-Dekokt, das das Epigastrium abfließen lässt	Harmonisierend	8.2.6
Bao He Wan	Pille, die die Harmonie erhält	Nahrungsstagnation auflösend	8.2.17
Bei Mu Gua Lou San	Fritillaria und Fr.-Trichosanthis-Pulver	Trockenheit lindernd und Schleim lösend	8.2.16.d
Bu Fei Tang	Dekokt, das die Lunge tonisiert	Qi stärkend	8.2.10.a
Bu Gan Tang	Tonisiere die Leber Dekokt	Blut nährend	8.2.10.b
Bu Yang Huan Wu Tang	Das Yang tonisierende Dekokt, um die Fünf wieder herzustellen	Blut bewegend	8.2.12.a
Bu Zhong Yi Qi Tang	Dekokt, das die Mitte tonisiert und das Qi vermehrt	Qi stärkend	8.2.10.a
Cang Er Zi San	Xanthium-Pulver	Oberfläche von Wind-Kälte befreiend	8.2.3.a
Chai Hu Jia Long Gu Mu Li Tang	Bupleurum-Dekokt mit Os Draconis und Concha Ostreae	Geist beruhigend	8.2.14.a
Chai Hu Shu Gan San	Bupleurum-Dekokt, das die Leber verteilt	Harmonisierend	8.2.6
Da Bu Yin Wan	Pille, die das Yin großartig tonisiert	Yin nährend	8.2.10.d
Da Bu Yuan Jian	Dekokt, das das Quellen-Qi (Yuan-Qi) stark tonisiert	Yin nährend	8.2.10.d
Da Chai Hu Tang	Größeres-Bupleurum-Dekokt	Harmonisierend	8.2.6
Da Cheng Qi Tang	Größeres Dekokt, das das Qi ordnet	Hitze-Ansammlungen abführend	8.2.5.a
Dang Gui Bu Xue Tang	Rx.-Angelicae-Sinensis-Dekokt zur Tonisierung des Blutes	Qi und Blut stärkend	8.2.10.c
Dao Chi San	Pulver, das das Rote herausführt	Hitze aus den Funktionskreisen klärend	8.2.4.d
Ding Chuan Tang	Dekokt, das der Keuchatmung Einhalt gebietet	Aufsteigendes Qi nach unten leitend	8.2.11.b
Du Huo Ji Sheng Tang	Angelica Pubescens und Loranthus-Dekokt	Wind-Feuchtigkeit ausleitend	8.2 8.e
Er Chen Tang	Zweifach behandeltes Dekokt	Feuchtigkeit trocknend und Schleim lösend	8.2.16.a
Er Miao San	Zwei-Wunder-Pille	Feuchte-Hitze klärend	8.2.8.b
Er Xian Tang	Zwei-Unsterbliche-Dekokt	Yang stärkend	8.2.10.e
Er Zhi Wan	Zweifach größte Pille	Yin nährend	8.2.10.d
Fang Feng Tong Sheng San	Rx.-Ledebouriellae-Pulver, das Stagnation weise auflöst	Oberfläche von Wind-Hitze befreiend	8.2.3.b
Fu Zi Li Zhong Wan	Rx.-Aconiti-Pille zur Regulierung der Mitte	Das Innere erwärmend und Kälte vertreibend	8.2.9
Gan Mai Da Zao Tang	Glycyrrhiza, Sm. Tritici und Jujuba-Dekokt	Herz nährend und den Geist beruhigend	8.2.14.b
Gu Jing Wan	Pille, die die Menses stabilisiert	Adstringierend und stabilisierend	8.2.13
Gua Lou Xie Bai Ban Xia Tang	Fr. Trichosanthis, Bb. Allii und Pinellia-Dekokt	Qi-Fluss bewegend	8.2.11.a

8

Forts. ➡

Pin-Yin-Name	Deutscher Name*	Hauptwirkung/ Rubrik	Unter-kapitel
Gui Pi Tang	Dekokt, das die Milz regeneriert	Qi und Blut stärkend	8.2.10.c
Gui Zhi Fu Ling Wan	Ra. Cinnamomi und Poria-Pille	Blut bewegend	8.2.12.a
Gui Zhi Fu Zi Tang	Dekokt mit Ra. Cinnamomi und Rx. Aconiti Praeparatae	Oberfläche von Wind-Kälte befreiend	8.2.3.a
Gui Zhi Tang	Ra.-Cinnamomi-Dekokt	Oberfläche von Wind-Kälte befreiend	8.2.3.a
Huai Hua San	Fl.-Sophorae-Pulver	Blutung stillend	8.2.12.b
Huang Lian Jie Du Tang	Coptis-Dekokt, das toxische Wir-kungen lindert	Hitze klärend und Toxine mildernd	8.2.4.c
Huang Qi Jian Zhong Tang	Rx.-Astragali-Dekokt, das die Mitte aufbaut	Das Innere erwärmend und Kälte vertreibend	8.2.9
Huo Xiang Zheng Qi San	Agastaches-Pulver, das das Qi korrigiert	Magen harmonisierend und Feuchtigkeit auflö-send	8.2.8.a
Ji Sheng Shen Qi Wan	Nieren-Qi-Pille aus Ji Sheng Fang	Yang stärkend	8.2.10.e
Jia Wei Xiao Yao San	Erweitertes Pulver der heiteren Gelassenheit, Erweitertes Um-herstreifen-Pulver	Harmonisierend	8.2.6
Jin Gui Shen Qi Wan	Nieren-Qi Pille aus dem Golden Cabinet	Yang stärkend	8.2.10.e
Jing Fang Bai Du San	Nasskaltes Wind-Pulver	Oberfläche öffnend (be-freiend) bei Mangel im Inneren	8.2.3.c
Juan Bi Tang	Dekokt, das schmerzhafte Blok-kaden beseitigt aus selected for-mulas	Wind-Feuchtigkeit auslei-tend	8.2 8.e
Li Zhong Wan	Pille, die die Mitte reguliert	Das Innere erwärmend und Kälte vertreibend	8.2.9
Liang Ge San	Pulver, das das Diaphragma kühlt	Hitze-Ansammlungen ab-führend	8.2.5.a
Liu Jun Zi Tang	Sechs-Gentleman-Dekokt	Qi stärkend	8.2.10.a
Liu Wei Di Huang Wan	Sechs-Bestandteile-Pille mit Rx. Rehmannia	Yin nährend	8.2.10.d
Long Dan Xie Gan Tang	Rx.-Gentianae-Dekokt, das die Leber entlastet	Hitze aus den Funktions-kreisen klärend	8.2.4.d
Ma Huang Tang	Ephedra-Dekokt	Oberfläche von Wind-Kälte befreiend	8.2.3.a
Ma Xing Shi Gan Tang	Ephedra-, Gypsum-, Armeniaca-, Glycyrrhiza-Dekokt	Oberfläche von Wind-Hitze befreiend	8.2.3.b
Mai Men Dong Tang	Tb.-Ophiopogonis-Dekokt	Trockenheit behandelnd	8.2.7
Mai Wei Di Huang Wan	Tb. Ophiopogonis, Fr. Schisan-drae und Rx.-Rehmannia-Pille	Yin nährend	8.2.10.d
Mu Li San	Concha-Ostreae-Pulver	Adstringierend und stabi-lisierend	8.2.13

Forts. ➡

Pin-Yin-Name	Deutscher Name*	Hauptwirkung/ Rubrik	Unter-kapitel
Ping Wei San	Beruhige-den-Magen-Pulver	Magen harmonisierend und Feuchtigkeit auflösend	8.2.8.a
Qi Ju Di Huang Wan	Fr. Lycii, Fl. Chrysanthemi und Rx.-Rehmannia-Pille	*Yin* nährend	8.2.10.d
Qing Qi Hua Tan Tang	Dekokt, das das *Qi* klärt und Schleim umwandelt	Hitze klärend und Schleim umwandelnd	8.2.16.b
Qing Re Zhi Beng Tang	Hitze klärendes Dekokt, das uterine Blutungen stoppt	Blutung stillend	8.2.12.b
Qing Wei San	Pulver, das den Magen klärt	Hitze aus den Funktionskreisen klärend	8.2.4.d
Ren Shen Bai Du San	Ginseng-Pulver zur Überwindung pathogener Einflüsse	Oberfläche öffnend (befreiend) bei Mangel im Inneren	8.2.3.c
Ren Shen Ge Jie San	Ginseng und Gecko-Pulver	*Qi* stärkend	8.2.10.a
Run Chang Wan	Befeuchte-den-Darm-Pille	Darm befeuchtend und Stuhlblockaden lindernd	8.2.5.b
San Ren Tang	Drei-Nüsse-Dekokt	Feuchte-Hitze klärend	8.2.8.b
San Zi Yang Qin Tang	Drei-Samen-Dekokt, das die Eltern nährt	Schleim-Kälte wärmend und transformierend	8.2.16.c
Sang Ju Yin	Fo. Mori und Chrysanthemum-Dekokt	Oberfläche von Wind-Hitze befreiend	8.2.3.b
Sang Xing Tang	Fo. Mori und Sm.-Armenicae-Dekokt	Trockenheit behandelnd	8.2.7
Shao Fu Zhu Yu Tang	Dekokt, das Blut-Stasen im Unterbauch eliminiert	Blut bewegend	8.2.12.a
Shen Ling Bai Zhu San	Ginseng, Poria und Atractylodis-macrocephalae-Pulver	*Qi* stärkend	8.2.10.a
Sheng Hua Tang	Dekokt zur Erzeugung und Transformation	Blut bewegend	8.2.12.a
Sheng Mai San	Pulver, das den Puls erzeugt	*Qi* stärkend	8.2.10.a
Shen Tong Zhu Yu Tang	Dekokt, das Blut-Stasen aus einem schmerzenden Körper treibt	Blut bewegend	8.2.12.a
Shi Quan Da Bu Tang	Allumfassendes großes Tonisierungsdekokt	*Qi* und Blut stärkend	8.2.10.c
Si Jun Zi Tang	Vier-Gentleman-Dekokt	*Qi* stärkend	8.2.10.a
Si Ni San	Kalte-Extremitäten-Pulver	Harmonisierend	8.2.6
Si Shen Wan	Vier-Wunder-Pille	Adstringierend und stabilisierend	8.2.13
Si Wu Tang	Vier-Arzneien-Dekokt	Blut nährend	8.2.10.b
Su Zi Jiang Qi Tang	Fr.-Perillae-Dekokt, das das *Qi* nach unten leitet	Aufsteigendes *Qi* nach unten leitend	8.2.11.b
Suan Zao Ren Tang	Sm.-Zizyphi-Dekokt	Herz nährend und den Geist beruhigend	8.2.14.b

8

Forts. ➡

Pin-Yin-Name	Deutscher Name*	Hauptwirkung/ Rubrik	Unter-kapitel
Suo Quan Wan	Pille, die die Schleuse schließt	Adstringierend und stabilisierend	8.2.13
Tao Hong Si Wu Tang	Vier-Arzneien-Dekokt mit Sm. Persicae und Fl. Carthami	Blut nährend	8.2.10.b
Tian Ma Gou Teng Yin	Gastrodiae- und Uncaria-Dekokt	Wind vertreibend	8.2.15
Tian Wang Bu Xin Dan	Pille des Himmelsherrschers, die das Herz tonisiert	Herz nährend und den Geist beruhigend	8.2.14.b
Tiao Wei Cheng Qi Tang	Dekokt, das den Magen reguliert und das *Qi* ordnet	Hitze-Ansammlungen abführend	8.2.5.a
Tong Xie Yao Fang	Wichtiges Rezept für schmerzhaften Durchfall	Harmonisierend	8.2.6
Wan Dai Tang	Dekokt, das Ausfluss beendet	Adstringierend und stabilisierend	8.2.13
Wen Dan Tang	Dekokt, das die Gallenblase wärmt	Hitze klärend und Schleim umwandelnd	8.2.16.b
Wen Jing Tang	Wärme-die-Menses-Dekokt	Blut bewegend	8.2.12.a
Wu Ling San	Fünf-Bestandteile-Pulver mit Poria	Harnfluss fördernd und Feuchtigkeit auflösend	8.2.8.c
Wu Mei Wan	Fr.-Pruni-Pille	Gegen Parasiten	8.2.18
Wu Zhu Yu Tang	Fr.-Evodiae-Dekokt	Das Innere erwärmend und Kälte vertreibend	8.2.9
Xi Jiao Di Huang Tang	Cornu Rhinoceri und Rx.-Rehmanniae-Dekokt	Hitze aus dem *Ying*- und *Xue*-Stadium klärend	8.2.4.b
Xiang Sha Liu Jun Zi Tang	Aucklandia und Amomum-Sechs-Gentleman-Dekokt	*Qi* stärkend	8.2.10.a
Xiao Chai Hu Tang	Kleines-Bupleurum-Dekokt	Harmonisierend	8.2.6
Xiao Cheng Qi Tang	Kleineres Dekokt, das das *Qi* ordnet	Hitze-Ansammlungen abführend	8.2.5.a
Xiao Feng San	Pulver, das Wind vertreibt aus *True Lineage*	Wind vertreibend	8.2.15
Xiao Ji Yin Zi	Hb.-Cephalanoplos-Dekokt	Blutung stillend	8.2.12.b
Xiao Jian Zhong Tang	Kleines Dekokt, das die Mitte aufbaut	Das Innere erwärmend und Kälte vertreibend	8.2.9
Xiao Qing Long Tang	Kleines blaugrünes Drachen-Dekokt	Oberfläche von Wind-Kälte befreiend	8.2.3.a
Xiao Xian Xiong Tang	Kleineres Dekokt, das in den Thorax einsinkt	Hitze klärend und Schleim umwandelnd	8.2.16.b
Xiao Yao San	Pulver der heiteren Gelassenheit, Umherstreifen-Pulver	Harmonisierend	8.2.6
Xie Bai San	Pulver, das das Weiße abfließen lässt	Hitze aus den Funktionskreisen klärend	8.2.4.d
Xie Xin Tang	Dekokt, das das Epigastrium entlastet	Hitze klärend und Toxine mildernd	8.2.4.c
Xuan Fu Dai Zhe Tang	Fl. Inulae und Hämatitum-Dekokt	Aufsteigendes *Qi* nach unten leitend	8.2.11.b

8

Forts. ➡

Pin-Yin-Name	Deutscher Name*	Hauptwirkung/ Rubrik	Unter- kapitel
Xue Fu Zhu Yu Tang	Dekokt, das Stasen aus dem Hause des Blutes treibt	Blut bewegend	8.2.12.a
Yang Xin Tang	Dekokt zur Nährung des Herzens	Herz nährend und den Geist beruhigend	8.2.14.b
Yi Guan Jian	Verbindungsdekokt	*Yin* nährend	8.2.10.d
Yin Chen Hao Tang	Hb.-Artemisiae-*Yinchenhao*-De- kokt	Feuchte-Hitze klärend	8.2.8.b
Yin Qiao San	Lonicera und Forsythia-Pulver	Oberfläche von Wind- Hitze befreiend	8.2.3.b
You Gui Wan	Pille, die die Rechte (Niere) wie- derherstellt	*Yang* stärkend	8.2.10.e
Yu Nü Jian	Jade-Frau-Dekokt	Hitze aus den Funktions- kreisen klärend	8.2.4.d
Yu Ping Feng San	Jade-Windschutz-Pulver	Adstringierend und stabi- lisierend	8.2.13
Yue Ju Wan	Pille, die sich der Beherrschung entsagt	*Qi*-Fluss bewegend	8.2.11.a
Zheng Ye Tang	Dekokt, das die Säfte mehrt	Trockenheit behandelnd	8.2.7
Zhen Gan Xi Feng Tang	Dekokt zur Beruhigung der Le- ber und Beseitigung von Wind	Wind vertreibend	8.2.15
Zhen Wu Tang	Wahrer-Krieger-Dekokt	*Yang* wärmend und Feuchtigkeit auflösend	8.2.8.d
Zhi Bai Di Huang Wan	Anemarrhena, Phellodendrum und Rehmannia Pille	*Yin* nährend	8.2.10.d
Zhi Gan Cao Tang	In Honig gebratenes Glycyrrhi- zae-Dekokt	*Qi* und Blut stärkend	8.2.10.c
Zhi Sou San	Pulver, das den Husten stoppt	Schleim lösend und Wind verteibend	8.2.16.e
Zuo Gui Wan	Pille, die die Linke (Niere) wie- derherstellt	*Yin* nährend	8.2.10.d

* Deutsche Übersetzung der Rezepte überarbeitet von Dr. St. Englert

Tab. 8.5

8

8.2.1 Einführung

Rezepte der TCM entstehen durch Kombination von einzelnen Heilkräutern. Sie werden anhand bestimmter Prinzipien, im Wesentlichen der Differenzialdiagnose der Disharmoniemuster und der therapeutischen Methoden, zusammengestellt. In den Untergruppen sind die Rezepturen entsprechend ihrer Funktion geordnet.

Geschichte und bedeutende Werke

- *Wu Shi Er Bing Fang:* Erstes Werk: Im 3. Jahrhundert v. Chr.
- *Huang Di Nei Jing* (➥ 1.1): Enthält grundsätzliche Prinzipien der Kräuterheilkunde
- *Shang Han Za Bing Lun* von *Zhang Zhong Jing:* Wichtigstes Werk für Rezepte (➥ 9.4)
- *Wen Bing Tiao Bian* von *Ye Tian Shi:* Rezepte für fieberhafte Erkrankungen (➥ 9.5).

Therapeutische Methoden (*Ba Fa* siehe auch ➡ 10.2)

- *Han Fa:* Induziert Schwitzen zur Beseitigung pathogener Faktoren von der Körperoberfläche
- *Tu Fa:* Induziert Erbrechen zur Auflösung von Schleim, Nahrungsstau oder Vergiftungen
- *Xia Fa:* Induziert Defäkation zur Ausleitung pathogener Faktoren aus dem Dickdarm
- *He Fa:* Harmonisiert die Funktionen von verschiedenen Organen
- *Wen Fa:* Wärmt das Innere, macht die Meridiane durchgängig und klärt Kälte
- *Qing Fa:* Klärt Hitze und Feuer
- *Xiao Fa:* Löst Stagnation, Stauungen und Klumpen
- *Bu Fa:* Stärkt Mangel-Zustände.

Zusammenstellen des Rezeptes

- *Jun* bedeutet „Kaiser": Stellt das wesentliche Kraut dar mit dem größten Teil der Wirkung
- *Chen* bedeutet „Minister": Unterstützt das *Jun*-Kraut bei der Behandlung des Hauptsymptoms und lindert Nebensymptome der Krankheit
- *Zuo* bedeutet „Assistent": Verstärkt die Wirkung von *Jun* und *Chen,* vermindert deren Toxizität, besitzt manchmal antagonistische Wirkung zu *Jun*
- *Shi* bedeutet „Übermittler": Projiziert die Wirkung auf einen bestimmten Meridian oder eine bestimmte Körperregion, harmonisiert die Wirkung der oben erwähnten Heilkräuter.

Anmerkung: Nicht jedes Rezept besteht aus allen vier Teilen, obligatorisch sind nur *Jun* und *Chen.*

Galenische Zubereitungsformen

- **Dekokt:** Abkochung/Aufguss, zerkleinerte Pflanzenteile in Wasserbad; wichtigste galenische Form, leichte Absorption, schnelle Wirkung, geringe Nebenwirkungen, Dosis und Menge kann individuell angepasst werden
- **Pulver:** Einfache Zubereitung und Anwendung, ökonomisch, lange Haltbarkeit
- **Tabletten:** Langsame, aber lang anhaltende Wirkung, einfache Anwendung
- **Extrakt:** Häufig für die äußere Anwendung (entzündliche Gelenkerkrankung, Abszesse)
- *Dan:* Spezielle Pille, meist mit glänzender Oberfläche
- **Medizinischer Alkohol:** Bei rheumatischen und traumatischen Schmerzen
- **Tee:** Z. B. bei chronischen Halsentzündungen
- **Sirup:** Geeignet für Kinder
- **Dragée:** Bei magenunverträglichen Rezepten
- **Granulat:** Einfache Anwendung, rasche und intensive Wirkung
- **Injektion:** Parenteraler Zugang, z. B. bei Erbrechen und Diarrhö (in China)
- **Hydrolysate:** Heilkräuterauszüge in wässrigen Lösungen, die in Tropfenform genau dosiert werden können; ideal für Kinder, können individuell rezeptiert werden (Bezugsadressen ➡ 14.2.1).

8.2.2 Dekokt

8.2.2.a Anwendung

Dekokt

- **Zubereitung:** Topf am besten aus Keramik oder Stahl mit Deckel. Tagesration des Rezeptes in Topf mit Wasser füllen, mit dem Spiegel 1 bis 2 cm oberhalb der Heilkräuter, danach mindestens 30 Min. stehen lassen; dann schnell aufkochen und unter schwacher Flamme für 20–30 Min. bei geschlossenem Deckel weiterkochen, danach Kochwasser absieben und deponieren; Heilkräuter wie oben angegeben nochmals kochen; abgekochtes Wasser aus beiden Kochvorgängen bildet das Dekokt. Das Dekokt entweder normal im Kühlschrank, nicht in Thermosflaschen oder Ähnlichem aufbewahren (ansonsten leicht Gefahr der Oxidation oder Gärung). Eine kurzfristige, maximal mehrstündige Aufbewahrung direkt nach dem Kochen ist in Thermosflaschen möglich, sollte dann aber nach Öffnung ganz aufgetrunken werden. Im Kühlschrank ist ein Dekokt bei gekühlter Lagerung (–4 bis –12 °C) ca. eine Woche haltbar. Zur Magenschonung die jeweilige Dosis zunächst auf Zimmertemperatur erwärmen oder etwas warmes Wasser hinzugeben (v. a. bei Patienten mit empfindlichem Magen oder Durchfallneigung)
- **Einnahme:** 2–3-mal tägl., jeweils vor dem Essen, v. a. bei stärkenden Rezepten bei Schwächezuständen aller Art sowie Arzneien, die auf akute Zustände hinwirken; bei Übelkeit (evtl. Dosisreduktion) in kleinen Mengen trinken; den Magen irritierende Rezepte („kalte" oder schwer verträgliche Rezepturen, z. B. solche mit metallischen Inhaltsstoffen oder mineralischen Substanzen, aber auch verdauungsfördernde Arznei) nach dem Essen einnehmen; stärkende Rezepte auf leeren Magen einnehmen (wirken besser); Rezepte für Schlafstörungen vor dem Schlafengehen einnehmen. Bei gleichzeitiger Einnahme pharmazeutischer (westlicher) Medikation ist es zum Teil ratsam, die chinesische Arznei erst 1–2 h nach Einnahme der pharmazeutischen Medikation einzunehmen
- **Temperatur des Dekokts:**
  - Unbedingt gewärmt (35–45 °C) einnehmen: Das Yang stärkende, das Innere wärmende, Kälte vertreibende, Schweiß treibende, *Qi* und Blut bewegende Rezepturen und solche mit besonders kalten Arzneien
  - Kühl einnehmen (16–20 °C): Hitze und Sommer-Hitze kühlende Arzneien; Arzneien bei Fieber und solche, die einen heißen Charakter haben
  - Alle anderen Arzneien nach Belieben
- **Diätetische Einschränkungen:**
  - Chinesische Rezepte nicht zusammen mit Milch, Milchprodukten, Kaffee und Tee einnehmen. Bei Einnahme von Milch oder Milchprodukten mindestens 30–40 Min. bis zur Einnahme eines Dekokts warten
  - Schwer verträgliche, fette, rohe und kalte Speisen (z. B. Speiseeis) und irritierende Nahrungsmittel, z. B. Chili und scharf gewürzte Speisen, nicht unmittelbar vor der Dekokteinnahme verzehren
  - Vor der Einnahme von Schweiß treibenden Arzneien (Arzneien, die das Äußere befreien) keine sauren Nahrungsmittel, z. B. Essig oder sauer eingelegtes Gemüse wie auch rohe, kalte Speisen (z. B. Salat), verzehren
  - Vor der Einnahme von stärkenden Rezepturen Kaffee, Tee oder Rettich vermeiden
- **Dosierung:** Die in China üblichen Dosen werden im Westen meist reduziert (hier erhältliche Kräuter nach chinesischem Standard oft von guter bis sehr guter Qualität, daher stark wirksam). Die Mengenangaben in den Rezepturen (Kapitel 8.2, 9, 11, 12) sind an die im Westen gebräuchliche Tagesdosis für eine Dekoktherstellung angepasst.

8

Cave: Bei einigen klassischen Rezepturen für eine Pulverzubereitung findet sich die entsprechende westlich angepasste Dosis für die Dekoktzubereitung direkt im Rezeptanhang oder unter der Rubrik „Besonderheiten" mit dem Hinweis: Als Dekokt besonders zu Beginn einer Behandlung vorsichtig und einschleichend dosieren, besonders bei Kräutern wie Rx. Aconiti *(Fu Zi)* und Rx. Rhei *(Da Huang)*. **Hinweis:** Rx. Ginseng *(Ren Shen)* durch Radix Codonopsitis Pilosulae *(Dang Shen)* wie in China üblich mit erhöhter Dosis zur *Qi*-Tonisierung des mittleren der *San Jiao* ersetzen. Vorteil: Fast gleich wirksam hierfür, aber billiger. Ausnahmen: Fälle mit schwerem *Yang-Qi*-Kollaps, dann Rx. Ginseng belassen (siehe Hinweise zu Rx. Ginseng ➡ 8.1.13.a).

8.2.2.b Spezielle Hinweise für die Dekoktzubereitung

- *Rezepte zum Abführen, zur Klärung von Hitze und solche mit starkem Geschmack:* Kurzes Kochen (10–15 Min.) unter starker Flamme, z. B. Rz. Rhei *(Da Huang)*
- *Stärkende Rezepte:* Langes Kochen (45–60 Min.) unter schwacher Flamme
- *Toxische Rezepte:* Zur Entgiftung mindestens 45 Min. kochen, z.B. Rx. Aconiti Carmichaeli *(Chuan Wu)*, Rx. Lateralis Aconiti Carmichaeli *(Fu Zi)*, Rx. Aconiti Kusnezoffii *(Cao Wu)*
- *Muscheln und Mineralien:* Mindestens 10–20 Min. vor den anderen Heilkräutern kochen
- *Leichtgewichtige Substanzen mit großem Volumen:* Zuerst abkochen, Wasser wird für das Kochen des restlichen Rezeptes wieder verwendet
- *Stark riechende Rezepte:* Erst 5 Min. vor dem Ende des Kochens zufügen, z.B. Hb. Menthae *(Bo He)*, Fr. Amomi *(Sha Ren)*, Fr. Amomi Rotundum *(Bai Dou Kou)*
- *Irritierende Samen* (z.B. für Hals und Magen): Zum Kochen in ein Stück Stoff (Gaze) einwickeln, z.B. Fl. Inulae *(Xuan Fu Hua)*, Sm. Plantaginis *(Che Qian Zi)*, Halloysitum Rubrum *(Chi Shi Zhi)*
- *Teure und seltene Heilkräuter:* Separat zubereiten, z. B. Rx. Ginseng *(Ren Shen)*, Rx. Panacis Quinquefollii *(Xi Yang Shen)*, Cornu Cervi *(Lu Rong)*
- *Klebrige Heilkräuter:* Separat verdünnen, z.B. Gelatinum Corii Asini *(E Jiao)*, Saccharum Granorum *(Yi Tang)* gegen Ende in das warme Dekokt einrühren
- *Pulverform für seltene Heilkräuter:* Werden dem Dekokt kurz vor dem Trinken zugefügt, z. B. Bb. Fritillariae Cirrhosae *(Chuan Bei Mu)*, Rx. Notoginseng *(San Qi)*, Calculus Bovis *(Niu Huang)*, Cinnabaris *(Zhu Sha)*, Succus Bambusae *(Zhu Li)*

Wichtig

Anmerkung: Im Alten China gab es andere Maßeinheiten: 1 *Liang* = 31,25 g, 1 *Gian* = 3,125 g, 1 *Fen* = 0,3125 g. *Cave:* Dosierungen für die Pulverzubereitung ist immer viel kleiner als die für das Dekokt, da es für einen längeren Zeitraum gedacht ist (Beispiel: Es wird ein Pulver von 600 g hergestellt, daraus mit Honig Pillen zu je 6 g gedreht, tägliche Einnahme davon 3-mal 6 g – nicht verwechseln!

Quellentextnachweis: Die Angaben zur Rezeptanalyse beziehen sich im Wesentlichen auf Angaben bei D. Bensky/R. Barolet (Abkürzung: BB), Chinesische Arzneimittelrezepte und Behandlungsstrategien (➡ 14.3.4).

8.2.3 Oberfläche öffnende (befreiende) Rezepte

8.2.3.a Rezepte, die die Oberfläche von Wind-Kälte befreien

Ma Huang Tang (Ephedra-Dekokt)

Quelle: *Shang Han Lun* (➡ 1.1, 9.4)

Kräuter	Dosis	Funktion	Rezeptanalyse
Hb. Ephedrae *(Ma Huang)*	9 g	Kaiser	Stark Schweiß treibend, zerstreut das Lungen-*Qi* und behandelt Keuchatmung
Ra. Cinnamomi Cassiae *(Gui Zhi)*	6 g	Minister	Wirkt Schweiß treibend (v. a. in der Muskelschicht) erwärmt und fördert den *Qi*-Fluss in den Meridianen; in Kombination mit *Ma Huang* stärkere Schweiß treibende Wirkung des Rezepts
Sm. Pruni Armeniacae *(Xing Ren)*	9–12 g	Assistent	Löst Blockaden des Lungen-*Qi*-Flusses und hilft *Ma Huang,* die Keuchatmung zu stoppen und den pathogenen Faktor zu vertreiben
Rx. Glycyrrhizae Uralensis *(Zhi Gan Cao)*	3 g	Übermittler	Harmonisiert die Wirkungen der anderen Arzneien und mildert die Schweiß treibende Wirkung von *Ma Huang*

Tab. 8.6

8

Wirk.: Klärt äußere Wind–Kälte und lindert bronchiale Enge

Indik.: Äußere pathogene Wind-Kälte (➡ 11.3.4, 9.4.1, 3.6.1), Fieber und Schüttelfrost (Schüttelfrost ist dominanter als das Fieber), kein Schwitzen, Kopf- und Gliederschmerzen, Dyspnoe. *Zungenbelag:* Dünn, weiß. *Puls:* Oberflächlich, saitenförmig oder gespannt

Besonderh.: Rezept wird meistens in Kombination mit anderen Rezepten oder durch Hinzufügen von anderen Einzelkräutern angewendet.

Gui Zhi Tang (Ramuli-Cinnamomi-Dekokt)

Quelle: *Shang Han Lun* (➡ 1.1, 9.4)

Kräuter	Dosis	Funktion	Rezeptanalyse
Ra. Cinnamomi Cassiae *(Gui Zhi)*	6–9 g	Kaiser	Befreit das Äußere von Wind-Kälte aus der Muskelschicht
Rx. Paeoniae *(Shao Yao)*	6–9 g	Minister	Stärkt *Yin* und hält das schwache Nähr-*Ying-Qi* zurück
Rz. Zingiberis Officinalis Recens *(Sheng Jiang)*	3–6 g	Assistent	Hilft dem Kaiser, das Äußere zu befreien, behandelt Übelkeit und Erbrechen, stärkt das Mitte-*Qi*
Fr. Ziziphi Jujubae *(Da Zao)*	4 Stück	Assistent	Hilft dem Minister, Nähr-*Ying-Qi* und das Blut zu harmonisieren und zu nähren, stärkt das Mitte-*Qi*
Rx. Glycyrrhizae Uralensis *(Zhi Gan Cao)*	3–6 g	Übermittler	Stärkt den mittleren der *San Jiao,* harmonisiert die Wirkungen der anderen Arzneien

Tab. 8.7

Wirk.: Beseitigt den Einfluss der pathogenen Faktoren auf die Muskeln, reguliert Abwehr-*Wei-Qi* und Nähr-*Ying-Qi* (➡ 3.3.1)
Indik.: Äußere pathogene Wind-Kälte (➡ 11.3.4, 9.4.1, 3.6.1), Fieber und Schüttelfrost, Schwitzen bessert nicht, Kopfschmerzen, Nackensteifigkeit, Windaversion, Schnupfen, Durstlosigkeit, Übelkeit. *Zungenbelag:* Dünn, weiß und feucht. *Puls:* Oberflächlich, langsam oder schwach
Besonderh.: Kombination mit *Yu Ping Feng San* (➡ 8.2.13) wird verwendet bei Erkältungen vor oder nach der Monatsblutung, im Wochenbett oder bei Patienten in Rekonvaleszenz.

Gui Zhi Fu Zi Tang (Zimt-Aconit-Dekokt, Dekokt mit Ra. Cinnamomi und Rx. Aconiti Praeparatae)

Quelle: *Shang Han Lun* (➡ 1.1, 9.4)
Inhaltsstoffe: Rezept *Gui Zhi Tang* (➡ 8.2.3.a) und zusätzlich Rx. Aconiti Praeparatae *(Fu Zi)*
Wirk.: Beseitigt Wind-Kälte und Feuchtigkeit, lindert Schmerz bei Blockaden der Meridiane
Indik.: Bei schmerzhaften Blockaden, die durch den Kampf von pathogenen Faktoren in den Meridianen entstehen mit Symptomen wie Gliederschmerzen, Arthralgien durch Kälte-Invasion.

Xiao Qing Long Tang (Kleines blaugrünes Drachen-Dekokt)

Quelle: *Shang Han Lun* (➡ 1.1, 9.4)

Kräuter	Dosis	Funktion	Rezeptanalyse
Hb. Ephedrae *(Ma Huang)*	6 g (BB: 9 g)	Kaiser	Befreit das Äußere, stoppt die Keuchatmung und bewegt Wasser (durch Förderung des Lungen-*Qi*)
Ra. Cinnamomi Cassiae *(Gui Zhi)*	6 g (BB: 9 g)	Kaiser	Befreit zusammen mit *Ma Huang* das Äußere
Rz. Zingiberis Officinalis *(Gan Jiang)*	6 g (BB: 9 g)	Minister	Wärmt das Innere, transformiert Flüssigkeitsansammlungen und hilft dem Kaiser, das Äußere zu entlasten (zusätzlich erwärmt *Gan Jiang* die Milz)
Hb. cum Radice Asari *(Xi Xin)*	6 g (BB: 9 g)	Minister	Wirkung wie und mit *Gan Jiang*; zusätzlich stoppt es den Husten auch durch Förderung des *Qi*-Flusses
Fr. Schisandrae Chinensis *(Wu Wei Zi)*	6 g (BB: 9 g)	Assistent	Verhindert ein Auslaufen des Lungen-*Qi*, sauer und adstringierend, verhindert *Yin*-Schädigung durch den Kaiser
Rx. Paeoniae Lactiflorae *(Bai Shao)*	9 g	Assistent	Nährt Blut und Nähr-*Ying-Qi*; verhindert *Yin*-Schädigung durch den Kaiser
Rz. Pinelliae Ternatae *(Ban Xia)*	9 g	Assistent	Löst Schleim auf
Rx. Glycyrrhizae Uralensis *(Zhi Gan Cao)*	6 g (BB: 9 g)	Übermittler	Harmonisiert die Wirkung der anderen Arzneien

Tab. 8.8

Wirk.: Vertreibt äußere pathogene Faktoren, löst gestaute Körperflüssigkeit, wärmt die Lungen, senkt gegenläufiges *Qi* (➥ 9.3.1, 10.3.4) nach unten ab
Indik.: Leichtgradiges Fieber und starker Schüttelfrost, kein Schwitzen, Husten (➥ 12.2.1) mit weißem, zähem Sputum, Dyspnoe (➥ 12.2.2), Ödeme, Schweregefühl im ganzen Körper, Durstlosigkeit. *Zungenbelag:* Weiß und feucht. *Puls:* Oberflächlich
Besonderh.: Häufige Anwendung bei semiakutem Asthmaanfall, d. h. wenn der Patient noch nicht die übliche Notfallmedizin bis hin zur Intubation benötigt (➥ 12.2.4).

Cang Er Zi San (Xanthium Pulver)

Quelle: *Ji Sheng Fan*

Kräuter	Dosis	Funktion	Rezeptanalyse
Fr. Xanthii Sibirici (Cang Er Zi)	6–9 g	Kaiser	Löst Blockaden der Nasenwege
Fl. Magnoliae (Xin Yi Hua)	3–6 g	Kaiser	Wirkung wie und in Kombination mit *Cang Er Zi*
Rx. Angelicae Dahuricae (Bai Zhi)	6–9 g	Minister	Befreit das Äußere, befreit die Nase, zerstreut Wind-Feuchtigkeit und fördert den Eiterabfluss
Hb. Menthae Haplocalycis (Bo He)	3–6 g	Minister	Befreit das Äußere von Wind-Hitze, klärt Augen und Kopf

Tab. 8.9

8

Wirk.: Zerstreut Wind, lindert Schmerzen, befreit die Nase
Indikation: Verstopfte Nase mit eitrigem und übel riechendem Nasensekret, Schwindel, Stirnkopfschmerzen. *Zungenbelag:* Normal oder gelb. *Puls:* Oberflächlich, schnell
Besonderheiten: Häufige Anwendung bei Sinusitis und (allergischer) Rhinitis (➥ 12.3.7). Bei grünlichgelbem Nasensekret Rx. Scutellariae Baicalensis *(Huang Qin)* und Hb. cum Radice Houtuyniae Cordatae *(Yu Xing Cao)* hinzufügen.

8.2.3.b Rezepte, die die Oberfläche von Wind-Hitze befreien

Sang Ju Yin (Fo. Mori und Chrysanthemum-Dekokt)

Quelle: *Wen Bing Tiao Bian* (➥ 1.1, 9.5)

Kräuter	Dosis	Funktion	Rezeptanalyse
Fo. Mori Albae (Sang Ye)	8 g	Kaiser	Beseitigt Lungen-Hitze und stoppt Husten
Flos Chrysanthemi Morifolii (Ju Hua)	3 g	Kaiser	Zerstreut Wind-Hitze im oberen der *San Jiao*, die auch die Augen befällt
Fr. Forsythiae Suspensae (Lian Qiao)	5 g	Minister	Befreit das Äußere
Hb. Menthae Haplocalycis (Bo He)	2 g	Minister	Befreit das Äußere
Rx. Platycodi Grandiflori (Jie Geng)	6 g	Minister	Aufsteigende Wirkung, hilft den Kaisern, den Lungen-*Qi*-Fluss zu ermöglichen (Husten zu stoppen)

Forts. ➥

Kräuter	Dosis	Funktion	Rezeptanalyse
Sm. Pruni Armeniacae (Xing Ren)	6 g	Minister	Absteigende Wirkung, hilft den Kaisern, den Lungen-Qi-Fluss zu ermöglichen (Husten zu stoppen)
Rz. Phragmitis Communis (Lu Gen)	6 g	Assistent	Beseitigt Hitze, nährt Körpersäfte, vermindert den Durst
Rx. Glycyrrhizae Uralensis (Gan Cao)	3 g	Übermittler	Harmonisiert die Wirkung der anderen Arzneien; hilft Hitze zu beseitigen

Tab. 8.10

Wirk.: Klärt äußere Wind-Hitze (➡ 3.6.1, 9.5.3, 11.3.5), Husten stillend durch Förderung des Lungen-Qi-Flusses

Indikation: Leichtgradiges Fieber, Husten, leichter Durst. *Zungenbelag:* Dünn und weiß. *Puls:* Oberflächlich, schnell

Besonderheiten: Geeignet bei frühem, oberflächlichem Stadium einer fieberhaften Erkrankung (➡ 9.4.1, 9.5, 11.3.5), Husten (➡ 12.2.1) ist dominantes Symptom.

Yin Qiao San (Lonicera und Forsythia-Pulver)

Quelle: *Wen Bing Tiao Bian* (➡ 1.1, 9.5)

8

Kräuter	Dosis	Funktion	Rezeptanalyse
Fl. Lonicerae Japonicae (Jin Yin Hua)	9–15 g	Kaiser	Befreit Hitze aus dem Äußeren, beseitigt Hitze und lindert toxische Wirkungen
Fr. Forsythiae Suspensae (Lian Qiao)	9–15 g	Kaiser	Wirkung wie und in Kombination *Jin Yin Hua*
Rx. Platycodi Grandiflori (Jie Geng)	3–6 g	Minister	Wirkung mit *Niu Bang Zi*: Zerstreuen das Lungen-Qi, verbessern Rachenfunktionen
Fr. Arctii Lappae (Niu Bang Zi)	9–12 g	Minister	Wirkung siehe *Jie Geng*
Hb. Menthae Haplocylycis (Bo He)	3–6 g	Minister	Helfen in Kombination den Kaisern, das Äußere zu befreien
Sm. Sojae Praeparatae (Dan Dou Chi)	3–6 g		
Hb. seu Flos Schizonepetae Tenuifoliae (Jing Jie)	6–9 g	Minister	Stärkt die Wirkung des Rezepts, das Äußere zu befreien, ohne dabei Trockenheit zu erzeugen
Hb. Lophatheri Gracilis (Dan Zhu Ye)	3–6 g	Assistent	Kombination der Assistenten erzeugt Körpersäfte, lindert den Durst
Rz. Phragmitis Communis Recens (Xian Lu Gen)	15–30 g	Assistent	Siehe *Dan Zhu Ye*
Rx. Glycyrrhizae Uralensis (Gan Cao)	3–6 g	Assistent	Siehe *Dan Zhu Ye*; zusätzlich: Kombination mit *Jie Geng* ist effektiv bei Therapie der Rachenschmerzen

Tab. 8.11

Wirk.: Klärt Wind-Hitze und Hitze, leitet Toxine aus
Indik.: Fieber, wenig oder kein Schüttelfrost, Kopfschmerzen, Durst, Husten, Halsschmerzen, rote Zungenspitze. *Zungenbelag:* Dünn, weiß oder gelb. *Puls:* Oberflächlich, schnell
Besonderh.: Häufige Anwendung bei Infektionen der oberen Atemwege (➥ 9.5, 11.3.5, 12.3.5, 12.2.1).

Ma Xing Shi Gan Tang (Ephedra, Gypsum, Armeniaca, Glycyrrhiza-Dekokt)

Quelle: *Shang Han Lun* (➥ 1.1, 9.4)
Variation von *Ma Huang Tang* (➥ 8.2.3.a), Ra. Cinnamomi Cassiae *(Gui Zhi)* wird in diesem Rezept durch Gypsum fibrosum *(Shi Gao)* ersetzt

Kräuter	Dosis	Funktion	Rezeptanalyse
Hb. Ephedrae *(Ma Huang)*	6 g (BB: 12 g)*	Kaiser	Fördert Lungen-*Qi*-Fluss, kontrolliert Keuchatmung
Gypsum fibrosum *(Shi Gao)*	24 g (BB: 48 g)	Kaiser	Klärt Hitze der Lunge, kontrolliert das Schwitzen (durch *Ma Huang* induziert), beseitigt Hitze aus dem Magen und den Muskeln
Sm. Pruni Armeniacae *(Xing Ren)*	9 g (BB: 18 g)	Minister	Hilft *Ma Huang*, den Lungen-*Qi*-Fluss zu fördern; leiten zusammen das gegenläufige Lungen-*Qi* nach unten
Rx. Glycyrrhizae Uralensis *(Zhi Gan Cao)*	3 g (BB: 6 g)	Übermittler	Harmonisiert die Wirkung der anderen Arzneien, befeuchtet die Lunge, stoppt Husten

Tab. 8.12

8

Wirk.: Erleichtert den Fluss des Lungen-*Qi* und führt gegenläufiges Lungen-*Qi* nach unten, klärt Hitze
Indik.: Fieber mit wenig oder keinem Schüttelfrost, Durst, Stridor, Husten, Nasenflügelatmen, Dyspnoe (➥ 12.2.2). *Zungenbelag:* Gelb. *Puls:* Schlüpfrig, schnell
Besonderh.: Stärkste Wirkung bei Hitze als pathogenem Faktor in der Lunge (➥ 3.6.1, 9.5). Anwendung bei einer Vielzahl von Lungenstörungen
Zur Dosierung: Bei relativ starker Lungen-Hitze (mit profusem Schwitzen) Dosis von Hb. Ephedrae *(Ma Huang)* reduzieren und von Gypsum fibrosum (➥ *Shi Gao)* erhöhen. Bei nicht so starker innerer Hitze und stärkeren äußeren Zeichen Dosis von Hb. Ephedrae (➥ *Ma Huang)* erhöhen und von Gypsum fibrosum (➥ *Shi Gao)* reduzieren.

Fang Feng Tong Sheng San (Rx.-Ledebouriellae-Pulver, das Stagnation weise auflöst)

Quelle: *Huang Di Su Wen Xuan Ming Lun Fang*

Kräuter	Dosis*	Funktion	Rezeptanalyse
Rx. Ledebouriellae Diva-ricatae *(Fang Feng)*	9 g (BB: 15 g)	Kaiser	Zerstreuen Wind und befreien die Ober-fläche durch Schwitzen
Hb. Ephedrae *(Ma Huang)*	9 g (BB: 15 g)		
Rx. et Rz. Rhei *(Da Huang)*	9 g (BB: 15 g)	Minister	Starke Kombination, um Hitze über den Stuhl auszuleiten
Mirabilitum *(Mang Xiao)*	9 g (BB: 15 g)		
Hb. Schizonepetae Te-nuifoliae *(Jing Jie)*	9 g (BB: 15 g)	Minister	Helfen *Fang Feng* und *Ma Huang*, die Oberfläche zu befreien
Hb. Menthae Haplocaly-cis *(Bo He)*	6 g (BB: 15 g)		
Fr. Gardenia Jasminoi-dis *(Zhi Zi)*	9 g (BB: 15 g)	Minister	Lassen Hitze durch den Urin abfließen
Talcum *(Hua Shi)*	9 g (BB: 90 g)		
Gypsum *(Shi Gao)*	20 g (BB: 30 g)	Minister	Beseitigen Hitze aus den Organen
Fr. Forsythiae Suspensae *(Lian Qiao)*	9 g (BB: 15 g)		
Rx. Scutellariae *(Huang Qin)*	12 g (BB: 30 g)		
Rx. Platycodi Grandiflori *(Jie Geng)*	12 g (BB: 30 g)		
Rx. Ligustici Chuan-xiong *(Chuan Xiong)*	6 g (BB: 15 g)	Assistenten	Harmonisieren das Blut und erleichtern dadurch die Zerstreuung des Windes
Rx. Angelicae Sinensis *(Dang Gui)*	12 g (BB: 15 g)		
Rx. Paeoniae Lactiflorae *(Bai Shao)*	12 g (BB: 15 g)		
Rz. Atractylodis Macro-cephalae *(Bai Zhu)*	12g (BB: 15 g)	Assistent	Stärkt die Milz, um eventuelle Schädi-gung der Milz durch die anderen Kräuter abzumildern
Rx. Glycyrrhizae Uralen-sis *(Gan Cao)*	6 g (BB: 60 g)	Übermittler	Schützt indirekt die Milz, mit *Jie Geng* verbessert es die Rachenbeschwerden und Schluckbeschwerden

Tab. 8.13

★ Die Angaben nach Bensky/Barolet (BB) beziehen sich auf die Herstellung eines Pulvers (Zermahlen der Bestandteile), wovon man 6–9 g als Arzneitrank mit drei Stück Rz. Zingiberis Officinalis *(Sheng Jiang)* einnimmt. *Sheng Jiang* verhindert, dass die übrigen Arzneien den Magen irritieren.

Wirk.: Vertreibt Wind, befreit die Körperoberfläche, klärt Hitze, löst und fördert den Stuhlgang
Indik.: Hitze-Fülle innen und oberflächlich, starkes Fieber mit Schüttelfrost, Schwindel, schmerzhafte und gerötete Augen, Mundtrockenheit, bitterer Mundgeschmack, Schluckbeschwerden, dickflüssiges und klebriges Nasensekret, Völlegefühl in Thorax und Diaphragma, Husten mit Dyspnoe, Obstipation, dunkler Urin. *Zungenbelag:* Gelb und klebrig-schmierig. *Puls:* Überflutend, schnell oder saitenförmig, schlüpfrig
Besonderh.: Häufige Anwendung bei Hauterkrankungen (Urtikaria ➤ 12.12.3) durch innere Wind-Hitze, Fettsucht wegen innerer und äußerer Hitze.

8.2.3.c Rezepte, die die Oberfläche befreien bei Mangel im Innen

Ren Shen Bai Du San (Ginseng-Pulver zur Überwindung pathogener Einflüsse)

Quelle: *Xiao Er Yao Zheng Zhi Jue*

Kräuter	Dosis*	Funktion	Rezeptanalyse
Rx. Ginseng (*Ren Shen*), Baustern Ginseng, Ersatz: Rx. Codonopsis (*Dang Shen*) in 2–3facher Dosis	6 g (BB: 30 g)	Kaiser	Tonisiert das *Qi*
Rx. et Rz. Notopterygii (*Qiang Huo*)	6 g (BB: 30 g)	Kaiser	Befreien die Oberfläche von Wind-Kälte, beseitigen Feuchtigkeit und lindern Schmerzen
Rx. Angelicae Pubescentis (*Du Huo*)	6 g (BB: 30 g)		
Rx. Ligustici Chuanxiong (*Chuan Xiong*)	6 g (BB: 30 g)	Minister	Hilft den Kaisern, die Oberfläche zu befreien, bewegt das Blut und vertreibt Wind
Rx. Bupleuri (*Chai Hu*)	6 g (BB: 30 g)	Minister	In Kombination mit *Bo He*: Befreien die Oberfläche und senken das Fieber
Rx. Peucedani (*Qian Hu*)	6 g (BB: 30 g)	Minister	Mit *Jie Geng* und *Zhi Ke* zur Verbesserung des Lungen-*Qi*-Flusses, Förderung des Schleimauswurfs und Stoppen des Hustens
Rx. Platycodi Grandiflori (*Jie Geng*)	6 g (BB: 30 g)	Assistent	Wirkung aufsteigend, mit *Zhi Ke* wirkungsvolle Kombination, um den Lungen-*Qi*-Fluss im Thorax zu kontrollieren
Sclerotium Poriae Cocos (*Fu Ling*)	6 g (BB: 30 g)	Assistent	Leitet Feuchtigkeit aus, fördert Miktion, transformiert Schleim und nährt die Milz (tonisiert)
Fr. Citri Seu Ponciri (*Zhi Ke*)	6 g (BB: 30 g)	Assistent	Wirkung absteigend, mit *Jie Geng* wirkungsvolle Kombination, um den Lungen-*Qi*-Fluss im Thorax zu kontrollieren
Rx. Glycyrrhizae Uralensis (*Gan Cao*)	3 g (BB: 15 g)	Übermittler	Hilft *Ren Shen*, das *Qi* zu tonisieren und harmonisiert die Wirkung der anderen Kräuter
Rz. Zingiberis Officinalis Recens (*Sheng Jiang*)	3 Stück	Assistent	Kräftigt die Milz, um die Ursache der Schleimentstehung zu behandeln, befreit das Äußere von pathogenen Faktoren
Hb. Menthae Haplocalycis (*Bo He*)	1,5–3 g	Minister	In Kombination mit *Chai Hu* (Wirkung siehe dort)

Tab. 8.14

* Die Angaben nach Bensky/Barolet (BB) beziehen sich auf die Herstellung eines Pulvers (Zermahlen der Bestandteile). Davon 6 g mit einer kleinen Menge Rz. Zingiberis Recens (*Sheng Jiang*) und Hb. Menthae (*Bo He*) kochen.

Wirk.: Befreit die Oberfläche durch Schwitzen, vertreibt Wind und Feuchtigkeit, verbessert den *Qi*-Fluss.
Indik.: Äußere Wind/Kälte/Feuchtigkeit bedrängen Abwehr-*Wei-Qi*, das zu schwach ist, diese zu vertreiben: Hohes Fieber und starker Schüttelfrost, kein Schwitzen, Schmerz und Steifigkeit in Kopf und Nacken, Verkrampfung und Schmerzen der Extremitäten, Verspannung und Völlegefühl in der Brust, verstopfte Nase mit lautem Atemgeräusch, Husten mit Auswurf. *Zungenbelag:* Weiß, schmierig-klebrig. *Puls:* Oberflächlich, weich und sanft
Besonderh.: Häufige Anwendung bei älteren Patienten, im Wochenbett und allgemein bei Rekonvaleszenz nach langer Krankheit. Kontraindikation: In Fällen von Hitze, da viele Bestandteile warme, trocknende Eigenschaften haben.

Jing Fang Bai Du San (Nasskaltes Wind-Pulver, Pulver mit Hb. Schizonepetae, Rx. Ledebouriellae zur Überwindung pathogener Einflüsse)

Quelle: *She Sheng Zhong Miao Fang*
Rezept enthält *Ren Shen Bai Du San* (➥ 8.2.3.c) ohne Rx. Ginseng *(Ren Shen)* und dafür Hb. Schizonepetae *(Jing Jie)* und Rx. Ledebouriellae (Saposhnikoviae) *(Fang Feng)*
Wirk.: Fördert das Schwitzen und leitet Wind-Feuchtigkeit aus, lindert Schmerzen
Indik.: Erkältungskrankheiten durch äußeren Wind, Kälte und Feuchtigkeit mit Symptomen wie Fieber und Frösteln, Schweißlosigkeit, Kopf- und Nackenschmerzen und -steifigkeit, generalisierte Gliederschmerzen, *Zungenbelag:* Dünn, weiß. *Puls:* Oberflächlich.
Bemerkung: Krankheitsbild ist ernster als beim Hauptrezept, bei Patienten mit zugrunde liegendem *Qi*-Mangel. Indikation auch bei äußeren Erkrankungen mit geröteten und geschwollenen Augen, Parotitis epidemica und Frühstadium von Abszessen und Wunden.

8.2.4 Hitze klärende Rezepte

8.2.4.a Rezepte, die Hitze aus dem *Qi*-Stadium klären

Bai Hu Tang (Weißer-Tiger-Dekokt)
Quelle: *Shang Han Lun* (➥ 1.1, 9.4)

Kräuter	Dosis	Funktion	Rezeptanalyse
Gypsum fibrosum *(Shi Gao)*	30 g	Kaiser	Beseitigt Hitze und lässt Feuer abfließen
Rx. Anemarrhenae Asphodeloidis *(Zhi Mu)*	9 g	Minister	Befeuchtet, hilft *Shi Gao*, Hitze aus dem Magen und Lunge zu beseitigen, lindert die Reizbarkeit, befeuchtet Trockenheit und nährt *Yin*
Rx. Glycyrrhizae Uralensis *(Zhi Gan Cao)*	3 g	Assistent	Stärken den Magen und schützen die Säfte; verhindern, dass die kalten Eigenschaften von Kaiser und Minister den mittleren der *San Jiao* schädigen
Glutenfreier Reis *(Geng Mi)*	9–15 g	Übermittler	

Tab. 8.15

Wirk.: Lindert Hitze im *Qi*-(Innere Abwehr-)Stadium (➡ 9.5), klärt Magen–Feuer, bildet Körperflüssigkeiten und lindert Durst

Indik.:

- Fieberhafte Erkrankungen (*Yangming*-Syndrom ➡ 9.4.3): Hohes Fieber mit massivem Schwitzen, Hitzeaversion, rotes Gesicht, starker Durst, Reizbarkeit. *Puls:* Überflutend oder schlüpfrig, schnell
- Kopf- und Zahnschmerzen, Zahnfleischbluten bei Magen–Feuer (➡ 11.6.4).

8.2.4.b Rezepte, die Hitze aus dem *Ying*- und *Xue*-Stadium klären

Xi Jiao Di Huang Tang (Cornu Rhinoceri und Rx-Rhemanniae-Dekokt)

Quelle: *Qian Jin Yao Fang* (Tausend-Dukaten-Rezepturen ➡ 1.1)

Kräuter	Dosis	Funktion	Rezeptanalyse
Cornu Bubali *(Shui Niu Jiao)* ersatzweise für Cornu Rhinoceri *(Xi Jiao)* 3 g	10–30 g	Kaiser	Beseitigt Herz-Feuer, kühlt das Blut, lindert die toxischen Wirkungen von Hitze-Toxinen
Rx. Rehmanniae Glutinosae *(Sheng Di Huang)*	24 g		Kühlt das Blut, nährt *Yin* und beseitigt Hitze
Rx. Paeoniae *(Shao Yao)*	9 g		Kühlen das Blut, lassen Hitze abfließen, beleben das Blut und zerstreuen (Blut-Stasen)
Cx. Moutan Radicis *(Mu Dan Pi)*	6 g		

Tab. 8.16

Wirk.: Klärt Hitze- und Feuertoxin, kühlt das Blut, nährt das *Yin*, löst Blut–Stase, sistiert Blutungen

Indik.: Hitze im Blut (➡ 9.3.2, 9.5): Fieber, verschiedene Arten von Blutungen (Bluterbrechen, Nasenbluten, Blut im Stuhl und Urin, Hautblutung), Verspannungen im Bauch, Durst mit Schwierigkeit zu schlucken. *Zunge:* Scharlachrot und stachelig. *Puls:* Dünn und schnell

Besonderh.: Häufige Anwendung bei Hautkrankheiten (Psoriasis, atopisches Ekzem).

8

8.2.4.c Rezepte, die Hitze klären und Toxine mildern

Huang Lian Jie Du Tang (Coptis-Dekokt, das toxische Wirkungen lindert)

Quelle: *Qai Tai Bi Yao* („Wichtige Geheimnisse der äußeren Ebene" ➡ 1.1)

Kräuter	Dosis	Funktion	Rezeptanalyse
Rz. Coptidis (Huang Lian)	3–6 g	Kaiser	Lässt Hitze oder Feuer abfließen, auch aus dem Mittleren der *San Jiao*
Rx. Scutellariae (Huang Qin)	6 g	Minister	Beseitigt Hitze aus dem oberen der *San Jiao*
Cx. Phellodendri (Huang Bai)	6 g	Assistent	Beseitigt Hitze aus dem unteren der *San Jiao*
Fr. Gardeniae Jasminoidis (Zhi Zi)	6-12 g	Assistent	Lässt Hitze aus dem *San Jiao* durch den Urin abfließen, lindert Reizbarkeit

Tab. 8.17

Wirk.: Klärt Feuer und leitet Toxine aus

Indik.:

- Schwere Obstruktion durch Feuer-Toxine im *San Jiao* (➡ 3.4.11, 9.5): Hohes Fieber, Reizbarkeit, trockener Hals und Mund, verwaschene Sprache, Schlafstörungen, dunkler Urin. *Zunge:* Rot. *Zungenbelag:* Gelb. *Puls:* Schnell
- Nasenbluten oder Bluterbrechen wegen Fülle-Hitze, Karbunkel, Diarrhö und Ikterus bei Feuchte-Hitze (➡ 12.6.3)

Besonderh.: Auch Anwendung bei Hautkrankheiten mit Feuchte-Hitze und Toxinen.

Xie Xin Tang (Dekokt, das das Epigastrium entlastet)

Quelle: *Jin Gui Yao Lue* (Golden Cabinet ➡ 1.1)

Kräuter	Dosis	Funktion	Rezeptanalyse
Rx. et Rz. Rhei (Da Huang)	6 g	Kaiser	Lässt das Feuer abfließen (Blutebene: Behandlung von Blutungen, besonders im Oberkörper)
Rz. Coptidis (Huang Lian)	3 g	Minister	Lassen Hitze aus dem Oberen und mittleren der *San Jiao* abfließen
Rx. Scutellariae (Huang Qin)	3 g	Minister	

Tab. 8.18

Wirk.: Klärt Feuer, leitet Toxine aus (besonders über den Stuhlgang), trocknet Feuchtigkeit

Indik.: Füllezustand von Feuchte-Hitze mit innerer Verklumpung

- Fieber, Reizbarkeit und Ruhelosigkeit, Gesichtsröte, rote Augen, dunkler Urin, Obstipation. *Zungenbelag:* Klebrig-schmierig
- Epigastrisches Völlegefühl, Ikterus (➡ 12.6.3), Diarrhö (➡ 12.5.4), Bluterbrechen, Nasenbluten, geschwollener Gehörgang, Aphthen, Abszesse.

8.2.4.d Rezepte, die Hitze aus den Funktionskreisen klären

Long Dan Xie Gan Tang (Rx.-Gentianae-Dekokt, das die Leber entlastet)

Quelle: *Yi Fang Ji Jie*

Kräuter	Dosis	Funktion	Rezeptanalyse
Rx. Gentianae Longdancao (*Long Dan Cao*)	3–9 g	Kaiser	Lässt Fülle-Hitze in der Leber und der Gallenblase abfließen und beseitigt Feuchte-Hitze aus dem unteren der *San Jiao*
Rx. Scutellariae (*Huang Qin*)	6–12 g	Minister	Helfen dem Kaiser, das Feuer abfließen zu lassen und Feuchtigkeit zu beseitigen
Fr. Gardeniae Jasminoidis (*Zhi Zi*)	6–12 g		
Caulis Akebiae oder Mutong (*Mu Tong*) (Hinweise beachten ➡ 8.1.5)	3–6 g	Assistenten	Lassen Hitze aus dem oberen der *San Jiao* abfließen, eliminieren Feuchte-Hitze aus dem unteren der *San Jiao* durch Förderung der Diurese
Sm. Plantaginis (*Che Qian Zi*)	9 g		
Rz. Alismatis Orientalis (*Ze Xie*)	6 g		
Rx. Bupleuri (*Chai Hu*)	3–9 g	Minister	Zerstreut Hitze (entstanden durch Leber-*Qi*-Stauung), fokussiert die Wirkung der anderen Kräuter auf die Le- und Gb-Meridiane
Rx. Rehmanniae Glutinosae (*Sheng Di Huang*)	9–15 g	Assistent	Unterstützt das *Yin*
Rx. Angelicae Sinensis (*Dang Gui*)	6–12 g	Assistent	Nährt das Blut, ohne Stasen zu bewirken
Rx. Glycyrrhizae Uralensis (*Gan Cao*)	3–6 g	Übermittler	Harmonisiert die Wirkung der anderen Arzneien und den mittleren der *San Jiao*

Tab. 8.19

Wirk.: Klärt Feuer aus Leber und Gallenblase (➡ 11.7.7) (ohne Stasen zu verursachen), löst Feuchte-Hitze im unteren der *San Jiao* (➡ 3.4.11)

Indik.:

- Kopfschmerzen, Schwindel, Augenrötung, Gehörgangsschwellung, Taubheit, Schmerzen im Hypochondrium (➡ 12.6.1), bitterer Mundgeschmack, Reizbarkeit. *Zunge:* Rot. *Zungenbelag:* Gelb. *Puls:* Saitenförmig, schnell
- Dysurie (➡ 12.7.1), geschwollene äußere Geschlechtsorgane, faulig riechender Fluor vaginalis (➡ 12.8.7).

Besonderh.: Häufige Anwendung bei akuten Mittelohrentzündungen und Ekzemen durch Feuchte-Hitze. **Cave:** Dieses Rezept kann die Milz schädigen. Nicht über längeren Zeitraum oder in hohen Dosen und Kontraindikation beachten: bei Milz-Mangel-Syndromen oder bei verminderten Körpersäften.

Dao Chi San (Pulver, das das Rote hinausleitet)

Quelle: *Xiao Er Yao Zheng Zhi Jue*

Kräuter	Dosis	Funktion	Rezeptanalyse
Rx. Rehmanniae Glutinosae *(Sheng Di Huang)*	15–30 g	Kaiser	Wirkt auf das Herz und kühlt das Blut, wirkt auf die Nieren, nährt *Yin* und erzeugt Körperflüssigkeiten
Caulis Akebiae oder Mutong *(Mu Tong)* (Hinweis beachten ➡ S. 399)	3–6 g	Minister	Entfernt oben Hitze aus dem He-Meridian und fördert unten die Miktion durch den Dü-Meridian
Hb. Lophatheri Gracilis *(Dan Zhu Ye)*	3–6 g	Assistent	Beseitigt Hitze aus dem Herzen und lindert Reizbarkeit
Rx. Glycyrrhizae Uralensis *(Gan Cao)*	3–6 g	Übermittler	Harmonisiert die Wirkung der anderen Arzneien, behandelt schmerzhafte Miktionssymptome

Tab. 8.20

Wirk.: Klärt Herz-Feuer (➡ 11.1.6, 12.2.2), fördert die Diurese
Indik.: Reizbarkeit, Hitzegefühl im Thorax, Durst mit Vorliebe für kalte Getränke, Gesichtsrötung, Aphthen, Rhagaden der Lippen, wenig dunkler Urin; Einsatz bei Herz-Feuer greift auf den Dünndarm (und Blase) über (➡ 11.2.2), Dysurie (➡ 12.7.1), Hämaturie. *Zunge:* Rot. *Puls:* Schnell.

Xie Bai San (Pulver, das das Weiße abfließen lässt)

Quelle: *Xiao Er Yao Zheng Zhi Jue*

Kräuter	Dosis*	Funktion	Rezeptanalyse
Cx. Mori Albae Radicis *(Sang Bai Pi)*	9 g (BB: 30 g)	Kaiser	Lässt stagnierende Hitze aus den Lungen abfließen und stoppt Husten und Keuchatmung
Cx. Lycii Radicis *(Di Gu Pi)*	9 g (BB: 30 g)	Minister	Unterstützt den Kaiser; beseitigt auch durch Mangel (Mangel-Hitze) entstandene Hitze
Rx. Glycyrrhizae Uralensis *(Zhi Gan Cao)*	3 g	Assistenten	Schützen den Magen vor den kalten Eigenschaften der anderen Arzneien
Glutenfreier Reis *(Geng Mi)*	9 g (BB: 15–30 g)		

Tab. 8.21

* Die Angaben nach Bensky/Barolet (BB) beziehen sich auf die Herstellung eines Pulvers (Zermahlen der Bestandteile). Dieses wird mit Reis gekocht und vor den Mahlzeiten eingenommen.

Wirk.: Klärt Lungen-Hitze, bessert Dyspnoe
Indik.: Husten, Dyspnoe, Fieber, sehr warme Haut, Verschlechterung aller Symptome am Nachmittag, Mundtrockenheit, wenig Husten mit zähem Sputum. *Zunge:* Rot. *Zungenbelag:* Gelb. *Puls:* Dünn, schnell.
Besonderh.: Häufige Anwendung bei Akne (➡ 12.12.4) infolge Lungen-Hitze.
Zur Dosis: Bei mehr durch Stagnation (Einschnürung) entstandener Hitze Kaiserarznei erhöhen; bei mehr durch Mangel entstandener Hitze die Dosis des Ministers erhöhen.

Qing Wei San (Pulver, das den Magen klärt)

Quelle: *Lang Shi Mi Cang*

Kräuter	Dosis	Funktion	Rezeptanalyse
Rz. Coptidis (Huang Lian)	3–6 g	Kaiser	Greift Magen-Feuer an und lässt die Hitze-Ansammlung abfließen
Rz. Cimicifugae (Sheng Ma)	3–6 g	Minister	Erhebt und zerstreut die Hitze, lindert toxische Wirkungen
Cx. Moutan Radicis (Mu Dan Pi)	6–9 g	Assistenten	Kühlen das Blut und nähren das *Yin*
Rx. Rehmanniae Glutinosae (Sheng Di Huang)	6–12 g		
Rx. Angelicae Sinensis (Dang Gui)	6–9 g	Assistent	Vermindert Schwellungen, lindert Schmerz, indem es das Blut harmonisiert

Tab. 8.22

Wirk.: Klärt Magen-Feuer (➡ 11.6.4), kühlt das Blut, nährt das *Yin*
Indik.: Loderndes Magen-Feuer (➡ 11.6.4)

- Zahnschmerzen (➡ 12.3.4) mit Schmerzausstrahlung nach temporal, Hitzegefühl und Schwellung der Wangen, Mundtrockenheit, Vorliebe für kalte Getränke, fauliger Mundgeruch. *Zunge:* Rot. *Zungenbelag:* Wenig. *Puls:* Schlüpfrig, groß, schnell
- Zahnfleischblutungen, geschwollene und schmerzhafte Zunge, Lippe und Unterkiefer, Linderung durch Kälteanwendung

Besonderh.: Häufige Anwendung bei Erkrankungen im Mundbereich (➡ Stomatitis ➡ 12.3.6), bei Magen-Feuer.

Yu Nü Jian (Jade-Frau-Dekokt)

Quelle: *Jing Yue Quan Shu*

Kräuter	Dosis	Funktion	Rezeptanalyse
Gypsum (Shi Gao)	15–30 g	Kaiser	Beseitigt Hitze aus dem Magen, bessert dadurch das Fieber, kontrolliert Reizbarkeit und Durst
Rx. Rehmanniae Glutinosae Conquitae (Shu Di Huang)	9–30 g	Kaiser	Nährt Nieren-Wasser-Mangel (Wasser, kontrolliert das Feuer) nährt Nieren-*Yin*
Rx. Anemarrhenae Asphodeloidis (Zhi Mu)	3–6 g	Minister	Hilft Gypsum, Hitze aus dem Magen zu entfernen, nährt auch *Yin*
Tb. Ophiopogonis Japonici (Mai Men Dong)	6–9 g	Minister	Befeuchtet den Magen, erzeugt Körperflüssigkeiten, lindert Reizbarkeit; nährt *Yin* v. a. im oberen und mittleren der *San Jiao*
Rx. Achyranthis Bidentatae (Niu Xi)	3–6 g	Übermittler	Leitet Hitze nach unten und beendet dadurch das Überfließen von Blut in die Mundhöhle

Tab. 8.23

8

Wirk.: Klärt Magen-Hitze, nährt das *Yin* (➡ 11.6.3)

Indik.: Magen-Hitze-Syndrom mit *Yin*-Mangel, Zahnschmerzen (➡ 12.3.4), Zahnfleischblutungen (➡ 12.3.3), Stirnkopfschmerzen, Reizbarkeit, Fieber, Durst mit Vorliebe für kalte Getränke, starkes Hungergefühl. *Zunge:* Rot und trocken. *Zungenbelag:* Gelb. *Puls:* Schlüpfrig, groß

Besonderheiten: Häufige Anwendung bei Diabetes mellitus; Kontraindikation: Bei Fällen mit Diarrhö.

8.2.5 Abführende Rezepte

8.2.5.a Rezepte, die Hitze-Ansammlungen abführen

Da Cheng Qi Tang (Größeres Dekokt, das das *Qi* ordnet)

Quelle: *Shang Han Lun* (➡ 1.1, 9.4)

Kräuter	Dosis	Funktion	Rezeptanalyse
Rx. et Rz. Rhei (*Da Huang*)	6–12 g	Kaiser	Führt Hitze nach unten ab
Mirabilitum (*Mang Xiao*)	6–12 g	Minister	Wirkt Stuhl erweichend und unterstützt *Da Huang*
Fr. Immaturus Citri Aurantii (*Zhi Shi*)	9–15 g	Assistent	Zerstreut Klumpen, vermindert die fokussierte Schwellung, bewegt *Qi*
Cx. Magnoliae Officinalis (*Hou Po*)	12–15 g	Assistent	Zerstreut *Qi*, lindert das Völlegefühl, bewegt *Qi*

Tab. 8.24

Wirk.: Stärkstes Mittel gegen Hitzestau, leitet die Hitze nach außen und abwärts

Indik.: Fieberhafte Erkrankungen (*Yangming-Fu*-Syndrom ➡ 9.4.3), starke Obstipation mit hartem Stuhl, Meteorismus, epigastrische Bauchschmerzen, Völlegefühl, durch Druck verstärkte Magenschmerzen, Peritonismus. *Zungenbelag:* Trocken, gelb oder schwarz, rauh, Furchen. *Puls:* Tief, voll

Besonderh.: Rezept wirkt sehr stark und kann Erbrechen und Durchfall auslösen. Bei geschwächten Patienten nur mit Vorsicht anzuwenden und mit tonisierenden Kräutern zu kombinieren. Kontraindikation: Schwangerschaft.

Xiao Cheng Qi Tang (Kleineres Dekokt, das das *Qi* ordnet)

Quelle: *Shang Han Lun* (➡ 1.1, 9.4)

Variation von *Da Cheng Qi Tang* (➡ 8.2.5.a) ohne Mirabilitum *(Mang Xiao)*

Kräuter	Dosis	Funktion	Rezeptanalyse
Rx. et Rz. Rhei (*Da Huang*)	3–6–9 g (BB: 12 g)	Kaiser	Führt Hitze nach unten ab
Cx. Magnoliae Officinalis (*Hou Po*)	6 g	Assistent	Zerstreut *Qi*, lindert das Völlegefühl, bewegt *Qi*
Fr. Immaturus Citri Aurantii (*Zhi Shi*)	6–9 g (BB: 3 Stück)	Minister	Zerstreut Klumpen, vermindert die fokussierte Schwellung, bewegt *Qi*

Tab. 8.25

Wirk.: Mittelstarke Wirkung gegen Hitzestau, leitet Hitze nach außen und nach unten
Indik.: Mäßiggradige fieberhafte Erkrankungen (*Yangming-Fu*-Syndrom ➡ 9.4.3), intermittierendes Fieber, Obstipation ohne trockenen Stuhl, Völlegefühl, Meteorismus, Peritonismus. *Zungenbelag:* Gelb, trocken. *Puls:* Schlüpfrig, beschleunigt.

Tiao Wei Cheng Qi Tang (Dekokt, das den Magen reguliert und das *Qi* ordnet)

Quelle: *Shang Han Lun* (➡ 1.1, 9.4)
Assoziiertes Rezept zu *Da Cheng Qi Tang* (➡ 1.1, 9.4)

Kräuter	Dosis	Funktion	Rezeptanalyse
Rx. et Rz. Rhei (*Da Huang*)	3–6–9 g	Kaiser	Führt Hitze nach unten ab
Rx. Glycyrrhizae Uralensis (*Gan Cao*)	6 g	Übermittler	Harmonisiert die Wirkung der anderen Kräuter
Mirabilitum (*Mang Xiao*)	3–6–9 g	Minister	Wirkt Stuhl erweichend und unterstützt *Da Huang*

Tab. 8.26

Wirk.: Milde Wirkung gegen Hitzestau, führt Hitze nach außen und nach unten
Indik.: Milde fieberhafte Erkrankung (*Yangming-Fu*-Syndrom ➡ 9.4.3), Obstipation mit hartem Stuhl, Reizbarkeit. *Zungenbelag:* Gelb. *Puls:* Schlüpfrig, schnell
Besonderh.: Häufige Anwendung bei Nasenbluten, Zahnfleischschwellungen und Halsschmerzen durch Hitze im Magen und Dickdarm (➡ 11.6.4, 11.4.3), Rezept ist dann angezeigt, wenn leichte Obstipation aufgrund von Hitze in der *Yangming*-Ebene oder ohne fokussierte Schwellung und abdominales Völlegefühl auftritt.

Liang Ge San (Pulver, das das Diaphragma kühlt)

Quelle: *Tai Ping Hui Min He Ji Ju Fang*

Kräuter	Dosis*	Rezeptanalyse
Rx. et Rz. Rhei (*Da Huang*)	6 g (BB 600 g)	Lassen unten die geformte Hitzeansammlung der *Yangming*-Ebene abfließen
Mirabilitum (*Mang Xiao*)	6 g (BB 600 g)	
Rx. Glycyrrhizae Uralensis (*Gan Cao*)	6 g (BB 600 g)	*Gan Cao* schützt auch mit Honig den Magen und verhindert abdominale Schmerzen durch die abführenden Arzneien
Rx. Scutellariae (*Huang Qin*)	3 g (BB 300 g)	Beseitigt Hitze aus Lunge und Leber
Fr. Gardeniae Jasminoidis (*Zhi Zi*)	3 g (BB 300 g)	Beseitigt Hitze aus allen *San Jiao* über den Urin
Fr. Forsythiae Suspensae (*Lian Qiao*)	12 g (BB 1.200 g)	Hilft Hitze aus den Lungen zu entfernen und toxische Wirkungen zu lindern
Hb. Menthae Haplocalycis (*Bo He*)	3 g (BB 300 g)	Hilft Hitze aus dem oberen der *San Jiao* zu entlasten, lindert die Kopf- und Rachensymptome

Forts. ➡

8

Kräuter	Dosis*	Rezeptanalyse
Hb. Lophatheri Gracilis (Dan Zhu Ye)	3g	Beseitigt Hitze aus Lunge und Herz
Honig		Schützt mit Gan Cao den Magen, verhindert abdominale Schmerzen

Tab. 8.27

★ Die Angaben nach Bensky/Barolet (BB) beziehen sich auf die Herstellung eines Pulvers (Zermahlen der Bestandteile). Davon 6–12 g 3-mal täglich mit etwas Honig und 3 g Hb. Lophateri (Dan Zhu Ye) einnehmen.

Wirk.: Leitet Feuer aus, entspannt Magen und Darm durch Klärung im Oberen der San Jiao (➡ 3.4.11) und Drainage im mittleren der San Jiao

Indik.: Bei Fülle-Hitze-Zuständen im oberen und mittleren der San Jiao, z. B. loderndes Magen-Feuer (➡ 11.6.4), Hitzegefühl und Unwohlsein in Brust und Abdomen, Durst, Gesichtsröte, rote und trockene Lippen, Aphthen, Halsschmerzen, Nasenbluten, wenig, dunkler Urin, Obstipation. Zunge: Rot. Zungenbelag: Gelb. Puls: Schlüpfrig, schnell

Besonderh.: Häufige Anwendung bei Aphthen durch Hitzestau im Oberen und mittleren der San Jiao. Cave: Rezept kann leicht das Mitte-Qi schädigen. Bei Besserung der Obstipation oder sobald leichte abdominale Schmerzen, Eiter im Stuhl und verminderte Energie auftreten, Da Huang und Mang Xiao aus dem Rezept entfernen. Kontraindikation: Schwangerschaft und schwache Patienten.

8.2.5.b Rezepte, die den Darm befeuchten und Stuhlblockaden lindern

Run Chang Wan (Befeuchte-den-Darm-Pille)
Quelle: Shen Shi Zun Sheng Shu

Kräuter	Dosis*	Rezeptanalyse
Sm. Cannabis Sativae (Huo Ma Ren)	9 g (BB. 15 g)	Enthalten reichlich Öle, die den Darm befeuchten und Stuhlgangsblockaden auflösen, Kombination v. a. gut bei Obstipation durch Yin-Mangel
Sm. Persicae (Tao Ren)	6 g (BB: 9 g)	
Rx. Angelicae Sinensis (Dang Gui)	9 g	Nährt das Blut, befeuchtet den trockenen Darm
Rx. Rehmanniae Glutinosae (Sheng Di Huang)	12 g (BB: 30 g)	Nährt das Yin (Ursache des Krankheitsbildes)
Fr. Citri seu Ponciri (Zhi Ke)	6 g (BB: 9 g)	Bewegt Qi, fördert die abführende Wirkung des Rezepts, verhindert eine Schädigung des Mitte-Qi durch die anderen Arzneien
Honig		Befeuchtet den Dickdarm

Tab. 8.28

★ Die Angaben nach Bensky/Barolet (BB) beziehen sich auf die Herstellung eines Pulvers (Zermahlen der Bestandteile). Das Pulver wird unter Zugabe von Honig zu Pillen geformt, davon 15 g täglich einnehmen

Wirk.: Befeuchtet den Dickdarm, fördert den Stuhlgang

Indik.: Obstipation (➠ 12.5.5, Flüssigkeitsmangel im Dickdarm ➠ 11.4.1), Glanzlosigkeit der Haut und der Nägel, Mundtrockenheit, Durst, der durch Trinken kaum zu bessern ist. *Zunge:* Trocken. *Puls:* Dünn

Besonderh.: Häufige Anwendung bei Obstipation, v. a. bei chronischer Obstipation älterer Patienten und Frauen im Wochenbett. Bei Hitzezeichen zusätzlich Rx. Anemarrhenae *(Zhi Mu)* und Rz. Polygonati *(Yu Zhu)* dem Rezept beifügen.

8.2.6 Harmonisierende Rezepte

Si Ni San (Kalte-Extremitäten-Pulver)

Quelle: *Shang Han Lun* (➠ 1.1, 9.4)

Kräuter	Dosis	Funktion	Rezeptanalyse
Rx. Bupleuri *(Chai Hu)*	6–9 g	Kaiser	Reguliert *Qi*, indem es die Hitze ausleitet und die Stauung (Einschnürung) entlastet
Fr. Immaturus Citri Aurantii *(Zhi Shi)*	6–9 g	Minister	Lässt Stagnation aus dem mittleren der *San Jiao* abfließen, unterstützt die Milz
Rx. Paeoniae Lactiflorae *(Bai Shao)*	9–15 g	Assistent	Nährt die Leber, erhält das *Yin*, Kombination von *Chai Hu* und *Bai Shao* gut zur Verteilung des Leber-*Qi* ohne das *Yin* zu verletzen
Rx. Glycyrrhizae Uralensis *(Gan Cao)*	3–6 g	Übermittler	Kombination mit *Bai Shao* lindert die akuten und kolikartigen Schmerzen; harmonisiert die Wirkung der anderen Arzneien

Tab. 8.29

Wirk.: Vertreibt äußere pathogene Faktoren, löst Stauung (Einschnürung), verteilt Leber-*Qi*, reguliert die Milz (Behandlungsschwerpunkt des Rezeptes liegt auf der Regulierung des *Qi*, indem es die Hitze ausleitet und die Stauung (Einschnürung) entlastet)

Indik.:

- Verkrampfte Extremitäten infolge äußerer Hitze, die nach innen eingedrungen ist und das *Yang-Qi* bedrängt, *Shaoyang*-Störungen (➠ 9.4.5): Kalte Finger und Zehen bei normaler Körpertemperatur, manchmal kombiniert mit Völlegefühl und Übelkeit in Thorax und Oberbauch, *Zunge:* Rot oder nur rote Zungenränder. *Zungenbelag:* Gelb. *Puls:* Saitenförmig
- Bauchschmerzen mit schwerem Durchfall
- Magenstörung durch rebellierendes Leber-*Qi* (➠ 11.7.2, Leber attackiert den Magen ➠ 11.11.8): Hypochondrischer Schmerz und abdominales Spannungsgefühl (zum Teil mit epigastrischem Schmerz und Völlegefühl), bitterer Mundgeschmack, Blähungen, verminderter Appetit, Erbrechen. *Puls:* Kräftig und saitenförmig

8

Chai Hu Shu Gan San (Bupleurum-Dekokt, das die Leber verteilt)

Quelle: *Jing Yue Quan Shu*
Assoziiertes Rezept zu *Si Ni San* (➡ 8.2.6)

Kräuter	Dosis	Rezeptanalyse
Pericarpium Citri Reticulatae *(Chen Pi)*	9 g (BB: 6 g)	Bewegt das *Qi*
Rx. Bupleuri *(Chai Hu)*	9 g (BB: 6 g)	Reguliert das *Qi*, bewegt Leber-*Qi*
Rx. Ligustici Chuanxiong *(Chuan Xiong)*	6 g (BB: 4,5 g)	Bewegt *Qi* und Blut
Fr. Citri Aurantii *(Zhi Ke)*	6 g (BB: 4,5 g)	Reguliert *Qi* und senkt ab
Rx. Paeoniae Lactiflorae *(Bai Shao)*	6 g (BB: 4,5 g)	Nährt die Leber, erhält das *Yin,* Kombination von *Chai Hu* und *Bai Shao* gut zur Verteilung des Leber-*Qi* ohne das *Yin* zu verletzen
Rx. Glycyrrhizae Uralensis *(Gan Cao)*	3 g (BB: 1,5 g)	Kombination mit *Bai Shao* lindert die akuten und kolikartigen Schmerzen, harmonisiert die Wirkung der anderen Arzneien
Rz. Cyperi Rotundi *(Xiang Fu)*	6 g (BB: 4,5 g)	Bewegt das Leber-*Qi*, lindert Schmerzen

Tab. 8.30

Wirk.: Harmonisiert und verteilt Leber-*Qi* und Blut, lindert Schmerzen
Indik.: Leber-*Qi*-Stauung (➡ 11.7.2), Schmerzen im Hypochondrium (➡ 12.6.1), evtl. mit alternierendem Fieber/Schüttelfrost, bei prämenstruellem Syndrom (➡ 12.8.8) oder Dysmenorrhö (➡ 12.8.9).

Xiao Yao San (Pulver der heiteren Gelassenheit, Umherstreifen-Pulver)

Quelle: *Tai Ping Hui Min He Ji Ju Tang*
Assoziiertes Rezept zu *Si Ni San* (➡ 8.2.6)

Kräuter	Dosis	Funktion	Rezeptanalyse
Rx. Bupleuri *(Chai Hu)*	9 g	Kaiser	Verteilt das Leber-*Qi* (Regulation)
Rx. Angelicae Sinensis *(Dang Gui)*	9 g	Minister	Nähren das Blut, besänftigen die Reizbarkeit (durch Leber-*Qi*-Stauung), *Dang Gui* bei Leber-*Qi*-Stauung mit Blutmangel sehr wichtige Arznei
Rx. Paeoniae Lactiflorae *(Bai Shao)*	9 g		
Rz. Atractylodis Macrocephalae *(Bai Zhu)*	9 g	Assistenten	Stärken die Milz und deren Transport- und Transformationsfunktionen
Sclerotium Poriae Cocos *(Fu Ling)*	9 g		
Rx. Glycyrrhizae Uralensis *(Gan Cao)*	6 g	Assistent	Stärkt die Milz und lindert mit *Bai Shao* die krampfartigen Schmerzen im Abdomen

Forts. ➡

Kräuter	Dosis	Funktion	Rezeptanalyse
Rz. Zingiberis Officinalis Recens (Sheng Jiang)	6 g	Übermittler	Harmonisiert den Magen und behindert die Entwicklung von gegenläufigem Qi
Hb. Menthae Haplocalycis (Bo He)	3 g	Übermittler	Verstärkt die Wirkung von Chai Hu, die Stauung zu lindern und die entstandene Hitze zu regulieren

Tab. 8.31

Wirk.: Reguliert Leber-Qi-Stauung, stärkt die Milz, nährt das Blut
Indik.: Leber-Qi-Stauung (➡ 11.11.7) und Blutmangel (➡ 9.3.2), Schmerzen im Hypochondrium (➡ 12.6.1), evtl. mit abwechselndem Fieber und Schüttelfrost, Kopfschmerzen, Schwindel, bitterer Mundgeschmack, Hals- und Mundtrockenheit, Müdigkeit, Appetitverlust, unregelmäßige Menstruation, prämenstruelle Brustspannung. Zunge: Leicht blass. *Puls:* Saitenförmig, leer
Besonderh.: Häufige Anwendung bei gynäkologischen Erkrankungen (➡ 12.8.6–11) und Depression (➡ 12.13.3).

Jia Wei (Dan Zhi) Xiao Yao San (Erweitertes Pulver der heiteren Gelassenheit, erweitertes Umherstreifen-Pulver)

Quelle: Nei Ke Zhai Yao
Assoziiertes Rezept zu Si Ni San (➡ 8.2.6)
Enthält Xiao Yao San (➡ 8.2.6) und zusätzlich Cx. Moutan Radicis (Mu Dan Pi) 4,5 g, Fr. Gardeniae Jasminoidis (Zhi Zi) 4,5 g
Wirk.: Reguliert das Leber-Qi, stärkt die Milz, nährt das Blut, klärt Hitze
Indik.: Leberstörung mit Milz-Mangel-Syndrom, die sich in Hitze umwandelt (Leber attackiert die Milz ➡ 11.11.18): Ruhelosigkeit, Ungeduld und eventuell rezidivierendes Fieber mit Schwitzen, gerötete Augen, trockener Mund, Herzklopfen, Druckgefühl im Unterbauch, Dysurie, verstärkte Menstruation. *Zunge:* Rote Zungenspitze und Zungenränder. *Puls:* Saitenförmig und schnell
Besonderh.: Man gibt Sm. Plantagin (Che Qian Zi) zu, um das Rezept auf die Therapie einer erschwerten, schmerzhaften Miktion zu konzentrieren, ansonsten wie Xiao Yao San.

Tong Xie Yao Fang (Wichtiges Rezept für schmerzhaften Durchfall)

Quelle: Jing Yue Quan Shu

Kräuter	Dosis	Funktion	Rezeptanalyse
Rz. Atractylodis Macrocephalae (Chao Bai Zhu)	9 g (BB: 9–12 g)	Kaiser	Stärkt die Milz und trocknet Feuchtigkeit
Rx. Paeoniac Lactiflorae (Chao Bai Shao)	6 g (BB: 6–24 g)	Kaiser	Erweicht die Leber und lindert Schmerzen; Kombination der beiden Kaiser gut, um Holz zu kontrollieren und Erde zu stärken, dadurch Beendigung der Schmerzen und des Durchfalls

Forts. ➡

8

Kräuter	Dosis	Funktion	Rezeptanalyse
Pericarpium Citri Reticulatae (Chao Chen Pi)	4,5 g (BB: 4,5–9 g)	Minister	Harmonisiert den mittleren der San Jiao und transformiert Feuchtigkeit
Rx. Ledebouriellae Divaricatae (Fang Feng)	3 g (BB: 3–6 g)	Assistent und Übermittler	Wirkt auf Le- und Mi-Meridian; hilft, die Überkontrolle der Leber auf die Milz zu vermindern und fokussiert die Wirkung der anderen Arzneien auf diese beiden Organe

Tab. 8.32

Wirk.: Verteilt Leber-*Qi* und stärkt die Milz

Indik.: Leber attackiert die Milz (➡ 11.11.18; Holz überwältigt die Erde): Bauchschmerzen, rezidivierende Blähungsgeräusche, Diarrhö (➡ 12.5.4) mit schmerzhafter Defäkation. *Zungenbelag:* Dünn und weiß. *Puls:* Saitenförmig, schlüpfrig oder saitenförmig, dünn

Besonderh.: Häufige Anwendung bei stressinduzierter Diarrhö.

Xiao Chai Hu Tang (Kleines Bupleurum-Dekokt)

Quelle: *Shang Han Lun* (➡ 1.1, 9.4)

Kräuter	Dosis*	Funktion	Rezeptanalyse
Rx. Bupleuri (Chai Hu)	9–12 g (BB: 24 g)	Kaiser	Harmonisiert und klärt auf der Shaoyang-Ebene, verteilt Leber-Qi
Rx. Scutellariae (Huang Qin)	6 g (BB: 9 g)	Minister	Lässt Hitze aus Le und Gb abfließen; in Kombination mit Chai Hu eliminiert sie den pathogenen Faktor und behandelt Shaoyang-Erkrankungen (➡ 9.4.2)
Rz. Pinelliae Ternatae (Ban Xia)	9–12 g (BB: 24 g)	Assistent	Wärmt und transformiert Schleim und Trübes aus dem mittleren der San Jiao
Rz. Zingiberis Officinalis Recens (Sheng Jiang)	6 g (BB: 9 g)	Assistent	In Kombination mit Ban Xia wird der untere der San Jiao harmonisiert, gegenläufiges Qi abgesenkt (gegen Übelkeit und Erbrechen)
Rx. Ginseng (Ren Shen), Baustern Ginseng, Ersatz: Rx. Codonopsis (Dang Shen) in 2–3facher Dosis	4 g (BB: 9 g)	Assistent	In Kombination mit Gan Cao und Da Zao wird das normale Qi gestärkt und das weitere Eindringen des pathogenen Faktors verhindert
Rx. Glycyrrhizae Uralensis (Gan Cao)	6 g (BB: 9 g)	Assistenten	Mäßigen die scharfen, trocknenden Eigenschaften von Ban Xia und Sheng Jiang; Kombination von Da Zao und Sheng Jiang reguliert das Nähr-Ying-Qi und Abwehr-Wei-Qi auf sanfte Art
Fr. Ziziphi Jujubae (Da Zao)	3 Stück (BB: 12 Stück)		

Tab. 8.33

* Die Angaben nach Bensky/Barolet (BB) beziehen sich auf den Quellentext, der rät, die Bestandteile in zwölf Tassen Wasser zu kochen, bis sechs Tassen übrig bleiben, dann die festen Bestandteile entfernen und das abgeseihte Dekokt weiterkochen bis drei Tassen bleiben, dies in drei gleichen Dosen über den Tag verteilt warm trinken.

Wirk.: Lindert und harmonisiert *Shaoyang*-Syndrom (➡ 9.4.2)
Indik.: Intermittierendes Fieber und Schüttelfrost, trockener Hals, bitterer oder saurer Mundgeschmack, Schwindel, Reizbarkeit, Völlegefühl in Thorax und Hypochondrium, Übelkeit, Erbrechen, Appetitverlust. *Zungenbelag:* Klebrig weiß. *Puls:* Saitenförmig
Besonderh.: Häufige Anwendung bei Kinderkrankheiten.

Da Chai Hu Tang (Größeres Bupleurum-Dekokt)

Quelle: *Shang Han Lun* (➡ 1.1, 9.4)

Kräuter	Dosis	Funktion	Rezeptanalyse
Rx. Bupleuri (*Chai Hu*)	9 g	Kaiser	Entlastet das *Shaoyang*
Rx. Scutellariae (*Huang Qin*)	6 g	Minister	In Kombination mit Kaiser wird die Hitze aus **Le** und **Gb** beseitigt
Fr. Immaturus Citri Aurantii (*Zhi Shi*)	6 g	Minister	Reguliert den *Qi*-Fluss, bricht *Qi*-Stagnation auf; sehr gute Kombination mit Kaiser
Rx. et Rz. Rhei (*Da Huang*)	1–3–5 g	Minister	Lässt die Fülle-Hitze aus **Gb** und **Ma** über den Darm abfließen, transformiert Blut-Stasen, fördert den Gallenfluss
Rx. Paeoniae Lactiflorae (*Bai Shao*)	6 g	Assistent	Nährt das Blut, erweicht die Leber und behandelt abdominelle Schmerzen
Rz. Pinelliae Ternatae (*Ban Xia*)	9 g	Assistent	Harmonisiert den mittleren der *San Jiao*, senkt gegenläufiges Magen-*Qi* ab
Rz. Zingiberis Officinalis Recens (*Sheng Jiang*)	6 g	Übermittler	Kombination mit *Ban Xia* sehr gut, um Erbrechen zu beenden; in Kombination mit *Da Zao* wird das Nähr-*Ying*- und Abwehr-*Wei-Qi* reguliert
Fr. Zizyphi Jujubae (*Da Zao*)	3 Stück	Übermittler	Stärkt *Bai Shao* in der Wirkung, die Leber zu erweichen und gegen abdominelle Spasmen, schützt auch das *Yin*

Tab. 8.34

Wirk.: Harmonisiert *Shaoyang*, löst Stauung, klärt innere Hitze
Indik.: *Shaoyang*- und *Yangming*-Syndrom (➡ 9.4.2, 9.4.3): abwechselnd Fieber und Schüttelfrost, Völlegefühl in der Brust und im Hypochondrium (➡ 12.6.1), bitterer Mundgeschmack, Übelkeit und häufiges Erbrechen, Schmerzen im Epigastrium, schmerzhafte Defäkation mit Diarrhö oder Erbrechen, Reizbarkeit. *Zungenbelag:* Gelb, klebrig *Puls:.* Saitenförmig.

Ban Xia Xie Xin Tang (Pinellia-Dekokt, das das Epigastrium abfließen lässt)

Quelle: *Shang Han Lun* (➡ 1.1, 9.4)

Kräuter	Dosis	Funktion	Rezeptanalyse
Rz. Pinelliae Ternatae (*Ban Xia*)	6 g	Kaiser	Scharf und bitter, greift in den **Ma**-Meridian ein, zerstreut Klumpen, beseitigt das fokussierte Spannungsgefühl
Rz. Zingiberis Officinalis (*Gan Jiang*)	6 g	Minister	Scharf und warm, treibt Kälte aus

Forts. ➡

Kräuter	Dosis	Funktion	Rezeptanalyse
Rx. Scutellariae *(Huang Qin)*	6 g	Minister	Bitter und kalt, lassen Hitze abfließen
Rz. Coptidis *(Huang Lian)*	3 g		
Rx. Ginseng *(Ren Shen)*, Baustern Ginseng, Ersatz: Rx. Codonopsis *(Dong Shen)* in 2–3facher Dosis	6 g	Assistenten	Stärken Mitte-*Qi* und verhindern, dass das Aufrechte-*Zheng-Qi* durch die zerstreuende Wirkung von Kaiser und Minister verletzt wird
Fr. Zizyphi Jujubae *(Da Zao)*	9 Stück		
Rx. Glycyrrhizae Uralensis *(Zhi Gan Cao)*	3 g	Übermittler	Hilft den Assistenten, das *Qi* zu stärken, harmonisiert die Wirkung der anderen Arzneien

Tab. 8.35

Wirk.: Harmonisiert den Magen, senkt gegenläufiges Magen-*Qi* (➡ 9.3.1) wieder ab, löst das Gefühl vom „Klumpen im Magen" und Völlegefühl auf

Indik.: Kälte-Hitze-Komplex im mittleren der *San Jiao* mit gleichzeitig auftretendem Mangel (Leere) und Fülle, epigastrisches Völlegefühl, Meteorismus (➡ 12.5.3) ohne oder nur mit wenig Schmerzen, fokussierte Schwellung im Epigastrium, Völle- und Spannungsgefühl mit sehr leichten oder keinen Schmerzen im Epigastrium, zwanghaftes Erbrechen ohne Nahrungsbeimengungen, Blähungsgeräusche mit Diarrhö, Appetitverlust. *Zungenbelag:* Dünn, gelb, klebrig-schmierig. *Puls:* Saitenförmig, schnell.

8.2.7 Trockenheit behandelnde Rezepte

Sang Xing Tang (Fo. Mori und Sm.-Armeniacae-Dekokt)

Quelle: *Wen Bing Tiao Bian* (➡ 1.1, 9.5)

Kräuter	Dosis	Funktion	Rezeptanalyse
Fo. Mori Albae *(Sang Ye)*	6 g	Kaiser	Entfernt Trockenheit aus dem oberen der *San Jiao*
Fr. Gardeniae Jasminoidis *(Zhi Zi)*	6 g	Minister	Entlasten eingeschnürte Hitze, vertreiben den pathogenen Faktor nach außen und verhindern, dass er weiter in den Körper eindringt
Sm. Sojae Praeparata *(Dan Dou Chi)*	6 g		
Sm. Pruni Armeniacae *(Xing Ren)*	9 g	Kaiser	Senkt das Lungen-*Qi* ab
Bb. Fritillariae Thunbergii *(Zhe Bei Mu)*	6 g	Minister	Unterstützt *Xing Ren,* kühlt und transformiert
Rx. Adenophorae seu Glehniae *(Sha Shen)*	12 g	Assistenten	Nähren das *Yin* und entfernen Hitze, kühlen und befeuchten *Anmerkung: Li Pi* entspricht Birnenschalen
Fr. Pyri *(Li Pi)*	6 g		

Tab. 8.36

Wirk.: Beseitigt Hitze-Trockenheit (➡ 3.6.1)

Indik.: Hitze-Trockenheit schädigt das Lungen-*Qi* auf oberflächlichem Niveau (➡ 11.3.3), leichtes Fieber, Kopfschmerzen, Durst, trockener Husten oder Husten mit wenig zähem Sputum. *Zunge:* Rot. *Zungenbelag:* Dünn, trocken und weiß. *Puls:* Oberflächlich, schnell

Besonderh.: Kontraindiziert bei *Yin*-Mangel.

Bai He Gu Jin Tang (Bulbus-Lilii-Dekokt zur Erhaltung des Metalls, d. h. der Lunge, Lilii-Lunge Dekokt)

Quelle: *Yi Fang Ji Jie*

Kräuter	Dosis	Funktion	Rezeptanalyse
Bb. Lilii *(Bai He)*	6 g	Kaiser	Befeuchtet Trockenheit der Lunge, beseitigt Hitze
Rx. Rehmanniae Glutinosae *(Sheng Di Huang)*	12 g	Kaiser	Reichert sehr stark *Yin* an, stärkt die Nieren, kühlt das Blut und stillt Blutungen
Rx. Rehmanniae Glutinosae Conquitae *(Shu Di Huang)*	18 g	Kaiser	Stärkt Leber- und Nieren-*Yin*, in Kombination mit *Sheng Di Huang* gut zur Therapie von Mangel-Hitze
Tb. Ophiopogonis Japonici *(Mai Men Dong)*	9 g	Minister	Stärkt das *Yin*, v. a. im oberen der *San Jiao*, verstärkt die Wirkung von *Bai He* auf die Lungen und Wirkung der anderen tonisierenden Arzneien
Rx. Scrophulariae Ningpoensis *(Xuan Shen)*	6 g	Minister	Hilft dem Nieren-Wasser, zur Lunge aufzusteigen, beseitigt Mangel-Hitze
Bb. Fritillariae *(Bei Mu)*	6 g	Assistent	Befeuchtet die Lunge, transformiert Schleim und stoppt Husten
Rx. Platycodi Grandiflori *(Jie Geng)*	6 g	Assistent	Fördert den *Qi*-Fluss und stoppt Husten, v. a. in Kombination mit *Bei Mu*
Rx. Angelicae Sinensis *(Dang Gui)*	6 g	Assistenten	Nähren das Blut und unterstützen *Yin*
Rx. Paeoniae Lactiflorae *(Bai Shao)*	6 g		
Rx. Glycyrrhizae Uralensis *(Gan Cao)*	6 g	Übermittler	Harmonisiert die Wirkung der anderen Arzneien und unterstützt in Kombination mit *Jie Geng* den Rachen

Tab. 8.37

Wirk.: Nährt das *Yin*, befeuchtet die Lungen, löst Schleim auf, beendet Husten

Indik.: Innere Trockenheit der Lungen durch Lungen- und Nieren-*Yin*-Mangel (➡ 11.11.14), mit übermäßigem Feuer und Symptomen wie Husten mit blutigem Sputum (➡ 12.2.1), Halsschmerzen und trockener Hals, Hitzesensationen in Handflächen und Fußsohlen, Nachtschweiß. *Zunge:* Rot. *Zungenbelag:* Wenig. *Puls:* Dünn, schnell

Besonderh.: In Fällen von Milz-Mangel-Syndromen oder Nahrungsstau nur mit Vorsicht oder abgewandelt (mit Milz stärkenden und *Qi* regulierenden Kräutern) anwenden. Kontraindikation bei Patienten mit Außen-Syndromen.

Zeng Ye Tang (Dekokt, das die Säfte mehrt)

Quelle: *Wen Bing Tiao Bian* (➡ 1.1, 9.4)

Kräuter	Dosis	Funktion	Rezeptanalyse
Rx. Scrophulariae Ning-poensis *(Xuan Shen)*	15 g (BB: 30 g)	Kaiser	Nährt *Yin,* erzeugt Körperflüssigkeiten, befeuchtet Trockenheit, beseitigt Hitze
Tb. Ophiopogonis Japonici *(Mai Men Dong)*	12 g (BB: 24 g)	Minister	Hilft dem Kaiser bei der *Yin*-Nährung und Erzeugung der Körpersäfte
Rx. Rehmanniae Glutinosae *(Sheng Di Huang)*	12 g (BB: 24 g)	Minister	Nährt *Yin,* beseitigt Hitze

Tab. 8.38

Wirk.: Bildet Körperflüssigkeiten, klärt Hitze, befeuchtet Trockenheit, fördert Stuhlgang

Indik.: Obstipation, die durch *Yin*-Mangel entsteht, Mangel an Körperflüssigkeiten bei fieberhaften Erkrankungen (➡ 9.4, 9.5), Flüssigkeitsmangel im Dickdarm (➡ 11.4.1) wegen Schädigung der Körperflüssigkeiten (➡ 9.3.4), Obstipation, trockener Stuhl, Durst. *Zunge:* Trocken und rot. *Puls:* Dünn, schnell.

Mai Men Dong Tang (Tuber-Ophiopogonis-Dekokt)

8

Quelle: *Jin Gui Yao Lue*

Kräuter	Dosis	Funktion	Rezeptanalyse
Tb. Ophiopogonis Japonici *(Mai Men Dong)*	15–18 g	Kaiser	Beseitigt Mangel-Hitze aus dem Magen, erzeugt Körperflüssigkeiten in Magen und Lunge
Rx. Ginseng *(Ren Shen)*	6 g	Minister	Vermehrt *Qi,* bildet Körperflüssigkeiten, belebt *Qi* und *Yin*
Glutenfreier Reis *(Geng Mi)*	9–15 g	Assistenten	Helfen Kaiser und Minister, den Magen zu unterstützen und Körpersäfte zu bilden, unbehandelte *Gan Cao* auch gut für den Rachen
Fr. Zizyphi Jujubae *(Da Zao)*	12 Stück (heute meist 3–4 Stück)		
Rx. Glycyrrhizae Uralensis *(Gan Cao)*	6 g		
Rz. Pinelliae Ternatae *(Ban Xia)*	4,5–9 g		Transformiert Schleim und unterstützt so das Absenken von gegenläufigem Magen- und Lungen-*Qi* ab

Tab. 8.39

Wirk.: Lindert den Magen und leitet gegenläufiges *Qi* nach unten (➡ 9.3.1)

Indik.: Hitze bei Magen-*Yin*-Mangel-Syndrom, die das Lungen-*Yin* (➡ 11.3.2) befällt. „Mutter" (Magen) überträgt die Störung an den „Sohn" (Lunge) ➡ 3.2, Husten mit Speichelausfluss, Asthma, Atemnot, unangenehmes Gefühl im Hals, trockener Mund. *Zunge:* Trocken, rot. *Zungenbelag:* Wenig. *Puls:* Schwach, schnell

Besonderh.: Häufige Anwendung bei Blähungen, Übelkeit oder Erbrechen bei Magen-*Yin*-Mangel (➡ 11.6.3), Kontraindikation bei Fällen mit Feuchtigkeitsretention oder bei Lungenschwäche durch *Yang*-Mangel.

8.2.8 Feuchtigkeit ausleitende Rezepte

8.2.8.a Rezepte, die den Magen harmonisieren und Feuchtigkeit auflösen

Ping Wei San (Beruhige-den-Magen-Pulver)

Quelle: *Tai Ping Hui Min He Ji Ju Tang*

Kräuter	Dosis	Funktion	Rezeptanalyse
Rz. Atractylodis *(Cang Zhu)*	12–15 g	Kaiser	Beseitigt Feuchtigkeit, stärkt die Milz-Transportfunktion
Cx. Magnoliae Officinalis *(Hou Po)*	9–12 g	Minister	Beseitigt Feuchtigkeit und zerstreut Fülle
Pericarpium Citri Reticulatae *(Chen Pi)*	9–12 g	Assistent	Reguliert *Qi*, transformiert dadurch Feuchtigkeit
Rx. Glycyrrhizae Uralensis *(Zhi Gan Cao)*	3–6 g	Übermittler	Stärkt die Milz, harmonisiert die Wirkung der anderen Arzneien

Tab. 8.40

★ Im Originalrezept (als Pulver) wird zusätzlich Rz Zingiberis Officinalis *(Sheng Jiang)* und Fr. Zizyphi Jujubae *(Da Zao)* beigefügt; diese regulieren und harmonisieren Milz/Magen auf sanfte Art.

Wirk.: Trocknet Feuchtigkeit, verbessert die Transportfunktion der Milz, fördert den *Qi*-Fluss, harmonisiert den Magen

Indik.: Stagnation von Feuchte-Kälte in Magen und Milz (➡ 11.5.5), Meteorismus und Völlegefühl im Epigastrium, Appetit- und Geschmacksverlust, Übelkeit, Erbrechen, Aufstoßen, Sodbrennen, Schweregefühl in den Extremitäten, Müdigkeit, Diarrhö oder weiche Stühle. *Zunge:* Geschwollen. *Zungenbelag:* Dick, weiß und klebrig-schmierig. *Puls:* Langsam

Besonderh.: *Cave* bei Patienten mit *Yin*- oder Blut-Mangel, Schwangerschaft.

Huo Xiang Zheng Qi San (Agastaches Pulver, das das *Qi* korrigiert)

Quelle: *Tai Ping Hui Min He Ji Ju Tang*

Kräuter	Dosis	Funktion	Rezeptanalyse
Hb. Agastaches seu Pogostemi *(Huo Xiang)*	12 g	Kaiser	Scharf, aromatisch, vertreibt Wind-Kälte, transformiert trübe Feuchtigkeit, belebt die Milz, beendet Erbrechen
Cx. Magnoliae Officinalis *(Hou Po)*	9 g	Minister	Bewegt *Qi*, vermindert Fülle und Kurzatmigkeit
Pericarpium Citri Reticulatae *(Chen Pi)*	9 g	Minister	Reguliert *Qi*, transformiert Feuchtigkeit, harmonisiert den mittleren der *San Jiao*

Forts. ➡

8

Kräuter	Dosis	Funktion	Rezeptanalyse
Fo. Perillae Frutescentis *(Zi Su Ye)*	6 g	Minister	Befreit die Körperoberfläche, harmonisiert den mittleren der *San Jiao*
Rx. Angelicae Dahuricae *(Bai Zhi)*	6 g	Minister	Hilft dem Kaiser mit *Zi Su Ye* in der Beseitigung von Kälte, behandelt Kopfschmerzen
Rz. Pinelliae Ternatae *(Ban Xia)*	9 g	Assistent	Harmonisiert den Magen und beendet Erbrechen
Pericarpium Arecae Catechu *(Da Fu Pi)*	9 g	Assistent	Wirkung wie *Hou Po*, reguliert *Qi*, v. a. aber im unteren der *San Jiao*
Rz. Atractylodis Macrocephalae *(Bai Zhu)*	12 g	Assistenten	Starke Kombination, die Milz stärkt und Feuchtigkeit transformiert
Sclerotium Poriae Cocos *(Fu Ling)*	9 g		
Rx. Platycodi Grandiflori *(Jie Geng)*	9 g	Assistent	Fördert die Lungenfunktion und Diaphragma, unterstützt den Kaiser
Rx. Glycyrrhizae Uralensis *(Zhi Gan Cao)*	3 g	Übermittler	Harmonisieren die Wirkung der anderen Arzneien, regulieren Milz und Magen
Rz. Zingiberis Officinalis Recens *(Sheng Jiang)*	3–6 g		
Fr. Zizyphi Jujubae *(Da Zao)*	1 Stück		

Tab. 8.41

Wirk.: Befreit die Körperoberfläche, löst Feuchtigkeit auf, reguliert *Qi*, harmonisiert den mittleren der *San Jiao* (➥ 3.4.11)

Indik.: Äußere Wind-Kälte mit innerer Feuchtigkeitsretention (➥ 9.3.4), Fieber und Schüttelfrost, Kopfschmerzen, Völlegefühl im Thorax, Schmerz im Epigastrium, Übelkeit und Erbrechen, Blähungsgeräusche, Diarrhö (➥ 12.5.4), Geschmacksverlust. *Zungenbelag:* Weiß und klebrig-schmierig. *Puls:* Sanft, schlüpfrig

Besonderh.: Häufige Anwendung bei akuter Gastroenteritis im Sommer oder Spätsommer.

8.2.8.b Rezepte, die Feuchte-Hitze klären

San Ren Tang (Drei-Nüsse-Dekokt)

Quelle: *Wen Bing Tiao Bian* (➥ 1.1, 9.5)

Kräuter	Dosis	Funktion	Rezeptanalyse
Sm. Pruni Armeniacae *(Xing Ren)*	12 g	Kaiser	Reguliert den Lungen-*Qi*-Fluss, senkt Lungen-*Qi* ab
Fr. Amomi Kravanh *(Bai Dou Kou)*	6 g	Kaiser	Transformiert Hitze-Feuchtigkeit, belebt die Milz, verteilt das *Qi* im Thorax

Forts. ➥

Kräuter	Dosis	Funktion	Rezeptanalyse
Cx. Magnoliae Officinalis (Hou Po)	6 g	Minister	Trocknend, behandeln epigastrische und abdominale Schwellungen, die durch Feuchtigkeit und Schleim entstehen
Rz. Pinelliae Ternatae (Ban Xia)	9 g		
Sm. Coicis Lachryma-jobi (Yi Yi Ren)	12 g	Kaiser	Lässt Feuchtigkeit über den Urin abfließen, stärkt die Milz
Medulla Tetrapanacis Papyriferi (Tong Cao)	6 g	Assistenten	Lösen Feuchtigkeit durch Förderung der Miktion, beseitigen Hitze
Hb. Lophatheri Gracilis (Dan Zhu Ye)	6 g		
Talcum (Hua Shi)	12 g		

Tab. 8.42

Wirk.: Fördert *Qi*-Bewegung, klärt Feuchte-Hitze

Indik.: Frühes Stadium von fieberhaften Erkrankungen durch Feuchte-Hitze (Wärme) (*Shi Wen*-Syndrom ➡ 9.5.9, v. a. in Spätsommer oder Herbst häufig bei Patienten mit Milz-*Qi*-Mangel), Kopfschmerzen, Schüttelfrost, Nachmittagsfieber, Schweregefühl und Schmerzen im ganzen Körper, gelbblasses Gesicht, thorakales Völlegefühl, Appetitverlust, kein Durst. *Zungenbelag:* Weiß. *Puls:* Saitenförmig, dünn, sanft

Besonderh.: Häufige Anwendung bei chronischem Fieber bei Feuchte-Hitze.

Yin Chen Hao Tang (Hb.-Artemisiae-Yinchenhao-Dekokt)

Quelle: *Shang Han Lun* (➡ 1.1, 9.5)

Kräuter	Dosis*	Funktion	Rezeptanalyse
Hb. Artemisiae Yinchen-hao (Yin Chen Hao)	18 g	Kaiser	Behandelt v. a. Ikterus, der durch Feuchte-Hitze entsteht
Fr. Gardeniae Jasminoidis (Zhi Zi)	9 g	Minister	Beseitigt Hitze aus den *San Jiao* und lässt Hitze über den Urin abfließen
Rx. et Rz. Rhei (Da Huang)	6 g	Assistent	Führt Hitze durch den Stuhlgang ab, hilft *Yin Chen Hao* bei der Verminderung des Ikterus, belebt das Blut und fördert den harmonischen Blutfluss der Leber

Tab. 8.43

★ Nach Bensky/Barolet (BB) wird die Dosierung heute häufig verdoppelt.

Wirk.: Klärt Hitze und löst Feuchtigkeit auf, bessert Ikterus

Indik.: Hellgelber Ikterus (➡ 12.6.3) infolge Feuchte-Hitze, leichter Meteorismus, Durst mit Wunsch, nur den Mund zu befeuchten, Harnverhalt. *Zungenbelag:* Gelb und klebrig-schmierig. *Puls:* Schlüpfrig, schnell

Besonderh.: Rezept ist ohne Modifikation bei *Yin*-Ikterus oder Ikterus, bei dem Feuchtigkeit überwiegt (➡ 12.6.3), kontraindiziert. *Cave* mit *Da Huang* (Rx. und Rz. Rhei) in der Schwangerschaft.

8

Ba Zheng San (Acht-Arzneien-Pulver zur Korrektur)

Quelle: *Tai Ping Hui Min He Ji Ju Tang*

Kräuter	Dosis	Funktion	Rezeptanalyse
Caulis Akebiae (*Mu Tong*)	3–6 g	Kaiser	Bitter, kalt, beseitigt Hitze, fördert die Miktion, effektiv zur Beseitigung von Blockaden durch Feuchtigkeit
Talcum (*Hua Shi*)	12–30 g	Minister	Beseitigen Feuchte-Hitze durch Miktionsförderung und durch Unterstützung des Kaisers bei der Beseitigung der schmerzhaften Milzdysfunktionsblockade
Sm. Plantaginis (*Che Qian Zi*)	9–15 g		
Hb. Dianthi (*Qu Mai*)	6–12 g		
Hb. Polygoni Avicularis (*Bian Xu*)	6–12 g		
Fr. Gardeniae Jasminoidis (*Zhi Zi*)	3–9 g	Assistent	Lässt Hitze aus den *San Jiao* durch den Urin abfließen
Rx. et Rz. Rhei (*Da Huang*)	6–9 g	Assistent	Lässt Hitze durch den Stuhl abfließen
Medulla Junci Effusi (*Deng Xin Cao*)	3–6 g	Übermittler	Leitet Hitze nach unten
Rx. Glycyrrhizae Uralensis (*Gan Cao*)	3–9 g	Übermittler	Harmonisiert die Wirkungen der anderen Arzneien, lindert abdominale Schmerzen, Kombination mit *Hua Shi* lindert die Reizbarkeit

Tab. 8.44

Wirk.: Klärt Hitze, fördert die Miktion (Diurese), lindert Schmerzen

Indik.: Hitze-*Lin*-Syndrom (Dysurie ➠ 12.7.1) infolge Feuchte-Hitze im unteren der *San Jiao* (➠ 3.4.11, 11.10.1), Urin meist dunkel, trüb und geringe Menge; in schweren Fällen: Harnretention und Meteorismus, Schmerzen im Unterbauch, Mund- und Rachentrockenheit. *Zungenbelag:* Gelb und klebrig-schmierig. *Puls:* Schlüpfrig, schnell

Besonderh.: Häufige Anwendung bei akutem Harnwegsinfekt (➠ 12.7.3), Prostatitis (➠ 12.8.4) oder Harnsteinen (➠ 12.7.4). *Cave:* in der Schwangerschaft und bei Zuständen durch Kälte nur mit Modifikation. Bei häufiger Anwendung Schwäche, Schwindel, Appetitverlust und Palpitationen möglich.

Er Miao San (Zwei-Wunder-Pulver)

Quelle: *Dan Xi Xin Fa*

Kräuter	Dosis	Rezeptanalyse
Cx. Phellodendri (*Huang Bai*)	9–12 g	Bitter und kalt, behandelt Feuchte-Hitze im unteren der *San Jiao*
Rz. Atractylodis (*Cang Zhu*)	6–9 g	Bitter und warm, trocknet Feuchtigkeit

Tab. 8.45

Wirk.: Klärt Hitze und löst Feuchtigkeit auf

Indik.: Feuchte-Hitze im unteren der *San Jiao* (➠ 3.4.11, 11.10.1), Schmerzen im LWS-Bereich und den Extremitäten, Schwäche oder Atrophie der Beine, Füße oder

Knie rot, geschwollen und schmerzhaft, Hautausschlag an den Beinen, dicker, gelber, faulig riechender Fluor vaginalis (➡ 12.8.7), wenig und dunkelgelber Urin. *Zungenbelag:* Gelb und klebrig-schmierig

Besonderh.: In der Praxis werden *San Miao Wan* (BB: S. 213, enthält: *Er Miao San* mit zusätzlich Rx. Achyranthis Bidentatae (*Niu Xi*) 6 g) und *Si Miao Wan* (BB: S. 214, enthält: *San Miao Wan* mit zusätzlich Sm. Coicis Lachryma-jobi *(Yi Yi Ren)* 9 g) ebenfalls häufig bei Feuchte-Hitze im unteren der *San Jiao* angewendet.

8.2.8.c Rezepte, die den Harnfluss fördern und Feuchtigkeit auflösen

Wu Ling San (Fünf-Bestandteile-Pulver mit Poria)

Quelle: *Shang Han Lun* (➡ 1.1, 9.5)

Kräuter	Dosis	Funktion	Rezeptanalyse
Rz. Alismatis Orientalis (*Ze Xie*)	9 g	Kaiser	Lässt Feuchtigkeit abfließen, fördert die Miktion, eliminiert Hitze aus der Blase
Sclerotium Poriae Cocos (*Fu Ling*)	6 g	Minister	Leitet Feuchtigkeit v. a. bei Mangel-Syndromen ab, fördert die Miktion, stärkt Milz und *Yang*
Sclerotium Polypori Umbellati (*Zhu Ling*)	6 g	Minister	Bitter, beseitigt Feuchtigkeit, fördert die Miktion
Rz. Atractylodis Macrocephalae (*Bai Zhu*)	6 g	Assistent	Stärkt das Milz-*Qi*, unterstützt deren Transport- und Transformationsfunktion und beseitigt Feuchtigkeit
Ra. Cinnamomi Cassiae (*Gui Zhi*)	3 g	Assistent und Übermittler	Erwärmt das Feuer des *Mingmen* (➡ 3.3.6), zerstreut den pathogenen Faktor

Tab. 8.46

Wirk.: Fördert Miktion (Diurese), löst Feuchtigkeit auf, wärmt das *Yang*, verbessert die Transformationsfunktion von *Qi*

Indik.:

- *Taiyang*-Syndrom (➡ 9.4.1) mit Kopfschmerzen, Fieber, Reizbarkeit, starker Durst mit sofortigem Erbrechen nach dem Trinken, Harnverhalt. *Zungenbelag:* Weiß. *Puls:* Oberflächlich
- Innere Ansammlung von Wasser, Ödeme, Diarrhö, Harnverhalt
- Retention von Körperflüssigkeiten im unteren der *San Jiao* (➡ 3.4.11), Palpitationen unterhalb des Nabels, Erbrechen von Speichel, Schwindel, Dyspnoe, Husten.

8.2.8.d Rezepte, die das *Yang* wärmen und Feuchtigkeit auflösen

Zhen Wu Tang (Wahrer-Krieger-Dekokt)

Quelle: *Shang Han Lun* (➡ 1.1, 9.5)

Kräuter	Dosis	Funktion	Rezeptanalyse
Rx. Lateralis Aconiti Carmichaeli Praeparata *(Fu Zi)*	1–3–5 g	Kaiser	Heiß, scharf, wärmt und stärkt Nieren-*Yang*
Rz. Atractylodis Macro-cephalae *(Bai Zhu)*	6 g	Minister	Stärken die Milz, fördern die Miktion, *Fu Ling* lässt Feuchtigkeitsretention durch den Urin abfließen
Sclerotium Poriae Co-cos *(Fu Ling)*	9 g		
Rz. Zingiberis Officinalis Recens *(Sheng Jiang)*	9 g	Assistent	Wärmt und stärkt, zerstreut die Feuchtigkeit und stärkt damit die Minister; verteilt das Lungen-*Qi*, wärmt den Magen, hilft dem Kaiser bei der Beseitigung von Feuchtigkeit, die in Fleisch und Muskel geflossen ist
Rx. Paeoniae Lactiflorae *(Bai Shao)*	9 g	Assistent	Erhält das *Yin,* lindert Schmerzen

Tab. 8.47

8

Wirk.: Wärmt das *Yang* und fördert die Diurese

Indik.:

- Milz- und Nieren-*Yang*-Mangel (➡ 11.11.17) mit Wasserretention, Harnverhalt, Schweregefühl und Schmerzen der Extremitäten, Bauchschmerzen, weiche Stühle, Ödeme, kein Durst. *Zunge:* Blass oder bläulich, geschwollen mit Zahnabdrücken. *Zungenbelag:* Weiß. *Puls:* Tief, dünn
- Äußere Wind/Kälte beim *Taiyang*-Syndrom (➡ 9.4.1), Fieber mit Schwitzen ohne Temperatursenkung, Palpitationen im Epigastrium, Schwindel, Schüttelfrost, Tremor. *Zungenbelag:* Weiß und stark feucht. *Puls:* Tief, dünn

Besonderh.: Häufige Anwendung bei chronischer Glomerulonephritis.

8.2.8.e Rezepte, die Wind-Feuchtigkeit ausleiten

Juan Bi Tang (Dekokt, das schmerzhafte Blockaden beseitigt; aus selected formulas)

Quelle: *Bai Yi Xuan Fang* (Selected formulas)★

Kräuter	Dosis	Funktion	Rezeptanalyse
Rx. et Rz. Notopterygii *(Qiang Huo)*	9 g	Kaiser	Befreit die Oberfläche, lindert Schmerzen v. a. im Oberkörper
Rz. Curcumae Longae *(Jiang Huang)*	9 g	Kaiser	Bewegt *Qi* und Blut

Forts. ➡

Kräuter	Dosis	Funktion	Rezeptanalyse
Rx. Angelicae Sinensis (Dang Gui)	9 g	Assistent	Belebt das Blut, dadurch hilft sie bei der Beseitigung von Wind-Feuchtigkeit und lindert Schmerzen
Rx. Astragali Membranacei (Zhi Huang Qi)	9 g	Assistent	Tonisiert das Qi
Rx. Paeoniae Rubrae (Chi Shao)	9 g	Assistent	Nährt Blut und Yin, senkt das Yang ab
Rx. Ledebouriellae Divaricatae (Fang Feng)	9 g	Assistent	Befreit die Oberfläche v. a. von Wind und Feuchtigkeit
Rx. Glycyrrhizae Uralensis (Zhi Gan Cao)	6 g	Assistent und Übermittler	Verhindert eine Schädigung des Aufrechten-Zheng-Qi, harmonisiert die Wirkungen der anderen Arzneien

Tab. 8.48

★ Dieses Rezept ist ein vereinfachtes und assoziiertes Rezept zu *Juan Bi Tang* (➡ BB: S. 222, EBB: S. 204) aus Medical Revelations *(Yi Xue Xin Wu).*

Wirk.: Stärkt und harmonisiert das Abwehr-*Wei-Qi* und Nähr-*Ying-Qi* (➡ 3.3.1), zerstreut Wind und löst Feuchtigkeit auf

Indik.: Invasion von äußeren pathogenen Faktoren wie Wind, Kälte, Feuchtigkeit in Kombination mit *Qi*-Mangel, Schweregefühl im ganzen Körper, Steifigkeit in Nacken-, Schulter- und Lumbalgegend, Parästhesien der Extremitäten, Einschränkungen der Beweglichkeit. *Zungenbelag:* Weiß. *Puls:* Langsam

Besonderh.: Häufige Anwendung bei *Bi*-Syndrom (➡ 12.10.1) der oberen Körperhälfte.

Du Huo Ji Sheng Tang (Angelica Pubescentis und Loranthus-Dekokt)

Quelle: *Qian Jin Yao Fang* (Tausend-Dukaten-Rezepturen ➡ 1.1)

Kräuter	Dosis	Funktion	Rezeptanalyse
Rx. Angelicae Pubescentis (Du Huo)	9 g	Kaiser	Beseitigt Wind, Feuchtigkeit und Kälte aus dem unteren der San Jiao, in Knochen und Sehnen
Hb. cum Radice Asari (Xi Xin)	6 g	Minister	Beseitigt Kälte in den Meridianen und Wind-Feuchtigkeit aus Sehnen und Knochen, um die Schmerzen zu stoppen
Rx. Ledebouriellae Divaricatae (Fang Feng)	6 g	Minister	Beseitigt Wind und Feuchtigkeit
Rx. Gentianae Qinjiao (Qin Jiao)	6 g	Minister	Entspannt Muskeln und Sehnen, beseitigt Wind und Feuchtigkeit
Ra. Sangjisheng (Sang Ji Sheng)	6 g	Assistenten	Beseitigen Wind-Feuchtigkeit, stärken Leber und Nieren Niu Xi ist auch Übermittler und leitet die Wirkungen der anderen Arzneien in die unteren Extremitäten
Cx. Eucommiae Ulmoidis (Du Zhong)	6 g		
Rx. Achyranthis Bidentatae (Niu Xi)	6 g		

Forts. ➡

Kräuter	Dosis	Funktion	Rezeptanalyse
Cx. Cinnamomi Cassiae (*Rou Gui*)	6 g	Assistent	Wärmt die Meridiane, löst Blockaden in ihnen auf und nährt das *Yang*, befreit die Lumbalregion
Rx. Angelicae Sinensis (*Dang Gui*)	6 g	Assistenten	(Kombination *Si Wu Tang* ➡ 8.2.10.b), nähren und beleben das Blut
Rx. Ligustici Chuanxiong (*Chuan Xiong*)	6 g		
Rx. Rehmanniae Glutinosae Conquitae (*Shu Di Huang*)	6 g		
Rx. Paeoniae Lactiflorae (*Bai Shao*)	6 g		
Rx. Ginseng (*Ren Shen*) Baustern Ginseng, Ersatz: Rx. Codonopsis (*Dong Shen*) in 2–3facher Dosis	6 g	Assistenten	Stärken die Milz (wichtig bei chronischen Zuständen mit Feuchtigkeitsretention)
Sclerotium Poriae Cocos (*Fu Ling*)	6 g		
Rx. Glycyrrhizae Uralensis (*Zhi Gan Cao*)	6 g	Übermittler	Stärkt das Mitte-*Qi*, harmonisiert die Wirkungen der anderen Arzneien

Tab. 8.49

Wirk.: Zerstreut Wind und löst Feuchtigkeit auf, lindert Schmerzen, stärkt bei Mangelzuständen

Indik.: *Bi*-Syndrom (➡ 12.10.1) bei Leber- und Nieren-Mangel, Schwäche, Steifigkeit, Schmerzen und Schweregefühl in Beinen und LWS-Bereich, evtl. zusätzlich Parästhesien, Kälteaversion, Wärme bessert, Palpitationen, Dyspnoe. *Zunge:* Blass. *Zungenbelag:* Weiß. *Puls:* Dünn, schwach

Besonderh.: Häufige Anwendung bei *Bi*-Syndrom (➡ 12.10.1) des Rückens und der Beine.

8.2.9 Rezepte, die das Innere erwärmen und Kälte vertreiben

Li Zhong Wan (Pille, die die Mitte reguliert)

Quelle: *Shang Han Lun* (➡ 1.1, 9.5)

Kräuter	Dosis	Funktion	Rezeptanalyse
Rz. Zingiberis Officinalis (*Gan Jiang*)	6 g	Kaiser	Wärmt Milz- und Magen-*Yang*, beseitigt innere Kälte
Rx. Ginseng (*Ren Shen*), Ersatz: Rx. Codonopsis (*Dang Shen*) in 2–3facher Dosis	6 g	Minister	Tonisiert stark das Ursprungs-*Yuan-Qi*, dadurch *Yang*-Stärkung und Stärkung des Mitte-*Qi*
Rz. Atractylodis Macrocephalae (*Bai Zhu*)	9 g	Assistent	Hilft dem Minister bei der Stärkung von Milz und Magen, stärkt auch die Milz und trocknet Feuchtigkeit
Rx. Glycyrrhizae Uralensis (*Zhi Gan Cao*)	6 g	Übermittler	Stärkt das Mitte-*Qi*, harmonisiert die Wirkung der anderen Arzneien

Tab. 8.50

Wirk.: Wärmt den Mittleren der *San Jiao* (➡ 3.4.11) und stärkt Milz und Magen
Indik.:

- Mangel-Kälte im Mittleren der *San Jiao* (Milz-*Yang*-Mangel ➡ 11.5.2), Diarrhö (➡ 12.5.4) mit wässrigem Stuhl, Übelkeit und Erbrechen, Durstlosigkeit, Appetitverlust, Bauchschmerzen. *Zunge:* Blass. *Zungenbelag:* Weiß. *Puls:* Tief, schwach, dünn
- Chronische Blutungen durch „Milz kontrolliert das Blut nicht" (➡ 11.5.3)
- Rezidivierende Fieberkrämpfe bei Kindern
- Genesungsstadium einer Kälteerkrankung mit starker Speichelproduktion
- Schmerzhafte Stauung in der Brust bei *Yang-Qi*-Mangel im Oberen der *San Jiao*.

Fu Zi Li Zhong Wan (Rx. Aconiti-Pille zur Regulierung der Mitte)

Quelle: *Tai Ping Hui Min He Ji Ju Fang*
Assoziiertes Rezept zu *Li Zhong Wan* (➡ 8.2.9)
Zusammensetzung: *Li Zhong Wan* (➡ 8.2.9) und zusätzlich Rx. Lateralis Aconiti Carmichaeli Praeparatae (*Fu Zi*)
Wirk.: Wärmt das *Yang*, klärt Kälte, stärkt *Qi* und die Milz
Indik.:

- Schwergradiges inneres Kälte-Syndrom (Milz- und Nieren-*Yang*-Mangel ➡ 11.11.17), schwergradiger als beim Hauptrezept, Schmerzen im Epigastrium, Diarrhö (➡ 12.5.4) und Erbrechen (➡ 12.5.1), kalte Extremitäten, mildes Schwitzen. *Zungenbelag:* Weiß, *Zunge:* Sehr blass. *Puls:* Tief, schwach, langsam, dünn
- Chronische Aphthen bei Milz- oder Magen-Mangel-Syndrom

Besonderh.: Dieses Rezept ist populärer als das Hauptrezept.

Xiao Jian Zhong Tang (Kleines Dekokt, das die Mitte aufbaut)

Quelle: *Shang Han Lun* (➡ 1.1, 9.5)

Kräuter	Dosis	Funktion	Rezeptanalyse
Maltose *(Yi Tang)* oder Saccharum Granorum	12–20 g	Kaiser	Tonisiert und lindert abdominalen Schmerz und Spasmen
Ra. Cinnamomi Cassiae *(Gui Zhi)*	6 g	Kaiser	Wärmt den mittleren der *San Jiao*, zerstreut Kälte
Rx. Paeoniae Lactiflorae *(Bai Shao)*	12 g	Minister	Harmonisiert Abwehr-*Wei-Qi* und Nähr-*Ying-Qi*, v. a. in Kombination mit *Gui Zhi*
Rx. Glycyrrhizae Uralensis (in Honig gebraten) *(Zhi Gan Cao)*	4,5 g	Assistent	Beendet mit dem Minister abdominalen Schmerz und Spasmen, harmonisiert den mittleren der *San Jiao*
Rz. Zingiberis Officinalis Recens *(Sheng Jiang)*	6 g	Übermittler	Harmonisieren Abwehr-*Wei-Qi* und Nähr-*Ying-Qi*
Fr. Zizyphi Jujubae *(Da Zao)*	3–5 Stück		

Tab. 8.51

8

Wirk.: Wärmt und stärkt den mittleren der *San Jiao* (➥ 3.4.11) und lindert mäßigen krampfartigen Bauchschmerz

Indik.:

- Milz-Magen-*Qi*-Mangel mit Kälte (➥ 11.6.2): Intermittierende, krampfartige Bauchschmerzen, die sich bei Wärme und Druck bessern, verminderter Appetit. *Zunge:* Blass. *Zungenbelag:* Weiß. *Puls:* Dünn, saitenförmig und mild.
- Subfebrile Temperaturen, Herzklopfen, Reizbarkeit, kraftloser Gesichtsausdruck
- kalte und verkrampfte Extremitäten, trockener Mund und Hals

Besonderh.: Häufige Anwendung bei einer Vielzahl von Krankheiten mit *Yang*-Mangel; erste Wahl bei der Behandlung von Bauchschmerzen durch Mangel-Kälte. ***Cave:*** Kontraindikation bei Hitze durch *Yin*-Mangel.

Huang Qi Jian Zhong Tang (Rx.-Astragali-Membranacei-Dekokt, das die Mitte aufbaut)

Quelle: *Jing Gui Yao Lue* (➥ 1.1 Golden Cabinet)

Zusammensetzung: *Xiao Jian Zhong Tang* (➥ 8.2.9) und Rx. Astragali Membranacei (*Huang Qi*)

Wirk.: Mitte wärmen und stärken

Indik.: Magen-*Qi*-Mangel wie Grundrezept bei stärkerem *Qi*-Mangel (➥ 11.6.2): Gastralgie und abdominelle „Mangel-Schmerzen", z. B. bei peptischen Ulzera und chronischer Gastritis, stärkerer *Qi*-Mangel zeigt sich in Symptomen wie Spontanschweiß, Kurzatmigkeit bei Belastung, gelegentliches Fieber und dünnem, schwachem Puls

Bemerkungen: Sehr populäres Rezept v.a. in der Pädiatrie. Häufig auch zur Behandlung von peptischen Ulzera und chronischen Allergien.

Wu Zhu Yu Tang (Fr. Evodiae Dekokt)

Quelle: *Shang Han Lun* (➥ 1.1, 9.4)

Kräuter	Dosis	Funktion	Rezeptanalyse
Fr. Evodiae Rutaecarpae (*Wu Zhu Yu*)	6–12 g (BB: 9–12 g)	Kaiser	Scharf, heiß, wärmt den Magen, wärmt und beruhigt die Leber, senkt gegenläufiges *Qi* ab
Rz. Zingiberis Officinalis Recens (*Sheng Jiang*)	6 g (BB: 18 g)	Minister	Hilft dem Kaiser, indem sie den Magen wärmt und *Qi* nach unten absenkt
Rx. Ginseng (*Ren Shen*), Ersatz: Rx. Codonopsis (*Dang Shen*) in 2–3facher Dosis	6 g	Assistent	Tonisiert die Milz, fördert Körperflüssigkeiten und beruhigt den Geist-*Shen*
Fr. Ziziphi Jujubae (*Da Zao*)	6 Stück	Übermittler	Harmonisiert die scharfen, trocknenden Eigenschaften von Kaiser und Minister, stärkt die *Qi*-tonisierende Wirkung des Assistenten

Tab. 8.52

Wirk.: Wärmt und stärkt Magen und Leber, senkt gegenläufiges Magen-*Qi* (➡ 9.3.1) ab, beendet Erbrechen

Indik.:

- Magen-*Qi*-Mangel mit Kälte (➡ 11.6.2), Erbrechen sofort nach dem Essen, Sodbrennen mit oder ohne Schmerzen im Epigastrium
- Kälte bei Leber- oder Magen-Mangel-Syndromen, Scheitelkopfschmerzen, „trockenes" Erbrechen, Spucken von klarem Sekret
- Kältebefall im Mittleren der *San Jiao* (➡ 3.4.11), Diarrhö und Erbrechen, kalte Extremitäten, Angstzustände
- Für oben erwähnte Indikationen gilt: *Zunge:* Normal oder blass. *Zungenbelag:* Weiß und sehr feucht. *Puls:* Dünn, langsam oder dünn und saitenförmig

Besonderh.: Häufige Anwendung bei Migräne und Kopfschmerzen (➡ 12.11.3) kombiniert mit Diarrhö und Erbrechen. Bei besonders starkem Erbrechen kann der Patient das Dekokt leichter bei sich behalten, wenn es kühl eingenommen wird. Nach der Einnahme ruhen. Kontraindikation bei Erbrechen oder Sodbrennen durch Hitze.

8.2.10 Stärkende tonisierende Rezepte

8.2.10.a *Qi* stärkende Rezepte

Si Jun Zi Tang (Vier-Gentlemen-Dekokt)

Quelle: *Tai Ping Hui Min He Ji Ju Fang*

8

Kräuter	Dosis	Funktion	Rezeptanalyse
Rx. Ginseng *(Ren Shen)*, Ersatz: Rx. Codonopsis *(Dang Shen)* in 2–3facher Dosis	3–9 g	Kaiser	Warm und süß, stärkt Milz-*Qi*
Rz. Atractylodis Macrocephalae *(Bai Zhu)*	6–9 g	Minister	Bitter und warm, stärkt die Milz, trocknet Feuchtigkeit
Sclerotium Poriae Cocos *(Fu Ling)*	6–9 g	Assistent	Süß und neutral, lässt Feuchtigkeit abfließen
Rx. Glycyrrhizae Uralensis (in Honig gebraten) *(Zhi Gan Cao)*	3–6 g	Übermittler	Wärmt und reguliert den mittleren der *San Jiao*

Tab. 8.53

Wirk.: Tonisiert das *Qi* und stärkt die Milz

Indik.: Milz-*Qi*-Mangel (➡ 11.5.1): blasses Gesicht, Stimme: Tief und schwach, Schwäche der Arme und Beine, Appetitverlust, weicher Stuhl. *Zunge:* Blass. *Puls:* Dünn, schwach

Besonderh.: Basisrezept für *Qi*-Mangel (➡ 9.3.1), das in der Praxis meist mit anderen Kräutern ergänzt wird. **Cave:** Bei zu langer Verwendung können Mundtrockenheit, Durst und Reizbarkeit entstehen.

Liu Jun Zi Tang (Sechs-Gentlemen-Dekokt)

Quelle: *Jiao Zhu Fu Ren Liang Fang*
Assoziiertes Rezept zu *Si Jun Zi Tang* (➥ 8.2.10.a), enthält *Er Chen Tang* (➥ 8.2.16.a)

Kräuter	Dosis	Rezeptanalyse
Rx. Ginseng *(Ren Shen)*, Ersatz: Rx. Codonopsitis *(Dang Shen)* in 2–3-facher Dosis	6 g	*Si Jun Zi Tang* (➥ 8.2.10.a), stärken das Milz-*Qi*
Rz. Atractylodis Macrocephalae *(Bai Zhu)*	9 g	
Sclerotium Poriae Cocos *(Fu Ling)*	9 g	
Rx. Glycyrrhiziae Uralensis *(Gan Cao)*	6 g	
Pericarpium Citri Reticulatae *(Chen Pi)*	6 g	Reguliert das *Qi* und fördert den *Qi*-Fluss
Rz. Pinelliae Ternatae *(Ban Xia)*	9 g	Transformiert Schleim

Tab. 8.54

Wirk.: Stärkt die Milz, löst Schleim, beendet Erbrechen
Indik.: Bei gleichzeitigem Auftreten von Milz–*Qi*-Mangel mit Schleim mit Symptomen: Appetitverlust, Übelkeit oder Erbrechen, Völlegefühl in der Brust und Epigastrium, weiche Stühle, Husten mit viel dünnflüssigem und weißem Sputum
Besonderh.: Häufige Anwendung bei Schwangerschaftserbrechen (➥ 12.15.1).

Xiang Sha Liu Jun Zi Tang (Aucklandia und Amomum-Sechs-Gentlemen-Dekokt/Acht-Gentlemen-Feuchtigkeits-Dekokt)

Quelle: *Zhang Shi Yi Tong*
Zusammensetzung: *Liu Jun Zi Tang* (➥ 8.2.10.a) und zusätzlich Fr. Amomi *(Sha Ren)* und Rx. Aucklandiae Lappae *(Mu Xiang)*
Wirk.: Milz und Magen stärken, *Qi*-Fluss regulieren und Feuchtigkeit trocknen
Indik.: Milz- und Magen- *Qi*-Mangel (➥ 11.5.1, 11.6.1) mit *Qi*-Stagnation und evtl. Feuchtigkeit/Feuchte-Kälte mit Symptomen: Appetitverlust mit Sättigungsgefühl nach nur wenig Essen), Aufstoßen, abdominales Spannungsgefühl und Schmerzen, evtl. Erbrechen und Diarrhö; *Zunge:* blass mit dünnem, weißem Belag; *Puls:* Dünn und schwach
Bemerkungen: Bei Schwangerschaftsübelkeit (➥ 12.15.1) mit tendenzieller Kälte: Zusätzlich (getrocknete) Rz. Zingiberis *(Gan Jiang)*; mit tendenzieller Hitze: Zusätzlich Caulis Bambusae in Taeniam *(Zhu Ru)*.

Shen Ling Bai Zhu San (Ginseng, Poria und Atractylodis-Macrocephalae-Pulver)

Quelle: *Tai Ping Hui Min He Ji Ju Fang*

Kräuter	Dosis*	Funktion	Rezeptanalyse
Rx. Ginseng *(Ren Shen)*, Ersatz: Rx. Codonopsis *(Dang Shen)* in 2–3-facher Dosis	6 g	Kaiser	*Si Jun Zi Tang* (➥ 8.2.10.a), stärken das Milz-*Qi*
Rz. Atractylodis Macrocephalae *(Bai Zhu)*	9 g		
Sclerotium Poriae Cocos *(Fu Ling)*	9 g		
Rx. Glycyrrhizae Uralensis *(Zhi Gan Cao)*	6 g		
Rx. Dioscorae Oppositae *(Shan Yao)*	9 g	Minister	Tonisiert Milz, unterstützt den Kaiser
Sm. Dolichoris Lablab *(Bai Bian Dou)*	6 g	Minister	Stärken die Milz und beenden Durchfall
Sm. Nelumbinis Nuciferae *(Lian Zi)*	6 g		
Sm. Coicis Lachryma-jobi *(Yi Yi Ren)*	6 g	Minister	Stärkt die Milz und lässt Feuchtigkeit abfließen
Fr. Amomi *(Sha Ren)*	6 g	Assistent	Transformiert Feuchtigkeit, fördert den *Qi*-Fluss
Rx. Platycodi Grandiflori *(Jie Geng)*	6 g	Übermittler	Löst Blockaden des Lungen-*Qi*, verteilt Lungen-*Qi* (Nahrung wird im ganzen Körper verteilt), leitet die Wirkungen der anderen Arzneien in die Lunge

Tab. 8.55

* Das ursprüngliche Rezept bezog sich auf die Herstellung eines Pulvers.

Wirk.: Stärkt Milz–*Qi*, löst Feuchtigkeit auf, beendet Diarrhö

Indik.: Milz-*Qi*-Mangel mit Feuchtigkeitsretention (➥ 11.5.1, 11.5.5, 11.11.6), weiche Stühle, Diarrhö (➥ 12.5.4) oder Erbrechen, Appetitverlust, Schwäche der Extremitäten, Gewichtsverlust, Völlegefühl im Thorax und Epigastrium, Gesicht ist gelblich und glanzlos. *Zunge:* Blass. *Zungenbelag:* Weiß. *Puls:* Dünn, langsam oder leer, langsam

Besonderh.: Häufige Anwendung bei chronischer Müdigkeit, kann auch als Grundlage für die Behandlung von chronischem Husten mit reichlichem Sputum durch Lungen-*Qi*-Mangel verwendet werden (Milz tonisieren, um Lunge zu stärken, Mutter-Sohn-Beziehung (➥ 3.2, 10.3.5).

Bu Zhong Yi Qi Tang (Dekokt, das die Mitte tonisiert und das *Qi* vermehrt)

Quelle: *Pi Wei Lun* (➥ 1.1)

Kräuter	Dosis	Funktion	Rezeptanalyse
Rx. Astragali Membranacei *(Huang Qi)*	9 g	Kaiser	Stärkt *Qi*, führt *Yang-Qi* der Milz nach oben
Rx. Ginseng *(Ren Shen)*, Ersatz: Rx. Codonopsis *(Dang Shen)* in 2–3facher Dosis	6 g	Minister	Stärken das Milz-*Qi*
Rz. Atractylodis Macrocephalae *(Bai Zhu)*	9 g		
Rx. Glycyrrhizae Uralensis *(Zhi Gan Cao)*	3 g		
Rx. Angelicae Sinensis *(Dang Gui)*	6 g	Assistent	nährt und belebt das Blut
Pericarpium Citri Reticulatae *(Chen Pi)*	6 g	Assistent	Reguliert den *Qi*-Fluss
Rz. Cimicifugae *(Sheng Ma)*	3 g	Übermittler	bringen in Kombination mit dem Kaiser das gesunkene *Yang-Qi* nach oben
Rx. Bupleuri *(Chai Hu)*	3 g		

Tab. 8.56

8

Wirk.: Stärkt *Qi* im Mittleren der *San Jiao*, hebt sinkendes *Qi* an

Indik.:

- *Qi*-Mangel von Milz und Magen mit sinkendem *Yang* (➥ 11.5.1, 11.6.1), intermittierendes Fieber mit Verschlechterung bei körperlicher Anstrengung, Spontanschweiß, Kälteaversion, Durst auf warme Getränke, Dyspnoe, keine Lust zum Sprechen, Körper eingefallen, Schwäche der Extremitäten, blasses Gesicht, Diarrhö. *Zunge:* Blass. *Zungenbelag:* Dünn und weiß. *Puls:* Überflutend, leer
- Sinkendes Milz-*Qi* (➥ 11.5.4) bei: Rektum- oder Uterusprolaps (➥ 11.5.4); chronischer Diarrhö (➥ 12.5.4), Harninkontinenz (➥ 12.7.2), Blutungsstörungen (➥ 11.5.3)

Besonderh.: Häufige Anwendung bei chronischem Fieber ohne „Fokus", chronischer Müdigkeit und bei menopausalen Hitzewallungen. Kontraindikation bei Fieber durch *Yin*-Mangel-Hitze.

Sheng Mai San (Pulver, das den Puls erzeugt)

Quelle: *Nei Wai Shang Bian Huo Lun*

Kräuter	Dosis	Funktion	Rezeptanalyse
Rx. Ginseng *(Ren Shen)* Ersatz: Rx. Codonopsitis *(Dang Shen)* in 2–3facher Dosis	6 g (BB: 9–15 g)	Kaiser	Wirkt stark tonisierend auf Ursprungs-*Yuan-Qi*, dadurch werden Körperflüssigkeiten erzeugt, beruhigt den Geist
Tb. Ophiopogonis Japonici *(Mai Men Dong)*	9–12 g	Minister	Nährt *Yin* und befeuchtet die Lunge, gut für den Magen, erzeugt Körperflüssigkeiten, beseitigt Hitze aus dem Herzen
Fr. Schisandrae Chinensis *(Wu Wei Zi)*	3–6 g	Assistent	Hält auslaufendes Lungen-*Qi* und Schweiß zurück, erzeugt Körperflüssigkeiten

Tab. 8.57

Wirk.: Stärkt *Qi*, bildet Körperflüssigkeiten, erhält *Yin*, beendet exzessives Schwitzen
Indik.:
- Lungen-*Qi*- und *Yin*-Mangel (➥ 11.3.1, 11.3.2): Chronischer Husten mit wenig zähem Sputum, Dyspnoe, Spontanschweiß, Mundtrockenheit. *Zunge:* Blass. *Zungenbelag:* Trocken und dünn. *Puls:* Leer, schnell
- Apoplex oder Hitzeschlag

Besonderh.: Häufige Anwendung bei Palpitationen (Angina pectoris ➥ 12.1.2) und Rhythmusstörungen (➥ 12.1.4). Bei der Behandlung kritischer Zustände kein Ersatz von Rx. Ginseng *(Ren Shen)* durch Rx. Codonopsitis *(Dang Shen)*.

8

Bu Fei Tang (Dekokt, das die Lunge tonisiert)

Quelle: *Yong Lei Qian Fang*
Rezept ist eine Variation von *Sheng Mai San* (➥ 8.2.10.a)

Kräuter	Dosis	Funktion	Rezeptanalyse
Rx. Ginseng *(Ren Shen)*, Ersatz: Rx. Codonopsis *(Dang Shen)* in 2–3-facher Dosis	9 g	Kaiser	Tonisieren in Kombination *Qi* und stärken das Abwehr-*Wei-Qi*
Rx. Astragali Membranacei *(Huang Qi)*	24 g		
Rx. Rehmanniae Glutinosae *(Shu Di Huang)*	24 g	Assistent	Tonisiert die Essenz-*Jing*, in Kombination mit *Wu Wei Zi* werden die unteren Körperaspekte tonisiert
Fr. Schisandrae *(Wu Wei Zi)*	6 g	Minister	Erhält das Lungen-*Qi*, hilft der Niere, das *Qi* aufzunehmen
Rx. Asteris *(Zi Wan)*	9 g	Minister	Wirken auf den Oberkörper, *Sang Bai Pi* senkt Lungen-*Qi* ab, *Zi Wan* befeuchtet die Lunge und beendet Husten
Cx. Mori *(Sang Bai Pi)*	12 g		

Tab. 8.58

Wirk.: Stärkt das Lungen-*Qi*, stabilisiert das Äußere und lindert Husten

Indik.: Patienten mit Lungen–*Qi*–Mangel (➡ 11.3.1) mit Husten, Kurzatmigkeit, Spontanschweiß, Keuchatmung, Blässe, Erkältungsanfälligkeit, blasser Zunge und leerem oder schwachem Puls.

Ren Shen Ge Jie San (Ginseng und Gecko-Pulver)

Quelle: *Wei Sheng Bao Jian*

Kräuter	Dosis*	Funktion	Rezeptanalyse
Gecko *(Ge Jie)*	1 Paar	Kaiser	Wirkt auf Lungen- und Nieren-Meridian, tonisiert die Niere; dadurch kann die Niere das *Qi* aufnehmen und Keuchatmung wird beendet
Rx. Ginseng *(Ren Shen)*	6 g	Minister	Tonisiert das Ursprungs-*Yuan-Qi* und stärkt Milz- und Lungen-*Qi*
Sclerotium Poriae Cocos *(Fu Ling)*	6 g	Minister	Hilft der Milz und lässt Feuchtigkeit abfließen
Cx. Mori Albae Radicis *(Sang Bai Pi)*	6 g	Minister	Regulieren in Kombination Lungen-*Qi* und senken gegenläufiges *Qi* ab, v. a. gut bei Einschnürung der Lunge durch Hitze
Sm. Pruni Armeniacae *(Xing Ren)*	6 g		
Bb. Fritillariae Cirrhosae *(Chuan Bei Mu)*	6 g	Assistent	Beseitigt Hitze, befeuchtet die Lunge, löst Einschnürungen auf und transformiert Schleim
Rx. Anemarrhenae Asphodeloidis *(Zhi Mu)*	6 g	Assistent	Beseitigt Hitze aus der Lunge, nährt die Niere, so dass sie *Qi* aufnehmen kann
Rx. Glycyrrhizae Uralensis *(Gan Cao)*	3 g	Übermittler	Tonisiert auch Ursprungs-*Yuan-Qi*, harmonisiert die Wirkungen der anderen Arzneien

Tab. 8.59

* Im Ursprungsrezept wurde aus den Bestandteilen ein Pulver hergestellt.

Wirk.: Stärkt *Qi*, transformiert Schleim, lindert Husten und Dyspnoe

Indik.: Lungen-*Qi*–Mangel mit Hitze und Schleim, chronischem Husten und Dyspnoe, dickem, gelbem Sputum mit Blutbeimengung, Hitzegefühl in der Brust, Gesichtsödem. *Zunge:* Violett. *Zungenbelag:* Dünn, weiß oder gelb und klebrig-schmierig. *Puls:* Flutend, schwach, am leichtesten zu palpieren an der *Cun*-Position

Besonderh.: Häufige Anwendung bei chronischem Asthma (➡ 12.2.2), Kontraindikation bei Vorhandensein eines äußeren pathogenen Faktors.

8.2.10.b Blut nährende Rezepte

Si Wu Tang (Vier-Arzneien-Dekokt)

Quelle: *Tai Ping Hui Min He Ji Ju Fang*

Kräuter	Dosis	Funktion	Rezeptanalyse
Rx. Rehmanniae Glutinosae Conquitae *(Shu Di Huang)*	9–12 g (BB: 9–21 g)	Kaiser	Tonisiert stark Leber und Nieren, nährt *Yin* und Blut
Rx. Paeoniae Lactiflorae *(Bai Shao)*	9 g (BB: 9–15 g)	Minister	Tonisiert Blut und erhält das *Yin,* in Kombination mit *Shu Di Huang* starke Tonisierung des Leber-Blutes
Rx. Angelicae Sinensis *(Dang Gui)*	6 g (BB: 9–12 g)		Tonisiert und belebt das Blut (Blutfluss), befeuchtet den Darm und reguliert die Beziehung Leber/Niere
Rx. Ligustici Chuanxiong *(Chuan Xiong)*	3–6 g	Assistent	Belebt das Blut und fördert den *Qi*-Fluss, lindert Schmerzen und löst Stauungen

Tab. 8.60

Wirk.: Nährt das Blut, reguliert die Leber

Indik.:

- Blut-Mangel (➡ 9.3.2): Schwindel, verschwommenes Sehen, glanzloses Gesicht, blasse, brüchige Nägel, verspannte Muskulatur, unregelmäßige Menstruation oder Amenorrhö (➡ 12.8.9), Bauchschmerzen in Nabelhöhe
- Blut-Stase (➡ 9.3.2): Palpable und druckschmerzhafte Massen im Abdomen, Menorrhagie
- Unruhiger Fetus (Abortgefahr)
- Fluor vaginalis post partum, Nachwehen (➡ 12.15.6), Bauchschmerzen und Peritonismus, Fieber und Schüttelfrost

Besonderh.: Falls Blut-Mangel dominant, Dosis von Rx. Rehmanniae und Rx. Paeoniae erhöhen; wenn Blut-Stase dominant, Dosis von Rx. Angelicae und Rx. Ligustici erhöhen.

Ai Fu Nuan Gong Wan (Fo. Artemisiae argyi und Cyperus-Pille zur Wärmung des Schoßes)

Quelle: *Ren Zhai Zhi Zhi*
Assoziiertes Rezept zu *Si Wu Tang* (➡ 8.2.10.b)

Kräuter	Dosis	Rezeptanalyse
Rz. Cyperi Rotundi *(Xiang Fu)*	9 g	Bewegt *Qi* und hilft die Kälte zu vertreiben
Fo. Artemisiae Argyi *(Ai Ye)*	6 g	Vertreibt Kälte und wärmt den Uterus
Rx. Angelicae Sinensis *(Dang Gui)*	6 g	Nährt das Blut
Rx. Astragali Membranacei *(Huang Qi)*	6 g	Stärkt das *Qi*, um Blut zu nähren
Fr. Evodiae Rutaecarpae *(Wu Zhu Yu)*	4 g	Vertreibt Kälte und wärmt den Uterus

Forts. ➡

8

Kräuter	Dosis	Rezeptanalyse
Rx. Ligustici Chuanxiong (*Chuan Xiong*)	6 g	Bewegt das Blut
Rx. Paeoniae Lactiflorae (*Bai Shao*)	6 g	Nährt das Blut
Rx. Rehmanniae Glutinosae Conquitae (*Shu Di Huang*)	6 g	Nährt das *Yin* und hilft, Blut zu nähren
Cx. Cinnamomi Cassiae (*Rou Gui*)	3 g	Vertreibt Kälte und wärmt den Uterus, stärkt das Feuer des *Mingmen* (➡ 3.3.6)
Rx. Dipsaci Asperi *(Xu Duan)*	3 g	Stärkt das Nieren-*Yang*

Tab. 8.61

Wirk.: Wärmt und harmonisiert den Uterus, nährt und aktiviert das Blut
Indik.: Mangel und Kälte des Uterus mit Blut-Mangel (➡ 9.3.2), Kältegefühl und Schmerzen im Unterbauch, Dysmenorrhö (➡ 12.8.9), Fluor vaginalis, gelbliches und glanzloses Gesicht, Schmerzen der Extremitäten, Müdigkeit, Appetitverlust, unregelmäßige Menstruation, Sterilität (➡ 12.8.10)

Tao Hong Si Wu Tang (Vier-Arzneien-Dekokt mit Sm. Persicae und Fl. Carthami)

Quelle: *Yi Zong Jin Jian*
Enthält *Si Wu Tang* (➡ 8.2.10.b) und zusätzlich: Sm. Persicae *(Tao Ren)* 6 g, Fl. Carthami Tinctorii *(Hong Hua)* 3 g
Wirk.: Stärkt und leitet das Blut, reguliert die Menstruation (➡ 12.8.9)
Indik.: Gleichzeitiger Mangel und Stauung (Stase) von Blut (➡ 9.3.2), verkürzter Menstruationszyklus mit verstärkter Blutung von dunkelviolettem, Blut mit oder ohne Klumpen; Menstruation wird oft begleitet durch Bauchschmerzen und abdominalem Spannungsgefühl.

Bu Gan Tang (Tonisiere-die-Leber-Dekokt)

Quelle: *Yi Zong Jin Jian*
Assoziiertes Rezept zu *Si Wu Tang* (➡ 8.2.10.b), Bestandteile 1–4 entsprechen *Si Wu Tang*

Kräuter	Dosis	Rezeptanalyse
Rx. Angelicae Sinensis *(Dang Gui)*	6–9 g	Tonisiert und belebt das Blut, nährt das Blut
Rx. Ligustici Chuanxiong *(Chuan Xiong)*	6 g	Belebt das Blut und fördert den *Qi*-Fluss, lindert Schmerzen und löst Stauungen
Rx. Paeoniae Lactiflorae *(Bai Shao)*	9 g	Tonisiert Blut und erhält das *Yin*
Rx. Rehmanniae Glutinosae Conquitae *(Shu Di Huang)*	9–15 g	Tonisiert stark Leber und Nieren, nährt das *Yin*
Sm. Zizyphi Spinosae *(Suan Zao Ren)*	6-9 g	Adstringiert, tritt in die Leber ein, beruhigt den Geist-*Shen*
Fr. Chaenomelis Lagenariae *(Mu Gua)*	6–9 g	Sauer, wirkt auf die Leber und adstringiert, in Kombination mit *Gan Cao* wird das *Yin* genährt
Rx. Glylcyrrhizae Uralensis *(Gan Cao)*	3–6 g	Süß, tonisiert, in Kombination mit *Mu Gua* wird das *Yin* genährt

Tab. 8.62

Wirk.: Nährt und reguliert das Blut, nährt das Leber-*Yin*
Indik.: Leber–Blut-Mangel (➜ 11.7.1) und Leber-*Yin*-Mangel, Kopfschmerzen, Schwindel, Tinnitus, Augentrockenheit, verschwommenes Sehen, Reizbarkeit, Parästhesien und Muskelzucken. *Zunge:* Rot und trocken. *Puls:* Saitenförmig, dünn, schnell.

8.2.10.c *Qi* und Blut stärkende Rezepte

Ba Zhen Tang (Acht-Schätze-Dekokt)

Quelle: *Zheng Ti Lei Yao*
Betandteile 1–4 entsprechen *Si Jun Zi Tang* (➜ 8.2.10.a), Bestandteile 5–8 *Si Wu Tang* (➜ 8.2.10.b)

Kräuter	Dosis	Funktion	Rezeptanalyse
Rx. Ginseng *(Ren Shen)*	6–9 g	Kaiser	stärkt *Qi* von Milz und Lunge
Rz. Atractylodis Macrocephalae *(Bai Zhu)*	9–12 g	Minister	Stärken die Milz, trocknen Feuchtigkeit oder lassen sie abfließen, helfen dadurch Rx. Ginseng beim Stärken des Lungen- und Milz-*Qi*
Sclerotium Poriae Cocos *(Fu Ling)*	12–15 g		
Rx. Glycyrrhizae Uralensis *(Gan Cao)*	3–6 g	Assistent	Vermehrt das *Qi,* harmonisiert den mittleren der *San Jiao*
Rx. Rehmanniae Glutinosae Conquitae *(Shu Di Huang)*	15–18 g	Kaiser	Warm, nährt das Blut
Rx. Paeoniae Lactiflorae *(Bai Shao)*	12–15 g	Minister	Nähren das Blut und stärken dadurch die Wirkung von *Shu Di Huang*
Rx. Angelicae Sinensis *(Dang Gui)*	12–15 g		
Rx. Ligustici Chuanxiong *(Chuan Xiong)*	6–9 g	Assistent	Belebt das Blut und fördert den *Qi*-Fluss
Rz. Zingiberis Officinalis Recens *(Sheng Jiang)*	3 Stück	Übermittler	Regulieren Milz und Magen und Nähr-*Ying*-*Qi* und Abwehr-*Wei-Qi*
Fr. Zizyphi Jujubae *(Da Zao)*	2 Stück		

Tab. 8.63

Wirk.: Stärkt *Qi* und Blut
Indik.: *Qi*- und Blut-Mangel (➜ 9.3.3) bei chronischen Erkrankungen oder großem Blutverlust, blasses und glanzloses Gesicht, Schwindel, verschwommenes Sehen, Schwäche der Extremitäten, Dyspnoe, keine Lust zu sprechen, Palpitationen, Appetitverlust. *Zunge:* Blass, *Zungenbelag:* Dünn und weiß. *Puls:* Leer, dünn
Besonderh.: Häufige Anwendung bei Patienten mit Malignomen unter Chemotherapie oder bei Immunschwäche (➜ 12.17.4)
Variation: Mit Hb. Leonuri *(Yi Mu Cao)* als *Ba Zhen Yi Mu Tang* (Acht-Schätze-Pille für Mütter) bei *Qi*- und Blut-Mangel mit Blut-Stase, die z. B. zu unregelmäßiger Menstruation und rotweißlichem Fluor vaginalis mit Appetitverlust, Schwäche der Extremitäten, Spannungsgefühl im Abdomen führt. Indikation auch bei Sterilität und „ruhelosem Fetus".

Shi Quan Da Bu Tang (Allumfassendes großes Tonisierungsdekokt)

Quelle: *Tai Ping Hui Min He Ji Ju Fang*
Enthält *Ba Zhen Tang* (➜ 8.2.10.c) und zusätzlich: Cx. Cinnamomi Cassiae *(Rou Gui)* 6–9 g, Rx. Astragali Membranacei *(Huang Qi)* 15–18 g
Wirk.: Wärmt und stärkt *Qi* und Blut
Indik.: *Qi*- und Blut-Mangel (➜ 9.3.3) bei konsumierenden Erkrankungen, Husten, Appetitverlust, Spermatorrhö, Schwäche in den unteren der Extremitäten
Besonderh.: *Ba Zhen Tang* wird ebenfalls bei *Qi*- und Blut-Mangel verschrieben. Diese Rezeptur hat hingegen eine stärkere Wirkung in Bezug auf *Qi*-Mangel, die sich in Kälte umwandelt.

Dang Gui Bu Xue Tang (Rx.-Angelicae-Sinensis-Dekokt zur Tonisierung des Blutes)

Quelle: *Nei Wai Shang Bian Huo Lun*

Kräuter	Dosis	Funktion	Rezeptanalyse
Rx. Astragali Membranacei *(Huang Qi)*	9–12 g (BB: 30 g)	Kaiser	Wirkt stark tonisierend auf Milz- und Lungen-*Qi*, stärkt dadurch die Quelle des Blutes
Rx. Angelicae Sinensis *(Dang Gui)*	6 g		Tonisiert und belebt das Blut

Tab. 8.64

Wirk.: Stärkt *Qi*, produziert Blut
Indik.: Blut-Mangel und Fieber durch Blut-Mangel
- Hitzegefühl in der Muskulatur, rotes Gesicht, Reizbarkeit, Durst nach warmen Getränken. *Zunge:* Blass. *Puls:* tief, fein, leer
- Fieber und Kopfschmerzen bei Blutverlust
- Schlecht heilende Wunden
- Metrorrhagie (➜ 12.8.9).

Gui Pi Tang (Dekokt, das die Milz regeneriert/wiederherstellt)

Quelle: *Ji Sheng Fang*

Kräuter	Dosis	Funktion	Rezeptanalyse
Rx. Ginseng *(Ren Shen)*, Ersatz: Rx. Codonopsis *(Dang Shen)* in 2–3facher Dosis	3–6 g	Kaiser	Sehr wirksam bei der Tonisierung der Milz
Rx. Astragali Membranacei *(Huang Qi)*	9–12 g		
Rz. Atractylodis Macrocephalae *(Bai Zhu)*	9–12 g	Kaiser	Stärkt die Milz und trocknet Feuchtigkeit

Forts. ➜

Kräuter	Dosis	Funktion	Rezeptanalyse
Sclerotium Poriae Cocos (*Fu Ling*)	9–12 g	Minister	Beruhigen den Geist-*Shen, Fu Ling* verstärkt auch die Milz tonisierenden Wirkungen der Kaiser
Sm. Zizyphi Spinosae (*Suan Zao Ren*)	9–12 g		
Arillus Euphoriae Longanae (*Long Yan Rou*)	6–9 g	Minister	Tonisiert das Blut und beruhigt den Geist-*Shen*
Rx. Aucklandiae Lappae (*Mu Xiang*)	3–6 g	Assistent	Reguliert *Qi* und belebt die Milz, gut in Kombination mit *Bai Zhu*
Rx. Glycyrrhizae Uralensis (*Zhi Gan Cao*)	3–6 g	Kaiser	Tonisiert die Milz und vermehrt das *Qi*
Rx. Angelicae Sinensis (*Dang Gui*)	6–9 g	Minister	Tonisiert das Blut und reguliert die Menstruation
Rx. Polygalae Tenuifoliae (*Zhi Yuan Zhi*)	3–6 g	Minister	Beruhigt den Geist-*Shen*, indem er den *Qi*-Fluss zum Herzen fördert
Rz. Zingiberis Officinalis Recens (*Sheng Jiang*)	5 Stück	Übermittler	Verbessern Appetit, regulieren Nähr-*Ying-Qi* und Abwehr-*Wei-Qi*, helfen den Kaisern bei der Milzregulierung
Fr. Zizyphi Jujubae (*Da Zao*)	1 Stück		

Tab. 8.65

8

Wirk.: Tonisiert *Qi* und Blut, stärkt Milz und Herz

Indik.:

- Herz- und Milz-*Qi*-/Blut-Mangel (➡ 11.11.4), Palpitationen, Gedächtnisstörungen, Schlafstörungen, Nachtschweiß, Appetitverlust, Müdigkeit, Gesicht gelblich und glanzlos. *Zunge:* Blass. *Zungenbelag:* Dünn und weiß. *Puls:* Dünn, langsam
- *Qi*-Mangel der Milz mit Kontrollverlust über das Blut (➡ 11.5.3), Blut im Stuhl, Menstruationszyklus zu kurz oder Menorrhagie mit viel hellem Blut, Zwischenblutungen, Fluor vaginalis.

Zhi Gan Cao Tang (In Honig gebratenes Glycyrrhizae-Dekokt)

Quelle: *Shang Han Lun* (➡ 1.1, 9.4)

Kräuter	Dosis	Funktion	Rezeptanalyse
Rx. Glycyrrhizae Uralensis (*Zhi Gan Cao*)	12 g	Kaiser	Vermehrt *Qi* und nährt aufgrund der hohen Dosis das Herz
Rx. Ginseng (*Ren Shen*), Baustern Ginseng, Ersatz: Rx. Codonopsis (*Dang Shen*) in 2–3facher Dosis	6 g	Minister	Tonisiert stark das Ursprungs-*Yuan-Qi*, beruhigt den Geist-*Shen*, v. a. in Kombination mit Kaiser
Ra. Cinnamomi Cassiae (*Gui Zhi*)	9 g	Assistent	Löst Blockaden im Fluss des Herz-*Qi* auf, gut in Kombination mit Rx. Ginseng
Rx. Rehmanniae Glutinosae Conquitae (*Shu Di Huang*)	9–20 g	Minister	Stellt Herz-*Yin* wieder her, tonisiert das Blut
Tb. Ophiopogonis Japonici (*Mai Men Dong*)	9 g	Minister	Befeuchtet Trockenheit im Magen und in der Lunge

Forts. ➡

Kräuter	Dosis	Funktion	Rezeptanalyse
Gelatinum Corii Asini (*E Jiao*)	6 g	Minister	Reichert *Yin* an, tonisiert das Blut und befeuchtet Trockenheit
Sm. Cannabis Sativae (*Huo Ma Ren*)	9 g	Minister	Nährt *Yin* und befeuchtet den Darm (unterer der *San Jiao*)
Rz. Zingiberis Officinalis Recens (*Sheng Jiang*)	9 g	Assistent	Stärkt den Magen und hilft ihm, mit den tonisierenden Arzneien zurechtzukommen
Fr. Ziziphi Jujubae (*Da Zao*)	6 Stück	Minister	Süß, stärkt Milz, nährt das Herz, in Kombination mit *Sheng Jiang* wird die Beziehung Nähr-*Ying-Qi* und Abwehr-*Wei-Qi* reguliert

Tab. 8.66

Wirk.: Stärkt *Qi* und Blut, nährt das *Yin*, harmonisiert den Puls

Indik.:

- *Qi*- und Blut-Mangel (➥ 9.3.3), Palpitationen, Herzrhythmusstörungen (➥ 12.1.4), Dyspnoe. *Zunge:* Blass und glänzend. *Puls:* Langsam und unregelmäßig oder intermittierend
- Lungen-*Qi*- und *Yin*-Mangel (➥ 11.3.1, 11.3.2), trockener Husten oder Bluthusten, Auszehrung, Dyspnoe, Reizbarkeit, Schlafstörungen, Spontan- oder Nachtschweiß, Hals- und Zungentrockenheit, Obstipation, chronisches Fieber. *Puls:* Leer, schnell

Besonderh.: Häufige Anwendung bei Herzrhythmusstörungen (➥ 12.1.4).

8.2.10.d *Yin* nährende Rezepte

Liu Wei Di Huang Wan (Sechs-Bestandteile-Pille mit Rx. Rehmannia)

Quelle: *Xiao Er Yao Zheng Zhi Jue*

Kräuter	Dosis*	Funktion	Rezeptanalyse	Kräuter
Rx. Rehmanniae Glutinosae Conquitae (*Shu Di Huang*)	12–24 g	Kaiser	Wirkt stark tonisierend auf Nieren-*Yin* und Essenz-*Jing*	**1. Gruppe** (tonisierende Arzneien)
Fr. Corni Officinalis (*Shan Zhu Yu*)	6–12 g	Minister	Nährt die Leber und stabilisiert die Essenz-*Jing*	
Rx. Dioscorae Oppositae (*Shan Yao*)	6–12 g	Minister	Stabilisiert die Essenz-*Jing* und tonisiert die Milz	
Sclerotium Poriae Cocos (*Fu Ling*)	6–9 g	Assistent	Lässt Feuchtigkeit aus der Milz abfließen	**2. Gruppe** (überwiegend abfließende Wirkung)
Cx. Moutan Radicis (*Mu Dan Pi*)	6–9 g	Assistent	Beseitigt Leber-Feuer, lässt es abfließen	
Rz. Alismatis Orientalis (*Ze Xie*)	6–9 g	Assistent	Beseitigt Feuchtigkeit, ohne das *Yin* zu gefährden	

Tab. 8.67

* Das Ursprungsrezept beinhaltet die Herstellung von einem Pulver, das unter Zugabe von Honig zu kleinen Pillen geformt wurden.

Wirk.: Nährt das *Yin* und tonisiert die Nieren
Indik.:
- Leber- und Nieren-*Yin*-Mangel (➡ 11.11.20), Schmerzen und Schwäche in der Lumbalgegend, Schwindel, Tinnitus, Schwerhörigkeit, Nachtschweiß, nächtliche Spermatorrhö, verspäteter Schluss der Fontanellen beim Säugling
- Mangel-Feuer, Hitzesensationen in Handflächen und Fußsohlen, chronische Halstrockenheit. *Zunge:* Rot. *Zungenbelag:* Wenig. *Puls:* Dünn, schnell

Besonderh.: Häufige Anwendung als Basisrezept bei der Behandlung von Erkrankungen durch Nieren- und/oder Leber-*Yin*-Mangel (➡ 11.9.6, 11.11.20).

Qi Ju Di Huang Wan (Fr. Lycii, Fl. Chrysanthemi und Rx.-Rehmanniae-Pille)

Quelle: *Yi Zi Bao Jian*
Enthält *Liu Wei Di Huang Wan* (➡ 8.2.10.d) und zusätzlich Fr. Lycii *(Gou Qi Zi)* 6–9 g, Fl. Chrysanthemi Morifolii *(Bai Ju Hua)* 6–9 g
Wirk.: Tonisiert Leber und Niere, klärt die Augen
Indik.: Leber- und Nieren-*Yin*-Mangel (➡ 11.11.20) mit Augentrockenheit, abgeschwächtes Sehvermögen, Altersweitsichtigkeit, Photophobie, Tränenfluss (➡ 12.4.1) bei Windexposition.

Zhi Bai Di Huang Wan (Anemarrhena, Phellodendrum und Rehmannia-Pille)

Quelle: *Zheng Yin Mai Zhi*
Enthält *Liu Wei Di Huang Wan* (➡ 8.2.10.d) und zusätzlich: Rx. Anemarrhenae Asphodeloidis (*Zhi Mu*) 6 g, Cx. Phellodendri (*Huang Bai*) 6 g
Wirk.: Nährt das *Yin*, leitet Feuer nach unten
Indik.: *Yin*-Mangel mit Feuer, Mangel-Hitze, Knochenkrankheiten, Nachtschweiß, Mundtrockenheit, breiter Puls an der *Chi*-Position (☞ 4.6.1); Miktionsschwierigkeiten und Lumbago wegen Feuchtigkeit-Hitze im unteren der *San Jiao* (➡ 3.4.11) bei bestehendem Nieren-*Yin*-Mangel (➡ 11.9.6).

Mai Wei Di Huang Wan (Tb. Ophiopogonis, Fr. Schisandrae und Rx.-Rehmanniae-Pille)

Enthält *Liu Wei Di Huang Wan* (➡ 8.2.10.d) und zusätzlich Tb. Ophiopogonis Japonici *(Mai Men Dong)* 6–9 g, Fr. Schisandrae Chinensis *(Wu Wei Zi)* 6–9 g
Wirk.: Nährt das *Yin* von Lunge und Niere, stärkt die Nieren-*Qi*-Aufnahmefunktion und Lungen-*Qi*-Absenkungsfunktion
Indik.: Lungen- und Nieren-*Yin*-Mangel (➡ 11.11.14), Husten, blutiger Auswurf, intermittierendes Fieber und Nachtschweiß.

Zuo Gui Wan (Pille, die die Linke [Niere] wiederherstellt)

Quelle: *Jing Yue Quan Shu*
Hauptrezept ist *Zuo Gui Yin* (➡ BB, S. 295)
Wirk.: Nährt das *Yin* und stärkt die Nieren, vermehrt Essenz-*Jing* (➡ 3.3.4), stärkt das *Sui* (Mark ➡ 3.4.12)

8

Kräuter	Dosis	Funktion	Rezeptanalyse
Rx. Rehmanniae Glutinosae Conquitae (Shu Di Huang)	12 g	Kaiser	Stärkt Nieren-Yin
Rx. Dioscoreae Oppositae (Shan Yao)	6 g	Minister	tonisiert Milz und Niere
Fr. Lycii (Gou Qi Zi)	6 g		Nährt das Leber-Blut
Fr. Corni Officinalis (Shan Zhu Yu)	6 g	Assistent	Nährt das Nieren-Yin
Rx. Cyathulae Officinalis (Chuan Niu Xi)	4,5 g	Assistent	Bewegt Blut und nährt Leber und Niere
Sm. Cuscutae Chinensis (Tu Si Zi)	6 g	Minister	Tonisieren das Nieren-Yang
Colla Cornu Cervi (Lu Jiao Jiao)	6 g		
Colla Plastrum Testudinis (Gui Jiao)	6 g	Minister	Nährt das Nieren-Yin

Tab. 8.68

Indik.: Mangel-Syndrom der Nieren, Mangel an Essenz-*Jing* (➡ 11.9.1) und *Sui* (Mark), Schwindel, Tinnitus, Schmerzen und Schwäche in der Lumbalgegend und in den Beinen, nächtliche Spermatorrhö, Spontan- und Nachtschweiß, Mund- und Rachentrockenheit, Durst. *Zunge:* Rot. *Zungenbelag:* Sehr wenig. *Puls:* Dünn, schnell
Besonderh.: Häufige Anwendung bei primärer Amenorrhö (➡ 12.8.9) und bei Hitzewallungen in der Menopause (➡ 12.8.11).

Da Bu Yuan Jian (Dekokt, das stark das Quellen-Qi [Yuan-Qi] tonisiert/großes Yuan-Qi-Tonikum)

Quelle: *Jing Yue Quan Shu*
Assoziiertes Rezept zu *You Gui Wan* (➡ 8.2.10.d)

Kräuter	Dosis	Rezeptanalyse
Rx. Ginseng (Ren Shen)	3–9 g	Stärkt Juan-Qi
Rx. Dioscoreae Oppositae (Shan Yao)	6 g	Stärkt die Mitte und Qi
Rx. Rehmanniae (Shu Di Huang)	9–30 g	Nährt Blut und Yin
Cx. Eucommiae (Du Zhong)	6 g	Tonisiert das Yang
Rx. Angelicae sinensis (Dang Gui)	6 g	Tonisiert das Blut
Fr. Corni Officinalis (Shan Zhu Yu)	6 g	Sauer, wirkt adstringierend
Fr. Lycii (Gou Qi Zi)	6–9 g	Nährt Blut und Yin
Rx. Glycyrrhizae Uralensis (in Honig gebraten) (Zhi Gan Cao)	3–6 g	Stärkt Qi, harmonisiert die Wirkungen der anderen Arzneien

Tab. 8.69

Wirk.: Stärkt *Yin* und *Qi* v. a. von Niere und Leber
Indik.: Ausgeprägter Mangel der Nieren-Essenz-*Jing* (➡ 11.9.1), des Blutes und des *Qi* des Unteren der *San Jiao*, heute hauptsächliche Nutzung bei Uterusprolaps (➡ 12.8.12) mit Schwäche und Schmerzen lumbal, starkem abdominalem Spannungsgefühl, häufiger Nykturie, Tinnitus, Gehörverlust, Schwindel und blassroter Zunge und verstecktem dünnem Puls.

Er Zhi Wan (Zweifach größte Pille)

Quelle: *Yi Fang Ji Jie*

Kräuter	Dosis	Rezeptanalyse
Fr. Ligustri Lucidi *(Nu Zhen Zi)*	9–15 g	Süß, bitter, kühl, tonisiert Nieren und Leber
Hb. Ecliptae Prostratae *(Han Lian Cao)*	9–15 g	Süß, sauer, kalt, tonisiert *Yin,* nährt die Essenz-*Jing,* kühlt das Blut, um Blutungen zu beenden

Tab. 8.70

Wirk.: Stärkt Leber und Nieren
Indik.: Leber- und Nieren-*Yin*-Mangel (➡ 11.11.20), Schwäche und Schmerzen in Lumbal- und Nierenregion, Schwäche und Atrophie der Beine, Mund- und Rachentrockenheit, bitterer Mundgeschmack, Schwindel, verschwommenes Sehen, Schlafstörungen, viele Träume, Spermatorrhö, vorzeitiges Ergrauen der Haare oder Haarausfall. *Zunge:* Rot und trocken
Besonderh.: Häufig kombiniert mit anderen *Yin*-stärkenden Rezepten bei klimakterischen Beschwerden (➡ 12.8.11).

Yi Guan Jian (Verbindungs-Dekokt)

Quelle: *Xu Ming Yi Lei An*

Kräuter	Dosis	Funktion	Rezeptanalyse
Rx. Rehmanniae Glutinosae Conquitae *(Shu Di Huang)*	6–18 g (BB: 18–45 g)	Kaiser	Erweichen die Leber, nähren das Leber-Blut und Nieren-*Yin*
Fr. Lycii *(Gou Qi Zi)*	9 g (BB: 9–18 g)		
Rx. Adenophorae seu Glehniae *(Sha Shen)*	9 g	Minister	Tonisieren das Magen- und Lungen-*Yin,* behandeln Mund- und Rachentrockenheit
Tb. Ophiopogonis Japonici *(Mai Men Dong)*	9 g		
Rx. Angelicae Sinensis *(Dang Gui)*	9 g	Assistent	Nährt und bewegt das Blut
Fr. Meliae Toosendan *(Chuan Lian Zi)*	4,5 g	Übermittler	Zerstreut Leber-*Qi*-Stauung, lindert Schmerzen

Tab. 8.71

Wirk.: Nährt das *Yin* und löst Leber-*Qi*-Stauung auf
Indik.: Leber- und/oder Nieren-*Yin*-Mangel (➡ 11.11.20) mit Leber-*Qi*-Stauung (➡ 11.7.2), Schmerzen im Thorax, Epigastrium oder Hypochondrium, Mund- und Halstrockenheit, Sodbrennen, bitterer Mundgeschmack. *Zunge:* Rot und trocken. *Puls:* Dünn, schwach oder leer, saitenförmig
Besonderh.: Auch verwendbar bei klimakterischen Beschwerden (➡ 12.8.11). *Cave:* Nie bei Schmerzen und Spannungsgefühl durch Feuchtigkeitsretention oder Schleimretention.

8

Da Bu Yin Wan (Pille, die das *Yin* großartig tonisiert)

Quelle: *Dan Xi Xin Fa*

Kräuter	Dosis*	Rezeptanalyse
Rx. Rehmanniae Glutinosae Conquitae (*Shu Di Huang*)	12 g	Tonisiert Leber und Nieren
Plastrum Testudinis (*Gui Ban*) 6 g, evtl. ersetzen durch Fr. Corni (*Shan Zhu Yu*)	6 g	Tonisiert die Nieren und senkt nach oben aufsteigendes *Yang* nach unten ab
Cx. Phellodendri (*Huang Bai*)	6 g	Eliminiert Hitze-Feuchtigkeit aus dem Unteren der *San Jiao*
Rx. Anemarrhenae Asphodeloidis (*Zhi Mu*)	6 g	Beseitigt Hitze, tonisiert die Lunge und erzeugt Körperflüssigkeiten

Tab. 8.72

* Im Ursprungsrezept wurde aus den Bestandteilen ein Pulver hergestellt, das mit dem Mark von Schweinewirbeln gekocht und dann mit Honig zu Pillen geformt wurde. Heute kann man Honig zum Dekokt dazugeben, um die bitteren, trocknenden Eigenschaften von Cx Phellodendri, die *Yin*-schädigend sein können, abzumildern.

Wirk.: Nährt das *Yin*, leitet Feuer nach unten

Indik.: Loderndes Feuer bei Leber- und Nieren–*Yin*-Mangel (➡ 11.11.20), Hitzegefühl in den Knochen, undulierendes Nachmittagsfieber, Nachtschweiß, Spermatorrhö, Reizbarkeit, Hitzegefühl, Schwäche und Schmerz in den Beinen, Bluthusten. *Zunge:* Rot. *Zungenbelag:* Wenig. *Puls:* Schnell auf der *Chi*-Position (➡ 4.6.1)

8.2.10.e *Yang* stärkende Rezepte

Jin Gui Shen Qi Wan (Nieren-*Qi*-Pille aus dem *Golden Cabinet*)

Quelle: *Jin Gui Yao Lue* (Golden Cabinet)
Zusammensetzung: Enthält *Liu Wei Di Huang Wan* (➡ 8.2.10.d) und zusätzlich Rx. Lateralis Aconiti Carmichaeli Praeparatae *(Fu Zi)* und Ra. Cinnamomi Cassiae *(Gui Zhi)*

Kräuter	Dosis	Funktion	Rezeptanalyse
Rx. Rehmanniae Glutinosae Conquitae (*Shu Di Huang*)	24 g	Kaiser	Wirkt stark tonisierend auf Nieren-*Yin* und Essenz-*Jing*
Fr. Corni Officinalis (*Shan Zhu Yu*)	12 g	Minister	Nährt Leber und stabilisiert Essenz-*Jing*
Rx. Lateralis Aconiti Carmichaeli Praeparata (*Fu Zi*)	3 g	Minister	Tonisiert das *Mingmen* (➡ 3.3.6), eliminiert Feuchtigkeit und Kälte
Ra. Cinnamomi Cassiae (*Gui Zhi*)	3 g	Minister	Wärmt die Meridiane, löst Blockaden in den Gefäßen auf
Rx. Dioscoreae Oppositae (*Shan Yao*)	12 g	Minister	Tonisiert die Milz und *Qi*
Rz. Alismatis Orientalis (*Ze Xie*)	9 g	Asssitent	Löst Blockaden in den Wasserwegen und reguliert die Wasserwege
Sclerotium Poriae Cocos (*Fu Ling*)	9 g	Assistent	Stärkt die Milz und lässt Feuchtigkeit abfließen
Cx. Moutan Radicis (*Mu Dan Pi*)	9 g	Assistent	Beseitigt Hitze und Leber-Feuer

Tab. 8.73

Wirk.: Wärmt und stärkt das Nieren-*Yang*

Indik.: Nieren-*Yang*-Mangel (➡ 12.9.2), LWS-Beschwerden, Schwäche der Beine, Kältegefühl in der unteren Körperhälfte, gespannter Unterbauch, Dysurie mit Ödemen oder gesteigerte Urinproduktion, Harninkontinenz (➡ 12.7.2). *Zunge:* Blass und geschwollen. *Zungenbelag:* Weiß und feucht. *Puls:* Tief, schwach an der *Chi*-Position (➡ 4.6.1)

Besonderh.: Häufige Anwendung als Basisrezept bei Nieren-*Yang*-Mangel (➡ 12.9.2). Kontraindikation bei *Yin*-Mangel mit Mund- und Rachentrockenheit und roter Zunge mit wenig Belag.

Ji Sheng Shen Qi Wan (Nieren-*Qi*-Bolus/Pille aus *Ji Sheng Fang*)

Quelle: *Ji Sheng Fang* (Aufzeichnungen für die Nachwelt)
Assoziiertes Rezept zu *Jin Gui Shen Qi Wan* (➡ 8.2.10.e)

Kräuter	Dosis*	Funktion	Rezeptanalyse
Rx. Rehmanniae Glutinosae Conquitae (*Shu Di Huang*)	15 g	Kaiser	Wirkt stark tonisierend auf Nieren-*Yin* und Essenz-*Jing*
Fr. Corni (*Shan Zhu Yu*)	30 g	Minister	Nährt Leber und stabilisiert Essenz-*Jing*
Rx. Dioscoreae (*Shan Yao*)	30 g	Minister	Tonisiert die Milz und *Qi*
Rz. Alismatis (*Ze Xie*)	30 g	Assistent	Löst Blockaden in den Wasserwegen und reguliert die Wasserwege
Sclerotium Poriae Cocos (*Fu Ling*)	30 g	Assistent	Stärkt die Milz und lässt Feuchtigkeit abfließen
Cx. Moutan Radicis (*Mu Dan Pi*)	30 g	Assistent	Beseitigt Hitze und Leber-Feuer
Cx. Cinnamomi Loureiroi (*Guan Pi*) wird meist ersetzt durch Cx. Cinnamomi Cassiae (*Rou Gui*)	15 g	Minister	Vertreibt innere Kälte, macht die Gefäße durchgängig
Rx. Lateralis Aconiti (*Fu Zi*)	15 g		Tonisiert das *Mingmen* (➡ 3.3.6), eliminiert Feuchtigkeit und Kälte
Rx. Cyathulae Officinalis (*Chuan Niu Xi*)	15 g	Assistent	Bewegt Blut und nährt Leber und Niere
Sm. Plantaginis (*Che Qian Zi*)	30 g		Leitet Feuchtigkeit aus

Tab. 8.74

* Die Dosisangaben beziehen sich auf eine Pillenherstellung: Man zermahlt die Bestandteile zu Pulver und formt dieses unter Zugabe von Honig zu Pillen (pro Pille [Bolus] 9 g, dann 6–9 g 3x/tgl.). Bei Dekokt Dosisangaben entsprechend um 50%–75% reduzieren (➡ 14.3.5)

Wirk.: Wärmt das *Yang* und tonisiert die Nieren, fördert die Diurese und vermindert Ödeme

Indik.: Ödeme durch Nieren-*Yang*-/*Qi*-Mangel (➡ 11.9.2) mit Symptomen wie Kältegefühle, kalte Extremitäten, spärliche Miktion, Beinödemen, abdomineller Schwellung, Schmerzen lumbal, blasser, geschwollener Zunge mit Zahneindrücken und weißem, schlüpfrigem Belag und verstecktem, saitenförmigem Puls

Bemerkung: Im Vergleich mit dem Hauptrezept *Jin Gui Shen Qi Wan* (➡ 8.2.10.e) wirkt *Ji Sheng Shen Qi Wan* mehr auf den Wassermetabolismus und wird oft bei Ödemen durch Nieren-*Yang*-Mangel verwendet.

You Gui Wan (Pille, die die Rechte [Niere] wiederherstellt)*

Quelle: *Jing Yue Quan Shu*

Kräuter	Dosis	Funktion	Rezeptanalyse
Rx. Lateralis Aconiti Carmichaeli Praeparatae *(Fu Zi)*	1–3–5 g	Kaiser	Wärmen und tonisieren Nieren-*Yang*, Colla Cornu Cervi stärkt auch Essenz-*Jing* und das Mark-*Sui*
Cx. Cinnamomi Cassiae *(Rou Gui)*	3–5 g		
Colla Cornu Cervi *(Lu Jiao Jiao)*	6–9 g		
Rx. Rehmanniae Glutinosae Conquitae *(Shu Di Huang)*	9 g	Minister	Nähren das *Yin,* die Nieren und die Leber und tonisieren die Milz
Fr. Corni Officinalis *(Shan Zhu Yu)*	6 g		
Rx. Dioscoreae Oppositae *(Shan Yao)*	6 g		
Fr. Lycii *(Gou Qi Zi)*	6 g		
Sm. Cuscutae Chinensis *(Tu Si Zi)*	6 g		
Cx. Eucommiae Ulmoidis *(Du Zhong)*	6 g		
Rx. Angelicae Sinensis *(Dang Gui)*	6 g	Minister	nährt das Blut und die Leber

Tab. 8.75

* Im Ursprungsrezept wurden die Bestandteile zu Pulver zermahlen und unter Zugabe von Honig Pillen geformt.

Wirk.: Wärmt und stärkt das Nieren-*Yang*, vermehrt das *Jing* (➡ 3.3.4), nährt das Blut
Indik.: Nieren-*Yang*-Mangel (➡ 11.9.2) mit mangelndem Feuer im *Mingmen* (➡ 3.3.6), Schwäche bei chronischer Krankheit, Kälteaversion, kalte Extremitäten, weiche Stühle mit unverdauten Nahrungsbestandteilen, Schmerzen und Schwäche in der Lumbalgegend und den Knien, Beinödeme, Harninkontinenz, Impotenz (➡ 12.8.2), Spermatorrhö, Sterilität
Besonderh.: Häufige Anwendung bei klimakterischen Beschwerden, z.B. *You Gui Wan* morgens und *Zuo Gui Wan* abends.

Er Xian Tang (Zwei-Unsterbliche-Dekokt)

Quelle: *Fang Ji Xue*

Kräuter	Dosis	Funktion	Rezeptanalyse
Rz. Curculiginis Orchioidis *(Xian Mao)*	6–9 g	Kaiser	In Kombination mit dem Minister wärmen beide Kräuter Nieren-*Yang* und tonisieren Nieren-Essenz-*Jing* Hb. Epimedii stärkt auch *Yin* und *Yang* und beseitigt aufsteigendes Leber-*Yang*
Hb. Epimedii *(Yin Yang Huo)*	9 g		
Rx. Morindae Officinalis *(Ba Ji Tian)*	6 g	Minister	Wirkungen siehe Kaiser
Cx. Phellodendri *(Huang Bai)*	4,5–9 g	Assistenten	Nähren das Nieren-*Yin,* lassen Mangel-Hitze/Feuer abfließen
Rx. Anemarrhenae Asphodeloidis *(Zhi Mu)*	4,5–9 g		
Rx. Angelicae Sinensis *(Dang Gui)*	6 g	Assistent	Befeuchtet und nährt das Blut, reguliert *Ren* und *Chong Mai*

Tab. 8.76

Wirk.: Wärmt das Nieren-*Yang*, stärkt das Nieren-*Jing*, löscht Feuer in den Nieren, reguliert *Chong* und *Ren Mai*
Indik.: Nieren-*Yin*-Mangel (➡ 11.9.6) und Nieren-*Yang*-Mangel (➡ 11.9.2) mit Mangel-Hitze, klimakterische Beschwerden (➡ 12.8.11): Menstruationsstörungen, Hypertonus, Hitzewallungen, Schwitzen, Nervosität, Müdigkeit, Depression, Schlafstörungen (➡ 12.13.2), Palpitationen, häufige Miktion.

8

8.2.11 *Qi* regulierende Rezepte

8.2.11.a Rezepte, die den *Qi*-Fluss bewegen

Yue Ju Wan (Pille, die sich der Beherrschung entsagt/BB: Flucht aus der Einschnürung [Leber-*Qi*-Stauung] Pille)

Quelle: *Dan Xi Xin Fa*

Kräuter	Dosis	Funktion	Rezeptanalyse
Rz. Atractylodis *(Cang Zhu)*	6 g	Kaiser	Trocknet Feuchtigkeit und transformiert Schleim
Rx. Ligustici Chuanxiong *(Chuan Xiong)*	6 g	Minister	Belebt das Blut, befreit gestautes Blut, lindert dadurch Schmerzen
Rz. Cyperi Rotundi *(Xiang Fu)*	6 g	Minister	Löst die Stagnation (Stauung, Einschnürung) auf, beseitigt *Qi*-Stagnation
Fr. Gardeniae *(Zhi Zi)*	6 g	Minister	Beseitigt Hitze aus allen drei *San Jiao* und das entstandene Feuer, beendet Säurereflux
Massa Fermentata *(Shen Qu)*	6 g	Minister	Löst Nahrungsstagnation, harmonisiert den Magen, gegen Übelkeit, Erbrechen, Appetitverlust

Tab. 8.77

Wirk.: Bewegt das *Qi* und löst Stagnation
Indik.: Milde Stagnation von Leber-*Qi* (Leber-*Qi*-Stauung ➡ 11.7.2), lokales Spannungsgefühl in Brust und Abdomen, lokaler Schmerz im Hypochondrium, Blähungen, Erbrechen, saures Aufstoßen, leichter Husten mit viel Sputum, Appetitverlust, Verdauungsstörungen
Besonderh.: Basisrezept für *Qi*-Stagnation. Adjuvans zur Vorbeugung einer *Qi*-Stagnation.

Ban Xia Hou Po Tang (Pinellia- und Cortex-Magnoliae-Dekokt)

Quelle: *Jin Gui Yao Lue* (Golden Cabinet)

Kräuter	Dosis	Funktion	Rezeptanalyse
Rz. Pinelliae Ternatae (*Ban Xia*)	9–12 g	Kaiser	Transformiert Schleim, zerstreut Klumpen, leitet gegenläufiges *Qi* nach unten, harmonisiert Magen
Cx. Magnoliae Officinalis (*Hou Po*)	9 g	Minister	Beseitigt Kurzatmigkeit, hilft Kaiser, Klumpen zu zerstreuen und gegenläufiges *Qi* abzusenken
Sclerotium Poriae Cocos (*Fu Ling*)	9 g	Minister	Lässt Feuchtigkeit abfließen, hilft Kaiser bei der Schleimtransformation
Rz. Zingiberis Officinalis Recens (*Sheng Jiang*)	6 g	Assistent	Hilft Kaiser bei der Harmonisierung des Magens, beendet Erbrechen
Fo. Perillae Frutescentis (*Zi Su Ye*)	6 g	Übermittler	Leicht warm und zerstreuend, hilft, die Wirkung des Rezepts auf den Lu-Meridian zu fokussieren, lindert Husten

Tab. 8.78

Wirk.: Fördert die Bewegung von *Qi*, löst „Klumpen", senkt gegenläufiges *Qi* (➡ 9.3.1) nach unten, löst Schleim
Indik.: Globusgefühl, kratzender Speichel im Hals, Völlegefühl im Thorax und Hypochondrium, Husten, Erbrechen. *Zungenbelag:* Feucht oder klebrig-schmierig und weiß. *Puls:* Saitenförmig, schlüpfrig oder saitenförmig, langsam
Besonderh.: Häufige Anwendung bei Globusgefühl (Psychovegetative Syndrome ➡ 12.13.1), Kontraindikation bei Patienten mit Gesichtsrötung, bitterem Mundgeschmack, roter Zunge mit wenig Belag.

Gua Lou Xie Bai Ban Xia Tang (Fr.-Trichosanthis-, Bb.-Allii- und Pinellia-Dekokt)

Quelle: *Shang Han Lun* (➡ 1.1, 9.4)

Kräuter	Dosis	Funktion	Rezeptanalyse
Fr. Trichosanthis (*Gua Lou*)	12 g	Kaiser	Süß und kalt, zerstreut Schleim im Thorax
Bb. Allii (*Xie Bai*)	9 g	Minister	Wärmt *Yang*, löst Blockaden des *Yang* auf, fördert *Qi*-Fluss, lindert Schmerzen
Weißwein (*Bai Jiu*)	20–30 ml	Assistent	Aufsteigende Wirkung, unterstützt Bb. Allii und fördert *Yang*-Fluss
Rz. Pinelliae Ternatae (*Ban Xia*)	9 g	Assistent	Transformiert Schleim

Tab. 8.79

Wirk.: Löst *Yang*, fördert die Bewegung von *Qi*, eliminiert Schleim
Indik.: Schmerzhafte Obstruktion in der Brust, Thoraxschmerzen, die in den oberen Rücken ausstrahlen und die derart stark sind, dass sich der Patient nicht hinlegen kann. Dyspnoe, Husten mit viel Auswurf, Atemnot. *Zungenbelag:* Dick, klebrig-schmierig. *Puls:* Tief und saitenförmig oder gespannt
Besonderh.: Verwendung des Rezeptes verdeutlicht, dass nicht alle Fälle von schmerzhafter Obstruktion im Thorax durch Blut-Stase verursacht werden. Ohne Rz. Pinelliae *(Ban Xia)* heißt das Rezept *Gua Lou Xie Bai Bai Jiu Tang* (ist das eigentliche Hauptrezept).

8.2.11.b Rezepte, die das rebellierend aufsteigende *Qi* nach unten leiten

Su Zi Jiang Qi Tang (Fr.-Perillae-Dekokt, das das *Qi* nach unten leitet)
Quelle: *Tai Ping Hui Min He Ji Ju Fang*

Kräuter	Dosis*	Funktion	Rezeptanalyse
Fr. Perillae Frutescentis *(Su Zi)*	9–12 g	Kaiser	Senkt gegenläufiges *Qi* nach unten ab, eliminiert Schleim, beendet Husten und Keuchatmung
Rz. Pinelliae Ternatae *(Ban Xia)*	6–9 g	Minister	Transformiert Schleim
Cx. Magnoliae Officinalis *(Hou Po)*	3–6 g	Minister	Beseitigt Feuchtigkeit
Rx. Peucedani *(Qian Hu)*	6–9 g	Minister	Wandelt Schleim um, behandelt den Exzess oben
Rx. Angelicae Sinensis *(Dang Gui)*	6–9 g	Assistent	Behandelt Husten durch gegenläufiges *Qi*, behandelt das „*Qi* des Blutes"
Cx. Cinnamomi Cassiae *(Rou Gui)*	1,5–3 g	Assistent	Wärmt die Nieren, damit *Qi* aufgenommen werden kann, wärmt *Yang,* vertreibt Mangel-Kälte, behandelt die Leere unten
Fo. Perillae Frutescentis *(Su Ye)*	5 Stück	Übermittler	Funktionen siehe *Sheng Jiang*
Rx. Glycyrrhizae Uralensis *(Gan Cao)*	3–4,5 g	Übermittler	Harmonisiert mit *Da Zao* den mittleren der *San Jiao* und die Wirkungen der anderen Arzneien
Rz. Zingiberis Officinalis Recens *(Sheng Jiang)*	2 Scheiben	Übermittler	Vertreibt mit *Su Ye* Kälte und verbessert die Lungenzirkulation
Fr. Zizyphi Jujubae *(Da Zao)*	3 Stück	Übermittler	Funktionen siehe *Gan Cao*

Tab. 8.80

8

* In einer Version des Quellentextes gibt man zusätzlich (als Dekokt 6–9 g) Pericarpium Citri Reticulatae *(Chen Pi)* bei, dies verstärkt die Schleimelimination des Rezeptes und die Besänftigung von Husten und Keuchatmung.

Wirk.: Senkt gegenläufiges *Qi* (➡ 9.3.1) nach unten, beendet Husten und Dyspnoe, wärmt und transformiert Kälte-Schleim
Indik.: Korrigiert Störungen mit „Fülle oben und Mangel unten" (Feuchtigkeits-Retention der Lunge ➡ 11.3.6, Nieren-*Yang*-Mangel ➡ 11.9.2), Husten (➡ 12.2.1) und Dyspnoe (➡ 12.2.2), viel dünnflüssiges Sputum, Völlegefühl im Thorax, Dyspnoe,

erschwerte Inspiration, Schwäche und Schmerzen in der Lumbalgegend und den Knien, Ödeme der Extremitäten, Müdigkeit. *Zungenbelag:* Sehr feucht oder weiß

Besonderh.: Kausale Therapie bei chronischem Asthma. *Cave:* Nicht bei Lungen- und Nieren-Mangel-Syndromen ohne pathogenen äußeren Faktor und in Fällen von Keuchatmung mit produktivem Husten durch Lungen-Hitze (➡ 9.5).

Ding Chuan Tang (Dekokt, das dem Keuchen Einhalt gebietet)

Quelle: *Fu Shou Jing Fang*

Kräuter	Dosis	Funkion	Rezeptanalyse
Sm. Ginkgo Bilobae *(Yin Xing)*	9 g	Kaiser	Transformiert Schleim, hält auslaufendes Lungen-*Qi* zurück, beendet Keuchatmung
Hb. Ephedrae *(Ma Huang)*	9 g	Kaiser	Löst Blockaden des Lungen-*Qi* auf, beendet Keuchatmung und befreit die Oberfläche
Fr. Perillae Frutescentis *(Su Zi)*	6 g	Minister	Helfen den Kaisern gegen die Keuchatmung, beseitigen Schleim
Rz. Pinelliae Ternatae *(Ban Xia)*	9 g		
Fl. Tussilaginis Farfarae *(Kuan Dong Hua)*	9 g		
Sm. Pruni Armeniacae (Xing Ren)	4,5 g	Minister	Verstärkt Wirkungen von *Ma Huang,* indem er die Lunge weitet und Keuchatmung beendet
Cx. Mori Albae Radicis *(Sang Bai Pi)*	9 g	Assistenten	Lassen Hitze aus der Lunge abfließen, beenden Keuchatmung und Husten
Rx. Scutellariae *(Huang Qin)*	4,5 g		
Rx. Glycyrrhizae Uralensis *(Gan Cao)*	3 g	Übermittler	Harmonisiert die Wirkungen der anderen Arzneien

Tab. 8.81

Wirk.: Verteilt und führt das Lungen-*Qi* (➡ 9.3.1) nach unten, klärt Hitze, transformiert Schleim, beendet Keuchatmung, befreit die Atmung

Indik.: Außen Wind-Kälte und innen Schleim-Hitze, Husten und Dyspnoe (➡ 12.2.2) mit viel dickem und gelbem Sputum. *Zungenbelag:* Klebrig-schmierig und gelb. *Puls:* Schlüpfrig, schnell

Besonderh.: Häufige Anwendung beim akutem Asthmaanfall. *Cave:* Nicht geeignet bei äußerer Wind-Kälte ohne Schweiß und ohne innere Schleim-Hitze, nicht bei chronischem Asthma mit *Qi*-Mangel und schwachem Puls.

Xuan Fu Dai Zhe Tang (Fl.-Inulae- und Haematitum-Dekokt)

Quelle: *Shang Han Lun* (➡ 1.1, 9.4)

Kräuter	Dosis	Funktion	Rezeptanalyse
Fl. Inulae *(Xuan Fu Hua)*	9 g	Kaiser	Senkt gegenläufiges *Qi* ab, beseitigt Schleim
Haematitum *(Dai Zhe Shi)*	9 g	Kaiser	Reguliert gegenläufiges *Qi*
Rz. Pinelliae Ternatae *(Ban Xia)*	9 g	Minister	Verstärken die Wirkungen der Kaiser, indem sie den Magen harmonsieren und *Qi* nach unten absenken, dadurch beseitigen sie Schleim und lösen fokussierte Schwellungen auf
Rz. Zingiberis Officinalis Recens *(Sheng Jiang)*	6 g		
Rx. Ginseng *(Ren Shen)*, Baustern Ginseng, Ersatz: Rx. Codonopsis *(Dang Shen)* in 2–3facher Dosis	6 g	Assistenten	Tonisieren *Qi,* stärken Milz und Magen, verhindern eine Schädigung der Mitte durch die zerstreuenden Eigenschaften der anderen Arzneien
Rx. Glycyrrhizae Uralensis *(Gan Cao)*	3 g		
Fr. Zizyphi Jujubae *(Da Zao)*	4 Stück		

Tab. 8.82

Wirk.: Senkt gegenläufiges Magen-*Qi* (➡ 9.3.1) nach unten, löst Schleim, stärkt Milz-*Qi*, harmonisiert den Magen

Indik.: Schleimretention und Magen-*Qi*-Mangel (➡ 11.6.1), Aufstoßen, Singultus (➡ 12.5.2), Erbrechen und Übelkeit, volles und hartes Epigastrium. *Zungenbelag:* Weiß und stark feucht. *Puls:* saitenförmig

8.2.12 Blut regulierende Rezepte

8.2.12.a Blut bewegende Rezepte

Xue Fu Zhu Yu Tang (Dekokt, das Stasen aus dem Haus des Blutes treibt)

Quelle: *Yi Lin Gai Cuo*

Kräuter	Dosis	Funktion	Rezeptanalyse
Sm. Persicae *(Tao Ren)*	12 g	Kaiser	Beleben das Blut und zerstreuen Blut-Stasen, v. a. im Oberkörper
Fl. Carthami Tinctorii *(Hong Hua)*	9 g		Beleben das Blut v. a. im Unterkörper
Rx. Ligustici Chuanxiong *(Chuan Xiong)*	9 g		
Rx. Angelicae sinensis *(Dang Gui)*	9 g	Minister	*Dang Gui* nährt auch Blut und befeuchtet Trockenheit
Rx. Paeoniae Rubrae *(Chi Shao)*	6 g		

Forts. ➡

Kräuter	Dosis	Funktion	Rezeptanalyse
Rx. Rehmanniae Glutinosae (Sheng Di Huang)	9 g	Assistent	Kühlt Blut, beseitigt Hitze
Rx. Bupleuri (Chai Hu)	3 g	Assistent	Harmonisiert Leber-Qi-Fluss, löst Stauungen auf, lässt das klare Yang aufsteigen
Rx. Platycodi Grandiflori (Jie Geng)	4,5 g	Assistenten	In Kombination mit Chai Hu wird der Thorax geweitet und der Qi-Fluss gefördert
Fr. Citri seu Ponciri (Zhi Ke)	6 g		
Rx. Cyathulae (Niu Xi)	9 g	Minister	Zerstreut Blut-Stasen und fördert einen nach unten gerichteten Blut-Fluss
Rx. Glycyrrhizae Uralensis (Gan Cao)	3 g	Übermittler	Reguliert und harmonisiert die Wirkungen der anderen Arzneien

Tab. 8.83

Wirk.: Aktiviert das Blut und löst Blut-Stase, löst Leber-Qi-Stauung, lindert Schmerzen
Indik.: Blut-Stase (➡ 9.3.2, 9.3.3) im Thorax, Schmerzen im Thorax und Hypochondrium, chronische stechende Kopfschmerzen mit fixer Lokalisation, chronischer hartnäckiger Singultus, Schluckstörungen, Halskratzen bei Nahrungsaufnahme, Brechreiz, Stagnation mit Wärmegefühl in der Brust, Palpitationen, Einschlafstörungen und unruhiger Schlaf, Reizbarkeit, Harninkontinenz, abendliches Fieber, dunkle oder blauviolette Lippen und Gesichtsfarbe. *Zunge:* Dunkelrot mit dunklen Flecken am Zungenrand. *Puls:* Rau oder saitenförmig
Besonderh.: Häufige Anwendung bei Angina pectoris (➡ 12.1.2), chronischem Asthma (➡ 12.2.4), Dysmenorrhö (➡ 12.8.9), Depression (➡ 12.13.3) und Thoraxschmerzen nach Rippenfrakturen. *Cave:* Kontraindikation während der Schwangerschaft, in den meisten Fällen einer übermäßigen Menstruationsblutung und bei hämorrhagischen Erkrankungen.

Shao Fu Zhu Yu Tang (Dekokt, das Blut-Stasen im Unterbauch eliminiert)

Quelle: *Yi Lin Gai Zuo*
Assoziiertes Rezept zu *Xue Fu Zhu Yu Tang* (➡ 8.2.12.a)

Kräuter	Dosis	Rezeptanalyse
Fr. Foeniculi Vulgaris (Chao Xiao Hui Xiang)	15 g	Wärmen den unteren der San Jiao, vertreiben Kälte (gut in Kombination mit Rou Gui)
Rz. Zingiberis Officinalis (Gan Jiang)	6 g	
Rz. Corydalis Yanhusuo (Yan Hu Suo)	3 g	Bewegt das Blut, beseitigt Blut-Stasen, wirkt spezifisch schmerzstillend bei Blut-Stase
Rx. Paeoniae Rubrae (Chi Shao)	6 g	
Pollen Typhae (Pu Huang)	9 g	
Excrementum Trogopteri seu Pteropi (Chao Wu Ling Zhi) (bei Bedarf durch Komb. Mo Yao (bereits im Rezept) mit Gummi Olibanum (Ru Xiang) bei gleicher Dosis ersetzen)	6 g	
Myrrha (Mo Yao)	3 g	

Forts. ➡

Kräuter	Dosis	Rezeptanalyse
Rx. Angelicae Sinensis (Dang Gui)	9 g	Harmonisieren das Blut, gut in Kombination mit Chi Shao
Rx. Ligustici Chuanxiong (Chuan Xiong)	3 g	
Cx. Cinnamomi Cassiae (Rou Gui)	3 g	Wärmt den unteren der San Jiao, vertreibt Kälte in Kombination mit Xiao Hui Xiang und Gan Jiang

Tab. 8.84

Wirk.: Aktiviert das Blut, löst Blut-Stase, wärmt den Uterus, lindert Schmerzen (reguliert die Menstruation)

Indik.: Blut-Stase mit Kälte und Yang-Mangel

- Blut-Stase (➡ 9.3.2) im Unterbauch, palpable, evtl. druckschmerzhafte Masse im Unterbauch oder Bauchschmerzen ohne palpable Masse
- Meteorismus, Lumboischialgie und Blähungen im Unterbauch während der Menstruation
- Verkürzter Menstruationszyklus (Blutung 3–5-mal/Monat) mit dunklen Blutklumpen und dunklem Blut, Menorrhagie mit Unterbauchschmerzen

Besonderh.: Häufige Anwendung bei Dysmenorrhö (➡ 12.8.9), bei Endometriosis oder Uterusmyomen.

Sheng Hua Tang (Dekokt zur Erzeugung und Transformation)

Quelle: Fu Qing Zhu Nü Ke (➡ 1.1)

Kräuter	Dosis	Funktion	Rezeptanalyse
Rx. Angelicae Sinensis (Dang Gui)	6–9 g (BB: 24 g)	Kaiser	Belebt das Blut und tonisiert es (hohe Dosis), transformiert Blut-Stase, erzeugt neues Blut
Rx. Ligustici Chuanxiong (Chuan Xiong)	6 g (BB: 9 g)	Minister	Belebt das Blut und fördert den Qi-Fluss
Sm. Persicae (Tao Ren)	6 g (BB: 6–9 g)	Minister	Belebt das Blut und zerstreut die Stase
Rz. Zingiberis Officinalis (Pao Jiang)	1,5 g	Assistent	Dringt in das Blut ein, zerstreut Kälte, wärmt die Menstruation, lindert Schmerzen
Rx. Glycyrrhizae Uralensis (Zhi Gan Cao)	1,5 g	Übermittler	Wärmt den mittleren der San Jiao und lindert Schmerzen, reguliert und harmonisiert die Wirkungen der anderen Arzneien

Tab. 8.85

8

Wirk.: Aktiviert das Blut und löst Blut-Stase (➡ 9.3.2), wärmt den Uterus, lindert Schmerzen

Indik.: Kältebefall des Uterus nach der Geburt, Fluor vaginalis, Kältegefühl und Schmerzen im Unterbauch. *Zunge:* Blassbläulich oder blass mit bläulichen Flecken. *Puls:* Dünn, rau

Besonderh.: Häufige Anwendung für Frauen post partum (Nachwehen ➡ 12.15.6). *Cave:* Kontraindikation bei Blut-Stase durch Hitze im Blut oder Hämorrhagie postpartum, während der Schwangerschaft oder bei hämorrhagischer Diathese.

Wen Jing Tang (Wärme die Menses-Dekokt)

Quelle: *Jin Gui Yao Lue* (Golden Cabinet)

Kräuter	Dosis	Funktion	Rezeptanalyse
Fr. Evodiae Rutaecarpae (*Wu Zhu Yu*)	9 g	Kaiser	Wärmen die Menses, beseitigen Kälte, lösen Blockaden in den Blutgefäßen auf, verbessern den Blut-Fluss, gut gegen Blut-Stase
Ra. Cinnamomi Cassiae (*Gui Zhi*)	6 g		
Rx. Angelicae Sinensis (*Dang Gui*)	9 g	Minister	Beleben das Blut, beseitigen Blut-Stase, nähren Blut, regulieren die Menses
Rx. Ligustici Chuanxiong (*Chuan Xiong*)	6 g		
Rx. Paeoniae (*Shao Yao*)	6 g		
Gelatinum Corii Asini (*E Jiao*)	6 g		Nähren das *Yin,* befeuchten Trockenheit und beseitigen Mangel-Hitze, mit *Dang Gui* und *Bai Shao* auch Zusammenarbeit, um das Blut zu nähren, *Yin* zu stärken und Leber zu regulieren
Tb. Ophiopogonis Japonici (*Mai Men Dong*)	9 g		
Cx. Moutan Radicis (*Mu Dan Pi*)	6 g	Assistent	Hilft den Kaisern, Blut-Stase zu beseitigen und die Menses zu ermöglichen, beseitigt Mangel-Hitze aus der Blut-Ebene
Rx. Ginseng (*Ren Shen*), Ersatz: Rx. Codonopsis (*Dang Shen*) in 2–3facher Dosis	6 g		Tonisieren *Qi,* harmonisieren Milz und Magen und damit Blutproduktion (Quellenstärkung), *Gan Cao* harmonisiert auch die Wirkungen der anderen Arzneien
Rx. Glycyrrhizae Uralensis (*Gan Cao*)	6 g		
Rz. Zingiberis Officinalis Recens (*Sheng Jiang*)	6 g		
Rz. Pinelliae Ternatae (*Ban Xia*)	6 g		

Tab. 8.86

* Nach Bensky/Barolet ist Rx. Paeoniae Lactiflorae *(Bai Shao)* die Form von Rx. Paeoniae *(Shao Yao),* die heute meist verwendet wird.

Wirk.: Wärmt den Uterus, klärt Kälte, nährt das Blut, löst Blut-Stase
Indik.: Mangel und Kälte von *Chong* und *Ren Mai* (➥ 6.3.5, 6.3.4) mit Blut-Stase
(➥ 9.3.2), persistierende, milde Uterusblutungen, unregelmäßige Menstruation, Nach-
blutungen, Zwischenblutungen, Sterilität (➥ 12.8.10), Schmerzen und Meteorismus mit
Kältegefühl im Unterbauch, Hitzesensationen an Handflächen und Fußsohlen, leichtes
Fieber am späten Nachmittag, Mund- und Lippentrockenheit
Besonderh.: Häufige Anwendung bei Menstruationsstörungen (➥ 12.8.9) und bei
Sterilität (➥ 12.8.10). *Cave:* Kontraindikation bei Zuständen mit abdominalen Massen
und Ansammlungen durch Blut-Stase mit Fülle-Zuständen.

Gui Zhi Fu Ling Wan (Ramuli-Cinnamomi- und Poria-Pille)

Quelle: *Jin Gui Yao Lue* (Golden Cabinet, ➥ 1.1)

Kräuter	Dosis	Funktion	Rezeptanalyse
Ra. Cinnamomi Cas-siae *(Gui Zhi)*	9 g	Kaiser	Warm, scharf, durch Aktivierung des *Yang-Cei* wird Blut-Fluss gefördert und Blut-Stase gemin-dert
Sclerotium Poriae Cocos *(Fu Ling)*	9 g	Kaiser	Lässt Feuchtigkeit nach unten abfließen, nährt Herz- und Milz-*Qi,* beruhigt Herz, Geist und Fötus, transformiert Schleim, fördert die Miktion
Rx. Paeoniae *(Shao Yao)*	12 g	Minister	Entweder Einsatz von Rx. Paeoniae Rubrae *(Chi Shao)*: Fördert den Blut-Fluss, um Stase zu lin-dern oder Rx. Paeoniae Lactiflorae *(Bai Shao)*: Entspannt Spasmen und lindert abdominalen Schmerz
Cx. Moutan Radicis *(Mu Dan Pi)*	9 g	Assistent	Kühlen und beleben das Blut, lösen Blut-Stasen auf, vermindern abdominelle Massen und zer-streuen Anhäufung
Sm. Persicae *(Tao Ren)*	9 g		

Tab. 8.87

Wirk.: Kühlt Blut, löst Blut-Stase, reduziert abdominelle Massen
Indik.: Blut-Stase (➥ 9.3.2) im Uterus; persistierende milde Menses mit dunklem oder
violettem Blut. Während Schwangerschaft: Bauchschmerzen, die sich durch Druck
verschlimmern. Fixierte Massen im Unterbauch mit Schmerzen und Krämpfen. Amenorrhö mit Spannungsgefühl und Bauchschmerzen, Dysmenorrhö (➥ 12.8.9). *Puls:* Rau
Besonderh.: Häufige Anwendung beim Uterusmyom. *Cave:* Während der Schwangerschaft und post partum mit äußerster Vorsicht und nur bei bestätigter Diagnose einer
Blut-Stase verwenden!

Bu Yang Huan Wu Tang (Das *Yang* tonisierende Dekokt, um die Fünf wiederherzustellen)

Quelle: *Yi Lin Gai Cuo*

Kräuter	Dosis*	Funkion	Rezeptanalyse
Rx. Astragali Membranacei *(Huang Qi)*	9 g (BB: 120 g)	Kaiser	Tonisiert das Ursprungs-*Yuan-Qi*, eliminiert die Blut-Stase auf indirekte Weise, ohne das Aufrechte-*Zheng-Qi* zu verletzen
Rx. Angelicae Sinensis *(Dang Gui)*	6 g	Minister	Beleben das Blut, harmonisieren das Nähr-*Ying-Qi*
Rx. Ligustici Chuanxiong *(Chuan Xiong)*	3 g		
Rx. Paeoniae Rubrae *(Chi Shao)*	4,5 g		
Sm. Persicae *(Tao Ren)*	3 g	Assistenten	Beleben das Blut, beseitigen Blut-Stase, lösen Blockaden in den Meridianen auf, *Di Long* ist besonders effektiv in der Behandlung von Blockaden der Meridiane, in Kombination mit Rx. Astragali *(Huang Qi)* bewegt diese Arznei *Qi* durch den Körper
Fl. Carthami Tinctorii *(Hong Hua)*	3 g		
Lumbricus *(Di Long)*	3 g		

Tab. 8.88

★ Nach Bensky/Barolet (BB) hohe Dosisangabe der Kaiserarznei im Quellentext, Vorschlag in Diskussion, sie auf 15–18 g zu senken wegen RR-Steigerung.

Wirk.: Stärkt *Qi* und aktiviert das Blut, macht die Meridiane durchgängig
Indik.: *Qi*-Mangel mit Blut-Stase (➡ 9.3.1, 9.3.2) und blockierten Meridianen, Residualzustände nach Apoplex, Hemiplegie, Beinatrophie, Fazialisparese, verwaschene Sprache, trockener Stuhl, häufige Miktion oder Harninkontinenz. *Zungenbelag:* Weiß. *Puls:* Langsam
Besonderh.: Einschleichende Dosierung bei Rx. Astragali Membranacei *(Huang Qi)* 9 g bis zur max. Dosis von 60 g. *Cave:* Bei Hypertonikern zusätzlich Gypsum fibrosum *(Shi Gao)* und Hämatitum *(Dai Zhi Shi)* verwenden!

Shen Tong Zhu Yu Tang (Dekokt, das Blut-Stasen aus einem schmerzenden Körper treibt)

Quelle: *Yi Lin Gai Cuo*
Assoziiertes Rezept zu *Xue Fu Zhu Yu Tang* (➡ 8.2.12.a)

Kräuter	Dosis	Rezeptanalyse
Rx. Gentianae Qinjiao *(Qin Jiao)*	3 g	Vertreibt Wind-Feuchtigkeit
Rx. Ligustici Chuanxiong *(Chuan Xiong)*	6 g	Nähren, harmonisieren und bewegen das Blut
Sm. Persicae *(Tao Ren)*	9 g	
Fl. Carthami Tinctorii *(Hong Hua)*	9 g	

Forts. ➡

Kräuter	Dosis	Rezeptanalyse
Rx. Glycyrrhizae Uralensis *(Gan Cao)*	6 g	Harmonisiert die Wirkungen der anderen Arzneien, stärkt das *Qi*
Rz. et Rx. Notopterygii *(Qiang Huo)*	3 g	Warm, scharf, befreit die Oberfläche
Myrrha *(Mo Yao)*	6 g	In Kombination mit *Wu Ling Zhi* wird Blut bewegt
Rx. Angelicae Sinensis *(Dang Gui)*	9 g	Nährt das Blut
Excrementum Trogopteri seu Pteropi *(Wu Ling Zhi)* (bei Bedarf durch Komb. *Mo Yao* (bereits im Rezept) mit Gummi Olibanum *(Ru Xiang)* bei gleicher Dosis ersetzen)	6 g	Siehe bei *Mo Yao*
Rz. Cyperi Rotundi *(Xiang Fu)*	3 g	Bewegt das *Qi* und lindert Schmerzen
Rx. Cyathulae Officinalis *(Chuan Niu Xi)*	9 g	Bewegt das Blut, stärkt Leber und Nieren, unterstützt Sehnen und Knochen, stärkt die Lumbalregion
Lumbricus *(Di Long)*	6 g	Vertreibt Wind-Feuchtigkeit und stillt Schmerz

Tab. 8.89

Wirk.: Aktiviert und belebt das Blut, bewegt *Qi*, löst Blut-Stase und macht die Meridiane durchgängig, lindert Schmerzen

Indik.: *Qi*- und Blut-Stagnation (➡ 9.3.3) in den Meridianen mit starken Schmerzen, Schulterschmerzen, Armschmerzen, LWS-Beschwerden, Steifigkeit der Gelenke, Beinschmerzen und alle anderen chronischen Schmerzen des Bewegungsapparates (*Bi*-Syndrom ➡ 12.10.1).

8.2.12.b Blutung stillende Rezepte

Huai Hua San (Flos-Sophorae-Pulver)

Quelle: *Pu Ji Ben Shi Tang*

Kräuter	Dosis	Funktion	Rezeptanalyse
Fl. Sophorae Japonicae *(Huai Hua)*	9–30 g	Kaiser	Beseitigt Feuchte-Hitze aus dem Darm, lindert toxische Wirkungen, kühlt Blut und beendet Blutungen
Cacumen Biotae Orientalis *(Ce Bai Ye)*	9–15 g	Minister	Bitter, adstringierend, leicht kalt, hilft dem Kaiser, das Blut zu kühlen und Blutungen zu beenden, trocknet Feuchtigkeit, ohne das *Yin* zu schädigen
Hb. seu Flos Schizonepetae Tenuifoliae *(Jing Jie Sui)*	6–9 g	Minister	Beseitigt Wind und beendet Blutungen im *Xue*-Stadium (➡ 9.5)
Fr. Citri seu Ponciri *(Zhi Ke)*	6–9 g	Assistent	Fördert *Qi*-Fluss, entspannt dadurch den Darm

Tab. 8.90

Wirk.: Kühlt den Dickdarm, beendet Blutungen, vertreibt Wind, fördert den *Qi*-Fluss
Indik.: Wind-Hitze oder Feuchte-Hitze im Dickdarm (➡ 11.4.3), hellrote Rektumblutungen vor oder nach dem Stuhlgang, Blut im Stuhl, Hämorrhoiden (➡ 12.5.10) mit dunkel- oder hellrotem Blut. *Zunge:* Rot. *Puls:* Saitenförmig, schlüpfrig oder sanft, schlüpfrig

Xiao Ji Yin Zi (Hb.-Cephalanoplos-Dekokt)

Quelle: *Ji Sheng Tang*

Kräuter	Dosis	Funktion	Rezeptanalyse
Hb. Cephalanoplos *(Xiao Ji)*	9 g	Kaiser	Kühlt das Blut, beendet Blutungen
Nodus Nelumbinis Nuciferae Rhizomatis *(Ou Jie)*	9 g	Minister	Unterstützen den Kaiser, vermindern auch Blut-Stasen
Pollen Typhae *(Chao Pu Huang)*	9 g		
Rx. Rehmanniae Glutinosae *(Sheng Di Huang)*	15 g	Assistent	Nährt das *Yin*, beseitigt Hitze, hilft, das Blut zu kühlen und Blutungen zu stoppen
Talcum *(Hua Shi)*	9 g	Assistent	Beseitigt Hitze, fördert Miktion und löst die Blockade, glättet die Harnwege und Hitze kann abfließen
Caulis Akebiae oder Mutong *(Mu Tong)* (Hinweis ➡ S. 399 beachten)	9 g	Assistenten	Beseitigen Feuer und Hitze aus dem Herz, der Lunge und dem *San Jiao*, indem sie die pathogenen Faktoren nach unten abfließen lassen
Hb. Lophatheri Gracilis *(Dan Zhu Ye)*	9 g		
Fr. Gardeniae Jasminoidis *(Zhi Zi)*	6 g		
Rx. Angelicae Sinensis *(Dang Gui)*	6 g	Assistent	Nährt und harmonisiert das Blut, führt es in die Meridiane zurück, verhindert Blut-Stase
Rx. Glycyrrhizae Uralensis *(Zhi Gan Cao)*	6 g	Übermittler	Lindert Spasmen und Schmerzen, harmonisiert die Mitte und die Wirkungen der anderen Arzneien

Tab. 8.91

Wirk.: Kühlt das Blut und beendet Blutungen, fördert die Miktion, lindert Dysurie
Indik.: Hitze-Stagnation im unteren der *San Jiao* (➡ 3.4.11), Hämaturie, Dysurie (Blut-*Lin*-Syndrom ➡ 12.7.1), Durst, Reizbarkeit. *Zunge:* Rot. *Zungenbelag:* Dünn und gelb. *Puls:* Schnell
Besonderh.: Häufige Anwendung bei Harnwegsinfekt. *Cave:* Rezept ist bei blutiger Dysurie durch *Qi*-Mangel kontraindiziert, außer es wird erheblich modifiziert.

Qing Re Zhi Beng Tang (Hitze klärendes Dekokt, das uterine Blutungen stoppt)

Quelle: *Zhong Yi Fu Ke Zhi Liao Xue*

Kräuter	Dosis	Rezeptanalyse
Fr. Gardeniae Jasminoidis *(Zhi Zi)*	6 g (BB: 9 g)	Beseitigen Hitze aus der Leber (Hitze: Wurzel der Erkrankung *Biao* ➡ 10.1.2)
Rx. Scutellariae Baicalensis *(Huang Qin)*	9 g (BB: 15 g)	
Cx. Phellodendri *(Huang Bai)*	6 g (BB: 9 g)	
Rx. Rehmanniae Glutinosae *(Sheng Di Huang)*	12 g (BB: 24 g)	Kühlen das Leber-Blut
Cx. Moutan Radicis *(Mu Dan Pi)*	6 g	
Rx. Sanguisorbae Officinalis *(Di Yu)*	12 g (BB: 24 g)	Behandeln die Blutung (die Manifestation der Erkrankung: *Biao* ➡ 9.1.4, 10.2.9)
Cacumen Biotae Orientalis Carbonisatus *(Ce Bai Ye Tan)*	15 g (BB: 30 g)	
Cx. Ailanthi Altissimae *(Chun Gen Bai Pi)*	15 g (BB: 30 g)	
Plastrum Testudinis Calcinum *(Duan Gui Ban)*	6 g (BB: 15 g)	Nähren das *Yin* und Blut, beruhigen die Leber und stabilisieren den *Chong Mai*, stoppen Blutungen
Rx. Paeoniae Lactiflorae *(Bai Shao)*	15 g (BB: 30 g)	

Tab. 8.92

8

Wirk.: Klärt Hitze und stoppt Blutungen.
Indik.: Hitze dringt in die Blutbahn des Lebermeridians, pathologische Menstruationsblutungen (➡ 12.8.9), die sich durch große Mengen von hellrotem Blut, trockenem Mund und wunden Lippen kennzeichnen. *Zungenbelag:* Gelb. *Puls:* Schnell.

8.2.13 Adstringierende und stabilisierende Rezepte

Synonym: Zusammenhaltend und bindend
Yu Ping Feng San (Jade-Winschutz-Pulver)*

Quelle: *Dan Xi Xin Fa*

Kräuter	Dosis	Funktion	Rezeptanalyse
Rx. Astragali Membranacei *(Huang Qi)*	9 g	Kaiser	Stärkt das *Qi* und stabilisiert die Körperoberfläche, tonisiert Milz und Lunge
Rz. Atractylodis Macrocephalae *(Bai Zhu)*	9 g	Minister	Stärkt die Milz und vermehrt das *Qi*, stärkt die Wirkungen des Kaisers
Rx. Ledebouriellae Divaricatae *(Fang Feng)*	6 g	Assistent	Zirkuliert außen und eliminiert dort Wind, mit dem Kaiser wird die Oberfläche stabilisiert
Rz. Zingiberis Officinalis recens *(Sheng Jiang)*	3 Scheiben	Übermittler	Vertreibt pathogene Faktoren von der Oberfläche

Tab. 8.93

* Im Ursprungstext wurde ein Pulver hergestellt.

Wirk.: Stärkt *Qi*, stabilisiert die Körperoberfläche, beendet Schwitzen
Indik.: Schwaches Abwehr-*Wei-Qi* (➡ 3.3.1), Spontanschweiß, Erkältungsanfälligkeit, blasses Gesicht. *Zunge:* Blass. *Zungenbelag:* Weiß. *Puls:* Schwach
Besonderh.: Häufige Anwendung als Prophylaxe bei Rhinitis allergica (➡ 12.3.7) durch Abwehr-*Wei-Qi*-Mangel oder Erkältungsanfälligkeit.

Mu Li San (Concha Ostreae Pulver)

Quelle: *Tai Ping Hui Min He Ji Ju Fang*

Kräuter	Dosis	Funktion	Rezeptanalyse
Concha Ostreae (*Mu Li*)	15–30 g	Kaiser	Nährt *Yin*, beendet Schwitzen und lindert Reizbarkeit
Rx. Astragali Membranacei (*Huang Qi*)	9–15 g	Minister	Tonisiert Lungen-*Qi*, stärkt das Abwehr-*Wei-Qi* und die Oberfläche
Rx. Ephedrae (*Ma Huang Gen*)	3–9 g	Assistent	Hilft dem Kaiser, das Herz-*Qi* zu mehren, Schweiß zurückzuhalten und die Oberfläche zu stabilisieren
Sm. Tritici Aestivi Levis (*Fu Xiao Mai*)	15–30 g	Assistent	Nährt Herz-*Yin* und beseitigt Hitze aus dem Herz

Tab. 8.94

8

Wirk.: Stabilisiert die Körperoberfläche, beendet Schwitzen
Indik.: Spontanschweiß (nachts schlimmer), Palpitationen, Ängstlichkeit, Dyspnoe, Müdigkeit. *Zunge:* Bläulich. *Puls:* Dünn, schwach.

Gu Jing Wan (Pille, die die Menses stabilisiert)

Quelle: *Yi Xue Ru Men*

Kräuter	Dosis	Funktion	Rezeptanalyse
Plastrum Testudinis (*Gui Ban*)	9 g	Kaiser	Nähren das Blut und das *Yin*, Gui Ban ist besonders effektiv bei *Yin*-Mangel-Hitze
Rx. Paeoniae Lactiflorae (*Bai Shao*)	9 g		
Rx. Scutellariae (*Huang Qin*)	9 g	Minister	Beseitigt Hitze aus dem oberen der *San Jiao*
Cx. Ailanthi (*Chun Gen Pi*)	6 g	Assistent	Adstringierend, hält das Blut zurück
Cx. Phellodendri (*Huang Bai*)	3 g	Minister	Beseitigt Hitze, v. a. Mangel-Hitze, aus dem unteren der *San Jiao*
Rz. Cyperi Rotundi (*Xiang Fu*)	3 g	Assistent	Scharf, reguliert *Qi* und lindert Leber-*Qi*-Stauung

Tab. 8.95

Wirk.: Nährt das *Yin*, klärt Hitze, beendet Blutungen, stabilisiert die Menstruation
Indik.: *Yin*-Mangel mit Leber-Feuer (➡ 11.7.4), Nachblutungen mit dunklem, verklumptem Menstruationsblut (➡ 12.8.9), Reizbarkeit, Hitzegefühl im Thorax, Bauchschmerzen, dunkler Urin. *Zunge:* Rot. *Puls:* Saitenförmig, schnell

Wan Dai Tang (Dekokt, das Ausfluss beendet)

Quelle: *Fu Qing Zhu Nü Ke* (➡ 1.1)

Kräuter	Dosis	Funktion	Rezeptanalyse
Rz. Atractylodis Macrocephalae *(Chao Bai Zhu)*	9 g (BB: 30 g)	Kaiser	Stärken die Milz und vermehren das *Qi*, die ersten beiden Arzneien trocknen Feuchtigkeit und stabilisieren die Essenz-*Jing*
Rx. Dioscoreae Oppositae *(Chao Shan Yao)*	9 g (BB: 30 g)		
Rx. Ginseng *(Ren Shen)*, Ersatz: Rx. Codonopsis *(Dang Shen)* in 2–3facher Dosis	3 g (BB: 6 g)		
Rz. Atractylodis *(Cang Zhu)*	6 g (BB: 9 g)	Minister	Trocknet Feuchtigkeit sehr effektiv
Pericarpium Citri Reticulatae *(Chen Pi)*	3 g (BB: 1,5 g)	Minister	Reguliert Milz-*Qi* und bewegt
Sm. Plantaginis *(Che Qian Zi)*	9 g	Minister	Lässt Feuchtigkeit durch den Urin abfließen
Rx. Paeoniae Lactiflorae *(Bai Shao)*	9 g (BB: 15 g)	Assistenten	Erweichen die Leber, um den freien *Qi*-Fluss zu fördern, *Chai Hu* lässt mit den *Qi* tonisierenden Arzneien das *Yang* aufsteigen
Rx. Bupleuri *(Chai Hu)*	3 g (BB: 1,8 g)		
Fl. Schizonepetae Tenuifoliae Carbonisatus *(Jing Jie Sui Tan)*	3 g (BB: 1,5 g)	Assistent	Absorbiert Feuchtigkeit und stoppt vaginalen Ausfluss
Rx. Glycyrrhizae Uralensis *(Gan Cao)*	3 g	Übermittler	Hilft dem Kaiser bei der Tonisierung des mittleren der *San Jiao*, harmonisiert die Wirkungen der anderen Arzneien

Tab. 8.96

Wirk.: Stärkt den mittleren der *San Jiao*, stärkt die Milz, löst Feuchtigkeit auf, beendet Fluor vaginalis
Indik.: Milz-Mangel mit Leber-*Qi*-Stauung (Leber attackiert die Milz ➡ 11.11.7), blasses Gesicht, Müdigkeit, absinkende Feuchtigkeit, weiche Stühle, Fluor vaginalis (➡ 12.8.7): vermehrt, dünnflüssig, geruchlos, weiß oder blassgelb. *Zunge:* Blass. *Zungenbelag:* Weiß. *Puls:* Langsam oder sanft, schwach.

Suo Quan Wan (Pille, die die Schleuse schließt)

Quelle: *Fu Ren Liang Fang*

Kräuter	Dosis	Funktion	Rezeptanalyse
Fr. Alpiniae Oxyphyllae *(Yi Zhi Ren)*	9–12 g	Kaiser	Wärmt die Nieren, hilft das *Qi* zu halten, wärmt die Milz, stärkt das postnatale *Qi*
Rx. Linderae Strychnifoliae *(Wu Yao)*	6–12 g	Minister	Beseitigt Kälte (sowohl Fülle- als auch Mangel-Kälte) im unteren der *San Jiao*
Rx. Dioscoreae Oppositae *(Shan Yao)*	9–15 g	Assistent	Stärkt die Milz, tonisiert die Nieren und stabilisiert die Essenz-*Jing*

Tab. 8.97

Wirk.: Wärmt die Nieren, klärt Kälte, reduziert die Miktionsfrequenz und behebt Harninkontinenz

Indik.: Kälte bei Nieren–*Yang*-Mangel (➡ 11.9.2), bei der die Blase den Urin nicht kontrollieren kann (➡ 12.7.2), häufige und verlängerte Miktion, klarer Urin, Enuresis. *Zunge:* Blass. *Zungenbelag:* Weiß. *Puls:* Tief, schwach

Besonderh.: Häufige Anwendung bei Enuresis nocturna (➡ 12.16.2).

Si Shen Wan (Vier-Wunder-Pille)

8

Quelle: *Zheng Zhi Zhun Sheng*

Kräuter	Dosis	Funktion	Rezeptanalyse
Fr. Psoraleae Corylifoliae *(Bu Gu Zhi)*	12 g	Kaiser	Scharf, warm, bitter, tonisiert das *Mingmen* (➡ 3.3.6)
Fr. Evodiae Rutaecarpae *(Wu Zhu Yu)*	3 g	Assistent	Beseitigt Kälte im mittleren der *San Jiao*, wärmt die Quelle des Vorhimmels-*Qi*
Sm. Myristicae Fragrantis *(Rou Dou Kou)*	6 g	Minister	Wärmt die Milz und Nieren, verschließt den Darm, konzentriert die Wirkungen auf den Darm
Fr. Schisandrae Chinensis *(Wu Wei Zi)*	6 g	Assistent	Stark wirkend, warm, adstringierend, stärkt die Darm verschließende Wirkung des Ministers

Tab. 8.98

Wirk.: Wärmt und stärkt Milz und Nieren, stabilisiert den Dickdarm, beendet Diarrhö

Indik.: Milz- und Nieren–*Yang*-Mangel (➡ 11.11.17), frühmorgendliche oder chronische Diarrhö, Appetitverlust, Bauchschmerzen, Lumboischialgie mit kalten Extremitäten, Müdigkeit. *Zunge:* Blass. *Zungenbelag:* Dünn und weiß. *Puls:* Tief, langsam, schwach

Besonderh.: Aus dem Rezept wird feines Pulver hergestellt (im Ursprungstext mit chinesischen Datteln *[Da Zao]* und Saft aus frischem Ingwer *[Sheng Jiang]* gekocht) und mit Honig zu Tabletten verarbeitet, davon 3–6 g zur Nacht einnehmen. Bei Anhäufungen oder Stagnationen im Magen oder Darm nicht ohne Modifizierungen verwenden.

8.2.14 Geist beruhigende Rezepte

8.2.14.a Rezepte, die den Geist beruhigen

Chai Hu Jia Long Gu Mu Li Tang (Bupeurum-Dekokt mit Os Draconis und Concha Ostreae)

Quelle: *Shang Han Lun* (➡ 1.1, 9.4)

Kräuter	Dosis	Funktion	Rezeptanalyse
Rx. Bupleuri (*Chai Hu*)	12 g	Kaiser	Beseitigen „*Shaoyang*"-Erkrankungen (➡ 9.4.1), verhindern, dass sich der pathogene Faktor ansammelt und aufstaut
Rx. Scutellariae (*Huang Qin*)	4,5 g		
Rz. Pinelliae Ternatae (*Ban Xia*)	6 g	Assistent	Lässt das *Qi* nach unten absteigen, transformiert mit *Fu Ling* Flüssigkeiten, öffnet das Diaphragma, auch gegen *Shaoyang*-Aspekt
Rx. Ginseng (*Ren Shen*), Ersatz: Rx. Codonopsis (*Dang Shen*) in 2–3facher Dosis	4,5 g	Assistent	Stärkt das Milz-*Qi*
Rz. Zingiberis Recens (*Sheng Jiang*)	4,5 g	Übermittler	Reguliert mit *Da Zao* Abwehr-*Wei-Qi* und Nähr-*Ying-Qi*
Ra. Cinnamomi Cassiae (*Gui Zhi*)	4,5 g	Kaiser	Beseitigt als „*Taiyang*"-Arznei Probleme der oberflächlichen Körperschichten, fördert *Yang-Qi*-Fluss, beseitigt körperliches Schweregefühl
Sclerotium Poriae Cocos (*Fu Ling*)	4,5 g	Assistent	Stärkt das Milz-*Qi*, vermehrt und fördert die Miktion
Os Draconis (*Long Gu*)	4,5 g	Assistenten	Mit *Dai Zhe Shi* wird der nach oben treibende Geist nach unten gezogen und verankert
Concha Ostreae (*Mu Li*)	4,5 g		
Rx. et Rz. Rhei (*Da Huang*)	6 g	Kaiser	„Symptome der *Yang-Ming*"-Schicht, z.B. delirantes Sprechen (➡ 9.4.3)
Fr. Zizyphi Jujubae (*Da Zao*)	6 Stück	Übermittler	Wirkungen siehe bei *Sheng Jiang*
Haematitum (*Dai Zhe Shi*)	4,5 g	Assistent	Zieht den nach oben treibenden Geist nach unten oder verankert ihn

Tab. 8.99

Wirk.: Befreit die drei *Yang*-Stadien (➡ 9.4.1–3), beruhigt den Geist
Indik.: Völlegefühl in der Brust, Reizbarkeit mit anfallsartigem Herzklopfen, Dysurie, Verstopfung, verwirrtes Sprechen, Unfähigkeit den Rumpf zu drehen, Schweregefühl am ganzen Körper. *Zunge:* Rot. *Zungenbelag:* Klebrig-schmierig. *Puls:* Saitenförmig und schell
Besonderh.:
- Nach initialer Besserung kann mit *Gan Mai Da Zao Tang* (➡ 8.2.15.b) weiterbehandelt werden.
  – Häufige Anwendung bei Palpitationen in Ruhe. Bei anstrengungsbedingtem Herzklopfen *Zhi Gan Cao Tang* (➡ 8.2.8.c) verwenden.

8

8.2.14.b Rezepte die das Herz nähren und den Geist beruhigen

Gan Mai Da Zao Tang (Glycyrrhiza-, Semen-Tritrici- und Jujuba-Dekokt)

Quelle: *Jin Gui Yao Lue* (Golden Cabinet)

Kräuter	Dosis	Funktion	Rezeptanalyse
Rx. Glycyrrhizae Uralensis *(Gan Cao)*	9 g	Minister	Nährt das Herz, harmonisiert den mittleren der *San Jiao*
Sm. Tritrici Aestivi Levis *(Fu Xiao Mai)*	9–15 g	Kaiser	Reguliert und nährt Herz-*Qi* und Herz-*Yin*, beruhigt den Geist-*Shen*
Fr. Ziziphi Jujubae *(Da Zao)*	10 Stück	Minister	Vermehrt das *Qi* und befeuchtet innere Trockenheit

Tab. 8.100

Wirk.: Nährt das Blut, beruhigt den Geist-*Shen*, harmonisiert den mittleren der *San Jiao* (➡ 3.4.11), behebt *Zang Zao*-Störungen (emotionale Störung, die zu Herz-*Yin*-Mangel (➡ 11.1.4), führen, mit ständiger Unruhe und Rastlosigkeit)
Indik.: Orientierungslosigkeit, Anfälle von übertriebener Trauer mit Weinen, unruhiger Schlaf, Gähnen, gestörte Sprache und Verhalten. *Zunge:* Rot. *Zungenbelag:* Wenig. *Puls:* Dünn, schnell
Besonderh.: Häufige Anwendung bei psychovegetativem Syndrom (➡ 12.13.1) und klimakterischen Beschwerden (➡ 12.8.11).

Suan Zao Ren Tang (Semen-Ziziphi-Dekokt)

Quelle: *Jin Gui Yao Lue* (Golden Cabinet)

Kräuter	Dosis	Funktion	Rezeptanalyse
Sm. Ziziphi Spinosae *(Suan Zao Ren)*	15–18 g	Kaiser	Süß, sauer, neutral, nährt Herz und Leber, beruhigt den Geist
Sclerotium Poriae Cocos *(Fu Ling)*	6 g	Assistent	Beruhigt den Geist, tonisiert Milz und Magen
Rx. Anemarrhenae Asphodeloidis *(Zhi Mu)*	6 g	Assistent	Reichert *Yin* an, beseitigt Hitze, befeuchtet innere Trockenheit
Rx. Ligustici Chuanxiong *(Chuan Xiong)*	6 g	Minister	Reguliert das Leber-Blut und fördert den freien Leber-*Qi*-Fluss
Rx. Glycyrrhizae Uralensis *(Gan Cao)*	3 g	Übermittler	Reguliert die Wirkungen der anderen Arzneien und harmonisiert den mittleren der *San Jiao*

Tab. 8.101

Wirk.: Nährt das Blut, beruhigt den Geist-*Shen*, klärt Hitze, beseitigt Reizbarkeit
Indik.: Leber-Blut-Mangel (➡ 11.7.1) und Mangel-Hitze, Reizbarkeit, Einschlafstörungen, Palpitationen, Nachtschweiß, Schwindel, Mund- und Rachentrockenheit. *Zunge:* Rot und trocken. *Puls:* Dünn, saitenförmig
Besonderh.: Häufige Anwendung bei Schlafstörungen (➡ 12.13.2).

Tian Wang Bu Xin Dan (Pille des Himmelsherrschers, die das Herz tonisiert)

Quelle: *She Sheng Mi Pou*

Kräuter	Dosis	Funktion	Rezeptanalyse
Rx. Rehmanniae Glutinosae Conquitae (*Shu Di Huang*)	12 g	Kaiser	Nährt das *Yin* und beseitigt Hitze, nährt das Blut
Rx. Ginseng (*Ren Shen*), Ersatz: Rx. Codonopsis (*Dang Shen*) in 2–3-facher Dosis	6 g	Minister	Stützt mit *Fu Ling* das Herz-*Qi*
Sclerotium Poriae Cocos (*Fu Ling*)	6 g	Minister	Stützt mit *Ren Shen* das Herz-*Qi*
Tb. Asparagi Cochinchinensis (*Tian Men Dong*)	9 g	Assistenten	Nähren das *Yin*, beseitigen Mangel-Hitze
Tb. Ophiopogonis Japonici (*Mai Men Dong*)	9 g		
Rx. Scrophulariae Ningpoensis (*Xuan Shen*)	6 g		
Rx. Salviae Miltiorrhizae (*Dan Shen*)	6 g	Minister	Tonisiert mit *Dang Gui* das Blut und nährt das Herz, ohne Blut-Stase zu bewirken
Rx. Angelicae Sinensis (*Dang Gui*)	6 g	Minister	Wirkung siehe *Dan Shen*
Rx. Polygalae Tenuifoliae (*Yuan Zhi*)	6 g	Minister	Beruhigt mit *Bai Zi Ren* den Geist-*Shen*
Sm. Biotae Orientalis (*Bai Zi Ren*)	9 g	Minister	Wirkung siehe *Yuan Zhi*
Fr. Schisandrae Chinensis (*Wu Wei Zi*)	6 g	Assistent	Verhindert mit *Suan Zao Ren* ein Auslaufen des Herz-*Qi*
Sm. Zizyphi Spinosae (*Suan Zao Ren*)	9 g	Assistent	Wirkung siehe *Wu Wei Zi*
Rx. Platycodi Grandiflori (*Jie Geng*)	6 g	Übermittler	Leitet die Wirkungen der anderen Arzneien in den oberen der *San Jiao*, den Sitz des Geistes

Tab. 8.102

Wirk.: Vermehrt das *Yin*, stärkt und nährt das Blut, beruhigt den Geist-*Shen*

Indik.: Herz- und Nieren-*Yin*-Mangel, Disharmonie zwischen Herz und Niere (➥ 11.11.11), Irritabilität, Palpitationen, oberflächlicher und unruhiger Schlaf (➥ 12.13.2), Müdigkeit, nächtliche Spermatorrhö, Gedächtnisstörungen, trockener Stuhl, Aphten. *Zunge:* Rot. *Zungenbelag:* Wenig. *Puls:* Dünn

Besonderheiten: In der Ursprungsrezeptur wurde dem Rezept Cinnabaris (*Zhu Sha*) zugefügt; wegen der Toxizität wird dieses hier nicht aufgeführt.

Yang Xin Tang (Dekokt zur Nährung des Herzens)

Quelle: Angaben von G. Maciocia (➥ 14.3.2)
Assoziiertes Rezept zu *Tian Wang Bu Xin Dan* (➥ 8.2.14.b)

Kräuter	Dosis	Rezeptanalyse
Rx. Ginseng *(Ren Shen)*, Ersatz: Rx. Codonopsis *(Dang Shen)* in 2–3facher Dosierung	6 g	Tonisiert das *Qi* und stärkt damit das Blut
Rx. Astragali *(Huang Qi)*	6 g	Tonisiert das *Qi* und stärkt damit das Blut
Rx. Angelicae Sinensis *(Dang Gui)*	6 g	Nährt und harmonisiert das Blut
Rz. Chuan Xiong *(Chuanxiong)*	4.5 g	
Sclerotium Poriae *(Fu Ling)*	6 g	Das Herz wird genährt und der Geist-*Shen* beruhigt
Sm. Platycodi *(Bai Zi Ren)*	6 g	
Sm. Ziziphi spinosae *(Suan Zao Ren)*	4,5 g	
Rx. Polygalae *(Yuan Zhi)*	6 g	
Fr. Schisandrae *(Wu Wei Zi)*	4,5 g	Nährt das *Yin* und baut auf diesem Weg das Blut auf; ist sauer, absorbiert und verwurzelt den Geist im Blut und im *Yin*
Rz. Pinelliae *(Ban Xia)*	4,5 g	Löst Schleim auf, der durch den *Qi*-Mangel entsteht (mit *Fu Ling*). Löst auch jeglichen Schleim auf, der den Geist benebelt (mit *Yuan Zhi*, die ebenfalls die Öffner befreit)
Cx. Cinnamomi *(Rou Gui)*	1,5 g	Fördert die Bildung von *Qi* und Blut, zieht jegliche evtl. vorhandene Mangel-Hitze an und leitet sie nach unten zur Niere
Rx. Glycyrrhizae tostae *(Zhi Gan Cao)*	4,5. g	Harmonisiert die Wirkungen der anderen Kräuter

Tab. 8.103

Wirk.: Nährt *Qi* und Blut, nährt das Herz und beruhigt den Geist–*Shen*
Indik.: Herz-*Qi*- und -Blut-Mangel (➡ 11.1.1, 11.1.3) mit Schlaflosigkeit und Palpitationen.

8.2.15 Wind vertreibende Rezepte

Tian Ma Gou Teng Yin (Gastrodia und Uncaria-Dekokt)

Quelle: *Za Bing Zheng Zhi Xiu Yi*

Kräuter	Dosis	Funktion	Rezeptanalyse
Rz. Gastrodiae Elatae *(Tian Ma)*	6 g (BB: 9 g)	Kaiser	Beruhigen die Leber und beseitigen Wind
Ra. cum Uncis Uncariae *(Gou Teng)*	9–12 g (BB: 12–15 g)		
Concha Haliotidis *(Shi Jue Ming)*	9–15 g (BB: 18–24 g)		

Forts. ➡

Kräuter	Dosis	Funktion	Rezeptanalyse
Fr. Gardeniae Jasminoidis (Zhi Zi)	6 g (BB: 9 g)	Minister	Beseitigen Hitze und Feuer, verhindern, dass die Hitze im Leber-Meridian nach oben flammt
Rx. Scutellariae Baicalensis (Huang Qin)	6 g (BB: 9 g)		
Hb. Leonuri Heterophylli (Yi Mu Cao)	6–9 g (BB: 9–12 g)	Assistent	Belebt das Blut
Rx. Cyathulae Officinalis (Chuan Niu Xi)	9 g (BB: 12 g)	Assistent	Absteigend, leitet das Blut nach unten
Cx. Eucommiae Ulmoidis (Du Zhong)	6–9 g (BB: 9–12 g)	Assistenten	In Kombination mit Chuan Niu Xi kräftigen und nähren sie Leber und Nieren
Ra. Sangjisheng (Sang Ji Sheng)	6–12 g (BB: 9–24 g)		
Caulis Polygoni Multiflori (Ye Jiao Teng)	6–15 g (BB: 9–30 g)	Assistenten	Beruhigen in Kombination den Geist und festigen die Willenskraft
Sclerotium Poriae Cocos Pararadicis (Fu Shen)	6–9 g (BB: 9–15 g)		

Tab. 8.104

Wirk.: Besänftigt die Leber, zerstreut Wind und klärt Hitze, aktiviert Blut, stärkt Leber und Nieren

Indik.:

- Aufsteigendes Leber-*Yang* (➡ 11.7.5) und aufkommender Leber-Wind (➡ 11.7.6), Kopfschmerzen (➡ 12.11.3), Schwindel (➡ 12.11.1), verschwommenes Sehen, Tinnitus (M. Ménière ➡ 12.11.1), Gefühl von in den Kopf steigender Hitze, Schlafstörungen durch Träume. *Zunge:* Rot. *Puls:* Saitenförmig, schnell
- Parästhesien, Muskelfibrillationen, Spastik der Extremitäten, Hemiplegie

Besonderh.: Häufige Anwendung bei Kopfschmerzen, Migräne, Trigeminusneuralgie, Bluthochdruck.

Zhen Gan Xi Feng Tang (Dekokt zur Beruhigung der Leber und zur Beseitigung von Wind)

Quelle: *Yi Xue Zhong Zhong Can Xi Lu*

Kräuter	Dosis	Funktion	Rezeptanalyse
Rx. Achyranthis Bidentatae (Huai Niu Xi)	9 g (BB: 30 g)	Kaiser	Leitet die Blutzirkulation nach unten und trennt damit das Blut vom aufsteigenden Yang, tonisiert und nährt Leber und Nieren
Haematitum (Zhe Shi)	9 g (BB: 30 g)	Minister	Lenkt das Qi nach unten, sediert die Leber und verankert Yang
Os Draconis (Long Gu)	6 g (BB: 15 g)	Minister	Lenken Qi nach unten
Concha Ostreae (Mu Li)	6 g (BB: 15 g)		

Forts. ➡

8

Kräuter	Dosis	Funktion	Rezeptanalyse
Plastrum Testudinis *(Gui Ban)*	6 g (BB: 15 g)	Assistenten	Tonisieren das *Yin* und die Körperflüssigkeiten, reichern *Yin* an, damit es das *Yang* regulieren kann
Rx. Scrophulariae Ningpoensis *(Xuan Shen)*	6 g (BB: 15 g)		
Tb. Asparagi Cochinchinensis *(Tian Men Dong)*	6 g (BB: 15 g)		
Rx. Paeoniae Lactiflorae *(Bai Shao)*	6 g (BB: 15 g)		
Hb. Artemisiae Yinchenhao *(Yin Chen Hao)*	3 g (BB: 6 g)	Assistenten	Beseitigen mit dem Kaiser das aufsteigende Leber-*Yang* und senken es ab
Fr. Meliae Toosendan *(Chuan Lian Zi)*	3 g (BB: 6 g)		
Fr. Hordei Vulgaris Germinatus *(Mai Ya)*	3 g (BB: 6 g)		
Rx. Glycyrrhizae Uralensis *(Gan Cao)*	3 g (BB: 4,5 g)	Übermittler	Reguliert und harmonisiert die Wirkungen der anderen Arzneien, harmonisiert mit *Mai Ya* den Magen

Tab. 8.105

Wirk.: Besänftigt die Leber, zerstreut den Wind, nährt das *Yin*, leitet *Yang* wieder nach unten

Indik.:

- Leber-*Yin*-Mangel und/oder Nieren-*Yin*-Mangel (➡ 11.9.6, 11.11.20) mit aufsteigendem Leber-*Yang* (➡ 11.7.5), Schwindel, Druckgefühl in den Augen (Hypertonus ➡ 12.1.5), Hitzegefühl im Kopf, Kopfschmerzen (➡ 12.11.3), Reizbarkeit, Gesichtsrötung. *Puls:* Saitenförmig, lang, voll
- Häufiges Aufstoßen, motorische Koordinationsstörungen, Fazialisparese, Schwindel, Synkopen, Verwirrtheit

Besonderh.: Häufige Anwendung als Prophylaxe gegen Apoplex. *Cave:* In Fällen mit Milz-*Qi*- und/oder Milz-*Yang*-Mangel.

Xiao Feng San (Pulver, das Wind vertreibt aus *True Lineage*)

Quelle: *Wai Ke Zheng Zong*

Kräuter	Dosis	Funktion	Rezeptanalyse
Hb. seu Flos Schizonepetae Tenuifoliae *(Jing Jie)*	6 g (BB: 3 g)	Kaiser	Lösen Blockaden des Interstitiums und der Poren auf, zerstreuen den äußeren Wind
Rx. Ledebouriellae Divaricatae *(Fang Feng)*	6 g (BB: 3 g)		
Fr. Arctii Lappae *(Niu Bang Zi)*	6 g (BB: 3 g)		
Periostracum Cicadae *(Chan Tui)*	6 g (BB: 3 g)		

Forts. ➡

Kräuter	Dosis	Funktion	Rezeptanalyse
Rz. Atractylodis (Cang Zhu)	6 g (BB: 3 g)	Minister	Trocknet Feuchtigkeit
Rx. Sophorae Flavescentis (Ku Shen)	6 g (BB: 3 g)	Minister	Beseitigt Feuchte-Hitze
Caulis Akebiae oder Mu-tong (Mu Tong) (Hinweis beachten ➡ S. 399)	3 g (BB: 1,5 g)	Minister	Lässt Feuchte-Hitze über den Urin abfließen
Gypsum fibrosum (Shi Gao)	6 g (BB: 3 g)	Minister	Beseitigen Hitze aus dem Qi-Stadium (➡ 9.5)
Rx. Anemarrhenae Asphodeloidis (Zhi Mu)	6 g (BB: 3 g)		
Rx. Rehmanniae Glutinosae (Sheng Di Huang)	6 g (BB: 3 g)	Assistent	Kühlt das Blut
Rx. Angelicae Sinensis (Dang Gui)	6 g (BB: 3 g)	Assistent	Kräftigt und belebt das Blut
Sm. Sesami Indici (Hei Zhi Ma)	6 g (BB: 3 g)	Assistent	Kräftigt und befeuchtet das Blut
Rx. Glycyrrhizae Uralensis (Gan Cao)	3 g (BB: 1,5 g)	Übermittler	Beseitigt Hitze, lindert toxische Wirkungen und harmonisiert die Wirkungen der anderen Arzneien

Tab. 8.106

Wirk.: Zerstreut Wind, klärt Hitze und löst Feuchtigkeit, kühlt das Blut
Indik.: Wind-Hitze und Wind-Feuchtigkeit, makulopapulöses Exanthem, Hautjuckreiz, durch Kratzen Plasmaaustritt. *Zungenbelag:* Weiß oder gelb. *Puls:* Oberflächlich, schnell, voll
Besonderh.: Häufige Anwendung bei Ekzemen und Urtikaria (➡ 12.12.3). Abgekühltes Dekokt wird oft extern appliziert. *Cave:* Nicht bei starkem Qi- oder Blut-Mangel (➡ 9.3.1, 9.3.2) verwenden, da das Rezept zerstreuend wirkt.

8.2.16 Schleim umwandelnde Rezepte

8.2.16.a Rezepte, die Feuchtigkeit trocknen und Schleim lösen

Er Chen Tang (Zweifach behandeltes Dekokt)

Quelle: *Tai Ping Hui Min He Ji Ju Tang*

Kräuter	Dosis	Funktion	Rezeptanalyse
Rz. Pinelliae Ternatae (Ban Xia)	15 g	Kaiser	Warm, scharf, trocknet Feuchtigkeit, beseitigt Schleim, senkt gegenläufiges Magen-Qi ab
Pericarpium Citri Erythrocarpae (Ju Hong), kann durch Pericarpium Citri Reticulatae (Chen Pi) ersetzt werden	15 g	Kaiser	Belebt die Milz und fördert den Qi-Fluss im mittleren der San Jiao

Forts. ➡

Kräuter	Dosis	Funktion	Rezeptanalyse
Sclerotium Poriae Cocos (Fu Ling)	9 g	Minister	Stärkt die Milz und lässt Feuchtigkeit aus dem mittleren der San Jiao abfließen, gegen Palpitationen und Schwindel
Rx. Glycyrrhizae Uralensis (Gan Cao)	4,5 g	Assistent	Tonisiert die Milz
Zusätzlich können gegeben werden:			
Rz. Zingiberis Officinalis Recens (Sheng Jiang)	7 Scheiben	Übermittler	Stärkt die Wirkung von Ban Xia gegen Übelkeit und Erbrechen
Fr. Pruni Mume (Wu Mei)	1 Stück		Gegengewicht zu den zerstreuenden Eigenschaften der Kaiser; verhindert, dass Lungen-Qi zerstreut wird

Tab. 8.107

Wirk.: Trocknet Feuchtigkeit, löst Schleim, reguliert *Qi*, harmonisiert den mittleren der *San Jiao* (➥ 3.4.11)

Indik.: Schleimansammlung infolge Schwäche der Milz beim Flüssigkeitstransport (➥ 11.5.5), Husten mit viel weißem Sputum, leicht abzuhusten, thorakales Völlegefühl, Übelkeit, Erbrechen, Müdigkeit, Schwindel, Palpitationen. *Zunge:* Geschwollen. *Zungenbelag:* Weiß, dick, klebrig-schmierig. *Puls:* Schlüpfrig

Besonderh.: Häufige Anwendung als Basisrezept bei Schleimerkrankung (➥ 9.3.4).

8.2.16.b Rezepte, die Hitze klären und Schleim umwandeln

Wen Dan Tang (Dekokt, das die Gallenblase wärmt)

Quelle: *Yi Zong Jin Jian*

Kräuter	Dosis	Funktion	Rezeptanalyse
Caulis Bambusae In Taeniiam (Zhu Ru)	6 g	Kaiser	Beseitigt Schleim und Hitze aus Magen und Gallenblase, senkt gegenläufiges Magen-Qi ab
Fr. Immaturus Citri Aurantii (Zhi Shi)	6 g	Minister	Hilft dem Kaiser, den Magen-Qi-Fluss abzusenken, gut zur Therapie des fokussierten Spannungsgefühls
Rz. Pinelliae Ternatae (Ban Xia)	6 g	Assistenten	Trocknen Feuchtigkeit, beseitigen Schleim, regulieren Qi, harmonsieren den Qi-Fluss des Magens
Pericarpium Citri Reticulatae (Chen Pi)	9 g		
Sclerotium Poriae Cocos (Fu Ling)	4,5 g	Assistenten	Stärken die Milz, lassen Feuchtigkeit abfließen, harmonisieren den mittleren der San Jiao, beruhigen den Geist
Rx. Glycyrrhizae Uralensis (Gan Cao)	3 g		
Rz. Zingiberis Officinalis Recens (Sheng Jiang)	3–6 g	Übermittler	Reguliert die Beziehung Magen/Gallenblase, hilft den anderen Arzneien, Erbrechen zu beenden

Tab. 8.108

Wirk.: Reguliert *Qi*, löst Schleim, klärt Hitze in der Gallenblase, harmonisiert den Magen

Indik.: Disharmonie zwischen Gallenblase und Magen mit Hitze-Schleim (➡ 9.3.4), Schwindel, Übelkeit, Erbrechen, Singultus, Schlafstörungen (➡ 12.13.2), Reizbarkeit, Palpitationen. *Zungenbelag:* Klebrig-schmierig, gelb. *Puls:* Schlüpfrig, schnell oder saitenförmig, schnell

Besonderh.: *Huang Lian Wen Dan Tang* (mit zusätzlich Rz. Coptidis *[Huang Lian]* 3–6 g) wird ebenfalls häufig bei schweren Schleim-Hitze-Störungen angewendet, vor allem bei überwiegender Reizbarkeit und Ruhelosigkeit und bitterem Mundgeschmack.

Qing Qi Hua Tan Tang (Dekokt, das das *Qi* klärt und Schleim umwandelt)

Quelle: *Yi Fang Kao*

Kräuter	Dosis	Funktion	Rezeptanalyse
Pulvis Arisaemae cum Felle Bovis *(Dan Nan Xing)*	9 g	Kaiser	Behandelt Blockaden, deren Ursache Kombination aus Schleim und Feuer ist
Rz. Pinelliae Ternatae *(Ban Xia)*	9 g		Tonisiert die Milz (Ursache des Schleims)
Sm. Trichosanthis *(Gua Lou Ren)*	6 g	Minister	Lassen in Kombination Hitze aus der Lunge abfließen, transformieren und beseitigen Schleim-Hitze
Rx. Scutellariae *(Huang Qin)*	6 g		
Sm. Pruni Armeniacae *(Xing Ren)*	6 g	Assistent	Ermöglicht den *Qi*-Fluss in der Lunge (dort, wo der Schleim aufbewahrt wird)
Pericarpium Citri Reticulatae *(Chen Pi)*	6 g	Assistent	Reguliert *Qi*, in Kombination mit *Zhi Shi* v. a. Effekt zur Therapie des fokussierten Spannungsgefühls und Zerstreuung
Fr. Citri Autantii Immaturus *(Zhi Shi)*	6 g	Assistent	Wirkung siehe bei *Chen Pi*
Sclerotium Poriae Cocos *(Fu Ling)*	6 g		Tonisiert die Milz (Ursache des Schleims)

Tab. 8.109

8

Wirk.: Klärt Hitze, wandelt Schleim um und leitet gegenläufiges *Qi* nach unten, stoppt Husten

Indik.: Schleim-Hitze-Retention in der Lunge (➡ 11.3.7), Husten von dickflüssigem, gelbem Sputum, das schwer abzuhusten ist (➡ 12.2.1), Spannungs- und Völlegefühl in der Brust und Zwerchfell, Übelkeit. In schweren Fällen kann es zu Dyspnoe kommen. *Zunge:* Rot. *Zungenbelag:* Gelb und klebrig-schmierig. *Puls:* Sanft und schnell.

Xiao Xian Xiong Tang (Kleineres Dekokt, das in den Thorax einsinkt)

Quelle: *Shang Han Lun* (➡ 1.1, 9.4)

Kräuter	Dosis	Funktion	Rezeptanalyse
Fr. Trichonsanthis *(Gua Lou)*	12–18 g	Kaiser	Entspannt den Thorax, zerstreut Klumpen, beseitigt Hitze und Schleim
Rz. Coptidis *(Huang Lian)*	3–6 g	Minister	Hilft dem Kaiser, Hitze aus dem Oberen und mittleren der *San Jiao* zu beseitigen
Rz. Pinelliae Ternatae in Ingwer gebraten *(Jiang Ban Xia)*	9–12 g	Assistent	Scharf, warm, senkt gegenläufiges *Qi* ab, harmonisiert den Magen, transformiert Schleim

Tab. 8.110

Wirk.: Klärt Hitze, löst Schleim, öffnet den Thorax, löst Klumpen auf

Indik.: Schleim-Hitze (z. B. in der Lunge ➡ 11.3.7), Völlegefühl und Druckschmerzhaftigkeit in Thorax und Epigastrium, Husten mit dickem und gelbem Sputum, Obstipation, bitterer Mundgeschmack. *Zungenbelag*: Gelb und klebrig-schmierig. *Puls*: Schlüpfrig, schnell

Besonderh.: Häufige Anwendung bei Bronchiektasien. *Cave:* Kontraindikation bei Zuständen mit starkem Milz-*Qi* und Magen-*Qi*-Mangel.

8

8.2.16.c Rezepte, die Schleim-Kälte transformieren und wärmen

San Zi Yang Qin Tang (Drei-Samen-Dekokt, das die Eltern nährt)

Quelle: *Han Shi Yi Tong*

Kräuter	Dosis	Rezeptanalyse
Sm. Sinapis Albae *(Bai Jie Zi)*	6–9 g	Wärmt und verteilt das Lungen-*Qi*, vermindert Schleim und entspannt das Diaphragma
Fr. Perillae Frutescentis *(Su Zi)*	6–9 g	Senkt Lungen-*Qi* nach unten ab, beendet dadurch Husten und Keuchatmung
Sm. Raphani Sativi *(Lai Fu Zi)*	6–9 g	Vermindert Nahrungsstagnation, transformiert Schleim und leitet das *Qi* nach unten ab

Tab. 8.111

Wirk.: Senkt gegenläufiges *Qi* ab, entspannt das Zwerchfell, klärt Schleim und lindert Blut-Stase

Indik.: Kälte-Schleim in der Lunge (➡ 11.3.6) mit Nahrungsstagnation, Husten (➡ 12.2.1) und Dyspnoe (➡ 12.2.2), viel Sputum, thorakales Spannungsgefühl, Appetitverlust, Verdauungsstörungen. *Zungenbelag:* Weiß und klebrig-schmierig. *Puls:* Sanft

Besonderh.: Häufige Anwendung bei Alterserkrankungen. Kombination mit anderen Rezepten gegen Schleim ist möglich; Rezept ist nicht stärkend: Bei langfristiger Anwendung sollte deshalb *Er Chen Tang* (➡ 8.2.16) und *Liu Jun Zi Tang* (➡ 8.2.10.a) bevorzugt werden.

8.2.16.d Rezepte, die Trockenheit lindern und Schleim lösen

Bei Mu Gua Lou San (Fritillaria- und Fructus-Trichosanthis-Pulver)

Quelle: *Yi Xue Xin Wu*

Kräuter	Dosis	Funktion	Rezeptanalyse
Bb. Fritillariae Cirrhosae *(Chuan Bei Mu)*	9 g	Kaiser	Befeuchtet die Lunge, transformiert Schleim, beendet Husten
Fr. Trichosanthis *(Gua Lou)*	6 g (BB: 4.5 g)	Minister	Beseitigt Hitze, befeuchtet Trockenheit, reguliert *Qi*, beseitigt Schleim
Rx. Trichosanthis Kirilowii *(Tian Hua Fen)*	6 g (BB: 3 g)	Assistent	Beseitigt Hitze, erzeugt Körperflüssigkeiten, transformiert Schleim
Sclerotium Poriae Cocos *(Fu Ling)*	6 g (BB: 2.4 g)	Assistent	Stärkt die Milz
Pericarpium Citri Erythrocarpae *(Ju Hong)*	6 g (BB: 2.4 g)	Assistent	Reguliert das *Qi*
Rx. Platycodi Grandiflori *(Jie Geng)*	6 g (BB: 2.4 g)	Assistent	Fördert den Lungen-*Qi*-Fluss, unterstützt den Rachen

Tab. 8.112

Wirk.: Befeuchtet die Lunge, klärt Hitze, reguliert das *Qi* und löst Schleim.
Indik.: Trockenheit der Lunge (➡ 11.3.3), die die Körperflüssigkeiten zu Schleim eindickt. Husten mit tief sitzendem Sputum, das schwer abzuhusten ist (➡ 12.2.1), Keuchatmung, trockener und wunder Hals. *Zunge:* Rot und trocken. *Zungenbelag:* Wenig. *Puls:* Schnell, dünn aber stark
Besonderh.: Rezept ist bei Husten durch *Yin*-Mangel kontraindiziert.

8.2.16.e Rezepte, die Schleim lösen und Wind ausleiten

Zhi Sou San (Pulver, das den Husten stoppt)

Quelle: *Yi Xue Xin Wu*

Kräuter	Dosis*	Funktion	Rezeptanalyse
Rx. Platycodi Grandiflori *(Jie Geng)*	9 g	Minister	Fördert mit *Chen Pi* die *Qi*-Zirkulation und das Absteigen des Lungen-*Qi*, hilft dem Kaiser, den Husten zu beenden
Hb. seu Flos Schizonepetae Tenuifoliae *(Jing Jie)*	9 g	Assistent	Befreit die Oberfläche und eliminiert den Rest des pathogenen Faktors
Rx. Asteris Tatarici *(Zi Wan)*	9 g	Kaiser	Wirksam, um bei akuten und chronischen Krankheiten den Husten zu beenden und Schleim zu transformieren
Rx. Stemonae *(Bai Bu)*	9 g		
Rx. et Rz. Cynanchi Baiqian *(Bai Qian)*	9 g		
Rx. Glycyrrhizae Uralensis *(Gan Cao)*	3 g	Übermittler	Harmonisiert die Wirkungen der anderen Arzneien
Pericarpium Citri Reticulatae *(Chen Pi)*	6 g	Minister	Siehe *Jie Geng*

Tab. 8.113

* Im Ursprungstext wurde aus den Bestandteilen ein Pulver hergestellt.

Wirk.: Lindert Husten, löst Schleim, befreit die Körperoberfläche, fördert die Verteilung des *Qi*
Indik.: Wind-Invasion in der Lunge, Husten (➡ 12.2.1), kratzender Hals, evtl. mit Fieber und Schüttelfrost. *Zungenbelag:* Dünn, weiß. *Puls:* Oberflächlich, schlüpfrig
Besonderh.: Sehr wirksam gegen chronischen Husten nach Erkältungen, v. a. durch Wind-Kälte. *Cave:* Nicht ohne Modifikation bei Husten durch Hitze.

Ban Xia Bai Zhu Tian Ma Tang (Pinellia-, Atractylodes-Macrocephalae- und Gastrodia-Dekokt)

Quelle: *Yi Xue Xin Wu*

Kräuter	Dosis	Funktion	Rezeptanalyse
Rz. Pinelliae Ternatae *(Ban Xia)*	9 g	Kaiser	Trocknet Feuchtigkeit, senkt gegenläufiges *Qi* ab, gegen Übelkeit und Erbrechen
Rz. Gastrodiae Elatae *(Tian Ma)*	6 g	Kaiser	Transformiert Schleim, beseitigt Wind
Rz. Atractylodis *Macrocephalae (Bai Zhu)*	12 g	Minister	Stärkt die Milz und trocknet Feuchtigkeit, in Kombination mit den Kaisern verstärkt er die Schleimtransformation
Pericarpium Citri Erythrocarpae *(Ju Hong)*	6 g	Assistent	Reguliert *Qi* und transformiert Schleim
Sclerotium Poriae Cocos *(Fu Ling)*	6 g	Assistent	Stärkt die Milz, lässt Feuchtigkeit abfließen
Rz. Zingiberis Officinalis Recens *(Sheng Jiang)*	2 Scheiben	Assistenten	Kombination harmonisiert Milz und Magen
Fr. Zizyphi Jujubae *(Da Zao)*	3 Stück		
Rx. Glycyrrhizae Uralensis *(Gan Cao)*	3 g	Übermittler	Harmonisiert die Wirkungen der anderen Arzneien

Tab. 8.114

Wirk.: Trocknet die Feuchtigkeit, löst Schleim, besänftigt die Leber, zerstreut den Wind
Indik.: Nach oben steigender Wind-Schleim (➡ 9.3.4), Schwindel (➡ 12.11.1), Kopfschmerzen (➡ 12.11.3), thorakales Völlegefühl, Übelkeit und Erbrechen. *Zungenbelag:* Weiß und klebrig-schmierig. *Puls:* Saitenförmig, schlüpfrig
Besonderh.: Häufige Anwendung bei M. Ménière (➡ 12.11.1). *Cave:* Kontraindikation bei Schwindel durch aufsteigendes Leber-*Yang* (➡ 11.7.5) oder durch Blut-Mangel (➡ 9.3.2).

8.2.17 Nahrungsstagnation auflösende Rezepte

Bao He Wan (Pille, die die Harmonie erhält)*

Quelle: *Dan Xi Xin Fa*

Kräuter	Dosis	Funktion	Rezeptanalyse
Fr. Crataegi *(Shan Zha)*	9–15 g	Kaiser	Beseitigt Nahrungsstagnation aller Art
Massa Fermentata *(Shen Qu)*	9–12 g	Minister	Vermindert v. a. Nahrungsstagnation von Alkohol und Nahrungsmitteln
Sm. Raphani Sativi *(Lai Fu Zi)*	6–9 g	Minister	Reduziert Schleimansammlungen v. a. durch Getreide, senkt das *Qi* ab
Pericarpium Citri Reticulatae *(Chen Pi)*	6–9 g	Assistenten	Fördern den *Qi*-Fluss, transformieren die Stagnation, harmonisieren den Magen, beenden Übelkeit und Erbrechen
Rz. Pinelliae Ternatae *(Ban Xia)*	9–12 g		
Sclerotium Poriae Cocos *(Fu Ling)*	9–12 g	Assistent	Stärkt die Milz und lässt Feuchtigkeit abfließen
Fr. Forsythiae Suspensae *(Lian Qiao)*	3–6 g	Assistent	Gegen evtl. sich entwickelnde Hitze

Tab. 8.115

* Der Ursprungstext beinhaltet die Herstellung eines Pulvers, das mit Wasser zu Pillen verarbeitet wurde.

Wirk.: Löst Nahrungsstagnation, harmonisiert den Magen
Indik.: Nahrungsstagnation im Magen (➡ 11.6.5), Völlegefühl, eventuell Schmerzen in Thorax und Abdomen, Aufstoßen mit faulem Geruch, Sodbrennen, Appetitverlust, Übelkeit und Erbrechen (➡ 12.5.1) evtl. Diarrhö (➡ 12.5.4). *Zungenbelag:* Gelb, klebrig-schmierig. *Puls:* Schlüpfrig
Besonderh.: Häufige Anwendung bei Kindern mit Verdauungsschwierigkeiten. Ebenfalls geeignet als Prophylaxe von Verdauungsstörungen. *Cave:* Bei Milz–*Qi*-Mangel sollte das Rezept modifiziert werden.

8.2.18 Rezepte gegen Parasiten

Wu Mei Wan (Fructus-Pruni-Pille)

Quelle: *Shang Han Lun* (➡ 1.1, 9.4)

Kräuter	Dosis	Funktion	Rezeptanalyse
Fr. Pruni Mume *(Wu Mei)**	12–15 g (BB: 24–30 g)	Kaiser	Beseitigt Spulwürmer
Pericarpium Zanthoxyli Bungeani *(Chuan Jiao)*	1,5–3 g	Minister	Warm, beseitigen die Parasiten und wärmen die Organe
Hb. cum Radice Asari *(Xi Xin)*	1,5–3 g		
Rz. Coptidis *(Huang Lian)*	3–6 g	Minister	Kalt, bitter, greifen die Spulwürmer an
Cx. Phellodendri *(Huang Bai)*	6–9 g		

Forts. ➡

8

Kräuter	Dosis	Funktion	Rezeptanalyse
Rz. Zingiberis Officinalis *(Gan Jiang)*	6–9 g	Assistenten	Wärmen das Innere, beseitigen innere Kälte
Rx. Lateralis Aconiti Carmichaeli Praeparata *(Fu Zi)*	3–6 g		
Ra. Cinnamomi Cassiae *(Rou Gui)*	3–6 g		
Rx. Ginseng *(Ren Shen)*, Baustern Ginseng, Ersatz: Ex. Codonopsis *(Dong Shen)*, in 2–3facher Dosis	6–9 g		Tonisieren das *Qi* und nähren das Blut
Rx. Angelicae Sinensis *(Dang Gui)*	3–9 g		

Tab. 8.116

★ Fructus Pruni Mume *(Wu Mei)* wird über Nacht in Essig eingelegt, dann die Früchte entkernen und aus den Kernen einen Brei herstellen. Der Essig (Übermittler) geleitet die anderen Arzneien zum Leber-Meridian.

Wirk.: Wärmt die Därme, paralysieren und eliminieren Würmer aus dem Darm
Indik.: Kollaps bei Bandwurminfektionen infolge Hitze im Magen und Kälte im Dickdarm, intermittierende Bauchschmerzen, Reizbarkeit, Erbrechen nach dem Essen, kalte Extremitäten
Besonderh.: Häufige Anwendung bei chronischer Diarrhö durch Hitze-Kälte-Störungen. *Cave:* Kontraindikation bei dysenterischen Erkrankungen durch Feuchte-Hitze.

Differenzialdiagnose in der TCM

A. MARET, L. TIAN, C. FOCKS, A. RENFER

9

9.1	**Acht diagnostische**	
	Leitkriterien *(Ba Gang)* ▪ A. MARET	563
9.1.1	*Yin* und *Yang*	563
9.1.2	Mangel *(Xu)* und Fülle *(Shi)*	564
9.1.3	Kälte *(Han)* und Hitze *(Re)*	564
9.1.4	Außen *(Biao)* und Innen *(Li)*	565
9.2	**Kombinationen der Leitkriterien ▪** A. MARET	566
9.3	**Theorie von *Qi*, Blut und**	
	Körperflüssigkeiten ▪ L. TIAN, C. FOCKS	567
9.3.1	Syndrome des *Qi*	567
9.3.2	Syndrome des Blut-*Xue*	568
9.3.3	Syndrome von *Qi* und Blut	569
9.3.4	Syndrome der Körperflüssigkeiten-*Jin-Ye*	570
9.4	**Differenzierung nach dem**	
	6-Schichten-Modell ▪ A. RENFER	573
9.4.1	*Taiyang*-Syndrome (Blasen-Dünndarm-Syndrom)	574
9.4.2	*Shaoyang*-Syndrome (*San-Jiao*-Gallenblasen-Syndrom)	575
9.4.3	*Yangming*-Syndrome (Magen-Dickdarm-Syndrom)	576
9.4.4	*Taiyin*-Syndrome (Milz-Lungen-Syndrom)	577
9.4.5	*Shaoyin*-Syndrome (Herz-Nieren-Syndrom)	578
9.4.6	*Jueyin*-Syndrom (Leber-Perikard-Syndrom)	579
9.5	**Differenzierung nach der**	
	4-Stadien-Theorie ▪ A. RENFER	580
9.5.1	Einführung	581
9.5.2	Allgemeine Charakteristika der vier Schichten	582
9.5.3	Merkmale unterschiedlicher Hitzetypen in Bezug	
	zu den Jahreszeiten	583
9.5.4	Diagnostik von *Wen-Bing*-Syndromen	585
9.5.5	Akupunktur der *Wen-Bing*-Erkrankungen	587
9.5.6	Syndrome bei Wind-Hitze *(Feng-Wen)*	588

9

9.5.7   Syndrome bei Frühlings-Hitze *(Chun-Wen)* 591
9.5.8   Syndrome bei Sommer-Hitze *(Shu-Wen)*. 594
9.5.9   Syndrome bei Feuchte-Wärme *(Shi-Wen)* 597
9.5.10   Syndrome bei inkubativer Sommer-Hitze *(Fu-Shu)* 601
9.5.11   Syndrome bei Herbst-Trockenheit *(Qiu-Zao)* 604

Die durch die diagnostischen Methoden (➥ 4) gewonnenen pathologischen Befunde müssen einer TCM-Diagnose zugeordnet werden. Differenzierung nach den acht diagnostischen Leitkriterien (➥ 9.1) als erste grobe Orientierung. Zuordnung der fieberhaften Erkrankungen (westliche übergeordnete Diagnose: Infektionserkrankungen) zu den Theorien der Differenzierung nach den sechs Schichten (➥ 9.4) und den vier Stadien (➥ 9.5).

9.1 Acht diagnostische Leitkriterien *(Ba Gang)*

Die Interpretation der diagnostischen Befunde anhand der acht diagnostischen Leitkriterien erlaubt eine erste grobe Einteilung der zugrunde liegenden Erkrankung: *Yang*: Außen, Hitze, Fülle. *Yin*: Innen, Kälte, Mangel; *Yin* und *Yang* sind dabei übergeordnete Kategorien der anderen Leitkriterien.

9.1.1 *Yin* und *Yang*

- **Yang-Syndrom:** *Yang* überwiegt, entweder durch den äußeren Faktor Hitze bedingt oder *Yin* ist vermindert, sodass es zu einem relativen Übermaß an *Yang* kommt (*Yin*-Mangel-Sy.). Die Symptome entsprechen einem Hitze-Syndrom (➥ 9.1.3, Tab. 9.2, 9.4, Abb. 3.2)
- **Yin-Syndrom:** *Yin* überwiegt, entweder durch den äußeren Faktor Kälte bedingt oder das *Yang* ist vermindert, sodass es zu einem relativen Übermaß an *Yin* kommt (*Yang*-Mangel-Sy.). Die Symptome entsprechen einem Kälte-Syndrom. (➥ 9.1.3, Tab. 9.2, 9.4, Abb. 3.2).

9

Kollaps von *Yin* oder *Yang*

Verschlechterung des Allgemeinzustandes kann als (lebensgefährlicher) Kollaps von *Yin* oder *Yang* gedeutet werden:

Yin-Kollaps

- **Temperaturverhalten:** Klebriger Schweiß, heiße Hände und Füße (Extremitäten)
- **Zusatzbefunde:** Dyspnoe oder schnelle Atmung, Unruhezustände, Durst auf kalte Getränke
- **Zunge:** Rot, trocken
- **Puls:** Schnell, dünn.

Yang-Kollaps

- **Temperaturverhalten:** Viel kalter, perlenförmiger Schweiß, kalter Körper, vor allem Hände und Füße (Extremitäten)
- **Zusatzbefunde:** Schwache Atmung, kein Durst oder Durst auf heiße Getränke, Apathie
- **Zunge:** Blass, feucht
- **Puls:** Schwach, verschwindend.

Ther. ➥ 10.2.6

9.1.2 Mangel *(Xu)* und Fülle *(Shi)*

Das Verhältnis zwischen dem Aufrechten-*Zheng-Qi* (Resistenzkraft ➡ 3.3.1) und den pathogenen Faktoren (*Xie Qi* ➡ 3.6.1) drückt sich in Mangel (Synonym: Leere oder in einigen Büchern auch Schwäche bzw. Depletion) oder Fülle (Synonym: Repletion) aus. Bei Mangel ist Aufrechtes-*Zheng-Qi* geschwächt, bei Fülle kräftig (➡ auch 10.1.3).

Differenzierung von Mangel- und Fülle-Syndrom		
	Mangel-Syndrom	**Fülle-Syndrom**
Konstitution	Schwach, blasses Gesicht	Kräftig, Gesichtsrötung
Verhalten	Verlangsamt, apathisch, lustlos	Kraftvoll, agitiert, gereizt
Atmung	Oberflächlich, schwach, Dyspnoe	Tief, kräftig, heftig
Stimme	Leise, schwach	Laut, stark
Schmerzen	Dumpf, beständig, Druck bessert	Akut, heftig, Druck verschlechtert
Schweiß	Spontan- oder Nachtschweiß	Reichliches Schwitzen
Zunge (➡ 4.7)	Blass; *Belag*: Trocken, wenig oder fehlend	Rot; *Belag*: Dick, schmierig
Puls (➡ 4.6)	Leer (*Xu*), schwach (*Ruo*)	Kräftig, voll (*Shi*)

Tab. 9.1

Sonderformen

- Mangel-Syndrome, die mit Fülle-Symptomen kombiniert sind: So genannte Pseudo-Fülle oder falsche Fülle. Puls- und Zungendiagnostik geben Hinweis auf das zugrunde liegende, „wahre" Syndrom.
- Syndrome mit nebeneinander bestehenden Fülle- und Mangel-Symptomen.

9.1.3 Kälte *(Han)* und Hitze *(Re)*

Differenzierung von Kälte- und Hitze-Syndrom		
	Kälte-Syndrom	**Hitze-Syndrom**
Ursache	Äußere pathogene Kälte (➡ 3.6.1), *Yang*-Mangel mit relativem *Yin*-Überschuss (➡ Tab. 9.4)	Äußere pathogene Hitze (➡ 3.6.1), *Yin*-Mangel mit relativem *Yang*-Überschuss (➡ Tab. 9.4), Flüssigkeitsmangel (➡ 9.3.4)
Temperaturverhalten	Bevorzugt Wärme, hat Kälteaversion	Bevorzugt Kälte, hat Hitzeaversion
Durst	Durstlos, wenig warme Getränke	Durst auf kalte Getränke
Gesichtsfarbe	Blass	Rot
Verhalten	Ruhig, langsam, introvertiert	Agitiert, reizbar, schnell, extrovertiert
Stuhl	Weich bis Diarrhö, hell	Obstipation, dunkel
Urin	Klar, viel	Trüb, dunkelgelb, konzentriert
Zunge (➡ 4.7)	Blass; *Belag*: Weiß, feucht	Rot; *Belag*: Gelb, trocken
Puls (➡ 4.6.4)	Langsam (*Chi*)	Schnell (*Shuo*)

Tab. 9.2

9

Übergänge, Sonderformen

- **Oben Hitze – unten Kälte** (*Shang Re Xia Han*): *Yang*-Überfluss in der oberen, *Yin*-Überfluß in der unteren Körperhälfte. *Leitsymptome*: Wärmegefühl im Thorax und Kopf, Schwindel, Säurereflux, Stomatitis, Kältegefühl im Bauch, reichlicher, blassgelber Urin, kalte Füße
- **Gegenseitige Transformation:** Bei Beginn der Erkrankung liegt ein Kälte-Syndrom vor, das sich in ein Hitze-Syndrom transformiert oder umgekehrt
- **Kombinationen:** Chronisches Innen-Hitze-Syndrom mit zusätzlicher akuter Außen-Kälte-Erkrankung oder chronisches Innen-Kälte-Syndrom mit zusätzlicher akuter Außen-Hitze-Erkrankung
- **Pseudo-Hitze:** Der Erkrankung liegt, obwohl sie Hitze-Zeichen zeigt, ein Kälte-Syndrom zugrunde
- **Pseudo-Kälte:** Der Erkrankung liegt, obwohl sie Kälte-Zeichen zeigt, ein Hitze-Syndrom zugrunde.

> **Wichtig**
>
> Hinweise auf das *wahre* Syndrom bei widersprüchlicher Symptomatik (Pseudo-Syndrom): Zungen-/Pulsdiagnostik, Durstverlangen nach kalten oder warmen Getränken, ob der Patient zugedeckt liegen will oder nicht und ob der Urin dunkel oder hell ist.

9.1.4 Außen *(Biao)* und Innen *(Li)*

Äußere pathogene Faktoren (➡ 3.6.1) wie Kälte, Hitze oder Wind befallen zunächst die Körperoberfläche. Mit Fortschreiten der Erkrankung und bei starkem pathogenen Faktor (*Xie Qi* ➡ 3.6.1) und/oder einem schwachen Aufrechten-*Zheng-Qi* (➡ 3.3.1) können auch die *Zang-Fu*-Organe (die inneren Organe ➡ 3.4) erkranken. Die Differenzierung in *Außen* oder *Innen* zeigt auch das Erkrankungsstadium an (Außen: Akutes Stadium, Innen: Chronisches Stadium). Innen-*Li*-Erkr. (➡ Tab. 9.3) werden v. a. nach der „Theorie von *Qi*, Blut und Körperflüssigkeiten" (➡ 9.3) und nach der „*Zang-Fu*-Theorie" (➡ 11) differenziert.

Leitsymptome zur Unterscheidung einer Außen- oder Innen-Erkr.		
	Außen *(Biao)*	**Innen *(Li)***
Ursache	Eindringen eines äußeren pathogenen Faktors wie Wind, Kälte, Hitze etc. (➡ 3.6.1)	• Weiterentwicklung einer Außenkrankheit • Äußerer Faktor greift die *Zang-Fu*-Organe direkt an (➡ 9.5.1, 9.5.2, 3.6.2) • Direkte innere Schädigung durch emotionalen und/oder körperlichen Stress (➡ 3.6.3), Fehlernährung (➡ 7.3.1, Tab. 7.4)
Lokalisation	Erkrankung der Körperoberfläche: Haut-, Muskelschicht, Meridiane	Erkrankung der inneren Organe/*Zang-Fu*-Organe*
Verlauf	Meist akut	Meist chronisch
Symptome	Fieber mit Kälteaversion	Fieber ohne Kälteaversion oder Kälteaversion ohne Fieber
Zungenbelag (➡ 4.7.2–4.7.3)	Dünn, weiß oder gelb	Fehlt oder dick
Puls (➡ 4.6.4)	Oberflächlich *(Fu)*	Tief *(Chen)*

* Weitere DD nach Theorie von *Qi*, Blut und Körperflüssigkeiten (➡ 9.3) sowie nach der „*Zang-Fu*-Theorie" (➡ 11)

Tab. 9.3

Sonderformen

- Zwischenstadium von Innen- und Außensyndrom: Pathogener Faktor bleibt zwischen *Innen* und *Außen* „stecken" (*Shaoyang-Sy.* ➡ 9.4.2). *Leitsymptome*: Alternierend Fieber und Schüttelfrost, Völlegefühl in Thorax/Hypochondrium, bitterer Mundgeschmack
- Gleichzeitiges Erkranken von Außen und Innen, z. B. bei einer chron. inneren Erkrankung mit zusätzlich akuter äußerer Erkrankung. Beispiel: Chronisch obstruktive Bronchitis mit akuter Erkältungserkrankung (z.B. Infektexazerbation).

9.2 Kombination der Leitkriterien

Kombinationen Fülle/Mangel mit Hitze/Kälte		
➡ Abb. 3.2	**Fülle**	**Mangel**
Hitze (*Yang*-**Syndrom**)	*Yang*-**Fülle** • *Temperaturverhalten:* Hohes Fieber, Hitzegefühl, Rötung, Wärme und Druck verschlechtert • *Urin:* Gelb, wenig, trüb • *Stuhl:* Trocken, Obstipation • *Zunge:* Dunkelrot; *Belag:* Gelb, dick • *Puls:* Schnell, voll • *Zusatzbefunde:* Unruhig, verwirrt, Schweißneigung • Ther.: ➡ 10.1.1, 10.2.1, 10.2.4	*Yin*-**Mangel mit relativem** *Yang*-**Überschuss** • *Temperaturverhalten:* Subfebrile Temperaturen nachmittags, Wangenrötung, Hitzesensationen an Hand- und Fußsohlen, Kälte und Druck bessert • *Urin:* Gelb, wenig • *Stuhl:* Trocken, Obstipation • *Zunge:* Rot, belaglos • *Puls:* Schnell, leer, dünn • *Zusatzbefunde:* Schnelle und schwache Bewegungen, Schlaflosigkeit, Nachtschweiß • Ther.: ➡ 10.1.1, 10.2.2, 10.2.7
Kälte (*Yin*-**Syndrom**)	*Yin*-**Fülle** • *Temperaturverhalten:* Kalte Extremitäten, Wärme bessert, Kälte und Druck verschlechtert, Sputum: Reichlich • *Urin:* Klar, viel • *Stuhl:* Wäßrig • *Zunge:* Blass. *Belag:* Weiß, dick • *Puls:* Tief, voll, langsam • *Zusatzbefunde:* Kein Schwitzen; Bewegungen: Kräftig, langsam • Ther.: ➡ 10.1.1, 10.2.1	*Yang*-**Mangel mit relativem** *Yin*-**Überschuss** • *Temperaturverhalten:* Kalte Extremitäten, Druck und Wärme bessert • *Urin:* Viel, klar • *Stuhl:* Dünn • *Zunge:* Blass. *Belag:* Dünn, weiß • *Puls:* Leer, langsam • *Zusatzbefunde:* Tagsüber Schwitzen; Bewegungen: Schwach, langsam, Schläfrigkeit • Ther.: ➡ 10.1.1, 10.2.7, 10.2.6

Tab. 9.4

Kombinationen Kälte/Hitze mit Außen/Innen		
	Außen	**Innen**
Kälte	• *Temperaturverhalten:* Starke Kälteaversion, kein Schwitzen • *Urin:* Normal • *Zunge:* Normal. *Belag:* Weiß, dünn • *Puls:* Oberflächlich, straff gespannt, langsam • Ther.: ➡ 10.1.1, 10.2.1	• *Temperaturverhalten:* Frösteln, kein Fieber, kalte Extremitäten • *Urin:* Viel, hell • *Zunge:* Blass. *Belag:* Weiß, dick • *Puls:* Tief, langsam, saitenförmig • *Zusatzbefunde:* Blässe, durstlos, weiche bis breiige Stühle • Ther.: ➡ 10.1.1, 10.2.6, 10.2.7
Hitze	• *Temperaturverhalten:* Akutes Fieber mit Wind- und teilweise Hitzeaversion, evtl. Schwitzen • *Urin:* Normal • *Zunge:* Rot. *Belag:* Gelb, dünn • *Puls:* Oberflächlich, schnell • Ther.: ➡ 10.1.1, 10.2.2	• *Temperaturverhalten:* Hohes Fieber (Fülle) oder chronische subfebrile Temperaturen (Mangel), Hitzeaversion • *Urin:* Dunkelgelb, wenig • *Zunge:* Tiefrot. *Belag:* Dick, gelb • *Puls:* Schnell und tief, bei Fülle voll, bei Mangel leer, dünn • *Zusatzbefunde:* Obstipation • Ther.: ➡ 10.1.1, 10.2.2, 10.2.7

Tab. 9.5

9.3 Theorie von *Qi*, Blut und Körperflüssigkeiten

9.3.1 Syndrome des *Qi*

9

Qi-Mangel *(Qi Xu)*

- **Symptome:** Belastungsdyspnoe, körperliche und geistige Müdigkeit, Schwindel, leise Stimme, Spontanschweiß, leichtes Fieber, Anstrengung verschlechtert. Mögliche Zusatzsymptome: Appetitverlust, Palpitationen, Gesichtsblässe, Erkältungsanfälligkeit. *Zunge:* Blass. *Puls:* Schwach *(Ruo)*, leer *(Xu)*.
- **Therapie:** ➡ 10.2.7.

Sinkendes *Qi* *(Qi Xian)*

- **Symptome:** Wie bei *Qi*-Mangel, zusätzlich: „nach unten drängendes Gefühl" im Bauch, Organsenkungen und -vorfälle (Viszeroptose). *Zunge:* Blass. *Puls:* Schwach *(Ruo)*, evtl. tief *(Chen)*
- **Therapieprinzipien:** *Qi* stärken und anheben

Akupunktur: Bl 20, Ma 36, Ren 6, Ren 4, Du 20 (alle Punkte stärkend, evtl. Moxa)

Rezept: *Bu Zhong Yi Qi Tang* (➡ 8.2.10.a); wichtigste Kräuter: Rx. Codonopsitis *(Dang Shen)*, Rx. Astragali *(Huang Qi)*, Rz. Cimicifugae *(Sheng Ma)*, Rx. Bupleuri *(Chai Hu)*.

Qi-Stagnation *(Qi Zhi)*

- **Symptome:** Lokales oder generalisiertes Blähungs-, Spannungs- und Völlegefühl, Spannungsschmerz, evtl. mit wechselnden Lokalisationen, und wechselnder Intensität, stimmungsabhängig, Besserung nach Entweichung von Flatus. *Zunge:* Normal. *Puls:* Saitenförmig *(Xian)*.

- **Therapieprinzipien:** *Qi* bewegen und evtl. Stau lösen

Akupunktur: *Qi* bewegen durch **Di 4, Le 3, Le 13, Le 14, Bl 18** (alle Punkte ableitend nadeln)

Rezept: *Yue Ju Wan, Chai Hu Shu Gan San* (➡ 8.2.6), *Xiao Yao San* (➡ 8.2.6); wichtigste Kräuter: Pericarpium Citri Reticulatae *(Chen Pi)*, Rx. Aucklandiae *(Mu Xiang)*, Rz. Cyperi *(Xiang Fu)*, Fr. Citri seu Ponciri *(Zhi Qiao* oder *Zhi Ke)*.

Gegenläufiges *Qi (Qi Ni)*

- **Symptome**
  - Aufsteigendes Lungen-*Qi:* Husten, Asthma bronchiale (➡ 12.2)
  - Aufsteigendes Magen-*Qi:* Aufstoßen, Übelkeit, Erbrechen (➡ 11.11.19)
  - Aufsteigendes Leber-*Yang:* Kopfschmerzen, Schwindel, Reizbarkeit (➡ 11.7.5)
- **Therapieprinzipien:** Gegenläufiges *Qi* regulieren (auch ➡ 10.3.4); Lungen-*Qi*-Absenkungsfunktion fördern, Husten beenden, Magen-*Qi* nach unten senken, Übelkeit und Erbrechen beenden, Leber-*Qi*-Fluss regulieren.

Akupunktur: *Lunge:* **Ren 17, Ren 22**, Ex-HN 3 *(Yintang)*, *Magen:* **Ren 12, Ren 17, Pe 6, Ex-HN 3** *(Yintang)*, **Ma 44** *(Neiting)*; bei aufsteigendem Leber-*Yang* **Du 20, Gb 20, Ex-HN 3** *(Yintang)* (alle Punkte ableitend nadeln)

Rezept: *Lunge:* Su Zi Jiang Qi Tang (➡ 8.2.11.b), *Ding Chuan Tang* (➡ 8.2.11.b), *Magen:* Xuan Fu Dai Zhe Tang (➡ 8.2.11.b), *Leber* (aufsteigendes Leber-*Yang*): *Tian Ma Gou Teng Yin* (➡ 8.2.15).

9.3.2 Syndrome des Blut-*Xue*

Blut-Mangel *(Xue Xu)*

- **Symptome**: Blasses Gesicht (blassweiß oder fahlgelb), blasse Lippen, Schwindel, mögliche Zusatzsymptome: Vergesslichkeit, Atemnot, Palpitationen, Schlafstörungen, Parästhesien, schwache Monatsblutung mit wenig hellrotem Blut, verlängerter Zyklus, Amenorrhö. *Zunge:* Blass. *Puls:* Dünn *(Xi)*, schwach *(Ruo)* oder dünn, rau *(Se)*
Ther.: Blut stärken und nähren (➡ 10.2.7).

Blut-Stase *(Xue Yu)**

Verlangsamung oder Anhalten des Blutflusses

- **Symptome:** Schmerz mit fixierter Lokalisation, Verschlechterung am Abend, Tumor mit fixierter Lokalisation und Druckdolenz, Gesichts- und Extremitätenzyanose,

---

* Zur Differenzierung des Begriffs Stase ➡ Glossar (nach Index)

Varikosis, dunkle Hautveränderungen, dunkle, schuppige Haut, Hämorrhagie mit dunklem Blut und Koagel. *Zunge*: Zyanotisch mit dunklen Flecken. *Puls*: Rau *(Se)*.
- **Ther.:** Blut-Stase beseitigen (➥ 10.2.8).

Blut-Hitze *(Xue Re)*

- **Symptome:** Hitzegefühle, nachts stärker, Hämorrhagie mit hellem Blut ohne Koagel (Hitze treibt Blut aus den Adern heraus), Unruhezustände, Mundtrockenheit ohne Durst. *Zunge:* Rot. *Puls:* Schnell *(Shuo)*
- **Ther.:** Blut-Hitze klären (➥ 10.2.2).

Blut-Kälte *(Xue Han)*

- **Symptome:** Kalte, evtl. zyanotische Extremitäten; Bauchschmerzen, Wärme-Applikation bessert, Kälteaversion, verlängerte Menstruation, Dysmenorrhö, dunkles Blut mit Klumpen. *Zunge*: Blass oder blauviolett, weißer Belag. *Puls:* Rau *(Se)*, langsam *(Chi)* oder dünn *(Xi)*, behäbig
- **Therapieprinzipien:** Kälte vertreiben, Gefäße wärmen

Akupunktur: Blut wärmen durch **Ren 4, Ren 6, Du 4, Bl 17, Mi 8** (alle Punkte stärkend nadeln oder Moxibustion)

Rezept: *Wen Jing Tang* (➥ 8.2.12.a), *Ai Fu Nuan Gong Wan* (➥ 8.2.10.b). Wichtigste Kräuter: Ra. Cinnamomi *(Gui Zhi)*, Hb. cum Radice Asari *(Xi Xin)*, Fr. Evodiae *(Wu Zhu Yu)*, Rx. Angelicae Sin. *(Dang Gui)*, Rz. Zingiberis *(Gan Jiang)*.

9.3.3 Syndrome von *Qi* und Blut

Qi-Stagnation und Blut-Stasen *(Qi Zhi Xue Yu)**

Synonym: *Qi*- und Blut-Stagnation

- **Symptome:** Spannungsgefühl und –schmerz, Ekchymose, tastbare abdominale Massen, prämenstruelles Syndrom, Dysmenorrhö. *Zungenbelag:* Weiß. *Puls:* Saitenförmig *(Xian)* oder rau *(Se)* [*]

Akupunktur: *Qi* und Blut bewegen durch **Di 4, Le 3, Di 11, Mi 10, Bl 17, Bl 18**

Rezept: *Xue Fu Zhu Yu Tang* (➥ 8.2.12.a), *Shen Tong Zhu Yu Tang* (➥ 8.2.12.a)

---

[*] Zur Differenzierung des Begriffs Stase ➥ Glossar (nach Index)

Qi- und Blut-Mangel *(Qi Xue Liang Xu)*

- **Symptome:** Blassgelbes Gesicht, Atemnot, spricht wenig, Müdigkeit, Palpitationen, Schlafmangel, Parästhesien der Extremitäten. *Zunge:* Blass. *Belag:* Weiß. *Puls:* Schwach *(Ruo)*, tief *(Chen)*

Akupunktur: *Qi* stärken und Blut nähren durch **Ma 36, Mi 10, Bl 17, Bl 20, Ren 6**

Rezept: *Ba Zhen Tang* (➡ 8.2.10.c), *Dang Gui Bu Xue Tang* (➡ 8.2.10.c), *Gui Pi Tang* (➡ 8.2.10.c) bei Schlafstörungen

Qi-Mangel und Blutverlust *(Qi Bu She Xue)*

- **Symptome:** Blutungen bei verschiedenen Symptomen von *Qi-* und Blutmangel. *Zunge:* Blass. *Puls:* Schwach *(Ruo)* und dünn *(Xi)*

Akupunktur: *Qi* stärken und Blutung stillen durch **Du 20, Ma 36, Ren 6, Bl 17, Bl 20**

Rezept: *Ba Zhen Tang* (➡ 8.2.10.c), *Gui Pi Tang* (➡ 8.2.10.c)

Qi-Kollaps bei Blutverlust *(Qi Sui Xue Tuo)*

- **Symtome:** Blässe bei profuser Blutung, kalte Extremitäten, diffuses Schwitzen, Ohnmacht. *Puls:* Sehr schwach *(Ruo)*

Akupunktur: Moxibustion an **Ren 8, Ren 6, Du 20**

Rezept: *Du Shen Tang* (➡ BB: S. 252, EBB: S. 229)

9.3.4 Syndrome der Körperflüssigkeiten-*Jin-Ye*

Flüssigkeitsmangel

Körperflüssigkeiten „gehören" zu *Yin. Yin*-Mangel (➡ Tab. 9.4) führt zu Trockenheit (siehe auch pathogener Faktor Trockenheit [➡ 3.6.1]). Organmanifestation: Häufig Lunge (Lungen-Trockenheit ➡ 11.3.3, Lungen-*Yin*-Mangel ➡ 11.3.2), Dickdarm (Flüssigkeitsmangel im Dickdarm ➡ 11.4.1), Magen (Magen-*Yin*-Mangel ➡ 11.6.3) und Niere (Nieren-*Yin*-Mangel ➡ 11.9.6).

- **Symptome:** Haut-, Mund-, Nasen-, Lippen- und Zungentrockenheit, spröde Haare, trockener Husten, spärliche Miktion, Obstipation. *Zunge:* Rot (wenn *Yin*-Mangel), trocken, rissig, wenig gelber Belag, *Puls:* Dünn *(Xi)*, schnell *(Shuo)*
- **Ursachen:** Längerbestehender *Yin*-Mangel (v. a. von Magen und/oder Niere), Exsikkose durch reduzierte Flüssigkeitsaufnahme oder starken Flüssigkeitsverlust durch Schwitzen bei fieberhaften Erkrankungen, Erbrechen, Diarrhö oder akuten oder chronischen Blutverlust

- **Ther.:** Flüssigkeitszufuhr bei *Yin*-Mangel, Trockenheit befeuchten, *Yin* nähren (➡ 10.2.7), gegebenenfalls Hitze klären.

Feuchtigkeitsretention

Synonym: Feuchtigkeitsansammlung, Nässeansammlung

Ursachen

Exogen: Invasion äußerer pathogener Feuchtigkeit (➡ 3.6.1), die v. a. die Milz verletzt
Endogen: Meist Milz-*Qi*-Mangel-Syndrom (➡ 11.5.1, 11.5.2, 11.5.5); Flüssigkeiten werden nicht mehr ausreichend transformiert und weitergeleitet. Folge: Feuchtigkeits- und Nässeansammlungen, Ödeme (Symptome ➡ 3.6.1). *Zunge:* Gedunsen mit Zahnein- drücken, *Zungenbelag:* Eventuell klebrig, feucht, *Puls:* Schlüpfrig *(Hua)*

Wichtig

Ödeme: Einteilung nach TCM (auch ➡ 12.17.1)

- **Ödeme durch Lungen-*Qi*-Mangel** (➡ 11.3.1): Meist im oberen Körperbereich (Gesicht und Hände) mit äußerer Schädigung durch Wind-Kälte-Exposition (Ödeme unter Wind-Wasser schädigt die Lunge: ➡ 12.17.1)
- **Ödeme durch Milz-*Yang*-Mangel** (➡ 11.5.2): Meist Körpermitte (z. B. Aszites), aber auch Beinödeme (v. a. abends).
- **Ödeme durch Nieren-*Yang*-Mangel** (➡ 11.9.2): Meist im unteren Körperbe- reich (Beine, Knöchel).

Kombination mit anderen Syndromen

Feuchtigkeit verbindet sich oft mit Hitze, aber auch mit Kälte und es entstehen Feuchte-Hitze-Syndrome, z. B. Feuchte-Hitze im Dickdarm (➡ 11.4.3), Feuchte-Hitze in der Milz (➡ 11.5.6), Feuchte-Hitze in Leber und Gallenblase (➡ 11.7.7), Feuchte-Hitze in der Gallenblase (➡ 11.8.2), Feuchte-Hitze in der Blase (➡ 11.10.1), sowie Kälte-Syndrome, z. B. Feuchte-Kälte in der Milz (➡ 11.5.5).
Ther.: Feuchtigkeit transformieren, Diurese fördern (➡ 10.2.8); zusätzlich pathogenen Faktor beseitigen (➡ 3.6.1, 10.1.3, 10.2), bei Feuchte-Hitze-Syndrom Feuchte-Hitze klären (➡ 10.2.2).

Schleimretention

Schleim *(Tan)* ist zäher und schwerer als Feuchtigkeit (➡ 3.6.1) und neigt zu Verstopfun- gen und Blockaden. Er entsteht aus Flüssigkeit und Feuchtigkeitsretentionen meist unter Einwirkung von Hitze oder Feuer (Erhöhung der Viskosität) im Inneren des Körpers. Schleimbegriff ist in der TCM weiter gefasst als in der westlichen Schulmedizin: Unterteilung in substanzhaften und substanzlosen Schleim (➡ Kasten).

9

Schleim: Einteilung nach TCM

Substanzhafter Schleim: Sichtbarer Schleim in der Lunge, z. B. produktiver Husten bei chronischer Bronchitis.

Substanzloser Schleim

- **Schleim unter der Haut:** Subkutane Knoten, LK-Schwellungen, Fibrome, Lipome, Struma
- **Schleim in den Meridianen:** Entspricht Taubheitsgefühlen (z. B. bei Apoplex ➡ 12.1.8)
- **Schleim in Gallenblase oder Nieren:** Steinbildungen
- **Schleim in den Gelenken:** Knochendeformationen, z. B. bei rheumatischen Erkrankungen (➡ 12.10.1 unter Gelenk-*Bi*-Syndrome).
- **Schleim benebelt den Geist** *(Shen)*: ➡ 11.1.7, 11.1.8, 11.5.7, 12.1.8, 12.11.15 (Mentale Störungen und Geisteskrankheiten)

Ursachen: Milz-*Qi-*/*Yang*-Mangel (➡ 11.5.1, 11.5.2), durch die die Körperflüssigkeiten nicht mehr ausreichend transformiert und transportiert werden; oft auch ein Milz- und Nieren-*Yang*-Mangel (➡ 11.11.17), aber auch Nieren-*Yin*-Mangel mit Mangel-Hitze kann z. B. zu Schleim-Hitze führen (dünne Menschen).

Symptome: Schleimsyndrome können ein buntes Bild an Symptomen zeigen und umfassen innerhalb der Syndromdifferenzierung die größte Symptomenanzahl (auch ➡ Kasten Schleim: Einteilung nach TCM)

Mögliche Schleimsymptome: Z. B. Druck- oder Völlegefühl epigastral oder abdominal, Schwindel, Appetitlosigkeit, Abmagerung, Parästhesien der Extremitäten, einseitige Gesichtslähmung, Schmerzen und Schwellungen der Gelenke, Zungensteifigkeit, Aphasie oder Sprachschwierigkeiten, Kollapsneigung, Epilepsie, Verwirrtheit, Koma, Lymphknotenschwellungen, Abszesse, Hautknoten, psychische Störungen, Bewusstseinstrübungen

Wichtiger Hinweis auf Schleimbelastung: Schmierig-klebriger Zungenbelag mit schlüpfrigem oder saitenförmigem Puls (Schleim blockiert, Gefäßverengung durch Fließhindernis). *Cave:* Oft zeigt sich auch kein klebriger Zungenbelag trotz Schleimbelastung.

Schleimretention in Kombination mit anderen pathogenen Faktoren

Schleim verbindet sich oft mit anderen pathogenen Faktoren wie Hitze, Kälte, Feuchtigkeit oder Wind (➡ 3.6.1).

Schleim-Feuchtigkeits-Retention

Hauptsymptome: Keuchender Husten mit viel weißlichem, leicht abhustbarem Sputum, Übelkeit, Erbrechen, *Zungenbelag:* Weiß und klebrig. **Eventuelle Zusatzsymptome** ➡ Mögliche Schleimsymptome, siehe oben

Therapieprinzipien: Feuchtigkeit trocknen und Schleim transformieren

Wichtigste Kräuter: Tb. Pinelliae *(Ban Xia)*, Sclerotium Poriae Cocos *(Fu Ling)*, Pericarpium Citri Reticulatae *(Chen Pi)*

Rezept: *Er Chen Tang* (➡ 8.2.16.a).

Schleim-Kälte-Retention

Hauptsymptome: Keuchender Husten mit klarem Sputum, Kälteaversion, kalte Extremitäten, *Zungenbelag:* Weiß und schlüpfrig-feucht. **Eventuelle Zusatzsymptome** ➡ Mögliche Schleimsymptome, siehe S. 572
Therapieprinzipien: Kälte wärmen und Schleim transformieren
Wichtigste Kräuter: Tb. Pinelliae *(Ban Xia)*, Rz. Zingiberis *(Gan Jiang)*, Hb. cum Radice Asari *(Xi Xin)*

Rezept: *Xiao Qing Long Tang* (➡ 8.2.3.a).

Schleim-Hitze-Retention

Hauptsymptome: Keuchender Husten, gelbes, zähflüssiges Sputum mit Klumpen, Durst und Reizbarkeit, *Zungenbelag:* Gelb und klebrig. **Eventuelle Zusatzsymptome:** ➡ Mögliche Schleimsymptome, siehe oben
Therapieprinzipien: Hitze kühlen und Schleim transformieren
Wichtigste Kräuter: Fr. Trichosanthis *(Gua Lou)*, Bb. Fritillariae Cirrhosae *(Bei Mu)*, Cx. Mori Albae Radicis *(Sang Bai Pi)*

Rezept: *Ding Chuan Tang* (➡ 8.2.11.b).

Schleim-Wind-Retention

Abhusten von klarem, dünnem und schaumigem Sputum, Rhinitis, Halskratzen, *Zungenbelag:* Dünn und weiß. **Eventuelle Zusatzsymptome** ➡ Mögliche Schleimsymptome, siehe oben
Therapieprinzipien: Wind und Schleim vertreiben
Wichtigste Kräuter: Bombyx Batryticatus *(Jiang Can)*, Periostracum Cicadae *(Chan Tui)*, Fo. Perillae *(Zi Su Ye)*, Rx. Ledebouriellae *(Fang Feng)*

Rezept: *Zhi Sou San* (➡ 8.2.16.e).

Zusammenfassung: So entstehen z. B. Schleim-Hitze-Retention in der Lunge (➡ 11.3.7), Schleim-Feuer erregt das Herz (➡ 11.1.7), Schleim-Kälte benebelt das Herz (➡ 11.1.8), trüber Schleim blockiert den Kopf (➡ 11.5.7), Schleim-Feuchtigkeitsretention in der Lunge (➡ 11.3.6), Apoplex mit innerem Wind (➡ 12.1.8), Epilepsie mit innerem Wind (➡ 12.11.15).

9.4 Differenzierung nach dem 6-Schichten-Modell

Diagnosemethode für durch Kälte induzierte fieberhafte Krankheiten (*Shang-Han*-Erkrankungen) nach den 6 Schichten *Taiyang, Shaoyang, Yangming, Taiyin, Shaoyin, Jueyin* (Meridiantheorie ➡ 3.5.2) gemäß dem Buch *Shang Han Lun* (*Han*-Dynastie ➡ 1.1). These: Kälte (weiterführende Interpretation: Alle sechs klimatischen „Exzesse"/*Liu Yin* ➡ 3.6.1) als pathogener Faktor wird durch Wind in den Körper getragen und ruft je nach Intensität, Abwehrlage des Kranken und dem zeitlichem Verlauf der Krankheit ein bestimmtes Syndrom hervor. Westliches Äquivalent: Erkältungskrankheiten, Infektionskrankheiten und chronisch protrahierte Folgekrankheiten.

Pathogenese nach dem 6-Schichten-Modell

Unterscheidung in 3 äußere *Yang*- und 3 innere *Yin*-Schichten, Krankheitslokalisation ➡ Tab. 9.6

Krankheitsverlauf: Zunächst akute Erkrankung mit noch nicht in die Tiefe gedrungenem pathogenem Faktor wird den *Yang*-Meridianen zugeordnet. Fülle-Syndrom mit wenig geschwächtem Aufrechtem-*Zheng-Qi* (➡ 3.3.1) und starkem äußerem pathogenem Faktor (*Xie Qi* ➡ 3.6.1). Später (vereinfacht: Falls die Krankheit nicht entsprechend behandelt wird) chronisch protrahiertes, den *Yin*-Meridianen zugeordnetes Mangel-Syndrom mit geschwächtem Aufrechtem-*Zheng-Qi*. Die eingedrungene Kälte wird dabei zunächst durch das entgegenwirkende Aufrechte-*Zheng-Qi* in Hitze transformiert. Bei zunehmender Schwächung tritt Kälte auf. Endstadium: *Yin* wird aufgezehrt und *Yin*-Mangel mit Mangel-Hitze (➡ Tab. 9.4) entsteht. Beispiel: Erkältung bei einem geschwächten Individuum führt über Grippe zu einer Pneumonie und endet schließlich in einem kritischen Zustand, evtl. sogar mit dem Tod.

6-Schichten Modell		
	Syndrom	**„Lokalisation" der Erkrankung**
Akute *Yang*-Fülle	*Taiyang*	Außen
	Shaoyang	Halb außen, halb innen
	Yangming	Innen
Chronischer *Yin*-Mangel	*Taiyin*	Außen
	Shaoyin	Halb außen, halb innen
	Jueyin	Innen

Tab. 9.6

9.4.1 *Taiyang*-Syndrome (Blasen-Dünndarm-Syndrom)

Erkrankungen der äußersten Schicht. Leitsymptome: Fieber, Wind- und Kälteaversion. Zwei Formen: *Biao Shi* (Außen-Fülle) und *Biao Xu* (Außen-Mangel).

Biao Shi (Außen-Fülle)

Außen-Fülle-Syndrom (➡ Tab 9.3, 9.1) durch Kälteblockade der äußersten Schicht

- **Symptome:** Frösteln, Fieber, Kopfschmerzen, Nackensteifigkeit, Gliederschmerzen, Schweißlosigkeit. *Zunge*: Normal. *Puls*: Oberflächlich, gespannt
- **Pathogenese:** Blockierung der Oberfläche *(Biao)* durch Kälte, intaktes Aufrechtes-*Zheng-Qi* (Resistenzkraft) starkes *Xie Qi* (➡ 3.6.1)
- **Therapieprinzipien:** Oberfläche befreien durch Induktion von Schwitzen, Lunge freimachen, Schmerzen stillen durch Harmonisierung von *Qi* und Blut

Akupunktur: Du 14 – *(Dazhui)* öffnet die Oberfläche; **Bl 12** – *(Fengmen)* leitet Wind aus; **Bl 11** – *(Dazhu)* leitet Kälte aus; **Di 4** – *(Hegu)* öffnet die Oberfläche und fördert Schwitzen, reguliert das *Qi* im Kopfbereich, zusammen mit **Le 3 N** *(Taichong)* werden *Qi* und Blut harmonisiert und Kopfschmerzen gestoppt; **SJ 5** – *(Waiguan)* entfernt äußere pathogene Faktoren

Rezept: *Ma Huang Tang* (➡ 8.2.3.a).

Biao Xu (Außen-Mangel)

Außen-Mangel-Syndrom (➡ Tab. 9.3, 9.1): Geschwächtes Aufrechtes-*Zheng-Qi* lässt Wind evtl. mit Kälte eindringen.

- **Symptome:** Wie *Biao Shi* (s.o.), zusätzlich Schwitzen. *Puls:* Oberflächlich
- **Pathogenese:** Disharmonie zwischen Nähr-*Ying-Qi* und Abwehr-*Wei-Qi* (➡ 3.3.1)
- **Therapieprinzipien:** *Ying-Qi* und *Wei-Qi* (➡ 3.3.1) harmonisieren durch gleichzeitige Gabe von warmen, scharfen und sauren Kräutern, Wind ausleiten

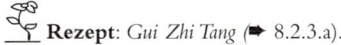

Akupunktur: Gb 20 – *(Fengchi)* und **Du 16** – *(Fengfu)* leiten Wind aus; **Lu 9 +** *(Taiyuan)* als Ursprungs-*Yuan-Qi*-Punkt und Erd-Punkt (➡ 10.4.6) stärkt Lunge und damit *Wei-Qi*; **Di 4 +** *(Hegu)* und **Bl 40 +** *(Weizhong)* hemmen Schwitzen

Rezept: *Gui Zhi Tang* (➡ 8.2.3.a).

9.4.2   Shaoyang-Syndrome (San-Jiao-Gallenblasen-Syndrom)

Erkrankung halb außen *(Biao)* und halb innen *(Li)*. Leitsymptome: Wechsel zwischen Hitze und Fröstelen, Spannungsgefühl im Hypochondrium (Vorhandensein eines Leitsymptoms ist pathognomisch). Unterteilung in verschiedene Syndrome *(Bian Zheng)*.

Shaoyang Bian Zheng

- **Symptome:** Wechsel zwischen Kälte und Hitze, Spannungsgefühl im Hypochondrium und im Brustkorb, trockene Kehle, bitterer Mundgeschmack, Reizbarkeit. *Zunge:* Belag trocken, weiß oder gelblich. *Puls:* Saitenförmig
- **Pathogenese:** Pathogene Faktoren pendeln zwischen Innen und Außen
- **Therapieprinzipien:** Angelpunktfunktion des *Shaoyang* harmonisieren durch gleichzeitige Gabe von emporhebenden und absenkenden Kräutern sowie Stärkung (Aufrechtes-*Zheng-Qi* ➡ 3.3.1)

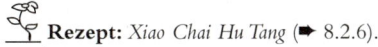

Akupunktur: Bl 40 – *(Weizhong)* kombiniert mit **Gb 34** – *(Yanglingquan)* weisen äußere pathogene Faktoren nach außen; **Gb 41 N** *(Zulinqi)* und **SJ 5 N** *(Waiguan)* harmonisieren das *Shaoyang*

Rezept: *Xiao Chai Hu Tang* (➡ 8.2.6).

Übergangsform Taiyang – Shaoyang Bian Zheng

Symptome: Kombination von *Taiyang*-Symptomen wie Kopfschmerzen und diffuse Körper- und/oder Gliederschmerzen mit *Shaoyang*-Symptomen (s. o.)

9

Akupunktur: Bl 40 − *(Weizhong),* **Gb 34 +** *(Yanglingquan),* **Gb 41 N** *(Zulinqi),* **SJ 5 N** *(Waiguan),* **Gb 20 −** *(Fengchi),* **Lu 9 +** *(Taiyuan);* **Di 4 +** *(Hegu)* bei Schweißlosigkeit oder **Di 4 −** bei Schwitzen

Rezept: *Xiao Chai Hu Tang* (➥ 8.2.6) mit *Gui Zhi Tang* (➥ 8.2.3.a) kombinieren.

Übergangsform *Shaoyang − Yangming Bian Zheng*

- **Symptome:** *Shaoyang*-Symptom (s. o.) kombiniert mit *Yangming*-Symptomen: Geblähtes Abdomen, Obstipation. *Zunge:* Rot, gelber dicker Belag. *Puls:* Tief, saitenförmig.

Akupunktur:
- Bei *Shaoyang*-Symptomen: **Bl 40 −** *(Weizhong),* **Gb 34 −** *(Yanglingquan),* **Gb 41 N** *(Zulinqi),* **SJ 5 N** *(Waiguan)*
- Bei *Yangming*-Symptomen: **Ma 44 −** *(Neiting),* **Di 4 −** *(Hegu),* **Di 11 + N** *(Quchi),* **Bl 25 N** *(Dachangshu),* **Ma 25 N** *(Tianshu);* weitere Punkte ➥ 9.4.3, *Yangming*-Syndrom

Rezept: *Da Chai Hu Tang* (➥ 8.2.6).

9.4.3 | *Yangming*-Syndrome (Magen-Dickdarm-Syndrom)

Leitsymptome sind die „vier großen" *(Si Da):* Starkes Hitzegefühl *(Da Re),* starkes Schwitzen *(Da Han),* großer Puls *(Da Mai),* starker Durst *(Da Ke).*

Yangming Jing Bian Zheng (Meridiansyndrom)

- **Symptome:** Hohes Fieber, Hitze, übermäßiges Schwitzen, Durst, Unruhe. *Zunge:* Rot, dicker, gelber Belag. *Puls:* Groß
- **Pathogenese:** Äußerer Faktor dringt in die Tiefe und trifft auf ein noch kräftiges Aufrechtes-*Zheng-Qi* (Resistenzkraft) mit kräftigem Puls; dadurch Transformation in Hitze; sie drängt die Körperflüssigkeiten nach außen und führt zu übermäßigem Schwitzen; Hitze und Schweiß zehren die Körpersäfte auf, wenn der Prozess nicht rechtzeitig aufgehalten wird
- **Therapieprinzipien:** Hitze kühlen, Körpersäfte harmonisieren durch Punkte auf dem *Yangming*-Meridian (➥ 3.5.2)

Akupunktur: Ma 44 − *(Neiting)* und **Di 11 −** *(Quchi)* kühlen und klären Hitze; **Pe 5 −** *(Jianshi)* kühlt Hitze; **Ma 42 +** *(Chongyang)* und **Di 4 +** *(Hegu)* aktivieren als Ursprungs-*Yuan-Qi*-Punkte die konstitutionellen Reserven der Niere

Rezept: *Bai Hu Tang* (➥ 8.2.4.a).

Yangming Fu Bian Zheng (Funktionskreissyndrom)

- **Symptome:** Leitsymptome (s. o.), zusätzlich Obstipation, gespanntes und druck-schmerzhaftes Abdomen, Delirium und hohes Nachmittagsfieber. *Zunge:* Zusätzlich trocken mit grauen oder schwarzen Papillen. *Puls:* Tief, voll
- **Pathogenese:** Hitze schädigt Körpersäfte, behindert *Qi*-Fluss im Magen und Dickdarm und führt zu trockener Obstipation
- **Therapieprinzipien:** Hitze kühlen und mit dem Stuhl ausleiten durch befeuchten-des und reinigendes Abführen

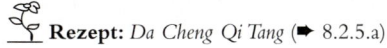

Akupunktur:
- Therapie der Wurzel (*Ben* ➡ 10.1.2): **Bl 25 N** *(Dachangshu),* **Ma 25 N** *(Tianshu);* ➡ auch *Shu-Mu*-Technik (➡ 10.5.3)
- Therapie der Symptome (*Biao* ➡ 10.1.2): **Gb 34 − N** *(Yanglingquan),* **SJ 6 − N** *(Zhigou)* lösen zusammen Blockierungen im *Yangming;* **Ma 37 +** *(Shangjiuxu),* **Ma 39 +** *(Xiajiuxu)* generieren die Säfte im Darm; **Bl 57 +** *(Chengshan)* befeuchtet die Därme

Rezept: *Da Cheng Qi Tang* (➡ 8.2.5.a).

Sonderform: *Yangming*-Ikterus

- **Symptome:** Hellgelber Ikterus, Müdigkeit. *Zunge*: Gelber, klebriger Belag. *Puls*: Schlüpfrig, schnell
- **Pathogenese:** Eingedrungene Feuchtigkeit verwandelt sich in Feuchte-Hitze
- **Therapieprinzipien:** Hitze klären, Feuchtigkeit umwandeln und ausleiten

9

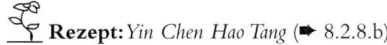

Akupunktur: Bl 18 − *(Ganshu),* **Bl 19 −** *(Danshu)* und **Bl 48 N** *(Yanggang)* gegen Ikterus; **Ma 36 +** *(Zusanli)* und **Mi 9 −** *(Yinlingquan)* zur Umwandlung und Ausleitung der Feuchtigkeit; **Di 11 −** *(Quchi)* und **Ma 44 −** *(Neiting)* klären Hitze

Rezept: *Yin Chen Hao Tang* (➡ 8.2.8.b)

9.4.4 Taiyin-Syndrome (Milz-Lungen-Syndrom)

Erkrankungen der äußersten *Yin*-Schicht durch die eingedrungene Kälte mit Schädigung des Milz-*Qi* und Anhäufung von Feuchtigkeit.

Taiyin Bing (*Taiyin*-Krankheit)

- **Symptome:** Völlegefühl, Schmerzen im Epigastrium (auf Druck besser), Erbrechen, Durchfall, Müdigkeit, Schlafbedürfnis, Frieren, kein Durst. *Zunge:* Blass, Zahnein-drücke, weißer, feuchter, dicker Belag. *Puls:* Schlüpfrig, schwach, träge
- **Pathogenese:** Schwaches Aufrechtes-*Zheng-Qi* (Resistenzkraft); falsch oder unbehan-deltes *Yangming*-Sy. und eingedrungene Kälte schädigen das Milz-*Yang* mit Anhäufung von pathologischer Feuchtigkeit
- **Therapieprinzipien:** Mitte *(Zhong Jiao)* wärmen, Milz und Magen stärken

Akupunktur:

- Therapie der Wurzel (*Ben* ➡ 10.1.2): **Bl 20 N** *(Pishu)*, **Le 13 N** *(Zhangmen)*; auch *Shu-Mu*-Technik (➡ 10.5.3)
- Therapie der Symptome: Mit der Methode *Ba Mai Jiao Hui Xue* (Verwendung der acht außerordentlichen Gefäße ➡ 6.3.11) zur Regulierung des mittleren der *San Jiao* mit **Mi 4 N** *(Gongsun)* und **Pe 6 N** *(Neiguan)* gegen Übelkeit und Erbrechen, mit **Ma 25 N** *(Tianshu)*, **Ren 12 N** *(Zhongwan)* gegen Durchfall

Rezept: *Li Zhong Wan* (➡ 8.2.9).

Sonderform: *Taiyin*-Ikterus

- **Symptome:** Zusätzlich dunkelgelber Ikterus, dunkelgelber Urin
- **Pathogenese:** Schwäche der Milz mit Feuchtigkeitsansammlung und Hitze-Stagnation in der Gallenblase
- **Therapieprinzipien:** Die Mitte wärmen, Feuchtigkeit umwandeln und ausleiten, Hitze-Stagnation der Gallenblase lösen

Akupunktur: **Mi 4 N** *(Gongsun)*, **Le 13 N** *(Zhangmen)*, **Bl 18 N** *(Ganshu)*, **Bl 19 N** *(Danshu)* regulieren Milz und Gallenblase

Rezept: *Yin Chen Wu Ling San* (➡ BB: S. 190, EBB: S. 176)

9.4.5 *Shaoyin*-Syndrome (Herz-Nieren-Syndrom)

Eindringende Kälte schädigt v. a. den Herz- und den Nieren-Meridian.

Wandlung zum Kältetyp (Mangel von Herz und Niere)

- **Symptome:** Müdigkeit, Apathie, Kälteaversion, kalte Glieder, Schlafbedürfnis, Diarrhö frühmorgens mit unverdauter Nahrung, kein Durst oder Verlangen nach warmen Getränken. *Zunge:* Blass; weißer, schmieriger Belag. *Puls:* Tief, verschwindend
- **Pathogenese:** Zerfall des Aufrechten-*Zheng-Qi* (Resistenzkraft), Schwächung des *Yang*, das *Mingmen* (➡ 3.3.6) kann die Erdphase nicht erwärmen
- **Therapieprinzipien:** *Yang* wärmen, *Yin* kontrollieren

Akupunktur: **Ren 4 M** *(Guanyuan)* immer mit Moxa; **Ren 6 M** *(Qihai)*, **Ren 8** *(Shenque)* durch Moxa mit Salz und Ingwer wärmen (Technik ➡ 5.2.3): zur Stärkung des Nieren-*Yang*; **Ma 36 +** *(Zusanli)* stärkt die Mitte; **Ni 3 +** *(Taixi)* und **Bl 23 N** *(Shenshu)* unterstützen die Niere; *Shu-Mu*-Technik zur Harmonisierung des Herzens: **Bl 15 N** *(Xinshu)*, **Ren 14 N** *(Juque)*

Rezept: *Si Ni Tang* (➡ BB: S. 248, EBB: S. 226).

9

Wandlung zum Hitzetyp (Mangelhitze)

- **Symptome:** Reizbarkeit, Schlaflosigkeit, trockene Kehle, Durst. *Zunge*: Rot und trocken, wenig Belag. *Puls*: Tief, fein und dünn, schnell
- **Pathogenese:** Chronische Schädigung des *Yin* durch pathogene Faktoren (*Xie Qi* ➡ 3.6.1), *Yang* überwiegt und Mangel-Hitze entsteht
- **Therapieprinzipien:** *Yin* befeuchten und stärken, Hitze kühlen

 Akupunktur: **Pe 6 N** *(Neiguan)* aktiviert das außerordentliche Gefäß *Yin Wei Mai* (➡ 6.3.9); **He 7 +** *(Shenmen)* und **Ni 3 +** *(Taixi)* stützen als Ursprungs-*Yuan-Qi*-Punkte die konstitutionellen Reserven der Niere; alternativ **He 9 −** *(Shaochong)* und **Ni 1 −** *(Yongquan)* zur Kühlung der Hitze; **Ren 14 N** *(Juque)* stützt als Alarm-*Mu*-Punkt des Herzens das *Qi*; **Ren 4 M** *(Guanyuan)* und **Ren 6 M** *(Qihai)* vorsichtig „gemoxt" stützen das Ursprungs-*Yuan-Qi* (➡ 3.3.1) und beseitigen so Hitze (*Cave*: Zunächst nur zwei bis drei reiskorngroße Moxakegel verwenden, langsam und vorsichtig tägl. steigern)

Rezept: *Huang Lian E Jiao Tang* (➡ BB: S. 420, EBB: S. 382).

Yang-Schwäche mit fehlender Kontrolle des Wassers

- **Symptome:** Generalisierte Ödeme, häufig kleine Urinmengen, Kälteaversion und kalte Extremitäten, Schweregefühl und Schmerzempfindung in den vier Extremitäten, Energiemangel. *Zunge:* Blass, feucht, weißer Belag. *Puls:* Dünn, fein
- **Pathogenese:** Schwaches *Yang* kann das Wasser nicht kontrollieren
- **Therapieprinzipien:** *Yang* wärmen, Wasser lösen

 Akupunktur: Analog zu Wandlung zum Hitzetyp (s. o.); zusätzlich **Mi 9 −** *(Yinlingquan)* und **Mi 6 +** *(Sanyinjiao)* zur Wasserausleitung

Rezept: *Zhen Wu Tang* (➡ 8.2.8.d).

9.4.6 *Jueyin*-Syndrom (Leber-Perikard-Syndrom)

Blockade und Funktionsstörung des *Qi* führt zu raschem Wechsel von Kälte- und Hitzesyndromen; kräftiges Aufrechtes-*Zheng-Qi* (Resistenzkraft) bewirkt Fieber; starker pathogener Faktor verursacht Schüttelfrost.

Komplexe Kälte und Hitze

- **Symptome:** Komplexe Kälte und Hitze, Durst, Schmerzen im Epigastrium, Hunger (aufgenommene Nahrung wird aber sofort wieder erbrochen), Gliederschmerzen. *Zunge:* Blass, weißer oder gelblicher Belag. *Puls:* Dünn und fein, saitenförmig, evtl. schnell
- **Pathogenese:** Ungleichgewicht zwischen *Yin* und *Yang*, *Yang* steigt auf, *Yin* sinkt ab; Energiemangel in der unteren Körperhälfte
- **Therapieprinzipien:** Gleichzeitig kühlen und wärmen, Leber regulieren

Akupunktur: **Mi 4 N** *(Gongsun)* und **Pe 6 N** *(Neiguan)* aktivieren nach der Methode *Ba Mai Jiao Hui Xue* (Verwendung der acht außerordentlichen Meridiane

9

➡ 6.3.11) zur Regulierung der Mitte; **Ren 12 N** *(Zhongwan)* unterstützt den Magen; **Le 14 N** *(Qimen)* und **Gb 34 N** *(Yanglingquan)* regulieren das Leber-*Qi*; **Ex-LE 6** *(Dannang)* hilft gegen starke Koliken

Rezept: *Wu Mei Wan* (➡ 8.2.18).

Kältesymptomatik der vier Extremitäten

- **Symptome:** Kalte Hände und Füße, Kälteschmerz am Scheitel (innerer Verlauf des Leber-Meridians), Speichelfluss, erfolgloses Erbrechen. *Zunge:* Blasser Körper, weißer Belag, viel Speichel. *Puls:* Dünn und fein, verschwindend
- **Pathogenese:** Ungleichgewicht zwischen *Yin* und *Yang*, Mangel an *Qi* und Blut
- **Therapieprinzipien:** Meridiane wärmen, Kälte zerstreuen, Erbrechen stillen

Akupunktur: Mi 4 N *(Gongsun)* und **Pe 6 N** *(Neiguan)* aktivieren nach der Methode *Ba Mai Jiao Hui Xue* (➡ 6.3.11), regulieren den mittleren der *San Jiao*; **Ren 12 N** *(Zhongwan)* unterstützt den Magen; **Ma 36 +** *(Zusanli)* und **Mi 6 +** *(Sanyinjiao)* fördern Blutbildung

Rezept: *Dang Gui Si Ni Jia Wu Zhu Yu Sheng Jiang Tang* (➡ BB: S. 237, EBB: S. 217): Entspricht *Dang Gui Si Ni Tang* (➡ BB: S. 236, EBB: S. 216) zusammen mit *Wu Zhu Yu* (Fr. Evodiae) *und Sheng Jiang* (Rz. Zingiberis Recens).

Hitzeproblematik durch Stagnation

- **Symptome:** Hitze-Syndrom, mäßig kalte Hände und Füße, Schmerzen an Rippenbogen und Abdomen. *Puls:* Dünn und fein, saitenförmig
- **Pathogenese:** Stagnation des *Yang-Qi* führt zu innerer Hitze und ungenügender Erwärmung der Extremitäten
- **Therapieprinzipien:** *Qi*-Fluss der Leber lösen und befreien

Akupunktur: Pe 7 − *(Daling)* und **SJ 5 −** *(Waiguan)* kühlen und stellen den freien Fluss des *Qi* und die Zirkulation im *San Jiao* (➡ 3.4.11) wieder her; **Ren 6 +** *(Qihai)* reguliert die *Qi*-Aktivität am ganzen Körper; **Mi 6 +** *(Sanyinjiao)* unterstützt die Produktion von Blut als Voraussetzung für die geschmeidige *Qi*-Zirkulation

Rezept: *Si Ni San* (➡ 8.2.6).

9.5   Differenzierung nach der 4-Stadien-Theorie

Das vorliegende Kapitel ist eine Zusammenfassung des 1993 von Prof. *Liu Guo Hui* in Zürich gehaltenen Seminars über das *Wen Bing Lun*.

Einführung

Synonyma

Wei Qi Ying Xue Bianzheng (*Wei-Qi-Ying-Xue*-Differenzierung), *Si-Fen-Zheng* (Syndrome der vier Schichten), *Wen Re Bing* (febrile oder fieberhafte Erkrankungen durch Wärmefaktoren).

Konzept

Differenzierung von Syndromen nach der Theorie von *Wei*, *Qi*, *Ying* und *Xue* zur Diagnose epidemischer febriler Erkrankungen durch Wärmefaktoren (*Wen-Xie*) in vier unterschiedliche Stadien.

Geschichte

Die Energien *Wei*, *Qi*, *Ying*, *Xue* werden bereits im *Huang Di Nei Jing* (➡ 1.1) als physiologische Substanzen erwähnt. Das Konzept des Fortschreitens einer epidemischen febrilen (fieberhaften) Erkrankung von der Oberfläche in die Tiefe und von einem leichten zu einem schweren Stadium wurde im *Shang Han Lun* (Abhandlung der durch Kälte induzierten Erkrankungen ➡ 9.4) in der *Han*-Dynastie (➡ 1.1) entworfen. Die Schriften *Wen Bing Tiao Bian* sind von *Wu Ju Tong* (auch *Wu Tang* genannt) verfasst, zusätzlich gab es eine zweiseitige kurze Abhandlung von *Ye Tianshi* (1666–1745) zum *Wen Bing Lun*. Sie entwickelten in der *Qing*-Dynastie der damaligen Situation angepasste neue Thesen und Rezepturen. Diese werden heute unter dem Begriff *Wen Bing Lun* (Abhandlung der durch Wärmefaktoren bedingten Erkrankungen) zusammengefasst. Das Konzept des *Wen Bing Lun* wurde erst in jüngster Zeit möglicherweise als Antithese zur westlichen Bakteriologie wieder stärker propagiert.

Ätiologie und Pathogenese

Wen Bing sind **fieberhafte Erkrankungen**, die durch äußere Faktoren *(Bing Yin)* mit **Wärmeeigenschaften** (➡ 3.6) verursacht werden. In den **vier Jahreszeiten** werden unterschiedliche Pathogene und demzufolge unterschiedliche Syndrome beobachtet. Das Pathogen gelangt durch Mund und Nase (*Feng-Re*/Wind-Hitze) oder über Haut und Muskulatur (*Shu-Wen*/Sommer-Hitze) in den Organismus und befällt zunächst die äußerste Schicht, in welcher das Abwehr-*Wei-Qi* (➡ 3.3.1) fließt. Die **Krankheit** tritt in der Regel **plötzlich** auf und zeigt vorwiegend **Hitzesymptome**. Je nach Stärke des Pathogens und des Aufrechten-*Zheng-Qi* (➡ 3.3.1, Resistenzkraft) dringt sie in die Tiefe und **schädigt leicht die Körpersäfte** (*Jin-Ye, Xue* ➡ 3.3.3, 3.3.2). Sie befällt der Reihe nach die Schicht des *Qi*, des *Ying* und des *Xue* (lineare Entwicklung ➡ *Shun Chuan*). Die Heilung erfolgt in umgekehrter Reihefolge. Die Erkrankung kann eine Schicht überspringen oder einen unerwarteten Verlauf nehmen *(Ni Chuan)*. Tritt die Krankheit in derselben Saison wie die Exposition auf, nennt man sie Neuerkrankung *(Xin Gan Wen Bing)*. Tritt sie erst nach einer Inkubationszeit in der folgenden Saison auf, nennt man sie inkubative Erkrankung *(Fu Qi Wen Bing)*. In den späten Krankheitsstadien werden sehr oft eine **Erschöpfung der Körpersäfte** und des *Yin* beobachtet.

9

Wichtige Begriffe bei *Wen-Bing*-Erkrankungen

- **Aufrechtes–*Zheng-Qi*** (➡ 3.3.1): Gesundheitszustand, Abwehrkräfte, Resistenzkraft
- ***Xie-Qi*** (➡ 3.6): Pathogener Faktor
- ***Wen-Xie:*** Pathogener Faktor mit Wärmeeigenschaften
- ***Shun Chuan:*** Lineare Entwicklung einer *Wen-Bing*-Erkrankung
- ***Ni Chuan:*** Sprunghafte oder gegenläufige Entwicklung einer *Wen-Bing*-Erkrankung
- ***Xin Gan Wen Bing:*** Neuerkrankung der Saison entsprechend
- ***Fu Qi Wen Bing:*** Erkrankung nach Inkubation eines Pathogens in einer vorausgehenden Saison.

Verlauf und Transformation der Syndrome

Wen-Bing-Erkrankungen entwickeln sich in rasantem Tempo (Wandlung innerhalb von Stunden bis wenigen Tagen; **Charakter von Feuer**). Der Verlauf ist rasch fortschreitend. Daher bleibt für Diagnose und Therapie nur wenig Zeit. Im Gegensatz dazu entwickeln sich die Syndrome des *Shang-Han-Lun* (➡ 9.4) verhältnismäßig langsam (Wandlung im Verlauf von ein bis mehreren Tagen; **Charakter von Wasser**)

Faktoren, die eine *Wen-Bing*-Erkrankung begünstigen

- Schwaches ***Zheng Qi*** (Gesundheitszustand, Abwehrkräfte)
- Starker pathogener Faktor – ***Xie Qi:*** Bezieht sich auf die Stärke des pathogenen Wärmefaktors: Wind-Hitze (*Feng-Wen*), Frühlings-Hitze (*Chun-Wen*) etc. (➡ 9.5.3)
- ***Bing Yin / Liu Yin:*** Extreme oder nicht saisonentsprechende Wettereinflüsse, Wetterwechsel
- **Soziale Faktoren:** Schlechter Lebensstandard, Gesundheitszustand, Ernährungszustand, –gewohnheiten

9.5.2 Allgemeine Charakteristika der vier Schichten

Wei Fen Zheng (Erkrankung im *Wei*-[Äußeres Abwehr-] Stadium)

Überwiegend Fülle-Krankheit. Syndrom zu Beginn der Erkrankung. Die äußere Schicht *(Biao)* ist betroffen, also die zerstreuende Funktion des Abwehr-*Wei-Qi* und die absenkende Funktion des Lungen-*Qi*.

- **Symptome:** Fieber, leichte Kälteaversion (Frösteln), kein oder leichtes Schwitzen, Husten, etwas Durst, dünner weißer Zungenbelag, rote Zungenspitze
- **Therapieprinzipien:** Oberfläche befreien mit kühlen, scharfen Kräutern (➡ 8.1.2.b) oder sinngemäße Akupunktur (➡ 10.2.1).

Qi Fen Zheng (Erkrankung im *Qi*-Stadium)

Überwiegend Füllekrankheit. Syndrom bei geschwächtem Aufrechtem-*Zheng-Qi* oder starkem *Xie-Qi* (➡ 3.6) nach einem *Wei*-Stadium oder nach Inkubation einer nicht ausgeheilten *Shang-Han*-(➡ 9.4), *Feng-Wen*-(➡ 9.5.6) oder *Shu-Wen*-Erkrankung (➡ 9.5.8). Die Auseinandersetzung des Aufrechten-*Zheng-Qi* mit dem *Xie-Qi* führt zu hohem Fieber. Meist sind die Funktionskreise Lunge, Dickdarm, Milz, Magen und *San Jiao* in ihrer Funktion beeinträchtigt.

- **Kardinalsymptome:** Hitzeaversion (hohes Fieber), profuses Schwitzen, großer Durst auf kalte Getränke, schlüpfriger, voller, großer Puls *(Hua, Shi, Da)*, gelber und trockener Zungenbelag *(≙ Yangming –Schicht im Shang Han Lun* ➥ 9.4.3)
- **Therapieprinzipien:** Hitze im *Qi*-Stadium klären (*Qing Qi Fa* ➥ 10.2.2).

Ying Fen Zheng (Erkrankung im Nähr-*Ying*-Stadium)

Überwiegend Mangelkrankheit. Syndrom mit Schädigung der Säfte und Bewusstseinstrübung.
- **Symptome:** Gegen Abend ansteigendes Fieber, trockener Mund, jedoch kein großer Durst, Unruhe, Schlaflosigkeit, Delirium, diskrete Ausschläge, scharlachrote Zunge, dünner (fadenförmiger), beschleunigter Puls *(Xi, Shuo)*.
- **Therapieprinzipien:** Durch Klärung der Hitze im *Ying*-Stadium gelangt sie zurück ins *Qi*-Stadium.

Xue Fen Zheng (Blut-*Xue*-Stadium)

Überwiegend Mangelkrankheit. Syndrom mit Erschöpfung der Blutsubstanz und gestörtem Blutfluss. Intensive, dynamische Hitze drängt das Blut aus den Gefäßen. Gestörter Blutfluss und Hitze begünstigen die Schleimbildung.
- **Symptome:** Blutungen aus allen Körperöffnungen, Hautausschläge (*Ban Zhen* ➥ 9.5.4, Kasten), Unruhe, Delirium, Koma, tiefrote Zunge.
- **Therapieprinzipien:** Durch Kühlung und Belebung des Blutes *(Liang Xue, Huo Xue)* Hitze zurück und nach außen leiten.

9.5.3 Merkmale unterschiedlicher Hitzetypen in Bezug zu den Jahreszeiten (s.a. Tab. 9.7)

9

Wind-Hitze *(Feng-Wen)*
- **Definition:** Wind-Hitze gelangt über Nase und Mund in den Körper. Es handelt sich um eine akute fieberhafte Erkrankung im Winter oder Frühjahr (*Xin Gan Wen Bing,* ➥ 9.5.1, Kasten, S. 582). Sie beginnt immer im *Wei*-Stadium (➥ 9.5.2).

Frühlings-Hitze *(Chun-Wen)*
- **Definition:** Transformation einer im Winter nicht ausgeheilten *Shang-Han*-Erkrankung (➥ 9.4), die (bei geschwächtem Aufrechtem-*Zheng-Qi*, v. a. bei *Yin*-Mangel) nach Inkubation im Frühjahr ausbricht. Beginn im *Qi*-Stadium, da sie bereits im Inneren sitzt (*Fu Qi Wen Bing* ➥ 9.5.1, Kasten, S. 582). Der Ausbruch kann auch durch eine neue *Shang-Han*-Erkrankung (➥ 9.4) getriggert werden. Man findet dann Mischsyndrome mit äußerer Kälte und innerer Hitze.

Sommer-Hitze (*Shu-Wen*)
- **Definition:** Im Sommer auftretendes Syndrom durch Eindringen von Sommer-Hitze und eventuell –Feuchtigkeit. Sommer-Hitze kann die Säfte schädigen und das *Qi* konsumieren. Begünstigt wird die Krankheit durch ein geschädigtes Aufrechtes-*Zheng-Qi* (z. B. durch Überarbeitung und übermäßigen Konsum von kalten Getränken). Sommer-Hitze hat Eigenschaften von Feuer, entwickelt sich rasant und dringt

direkt ins *Qi*-Stadium unter Umgehung des *Wei*-Stadiums *(Ni-Chuan* ➡ 9.5.1, Kasten, S. 582). Sie kann sich mit Feuchtigkeit verbinden.

Feuchte-Hitze *(Shi-Wen)*

- **Definition:** Im Spätsommer, aber auch in den vier Jahreszeiten auftretendes Syndrom. Diese Periode entspricht der Wandlungsphase Erde und damit auch den Funktionskreisen Milz und Magen, wozu eine besondere Affinität besteht. Die Krankheit entwickelt sich über die gleichen Stadien wie Wind-Hitze, bevorzugt aber das *Qi*-Stadium. Der pathogene Faktor dringt über Haut und Muskeln oder über die Nahrung in den Körper. Feuchte-Hitze ist im Gegensatz zur Sommer-Hitze durch eine eher langsame Entwicklung charakterisiert, da das Pathogen „Feuchtigkeit" die Dynamik bremst.

Inkubation von Sommer-Hitze *(Fu-Shu)*

- **Definition:** Nach einer Inkubationsphase im Herbst oder Winter auftretendes Syndrom nach Exposition durch Sommer-Hitze (*Fu Qi Wen Bing* ➡ 9.5.1, Kasten, S. 582). Auslöser ist meist ein zweiter pathogener Faktor. Der Beginn ist akut und der Verlauf protrahiert und schwer. Das Aufrechte-*Zheng-Qi* ist bei dieser Erkrankung zu schwach, um den Faktor Sommer-Hitze zu eliminieren. Je nach Konstitution beginnt sie gleichzeitig im *Wei*-Stadium und *Qi*-Stadium oder im *Wei*-Stadium und im *Ying*-Stadium. Mit dem Verschwinden der äußeren Symptome bleibt aber die innere Erkrankung weiterhin aktiv.

Herbst-Trockenheit *(Qiu-Zao)*

9

- **Definition:** Syndrom durch Eindringen von Wärme-Trockenheit im Frühherbst, Kälte-Trockenheit im Spätherbst *(Xin Gan Wen Bing* ➡ 9.5.1, Kasten, S. 582). Weniger zur Transformation neigende Erkrankung, die leichter zu behandeln ist. Zu Beginn trockene Kehle und Nase, trockener Husten, trockene Haut. Sie führt immer zu einem Säftemangel. Wärme-Trockenheit oder Kälte-Trockenheit unterscheidet sich nicht in der Behandlung. Wärme-Trockenheit gleicht der Wind-Hitze und ist eine schwerwiegendere Erkrankung als die Wind-Kälte, Kälte-Trockenheit gleicht der Wind-Kälte, ist aber eine schwerwiegendere Erkrankung als die Wind-Hitze.

Beziehung zwischen Schicht, pathogenem Faktor, Jahreszeit und Funktionskreis					
Schicht	*Shang Jiao* (oberer der drei Erwärmer)	*Zhong Jiao* (mittlerer der drei Erwärmer)	*Shang Jiao* (oberer der drei Erwärmer)	*Xia Jiao* (unterer der drei Erwärmer)	Schicht
Stadium / Hitze-Typ	*Wei*-Stadium	*Qi*-Stadium	*Ying*-Stadium	*Xue*-Stadium	Stadium / Hitze-Typ
Wind-Hitze (*Feng-Wen*)	Abwehr-*Wei-Qi*, Lunge	Lunge Magen Dickdarm	Lunge Perikard Herz		Winter/ Frühling
Frühlings-Hitze (*Chun-Wen*)		Gallenblase Magen Dickdarm	Perikard	Leber Niere	Frühling
Sommer-Hitze (*Fu Shu*)		Magen Lunge Milz	Perikard	Leber Herz Niere	Sommer
Feuchte-Hitze (*Shi-Wen*)	Abwehr-*Wei-Qi*	Milz San Jiao Magen Blase Dickdarm Perikard	Dickdarm		Spät-sommer
Trockenheit-Hitze (*Qiu-Zao*)	Abwehr-*Wei-Qi*, Lunge	Lunge Magen Dickdarm		Leber Niere	Herbst

Tab. 9.7

9

9.5.4 Diagnostik von *Wen-Bing*-Syndromen

Die Diagnostik erfolgt nach den folgenden Kriterien:

- **Acht Leitkriterien** (*Ba Gang* ➡ 9.1) zur Differenzierung von Hitze gegenüber Kälte, Fülle gegenüber Mangel und Außen gegenüber Innen
- **Äußere pathogene Faktoren** (*Liu Yin/Liu Xie* ➡ 3.6) und die **Jahreszeit**
- **Syndromdifferenzierung** der *Zang Fu*-Organe (➡ 11) zur Lokalisierung der Krankheit
- **Besondere diagnostische Merkmale** bei einer *Wen-Bing*-Erkrankung, um Transformation von einem Stadium ins andere zu erkennen.

Besondere diagnostische Merkmale bei *Wen-Bing*-Erkrankungen

Neben den üblichen diagnostischen Merkmalen sind einige Symptome besonders zu beachten, da sie pathognomonisch oder von prognostischer Bedeutung sind.

Trockene Zähne

- Glanz erhalten: Schädigung der Säfte und des Magen-*Yin*
- Glanzlos: Schädigung der Säfte und des Nieren-*Yin*

Gingivablutung

- Blutung mit Schwellung und Schmerz: *Yangming*-Fülle-Hitze
- Blutung ohne Schwellung und Schmerz: *Yin*-Mangel-Hitze der Niere

Ban

- Sind konfluierende, nicht tastbare, rote Maculae, die auf Spateldruck nicht verschwinden. Hinweis auf übergreifende, exzessive Hitze des *Yangming* auf das *Ying*- und *Xue*-Stadium

Zhen

Sind hirsekorngroße, tastbare, rote Papulae. Hinweis auf übergreifende, stagnierende Hitze vom Hand-*Taiyin* (Lunge) auf das *Ying*-Stadium (Perikard)

Baipei (kleine Bläschen)

- Gut gefüllte klare Bläschen, keine Benommenheit, sinkendes Fieber, Hinweis auf entweichende Feuchte-Hitze.
- Schlecht gefüllte, trübe Bläschen, ansteigendes Fieber, Benommenheit bis Koma. Hinweis auf eindringende Feuchte-Hitze, Schädigung der Säfte

9

Delirium, Koma

Hinweis auf *Ying*- und *Xue*-Stadium

Scharlachrote Zunge

Hinweis auf Hitze im *Ying*-Stadium

Tiefrote Zunge und Blutungen aus Körperöffnungen

Hinweis auf Hitze im *Xue*-Stadium

Wichtig

Checkliste zur raschen Differenzierung der Symptome

1. Frage: Akute Krankheit? Äußere Zeichen wie Fieber oder andere Hitze-Zeichen? Hinweis auf eine **fieberhafte Erkrankung** (entweder *Shang-Han-* [➡ 9.4] oder *Wen-Bing*-Erkrankung [➡ 9.5])

2. Frage: Schon zu Beginn im äußeren Stadium Hitze-Zeichen vorhanden (z. B. Durst, Halsschmerzen, Halsrötung, rote Zungenspitze, leichtes Schwitzen und nur leichte Kälteaversion bzw. Frösteln? Hinweis eher auf eine *Wen-Bing*-Erkrankung

3. Frage: In welcher Jahreszeit tritt die Krankheit auf? Hinweis auf Wind-Hitze *(Feng-Wen)*, Frühlings-Hitze *(Chun-Wen)* etc. als pathogenem Faktor (➡ 9.5.3); dadurch Grobdifferenzierung der Syndrome (➡ 9.5.6–9.5.11) möglich

4. Frage: In welches Stadium ist die Krankheit fortgeschritten? *Wei-, Qi-, Ying-* oder *Xue*-Stadium (➡ 9.5.2)

5. Frage: Welche *Zang Fu*-Organe sind betroffen?

Danach kann die Krankheit gemäß den Syndromen des *Wen Bing Lun* (➡ 9.5.6–9.5.11) eingeordnet werden.

9.5.5 Akupunktur der *Wen-Bing*-Erkrankungen

Das *Wen-Bing-Lun* wurde von Ärzten der Arzneimitteltherapie entwickelt. Anweisungen zur Akupunktur fehlen deshalb. Da die Akupunktur im Gegensatz zur Arzneimittelbehandlung eine äußere Methode ist, wird sie auch bevorzugt bei äußeren Erkrankungen (➡ 9.1, z. B. Meridianerkrankungen) verwendet. Die schwergradigen Syndrome des *Wen-Bing-Lun* sind aber ausnahmslos innere Erkrankungen und, falls die Prognose nicht infaust ist, eher den Arzneimitteln zugänglich. Adjuvanter Einsatz der Akupunktur ist jedoch möglich, so in Fällen, wo eine Verabreichung der Kräuter z. B. wegen Übelkeit und Erbrechen schwierig ist, kann sie die Voraussetzungen für die Therapie verbessern.

9

Leitlinien zur Akupunkturbehandlung von *Wen–Bing*-Erkrankungen:
- Das Stadium berücksichtigen.
- Die betroffenen Funktionskreise regulieren (➡ 11).
- Die Symptome lindern.

Therapieprinzipien und Akupunktur im *Wei*-Stadium

Die Oberfläche öffnen, das Pathogen ausleiten (siehe auch ➡ 10.2.1) durch **Du 14** *(Dazhui)*, **SJ 5** *(Waiguan)*, **Di 4** *(Hegu)*, **Di 11** *(Quchi)*, **Lu 9** *(Shaoshang)*, **Lu 10** *(Yuji)*

Therapieprinzipien und Akupunktur im *Qi*-Stadium

- Die intensive Hitze kühlen und ausleiten: Quell-*Ying*-Punkte besonders der *Yang*-Meridiane (ableitend nadeln; bluten lassen)
- Die Funktionskreise regulieren: Rücken-Transport-*Shu-* (➡ 10.4.4) und Alarm-*Mu*-Punkte (➡ 10.4.5). Auswahl nach der Lokalisation des Problems. Die Ursprungs-*Yuan-Qi*-Punkte stimulieren. Die fünf Transport-*Shu*-Punkte (➡ 10.4.6) gemäß der Mutter-Sohn-Regel (➡ 3.2.2) auf die gestörten Funktionskreise anwenden.
- Dem Säfteverlust vorbeugen durch Stärken der Magenfunktion und der Niere: **Ma 36** *(Zusanli)*, **Ni 3** *(Taixi)*, **Ren 4** *(Guanyuan)*, **Bl 23** *(Shenshu)*

Therapieprinzipien und Akupunktur im *Ying*-Stadium

- Die Hitze kühlen, das Bewusstsein wiederherstellen: **Ex–UE 11** (*Shixuan*-Punkte ➡ 6.4.5), oder Brunnen-*Jing*-Punkte (➡ 10.4.6) mit Mikroaderlass; das *Yin* nähren: **Ni 3** *(Taixi)*, **Le 3** *(Taichong)*, **Le 8** *(Ququan)*, **Mi 6** *(Sanyinjiao)*

Therapieprinzipien und Akupunktur im *Xue*-Stadium

- Das Blut kühlen und das Blut bewegen: **Bl 17** *(Geshu)*, **Mi 10** *(Xuehai)*, **Mi 6** *(Sanyinjiao)*, **Le 3** *(Taichong)*
- Die Blutung stillen a) durch Kühlung (s. oben), b) durch Regulierung der Netzgefäße: Durchgangs-*Luo*- und Spalten-*Xi*-Punkte entsprechend der Blutungslokalisation verwenden
- Das *Yin* nähren: **Ni 3** *(Taixi)*, **Le 3** *(Taichong)*, **Le 8** *(Ququan)*, **Mi 6** *(Sanyinjiao)*.

9.5.6–9.5.11   Syndrome des *Wen Bing Lun*

Nachfolgend sind die Syndrome nach

- Jahreszeit (1. Ordnung) und
- Stadium (2. Ordnung) sowie nach
- *Zang Fu*-Organen (3. Ordnung) aufgelistet. Der Ordnung nach *Zang Fu* ist die Ordnung nach dem *San Jiao* gleichgestellt.

9.5.6   Syndrome bei Wind-Hitze (*Feng-Wen*)

Entstehungsform: (*Xin Gan Wen Bing* ➡ 9.5.1, Kasten, S. 582)
Jahreszeit: Frühjahr oder Winter

Wind-Hitze im *Wei*-Stadium

- **Pathomechanismus:** Wind-Hitze gelangt über Nase und Mund in den Körper und blockiert zuerst das *Wei*-Stadium (Windaversion, kein Schweiß) und später die zerstreuende Funktion des Lungen-*Qi* (Husten, Kälteaversion)
- **Symptome:** Fieber, Windaversion, leichte Kälteaversion, kein oder leichtes Schwitzen, Kopfschmerzen, Halsschmerzen, evtl. Husten, leichter Durst. **Zunge:** Normal. **Puls:** Oberflächlich *(Fu)*, beschleunigt *(Shuo)*
- **Therapieprinzipien:** Oberfläche befreien mit kühlen scharfen und leichten Kräutern

Rezept: *Yin Qiao San* (➡ 8.2.3.b) falls nur das Abwehr-*Wei-Qi* betroffen ist (kein Husten); *Sang Ju Yin* (➡ 8.2.3.b) falls auch das Lungen-*Qi* betroffen ist (Husten).

Wind-Hitze im *Qi*-Stadium

Es werden Syndrome in den verschiedenen Regionen des *San Jiao* unterschieden:

Fülle-Hitze in der Lunge (Hauptsyndrom im oberen der *San Jiao*)

- **Pathomechanismus:** Hitze blockiert die Funktion der Lunge, treibt den Schweiß aus
- **Symptome:** Husten, Asthma, Spannung und Schmerz im Brustkorb, hohes Fieber, Schweiß, Durst, Unruhe. **Zunge:** Gelblicher Belag. **Puls:** Voll *(Shi)*, beschleunigt *(Shuo)*, schlüpfrig *(Hua)*
- **Therapieprinzipien:** Hitze von der Lunge klären, die absenkende und verteilende Funktion der Lunge unterstützen, Asthma beruhigen

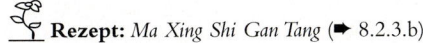 **Rezept:** *Ma Xing Shi Gan Tang* (➡ 8.2.3.b).

Hitzestau im Thorax und Zwerchfell (assoziiertes Syndrom im oberen der *San Jiao*)

- **Symptome:** Unruhe, Schlaflosigkeit, Brennen im Epigastrium

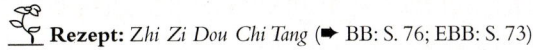 **Rezept:** *Zhi Zi Dou Chi Tang* (➡ BB: S. 76; EBB: S. 73)

Schleim und Hitze im Thorax und im Epigastrium (assoziiertes Syndrom im oberen der *San Jiao*)

- **Symptome:** Gesichtsrötung, Hitze der Oberfläche, Durst auf kalte Getränke, die sofort erbrochen werden, Spannung und Schmerz im Thorax und Epigastrium schlimmer auf Druck, Obstipation. **Zunge:** Gelber schlüpfriger Belag

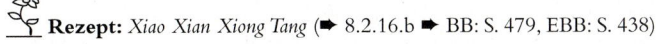 **Rezept:** *Xiao Xian Xiong Tang* (➡ 8.2.16.b ➡ BB: S. 479, EBB: S. 438)

9

Blockierung der Lunge, Hitzeschleim und Obstipation durch Hitze im Dickdarm (assoziiertes Syndrom im oberen der *San Jiao*)

- **Symptome:** Husten und Atemnot mit viel Auswurf, undulierendes Fieber (tidal), Obstipation. **Zunge:** Gelblicher klebriger Belag

Rezept: *Xian Bai Chen Qi Tang* (nach Prof. Liu, Kursskript S. 47): Gypsum fibrosum *(Shi Gao)* 5 g, Rz. Rhei *(Da Huang)* 9 g, Sm. Pruni Armeniacae *(Xing Ren)* 6 g, Sm. Trichosanthis *(Gua Lou Ren)* 4.5 g

Schädigung des *Yin* von Lunge und Magen (assoziiertes Syndrom im oberen der *San Jiao*)

- **Symptome:** Leicht fieberhafter Körper, trockener Husten mit wenig klebrigem Schleimauswurf, trockener Mund und Durst. **Zunge:** Rot mit wenig Belag. **Puls:** Dünn, fadenförmig *(Xi)*

Rezept: *Sha Shen Mai Men Dong Tang* (➡ BB: S. 175, EBB: S. 161)

Übertragung der Hitze von der Lunge auf den Dickdarm (assoziiertes Syndrom im mittleren der *San Jiao*)

- **Pathomechanismus:** Übertragung der Hitze von der Lunge auf den Dickdarm
- **Symptome:** Fieberhafter Körper, Husten, Diarrhö mit gelbem, heißem, fauligem Stuhl und Brennen am After. **Zunge:** Gelblicher Belag. **Puls:** Beschleunigt *(Shuo)*
- **Therapieprinzipien:** Hitze klären und Diarrhö stoppen durch bittere und kalte Kräuter

Rezept: *Ge Gen Huang Lian Huang Qin Tang* (➡ BB: S. 61, EBB: S. 60)

Fülle-Hitze im Yangming (assoziiertes Syndrom im mittleren der *San Jiao*)

Shang Han Lun (➡ 9.4.3, *Yangming-Jing*-[Meridian]-Syndrom)

Ansammlung von trockenen Stuhlmassen im Dickdarm (assoziiertes Syndrom im mittleren der *San Jiao*)

Shang Han Lun (➡ 9.4.3, *Yangming-Fu*-Syndrom)

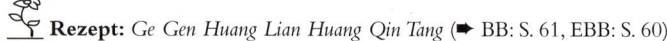

Wind-Hitze im *Ying*-Stadium

Schädigung des *Yin* durch Hitze (Hauptsyndrom)

- **Pathomechanismus:** Störung des Geistes-*Shen*, Schädigung des *Yin*, gestörte Kontrolle der Netzgefäße über den darin erfolgenden Blutfluss
- **Symptome:** Unruhe, gelegentlich Delirium, Nachmittagsfieber, trockene Lippen und Mund, wenig Durst, blasse Hautausschläge. **Zunge:** Tiefrote Zunge ohne oder mit dünnem Belag. **Puls:** Dünn, fadenförmig *(Xi)*, beschleunigt *(Shuo)*
- **Therapieprinzipien:** Hitze vom *Ying*-Stadium ins *Qi*-Stadium leiten, *Yin* nähren, Hitze im Funktionskreis Herz klären

Rezept: *Qing Ying Tang* (➡ BB: S. 78, EBB: S. 75): in diesem Rezept Cornu Rhinoceri *(Xi Qiao)* ersetzen durch Cornu Bubali *(Shui Niu Qiao)*

Sonderform mit Hautausschlägen infolge Lungen-Hitze (*Tai Yin Shi Re*)

- **Pathomechanismus:** Eintritt der Lungen-Hitze über die Netzgefäße ins *Ying*-Stadium
- **Symptome:** Husten, Spannung im Brustkorb, papulöse Hautausschläge (chinesisch *Ban*, ➡ 9.5.4, S. 586). **Zunge:** Rot, dünner gelber Belag. **Puls:** Beschleunigt *(Shuo)*
- **Therapieprinzipien:** Hitze klären und ausleiten durch Unterstützen der Lungenverteilungsfunktion, das *Ying* kühlen, die Ausschläge ausleiten

Rezept: *Yin Qiao San* (➡ 8.2.3.b) und zusätzlich folgende Kräuter: Rx. Rehmanniae viride *(Sheng Di Huang)*, Cx. Moutan *(Mu Dan Pi)*, Fo. Isatidis *(Da Qing Ye)*, Rx. Scrophulariae *(Xuan Shen)*

9

Sonderform mit Invasion des Perikardes durch Hitze

- **Pathomechanismus:** Blockade des Perikards durch Übergreifen von Hitze
- **Symptome:** Fieber und kalte Extremitäten, Bewusstlosigkeit, Delirium.
  Zunge: Tiefrot
- **Therapieprinzipien:** Hitze im Perikard eliminieren, Bewusstsein wiederherstellen

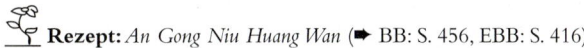 **Rezept:** *An Gong Niu Huang Wan* (➡ BB: S. 456, EBB: S. 416)

Sonderform mit Obstipation

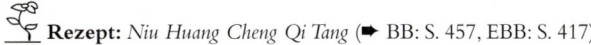 **Rezept:** *Niu Huang Cheng Qi Tang* (➡ BB: S. 457, EBB: S. 417)

Sonderform mit Kollaps

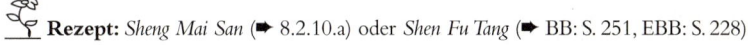 **Rezept:** *Sheng Mai San* (➡ 8.2.10.a) oder *Shen Fu Tang* (➡ BB: S. 251, EBB: S. 228)

9.5.7 Syndrome bei Frühlings-Hitze *(Chun-Wen)* (➡ 9.5.3)

Entstehungsmechanismus: Bei *Yin*-Mangel kann sich eine *Shang-Han*-Erkrankung (➡ 9.4) durch Inkubation im Frühjahr in eine *Chun-Wen*-Erkrankung transformieren (*Fu Xi Wen Bing* ➡ 9.5.1, Kasten, S. 582). Es handelt sich um eine akute schwere Erkrankung, die direkt das *Qi*-Stadium attackiert.

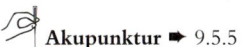 **Akupunktur** ➡ 9.5.5

9

Frühlings-Hitze im *Qi*-Stadium

Stagnierende Hitze in der Gallenblase

- **Pathomechnismus:** Hitzestauung in der Gallenblase
- **Symptome:** Fieber, bitterer Mundgeschmack, Übelkeit, Unruhe, Durst. **Zunge:** Seitlich gerötet. **Puls:** Saitenförmig *(Xian)*, beschleunigt *(Shuo)*
- **Therapieprinzipien:** Hitze klären und zerteilen

 Rezept: *Huang Qin Tang* (➡ BB: S. 212, EBB: S. 195) zusätzlich mit Sm. Sojae Praeparatum *(Jia Dan Dou Chi)* und Rx. Scrophulariae *(Xuan Shen)*

Stagnierende Hitze in der Brust und im Zwerchfell

- **Pathomechanismus:** Beginnende Invasion des *Qi*-Stadium, Stauungshitze
- **Symptome:** Verschwinden der Oberflächensymptome und beginnende Symptome des *Qi*-Stadiums: leichtes Fieber, keine Kälteaversion, Durst, Brennen im Epigastrium, Unruhe, Schlaflosigkeit. **Zunge:** Gelblicher Belag
- **Therapieprinzipien:** Hitze klären durch leichte (nicht absenkende) Kräuter

Rezept: *Zhi Zi Dou Chi Tang* (➡ BB: S. 76, EBB: S. 73) ➡ 9.5.6, Syndrome bei Wind-Hitze *(Feng-Wen)*

Brennen im Brustkorb und Zwerchfell mit leichter Obstipation

- **Pathomechanismus:** Hitze überträgt sich vom Brustkorb auf den Dickdarm
- **Symptome:** Fieber, brennendes Gefühl im Brustkorb und Zwerchfell, Unruhe, Obstipation, Durst, trockene Lippen und Kehle. **Zunge:** Rot, gelber Belag. **Puls:** Schlüpfrig *(Hua)*, beschleunigt *(Shuo)*
- **Therapieprinzipien:** Hitze klären, nach unten abführen

Rezept: *Liang Ge San* (➡ 8.2.5.a)

Hitze im *Yangming* (➡ *9.4.3, Shang Han Lun*)

Obstipation infolge Hitze im Dickdarm

Rezept: *Zeng Ye Cheng Qi Tang* (➡ BB: S. 128, EBB: S. 118)

Hitzeexzess im Dünndarm

- **Symptome:** Spärliches Harnträufeln von dunkelgelbem oder rotem Urin

Rezept: *Dao Chi Cheng Qi Tang* (nach Prof. Liu: S. 66) enthält: Rx. Rehmanniae viride *(Sheng Di Huang)* 15 g, Rz. Rhei *(Da Huang)* 9 g, Mirabilitum *(Mang Xiao)* 3 g, Rx. Paeoniae Rubrae *(Chi Shao Yao)* 9 g, Rz. Coptidis *(Huang Lian)* 6 g, Cx. Phellodendri *(Huang Bai)* 6 g

Frühlings-Hitze im *Ying*- und *Xue*-Stadium

Hitze im *Qi*- und *Ying*-Stadium

- **Pathomechanismus:** Intensive Hitze dringt vom *Qi*- ins *Ying–(Xue)*-Stadium
- **Symptome des *Qi*-Stadiums:** Analog zum *Yangming*-Syndrom (➡ *9.4.3, Shang Han Lun*)
- **Symptome des *Ying*- und *Xue*-Stadiums:** *Ban* und *Zhen* (➡ 9.5.4, S. 586), Hämatemesis, Epistaxis. **Zunge und Puls:** Zunge rot und Puls groß und voll wie beim *Yangming*-Syndrom
- **Therapieprinzipien:** Hitze aus dem *Qi*- und *Ying–(Xue)*-Stadium ausleiten

Rezept: *Yu Nu Jian* (➡ 8.2.4.d) oder *Qing Wen Bai Du Yin* (➡ BB: S. 85, EBB: S. 81) oder *Hua Ban Tang* (➡ BB: S. 86, EBB: S. 82)

Schädigung des *Yin* (➡ 9.5.6 Wind-Hitze)

Fülle-Hitze und Toxine

- **Pathomechanismus:** (Dynamische) Hitze drängt das Blut-*Xue* aus den Gefäßen
- **Symptome:** Blutungen aus allen Körperöffnungen, großflächige Hautausschläge, Bewusstseinsverlust, Delirium; livide Fingernägel, Lippen und Gesicht als Ausdruck der Blut-Stase. **Zunge:** Tiefdunkelrot
- **Therapieprinzipien:** Blut kühlen und bewegen, Hitze aus *Ying*- und *Xue*-Stadium klären

 Rezept: *Xi Jiao Di Huang Tang* (➡ BB: S. 79, EBB: S. 76)

Verbindung von Hitze im Blut und Blut-Stase

- **Pathomechanismus:** Hitze und Blut-Stase im unteren der *San Jiao*
- **Symptome:** Schwarzer Stuhl, harte Spannung der Bauchdecke im Unterbauch, trockener Mund, normale Miktion, manisches Zustandsbild. **Zunge:** Purpur oder mit Purpurflecken. **Puls:** Tief *(Chen)*, behäbig, zögernd *(Huan)*
- **Therapieprinzipien:** Hitze nach unten abführen (➡ 10.2.4), Blut bewegen

 Rezept: *Tao Ren Cheng Qi Tang* (➡ BB: S. 348, EBB: S. 312)

Eindringen der Hitze ins Perikard (➡ 9.5.6 Syndrome bei Wind-Hitze)

Innerer Wind infolge Leber-Feuer

- **Pathomechanismus:** Eindringen von Hitze in die Leber, dadurch wird innerer Wind erzeugt
- **Symptome:** Unwillkürliche Bewegungen der Extremitäten, Krämpfe, Steifigkeit von Nacken und Rumpf, hohes Fieber, Schwindel, berstender Kopfschmerz, Bewußtseinsverlust, manisches Zustandsbild, kalte Extremitäten. **Puls:** Saitenförmig *(Xian)*, beschleunigt *(Shuo)*
- **Therapieprinzipien:** Die Leber kühlen, den Wind besänftigen

 Rezept: *Ling Jiao Gou Teng Tang* (➡ BB: S. 443, BB: S. 403)

Hitzeschädigung des Nieren-*Yin*

Überaktivität des Feuers durch Schädigung des *Yin*
- **Pathomechanismus:** Überaktivität des Herz-Feuers infolge Schädigung des Nieren-*Yin* (Disharmonie zwischen Herz und Niere ➡ 11.11.11)
- **Symptome:** Fieber, Einschlafstörungen. **Zunge:** Rot. **Puls:** Dünn, fadenförmig *(Xi)*, beschleunigt *(Shuo)*
- **Therapieprinzipien:** Das *Yin* ergänzen, das Feuer reduzieren

9

Rezept: *Huang Lian E Jiao Tang* (➡ BB: S. 420, EBB: S. 382)

Erschöpfung des *Yin* von Niere und Leber

- **Pathomechanismus:** *Yin*-Erschöpfung durch Hitze führt zu Überaktivität des *Yang*
- **Symptome:** Taubheit, Schwerhörigkeit, trockene Kehle, trockene Zähne, Lustlosigkeit, heiße Fußsohlen und Handflächen, leichtes persistierendes Fieber. **Zunge:** Trocken und tiefrot
- **Therapieprinzipien:** *Yin* von Niere und Leber nähren

Rezept: *Jia Jian Fu Mai Tang* (➡ BB: S. 286, EBB: S. 259)

Chronische Hitze in Niere und Leber (*Ying*-Stadium)

- **Pathomechanismus:** Persistierende Hitze in Leber und Niere mit *Yin*-Schädigung
- **Symptome:** Protrahierter Krankheitsverlauf mit Auszehrung, Fieber (gegen Abend ansteigend, am Morgen verschwindend), kein Schwitzen beim Entfiebern. **Zunge:** Rot mit wenig Belag. **Puls:** Fadenförmig *(Xi)*, etwas beschleunigt *(Shuo)*
- **Therapieprinzip**: Hitze zerstreuen, *Yin* ernähren

Rezept: *Qing Hao Bie Jia Tang* (➡ BB: S. 108, EBB: S. 101)

9.5.8 Syndrome bei Sommer-Hitze *(Shu-Wen)*

Entstehungsform: Eindringen von Sommer-Hitze über Haut und Muskulatur bei geschwächtem Aufrechtem-*Zheng-Qi*. Akuter Verlauf. Dringt direkt ins *Qi*-Stadium.

Sommer-Hitze ohne Feuchtigkeit im *Qi*-Stadium

Attackierung des *Yangming* durch Sommer-Hitze

Dieses Syndrom wurde bereits im *Shang Han Lun* (➡ 9.4.3) abgehandelt. Sind die Säfte und das *Qi* angegriffen, dann entwickeln sich zusätzliche **Symptome** wie leichte Kälteaversion am Rücken, hohler, Zwiebel-/Lauchstängelförmiger Puls *(Kou mai)*. In diesem Fall muss eine etwas abweichende Behandlung erfolgen mit:

Rezept: *Ren Shen Jia Bai Hu Tang* enthält: *Bai Hu Tang* (➡ 8.2.4.a) mit Rx. Ginseng *(Ren Shen)*
Das Syndrom kann nahtlos übergehen in das Folgende:

Säfte und *Qi*-Schädigung durch Sommer-Hitze

- **Pathomechanismus:** Schädigung der Säfte und des *Qi* durch Stagnation von Sommer-Hitze
- **Symptome:** Fieber, Unruhe, gelber Urin, Durst, Schwäche, Apathie, Spontanschweiß, oberflächliche Atmung. **Puls:** Schwach *(Ruo, Xu)*
- **Therapieprinzipien:** Hitze klären, *Qi* und Säfte ergänzen

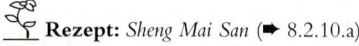 **Rezept:** *Wang Shi Qing Zhu Yi Qi Tang* (nach Prof. Liu, Kursskript S. 81) enthält: Rx. Panacis Quinquefolii *(Xi Yang Shen)* 9 g, Caulis Dendrobii *(Shi Hu)* 9 g, Rx. Ophiopogonis *(Mai Men Dong)* 6 g, Rz. Coptidis *(Huang Lian)* 3 g, Hb. Lophateri gracilis *(Dan Zu Ye)* 9 g, Caulis Agastachis *(He Geng)* 9 g, Rz. Anemarrhenae *(Zhi Mu)* 9 g, Rx. Glycyrrhizae *(Gan Cao)* 3 g, Fr. Oryzae *(Geng Mi* glutenfreier Reis!) 9 g, Pericarpium Citrulli vulgaris *(Xi Gua Pi)* 12 g.

Drohende Erschöpfung von *Qi* und Säften

- **Pathomechanismus:** Kollaps von *Qi* und Säften durch Hitze
- **Symptome:** Persistierendes Schwitzen nach dem Sinken des Fiebers, kurze, oberflächliche, erschwerte Atmung, Durst, trockene Kehle, rote Lippen. **Zunge:** Rot. **Puls:** Zerfließend *(San)*
- **Therapieprinzipien:** *Qi* tonisieren und den Säfteverlust (beim Schwitzen) stoppen

Rezept: *Sheng Mai San* (➡ 8.2.10.a)

Sommer-Hitze ohne Feuchtigkeit im *Ying*- und *Xue*-Stadium

Eindringen der Sommer-Hitze ins Perikard (Syndrome bei Wind-Hitze ➡ 9.5.6)

Therapieprinzipen: Den bewusstlosen Patienten an einen kühlen Ort bringen, sonst gelten die Maßnahmen wie bei Wind–Hitze (➡ 9.5.6)

Innerer Wind durch Leber-Hitze
(Syndrome bei Frühlings-Hitze [*Chun Wen*, ➡ 9.5.7])

Eindringen der Sommer-Hitze ins *Xue*-Stadium

- **Pathomechanismus:** Transformierung von Hitze in Feuer und Toxin
- **Symptome:** Ausschläge *(Ban)*, Hämatemesis, Epistaxis (purpurfarbenes oder dunkelrotes Blut), Fieber, Unruhe, Koma und Delirium (➡ 9.5.4, Kasten, S. 586). *(Anmerkung:* Blutungen, die purpur oder dunkel sind, zeigen die Transformierung von Hitze in Feuer oder in Toxin)
- **Therapieprinzipien:** Blut kühlen, Toxin klären, Sommer–Hitze ausleiten, Bewusstsein wiederherstellen

Rezept: *An Gong Niu Huang Wan* (➡ BB: S. 456, EBB: S. 416)

Schädigung von Herz und Niere durch Sommer-Hitze

- **Pathomechanismus:** Disharmonie zwischen Herz und Niere infolge von Schädigung des *Yin* von Leber und Niere
- **Symptome:** Hitzegefühl in der Brust, Unruhe, starker Durst, Taubheit der Extremitäten. **Zunge:** Hellrot, trocken mit gelbem Belag
- **Therapieprinzipien:** Überaktives Feuer des Herzens klären, *Yin* von Niere und Leber nähren

9

Rezept: *Lian Mei Tang* (nach Prof. Liu, Kursskript S. 84) enthält: Rz. Coptidis *(Huang Lian)* 6 g, Fr. Mume *(Wu Mei)* 9 g, Tb. Ophiopogonis *(Mai Men Dong)* 9 g, Rx. Rehmanniae viride *(Sheng Di Huang)* 9 g, Gelatinum Corii Asini *(E Jiao)* 6 g

Persistierende Hitze und Obstruktion der Netzgefäße durch Schleim und Blut-Stagnation

- **Pathomechanismus:** Persistierende Hitze und Obstruktion von Netzgefäßen und Herz durch Schleim und Blut-Stase
- **Symptome:** Chronisches leichtes Fieber, Zittern, Spasmen und Steifigkeit von Händen und Füßen, verlangsamte Reaktion, Demenz
- **Therapieprinzipien:** Hitze eliminieren, Schleim auflösen, Zirkulation in den Netzgefäßen anregen, die Stase beheben

Rezept: *San Jia San* (nach Prof. Liu, Kursskript S. 85) enthält: Eupolyphaga *(Tu Bie Zhong)* 9 g, Carapax Amydae Sinensis *(Bie Jia)* 12 g, Squama Manitis *(Chuan Shan Jia)* 9 g, Rx. Bupleuri *(Chai Hu)* 6 g, Sm. Persicae *(Tao Ren)* 12 g, Bombyx Batryticatus *(Bai Jiang Can)* 6 g

Sommer-Hitze mit Feuchtigkeit im *Wei*- und *Qi*-Stadium

Stagnierende Sommer-Hitze im Inneren mit Feuchtigkeit kombiniert mit äußerem Kältefaktor (kaltes Essen oder Windexposition)

- **Pathomechanismus:** Im Inneren stagnierende Sommer-Hitze mit äußerem Kältefaktor
- **Symptome:** Fieber, Spannungsgefühl im Epigastrium, Unruhe, Unbehagen, Kälteaversion, kein Schwitzen. **Zunge:** Klebriger Belag
- **Therapieprinzipien:** Äußere Kälte eliminieren, innere Hitze klären, Feuchtigkeit auflösen

Rezept: *Xin Jia Xiang Ru Yin* (➥ BB: S. 41, EBB: S. 43)

Sommer-Hitze und Feuchtigkeit attackieren die Lunge und das *Wei*-Stadium

- **Pathomechanismus:** Attackierung von Lunge und *Wei*-Stadium durch Sommer-Hitze und Feuchtigkeit
- **Symptome:** Fieber, Durst, Husten ohne Auswurf, Spannung im Brustkorb, Kälteaversion, Schwindel, schwerer Kopf. **Zunge:** Weißer, klebriger Belag. **Puls:** Beschleunigt *(Shuo)*, weich *(Ruan)*
- **Therapieprinzipien:** Sommer-Hitze klären, Feuchtigkeit auflösen, ausbreitende Funktion der Lunge unterstützen

Rezept:
- Falls vorwiegend die Lunge betroffen: *Sang Ju Yin* (➥ 8.2.3.b) zusätzlich Hb. Arthemisiae Annuae *(Jia Qing Hao)* und Fr. Aristolochiae *(Ma Dou Ling)* [*Cave:* Aristolochia ist in Europa verboten; ersetzen durch Cx. Mori Radicis *(Sang Bai Pi)]*

- Falls vorwiegend das *Wei*-Stadium betroffen: *Lei Shi Qing Liang Di Shu Tang* (➡ BB: S. 116, EBB: S. 108)

Schädigung der Netzgefäße der Lunge durch Sommer-Hitze

- **Pathomechanismus:** Mangelhafte Kontrolle des Blutes durch die Netzgefäße infolge Schädigung durch Sommer-Hitze
- **Symptome:** Hämoptoe, Hämoptysis, Dyspnoe, Nasenflügelatmung, livide Gesichtsfarbe, Fieber, Durst, Bewusstlosigkeit oder Palpitationen, schwerer Kopf, verschwommenes Sehen
- **Therapieprinzipien:** Hitze klären, Blut kühlen und bewegen

Cave: Tonisieren und Blutstillen sind hier verbotene Therapieverfahren!

 Rezept: *Qing Luo Yin* (➡ BB: S. 112, EBB: S. 104)

Anhäufung von Hitze und Feuchtigkeit im mittleren der *San Jiao*

- **Pathomechanismus:** Anhäufung von Sommer-Hitze im mittleren der *San Jiao* mit Überwiegen von Hitze
- **Symptome:** Hohes Fieber, Unruhe, Durst, profuses Schwitzen, Spannung im Oberbauch, Schweregefühl am ganzen Körper. **Puls:** Voll *(Shi)*
- **Therapieprinzipien**: Hitze im Magen klären und Feuchtigkeit in der Milz auflösen

Rezept: *Bai Hu Jia Cang Zhu Tang* (enthält: *Bai Hu Tang* [➡ 8.2.4.a] zusätzlich Rz. Atractylodis *[Cang Zhu])*

Ausdehnung der Sommer-Hitze in alle drei der *San Jiao*

- **Symptome:** Hämoptoe, Spannung im Brustkorb, Taubheit, Spannung im Epigastrium, wässrige Diarrhö, etwas Durst, spärlicher dunkelgelber Urin, Fieber, Gesichtsrötung. **Zunge:** Rot, gelber Belag
- **Therapieprinzipien:** Hitze klären, Feuchtigkeit eliminieren durch Aktivierung des *Qi* und des Säfteflußes in allen *San Jiao*

Rezept: *San Shi Tang* (nach Prof. Liu, Kursskript S. 89) enthält: Talcum *(Hua Shi)* 9 g, Gypsum fibrosum *(Shi Gao)* 15 g, Calcitum *(Han Shui Shi)* 9 g, Sm. Pruni Armeniacae *(Xing Ren)* 9 g, Caulis Bambusae in Taeniis *(Zhu Ru)* 9 g, Fl. Lonicerae *(Jin Yin Hua)* 9 g, Medulla Tetrapanacis Papyriferi *(Tong Cao)* 6 g

9.5.9 Syndrome bei Feuchte-Wärme *(Shi-Wen)*

Entstehungsform: Eindringen von Feuchte-Wärme über Haut, Muskulatur und Nahrung. Direkte Schädigung des *Wei*- und *Qi*-Stadiums.

 Akupunktur: ➡ 9.5.5

Feuchte-Wärme im *Wei-* und *Qi*-Stadium mit Überwiegen der Feuchtigkeit

Stagnation von *Qi* und *Wei* durch Feuchtigkeit

- **Pathomechanismus**: Blockierung des Abwehr-*Wei-Qi*, Dysfunktion der Milz mit Überwiegen von Feuchtigkeit
- **Symptome:** Intermittierendes Fieber, speziell am Nachmittag, Kälteaversion, Schweregefühl und Schmerzen am Körper und am Kopf, leichtes Schwitzen, Spannungsgefühl im Thorax und Epigastrium. **Zunge:** Weißer, klebriger Zungenbelag. **Puls:** Weich (*Ruo*)

Cave: Bei oberflächlicher Betrachtung sind Verwechslungen mit dem *Taiyang*-Syndrom (➡ 9.4.1 *Shang Han Lun*) und dem Syndrom „Nahrungsstagnation im Magen" (➡ 11.6.5) möglich!

- **Therapieprinzipien:** Feuchtigkeit zerteilen und auflösen

Rezept: *Huo Po Xia Ling Tang* (➡ BB: S. 203, EBB: S. 187), wenn vorwiegend das *Wei*-Stadium betroffen ist. *San Ren Tang* (➡ 8.2.8.b), wenn vorwiegend das *Qi*-Stadium betroffen ist.

Anhäufung von trüber Feuchtigkeit im pleurodiaphragmatischen Zwischenraum *(Mo Yuan)*

- **Pathomechanismus:** Auseinandersetzung des Aufrechten-*Zheng-Qi* mit Feuchtigkeit im *Mo Yuan*, welches zu gegenläufigem Magen-*Qi* führt. Die Hitze ist in der Feuchtigkeit eingeschlossen, aber nur schwach manifest
- **Symptome:** Wechsel von Fieber und Frösteln mit Zittern, Übelkeit, Erbrechen, Spannungsgefühl im Epigastrium, körperliches Schweregefühl. **Zunge:** Weißer, dicker, klebriger, trockener Belag, wie gepudert
- **Therapieprinzipien:** Trübe Feuchtigkeit aus dem *Mo Yuan* zerstreuen und austreiben

Rezept: *Lei Shi Xuan Tou Mo Yuan Fa* (nach Prof. Liu, Kursskript S. 98) enthält: Cx. Magnoliae *(Hou Po)* 3 g, Sm. Arecae Catechu *(Bing Lang)* 4.5 g, Fr. Ammomi Caoguo *(Cao Guo)* 2.4 g, Rx. Scutellariae *(Huang Qin)* 3 g, Rx. Glycirrhizae *(Gan Cao)* 1.5 g, Hb. Agastaches *(Huo Xiang)* 3 g, Tb. Pinelliae *(Ban Xia)* 4.5 g, Rz. Zingiberis viride *(Sheng Jiang)* zwei Stück

Anhäufung von Feuchtigkeit im *Shaoyang San Jiao*

Cave: Verwechslung mit *Shaoyang*-Syndrom im *Shang Han Lun* (➡ 9.4.2) möglich

- **Pathomechanismus:** Dysfunktion des *Shaoyang San Jiao* durch Anhäufung von Feuchtigkeit
- **Symptome:** Wechsel von Frösteln und Fieber, Spannung im Thorax und Epigastrium, spärlicher dunkelgelber Urin. **Zunge:** Weißer, schmieriger Belag.
- **Therapieprinzipien:** Hitze aus der Feuchtigkeit lösen, Feuchtigkeit eliminieren durch Aktivierung der Funktion des *San Jiao*

Rezept: *Hao Qin Qing Dan Tang* (➡ BB: S. 154, EBB: S. 141) und *Wen Dan Tang Jia Qing Hao/Huang Qin/Huang Lian/Hua Shi* enthält: *Wen Dan Tang* (➡ 8.2.16) zusätzlich Hb. Artemisiae Annuae *(Qing Hao)*, Rx. Scutellariae *(Huang Qin)*, Rz. Coptidis *(Huang Lian)*, Talcum *(Hua Shi)*

Störung der Funktion von Milz und Magen im mittleren der *San Jiao* durch Feuchtigkeit

- **Pathomechanismus:** Ungenügende Transport- und Transformationsfunktion der Milz infolge Anhäufung von Feuchtigkeit im mittleren der *San Jiao*
- **Symptome:** Spannung im Thorax und Epigastrium, Übelkeit, Brechreiz, lockere Stühle, intermittierendes Fieber, kein Durst oder wenig Durst mit Lust auf wenig warme Getränke, trüber Urin. **Zunge:** Weißer, klebriger Belag
- **Therapieprinzipien:** Trocknung und Auflösung der Feuchtigkeit

Rezept: *Lei Shi Fan Xiang Huan Zhuo Fa* (Maciocia ➡ S. 864)

Anhäufung von Feuchtigkeit in der Blase

- **Pathomechanismus:** Störung der Blasenfunktion im Wassermetabolismus durch Feuchtigkeitsretention
- **Symptome:** Dysurie oder erschwerte Miktion, Spannung und Hitze im Kopf, Übelkeit und Erbrechen, Durst, kann aber nur kleine Mengen Flüssigkeit trinken. **Zunge:** Weißer, klebriger Zungenbelag
- **Therapieprinzipien:** Feuchtigkeit ausleiten

Rezept: *Fu Ling Pi Tang* (➡ Maciocia S. 859)

Störung der Transportfunktion des Dickdarms infolge Feuchtigkeitsretention

- **Pathomechanismus:** Störung der Transportfunktion des Dickdarms durch *Qi*-Stagnation infolge von Feuchtigkeitsretention
- **Symptome:** Bretthartes Abdomen, Obstipation. **Zunge:** Dicker, klebriger Belag
- **Therapieprinzipien:** *Qi*-Zirkulation im Dickdarm unterstützen, Feuchtigkeit über die Blase eliminieren

9

Rezept: *Xuan Qing Dao Zhu Tang* (nach Prof. Liu, Kursskript S. 101) enthält: Polyporus *(Zhu Ling)* 15 g, Poria alba *(Fu Ling)* 15 g, Calcitum *(Han Shui Shi)* 18 g, Excrementum Bombycis mori *(Can Sha)* 12 g, Spinae Glediciae *(Zao Jiao Zi)* 9 g

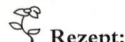 Feuchtigkeit und Hitze im *Qi*-Stadium zu gleichen Anteilen

Qi-Stagnation durch Feuchte-Hitze

- **Pathomechanismus:** *Qi*-Stagnation, Transformation von Feuchte-Hitze in Toxine
- **Symptome:** Schmerzen und Schlappheit am Körper, Halsschmerzen, Spannung in der Brust und Abdomen, Übelkeit, Erbrechen, Gelbsucht, Durst, spärlicher, gelber Urin. **Zunge:** Gelblicher, klebriger Belag
- **Therapieprinzipien:** Hitze klären, Toxine eliminieren, Feuchtigkeit auflösen

Rezept: *Gan Lu Xiao Du Dan* (➡ BB: S. 203, EBB: S. 187)

Anhäufung von Feuchtigkeit im mittleren der San Jiao

- **Pathomechanismus:** Obstruktion der *Qi*-Zirkulation durch Feuchtigkeit im mittleren der *San Jiao* infolge Feuchte-Hitze
- **Symptome:** Spannung im Thorax und Abdomen, Übelkeit und Erbrechen, Fieber wird nicht reduziert durch Schwitzen, Durst, Unruhe, spärlicher Urin. **Zunge:** Gelblicher, klebriger Belag
- **Theapieprinzipien**: Hitze klären, Feuchtigkeit auflösen

Rezept: *Wang Shi Lian Po Yin* (nach Prof. Liu, Kursskript S. 103) enthält: Rz. Coptidis *(Huang Lian)* 3 g, Cx. Magnoliae *(Hou Po)* 3 g, Rz. Acori Graminei *(Shi Chang Pu)* 3 g, Rz. Pinelliae *(Ban Xia)* 3 g, Sm. Sojae Praeparatae *(Dan Dou Shi)* 9 g, Fr. Gardeniae *(Zhi Zi)* 9 g

Trübung des Perikards durch Schleim infolge Feuchte-Hitze

- **Pathomechanismus:** Schleim infolge Feuchte-Hitze trübt das Perikard
- **Symptome:** Bewusstseinstrübung, Bewusstlosigkeit, Delirium, Fieber. **Zunge:** Gelber, klebriger Belag. **Puls:** Weich *(Rou)*, beschleunigt *(Shuo)*
- **Therapieprinzipien:** Hitze klären, Feuchtigkeit auflösen, Schleim eliminieren, Bewusstsein wiederherstellen

Rezept: *Chang Pu Yu Jin Tang* (nach Prof. Liu, Kursskript S. 104) enthält: Rz. Acori Graminei *(Shi Chang Pu)* 9 g, Tb. Curcumae *(Yu Jin)* 6 g, Fr. Forsythiae *(Lian Qiao)* 6 g, Fr. Gardeniae Jasminoides *(Zhi Zi)* 9 g, Caulis Moutong/Caulis Hocquartiae *(Mu Tong* ➡ Hinweis S. 399 beachten*)* 4.5 g, Hb. Lophateri Gracilis *(Dan Zhu Ye)* 9 g, Cx. Moutan *(Mu Dan Pi)* 9 g, Succus Bambusae *(Zhu Li)* 15 g, Medulla Junci Effusi *(Deng Xin Cao)* 6 g, Pivot Pille (Patentmedizin zur Wiederbelebung) *(Yu Shu Dan)* 1.5 g.

Feuchte-Hitze im *Qi*-Stadium mit Überwiegen von Hitze

Entspricht (➡ 9.5.8) Sommer-Hitze und Feuchtigkeit im *Wei*- und *Qi*-Stadium

Anhäufung von Hitze und Feuchtigkeit im mittleren der *San Jiao*

Rezept: *Bai Hu Jia Cang Zhu Tang* (➡ BB: S. 74, EBB: S. 72).

 Persistierende Feuchtigkeit und Hitze

Persistierende Feuchte-Hitze

- **Pathomechanismus:** Unvollständige Erholung von Milz und Magen infolge Feuchte-Hitze
- **Symptome:** Leichte Spannung im Epigastrium, Hunger, aber appetitlos. **Zunge:** Leicht klebriger Zungenbelag
- **Therapieprinzipien:** Feuchtigkeit eliminieren

Rezept: *Wu Ye Lu Gen Tang* (nach Prof. Liu, Kursskript S. 105) enthält: Hb. Agastache *(Huo Xiang Ye)* 9 g, Hb. Menthae *(Bo He Ye)* 3 g, Hb. Agrimoniae *(Xian He Ye)* 9 g, Fo. Eryobothryae *(Pi Pa Ye)* 6 g, Hb. Eupatorii *(Pei Lan Ye)* 9 g, Rz. Phragmitis *(Lu Gen)* 6 g, Sm. Benincasae *(Dong Gua Zi)* 6 g.

 Feuchte-Hitze im *Ying*- und *Xue*-Stadium

Darmblutung

- **Pathomechanismus:** Schädigung der Netzgefäße des Dickdarms durch Feuer-Toxin
- **Symptome:** Hohes Fieber, Unruhe, hellrote Blutung mit Stuhl vermengt. **Zunge**: Tiefhellroter Zungenkörper
- **Therapieprinzipien:** Blut kühlen, Toxine eliminieren, Blutung stoppen

 Rezept: *Xi Jiao Di Huang Tang* (➡ BB: S. 79, EBB: S. 76)

Kollaps des *Yang-Qi* mit massiver Blutung

- **Symptome**: Persistierende Blutung, blasses glanzloses Gesicht, profuses Schwitzen, kalte Extremitäten. **Zunge:** Blass. **Puls:** Fadenförmig, dünn *(Xi)*
- **Pathomechanismus:** Blutung infolge Kollaps des *Yang-Qi*
- **Therapieprinzipien:** *Qi* tonisieren, Kollaps beheben

 Rezept: *Du Shen Tang* (➡ BB: S. 252, EBB: S. 229)

9.5.10 Syndrome bei inkubativer Sommer-Hitze *(Fu-Shu)*

Entstehungsform: Erkrankung im Herbst nach Inkubation von Sommer-Hitze und durch einen zusätzlichen Faktor (Trigger) *(Fu Xi Wen Bing* ➡ 9.5.1, Kasten, S. 582)

 Akupunktur: ➡ 9.5.5

9

Inkubative Sommer-Hitze im *Wei-* und *Qi*-Stadium (*Ying-Stadium*)

Koexistenz von *Wei*-Stadium und *Qi*-Stadium

- **Pathomechanismus**: Sommer-Hitze wird induziert durch Wind-Kälte
- **Symptome:** Fieber, Kälteaversion, Kopfschmerzen, Zerschlagenheit, kein Schweiß, Unruhe, Durst, spärlicher dunkler, gelber Urin, Spannung im Thorax. **Zunge:** Klebriger Belag. **Puls:** Weich *(Ruo)*, beschleunigt *(Shuo)*
- **Therapieprinzipien:** Elimination des äußeren Krankheitsbildes durch warme scharfe Kräuter, Klärung der Sommer-Hitze durch bittere kalte Kräuter, Feuchtigkeit auflösen durch bittere, warme Kräuter

Rezept: *Huang Lian Xiang Ru Yin* (nach Prof. Liu, Kursskript S. 109) enthält: Rz. Coptidis *(Huang Lian)* 1.5 g, Hb. Elsholtziae *(Xiang Ru)* 6 g, Sm. Dolichoris Lablab *(Bai Bian Dou)* 6 g, Cx. Magnoliae *(Hou Po)* 6 g

Koexistenz von *Wei-* und *Ying*-Stadium

- **Pathomechanismus:** Wind-Hitze induziert die inkubierte Sommer-Hitze und schädigt das *Ying*
- **Symptome:** Unruhe, trockener Mund, Fieber, Kälteaversion, Kopfschmerzen, leichtes Schwitzen. **Zunge:** Rot, wenig Belag
- **Therapieprinzipien:** Die Oberfläche befreien durch kühle scharfe Kräuter, Sommer-Hitze vom *Ying* klären

Rezept: *Yin Qiao San* (➡ 8.2.3.b) und zusätzlich Rx. Rehmanniae vir. *(Sheng Di Huang)*, Rx. Paeoniae rubrae *(Chae Shao Yao)*, Rx. Ophiopogonis *(Mai Men Dong)*, Cx. Moutan Radicis *(Mai Men Dong)*

Inkubative Sommer-Hitze im *Qi*-Stadium

Sommer-Hitze und Feuchtigkeit im *Shaoyang-San-Jiao*

- **Pathomechanismus:** Anhäufung von Sommer-Hitze und Feuchtigkeit im *Shaoyang-San-Jiao* führt zu *Qi*-Blockade
- **Symptome:** Irreguläres wechselndes Fieber und Frösteln, Fieber überwiegt, Spannung im Brustkorb, Durst, Unruhe, Nachmittagsfieber mit Verschlimmerung am Abend, besser nach leichtem Schwitzen. **Zunge:** Klebriger, gelblicher Zungenbelag
- **Therapieprinzipien:** Sommer-Hitze klären, Feuchtigkeit auflösen

Rezept: *Hao Qin Qing Dan Tang* (➡ BB: S. 154, EBB: S. 141; 9.5.9), Syndrom bei Feuchte-Hitze: Anhäufung von Feuchtigkeit im *Shaoyang-San-Jiao*
Cave: Differenzierung zu Malaria wichtig.

Feuchte-Hitze kombiniert mit Nahrungsstau im Magen und Dickdarm

- **Pathomechanismus:** Feuchtigkeitsretention im Magen und Dickdarm führt zu Störung des Transportmechanismus im Dickdarm und zu gegenläufigem Magen-*Qi*

- **Symptome:** Hitzegefühl in Brust und Abdomen, Übelkeit, Erbrechen, weiche Stühle, Stuhlfarbe in hellgelb, unangenehmes Gefühl nach Stuhlgang. **Zunge:** Gelblicher, klebriger Belag
- **Therapieprinzipien:** Feuchtigkeit durch leichtes Abführen entfernen, Hitze klären und Feuchtigkeit auflösen

Rezept: *Zhi Shi Dao Zhi Tang* (➡ BB: S. 505, EBB: S. 460)

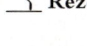

Inkubative Sommer-Hitze im *Ying*- und *Xue*-Stadium

Verlagerung der Sommer-Hitze vom Herz und *Ying*-Stadium in den Dünndarm

- **Pathomechanismus:** Verlagerung der Sommer-Hitze vom Herz und *Ying*-Stadium in den Dünndarm
- **Symptome:** Fieber am Tag niedrig, am Abend hoch, Unruhe und Schlaflosigkeit, trockener Mund ohne Durst, spärlicher, dunkler, gelber Urin, Hitze und Schmerzen bei der Miktion
- **Therapieprinzipien:** Sommer-Hitze im Herz klären, *Ying*-Stadium kühlen, Hitze im Dünndarm reduzieren durch Diurese

Rezept: *Dao Chi Qing Xin Tang* (nach Prof. Liu, Kursskript S. 112) enthält: Rx. Rehmanniae viride *(Sheng Di Huang)* 18 g, Pararadicis Poriae *(Fu Shen)* 6 g, Caulis Mutong/Caulis Hocquartiae *(Mu Tong* ➡ Hinweis S. 399) 1.5 g, Rx. Ophiopogonis *(Mai Men Dong)* 3 g, Cx. Moutan *(Mu Dan Pi)* 6 g, Caulis Lophateri Gracilis *(Dan Zhu Ye)* 4.5 g, Plumula Nelumbinis *(Lian Zi Xin)* 30 Stück, Medulla Junci Effusi getrocknet mit Cinnabar *(Deng Xin Cao)* 28 Stück, Benefit the basal powder *(Yi Yuan San)* 9 g, Kinderurin *(Tong Bian)* 1 Tasse.

Blockade des Perikards durch Sommer-Hitze mit Obstruktion der Netzgefäße

- **Pathomechanismus:** Blockade des Perikards durch Sommer-Hitze mit Obstruktion der Netzgefäße
- **Symptome:** Fieber schlimmer am Abend, Bewusstseinsverlust, Delirium, Patient wünscht mit Wasser zu gurgeln, kann es aber nicht trinken. **Zunge:** Rot oder purpurrot, belaglos, wirkt trocken, fühlt sich feucht an
- **Therapieprinzipien:** Sommer-Hitze im *Ying*- und *Xue*-Stadium klären, Bewusstsein wiederherstellen, Obstruktion lösen

Rezept: *Xi Di Qing Luo Yin* (nach Prof. Liu, Kursskript S. 113) enthält: Cornu Rhinoceri liquidus *(Xi Jiao Zhi)* vier Löffel (**Cave:** Artenschutz*)*, Cx. Moutan *(Mu Dan Pi)* 6 g, Fr. Forsythiae *(Lian Qiao)* 4.5 g, Succus Bambusae *(Zhu Li)* zwei Holzlöffel, Rx. Rehmanniae viride *(Sheng Di Huang)* 24 g, Sm. Persicae *(Tao Ren)* neun Stück, Rx. Paeoniae Rubrae *(Chi Shao Yao)* 4.5 g, Rz. Imperatae *(Bai Mao Gen)* 30 g, Medulla Junci Effusi *(Deng Xin Cao)* fünf Stück, Succus Rz. Acori Graminei *(Xian Shi Chang Pu)* zwei Löffel, Succus Rz. Zingiberis viride *(Sheng Jiang Zi)* zwei Tropfen.

9

9.5.11 Syndrome bei Herbst-Trockenheit *(Qiu-Zao)*

Entstehungsform: Eindringen von Wärme- oder Kälte-Trockenheit im Herbst *(Xin Gan Wen Bing* ➡ 9.5.1, Kasten, S. 582)

Trockenheit im *Wei*-Stadium

Wärme-Trockenheit des *Wei*-Stadiums

- **Pathomechanismus:** Trockene Hitze attackiert das *Wei*-Stadium und die Lunge mit Eintrocknung der Säfte
- **Symptome:** Fieber, leichte Kälteaversion, Kopfschmerzen, leichtes Schwitzen, Husten mit wenig Auswurf, trockene Kehle, trockene Nase, Durst. **Zunge:** Rot, weißer Belag, verminderter Speichel
- **Therapieprinzipien:** Trockene Hitze aus dem *Wei*-Stadium und der Lunge ausleiten

 Rezept: *Sang Xing San* (➡ 8.2.7).

Kälte-Trockenheit des *Wei*-Stadiums

- **Pathomechanismus:** Unfähigkeit der Lunge, die Körperflüssigkeit zu verteilen, Schädigung des *Wei*-Stadium durch Kälte-Trockenheit
- **Symptome:** Fieber, Kälteaversion, Kopfschmerz, kein Schweiß, trockene Kehle und Lippen, verstopfte Nase, Husten mit dünnem Auswurf
- **Therapieprinzipien:** Verteilungsfunktion der Lunge unterstützen, die Oberfläche befreien

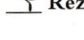 **Rezept:** *Xing Su San* (➡ BB: S. 172, EBB: S. 158).

Trockenheit im *Qi*-Stadium

Mangelhafte Versorgung der oberen Körperöffnungen wegen Hitze-Trockenheit

- **Pathomechanismus:** Hitze-Trockenheit wandelt sich in Feuer um und attackiert die oberen Körperöffnungen
- **Symptome:** Tinnitus, trockene Augen, Halsschmerzen, Gingivaschwellung
- **Therapieprinzipien:** Feuer ableiten im oberen der *San Jiao*, Hitze-Trockenheit zerstreuen

Rezept: *Qiao He Tang* (nach Prof. Liu, Kursskript S. 118) enthält: Hb. Menthae *(Bo He)* 4.5 g, Fr. Forsythiae *(Lian Qiao)* 4.5 g, Cutis Fr. Gardeniae *(Zhi Zi Pi)* 4.5 g, Rx. Platycodi *(Jie Geng)* 9 g, Cutis Sm. Phaseoli *(Lu Dou Pi)* 6 g, Rx. Glycyrrhizae *(Gan Cao)* 3 g.

Schädigung der Lunge durch Hitze-Trockenheit

- **Pathogenese:** Trockenheit verwandelt sich in Hitze und schädigt das *Yin* und die Säfte der Lunge

- **Symptome:** Fieber, trockene Nase und Kehle, Durst, Unruhe, trockener Husten, Dyspnoe, Thoraxschmerz. **Zunge:** Dünner, trockener Belag
- **Therapieprinzipien:** Hitze-Trockenheit der Lunge klären, das *Yin* der Lunge nähren

 Rezept: *Qing Zao Jiu Fei Tang* (➡ BB: S. 174, EBB: S. 160).

Schädigung des Lungen- und Magen-*Yin*

- **Pathomechanismus:** Übertragung von trockener Hitze ins Körperinnere mit Schädigung der Säfte von Lunge und Magen
- **Symptome:** Leichtes Fieber, starker trockener Husten, trockener Mund und trockene Zunge, Durst
- **Therapieprinzipien:** *Yin* nähren, die Säfte von Lunge und Magen unterstützen

 Rezept: *Sha Shen Mai Dong Tang* (➡ BB: S. 175, EBB: S.161) und *Wu Zhi Yin* (nach Prof. Liu, Kursskript S. 119); enthält Saft von Tb. Ophiopogonis *(Mai Men Dong)*, Rz. Phragmitis *(Lu Gen)*, Birnen, Wasserkastanien, *Lian Zi* (Lotus)

Schädigung der Netzgefäße der Lunge und Verlagerung der Hitze den Dickdarm

- **Pathomechanismus:** Hämoptyse wegen Schädigung der Netzgefäße der Lunge durch Hitze, Trockenheit mit Diarrhö wegen Verlagerung der Hitze von der Lunge in den Dickdarm
- **Symptome:** Jucken in der Kehle, dickflüssiger Auswurf mit etwas Blut, Thoraxschmerzen, Hitzegefühl im Adomen, Diarrhö
- **Therapieprinzipien:** *Yin* nähren, Trockenheit befeuchten, Hitze klären, Feuer reduzieren, um die Blutung zu stoppen.

 Rezept: *E Jiao Huang Qin Tang* (nach Prof. Liu, Kursskript S. 120) enthält: Gelatinum Corii Asini *(E Jiao)* 9 g, Rx. Scutellariae *(Huang Qin)* 9 g, Sm. Pruni Armeniacae *(Xing Ren)* 6 g, Cx. Mori Radicis *(Sang Bai Pi)* 6 g, Rx. Paeoniae Albae *(Bai Shao Yao)* 3 g, Hb. Plantaginis *(Che Qian Cao)* 15 g, Rx. Glycyrrhizae *(Gan Cao)* 2.4 g, Kandiszucker *(Gan Zhi Shao)* 15 g.

Trockenheit der Lunge und Blockade des Dickdarms

- **Pathomechanismus:** Säftemangel im Dickdarm wegen Unfähigkeit der Lunge, die Flüssigkeiten zu verteilen
- **Symptome:** Schwierigkeiten beim Abhusten, viel Sputum, Spannung im Abdomen und Obstipation
- **Theapieprinzipien:** Verteilende und absenkende Funktion der Lunge unterstützen, Schleim lösen, den Dickdarm befeuchten und die Darmtätigkeit anregen

 Rezept: *Wu Ren Ju Pi Tang* = *Wu Ren Wan* (➡ BB: S. 136, EBB: S. 124)

9

Therapiegrundlagen

C. FOCKS

10

10.1	**Allgemeine Therapieprinzipien**	608
10.1.1	Yin-/Yang-Regulation	608
10.1.2	Wurzel *(Ben)* – Zweig *(Biao)*	608
10.1.3	Abwehrkraftstärkung und Pathogenelimination	609
10.1.4	Umgebungsfaktoren	610
10.2	**Spezielle Therapiemethoden und -prinzipien**	610
10.2.1	Schwitzen induzieren *(Han Fa)*	610
10.2.2	Hitze und Feuer klären *(Qing Fa)*	611
10.2.3	Erbrechen induzieren *(Tu Fa)*	613
10.2.4	Nach unten abführen *(Xia Fa)*	614
10.2.5	Harmonisieren *(He Fa)*	617
10.2.6	Erwärmen *(Wen Fa)*	618
10.2.7	Stärken bei Mangelzuständen *(Bu Fa)*	620
10.2.8	Klumpen und Stauungen lösen *(Xiao Fa)*	621
10.2.9	Weitere wichtige Therapieprinzipien	626
10.3	**Kriterien der Punktauswahl**	628
10.3.1	Auswahl von Lokal-, Regional- und Fernpunkten	628
10.3.2	Punktauswahl nach betroffenem Meridian	630
10.3.3	Symptomatische Punktauswahl	631
10.3.4	Punktauswahl nach Organ-*Qi*-Fluss	632
10.3.5	Punktauswahl nach den fünf Wandlungsphasen	632
10.4	**Spezifische Punkte**	635
10.4.1	Ursprungs-*Yuan-Qi*-Punkte *(Yuan Xue)*	635
10.4.2	Durchgangs-*Luo*-Punkte *(Luo Xue)*	636
10.4.3	Spalten-*Xi*-Punkte *(Xi Xue)*	637
10.4.4	Rücken-Transport-*Shu*-Punkte *(Bei Shu Xue)*	638
10.4.5	Alarm-*Mu*-Punkte *(Mu Xue)*	638
10.4.6	Fünf Transport-*Shu*-Punkte *(Wu Shu Xue)*	639

10.4.7	Einflussreiche-*Hui*-Punkte der acht Gewebearten *(Ba Hui Xue)*	641
10.4.8	Untere-Meer-*Xiahe*-Punkte *(Xia He Xue)*	642
10.4.9	Kreuzungs-*Jiaohui*-Punkte *(Jiao Hui Xue)*	642
10.4.10	Meisterpunkte der Regionen	642
10.4.11	Himmelsfensterpunkte	642
10.4.12	Punkte der vier Meere	644
10.4.13	Zwölf „Heavenly Star Points" von *Ma Dan-Yang*	644
10.5	**Prinzipien der Punktkombination**	645
10.5.1	Grundregeln	645
10.5.2	Lokal-/Fernpunktkombination	646
10.5.3	Vorne-/Hinten-Kombination	646
10.5.4	Innen-/Außen-Kombination	647
10.5.5	Oben-/Unten-Kombination	648
10.5.6	Links-/Rechts-Kombination	648
10.5.7	Kettenschloss-Kombination	649
10.5.8	Behandlung nach der Organuhr	649

10

10.1 Allgemeine Therapieprinzipien

10.1.1 Yin-Yang-Regulation

Fundamentales Therapieprinzip, da nach TCM jede Erkrankung letztendlich auf einem Yin-Yang-Ungleichgewicht (➤ 3.1.1) beruht. Als „normale Behandlung" *(Zheng Zhi)* wird in der TCM ein antagonistisches Prinzip angewendet. Sie benutzt Strategien und Arzneien, die von ihrer Natur das Gegenteil der Erkrankung sind.

- Bei *Yang*-Überschuss mit *Yin* (z. B. Kälte) behandeln
- Bei *Yin*-Überschuss mit *Yang* (z. B. Wärme) behandeln
- Bei *Yang*-Überschuss durch *Yin*-Mangel das *Yin* stärken, damit *Yang* wieder kontrolliert werden kann
- Bei *Yin*-Überschuss durch *Yang*-Mangel das *Yang* stärken, damit *Yin* wieder kontrolliert werden kann (z. B. Moxa)
- Bei *Yin*- und *Yang*-Mangel beide gleichzeitig stärken. *Cave:* Einige Erkrankungen zeigen falsche Zeichen, z. B. Pseudo-Fülle-Symptome bei „Wahrem Mangel" oder „Pseudo-Hitze" bei zugrunde liegendem Kälte-Syndrom (➤ 4.1.3, 9.1.2). Es muss entsprechend die zugrunde liegende Erkrankung behandelt werden.

10.1.2 Wurzel *(Ben)* – Zweig *(Biao)*

Wurzel-*Ben* entspricht der Ätiologie der Erkrankung, Zweig-*Biao* entspricht der klinischen Manifestation (äußerem Symptom); die Stärke des Aufrechten-*Zheng-Qi* (Resistenzkraft des Körpers ➤ 3.3.1) ist die Wurzel, die Stärke des pathogenen Faktors entspricht dem Zweig (➤ 10.1.3). Bezogen auf den Krankheitsverlauf entspricht die einer Erkrankung zugrunde liegende Primärerkrankung der Wurzel und die sekundären Komplikationen dem Zweig. Betrachtet man den Sitz der Erkrankung, so ist der innere Aspekt die Wurzel, der äußere Aspekt der Zweig.

Unterschiedliche Therapieprinzipien je nach Krankheitsverlauf:

- Nur die Wurzel-*Ben* therapieren: Nur bei nicht schwergradiger klinischer Manifestation, meist bei chronischen Erkrankungen
- Gleichzeitig Wurzel-*Ben* und Zweig-*Biao* therapieren: Chronische Erkrankungen mit schwergradiger klinischer Manifestation, im Praxisalltag häufig angewendet bei inneren Mustern. *Cave:* Bei äußeren Syndromen sollte zuerst der pathogene Faktor vertrieben werden
- Zunächst den Zweig-*Biao* (Symptome), dann die Wurzel-*Ben* (Ursache) behandeln: Akutfälle mit schwergradiger klinischer Manifestation, die zuerst eine Symptombehandlung erfordern (z. B. akute Blutung oder Erbrechen).

Praxistipp

In der Praxis finden sich oft komplexe Fälle. Es können sowohl mehrere Wurzeln als auch mehrere Manifestationen nebeneinander bestehen:

Beispiel

Es finden sich mehrere verschiedene Wurzeln mit unterschiedlichen Manifestationen. Diese können auch interagieren und das klinische Bild weiter verkomplizieren.

Therapie: Bei mehr als einer Wurzel muss auch jede einzelne gesondert behandelt werden.

Beispiel

Eine Wurzel verursacht unterschiedliche Manifestationen.

Therapie: Die gemeinsame Wurzel behandeln

Beispiel

Bei einem Trauma können Wurzel und Manifestation zusammenfallen (z. B. Knieunfall).

10.1.3 Abwehrkraftstärkung und Pathogenelimination

Der Kampf zwischen Aufrechtem-*Zheng-Qi* und den pathogenen Faktoren (*Xie-Qi* ➡ 3.6.1) bestimmt den Krankheitsverlauf. Das Aufrechte-*Zheng-Qi* (➡ 3.3.1) entspricht dabei nach TCM der Resistenzkraft des Körpers.
Fülle- bzw. Mangel-Syndrom geben jeweils Hinweise auf den Krankheitszustand:

- **Fülle-Syndrom** (➡ 9.1.2): Anwesenheit eines pathogenen Faktors bei intaktem Aufrechtem-*Zheng-Qi*
- **Mangel-Syndrom** (➡ 9.1.2): Schwäche des Aufrechten-*Zheng-Qi*, kein pathogener Faktor anwesend
- **Fülle-Mangel-Syndrom** (➡ 9.1.2): Schwäche des Aufrechten-*Zheng-Qi* bei Anwesenheit eines pathogenen Faktors.

Klinische Anwendung

- *Aufrechtes-Zheng-Qi stärken:* Bei reinen Mangel-Syndromen, bei Fülle-Mangel-Syndromen mit Überwiegen des Mangels. Therapeutische Prinzipien: Stärkende Nadeltechnik oder Moxibustion; *cave:* Keine Moxibustion bei *Yin*-Mangel mit Hitzezeichen (➡ Tab. 9.4). Bei starkem pathogenem Faktor immer zuerst Pathogenelimination, um zu verhindern, dass der Faktor noch tiefer ins Innere dringt
- *Pathogene Faktoren vertreiben:* Bei reinen Fülle-Syndromen. Therapeutische Prinzipien: Ableitende Nadeltechnik, Mikroaderlass mit Dreikantnadel (➡ 5.1.12), Schröpfen (➡ 5.3)
- *Erst Aufrechtes-Zheng-Qi stärken, dann pathogene Faktoren vertreiben:* Nur bei Außen-Syndrom (➡ 9.1.4) bei sehr geschwächtem Patienten mit schwachem pathogenem Faktor (sehr seltene Anwendung). *Cave:* Bei starkem pathogenem Faktor immer zuerst Pathogenelimination
- *Erst pathogene Faktoren vertreiben, dann Aufrechtes-Zheng-Qi stärken:* Bei Außen- und Innen-Syndrom, akuten und chronischen Erkrankungen mit pathogenem Faktor (bei Fülle- und Fülle-Mangel-Syndromen)
- *Gleichzeitig Aufrechtes-Zheng-Qi stärken und pathogene Faktoren vertreiben:* Bei inneren Erkrankungen bei Anwesenheit eines pathogenen Faktors und schwachem Aufrechtem-*Zheng-Qi*.

10

10.1.4 Umgebungsfaktoren

- **Klimatische/saisonale Faktoren:** Im Frühling/Sommer greifen pathogene Faktoren den Körper eher oberflächlich (Hautschicht) an (dann oberflächlicher nadeln); im Herbst/Winter werden eher tiefere Schichten (Muskel-, Sehnen- und Knochenschichten) angegriffen (dann tiefer nadeln)
- **Geographische Faktoren:** z.B. in Berggegenden häufiger Erkrankungen durch pathogenen Faktor Wind und Kälte (eher Moxa in der Therapie einsetzen), in tropischen Gegenden vermehrt durch pathogenen Faktor Feuchtigkeit und Hitze (eher Akupunktur, Schröpfen, Mikroaderlass).

10.2 Spezielle Therapiemethoden und -prinzipien

Nach der TCM sind acht therapeutische Grundtechniken (➡ 10.2.1–10.2.8) und über 230 verschiedene Therapieprinzipien möglich.

10.2.1 Schwitzen induzieren *(Han Fa)*

- **Funkt.:** Öffnet die Schweißporen und vertreibt äußere pathogene Faktoren von der Körperoberfläche. Nach dem *Huang Di Nei Jing* (Kapitel 5): „Wenn es in (der Ebene) der Haut ist, verwende Schwitzen, um es herausfließen zu lassen."
- **Indik.:** Bei allen Außen-Syndromen (➡ Tab. 9.3, 9.5), bei denen sich der pathogene Faktor in der Körperoberfläche (Außenschicht) befindet. Beispiel: Anfangsstadium einer Erkältungskrankheit (➡ 9.4, 9.5, 11.3.4, 11.3.5).
- **KI:** Alle Erkrankungen mit weiter ins Innere vorgedrungenem pathogenem Faktor, bei schwergradiger Gastroenteritis, Patienten mit Hämorrhagie, ausgedehnten Dermatosen und Blutungen. *Cave:* Eingeschränkte Anwendungsmöglichkeit bei Sommer-Hitze, da Schweißporen bereits geöffnet.

10

Schwitzen induzieren und die Körperoberfläche befreien

Indik.: Außen-Kälte-Syndrom (➡ Tab. 9.5, 11.3.4, 9.4.1) mit starker Kälteaversion ohne Schweißbildung

Akupunktur: Ni 7 − *(Fuliu)*, Di 4 + *(Hegu)*: Fördern das Schwitzen (Hauptpunkte); zusätzlich **Du 14** *(Dazhui)*, **Du 16** *(Fengfu)*, **Gb 20** *(Fengchi)*, **Bl 12** *(Fengmen)*, **Bl 13** *(Feishu)*

Rezept: Kräuter warmer-scharfer Natur (➡ 8.1.2.a) zur Elimination äußerer pathogener Faktoren. Typisches Rezept: *Ma Huang Tang* (➡ 8.2.3.a), *Gui Zhi Tang* (➡ 8.2.3.a), *Jing Fang Bai Du San* (➡ 8.2.3.c).

Schwitzen induzieren und Hitze klären

Indik.: Außen-Hitze-Syndrom (➡ Tab. 9.5; 9.5, 11.3.5)

Akupunktur: Ni 7 − *(Fuliu)*, Di 4 + *(Hegu)* fördern das Schwitzen (Hauptpunkte); zusätzlich **Dü 3** *(Houxi)*, **SJ 5** *(Waiguan)*, **Lu 10** *(Yuji)*, **Du 14** *(Dazhui)*, **Di 11** *(Quchi)*, **Lu 5** *(Chize)*: Leiten äußere Hitze aus

Rezept: Kräuter kalter-scharfer Natur (➡ 8.1.2.b) zur Elimination äußerer pathogener Faktoren. Typisches Rezept: *Yin Qiao San* (➡ 8.2.3.b), *Sang Ju Yin* (➡ 8.2.3.b).

Schwitzen induzieren und *Qi* stärken

Indik.: Außen-Syndrom (➡ Tab. 9.3) bei *Qi*-Mangel (➡ 9.3.1)

Akupunktur: Zusätzlich zu oben genannten Punkten bei Außen-Kälte- oder Außen-Hitze-Syndrom (keine ableitende Nadeltechnik, Punkte nur mild stimulieren). Punkte zur *Qi*-Tonisierung: **Ma 36 + M** *(Zusanli)*, **Mi 6 + M** *(Sanyinjiao)*, **Ren 6 + M** *(Qihai)*, **Ren 4 + M** *(Guanyuan)*, Moxibustion auf Salz auf **Ren 8** *(Shenque)*

Rezept: *Qi*-stärkende Kräuter (➡ 8.1.13.a), z. B. Rx. Codonopsitis *(Dang Shen)* und Rx. Astragali *(Huang Qi)* in Kombination mit Rezepten zur Elimination pathogener Faktoren (➡ 8.2.3). Typisches Rezept: *Shen Su Yin* (➡ BB: S. 54, EBB: S. 54), *Jing Fang Bai Du San* (➡ 8.2.3.b).

Schwitzen induzieren und *Yin* nähren

Indik.: Außen-Syndrom (➡ Tab. 9.3) bei *Yin*-Mangel (➡ Tab. 9.4)

Akupunktur: Zusätzlich zu oben genannten Punkten bei Außen-Kälte- oder Außen-Hitze-Syndromen organbezogene *Yin*-stärkende Punkte wie z. B. **Ni 3 +** *(Taixi)*, **Mi 6 +** *(Sanyinjiao)*, **Le 5 +** *(Ligou)*, **Lu 9 +** *(Taiyuan)*

Rezept: Kräuter zur Elimination pathogener Faktoren (➡ 8.1.2) z. B. Rx. Puerariae *(Ge Gen)*, Fo. Perillae *(Zi Su Ye)*, Hb. Menthae *(Bo He)* in Kombination mit *Yin* stärkenden Kräutern (➡ 8.1.13.d). Typisches Rezept: *Jia Jian Wei Rui Tang* (➡ BB: S. 58, EBB: S. 57).

10

10.2.2 Hitze und Feuer klären *(Qing Fa)*

- **Funkt.:** Klärt Hitze, erhält die Körperflüssigkeit. Nach dem *Huang Di Nei Jing:* „*Beseitige das, was warm ist. Behandle heiße Krankheiten mit Kälte.*"
- **Indik.:** Hitze-Syndrome (➡ Tab. 9.2), die *Yin* und Körperflüssigkeiten „verbrauchen" (Austrocknungsphänomen). Für alle Probleme, die durch Hitze entstanden sind und weder einen äußeren Zustand noch eine innere „Verklumpung" darstellen.
- **KI:** Geschwächte Patienten mit inneren Mangel-Kälte-Symptomen (z. B. mit weichen Stühlen, Appetitlosigkeit).

Hitze klären und entgiften

Indik.: Alle Fülle-Syndrome durch pathogene Hitze (➡ Tab. 9.4, 3.6.1), die charakterisiert sind durch heiße Rötungen und Schwellungen, Fieber, Spannungsgefühl, Schmerz und Eiterung (*Chuang Yang:* Allgemeiner Begriff für alle geformten, sichtbaren Hautläsionen wie Eiterbeulen, Geschwüre oder Furunkel, charakterisiert durch rasche Entwicklung), Erysipel

Akupunktur: Punktauswahl nach Lokalisation und Natur des Hitze-Faktors, stark ableitend nadeln oder bei extremen Hitze-Symptomen Mikroaderlass der Punkte: **SJ 3 –** *(Zhongzhu)* gegen Hitze in den *San Jiao;* **Dü 3 –** *(Houxi)* bei Augenrötung, dunkelgelbem, konzentriertem Urin; **Ma 45 –** *(Lidui)* gegen Hitze im Magen; **Bl 40** *(Weizhong)* klärt Blut-Hitze; **Di 11 –** *(Quchi)* vertreibt äußere pathogene Hitze.

Rezept: Kühlende und kalte Kräuter zur Hitze-Klärung und Beseitigung von Toxinen (➡ 8.1.3.d). Typisches Rezept: *Huang Lian Jie Du Tang* (➡ 8.2.4.b). *Cave:* Milz-Magen-Disharmonien (z.B. Milz-*Qi*-/Milz-*Yang*-Mangel ➡ 11.5.1, 11.5.2) als NW möglich.

Hitze des *Qi*-Stadiums klären (➡ 9.5.2)

Indik.: Hitze-Erkrankung im *Qi*-(Innere-Abwehr)-Stadium nach der 4-Stadien-Theorie (➡ 9.5.2) mit heftigem (oberflächlichem) Fieber, Durst, trockener Zunge, vollem Puls. **Akupunktur** und **Kräuter:** ➡ 9.5

Blut-Hitze klären

Indik.: Fieberhafte (Hitze-)Erkrankung im *Xue*-(Blut)-Stadium nach der 4-Stadien-Theorie (➡ 9.5.2), Hämorrhagien und makulopapuläre Eruptionen durch Blut-Hitze (➡ 9.3.2, 9.5.2)

Akupunktur: Punktauswahl nach Lokalisation und Natur des pathogenen Faktors: **Lu 10 –** *(Yuji)*, **Bl 17 –** *(Geshu)*, **Bl 40** *(Weizhong)*, **Mi 10 –** *(Xuehai)*, **Di 11 –** *(Quchi)*. Bei fieberhafter Erkrankung ➡ auch 9.5

Rezept: Blut kühlende Kräuter zur Hitzeklärung
Wichtige Kräuter: Rx. Rehmanniae Recens *(Sheng Di Huang)*, Rx. Paeoniae Rubrae *(Chi Shao)*, Cx. Moutan *(Mu Dan Pi)*, Fo. Isatidis oder Daqingje *(Da Qing Ye)*, Rx. Violae Yedoyensis *(Zi Hua Di Ding)* (➡ 8.1.3.b, Rezepte auch ➡ 9.5).

Feuchte-Hitze klären

Indik.: Feuchte-Hitze-Syndrome (➡ 9.3.4) wie Feuchte-Hitze in Leber (➡ 11.7.7) und Gallenblase (➡ 11.8.2, 11.7.7) oder persistierende Hitze bei fieberhaften Erkrankungen (➡ 9.5.2). *Symptome:* Thorakales Völlegefühl, Übelkeit, Appetitverlust, weicher Stuhl oder Obstipation, reichlich seröse Absonderungen bei Hauterkrankungen; *Urin:* Wenig, dunkelgelb; *Zungenbelag:* Schmierig-klebrig, feucht, gelb

Akupunktur: Immer stark ableitende Nadeltechnik, Feuchtigkeit transformierende oder Feuchtigkeit ausleitende Punkte wie **Ma 40** *(Fenglong)* und **Mi 9** *(Yinlingquan)*; **Le 8** *(Ququan)* klärt Feuchte-Hitze vom unteren der *San Jiao,* **Gb 39** *(Xuanzhong,* alternativ *Juegu)* vertreibt Wind-Feuchtigkeit, **Lu 9** *(Taiyuan)* transformiert Schleim; kombinieren mit Hitze klärenden Punkten wie **Lu 5** *(Chize)*, **Di 11** *(Quchi)*, **Bl 40** *(Weizhong)*

- Bei Feuchte-Hitze-Ikterus: *Yang*-Ikterus ➡ 12.6.3
- Diarrhö: Feuchte-Hitze in der Milz (➡ 11.5.6), Feuchte-Hitze im Dickdarm (➡ 11.4.3)

🌿 **Rezept:** *Da Chai Hu Tang* (➡ 8.2.6) bei Feuchte-Hitze in Leber und Gallenblase (➡ 11.7.7). *Yin Chen Hao Tang* (➡ 8.2.8) bei Ikterus durch Feuchte-Hitze. *San Ren Tang* (➡ 8.2.8) bei persistierender Feuchte-Hitze mit Überwiegen der Feuchtigkeit.

Mangel-Hitze klären

Indik.: Fortgeschrittene Stadien fieberhafter (Hitze-)Erkrankungen (➡ 9.5) oder chronische Erkrankungen mit *Yin*-Verbrauch (Dehydratation) und Verweilen der pathogenen Hitze im Inneren (Symptome: Anhaltende subfebrile Temperaturen oder schwankendes Nachmittagsfieber, Wangenrötung, Anorexie, rote oder blutrote Zunge mit wenig Belag)

🪡 **Akupunktur:** Kombination von Punkten, die *Yin* nähren wie **Ni 3 +** *(Taixi)* mit Punkten, die Hitze klären und antipyretisch wirken wie **Di 4** *(Hegu)*, **Le 2** *(Xingjian)*, **Du 14** *(Dazhui)*

🌿 **Rezept:** *Yin*-nährende (➡ 8.1.13.d) und Hitze-klärende (➡ 8.1.3) Kräuter (-rezepte) kombinieren. Typische Rezepte: *Qing Hao Bie Jia Tang* (➡ BB: S. 108, EBB: S. 101), *Qing Gu San* (➡ BB: S. 110, EBB: S. 102).
Bemerkung: Wenn die Mangelzeichen stärker als die Hitzezeichen sind, eher Rezepte verschreiben, die das *Yin* stärken (➡ 8.2.10.d).

10.2.3 Erbrechen induzieren *(Tu Fa)*

- **Funkt.:** Befreit den oberen und mittleren der *San Jiao* von pathogenen Faktoren (➡ 3.6.1), Schleim, Nahrungsstau oder Vergiftungen. *Cave:* Anwendung nur für kurze Zeit bei akuten Erkrankungen. Wird nur noch selten angewendet. Nach dem *Huang Di Nei Jing* (Kapitel 74): *„Wenn es im Oberen ist, führe es nach oben und außen."*
- **KI:** Schwangerschaft, Wochenbett, bei Kindern, alten und/oder geschwächten Patienten, Patienten mit chronischen Erkrankungen, Magenerkrankungen oder anamnestischem Bluterbrechen, Patienten mit Ödemen der unteren Extremität.

10

Erbrechen von Nahrung induzieren

Indik.: Akute Nahrungsstagnation im Magen (➡ 11.6.5) mit schmerzhaftem abdominalem Völle-, Druck- und Spannungsgefühl mit Übelkeit durch unregelmäßiges, wahlloses, gieriges Essen; zur Entgiftung direkt nach Aufnahme toxischer Substanzen. *Cave:* Regeln der Notfallmedizin beachten

🪡 **Akupunktur:** **Pe 6** *(Neiguan)*: 0,75 cm tief einstechen, die Nadel 6-mal stärkend, dann 3-mal ableitend stimulieren; Patient soll währenddessen tief durchatmen. Dann Nadel anheben, um das *Qi* aufsteigen zu lassen. *Cave:* Zur Beendigung des Erbrechens ggf. Stärkung von **Pe 6,** Patient ruhig 36 Atemzüge durchführen lassen, dann Nadel langsam herausziehen und Einstichstelle zudrücken. Wenn keine Besserung: **Ma 36** *(Zusanli)* stärkend nadeln.
Alternative: Stark ableitende Technik an **Ren 12** *(Zhongwan)* und **Ren 22** *(Tiantu)*

Rezept: Vomita wie *Gua Di San* (➥ BB: S. 492, EBB: S. 449). *Cave:* Rezept ist kontraindiziert, wenn die stagnierende Nahrung bereits in den Darm übergegangen ist. Bei nicht nachlassendem Erbrechen korrigierende Gegenmaßnahmen wie kaltes Wasser, kalter Reisschleim oder etwas Ingwersaft.

Schleimauswurf fördern

Indik.: Akute schwergradige Entzündungen im Hals–Rachen-Bereich, „Wind–Hals" *(Hou Feng)* mit übermäßiger Schleimretention (➥ 9.3.4), z.B. bei Peritonsillarabszess, TIA und Apoplex durch Schleim (➥ 12.1.8, 9.3.4) mit Symptomen: Schleim, der Rachen und Diaphragma verstopft, charakterisiert durch rasselnde Atmung, evtl. Bewusstseinstrübung. *Cave:* Regeln der Notfallmedizin beachten

Akupunktur: Ren 22 *(Tiantu)* entfernt Schleim und Trübes vom Hals; **Ren 12** *(Zhongwan)* und **Ma 40** *(Fenglong)* eliminieren Schleim; **Pe 6** *(Neiguan)* bewegt das *Qi* im *Yin Wei Mai* (➥ 6.3.9), klärt das Herz, öffnet den Thorax, unterstützt das Diaphragma.

10.2.4   Nach unten abführen *(Xia Fa)*

Indik.: Ausleitung pathogener Fülle-Faktoren nach unten in Magen und Därme, Beseitigung von Retention und Stagnation von *Qi*, Blut, Schleim und Wasser-Fülle. Nach dem *Huang Di Nei Jing (Kapitel 74): „Wenn es im Unteren voll ist, führe und leite es nach unten … Wenn die Mitte voll ist, leite es im Inneren ab."* Starke Methode; wird bei starken pathogenen Faktoren angewendet.
KI: Alte Patienten, geschwächte Patienten, post partum, Störungen des Flüssigkeitshaushalts, Blut- und Flüssigkeitsverlust, Frauen in der Schwangerschaft und während der Menstruation. *Cave:* Bei übermäßiger Anwendung Schwächung der Körperabwehr (Aufrechtes-*Zheng-Qi*) und Verletzung des Magen-*Qi*; daher absetzen, wenn die gewünschte Wirkung eingetreten ist.

Hitzeanhäufung abführen bei Fülle-Hitze im *Yangming*-Stadium

Indik.: Fülle-Hitze im *Yangming*-Stadium (*Yangming Fu Bian Zheng,* Syndrom nach dem 6-Schichten-Modell ➥ 9.4.3) mit den Symptomen: Starke Obstipation und Flatulenz, Stuhl ist trocken und hart, Spannungs- und Völlegefühl abdominal, die sich durch Druck verschlimmern, Fieber, in schweren Fällen Delirium. *Zungenbelag:* Trocken, gelb oder trocken und schwarz mit Bläschen

Akupunktur: Ma 25 *(Tianshu)*, **SJ 6** *(Zhigou)*, **Ma 36** *(Zusanli)*, **Bl 25** *(Dachangshu)*. Bei Hitze-Syndrom mit Stimulationstechnik „das Kühlende des Himmels einströmen lassen" *(Tou-Tian-Liang* ➥ 5.1.7) anwenden

Rezept: Hauptkraut der purgierenden Kräuter ist Rx. et Rz. Rhei *(Da Huang* ➥ 8.1.4.a). Oft in Kombination mit Natrium sulfuricum *(Mang Xiao* ➥ 8.1.4.a).

Hauptrezept: *Da Cheng Qi Tang* (➡ 8.2.5.a). Weitere Rezepte: *Xiao Cheng Qi Tang* (➡ 8.2.5.a) als gemäßigtere Rezeptur bei relativ leichten Erkrankungen auf der *Yangming*-Ebene und wenn Trockenheit und Füllezeichen nicht so dominant sind oder *Tiao Wei Cheng Qi Tang* (➡ 8.2.5.a) bei leichter Hitze in der *Yangming*-Ebene, bei der das abdominale Spannungs- und Völlegefühl fehlen, aber Reizbarkeit und ein schlüpfriger, schneller Puls bestehen.

Hitzeanhäufung abführen bei Hitzetoxinen

Indik.: Febrile Erkrankungen (➡ 9.5) mit hohem Fieber, Agitation, Bewusstseinstrübung oder Hitze im *Ying*-(Nähr/Bauenergie)-Stadium nach der 4-Stadien-Theorie (➡ 9.5.2) mit Schädigung der Netzgefäße (Blutaustritte) und makulopapuläre Hautausschläge und beim Darmabszess im Frühstadium *(Yong)*

Akupunktur: Bei extremen Hitze-Fülle-Syndromen (➡ Tab. 9.5), bei fieberhaften Erkältungen **Du 14** *(Dazhui)*, **Du 12** *(Shenzhu)*, **Ex-UE 11** *(Shixuan)* mit Mikroaderlaß, **Di 4 −** *(Hegu)*, **Bl 40 −** *(Weizong)*, **Di 11 −** *(Quchi)*, **Gb 34 −** *(Yanglingouan)* **Ex-UE 11** *(Shixuan)* klären Hitze.

Rezept: Hauptkraut, um Hitzetoxine nach unten abzuführen ist Rx. et. Rz. Rhei *(Da Huang* ➡ 8.1.4.a) in Kombination mit Hitze klärenden, entgiftenden und Blut kühlenden Kräutern wie z. B. Rz. Coptidis *(Huang Lian* ➡ 8.1.3.c), Rx. Scutellariae *(Huang Qin* ➡ 8.1.3.c) und Cx. Moutan *(Mu Dan Pi* ➡ 8.1.3.b). Wichtige Rezepte: *Xie Xin Tang* (vor allem Hitze klärend ➡ 8.2.4.c); *Da Huang Mu Dan Tang* (➡ BB: S. 129, EBB: S. 118): Einsatz vor allem bei lokalisierten Schwellungen und Schmerzen im Abdomen im Sinne eines Frühstadiums eines Darmabszesses, der durch Verklumpung von Hitze und Blut im unteren der *San Jiao* verursacht wird

Hitzeanhäufung abführen bei Hitzestau im oberen Körperbereich

10

Indik.: Hitze in Lunge und Magen (➡ 9.5); das Syndrom besteht aus geformter oder angehäufter Hitze im mittleren der *San Jiao* und ungeformter, aufflammender Hitze im oberen der *San Jiao*; *Symptome:* Halsschmerzen und -entzündung, Stomatitis, entzündetes Zahnfleisch, Nasenbluten, thorakale und diaphragmale Hitzesensationen, Obstipation, fauliger Mundgeruch. Loderndes Leber-Feuer (➡ 11.7.4); *Symptome:* Kopfschmerz, Schwindel, delirantes Reden, Gesichtsrötung, Augenrötung, Obstipation, Taubheit, Tinnitus, Reizbarkeit, gelber Zungenbelag

Akupunktur: Immer stark ableitend nadeln
- **Bei Lungen-Magen-Hitze: Ma 44** *(Neiting)*, **Di 4** *(Hegu)*, **SJ 2** *(Yemen)*, **Pe 6** *(Neiguan)*, **Pe 7** *(Daling)*, **Lu 10** *(Yuji)*
- **Bei Leber-Feuer: Le 2 −** *(Xingjian)*, **Ma 44 −** *(Neiting)*, **Du 20** *(Baihui)*, **Ex-HN 3** *(Taiyang)*

Rezept
- **Bei Lungen-Magen-Hitze:** *Liang Ge San* (➡ 8.2.5.a)
- **Bei Leber-Feuer:** *Dang Gui Long Hui Wan* (➡ BB: S. 104, EBB: S. 98), *Geng Yi Wan* (➡ BB: S. 132, EBB: S. 121).

Yang wärmen und Anhäufungen abführen

Indik.: Syndrome mit Anhäufungen, die durch Fülle-Kälte im Inneren entstanden sind und charakterisiert sind durch abdominales Spannungsgefühl und Schmerzen, Obstipation, dicken, klebrigen Zungenbelag oder feuchte Zunge mit weißem Belag und Durstlosigkeit. Andere Syndrome sind charakterisiert durch Milz–*Yang*-Mangel (➡ 11.5.2) mit Kälteanhäufung mit Symptomen wie Kälteaversion, kalte Extremitäten und Durst auf warme Getränke. Schmerzen im Hypochondrium, Frösteln, Stagnation und Akkumulationen

Akupunktur: Ren 12 *(Zhongwan)*, **Ma 36** *(Zusanli)*, **Mi 4** *(Gongsun)*, **Bl 25** *(Dachangshu)*, Moxibustion auf Salz auf **Ren 8** *(Shenque)*

Rezept: *Da Huang Fu Zi Tang* (Kombination aus abführenden und wärmenden Kräutern, ➡ BB: S. 138, EBB: S. 126) bei Anhäufungen durch Fülle-Kälte; *Wen Pi Tang* (➡ BB: S. 139, EBB: S. 127) bei Milz–*Yang*-Mangel mit Kälteanhäufung.

Wasser-Fülle nach außen treiben

Indik.: Bei Fülle-Zuständen, die durch eine Anhäufung von Wasser und Körpersäften entstehen, die das Innere blockieren und sich in den Thorax- und abdominalen Hohlräumen sammeln, z.B. Aszites. Sie sind charakterisiert durch Miktions- und Defäkationsstörungen.

Akupunktur: Diurese fördern durch Punkte wie **Mi 9** *(Yinlingquan)*, **Ren 9** *(Shuifen)*, **Mi 6** *(Sanyinjiao)*, **Mi 4** *(Gongsun)*. **Lu 7** *(Lieque)* reguliert die Wasserpassagen. Evtl. zusätzlich **Ni 7** *(Fuliu)* und **Bl 23** *(Shenshu)*.

Rezept: *Zhou Che Wan* (➡ BB: S. 142, EBB: S. 129); *Kong Xian Dan* (➡ BB: S. 142, EBB: S. 129).

Darm befeuchten und Stuhlgangblockaden auflösen

Indik.: Habituelle Obstipation; Obstipation bei Mangel-Syndrom, im Alter, post partum.

Akupunktur: SJ 6 *(Zhigou)*, **Ma 25** *(Tianshu)*, **Ma 37** *(Shangjuxu)* und **Ma 24** *(Huaroumen)* fördern die Darmentleerung, befeuchten die Därme; ergänzend **Di 4** *(Hegu)*, **Ma 36** *(Zusanli)*, **Bl 25** *(Dachangshu)*, **Mi 15** *(Daheng)*, **Ma 44** *(Neiting)*, **Di 11** *(Quchi)*, **Ni 6** *(Zhaohai)*: Obstipation bei *Yin*- und Flüssigkeitsmangel z.B. durch Mangel-Hitze.

Rezept: *Run Chang Wan* (➡ 8.2.5.b) wirkt mild, gut bei Obstipation durch „entwässerten Darm", z.B. bei alten, geschwächten Patienten, *Yin*-Mangel und Blutverlust; *Ma Zi Ren Wan* (➡ BB: S. 135, EBB: S. 123) bei durch „Hitze entstandene Trockenheit" im Darm.

10

10.2.5   Harmonisieren *(He Fa)*

- **Funkt.:** Reguliert und harmonisiert die (vermittelt zwischen den) energetischen Schichten des Körpers sowie die Funktionen von verschiedenen Organen
- **Indik.:** Fieberhafte Erkrankungen im *Shaoyang*-Stadium (➡ 9.4.2), Energiestörungen im Bereich Holz/Erde (Le/Gb – Mi/Ma)
- **KI:** Außen-Syndrom (➡ Tab. 9.3), bei denen sich der pathogene Faktor nur in der Körperoberfläche (äußere Schicht) befindet und noch nicht im *Shaoyang*-Meridian (➡ 9.4.2). Innen-Syndrom (➡ Tab. 9.3), wenn der pathogene Faktor (*Xie-Qi* ➡ 3.6.1) die tiefste Schicht (die *Zang-Fu*-Organe) erreicht hat und ein Fülle-Hitze- oder Mangel-Kälte-Syndrom (➡ Tab. 9.4) bewirkt.

Innen und Außen energetisch ausgleichen

Indik.: Fieberhafte Erkrankungen im *Shaoyang*-Stadium (➡ 9.4.2, 9.5) durch pathogenen Faktor Hitze oder Kälte, bei dem sich der pathogene Faktor zwischen der oberflächlichen und tiefen Körperschicht befindet (Innen – Außen). Kennzeichen sind Fieber und Frösteln, die sich abwechseln. Pathognomonisch sind ein trockener, bitterer Mundgeschmack und Völlegefühl im Hypochondrium
Akupunktur und **Rezept:** ➡ 9.4.2, 9.5, **typ. Rezept:** *Xiao Chai Hu Tang* (➡ 8.2.6), *Da Chai Hu Tang* (➡ 8.2.6).

Qi regulieren und Stagnation beseitigen

Indik.: Leber-*Qi*-Stauung (➡ 11.7.2) mit *Qi*- und Blut-Stagnation, z.B. bei unregelmäßiger Menstruation (➡ 12.8.9) oder prämenstruellem Syndrom (➡ 12.8.8)

Akupunktur: Le 3 *(Taichong)* und **Le 14** *(Qimen)* fördern den harmonischen Leber-*Qi*-Fluss; **Gb 40** *(Qiuxu)* und **Gb 34** *(Yanglingquan)* bewegen das *Qi* im Gallenblasen-Meridian; **Pe 6** *(Neiguan)* entspannt den Thorax, beseitigt Schmerz, beruhigt den Geist-*Shen*; **Mi 4** *(Gongsun)* stärkt das *Qi*, reguliert Menstruation und Reproduktion; **Mi 6** *(Sanyinjiao)* harmonisiert *Qi* und Blut, gut bei Menstruationsstörungen; **He 7** *(Shenmen)* zusätzlich, um Geist-*Shen* zu beruhigen

Rezept: *Xiao Yao San* (➡ 8.2.6).

Leber und Magen harmonisieren

Indik.: Leber attackiert den Magen (➡ 11.11.19)
Akupunktur und **Rezept:** ➡ 11.11.19.

Leber und Milz harmonisieren

Indik.: Leber attackiert die Milz (➡ 11.11.18)
Akupunktur und **Rezept:** ➡ 11.11.18.

10

Magen und Därme harmonisieren

Indik.: Disharmonien im Gastrointestinaltrakt durch pathogene Faktoren, die in den Magen eingedrungen sind und Mischsyndrome aus Hitze und Kälte und gleichzeitiger Fülle und Mangel gebildet werden. *Symptome:* Fokussiertes Spannungs- und Völlegefühl im Epigastrium, Blähungsgeräusche und Diarrhö

Akupunktur: Ren 12 + *(Zhongwan)*, **Ma 36 +** *(Zusanli)*, **Ma 37** *(Shangjuxu)*, **Ma 25** *(Tianshu)*, **Bl 25** *(Dachangshu)*, **Di 4** *(Hegu)*, **Pe 6** *(Neiguan)*

Rezept: *Ban Xia Xie Xin Tang* (➡ 8.2.6).

10.2.6 Erwärmen *(Wen Fa)*

- **Funkt.:** Wärmt das Innere, macht die Meridiane durchgängig und beseitigt Kälte. Nach dem *Huang Di Nei Jing (Kapitel 74): „Wärme das, was kalt ist, behandle Kälteerkrankungen mit Wärme."*
- **Indik.:** Innen-Kälte-Syndrom (➡ Tab. 9.5)
- **KI:** Pseudokälte-Syndrom (➡ 9.1.3) mit Hitze im Inneren und falschen Kälte-Symptomen außen. Bei Patienten mit *Yin*-Mangel-Zeichen, z.B. rote Zunge, Halstrockenheit. Diarrhö mit Hitzesymptomen. Bei Erkrankungen mit Hämatemesis, Hämaturie, Blut im Stuhl durch Blut-Hitze (➡ 9.3.2).

Die Mitte erwärmen und Kälte vertreiben

Indik.: *Yang*-Mangel-Syndrom, Mangel-Kälte in Milz und Magen wie bei Milz–*Yang*-Mangel (➡ 11.5.2) und/oder Magen–*Qi*-Mangel mit Kälte (➡ 11.6.2), Kälte im Inneren mit Symptomen wie Mattigkeit, Müdigkeit, evtl. auch Kälteaversion, kalte Extremitäten, Diarrhö, Abdominalschmerz (besser durch Druck und Wärme), Magenschmerzen und Erbrechen klarer Flüssigkeit. *Zungenbelag:* Feucht, weißlich. *Puls:* Tief, langsam (Kälte)

Akupunktur: Stärkende Nadeltechnik und Moxibustion an **Ren 12** *(Zhongwan)*, **Ma 25** *(Tianshu)* erwärmen Mitte; Kombination mit **Mi 6** *(Sanyinjiao)*, **Bl 20** *(Pishu)*, **Mi 4** *(Gongsun)*, **Ma 36** *(Zusanli)* stärkt Milz

Rezept: Kombination von die Mitte erwärmenden Kräutern (➡ 8.1.12) wie Rz. Zingiberis exsiccatus *(Gan Jiang)* und Milz und Magen stärkenden Kräutern wie Rz. Atractylodes macroc. *(Bai Zhu)* und Rx. Glycyrrhizae *(Gan Cao)*. Bei Kältezeichen zusätzlich *Yang* erwärmende Kräuter. Typisches Rezept: *Li Zhong Wan* (➡ 8.2.9) wärmt den mittleren der *San Jiao*, beendet Diarrhö; *Wu Zhu Yu Tang* (➡ 8.2.9) wärmt den Magen, beendet Erbrechen. *Cave: Yin*-Schädigung durch längeren Gebrauch von erwärmenden Kräutern („trocknen aus").

Zerstörtes *Yang* retten

Indik.: Extreme *Yang*-Mangel-Syndrome (➡ Tab. 9.4) wie *Yang*-Kollaps (➡ 9.1.1), meist Herz- und Nieren-*Yang*-Mangel. *Symptome:* Kälteaversion, extrem kalte Extremitäten, die Knie werden angezogen, Abfall von Körpertemperatur und Blutdruck, Kaltschweißigkeit. *Puls:* Verschwindend, schwach, dünn

🖊️ **Akupunktur:** Moxibustion an **Ren 4** *(Guanyuan)* und **Ma 36** *(Zusanli)* zur Stärkung von *Yang* und *Qi* sowie an **Du 20** *(Baihui)*, um das *Yang* anzuheben; **Di 4 +** *(Hegu)* unterstützt und bewegt das *Qi*; **Ni 1 +** *(Yongquan)* in extremen Fällen (mit Bewusstseinsverlust) nadeln; **Bl 38 + M** *(Fuxi)* mit **Ma 36 + M** *(Zusanli)* wärmen den mittleren der *San Jiao*

🌿 **Rezept:** Grundlage der Behandlung sind das Innen wärmende, Kälte vertreibende, *Yang* stärkende Kräuter wie Rx. Aconiti praep. *(Fu Zi)*, Cx. Cinnamomi *(Rou Gui)*. Typisches Rezept: *Si Ni Tang* (➡ BB: S. 248, EBB: S. 226).

Yang erwärmen und Diurese fördern

Indik.: *Yang-Qi*-Mangel-Syndrom (➡ Tab. 9.4, z.B. 11.11.11) mit gestörter *Qi*-Transformationsfunktion. *Symptome:* Ödeme der unteren Extremitäten oder im ganzen Körper, häufiger Harndrang mit spärlichem Urin, blasse Gesichtsfarbe, kalte Extremitäten, Kälteaversion, *Zunge:* Blass. *Puls:* Schwach, tief, dünn

🖊️ **Akupunktur: Bl 23 + M** *(Shenshu)*, **Bl 28 + M** *(Pangguangshu)* und **Ren 3 + M** *(Zhongji)* erwärmen Nieren- und Blasen-*Yang*; **Mi 9 +** *(Yinlingquan)* fördert die Diurese (unterstützt damit das „Wasser"); **Bl 67 M** *(Zhiyin)* unterstützt den freien *Qi*-Fluss im unteren der *San Jiao*; **Mi 6 +** *(Sanyinjiao)* bei Kälte-Syndrom

🌿 **Rezept:** Kombination von das Innere wärmenden, Kälte vertreibenden (➡ 8.1.12) mit Feuchtigkeit ausleitenden (➡ 8.1.5) Kräutern: Variation von *Jin Gui Shen Qi Wan* (➡ 8.2.10.e): *Ji Sheng Shen Qi Wan* (➡ 8.2.10.e); *Zhen Wu Tang* (➡ 8.2.8.d).

Meridiane erwärmen und Kälte vertreiben

10

Indik.: Gelenk-*Bi*-Syndrome (Gelenkerkrankungen ➡ 12.10.1, Tab. 12.54) durch Wind, eingedrungene Kälte und/oder Feuchtigkeit mit vorwiegenden Kältesymptomen wie Schmerzbesserung durch Wärme-Applikation. Häufig bei Patienten mit schon vorbestehendem Blutmangel (➡ 9.3.2)

🖊️ **Akupunktur:** Kombination von Lokal-/Regionalpunkten mit Fernpunkten (➡ Tab. 12.53). Wichtigste Fernpunkte ➡ **Bl 60** *(Kunlun)*: Knie und LWS-Region; **Di 4** *(Hegu)*: Ellenbogen und Schulter; **Dü 3** *(Houxi)*: Nacken und LWS-Region; **Gb 34** *(Yanglingquan)*: Nacken, Knie, Beine, LWS-Region; **Bl 57** *(Chengshan)*: Bein und unterer Rücken; **SJ 3** *(Zhongzhu)*: Schulter, Ellenbogen, Rücken

🌿 **Rezept:** Meridian erwärmende Kräuter wie Ra. Cinnamomi *(Gui Zhi* ➡ 8.1.2), in chronifizierten Fällen zusätzlich kombiniert mit Blut-bewegenden (➡ 8.1.11.a), Stase-transformierenden und Knochen/Sehnen-stärkenden Kräutern. Patienten mit schwacher Konstitution erhalten zusätzlich Blut-nährende, *Qi*-stärkende Kräuter wie Rx. Angelicae Sinensis *(Dang Gui)* und Rx. Paeoniae Lactiflori *(Bai Shao)*. Typisches Rezept: *Wu Tou Tang, Dan Gui Si Ni Tang* (➡ BB: S. 236, EBB: S. 216).

10.2.7 Stärken bei Mangelzuständen *(Bu Fa)*

Domäne der Kräutertherapie; Kräuterauswahl entsprechend des jeweiligen Mangelzustandes (s. u.). Bei Akupunktur grundsätzlich stärkende/wiederauffüllende Technik (➡ 5.1.7, Tab. 5.3) anwenden

- **Indik.:** Mangel von *Yin, Yang,* Blut-*Xue, Qi* und Organfunktionen. Nach dem *Huang Di Nei Jing: „Tonisiere das, was schwach ist"* (Kap. 20); „Vermehre das, was verletzt ist" (Kapitel 74).
- **KI:** Schwache Milz-Magen-Funktion (dann kein ausreichender Therapieerfolg), Anwesenheit von pathogenen Faktoren (➡ 10.1.3)

Wichtig

Vor der Stärkung bei Mangelzuständen ggf. Milz-Magen-Funktion (➡ 3.4.5, 3.4.6) stärken und pathogene Faktoren (*Xie-Qi,* ➡ 3.6.1) vertreiben. Bei komplexen Mangelzuständen (z.B. *Qi-* und Blut-Mangel gleichzeitig) individuelle Kombination von empfohlenen Punkten und Kräutern.

Qi stärken

Indik.: *Qi*-Mangel-Syndrom (➡ 9.3.1, *Qi-* und Blut-Mangel ➡ 9.3.3) v. a. Lungen-*Qi*- und Milz-*Qi*-Mangel (➡ 11.3.1, 11.5.1) mit Belastungsdyspnoe, körperlicher Schwäche, Müdigkeit, Erschöpfung, Spontanschweiß, schwachem leerem Puls; wichtiges Kennzeichen für *Qi*-Mangel: Belastung verschlechtert; Uterus- oder Rektumprolaps bei sinkendem Milz-*Qi* (➡ 11.5.4); Schwächezustände in der Rekonvaleszenz oder nach Blutungen

Akupunktur: Punkte des *Ren Mai* wie **Ren 4 +** *(Guanyuan),* **Ren 6 +** *(Qihai),* **Ren 12 +** *(Zhongwan).* **Mi 6 +** *(Sanyinjiao)* stärkt die 3 Bein-*Yin*-Meridiane; **Du 12 +** *(Shenzhu)* stärkt das Lungen-*Qi*; **Bl 23 +** *(Shenshu)* und **Ni 3 +** *(Taixi)* stärken die Niere; **Ma 36 +** *(Zusanli),* **Bl 24 +** *(Qihaishu)* stärken das *Qi* des ganzen Körpers; **Du 20 +** *(Baihui)* bei Prolaps innerer Organe; **Bl 38 +** *(Fuxi)* mit **Ma 36 +** *(Zusanli)* nach lang dauernden Erkrankungen; **Ni 7** *(Fuliu)* mit **Di 4** *(Hegu)* bei Spontanschweiß

Rezept: Wichtigste Kräuter (auch ➡ 8.1.13.a): Rx. Codonopsis *(Dang Shen),* Rx. Astragali *(Huang Qi),* Rz. Atractylodes macrocephalae *(Bai Zhu),* bei sinkendem *Qi* auch Fr. Citri *(Zhe Qiao* oder *Zhi Ke),* Rz. Cimifugae *(Sheng Ma),* Rx. Bupleuri *(Chai Hu).* *Si Jun Zi Tang* (➡ 8.2.10.a) bei Milz-*Qi*-Mangel; bei sinkendem Milz-*Qi Bu Zhong Yi Qi Tang* (➡ 8.2.10.a).

Blut stärken

Indik.: Blut-Mangel-Syndrom (➡ 9.3.2, *Qi-* und Blut-Mangel ➡ 9.3.3), z.B. nach akutem Blutverlust, bei chronischen Erkrankungen und Fehlernährung, post partum (➡ 12.15.6) oft Leber-Blut-Mangel (➡ 11.7.1)

Akupunktur: Hauptpunkte ➡ **Mi 10 +** *(Xuehai),* **Bl 17 +** *(Geshu)*

- Post partum: Zusätzlich **Mi 9** *(Yinlingquan),* **Ni 3** *(Taixi),* **Bl 17** *(Geshu),* **Ma 36** *(Zusanli)*

- Zur Blutregulation: Zusätzlich **Bl 18** *(Ganshu)*
- Zur Stärkung und Ernährung von *Yin* und Essenz-*Jing:* Zusätzlich **Mi 6** *(Sanyinjiao)*, **Ni 3** *(Taixi)*

Rezept: Hauptkräuter sind Blut stärkende Kräuter (➡ 8.1.13.b), v. a.: Rx. Rehmanniae praep. *(Shu Di Huang* oder *Shou Di Huang)*, Rx. Angelicae Sinensis *(Dang Gui)*, Rx. Paeoniae Albae *(Bai Shao)*, Gelatinum Corii Asini *(E Jiao)*, Rx. Codonopsidis *(Dang Shen)*. *Si Wu Tang* (➡ 8.2.10.b) als Blut tonisierendes Basisrezept, *Ba Zhen Tang* (➡ 8.2.10.c) bei *Qi-* und Blut-Mangel, *Gui Pi Tang* (➡ 8.2.10.c) bei Herz- und Milz-Blut/*Qi*-Mangel (➡ 11.11.4).

Yin stärken (nähren)

Indik.: *Yin*-Mangel-Syndrom (➡ Tab. 9.4): Oberflächlichere Erkrankungen betreffen Lungen- und Magen-*Yin*-Mangel (➡ 11.3.2, 11.6.3), tiefere und chronische Erkrankungen betreffen Leber- und Nieren-*Yin*-Mangel (➡ 11.9.6, 11.11.20). *Symptome:* Anorexie, Nachtschweiß, Mund- und Rachentrockenheit, Hitzesensationen in Thorax, Handflächen und Fußsohlen, Schlaflosigkeit, Unruhezustände. *Zunge:* Rot mit wenig, abgeschältem oder keinem Belag. *Puls:* Schnell, dünn

Akupunktur: Ni 3 + *(Taixi)* und **Le 8 +** *(Ququan)*: Nähren das Nieren- und Leber-*Yin* in Kombination mit Punkten, die Hitze klären oder Feuer ausleiten wie **Lu 10 +** *(Yuji)*, **Ma 45** *(Lidui)*, **Di 2** *(Erjian)* oder **Du 14** *(Dazhui)*
Bei Beeinträchtigung des Geistes–*Shen*: Zusätzlich **He 7** *(Shenmen)*, **Pe 6** *(Neiguan)*, **Pe 7** *(Daling)*

Rezept: *Yin* nährende Kräuter (➡ 8.1.13.d), z.B. in Rezept *Liu Wei Di Huang Wan* (➡ 8.2.10.d), *Zhi Bai Di Huang Wan* (➡ 8.2.10.d), *Da Bu Yin Wan* (➡ 8.2.10.d).

Yang stärken

Indik.: *Yang*-Mangel-Syndrom (➡ Tab. 9.4). *Symptome:* Kälteaversion, kalte Extremitäten, Schwächegefühl und Schmerzen in Knie und Lumbalregion, Impotenz, Spermatorrhö. *Urin:* Viel, wässrig-klar. *Zunge:* Blass. *Puls:* Tief, schwach

Akupunktur: Moxibustion an **Du 20** *(Baihui)*, **Ren 4** *(Guanyuan)*, **Du 4** *(Mingmen)*; *Cave:* Nicht bei Patienten < 20 J., **Ren 6** *(Qihai)*, **Ren 12** *(Zhongwan)*; zusätzliche Punkte nach betroffenem Organ (➡ 11) oder entsprechender Erkrankung ➡ Kapitel 12

Rezept: Kräuter, die Nieren-*Yang* erwärmen (➡8.1.12, 8.1.13.c), bevorzugen, z.B. in *You Gui Wan* (➡ 8.2.10.e), *Jin Gui Shen Qi Wan* (➡ 8.2.10.e).

10.2.8 Klumpen und Stauungen lösen *(Xiao Fa)*

- **Indik.:** Ansammlungen von *Qi* (*Qi*-Stagnation ➡ 9.3.1), Blut (Blut-Stagnation und -Stase ➡ 9.3.2), Schleim (Schleim-Retention, ➡ 9.3.4), Nahrung (Nahrungs-Stagna-

10

tion) oder Feuchtigkeit (z.B. Flüssigkeitsretention ➡ 9.3.4). Nach dem *Huang Di Nei Jing: „Schabe das, was stark ist, ab … Zerstreue das, was sich verklumpt.“ (Kap. 74).* **Bemerkung:** Im Gegensatz zu der Methode des „Nach-unten-Abführens“ (➡ 10.2.4) wird bei dieser Methode die Anhäufung oder Verklumpung allmählich reduziert und beinhaltet zusätzlich zum Ausstoßen eine Transformation.

- **KI:** Gastroenteritis bei Mangel-Syndromen (➡ 9.1.2) und Erkrankungen mit Ödemen bei Milz-*Qi*- bzw. Milz-*Yang*-Mangel-Syndromen (➡ 11.5.1, 11.5.2). *Yin*-Mangel-Syndrom (➡ Tab. 9.4) mit Polydipsie und Appetitlosigkeit oder Diarrhö mit unverdauter Nahrung.

Nahrungsstagnation beseitigen

Indik.: Nahrungsstagnation im Magen (➡ 11.6.5), Fülle-Sydnrom des GIT mit epigastrischem Druck- und Völlegefühl, abdominalem Spannungsgefühl, Appetitlosigkeit, übel riechendem Aufstoßen, Säurereflux, Übelkeit, Erbrechen, Obstipation mit Bauchschmerzen oder Diarrhö mit unverdauten Nahrungsbestandteilen

Akupunktur: Ma 25 – *(Tianshu)*, **Ren 10** – *(Xiawan)*, **Ma 36** – *(Zusanli)*, **Ma 37** – *(Shangjuxu)*, **Bl 25** – *(Dachangshu)* beseitigen die Fülle im GIT
- **Zur Stärkung der Milzfunktion:** Zusätzlich Punkte wie **Mi 4** *(Gongsun)*, **Ma 44** – *(Neiting)*, **Bl 20** *(Pishu)*
- **Bei Übelkeit:** Pe 6 *(Neiguan;* Technik ➡ 10.2.3)
- **Zur Beseitigung von Nahrungsstagnation: Ren 21** *(Xuanji)* mit **Ma 36**

Rezept: *Bao He Wan* (➡ 8.2.17). *Cave:* Bei Milz-*Qi*-Mangel das Rezept modifizieren, ansonsten Kontraindikation.

Blut-Stase beseitigen

(Modifiziert nach G. Neeb, Blut belebende Akupunktur bei blutstasebedingten Krankheiten, in: www.tcminter.net ➡ 14.1.4 und N. Wiseman, A. Ellis, Fundamentals of Chinese Medicine ➡ 14.3.2)
Indik.: Erkrankungen, die durch Blut-Stase (➡ 9.3.2, 9.3.3) verursacht oder verkompliziert werden, z.B. Menstruationsstörungen (➡ 12.8.9), Herz-Blut-Stase (➡ 11.1.5), Gelenk-*Bi*-Syndrome (Gelenkerkrankungen ➡ 12.10.1, Tab. 12.54)

Akupunktur
Bei Blut-Stase durch Qi-Stagnation (➡ 9.3.2, 9.3.3) das *Qi* bewegen und das Blut beleben (bewegen):
- *Qi bewegen:* Im oberen der *San Jiao* mit **Ren 17** *(Danzhong)*, im mittleren der *San Jiao* mit **Ren 12** *(Zhongwan)*, im unteren der *San Jiao* mit **Ren 6** *(Qihai)*
- *Blut beleben:* Hauptpunkte sind **Mi 10** *(Xuehai)* mit **Bl 17** *(Geshu)* für den ganzen Körper; bei Herz- und Gefäßerkrankungen zusätzlich **Pe 6** *(Neiguan)*, bei Magen-Darm-Erkrankungen mit Blut-Stase (z.B. Blut-Stase im Magen ➡ 11.6.6) zusätzlich **Ma 36** *(Zusanli)* mit **Bl 57** *(Chengshan)*; bei durch Blut-Stase bedingtem Rücken- und Hüftschmerz **Bl 40** *(Weizhong)*; weitere Blut bewegende Punkte sind auch viele Spalten-*Xi*-Punkte (➡ 10.4.3), z.B. **Mi 8** *(Diji)* bei durch Blut-Stase bedingter Dysmenorrhö; **Pe 4** *(Ximen)* bei Herz-Blut-Stase (➡ 11.1.5).

Bei Blut-Stase durch *Yang*-**Mangel (innere Kälte) oder äußerer Kälte** Meridian erwärmende Therapie anwenden: Zunächst **Du 14** *(Dazhui)* und **Di 11** *(Quchi)* mit Feuernadel (Moxanadel ➡ 5.2.3) behandeln, um äußere Kälte zu vertreiben, dann ausgewählte Transport-*Shu*-Punkte (➡ 10.4.4) des Rückens und der Hüfte (zusammen mit den *Ashi*-Punkten ➡ lokale Schmerzpunkte) mit Feuernadel therapieren und anschließend noch eine Schröpfkopfbehandlung (➡ 5.3.3) durchführen.

Bei Blut-Stase durch innere Hitze (Mangel-Hitze bei länger bestehendem *Yin*-Mangel ➡ 9.1.1), bei der das Blut eindickt und gerinnt, eine Blut belebende und das *Yin* befeuchtende Therapie anwenden: Auswahl z. B. von Transport-*Shu*- und Alarm-*Mu*-Punkten der *Yin*-Meridiane, z. B. **Bl 18** *(Ganshu)*, **Bl 20** *(Pishu)*, **Bl 23** *(Shenshu)*, aber auch **Ren 4** *(Guanyuan)*, **Ren 6** (*Qihai*), **Mi 6** *(Sanyinjiao)*, **Mi 9** *(Yinlingquan)* etc.; in einer Sitzung jeweils nur 2–3 Punkte nadeln – *Cave:* Akupunktur verbraucht *Qi!*

Bei Blut-Stase nach äußeren Traumata: Mikroaderlass an Lokalpunkten, danach schröpfen oder nach der Nadelung von Lokalpunkten die betroffene Region mit Moxibustion erwärmen (bei zusätzlicher Kälte). Um *Qi* und Blut zu bewegen und Stase zu beseitigen, zusätzlich Fernpunkte (Punktauswahl ➡ Tab. 12.53, 10.1, 10.2)

Bei innerer Blut-Stase im Abdomen: Ni 14 *(Siman)* bewegt *Qi* und Blut im Abdomen, **Ren 6** *(Qihai)* bewegt *Qi* und Blut im Abdomen, **Mi 6** *(Sanyinjiao)* bewegt *Qi* und Blut in den 3 Fuß-*Yin*-Meridianen, vertreibt Stase.

Bei Menstruationsstörungen (➡ 12.8.9) durch Blut-Stase **Ren 4** *(Guanyuan)*, **Ren 2** *(Qugu)* und **Ex-CA 1** *(Zigong)* mit Punkten wie **Mi 6** *(Sanyinjiao)*, **Mi 8** *(Diji)*, **Le 3** *(Taichong)* kombinieren, um Stase zu bewegen und Blut zu regulieren; zusätzlich **Ma 30** *(Qichong)*, um das *Qi* im *Chong Mai* (➡ 6.3.5) zu harmonisieren und Blut-Stase zu beseitigen.

Mikroaderlass der Netzgefäße (*Luo*-Gefäße)

Methode: Angesammeltes und altes Blut wird beseitigt, d. h. (durch Mikroaderlass ➡ 5.1.12) herausgelassen. Anwendung v. a. bei durch Blut-Stase bedingtem Kopfschmerz [Mikroaderlass an **Ex-HN 5** (*Taiyang*)] oder durch Blut-Stase bedingtem Hüftschmerz [Mikroaderlass an **Bl 40** *(Weizhong)*] oder bei Blut-Stase nach äußeren Traumata an Lokalpunkten.

10

✿ Rezept:

- Hauptkräuter bei Blut-Stase 1. Grades (Blut-Stagnation mit Stasebildung ➡ 9.3.2): Blut beleben (bewegen) mit Rx. Angelicae Sinensis *(Dang Gui)*, Rx. Ligustici *(Chuan Xiong)*, Rx. Salviae Miltiorrhizae *(Dan Shen)*, Hb. Leonuri *(Yi Mu Cao)*, Rx. Paoniae Rubrae *(Chi Shao)*, Cx. Moutan *(Mu Dan Pi)*
- Hauptkräuter bei Blut-Stase 2. Grades (Mittlere Blut-Stase ➡ 9.3.2): Blut beleben (bewegen) und Stase lösen mit Sm. Pruni Persicae *(Tao Ren)*, Fl. Carthami *(Hong Hua)*, Hb. Lycopi Lucidi *(Ze Lan)*, Excrementum Trogopteri *(Wu Ling Zhi)*
- Hauptkräuter bei Blut-Stase 3. Grades (Schwere Blut-Stase mit Gefäßblock ➡ 9.3.2): Blut-Stase brechen und Gefäße durchgängig machen mit Rz. Sparganii Stoloniferi *(Sang Len)*, Rz. Curcumae Ezhu *(E Zhu)*, Sanguis Draconis *(Xue Jie)*, Hirudo *(Shui Zhi)*

Xue Fu Zhu Yu Tang (➡ 8.2.12.a) z. B. bei Herz-Blut-Stase (➡ 11.1.5), *Tao He Cheng Qi Tang* (➡ BB: S. 348, EBB: S. 312) bei Blut-Stase und Hitze im unteren der *San Jiao*, *Di Dang Tang* (➡ BB: S. 349, EBB: S. 313) bei Blut-Stase im unteren der *San Jiao* mit manischem Verhalten, *Gui Zhi Fu Ling Wan* (➡ 8.2.12.a) bei Blut-Stase im Uterus durch Kälte.

Verhärtungen erweichen

Indik.: Schleimknoten, endemische Struma, Harnsteine, Cholelithiasis, Hepatomegalie, Splenomegalie, Verhärtungen im Bereich des Abdomens

Akupunktur: Stark ableitende Nadeltechnik an Lokalpunkten im Gebiet der Verhärtungen, zusätzlich **Mi 6** *(Sanyinjiao)*, **Ex-B 4** *(Pigen)*. Zusätzlich Punkte nach jeweiliger Erkrankung (➡ 12)

Rezept: *Hai Zao Yu Hu Tang* bei Struma (➡ 12.9.1).

Schleim transformieren und Husten beenden

Indik.: Husten mit Schleimauswurf (➡ auch 12.2.1)

Akupunktur:

- **Bei Außen-Syndrom** (z.B. „Erkältungskrankheit" ➡ Tab. 9.3, Kap. 9.4, 9.5): **Bl 12** *(Fengmen)*, **Bl 13** *(Feishu)*, **Di 4** *(Hegu)*, **Lu 9** *(Taiyuan)* [senkt Lungen-*Qi* ab], und **Lu 7** *(Lieque)* vertreiben pathogene Faktoren wie Wind, verteilen das Lungen-*Qi* in Kombination mit Punkten wie **Mi 5** *(Shangqiu)*, **Ren 12** *(Zhongwan)*, **Mi 9** *(Yinlingquan)*, die Feuchtigkeit transformieren
- **Bei Yin-Mangel-Syndrom** (➡ Tab. 9.4.): *Yin* nährende und Lungen und Nieren stärkende Punkte wie **Bl 13** *(Feishu)*, **Bl 23** *(Shenshu)*, **Ni 3** *(Taixi)* mit Punkten kombinieren wie **Le 2** oder **Lu 5**; **Le 2** *(Xingjian)* oder **Le 5** *(Ligon)* klärt Leber-Feuer, **Lu 5** *(Chize)* klärt Hitze im oberen der *San Jiao*
- **Bei Yang-Mangel-Syndrom** (➡ Tab. 9.4): Stärkende Nadelung an Punkten wie **Bl 13** *(Feishu)*, **Bl 20** *(Pishu)*, **Ma 36** *(Zusanli)* und Moxibustion an **Ren 4** *(Guanyuan)*, **Ren 12** *(Zhongwan)* wärmen das *Yang* von Lunge, Milz und Niere; **Ma 40** *(Fenglong)* transformiert Feuchtigkeit und v. a. Schleim, leitet das Trübe ab

Rezept: *Zhi Sou San* (➡ 8.2.16.e) als allgemeines Schleim transformierendes, Husten beendendes Rezept (➡ auch 11.3, 11.11).

Schleim transformieren und Wind zerstreuen

Indik.: Fazialisparese (➡ 12.11.5), infantile Krampfanfälle (*Jing Feng:* Kindlicher Fieberkrampf und kindliche Epilepsie)

Akupunktur: Äußere pathogene Faktoren vertreiben mit Punkten wie **Di 4 –** *(Hegu)*, **SJ 5 –** *(Waiguan)* in Kombination mit Punkten, die Schleim transformieren wie **Ma 40 –** *(Fenglong)*.
Bei Hitze: Zusätzlich **Du 20** *(Baihui)*, **Ex-HN 3** *(Yintang)*, **Ex-UE 11** *(Shixuan)*, **SJ 5** *(Waiguan)*, **Di 11** *(Quchi)*

Rezept: *Qian Zheng San* (➡ BB: S. 437, EBB: S. 399), *Ban Xia Bai Zhu Tian Ma Tang* (➡ 8.2.16.e).

10

Schleim transformieren und Magen harmonisieren

Indik.: Husten mit reichlich Schleim, thorakalem Beklemmungsgefühl, Übelkeit, Erbrechen, Schwindel, Palpitationen

Akupunktur: Ren 12 *(Zhongwan)* harmonisiert den Magen, transformiert Schleim; **Bl 20 +** *(Pishu)*, **Ren 13 +** *(Shangwan)* **Mi 4 +** *(Gongsun)* stärken die Milz, um Schleim zu transformieren; **Mi 9 −** *(Yinlingquan)* unterstützt die Diurese; **Pe 6** *(Neiguan)*: entspannt Thorax und Diaphragma, beseitigt Übelkeit; **Gb 20** *(Fengchi)*, **Ex-HN 5** *(Taiyang)*, **Ex-HN 3** (*Yintang*), **Du 20** *(Baihui)* in Kombination mit Fernpunkten wie **Le 2 −** *(Xingjian)*, **Ma 41 −** *(Jiexi)* bei Schwindel oder Kopfschmerzen; **Du 24 −** *(Shenting)*, **Ma 40 −** *(Fenglong)*, **Dü 7 −** *(Zhizheng)*, **Bl 48 −** *(Yanggang)* bei Schwindel durch aufwärtsgerichtete Schleim-Hitze

Rezept: *Er Chen Tang* (➡ 8.2.16.a).

Feuchtigkeit transformieren

Indik.: Syndrom durch den pathogenen Faktor Feuchtigkeit (➡ 3.6.1, 9.3.4). Typische Symptome: Kontinuierliches Fieber, Schweregefühl, Müdigkeit, bandagiertes Kopfgefühl, schleimig-klebriger Zungenbelag, schlüpfriger Puls

Akupunktur
- **Diureseförderung: Mi 9** *(Yinlingquan)* gut auch in Kombination mit **Mi 6** *(Sanyinjiao)*, **Bl 53** *(Baohuang)*, **Bl 28** *(Pangguangshu)*, **Ren 9** *(Shuifen)*
- **Stärken von San Jiao, Niere, Milz und Lunge:** z.B. Rücken-Transport-*Shu*-Punkte (➡ 10.4.4, vorderer Buchumschlag) des jeweiligen Organs
- **Feuchtigkeit transformieren/verteilen: Ni 3** *(Taixi)*, **Ren 2** *(Qugu)*, **Ma 36** *(Zusanli)*, **Ma 28** *(Shuidao)*, **Lu 9** *(Taiyuan)*, **Mi 6** *(Sanyinjiao)*, **Ren 6** *(Qihai)*, **Ren 12** *(Zhongwan)*, **Ma 40** *(Fenglong)*, **SJ 10** *(Tianjing)*, **Ren 11** *(Jianli)*

Rezept: *Ping Wei San* (➡ 8.2.8) trocknet Feuchtigkeit mit warmen, bitteren Kräutern; *Huo Po Xia Ling Dan* (➡ BB: S. 203, EBB: S. 187) transformiert Feuchtigkeit, v. a. mit aromatischen Kräutern, *San Ren Tang* (➡ 8.2.8.b) transformiert Feuchtigkeit über den *San Jiao*, *Wu Ling San* (➡ 8.2.8.b) fördert die Diurese und wärmt das *Yang*.

Diurese fördern

Diurese fördern bei Ödemen
Indik.: Erkrankung mit Ödemen und spärlichem Harnfluss

Akupunktur: Punkte wie bei „Feuchtigkeit transformieren" (s.o.) (auch ➡ 12.17.1)

Rezept: *Wu Ling San* (➡ 8.2.8.b), *Si Ling San* (➡ BB: S. 190, EBB: S. 176)

10

Hitze klären und Harnwege öffnen

Indik.: Dysurie (➡ 12.7.1 bei Hitze-*Lin*), HWI (➡ 12.7.3)

Akupunktur: Hitze im unteren der *San Jiao* beseitigen mit Punkten wie **Ni 3 +** *(Taixi)* und **Bl 23 +** *(Shenshu)* stärken die Nieren und klären innere Hitze; **Ren 4** *(Guanyuan)* und **Bl 27** *(Xiaochangshu)* klären Hitze vom Dünndarm; zusätzlich **Bl 15** *(Xinshu)*

Bei Feuchte-Hitze: Zusätzlich **Mi 6** *(Sanyinjiao)*, **Mi 9** *(Yinlingquan)* gut in Kombination

Rezept: Typisches Rezept: *Ba Zheng San* (➡ 8.2.8.b), *Wu Ling San* (➡ 8.2.8.c).

Wichtig

Diurese-fördernde Kräuter bei spärlicher Diurese durch Flüssigkeitsmangel kontraindiziert. Sonstige Ursache der Harnretention nicht allein mit Diurese-fördernden Kräutern, sondern immer zusätzlich mit Nieren-*Yang* wärmenden Kräutern behandeln.

10.2.9 Weitere wichtige Therapieprinzipien

Schwitzen vermindern

Indik.: Bei Spontan- oder Nachtschweiß (➡ 12.17.2)

Akupunktur: Di 4 − *(Hegu)*, **Ni 7 +** *(Fuliu)*, weiteres ➡ 12.17.2

Rezept: *Mu Li San* (➡ 8.2.13) bei Spontanschweiß; bei *Qi*-Mangel: *Yu Ping Feng San* (➡ 8.2.13); bei Nachtschweiß durch *Yin*-Mangel: *Dang Gui Liu Huang Tang* (➡ BB: S. 390, EBB: S. 354)

Därme adstringieren und Diarrhö beenden

Indik.: Chronische Diarrhö, Stuhlinkontinenz, Rektumprolaps

Akupunktur: Ren 4 *(Guanyuan)*, **Du 4** *(Mingmen)*, **Bl 23** *(Shenshu)*, **Bl 20** *(Pishu)*, **Ma 36** *(Zusanli)* wärmen und stärken Milz und Niere (stärkend nadeln und Moxibustion); **Ma 25** *(Tiantu)*, **Bl 25** *(Dachangshu)* beenden Diarrhö; bei Rektumprolaps **Du 20** *(Baihui)*, hebt *Yang-Qi*; bei Feuchtigkeit **Mi 9** *(Yinlingquan)*, **Mi 4** *(Gongsun)*

Rezept: Typisches Rezept: *Zhen Ren Yang Zang Tang* (➡ BB: S. 393, EBB: S. 357).

Nieren stärken und Essenz-*Jing* stabilisieren (*Gu Shen Se Jing*)

Indik.: Mangel-Syndrom (➡ Tab. 9.1., 11.9.3) mit Spermatorrhö

10

Akupunktur: Bl 23 *(Shenshu)*, **Ni 12** *(Dahe)*, **Bl 30** *(Baihuanshu)*, **Mi 6** *(Sanyinjiao)*, **Ni 3** *(Taixi)* stärken Niere und stabilisieren Essenz-*Jing*; Moxibustion an **Ren 4** *(Guanyuan)*, **Ren 6** *(Qihai)* stärkt den *Ren Mai* und Ursprungs-*Yuan-Qi*; **Ma 30** *(Qichong)* festigt das Samentor

Rezept: Typisches Rezept: *Jin Suo Gu Jing Wan* (➡ BB: S. 398, EBB: S. 360), *Gui Zhi Jia Long Yu Mu Li Tang* (➡ BB: S. 401, S. 364).

Harnmenge vermindern

Indik.: Harninkontinenz (➡ 12.7.2), Pollakisurie

Akupunktur: Bl 23 *(Shenshu)*, **Bl 28** *(Pangguangshu)*, **Ren 3** *(Zhongji)*, **Mi 6** *(Sanyinjiao)* stärken Blase und Niere; Moxibustion an **Le 1** *(Dadun)* stärkt den Therapieeffekt. Enuresis nocturna während Traumphasen: **He 7** *(Shenmen)* zur Beruhigung des Geistes-*Shen*

Rezept: Typisches Rezept: *Suo Quan Wan* (➡ 8.2.13).

Fluor vaginalis *(Dai Xia)* beenden

Indik.: Anhaltender, klar- und dünnflüssiger weißlicher Fluor vaginalis, der sich bei körperlicher Schwäche verstärkt, Differenzialdiagnose (➡ 12.8.7)

Akupunktur: Ren 6 *(Qihai)*, **Mi 6** *(Sanyinjiao)*, **Gb 26** *(Daimai)*, **Bl 20** *(Pishu)*, **Ma 36** *(Zusanli)*, **Ni 2** *(Rangu)*, **Bl 23** *(Shenshu)* stärken Milz und Niere; Moxibustion an **Ren 8** *(Shenque)*, **Ren 2** *(Qugu)*, **Du 4** *(Mingmen)*

Rezept: *Wan Dai Tang* (➡ 8.2.13).

10

Blutungen beenden *(Zhi Xue)*

Indik.: Jede Art von Blutung

Akupunktur: Mi 6 *(Sanyinjiao)*, **Mi 4** *(Gongsun)*, **Mi 9** *(Yinlingquan)* stärken Milz; **Mi 10 −** *(Xuehai)* kühlt Blut und beendet Hämorrhagien durch Blut-Hitze; Moxibustion an **Le 1** *(Dadun)*, **Mi 1** *(Yinbai)* beendet Blutung
Cave: Therapie rein symptomatisch (➡ *Biao*). Immer anschließend die Ursache der Blutung behandeln (➡ *Ben*).

Menstruationsblutung stabilisieren

Indik.: Hypermenorrhö, Zwischenblutungen (➡ Tab. 12.48); im Rahmen der TCM-Syndrome: Milz unfähig, das Blut zu kontrollieren (➡ 11.5.3) und Blut-Hitze (➡ 9.3.2)

Akupunktur: Zuerst Blutung (s. o.) beenden, dann **Bl 20** *(Pishu)*, **Mi 6** *(Sanyinjiao)*, **Mi 1** *(Yinbai)*; zusätzlich: **Du 20** *(Baihui)*, **Ren 6** *(Qihai)*, **Du 4** *(Mingmen)*, **Ex-CA 1** *(Zigong)*, **Le 2** *(Erjian)*. Bei Hitzezeichen: **Mi 10 −** *(Xuehai)*, **Le 1 −** *(Dadun)*

Rezept: Typisches Rezept: *Zhen Ling Dan* (➡ BB: S. 406, EBB: S. 368).

Geist-*Shen* beruhigen

Indik.: Disharmonie zwischen Herz und Niere (➡ 11.11.11), Leber-Blut-Mangel (➡ 11.7.1). *Symptome:* U. a. Palpitationen, Schlaflosigkeit (➡ auch 12.13.2), Manie

Akupunktur: Hauptpunkte: **He 7** *(Shenmen)*, **Pe 6** *(Neiguan)*, **Bl 15** *(Xinshu)*

- **Bei Disharmonie zwischen Herz und Niere** (➡ 11.11.11): Zusätzlich **Ni 3** *(Taixi)*, **Bl 23** *(Shenshu)*, **Pe 8** *(Laogong)*
- **Bei Herz-*Yin*-Blut-Mangel** (➡ 11.1.4, 11.1.3): Zusätzlich **Mi 6** *(Sanyinjiao)*, **Bl 17** *(Geshu)*, **Bl 20** *(Pishu)*
- **Bei Leber-Feuer** (➡ 11.7.4): **Le 3** – *(Taichong)*, **Le 2** – *(Xingjian)*, **Bl 18** *(Ganshu)*, **Bl 19** *(Danshu)*
- **Bei Milz-Magen-Disharmonie** (➡ 11.5, 11.6): V. a. bei Schlaflosigkeit **Ren 12** *(Zhongwan)*, **Ma 25** *(Tianshu)*, **Ma 40** *(Fenglong)*, **Bl 20** *(Pishu)*, **He 7** *(Shenmen)*, **Pe 6** *(Neiguan)*

Rezept: Bei Herz- und Nieren-*Yin*-Mangel (➡ 11.11.11): *Tian Wang Bu Xin Dan* (➡ 8.2.14.b), bei Leber-Blut-Mangel mit Mangel-Hitze: *Suan Zao Ren Tang* (➡ 8.2.14.b).

10.3   Kriterien der Punktauswahl

10.3.1   Auswahl von Lokal-, Regional- und Fernpunkten

Lokalpunkte: Liegen direkt in der Erkrankungsregion, jeder druckdolente Punkt (*Ashi*-Punkt) kann ein Lokalpunkt sein. **Indik.:** Am effektivsten bei der Behandlung chronischer lokaler Erkrankung, aber auch bei akuten Erkrankungen

Regionalpunkte: Liegen in der Nähe der Erkrankung oder der Schmerzregion. **Indik.:** Bewährt statt Lokalpunkte bei akuten schmerzhaften Erkrankungen, zur Stärkung des Therapieeffekts der Lokal- und Fernpunkte

Fernpunkte: Liegen von der Erkrankung entfernt, besitzen aber einen therapeutischen Bezug zur Erkrankungsregion entweder direkt oder durch das Meridiansystem (➡ 3.5.2). **Indik.:** V. a. akute, aber auch chronische Erkrankung; Funktion nach TCM: Machen die Meridiane durchgängig bei Kälte-, Feuchtigkeits- und Wind-Invasion oder bei *Qi*- und Blut-Zirkulationsstörungen (z. B. ➡ 12.10.1).

Wichtig zu Fernpunkten

- Lokalisation: Meist unterhalb von Knie/Ellenbogen, Fernpunkte der Bein-Meridiane sind stärker wirksam als die der Arm-Meridiane
- Bei Akutfällen, starken Schmerzzuständen Punkte mit ableitender Nadeltechnik (➡ 5.1.7, Tab. 5.3) nadeln (z. B. Fernpunktstimulation bei Gelenkerkrankungen ➡ 12.10, 12.10.1, Tab. 12.53)
- Effektsteigerung durch Kombination von Fernpunkten der Arm- und Bein-Meridiane oder auch in Kombination mit einem Lokal-/Regionalpunkt.

Region	Lokalpunkte	Regionalpunkte	Fernpunkte
Punktauswahl bei Erkrankungen wichtiger Körperregionen			
Gesicht	**Ex-HN 3** *(Yintang)*, **Gb 14**	**Ma 8**	**Di 4, Ma 44**
Kopf temporal	**Ex-HN 5** *(Taiyang)*, **Gb 8**	**SJ 17, (Gb 20)**	**SJ 3, SJ 5, Gb 43, Gb 41**
Okzipital	**Bl 10, Gb 20**	**Du 14**	**Dü 3, Bl 65, Bl 60, Lu 7, Ex-UE 8** *(Wailaogong)*
Scheitel-bereich	**Du 20**	**Ex-HN 1** *(Sishencong)*, **Du 23**	**Le 3**
Augen	**Bl 1, Ma 1, Ex-HN 4** *(Yuyao)*, **Ex-HN 7** *(Qiuhou)*	**Ren 23, Ma 2, Bl 2, Ex-HN 5** *(Taiyang)*, **SJ 23**	**Gb 37, Dü 6, Le 3, Le 2, Di 4**
Ohren	**SJ 21, Dü 19, Gb 2**	**Dü 17, Gb 20, Gb 8, SJ 17**	**SJ 3, Gb 41, SJ 5**
Nase	**Ren 25, Di 20**	**Ren 23, Bl 7, Ex-HN 8** *(Shangyingxiang)*, **Ex-HN 9** *(Neiyingxiang)*	**Di 4, Di 3, Ma 44, Di 11, Ma 45, Lu 7**
Hals	**Ren 23**	**Dü 17, Ren 22, Ma 10**	**Di 4, Di 11, Ni 6, Lu 10, Ma 44**
Mund/Zähne	**Ma 4, Ma 6**	**Ex-HN** *(Jiachengjiang)*, **Ma 7**	**Di 4, Ma 44, Di 2**
Zunge	**Ex-HN 11, 12, 13**	**Ren 23**	**Pe 8, He 5, Ni 6, Ren 15**
Lunge	**Lu 1, Bl 13, Ren 17, Ren 22**	**Ren 12, Ren 6, Du 14, Bl 43**	**Lu 5, Lu 7, Ma 40, Pe 6**
Herz	**Ren 17, Bl 15**	**Ren 14, Du 11, Bl 14**	**He 7, Pe 6, He 5, He 3, Pe 4**
Milz/Magen	**Bl 20, Bl 21, Ren 12**	**Mi 15, Le 13, Ex-B 3** *(Weiwanxiashu)*, **Ma 21**	**Ma 36, Mi 4, Pe 6**
Leber	**Le 14, Bl 18**	**Ren 12, Bl 20**	**Gb 34, Le 3**
Gallenblase	**Bl 19, Gb 24**	**Ren 11, Ma 21**	**Le 3, Gb 34, Gb 40, Ex-LE 6** *(Dannang)*
Dickdarm	**Mi 15**	**Ma 25, Bl 25**	**Di 11, Ma 37**
Dünndarm	**Ma 28, Ren 4, Ren 9**	**Bl 27**	**Dü 4, Ma 39**
Rektum	**Du 1, Bl 35**	**Bl 30, Bl 34**	**Du 20, Bl 57**
Niere	**Bl 23, Bl 53, Bl 52**	**Ren 4, Ma 29**	**Ni 3, Mi 6, Ni 7**
Blase	**Bl 28, Ren 3**	**Ma 28, Bl 23**	**Ni 7, Ni 3**
Urogenitalre-gion	**Ren 4, Ma 29, Ren 3, Ma 30**	**Bl 23, Bl 32, Ex-CA 1** *(Zigong)*	**Ni 3, Le 3, Mi 6**
Hypochon-drium	**Gb 25, Gb 26, Gb 27**	**Le 14, Mi 21, Le 13**	**SJ 5, Gb 38, 34, 43, SJ 6**
Oberbauchre-gion	**Ren 12, Ren 13**	**Ren 8, Ma 19**	**Mi 4, Pe 6, Ma 36**
Unterbauchre-gion	**Ren 3, Ren 4, Ren 6**	**Ma 25**	**Mi 6, Mi 1, Le 8**
LWS-Region	**Du 4, Bl 23**	**Gb 25, Gb 30**	**Dü 3, Dü 6, Bl 40, Bl 60**

Tab. 10.1

10

10.3.2 Punktauswahl nach betroffenem Meridian

- Auswahl von Punkten des Meridians, der durch das Erkrankungsgebiet verläuft (➡ Tab. 10.2)
- Meridian-Punkte, die in Innen-Außen-Kopplung (➡ 3.5.2) zum betroffenen Meridian stehen
- Meridian-Punkte derselben Achse (➡ 3.5.2).

Punktauswahl nach betroffenem Meridian				
Region	**Zone**	**Meridian**	**Hauptpunkte**	**Nebenpunkte**
Kopf	Stirnbereich	Ma	**Ma 44**	**Ma 41, Gb 14**
	Wangenbereich	Dü	**Dü 3**	**Dü 18**
	Lateral der Nase	Ma, Di	**Ma 41**	**Di 20**
	Um das Kinn	Ma, Ren	**Ma 41**	**Ma 6, Ma 7, Ren 24**
	Parietal	Gb, SJ	**Gb 38, SJ 3**	**Ma 8, Gb 8**
	Scheitelbereich	Ren, Bl, Le	**Bl 65, Le 3**	**Du 20**
Nacken	Vorn	Ren, Ma	**Ren 22, Ma 41**	**Ma 10, Lu 7**
	Lateral	Di, Dü, SJ	**Di 4, Dü 3, SJ 5, (Gb 40)**	**Lu 7**
	Hinten	Dü, Bl, Gb	**Bl 60, Du 16**	**Bl 10, Gb 20**
Rücken, Schulter	Spinal	Du, Bl	**Bl 60, Bl 40**	**Du 4, Du 6, Du 14**
	Lateral	Bl	**Bl 60, Bl 65**	**Bl 40**, Rücken-*Shu*-Punkte (➡ 10.4.4) lokal
	Schulterblatt	Dü	**Dü 3**	**Gb 34**
Thorax	Brustbeinlinie	Ren, Ni	**Ren 17, Ni 3**	**SJ 6**
	Brustwarzenlinie	Ma	**Ma 18, Ma 34, Ma 40**	**Dü 1, SJ 6**
	Laterale Rippen	Gb, Le, Mi	**Gb 40, Le 3**	**Le 2, SJ 6, Pe 4**
	Achsellinie	Gb	**Gb 38**	**Le 3, Pe 4**
Abdomen	Medianlinie	Ren	**Ren 4, Ren 12**	**Ma 36**
	Brustwarzenlinie	Mi	**Mi 3, Mi 6**	**Ma 36**
	Lateral	Gb, Le	**Gb 34, Le 3**	**Le 13, Ma 36**
	Genitalregion	Le	**Le 3, Le 5**	**Mi 6, Ren 3**
Arm innen	Radial	Lu	**Lu 7, Lu 9**	**Lu 5**
	Mittellinie	Pe	**Pe 6**	**Pe 3**
	Ulnar	He	**He 5**	**He 3**
	Handflächen	He, Pe	**He 8, Pe 8**	**Pe 6**
Arm außen	Radial	Di	**Di 4**	**Di 11**
	Mittellinie	SJ	**SJ 5**	**SJ 10**
	Ulnar	Dü	**Dü 3**	**Dü 8**
Hüftregion	Vorne	Ma	**Ma 31**	**Ma 34**
	Lateral	Gb	**Gb 31**	**Gb 30**
	Hinten	Bl	**Bl 36**	**Bl 54**

Forts. ➡

Punktauswahl nach betroffenem Meridian *(Forts.)*				
Region	Zone	Meridian	Hauptpunkte	Nebenpunkte
Beine	Vorne	Ma	**Ma 32, Ma 36**	Ma 40
	Lateral	Gb	**Gb 31, Gb 34**	Gb 30, Gb 39
	Hinten	Bl	**Bl 37, Bl 40**	Bl 36, Gb 30
	Innen	Le, Mi, Ni	**Le 3, Mi 6, Ni 3**	Le 9, Mi 11, Ni 10

Tab. 10.2

10.3.3 Symptomatische Punktauswahl

Die aufgeführten symptomatischen Punkte basieren auf tradierten, praktischen Therapieerfahrungen bei verschiedenen Krankheitsphänomenen. Die Punktauswahl soll eine Differenzialdiagnose mit ursächlicher Behandlung nicht ersetzen, sondern kann in Situationen des erforderlichen raschen Handelns hilfreich sein bzw. mit den sich daraus ergebenden Punkten kombiniert werden.

Symptomatische Punktauswahl	
Erkrankung	**Punkte**
Abdominales Spannungsgefühl	**Ren 6, Ma 36, Ma 25, Pe 6**
Akute Bauchschmerzen	**Mi 4, Ma 34, Pe 6**
Angina pectoris	**Pe 5, Pe 4, He 3, He 5**
Asthma bronchiale	**Lu 2, Lu 3, Lu 5, Ren 22, Ex-B 1** *(Dingchuan)*, **Lu 7**
Diarrhö	**Ma 25, Mi 9, Ma 36, Di 11**
Dysurie	**Ren 3, Le 8**
Epilepsie	**Di 4, Le 3**
Erschöpfungszustand	**Ma 36, Ren 4, Du 4, Ren 6, Mi 6, Ren 8 M** (indir. Mox.)
Fersenschmerz	**Bl 40, Pe 7**
Fieber	**Du 14, Di 11, Di 4**
Gallenkolik	**Gb 34**
Harninkontinenz	**Ren 2, Mi 6**
Harnverhalt	**Mi 6, Mi 9**
Hautjuckreiz	**Di 11, Mi 10, Mi 6**
Heiserkeit	**Pe 5, Di 18, Di 4, Du 15, Ma 9, Di 4**
Herzrhythmusstörung	**He 5, He 7, Pe 6**
Husten	**Ren 22, Lu 7**
Ikterus	**Dü 3, Pe 8**
Impotenz, Ejaculatio praecox	**Ren 4, Mi 6**
Kollaps, Schock (Mangel-Zustand)	**Du 26, Ren 4, Ma 36, Pe 6**
Koma (Fülle-Zustand)	**Du 26, Ex-UE 11** *(Shixuan)*, **Ni 1**
Kopfschmerzen	**Di 4, Gb 20, Ex-HN 5** *(Taiyang)*
Laktationsstörungen	**Dü 1, Ren 17** (in Richtung Mammae s.c.)
Meteorismus	**Mi 6, Mi 15, Ma 36**

Forts. ➡

10

Symptomatische Punktauswahl *(Forts.)*	
Erkrankung	**Punkte**
Nachtschweiß	**Dü 3, He 6 mit Ni 7**
Nasenbluten	**Du 23, Di 4**
Nierenkolik	**Ni 6, Bl 23**
Obstipation	**SJ 6, Ma 25, Ni 6, Bl 25**
Ödeme/Anasarka	**Ni 7, Ren 9** (Moxibustion)**, Mi 6, Mi 9**
Schlaflosigkeit	**Ni 3, Mi 6, He 7**
Schleimauswurf	**Lu 5, Ren 12, Ma 40**
Schluckbeschwerden	**Ren 22, Ren 23, Pe 6**
Schmerz hypochondrial	**SJ 5, Gb 34**
Schmerzen im Epigastrium	**Ren 12, Ma 34, Pe 6**
Schwindel	**Gb 20, Ex-HN 5** *(Taiyang)***, Du 20, Le 3**
Singultus	**Ren 17, Bl 17, Pe 6, Pe 8, Ma 36**
Speichelfluss	**Du 26, Ma 6, Di 4** oder **Ma 4, Ren 23, Di 4**
Spontanschweiß	**Di 4, Ni 7**
Thorakales Beklemmungsgefühl	**Ren 17, Pe 6**
Traumgestörter Schlaf	**Le 3, He 7, Bl 15**
Trismus	**Ma 7, Ma 6, Di 4**
Übelkeit/Erbrechen	**Pe 6, Ren 12**
Verdauungsstörungen	**Mi 4, Ma 36, Ren 6**
Wadenkrämpfe	**Bl 57**

Tab. 10.3

10

10.3.4 Punktauswahl nach Organ-*Qi*-Fluss

Organ-*Qi*-Fluss physiologisch: Sinkender *Qi*-Fluss bei Magen, Lunge, Herz und Niere; aufsteigender *Qi*-Fluss bei Milz (➡ 3.4).

Regulation des Organ-*Qi*-Flusses

- **Sinkenden *Qi*-Fluss stimulieren:** *Magen:* **Ren 10, Ren 13, Ma 34, Ma 44, Ma 45, Di 4;** *Lunge:* **Lu 1, Lu 5, Lu 7;** *Herz:* **He 5, He 8, Ren 15;** *Niere:* **Ni 1, Ni 7, Ren 4;** *Leber:* **Le 2, Le 3, Le 1, Le 14**
- **Aufsteigenden *Qi*-Fluss stimulieren:** *Milz:* **Ren 6, Ren 12, Du 20, Bl 20.**

10.3.5 Punktauswahl nach den fünf Wandlungsphasen

Beschreibung der fünf Wandlungsphasen ➡ 3.2
Punkte: ➡ Vorderer Buchumschlag, ➡ Abb. 3.3 (siehe auch ➡ Fünf Transport-*Shu*-Punkte, 10.4.6).

Einfache Anwendungsmöglichkeit nach dem *Sheng*-Zyklus (➡ 3.2)

Therapieprinzip: In Fällen von Mangel (Leere) stärke die Mutter, in Fällen von Fülle leite den Sohn ab (sedieren)

Anmerkung: Die Mutter-Sohn-Punkte des jeweiligen Meridians beziehen sich auf die Bezeichnung Tonisierungs- und Sedierungs-Punkte (➡ Vorderer Buchumschlag). Entscheidend ist aber auch die korrekte Nadelungstechnik: D. h. bei den Tonisierungspunkten entsprechend stärkend, bei den Sedierungspunkten entsprechend ableitend nadeln, um die gewünschte Wirkung zu erzielen. Die Bezeichnung Tonisierungs- und Sedierungspunkte ist umstritten, da die Eigenschaften eines Punktes sehr oft durch seine anderen Eigenschaften übertönt werden. So werden z.B. **Pe 9** und **He 9** zwar nach der Theorie zu den Tonisierungspunkten gezählt, da sie der Wandlungsphase der Mutter zugerechnet werden, werden aber sehr viel häufiger im Akutfall als *Jing*-Brunnen-Punkt (➡ 10.4.6) zur Ableitung (Sedierung) eingesetzt.

Beispiele

- **Mangelzustand:** In Fällen von Mangel (Leere) eines Meridians (Organs), den Punkt auf dem Meridian aussuchen, der der Wandlungsphase der Mutter auf dem Meridian entspricht und stärkend nadeln. z.B. Lunge ist im Mangel (Leere), dann **Lu 9** (Erdpunkt) auf dem Lungen-Meridian stärkend nadeln
- **Füllezustand:** In Fällen von Fülle eines Meridians (Organs) den Punkt auf dem Meridian aussuchen, der der Wandlungsphase des Sohnes auf dem Meridian entspricht, und ableitend nadeln. z.B. Lunge ist in Fülle, dann **Lu 5** (Wasserpunkt) auf dem Lungen-Meridian ableitend nadeln.

Differenziertere Therapie nach den fünf Wandlungsphasen

Anwend.: Mutter-Sohn- bzw. Kontrollierter-Kontrolleur-Beziehung auf Organebene definiert (➡ 3.2.2). Mangelzustand erkennen (➡ 4), mit Tab. 10.4 Behandlungsschema festlegen, Punktauswahl nach Tab. 10.5.
Behandlungsbeispiel s. u.

10

DD nach den fünf Wandlungsphasen			
Phase im Mangelzustand	**Mögliche Ursache**	**Therapieprinzipien (vgl. Tab. 10.5)**	**Zyklus**
Sohn	Mutter ernährt Sohn nicht ausreichend	Sohn stärken (➡ Spalte 1), evtl. auch Mutter stärken (➡ Spalte 2)	*Sheng*
Mutter	Sohn verlangt zu viel von Mutter	Sohn schwächen (➡ Spalte 5, 6), evtl. auch Mutter stärken (➡ Spalte 2)	*Sheng*
Kontrollierter	Kontrolleur unterdrückt und schwächt den Kontrollierten	Kontrolleur schwächen (➡ Spalte 3, 4)	*Cheng*
Kontrolleur	Der Kontrollierte ist stärker und schwächt den Kontrolleur	Kontrolleur stärken (➡ Spalte 7, 8)	*Wu*

Tab. 10.4

Differenziertere Therapie nach den fünf Wandlungsphasen							
Zyklus	Sheng-Zyklus		Ke-Zyklus		Sheng-Zyklus		Ke-Zyklus	
Spalte	1	2	3	4	5	6	7	8
Nadeltechnik	Punkte stärken		Punkte ableiten		Punkte ableiten		Punkte stärken	
Sohn								
Lunge	Lu 9	Mi 3	Lu 10	He 8	Lu 5	Ni 10	Lu 10	He 8
Perikard	Pe 9	Le 1	Pe 3	Ni 10	Pe 7	Mi 3	Pe 3	Ni 10
Herz	He 9	Le 1	He 3	Ni 10	He 7	Mi 3	He 3	Ni 10
Milz	Mi 2	He 8	Mi 1	Le 1	Mi 5	Lu 8	Mi 1	Le 1
Leber	Le 8	Ni 10	Le 4	Lu 8	Le 2	He 8	Le 4	Lu 8
Niere	Ni 7	Lu 8	Ni 3	Mi 3	Ni 1	Le 1	Ni 3	Mi 3
Dickdarm	Di 11	Ma 36	Di 5	Dü 5	Di 2	Bl 66	Di 5	Dü 5
San Jiao	SJ 3	Gb 41	SJ 2	Bl 66	SJ 10	Ma 36	SJ 2	Bl 66
Dünndarm	Dü 3	Gb 41	Dü 2	Bl 66	Dü 8	Ma 36	Dü 2	Bl 66
Magen	Ma 41	Dü 5	Ma 43	Gb 41	Ma 45	Di 1	Ma 43	Gb 41
Gallenblase	Gb 43	Bl 66	Gb 44	Di 1	Gb 38	Dü 5	Gb 44	Di 1
Blase	Bl 67	Di 1	Bl 40	Ma 36	Bl 65	Gb 41	Bl 40	Ma 36

Tab. 10.5

Anwendungsbeispiel

Lunge (Sohn der Milz) ist im Mangelzustand, in Tab. 10.5 die Zeile des Sohnes (Lunge) aufsuchen und Punkt der Spalte 1 stärkend nadeln: **Lu 9** ≙ Erd- und Phasen-Punkt der Mutter der Lunge (Milz) auf dem Lungen-Meridian; bei zusätzlicher Schwäche der Mutter (Milz-Mangel-Syndrom), alleinig oder zusätzlich Punkte der Spalte 2 stärkend nadeln: **Mi 3** ≙ Erd- und Phasen-Punkt der Mutter (Milz) auf eigenem Meridian.

10

Anwendung der fünf Wandlungsphasen-Punkte zur Elimination äußerer Faktoren

Es besteht ein Zusammenhang zwischen den fünf Wandlungsphasen und den pathogenen Faktoren [nach G. Maciocia ➡ 14.3.2, J. Ross (➡ 14.3.2) dagegen vertritt die Ansicht, die Punkte nur bei inneren Erkrankungen einzusetzen]:

- Holz entspricht Wind
- Feuer entspricht Hitze (Feuer)
- Erde entspricht Feuchtigkeit
- Metall entspricht Trockenheit
- Wasser entspricht Kälte

Übereinstimmend mit diesen Wechselbeziehungen können die Wandlungsphasen-Punkte zur Vertreibung des pathogenen Faktors angewendet werden.
Beispiel: Akute Halsentzündung mit Fieber, starker Rachenrötung, -schwellung und -schmerz durch Wind-Hitze
Betroffene Wandlungsphasen: Holz (Wind) und Feuer (Hitze)
Betroffenes Organ/Meridian: Lunge
Therapie: Holzpunkt auf dem Lungen-Meridian **(Lu 11)** und Feuerpunkt auf dem Lungen-Meridian **(Lu 10)**

Ben-Punkte (Wurzelpunkte, Element- oder Wandlungsphasen-Punkte)

(Nach Kursunterlagen Universität Witten/Herdecke 1999)

Definition: Der *Ben*-Punkt ist jeweils der Wandlungsphasen-Punkt, wo die Wandlungsphase sich in ihrem „Element" (ihrer „Wandlungsphase") befindet.

Beispiel: Die Milz gehört zur Wandlungsphase Erde, der Erdpunkt des Milz-Meridians ist der zugehörige *Ben*-Punkt.

Punkte: *Metall:* **Lu 8, Di 1,** *Feuer:* **He 8, Dü 5, Pe 8, SJ 6,** *Erde:* **Mi 3, Ma 36,** *Holz:* **Le 1, Gb 41,** *Wasser:* **Ni 10, Bl 66**

Anwendung:

- **Bei Mangel-/Fülle-Zuständen:** Bei Stärkung des zugehörigen *Ben*-Punktes wird auch das/der zugehörige Organ/Meridian gestärkt (z. B. bei Mangel-Zustand), bei Ableitung des zugehörigen *Ben*-Punktes wird das/der zugehörige Organ/Meridian abgeleitet (z. B. bei Fülle-Zustand).
- **Spiritueller Aspekt:** Die *Ben*-Punkte der *Yin*-Meridiane haben zusätzlich eine Wirkung auf den spirituellen Aspekt (psychisch-mental) der jeweiligen Wandlungsphase: Der Lungen-*Ben*-Punkt auf den *Po* (die Körperseele), der Herz-*Ben*-Punkt auf den *Shen* (den Geist), der Milz-*Ben*-Punkt auf *Yi* (das Denken), der Leber-*Ben*-Punkt auf *Hun* (die Wanderseele) und der Nieren-*Ben*-Punkt auf *Zhi* (die Willenskraft) (siehe auch Ausführungen ➡ 3.4).

10.4   Spezifische Punkte

Synonym: Steuerungspunkte, Reaktionspunkte, Spezialpunkte, „besonders klassifizierte Löcher" (Gesamtübersicht ➡ Vorderer Buchumschlag).

10.4.1   Ursprungs-*Yuan-Qi*-Punkte *(Yuan Xue)*

10

Synonym: Quell-Punkte (häufigste Bezeichnung im deutschsprachigen Raum), Ursprungs-*Yuan-Qi*-Loch. Punkte, wo das Ursprungs-*Yuan-Qi* (➡ 3.3.1) der verschiedenen Organe fließt (durch die Transportfunktion des *San Jiao*) und aufgehalten wird. Sie liegen im Bereich der Hand- oder Sprunggelenke.

Ursprungs-*Yuan-Qi*-Punkte auf *Yin*-Meridianen

Jeweils der dritte Meridian-Punkt, von der Peripherie aus gezählt: **Lu 9, He 7, Mi 3, Le 3, Ni 3, Pe 7.** Sie sind gleichzeitig die Bach-*Shu*-Erdpunkte (➡ 10.4.6)

Funkt.: Stärken bei Schwäche-/Mangelzuständen des zugehörigen inneren Organs (ein Hauptpunkt bei dieser Indikation), regulieren das *Yin-Yang*-Gleichgewicht und besitzen einen homöostatisch ausgleichenden Effekt, d. h., sie können bei Mangel stärkend, bei Fülle ableitend genadelt werden. Da sie Erdpunkte (➡ 10.4.6) sind, wirken sie stabilisierend auf Körper, Emotionen und Geist.

Ursprungs-*Yuan-Qi*-Punkte auf *Yang*-Meridianen

Jeweils der vierte Meridian-Punkt, von der Peripherie aus gezählt: **Di 4, SJ 4, Dü 4, Ma 42, Gb 40, Bl 64,** außer beim Gb-Meridian (dann der fünfte Meridian-Punkt). Lage zwischen den Bach-*Shu*-Punkten und den Fluss-*Jing*-Punkten

Funkt.: Vertreiben äußere pathogene Faktoren bei Fülle-Syndrom (hauptsächliche Anwendung), stärken die zugehörigen *Yang*-Organe.

Anwendung

- **Diagnostisch:** Häufig Druckdolenz oder Hautveränderungen (z.B. Hautfarbe, Schwellung, Rötung etc.) der Punkte bei pathologischen Veränderungen im Bereich des betroffenen Meridians sowie des zugehörigen *Zang*-Organs (➥ Tab. 3.3)
- **Therapeutisch:** In Kombination mit dem Durchgangs-*Luo*-Punkt (➥ 10.4.2, 10.5.4 Gastgeber-Gast-Kombination) des innerlich-äußerlich gekoppelten Meridians (➥ 3.5.2) zur Steigerung des Therapieeffekts (Ausgleich von *Yin* und *Yang*). In Kombination mit dem jeweiligen Rücken-Transport-*Shu*-Punkt (➥ 10.4.4) zur Therapie bei Erkrankungen der *Zang*-Organe. Nach Wiseman, *Feng* (➥ 14.3.2) können die Ursprungs-*Yuan-Qi*-Punkte bei Mangel im Meridian oder Organ stärkend, bei Fülle im Meridian oder Organ auch ableitend genadelt werden.

10.4.2 | Durchgangs-*Luo*-Punkte *(Luo Xue)*

Synonym: Passagepunkt, Abzweig-Loch. Lokalisation der Punkte an Stellen, wo Netzgefäße verzweigen, die die innerlich-äußerlich gekoppelten *Yin*- und *Yang*-Meridiane (➥ 3.5.2) miteinander verbinden. Folgende Punkte:

- **Zwölf *Luo*-Punkte der regulären Meridiane:** ➥ Punkttabelle vorderer Buchumschlag. Lage meist distal vom Knie bzw. Ellbogengelenk.
- **Ren 15** *(Jiuwei)*: *Luo*-Punkt des *Ren Mai* (➥ 6.3.4). Funkt.: Regiert die Netzgefäße der *Yin*-Meridiane. Indik.: Erkrankungen im Abdomen
- **Du 1** *(Changjiang)*: *Luo*-Punkt des *Du Mai* (➥ 6.3.3). Funkt.: Regiert die Netzgefäße der *Yang*-Meridiane. Indik.: Rückenprobleme
- **Mi 21** *(Dabao)*: Haupt-*Luo*-Punkt der Milz (Verbindung mit der Hypochondrialregion). Funkt.: Regiert die Netzgefäße und Blutgefäße des ganzen Körpers. Indik.: Gelenkerkrankungen, allgemeine Schwäche oder Schmerzen.

10 Anwendung

- **Diagnostisch:** Bei Fülle-Syndromen Netzgefäße oft sichtbar, bei Kälte-Schmerz-Syndromen bläulich grünliche, bei Hitze-Syndromen rötliche, bei chronischer Stagnation und Stase dunkle und bei *Qi*-Mangel evtl. blasse bis leicht grünliche Färbung, meist aber keine Färbung, sondern in schweren chronischen Fällen eine auffällige Schlaffheit der Muskeln (z.B. Delle am Punkt)
- **Therapeutisch:** Erkrankungen mit Störungen des korrespondierenden *Zang-Fu*-Organs oder Meridians wie auch des innerlich-äußerlich gekoppelten Organs oder Meridians oder bei Erkrankungen, die durch Ansammlungen von pathologischen Substanzen wie *Qi*-Stagnation (➥ 9.3.1), Blut-Stase und -Koagel (➥ 9.3.2), Schleimretention (➥ 9.3.4), Feuchtigkeitsretention (➥ 9.3.4) etc. verursacht oder verkompliziert sind. Zusätzlich werden viele *Luo*-Punkte auch bei psychoemotionalen Problemen eingesetzt (z.B. **Pe 6, He 5** etc.).

Anwendungsmöglichkeiten von *Luo*-Punkten

- Mikroaderlass an *Luo*-Punkt des betroffenen Meridians: Günstig bei Fülle-Syndromen mit *Qi*- und Blut-Stagnation (➡ 9.3.3)
- Kombination der *Luo*-Punkte der jeweiligen innerlich-äußerlich gekoppelten Meridiane: Steigert Therapieeffekt (z. B. **Ma 40** und **Mi 4** bei Bauchschmerzen)
- Nadelung des *Luo*-Punktes des gekoppelten *Yin*-Meridians auf der gegenüberliegenden Körperseite bei Therapie mit mehreren Punkten des gekoppelten *Yang*-Meridians auf einer Körperseite: Fördert *Yin-Yang*-Ausgleich (➡ 10.5.4). Einsatz v. a. bei Meridian-Beschwerden. **Beispiel: Lu 7** kontralateral bei Schulterschmerz im **Di**-Meridian-Verlauf
- Kombination mit Ursprungs-*Yuan-Qi*-Punkten des innerlich-äußerlich gekoppelten Meridians (➡ 10.4.1, 10.5.4: Gastgeber-Gast-Kombination): Steigert Therapieeffekt.

Nach modernen Texten: Kombination von *Yuan*-Punkt (➡ 10.4.1) und *Luo*-Punkt desselben *Yin*-Meridians bei chronischen Erkrankungen (z. B. **Lu 9** und **Lu 7** bei chronischem Husten) zur Steigerung des Therapieeffekts.

10.4.3 Spalten-*Xi*-Punkte *(Xi Xue)*

Synonym: Grenzpunkt, Spaltpunkt, Spalten-Loch. *Xi* bedeutet Lücke der Energieansammlung, d. h., bei diesen Punkten akkumuliert das Meridian-*Qi* und *Qi* und Blut verlaufen hier tiefer, daher besonders wirksam zur Aktivierung des Meridian-*Qi*.

Lage: Mit Ausnahme von **Ma 34** zwischen Fingern (Zehen) und Ellenbogen (Knien).

- Zwölf *Xi*-Punkte der zwölf Hauptmeridiane: **Lu 6, Di 7, Ma 34, Mi 8, He 6, Dü 6, Bl 63, Ni 5, Pe 4, SJ 7, Gb 36, Le 6**
- Vier *Xi*-Punkte der Außerordentlichen Gefäße (➡ 6.3): *Yang Qiao Mai* (➡ 6.3.8): **Bl 59**; *Yin Qiao Mai* (➡ 6.3.7): **Ni 8**; *Yang Wei Mai* (➡ 6.3.10): **Gb 35**; *Yin Wei Mai* (➡ 6.3.9): **Ni 9**. Das *Qi* der außerordentlichen Gefäße akkumuliert an diesen Punkten. In der Praxis werden sie daher gerne zusammen mit den Öffnungspunkten oder nach Öffnung des außerordentlichen Gefäßes (➡ 6.3.11) zur Aktivierung des *Qi* in den Gefäßen gegeben.

Indikation

- **Diagnostisch:** Scharfer intensiver Schmerz auf Druck oder Rötung und Schwellung weist auf Fülle-Zustände des zugehörigen Meridians und/oder Organs, dumpfer oder milder Schmerz auf Druck oder eine Vertiefung weist auf Mangel-Zustand
- **Therapeutisch:** Akute und therapieresistente Erkrankungen, v. a. bei Fülle-Zuständen des betroffenen Meridians und/oder zugehörigen Organs (ableitende Nadeltechnik); Schmerzzustände (sehr effektiv). Die *Xi*-Punkte der *Yin*-Meridiane haben eine zusätzliche Funktion zur Behandlung von Erkrankungen des Blutes (➡ 9.3.2, 9.3.3). Steigerung des Therapieeffektes durch Kombination mit Einflussreichen *Hui*-Punkten der acht Gewebearten (➡ 10.4.7).

10

10.4.4 Rücken-Transport-*Shu*-Punkte *(Bei Shu Xue)*

Synonym: Zustimmungspunkt, Rücken-Transport-Loch. *Shu* bedeutet „Transportieren", d. h., die Punkte transportieren *Qi* zu den inneren Organen. Lokalisation auf dem inneren Blasen-Meridian am Rücken auf Höhe des korrespondierenden inneren Organs. Weiter liegen sie meist auf derselben Höhe wie ihre korrespondierenden Alarm-*Mu*-Punkte (➡ 10.4.5).

Indikation

- **Diagnostisch:** Spontan- und/oder druckdolent bei Störungen des zugehörigen inneren Organs
- **Therapeutisch:** Chronische Erkrankungen der korrespondierenden inneren Organe: Stärken des *Yang* bei *Yin*-Erkrankung (chronische Erkrankungen, Kälte-Syndrome, Mangel-Syndrome oder Erkrankung eines *Zang*-Organs), *Yin*-Mangel-Syndrom, akute Erkrankungen der inneren Organe, bei Erkrankung der Sinnesorgane: Jeweils den *Shu*-Punkt des zugeordneten Speicher-*Zang*-Organs (➡ 3.4, 3.2.1, Tab. 3.3). Beispiel: Bei Augenerkrankungen den Rücken-Transport-*Shu*-Punkt der Leber **Bl 18** *(Ganshu)* nadeln.

Wichtig

Bei Fülle-Syndrom ableitend, bei Mangel-Syndrom stärkend nadeln oder mit Moxibustion bei Mangel-Syndrom ohne Hitzezeichen behandeln, um die inneren Organe zu erwärmen. Nadeln nur kurz (ca. 10 Min.) belassen, bei längerer Nadelverweildauer sedierender Effekt und Ermüdung des Patienten.

10.4.5 Alarm-*Mu*-Punkte *(Mu Xue)*

10

Synonym: Heroldspunkt, Versammlungsloch. *Mu* bedeutet „sammeln": An diesen Punkten sammelt sich die Energie der jeweiligen Organe an. Lokalisation fast alle auf Thorax und Abdomen, jeweils in der Nähe des korrespondierenden inneren Organs.

Mu-Punkte: Wichtigste Funktionen

- **Lu 1** (Lunge) beseitigt Lungen-Hitze und akute Fülle-Zustände der Lunge
- **Ren 17** (Perikard) stärkt und bewegt das Thorax-*Qi*
- **Ren 14** (Herz) beruhigt Herz und Geist-*Shen*, bei Unruhezuständen
- **Le 14** (Leber) fördert den Leber-*Qi*-Fluss bei Stauung hypochondrial, harmonisiert Leber und Magen
- **Gb 24** (Gallenblase) beseitigt Feuchte-Hitze von Leber und Gallenblase
- **Le 13** (Milz) fördert den Leber-*Qi*-Fluss bei Stauung epigastral oder im unteren Abdomen bei Milz-Mangel-Syndrom, harmonisiert Leber und Milz
- **Ren 12** (Magen) transformiert Schleim durch Milz-/Magen-*Qi*-Stärkung
- **Ren 5** *(San Jiao)* entfernt Fülle wie Feuchte-Hitze aus dem unteren der *San Jiao*
- **Gb 25** (Niere) entfernt Feuchte-Hitze aus der Harnblase
- **Ma 25** (Dickdarm) reguliert die Därme, beendet Diarrhö und Schmerz
- **Ren 4** (Dünndarm) reguliert den Dünndarm, stärkt Niere und Ursprungs-*Yuan-Qi*
- **Ren 3** (Blase) entfernt Feuchte-Hitze aus der Harnblase

Indikation

- **Diagnostisch:** Spontan- oder druckdolent bei Störungen des jeweiligen Organs
- **Therapeutisch:** Zur Regulation der inneren Organe, v. a. bei *Yang*-Syndromen (akute Erkrankungen, Hitze-Syndrom, Fülle-Syndrom, Erkrankungen eines *Fu*-Organs), aber auch bei chronischen Erkrankungen. Je nach Syndrom (Fülle oder Mangel) stärkende oder ableitende Nadeltechnik. Bewährt: *Shu-Mu*-Methode (➡ 10.5.3) entweder zeitgleich (längerfristiger Therapieerfolg) oder abwechselnd eine Behandlung *Shu-*, die nächste Behandlung *Mu*-Punkte. In Kombination mit Untere-Meer-*Xiahe*-Punkten (➡ 10.4.8): Behandlung der entsprechenden Hohl-*Fu*-Organe.

10.4.6　Fünf Transport-*Shu*-Punkte (*Wu Shu Xue*)

Synonym: Fünf Antike-Punkte, nach dem System der Wandlungsphasen oder fünf Elemente fünf Wandlungsphasen-Punkte oder fünf Element-Punkte. In klassischen Werken (➡ 1.1) teilweise widersprüchliche Anwendungsangaben. **Lage:** Zwischen Fingern und Ellenbogenbereich bzw. Zehen und Kniebereich. Grundsätzlich werden bei den fünf Punkten zwei Theorien unterschieden: Die Theorie der fünf Transport-*Shu*-Punkte (Antiken-Punkte) und die Anwendung der fünf Punkte nach den fünf Wandlungsphasen oder Elementen.

Der Beschreibung und Anwendung der fünf Transport-*Shu*-Punkte (Antiken-Punkte) liegt die Vorstellung des Meridian-*Qi*-Flusses von peripher (End- und Anfangspunkte der Meridiane an den Akren) bis in den Ellenbogen-/Kniebereich wie ein Flussverlauf zugrunde. Dieser beginnt sehr oberflächlich (Polaritätswechsel von *Yin/Yang, Yang/Yin*) mit dem *Jing*-Punkt des Meridians (Brunnen oder nach einigen Übersetzern auch Quelle), wandelt sich in einen Bach und Fluss, verläuft immer tiefer und breiter und ergießt sich schließlich als Strom in einem Meer (unterschiedliche Übersetzungen der Punktbezeichnungen bei verschiedenen Autoren). Diese fünf Punkte sind identisch mit den fünf Wandlungsphasen-Punkten, aber ihre Dynamik und ihre Einsatzmöglichkeiten innerhalb des Systems des Meridian-*Qi*-Flusses ist unabhängig von ihrer Beziehung zu den fünf Wandlungsphasen.

Dagegen bezieht sich die Beschreibung und Anwendung der Element- oder Wandlungsphasen-Punkte auf die Theorie nach den fünf Wandlungsphasen (➡ 3.2, 10.3.5). In der Praxis ist es besser, diese beiden Theorien getrennt abzuhandeln und die Punkte nach der jeweiligen Theorie gezielt einzusetzen. Die Anwendung der fünf Transport-*Shu*-Punkte nach der Meridian-Fluss-Theorie findet sich in diesem Unterkapitel, die Anwendung der Punkte nach den fünf Wandlungsphasen in ➡ 10.3.5.

Brunnen-*Jing*-Punkte (*Jing Xue*)

Nach den fünf Wandlungsphasen (➡ 3.2, 10.3.5): *Yin*-Meridiane: Holz-Punkt, *Yang*-Meridiane: Metall-Punkt.

- **Punkte:** ➡ vorderer Buchumschlag, Synonym (J. Ross): *Jing*-Quell-Punkt
- **Lokal.:** Meridian-Endpunkte an Finger /Zehenspitze (Ausnahme: **Ni 1**, der an der Fußsohle liegt und **Pe 9**, der manchmal auch als Nagelpunkt, manchmal aber als an der Fingerspitze des Mittelfingers liegend angegeben wird), Meridianverlauf ist dort am oberflächlichsten, Energie wechselt die Polarität *(Yin–Yang, Yang–Yin)*
- **Funkt.:** Beseitigt Fülle unterhalb des Herzens, bei psychischen Erkrankungen
- **Indik.:** In Akutfällen schnelle Elimination von äußeren pathogenen Faktoren, starke Wirkung auf die Psyche, z.B. bei Koma, Kollaps, Schock, aber auch Reizbarkeit und

10

Unruhezuständen; *Yin*-Meridian-Punkte zusätzlich bei Krankheiten des entsprechenden *Zang*-Organs und Ausleitung von innerem Wind. Mikroaderlass bei Hitze und Fülle im Meridian-Bereich, vor allem vom oberen Körperbereich.

Quell-*Ying*-Punkt *(Ying Xue)*

Nach den fünf Wandlungsphasen (➡ 3.2, 10.3.5): *Yin*-Meridiane: Feuer-Punkt, *Yang*-Meridiane: Wasser-Punkt.

- **Punkte:** ➡ Vorderer Buchumschlag, Synonym (J. Ross): *Ying*-Bach-Punkt
- **Lokal.:** Zwischen Metakarpal-/Metatarsalknochen, der 2. Meridianpunkt
- **Funkt.:** Eliminiert äußere und innere pathogene Faktoren, klärt besonders Hitze vom zugehörigen *Zang-Fu*-Organ und Meridian v. a. im oberen Körperbereich; sehr dynamische Punkte
- **Indik.:** Fieberhafte Erkrankungen, Außen-Hitze-Syndrom über *Yang*-Meridian-Punkte, Innen-Hitze-Syndrom oder Mangel-Hitze-Syndrom über *Yin*-Meridian-Punkte behandeln.

Bach-*Shu*-Punkte *(Shu Xue)*

Nach den fünf Wandlungsphasen (➡ 3.2, 10.3.5): *Yin*-Meridiane: Erd-Punkt, *Yang*-Meridiane: Holz-Punkt.

- **Punkte:** ➡ Vorderer Buchumschlag, korrekte Übersetzung, *Shu:* Transportieren, Synonym (J. Ross): *Shu*-Fluss-Punkt
- **Lokal.:** Proximal des Metakarpophalangeal- oder Metatarsophalangealgelenks, außer **Ni 3** (Lage: posterior des medialen Malleolus), **Le 3** und **Mi 3** (an den distalen Enden der Mittelfußknochen). Jeweils der 3. Meridianpunkt, außer beim **Gb**-Meridian (dort der 4. Punkt)
- **Funkt.:** Eintrittspunkt für pathogene Faktoren: Stechen stärkt das Abwehr-*Wei-Qi* (➡ 3.3.1) und die Elimination pathogener Faktoren aus den Meridianen
- **Indik.:** Schmerzhafte Gelenkerkrankungen (v. a. durch Feuchtigkeit, aber auch pathogenen Wind verursachten Gelenk-*Bi*-Syndromen: ➡ 12.10.1, Tab. 12.54), Schweregefühl im Körper, bei alternierender Besserung/Verschlimmerung der Erkrankung. Außen-Syndrom (*Yang*-Meridian-Punkte): V. a. die *Shu*-Punkte der *Yang*-Meridiane haben wichtige Wirkung auf die zugehörigen Meridiane. Innen-Syndrom (*Yin*-Meridian-Punkte): Die *Shu*-Punkte der *Yin*-Meridiane sind wichtige Punkte zur Stärkung und Harmonisierung des jeweiligen *Zang*-Organs.

Fluss-*Jing*-Punkte *(Jing Xue)*

Nach den fünf Wandlungsphasen (➡ 3.2, 10.3.5): *Yin*-Meridiane: Metall-Punkt, *Yang*-Meridiane: Feuer-Punkt.

- **Punkte:** ➡ Vorderer Buchumschlag, korrekte Übersetzung, *Jing:* Durchqueren, Synonym (J. Ross): *Jing*-Strom-Punkt
- **Lokal.:** Über dem Handgelenk oder proximal und distal des Hand-/Fußgelenks
- **Funkt.:** Lenkt äußere pathogene Faktoren in Richtung von Gelenken, Knochen und Sehnen um
- **Indik.:** Dyspnoe, Beschwerden im Rachenbereich wie Halsentzündungen, Husten, Wechsel von Fieber/Frösteln (v. a. die *Yin*-Meridian-Punkte benutzen); schmerzhafte Gelenk- und Sehnenerkrankungen (Gelenk-*Bi*-Syndrom ➡ 12.10.1, Tab. 12.54).

10

Meer-*He*-Punkte *(He Xue)*

Nach den fünf Wandlungsphasen (➡ 3.2, 10.3.5): *Yin*-Meridiane: Wasser-Punkt; *Yang*-Meridiane: Erd-Punkt.

- **Punkte:** ➡ Vorderer Buchumschlag, korrekte Übersetzung, *He:* Vereinigen, verbinden, Synonym (J. Ross): *He*-Meer-Punkt
- **Lokal.:** Im Ellenbogen-/Kniebereich
- **Funkt.:** Senkt gegenläufiges *Qi* ab, beendet Diarrhö
- **Indik.:** Besonders Erkrankungen der Hohl-*Fu*-Organe des GIT wie Erbrechen, Diarrhö (besonders *Yang*-Meridian-Punkte benutzen); Erkrankungen der Haut, v. a. **Di 11** und **Bl 40**).

10.4.7 Einflussreiche-*Hui*-Punkte der acht Gewebearten *(Ba Hui Xue)*

Synonym: Meisterpunkte der acht Gewebe, „Löcher der acht Zusammenkünfte". *Hui* bedeutet „sich versammeln", „einander treffen"; an den *Hui*-Punkten fließt das *Qi* der zugeordneten Körpergewebe an die Körperoberfläche.

Anwendung

- **Diagnostisch:** Druckdolenz bei Erkrankungen des zugehörigen Gewebes
- **Therapeutisch:** ➡ Tab. 10.6. Bewährt in Kombination mit Spalten-*Xi*-Punkten (➡ 10.4.3) bei akuten Erkrankungen wie z. B. akute Magenbeschwerden mit **Ma 34** in Kombination mit **Ren 12**.

Einflussreiche-*Hui*-Punkte der acht Gewebearten		
Punkt	**Körpergewebe**	**Indikationsbereiche**
Le 13 *(Zhangmen)*	*Zang*-Organe	Erkrankungen der *Zang*-Organe wie Splenomegalie, Hepatomegalie, Gelbsucht (stärkt die Milz und indirekt alle *Zang*-Organe)
Ren 12 *(Zhongwan)*	*Fu*-Organe	Erkrankungen der *Fu*-Organe z. B. im Bereich des GIT
Ren 17 *(Danzhong)*	*Qi* Punkt hat einen starken Effekt auf *Zhong-Qi* (➡ 3.3.1)	Respiratorische Erkrankungen und Störungen des *Qi*-Flusses wie Singultus; kontrolliert Lungen- und Herzfunktion (*Zhong-Qi*)
Bl 17 *(Geshu)*	Blut	Erkrankungen des Blutes wie Anämie, Blut-Stase, Hämorrhagien und gynäkologische Erkrankungen
Gb 34 *(Yanglingquan)*	Sehnen	Erkrankungen der Gelenke, Sehnen und Muskeln
Lu 9 *(Taiyuan)*	Blutgefäße	Stimuliert die periphere Blut-Zirkulation, Gefäßerkrankungen wie Vaskulitis, Arteriosklerose
Bl 11 *(Dazhu)*	Knochen	Erkrankungen im Knochenbereich wie Beschwerden in Schulter, Wirbelsäule, Gelenk- und Knochenschmerzen
Gb 39 *(Xuanzhong)*	Knochenmark	Erkrankungen im Bereich von Knochen-, Rückenmark und Hirnsubstanz (Nervensubstanz)

Tab. 10.6

10

10.4.8 Untere-Meer-*Xiahe*-Punkte *(Xia He Xue)*

Hauptpunkte bei Erkrankungen der Hohl-*Fu*-Organe.

- **Ma 36** *(Zusanli):* *Xiahe*-Punkt des Magens. Bei Appetitlosigkeit, Schmerz und Völlegefühl epigastral, Säurereflux, Bauchschmerzen, Obstipation, Diarrhö
- **Ma 37** *(Shangjuxu):* *Xiahe*-Punkt des Dickdarms. Bei Appendizitis, Diarrhö
- **Ma 39** *(Xiajuxu):* *Xiahe*-Punkt des Dünndarms. Bei Diarrhö, Bauchschmerzen
- **Gb 34** *(Yanglingquan):* *Xiahe*-Punkt der Gallenblase. Bei Cholezystitis, Erbrechen
- **Bl 40** *(Weizhong):* *Xiahe*-Punkt der Blase. Bei Harninkontinenz, Harnverhalt
- **Bl 39** *(Weiyang):* *Xiahe*-Punkt des *San Jiao*. Bei Harninkontinenz, Harnverhalt.

10.4.9 Kreuzungs-*Jiaohui*-Punkte *(Jiao Hui Xue)*

Synonym: Verbindungspunkte, Kreuzungslöcher. 100 Punkte an Kreuzungsstellen mehrerer Meridiane und Gefäße: Kreuzungspunkt kann daher zur Therapie bei Erkrankungen benutzt werden, bei denen mehrere Meridiane beteiligt sind. Vorteil: Es müssen weniger Punkte genadelt werden (➡ jeweils unter Besonderheiten 6.2, 6.3).

Wichtige Kreuzungs-*Jiaohui*-Punkte

- **Du 14** *(Dazhui):* Kreuzungspunkt aller *Yang*-Meridiane
- **Mi 6** *(Sanyinjiao):* Kreuzungspunkt der drei Fuß-*Yin*-Meridiane
- **Ren 3** *(Zhongji),* **Ren 4** *(Guanyuan):* Kreuzungspunkte der drei Fuß-*Yin*-Meridiane mit dem *Ren Mai*
- **Le 14** *(Qimen):* Kreuzungspunkt von *Yin Wei Mai*, Leber- und Milz-Meridian
- **Du 26** *(Shuigou):* Kreuzungspunkt von *Du Mai*, Dickdarm- und Magen-Meridian
- **Ma 4** *(Dicang):* Kreuzungspunkt von *Yang Qiao Mai*, Dickdarm- und Magen-Meridian
- **Ma 8** *(Touwei):* Kreuzungspunkt von Gallenblasen-, Magen-Meridian und *Yang Wei Mai*.

10.4.10 Meisterpunkte der Regionen

Punkte, die Einfluss auf bestimmte Körperzonen haben; verstärkte Wirkung durch Kombination mit Punkten spezifischer Wirkung und Lokalpunkten.

- **Ma 36** *(Zusanli):* Alle Erkrankungen der Bauchregion
- **Di 4** *(Hegu):* Gesichtsbereich und Erkrankungen im Mundbereich
- **Lu 7** *(Lieque):* Kopf und Okzipitalbereich
- **Bl 40** *(Weizhong):* Rücken und Lumbalgegend
- **Pe 6** *(Neiguan):* Thoraxbereich
- **Du 26** *(Shuigou):* Zur Wiederbelebung (wird nach einigen Autoren hinzugefügt ➡ Deadman ➡ 14.3.2).

Öffnungspunkte der acht Außerordentlichen Gefäße ➡ 6.3.

10.4.11 Himmelsfensterpunkte

In den chinesischen Klassikern findet sich nur wenig über diese Punkte beschrieben, Bezug hier auf Ausführungen bei J. Ross, Akupunkturpunktkombinationen (➡ 14.3.2) und Deadman, Al-Khafaji, A Manual of Acupuncture (➡ 14.3.2). Nach J. Ross wurde in den letzten 25 Jahren im Westen eine Interpretation dieser Punkte entwickelt, die auf die

10

Behandlung psychischer Störungen wie Depressionen und Phobien ausgerichtet ist Deadman et al. sehen dies eher kritisch.

- **Himmelsfensterpunkte: Lu 3** *(Tianfu),* **Di 18** *(Futu),* **Pe 1** *(Tianchi),* **SJ 16** *(Tianyou),* **Dü 16** *(Tianchuang),* **Dü 17** *(Tianrong),* **Ma 9** *(Renying),* **Bl 10** *(Tianzhu),* **Ren 22** *(Tiantu),* **Du 16** *(Fengfu)*
- **Lokalisation:** Acht der Himmelsfensterpunkte befinden sich am Hals (Ausnahme: **Lu 3** am Oberarm und **Pe 1** am Thorax). *Anmerkung:* Nach Deadman wird nach *Ma Shi* **Dü 17** ausgetauscht mit **Gb 9** *(Tianchong),* dann wären alle sechs *Yang*-Meridiane vertreten.

Einsatzmöglichkeiten der Himmelsfensterpunkte

Bei Störungen des *Qi*-Flusses (gegenläufiges *Qi*) nach oben in den Kopf
Beispiele:
Gegenläufiges Lungen–*Qi* mit Husten, Dyspnoe etc.: **Lu 3, Di 18, Ren 22,** mit viel Schleim **Pe 1,** bei gegenläufigem Lungen- und Magen–*Qi* **Ma 9;** bei Schwindel, Kopfschmerz, Nackensteifigkeit etc. **Bl 10;** bei innerem Leber–Wind **Du 16**

Bei Struma, Schwellungen, Schmerz und *Qi*-Stagnationen im Nacken-/ Halsbereich

Vor allem Einsatz der Punkte im lokalem Bereich

Bei Erkrankungen mit akutem Beginn
Beispiele:
- **Di 18** bei plötzlicher Aphonie, **Ma 9** bei akut einsetzender Diarrhö, **Dü 16** bei plötzlicher Aphonie, z.B. nach Apoplex, **Bl 10** bei Epilepsie, **SJ 16** bei Hörsturz, **Ren 22** bei akuter Atemnot, **Du 16** bei plötzlicher Aphasie durch Apoplex

Bei psychoemotionalen Erkrankungen
Beispiele:
- **Lu 3** bei Somnolenz, Trauer, Desorientiertheit, Vergesslichkeit, Schlaflosigkeit
- **Dü 16** bei manischer Agitiertheit und manischer Depression
- **Bl 10** bei Manie, Halluzinationen, Epilepsie, kindlichen Krampfanfällen
- **SJ 16** bei wirren Träumen
- **Du 16** bei Manie, Trauer und Ängstlichkeit mit angstinduziertem Herzklopfen

Bei Erkrankungen der Sinnesorgane
Beispiele:
- **Lu 3** bei Nasenbluten, verschwommenem Sehen, Kurzsichtigkeit
- **Ma 3** bei verschwommenem Sehen
- **Dü 16** bei Taubheit, Tinnitus, Ohrschmerzen
- **Dü 17** bei Tinnitus und Taubheit
- **Bl 10** bei Augenschmerzen, Augenrötung, verschwommenem Sehen, Tränenfluss, Sprachschwierigkeiten, Nasenverstopfung, Verlust des Riechvermögens
- **SJ 16** bei Hörstörungen, Sehstörungen, Augenschmerzen, Tränenfluss, Verlust des Riechvermögens, Nasenverstopfung

10

- **Du 16** bei Sprachstörungen (z.B. nach Apoplex), verschwommenem Sehen, Nasenbluten
- **Ren 22** bei Sprachstörungen.

10.4.12 Punkte der vier Meere

Meer des *Qi*

Zugehörige Punkte: Ma 9 *(Renying),* **Ren 17** *(Danzhong* oder *Shanzhong),* **Du 15** *(Yamen),* **Du 14** *(Dazhui)*
Nach dem Klassiker Spiritual Pivot: „Wenn das Meer des *Qi* in Fülle ist, zeigt sich Fülle im Thorax, Kurzatmigkeit und eine rote Gesichtsfarbe. Wenn das Meer des *Qi* im Mangel (Leere) ist, zeigt sich wenig Energie zum Sprechen."

Meer des Blutes

Zugehörige Punkte: Bl 11 *(Dazhu)* und **Ma 37** *(Shangjuxu)* und **Ma 39** *(Xiajuxu)*
Nach dem Klassiker Spiritual Pivot: „Der *Chong Mai* ist das Meer aller Meridiane. Im oberen Bereich befindet sich **Bl 11**, und in den unteren Bereichen endet er bei **Ma 37** und **Ma 39**. Wenn das Meer des Blutes in Fülle ist, dann hat derjenige das Gefühl, sein Körper wäre größer, er fühlt sich unwohl, weiß aber nicht, was erkrankt ist; wenn das Meer des Blutes im Mangel (Leere) ist, dann hat er das Gefühl, als ob sein Körper kleiner ist, er fühlt sich reduziert, weiß aber nicht, was erkrankt ist."

Meer von Wasser und Getreide (der Nahrung)

Zugehörige Punkte: Ma 30 *(Qichong)* als oberer Punkt des Meeres der Nahrung und **Ma 36** *(Zusanli)* als unterer Punkt des Meeres der Nahrung
Nach dem Klassiker Spiritual Pivot: „Wenn das Meer der Nahrung in Fülle ist, dann zeigt sich abdominales Völlegefühl, und wenn es im Mangel ist, dann zeigt sich eine Unfähigkeit, zu essen."

Meer des Markes

Zugehörige Punkte: Du 20 *(Baihui)* und **Du 16** *(Fengfu)*

10.4.13 Zwölf „Heavenly Star Points" von *Ma Dan-Yang*

Zunächst elf, später dann zwölf Punkte von *Ma Dan-Yang* (ein großer Arzt der *Jin*-Dynastie), die er als die wichtigsten Akupunkturpunkte des Körpers ansah. *Anmerkung: Xu Feng* zählte später zu den elf Punkten **Le 3** als zwölften Punkt dazu.
Zugehörige Punkte: Lu 7 *(Lieque),* **Di 4** *(Hegu),* **Di 11** *(Quchi),* **Ma 36** *(Zusanli),* **Ma 44** *(Neiting),* **He 5** *(Tongli),* **Bl 40** *(Weizhong),* **Bl 57** *(Chengshan),* **Bl 60** *(Kunlun),* **Gb 30** *(Huantiao),* **Gb 34** *(Yanglingquan),* **Le 3** *(Taichong)*

10.5 Prinzipien der Punktkombination

10.5.1 Grundregeln

- *Bei akuten Erkrankungen:* Punkte der Peripherie wie Spalten-*Xi*-Punkte, bei akuten inneren Erkrankungen zusätzlich Alarm-*Mu*-Punkte
- *Bei chronischen Erkrankungen:* Ursprungs-*Qi-Yuan*-, Durchgangs-*Luo-*, Rücken-Trans-port-*Shu*-Punkte
- *Bei akuter Exazerbation:* Durchgangs-*Luo-*, Ursprungs-*Qi-Yuan-*, Spalten-*Xi*-Punkte.

Zeitliche Nadelreihenfolge innerhalb eines Akupunkturrezeptes

- **Beim Einstich:** Die Nadeln in der Anordnung von Kopf zum Fuß setzen (gilt v. a. für Extremitätenpunkte), da bei jedem Nadeleinstich ein kurzfristiger *Qi*-Fluss von unten nach oben verläuft. Besonders bei Fülle-Syndrom (➡ 9.1.2): Vertreibt pathogene Faktoren, stärkt den ableitenden Effekt. *Ausnahme:* Kopf-/Gesichtspunkte bei der ersten Behandlung (***Cave:*** Evtl. unangenehm, Nadelkollaps). Fernpunktstimulation (➡ 10.3.1, 12.10.1) z.B. bei akuten Gelenkentzündungen. Mangel-Syndrom (➡ 9.1.2): Nadelanordnung von unten nach oben, dabei möglichst jede Nadel im zeitlichen Abstand von $1/2$ Min. setzen, hat *Qi* stärkenden Effekt
- **Beim Entfernen:** Meist von oben nach unten. Gut bei Fülle-Syndrom (z.B. aufsteigendes *Qi* oder *Qi*-Stagnation horizontal): Fördert *Qi*-Zirkulation und lenkt *Qi* nach unten. Beispiel: Bei Husten, Schmerzen im Hypochondrium, Schwindel. *Ausnahme:* Mangel-Syndrom, v. a. bei sinkendem *Qi* (➡ 9.3.1, 10.3.4) oder sinkendem Milz-*Qi* (➡ 11.5.4) die Nadeln von unten nach oben herausziehen, hebt *Qi* an.

Änderung der Punktkombination

Bei Therapieresistenz, unzureichender Besserung (z.B. nur Besserung einiger Symptome) oder Entwicklung neuer Symptome die Diagnose überprüfen.

10

Wichtig

Vor der Behandlung steht die Diagnose (➡ 4). Basierend auf der TCM-Diagnose sollten entsprechende antagonistische Therapieprinzipien formuliert werden (➡ 10.2.1 – 10.2.9). Danach erfolgt die Auswahl der Hauptpunkte nach ihrer eigentlichen Funktion und Indikation (meist Fernpunkte) und ergänzende, symptomatisch wirkende Lokalpunkte.

So viel Nadeln wie nötig und so wenig, wie möglich!

Nicht ständig Punkte wechseln, aber auch nicht über längere Zeit ein rigides „Punktrezept" benutzen (Tachyphylaxie), sondern im Rahmen eines definierten Therapiekonzeptes flexible Anpassungen an aktuelle Situationen vornehmen: z.B. Punkte ergänzen, weglassen, differenzierte Stimulationsmethoden (➡ 5.1.7) anwenden, Moxibustion etc.

10.5.2 Lokal-/Fernpunktkombination

Punkte nach Körperregionenbezug: ➡ Tab. 10.1, 10.2. Gelenkbezug: ➡ Tab. 12.53

- *Bei Erkrankungen im Meridian-Bereich:* z.B. „Meridian-Obstruktionen" bei Gelenk-*Bi*-Syndrom (➡ 12.10.1) zuerst Fernpunktstimulation, dann Lokal-/Regionalpunkte nach Druckdolenz, danach evtl. Schröpfkopfanwendung auf den Punkten
- *Bei inneren Erkrankungen*
  - *Akute Fälle:* Meist nur Fernpunkte
  - *Chronische Fälle:* Kombination von Lokal- und Fernpunkten (Regionalpunkte hier v. a. *Shu-Mu*-Punkte) oder Kombination von Öffnungspunkt eines Außerordentlichen Gefäßes (➡ 6.3.1, 6.3.11) mit Lokalpunkten der erkrankten Region.

10.5.3 Vorne-/Hinten-Kombination

Vorne: Punkte auf Thorax und Abdomen. Hinten: Punkte auf Rücken und Taille.

Shu-Mu-Methode

Wichtigste Variante. Kombination von Rücken-Transport-*Shu*-Punkt (➡ 10.4.4) mit dem Alarm-*Mu*-Punkt (➡ 10.4.5) des jeweiligen *Zang-Fu*-Organs.

- **Wirk.:** Steigert und verlängert den Therapieeffekt, gleicht *Yin* und *Yang* aus; bewährt bei chronischen Erkrankungen des jeweiligen *Zang-Fu*-Organs.

Indikationsbereich bei *Shu-Mu*-Kombination			
Organ	*Shu*-Punkt	*Mu*-Punkt	Indikation
Lu	Bl 13	Lu 1	Erkrankungen des Respirationstraktes, z.B. Husten, Dyspnoe
Pe	Bl 14	Ren 17	Herzerkrankungen, z.B. Angina pectoris, Herzrhythmusstörungen
He	Bl 15	Ren 14	Herz- und Magenerkrankungen, z.B. Palpitationen, Magenschmerz
Le	Bl 18	Le 14	Leber- und Gallenblasenstörungen, z.B. Flankenschmerz, Säurereflux
Gb	Bl 19	Gb 24	Leber- und Gallenblasenstörungen, z.B. Schmerz in der Region, Ikterus
Mi	Bl 20	Le 13	Leber- und Milzerkrankungen, z.B. Schmerz oder Spannungsgefühl im Abdomen, Verdauungsstörungen
Ma	Bl 21	Ren 12	Magenerkrankungen, z.B. Magenschmerzen, Appetitverlust
SJ	Bl 22	Ren 5	Störungen im Wassermetabolismus, z.B. Ödeme, Diarrhö
Ni	Bl 23	Gb 25	Erkrankungen der Niere und des Urogenitaltrakts
Di	Bl 25	Ma 25	Dickdarmstörungen, z.B. Obstipation, Diarrhö, Bauchschmerzen
Dü	Bl 27	Ren 4	Störungen von Dünndarm, Blase und Urogenitaltrakt, z.B. Harninkontinenz, Harnverhalt, Spermatorrhö
Bl	Bl 28	Ren 3	Störungen der Blase und des Urogenitaltrakts, z.B. Harninkontinenz, Harnverhalt und Menstruationsstörungen

Tab. 10.7

- **Anwend.:** Punkte können gleichzeitig (längerfristiger Therapieeffekt) oder bei kürzerer Therapiefrequenz auch alternierend (in einer Behandlung *Shu*- in der nächsten Behandlung *Mu*-Punkte) angewendet werden. Kombination kann auch zum Ausgleich bei inkorrekter Behandlung genutzt werden, z.B. bei zu langer Nadelverweildauer in den *Shu*-Punkten mit Ermüdungssymptomen des Patienten, dann *Mu*-Punkte zum Ausgleich nadeln.

Ausgleich zwischen *Du Mai* und *Ren Mai*

Du Mai (regiert alle *Yang*-Meridiane) und *Ren Mai* (regiert alle *Yin*-Meridiane);

Wirk.: Gleicht *Yin* und *Yang* aus und reguliert den Aufwärts- und Abwärtsfluss des *Qi*, wirkt stark auf die Psyche (je nach Nadelung psychisch beruhigend oder anregend). Wichtiger Ausgleich einerseits zwischen „Vorne und Hinten" und „*Yin* und *Yang*".

Wichtige Punktkombinationen von *Du Mai* und *Ren Mai*

- **Du 20** *(Baihui)* und **Ren 4** *(Guanyuan)*: Mit Moxibustion, stärkt und wärmt Blasen- und Nieren-*Yang* und *Yang*-*Qi* allgemein
- **Du 20** *(Baihui)* und **Ren 6** *(Qihai)*: Stärkt und hebt das *Qi* an, belebt das Gemüt (z.B. bei Depression)
- **Du 20** *(Baihui)* und **Ren 12** *(Zhongwan)*: Stärkt Magen und Milz, belebt das Gemüt (z.B. bei Depression)
- **Du 20** *(Baihui)* und **Ren 15** *(Jiuwei)*: Beruhigt den Geist-*Shen,* belebt das Gemüt (z.B. bei Depression)
- **Du 24** *(Shenting)* und **Ren 4** *(Guanyuan)*: Nährt die Nieren, stärkt Essenz-*Jing* und beruhigt den Geist-*Shen.*

10.5.4 Innen-/Außen-Kombination

Synonym: *Yin-/Yang*-Kombination; Komb. von *Yin*- mit *Yang*-Meridianpunkten;
Wirk.: Gleicht den Fluss von *Yin* und *Yang* innerhalb der Meridiane aus (➡ Meridianumläufe, Abb. 3.5).

Wichtig

Nadelung zu vieler *Yang*-Meridianpunkte führt zu Nervosität und Unruhezuständen beim Patienten: Ausgleich mit *Yin*-Meridianpunkten möglich. Nadelung zu vieler *Yin*-Meridianpunkte bewirkt Müdigkeit: Ausgleich mit *Yang*-Meridianpunkten (➡ 3.5.2) möglich.

Yin-/Yang-Ausgleich bei gekoppelten Meridianen (➡ 3.5.2)

Wirk.: Steigert den Therapieeffekt gegenüber alleiniger Punktanwendung.

- **Lu 11** *(Shaoshang)* und **Di 4** *(Hegu)* vertreiben Wind-Hitze, beenden Halsschmerzen
- **Ma 36** *(Zusanli)* und **Mi 4** *(Gongsun)* bei Magenbeschwerden

Wichtigste Kombination: Ursprungs-*Yuan*-*Qi*-Punkt (➡ 10.4.1) des zuerst erkrankten Meridians mit dem Durchgangs-*Luo*-Punkt (➡ 10.4.2) des innerlich-äußerlich gekoppelten Meridians [Synonym.: Gastgeber-*(Yuan)*/Gast-/*(Luo)*-Kombination].

10

Weitere Möglichkeit: Nur den Akupunkturpunkt des *Yang*-Meridians bei Erkrankungen des gekoppelten *Yin*-Meridians nadeln. Beispiel: Nur **Di 4** bei Erkältungserkrankungen (Lungen-Syndrom) nadeln.

Wichtige Punktkombinationen

- **Di 4** *(Hegu)* und **Lu 7** *(Lieque)* stärkt die Lungen-*Qi*-Absenkungsfunktion, vertreibt äußere pathogene Faktoren, stärkt Abwehr-*Wei-Qi*, beruhigt den Geist-*Shen*
- **Ma 40** *(Fenglong)* und **Mi 3** *(Taibai)* stärkt die Milz und transformiert Schleim
- **Gb 37** *(Guangming)* und **Le 3** *(Taichong)* klärt die Augen bei Leber-Syndromen
- **Pe 6** *(Neiguan)* und **SJ 4** *(Yangchi)* reguliert den *San Jiao*, bewegt das Leber-*Qi*, beruhigt den Geist-*Shen*, entspannt die Muskeln in Nacken und Schulterbereich.

Yin-/Yang-Ausgleich bei nicht gekoppelten Meridianen

Wichtige Punktkombinationen

- **Ma 36** *(Zusanli)* und **Pe 6** *(Neiguan)* harmonisiert den mittleren der *San Jiao*, senkt gegenläufiges Magen-*Qi* ab
- **Ma 40** *(Fenglong)* und **Pe 6** *(Neiguan)* reguliert den mittleren der *San Jiao*, senkt gegenläufiges Magen-*Qi* ab, transformiert Schleim, beruhigt den Geist-*Shen*
- **Dü 1** *(Shaoze)* und **Le 3** *(Taichong)* bewegt das Leber-*Qi* in der Brust, bei prämenstrueller Brustspannung oder Laktationsstörungen (➥ 12.15.7)
- **Di 4** *(Hegu)* und **Ni 7** *(Fuliu)* reguliert das Schwitzen. **Di 4 +** und **Ni 7 −** fördert Schwitzen z.B. bei Wind-Kälte-Invasion in der Lunge (➥ 11.3.4) ohne Schweißbildung (auch ➥ 10.2.1). **Di 4 −** und **Ni 7 +** beeendet Schwitzen bei Spontanschweiß bei *Qi*-Mangel (➥ 12.17.2) [− und + bezieht sich auf Angaben von S. Clavey ➥ 14.3.2].

10

10.5.5 Oben-/Unten-Kombination

Ausgleich zwischen oberer und unterer Körperregion durch gleichmäßige Verteilung der ausgewählten Punkte.

Beispiel: Bei Halsentzündungen **Di 4** und **Ma 44** nadeln.

- **Wirkung:** Fördert den gleichmäßigen *Qi*-Fluss in den Meridianen (➥ Abb. 3.5)
- **Wichtige Komb.:** Öffnungs- und Ankopplungspunkte der acht Außerordentlichen Gefäße (➥ 6.3).
- **KI:**
  - Akute Gelenk- oder Rückenbeschwerden mit Bewegungseinschränkung: Hier nur ableitende Fernpunktstimulation (➥ 10.3.1, 12.10.1) anwendbar
  - Bestehendes energetisches Ungleichgewicht zwischen oberer und unterer Körperregion: Z.B. bei Hitze im Kopfbereich (z.B. Nieren-*Yin*-Mangel mit Mangel-Feuer ➥ 11.9.6) **Ni 1** nadeln, um den *Qi*-Fluss von oben nach unten zu lenken; bei Uterusprolaps Moxa auf **Du 20,** um den *Qi*-Fluss von unten nach oben zu lenken.

10.5.6 Links-/Rechts-Kombination

Ausgleich zwischen rechter und linker Körperhälfte meist durch beidseitiges Stechen der ausgewählten Punkte, dadurch stärkerer Therapieeffekt. Links *(Yang)* und Rechts *(Yin)* sind Aspekte der *Yin-/Yang*-Polarität (➥ 3.1.1).

Bei gekoppelten Meridianen

- *Bei akuten Erkrankungen und einseitigen Beschwerden durch Invasion äußerer pathogener Faktoren:* Durchgangs-*Luo*-Punkt (➜ 10.4.2) des betroffenen Meridians auf der kontralateralen Seite und Lokalpunkte auf der betroffenen Seite nadeln
- *Bei chronischen Störungen mit einseitigen Beschwerden durch äußere pathogene Faktoren:* Lokalpunkte durch den Durchgangs-*Luo*-Punkt des gekoppelten Meridians auf der kontralateralen Seite mit stärkender Nadeltechnik ausgleichen.

Indikation für einseitiges kontralaterales Stechen eines Punktes

- *Bei akuten, schmerzhaften Erkrankungen:* Kontralateral oder diagonal akupunktieren (korrespondierende Meridiane an Arm und Bein)
- *Bei chronischen Gelenkbeschwerden:* Bei ipsilateraler Nadelung von mehreren Punkten im Meridianverlauf zum Ausgleich kontralaterale Punkte nadeln
- In der Therapie bei Kindern (weniger Nadeln)
- *Nach lang andauernder Therapie:* Zeitweise kontralaterale Nadelung der gesunden Seite.
- Bei den außerordentlichen Gefäßen (➜ 6.3.11)

10.5.7 Kettenschloss-Kombination

Synonym: Reihenstich-Kombination; zwei bis drei oder mehr Akupunkturpunkte werden entlang eines Meridians in „Reihe" gestochen.
Indik.: Meist bei Erkrankungen des Bewegungsapparates (➜ 12.10) oder des Nervensystems (➜ 12.11).

10.5.8 Behandlung nach der Organuhr

- *Prinzip:* Jedem Meridian/Organ wird während 24 h jeweils ein zweistündiger maximaler Energiedurchfluss zugeordnet (➜ Abb. 3.6, chin. Organuhr). Befindet sich ein Organ in seiner Maximalzeit, so ist gleichzeitig das gegenüberliegende Organ in seiner Minimalzeit (minimaler Energiedurchfluss). Symptome einer Gesundheitsstörung, die gehäuft oder regelmäßig zu einer bestimmten Tageszeit auftreten, können auf eine Funktionsstörung des Organs hinweisen, das dann seine „Maximalzeit" (bei Fülle-Syndrom) hat.
- *Beispiel:* Durchschlafstörungen regelmäßig zwischen 1 und 3 Uhr als Hinweis auf eine Leber-Störung. Therapie ist Tonisierungs- und/oder Durchgangs-*Luo*-Punkt des Dünndarmmeridians (Mittag-/Mitternacht-Regel). *Anmerkung:* Die TCM kennt differenzierte Methoden der Chrono-Akupunktur: z.B. *Zi Wu Liu Zhu*-Methode, *Ling Gui Ba Fa*-Methode, wo Punkte zu spezifischen Zeiten genadelt werden.

10

Therapie nach *Zang-Fu*-Syndromen

C. FOCKS

11

11.1	**Syndrome des Herzens *(Xin)***	653
11.1.1	Herz-*Qi*-Mangel *(Xin Qi Xu)*	653
11.1.2	Herz-*Yang*-Mangel *(Xin Yang Xu)*	655
11.1.3	Herz-Blut-Mangel *(Xin Xue Xu)*	656
11.1.4	Herz-*Yin*-Mangel *(Xin Yin Xu)*	657
11.1.5	Herz-Blut-Stase *(Xin Xue Yu Zu)*	659
11.1.6	Loderndes Herz-Feuer *(Xin Huo Shang Yan)*	660
11.1.7	Schleim-Feuer erregt das Herz *(Tan Huo Rao Xin)*	661
11.1.8	Schleim-Kälte benebelt das Herz *(Han Tan Mi Xin Qiao)*	663
11.2	**Syndrome des Dünndarms *(Xiao Chang)***	665
11.2.1	Dünndarm-Schwäche mit Kälte *(Xiao Chang Xu Han)*	665
11.2.2	Fülle-Hitze im Dünndarm *(Xiao Chang Shi Re)*	666
11.2.3	*Qi*-Blockade des Dünndarms	667
11.3	**Syndrome der Lunge *(Fei)***	668
11.3.1	Lungen-*Qi*-Mangel *(Fei Qi Xu)*	668
11.3.2	Lungen-*Yin*-Mangel *(Fei Yin Xu)*	670
11.3.3	Lungen-Trockenheit *(Zao Re Shang Fei)*	671
11.3.4	Wind-Kälte-Invasion in die Lunge *(Feng Han Shu Fei)*	672
11.3.5	Wind-Hitze-Invasion in die Lunge *(Feng Re Fan Fei)*	674
11.3.6	Schleim-Feuchtigkeits-Retention in der Lunge *(Tan Shi Zu Fei)*	675
11.3.7	Schleim-Hitze-Retention in der Lunge *(Tan Re Zu Fei)*	676
11.3.8	Schleim-Flüssigkeits-Retention in der Lunge *(Tan Shui Zu Fei)*	677
11.4	**Syndrome des Dickdarms *(Da Chang)***	678
11.4.1	Flüssigkeitsmangel im Dickdarm *(Da Chang Ye Kui)*	679
11.4.2	Dickdarmschwäche mit Kälte *(Da Chang Xu Han)*	680
11.4.3	Feuchte-Hitze im Dickdarm *(Da Chang Shi Re)*	681
11.4.4	Kälte im Dickdarm mit *Qi*-Stagnation *(Da Chang Han Jie)*	682
11.5	**Syndrome der Milz *(Pi)***	683
11.5.1	Milz-*Qi*-Mangel *(Pi Qi Xu)*	683
11.5.2	Milz-*Yang*-Mangel *(Pi Yang Xu)*	686

11.5.3	Milz kontrolliert das Blut nicht *(Pi Bu Tong Xue)*	687
11.5.4	Sinkendes Milz-*Qi (Pi Xu Xia Xian)*	688
11.5.5	Feuchte-Kälte in der Milz *(Han Shi Kun Pi)*	689
11.5.6	Feuchte-Hitze in Milz und Magen *(Pi Wei Shi Re)*	690
11.5.7	Trüber Schleim blockiert den Kopf *(Tan Zhuo Shang Rao)*	691
11.5.8	Milz-*Yin*-Mangel *(Pi Yin Xu)*	692
11.6	**Syndrome des Magens** *(Wei)*	694
11.6.1	Magen-*Qi*-Mangel *(Wei Qi Xu)*	694
11.6.2	Magen-*Qi*-Mangel mit Kälte *(Wei Qi Xu Han)*	695
11.6.3	Magen-*Yin*-Mangel *(Wei Yin Xu)*	696
11.6.4	Loderndes Magen-Feuer *(Wei Huo Shang Sheng)*	697
11.6.5	Nahrungsstagnation im Magen *(Shi Zhi Wei Wan)*	698
11.6.6	Blut-Stase im Magen	700
11.6.7	Kälte-Invasion im Magen *(Wei Shi Han)*	700
11.7	**Syndrome der Leber** *(Gan)*	701
11.7.1	Leber-Blut-Mangel *(Gan Xue Xu)*	703
11.7.2	Leber-*Qi*-Stauung *(Gan Qi Yu Jie)*	705
11.7.3	Leber-Blut-Stase *(Gan Xue Yu Ju)*	707
11.7.4	Loderndes Leber-Feuer *(Gan Huo Shang Yan)*	707
11.7.5	Aufsteigendes Leber-*Yang (Gan Yang Shang Kang)*	709
11.7.6	Aufkommender Leber-Wind *(Gan Feng Nei Dong)*	710
11.7.7	Feuchte-Hitze in Leber und Gallenblase	
	(Gan Dan Shi Re)	712
11.8	**Syndrome der Gallenblase** *(Dan)*	714
11.8.1	Gallenblasen-*Qi*-Mangel *(Dan Qi Xu)*	714
11.8.2	Feuchte-Hitze in der Gallenblase *(Dan Shi Re)*	715
11.9	**Syndrome der Niere** *(Shen)*	716
11.9.1	Nieren-*Jing*-Mangel *(Shen Jing Xu)*	716
11.9.2	Nieren-*Yang*-Mangel *(Shen Yang Xu)*	718
11.9.3	Nieren-*Qi* nicht fest *(Shen Qi Bu Gu)*	719

11

11.9.4 Niere unfähig, das *Qi* aufzunehmen *(Shen Bu Na Qi)* 720
11.9.5 Wasserüberfluss *(Shen Xu Shui Fan)* 721
11.9.6 Nieren-*Yin*-Mangel *(Shen Yin Xu)* 722
11.9.7 Nieren-*Qi*-Mangel *(Shen Qi Xu)* 724
11.10 **Syndrome der Harnblase *(Pang Guang)*** 725
11.10.1 Feuchte-Hitze in der Blase *(Pang Guang Shi Re)* 725
11.11 **Kombinierte Krankheitssyndrome** 726
11.11.1 Herz- und Lungen-*Qi*-Mangel *(Xin Fei Qi Xu)* 728
11.11.2 Herz- und Lungen-*Yang*-Mangel *(Xin Fei Yang Xu)* 729
11.11.3 Herz- und Lungen-*Yin*-Mangel *(Xin Fei Yin Xu)* 730
11.11.4 Herz-Blut- und Milz-*Qi*-Mangel *(Xin Pi Liang Xu)* 731
11.11.5 Herz- und Milz-*Qi*-Mangel *(Xin Pi Qi Xu)* 732
11.11.6 Herz- und Milz-*Yang*-Mangel *(Xin Pi Yang Xu)* 733
11.11.7 Herz- und Leber-Blut-Mangel *(Xin Gan Xue Xu)* 734
11.11.8 Herz- und Gallenblasen-*Qi*-Mangel *(Xin Dan Qi Xu)* 735
11.11.9 Herz- und Nieren-*Qi*-Mangel *(Xin Shen Qi Xu)* 736
11.11.10 Herz- und Nieren-*Yang*-Mangel *(Xin Shen Yang Xu)* 737
11.11.11 Disharmonie zwischen Herz und Niere *(Xin Shen Bu Jiao)* . 737
11.11.12 Lungen- und Milz-*Qi*-Mangel *(Fei Pi Qi Xu)* 739
11.11.13 Lungen-*Qi*- und Nieren-*Yang*-Mangel
(Fei Qi Shen Yang Xu) 740
11.11.14 Lungen- und Nieren-*Yin*-Mangel *(Fei Shen Yin Xu)* 741
11.11.15 Leber-Feuer verletzt die Lunge *(Gan Huo Fan Fei)* 742
11.11.16 Milz- und Leber-Blut-Mangel *(Pi Gan Xue Xu)* 743
11.11.17 Milz- und Nieren-*Yang*-Mangel *(Pi Shen Yang Xu)* 744
11.11.18 Leber-*Qi* attackiert die Milz *(Gan Qi Fan Pi)* 745
11.11.19 Leber-*Qi* attackiert den Magen *(Gan Qi Fan Wei)* 746
11.11.20 Leber- und Nieren-*Yin*-Mangel *(Gan Shen Yin Xu)* 747
11.11.21 Feuchtigkeit in der Milz und Leber-*Qi*-Stauung
(Pi Shi Gan Yu) 748
11.11.22 Nieren-*Yin*- und Nieren-*Yang*-Mangel
(Shen Yin Yang Liang Xu) 749

11

11.1   Syndrome des Herzens *(Xin)*

- **TCM-Funktion** (➡ 3.4.1): Regiert das Blut-*Xue*, Blutgefäße und Blutzirkulation; kontrolliert die Körpertemperatur; zeigt sich im Gesicht; beherbergt den Geist-*Shen*, zuständig für geistige Ruhe (Schlaf). Öffner: Zunge (Geschmackssinn, Sprache)
- **TCM-Pathologie:** Störungen der Blutzirkulation (Palpitationen); Störungen des Geistes-*Shen* (➡ 3.3.5) wie abnorme geistige Aktivitäten, Schlaflosigkeit, Agitiertheit, Konzentrationsstörungen; Erkrankungen der Zunge wie Entzündung und Ulzeration, aber auch der Zungenbeweglichkeit, Sprachstörungen.

Palpitationen

Ein Schlüsselsymptom für ein Herz-Syndrom sind Palpitationen (Herzklopfen, Herzrasen, Herzzucken). Palpitationen sind unangenehm und können manchmal auch ein Alarmzeichen für eine organische Herzerkrankung sein. Die chinesische Medizin unterscheidet zwei Typen von Palpitationen, einmal mit und einmal ohne organische Dysfunktion:

- *Zheng Chong* (nach N. Wiseman *fearful throbbing;* furchtbares [ernstes] Pochen): Entsteht durch organische Dysfunktion des Herzens oder eines anderen Organsystems. Kennzeichen der Palpitationen: Chronisch und kontinuierlich, können durch jede leichte Anstrengung, Stress oder Erschöpfung provoziert werden, die Palpitationen beinhalten auch Arrhythmien, Tachykardien, Bradykardien etc. und Zeichen von Zirkulationsstörungen.

Häufig assoziierte Syndrome: Herz-*Qi*-Mangel (➡ 11.1.1.); Herz-*Yang*-Mangel (➡ 11.1.2), Herz- und Nieren-*Yang*-Mangel (➡ 11.11.10), Herz-Blut-Stase (➡ 11.1.5)

- *Jing Ji* (nach N. Wiseman *fright palpitations*: Angst [induzierte] Palpitationen): Bedeuten v. a. eine Störung des Geistes-*Shen* (➡ 3.3.5, 3.4.1). Kennzeichen der Palpitationen: Können durch Ängstlichkeit, Furcht oder andere Emotionen provoziert werden, sind paroxysmal, meist subjektiv empfundene Palpitationen oder Arrhythmien, die oft keine objektiv fassbare Störung anzeigen; ansonsten ist der Patient meist in guter gesundheitlicher Verfassung und die Herzstörung ist relativ benigne.

Häufig assoziierte Syndrome: Herz-*Yin*-Mangel (➡ 11.1.4), (Leber- und Nieren-*Yin*-Mangel ➡ 11.11.20 können zu einem Mangel an Herz-*Yin* führen), Herz-Blut-Mangel (➡ 11.1.3), Herz-Blut- und Milz-*Qi*-Mangel (➡ 11.11.4), loderndes Herz-Feuer (➡ 11.1.6) und Schleim-Hitze, Herz- und Gallenblasen-*Qi*-Mangel (➡ 11.11.8).

Anmerkung: Da nach der chinesischen Medizin Herz und Geist-*Shen* eng miteinander verbunden sind, kann eine Störung des einen auch die Störung des anderen nach sich ziehen und die Unterscheidung zwischen diesen beiden Typen von Palpitationen kann sich klinisch verwischen.

11.1.1   Herz-*Qi*-Mangel *(Xin Qi Xu)*

Synonym: Herz-*Qi*-Leere, Herz-*Qi*-Schwäche, Innen-Mangel-Syndrom, Leitsymptome ➡ Tab. 11.2.

Symptome

Herz-Qi-Mangel: Palpitationen *(Zheng Chong)*; Herzrasen oder –stolpern, meist tagsüber, belastungsabhängig, besser in Ruhe. In einigen Fällen: Schlaflosigkeit, Ängstlichkeit.

Qi-Mangel: Spontanschweiß, Blässe, Erschöpfungszustände, Müdigkeit, Kraftlosigkeit, Lethargie, schwache Stimme, Belastungsdyspnoe (Belastungsabhängigkeit als Leitsymptom), thorakales Engegefühl.
Zunge: Blass, evtl. leicht geschwollen oder schlaff; dünner, weißer Belag.
Puls: Schwach *(Ruo)*; leer *(Xu)*, dünn *(Xi)*, evtl. unregelmäßig oder unregelmäßig intermittierend *(Dai)*.

Ursachen

Nach TCM
Chronische Erkrankungen; starkes Schwitzen (z. B. kann Lungen-*Qi*-Mangel [➡ 11.3.1] auch zu Herz-*Qi*-Mangel führen); hohes Lebensalter oder kongenitales Defizit; Verbrauch des *Qi* (v. a. des *Yang-Qi* durch akute, schwere Erkrankung; akuter oder chronischer Blutverlust (z. B. bei Menorrhagien); chronische psychische Belastungen (v. a. in Verbindung mit Traurigkeit).

Nach westlicher Vorstellung
Funktionelle kardiovaskuläre Störungen (➡ 12.1.1), chronische Herzinsuffizienz, Anämie, Sick-Sinus-Syndrome, Sinustachykardie (➡ 12.1.3)

Praxistipp
In der Praxis findet sich selten ein isolierter Herz-*Qi*-Mangel, oft zeigt sich auch ein Herz-Blut-Mangel (➡ 11.1.3). Dieses Syndrom ist oft eng vergesellschaftet mit dem Herz-*Yang*-Mangel (➡ 11.1.2).

Therapie

Vor Beginn einer Akupunkturbehandlung behandlungsbedürftige Linksherzinsuffizienz oder organisch bedingte Herzrhythmusstörungen ausschließen.
Therapieprinzipien: Herz-*Qi* stärken.

Akupunktur: Evtl. auch Moxibustion einsetzen. **Ren 17 +** *(Danzhong)* stärkt das Sammel-*Zong-Qi*, reguliert und stärkt allgemein *Qi*, entspannt den Thorax, gut bei Traurigkeit; **Pe 6 +** *(Neiguan)* reguliert und stärkt das Herz, fördert den *Qi*-Fluss, gut bei psychischer Belastung; **He 5 +** *(Tongli)* reguliert und stärkt das Herz, v. a. *Qi* (hier Hauptpunkt) und *Yang*, **Bl 15 + M** *(Xinshu)* stärkt das Herz-*Qi*; **Ren 6 + M** *(Qihai)* stärkt *Qi* und *Yang* allgemein, gut bei chronischen Erkrankungen; **Ma 36 + M** *(Zusanli)* stärkt *Qi* allgemein; **Pe 5 +** *(Jianshi)* stärkt das Herz-*Qi*; **Lu 9 +** *(Taiyuan)* stärkt indirekt *Qi* und Herz-Blut und deren Zirkulation; **Bl 15 +** *(Xinshu)*, **He 7 +** *(Shenmen)* stärken das Herz, **Ren 14 +** *(Juque)* stärkt und reguliert das Herz.

Rezept: Kräuter, v. a. Herz-*Qi*-stärkende Kräuter wie Rx. Codonopsitis *(Dang Shen)*, Rx. Glycyrrhizae *(Zhi Gan Cao)*, Rx. Astragali *(Huang Qi)*, Rx. Ginseng *(Ren Shen)*. Typische Rezepte: Modifiziertes *Wu Wei Zi Tang* enthält: *Wu Wei Zi* (Fr. Schisandrae Chinensis) 6 g, *Mai Dong* (Tuber Ophiopogonis Japonici) 9 g, *Huang Qi* (Rx. Astragali Membranacei) 12 g, *Ren Shen* (Rx. Ginseng) 9 g, *Suan Zao Ren* (Semen Zizyphi Spinosae) 12 g, *Bai Zi Ren* (Sm. Biotae Orientalis) 9 g, *He Huan Pi* (Cx. Albizziae Julibrisin) 9 g, *Gan Cao* (Rx. Glycyrrhizae Uralensis) 3 g. *Si Jun Zi Tang* (➡ 8.2.10.a) allgemein bei *Qi*-

Mangel. *Gui Pi Tang* (➡ 8.2.10.c): Bei Herz-Blut- und Milz–*Qi*-Mangel (➡ 11.11.4). *Yang Xin Tang* (➡ 8.2.14.6): Bei Herz–*Qi*- und –*Yang*-Mangel.

Diätetik: ➡ 7.6.1.

11.1.2 Herz-*Yang*-Mangel *(Xin Yang Xu)*

Synonym: Herz-*Yang*-Leere oder –Schwäche, Innen-Mangel-Kälte-Syndrom, Leitsymptome ➡ Tab. 11.2, Steigerung dieses Syndroms wäre der lebensbedrohliche Herz–*Yang*-Kollaps (➡ 9.1.1, auch ➡ Zerstörtes *Yang* retten unter ➡ 10.2.6).

Symptome

Wie Herz-*Qi*-Mangel (➡ 11.11.1), aber verstärkte Symptomatik mit Kältezeichen und stärkere Beeinträchtigung der Blutzirkulation (bis Blut-Stase). Palpitationen, Herzrasen, Herzrhythmusstörungen, Müdigkeit, Erschöpfungszustände, Blässe, Spontanschweiß, Belastungsdyspnoe, thorakales Beklemmungsgefühl, evtl. Herzschmerzen (durch kältebedingte *Qi*- und Blut-Stagnation und -Stase ➡ 9.3.2, 9.3.3) und Ödeme; zusätzlich Kältezeichen: Frösteln, Kälteaversion, kalte Extremitäten, Zyanose von Lippen, Fingernägeln und Zunge (zeigen kältebedingte Herz-Blut-Stase).
Herz-*Yang*-Mangel oft in Kombination mit Nieren-*Yang*-Mangel (➡ 11.9.2): Herz-/Nieren-*Yang*-Mangel (➡ 11.11.10) mit stärkeren Kältesymptomen und Nieren-*Yang*-Mangelzeichen wie Ödeme.
Zunge: Blass, geschwollen, schlaff, feucht oder blauviolett (zyanotisch), weißlicher oder schmieriger klebriger Belag.
Puls: Schwach *(Ruo)*, dünn *(Xi)*, tief *(Chen)*, rau *(Se)*, regelmäßig unregelmäßig *(Dai)* oder unregelmäßig *(Jie)*.

Ursachen

Nach TCM
Wie Herz-*Qi*-Mangel (➡ 11.1.1), Entwicklung aus diesem mit fließenden Übergängen: Chronische Erkrankungen; hohes Lebensalter oder kongenital; *Qi*-Verbrauch aufgrund einer akuten, schweren Erkrankung (z. B. Trauma), entwickelt sich eher bei bereits vorbestehendem Milz- und Nieren-*Yang*-Mangel (➡ 11.11.17).

Nach westlicher Vorstellung
Angina pectoris (➡ 12.1.2), chronische Herzinsuffizienz (➡ 12.1.3), Herzrhythmusstörungen (➡ 12.1.4).

Therapie

Meist organische Herzerkrankung, die therapiebedürftig ist; TCM-Behandlung parallel zur westlichen Therapie möglich.
Therapieprinzipien: Herz-*Yang* stärken und wärmen, evtl. zusätzlich Nieren-*Yang* stärken.

Akupunktur: He 7 + M *(Shenmen)* beruhigt Herz und Geist-*Shen*; **Ren 17 + M** *(Danzhong)* stärkt das Sammel-*Zong*-*Qi*, Herz-*Yin* und -*Yang*, v. a. bewährt bei thorakalem Beklemmungsgefühl; **Pe 6 + M** *(Neiguan)*, **Pe 5 + M** *(Jianshi)* harmonisieren das

11

Herz- und Sammel-*Zong-Qi*, bewährt bei thorakalen Missempfindungen durch *Qi*-Stagnation; **Bl 15 + M** *(Xinshu)* stärkt mit Moxa Herz-*Yang*; **Du 14 + M** *(Dazhui)* reguliert *Qi*, aktiviert die *Qi*-Zirkulation, stärkt v. a. Herz-*Yang* (gut mit direktem Moxa); **Ren 4 + M** *(Guanyuan)*, **Bl 23 + M** *(Shenshu)* stärken Nieren-*Qi* und -*Yang*; **Ren 6 + M** *(Qihai)* stärkt *Qi* und *Yang* allgemein (mit Moxa *Yang*-Stärkung), bewährt bei zugrunde liegendem Nieren-*Yang*-Mangel; **Pe 4 + M** *(Ximen)* gut bei Schmerzen durch Blut-Stase (hier kältebedingt); **He 5 + M** *(Tongli)* einer der Hauptpunkte zur Herz-*Qi*-Stärkung bei Blut-Stase-Symptomen: Zusätzlich **Bl 17** *(Geshu)*, **Mi 10** *(Xuehai)*, **Le 3** *(Taichong)* mit ableitender oder neutraler Technik.

Rezept: Herz-*Qi*-stärkende Kräuter wie bei Herz-*Qi*-Mangel (➥ 11.1.1) und Herz-*Yang*-wärmende Kräuter wie Ra. Cinnamomi Cassiae *(Gui Zhi)*, Rx. Aconiti Carmichaeli Praeparatae *(Fu Zi)*. Typische Rezepte: *Yang Xin Tang* (➥ 8.2.14.b), *Gui Zhi Gan Cao Long Gu Mu Li Tang* (➥ BB: S. 402, EBB: S. 365) bei allen Erkrankungen des Herz-*Yin* und -*Yang*, bei denen der Geist nach oben treibt; Variationen von *Zhen Wu Tang* (➥ 8.2.8.d) bei Herz- und Nieren-*Yang*-Mangel (➥ 11.11.10).

`11.1.3`   Herz-Blut-Mangel *(Xin Xue Xu)*

Synonym: Herz-Blut-Leere oder -Schwäche, Innen-Mangel-Syndrom, Leitsymptome ➥ Tab. 11.2.

Symptome

Herz-Blut-Mangel: Palpitationen und starkes Herzklopfen bis in die Umbilicalregion (nach G. Maciocia: Meist morgens, auch in Ruhe mit Angstzuständen oder leichter Missempfindung thorakal).

Herz-Blut unfähig, Geist-Shen zu beherbergen: Schlafstörungen mit vielen Träumen; Vergesslichkeit, Angstzustände, Schreckhaftigkeit, Ruhelosigkeit

Blut-Mangel: Diffuser Schwindel, Müdigkeit, Erschöpfungszustände, Gesicht und Lippen mattblass oder fahlgelblich.

Zunge: Blass, evtl. dünner und verkleinerter Zungenkörper, nach B. Kirschbaum auch „eingedellte" Herzspitze (beginnender Substanzverlust), weißer, dünner, evtl. trockener Belag.

Puls: Dünn *(Xi)*, schwach *(Ruo)*; rau *(Se)*, evtl. auch beschleunigt *(Shuo)*.

Ursachen

Nach TCM

Schwache Körperkonstitution kongenital oder nach chronischer, konsumierender Erkrankung, starkem Blutverlust (z. B. bei der Geburt), fieberhaften Erkrankungen (➥ 9.4, 9.5); mangelnde, nährstoffarme Ernährung (führt zu Milz-*Qi*-Mangel mit nicht ausreichender Blutbildung und nachfolgendem Herz-Blut-Mangel, ➥ 11.1.3, siehe auch kombiniertes Syndrom, Herz-Blut- und Milz-*Qi*-Mangel, ➥ 11.11.4); psychische Dauerbelastung wie chronische Angstzustände, Sorgen und Stress (verbrauchen Herz-Blut und -*Yin*).

Nach westlicher Vorstellung

Herzrhythmusstörungen (➡ 12.1.4), Wochenbettdepression (➡ 12.15.6), leichtgradiger Tinnitus (➡ 12.11.2), Anämie, Neurosen. TCM-Behandlung parallel zur westlichen Therapie möglich.

Praxistipp

In der Praxis findet sich oft ein kombinierter Herz- und Leber-Blut-Mangel (➡ 11.11.7). Syndrom ist häufiger bei jungen Menschen, besonders bei Frauen. Oft auch in Kombination mit Milz-*Qi*-Mangel (Herz-Blut- und Milz-*Qi*-Mangel (➡ 11.11.4)

Therapie

Vor Akupunkturbehandlung organische Herzerkrankung und behandlungsbedürftige Anämie ausschließen.

Therapieprinzipien: Blut und *Yin* stärken, Geist-*Shen* beruhigen, Herz und Milz stärken (Milz als Quelle der Blutbildung).

Akupunktur: He 7 + M *(Shenmen)*, **Bl 15 + M** *(Xinshu)* stärken Herz-Blut und -*Yin*, beruhigen den Geist-*Shen*; **Pe 6 + M** *(Neiguan)* beruhigt den Geist-*Shen*; **Mi 6 + M** *(Sanyinjiao)* nährt *Yin*; **Ma 36 + M** *(Zusanli)*, **Bl 20 + M** *(Pishu)* stärken Milz-*Qi*, fördern die Blutbildung; **Bl 17 + M** *(Geshu)* reguliert und stärkt Milz und Blut, fördert Blutzirkulation und -bildung; **Ren 14 + M** *(Juque)*, **Ren 15 + M** *(Jiuwei)* stärken das Herz-Blut, beruhigen den Geist-*Shen*, gut bei chronischen Angstzuständen; **Ex-HN** *(Anmian)* Schlafpunkt, Einschlafstörungen; **Ex–HN 3 +** *(Yintang)* spezieller Punkt bei traumgestörtem Schlaf.

Wichtig

Ex-HN 3 *(Yintang)* und **Ni 1** *(Yongquan)* vor dem Einschlafen bei Einschlafstörungen mit Moxa erwärmen. Kann von Angehörigen durchgeführt werden. *Cave:* Moxa nur bei Blut-Mangel, bei Füllezuständen oder *Yin*-Mangel kein Moxa!

Rezept: *Si Wu Tang* (➡ 8.2.10.b): Bluttonisierendes Basisrezept; *Gui Pi Tang* (➡ 8.2.10.c) bei Herz- und Milz-Blut/*Qi*-Mangel (➡ 11.11.4).

Diätetik: ➡ 7.6.3, evtl. auch Milz-*Qi*-Mangel (➡ 7.9.1)

11.1.4 Herz-*Yin*-Mangel *(Xin Yin Xu)*

Synonym: Herz-*Yin*-Leere oder -Schwäche, Innen-Mangel-Syndrom, Leitsymptome ➡ Tab. 11.2.

Symptome

Palpitationen, tachykarde Herzrhythmusstörungen; Ein- und Durchschlafstörungen, evtl. mit Träumen oder Aufwachen mit Palpitationen oder Panikattacken und Ängstlichkeit; Vergesslichkeit, Reizbarkeit, Angst- und Erregungszustände, Schreckhaftigkeit.

Als Zeichen eines allgemeinen Yin-Mangels: Subfebrile Temperaturen v. a. nachmittags, Nachtschweiß, Wangenröte, Hitzesensationen der fünf Flächen, v. a. thorakal sowie an Handflächen und Fußsohlen, Mund- und Rachentrockenheit, Durst, Anorexie, trockene Stühle.

Zunge: Rot (v. a. an der Zungenspitze evtl. mit roten Punkten), tiefer, medianer Riss bis zur Spitze; wenig, trockener Belag oder belaglos.

Puls: Dünn *(Xi),* schnell *(Shuo)* oder oberflächlich überflutend an beiden vorderen Positionen (*Yin* ist zu schwach, um *Yang* zu halten, *Yang* steigt nach oben).

Ursachen

Nach TCM

Wie Herz-Blut-Mangel (➡ 11.1.3), nach fieberhaften Erkrankungen (➡ 9.4, 9.5).

Nach westlicher Vorstellung

Chronische Herzinsuffizienz (➡ 12.1.3), Herzrhythmusstörungen (➡ 12.1.4), Hyperthyreose (➡ 12.9.3), Schlafstörungen (➡ 12.13.2).

Praxistipp

Herz-*Yin*-Mangel beinhaltet das Muster des Herz-Blut-Mangels (➡ 11.1.3). Syndrom häufiger bei Menschen mittleren oder höheren Alters (*Yin*-Mangel im Alter).

Therapie

Therapieprinzipien: Herz-*Yin* stärken und ernähren. Geist-*Shen* beruhigen, Mangel-Hitze klären, evtl. Nieren-*Yin* stärken und ernähren.

Akupunktur: He 7 + *(Shenmen)* stärkt Herz-Blut und -*Yin*, beruhigt den Geist-*Shen*; **He 6 +** *(Yinxi)* reguliert und stärkt Herz und *Yin*, kühlt Mangel-Hitze und beruhigt den Geist-*Shen*, gut bei Nachtschweiß in Kombination mit **Ni 7 +** *(Fuliu)*, der die Niere stärkt; **Bl 15 +** *(Xinshu)* und **Pe 6 +** *(Neiguan)* beruhigen Herz und Geist-*Shen*; **Ren 14 +** *(Juque)*, **Ren 15 +** *(Jiuwei)* beruhigen den Geist-*Shen*; **Ren 15** v. a. gut bei ausgeprägten Angst- und Unruhezuständen; **He 8 N** *(Shaofu)* besänftigt und leitet Herz-Feuer aus, beruhigt den Geist-*Shen*; **Ren 4 +** *(Guanyuan)* stärkt das *Yin* und beruhigt den Geist-*Shen* bei Mangel-Hitze; **Mi 6 +** *(Sanyinjiao)* stärkt das *Yin*; **Ni 3 +** *(Taixi)* stärkt Nieren-*Yin*; **Bl 23 +** *(Shenshu)* stärkt Nieren-*Yin* und *Yin* allg.; **Ni 6 +** *(Zhaohai)* stärkt das Nieren-*Yin*, fördert den Schlaf; **Ni 10 +** *(Yingu)* nährt Nieren-*Yin*; **Gb 20 −** *(Fengchi)* bei zusätzlich aufsteigendem Leber-*Yang* (➡ 11.7.5).

Rezept: *Gan Mai Da Zao Tang* (➡ 8.2.14.b). Bei zusätzlichem Nieren-*Yin*-Mangel (oft der Fall ➡ 11.11.11): *Tian Wang Bu Xin Dan* (➡ 8.2.14.b), *Zhu Sha An Shen Wan* (➡ BB: S. 423, EBB: S. 384).

Diätetik: ➡ 7.6.4, evtl. auch Diätetik bei Nieren-*Yin*-Mangel (➡ 7.12.3) und loderndem Herz-Feuer (➡ 7.6.5).

11

11.1.5 Herz-Blut-Stase *(Xin Xue Yu Zu)*

Synonym: Herz–Blut-Stagnation oder -Stauung, Innen-Mangel-Fülle-Syndrom, nach TCM: Thorax-*Bi*-Syndrom, Leitsymptome ➡ Tab. 11.2.

Symptome

Herz-Qi-Mangel: Palpitationen, evtl. Tachykardie. *Herz-Yang-Mangel:* Lippen- und Nagelzyanose, blauviolettes Gesicht (Zeichen der *Qi*- und Blut-Stagnation [➡ 9.3.3] durch Herz-*Yang*-Mangel).

Herz-Blut-Stagnation oder -Stase: Stechende Schmerzen in der Herzgegend oder retrosternal, starkes thorakales Beklemmungs- und/oder Druckgefühl evtl. mit Ausstrahlung in den Arm im Verlauf des Herz-Meridians; Druckgefühl v. a. bei zusätzlicher Schleimretention (➡ 9.3.4).

Qi-Mangel: Dyspnoe, Müdigkeit, Erschöpfungszustände.

Yang-Mangel: Kalte Extremitäten.

Schwere Fälle: Dyspnoe, Zyanose, extrem kalte Extremitäten, kalter Spontanschweiß, Lippenzyanose, Nagelzyanose.

Zunge: Blauviolett, evtl. mit blauvioletten Punkten, zyanotisch gestaute Zungenuntergrundvenen pathognomonisch. Bei zugrunde liegendem Herz-Feuer (➡ 11.1.6) auch rötlich-violetter Zungenkörper möglich; wenig Belag, evtl. schmierig klebrig bei zusätzlicher Schleimretention (➡ 9.3.4).

Puls: Oft saitenförmig (*Xian*: Schmerzzeichen), dünn *(Xi)*, unregelmäßig *(Jie)*, evtl. rau *(Se)*.

Ursachen

Nach TCM

Weiterentwicklung aus anderen Herz-Syndromen: Meist Herz-*Yang*-Mangel (➡ 11.1.2), aber auch Herz-Blut-Mangel (➡ 11.1.3) oder Loderndes Herz-Feuer (➡ 11.1.6); psychische Belastungen, Erregungs- und Angstzustände oder unterdrückter Zorn führen zu Herz-*Qi*-Stagnation mit nachfolgender Herz-Blut-Stase; übermäßige körperliche Belastung führt zu *Qi*-Mangel und Blut-Stase; mangelnde körperliche Aktivität führt zu *Qi*- und Blut-Stagnation (➡ 9.3.3); Schleimretentionen (➡ 9.3.4) durch fettreiche Ernährung und Alkoholabusus (➡ Tab. 7.4). Bei Kindern konstitutionell.

Nach westlicher Vorstellung:

Angina pectoris (➡ 12.1.2), chronische Herzinsuffizienz (➡ 12.1.3), Herzrhythmusstörungen (➡ 12.1.4).

Therapie

Bei neu aufgetretener Symptomatik **vor** Akupunkturbehandlung vollständige westliche Diagnostik und ausreichende medikamentöse Behandlung, um akute Symptomatik *(cave:* Herzinfarkt) durch schmerzlindernde Wirkung der Akupunktur nicht zu verschleiern.

Therapieprinzipien: Während des Anfalls: *Qi*- und Blutzirkulation aktivieren, um Blut-Stase, Schmerz und Schleim zu beseitigen. Im anfallsfreien Intervall: Bei zugrunde liegendem Herz-*Yang*-Mangel (➡ 11.1.2) Herz-*Yang* stärken und wärmen, den Geist-*Shen* beruhigen, *Qi*- und Blutzirkulation aktivieren, Stase beseitigen, Niere und Milz erwärmen.

11

Akupunktur: *Während des Anfalls*: Ableitende Nadeltechnik an **Pe 4 – *(Ximen)*** spezifischer Punkt bei Angina pectoris, aktiviert die Blutzirkulation in den Meridianen und Netzgefäßen des Thorax, lindert Schmerz, Stagnation und Stase, beruhigt den Geist-*Shen*; **Bl 17 – *(Geshu)*** Meisterpunkt des Blutes, aktiviert die Blutzirkulation, reduziert Schleim; **Ren 17 – *(Danzhong)*** stärkt das Sammel-*Zong-Qi*, aktiviert die *Qi*- und Blutzirkulation, entfernt Schleim und Stase.

Zusätzlich im freien Intervall: Stärkende oder neutrale Nadeltechnik, bei *Yang*-Mangel auch Moxa an **Ren 6** *(Qihai)*, **Ma 36** *(Zusanli)*, **Pe 6** *(Neiguan)* und **Ren 14** *(Juque)* reguliert das Herz, beseitigt Herz-Schleim, beruhigt den Geist-*Shen*; **Pe 6, Bl 14** *(Jueyinshu)* regulieren das *Qi* von Herz und Perikard, kräftigen *Yang*, **Pe 6** öffnet den Thorax (Hauptpunkt); **He 7** *(Shenmen)* beruhigt das Herz und den Geist-*Shen*; **Bl 20** *(Pishu)*, **Ma 36** *(Zusanli)*, **Bl 23** *(Shenshu)*, **Ni 3** *(Taixi)* erwärmen Milz- und Nieren-*Yang*, transformieren Schleim; **Mi 6** *(Sanyinjiao)* stärkt *Yin* und Blut; in Kombination mit **Ma 36** *(Zusanli)* stärken *Qi*- und Blutzirkulation; **Mi 10 – *(Xuehai)*** reguliert das Blut, beseitigt Blut-Stase, nährt bei stärkender Nadelung das Blut; **Ni 25** *(Shencang)* lokaler Thorax-Punkt, der *Qi* und Blut im Thorax bewegt, gut bei Herz-*Yang*- mit Nieren-*Yang*-Mangel (➡ 11.1.2, 11.9.2, 11.11.10); **Ma 40** *(Fenglong)* bei Schleimretention, löst Schleim auf. Gegebenenfalls Öffnung des *Chong Mai* (➡ 6.3.5, 6.3.11). Nach Öffnung des *Chong Mai* **Pe 4** und **Pe 6**, um weiter *Qi* und Blut zu bewegen. Bei Männern nach Bypass-Operation zusätzlich Narbenbehandlung (➡ 6.3.11). Bei Leber-*Qi*-Stauung (➡ 11.7.2) auch **Le 3**.

Rezept: Bei Angina pectoris (➡ 12.1.2) *Xue Fu Zhu Yu Tang* (➡ 8.2.12.a).

11.1.6　Loderndes Herz-Feuer *(Xin Huo Shang Yan)*

Synonyme: Loderndes *Xin*-Feuer (J. Ross), äußerst starkes Herz-Feuer (Schnorrenberger), Innen-Fülle-Hitze-Syndrom, Leitsymptome ➡ Tab. 11.2.

Symptome

Loderndes Herz-Feuer: Palpitationen, Erregungszustände wie Reizbarkeit, Schlafstörungen mit vielen Träumen, Angstzustände, extreme Ruhelosigkeit bis zur Manie; Gesichtsrötung, Hitzewellen.

Körperflüssigkeitsverbrauch durch Hitze: Mundtrockenheit, Durst, Zungen- und Mundgeschwüre mit rotem, erhabenem Rand (meist sehr schmerzhaft); (DD: Herz-*Yin*-Mangel: Ulzera weißer Rand), evtl. bitterer Mundgeschmack morgens, dunkler, konzentrierter Urin.

Schwere Fälle: Schmerzen und Blutungen bei der Miktion (Fülle-Hitze im Dünndarm: Herz-Feuer greift auf Dünndarm [und Blase] über ➡ 11.2.2).

Zunge: Rot, v. a. an der Zungenspitze gerötet und geschwollen, Risse in der Zungenmitte teilweise bis zur Spitze; trockener, dünner, gelber Belag.

Puls: Voll *(Shi)*, schnell *(Shuo)*, evtl. überflutend *(Hong)*, v. a. li. vordere Position, auch jagend (schnell und unregelmäßig aussetzend *[Cu]*).

Ursachen

Nach TCM

Weiterentwicklung aus dem Herz-*Yin*-Mangel (➡ 11.1.4); schwere psychische Störungen wie ständige Sorgen, psychische Erregungszustände und Depressionen führen zur Geist-*Shen*-Störung und *Qi*-Stagnation, die sich in Hitze umwandeln kann; übermäßiger Gebrauch von stark gewürzten, fettigen Speisen, Alkohol (➡ Tab. 7.4), Tabak, erwärmenden Heilkräutern (➡ 8.1) oder chronisches Überessen; Herz-Feuer wird oft durch Übergriff von Loderndem Leber-Feuer (➡ 11.7.4) verursacht und kann daher indirekt auch durch Zorn, Frustration und Wut (Ursachen für Leber-Feuer, in Kombination Herz- und Leber-Feuer) entstehen; auch Entwicklung aus „Disharmonie zwischen Herz und Niere" (➡ 11.11.11) möglich.

Nach westlicher Vorstellung

Leitsymptom Dysurie (bei Hitze-*Lin*-Syndrom ➡ 12.7.1), Harnwegsinfekt (➡ 12.7.3), Stomatitis (➡ 12.3.6), Hyperthyreose (➡ 12.9.3), Schlafstörungen (➡ 12.13.2).

Therapie

Therapieprinzipien: Herz-Feuer klären, Geist-*Shen* beruhigen.

Akupunktur: Pe 8 – *(Laogong)* reduziert Feuer (gut bei Stomatitis, entzündeter oder sehr roter Zunge), schmerzhafte Nadelung; **He 8** – *(Shaofu)* beseitigt Herz-Feuer und Mangel-Hitze des Herzens (wirkt „intensiver" als **He 7**); **He 9 – B** *(Shaochong)* reduziert Herz-Feuer; **He 7** – *(Shenmen)* stärkt das Herz, klärt Herz-Feuer in Kombination mit **He 9,** beruhigt den Geist-*Shen*; **Pe 6** – *(Neiguan)* stärkt das Herz, beruhigt den Geist-*Shen*; **Pe 5** – *(Jianshi)* beseitigt Herz-Feuer, gut bei Stomatitis; **Ren 15** – *(Jiuwei)* beruhigt den Geist-*Shen*, v. a. bei *Yin*-Mangel, da er alle *Zang*-Organe nährt; **Mi 6 +** *(Sanyinjiao)*, **Ni 6 +** *(Zhaohai)* stärken *Yin*, klären Mangel-Feuer; **N 3 +** *(Taixi)* stärkt das *Yin*; **Bl 15 +** *(Xinshu)* stärkt das Herz; **Ren 3** – *(Zhongji)* leitet Feuchte-Hitze aus dem unteren der *San Jiao* aus [wenn die Hitze auf den Dünndarm übergegangen und die Blase beteiligt ist, dann zusätzlich **Bl 28** *(Pangguangshu)]*; **Gb 20** – *(Fengchi)*, **Le 2** – *(Xingjian)*, **Gb 43** *(Xiaxi)* zusätzlich bei loderndem Leber-Feuer (➡ 11.7.4); bei Disharmonie zwischen Herz und Niere (➡ 11.11.11): **Bl 23 +** *(Shenshu)*, **Ni 3** *(Taixi)* und **Ni 6** *(Zhaohai)*.

Rezept: Variationen von *Xie Xin Tang* (➡ 8.2.4.c) in Kombination mit *Dao Chi San* (➡ 8.2.4.d), wenn die Hitze auf den Dünndarm übergegangen ist. Siehe auch Kombinationen der Syndrome (➡ 11.11) und Rezeptempfehlungen dort.

Diätetik: ➡ 7.6.5.

11.1.7 Schleim-Feuer erregt das Herz *(Tan Huo Rao Xin)*

Synonym: Schleim-Feuer erregt *Xin* (J. Ross), Schleim-Feuer quält das Herz (G. Maciocia), Störung des Herzens durch Schleim-Feuer (Schnorrenberger); Innen-Fülle-Hitze-Syndrom, Leitsymptome ➡ Tab. 11.2.

11

Vergleich Herz-Blut-Mangel, Herz-*Yin*-Mangel, Loderndes Herz-Feuer			
Gemeinsame Symptome: Palpitationen, Schlaflosigkeit mit Träumen, Vergesslichkeit, Schreckhaftigkeit			
Syndrome	Unterscheidungsmerkmale	Zunge	Puls
Herz-Blut-Mangel (➡ 11.1.3)	Schwindel, Vertigo, fahle Blässe, blasse Lippen	Blass	Dünn, schwach, rau
Herz-*Yin*-Mangel (➡ 11.1.4)	Wangenrötung, Nachtschweiß, Mund-/ Rachentrockenheit, subfebrile Temperaturen, Hitzesensationen, Rastlosigkeit	Rot, belaglos	Dünn, schnell, evtl. überflutend
Loderndes Herz-Feuer (➡ 11.1.6)	Gesamtes Gesicht gerötet, Zungen- und Mundgeschwüre, extreme Schlaflosigkeit und Erregungszustände, evtl. Dysurie und Hämaturie	Rot Belag: Trocken, gelb.	Voll, schnell, evtl. überflutend

Tab. 11.1

Symptome

Erregungszustände mit aggressivem Charakter bis zu Manie und agitierter Psychose: Fantasieren und zusammenhangloses Sprechen, grundloses, unkontrolliertes Lachen und Weinen, Verwirrtheit, Schreien, Schlafstörungen mit Albträumen, Gesichtsrötung, bitterer Mundgeschmack, Obstipation, tiefgelber Urin, evtl. auch Depression/Abgestumpftheit, in schweren Fällen Aphasie, Koma (Schleim verlegt die Herzöffnungen).

Zunge: Rot, medianer Riss, evtl. mit erhabenen gelblichen Papillen im Riss (dornenähnlich), gerötete, geschwollene Zungenspitze; gelber, klebrig-schmieriger Belag.

Puls: Saitenförmig *(Xian)*, schlüpfrig *(Hua)*, schnell *(Shuo)*, evtl. schnell, voll *(Shi)* oder schnell, überflutend *(Hong)*.

Ursachen

Nach TCM

Meist lang dauernde psychische Belastungen (z. B. Depressionen), die zur *Qi*-Stagnation (➡ 9.3.1) mit sich entwickelndem Feuer führen; übermäßiger Verzehr von scharf gewürzten, fettigen Speisen und/oder Alkoholabusus (➡ Tab. 7.4) mit endogener Hitze- und Schleimretention (➡ 9.3.4); auch bei fieberhafter Erkrankung, die das Perikard befällt (➡ 9.5). Bei Kindern konstitutionell.

Nach westlicher Vorstellung

Apoplex mit Bewusstseinsstörungen (➡ 12.1.8), Epilepsie (➡ 12.11.15).

Therapie

Konsultation von psychiatrischem Facharzt, Akupunktur adjuvant möglich.

Therapieprinzipien: Herz-Feuer klären, Herzöffnungen durch Schleimbeseitigung wieder durchgängig machen (Schleim transformieren), Geist–*Shen* beruhigen.

Akupunktur: *Akuter Anfall*: Brunnen-*Jing*-Punkte **B –** (Meridianendpunkte an Hand und Fuß) bewusstseinsbelebend, v. a. gut **Pe 9** *(Zhongchong)* und **He 9** *(Shaochong)*; **Pe 8 – B** *(Laogong)* schmerzhaft; klärt Herz-Feuer; **Du 26 –** *(Shuigou)* bewusstseinsbelebend, beruhigt den Geist-*Shen*, klärt Hitze; **He 8 –** *(Shaofu)* beseitigt Herz-Feuer, belebt das Bewusstsein wieder (Nadel nicht in situ belassen!).

Zusätzlich im Intervall: **Pe 5 –** *(Jianshi)* löst Schleim auf, befreit die Herzöffnungen, reduziert Hitze in Perikard- und Herz-Meridian; **Pe 8 –** *(Laogong)* klärt Hitze, v. a. bewährt im Verlauf von fieberhaften Erkrankungen, z. B. bei „Hitze im Perikard" mit Delirium (➡ 9.5.6); **Ren 15 –** *(Jiuwei)* beruhigt den Geist-*Shen*, nährt alle *Zang*-Organe bei starken Angstzuständen, emotionalen Schocks oder Zwangsvorstellungen; **Ma 8 –** *(Touwei)* beseitigt lokal Schleim vom Kopf; **Ma 40** *(Fenglong)*, **Mi 6 –** *(Sanyinjiao)* lösen Schleim auf, stärken die Milz; Kombinationen von **Le 3 –** *(Taichong)*, evtl. **Le 2 –** *(Xingjian)* mit **Du 14 –** *(Dazhui)* und **Gb 20** *(Fengchi)* beruhigen den Geist-*Shen*, machen das Gehirn wieder durchgängig, leiten Feuer nach unten ab; **Gb 15 –** *(Toulinqi)* reguliert den Geist-*Shen*, gleicht Stimmungsschwankungen aus (z. B. bei Hin- und Her-Pendeln zwischen Phasen der Manie und Depression); **Ex-HN** *(Dingshen)* Lokalisation im Philtrum, unterhalb von **Du 26**, Indikation bei Psychosen, Krampfanfällen; **Gb 13 –** *(Benshen)* beruhigt den Geist-*Shen*, klärt das Gehirn, sammelt Essenz-*Jing* im Kopf; wichtiger, in China oft benutzter Punkt bei geistigen und psychischen Störungen, mit **Du 24 –** *(Shenting)* sehr stark sedierend, bei thorakalem Völlegefühl auch **Pe 6 –** *(Neiguan)* und **Ren 17** *(Danzhong)*; evtl. **Ni 1** *(Yongquan)* beseitigt Fülle vom Kopf.

Rezept: *Sheng Tie Luo Yin* (➡ BB: S. 426, EBB: S. 386).

Diätetik: Allgemeine Ernährungsrichtlinien (➡ 7.3), schleimbildende Nahrungsmittel meiden. Auch (➡ 7.9.3).

11.1.8 Schleim-Kälte benebelt das Herz *(Han Tan Mi Xin Qiao)*

11

Synonym: Kalter Schleim trübt *Xin* (J. Ross), Schleim benebelt den Geist (G. Maciocia), Schleim-Verwirrung des Herzzentrums (Schnorrenberger); Innen-Fülle-Kälte-Syndrom, Leitsymptome ➡ Tab. 11.2.

Symptome

Depression, Introvertiertheit, Selbstgespräche, Aphasie, Lethargie, Somnolenz bis zum Bewusstseinsverlust; Stupor, plötzlicher Kollaps, Koma mit gurgelnden Rasselgeräuschen im Rachen.
Zunge: Geschwollen, evtl. medianer Riss; dicker, weißer, klebrig-schmieriger Belag.
Puls: Schlüpfrig *(Hua)* und langsam *(Chi)*.

Ursachen

Nach TCM
Erblich bedingt bei Kindern; chronische Einwirkung von Schleimretention (➡ 9.3.4, z. B. durch Übermaß an öligen kalten, rohen Nahrungsmitteln ➡ 7.3.1), Milz-Mangel-Syndrome und Schleimentwicklung mit Leber-*Qi*-Stauung, Depression.

Nach westlicher Vorstellung
Residualzustände nach Apoplex (➡ 12.1.8), Entwicklungsverzögerung bei Kindern (geistig und sprachlich), Schizophrenie, Demenz.

Therapie

Ggf. Konsultation von psychiatrischem Facharzt, Akupunktur adjuvant möglich.
Therapieprinzipien: Schleim transformieren, die Herzöffnungen und Meridiane durchgängig machen, ggf. das Bewusstsein wieder beleben.

Akupunktur: Du 26 − *(Shuigou)* befreit die Sinne, beruhigt den Geist-*Shen*, bei Bewusstseinsverlust; **Pe 5 −** *(Jianshi)* löst Schleim des Herzens, befreit die Herzöffnungen (wichtigster Punkt hierfür); **He 9 − B** *(Shaochong)* befreit die Herzöffnungen, belebt das Bewusstsein wieder (bei Koma Mikroaderlass mit Dreikantnadel, ➡ 5.1.12); **Bl 15 −** *(Xinshu)* klärt das Herz, gut bei Kindern, regt intellektuelle Fähigkeiten und Sprachentwicklung an; **He 5 −** *(Tongli)* reguliert das Herz-*Qi*, befreit die Sinne, beruhigt den Geist-*Shen* (gut bei Aphasie); **Du 15 −** *(Yamen)* befreit die Sinne, klärt das Bewusstsein, in Kombination mit **Ex-HN 14** *(Yiming)* bei mangelnder Gehirnreife; **Du 20 −** *(Baihui)* in Kombination mit **Ex-HN 1** *(Sishencong)* − befreien die Sinne, beruhigen den Geist-*Shen*, festigen das aufsteigende *Yang*; **Ma 40 −** *(Fenglong)*, **Ren 12 +** *(Zhongwan)*, **Bl 20 +** *(Pishu)*, **Ma 36 +** *(Zusanli)* stärken die Milz, um Schleim aufzulösen.

Rezept: Variationen von *Dao Tan Tang* (➡ BB: S. 490, EBB: S. 448).

Diätetik: ➡ Allgemeine Ernährungsrichtlinien (➡ 7.3), schleimbildende Nahrungsmittel meiden; zu kalte (Rohkost), zu fettige Nahrung und Milchprodukte. Spezielle Diätetik s. auch ➡ Feuchte-Kälte in der Milz (➡ 7.9.2).

Leitsymptome der Herz- und Dünndarm-Syndrome			
Syndrome	Leitsymptome	Zunge	Puls
Herz-*Qi*-Mangel (➡ 11.1.1)	Palpitationen, Blässe, Müdigkeit, Spontanschweiß, Belastungsdyspnoe	Blass	Leer, schwach, evtl. unregelmäßig
Herz-*Yang*-Mangel (➡ 11.1.2)	Palpitationen, Blässe, Kälteaversion, kalte Extremitäten	Blass, feucht, evtl. zyanotisch	Tief, schwach, evtl. unregelmäßig
Herz-*Yang*-Kollaps	Palpitationen, Lippenzyanose, extremes Schwitzen, kalte, blauviolette Extremitäten	Blauviolett	Schwach, verschwindend
Herz-Blut-Mangel (➡ 11.1.3)	Palpitationen, fahle Blässe, Schlaflosigkeit, Vergesslichkeit	Blass	Dünn, schwach, rau
Herz-*Yin*-Mangel (➡ 11.1.4)	Palpitationen, Wangenrötung, Hitzegefühle, Nachtschweiß, Ruhelosigkeit	Rot. *Belag:* Wenig oder belaglos	Dünn, schnell, evtl. überflutend
Herz-Blut-Stase (➡ 11.1.5)	Palpitationen, Gesichts- und Lippenzyanose, stechender präkordialer Schmerz	Blauviolett, gestaute Zungengrundvenen	Saitenförmig, unregelmäßig, rau

Forts. ➡

Leitsymptome der Herz- und Dünndarm-Syndrome *(Forts.)*			
Syndrome	**Leitsymptome**	**Zunge**	**Puls**
Loderndes Herz-Feuer (➡ 11.1.6)	Palpitationen, insgesamt gerötetes Gesicht, extreme Ruhelosigkeit, Zungen- und Mundgeschwüre	Rot, rissig. *Belag:* Gelb, dünn	Voll, schnell
Schleim-Feuer erregt das Herz (➡ 11.1.7)	Starke Agitiertheit mit aggressivem Charakter, Manie, Fantasieren	Rot. *Belag:* Gelb, klebrig-schmierig	Schlüpfrig, langsam
Schleim-Kälte benebelt das Herz (➡ 11.1.8)	Verwirrtheit, mentale Depression, Aphasie, Rasselgeräusche in der Kehle	*Belag:* Dick, weiß, klebrig-schmierig	Schlüpfrig, langsam
Dünndarm-Schwäche mit Kälte (➡ 11.2.1)	Blähungsgeräusche, Diarrhö, Schmerzen im Abdomen, Druck/Wärme auf Bauch besser	Blass, *Belag:* Weiß	Schwach, langsam, evtl. tief
Fülle-Hitze im Dünndarm (➡ 11.2.2)	Bauchschmerzen, Zungen- und Mundgeschwüre; wenig, dunkler Urin mit Dysurie	Rot. *Belag:* Gelb	Schnell, schlüpfrig
Qi-Blockade des Dünndarms (➡ 11.2.3)	Heftiger, akuter und ausstrahlender Bauchschmerz, Obstipation bis fehlende Stuhl- und Gaspassage	Weißer oder fettig-gelber Belag	Voll, saitenförmig

Tab. 11.2

11.2 Syndrome des Dünndarms *(Xiao Chang)*

- **TCM-Funktion** (➡ 3.4.2): Nahrung aufnehmen und umwandeln durch Auftrennung in einen „reinen" und einen „unreinen" Teil (Flüssigkeitsabtrennung: Beziehung mit der Blase; Nahrungsumwandlung: Koordination mit der Milz; Flüssigkeitstransformation: Zusammenarbeit mit dem Nieren-*Yang*).
- **TCM-Pathologie:** Bauchschmerzen, Meteorismus mit starken Blähungsgeräuschen.

11.2.1 Dünndarm-Schwäche mit Kälte *(Xiao Chang Xu Han)*

Synonym: „Schwäche und Kälte des Dünndarms" (Maciocia); Innen-Mangel-Kälte-Syndrom, Syndrom meist in Milz-*Yang*-Mangel (➡ 11.5.2) enthalten, kaum von diesem zu trennen; Leitsymptome ➡ Tab. 11.2.

Symptome

Milz-Yang-Mangel: Milder, intermittierender, dumpfer Abdominalschmerz, Besserung durch Druck und Wärme auf den Bauch; Verlangen nach warmen Getränken; Diarrhö (weiche bis breiigflüssige Stühle); viel, blassgelber Urin; evtl. häufiger Harndrang, Kälteobstruktion des Darms: Blähungsgeräusche, Abdominalschmerz.
Zunge: Blass, evtl. gedunsen; weißer Belag.
Puls: Schwach *(Ruo)*, langsam *(Chi)*, evtl. tief *(Chen)*, leer *(Xu)*.

Ursachen

Nach TCM
Unterfunktion des Dünndarms oder äußere pathogene Kälte (➡ 3.6.1) attackiert den Dünndarm, z. B. durch übermäßigen Verzehr von kalten und rohen Nahrungsmitteln.

11

Nach westlicher Vorstellung
Diarrhö (unter Milz-*Yang*-Mangel, ➡ 12.5.4, 11.5.2), Meteorismus (Mangel-Syndrom, ➡ 12.5.3), Malabsorption und Maldigestionssyndrom.

Therapie

Therapieprinzipien: Milz und Dünndarm stärken und wärmen, innere Kälte vertreiben.

Akupunktur: Ma 36 + M *(Zusanli)* stärkt Milz-*Yang*, vertreibt Kälte; **Ma 39 + M** *(Xiajuxu)* unterer Meer-*He*-Punkt (➡ 10.4.8) des Dünndarms, reguliert die Eingeweide, lindert und beseitigt Schmerz im unteren Abdomen, bewährt bei Meteorismus und Flatulenz; **Ma 25 + M** *(Tianshu)* fördert die Eingeweidefunktionen, stärkt und wärmt in Kombination mit Moxa Milz und Därme, reguliert *Qi*; **Bl 20 + M** *(Pishu)* stärkt die Milz; **Bl 27 + M** *(Xiaochangshu)* fördert die Dünndarmfunktion; **Ren 6 + M** *(Qihai)* stärkt *Yang*, beendet Diarrhö.

Rezept: Siehe auch ➡ Milz-*Qi*- und Milz-*Yang*-Mangel (➡ 11.5.1, 11.5.2).

Diätetik: Siehe auch ➡ Diätetik bei Milz-*Qi*- und -*Yang*-Mangel (➡ 7.9.1).

11.2.2 Fülle-Hitze im Dünndarm *(Xiao Chang Shi Re)*

Innen-Fülle-Hitze-Syndrom, entspricht dem Lodernden Herz-Feuer (➡ 11.1.6), das auf den Dünndarm (und die Blase) übergreift (*Xin Yi Re Yu Xiao Chang*), Leitsymptome ➡ Tab. 11.2.

Symptome

Fülle-Hitze im unteren der San Jiao: Völlegefühl und Schmerz im Unterbauch, Druck auf Unterbauch verschlimmert; häufiger, dringender Harndrang; Hämaturie, Dysurie; dunkelgelber, konzentrierter, übel riechender Urin.
Herz-Feuer: Reizbarkeit, Unruhezustände, Mund- und Zungengeschwüre (roter Rand und schmerzhaft) und brennende Schmerzen im Mund; Halsschmerzen, Durst.
Zunge: Rot mit geröteter Spitze, Spitze evtl. geschwollen; gelber Belag.
Puls: Schnell *(Shuo)*, schlüpfrig *(Hua)*, überflutend *(Hong)*.

Ursachen

Nach TCM
Wie Loderndes Herz-Feuer (➡ 11.1.6); nach G. Maciocia ist dieses Syndrom „häufig bei manischem Verhalten" zu finden, d. h. bei Menschen, die von einer unaufhaltsamen Begierde getrieben sind, mehrere Projekte auf einmal zu unternehmen, und die sich in vielen verschiedenen Richtungen tief greifend verausgaben.

Nach westlicher Vorstellung
Harnwegsinfekt (➡ 12.7.3), Leitsymptom Dysurie unter Hitze-*Lin*-Syndrom (12.7.1).

Therapie

Therapieprinzipien: Hitze aus Herz und dem unteren der *San Jiao* ausleiten.

Akupunktur: He 5 *(Tongli)*, **He 8 –** *(Shaofu)* beseitigen Herz-Feuer, beruhigen den Geist-*Shen*; **Dü 2 –** *(Qiangu)* beseitigt Hitze aus Dünndarm und Blase, guter Punkt bei brennender Dysurie; **Dü 5 –** *(Yanggu)* beseitigt Hitze des Dünndarms, beruhigt den Geist-*Shen*; **Ma 39 –** *(Xiajuxu)* beseitigt Bauchschmerz; **Mi 9 –** *(Yinlingquan)*, **Mi 6 –** *(Sanyinjiao)*, **Ren 3 –** *(Zongji)* leiten Feuchte-Hitze aus dem unteren der *San Jiao* aus, regulieren die Harnblase.

Rezept: *Dao Chi San* (➡ 8.2.4.d).

11.2.3 *Qi*-Blockade des Dünndarms

Synonym: Gebundenes Dünndarm-*Qi, Qi*-Stagnation des Dünndarms mit Obstruktion. Innen-Fülle-Hitze oder Kälte-Syndrom, Leitsymptome ➡ Tab. 11.2.

Symptome

Dünndarm-Qi-Blockade-Zeichen: Heftiger, akuter und ausstrahlender Schmerz, durch Druck verstärkt; Obstipation, graduell verminderte oder fehlende Gas- und Stuhlpassage; in schweren Fällen Ileus und Koterbrechen.
Zunge: Weißer oder fettig gelber Belag.
Puls: Voll, saitenförmig.

Ursachen

Nach TCM
Diätfehler (exzessive Aufnahme von kalter, roher Nahrung); Ansammlung von Darmparasiten.

Nach westlicher Vorstellung
Abdominalkoliken mit Ileuszeichen, akute Appendizitis, Invagination.

Therapie

Cave: Westliche Notfallmedizin beachten, gegebenenfalls chirurgische Konsultation oder Intervention.
Therapieprinzipien: Die Blockade aus dem unteren der *San Jiao* beseitigen, das *Qi* des Dünndarms bewegen und ihn durchgängig machen.

Akupunktur: Kräftige, ableitende Nadeltechnik, eventuell auch Elektrostimulation: **Ma 39 –** *(Xiajuxu)* beendet Bauchschmerz und bewegt das Dünndarm-*Qi*; **Ex-LE 7** *(Lanweixue)*: Anwendung bei Druckdolenz und Verdacht auf Appendizitis; **Ren 6** *(Qihai)* in Kombination mit **Gb 34** *(Yanglingquan)* bewegt das *Qi* im unteren der *San Jiao* und lindert Schmerzen; **Ma 37** *(Shangjuxu)* reguliert als unterer Meer-*Xiahe*-Punkt des Dickdarms den Darm; **Ma 25** *(Tianshu)* in Kombination mit **Ma 37** und **Ma 39** machen die Därme durchgängig und beseitigen Blockaden; **Le 3** *(Taichong)* fördert den harmonischen Leber-*Qi*-Fluss und beendet abdominalen Schmerz und Spasmen.

11

11.3 Syndrome der Lunge *(Fei)*

- **TCM-Funktion** (➡ 3.4.3)**:** Reguliert und beherrscht Atmung, *Qi*-Verteilungs- und Absenkungsfunktion, reguliert die Wasserwege und die Körperoberfläche (Feuchtigkeit der Haut, Schweißdrüsenregulation, Abwehr-*Wei-Qi* ➡ 3.3.1); Öffner: Nase.
- **TCM-Pathologie:** Insuffizienz des Sammel-*Zong-Qi* (➡ 3.3.1) mit Dysfunktion der Atmung, der Lungen-*Qi*-Verteilungs- und Absenkungsfunktion; meist das erste Organ, das bei Invasion von äußeren pathogenen Faktoren verletzt wird (das „zarte Organ", Abwehr-*Wei-Qi*-Funktion).

Leitsymptome der Lungen-Syndrome			
Syndrome	Leitsymptome	Zunge	Puls
Lungen-*Qi*-Mangel (➡ 11.3.1)	Hüsteln, Belastungsdyspnoe, schwache Stimme, Spontanschweiß, Blässe	Blass, zart. *Belag:* Dünn, weiß	Leer, schwach
Lungen-*Yin*-Mangel (➡ 11.3.2)	Trockener, unproduktiver Husten, Wangenrötung, Nachtschweiß, Anorexie	Rot, belaglos	Dünn, schnell
Lungen-Trockenheit (➡ 11.3.3)	Trockener Husten, Nasen-, Mund- und Rachentrockenheit, evtl. Heiserkeit	Trocken, evtl. rötlich	Schnell, evtl. oberflächlich
Wind-Kälte-Invasion in die Lunge (➡ 11.3.4)	Akuter Husten mit reichlich wässrigem Sputum, Kratzen im Hals, Kopf- und Gliederschmerzen, Kälte- und Windaversion	*Belag:* Dünn, weiß	Oberflächlich, straff gespannt
Wind-Hitze-Invasion in die Lunge (➡ 11.3.5)	Akuter Husten mit dickem, gelbem Auswurf, Halsschmerzen (rot, wund), Fieber, Durst	*Belag:* Dünn, gelb	Oberflächlich, schnell
Schleim-Feuchtigkeit in der Lunge (➡ 11.3.6)	Chronischer Husten mit viel weißem Auswurf, thorakales Völlegefühl	*Belag:* Dick, weiß, schmierig-klebrig	Schlüpfrig
Schleim-Hitze in der Lunge (➡ 11.3.7)	Husten mit reichlich gelbem, zähflüssigem Auswurf, Mundtrockenheit	*Belag:* Gelb, schmierig-klebrig	Schlüpfrig, schnell
Schleim-Flüssigkeit in der Lunge (➡ 11.3.8)	Husten; Abhusten von weißem, flüssigem, schaumigem Sputum, thorakale Rasselgeräusche	Blass. *Belag:* Dick, weiß, schmierig-klebrig	Dünn, schlüpfrig
Hitze in der Lunge (Lungen-Hitze) (➡ 9.5.6)	Husten, Dyspnoe, hohes Fieber, Schwitzen, Durst, Unruhezustände	*Belag:* Gelb	Voll, schnell, schlüpfrig

Tab. 11.3

11.3.1 Lungen-*Qi*-Mangel *(Fei Qi Xu)*

Synonym: Lungen-*Qi*-Leere oder –Schwäche; Innen-Mangel-Syndrom, Leitsymptome ➡ Tab. 11.3.

Symptome

(Chronischer) Husten ohne Kraft (Hüsteln), verschlechtert oder provoziert durch Belastung oder Windexposition, belastungsabhängige Kurzatmigkeit, flache Atmung, Keuchatmung mit reichlich klarem und dünnflüssigem Auswurf, Erkältungsanfälligkeit, schwache Stimme und Lustlosigkeit zu sprechen, Müdigkeit, Blässe, Erschöpfungszustand, Spontanschweiß, tagsüber leise, schwache Stimme (Symptome verschlechtern sich durch Anstrengung).

Zunge: Zart, blass, evtl. geschwollen im vorderen Drittel; dünner, weißer Belag.
Puls: Leer *(Xu)*, schwach *(Ruo)*.

Ursachen

Nach TCM

Ererbte Lungen-Schwäche, ständiges Sitzen in gebeugter Haltung (behindert den freien Fluss des Sammel-*Zong-Qi* ➡ 3.3.1), chronischer Husten, rezidivierende oder nicht richtig austherapierte Erkältungskrankheiten schädigen das Lungen-*Qi*; chronische Erkrankung auch anderer Organe (Anmerkung: Bei Lungen-*Qi*-Mangel oft zusätzlich andere Schwächesyndrome wie z. B. *Qi*- und *Yang*-Mangel von Milz und Niere), Energieerschöpfung im Alter, Dauerexposition von Rauch, Staub und Zigaretten; Allergie, Überanstrengung und Stress; lange bestehende, emotional nicht verarbeitete Trauer (Kummer) kann das Lungen-*Qi* schwächen.

Nach westlicher Vorstellung

Leitsymptom Dyspnoe (➡ 12.2.2), Bronchitis (➡ 12.2.3), Asthma bronchiale (➡ 12.2.4), Rhinitis, Sinusitis, allergische Rhinitis (➡ 12.3.7), Leitsymptom Harninkontinenz (➡ 12.7.2), Infektanfälligkeit, Schwäche in der Rekonvaleszenz.

Therapie

Therapieprinzipien: Lunge und Lungen-*Qi* stärken und *Yang* erwärmen; evtl. andere beteiligte Organe wie Milz, Magen und Niere stärken.

Akupunktur: Lu 9 + M *(Taiyuan)*, **Bl 13 + M** *(Feishu)*, evtl. **Bl 12 + M** *(Fengmen)* und **Bl 43 + M** *(Gaohuang)* stärken das Lungen-*Qi*; **Du 12 + M** *(Shenzhu)* stärkt das Lungen-*Qi*, bewährt in chronischen Fällen; **Lu 7 + M** *(Lieque)* stärkt das Lungen-*Qi* und die *Qi*-Absenkungsfunktion, gut bei rezidivierendem Husten, vertreibt äußere pathogene Faktoren (z. B. Wind-Kälte oder Wind-Hitze); **Ren 6 + M** *(Qihai)* stärkt das *Qi* allgemein; **Ma 36 + M** *(Zusanli) und* **Bl 20 + M** *(Pishu)* stärken Magen- und Milz-*Qi*, die die Lunge nähren (Mutter-Sohn-Beziehung ➡ 3.2.2, Abb. 3.3, allgemein *Qi*-tonisierend); **Ren 17 + M** *(Danzhong)* reguliert das Lungen-*Qi*, stärkt das Sammel-*Zong-Qi*, stärkt *Qi* allgemein; gute Kombination bei Spontanschweiß: **Di 4 –** *(Hegu)* und **Ni 7 +** *(Fuliu); evtl.* **Mi 3 + M** *(Taibai)* bei chronischer Schleimretention (➡ 9.3.4) in der Lunge, stärkt Milz und Lunge (durch Stärkung der *Erde* Nährung von *Metall*, ➡ 10.3.5, 3.2.2., Abb. 3.3); evtl. Stärkung des Nieren-*Qi* durch **Bl 23 + M** *(Shenshu)*.

Rezept: Hauptkräuter sind *Dang Shen* (Rx. Codonopsitis)*, Huang Qi* (Rx. Astragali)*, Gan Cao* (Rx. Glycyrrhizae*)* und *Wu Wei Zi* (Fr. Schisandrae).
Bu Fei Tang (➡ 8.2.10.a); bei Erkältungsanfälligkeit auch in Kombination mit *Yu Ping Feng San* (➡ 8.2.13); bei Milz-*Qi*-/Milz-*Yang*-Mangelzeichen auch in Kombination mit *Liu Jun Zi Tang* (➡ 8.2.10.a) bei starker Schleimproduktion.

11

Diätetik: ➡ 7.7.1, auch Milz-*Qi*-Mangel (➡ 7.9.1).

Praxistipp

Syndrom zeigt sich häufig in Kombination mit anderen, z. B. mit Milz- und/oder Nieren-*Qi/Yang*-Mangel (➡ 11.11.12, 11.11.13). Es verschlimmert sich durch alles, was auch Milz oder Nieren belasten würde, v. a. aber durch Überanstrengung. Daher ist eine wichtige Empfehlung an den Patienten, Ruhephasen und eine leichte, bekömmliche (milzstärkende) Diät einzuhalten.

11.3.2   Lungen-*Yin*-Mangel *(Fei Yin Xu)*

Synonym: Lungen-*Yin*-Leere oder -Schwäche; Innen-Mangel-Hitze-Syndrom, Leitsymptome ➡ Tab. 11.3.

Symptome

Flüssigkeitsmangel durch Lungen-Yin-Mangel: Trockener, unproduktiver und quälender Husten oder schwacher Husten mit spärlichem, zähflüssigem Auswurf (evtl. blutig tingiert: Lungengefäße werden durch Husten und Hitze verletzt), schwache, heisere, raue Stimme.

Yin-Mangel mit Mangel-Hitze-Zeichen: Mund- und Rachentrockenheit, subfebrile Temperaturen oder Hitzegefühle v. a. nachmittags, Nachtschweiß, Hitzesensationen in Thorax, Handflächen und Fußsohlen, Wangenrötung, Anorexie.

Zunge: Rot; wenig, trockener Belag, teilweise abgeschält (kein Belag).

Puls: Schnell *(Shuo)*, dünn *(Xi)*, evtl. oberflächlich (*Yin* kann *Yang* nicht halten und *Yang* steigt an die Oberfläche).

Ursachen

Nach TCM

Lange bestehender Lungen-*Qi*-Mangel (➡ 11.3.1) wie bei chronischem Husten (verbraucht Lungen-*Yin*), Überanstrengung und Stress, pathogene äußere und innere Hitze- und Trockenheitseinwirkung, z. B. auch Nikotinabusus, fieberhafte (Hitze-)Erkrankungen (➡ 9.5). Meist in Kombination mit Magen-*Yin*-Mangel (➡ 11.6.3) durch Fettleibigkeit, unregelmäßiges Essen und/oder Nieren-*Yin*-Mangel (➡ 11.9.6) durch chronische Überarbeitung.

Nach westlicher Vorstellung

Leitsymptom Husten (➡ 12.2.1), Leitsymptom Dyspnoe (➡ 12.2.2), chronische Halsentzündungen (➡ 12.3.5), Leitsymptom Nasenbluten (➡ 12.3.1), chronische Rhinitis (auch atrophische), Sinusitis (➡ 12.3.7), Lungentuberkulose, Bronchiektasen.

Therapie

Therapieprinzipien: Lungen-*Yin* und -funktion stärken. Husten beenden, Mangel-Hitze beseitigen, Lunge befeuchten, evtl. Schleim transformieren.

Akupunktur: Ren 17 + *(Danzhong)* stärkt *Qi* und Lungen-*Yin*; **Lu 9 +** *(Taiyuan)* stärkt Lungen-*Yin*. **Du 14 –** *(Dazhui)* klärt Hitze, senkt Fieber (gegen Hitze allgemein); **Lu 5** *(Chize)* reguliert das Lungen-*Qi*, klärt Hitze im oberen der *San Jiao*; **Lu 6** *(Kongzui)* reguliert das Lungen-*Qi*, befeuchtet die Lunge, klärt Hitze; **Bl 13 +** *(Feishu)* reguliert und stärkt Lungen-*Qi* und -*Yin*, klärt endogene Hitze; **Du 12 +** *(Shenzhu)* stärkt Lungen-*Qi*, stärkt den Körper; bewährt nach erschöpfender Erkrankung zur Körper- und Lungenkräftigung; **Bl 43 +** *(Gaohuang)* stärkt Lungen-*Yin*, gut bei chronischem Verlauf (stärkt das *Qi* des ganzen Körpers); **Ni 6 +** *(Zhaohai)* stärkt Nieren-*Yin*, befeuchtet den Rachen, nährt die Flüssigkeiten, gut bei Halstrockenheit und Husten, v. a. in Kombination mit **Lu 7 +** *(Lieque)* stärken die Verbindung zwischen Lunge und Nieren; **Ren 4 +** *(Guanyuan)* stärkt Nieren-*Yin*, leitet Mangel-Hitze nach unten; bewährt bei zusätzlichem Nieren-*Yin*-Mangel (➡ 11.9.6); **Lu 10 –** *(Yuji)* klärt Lungen-Hitze, Einsatz bei starker Hitze, bei Mangel-Hitze in Kombination mit **Ni 6**; **Ren 12 +** *(Zhongwan)* stärkt den Magen und nährt Flüssigkeiten; **Mi 6 +** *(Sanyinjiao)*, **Ni 3 +** *(Taixi)* stärken *Yin* allgemein; Kombination von **He 6 –** *(Yinxi)* mit **Ni 7 +** *(Fuliu)* gegen Nachtschweiß durch *Yin*-Mangel.

Rezept: *Bai He Gu Jin Tang* (➡ 8.2.7) bei Lungen- und Nieren-*Yin*-Mangel (➡ 11.11.14). Bei Kombination von Lungen-*Qi* und Lungen-*Yin*-Mangel, der nach genereller physischer Überanstrengung oder nach wiederholten Erkältungskrankheiten oft vorkommt mit Zeichen von mentaler Abgespanntheit, Husten und Dyspnoe, Spontan- und Nachtschweiß, Wangenrötung mit roter, blasser Zunge, trockenem, dünnem Belag, leerem und schnellem Puls: *Sheng Mai San* (➡ 8.2.10.a). Bei chronischen und schweren Fällen (Lungen- und Nieren-*Yin*-Mangel ➡ 11.11.14) auch *Yue Hua Wan* (➡ BB: S. 178, EBB: S. 163).

Diätetik: ➡ 7.7.2.

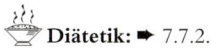

11.3.3   Lungen-Trockenheit *(Zao Re Shang Fei)*

Synonym und korrekte Übersetzung: Trockene Hitze verletzt die Lunge. Mangel-Hitze-Syndrom, Leitsymptome ➡ Tab. 11.3. Wärme-Trockenheit oder Kälte-Trockenheit schädigt das Lungen-*Qi* auf Abwehr-*Wei-Qi*-Ebene (➡ 3.3.1, 9.4, 9.5.11), daher meist als Außen-Syndrom (➡ 9.1.4) angesehen.

11

Symptome

Trockener rauer Husten ohne oder mit spärlichem Auswurf (zähflüssig, erschwert abzuhusten, evtl. blutig tingiert), Nasen-, Mund- und Rachentrockenheit, evtl. auch juckende Schleimhäute, evtl. Heiserkeit, Halskratzen und Aphonie, Durst, Hitzeaversion, evtl. Fieber; bei pathogenem Faktor Kälte-Trockenheit auch Kälteaversion.
Zunge: Normal oder rötlich bei *Yin*-Mangel; trockener, dünner, gelber Belag.
Puls: Schnell *(Shuo)*, evtl. oberflächlich *(Fu)* bei äußerem pathogenem Faktor.

Ursachen

Nach TCM
Meist durch exogene, pathogene Trockenheit (➡ 3.6.1); klimatisch bedingt in trockenen Gegenden oder durch Schlafen in trockenen, heißen Räumen (Nachtspeicherheizung)

oder im Flugzeug bei Langstreckenflügen mit extrem reduzierter Luftfeuchtigkeit. Endogen auch v. a. durch Magen-*Yin*-Mangel verursacht.

Nach westlicher Vorstellung
Leitsymptom Husten (➡ 12.2.1), Halsentzündungen (➡ 12.3.5), akute Sinusitis (➡ 12.3.7), Nasenbluten (➡ 12.3.1).

Therapie

Therapieprinzipien: Körperoberfläche befreien (bei Kälte-Trockenheit: Kälte vertreiben, bei Wärme-Trockenheit: Hitze vertreiben), Lunge klären und befeuchten, Flüssigkeit ernähren, Husten beenden.

Akupunktur: Lu 6 − *(Kongzui)* gut bei akutem Angriff von Wind-Hitze oder -Trockenheit mit Halsschmerzen etc.; **Lu 9 +** *(Taiyuan)* befeuchtet Trockenheit, stärkt die Lunge; **Lu 5 −** *(Chize)* kühlt Hitze im oberen der *San Jiao*; **Lu 10** *(Yuji)* reguliert das Lungen-*Qi*, unterstützt den Rachen; **Bl 13 + S** *(Feishu)*, **Bl 12 S** *(Fengmen)*: Beide mit Schröpfen vertreiben pathogene Faktoren und stärken die Lunge, klärt Hitze von der Lunge und senkt Lungen-*Qi* ab; **Ren 4 +** *(Guanyuan)* stärkt Nieren-*Yin*, nährt die Körperflüssigkeiten; **Lu 7 −** *(Lieque)* senkt gegenläufiges Lungen-*Qi* ab, gut bei Husten; **Mi 6 +** *(Sanyinjiao)* ernährt Körperflüssigkeiten; **Ren 12 +** *(Zhongwan)* stärkt den Magen und andere *Fu*-Organe, nährt die Körperflüssigkeiten; **Di 4 −** *(Hegu)* vertreibt äußere pathogene Faktoren, Lokalpunkte nach Symptomatik wie bei (➡ 11.3.4), z. B. **Di 20, Ren 22, Ma 2, Bl 2.**

Rezept: *Xing Su San* (➡ BB: S. 172, EBB: S. 158) bei Kälte-Trockenheit, *Sang Xing Tang* (➡ 8.2.7) bei Wärme-Trockenheit.

Diätetik: Mit Zucker gedünstete Birne täglich essen (chinesisches Hausmittel).

11

Praxistipp

Die Erkrankung ist durch eine korrekte TCM-Behandlung gut beeinflussbar, allgemein ist die innere Kräuterbehandlung wirkungsvoller als die Akupunktur (um Trockenheit zu befeuchten). Bei rekurrenten Störungen das Umfeld (Klimaanlage, Nachtspeicherheizungen etc.) abklären und evtl. einzelne Faktoren verbessern.

11.3.4 Wind-Kälte-Invasion in die Lunge *(Feng Han Shu Fei)*

Synonym: Nach J. Ross „Wind-Kälte dringt in *Fei* ein", nach Schnorrenberger „Wind und Kälte fesseln die Lunge", nach G. Maciocia „Befall der Lunge durch Wind-Kälte"; Fülle-Kälte-Syndrom. Pathogener Faktor Wind-Kälte dringt durch die Poren in Lunge und *Taiyang*-Meridiane ein. Er blockiert die Poren, die Wind-Kälte wird eingeschlossen und blockiert das Lungen-*Qi*, sodass Husten resultiert. V. a. der Husten (wenn prädominant) zeigt die Organmitbeteiligung der Lunge an im Gegensatz zu einem rein äußeren Syndrom *(Biao Shi, Taiyang*-Syndrom ➡ 9.4.1), Leitsymptome ➡ Tab. 11.3.

Symptome

Windzeichen allgemein: Akuter Husten, Stirn-, Hinterkopf- und Gliederschmerzen, meist dumpfer Spannungskopfschmerz mit Nackensteifigkeit, Fieber und Schüttelfrost, Windaversion, oberflächlicher Puls.

Wind-Kältezeichen: Starker Schüttelfrost, wenig Fieber, wenig oder kein Schwitzen, Kälteaversion, Kratzen im Hals, raue Stimme, Husten mit weißlichem, wässrigem Auswurf, Nasenverstopfung wechselnd mit wässrigem Fließschnupfen.

Zunge: Dünner, weißer Belag.

Puls: Oberflächlich *(Fu)*, v. a. an der vorderen Pulsposition, straff gespannt *(Jin)*.

Ursachen

Nach TCM

Invasion äußerer pathogener Kälte (➥ 3.6.1) bei oft schwacher Abwehrfunktion.

Nach westlicher Vorstellung

Leitsymptom Dyspnoe (➥ 12.2.2), Leitsymptom Husten (➥ 12.2.1), Bronchitis (➥ 12.2.3), Asthma bronchiale (➥ 12.2.4), Rhinitis, Sinusitis (➥ 12.3.7), Anfangsstadium einer fieberhaften Erkältungskrankheit (➥ 9.4.1).

Therapie

Therapieprinzipien: Schwitzen induzieren, um Wind und Kälte von der Körperoberfläche zu vertreiben, Lungen-*Qi*-Verteilungs- und Absenkungsfunktion stärken, Husten beenden.

Akupunktur: *Fernpunkte:* **Lu 7 – M** *(Lieque)* v. a. bei Husten, verteilt das Lungen-*Qi*, fördert Schweiß, vertreibt Wind-Kälte; **Bl 12 – M S** *(Fengmen)* reguliert die Lunge, verteilt das Lungen-*Qi*, vertreibt die Kälte (gut durch Moxa) und Wind (gut durch Schröpfen), befreit die Nase; **Di 4 –** *(Hegu)* vertreibt äußere pathogene Faktoren, stärkt *Qi*, v. a. Abwehr-*Wei-Qi*, reguliert die Lunge; **SJ 5 –** *(Waiguan)* vertreibt äußere pathogene Faktoren; **Bl 13 – M S** *(Feishu)* stärkt die Lungenfunktion, entfernt äußere pathogene Faktoren, v. a. Wind; **Ni 7 –** *(Fuliu)* in Kombination mit **Di 4** induziert Schwitzen und lindert damit die Symptome; **Di 11 –** *(Quchi)* vertreibt Wind, induziert Schwitzen, stärkt *Qi*, v. a. Abwehr-*Wei-Qi*.

Lokal-/Regionalpunkte nach Symptomatik: **Du 16 –** *(Fengfu)* vertreibt äußeren Wind, gut bei Hinterkopfschmerzen; **Du 14 –** *(Dazhui)* vertreibt äußeren Wind; **Gb 20 –** *(Fengchi)* vertreibt äußere pathogene Faktoren, v. a. Wind, bessert Kopfschmerz und befreit die Nase; **Di 20 –** *(Yingxiang)* befreit die Nase, vertreibt den Wind; **Ren 22 –** *(Tiantu)* reguliert Lungen-*Qi*, befeuchtet den Rachen; **Ma 2 –** *(Sibai)* klärt Augen und Nase, vertreibt Wind-Kälte; **Bl 2 –** *(Zanzhu)* befreit Nase und Augen.

Rezept: *Ma Huang Tang* (➥ 8.2.3.a), *Xing Su San* (➥ BB: S. 172, EBB: S. 158), *Gui Zhi Tang* (➥ 8.2.3.a).

Diätetik: ➥ 7.7.3.

Praxistipp:

Der Patient sollte angehalten werden, sich zum Schwitzen ins Bett zu legen.

11.3.5　Wind-Hitze-Invasion in die Lunge *(Feng Re Fan Fei)*

Synonym: Nach J. Ross „Wind-Hitze dringt in *Fei* ein"; nach Schnorrenberger „Wind und Hitze schädigen die Lunge"; nach G. Maciocia „Befall der Lunge durch Wind-Hitze"; Fülle-Hitze-Syndrom. Äußere Wind-Hitze befällt zunächst die Körperoberfläche mit dem Abwehr-*Wei-Qi* (➡ 3.3.1), und blockiert dann das Lungen-*Qi*, Leitsymptome ➡ Tab. 11.3.

Symptome

Windzeichen allgemein: Husten, Kopfschmerzen, Fieber und Schüttelfrost, Windaversion, oberflächlicher Puls.

Wind-Hitzezeichen: Kopfschmerzen, v. a. im Stirnbereich oder Zentrum des Kopfes, z. T. berstender Charakter; höhergradiges Fieber, wenig Frösteln, leichtgradiges Schwitzen, Hitzeaversion, Halsentzündungen mit starkem Wundheitsgefühl und Schluckbeschwerden, trockene Nase, Rachen und Schleimhäute, Husten mit dickem, gelbem, oft erschwert abzuhustendem Auswurf, Nasenverstopfung abwechselnd mit Fließschnupfen mit gelblich-zähem Sekret, leichter Durst, Obstipation, dunkelgelber, konzentrierter Urin.

Zunge: Normal oder rötlich an den Rändern und Spitze; dünner, gelber Belag.

Puls: Schnell *(Shuo)*, oberflächlich *(Fu)*.

Ursachen

Nach TCM

Invasion äußerer pathogener Hitze und Wind, z. B. bei schlechter körperlicher Abwehr-funktion oder endogene Umwandlung von Wind-Kälte in Wind-Hitze.

Nach westlicher Vorstellung

Leitsymptom Husten (➡ 12.2.1), Bronchitis (➡ 12.2.3), Asthma bronchiale (➡ 12.2.4), Rhinitis, Sinusitis (➡ 12.3.7), Halsentzündungen (➡ 12.3.5), Anfangs- und/oder Folge-stadium einer fieberhaften Erkältungskrankheit (➡ 9.5.6).

Therapie

Therapieprinzipien: Körperoberfläche befreien, Wind-Hitze vertreiben, Lunge in der *Qi*-Verteilungs- und Absenkungsfunktion stärken, Husten beenden.

Akupunktur: *Fernpunkte:* **Lu 11 – B** *(Shaoshang)* vertreibt Wind-Hitze aus dem Lungen-Meridian (**B** Mikroaderlass mit Dreikantnadel, ➡ 5.1.12; bewährt bei Pharyn-gitis, Laryngitis); **Du 14 – B S** *(Dazhui)* vertreibt Wind und Wind-Hitze; **Di 11 –** *(Quchi)* und **Di 4 –** *(Hegu)* vertreiben äußere pathogene Faktoren wie Hitze und befreien die Körperoberfläche; **Lu 5 –** *(Chize)* vertreibt Wind-Hitze, befeuchtet Trockenheit; **Lu 7 –** *(Lieque)* stärkt die *Qi*-Absenkungs- und Verteilungsfunktion der Lunge, vertreibt Wind; **SJ 5 –** *(Waiguan)* vertreibt alle äußeren pathogenen Faktoren, v. a. Wind-Hitze und befreit die Körperoberfläche.

Lokal-/Regionalpunkte nach Symptomatik: **Gb 20 –** *(Fengchi)* vertreibt äußere pathogene Faktoren, lindert Kopfschmerzen, befreit die Nase; **Di 20 –** *(Yingxiang)* befreit die Nase; **Bl 2 –** *(Zanzhu)* bei Rhinitis, Sinusitis; **Dü 19** *(Tinggong)* bei Ohrenentzündungen; **Dü 17 –** *(Tianrong)* bei starken Halsentzündungen und Schluckbeschwerden, **Ma 9 –** *(Renying)* befeuchtet den Rachen; bei Halsentzündungen und Schluckbeschwerden.

Rezept: *Sang Ju Yin* (➡ 8.2.3.b), *Yin Qiao San* (➡ 8.2.3.b).

Diätetik: ➡ 7.7.4.

11.3.6 Schleim-Feuchtigkeits-Retention in der Lunge *(Tan Shi Zu Fei)*

Synonym: Nach G. Maciocia „Nässe-Schleim verlegt die Lunge"; nach J. Ross „Schleim-Kälte-Retention in *Fei*"; Innen-Fülle-Kälte-Syndrom, Leitsymptome ➡ Tab. 11.3.

Symptome

Zeichen der Schleim-Feuchtigkeitsretention (➡ 9.3.4): Chronischer, teilweise anfallsartiger, rasselnder Husten mit reichlich weißlichem Auswurf (leicht abzuhusten); Keuchatmung und belastungsabhängige Kurzatmigkeit; Rasselgeräusche im Hals und Thorax, Tendenz morgens und nach dem Essen Verschlechterung; thorakales Beklemmungs- und Völlegefühl; weißlicher, teigiger Teint. Milzdysfunktionszeichen: Appetitmangel, Übelkeit, Erbrechen, Erschöpfungszustand.

Zunge: Blass, evtl. geschwollen mit Zahneindrücken; dicker weißer, stark feuchter, evtl. klebrig-schmieriger Belag.

Puls: Schlüpfrig *(Hua)*, evtl. sanft *(Ru)*, bei Kälte auch langsam *(Chi)*.

Ursachen

Nach TCM

Rezidivierende Erkältungskrankheiten: Äußere pathogene Faktoren schwächen wiederholt Lunge und Milz mit nachfolgender Schleimretention (➡ 9.3.4, „Milz produziert Schleim, Lunge speichert Schleim"); endogene Schleimbildung und -retention bei Milz-*Qi/Yang*-Mangel (➡ 11.5.1, 11.5.2); Übermaß an fettiger und/oder roher/kalter Nahrung (➡ Tab. 7.4, Tab. 7.1) mit Schleimbildung und -retention (➡ 9.3.4).

Nach westlicher Vorstellung

Leitsymptom Husten (➡ 12.2.1), Leitsymptom Dyspnoe (➡ 12.2.2), Bronchitis (➡ 12.2.3), Bronchiektasien, Asthma bronchiale, Emphysem.

Therapie

Therapieprinzipien: Schleim auflösen, Feuchtigkeit trocknen, Lunge in der *Qi*-Verteilungs- und Absenkungsfunktion stärken, Milzfunktionen stärken, Husten beenden.

Akupunktur: Lu 1 – N *(Zhongfu)* wirkt antitussiv, v. a. bei Schleimretention, transformiert Schleim, fördert die Lungen-*Qi*-Absenkungsfunktion; **Lu 5 – N** *(Chize)* beseitigt Lungen-Schleim; **Lu 7 – N** *(Lieque)* fördert die Lungen-*Qi*-Verteilungs- und

11

Absenkungsfunktion; **Ren 17 – N** *(Danzhong)* stärkt die Lungenfunktionen, erleichtert thorakales Beklemmungsgefühl; **Ma 40 – N** *(Fenglong)* transformiert Feuchtigkeit und Schleim, kräftigt Milz und Lunge; **Pe 6 – N** *(Neiguan)* öffnet den Thorax, entfernt Schleim aus dem Thorax; **Ren 12 +** *(Zhongwan)*, **Bl 20 +** *(Pishu)*, **Ma 36** *(Zusanli)* stärken die Milz, um Schleim zu transformieren; **Bl 13 +** M *(Feishu)* stärkt die *Qi*-Absenkungsfunktion der Lunge; **Ren 9 –** *(Shuifen)* leitet Flüssigkeit aus; **Ren 22 –** *(Tiantu)* entfernt Schleim vom Rachen, stärkt die Lungenfunktion, **Ex-B 1** *(Dingchuan)* bei Keuchatmung; **Mi 3 +** *(Taibai)* stärkt die Milz und löst Feuchtigkeit auf.

Rezept: *Er Chen Tang* (➡ 8.2.16.a), *San Zi Yang Qin Tang* (➡ 8.2.16.c).

Diätetik: ➡ 7.7.5, möglichst Milchprodukte, Zucker, ölige, fettige Speisen reduzieren (schleimbildend).

11.3.7 Schleim-Hitze-Retention in der Lunge *(Tan Re Zu Fei)*

Synonym: Nach G. Maciocia „Schleim-Hitze verlegt die Lunge"; nach J. Ross „Schleim-Hitze-Retention in *Fei*"; Innen-Fülle-Hitze-Syndrom, Leitsymptome ➡ Tab. 11.3.

Symptome

Starker, oft stakkatoartiger Husten mit Keuchatmung und reichlich gelbem oder gelblich-grünem, zähflüssigem, evtl. blutig tingiertem Auswurf (faulig riechend), der erschwert abzuhusten ist; thorakales und meist epigastrales Druck- und Völlegefühl; thorakale Schmerzen beim Husten, Keuchatmung mit der Tendenz, sich nachts zu verschlechtern; Mundtrockenheit; tiefgelber, konzentrierter Urin; Obstipation oder weiche Stühle (Milzdysfunktionszeichen), evtl. Appetitverlust, Übelkeit.
Zunge: Rot; gelber, klebrig-schmieriger Belag.
Puls: Schlüpfrig *(Hua)*, schnell *(Shuo)*.

Ursachen

Nach TCM
Invasion von äußerer pathogener Hitze oder Feuchte-Hitze; Invasion von Wind-Kälte, die sich nach lang dauerndem Einfluss endogen in Hitze umwandelt und bei der Umwandlung von Körperflüssigkeit in Schleim in endogene Schleim-Hitze transformiert; Milz-*Qi*-Mangel (➡ 11.5.1) mit Schleimbildung; Übermaß an reichlichem, fettigem und scharfem Essen (➡ Tab. 7.4), Nikotinabusus, Alkohol bei Patienten mit chronischer Schleim-Feuchtigkeitsretention in der Lunge (➡ 11.3.6).

Nach westlicher Vorstellung
Leitsymptom Dyspnoe (➡ 12.2.2), Asthma bronchiale (➡ 12.2.4), akute und chronische Bronchitis, Pneumonie, Keuchhusten, Lungenabszess.

Therapie

Therapieprinzipien: Schleim transformieren, Hitze klären, Lungen-*Qi*-Absenkungsfunktion fördern.

11

Akupunktur: Lu 7 – *(Lieque)* stärkt die Lungen-*Qi*-Absenkungsfunktion; **Lu 5 –** *(Chize)* klärt Lungen-Hitze, entfernt Schleim von der Lunge; **Lu 10 –** *(Yuji)* klärt Lungen-Hitze; **Di 11 –** *(Quchi)* klärt Hitze; **Lu 1 –** *(Zhongfu)* stärkt die Lungenfunktion, klärt Hitze, wandelt Schleim der Lunge um; **Bl 13 –** *(Feishu)* klärt Lungen-Hitze; **Ex-B1** *(Dingchuan)* bei Keuchatmung; **Ma 40 –** *(Fenglong)* transformiert Feuchtigkeit und Schleim; **Lu 11 – B** *(Shaoshang)* klärt äußere pathogene Hitze; klärt und kühlt Lungen-Hitze; **Di 11 –** *(Quchi)* beseitigt Hitze, **Ren 12 +** *(Zhongwan)* stärkt Milz und Magen, um Schleim zu entfernen, **Ren 17** *(Danzhong)* entspannt den Thorax; **Lu 6 –** *(Kongzui)* klärt Hitze von der Lunge, gut in akuten Fällen.

Rezept: *Qing Qi Hua Tang Wan* oder *Tang* (➡ 8.2.16.b), *Xiao Xian Xiong Tang* (➡ 8.2.16.b).

Diätetik: Siehe auch Diätetik bei Feuchte-Hitze in Milz und Magen (➡ 7.9.3), generell heiße Nahrungsmittel reduzieren und Nikotin vermeiden.

Praxistipp

In schweren Fällen, vor allem bei älteren und schwachen Patienten, gegebenenfalls zeitgleich Antibiotikagabe, um schnell die Hitze zu kühlen. Kräuter und Akupunktur unterstützen und vollenden dann die Antibiotikawirkung und vertreiben das Pathogen, klären den restlichen Schleim, nähren das verletzte *Yin* und stärken die Körperabwehr.

11.3.8 Schleim-Flüssigkeits-Retention in der Lunge *(Tan Shui Zu Fei)*

Synonym: Nach G. Maciocia „Schleim-Flüssigkeiten verlegen die Lunge"; Innen-Fülle-Kälte-Syndrom, Leitsymptome ➡ Tab. 11.3.

Symptome

Husten, Kurzatmigkeit und Keuchatmung, thorakale Rasselgeräusche, Frösteln, Abhusten von weißem, wässrigem, schaumigem Sputum.
Zunge: Blass; dicker, weißer, klebrig-schmieriger Belag.
Puls: Dünn *(Xi)*, schlüpfrig *(Hua)* oder schwach *(Xu)*, oberflächlich *(Fu)*.

Ursachen

Nach TCM
Chronischer Milz-*Yang*-Mangel (➡ 11.5.2), chronische Überanstrengung und mangelhafte Ernährung (➡ 7.3.1); Übermaß an fettigem, kaltem und rohem Essen (➡ Tab. 7.4); typischer Alterszustand (zumindest in China).

Nach westlicher Vorstellung
Leitsymptom Dyspnoe (➡ 12.2.2), Bronchitis (➡ 12.2.3).

Therapie

Therapieprinzipien: Schleim transformieren, Lunge und Milz stärken.

11

Akupunktur:

Lu 9 + M *(Taiyuan)* transformiert Schleim, klärt und senkt das *Qi* des oberen der *San Jiao* ab, gut bei chronischen Zuständen; **Lu 5 −** *(Chize)* entfernt Schleim aus der Lunge; **Bl 13 + M** *(Feishu)* stärkt das Lungen-*Qi*; **Ren 17 + M** *(Danzhong)* stärkt *Qi*-Absenkungsfunktion; **Ren 9 −** *(Shuifen)*, **Ren 12 + M** *(Zhongwan)*, **Ma 40 −** *(Fenglong)* lösen Schleim auf; **Ma 36 + M** *(Zusanli)*, **Bl 20 +** *(Pishu)* stärken Milz-*Qi*; **Bl 43 + M** *(Gaohuang)* stärkt *Qi*, bewährt in chronischen Fällen.

Rezept: *Er Chen Tang* (➡ 8.2.16.a).

Diätetik: ➡ 7.7.5 und 7.9.1.

11.4 Syndrome des Dickdarms *(Da Chang)*

- **TCM-Funktion** (➡ 3.4.4): Nimmt das Unreine vom Dünndarm auf, absorbiert Flüssigkeiten und scheidet Stuhl aus.
- **TCM-Pathologie:** Dysfunktionen der Stuhlausscheidung: Obstipation oder Diarrhö. Typisch für Obstipation: Anwesenheit von Trockenheit; für Diarrhö: Feuchtigkeit. Die Diarrhö kann mit Hitze oder Kälte einhergehen, die Obstipation kann von *Qi*-Stagnation oder *Qi*-Mangel begleitet sein.

Leitsymptome der Dickdarm-Syndrome			
Syndrome	**Leitsymptome**	**Zunge**	**Puls**
Flüssigkeitsmangel im Dickdarm (➡ 11.4.1)	Trockener Stuhl mit erschwertem Stuhlgang, Obstipation, dünne Statur	Blass oder rot. *Belag:* Wenig, trocken	Dünn, evtl. rau
Dickdarmschwäche mit Kälte (➡ 11.4.2)	Obstipation mit weichen Stühlen oder chron. Diarrhö, dumpfer Bauchschmerz (Druck auf Bauch bessert), kalte Extremitäten	Blass	Tief, schwach, langsam
Feuchte-Hitze im Dickdarm (➡ 11.4.3)	Akute Bauchschmerzen, Diarrhö mit Schleim- und Blutauflagerungen, heftiger Stuhldrang	Evtl. rot. *Belag*: Gelb, schmierig	Schnell, schlüpfrig
Kälte im Dickdarm (➡ 11.4.4)	Obstipation mit dumpfem, tief empfundenem Bauchschmerz, besser durch Wärme	Weiß. *Belag:* Dick	Saitenförmig, langsam tief
Feuchte-Kälte im Dickdarm (➡ 11.4.4)	Akute schmerzhafte Diarrhö, plötzlicher Bauchschmerz, Kältegefühl	Weiß. *Belag:* Dick	Evtl. schlüpfrig
Hitze im Dickdarm (➡ 9.5.6)	Undulierendes Fieber, trockene Stuhlmassen im Dickdarm mit stinkender, wässriger Entleerung, schmerzhaft aufgetriebener Bauch	*Belag*: Gelb, trocken	Tief, voll

Tab. 11.4

11.4.1 Flüssigkeitsmangel im Dickdarm *(Da Chang Ye Kui)*

Synonym: Trockenheit im Dickdarm; Innen-Mangel-Hitze-Syndrom, Leitsymptome
➡ Tab. 11.4.

Symptome

Trockene, harte Stühle mit erschwerter Defäkation, Obstipation, Mund- und Rachentrokkenheit, bei Blut-Mangel fahlblasses Gesicht, dünne Statur, schlaffe, trockene Haut und Schleimhäute; allgemein meist keine starken Schmerzen oder Spannungsgefühle abdominal.
Zunge: Rot (bei Yin-Mangel) oder blass (bei Blut-Mangel); wenig, trockener Belag oder belaglos.
Puls: Dünn *(Xi)*, evtl. rau *(Se)*.

Ursachen

Nach TCM
Blut- und *Yin*-Mangel mit Trockenheit im Magen und Dickdarm bei alten Patienten, Patienten mit schlankem Körperbau mit *Yin*-Mangel, Frauen postpartal nach starkem Blutverlust (Körperflüssigkeiten sind verbraucht); spätes Stadium einer fieberhaften Erkrankung (➡ 9.5.1).

Nach westlicher Vorstellung
Obstipation (➡ 12.5.5), v. a. bei alten Patienten nach Laxanzienabusus oder nach der Geburt (➡ 12.15.6).

Therapie

Therapieprinzipien: Den Darm befeuchten, Stuhlgang fördern, ggf. Blut und *Yin* ernähren.

Akupunktur: Bl 25 – *(Dachangshu)* reguliert und befeuchtet den Dickdarm; **Mi 15 – E** *(Daheng)* und **Ma 25 – E** *(Tianshu)* mit Elektrostimulation symptomatische Kombination bei Obstipation, befeuchten die Därme, steigern die Darmmotilität; **Ma 36 +** *(Zusanli),* stärkt Milz und Magen, reguliert und befeuchtet den Darm; **Mi 6 +** *(Sanyinjiao),* **Ren 4 +** *(Guanyuan)* stärken *Yin* und Körperflüssigkeiten; **Ni 6 +** *(Zhaohai)* stärkt *Yin*, fördert Körperflüssigkeiten, befeuchtet den Stuhl; **Ma 37 +** *(Shangjuxu)* stärkt die Dickdarmfunktion; **SJ 6 +** *(Zhigou)* wichtiger Punkt bei Obstipation, bewegt den Stuhl, gegen Hitze und Trockenheit im unteren der *San Jiao*, befeuchtet Trockenheit und den Dickdarm; **Bl 17 +** *(Geshu),* **Bl 20 +** *(Pishu)* bei Trockenheit durch Blut-Mangel, stärken das Blut und Blutbildung (bei starkem Blutverlust, z. B. bei der Geburt); **Ni 3 +** *(Taixi)* stärkt *Yin*, befeuchtet Trockenheit; wenn das Syndrom durch fieberhafte Erkrankungen entstanden ist (➡ 9.5): zusätzlich **Di 4** *(Hegu),* **Di 11** *(Quchi)* und **Du 14** *(Dazhui).*

Rezept: *Zeng Ye Tang* (➡ 8.2.7), *Run Chang Wan* (➡ 8.2.5.b).

Diätetik: ➡ 7.8.1. Wichtig ist v. a. auch eine ausreichende Flüssigkeitszufuhr. Nahrungsmittel mit süßem, befeuchtendem Charakter (➡ 7.2.2, Tab. 7.2) und Geschmack salzig (➡ 7.2.2, Tab. 7.2).

11

11.4.2   Dickdarmschwäche mit Kälte *(Da Chang Xu Han)*

Synonym: Dickdarm-Leere und Kälte; Innen-Mangel-Kälte-Syndrom, Leitsymptome
➡ Tab. 11.4; Syndrom ist dem Milz-*Yang*-Mangel ähnlich.

Symptome

Eventuell zunächst Obstipation mit weichem Stuhl und ohne Stuhldrang (*Qi*-Stagnation), chronische Diarrhö mit weichem Stuhl und Meteorismus (wenn Feuchtigkeit dazukommt); Schwäche und Schweißneigung nach dem Stuhlgang; evtl. Hämorrhoiden und Analprolaps (Zeichen des sinkenden Milz-*Qi*); Kältegefühl, kalte Extremitäten, Appetitmangel, Erschöpfungszustände, Durst auf warme Getränke; dumpfer Bauchschmerz, Besserung durch Bauchmassage und lokale Wärmebehandlung; evtl. Ödeme.
Mit Nieren-Yang-Mangel: Zusätzlich chronische Diarrhö in den frühen Morgenstunden, viel klarer Urin.
Zunge: Blass, evtl. geschwollen; weißer, evtl. feuchter Belag.
Puls: Tief *(Chen)*, schwach *(Ruo)*, langsam *(Chen)*.

Ursachen

Nach TCM
Auslöser für dieses Syndrom können sein: Klimatische Bedingungen (Kälte), Ernährungsfehler wie zu kaltes Essen oder exzessive Rohkost, allgemeiner *Qi*-Mangel
(➡ 9.3.1); *Qi*-Mangel von Milz, Magen und Dickdarm mit evtl. sinkendem Milz-*Qi*
(➡ 11.5.1, 11.6.1, 11.5.4) bei Hämorrhoiden oder Analprolaps; Milz-*Yang*-Mangel
(➡ 11.5.2); evtl. zusätzlicher Nieren-*Yang*-Mangel (➡ 11.9.2).

Nach westlicher Vorstellung
Obstipation (➡ 12.5.5), mit Milz-*Qi*-Mangel bei chronischer Diarrhö (➡ 12.5.4) oder
(mit sinkendem Milz-*Qi*) bei Hämorrhoiden (➡ 12.5.10) und Analprolaps (➡ 12.5.11),
Meteorismus (➡ 12.5.3).

Therapie

Therapieprinzipien: Milz und Magen stärken und wärmen, *Qi* anheben, Dickdarmfunktion stärken und Diarrhö beenden.

Akupunktur: Ren 6 + M *(Qihai)* stärkt und hebt *Qi* an; **Ma 36 + M** *(Zusanli)*
stärkt Milz- und Magen-*Qi*; **Ma 25 + M** *(Tianshu)* stärkt den Dickdarm, beseitigt
Diarrhö; **Bl 20 + M** *(Pishu)*, **Bl 21 + M** *(Weishu)* stärken Milz und Magen; **Bl 23 + M**
(Shenshu) bei zusätzlichem Nieren-*Yang*-Mangel; **Du 20 M** *(Baihui)* hebt mit (direkter)
Moxibustion das *Qi* an (bei Analprolaps); **Bl 25 +** *(Dachangshu)*, **Ma 37 + M** *(Shangjuxu)* oder **Ma 36 + M** *(Zusanli)* stärken das *Qi* und die Dickdarmfunktion; **Ren 9**
(Shuifen) leitet Feuchtigkeit aus.

Diätetik: Wie bei Milz-*Yang*-Mangel (➡ 7.9.1). Warme, scharfe und süße Nahrungsmittel bevorzugen.

Praxistipp

Zur Differenzierung des Syndroms gegenüber Milz-*Yang*-Mangel: Bei Milz-*Yang*-Mangel ist der Stuhl weich, breiig und evtl. dünnflüssig und enthält nicht verdaute Nahrungsbestandteile, weitere Zeichen sind Appetitmangel, Spannungs- und Völlegefühl epigastral und abdominal nach dem Essen (Erkrankungen v. a. im mittleren der *San Jiao*). Im Gegensatz dazu ist die Erkrankung bei Dickdarm-Schwäche mit Kälte eher im unteren der *San Jiao* lokalisiert, Diarrhö und Blähungsgeräusche stehen im Vordergrund, es kann aber auch Obstipation auftreten. Es findet sich kein Appetitverlust und kein Völlegefühl epigastral nach dem Essen.

11.4.3 Feuchte-Hitze im Dickdarm *(Da Chang Shi Re)*

Synonym: Feuchte-Hitze fließt hinab zum Dickdarm, Nässe-Hitze im Dickdarm; Innen-Fülle-Syndrom, Leitsymptome ➡ Tab. 11.4.

Symptome

Feuchte-Hitze im Dickdarm: Meist akute Bauchschmerzen und Tenesmen mit Diarrhö; oft faulig riechender Stuhl, evtl. mit Blut und Schleimbeimischungen; häufiger, heftiger Stuhldrang, anhaltend auch nach Entleerung; evtl. hellrote Rektumblutungen vor oder nach dem Stuhlgang; brennende Schmerzen am Anus.
Feuchte-Hitze im Körper: Evtl. Fieber; Durst ohne Wunsch zu trinken; wenig, dunkler Urin; bitterer Mundgeschmack; Schweregefühl des Körpers und der Extremitäten; Völlegefühl in Thorax und Epigastrium.
Zunge: Normal oder gerötet, evtl. mit hervorragenden roten Papillen am Zungengrund; dicker, gelber, klebrig-schmieriger oder quarkiger Belag.
Puls: Schnell *(Shuo)*, schlüpfrig *(Hua)*, evtl. voll *(Shi)*, saitenförmig *(Xian)*.

Ursachen

Nach TCM
Lebensmittelvergiftung, Infektion, übermäßiger Verzehr von heißer und fettiger Nahrung (➡ 7.3).

Nach westlicher Vorstellung
Diarrhö (➡ 12.5.4), entzündliche Darmerkrankungen (➡ 12.5.8).

Therapie

Therapieprinzipien: Feuchtigkeit auflösen; Hitze beseitigen, Magen, Dünn- und Dickdarm harmonisieren.

Akupunktur: Bl 25 – E *(Dachangshu)*, **Ma 25 – E** *(Tianshu)* beseitigen Blockaden und Feuchte-Hitze aus dem Dickdarm; **Ma 37 –** *(Shangjuxu)* unterer Meer-*Xiahe*-Punkt des Dickdarms; beseitigt zusammen mit **Ma 25** Feuchte-Hitze aus dem Dickdarm; **Ex-CA** *(Zhixie)* bei Diarrhö. **Di 11 –** *(Quchi)* klärt Hitze, gut bei Fieber; **Ren 3 –** *(Zhongji)* und **Bl 22 –** *(Sanjiaoshu)* entfernen Feuchtigkeit aus dem unteren der

San Jiao; **Ren 12 –** *(Zhongwan)* entfernt Feuchtigkeit; **Bl 20 –** *(Pishu)*, **Mi 9 –** *(Yinling-quan)*, **Mi 6 –** *(Sanyinjiao)* stärken die Milz, transformieren Feuchtigkeit; **Pe 6 –** *(Neiguan)* bei Übelkeit und Erbrechen; **Ren 4 –** *(Guanyuan)* Lokalpunkt, um *Qi* im Abdomen zu bewegen, beseitigt Blockaden im Darm; evtl. **Du 14 –** *(Dazhui)* beseitigt Hitze allgemein; **Mi 10 –** *(Xuehai)* bei blutigem Stuhl; **Ma 40 –** *(Fenglong)* bei Schleim-Auflagerungen des Stuhls.

Rezept: *Shao Yao Tang* (➡ BB: S. 211, EBB: S. 194), *Huai Hua San* (➡ 8.2.12.b).

Diätetik: ➡ 7.8.2.. Bitter-scharfe, kühlende Nahrungsmittel bevorzugen. Meiden: Nahrungsmittel, die sehr süß, heiß und fettig sind, und Alkohol.

11.4.4 Kälte im Dickdarm mit *Qi*-Stagnation (*Da Chang Han Jie*)

Synonym: Nach G. Maciocia „Kälte befällt den Dickdarm"; Innen–Fülle–Kälte-Syndrom, Leitsymptome ➡ Tab. 11.4.

Symptome

Bei Kälte mit Qi-Stagnation im Dickdarm: Obstipation mit tief empfundenem Bauch-schmerz, örtliche Wärme bessert.
Bei Feuchte-Kälte mit Qi-Stagnation im Dickdarm: Akut einsetzende, schmerzhafte und wässrige Diarrhö, plötzlicher Bauchschmerz nach Exposition von Kälte und Feuchtig-keit, allgemeines und abdominales Kältegefühl, Wärme bessert, Druck wird als unange-nehm empfunden (Füllezeichen).
Zunge: Weißer, evtl. dicker Belag.
Puls: Langsam *(Chi)*, saitenförmig *(Xian)*, evtl. tief *(Chen)*, bei Feuchte-Kälte evtl. schlüpfrig.

Ursachen

Nach TCM
Exposition von Feuchtigkeit und Kälte, z. B. auch längeres Sitzen auf kalten und nassen Unterlagen, hemmt den Dickdarm-*Qi*-Fluss; Diätetik (Ernährungsfehler durch exzessive Zufuhr kalter Nahrung, z.B. Rohkost).

Nach westlicher Vorstellung
Bauchschmerzen, bei Feuchte-Kälte: Diarrhö (➡ 12.5.4).

Therapie

Therapieprinzipien: *Qi*-Zirkulation im Dickdarm fördern, Kälte vertreiben, den unteren der *San Jiao* wärmen.

Akupunktur: Moxa nach den Nadeln verwenden! **Bl 25 – M** *(Dachangshu)*, **Ma 25 – M** *(Tianshu)* und **Ma 37 – M** *(Shangjuxu)* stärken und wärmen den Dickdarm; **SJ 6 –** *(Zhigou)* bewegt den Stuhl, wichtiger Punkt hierfür, v. a. Ursache *Qi*-Stagnation; **Ma 36 – M** *(Zusanli)* vertreibt Kälte aus dem Dickdarm; **Le 3** *(Taichong)* fördert den *Qi*-Fluss im unteren der *San Jiao*, löst Spasmen; **Mi 6 –** *(Sanyinjiao)* und **Mi 9 –** *(Yinlingquan)* transformieren Feuchtigkeit; **Ren 4 +** *(Guanyuan)* und **Ren 6 +** *(Qihai)* bewegen das *Qi* im Abdomen.

Rezept: Bei Feuchte-Kälte-Diarrhö: *Huo Xiang Zheng Qi San* (➡ 8.2.8.a).

11.5 Syndrome der Milz *(Pi)*

- **TCM-Funktion** (➡ 3.4.5): Transport und Umwandlung von Nahrung und Flüssigkeiten; beherrscht die Muskulatur; Quelle von *Qi* und Blut, hält das Blut in den Gefäßen und die Organe an ihrem Platz; Öffner: Lippen und Mund.
- **TCM-Pathologie:** Dysfunktionen von Nahrungstransformation und -transport, Blutungskrankheiten, Organsenkungen (Viszeroptose).

Leitsymptome der Milz-Syndrome			
Syndrome	**Leitsymptome**	**Zunge**	**Puls**
Milz-*Qi*-Mangel (➡ 11.5.1)	Appetitmangel, Erschöpfungszustand, Muskelschwäche, weiche Stühle bis Diarrhö, Blässe	Blass, evtl. geschwollen (Zahneindrücke)	Leer, schwach
Milz-*Yang*-Mangel (➡ 11.5.2)	Wie Milz-*Qi*-Mangel, zusätzlich Kältegefühle, kalte Extremitäten, evtl. Ödeme	Blass, geschwollen (Zahneindrücke)	Tief, schwach, langsam
Milz kontrolliert Blut nicht (➡ 11.5.3)	Wie bei Milz-*Qi/Yang*-Mangel, zusätzlich Blutungen, v. a. in der unteren Körperhälfte	Blass	Dünn, schwach, leer
Sinkendes Milz-*Qi* (➡ 11.5.4)	Wie bei Milz-*Qi/Yang*-Mangel, zusätzlich „nach unten drängende Gefühle" im Unterbauch und Organsenkungen	Blass	Schwach, leer
Feuchte-Kälte in der Milz (➡ 11.5.5)	Appetitmangel, körperliche Schwere, trübe Sekretionen, Völlegefühl in Thorax und Abdomen	*Belag:* Dick, weiß, klebrig-schmierig	Schlüpfrig, langsam
Feuchte-Hitze in Milz und Magen (➡ 11.5.6)	Weiche, übelriechende Stühle, Übelkeit, subfebrile Temperaturen, körperliche Schwere, evtl. Ikterus	Evtl. rot, *Belag:* Gelb, klebrig-schmierig	Schlüpfrig, schnell
Trüber Schleim blockiert den Kopf (➡ 11.5.7)	Schwindel, Benommenheit, Schweregefühl im Kopf, Völlegefühl in Thorax und Abdomen	*Belag*: Dick, klebrig-schmierig	Schlüpfrig, saitenförmig
Milz-*Yin*-Mangel (➡ 11.5.8)	Appetitverlust, weiche Stühle, Müdigkeit, trockene Lippen, Geschmacksverlust, Völlegefühl nach dem Essen, Abmagerung	Rot, charakteristische Querrisse an Zungenrändern. *Belag*: Evtl. wenig	Dünn, schnell, schwach

Tab. 11.5

11

11.5.1 Milz-*Qi*-Mangel *(Pi Qi Xu)*

Synonym: Milz-*Qi*-Leere oder -Schwäche; Innen-Mangel-Syndrom, meist Kombination mit Magen-*Qi*-Mangel (➡ 11.6.1) als „Mitte-*Qi*-Mangel", Leitsymptome ➡ Tab. 11.5.

Symptome

Milz-Qi-Mangel: Appetitmangel, Anorexie, unvollständige Verdauung mit unverdauten Nahrungsresten im Stuhl, Diarrhö oder breiig-flüssige Stühle, Meteorismus, Völle- und Druckgefühl im Bauch, v. a. nach dem Essen, besser durch Druck auf den Bauch oder Massage; evtl. Ödeme (Feuchtigkeitsretention), Muskelschwäche der Extremitäten.

Allgemeiner Qi-Mangel: Körperliche Schwäche, allgemein Müdigkeit und Kraftlosigkeit, Patient mag nicht sprechen, schwache Stimme, blassgelbe, fahle Gesichtsfarbe.

Zunge: Blass, geschwollen, schlaff (evtl. Zahneindrücke, Feuchtigkeitsretention); dünner, weißer Belag.

Puls: Leer *(Xu)*, schwach *(Ruo)*, evtl. langsam *(Chi)*.

Nach längerem Bestehen Übergang in „Milz kontrolliert das Blut nicht"-Syndrom (➡ 11.5.3) mit zusätzlichen Blutungszeichen (z. B. Blut im Stuhl, Hypermenorrhö, Hämorrhagien) oder „Sinkendes Milz-*Qi*"-Syndrom (➡ 11.5.4) mit Organsenkungen (z. B. Deszensus uteri et vaginae, Uterusprolaps, Analprolaps, Gastroptose). Variationen und weitere Übergangsformen siehe unten.

Ursachen

Nach TCM

Unregelmäßige Nahrungsaufnahme, Mangelernährung (zu wenig, proteinarm, zu viel Kaltes, Rohkost); Überarbeitung und mentale Belastung, konstitutionelle Schwäche der Verdauungsorgane, langfristige Exposition gegenüber Feuchtigkeit, chronische Erkrankungen (schwächen die Milz).

Nach westlicher Vorstellung

Diarrhö (➡ 12.5.4), entzündliche Darmerkrankungen (➡ 12.5.8), Muskelatrophie-Syndrom *(Wei*-Syndrom ➡ 12.11.8), Malabsorptionssyndrom, Schwächesyndrom in der Rekonvaleszenz.

Therapie

11

Therapieprinzipien: Milz- und Magen-*Qi* stärken und Milzfunktionen fördern.

Akupunktur: Ma 36 + *(Zusanli)* stärkt die Magen- und Milzfunktion, stärkt die *Qi*- und Blutbildung und -zirkulation, bessert die allgemeine Verdauungsschwäche; **Ren 12 +** *(Zhongwan)* stärkt und reguliert Milz- und Magen-*Qi*, transformiert Feuchtigkeit; **Bl 20 +** *(Pishu)* und **Bl 21 +** *(Weishu)* stärken das Milz- und Magen-*Qi*, gut bei chronischem Milz- und Magen-*Qi*-Mangel; **Mi 4 +** *(Gongsun)* stärkt Milz und Magen, v. a. *Qi;* **Ma 25 +** *(Tianshu)* bei Diarrhö, harmonisiert Magen und Dickdarm; **Mi 9 +** *(Yinlingquan)* und **Ren 9 +** *(Shuifen)* regulieren und stärken die Milz, leiten Feuchtigkeit aus, bei Ödemen; **Mi 3 +** *(Taibai)* und **Mi 6 +** *(Sanyinjiao)* stärken Magen und Milz; **Ren 6 +** *(Qihai)* kräftigt generell *Qi* und *Yang.* Eventuell auch Moxibustion einsetzen.

Rezept: *Si Jun Zi Tang* (➡ 8.2.10.a, Basisrezept für *Qi*-Mangel) oder *Shen Ling Bai Zhu San* (entfernt zusätzlich Feuchtigkeit ➡ 8.2.10.a).

Diätetik: ➡ 7.9.1.

Praxistipp:

Milz-*Qi*-Mangel verkompliziert viele andere Syndrome in der klinischen Praxis: z. B. Leber attackiert die Milz (➡ 11.11.18); Milz- und Nieren-*Yang*-Mangel (➡ 11.11.17) etc. und zeigt sich bei vielen westlichen Patienten zusätzlich durch falsche Diätpraxis und Überarbeitung.

Variationen und Übergangsformen bei Milz-*Qi*-Mangel

Milz- und Magen-*Qi*-Mangel mit *Qi*-Stagnation

Symptome

Appetitverlust, Unbehagen und Völlegefühl epigastral und thorakal, Erbrechen und Diarrhö.

Therapie

Akupunktur: Pe 6 + *(Neiguan)* und **Mi 4 +** *(Gongsun)*: gegen Erbrechen und Völlegefühl epigastral und thorakal; **Bl 20 +** *(Pishu)* stärkt Milz-*Yang*, **Bl 21 +** *(Weishu)* und **Ma 36 +** *(Zusanli)* stärken den mittleren der *San Jiao* und harmonisieren den Magen; **Ren 6 +** *(Qihai)* stärkt das *Qi* allgemein, **Ma 25 +** *(Tianshu)* reguliert Magen und Darm.

Rezept: *Si Jun Zi Tang* (➡ 8.2.10.a) und zusätzlich *Chen Pi* (Pericarpium Citri Reticulatae) 9 g.

Milz- und Magen-*Qi*-Mangel mit Feuchtigkeits- und Schleimretention

11

Symptome

Appetitverlust, weiche Stühle, Übelkeit und Erbrechen, thorakales Völlegefühl, evtl. Husten mit weißlichem, wässrigem Schleim.

Therapie

Akupunktur: Bl 20 + *(Pishu)* stärkt Milz-*Yang*, **Bl 21 +** *(Weishu)* und **Ma 36 +** *(Zusanli)* stärken den mittleren der *San Jiao* und harmonisieren den Magen; **Ma 25 +** *(Tianshu)* reguliert Magen und Darm, **Ren 6 +** *(Qihai)* stärkt *Qi* allgemein, **Bl 13 +** *(Feishu)* und **Ma 40 +** *(Fenglong)* beseitigen Schleim und Feuchtigkeit.

Rezept: *Liu Jun Zi Tang* (➡ 8.2.10.a).

Milz- und Magen-*Qi*-Mangel mit Kälte- und Feuchtigkeitsretention im mittleren der *San Jiao*

Symptome

Appetitverlust, Aufstoßen, allgemeine Erschöpfung, Völlegefühl und/oder Schmerz abdominal und epigastral, Erbrechen, breiige Stühle.

Therapie

Akupunktur: Ren 12 + *(Zhongwan)* und **Ren 6** + *(Qihai)* aktivieren den *Qi*-Fluss im Abdomen und verbessern den Appetit**, Bl 20** + (*Pishu*) stärkt Milz-*Yang*, **Bl 21** + (*Weishu*) und **Ma 36** + *(Zusanli)* stärken den mittleren der *San Jiao* und harmonisieren den Magen; **Ma 25** + *(Tianshu)* reguliert Magen und Darm.

Rezept: *Si Jun Zi Tang* (➡ 8.2.10.a) zusätzlich mit *Ban Xia* (Rz. Pinelliae) 12 g, *Mu Xiang* (Rx. Saussureae) 6 g, *Sha Ren* (Fr. Amomi) 6 g.

11.5.2 Milz-*Yang*-Mangel *(Pi Yang Xu)*

Synonym: Milz-*Yang*-Leere oder –Schwäche; Innen-Mangel-Kälte-Syndrom, Leitsymptome ➡ Tab. 11.5.

Symptome

Wie bei Milz-*Qi*-Mangel (➡ 11.5.1); *zusätzlich Kältezeichen:* Allgemeines Kältegefühl und kalte Extremitäten, Frösteln, Völlegefühl im Bauch mit Verbesserung der Symptome durch Wärme und Druck auf den Bauch (Kälte- und Mangelzeichen), wässrige Diarrhö mit unverdauter Nahrung, evtl. leuchtend weiße Blässe, evtl. zusätzlich Ödeme der Extremitäten (Feuchtigkeitsretention) und Harnverhalt (z. B. bei zusätzlichem Nieren-*Yang*-Mangel).

Zunge: Blass, geschwollen (Zahneindrücke am Rand); weißer, feuchter, evtl. dicker, schmieriger Belag.

Puls: Tief *(Chen)*, langsam *(Chi)*, teilweise schwach *(Ruo)*.

Ursachen

Nach TCM

Weiterentwicklung des Milz-*Qi*-Mangels (➡ 11.5.1); übermäßiger Verzehr von kalter, roher oder fettiger und süßer Nahrung (➡ Tab. 7.4), die die Milz belasten; übermäßiger Gebrauch von kühlenden Kräutern (➡ 8.1.3); chronische Exposition von Kälte und Feuchtigkeit.

Nach westlicher Vorstellung

Diarrhö (➡ 12.5.4), entzündliche Darmerkrankungen (➡ 12.5.8), Malabsorptionssyndrom.

Therapie

Therapieprinzipien: Milz-*Yang* stärken und erwärmen.

Akupunktur: Wie bei Milz-*Qi*-Mangel (➥ 11.5.1) mit stärkender Nadeltechnik und Moxibustion, v. a. **Bl 20 + M** *(Pishu)*, **Ren 12 + M** *(Zhongwan)*, **Ma 36 + M** *(Jasanli)*, **Mi 4 + M** *(Gongsun)*, **Ren 4 + M** *(Guanyuan)*, **Ren 6 + M** *(Qihai)*. Zusätzlich **Ma 28 + M** *(Shuidao)*, **Ren 9 + M** *(Shuifen)*, **Bl 22 + M** *(Sanjiaoshu)* fördern die Feuchtigkeitsumwandlung und beseitigen Ödeme; **Mi 9 + M** *(Yinlingquan)* leitet Feuchtigkeit aus dem unteren der *San Jiao* aus, gut auch in Kombination mit **Mi 6 +** *(Sanyinjiao)*; evtl. **Du 4 +** *(Mingmen)*, **Ni 7 + M** *(Fuliu)* stärken das *Yang*-*Qi* und die Nieren.

Rezept: *Li Zhong Wan* (➥ 8.2.9), *Fu Zi Li Zhong Tang* (➥ 8.2.9) und Variationen.

Diätetik: ➥ 7.9.1.

Praxistipp

Graduelle Unterscheidung zwischen Milz-*Qi*- und -*Yang*-Mangel meist nur willkürlich. In der Praxis häufiger bei Frauen ab dem 4. Lebensjahrzehnt Kombination: Milz- und Nieren-*Yang*-Mangel (➥ 11.11.17).

11.5.3 Milz kontrolliert das Blut nicht *(Pi Bu Tong Xue)*

Synonym: „Milz beherrscht das Blut nicht" (Schnorrenberger); „*Pi* kann *Xue* nicht kontrollieren" (J. Ross); Innen-Mangel-Syndrom, Leitsymptome ➥ Tab. 11.5.

Symptome

Zeichen des Milz-*Qi*- und Milz-*Yang*-Mangels (➥ 11.5.1, 11.5.2), *zusätzlich Blutungen*, v. a. in der unteren Körperhälfte (z. B. Purpura, Petechien, blutige Stühle, Hypermenorrhö, Meläna, dysfunktionelle Uterusblutungen [blassrot], Hämaturie), aber auch z. B. Nasenbluten, Zahnfleischbluten etc., fahlgelbe Gesichtsfarbe.
Zunge: Blass
Puls: Dünn *(Xi)*, schwach *(Ruo)*, leer *(Xu)*.

Ursachen

Nach TCM
Wie bei Milz-*Qi*/*Yang*-Mangel (➥ 11.5.1, 11.5.2).

Nach westlicher Vorstellung
Bei Blutungen vom Mangeltyp: Metrorrhagie (➥ 12.8.9, Tab. 12.48), Leitsymptom Zahnfleischbluten (➥ 12.3.3), entzündliche Darmerkrankungen mit Blutauflagerungen im Stuhl (➥ 12.5.8), Purpura, Thrombozytopenie, Hämophilie.

11

Therapie

Therapieprinzipien: Milz-*Qi* und -*Yang* stärken und erwärmen, Blutung beenden.

Akupunktur: Wie bei Milz-*Qi*/*Yang*-Mangel (➡ 11.5.1, 11.5.2). Zusätzlich **Mi 1 + M** *(Yinbai)* mit Moxa beendet dieser Punkt Blutungen durch Milz-Stärkung (*Cave*: Nur bei Mangelzuständen verwenden), er wird oft mit **Le 1** *(Dadun)* kombiniert; **Bl 17 +** *(Geshu)* stärkt das Blut, beendet bei Nadelung Blutungen, hält das Blut in den Gefäßen; **Mi 10 + M** *(Xuehai)* stärkt die Milz in der Kontrolle über das Blut, hält das Blut in den Gefäßen; **Mi 6 + M** *(Sanyinjiao)* reguliert und stärkt *Qi*, Blut und Milz, fördert den Blutfluss; wichtiger Punkt bei gynäkologischen Problemen (➡ Blutungen im Therapiekapitel 12), **Ren 6 + M** *(Qihai)* stärkt *Qi* allgemein; **Du 20 + M** *(Baihui)* hebt *Qi* und *Yang* auf. *Cave*: Keine Nadelung bei schwergradigen Blutgerinnungsstörungen, dann Therapie mit Moxa und Laser! (auch ➡ 10.2.9).

Rezept: *Gui Pi Tang* (➡ 8.2.10.c), zusätzlich blutstärkende Kräuter (➡ 8.1.13.b).

Diätetik: Wie bei Milz-*Qi*- und −*Yang*-Mangel (➡ 7.9.1).

11.5.4　Sinkendes Milz-*Qi (Pi Xu Xia Xian)*

Synonym: Absinkendes Milz-*Qi* (G. Maciocia); Absinken des *Pi Qi* (J. Ross); Senkungen durch Milz-Leere (Schnorrenberger); Innen-Mangel-Kälte-Syndrom, Leitsymptome ➡ Tab. 11.5, auch sinkendes Mitte-*Qi*/Milz und Magen (➡ *Zhong Qi Xia Xian*).

Symptome

Zeichen des Milz-*Qi*- und Milz-*Yang*-Mangels (➡ 11.5.1, 11.5.2); *zusätzlich Organprolaps:* Analprolaps, Descensus uteri et vaginae, Uterusprolaps, Blasen- oder Magensenkung; „nach unten drängendes Gefühl" im Unterbauch; chronische Diarrhö; Harninkontinenz; evtl. auch Beeinträchtigung des venösen Blutgefäßsystems (Haltefunktion) mit Hämorrhoiden und Varizen, aber auch des Augenlids, z. B. Ptosis.
Zunge: Blass, dünner und weißer Belag
Puls: Schwach *(Ruo)*, leer *(Xu)*.

Ursachen

Nach TCM
Wie bei Milz-*Qi*-/*Yang*-Mangel (➡ 11.5.1, 11.5.2); Menschen, die während ihrer Arbeit viel stehen müssen, Frauen sind häufiger betroffen.

Nach westlicher Vorstellung
Organsenkung v. a. der unteren Körperhälfte (z.B. Descensus uteri et vaginae, ➡ 12.8.12), Uterusprolaps, Hämorrhoiden (➡ 12.5.10), Rektumprolaps (➡ 12.5.11), Harninkontinenz (➡ 12.7.2), Ptosis des Augenlids (➡ 12.4.6).

11

Therapie

Therapieprinzipien: Milz-*Qi* und −*Yang* stärken, das *Qi* anheben, zusätzlich spezielle Punkte für die jeweilige Organsenkung (➥ Therapiekapitel 12).

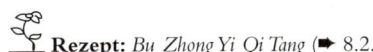**Akupunktur:** Wie bei Milz-*Qi*/*Yang*-Mangel (➥ 11.5.1, 11.5.2, auch ➥ 10.3.4). Zusätzlich **Ren 6 + M** *(Qihai)* stärkt und hebt *Qi*, Anwendung bei allen Organsenkungen; **Du 20 + M** *(Baihui)* wärmt *Yang* und baut *Yang* auf, hebt allgemein kräftig das *Qi* an (gut bei allen Organsenkungen mit Moxa!); **Ren 4 + M** *(Guanyuan)* stärkt das *Yang* und *Yuan-Qi*; **Du 1 + M** *(Changjiang)* bei Analprolaps, Lokalisation zwischen der Spitze des Steißbeins und dem Anus, Punktion schräg, leicht aufwärts gerichtet 1–1.5 Cun; **Ma 21 + M** *(Liangmen)* stärkt den Magen, bei Magensenkung; **Mi 6 + M** *(Sanyinjiao)* stärkt das *Qi* von Milz und Magen und allgemein *Qi*, hebt das „Mitte-*Qi*".

Rezept: *Bu Zhong Yi Qi Tang* (➥ 8.2.10.a).

Diätetik: Wie bei Milz-*Qi*- und -*Yang*-Mangel (➥ 7.9.1).

Praxistipp

Eine gute diagnostische Frage in Bezug auf dieses Syndrom ist, ob dem Patienten, wenn er aufsteht, schnell schwindlig wird (nach Bob Flaws).

11.5.5   Feuchte-Kälte in der Milz *(Han Shi Kun Pi)*

Synonym: Feuchte-Kälte befällt die Milz. Syndrom kennzeichnet einen Befall der Milz durch äußere Feuchtigkeit; dies kann einerseits zu einem Milz-*Qi*/*Yang*-Mangel mit Feuchtigkeitsretention führen, andererseits ist ein Milz-*Qi*/*Yang*-Mangel oft Vorbedingung für das Eindringen von Feuchtigkeit; Innen-Fülle-Kälte-Syndrom, Leitsymptome ➥ Tab. 11.5.

11

Symptome

Feuchte-Kälte in der Milz: Völle- und Druckgefühl in Thorax und Abdomen, körperliches Schweregefühl, Appetitmangel, Geschmacksverlust oder süßlicher, schleimiger Mundgeschmack, kein Durst, Ödeme, dickflüssiger Speichel, lockere, weiche Stühle oder Diarrhö, ggf. Übelkeit und Erbrechen, trübe Sekretionen wie weißlicher Fluor vaginalis, flockiger Urin, verklebte Augen und flüssigkeitsgefüllte Hautausschläge, evtl. Harnverhalt, Harntröpfeln.
Qi-Mangel: Müdigkeit; allgemein Erschöpfungszustand.
Zunge: Evtl. blass (bei *Yang*-Mangel), dicker, weißer, stark feuchter oder klebrigschmieriger Belag.
Puls: Schlüpfrig *(Hua)*, langsam *(Chi)*.

Ursachen

Nach TCM

Chronische Exposition von Kälte und Feuchtigkeit (Aufenthalt in feuchten, kalten Räumen, nasse Kleidung und Schuhe), übermäßiger Genuss von kalter und roher Nahrung (➤ Tab. 7.4), Übermaß an endogener Feuchtigkeit (➤ 9.3.4) zeigt eine Milzbelastung, die die Invasion äußerer Feuchtigkeit begünstigt. Die Milz kommt ihrer Aufgabe zur Flüssigkeitstransformation nicht mehr nach.

Nach westlicher Vorstellung

Diarrhö (➤ 12.5.4), Kopfschmerzen (➤ 12.11.3), Ulcus ventriculi und duodeni (➤ 12.5.7), Leitsymptom Fluor vaginalis (➤ 12.8.7).

Therapie

Therapieprinzipien: Feuchtigkeit beseitigen, Milz und Magen stärken.

Akupunktur: Moxibustion der Punkte nach der Nadelung! **Ren 12 + N** *(Zhong-wan)* stärkt Milz-*Qi* und -*Yang*, beseitigt Feuchtigkeit; **Ma 36 + N** *(Zusanli)* stärkt Magen- und Milzfunktion, transformiert Feuchtigkeit; **Mi 9 + N** *(Yinlingquan)* stärkt die Milz, v. a. *Yang*, transformiert Feuchtigkeit, reguliert die Wasserwege und fördert die Diurese; **Mi 6 + N** *(Sanyinjiao)* entfernt Feuchtigkeit; gute Kombination: **Mi 6** und **Mi 9**; **Ren 6 + N** *(Qihai)* stärkt *Qi* und *Qi*-Zirkulation und entfernt Feuchtigkeit; **Ma 8 + N** *(Touwei)* entfernt Feuchtigkeit aus dem Kopf, bei Schweregefühl und feuchtigkeitsbedingten Kopfschmerzen; **Ma 25 +** *(Tianshu)* reguliert *Qi*, Magen- und Darmfunktionen, stärkt mit **Ren 12** die Milz; **Ma 37 N** *(Shangjuxu)* reguliert *Qi*, Magen/Milz und die Darmfunktion und leitet Feuchtigkeit aus.

Rezept: *Ping Wei San* (➤ 8.2.8.a) in Kombination mit *Wu Ling San* (➤ 8.2.8.c).

Diätetik: ➤ 7.9.2.

11

11.5.6 Feuchte-Hitze in Milz und Magen *(Pi Wei Shi Re)*

Synonym: „Nässe-Hitze befällt die Milz" (G. Maciocia); „Ansammlung von Feuchte-Hitze in *Pi*" (J. Ross); Innen-Fülle-Hitze-Syndrom, Leitsymptome ➤ Tab. 11.5.

Symptome

Völlegefühl und Schmerzen in Ober- und Unterbauch, Appetitmangel, Ekel vor fetten Speisen, Übelkeit, Erbrechen, weiche Stühle mit intensivem stinkendem Geruch oder Obstipation, Anusbrennen, bitterer Mundgeschmack, Durst ohne Bedürfnis zu trinken oder mit Trinkverlangen in kleinen Schlucken, konstante subfebrile Temperaturen (im Gegensatz zu *Yin*-Mangel, dort v. a. nachmittags), Müdigkeit, Kraftlosigkeit, körperliches Schweregefühl, Kopfschmerzen, wenig, tiefgelber konzentrierter Urin, Ikterus in schweren Fällen (Stauung der Galle, dann eher Feuchte-Hitze in Leber und Gallenblase [➤ 11.7.7]) und bitterer Mundgeschmack, ggf. Urtikaria.

Zunge: Evtl. rot oder leicht gerötet; dicker, gelber, klebrig-schmieriger Belag.

Puls: Schnell *(Shuo)*, schlüpfrig *(Hua)*.

Ursachen

Nach TCM
Exposition von äußerer Hitze und Feuchtigkeit; Übermaß an fettiger und süßer Nahrung oder Alkohol; Lebensmittelvergiftung.

Nach westlicher Vorstellung
Diarrhö (➡ 12.5.4), entzündliche Darmerkrankungen (➡ 12.5.8), akute ikterische Hepatitis (➡ 12.6.3), Rhinitis und Sinusitis (➡ 12.3.7), aufwärtssteigende Feuchte-Hitze aus Milz und Magen bei Gerstenkorn (➡ 12.4.3), Ulcus ventriculi und duodeni (➡ 12.5.7).

Therapie

Therapieprinzipien: Milzfunktionen stärken, Feuchtigkeit transformieren, Hitze klären.

Akupunktur: Mi 6 – *(Sanyinjiao)* stärkt Milz-*Qi* und -*Yang*, transformiert Feuchtigkeit; **Mi 10 –** *(Xuehai)* reguliert die Milz, klärt Hitze; bewährt bei Ikterus, Urtikaria, Ekzemen; **Du 9 –** *(Zhiyang)* eliminiert Feuchte-Hitze, bewegt *Qi*; **Mi 9 –** *(Yinlingquan)* stärkt die Milz, transformiert Feuchtigkeit, v. a. Feuchte-Hitze in Milz und Magen, und fördert die Diurese; gut in Kombination mit **Mi 6**; **Ren 12 +** *(Zhongwan)*, **Ma 36 +** *(Zusanli)* stärken Milz, Magen und *Qi* und transformieren Feuchtigkeit und Feuchte-Hitze; **Pe 6 –** *(Neiguan)* reguliert Leber, Magen und den mittleren der *San Jiao* und beseitigt Feuchtigkeit, Feuchte-Sommerhitze und Schleim; **Bl 20 +** *(Pishu)* und **Bl 21 +** *(Weishu)* stärken Milz und Magen; **Di 11 –** *(Quchi)* klärt Hitze; **Gb 34 –** *(Yanglingquan)* entfernt Feuchte-Hitze; **Ma 44 –** *(Neiting)* klärt Hitze (vom Magen); bei Ikterus **Le 3 –** *(Taichong)* und **Gb 34 –** *(Yanglingquan)*; bei Juckreiz **Mi 10 –** *(Xuehai)*; bei starker Hitze **Du 14 –** *(Dazhui)* oder **B** an **Di 1 –** *(Shangyang)*.

Rezept: *Yin Chen Wu Ling San:* Kombination von *Yin Chen Hao Tang* (➡ 8.2.8.b) und *Wu Ling San* (➡ 8.2.8.c) im Verhältnis 2 : 1.

Diätetik: ➡ 7.9.3.

11

11.5.7 Trüber Schleim blockiert den Kopf *(Tan Zhuo Shang Rao)*

Synonym: „Schleimretention im mittleren der *San Jiao*"; Schleim-Feuchtigkeit blockiert den Kopf; Innen-Fülle-Kälte-Syndrom, Leitsymptome ➡ Tab. 11.5; Syndrom wird in vielen Büchern nicht beschrieben.

Symptome

Schleimblockade: Schwindel; starke Benommenheit im Kopf mit Schweregefühl (Gefühl des „Einbandagiertseins"); Konzentrationsstörungen; Verwirrtheits- und Unruhezustände; Schwere-, Steifheits- und Taubheitsgefühle der Extremitäten; Druck- und Völlegefühl im Thorax und Abdomen; Palpitationen; Übelkeit, Erbrechen; weiche Stühle oder Diarrhö.

Zunge: Zunge evtl. blass und gedunsen (bei unterliegendem Milz-*Qi*-Mangel) mit Feuchtigkeitsretention, weißer, klebrig-schmieriger, dicker Belag.
Puls: Schlüpfrig *(Hua)*, saitenförmig *(Xian)*, evtl. langsam *(Chi)*.

Ursachen

Nach TCM
Weiterentwicklung der Feuchtigkeitssyndrome der Milz (➡ 11.5.5, 11.5.6), die Blockade oder Schwäche der Milz verläuft chronisch.

Nach westlicher Vorstellung
Leitsymptom Schwindel, M. Ménière (➡ 12.11.1), Hypertonus (Form mit Schleim-Feuchtigkeitsretention ➡ 12.1.5), Kopfschmerzen (➡ 12.11.3), Apoplex (➡ 12.1.8), Manie, Epilepsie (➡ 12.11.15).

Therapie

Therapieprinzipien: Schleim transformieren, Feuchtigkeit entfernen, Milz stärken, Magen harmonisieren.

Akupunktur: Ma 40 − *(Fenglong)* transformiert Schleim, **Mi 9** − *(Yinlingquan)* reguliert Milz und Magen, transformiert Feuchtigkeit; **Ren 12** + *(Zhongwan)* stärkt Milz und Magen; **Pe 6** − *(Neiguan)* öffnet den Thorax, beruhigt Herz und Geist-*Shen*, reguliert den Magen; **Ma 8** − *(Touwei)* als Lokalpunkt bei Kopfschmerz; **Gb 20** − *(Fengchi)*, **Le 3** − *(Taichong)* klären den Kopf, besänftigen aufsteigendes Leber-*Yang*, vertreiben Leber-Wind und beruhigen den Geist-*Shen* (Schleim verbindet sich oft mit Wind und steigt zusammen nach oben).

Rezept: *Ping Wei San* (➡ 8.2.8.a) in Kombination mit *Wu Ling San* (➡ 8.2.8.c), *Ban Xia Bai Zhu Tian Ma Tang* (➡ 8.2.16.e) bei Schwindel durch Schleim, z. B. auch bei entsprechender Hypertonusform.

Diätetik: Siehe Diätetik bei Feuchte-Kälte in der Milz (➡ 7.9.2), wenn Kältezeichen vorhanden.

11.5.8 Milz-*Yin*-Mangel *(Pi Yin Xu)*

Innen-Mangel-Hitze-Syndrom, Leitsymptome ➡ Tab. 11.5, oft vergesellschaftet mit Magen-*Yin*-Mangel (➡ 11.6.3); E. Wiseman und *Feng Ye* (➡ 14.3.2) benutzen Milz-/Magen-*Yin*-Mangel auch synonym für Milz-*Yin*-Mangel.
Anmerkung: Dem Syndrom Milz-*Yin*-Mangel wird in der chinesischen Literatur nur wenig Beachtung beigemessen. In der letzten Zeit weisen aber verschiedene westliche Autoren auch auf dieses Syndrom hin (Steven Clavey, G. Maciocia, B. Flaws, B. Kirschbaum, E. Wiseman und *Feng Ye*, siehe alle ➡ 14.3.2.).

11

Symptome

Spezifische Milz-Yin-Mangel-Zeichen: Körperliche Auszehrung und Abmagerung; Schwierigkeiten, an Gewicht zuzunehmen; Völlegefühl nach dem Essen, trockene Lippen, Geschmacksverlust.

Typische Zeichen des Milz-Qi-Mangels: Appetitverlust, weiche bis breiige Stühle, Müdigkeit, Erschöpfung, Kraftlosigkeit, Extremitätenschwäche.

Bei gleichzeitig bestehendem Magen-Yin-Mangel: Übelkeit, evtl. Erbrechen, auch trockener Würgereiz oder Schluckauf, Hunger ohne Wunsch, zu essen oder zu trinken.

Zunge: Charakteristisch nach G. Maciocia und B. Kirschbaum sind Querrisse an den Zungenrändern (zeigen Substanzverlust), v. a. in Verbindung mit einem roten, weichen Zungenkörper, evtl. mit wenig Belag (*Yin*-Mangel).

Puls: Dünn *(Xi),* schnell *(Shuo),* schwach *(Ruo).*

Anmerkung: Nach Steven Clavey (➥ 14.3.2) besteht neben vielen symptomatischen Gemeinsamkeiten ein wichtiger Unterschied zwischen Milz–*Yin*- und Magen–*Yin*-Mangel (➥ 11.6.3). Der Milz–*Yin*-Mangel entsteht langsam (oft über viele Jahre) und/oder im Verlauf von schweren, chronischen Erkrankungen, der Magen–*Yin*-Mangel entsteht sehr viel rascher (Ursachen siehe ➥ 11.6.3).

Ursachen

Nach TCM
Meistens nach chronischen, andauernden Erkrankungen oder Schädigung der *Yin*-Körpersäfte bei einer sich hinschleppenden fieberhaften Erkrankung (➥ 9.4, 9.5).

Therapie

Therapieprinzipien: *Qi* ergänzen und die Milz stärken, *Yin* nähren und evtl. den Magen stärken.

Akupunktur: Nach B. Flaws: **Mi 6** *(Sanyinjiao)*, **Bl 20** *(Pishu)*, **Mi 9** *(Yinlingquan)*, nach E. Wiseman: **Bl 20 +** *(Pishu)*, **Bl 21** *(Weishu)*, **Ren 12 +** *(Zhongwan)*, **Le 13 +** *(Zhangmen)*, **Ma 36** *(Zusanli)*, **Mi 6 +** *(Sanyinjiao)*, **Ni 6 +** *(Zhaohai)*.

Rezept: Nach B. Flaws (A Compendium of TCM Patterns ➥ 14.3.2) *Yi Pi Tang,* enthält: *Tai Zi Shen* (Rx. Pseudostellariae Heterophyllae), *Fu Ling* (Sclerotium Poriae Cocos), *Bai Zhu* (Rz. Atractylodis Macrocephalae), *Jie Geng* (Rx. Platycodi Grandiflori), *Shan Yao* (Rx. Dioscoreae Oppositae), *Lian Zi Rou* (Sm. Nelumbinis Nuciferae), *Yi Yi Ren* (Sm. Coicis), *Qian Shi* (Sm. Euryalis Ferocis), *Bai Bian Dou* (Sm. Dolichoris Lablabis), *Shi Hu* (Hb. Dendrobii), *Gu Ya* (Fr. Germinati), *Zhi Gan Cao* (Rx. Glycyrrhizae); *nach E. Wiseman Shen Ling Bai Zhu San* (➥ 8.2.10.a) und zusätzlich *Shi Hu* (Hb. Dendrobii), *Mai Men Dong* (Tb. Ophiopogonis), *Sha Shen* (Rx. Glehniae oder Adenophorae).

11

11.6   Syndrome des Magens *(Wei)*

- **TCM-Funktion** (➡ 3.4.6): Aufnahme und Verarbeitung der Nahrung; Magen-*Qi* hat absteigende Funktionen.
- **TCM-Pathologie:** Dysfunktionen des absteigenden *Qi*, d. h. gegenläufiges Magen-*Qi (Wei Qi Shang Ni)*, z. B. Übelkeit, Erbrechen, Aufstoßen oder Singultus; schlechte Nahrungsverarbeitung.

Leitsymptome der Magen-Syndrome			
Syndrome	Leitsymptome	Zunge	Puls
Magen-*Qi*-Mangel (➡ 11.6.1)	Appetit- und Geschmacksverlust, Oberbauchbeschwerden, Müdigkeit morgens	Blass, evtl. geschwollen	Schwach, leer
Magen-*Qi*-Mangel mit Kälte (➡ 11.6.2)	Epigastrisches Unbehagen, Besserung bei Essen/Druck/Wärme auf Oberbauch, Aufstoßen, Erbrechen klarer Flüssigkeit, kalte Extremitäten	Blass, geschwollen	Tief, schwach, langsam
Magen-*Yin*-Mangel (➡ 11.6.3)	Epigastrischer Schmerz, Appetitmangel, Mundtrockenheit, Trinken nur in kleinen Schlucken	Rot; zentral belaglos	Dünn, schnell
Loderndes Magen-Feuer (➡ 11.6.4)	Epigastrisches Brennen, ständiges Hungergefühl, Säurereflux, fauliger Mundgeruch, Stomatitis	Rot. *Belag:* Wenig, dick, gelb, trocken, evtl. klebrig-schmierig	Schnell, voll, evtl. schlüpfrig
Nahrungsstagnation im Magen (➡ 11.6.5)	Epigastrisches Druck- und Völlegefühl, Säurereflux, postprandiales Erbrechen, Aufstoßen und Mundgeruch übelriechend	*Belag:* Dick, quarkig, weiß oder gelb	Schlüpfrig, voll
Blut-Stase im Magen (➡ 11.6.6)	Stechender, bohrender epigastrischer Schmerz, Hämatemesis, Teerstuhl	Blauviolett, Venenstauung, Zungenunterseite	Saitenförmig oder rau
Kälte-Invasion im Magen (➡ 11.6.7)	Akuter epigastrischer Schmerz, Erbrechen klarer Flüssigkeit, Singultus, Kältegefühle	*Belag:* Dick, weiß, stark feucht	Saitenförmig, tief, langsam

Tab. 11.6

11.6.1   Magen-*Qi*-Mangel *(Wei Qi Xu)*

Synonym: Magen-*Qi*-Leere oder -Schwäche; Innen-Mangel-Syndrom, meist Kombination mit Milz-*Qi*-Mangel (➡ 11.5.1), Leitsymptome ➡ Tab. 11.6.

Symptome

Appetit- und Geschmacksverlust, Oberbauchbeschwerden (Magen-*Qi*-Mangel kann auch den normalen *Qi*-Fluss des Magen-*Qi* beeinträchtigen), Übelkeit, Erbrechen, Aufstoßen, wenn zusätzlich weiche Stühle (Milz-*Qi*-Mangel), ständig müde, v. a. morgens, Extremitätenschwäche.

Zunge: Blass, evtl. geschwollen.

Puls: Leer *(Xu)*, schwach *(Ruo)*, v. a. rechte mittlere Position.

Ursachen

Nach TCM
Nährstoffarme Kost oder Unterernährung („jede schlecht verdauliche Nahrung überbeansprucht das Magen-*Qi*"), chronische, schwächende Erkrankung.

Nach westlicher Vorstellung
Meist in Kombination mit Milz-*Qi*-Mangel (➡ 11.5.1, Synonym: „Mitte-*Qi*-Mangel):
z. B. bei Erbrechen und Übelkeit (➡ 12.5.1), Leitsymptom Appetitlosigkeit bei Kindern
(➡ 12.16.1), Rektumprolaps (➡ 12.5.11); Schwächesyndrom in der Rekonvaleszenz.

Therapie

Therapieprinzipien: Magen-*Qi* stärken.

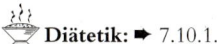 **Akupunktur: Ma 36 + M** *(Zusanli)*, **Ren 12 + M** *(Zhongwan)* stärken Milz- und
Magen-*Qi*; **Bl 21 + M** *(Weishu)* stärkt Magen-*Qi*, gut bei starker Müdigkeit;
Ren 6 + M *(Qihai)* zur allgemeinen *Qi*-Stärkung.

Rezept: *Xiang Sha Liu Jun Zi Tang* (➡ 8.2.10.a): *Liu Jun Zi Tang* (➡ 8.2.10.a) und
Kräuter Fr. Amomi *(Sha Ren)* und Rx. Aucklandiae *(Mu Xiang)*. Bei Magen-*Qi*-Mangel
und Schleimretention (➡ 9.3.4) mit schleimigem, rezidivierendem Erbrechen, Schweregefühl, Müdigkeit, evtl. dumpfen Kopfschmerzen, dickem, stark feuchtem oder schmierigem Zungenbelag: *Xuan Fu Dai Zhe Tang* (➡ 8.2.11.b) oder *Wen Dan Tang*
(➡ 8.2.16.b).

Diätetik: ➡ 7.10.1.

11.6.2 Magen-*Qi*-Mangel mit Kälte *(Wei Qi Xu Han)*

Synonym: Magen-Leere und -Kälte (G. Maciocia), kältebedingte Flüssigkeitsretention
in *Wei* (J. Ross); Innen-Mangel-Kälte-Syndrom, meist Kombination mit Milz-*Yang*-
Mangel (➡ 11.5.2), Leitsymptome ➡ Tab. 11.6.

11

Symptome

Kältezeichen im Magen mit Qi-Stagnation und Funktionsverlust: Kältegefühl und dumpfer,
diffuser Schmerz im Epigastrium (Zunahme bei Kälte und nach dem Stuhlgang;
Abnahme bei Wärme, Druck auf Oberbauch, Massage oder Nahrungsaufnahme);
Vorliebe für warme Getränke und Essen; Aufstoßen und Erbrechen klarer Flüssigkeit;
Säurereflux, gurgelnde Geräusche im Epigastrium.
Zusätzlich Milz-Yang-Mangel: Appetitmangel, weiche Stühle, kalte Extremitäten, Müdig-
keit, Erschöpfungszustand.
Zunge: Blass, evtl. Zahneindrücke (bei zusätzlichem Milz-*Qi*-Mangel); weißer, feuchter
oder klebrig-schmieriger Belag.
Puls: Schwach *(Ruo)*, langsam *(Chi)*, tief *(Chen)*, evtl. saitenförmig *(Xian)*.

Ursachen

Nach TCM

Weiterentwicklung von Milz- und Magen-*Qi*/*Yang*-Mangel (➡ 11.5.1, 11.5.2, 11.6.1) mit nachfolgender Dysfunktion des Magen-*Qi*; Invasion äußerer, pathogener Kälte bei zugrunde liegendem Magen-*Qi*-Mangel; Diätfehler: Nährstoffarmes Essen oder Übermaß an kalter, roher Nahrung und Getränken (➡ 7.3.1); Folge einer längeren Erkrankung, die *Yang* von Milz und Niere beeinträchtigt (Syndrom tritt dann in Kombination auf).

Nach westlicher Vorstellung

Leitsymptom Erbrechen und Übelkeit (➡ 12.5.1), Singultus (➡ 12.5.2), Diarrhö (➡ 12.5.4), Gastritis (➡ 12.5.6), Ulcus ventriculi und duodeni (➡ 12.5.7).

Therapie

Therapieprinzipien: Magen- und Milz-*Qi* stärken und erwärmen.

Akupunktur: Am besten Moxa auf Ingwerscheibe auf **Ren 6 + M** *(Qihai)* oder **Ren 8** *(Shenque)* zur Beseitigung von Mangel-Kälte; **Ren 12 + M** *(Zhongwan)*, **Bl 21 + M** *(Weishu)* regulieren Magen-*Qi*, erwärmen den mittleren der *San Jiao*, vertreiben Kälte; **Ma 36 + M** *(Zusanli)*, **Pe 6 +** *(Neiguan)*, **Mi 4 + M** *(Gongsun)* regulieren das Magen-*Qi*, lindern Erbrechen und Magenschmerzen, **Bl 20 + M** *(Pishu)* stärkt die Milz.

Rezept: *Wu Zhu Yu Tang* (➡ 8.2.9). *Xiao Jian Zhong Tang* (➡ 8.2.9) stärkt die Mitte, wärmt den Magen, beendet Schmerzen; *Huang Qi Jian Zhong Tang* (➡ 8.2.9); bei stärkerem *Qi*-Mangel mit Spontanschweiß, Kurzatmigkeit, gelegentlichem Fieber. Enthält *Xiao Jian Zhong Tang* (➡ 8.2.9) und zusätzlich Rx. Astragali *(Huang Qi)*. Rezept ist sehr populär, v. a. in der Pädiatrie.

Diätetik: ➡ 7.10.1, siehe auch Diätetik bei Milz-*Yang*-Mangel (➡ 7.9.1).

11

11.6.3 Magen-*Yin*-Mangel *(Wei Yin Xu)*

Synonym: Magen-*Yin*-Leere und -Schwäche; Innen-Mangel-Hitze-Syndrom, Leitsymptome ➡ Tab. 11.6.

Symptome

Appetitmangel, dumpfer Schmerz, Leere- und Unbehaglichkeitsgefühl im Epigastrium, leichte Übelkeit, evtl. trockenes Erbrechen und Singultus, Völlegefühl nach dem Essen, Anorexie.
Allgemein Yin-Mangel: Mund- und Rachentrockenheit, Durst ohne Flüssigkeitsverlangen oder Bedürfnis nach Trinken in wenigen, kleinen Schlucken, Völlegefühl nach dem Essen, Obstipation mit trockenen Stühlen.
Zunge: Rot, evtl. geschrumpft (Substanzverlust), oft zeigt sich ein breiter, flacher Riss in der Mitte des mittleren Zungendrittels und/oder kurze, unregelmäßige Risse, belaglos, Zungenoberfläche ist glatt, glänzend oder mit nur wenig Belag, der in der Mitte abgeschält (belaglos) ist.
Puls: Schnell *(Shuo)*, dünn *(Xi)*.

Ursachen

Nach TCM

Meist unregelmäßige Essgewohnheiten, spätabendliches Essen, Auslassen von Mahlzeiten, schnelles Herunterschlingen von kleinen Mahlzeiten in der Mittagspause etc.; chronische Hitzeerkrankung des Magens; Verbrauch der *Yin*-Flüssigkeit durch persistierende, pathogene Hitze im späten Stadium einer fieberhaften Erkrankung (➡ 9.5).

Nach westlicher Vorstellung

Leitsymptom Erbrechen und Übelkeit (➡ 12.5.1), Gastritis (➡ 12.5.6), Ulcus ventriculi und duodeni (➡ 12.5.7), Leitsymptom Zahnfleischbluten (➡ 12.3.3).

Therapie

Therapieprinzipien: Magen-*Yin* stärken, Flüssigkeiten ernähren.

Akupunktur: Bl 20 + *(Pishu)*, Bl 21 + *(Weishu)* stärken Magen und Milz; **Ren 12 +** *(Zhongwan)* reguliert und stärkt Magen (v. a. *Qi* und *Yin*) und Milz; **Ma 36 +** *(Zusanli)* stärkt Magen-*Qi* und -*Yin*; **Mi 6 +** *(Sanyinjiao)* stärkt Magen-*Yin* und *Yin* allgemein, nährt Flüssigkeiten; **Mi 3 +** *(Taibai)* nährt die Körperflüssigkeiten; **Ni 3 +** *(Taixi)*, **Ni 6** *(Zhaohai)* stärken v. a. Nieren-*Yin*.

Rezept: Häufig verwendete Kräuter: Tb. Ophiopogonis *(Mai Men Dong)*, Rz. Polygonati *(Yu Zhu)*, Rx. Glehniae oder Adenophorae *(Sha Shen)*, Rx. Rehmanniae *(Sheng Di Huang)*, Rx. Trichosanthis *(Tian Hua Fen)*; Magen-*Yin*-Mangel bei Gastritis (➡ 12.5.6), Variationen von *Mai Men Dong Tang* (➡ 8.2.7).

Diätetik: ➡ 7.10.2. Meiden: Trocknende Nahrungsmittel (z. B. gebackene oder gegrillte Speisen). Warme und befeuchtende Nahrung (z. B. Suppen) bevorzugen.

11.6.4 Loderndes Magen-Feuer *(Wei Huo Shang Sheng)*

11

Innen-Fülle-Hitze-Syndrom. Leitsymptome ➡ Tab. 11.6.

Symptome

Fauliger Mundgeruch, Zahnfleischschwellung, -schmerzen, oder -blutungen bis hin zur Stomatitis, evtl. Kopfschmerzen im Stirnbereich (aufsteigende Hitze im Magen-Meridian).
Magen-Hitze: Brennende Schmerzen im Epigastrium, Magensäurereflux (Hämatemesis), ständiges Leere- und Hungergefühl in der Magengegend, Mundtrockenheit, Durst auf kalte Getränke, Singultus, bitterer Mundgeschmack.
Hitze: Obstipation; starke Reizbarkeit, wenig, tiefgelber, konzentrierter Urin.
Bei zusätzlichem Schleim-Feuer: Völlegefühl im Epigastrium, trockener Mund, aber kein Trinkverlangen, körperliches Schweregefühl, Stuhl mit Schleimauflagerungen, Schlafstörungen, psychische Dysbalance.
Zunge: Rot; dicker, gelber, trockener Belag, bei Schleim-Feuer zusätzlich klebrig-schmierig. Nach G. Maciocia bei Schleim-Feuer auch großer medianer Riss (nicht bis zur Zungenspitze reichend), der mit steifem (dornenartigem) gelbem Belag angefüllt ist.
Puls: Voll *(Shi)*, schnell *(Shuo)*, bei Schleim-Feuer auch schlüpfrig *(Hua)*.

Ursachen

Nach TCM

Übermäßiger Verzehr von scharfen, fettigen Speisen, Nikotin- und Alkoholabusus; lang dauernde Depression mit Leber-*Qi*-Stauung: Leber attackiert den Magen (➡ 11.11.19).

Nach westlicher Vorstellung

Singultus (➡ 12.5.2), Gastritis (➡ 12.5.6), Ulcus ventriculi und duodeni (➡ 12.5.7), Stomatitis (➡ 12.3.6), Nasenbluten (➡ 12.3.1), Zahnfleischbluten (➡ 12.3.3), Zahn- und Kieferschmerzen (➡ 12.3.4), Trigeminusneuralgie (➡ 12.11.4), Halsentzündungen (➡ 12.3.5), Stadium bei fieberhaften (Hitze-)Erkrankungen (➡ 9.5.1), Kopfschmerzen (➡ 12.11.3).

Therapie

Therapieprinzipien: Magen-Feuer klären, Magen-*Qi*-Fluss regulieren und Magen-*Qi* absenken.

Akupunktur: Ma 44 – *(Neiting)* beseitigt Hitze, Schmerzen und Fülle aus dem Magen und v. a. aus dem Magen-Meridian; **Ren 12 N** *(Zhongwan)* reguliert das Magen-*Qi*, klärt Magen-Hitze; **Ma 21 –** *(Liangmen)* harmonisiert Magen-*Qi* (Absenkungsfunktion), klärt Magen-Hitze, gut bei eher seitlichen Schmerzen; **Ma 45 – B** *(Lidui)* bei intensivem Feuer (Mikroaderlass mit Dreikantnadel ➡ 5.1.12) klärt Hitze und leitet sie nach unten ab, beruhigt den Geist-*Shen*; **Pe 6 –** *(Neiguan)* harmonisiert den mittleren der *San Jiao*; **Mi 6 – N** *(Sanyinjiao)* ernährt die Körperflüssigkeiten, besänftigt den Geist-*Shen*; bei Schleim-Feuer **Ma 40** *(Fenglong)* löst Schleim auf; **Pe 5** *(Jianshi)* transformiert Schleim, senkt gegenläufiges *Qi* ab und beruhigt den Geist-*Shen*; **Ma 34 –** *(Liangqiu)* v. a. bei akuter Symptomatik; **Le 3 –** *(Taichong)* bei zusätzlichem Leber- und Gallenblasen-Feuer; **Mi 10 –** *(Xuehai)* bei Zahnfleischbluten; **Ma 4 –** *(Dicang)*, **Ma 6 –** *(Jiache)* als Lokalpunkte bei Zahnschmerzen.

Rezept: *Qing Wei San* (➡ 8.2.4.d), Variationen von *Yu Nü Jian* (➡ 8.2.4.d), *Liang Ge San* (➡ 8.2.5.a). *Tiao Wei Cheng Qi Tang* (➡ 8.2.5.a).

Diätetik: ➡ 7.10.3.

11.6.5 Nahrungsstagnation im Magen *(Shi Zhi Wei Wan)*

Synonym: „Nahrungsretention in *Wei*" (J. Ross), „Nahrungsstockung im Magen" (Schnorrenberger); Innen-Fülle-Syndrom, Leitsymptome ➡ Tab. 11.6.

Symptome

Druck-, Spannungs- und Völlegefühl in Epigastrium und Abdomen, verstärkt durch Druck auf den Oberbauch; übel riechender Mundgeruch; übel riechendes Aufstoßen und Magensäurereflux; Appetitmangel, Übelkeit, evtl. Erbrechen nach dem Essen von unverdauten Nahrungsresten, Schmerz gelindert nach dem Erbrechen; weiche, faulig riechende Stühle oder Obstipation mit verzögerter Darmpassage; Anorexie; Schlafstörungen, evtl. Kopfschmerzen.

Zunge: Dicker, quarkiger, evtl. klebrig-schmieriger Belag (gelb oder weiß), v. a. im Zentrum und an der Wurzel.
Puls: Voll *(Shi)*, schlüpfrig *(Hua)*.

Ursachen

Nach TCM
Unregelmäßige (wahllose) Nahrungsaufnahme; zu schweres und/oder zu reichliches Essen.

Nach westlicher Vorstellung
Leitsymptom Erbrechen und Übelkeit (➡ 12.5.1), Gastritis (➡ 12.5.6), Diarrhö (➡ 12.5.4), Kopfschmerzen (➡ 12.11.3), Meteorismus (➡ 12.5.3).

Therapie

Therapieprinzipien: Den mittleren der *San Jiao* stärken, Nahrungsstagnation beseitigen, Magen-*Qi*-Fluss regulieren.

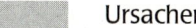 **Akupunktur: Ma 36 –** *(Zusanli)* reguliert und stärkt Milz und Magen, fördert die Magenmotilität; **Ma 21 –** *(Liangmen)* stärkt Milz und Magen, fördert die Magenmotilität, beendet Erbrechen; **Ma 34 –** *(Liangqiu)* reguliert den Magen und lindert starken, akuten Bauchschmerz; **Ren 10 –** *(Xiawan)* fördert das Absteigen des Magen-*Qi*; **Ma 37 –** *(Shangjuxu)* reguliert Magen- und Darmfunktion, beseitigt Nahrungsstagnation; **Pe 6 –** *(Neiguan)* bei starker Übelkeit; harmonisiert den mittleren der *San Jiao*, fördert Absteigen des Magen-*Qi*; **Mi 4 –** *(Gongsun)* entfernt Nahrungsstagnation (guter Akupunkt!); **Ma 44 –** *(Neiting)* beseitigt Nahrungsstagnation und Hitze; **Ma 45 –** *(Lidui)* beseitigt Nahrungsstagnation; gut bei Schlafstörungen durch Magenbeschwerden, beruhigt den Geist-*Shen*; **Ren 13 –** *(Shangwan)* Hauptpunkt bei Singultus, Aufstoßen etc. (reguliert gegenläufiges Magen-*Qi*); **Le 13 –** *(Zhangmen)* hilft der Milz bei der Verdauung; gut bei „Leber attackiert Milz und Magen" (➡ 11.11.18, 11.11.19); **Le 3** *(Taichong)* zusätzlich, um das Leber-*Qi* zu bewegen; **Ma 25 – N** *(Tianshu)* Alarmpunkt des Dickdarms, beseitigt Nahrungsstagnation durch Förderung der Dickdarmperistaltik; **Mi 4** *(Gongsun)* in Kombination mit **Pe 6** *(Neiguan)* öffnet den *Chong Mai* (➡ 6.3.5), v. a. bei Fülle-Syndromen des Magens mit Obstruktionen, gegenläufigem Magen-*Qi*.

Rezept: *Bao He Wan* (➡ 8.2.17).

Diätetik: Regelmäßige Nahrungsaufnahme, siehe auch allgemeine Ernährungsrichtlinien (➡ 7.3).

11

11.6.6 Blut-Stase im Magen

Synonym: „Blut-Stagnation im Magen" (G. Maciocia); Innen-Fülle-Syndrom, Leit-symptome ➡ Tab. 11.6.

Symptome

Stechender, bohrender, meist lokalisierter Schmerz in der Magengegend (Zunahme durch Druck auf Oberbauch, Nahrungsaufnahme und Wärme), Hämatemesis (dunkles Blut: Blut-Stagnation oder -Stase), Teerstuhl.

Zunge: Teilweise in der Mitte oder insgesamt blauviolett, mit blauvioletten Punkten, gestaute Venen an der Zungenunterseite.

Puls: Saitenförmig *(Xian)* und/oder rau *(Se)*.

Ursachen

Nach TCM

Chronische Zustände von loderndem Magen-Feuer (➡ 11.6.4), Nahrungsstagnation im Magen (➡ 11.6.5), Leber attackiert den Magen (➡ 11.11.19); oft auch Folge von chronischer Leber-*Qi*-Stauung (➡ 11.7.2).

Nach westlicher Vorstellung

Gastritis (➡ 12.5.6), blutendes Ulkusleiden, Karzinome im Gastrointestinaltrakt.

Therapie

Therapieprinzipien: Stase entfernen, Blutzirkulation fördern, Magen-*Qi* absenken. Westliche internistische Diagnostik! Gegebenenfalls chirurgische Intervention.

Akupunktur: Ma 21 − *(Liangmen)* entfernt Blockaden; **Ma 34 −** *(Liangqiu)* fördert den *Qi*- und Blut-Fluss im Magen-Meridian, beendet Schmerz; **Ren 10 −** *(Xiawan)* senkt das Magen-*Qi* ab; **Mi 10 −** *(Xuehai)* beseitigt Blut-Stase; **Bl 17 −** *(Geshu)* bewegt Blut, beseitigt Blut-Stase; **Bl 18 −** *(Ganshu)* bewegt stagnierendes *Qi*, entfernt Leber-Blut-Stase.

Rezept: Siehe Blut-Stase im Magen und Gastritis (➡ 12.5.6).

11.6.7 Kälte-Invasion im Magen *(Wei Shi Han)*

Korrekte Übersetzung: Fülle-Kälte im Magen; **Synonym:** „Kälte befällt den Magen" (G. Maciocia); Innen-Fülle-Kälte-Syndrom, Leitsymptome ➡ Tab. 11.6.

Symptome

Akuter Schmerz epigastral, Schmerzlinderung durch Wärmeapplikation oder warme Ge-tränke; Verschlechterung durch Kälteanwendung; Erbrechen klarer Flüssigkeit; Zunahme durch kalte Flüssigkeitszufuhr (wird sofort wieder erbrochen); Singultus, Kältegefühle.

Zunge: Dicker, weißer, stark feuchter Belag.

Puls: Saitenförmig *(Xian)*, langsam *(Chi)*, tief *(Chen)*.

Ursachen

Nach TCM
Kälte-Exposition (z. B. auch bei Kindern Kälte-Exposition durch nasse Badekleidung im Wind) oder übermäßiger Verzehr kalter Speisen und Getränke.

Nach westlicher Vorstellung
Leitsymptom Erbrechen und Übelkeit (➡ 12.5.1), Singultus (➡ 12.5.2).

Therapie

Therapieprinzipien: Kälte vertreiben, Magen erwärmen, Magen-*Qi*-Fluss absenken.

Akupunktur: Moxa nach Nadelung anwenden. **Mi 4 – M** *(Gongsun)* entfernt Kälte aus dem Magen, senkt Magen-*Qi* ab, befreit den Magen von Blockaden; **Ren 13 – M** *(Shangwan)* fördert das Absenken des Magen-*Qi*; **Ma 34 – M** *(Liangqiu)* v. a. bei akutem Schmerz, entfernt Magenblockaden; **Ma 21 – M** *(Liangmen)* entfernt mit Moxa Kälte aus dem Magen; **Pe 6** *(Neiguan)* senkt gegenläufiges Magen-*Qi* ab.

Rezept: *Liang Fu Wan* enthält: *Gao Liang Jiang* (Rhiz. Alpiniae Officinarum) und *Xiang Fu* (Rhiz. Cyperi), *Fu Zi Li Zhong Tang* (➡ 8.2.9), Variationen von *Huo Xiang Zheng Qi San* (➡ 8.2.8.a), wenn zusätzlich äußere Kälte mit Feuchtigkeit kombiniert ist.

Diätetik: Einfaches Hausrezept (gut bei Kindern): Mehrere Scheiben Ingwer kochen, zum Schluss 1 Teelöffel Braunzucker (auch Malzzucker) in der Abkochung auflösen. **Wirkung:** Vertreibt Kälte und wärmt den Magen. Warme Suppen, warme Nahrungsmittel (➡ Kap. 7.2) verwenden, kalte Speisen meiden.

11.7 Syndrome der Leber *(Gan)*

11

- **TCM-Funktion** (➡ 3.4.9): Reguliert den freien *Qi*-Fluss (Harmonie der Emotionen, der Verdauung, der Menstruation, Gallensekretion: nach J. Ross), speichert das Blut und reguliert damit das Blutvolumen, beherrscht die Sehnen, manifestiert sich in den Nägeln. Öffner: Augen.
- **TCM-Pathologie:** Dysfunktionen des freien *Qi*-Flusses, Blutspeichererkrankungen, Leberstörungen, Menstruationsstörungen, Sehnenerkrankungen, Augenerkrankungen.

Leitsymptome der Leber- und Gallenblasen-Syndrome			
Syndrome	Leitsymptome	Zunge	Puls
Leber-Blut-Mangel (➡ 11.7.1)	Schwindel, Muskelschwäche und -spasmen, Menstruationsstörungen (unregelmäßig, Hypo-/Amenorrhö), fahle Blässe	Blass, trocken; kein oder wenig Belag	Dünn, rau, saitenförmig
Leber-*Qi*-Stauung (➡ 11.7.2)	Depression wechselt mit Reizbarkeit, Gemütsschwankungen, schmerzhaftes Spannungsgefühl in Hypochondrium/Thorax/Brüsten v. a. prämenstruell, Menstruationsstörungen, evtl. Struma	Meist normal	Saitenförmig
Leber-Blut-Stase (➡ 11.7.3)	Abdominalschmerz, evtl. lokalisiert/stechend im Hypochondrium, „Knoten im Bauch", dunkle Menstruationsblutung mit Blutklumpen, Dysmenorrhö	Blauviolett	Saitenförmig, rau
Loderndes Leber-Feuer (➡ 11.7.4)	Intensiv pochender Kopfschmerz (v. a. temporal, Augenbereich), Gesichts- und Augenrötung, Tinnitus, Schwindel, Hitzegefühle, ausgeprägte Unruhezustände, Wut	Rot. *Belag:* Gelb, trocken	Saitenförmig, voll, schnell
Aufsteigendes Leber-*Yang* (➡ 11.7.5)	Klopfender oder platzender Kopfschmerz im Scheitel-, Temporal- und Augenbereich, Tinnitus, Schwindel, Reizbarkeit, Wut	Rot. *Belag:* Trocken, wenig	Saitenförmig, schnell
Leber-Wind (➡ 11.7.6)	Tremor, Tics, Parästhesien, Schwindel		
Durch Leber-*Yang*	Heftigste Kopfschmerzen und Schwindelattacken bis zum akuten Bewusstseinsverlust, Krampfanfälle, Hemiplegie	Rot. *Belag:* Trocken	Saitenförmig, dünn, schnell
Durch extreme Hitze	Hohes Fieber, Krampfanfälle, Koma, Nackensteifigkeit	Tiefrot, steif. *Belag:* Trocken	Saitenförmig, voll, schnell
Durch Leber-Blut-Mangel	Parästhesien, Tremor oder Spasmen der Extremitäten, Tics, Blässe	Blass. *Belag:* Trocken	Saitenförmig, rau, dünn
Kälte im Le-Meridian (➡ 12.8.4 Prostatadynie)	Schmerzen im Unterbauch, der bis in Skrotum und Hoden ausstrahlt	Blass. *Belag:* Feucht, weiß	Saitenförmig, langsam, tief
Feuchte-Hitze in Leber/Gb (➡ 11.7.7)	Völle- und Druckgefühl in Hypochondrium/Oberbauch, Ikterus, Übelkeit, bitterer Mundgeschmack, Feuchte-Hitze im Le-Meridian: Skrotalekzem, faulig riechender Fluor vaginalis	Rot. *Belag:* Gelb, schmierig	Schlüpfrig, schnell, saitenförmig
Gallenblasen-*Qi*-Mangel (➡ 11.8.1)	Leichter Schwindel, Sehstörungen, Ängstlichkeit, Reizbarkeit, Entscheidungsschwierigkeiten	Blass. *Belag:* Dünn, weiß	Saitenförmig, dünn
Feuchte-Hitze in der Gallenblase (➡ 11.8.2)	Schmerz/Spannungsgefühl im Hypochondrium, Übelkeit, Fettverdauungsstörungen, Ikterus, Durst ohne Trinkverlangen, bitterer Mundgeschmack	*Belag:* Dick, gelb, klebrig-schmierig	Saitenförmig, schnell, schlüpfrig

Tab. 11.7

11.7.1   Leber-Blut-Mangel *(Gan Xue Xu)*

Synonym: Leber-Blut-Leere oder -Schwäche; Innen-Mangel-Syndrom, Leitsymptome ➡ Tab. 11.7.

Symptome

Leber-Blut-Mangel: Trockene Augen; verschwommenes Sehen; Nachtblindheit; Schwindel; evtl. Gleichgewichtsstörungen; (chronische) Müdigkeit (häufige Müdigkeitsursache bei Frauen), Vergesslichkeit; Schlafstörungen (Einschlafstörungen oder häufiges Aufwachen, viele Träume, unruhiger Schlaf, Reden im Schlaf, in schweren Fällen auch Schlafwandeln); mattblasse oder fahlgelbe Gesichtsfarbe; blasse Lippen; verschwommenes Sehen; Anorexie, auch Schmerzen im Hypochondrium (➡ 12.6.1) milder, dumpfer, meist rechtsseitiger Schmerz, besser bei Druck, *bei zusätzlicher Qi-Stagnation* (auch Leber-*Qi*-Stauung ➡ 11.7.2) kann der Schmerz durch (emotionalen) Stress verschlimmert werden.

Mangelernährung der Muskeln, Sehnen, Nägel: Muskelschwäche; Spasmen; Zittern; taubes Gefühl in den Extremitäten; eventuell Sehnenverkürzungen; Schwäche; stumpfe, blasse und brüchige Nägel, oft trockene Haut und Haare.

Mangel im Blut-See (Disharmonie zwischen *Ren* und *Chong Mai* ➡ 6.3.4, 6.3.5)**:** Unregelmäßige, spärliche, schmerzhafte Menstruation, eventuell mit Zwischenblutungen oder Amenorrhö, auch dumpfer Scheitelkopfschmerz gegen Ende der Menstruationsblutung möglich; durch relatives Übermaß des *Qi* (da *Yin* und Blut im Mangel) auch *Qi*-Stauung (➡ 9.3.1) möglich bei prämenstruellen Beschwerden.

Zunge: Blass, v.a. die Ränder, in schweren Fällen können diese auch einen orangefarbenen Ton einnehmen, dünn, trocken; kein oder wenig Belag (wenn *Yin*-Mangel prädominant: Auch rot mit wenig Belag oder belaglos).

Puls: Dünn *(Xi),* rau *(Se),* saitenförmig *(Xian)* (wenn *Yin*-Mangel prädominant: auch schnell [*Shuo*]).

Ursachen

Nach TCM
Insuffiziente Blutproduktion durch Milz–*Qi* und Milz–*Yang*-Mangel (➡ 11.5.1, 11.5.2) aufgrund nährstoff- und proteinarmer Ernährung, exzessiver Blutverlust (z.B. bei der Geburt), aber auch chronische Blutverluste, z.B. exzessive Menstrualblutung, Nasenbluten etc.; Verbrauch des Leber-Blutes durch chronische Erkrankungen (Nieren-Essenz-*Jing*-Mangel, ➡ 11.9.1), Nieren-*Yin*-Mangel (➡ 11.9.6).

Nach westlicher Vorstellung
Menstruationsstörungen (➡ 12.8.9), Hypertonus (➡ 12.1.5), tränendes Auge (➡ 12.4.1), Myopie (➡ 12.4.4), Leitsymptom Schmerzen im Hypochondrium (➡ 12.6.1), Anämie.

Therapie

Therapieprinzipien: Blut und Blutbildung stärken, Leber in der Blutspeicherung unterstützen.

11

📝 **Akupunktur:** Bewährte Blutstärkungskombination **Mi 10 +** *(Xuehai)*, **Mi 6 +** *(Sanyinjiao)* und **Bl 17** *(Geshu)*. **Bl 18 + M** *(Ganshu)* stärkt das Leber-*Qi* und -Blut; **Bl 20 + M** *(Pishu)*, **Ma 36 + M** *(Zusanli)* fördern Blutbildung durch Stärkung der Milzfunktionen; **Le 3 + M** *(Taichong)* und **Gb 34 + M** *(Yanglingquan)* stärken die Leber, fördern den Leber-*Qi*-Fluss, gut bei Sehnenproblemen und Spasmen; **Le 8 + M** *(Ququan)* stärkt Blut, harmonisiert die Leber; **Bl 17 + M** *(Geshu)* Meisterpunkt des Blutes, stärkt das Blut; **Gb 37 + M** *(Guangming)* reguliert die Leber, verbessert das Sehvermögen; **Ren 4 + M** *(Guanyuan)* stärkt das Blut (Moxa!); **Bl 23 + M** *(Shenshu)* stärkt die Niere, bei Nieren-Mangel einsetzen. *Zusätzlich* **Ni 3 +** *(Taixi)* stärkt die Nieren, nährt die Essenz-*Jing*, stärkt den Uterus; **Ni 6 +** *(Zhaohai)* stärkt *Yin* allgemein, unterstützt die Augen; **Mi 6 +** *(Sanyinjiao)* stärkt die Milz, nährt Blut und *Yin*. **Cave:** Bei Mangel-Hitze-Zeichen (➟ Tab. 9.4) ist Moxa kontraindiziert!

🌿 **Rezept:** Bei einfachem Leber-Blut-Mangel: *Si Wu Tang* (➟ 8.2.10.b), *Bu Gan Tang* (➟ 8.2.10.b) und deren Variationen. G. Maciocia empfiehlt v. a. Variationen von *Ba Zhen Tang* (➟ 8.2.10.c) und zusätzlich bei trockener Haut *He Shou Wu* (Rx. Polygoni multiflorii), bei unscharfem Sehen *Gou Qi Zi* (Fr. Lycii). Bei Leber-Blut-Mangel mit Leber-*Qi*-Stauung (➟ 11.7.2) auch Variationen von *Xiao Yao San* (➟ 8.2.6). Bei Leber-Blut-/*Yin*-Mangel und Mangel-Hitze (z. B. bei starken Schlafstörungen): *Suan Zao Ren Tang* (➟ 8.2.14.b). Bei Leber- und Nieren-*Yin*-Mangel mit nur wenig oder keiner *Qi*-Stagnation auch *Qi Ju Di Huang Wan* (➟ 8.2.10.d). Bei Leber-Blut-/*Yin*-Mangel mit Nieren-*Yin*-Mangel und *Qi*-Stagnation, Leber-*Qi*-Stauung (➟ 11.7.2) auch *Yi Guan Jian* (➟ 8.2.10.d).

♨ **Diätetik:** Bei Leber-Blut-Mangel (➟ 7.11.1), weiter bei zusätzlichem Nieren-*Jing*-Mangel (➟ 7.12.1) oder Nieren-*Yin*-Mangel (➟ 7.12.3), mit Leber-*Qi*-Stauung (➟ 7.11.2).

Weitere Therapiemöglichkeiten

Die Müdigkeit (häufige Ursache bei Frauen) ist meist sehr ausgeprägt und lässt sich durch Ruhen nur wenig bessern. Ausreichende und regelmäßige Ruhepausen sind daher sehr wichtig, besonders ein kurzes Niederlegen am Nachmittag, damit das Blut wieder zurück in die Leber fließen und das Leber-Blut und *Qi* wieder aufgebaut werden kann.

11

| | Praxistipp |

In der klinischen Praxis findet sich ein Leber-Blut-Mangel selten als isoliertes Syndrom. Es tritt meist in Kombination mit anderen Syndromen auf:

- Mit Leber-*Yin*-Mangel; auch synonym gebraucht, E. Wiseman (➡ 14.3.2) bezeichnet den Leber-*Yin*-Mangel als die Manifestation des Leber-Blut-Mangels, zusätzlich Mangel-Hitze-Zeichen (➡ Tab. 9.4) möglich: z. B. rote Zunge mit wenig Belag, schneller Puls etc.
- Oft auch Kombination Leber- und Nieren-*Yin*-Mangel (➡ 11.11.20, z. B. mit aufsteigendem Leber-*Yang*). In schweren Fällen auch (Leber-Blut-Mangel und Nieren-*Jing*-Mangel ➡ 11.9.1) mit Schmerz lumbal, Spermatorrhö, Sterilität, Amenorrhö, Auszehrung und Hitzezeichen (*Yin*-Mangel-Zeichen).
- Allgemeiner Blut-Mangel (➡ 9.3.1), in Steigerung mit einem zusätzlichen Herz-Blut-Mangel (Herz- und Leber-Blut-Mangel ➡ 11.11.7).
- Bei einem Leber-Blut/*Yin*-Mangel kommt es zu einem relativen Übermaß an *Qi*, der zur *Qi*-Stagnation (➡ 9.3.1) auch mit Leber-*Qi*-Stauung (➡ 11.7.2), z. B. bei prämenstruellem Syndrom, führen kann.

11.7.2 Leber-*Qi*-Stauung *(Gan Qi Yu Jie)*

Synonym: Depression und Verknotung des Leber-*Qi*, eingezwängtes Leber-*Qi*, Leber-*Qi*-Stagnation, Leber-*Qi*-Depression, Unterdrückung des *Gan-Qi*. Oft zusätzliche *Qi*-Stagnation *(Gan Yu Qi Zhi)* und „Attacke" von Milz und Magen durch die Leber (➡ 11.11.18, 11.11.19); in lang dauernden Fällen Übergang in Leber-Blut-Stase (➡ 11.7.3) oder Hitzeentwicklung mit Leber-Feuer (➡ 11.7.4) möglich, Innen-Fülle-Syndrom, Leitsymptome ➡ Tab. 11.7.

Symptome

- Depression, Frustrationsgefühle, Reizbarkeit; Patient ist aufgebracht und redet viel; plötzliche Emotionsausbrüche (Zorn, Wut), Emotionen schwanken oft, Stimmungslabilität (typisch).
- Spannungsgefühl oder Völlegefühl in Hypochondrium oder Thorax mit wechselnden Lokalisationen, Singultus (*Qi*-Stagnation im Zwerchfell), Seufzen (als spontane Methode zur Befreiung von *Qi*-Stagnation im Thorax).
- Prämenstruelle Beschwerden wie Spannungsgefühle in der Brust und im Unterbauch sowie psychische Reizbarkeit, Menstruationsstörungen wie Dysmenorrhö, unregelmäßige Menstruation, Hypomenorrhö, Amenorrhö (Blutbewegung im *Ren* und *Chong Mai* ist beeinträchtigt).
- Globusgefühl, Knoten im Bereich der Meridiane und Netzgefäße (*Jing Luo*, z. B. Strumabildung ➡ 12.9.1), Schluckbeschwerden.

Leber attackiert Milz und Magen: Appetitmangel, Übelkeit, saures Aufstoßen, Erbrechen, Schmerz und Spannungsgefühl im Abdomen, Verdauungsstörungen, Meteorismus, Diarrhö.

Allgemein: Alle Symptome haben die Tendenz, sich bei (emotionalem) Stress zu verschlechtern.

Zunge: Normal oder leicht blauviolett; dünner, weißer Belag. *Anmerkung:* Bei Leber-*Qi*-Stauung mit Hitzeentwicklung zeigen sich rote Zungenränder, die oft aufgerollt sind (nach B. Kirschbaum ➡ 14.3.2)

Puls: Saitenförmig *(Xian)*, v. a. links

11

Ursachen

Nach TCM
Meist Unterdrückung von Emotionen wie Zorn, Ärger, Wut, die die *Qi*-Zirkulation behindern.

Nach westlicher Vorstellung
Leitsymptom Schmerzen im Hypochondrium (➡ 12.6.1), Interkostalneuralgie (➡ 12.11.7), Cholelithiasis und Cholezystitis (➡ 12.6.2), Menstruationsstörungen (➡ 12.8.9), Knoten in der Brust, Prämenstruelles Syndrom (➡ 12.8.8), Laktationsstörungen (➡ 12.15.7), Mastitis (➡ 12.15.7), Kopfschmerzen (➡ 12.11.3); Leitsymptom Schwindel (➡ 12.11.1), Tinnitus und Schwerhörigkeit (➡ 12.11.2), blande Struma (➡ 12.9.1), Hyperthyreose (➡ 12.9.3), Leitsymptom Globusgefühl (➡ 12.3.2), Leitsymptom Obstipation (➡ 12.5.5), irritables Kolon (➡ 12.5.9), Depression (➡ 12.13.3), klimakterische Beschwerden (➡ 12.8.11).

Therapie

Therapieprinzipien: Leber-*Qi*-Fluss regulieren, Stagnation beseitigen.

Akupunktur: Le 14 – *(Qimen)* stärkt die Leber, reguliert das Leber-*Qi* im mittleren der *San Jiao*, bei Magenbeteiligung und Spannungsgefühl in Thorax/Hypochondrium; **Le 3 –** *(Taichong)* stärkt die Leber, reguliert *Qi*- und Blutzirkulation, lindert Schmerz, entfernt Stauung aus dem Leber-Meridian, gut bei Struma; **Gb 34 –** *(Yanglingquan)* stärkt die Leber, fördert den *Qi*-Fluss, v. a. in Kombination mit **Le 3**, entfernt Stagnation, lindert Schmerz, v. a. im Hypochondrium, **Le 3** *(Taichong)* in Kombination mit **Di 4** *(Hegu)* eine in der Praxis häufig angewandte Kombination, um *Qi* und Blut im ganzen Körper zu bewegen (bekannt als „Four Gates", wird dann bilateral gestochen); **Le 13 –** *(Zhangmen)* reguliert die Leber, *Qi*- und Blutzirkulation, unterstützt die Milzfunktion, daher gut bei Milzbeteiligung; **Mi 6 –** *(Sanyinjiao)* reguliert und stärkt Milz und *Qi* allgemein, beseitigt Blut-Stase, reguliert die Leber; gut bei mangelhafter Verdauung und Menstruationsstörungen; **SJ 6 –** *(Zhigou)* reguliert *Qi* und beseitigt Obstruktionen, v. a. in seitlichen Körperbereichen; **Pe 6 –** *(Neiguan)* reguliert das Leber-*Qi* (*Jueyin*-Achsen-Beziehung ➡ 3.5.2), gut bei psychischen Problemen als Ursache, entspannt den Thorax.
Spezielle Punkte: **Gb 41 –** *(Zulinqi)* löst Leber-*Qi*-Stauung (gut bei prämenstruellen Brustspannungen); **Ma 18 –** *(Rugen)* als Lokalpunkt bewährt bei Brustproblemen; **Mi 8 –** *(Diji)*, **Di 4 –** *(Hegu)* bewährt bei Dysmenorrhö; **Mi 4 –** *(Gongsun)* bei Magen- und Verdauungsbeschwerden, lindert Schmerzen; **Ex-B 2** *(Huatuojiaji)* **HWK 4–6** und **Ren 22 –** *(Tiantu)* und **Di 17 –** *(Tianding)* bei Struma (Stagnation von *Qi* und Schleim im Halsbereich); **Di 4 –** *(Hegu)*, **Di 10 –** *(Shousanli)* bewegen *Qi* im Dickdarm- und Magen-Meridian.

Rezept: *Chai Hu Shu Gan San* (➡ 8.2.6) oder *Yue Ju Wan* (➡ 8.2.11.a).

Diätetik: ➡ 7.11.2.

11.7.3   Leber-Blut-Stase *(Gan Xue Yu Ju)*

Synonym: Leber-Blut-Stagnation; Innen-Fülle-Syndrom, entsteht immer aus einer chronischen Leber-*Qi*-Stauung (➡ 11.7.2), Leitsymptome ➡ Tab. 11.7.

Symptome

Nasenbluten, Abdominalschmerzen, evtl. Bluterbrechen; evtl. lokalisierter, stechender Schmerz im Hypochondrium, durch Druck auf Schmerzstelle verstärkt; Gefühl eines „Knotens oder Klumpens im Bauch"; starke Dysmenorrhö (Schmerz ist fix lokalisiert und stechend), unregelmäßige Menstruation, dunkle Menstruationsblutung mit Blutklumpen.
Zunge: Blauviolett dunkel, v. a. an den Zungenrändern mit blauvioletten Punkten, Zungengrundvenen gestaut.
Puls: Saitenförmig *(Xian)*, evtl. rau *(Se)*.

Ursachen

Nach TCM
Wie bei Leber-*Qi*-Stauung (➡ 11.7.2).

Nach westlicher Vorstellung
Leitsymptom Schmerzen im Hypochondrium (➡ 12.6.1), Menstruationsstörungen (z. B. unregelmäßige Menstruation und Dysmenorrhö, ➡ 12.8.9), irritables Colon (➡ 12.5.9).

Therapie

Therapieprinzipien: Leber-*Qi*-Fluss fördern, Stagnation beseitigen, Blutfluss regulieren, Schmerz beenden.

Akupunktur: Bl 17 – *(Geshu)* reguliert und bewegt das Blut; **Bl 18 –** *(Ganshu)* reguliert Leber-Blut; **Gb 34 –** *(Yanglingquan)* und **Le 3 –** *(Taichong)* regulieren Leber-*Qi* und *Qi*-Fluss; **Mi 10 –** *(Xuehai)* reguliert und bewegt das Blut; **Ren 6 –** *(Qihai)* stärkt und harmonisiert *Qi*, bewegt *Qi* und Blut im Bauch, gut bei Bauchschmerzen.

Rezept: Variationen von *Shao Fu Zhu Yu Tang* (➡ 8.2.12.a) oder *Ge Xia Zhu Yu Tang* (BB: S. 352, EBB: S. 316) bei Dysmenorrhö; *Xue Fu Zhu Yu Tang* (➡ 8.2.12.a) bei Blut-Stase thorakal.

11.7.4   Loderndes Leber-Feuer *(Gan Huo Shang Yan)*

Innen-Fülle-Hitze-Syndrom, Leitsymptome ➡ Tab. 11.7.

Symptome

Aufsteigendes Leber-Feuer: Starke, intensiv pochende Kopfschmerzen und -druck (meist temporal, im Scheitel- oder Augenbereich); ausgeprägter Schwindel; Tinnitus (plötzlicher Beginn, keine Besserung durch Handdruck auf das Ohr, wellenartiges, hochfrequentes Geräusch); plötzliche Schwerhörigkeit, Hörsturz oder Taubheit; Konjunktivitis,

11

gerötete Augen; Augenflimmern; Mundtrockenheit mit bitterem Mundgeschmack (den ganzen Tag, Abgrenzung zum lodernden Herz-Feuer [➡ 11.1.6]: Hier nur morgens nach schlechtem Schlaf); Hitzegefühl im Kopf; Gesichtsrötung (ganzes Gesicht).

Hitzezeichen: Ausgeprägte Unruhezustände, Wutausbrüche, Schlaflosigkeit, unruhige Träume, Obstipation, wenig, dunkelgelber Urin; im Leber-Meridian brennender Schmerz in Rippengegend und Hypochondrium; evtl. Blutung, Hypermenorrhö, Hämatemesis, Hämoptysis, Nasenbluten (Hitze verletzt die Blutgefäße).

Zunge: Rot, eher tiefrot, v. a. an den Rändern, Ränder oft auch geschwollen, wobei sich Rötung und Schwellung über die gesamte Länge der Zungenkörpers erstreckten; gelegentlich zeigen sich aber auch nur rote Punkte, die seitlich in einer schmalen Linie verlaufen; gelber, trockener Belag.

Puls: Schnell *(Shuo)*, saitenförmig *(Xian)*, evtl. voll *(Shi)*, überflutend *(Hong)*.

Ursachen

Nach TCM

Meist aufgrund chronischer Leber-*Qi*-Stauung (➡ 11.7.2) durch psychische Faktoren wie unterdrückte Wut, Zorn, Frustration, Stress, lang anhaltende Stagnationen können zu Hitze und Feuer führen; chronischer Alkoholabusus, mangelnde Ruhepausen, Tabak, fettiges Essen (führen zur Hitzebildung in der Leber ➡ Tab. 7.4), anamnestische Hinweise auf „Innere Hitze" und/oder Leber-Blut/*Yin*-Mangel können die Anffälligkeit für loderndes Leber-Feuer erhöhen.

Nach westlicher Vorstellung

Kopfschmerzen und Migräne (➡ 12.11.3), Konjunktivitis (➡ 12.4.2), Hypertonus (➡ 12.1.5), klimakterische Beschwerden (➡ 12.8.11), Schwindel und M. Menière (➡ 12.11.1), Hyperthyreose (➡ 12.9.3), Leitsymptome Tinnitus und Schwerhörigkeit, akuter Hörsturz (➡ 12.11.2), Schlafstörungen (➡ 12.13.2), Depressionen (➡ 12.11.3).

Therapie

Therapieprinzipien: Leber besänftigen, Leber-Feuer entfernen.

11

Akupunktur: Le 2 – *(Xingjiang)* besänftigt die Leber (Akutpunkt), klärt Leber-Feuer (Hauptpunkt!); **Le 3** – *(Taichong)* besänftigt die Leber, reguliert den Leber-Qi-Fluss; **Gb 20** – *(Fengchi)* besänftigt Leber-Yang und aufsteigendes Leber-Feuer und Hitze im Kopf; wichtig bei Augenproblemen und Kopfschmerzen durch Leber-Feuer; **Gb 34** – *(Yanglingquan)* reguliert Leber und Gallenblase, besänftigt Leber-Yang und -Wind, klärt Hitze, in Kombination mit **Le 3** gut zur Förderung des freien Leber-Qi-Flusses; **Ex-HN 5** *(Taiyang)* entfernt Leber-Feuer, gut bei Schläfenkopfschmerz, bei B beseitigt lokale Hitze; **Gb 13** – *(Benshen)* beruhigt den Geist-Shen, klärt das Gehirn, sehr wichtiger Punkt bei geistigen und psychischen Problemen, wirkt stark sedierend und besänftigt aufsteigendes Leber-Yang; **Bl 2** – B *(Zanzhu)* klärt lokale Hitze, beruhigt den Geist-Shen; **Gb 41** – *(Zulinqi)* bei starker Augenreizung, löst Leber-Qi-Stauung, v. a. im Augenbereich; evtl. **Ni 1** – N *(Yongquan)* bei Scheitelkopfschmerz und starkem Erregungszustand, senkt gegenläufiges Qi nach unten ab, klärt Mangel-Hitze, beruhigt und klärt den Geist-Shen.

Lokalpunkte bei Ohrenbeteiligung: z. B. **Dü 19, SJ 21, Gb 2, SJ 17**. Lokalpunkte bei Augenbeteiligung: **Gb 1, SJ 23, Bl 2** etc. Blut-Hitze (Blutungen) kann gekühlt werden durch Punkte wie **Mi 10** – *(Xuehai)*, **Bl 40** – B *(Weizhong)*, **Bl 17** – *(Geshu)*, evtl. **Di 11** – *(Quchi)*.

🍵 **Rezept:** *Long Dan Xie Gan Tang* (➡ 8.2.4.d), das klassische Rezept. *Cave:* Bei Patienten, die gemischte Fülle-/Mangel-Syndrome aufweisen und v. a. auch Milz-Mangel-Symptome zeigen (was viele westliche Patienten kennzeichnet), muß diese Rezeptur modifiziert werden, da sie sonst zu kühl und bitter ist und Milz/Magen noch mehr schädigt. *Gu Jing Wan* (➡ 8.2.13) bei Menstruationsstörungen durch Leber-Feuer mit Hypermenorrhö, dysfunktioneller Uterusblutung mit dunklem, klumpigem Blut.

🍵 **Diätetik:** Wenn Ursache Leber-*Qi*-Stauung (➡ 7.11.2), Alkohol und hitzebildende Nahrungsmittel meiden.

11.7.5 Aufsteigendes Leber-*Yang (Gan Yang Shang Kang)*

Innen-Fülle-Mangel-Hitze-Syndrom; Ursache: *Yin*-Mangel, z. B. Leber-*Yin*-/Blut-Mangel (➡ 11.7.1) oder am häufigsten Leber- und Nieren-*Yin*-Mangel (➡ 11.11.20); Leitsymptome ➡ Tab. 11.7. Zugrunde liegt ein Mangel-Syndrom mit Fülle im oberen Körperbereich und Zeichen des *Yin*-/Blut-Mangels.

Symptome

Aufsteigendes Leber-Yang: Kopfschmerzen (pulsierender Spannungskopfschmerz; meist seitlich und einseitig oder supraorbital um **Gb 14**, im Augen- und Scheitelbereich); Migräne, die in Bezug zur Menstruation steht, Tinnitus und Schwerhörigkeit (oft akut einsetzend wie beim Hörsturz); innere Unruhezustände; Neigung zu Wutausbrüchen; Reizbarkeit; trockene, gerötete Augen sowie Augenerkrankungen; evtl. Palpitationen; Schlafstörungen mit vielen Träumen; Vergesslichkeit.
Leber-Yin-/Blut-Mangel: Sehstörungen; Gesichtsfeldausfälle; verschwommenes Sehen; Schwindel; Benommenheit; Schlafstörungen.
Yin-Mangel: Mund- und Rachentrockenheit, v. a. abends; Hitzesensationen an Thorax, Handflächen und Fußsohlen; Hitzewallungen, Wangenrötung.
Bei zusätzlichem Nieren-Yin-Mangel (➡ 11.9.6): Schwäche und Schmerz im LWS- und Kniebereich.
Zunge: Rot, v. a. an den Rändern, rissig; bei zugrunde liegendem Leber-Blut-Mangel kann die Zunge auch blass mit geröteten Rändern sein, gelegentlich geschwollen an den Rändern, trocken; dünner oder fehlender Belag.
Puls: Saitenförmig *(Xian)*, schnell *(Shuo)*; evtl. dünn *(Xi)*.

Ursachen

Nach TCM
Chronische mentale Depression, Ärger und Wut führen zu Leber-*Qi*-Stauung (➡ 11.7.2), die sich nach einiger Zeit in Hitze umwandelt und das *Yin*-Blut im Inneren verbraucht, Folge ist ein überaktives *Yang*, da die Kontrolle durch ein geschwächtes *Yin* wegfällt; konstitutionell bedingtes Defizit von Leber- und Nieren-*Yin* (z. B. im Alter); Alkoholmissbrauch.

Nach westlicher Vorstellung
Schwindel, M. Ménière (➡ 12.11.1), klimakterische Beschwerden (➡ 12.8.11), Kopfschmerzen, Migräne (➡ 12.11.3), Konjunktivitis (➡ 12.4.2), Hypertonus (➡ 12.1.5), akuter Hörsturz, Tinnitus (➡ 12.11.2).

11

Therapie

Therapieprinzipien: Leber-*Yin* und evtl. Nieren-*Yin* stärken, Leber-*Yang* besänftigen.

Akupunktur: *Fernpunkte:* **Le 3 −** *(Taichong)* besänftigt Leber-*Yang*; **Le 2 −** *(Xingjian)* eher in akuten Fällen, besänftigt Leber-*Yang*; **Le 8 +** *(Ququan)* nährt Leber-*Yin* und -Blut; **Mi 6 +** *(Sanyinjiao)*, **Ni 3 +** *(Taixi)* nähren *Yin*, v. a. Nieren-*Yin*; **Gb 34 −** *(Yanglingquan)* reguliert und stärkt die Leber, besänftigt Leber-*Yang*; **Gb 43 −** *(Xiaxi)* besänftigt Leber-*Yang*, gut bei Kopfschmerz im Bereich des Gb-Meridians und bei Tinnitus aufgrund von aufsteigendem Leber-*Yang*; **SJ 5 −** *(Waiguan)* guter Fernpunkt bei Kopfschmerz entlang des Gb-Meridians, besänftigt Leber-*Yang*; **Gb 37 −** *(Guangming)* bei Augenproblemen; **Gb 38 −** *(Yangfu)* besänftigt Leber-*Yang* und -Feuer, wichtig bei chronischer, therapieresistenter Migräne; zusätzlich bei Reizbarkeit und Unruhe: **Pe 6** *(Neiguan)*; bei Spannungsgefühl und Schmerz im Kopf **Ex-HN 5** *(Taiyang)* und **Di 4** *(Hegu)*; bei Schlafstörungen **He 7** *(Shenmen)*, **Pe 6** *(Neiguan)* und **Ex-HN 1** *(Sishencong)*. *Lokal-/Regionalpunkte:* **Gb 20 −** *(Fengchi)* beruhigt das Kopf-*Yang*, stärkt das Sehvermögen, gut bei Schwindel; **Du 20 −** *(Baihui)* beruhigt die Leber, *Yang* und den Geist-*Shen*; **Dü 19 −** *(Tinggong)*, **Gb 2 −** *(Tinghui)*; **SJ 17 −** *(Yifeng)* bei Tinnitus; **Ex-HN 5** *(Taiyang)* bei Augenproblemen, auch gut bei Schläfenkopfschmerz; **Bl 2 −** *(Zanzhu)* besänftigt Leber-*Yang* lokal, Lokalpunkt bei periorbitalem Kopfschmerz; **Gb 9 −** *(Tianchong)*, **Gb 8 −** *(Shuaigu)*, **Gb 6 −** *(Xuanli)* besänftigt Leber-*Yang* lokal, gut bei Seitenkopfschmerz; **Gb 6** und **Gb 8** auch gut bei Ohrenproblemen.

Rezept: Hauptrezept: *Tian Ma Gou Teng Yin* (➤ 8.2.15), *Qi Ju Di Huang Wan* (➤ 8.2.10.d), wenn der Leber- und Nieren-*Yin*-Mangel im Vordergrund steht. Leber-*Yin*- und/oder Nieren-*Yin*-Mangel mit aufsteigendem Leber-*Yang* oder -Wind: *Zhen Gan Qi Feng Tang* (➤ 8.2.15).

Diätetik: ➤ Diätetik bei aufsteigendem Leber-*Yang* (➤ 7.11.3); zusätzlich Nieren-*Yin*-Mangel (➤ 7.12.3).

11.7.6   Aufkommender Leber-Wind *(Gan Feng Nei Dong)*

Innen-Fülle-Syndrom; „endogener Wind"; Ursache nach TCM: Leber-Disharmonie mit akuter schwerer Symptomatik wie Schwindel, plötzlicher Bewusstseinsverlust, Tremor, Krämpfe; Paresen, v. a. in der oberen Körperhälfte; Parästhesien; Leitsymptome ➤ Tab. 11.7. **Anmerkung:** Leber-Wind kann entstehen durch Leber-*Yang*, Leber-Blut-Mangel und durch extreme Hitze. Leber-Wind durch extreme Hitze wird hier nicht abgehandelt, da westlich zu therapieren.

Leber-Wind durch Leber-Yang *(Gan Yang Hua Feng)*

Innen-Fülle-Syndrom, wenig oder keine Hitze-Symptome, Leitsymptome ➤ 11.7.

Symptome

Heftigste Kopfschmerzen und Schwindelattacken, Zittern, Krämpfe, Parästhesien in den Extremitäten, Sprachstörungen.

In schweren Fällen: Plötzliche Desorientiertheit, plötzlicher Kollaps, Synkope, Koma, Halbseitenlähmung, Aphasie, Zungensteifigkeit und -deviation, Krampfanfälle.

Zunge: Rot, trocken; Zugenbeweglichkeit evtl. eingeschränkt oder zittrig; Zungendeviation beim Herausstrecken; fehlender oder wechselnder Belag (auch weiß und schlüpfrig-klebrig).

Puls: Saitenförmig *(Xian)*, evtl. dünn *(Xi)*, schnell *(Shuo)*.

Ursachen

Nach TCM

Mögliche Weiterentwicklung von aufsteigendem Leber-*Yang* (➡ 11.7.5); konstitionelles Defizit von *Yin* und Exzess von *Yang* durch Adipositas; dramatische emotionale Wechsel, Überanstrengung und Stress, exzessiver Alkoholabusus.

Nach westlicher Vorstellung

Apoplex im Akutstadium (➡ 12.1.8), Epilepsie (➡ 12.11.15), Kopfschmerzen, schwere Migräneattacken (➡ 12.11.3), Hypertonus, hypertone Krise (➡ 12.1.5), Schwindel (➡ 12.11.1).

Therapie

Therapieprinzipien: Wind unterdrücken, Leber-*Yin* nähren, Leber-*Yang* besänftigen und nach unten leiten.

Akupunktur: Apoplex (➡ 12.1.8), Epilepsie (➡ 12.11.15). **Le 3 −** *(Taichong)* besänftigt Leber-*Yang*- und -Wind; **Gb 20 −** *(Fengchi)*, **Du 16 −** *(Fengfu)*, **Du 14 −** *(Dazhui)* zerstreuen Wind und beruhigen den Geist-*Shen*; **Du 20 −** *(Baihui)* belebt das Bewusstsein, besänftigt Leber-*Yang*, zerstreut Leber-*Wind*. **Du 26 −** *(Shuigou)* harmonisiert *Yin* und *Yang*, befreit den Kopf, stellt das Bewusstsein wieder her (bei Bewusstseinsverlust); **Mi 6 +** *(Sanyinjiao)*, **Ni 3 +** *(Taixi)* nähren *Yin*; **Le 8 +** *(Ququan)* nährt Leber-*Yin*; **Bl 18 N** *(Ganshu)* stärkt Leber-*Yin*, unterdrückt Leber-*Yang*; evtl. **Ni 1 − N** *(Yongquan)* beruhigt den Geist-*Shen*, befreit die Sinne.

Rezept: *Zhen Gan Xi Feng Tang* (➡ 8.2.15) oder *Tian Ma Gou Teng Yin* (➡ 8.2.15).

Diätetik: ➡ 7.11.3

Leber-Wind durch Blut-Mangel *(Xue Xu Sheng Feng)*

Innen-Mangel-Fülle-Syndrom, Leitsymptome ➡ Tab. 11.7.

11

Symptome

Tics im Augenbereich, Parästhesien und Tremor der Extremitäten, Muskelzuckungen und Spasmen der Gesichts- und Extremitätenmuskeln, plötzlicher, starker Schwindel, akut auftretende Sehstörungen (z. B. Augenflimmern), Sprachstörungen, Stottern, gestörte motorische Zungenbeweglichkeit, fahle Blässe.

Zunge: Blass, Zunge zittrig oder Deviation beim Herausstrecken, trocken; kein oder nur wenig Belag.

Puls: Saitenförmig *(Xian)*, dünn *(Xi)*, rau *(Se)*.

Ursachen

Nach TCM

Leber-Blut-Mangel (➡ 11.7.1) führt in der Weiterentwicklung zu Mangelernährung der Muskeln und Sehnen und aufkommendem Wind, Spasmen entstehen.

Nach westlicher Vorstellung

Leitsymptom Schwindel (➡ 12.11.1), Epilepsie (➡ 12.11.15), Apoplex (➡ 12.1.8), Kopfschmerzen (➡ 12.11.3), Tic.

Therapie

Therapieprinzipien: Leber-Wind unterdrücken, Blutbildung und Leber-Blut stärken.

Akupunktur: Le 3 − *(Taichong)*, **Gb 20 −** *(Fengchi)*, **Du 20 −** *(Baihui)* harmonisieren die Leber, zerstreuen Wind, v. a. vom Kopf; **Di 4 −** *(Hegu)* beseitigt Wind (in Kombination mit **Le 3**, v. a. im Gesichtsbereich, hier gut bei Tics), macht die Meridiane durchgängig; **Mi 6 +** *(Sanyinjiao)*, **Ni 3 +** *(Taixi)* stärken *Yin*, **Ma 36 +** *(Zusanli)*, **Bl 20 +** *(Pishu)* stärken Blut durch Milzstärkung; **Bl 18 +** *(Ganshu)* fördert die Leberfunktion und Leber-Blut in Kombination mit **Bl 17; Le 8 +** *(Ququan)* nährt Leber-Blut; **Bl 17 + M** *(Geshu)* Meisterpunkt des Blutes, fördert das Blut, (direkte) Moxibustion günstig.

Rezept: Variationen von *Bu Gan Tang* (➡ 8.2.10.b.), *Si Wu Tang Jia Wei* enthält: *Si Wu Tang* (➡ 8.2.10.b) mit Rx. Gentianae Macrophyllae *(Qin Jiao)* und Rx. et Rz. Notopterygii *(Qiang Huo)*.

Diätetik: ➡ 7.11.1.

11.7.7   Feuchte-Hitze in Leber und Gallenblase *(Gan Dan Shi Re)*

Innen-Fülle-Hitze-Syndrom, Leitsymptome ➡ Tab. 11.7.

Symptome

Feuchte-Hitze mit Leber-Qi-Stauung: Völle- und Druckgefühl in Hypochondrium und Oberbauch (Verstärkung durch lokalen Druck und Wärme), Ikterus, bitterer Mundgeschmack (Leber-Hitze), ständig subfebrile Temperaturen, Dysurie mit wenig, tiefgelbem Urin.

Milz-Qi-/Yang-Mangel: Appetitmangel, Übelkeit; Brechreiz, Erbrechen, Spannungs- und Völlegefühl im Abdomen.

Feuchte-Hitze im Leber-Meridian (fließt nach unten): Ekzem und Hitzegefühl am Skrotum, Schwellung und Brennschmerz in den Hoden; gelber, faulig riechender Fluor vaginalis, begleitet von juckender Vulva, Hautjuckreiz im Bereich der unteren Körperhälfte.

Zunge: Evtl. rot; dicker, gelber, klebrig-schmieriger Belag.

Puls: Schnell *(Shuo)*, schlüpfrig *(Hua)*, saitenförmig *(Xian)*.

Ursachen

Nach TCM

Invasion von äußerer Hitze und Feuchtigkeit, chronischer Alkoholabusus, übermäßiges, fettiges Essen, unregelmäßiger Lebensstil führen über Milz-*Yang*- oder Milz-*Qi*-Mangel (➥ 11.5.2, 11.5.1) zur Feuchtigkeits-/Schleimbildung und -retention (➥ 9.3.4); durch chronische Leber-*Qi*-Stauung können Hitze und Leber-Feuer (➥ 11.7.2, 11.7.4) entstehen und sich mit der Feuchtigkeit verbinden; durch äußere klimatische Feuchte-Hitze (z. B. im Sommer, Tropen: Infektionserkrankungen ➥ 9.5).

Nach westlicher Vorstellung

Hepatitis (➥ 12.6.3), Cholelithiasis und Cholezystitis (➥ 12.6.2), Fluor vaginalis (➥ 12.8.7), Leitsymptom Schmerzen im Hypochondrium (➥ 12.6.1).

Therapie

Therapieprinzipien: Feuchtigkeit auflösen, Leber- und Gallenblasen-*Qi* verteilen, Hitze klären und ausleiten.

Akupunktur: *Hauptpunkte:* **Le 14 −** *(Qimen)*, **Di 11 −** *(Quchi)* beseitigen Feuchte-Hitze; **Bl 18 −** *(Ganshu)*, **Bl 19 −** *(Danshu)* harmonisieren Leber und Gallenblase, klären Feuchte-Hitze; **Gb 34 −** *(Yanglingquan)*, **Gb 24 −** *(Riyue)* eliminieren Feuchte-Hitze, verteilen *Qi*; **Le 2 −** *(Xingjian)* klärt Leber-Hitze; **Ren 12 +** *(Zhongwan)*, **Ma 36 +** *(Zusanli)*, **Mi 6 −** *(Sanyinjiao)*, **Mi 9 −** *(Yinglingquan)* stärken die Milz, um Feuchtigkeit zu beseitigen; **SJ 6 −** *(Zhigou)* reguliert den *San Jiao*, klärt Feuer und Hitze, wandelt Schleim um; **Ren 3 −** *(Zhongji)*, **Le 5 −** *(Ligou)* beseitigen in Kombination Feuchte-Hitze, regulieren den Leber-Meridian und *Ren Mai*.

Spezielle Punkte: **Du 9 −** *(Zhiyang)* eliminiert Feuchte-Hitze aus dem Gallenblasen-Meridian; **Ex-LE 6** *(Dannang)* gut bei Cholezystitis, v. a. bei Schmerzen; **Gb 26 −** *(Daimai)*, **Ren 6 −** *(Qihai)* stärken den *Dai Mai*, entfernen Feuchte-Hitze aus dem *Dai Mai*, bewährt bei Fluor vaginalis durch Feuchte-Hitze; **Pe 6 −** *(Neiguan)* reguliert den mittleren der *San Jiao*, gut bei Übelkeit.

Rezept: *Yin Chen Hao Tang* (➥ 8.2.8.b), Variationen von *Da Chai Hu Tang* (➥ 8.2.6).

Diätetik: ➥ 7.11.4.

11

11.8 Syndrome der Gallenblase *(Dan)*

- **TCM-Funktion** (➡ 3.4.10): Speichert und sezerniert Galle; zuständig für das Entscheidungs- und Urteilsvermögen.
- **TCM-Pathologie:** Erkrankungen der Leber und Gallenblase; Entscheidungsunfähigkeit, Wankelmütigkeit, Ängstlichkeit.

11.8.1 Gallenblasen-*Qi*-Mangel *(Dan Qi Xu)*

Innen-Mangel-Syndrom, Leitsymptome ➡ Tab. 11.7. Oft in Kombination mit Herz-*Qi*-Mangel (Herz- und Gallenblasen-*Qi*-Mangel ➡ 11.11.8).

Symptome

Gallenblasen-Qi-Mangel: Leichter Schwindel, leichte Sehstörungen wie verschwommenes Sehen, Unruhezustände, Reizbarkeit, Depression, Patient ist furchtsam gehemmt mit Entscheidungsschwierigkeiten, mangelndes Selbstvertrauen, Ängstlichkeit, Schreckhaftigkeit, Seufzen.
Qi-Mangel: Blässe, Erschöpfungszustand.
Zunge: Eher blass, v. a. an den Rändern; dünner, weißer Belag.
Puls: Saitenförmig *(Xian)*, dünn *(Xi)* oder schwach *(Ruo)*.
Bob Flaws (1996) und *Yin Huihe* (1992) unterscheiden noch ein Syndrom mit Gallenblasen-*Qi*-Stagnation und Schleim-Hitze-Zeichen. Symptome: Schwindel, bitterer Mundgeschmack, Übelkeit, Unruhe und Schlaflosigkeit, Palpitationen, Ängstlichkeit, thorakales Druck- und Engegefühl, Seufzen.
Zunge: Gelber, klebriger Belag.
Puls: Saitenförmig *(Xian)*, schlüpfrig *(Hua)*.

Ursachen

Nach TCM
Chronische psychische Belastungen; Leber-Blut-Mangel (➡ 11.7.1). Die Symptome stellen mehr einen Charaktertypus dar, konstitutionell oder Folge einer chronischen Erkrankung.

Nach westlicher Vorstellung
Mit Herz-*Qi*-Mangel bei Schlafstörungen (➡ 12.13.2) und Impotenz.

Therapie

Therapieprinzipien: Leber- und Gallenblasen-*Qi* stärken. Bei Gallenblasen-*Qi*-Stagnation mit Schleim-Hitze: Hitze klären und Schleim auflösen, Gallenblasen-*Qi* klären und den Magen harmonisieren.

 **Akupunktur:** Le 3 + *(Taichong)* stärkt Leber- und Gallenblasen-*Qi*, nährt bei Stärkung das Leber-Blut; **Gb 40 +** *(Qiuxu)* unterstützt den harmonischen Leber-*Qi*-Fluss, bewährt zur Stärkung der Psyche bei Entscheidungsschwierigkeiten; **Bl 19 +** *(Danshu)* harmonisiert die Gallenblase. Bei Gallenblasen-*Qi*-Stagnation mit Schleim-Hitze: **Gb 40 –** *(Qiuxu)*, **Gb 41 –** *(Zulinqi)*, **Pe 6 –** *(Neiguan)*, **Le 2 –** *(Xingjian)*.

11

Rezept: Bei Gallenblasen-*Qi*-Stagnation mit Schleim-Hitze: *Wen Dan Tang* (➡ 8.2.16.b); Gallenblasen-*Qi*-Mangel mit Herz-*Qi*-Mangel (➡ 11.11.8): *Ding Zhi Wan* (➡ BB: S. 419, EBB: S. 381).

11.8.2 Feuchte-Hitze in der Gallenblase *(Dan Shi Re)*

Ähnelt Feuchte-Hitze in Leber und Gallenblase (➡ 11.7.7), Innen-Fülle-Hitze-Syndrom, Leitsymptome ➡ Tab. 11.7.

Symptome

Übelkeit, Erbrechen, Schmerz und Spannungsgefühl im Hypochondrium, Fettverdauungsstörungen, Ikterus, wenig, dunkelgelber Urin, Fieber, Durst ohne Trinkverlangen, bitterer Mundgeschmack.
Zunge: Klebrig-schmieriger, dicker, gelber Belag.
Puls: Saitenförmig *(Xian)*, schlüpfrig *(Hua)*, schnell *(Shuo)*.

Ursachen

Nach TCM
Leber-*Qi*-Stauung (➡ 11.7.2) mit Hitze-Entwicklung, meist auf dem Boden lange angestauter Zorn- und Wutgefühle, die Hitze verbindet sich mit der Feuchtigkeit (entsteht durch übermäßiges Essen fettiger Nahrung) und führt zum Feuchte-Hitze-Syndrom; klimabedingte Feuchte-Hitze-Invasion, z. B. in den Tropen.

Nach westlicher Vorstellung
Cholelithiasis und Cholezystitis (➡ 12.6.2), Leitsymptom Schmerzen im Hypochondrium (➡ 12.6.1).

Therapie

11

Therapieprinzipien: Feuchte-Hitze aus der Gallenblase entfernen, freien Leber-*Qi*-Fluss fördern.

Akupunktur: Gb 24 – *(Riyue)*, **Le 14 –** *(Qimen)* klären Gallenblasen-Hitze; **Ren 12 +** *(Zhongwan)*, **Bl 20 +** *(Pishu)* transformieren Feuchtigkeit durch Milz-Stärkung; **Ex-LE 6** *(Dannang)*, **Gb 34 –** *(Yanglingquan)* fördern den freien Leber-*Qi*-Fluss, transformieren Feuchtigkeit, klären Hitze; **Du 9 –** *(Zhiyang)* klärt Gallenblasen-Hitze, fördert Leber-*Qi*-Fluss, löst Feuchtigkeit; **Di 11 –** *(Quchi)* entfernt Feuchte-Hitze; **SJ 6 –** *(Zhigou)* fördert Leber-*Qi*-Fluss, entfernt Hitze aus den *Shaoyang*-Meridianen.

Rezept: *Long Dan Xie Gan Tang* (➡ 8.2.4.d).

Diätetik: Wie bei Diätetik bei Feuchte-Hitze in Leber und Gallenblase (➡ 7.11.4).

11.9   Syndrome der Niere *(Shen)*

- **TCM–Funktion** (➡ 3.4.7): Speichert Essenz-*Jing* (➡ 3.3.4); reguliert Reproduktion und Wachstumsvorgänge und den Wasserhaushalt; regiert die Aufnahme des *Qi*, regiert Knochen und Zähne; Öffner: Ohren.
- **TCM–Pathologie:** Dysfunktionen in der Speicherung der vererbten Essenz-*Jing*; Störungen im Wasserhaushalt; Reproduktions- und Wachstumsstörungen, Atmungsbeschwerden.

Leitsymptome der Nieren- und Harnblasen-Syndrome			
Syndrome	**Leitsymptome**	**Zunge**	**Puls**
Nieren-*Jing*-Mangel (➡ 11.9.1)	Entwicklungsverzögerung bei Kindern; schwache Knie, vorzeitiger Haar- und Zahnausfall, Tinnitus, Libidomangel, Sterilität	Evtl. dünn, schwach, zittrig	Dünn, schwach, leer; evtl. Trommelpuls
Nieren-*Yang*-Mangel (➡ 11.9.2)	Kältegefühl, Schwäche oder Schmerz im LWS- oder Kniebereich, Impotenz, Libidomangel, reichlich klarer Urin	Blass, schlaff. *Belag*: Feucht, weiß	Schwach, tief, evtl. langsam
Nieren-*Qi* nicht fest (➡ 11.9.3)	Wie bei Nieren-*Yang*-Mangel, zusätzlich Harninkontinenz, M: Spermatorrhö, Ejaculatio praecox, F: Weißlicher Fluor vaginalis	Blass, schlaff. *Belag*: Dünn, weiß	Schwach, tief, langsam
Niere unfähig, das *Qi* aufzunehmen (➡ 11.9.4)	Wie bei Nieren-*Yang*-Mangel, zusätzlich Belastungsdyspnoe, Husten, Asthma bronchiale	Blass, schlaff, evtl. geschwollen	Schwach, tief, langsam
Wasserüberfluss (➡ 11.9.5, bei Nieren-*Yang*-Mangel)	Ödeme, Kältegefühle, Kreuzschmerz, Palpitationen, verminderte Urinausscheidung, chronische Dyspnoe mit reichlich dünnem Sputum, evtl. Bauchbeschwerden	Blass, geschwollen, evtl. blauviolett	Schwach, tief, langsam, evtl. rau
Nieren-*Yin*-Mangel (➡ 11.9.6)	Schwindel, Tinnitus, Vergesslichkeit, Nachtschweiß, Hitzegefühle, Mundtrockenheit, Spermatorrhö nachts	Rot, rissig; belaglos	Schnell, dünn
Nieren-*Yin*-Mangel mit Mangel-Hitze (➡ 11.9.6)	Wie bei Nieren-*Yin*-Mangel mit stärkeren Hitzezeichen: Innere Ruhelosigkeit, Angstzustände, stark übersteigerte Libido	Rot, rissig; belaglos	Schnell, dünn
Nieren-*Qi*-Mangel (➡ 11.9.7)	Schwindel, Tinnitus, Haar- und Zahnausfall, Vergesslichkeit, Schmerz lumbal und Knie, Spermatorrhö, Fluor vaginalis	Blass, evtl. geschwollen	Tief, schwach
Feuchte-Hitze in der Blase (➡ 11.10.1)	Harndrang, Dys- und Pollakisurie; trüber, dunkelgelber Urin	Rot. *Belag*: Gelb, klebrig-schmierig	Schnell, schlüpfrig

Tab. 11.8

11.9.1   Nieren-*Jing*-Mangel *(Shen Jing Xu)*

Synonym: Nieren-(Essenz)-Mangel, -Leere oder -Schwäche; Innen-Mangel-Syndrom, Leitsymptome ➡ Tab. 11.8.

Symptome

Im Kindesalter: Angeborene Fehlbildungen; geistige und körperliche Entwicklungsverzögerung, später und unvollständiger Fontanellenschluss, schlechte Entwicklung des Skelettsystems, schwache Knochen, Rachitis, spätes Laufen- und Sprechenlernen, schlechte Zahnentwicklung, angeborene Demenz, geistige Schwerfälligkeit, späte Sexualreife.

Im Erwachsenenalter: Frühzeitig abnehmende intellektuelle Leistungskraft; Vergesslichkeit und frühzeitige Senilität; abgestumpfte Emotionen; Schwerhörigkeit; Tinnitus; Osteoporose; Taubheit; lockere, kariesanfällige Zähne; frühes Ergrauen der Haare und Haarausfall; Schmerzen und Schwäche in LWS- und Knieregion; Libidomangel; Amenorrhö; Sterilität.

Zunge: Evtl. dünn, schwach, zittrig.

Puls: Schwach *(Ruo)*, dünn *(Xi)* oder leer *(Xu)*, v. a. in der Nierenposition oder Trommelpuls *(Ge)*.

Praxistipp

Bei den hier aufgeführten Symptomen ist der *Yin-* und *Yang*-Aspekt der Essenz-*Jing* (➡ 3.3.4) in gleichem Verhältnis im Mangel (weder Hitze- noch Kältezeichen). In der Praxis meist Überwiegen eines Aspektes, so dass Zunge/Puls und Symptomatik sich je nach Überwiegen von Nieren-*Yin*-Mangel (➡ 11.9.6: mit Hitzezeichen ➡ Tab. 9.4) oder Nieren-*Yang*-Mangel (➡ 11.9.2: mit Kältezeichen ➡ Tab. 9.4) verändert.

Ursachen

Nach TCM

Erblich bedingt; Embryopathien; chronische Erkrankungen im Erwachsenenalter; ausschweifendes Sexualleben, chronische Überanstrengung, natürlicher Alterungsprozess.

Nach westlicher Vorstellung

Menstruationsstörungen: Amenorrhö (➡ 12.8.9); Sterilität beim Mann (➡ 12.8.5) bzw. bei der Frau (➡ 12.8.10), Leitsymptom Schwindel (➡ 12.11.1), Tinnitus, Schwerhörigkeit (➡ 12.11.2), Hypertonus (*Yin*-Aspekt: ➡ 12.1.5), Kopfschmerzen (➡ 12.11.3), Entwicklungsstörungen im geistigen und körperlichen Wachstum, Knochenkrankheiten wie Rachitis, Osteoporose; M. Alzheimer.

Therapie

Therapieprinzipien: Essenz-*Jing* nähren, Niere stärken.

Akupunktur: Stärkende Nadeltechnik; wenn kein ausgeprägter *Yin*-Mangel mit Mangel-Hitze-Zeichen, auch Moxa! **Ni 3 +** *(Taixi)*, **Bl 23 +** *(Shenshu)* stärken die Niere, **Ni 3** v. a. Nieren-*Yin* und Essenz-*Jing*; **Ni 6 +** *(Zhaohai)* stärkt das Nieren-*Yin*; **Ren 4 +** *(Guanyuan)* stärkt die Niere und die Essenz-*Jing*; **Du 4 +** *(Mingmen)* stärkt v. a. den *Yang*-Aspekt der Essenz-*Jing*, wird bei ausgeprägtem *Yang*-Mangel eingesetzt; **Du 20 +** *(Baihui)* stärkt das Mark und Gehirn; **Bl 11 +** *(Dazhu)* einflussreicher-*Hui*-Punkt (➡ 10.4.7) der Knochen, fördert die Knochenentwicklung; **Gb 39 +** *(Xuanzhong)* einflussreicher-*Hui*-Punkt (➡ 10.4.7) des Marks, fördert das Knochenmark; **Du 14 + M** *(Dazhui)* stimuliert das Mark, kann das Gehirn klären und ernähren; **Bl 15 +** *(Xinshu)* stärkt das Herz und den Geist-*Shen* und damit das Gehirn; **Ma 36 +**

11

(Zusanli) stärkt die Milzfunktion, die für die Essenz-*Jing* durch Nahrungsaufnahme verantwortlich ist. Zusätzlich **SJ 17 +** *(Yifeng)* bei Tinnitus; **Ni 10 +** *(Yingu)* bei Kniegelenksproblemen; **Du 3 +** *(Yaoyangguang)* bei Rückenproblemen.

Rezept: Variationen von *Zuo Gui Wan* (➠ 8.2.10.d) besonders bei Hitze-Zeichen (mehr Nieren-*Yin*-Mangel). Bei Kälte-Zeichen (mehr Nieren-*Yang*-Mangel) *You Gui Wan* (➠ 8.2.10.e).

Diätetik: ➠ 7.12.1.

11.9.2 Nieren-*Yang*-Mangel *(Shen Yang Xu)*

Synonym: Nieren-*Yang*-Leere oder –Schwäche; Versiegen des *Mingmen* (➠ 3.3.6); Innen-Mangel-Kälte-Syndrom, Leitsymptome ➠ Tab. 11.8.

Symptome

Helle Blässe, Kälteaversion, Fröstelgefühle, kalte Extremitäten, Schwäche-, Kältegefühl und Schmerz (wie Wundgefühl) der LWS- und Knieregion (Besserung durch Wärme); Lockerung der Zähne; Antriebsmangel, Müdigkeit, schnelle Erschöpfung, Schwindel, Leeregefühl im Kopf, mangelnde Willenskraft; Tinnitus (wie Rauschen), Schwerhörigkeit, Taubheit; Nykturie, klarer und reichlicher Urin, Harninkontinenz oder auch Harnträufeln; Gedunsenheit bis Ödeme; Morgendiarrhö (5 Uhr, charakteristisch v. a. mit Milz-*Yang*-Mangel, treibt aus dem Bett); bei M: Evtl. Impotenz, Ejaculatio praecox; Spermatorrhö; bei F: Evtl. Libidomangel, Amenorrhö, Sterilität.
Zunge: Blass, schlaff; evtl. dünner, weißer, feuchter Belag.
Puls: Tief *(Chen)*, schwach *(Ruo)*, evtl. langsam *(Chi)*.

Ursachen

Nach TCM
Konstitutioneller *Yang*-Mangel (➠ Tab. 9.4); Kälteexposition; Feuchtigkeitsretention bei Milz-*Qi*-/*Yang*-Mangel (➠ 11.5.1, 11.5.2) kann zu Nieren-*Yang*-Mangel führen; körperliche Erschöpfung, z. B. nach chronischer Erkrankung (verbrauchen Nieren-*Yang*), Konstitution, Alter; psychischer Stress, Angstzustände; ausschweifendes Sexualverhalten, viele Geburten; da das Nieren-*Yang* eng mit dem *Yang* von Milz, Herz und Lunge verbunden ist, kann ein Nieren-*Yang*-Mangel zum *Yang*-Mangel dieser Organe führen und umgekehrt.

Nach westlicher Vorstellung
Leitsymptom Dysurie (➠ 12.7.1), Harnverhalt, Harninkontinenz (➠ 12.7.2), Prostatitis (➠ 12.8.4), Enuresis nocturna im Kindesalter (➠ 12.16.2), Leitsymptom Impotenz (➠ 12.8.2), Sterilität beim Mann (➠ 12.8.5), Ejaculationsstörungen (➠ 12.8.3), Menstruationsstörungen: Amenorrhö, Metrorraghie (➠ 12.8.9), klimakterische Beschwerden (➠ 12.8.11), Leitsymptom Ödeme (➠ 12.17.1), Leitsymptom Hyperhidrosis (➠ 12.17.2), Kopfschmerzen (➠ 12.11.3), Leitsymptom Schwindel (➠ 12.11.1), Tinnitus, Schwerhörigkeit (➠ 12.11.2), schmerzhafte Gelenkerkrankungen (➠ 12.10.1), HWS-Beschwerden (➠ 12.10.2), Kniebeschwerden (➠ 12.10.11), LWS-Beschwerden

11

(➥ 12.10.9), Hypothyreose (➥ 12.9.2), mit Milz-*Yang*-Mangel bei entzündlichen Darmerkrankungen (➥ 12.5.8), chronische Nephritis.

Therapie

Therapieprinzipien: Nieren-*Yang* und *Mingmen* (➥ 3.3.6) stärken und wärmen.

Akupunktur
Ren 4 + M *(Guanyuan)* stärkt mit Moxa, v. a. Nieren-*Yang* und Essenz-*Jing*; **Du 4 + M** *(Mingmen)* stärkt das *Mingmen* (➥ 3.3.6, gut mit Moxa. *Cave:* Kein Moxa bei Patienten < 20 J.); **Ren 6 + M** *(Qihai)* stärkt die *Qi*-Zirkulation allgemein, vertreibt mit Moxa Kälte, stärkt das Nieren-*Yang* (gut: Moxabox auf Unterbauch); **Ni 3 + M** *(Taixi)*, **B 23 + M** *(Shenshu)* stärkt die Nieren, mit Moxa v. a. Nieren-*Yang*-Stärkung; **Ni 7 + M** *(Fuliu)* stärkt v. a. Nieren-*Yang*; **Bl 52 + M** *(Zhishi)* stärkt v. a. die geistige Komponente der Nieren, die Willenskraft; **Ex-B + M** *(Jinggong)* Lokalisation 0.5 Cun lateral von **Bl 52**, stärkt Nieren-*Yang*, wärmt die Essenz-*Jing*. Zusätzlich Moxa an **Mi 9** *(Yinlingquan)* und **Ren 9** *(Shuifen)* bei starken Ödemen, **Bl 32 + M** *(Ciliao)* bei Impotenz, LWS-Beschwerden mit Schwächegefühl; **SJ 17 +** *(Yifeng)*, **Dü 19 +** *(Tinggong)* Lokalpunkte bei Hörstörungen und Tinnitus; **Ni 13 +** *(Qixue)* bei Sterilität, reguliert *Ren* und *Chong Mai*, stärkt Nieren-*Qi*.

Rezept: Häufig verwendete Basisrezeptur: *Jin Gui Shen Qi Wan* (➥ 8.2.10.e), *You Gui Wan* (➥ 8.2.10.e); bei Ödemen v. a. bei Milz- und Nieren-*Yang*-Mangel (➥ 11.11.17): *Zhen Wu Tang* (➥ 8.2.8.d).

Diätetik: ➥ 7.12.2.

11.9.3   Nieren-*Qi* nicht fest *(Shen Qi Bu Gu)*

Synonym: Mangelnde Festigkeit des Nieren-*Qi*; Innen-Mangel-Syndrom, Syndrom lässt sich aus Nieren-*Yang*-Mangel (➥ 11.9.2) ableiten, Leitsymptome ➥ Tab. 11.8.

Symptome

Wie bei Nieren-*Yang*-Mangel (➥ 11.9.2), jedoch keine oder nur milde Kältezeichen; Schwäche und Schmerz lumbal und Kniebereich; zusätzlich Zeichen der Unfähigkeit, die Körperflüssigkeiten festzuhalten (Beschwerden im Harnwegs- und Genitalbereich); häufige Miktion von viel, klarem Urin; Harntröpfeln nach der Miktion oder Harninkontinenz; kalter Schweiß, M: Spermatorrhö und Ejaculatio praecox; F: Klarer, dünnflüssiger Fluor vaginalis, „unruhiger Fetus" (mit Abortgefahr) kann auch eine Manifestation dieses Syndroms sein.

Zunge: Blass, evtl. schlaff; weißer, dünner Belag.

Puls: Schwach *(Ruo)*, v. a. an der Nierenposition (➥ 4.6.2), tief *(Chen)*.

Ursachen

Nach TCM
Ausschweifendes Sexualleben, viele kurz aufeinander folgende Geburten als häufigste Ursache; erblich bedinger Nieren-*Jing*-Mangel (➥ 11.9.1) im Kindesalter; Abnahme des

Nierenessenz-*Jing* im Alter; körperliche und seelische Erschöpfung durch Überanstrengung, Stress, chronische Erkrankungen.

Nach westlicher Vorstellung
Psychovegetatives Syndrom (➡ 12.13.1), Ejakulationsstörungen (➡ 12.8.3), Prostatabeschwerden: Chronische Prostatitis (➡ 12.8.4), Leitsymptom Harninkontinenz (➡ 12.7.2); Leitsymptom Hyperhidrosis (➡ 12.17.2), Leitsymptom Fluor vaginalis (➡ 12.8.7), psychovegetatives Syndrom (➡ 12.13.1). Enuresis nocturna: Nieren-*Yang*-Mangel im Kindesalter (➡ 12.16.2).

Therapie

Therapieprinzipien: Nieren-*Qi* stärken und festigen.

Akupunktur: Wie bei Nieren-*Yang*-Mangel (➡ 11.9.2) **Ni 3 + M** *(Taixi)*, **Bl 23 + M** *(Shenshu)*, **Ren 4 + M** *(Guanyuan)*, **Du 4 + M** *(Mingmen)*, **Ren 6 + M** *(Qihai)*, **Bl 52 + M** *(Zhishi)*. **Ex-B** *(Jinggong)* **+ M**, Lokalisation 0.5 Cun lateral von **Bl 52**, stärkt Nieren-*Yang* und stabilisiert das Spermientor; **Ni 7** *(Fuliu)* unterstützt die Nieren, reguliert die Wasserpassagen und behandelt Ödeme, reguliert Schweiß; **Du 20 + M** *(Baihui)* hebt und stärkt das *Yang* mit Moxa, um Körperflüssigkeit und Organe an ihrem Platz zu halten; **Ni 5** *(Shuiquan)* nach B. Kirschbaum (Kursunterlagen) sehr guter Punkt zur Festigung des Nieren-*Qi*. **Mi 6 + M** *(Sanyinjiao)* stärkt das *Yin* und *Qi* der 3 *Yin*-Organe, um Flüssigkeit zurückzuhalten, gut in Kombination mit **Ma 36 + M** *(Zusanli)*.
Zusatzpunkte nach Symptomatik: Bei Enuresis **Ren 3** *(Zhongji)* und **Bl 28** *(Pangguangshu)*; bei Harntröpfeln **Bl 20** *(Pishu)*, **Bl 28** *(Pangguangshu)*, **Ren 3** *(Zhongji)* und **Mi 9** *(Yinlingquan)*; bei Spermatorrhö **Bl 15** *(Xinshu)*, **Pe 6** *(Neiguan)*, **He 7** *(Shenmen)*.

Rezept: Spermatorrhö: *Jin Suo Gu Jing Wan* (➡ BB: S. 388, EBB: S. 360), Harninkontinenz im Alter: *Suo Quan Wan* (➡ 8.2.13), enthält die Kräuter *Yi Zhe Ren* (Fr. Alpiniae Oxyphyllae) 9–12 g, *Wu Yao* (Rx. Linderae) 9–12 g, *Shan Yao* (Rx. Dioscoreae) 9–12 g, Enuresis bei Kindern: *Sang Piao Xiao San* (➡ BB: S. 399, EBB: S. 362).

Diätetik: Siehe auch Nieren-*Yang*-Mangel (➡ 7.12.2).

11.9.4　Niere unfähig, das *Qi* aufzunehmen *(Shen Bu Na Qi)*

Synonym: Unfähigkeit der Niere, das *Qi* zu empfangen; Innen-Mangel-Kälte-Syndrom, Leitsymptome ➡ Tab. 11.8, siehe auch Lungen-*Qi*- und Nieren-*Yang*-Mangel (➡ 11.11.13).

Symptome

Wie bei Nieren-*Yang*-Mangel (➡ 11.9.2); zusätzlich Dyspnoe mit erschwerter Inspiration (Niere kontrolliert v. a. Einatmung), besonders bei Belastung; Husten; evtl. Harninkontinenz (klarer Urin) bei Hustenattacken; evtl. schnelle, flache Atmung; Gesichtsödeme; Asthenie; Lethargie, zusätzlich evtl. Ödeme der Extremitäten.
Zunge: Blass, schlaff, evtl. geschwollen; stark feuchter, dünner, weißer Belag.
Puls: Tief *(Chen)*, schwach *(Ruo)*, evtl. langsam *(Chi)*.

Ursachen

Nach TCM
Kongenitale Lungen- und Nierenschwäche; extreme sportliche Betätigung, v. a. während der Adoleszenz, übermäßiges Heben und Stehen; chronische Erkrankungen.

Nach westlicher Vorstellung
Leitsymptom Dyspnoe (➡ 12.2.2), Asthma bronchiale (➡ 12.2.4).

Therapie

Therapieprinzipien: Niere stärken und wärmen, Nieren-*Qi*-Aufnahmefunktion und Lungen-*Qi*-Absenkungsfunktion stärken, Atmungsfunktion unterstützen.

Akupunktur: Wie bei Nieren-*Yang*-Mangel (➡ 11.9.2) **Ni 3 + M** *(Taixi)*, **Bl 23 + M** *(Shenshu)*, **Ren 4 + M** *(Guanyuan)*, **Du 4 + M** *(Mingmen)*, **Ren 6 + M** *(Qihai)*; zusätzlich **Ren 17 + M** *(Danzhong)*, **Ren 22 + M** *(Tiantu)* lenken das Lungen-*Qi* abwärts, bei Keuchatmung; **Ex-B1** *(Dingchuan)*, **Bl 13** *(Feishu)* bei Keuchatmung, **Lu 7 + M** *(Lieque)*, **Ni 6 + M** *(Zhaohai)* Kombination öffnet *Ren Mai*, stärkt die Lungen-*Qi*-Absenkungsfunktion und die Nieren-*Qi*-Aufnahmefunktion, unterstützt die Kehle; **Ni 7 + M** *(Fuliu)* stärkt Nieren-*Yang*, gut bei Atembeschwerden; **Ni 25 +** *(Shencang)* wichtiger thorakaler Lokalpunkt, öffnet den Thorax, gut bei Dyspnoe, fördert die *Qi*-Aufnahmefunktion der Niere; **Du 12 +** *(Shenzhu)* stärkt das Lungen-*Qi* (nach G. Maciocia), gut bei chronischem Verlauf.

Rezept: *Hei Xi Dan* (➡ BB: S. 252, EBB: S. 230). *Cave:* Nicht länger als 3 Tage verschreiben, Kontraindikation Schwangerschaft (bleihaltig). *Su Zi Jiang Qi Tang* (➡ 8.2.11.b): Bei Schleimfeuchtigkeits-Retentionen in der Lunge und Nieren-*Yang*-Mangel. Weitere Rezeptvorschläge (➡ 11.11.13).

Diätetik: Siehe auch Diätetik bei Nieren-*Yang*-Mangel (➡ 7.12.2).

11.9.5   Wasserüberfluss *(Shen Xu Shui Fan)*

Innen-Mangel-Fülle-Kälte-Syndrom, beinhaltet vier *Yang*-Mangel-Zustände von *Zang*-Organen: *Yang*-Mangel der Niere, Lunge, Milz und des Herzens mit Zeichen der Stagnation im Wasserkreislauf. Leitsymptome ➡ Tab. 11.8.

Symptome

Nieren-Yang-Mangel: Verminderte Urinausscheidung von klarem Urin; Ödeme, v. a. der Beine und Knöchel; Schmerz-/Kälte- und Schwächegefühl im LWS- und Kniebereich.
Wasserüberfluss in der Lunge: Belastungsdyspnoe; Husten; Keuchatmung; reichlich wässriges, evtl. schaumiges Sputum.
Wasserüberfluss im Herzen: Palpitationen; kalte Hände, bei Blut-Stase auch Lippen- und Gesichtszyanose.
Milz-Yang-Mangel: Evtl. Oberbauchbeschwerden; Meteorismus und Völlegefühl oder anhaltende wässrige Diarrhö.

11

Zunge: Blass, feucht, geschwollen, evtl. blauviolett (Herz–Blut-Stase); weißer, evtl. dicker und zäher Belag.

Puls: Tief *(Chen)*, schwach *(Ruo)*, langsam *(Chi)*, evtl. rau *(Se)* als Zeichen der Blut-Stagnation.

Ursachen

Nach TCM

Chronische Feuchtigkeitsretention (➜ 9.3.4) schädigt die Nierenfunktion; Übermaß an kaltem, rohem Essen mit nachfolgendem Milz-*Yang*-Mangel (➜ 11.5.2); Herz-Beteiligung durch Herz-*Yang*-Mangel (➜ 11.1.2) bei schwacher Konstitution oder starken psychischen Problemen; Lungen-*Qi*-Mangel (➜ 11.3.1) durch äußere Kälte-Invasion.

Nach westlicher Vorstellung

Leitsymptom Ödeme (➜ 12.17.1), Herzinsuffizienz (➜ 12.1.3), Diarrhö (➜ 12.5.4), Dyspnoe (➜ 12.2.2).

Therapie

Therapieprinzipien: Nieren- und Milz-*Yang* stärken und wärmen. Feuchtigkeit ausleiten, evtl. Herz-*Yang* stärken und erwärmen, evtl. Lungen-*Qi* stärken.

Akupunktur: Bl 23 + M *(Shenshu)* stärkt Nieren-*Yang*; **Du 4 + M** *(Mingmen)* stärkt das *Mingmen* (➜ 3.3.6) und fördert damit die Wassertransformation; **Bl 20 + M** *(Pishu)* stärkt Milz-*Yang* (mit Moxa); **Mi 6 –** *(Sanyinjiao)*, **Mi 9 –** *(Yinglingquan)*, **Ren 9 –** *(Shuifen)* stärken *Qi* und eliminieren Feuchtigkeit, bei Ödemen; **Bl 22 –** *(Sanjiaoshu)*, **Ma 28 –** *(Shuidao)* stärken die Flüssigkeitstransformation im unteren der *San Jiao*; **Ni 7 + M** *(Fuliu)* stärkt Nieren-*Yang*; bei Überfluss im Herzen zusätzlich **Bl 15 + M** *(Xinshu)* und **Du 14 + M** *(Dazhui)* stärken mit Moxa Herz-*Yang*; bei Überfluss in der Lunge zusätzlich **Bl 13 + M** *(Feishu)* und **Du 12 + M** *(Shenzhu)* stärken Lungen-*Qi*; **Lu 7 + M** *(Lieque)* stärkt die Lungenfunktion in der Kontrolle über die Wasserwege, entfernt Ödeme; **Bl 53 –** *(Baohuang)* löst die Stagnation im Wasserkreislauf.

Rezept: Basisrezeptur bei Nieren–*Yang*-Mangel: *Jin Gui Shen Qi Wan* (➜ 8.2.10.e), bewährte Variante: *Ji Sheng Shen Qi Wan* (➜ 8.2.10.e).

Diätetik: Siehe Diätetik bei Nieren–*Yang*-Mangel (➜ 7.12.2), Milz-*Yang*-Mangel (➜ 7.9.1), Herz-*Yang*-Mangel (➜ 7.6.2).

11.9.6 Nieren-*Yin*-Mangel *(Shen Yin Xu)*

Synonym: Nieren-*Yin*-Leere oder –Schwäche; Innen-Mangel-Hitze-Syndrom. Bei zusätzlichem Mangel-Feuer: Innen-Mangel-Fülle-Hitze-Syndrom, Leitsymptome ➜ Tab. 11.8.

Symptome

Allgemeiner Yin-Mangel: Wangenrötung; Hitzesensation in Thorax, Handflächen und Fußsohlen; Hitzeunverträglichkeit; subfebrile Temperaturen v. a. nachmittags; Nachtschweiß; Mund- und Rachentrockenheit; Durst, wenig, konzentrierter, dunkelgelber Urin; Obstipation.

Nieren-Yin-Mangel (Unterernährung von Gehirn, Knochen und Reproduktionsorganen): Vergesslichkeit; schwacher Schwindel; Tinnitus (z. B. Rauschen, Beginn allmählich und langsam) und Schwerhörigkeit; Schlafstörungen mit vielen Träumen; nächtliche Spermatorrhö; Ejaculatio praecox; Schwächegefühl und Schmerzen in der LWS-Region und in den Knien.

Bei zusätzlicher Mangel-Hitze: Stärkere Hitzezeichen; geistige und sexuelle Übererregbarkeit; erotische Träume; psychische Rastlosigkeit; vage, nicht fassbare, aber deutlich wahrnehmbare Ängste; evtl. Hämaturie.

Zunge: Rot, evtl. Risse und Einfurchungen; trocken, wenig Belag oder belaglos.
Puls: Dünn *(Xi)*, schnell *(Shuo)*.

Ursachen

Nach TCM
Nach langer, schwerer Erkrankung; Blutverlust, Drogen, Alkoholgenuss; Konstitution; Mangelernährung in der Kindheit; chronische Depression kann Nieren-*Yin* verbrauchen; nach hoch fieberhaften Erkrankungen; chronische Überarbeitung; exzessives Sexualleben, Überdosierung von „heißen Arzneien"; bei Mangel-Feuer zusätzlich psychische Probleme mit chronischen Angstzuständen; das Nieren-*Yin* ist die Wurzel allen *Yin* des Körpers und damit eng verbunden mit dem *Yin* von Herz, Leber und Lunge. Jeder Nieren-*Yin*-Mangel kann zu einem *Yin*-Mangel dieser Organe führen und umgekehrt, in der klinischen Praxis tritt ein Nieren-*Yin*-Mangel meist in Kombination auf (s. auch kombinierte Syndrome ➥ 11.11).

Nach westlicher Vorstellung
Leitsymptom Schwindel (➥ 12.11.1), Leitsymptom Zahn- und Kieferschmerzen (➥ 12.3.4), Leitsymptom Halsentzündungen (➥ 12.3.5), Kopfschmerzen (➥ 12.11.3), Tinnitus, Schwerhörigkeit (➥ 12.11.2), Hypertonus (➥ 12.1.5), Leitsymptom Harninkontinenz (➥ 12.7.2), Menstruationsstörungen: Amenorrhö, Metrorrhagie (➥ 12.8.9); klimakterische Beschwerden (➥ 12.8.11), Sterilität bei der Frau (➥ 12.8.10) und beim Mann (➥ 12.8.5), HWS-Beschwerden (➥ 12.10.2), LWS-Beschwerden (➥ 12.10.9), Obstipation (➥ 12.5.5), psychovegetatives Syndrom (➥ 12.13.1).

Therapie

Therapieprinzipien: Nieren-*Yin* stärken, evtl. Mangel-Hitze klären und den Geist-*Shen* beruhigen.

Akupunktur: Moxa kontraindiziert! **Bl 23 +** *(Shenshu)* und **Ni 3 +** *(Taixi)* stärken die Nieren und das *Yin*; **Ni 7 +** *(Fuliu)* stärkt die Nieren und -*Yin*; gut bei Nachtschweiß durch Nieren-*Yin*-Mangel in Kombination mit **He 6** *(Yinxi)*; **Ni 6 +** *(Zhaohai)* nährt v. a. Nieren-*Yin* (bewährt!) und die Körperflüssigkeiten, befeuchtet die Trockenheit (gut bei Mundtrockenheit), **Ni 10 +** *(Yingu)* stärkt die Niere, v. a. *Yin* (**Ni 6 → Ni 9** wirken intensiver in der *Yin*-Stärkung), klärt Hitze; **Ni 9 +** *(Zhubin)* stärkt Nieren-*Yin*, beruhigt den Geist-*Shen*, gut bei Panikzuständen und seelischer Rastlosigkeit, öffnet den Thorax, bei thorakalem Beklemmungsgefühl und Palpitationen; **Ren 4 +** *(Guanyuan)* stärkt Nieren-*Yin* und Essenz-*Jing*; **Ren 1 +** *(Huiyin)* stärkt Nieren-*Yin* und Essenz-*Jing*, bei Kombination mit **Ni 3** und **He 7** bei nächtlicher Spermatorrhö durch Nieren-*Yin*-Mangel; **Mi 6 +** *(Sanyinjiao)* stärkt Nieren- und Leber-*Yin*, beruhigt den Geist-*Shen*;

11

Ni 2 – *(Rangu)* entfernt Mangel-Hitze aus der Niere (Hauptpunkt!): **Ni 1** *(Yongquan)* lässt Exzess (z. B. auch Mangel-Hitze) vom Kopf absteigen; bei zusätzlichem aufsteigendem Leber-*Yang* **Gb 20 –** *(Fengchi)* und **Le 3 –** *(Taichong)*; bei Mangel-Feuer zusätzlich **He 5 –** *(Tongli)* und **Lu 7 –** *(Lieque)* als bewährte Kombination, um Hitze (verwirrt den Geist-*Shen*) nach unten zu leiten; **Lu 10 –** *(Yuji)* klärt Lungen-Hitze, befreit den Rachen und leitet Hitze vom Kopf ab (bei trockenem, evtl. blutig tingiertem Husten).

Zusatzpunkte nach Symptomatik (nach E. Wiseman ➡ 14.3.2): Bei Schwindel **Du 20** *(Baihui)*, **Du 16** *(Fengfu)* und **Gb 39** *(Xuanzhong)*; bei Tinnitus **SJ 17** *(Yifeng)*, **GB 2** *(Tinghui)*, **SJ 3** *(Zhongzhu)*; bei Mund- und Rachentrockenheit **Ni 2** *(Rangu)*, **SJ 2** *(Yemen)* und evtl. **Ex-HN 12** *(Jinjin)* **B** und **Ex-HN 13** *(Yuye)* **B**; bei Hitzewallungen **Ni 2 +** *(Rangu)*, **He 8 +** *(Shaofu)*, **Lu 10 +** *(Yuji)* und **Pe 5 +** *(Jianshi)*; bei Lumbalschmerz **Du 3 +** *(Yaoyangguan)*, **Bl 40 +** *(Weizhong)*, **Bl 60 +** *(Kunlun)*; bei Spermatorrhö **Ni 12 +** *(Dahe)*, **Ren 6 +** *(Qihai)*, **He 7 +** *(Shenmen)*, **Ma 36 +** *(Zusanli)*; bei Nachtschweiß **Dü 3 +** *(Houxi)*, **He 6 +** *(Yinxi)*; bei Leber- und Nieren-*Yin*-Mangel **Bl 18 +** *(Ganshu)* und **Le 3 +** *(Taichong)*; bei Herz- und Nieren-*Yin*-Mangel **Bl 15 +** *(Xinshu)*, **Bl 17 +** *(Geshu)*, **Pe 6** *(Neiguan)*, **He 7 +** *(Shenmen)*; bei Lungen- und Nieren-*Yin*-Mangel **Bl 13 +** *(Feishu)*, **Bl 43 +** *(Gaohuang)*, **Lu 5 +** *(Chize)*.

Rezept: Basisrezept *Liu Wei Di Huang Wan* (➡ 8.2.10.d), in milden Fällen auch *Er Zhi Wan* (➡ 8.2.10.d). Bei Mangel-Hitze-Zeichen *Zhi Bai Di Huang Wan* (➡ 8.2.10.d). Bei Leber- und Nieren-*Yin*-Mangel (➡ 11.11.20) *Qi Ju Di Huang Wan* (➡ 8.2.10.d). Bei Herz- und Nieren-*Yin*-Mangel (➡ Disharmonie zwischen Herz und Niere ➡ 11.11.11) *Tiang Wan Bu Xin Dan* (➡ 8.2.14.b). Bei Lungen- und Nieren-*Yin*-Mangel *Bai He Gu Jin Tang* (➡ 8.2.7).

Diätetik: ➡ 7.11.3.

11.9.7 Nieren-*Qi*-Mangel *(Shen Qi Xu)*

Synonym: Nieren-*Qi*-Leere oder –Schwäche, Innen-Mangel-Syndrom, Leitsymptome ➡ Tab. 11.8.

Symptome

Wundheitsgefühl, Schmerz und Schwäche lumbal und der Beine, verstärkt bei Überanstrengung, lockere Zähne, Haarverlust, Schwindel, Kraftlosigkeit, Tinnitus, Schwerhörigkeit bis Taubheit, Fersenschmerzen, Fluor vaginalis bei Frauen, Impotenz und Ejaculatio praecox, Spermatorrhö bei Männern.

Zunge: Blass, evtl. geschwollen.
Puls: Tief *(Chen)* und schwach *(Ruo)*, v. a. an der Nierenposition.

Ursachen

Nach TCM
Konstitutionell (Schwäche des Vorhimmels-*Qi* ➡ 3.3.1), Schädigung des Nieren-*Qi* durch extreme Überanstrengung oder nach lang dauernder schwerer Erkrankung.

Nach westlicher Vorstellung
Spermatorrhö, Ejakulationsschwierigkeiten, Fluor vaginalis.

Therapie

Therapieprinzipien: Nieren-*Qi* unterstützen und tonisieren.

Akupunktur: Bl 23 + *(Shenshu)* stärkt die Nieren, **Ren 4 +** *(Guanyuan)* stärkt die Nieren, das *Yuan-Qi;* **Du 4 +** *(Mingmen)* stärkt die Nieren; **Ren 6 +** *(Qihai)* stärkt das *Yuan-Qi* und das *Qi* allgemein; **Ma 36 +** *(Zusanli)* stärkt die Milz (für Nachhimmels-*Qi* verantwortlich) und das *Qi;* **Ni 3 +** *(Taixi)* stärkt die Niere; **Bl 52** *(Zhishi)* stärkt die Niere und die Willenskraft. *Nach Symptomatik zusätzlich:* bei Schwindel: **Du 20 +** *(Baihui),* **Du 16 +** *(Fengfu)* und **Gb 39** *(Xuanzhong);* bei Tinnitus, Schwerhörigkeit: **SJ 17 +** *(Yifeng),* **Gb 2** *(Tinghui),* **Dü 19** *(Tinggong)* und **SJ 3** *(Zhongzhu);* bei Schmerz und Schwäche lumbal und Beine: **Du 3** *(Yaoyangguan),* **Bl 40** *(Weizhong),* **Gb 34** *(Yanglingquan),* **Gb 39** *(Xuanzhong)* und **Bl 60** *(Kunlun);* bei Spermatorrhö: **Ni 12** *(Dahe)* und **He 7** *(Shenmen);* bei Fersenschmerz: **Pe 7** *(Daling),* **Bl 62** *(Shenmai)* und **Bl 60** *(Kunlun);* bei Fluor vaginalis: **Gb 26** *(Daimai),* **Bl 30** *(Baihuanshu),* **Bl 32** *(Ciliao)* und **Mi 6** *(Sanyinjiao).*

Rezept: *Da Bu Yuan Jian* (➡ 8.2.10.d); *Zuo Gui Wan* (➡ 8.2.10.d). Wenn Hauptsymptom aus kontinuierlichen lumbalen Schmerzen und Schwäche in den Beinen besteht, die sich bei Bewegung verschlimmern und sich durch Ruhe bessern: Kombination von *Zuo Gui Wan* (➡ 8.2.10.d) mit *Er Long Zuo Ci Wan* (➡ BB: S. 294; EBB: S. 265). Wenn Tinnitus, Schwerhörigkeit/Taubheit und Trägheit des Geist-*Shen* (z. B. Vergesslichkeit, Benommenheit) Hauptzeichen sind mit Schwindel, Kraftlosigkeit und schmerzhafter Lumbalgegend: *Zuo Gui Wan* (➡ 8.2.10.d) mit *Dang Shen* (Rx. Codonopsitis) und *Huang Qi* (Rx. Astragali).

11.10 Syndrome der Harnblase *(Pang Guang)*

- **TCM-Funktion** (➡ 3.4.8): *Qi*-Transformation; Flüssigkeitsaufnahme und -ausscheidung.
- **TCM-Pathologie**: Miktionsstörungen.

11

11.10.1 Feuchte-Hitze in der Blase *(Pang Guang Shi Re)*

Synonym: Nässe-Hitze in der Blase; Innen-Fülle-Hitze-Syndrom, Leitsymptome ➡ Tab. 11.8.

Symptome

Blasenfunktionsstörungen: Harndrang, Dys- und Pollakisurie; Harntröpfeln oder evtl. Harnverhalt; trüber, dunkelgelber Urin. Schleim-Hitze: Evtl. Hämaturie oder Harnsteine; evtl. Völle- und Druckgefühl im Unterbauch; Schmerzen im LWS-Bereich.
Hitze: Durst, evtl. Fieber.
Zunge: Rot; dicker, gelber, klebrig-schmieriger Belag, v. a. an der Wurzel.
Puls: Schnell *(Shuo),* schlüpfrig *(Hua),* evtl. saitenförmig *(Xian).*

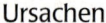

Ursachen

Nach TCM
Invasion äußerer pathogener Feuchte-Hitze oder Feuchte-Kälte (mit Transformation in Hitze) in die Harnblase; übermäßiger Verzehr von scharfen, fettigen und süßen Speisen; lange bestehende unterdrückte Misstrauens- und Eifersuchtsgefühle führen zu Leber-*Qi*-Stauung (➡ 11.7.2), die das Syndrom begünstigt.

Nach westlicher Vorstellung
Entzündliche Erkrankungen der Blase und der ableitenden Harnwege wie Harnwegsinfekt (➡ 12.7.3); Leitsymptom Dysurie (➡ 12.7.1), Leitsymptom Harninkontinenz (➡ 12.7.2), Harnsteine (➡ 12.7.4), Prostatitis (➡ 12.8.4).

Therapie

Therapieprinzipien: Feuchte-Hitze im unteren der *San Jiao* klären, Schleim und Feuchtigkeit transformieren, Diurese fördern.

Akupunktur: Bl 28 *(Pangguangshu)*, **Ren 3 − N** *(Zhongji)*, **Bl 66 −** *(Zutonggu)* entfernen Hitze aus der Blase; **Mi 6 −** *(Sanyinjiao)* und **Mi 9 −** *(Yinlingquan)* stärken die Milz, helfen, Stagnationen von Feuchtigkeit und Schleim aufzulösen, entfernen Hitze aus dem unteren der *San Jiao*; **Bl 22 −** *(Sanjiaoshu)* stimuliert die Wassertransformation im unteren der *San Jiao*; **Le 8 −** *(Ququan)* entfernt Feuchte-Hitze vom unteren der *San Jiao*; **Bl 63 −** *(Jinmen)* v. a. bei akuter Dysurie; **Bl 23 +** *(Shenshu)* stärkt die Niere und harmonisiert den Wasserfluss v. a. im unteren der *San Jiao*.

Rezept: *Ba Zheng San* (➡ 8.2.8.b).

Diätetik: ➡ 7.13.1.

11 | 11.11 Kombinierte Krankheitssyndrome

Leitsymptome der kombinierten Syndrome			
Syndrom	**Leitsymptome**	**Zunge**	**Puls**
Herz- und Lungen-*Qi*-Mangel ➡ 11.11.1	Palpitationen mit Ängstlichkeit, Kurzatmigkeit, Keuchatmung bei Belastung, thorakales Engefühl, Spontanschweiß	Blass (evtl. geschwollen). *Belag:* Dünn, weiß	Dünn und schwach, evtl. unregelmäßig
Herz-und Lungen-*Yang*-Mangel ➡ 11.11.2	Druckgefühl und Schmerz thorakal und kardial, Palpitationen, kraftloser Husten, Keuchatmung, Kälteaversion, kalte Hände und Füße, Lippenzyanose	Blass oder blauviolett. *Belag:* Weiß und feucht	Tief, langsam, schwach

Forts. ➡

Leitsymptome der kombinierten Syndrome *(Forts.)*			
Syndrom	**Leitsymptome**	**Zunge**	**Puls**
Herz- und Lungen-*Yin*-Mangel ➡ 11.11.3	Herz-Palpitationen, trockener Husten mit wenig, zähflüssigem, schwer abzuhustendem Schleim, Hitzewallungen, Hitze der fünf Flächen, Schlafstörungen	Rot, trocken. *Belag:* Wenig	Dünn, schnell
Herz-Blut- und Milz-*Qi*-Mangel ➡ 11.11.4	Palpitationen, Schreckhaftigkeit, Schlafstörungen, Panikattacken, Vergesslichkeit; Appetitverlust und weiche, breiige Stühle	Blass. *Belag:* Dünn, weiß	Dünn, schwach, evtl. rau
Herz- und Milz-*Qi*-Mangel ➡ 11.11.5	Palpitationen, Appetitverlust, abdominelles Spannungsgefühl, Spontanschweiß, Erschöpfung	Blass. *Belag:* Dünn, weiß	Schwach und leer
Herz- und Milz-*Yang*-Mangel ➡ 11.11.6	Völlegefühl und Schmerz thorakal und kardial, breiige Stühle, Herz-Palpitationen, Konzentrationsstörungen, Kälteaversion und kalte Extremitäten	Blass oder dunkel und livide. *Belag:* Weiß	Schwach
Herz- und Leber-Blut-Mangel ➡ 11.11.7	Herz-Palpitationen und starkes Herzklopfen, Vergesslichkeit, Schlafstörungen, Schwindel, Taubheitsgefühle der Extremitäten, Ängstlichkeit	Blass	Dünn und schwach
Herz- und Gallenblasen-*Qi*-Mangel ➡ 11.11.8	Furchtsamkeit, Schüchternheit und Ängstlichkeit mit Palpitationen und Panikattacken, Schlafstörungen, evtl. Depression	Normal oder blass, evtl. Riss an Zungenspitze. *Belag:* Dünn, weiß	Schwach, dünn und schnell oder dünn und saitenförmig
Herz- und Nieren-*Qi*-Mangel ➡ 11.11.9	Palpitationen, Spermatorrhö und Ejaculatio praecox, Kurzatmigkeit und Spontanschweiß, Harninkontinenz	Blass, geschwollen. *Belag:* Weiß	Schwach und leer
Herz- und Nieren-*Yang*-Mangel ➡ 11.11.10	Palpitationen, Harnretention mit Ödemen oder viel klarer Urin, Lippenzyanose, Kälteaversion und kalte Extremitäten	Blass. *Belag:* Feucht, weiß	Tief und evtl. verlangsamt
Disharmonie zwischen Herz und Niere ➡ 11.11.11	Palpitationen, Schlafstörungen, Rastlosigkeit, Schwäche und Schmerz lumbal und Beine, nächtliche Samenergüsse, Nachtschweiß	Rot. *Belag:* Wenig oder belaglos	Dünn, schnell
Lungen- und Milz-*Qi*-Mangel ➡ 11.11.12	Schwacher Husten mit viel wässrigem, weißlichem Auswurf, Keuchatmung und Kurzatmigkeit, Appetitverlust, weiche, breiige Stühle	Blass, evtl. geschwollen. *Belag:* Weiß, dünn oder dick	Schwach, leer
Lungen-*Qi*- und Nieren-*Yang*-Mangel ➡ 11.11.13	Keuchatmung (vor allem Einatmung schlecht), Kurzatmigkeit, Kältegefühl vor allem der Extremitäten, entweder häufiges Wasserlassen oder Harnretention mit Ödemen	Blass oder blauviolett, schlaff, geschwollen, feucht. *Belag:* Weiß, dünn	Tief, schwach, evtl. langsam

11

Forts. ➡

Leitsymptome der kombinierten Syndrome *(Forts.)*			
Syndrom	**Leitsymptome**	**Zunge**	**Puls**
Lungen- und Nieren-*Yin*-Mangel ➡ 11.11.14	Trockener Husten, abendliche Hitzesensationen, Nachtschweiß, Wangenröte, nächtliche Samenergüsse	Rot; belaglos	Dünn, schnell
Leber-Feuer verletzt die Lunge ➡ 11.11.15	Attackenartiger Husten mit gelblichzähem oder blutig tingiertem Sputum, evtl. Bluthusten, Reizbarkeit, Zorn, Hitze oben, rote, gereizte Augen	Rot oder rötlich (v. a. an Rändern). *Belag:* Dünn, trocken	Schnell, saitenförmig
Milz- und Leber-Blut-Mangel ➡ 11.11.16	Schwindel, verschwommenes Sehen, Taubheitsgefühle und Kribbelparästhesien, Appetitverlust, weiche, breiige Stühle	Blass, evt. orangefarbene Ränder	Schwach, dünn, evtl. rau
Milz- und Nieren-*Yang*-Mangel ➡ 11.11.17	Chronische Diarrhö vor allem gegen Morgen, Blässe, Kälteaversion, vor allem lumbal und kalte Extremitäten	Geschwollen, blass. *Belag:* Dünn, weiß	Tief, schwach, langsam
Leber-*Qi* attackiert die Milz ➡ 11.11.18	Wechsel von Obstipation und Diarrhö, Spannung und Schmerz im Abdomen und Hypochondrium, Appetitverlust, Gemütsschwankungen, Reizbarkeit	Blass mit geröteten Rändern	Links saitenförmig, rechts schwach
Leber-*Qi* attackiert den Magen ➡ 11.11.19	Reizbarkeit, Spannung und Schmerz in Epigastrium und Hypochondrium, Säurereflux, Übelkeit	Blass, evtl. gerötete Ränder	Schwach rechts, links saitenförmig
Leber- und Nieren-*Yin*-Mangel ➡ 11.11.20	Augen-/Halstrockenheit, Nachtschweiß, verspätete Menstruation, Schwindel, Kopfschmerzen, nächtliche Samenergüsse	Rot; belaglos	Schnell, dünn, evtl. rau, oberflächlich
Feuchtigkeit in der Milz und Leber-*Qi*-Stauung ➡ 11.11.21	Appetitverlust, Völlegefühl und Schmerz abdominal, körperliches Schweregefühl, Spannungsgefühl thorakal und hypochondrial, bitterer Mundgeschmack	*Belag:* Dick, schmierig-klebrig, evtl. gelb	Saitenförmig, schlüpfrig
Nieren-*Yin*- und Nieren-*Yang*-Mangel ➡ 11.11.22	Wundheitsgefühl und Schwäche lumbal und Beine, Tinnitus, Schwindel, Mangel-Kälte- und Mangel-Hitze-Zeichen: z. B. Kälteaversion und Hitzewallungen	Geschwollen und leicht rot. *Belag:* Dünn	Dünn und schwach, v. a. an der Nierenposition

Tab. 11.9

11.11.1 Herz- und Lungen-*Qi*-Mangel *(Xin Fei Qi Xu)*

Innen-Mangel-Syndrom. Leitsymptome ➡ Tab. 11.9. *Anmerkung*: Bei Thoraxschmerzen findet sich dieses Syndrom oft in Kombination mit *Qi*-Stagnation (➡ 9.3.1), Blut-Stase (➡ 9.3.2) oder Schleimretention (➡ 9.3.4). Die Symptome des Mangels zeigen sich dann meist mehr zwischen den Schmerzattacken.

Symptome

Herz-Palpitationen mit Ängstlichkeit, Kurzatmigkeit, Husten und Keuchatmung bei Belastung, kardiales und thorakales Engegefühl, helle Blässe, Erschöpfung, Müdigkeit und Kraftlosigkeit, Konzentrationsstörungen, Husten mit dünnflüssigem, klarem Sputum, schwache Stimme, mag nicht sprechen, Spontanschweiß; alle Symptome können initiiert oder verschlimmert werden durch Belastung.

Bei zusätzlicher Mitbeteiligung der Milz: (Milz-*Qi*-Mangel ➡ 11.5.1) Appetitverlust, abdominales Völlegefühl, weiche breiige Stühle.

Zunge: Blass mit dünnem weißem Belag (auch geschwollen mit Zahneindrücken).

Puls: Dünn *(Xi)* und schwach *(Ruo)*, evtl. auch unregelmäßig.

Ursachen

Nach TCM

Herz-*Qi*-Mangel (➡ 11.1.1) mit unzureichender Blutzirkulation, der einen Lungen-*Qi*-Mangel (➡ 11.3.1) nach sich zieht. Das *Qi* stagniert im Thorax, anstatt abzusteigen. Möglich auch: Husten und Keuchatmung, die einen Lungen-*Qi*-Mangel verursachen und nachfolgend das Herz in Mitleidenschaft ziehen kann.

Nach westlicher Vorstellung

Herzerkrankungen, KHK, Schwäche nach langen Erkrankungen.

Therapie

Therapieprinzipien: Herz- und Lungen-*Qi* stärken, evtl. Milz-*Qi* stärken.

Akupunktur: Bl 13 + M *(Feishu)*, **Bl 15 + M** *(Xinshu)* stärken Herz- und Lungen-*Qi;* **Ren 14 + M** *(Juque)* reguliert das Herz und beseitigt Schmerz, senkt gegenläufiges Lungen-*Qi* ab; **Bl 43 + M** *(Gaohuang)* stärkt und nährt Lunge, Herz, Nieren, Milz und Magen, unterstützt das *Yuan-Qi;* **Ren 4 + M** *(Guanyuan)* stärkt die Nieren, *Yuan-Qi* und Essenz-*Jing;* **Ren 6 + M** *(Qihai)* stärkt *Qi* allgemein; **Lu 7 +** *(Lieque)* senkt gegenläufiges Lungen-*Qi* ab; **Pe 6 +** *(Neiguan)* entspannt den Thorax; **Ren 17** *(Danzhong)* reguliert *Qi* und entspannt den Thorax; **Bl 17 +** *(Geshu)* belebt das Blut und beseitigt Blut-Stase; **Lu 9 +** *(Taiyuan)* stärkt die Lunge und reguliert deren *Qi*-Fluss; **Ma 36 + M** *(Zusanli)* stärkt das *Qi* allgemein, bei Schlafstörungen zusätzlich **Ex-HN** *(Anmian)*.

Rezept: *Bao Yuan Tang* (➡ BB: S. 263, EBB: S. 239); *Si Jun Zi Tang* (➡ 8.2.10.a) mit *Huang Qi* (Rx. Astragali) *und Shan Yao* (Rx. Dioscoreae)*; Yang Xin Tang* (➡ 8.2.14.b) bei gleichzeitig bestehendem Herz- und Milz-*Qi*-Mangel (➡ 11.11.5).

Diätetik: ➡ 7.6.1 und 7.7.1.

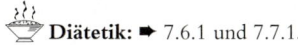

11.11.2 Herz- und Lungen-*Yang*-Mangel *(Xin Fei Yang Xu)*

Innen-Mangel-Kälte-Syndrom. Leitsymptome: ➡ Tab. 11.9.

Symptome

Hauptsymptome: Druckgefühl und Schmerzen thorakal und kardial.

Zusatzsymptome: Herz-Palpitationen, kraftloser Husten und Keuchatmung, Kälteaversion, kalte Hände und Füße, Lippenzyanose.

Zunge: Blass oder blauviolett. *Belag:* Weiß und feucht.

Puls: Tief *(Chen)*, langsam *(Chi)* und schwach *(Ruo)*.

Ursachen

Nach TCM

Wie bei Herz-*Yang*-Mangel (➡ 11.1.2) und Lungen-*Yang*-Mangel (entsteht meist bei Patienten mit Lungen-*Qi*-Mangel (➡ 11.3.1) mit bestehendem *Yang*-Mangel; Zeichen sind kraftloser Husten und Keuchatmung, Blässe, Kälteaversion und kalte Extremitäten.

Nach westlicher Vorstellung

Herzerkrankungen; Lungenerkrankungen.

Therapie

Therapieprinzipien: (Herz- und Lungen-)*Qi* stärken und *Yang* erwärmen, Thorax entspannen und Schmerz stillen.

Akupunktur: Bl 15 + M *(Xinshu)*, **Bl 13 + M** *(Feishu)* stärken die Lunge und das Herz; **Ren 14 + M** *(Juque)* reguliert das Herz und beseitigt Schmerz, senkt gegenläufiges Lungen-*Qi* ab und entspannt den Thorax; **Lu 9 + M** *(Taiyuan)* stärkt die Lunge und reguliert deren *Qi*-Fluss, reguliert und harmonisiert die Blutgefäße; **Ren 6 + M** *(Qihai)*, **Ren 4 + M** *(Guanyuan)* stärken das *Yuan-Qi*; **Du 4 + M** *(Mingmen)* stärkt die Nieren und das *Yang*; **Ma 36 + M** *(Zusanli)* stärkt das *Qi*.

Rezept: *Bao Yuan Tang* (➡ BB: S. 263, EBB: S. 239).

Diätetik: ➡ 7.6.2 und 7.7.1.

11.11.3 Herz- und Lungen-*Yin*-Mangel *(Xin Fei Yin Xu)*

Innen-Mangel-Hitze-Syndrom. Leitsymptome: ➡ Tab. 11.9.

11

Symptome

Hauptsymptome: Trockener Husten, Herz-Palpitationen, Hitzewallungen v. a. nachmittags.
Zusatzsymptome: Husten mit wenig, zähflüssigem, erschwert abzuhustendem Schleim, Schlafstörungen, Schlaflosigkeit mit vielen Träumen, trockene Lippen, Halstrockenheit, wenig konzentrierter Urin, Hitze der fünf Flächen (Handflächen, Fußsohlen und thorakal), Nachtschweiß.
Zunge: Rot und trocken mit wenig Belag.
Puls: Dünn *(Xi)* und schnell *(Shuo)*.

Ursachen

Nach TCM

Ursachen wie bei Herz-*Yin*-Mangel (➡ 11.1.4) und Lungen-*Yin*-Mangel (➡ 11.3.2).

Therapie

Therapieprinzipien: *Yin* nähren und Hitze absenken, Lunge befeuchten und den Geist-*Shen* beruhigen.

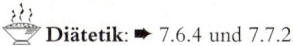

Akupunktur: Bl 15 + *(Xinshu)*, **Bl 13 +** *(Feishu)* stärken das Herz und die Lunge; **Bl 17 +** *(Geshu)* gut mit **Bl 19** *(Danshu)* bei *Yin*-Mangel und Nachtschweiß; **Bl 43 +** *(Gaohuangshu)* nährt *Yin* und klärt Hitze, beruhigt den Geist-*Shen;* **Lu 5 +** *(Chize)* klärt Hitze von der Lunge, reguliert Lunge und Herz, bei Schmerz und Unruhe des Herzens; **Mi 6 +** *(Sanyinjiao)* nährt *Yin;* **He 7 +** *(Shenmen)*, **Pe 6 +** *(Neiguan)* beruhigen den Geist-*Shen;* **Pe 6** klärt auch Hitze, **Ni 3 +** *(Taixi)*, **Ni 6 +** *(Zhaohai)* nähren (Nieren-)*Yin*.

Diätetik: ➡ 7.6.4 und 7.7.2.

11.11.4 Herz-Blut- und Milz-*Qi*-Mangel *(Xin Pi Liang Xu)*

Synonym und korrekte Übersetzung: Herz und Milz beide im Mangel. Innen-Mangel-Syndrom, Leitsymptome ➡ Tab. 11.9.

Symptome

Palpitationen mit oder ohne Ängstlichkeit (meist schlechter nachts); Ruhelosigkeit; Schreckhaftigkeit, Phobien bis Panikattacken; Vergesslichkeit; oft geistig abwesend, Konzentrationsstörungen, Schlafstörungen (kann schlecht abschalten mit Einschlafstörungen und traumgestörtem Schlaf); orthostatischer Schwindel, bekommt leicht blaue Flecken, verschwommenes Sehen, Appetitverlust; Druck- und Völlegefühl abdominal; Meteorismus; weiche, breiige Stühle; Blässe; Erschöpfung und Kraftlosigkeit, Menstruation: – mehr *Qi*-Mangel: viel, hellrot, dünnflüssig, evtl. verkürzter Zyklus; – mehr Blut-Mangel: wenig, hellrot, dünnflüssig, evtl. verlängerter Zyklus.
Zunge: Blass; dünner, weißer Belag.
Puls: Dünn *(Xi)*, schwach *(Ruo)*, eventuell rau *(Se)*.

11

Ursachen

Nach TCM
Rekonvaleszenz nach schwergradiger Erkrankung; chronische Blutung; Ärger, Überanstrengung und Stress; Milz-*Qi*-Mangel (➡ 11.5.1): mangelhafte Quelle für die Blut- und *Qi*-Produktion.

Nach westlicher Vorstellung
Schlafstörungen (➡ 12.13.2), Anämie, Schwächesyndrome in der Rekonvaleszenz, multiple Sklerose, Depression, Drogenabusus, Neurasthenie.

Therapie

Therapieprinzipien: Blut, Herz und Milz tonisieren, den Geist-*Shen* beruhigen.

Akupunktur: Ma 36 + *(Zusanli)*, **Bl 20 +** *(Pishu)* tonisieren die Milz als Blutbildungsquelle; **Bl 15 +** M *(Xinshu)* stärkt das Herz; **Pe 6 +** *(Neiguan)* beruhigt den Geist-*Shen*, fördert den Schlaf; **Ren 6 +** M *(Qihai)* stärkt das *Qi* generell; **Mi 10 +** *(Xuehai)* stärkt das Blut bei stärkender Nadeltechnik; **Du 20 +** *(Baihui)* hebt das *Qi* an, bei Vergesslichkeit; **Bl 17 +** *(Geshu)* nährt das Blut, fördert mit **Bl 20** die Blutproduktion; mit direktem Moxa in Kombination mit **Bl 19** *(Ganshu)*: Allgemein stärkender Effekt auf *Qi* und Blut des Körpers; **Mi 4 +** *(Gongsun)* tonisiert die Milz, reguliert die Menstruation und den *Chong Mai* (➥ 6.3.5); **Ex-HN 3** *(Yintang)* bei Konzentrationsstörungen, Vergesslichkeit; bei vielen Träumen auch **Bl 42** *(Pohu)*; bei starken Perioden zusätzlich **Mi 10** *(Xuehai)* und **Mi 1 +** M *(Yinbai)*. *Anmerkung:* Akupunktur kann sehr effektiv bei Milz-*Qi*-Mangel sein; wenn das Blut aber sehr im Mangel-Zustand ist, müssen zusätzlich bluttonisierende Kräuter verabreicht werden.

Rezept: *Gui Pi Tang* (➥ 8.2.10.c).

Diätetik: ➥ 7.6.3 und 7.9.1. Wichtig ist eine regelmäßige Ernährung, möglichst auch der Verzicht auf Kaffee oder andere koffeinhaltige und stimulierende Getränke. Bei Frauen mit starkem Blutverlust durch die Menstruationsblutungen sollte auf ausreichenden Verzehr von eisenhaltigen Nahrungsmitteln, v. a. nach jeder Menstruation, geachtet werden.

Weitere Therapiemöglichkeiten
Entspannungsverfahren wie *Taijiquan* (➥ 5.4), Yoga oder *Qigong* (➥ 5.5), auch regelmäßiges Spazierengehen ist sehr gut, um den Geist zu beruhigen und das *Qi* wieder aufzubauen. Konzentrationsstörungen können gut durch Meditationstechniken, aber auch z. B. autogenes Training beeinflusst werden. Auf regelmäßige Schlafenszeiten achten.

11.11.5 Herz- und Milz-*Qi*-Mangel *(Xin Pi Qi Xu)*

Innen-Mangel-Syndrom. Leitsymptome: ➥ Tab. 11.9.

Symptome

Herz-Palpitationen, Appetitverlust, abdominelles Spannungsgefühl, helle Blässe, Spontanschweiß, Erschöpfung, Kraftlosigkeit, Kurzatmigkeit bei Anstrengung.
Zunge: Blass mit weißlichem Belag.
Puls: Schwach *(Ruo)* und leer *(Xu)*.

Ursachen

Nach TCM
Ursachen wie bei Herz-*Qi*- und Milz-*Qi*-Mangel (➥ 11.1.1, 11.5.1).

Therapie

Therapieprinzipien: Herz und Milz stärken.

Akupunktur: Bl 20 + M *(Pishu)*, **Bl 15 + M** *(Xinshu)* stärken Herz und Milz; **Ren 14 + M** *(Juque)* reguliert das Herz; **Ren 6 + M** *(Qihai)*, **Ren 4 + M** *(Guanyuan)* stärken das *Yuan-Qi*; **Pe 6 + M** *(Neiguan)* entspannt den Thorax und reguliert Qi, reguliert das Herz und beruhigt den Geist-*Shen*; **He 7 + M** *(Shenmen)* reguliert und stärkt das Herz; **Ma 36 + M** *(Zusanli)*, **Mi 3 + M** *(Taibai)* stärken Milz und Magen und das *Qi*; **Le 13 + M** *(Zhangmen)* reguliert den mittleren der *San Jiao*, stärkt die Milz und verbreitet das Leber-*Qi*.

Rezept: Variationen von *Gui Pi Tang* (➡ 8.2.10.c).

Diätetik: ➡ 7.6.1 und 7.9.1.

<table>
<tr><td>11.11.6</td><td></td></tr>
</table>

11.11.6   Herz- und Milz-*Yang*-Mangel *(Xin Pi Yang Xu)*

Symptome

Völlegefühl und Schmerz kardial und thorakal, breiige Stühle, Herz-Palpitationen, Appetitverlust, Meteorismus, fahle Blässe, mag nicht sprechen, Spontanschweiß, Konzentrationsstörungen, Kälteaversion und kalte Extremitäten.
Zunge: Blass oder dunkel und livide, weißlicher Belag.
Puls: Schwach *(Ruo)*.

Ursachen

Nach TCM
Siehe bei Herz-*Yang*- und Milz-*Yang*-Mangel (➡ 11.1.2, 11.5.2).

11

Therapie

Therapieprinzipien: *Qi* stärken und *Yang* stärken, Milz stärken und Herz nähren.

Akupunktur: Bl 15 + *(Xinshu)*, **Bl 20 +** *(Pishu)* stärken Herz und Milz; **Bl 17 + M** *(Geshu)* nährt und harmonisiert das Blut, belebt und bewegt das Blut; **Ren 4 + M** *(Guanyuan)*, **Ren 6 + M** *(Qihai)* stärken *Yuan-Qi*; **Pe 6 + M** *(Neiguan)* entspannt den Thorax und reguliert *Qi*, reguliert das Herz, **He 7 +** *(Shenmen)* reguliert und stärkt das Herz; **Ren 12 + M** *(Zhongwan)* stärkt Magen und Milz; **Ma 36 + M** *(Zusanli)* stärkt die Milz und *Yuan-Qi*; **Le 13 + M** *(Zhangmen)* stärkt den mittleren der *San Jiao*, reguliert den Leber-*Qi*-Fluss.

Rezept: *Bao Yuan Tang* (➡ BB: S. 263, EBB: S. 239) und zusätzlich: *Dang Gui* (Rx. Angelicae Sinensis), *Bai Zhu* (Rz. Atractylodis Macrocephalae), *Chen Pi* (Pericarpium Citri reticulatae), *Wu Wei Zi* (Fr. Schisandrae).

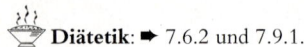 **Diätetik**: ➡ 7.6.2 und 7.9.1.

11.11.7 Herz- und Leber-Blut-Mangel *(Xin Gan Xue Xu)*

Innen-Mangel-Syndrom. Leitsymptome: ➡ Tab. 11.9

Symptome

Herz–Palpitationen und starkes Herzklopfen, Vergesslichkeit, Schlaflosigkeit evtl. mit vielen Träumen, Schwindel und verschwommenes Sehen, Taubheitsgefühle der Extremitäten; stumpf-blasse weiße Gesichtsfarbe, Ängstlichkeit, hypertone Sehnen und Muskeln (evtl. Krämpfe), Nachtblindheit, fahlstumpfe Finger- und Fußnägel.
Zunge: Blass.
Puls: Dünn *(Xi)* und schwach *(Ruo)*.

Ursachen

Nach TCM
Durch insuffiziente Blutproduktion, Blutverlust, chronische Erkrankungen, *Yin*-Schädigung bei *Wen Bing Lun*-Erkrankungen (➡ 9.5) durch Hitze.

Nach westlicher Vorstellung
Anämie, Schlafstörungen.

Therapie

Therapieprinzipien: Herz-Blut und Leber-Blut nähren.

11

Akupunktur:
Evtl. zusätzlich Moxa (wenn keine Hitzezeichen), **Bl 15 +** *(Xinshu)*, **Bl 18 +** *(Ganshu)* stärken Herz und Leber; **Bl 17 +** *(Geshu)* nährt das Blut; **Le 8 +** *(Ququan)* nährt (Leber-) Blut und *Yin*; **Mi 10** *(Xuehai)* nährt Blut, sollte v. a. eingesetzt werden, wenn zusätzlich Zeichen der Blut-Stagnation oder Blut-Stase vorliegen; **Le 3 +** *(Taichong)* reguliert den freien Leber-*Qi*-Fluss, stärkt die Leber; **Mi 6 +** *(Sanyinjiao)* nährt das *Yin* und Blut; **Ma 36 +** *(Zusanli)* stärkt das *Yuan-Qi* und nährt Blut und *Yin*; **He 7 +** *(Shenmen)* stärkt das Herz; **Pe 6 +** *(Neiguan)* reguliert das Herz, entspannt den Thorax.

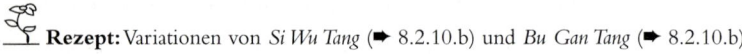 **Rezept:** Variationen von *Si Wu Tang* (➡ 8.2.10.b) und *Bu Gan Tang* (➡ 8.2.10.b)

Diätetik: ➡ 7.6.3 und 7.11.1.

11.11.8 Herz- und Gallenblasen-*Qi*-Mangel *(Xin Dan Qi Xu)*

Innen-Mangel-Syndrom. Leitsymptome: ➡ Tab. 11.9.

Symptome

Tendenz zur Furchtsamkeit und Ängstlichkeit, die Herz-Palpitationen provozieren können, akute Ängstlichkeit und häufige Panikattacken; Schlafstörungen mit vielen Träumen; Albträume, unangemessene Sorgen, Schüchternheit und Phobien; Unruhezustände, Vergesslichkeit, auch Lethargie, Müdigkeit, Depression, evtl. Spontanschweiß.

Zunge: Normal oder blass, dünner weißlicher Belag; bei kongenitaler oder lange bestehender Erkrankung evtl. ein tiefer, enger Riss an der Zungenspitze.

Puls: Schwach *(Ruo)*, dünn *(Xi)* und schnell *(Shuo)* oder dünn und saitenförmig *(Xian)*.

Ursachen

Nach TCM

Ursache ist meist eine tief sitzende oder konstitutionelle Instabilität des Geist-*Shen* in Kombination mit einem Herz-*Qi*-Mangel (➡ 11.1.1); das Syndrom kann z. B. auch ausgelöst werden durch schweren Schock oder Trauma; unregelmäßige Diät, chronische Erkrankungen, geistige Überarbeitung oder Überanstrengung verletzen die Milz, deren Funktionsbeeinträchtigung bewirkt, dass das Herz nicht mehr richtig ernährt wird mit Herz-*Qi*-Mangel (➡ 11.5.1) und auch Herz-Blut-Mangel (➡ 11.1.3). Dieser führt dazu, dass der Geist-*Shen* nicht mehr ausreichend beherbergt wird. Da ein vorrangiges Merkmal dieses Syndroms die Ängstlichkeit ist (Mut und Entscheidungsfreude werden in der TCM der Gallenblase zugesprochen ➡ 3.4.10), ist auch ein Gallenblasen-*Qi*-Mangel (➡ 11.8.1) an diesem Syndrom beteiligt.

Nach westlicher Vorstellung

Psychovegetatives Syndrom, ängstliche Neurosen, postnatale Depression, Neurasthenie, Panikattacken, Sinustachykardien, Schlafstörungen (➡ 12.13.2).

Therapie

Therapieprinzipien: *Qi* stärken und Ängstlichkeit beseitigen, den Geist-*Shen* beruhigen, das Herz nähren.

Akupunktur: He 7 + *(Shenmen)*, **Pe 6 +** *(Neiguan)* beruhigen den Geist-*Shen*; **Bl 15 +** *(Xinshu)*, **Bl 19 +** *(Danshu)* stärken Herz und Gallenblase; **Gb 34 +** *(Yanglingquan)*, **Gb 39** *(Xuanzhong)* bewegen das Leber-*Qi*; **Du 19** *(Houding)* beruhigt den Geist-*Shen*; **He 9** *(Shaochong)* reguliert das Herz-*Qi* und beruhigt den Geist-*Shen*; **Du 24** *(Shenting)* unterstützt das Gehirn und beruhigt den Geist-*Shen*; **Ma 36 +** *(Zusanli)*, **Ren 6 +** *(Qihai)* stärken das *Qi*, **Du 20** *(Baihui)* beruhigt den Geist-*Shen*; **Bl 7** *(Tongtian)* klärt den Kopf; **Gb 40** *(Qiuxu)* bewegt das Leber-*Qi* und beseitigt *Qi*-Stagnation vom Gallenblasen-Meridian, bei Schlafstörungen: **Ex-HN** *(Anmian)*, **Ex-HN 3** *(Yintang)*.

Ohrakupunktur: OP 55 *(Shenmen)*, **OP 98** (Leber), **OP 96** (Gallenblase), **OP 100** (Herz), **OP 34** (Graue Substanz), **OP 51** (Vegetativum). Zwischen den Akupunkturbehandlungen Samenkörner mit Stimulationsanweisung (z. B. täglich 3-mal und bei beginnenden Panikattacken) an den Ohrpunkten applizieren.

11

🌹 **Rezept:** *Ding Zhi Wan* (➡ BB: S. 419, EBB: S. 381); *Shi Wei Wen Dan Tang* (➡ BB: S. 477, EBB: S. 436); wenn nach einem schweren Trauma oder Schock (z. B. Autounfall) folgende Symptome auftreten: Ängstlichkeit, Schlafstörungen, Schwindel, Palpitationen, Motivationsverlust mit leicht blasser Zunge und hohlem, langsamem Puls, auch: *Gua Zhi Jia Long Gu Mu Li Tang* (➡ BB: S. 401, EBB: S. 364).

♨ **Diätetik:** ➡ 7.6.1 und evtl. auch 7.6.3.

11.11.9 Herz- und Nieren-*Qi*-Mangel *(Xin Shen Qi Xu)*

Innen-Mangel-Syndrom. Leitsymptome: ➡ Tab. 11.9.

Symptome

Herz-Palpitationen, Spermatorrhö und Ejaculatio praecox; Kurzatmigkeit, Spontanschweiß, Wundheitsgefühl und Schwäche lumbal und in den Beinen, reduziertes Hörvermögen, leuchtende Blässe, Erschöpfung und Kraftlosigkeit, Harninkontinenz, Nachtröpfeln nach dem Wasserlassen oder häufiges Wasserlassen von viel klarem Urin.
Zunge: Blass, geschwollen mit weißem Belag.
Puls: Schwach *(Ruo)* und leer *(Xu)*.

Ursachen

Nach TCM
➡ Herz-*Qi*-Mangel (➡ 11.1.1) und Nieren-*Qi*-Mangel (➡ 11.9.7).

Therapie

Therapieprinzipien: *Qi* stärken, Herz nähren, Niere stärken und Essenz-*Jing* stabilisieren.

✒ **Akupunktur: Bl 15 + M** *(Xinshu)*, **Bl 23 + M** *(Shenshu)* stärken Herz und Nieren; **Ren 14 + M** *(Juque)* stärkt und reguliert das Herz; **Ren 4 + M** *(Guanyuan)* stärkt die Nieren und das *Yuan-Qi* und Essenz-*Jing*; **Ni 3 +** *(Taixi)* stärkt die Niere; **Bl 52 +** *(Zhishi)* stärkt die Niere und unterstützt die Essenz-*Jing*; **Pe 6 +** *(Neiguan)* reguliert das Herz und entspannt den Thorax; **He 7 +** *(Shenmen)* reguliert und stärkt das Herz.

🌹 **Rezept:** *Jin Gui Shen Qi Wan* (➡ 8.2.10.e).

♨ **Diätetik:** ➡ 7.6.1 und 7.12.2.

11

11.11.10 Herz- und Nieren-*Yang*-Mangel *(Xin Shen Yang Xu)*

Innen-Mangel-Kälte-Syndrom. Leitsymptome: ➡ Tab. 11.9.

Symptome

Herz-Palpitationen und wenig Urin; Völlegefühl thorakal und kardial, Lippenzyanose, Kälteaversion und kalte Extremitäten, Harnretention mit Ödemen oder viel klarer Urin, gedunsene Extremitäten.

Zunge: Blass mit feuchtem weißlichem Belag.

Puls: Tief *(Chen)* und evtl. verlangsamt *(Chi)*.

Ursachen

Nach TCM

Wie bei Herz-*Yang*- und Nieren-*Yang*-Mangel (➡ 11.1.2, 11.9.2).

Therapie

Therapieprinzipien: *Yang* erwärmen und Kälte vertreiben.

Akupunktur: Bl 15 + M *(Xinshu)*, **Bl 23 + M** *(Shenshu)* stärken Herz und Nieren; **Ren 14 + M** *(Juque)* reguliert und stärkt das Herz; **Ren 17 + M** *(Danzhong)* reguliert *Qi* und entspannt den Thorax, unterstützt das Sammel-*Zong-Qi*; **Ren 4 + M** *(Guanyuan)* stärkt die Nieren, *Yuan-Qi* und Essenz-*Jing*, belebt das *Yang* wieder; **Du 4 + M** *(Mingmen)* stärkt die Nieren, mit Moxa v. a. Nieren-*Yang;* **Pe 6 +** *(Neiguan)* reguliert das Herz und entspannt den Thorax, **He 7 +** *(Shenmen)* reguliert und stärkt das Herz; **Ni 3 +** *(Taixi)* stärkt die Nieren (*Yin, Yang* oder *Qi*), **Ni 7** *(Fuliu)* unterstützt die Nieren, reguliert die Wasserpassagen und behandelt Ödeme.

Rezept: Variationen von *Zhen Wu Tang* (➡ 8.2.8.d).

Diätetik: ➡ 7.6.2 und 7.12.2.

11

11.11.11 Disharmonie zwischen Herz und Niere *(Xin Shen Bu Jiao)*

Innen-Mangel-Hitze-Syndrom, auch bekannt unter „Herz und Niere verbinden sich nicht", betrifft die Interaktion von Herz-*Yang* und Nieren-*Yin*. Leitsymptome: ➡ Tab. 11.9. Anmerkung: Wie bei vielen Autoren (z. B. W. McLean und J. Lyttleton [➡ 14.3.5]) wird dieses Syndrom im Leitfaden gleichgesetzt mit einem Herz- und Nieren-*Yin*-Mangel (➡ 11.1.4, 11.9.6) mit Mangel-Hitze oder aufsteigendem Herz-Feuer, sodass oben „Hitze-Zeichen" mit unten „Mangel-Zeichen" (der Niere) auftreten. N. Wiseman, *Feng Ye* (A Practical Dictionary of Chinese Medicine ➡ 14.3.2) unterscheiden jedoch ein Syndrom unter „Disharmonie zwischen Herz und Niere" und ein Syndrom „Herz- und Nieren-*Yin*-Mangel".

Symptome

Herz-Feuer: Unruhezustände; Herz-Palpitationen oder ängstliches Herzklopfen; Schlafstörungen mit häufigem Aufwachen oder mit Aufwachen mit Hitzegefühlen und Nachtschweiß.

Nieren-Yin-Mangel: Vergesslichkeit, Schwindel; Tinnitus; Schwäche und Schmerz in der Lumbalregion und den Beinen; nächtliche Samenergüsse mit erotischen Träumen.

Yin-Mangel: Mund- und Rachentrockenheit, Hitzewallungen vor allem nachmittags; Nachtschweiß; Wangenröte; wenig dunkler Harn; trockene Stühle oder Obstipation.

Zunge: Rot, vor allem an der Spitze; wenig, trockener Belag, eventuell belaglos.

Puls: Dünn *(Xi),* schnell *(Shuo).*

Ursachen

Nach TCM

Lang dauernde konsumierende Erkrankungen; chronische Überanstrengung und Stress; lang dauernde emotionale Belastungen (z. B. starke Ängstlichkeit, Traurigkeit, Depressionen); Nieren-*Yin*-Mangel (➡ 11.9.6) oder Loderndes Herz-Feuer (➡ 11.1.6). Diesem Syndrom zugrunde liegt der Zusammenbruch der Beziehung zwischen Nieren-*Yin* (im Mangel ➡ 11.9.6), das das Herz-*Yin* nicht mehr ausreichend ernährt, um das Herz-Feuer zu bändigen, das dann emporlodert. Syndrom kann auch nach großem Trauma oder Schock auftreten.

Nach westlicher Vorstellung

Leitsymptom Tinnitus, Schwerhörigkeit (➡ 12.11.2), Ejaculatio praecox, Spermatorrhö (➡ 12.8.3), klimakterische Beschwerden (➡ 12.8.11), psychovegetatives Syndrom (➡ 12.13.1), Schlafstörungen (➡ 12.13.2), Neurasthenie, Hyperthyreose, ängstliche Neurosen, nach langer fieberhafter Erkrankung in der Rekonvaleszenz, Medikamenten-abusus, posttraumatisches Schocksyndrom.

Therapie

Therapieprinzipien: Nieren-und Herz-*Yin* stärken, Herz-Feuer klären.

Akupunktur: Ni 3 + *(Taixi),* **Ni 10 +** *(Yingu)* nähren Nieren-*Yin*; **Ni 9 +** *(Zhubin)* stärkt Nieren-*Yin*, beruhigt den Geist-*Shen* und Palpitationen (hier wichtiger Punkt!); **Mi 6 +** *(Sanyinjiao)* tonisiert *Yin*, beruhigt den Geist-*Shen*; **Ren 4 +** *(Guanyuan)* stärkt Nieren-*Yin* und -*Essenz-Jing*, leitet Hitze nach unten ab; **Ex-HN 3 N** *(Yintang)*, **Gb 13 N** *(Benshen)*, **Du 24 N** *(Shenting),* **He 7 N** *(Shenmen)* beruhigen den Geist-*Shen*; **He 5 −** *(Tongli)* klärt Mangel-Hitze, leitet Hitze vom Kopf ab; **He 6 −** *(Yinxi)* klärt Mangel-Hitze, stärkt Herz-*Yin*, in Kombination mit **Ni 7 +** *(Fuliu)* gut bei Nachtschweiß durch *Yin*-Mangel; **Ren 15 N** *(Jiuwei)* beruhigt den Geist-*Shen*, nährt Herz-*Yin*, vor allem bei starken Angstzuständen und emotionalen Schocks; **Bl 15 +** *(Xinshu)* stärkt das Herz; **Bl 23 +** *(Shenshu)* stärkt die Niere, **Bl 52 +** *(Zhishi)* tonisiert die Niere und Lumbalregion, stärkt die Willenskraft (geistige Stärke zur Gesundung); **Pe 8** *(Laogong)* reduziert Herz-Feuer.

Zusätzlich bei folgenden Symptomen: **Ex-HN 1** *(Sichencong):* bei Schlafstörungen; bei vielen Träumen **Gb 44** *(Zuqiaoyin)* und **Ma 45** *(Lidui);* bei Herz-Palpitationen: **Pe 6** *(Neiguan);* bei nächtlichen Samenergüssen: **Pe 7** *(Daling)* klärt Hitze vom Herzen und beruhigt den Geist-*Shen*; **Du 20** *(Baihui):* bei Schwindel, behandelt das Gehirn, das Herz und den Geist-*Shen*; **Dü 19** *(Tinggong)* und **SJ 3** *(Zhongzhu):* bei Tinnitus, **He 8** *(Shaofu):* bei Herzfeuer, **Ex-HN 3** *(Yintang)* beruhigt den Geist-*Shen*; **Bl 52 +** *(Zhishi)* stärkt die Nieren und die Lumbalregion; **Mi 6 +** *(Sanyinjiao):* nährt das *Yin*, bei Arrhythmien zusätzlich **He 5** *(Tongli).*

Rezept: *Liu Wei Di Huang Wan* (➡ 8.2.10.d) und *Jiao Tai Wan* (➡ BB: S. 421; EBB: S. 382), *Tian Wang Bu Xin Dan* (➡ 8.2.14.b) klärt das Herz, nährt Herz- und Nieren-*Yin*, klärt das Feuer. Ausgelöst nach Schock oder Trauma: *Gui Zhi Jia Long Gu Mu Li Tang* (➡ BB: S.402, EBB: S. 364).

Diätetik: Bei Nieren-*Yin*-Mangel (➡ 7.12.3); Herz-*Yin*-Mangel (➡ 7.6.4) und bei loderndem Herz-Feuer (➡ 7.6.5).

Weitere Therapiemöglichkeiten:
Ausreichend Ruhe und regelmäßige Schlafzeiten (z. B. strikte Schlafroutine), Entspannungsverfahren wie *Taijiquan* und *Qi Gong* (➡ 5.4, 5.5).

11.11.12 Lungen- und Milz-*Qi*-Mangel *(Fei Pi Qi Xu)*

Innen-Mangel-Syndrom, Leitsymptome: ➡ Tab. 11.9.

Symptome

Lungen-Qi-Mangel: (Chronischer) schwacher Husten mit viel wässrigem, weißlichem Auswurf; Keuchatmung und Kurzatmigkeit, v. a. durch Anstrengung provoziert oder während Erkältungskrankheiten, Erkältungsanfälligkeit.
Milz-Qi-Mangel: Appetitverlust; weiche, breiige Stühle; Völlegefühl im Epigastrium nach dem Essen, „Nahrungsmittelallergien".
Qi-Mangel: Energiemangel; Müdigkeit; Kraftlosigkeit, Blässe, Spontanschweiß; schwache Stimme, mag nicht sprechen, *in schwerwiegenden Fällen:* Gedunsenes Gesicht, Ödeme der Füße und des Gesichts (Quincke-Ödem).
Zunge: Blass, evtl. geschwollen mit Zahneindrücken; dünner oder dicker weißer Belag.
Puls: Schwach *(Ruo),* leer *(Xu).*

Ursachen

Nach TCM
Lang dauernder Husten führt zu Lungen-*Qi*-Mangel (➡ 11.3.1) und verletzt nachfolgend die Milz, anamnestisch oft wiederholte grippale Infekte mit Antibiotikabehandlungen; Milz-*Qi/Yang*-Mangel (➡ 11.5.1, 11.5.2): die Quelle des Lungen-*Qi* ist schwach, z. B. auch konstitutionell oder durch unregelmäßiges Essen, zu viel Rohkost etc.

Nach westlicher Vorstellung
Chronische Bronchitis (➡ 12.2.3), Erschöpfung in der Rekonvaleszenz, allgemeine Infektanfälligkeit, Asthma bronchiale (➡ 12.2.4, häufig bei Kindern, kommt aber auch bei Erwachsenen vor), Rhinitis, Sinusitis (➡ 12.3.7).

Therapie

Therapieprinzipien: Lungen- und Milz-*Qi* stärken.

Akupunktur: Lu 9 + *(Taiyuan)* stärkt die Lunge; **Bl 13** + M *(Feishu),* **Bl 43** + M *(Gaohuang)* tonisieren Lungen-*Qi*; **Ma 36** + *(Zusanli),* **Mi 3** + *(Taibai),* **Bl 20** + *(Pishu),* **Bl 21** + *(Weishu),* **Ma 36** + M *(Zusanli)* tonisieren Milz-*Qi*; **Du 12** + *(Shenzhu)* stärkt

11

das Lungen-*Qi*, gut in chronischen Fällen; **Ren 6 + M** *(Qihai)* stärkt *Qi* allgemein; evtl. **Mi 9 +** *(Yinlingquan)* leitet Feuchtigkeit aus, bei Ödemen.

Anmerkung: Bei Asthma bronchiale können v. a. bei Kindern die Punkte am Rücken auch vorsichtig geschröpft werden; zwischen den Asthmaanfällen kann ein Pflaster, das mit einer kleinen Menge eines irritierenden Krautes bestrichen wurde; bewährt z.B. *Xi Xin* (Hb. cum Radice Asari) oder *Da Suan* (Bb. Alli Sativi) *auf* **Du 14** *(Dazhui)* oder **Bl 43** *(Gaohuang)* für ein bis zwei Tage aufkleben: Stärkt die Lunge und das Abwehr-*Wei-Qi* (➡ 3.3.1).

Rezept: *Liu Jun Zi Tang* (➡ 8.2.10.a), auch Variationen von *Bu Zhong Yi Qi Tang* (➡ 8.2.10.a).

Diätetik: ➡ 7.7.1 und 7.9.1.

11.11.13   Lungen-*Qi*- und Nieren-*Yang*-Mangel (Fei Qi Shen Yang Xu)

Synonym: Niere unfähig, das *Qi* aufzunehmen (➡ 11.9.4); Innen-Mangel-Kälte-Syndrom, Leitsymptome: ➡ Tab. 11.9.

Symptome

Keuchatmung; Einatmung mehr eingeschränkt als Ausatmung (Zeichen des Nieren-*Yang*-Mangels, behinderte Ausatmung eher Zeichen des Lungen-*Qi*-Mangels); Kurzatmigkeit (Verschlimmerung durch Anstrengung); schwache, leise Stimme; kalte Extremitäten; starker Spontanschweiß mit Kältegefühl; Teilnahmslosigkeit; Schwäche und Kraftlosigkeit; Schwäche und Wundheitsgefühl lumbal und in den Beinen, Harninkontinenz bei starkem Husten; entweder Nykturie und häufiges Wasserlassen oder Ödeme mit wenig Urin.

Zunge: Blass oder auch blauviolett, schlaff, geschwollen, feucht; dünner, weißer Belag.

Puls: Tief *(Chen),* schwach *(Ruo),* eventuell langsam *(Chi).*

Ursachen

Nach TCM
Lang dauernder Husten, der zunächst die Lunge und dann die Niere angreift; Überanstrengung und Stress.

Nach westlicher Vorstellung
Leitsymptom Dyspnoe (➡ 12.2.2), Asthma bronchiale (➡ 12.2.4).

Therapie

Therapieprinzipien: Nieren-*Yang* stärken, um das *Qi* aufzunehmen, Lungen-*Qi* stärken.

Akupunktur: Wie ➡ 11.9.4; **Bl 23 + M** *(Shenshu)* stärkt die Niere und Nieren-*Yang*; **Du 4 + M** *(Mingmen)* stärkt mit Moxa vor allem Nieren-*Yang* *(cave:* kein Moxa < 20 J.); **Ren 6 + M** *(Qihai)* stärkt *Qi* und *Yang*, tonisiert Ursprungs-*Yuan-Qi* und Nieren-*Yang*; **Ren 4 + M** *(Guanyuan)* stärkt das *Qi* generell; **Bl 13 + M** *(Feishu)* reguliert und stärkt das Lungen-*Qi*, hier gut in Kombination mit **Du 12 + M** *(Shenzhu),* beide mit (direkter) Moxibustion; **Ren 17 + M** *(Danzhong)* stärkt das Lungen-*Qi*, gut bei Dyspnoe; bei Ödemen zusätzlich **Mi 9 –** *(Yinlingquan),* **Ren 9** *(Shuifen),* **Ni 7 –** *(Fuliu),* **Ma 28 –** *(Shuidao).*

Rezept: *Ren Shen Ge Jie San* (➡ 8.2.10.a). *Ren Shen Hu Tao Tang* enthält: *Ren Shen* (Rx. Ginseng), *He Tao Ren* (Sm. Juglandis), *Sheng Jiang* (Rz. Zingiberis Recens). *Ding Chuan Tang* (➡ 8.2.11.b) bei Kältebetonung. Variationen von *Jin Gui Shen Qi Wan* (➡ 8.2.10.e). *Hei Xi Dan* (➡ BB: S. 252, EBB: S. 230). **Cave:** Bleihaltig, wenn, dann nur kurzfristig verschreiben (< 3–4 Tage).

Diätetik: ➡ 7.7.1 und 7.12.2.

11.11.14   Lungen- und Nieren-*Yin*-Mangel *(Fei Shen Yin Xu)*

Innen-Mangel-Hitze-Syndrom, Leitsymptome: ➡ Tab. 11.9.

Symptome

Lungen-Yin-Mangel: Chronischer, trockener Husten mit wenig, zähflüssigem, blutig tingiertem Auswurf; Belastungsdyspnoe (Verschlechterung abends)
Nieren-Yin-Mangel: Schwächegefühl und Schmerzen in der Lumbalregion und den Knien; nächtliche Ejakulationen; Schlaflosigkeit
Yin-Mangel: Hitzewallungen; leichtgradige Fieberschübe vor allem nachmittags; Hitzesensationen von Thorax, Handflächen und Fußsohlen; Wangenrötung; Nachtschweiß; Trockenheit von Mund und Hals.
Zunge: Rot, eventuell rissig; wenig, trockener Belag oder belaglos.
Puls: Dünn *(Xi),* schnell *(Shuo).*

Ursachen

Nach TCM
Lang dauernder Husten verletzt die Lunge, *Yin*-Flüssigkeit wird verbraucht und nachfolgend die Niere verletzt; Überanstrengung und Stress verbrauchen Nieren-*Yin*, das die Lunge nicht mehr ernähren kann; im Alter.

Nach westlicher Vorstellung
Bronchitis (➡ 12.2.3), Rhinitis, Sinusitis (➡ 12.3.7).

Therapie

Therapieprinzipien: Lungen- und Nieren-*Yin* ernähren; Körperflüssigkeiten steigern, Husten beenden.

Akupunktur: Mi 6 + *(Sanyinjiao)* stärkt *Yin*, fördert Flüssigkeiten; **Ni 3 +** *(Taixi)* stärkt Nieren-*Yin*; **Ren 4 +** *(Guanyuan)* nährt Nieren-*Yin* und -Essenz-*Jing*; **Lu 9 +** *(Taiyuan):* stärkt Lungen-*Yin*; **Bl 13 +** *(Feishu)* stärkt Lungen-*Qi*, nährt Lungen-*Yin*; **Lu 1 +** *(Zhongfu)* stärkt Lungen-*Yin*, beendet Husten; **Lu 7 +** *(Lieque)* fördert die

11

Lungen-*Qi*-Absenkungsfunktion; in Kombination mit **Ni 6 +** *(Zhaohai)* wird der *Ren Mai* geöffnet, Lungen- und Nieren-*Yin* und die *Qi*-Aufnahmefunktion der Niere tonisiert; **Bl 43 +** *(Gaohuang)* stärkt Lungen-*Yin*, wichtiger Punkt in chronischen Fällen; **Ni 6 +** *(Zhaohai)* gut bei chronischen Halsschmerzen und Heiserkeit durch *Yin*-Mangel.

Rezept: *Bai He Gu Jin Tang* (➡ 8.2.7).

Diätetik: Diätetik bei Lungen-*Yin*-Mangel (➡ 7.7.2) und Nieren-*Yin*-Mangel (➡ 7.12.3).

11.11.15 Leber-Feuer verletzt die Lunge *(Gan Huo Fan Fei)*

Synonym: Innen-Fülle-Syndrom, Leistungsymptome ➡ Tab. 11.9

Symptome

Lungen-Qi-Fluss wird durch Leber-Feuer gestört: Attackenartiger, intensiver Husten mit gelblich-zähflüssigem oder blutig tingiertem Auswurf, evtl. Bluthusten (Lungengefäße werden durch das Leber-Feuer verletzt); brennende Schmerzen in der Brust und in den Flanken; Kurzatmigkeit und Keuchatmung.
Leber-Qi-Stauung: Reizbarkeit, Zorn, Unruhezustände. *Aufsteigendes Leber-Feuer:* Mund- und Rachentrockenheit; bitterer Mundgeschmack; Schwindel; Hitzegefühle im Thoraxbereich; rote, gereizte Augen; evtl. Kopfschmerzen v. a. temporal.
Hitzezeichen: Dunkelgelber, spärlicher, konzentrierter Urin; Obstipation.
Zunge: Rot, rötlich, v. a. an den Rändern, oft vorderes Zungendrittel geschwollen (*Qi*-Stagnation im Thorax); dünner, trockener, gelblicher Belag.
Puls: Schnell *(Shuo),* saitenförmig *(Xian).*

Ursachen

Nach TCM
Unterdrückte Zorn- und Wutgefühle, die zur Leber-*Qi*-Stauung (➡ 11.7.2) führen und sich auf Dauer (im chronifizierten Stadium) in Hitze-Feuer verwandeln können und nach oben in die Lunge eindringen. Bei vorbestehendem Lungen-*Qi*-Mangel ist die Lunge für das Leber-Feuer angreifbarer.

Nach westlicher Vorstellung
Lungenerkrankungen; Asthma mit blutigem Auswurf, Hämoptysen, Pleuritis, Leitsymptom Husten (➡ 12.2.1).

Therapie

Therapieprinzipien: Leber-Feuer reduzieren, Lungen-*Qi* absenken, das Blut kühlen und Blutung stoppen.

Akupunktur: Le 2 − *(Xingjian)* entfernt Leber-Feuer, gut auch in Kombination mit **Gb 34 −** *(Yanglingquan);* **Bl 13 −** *(Feishu)* reguliert den Lungen-*Qi*-Fluss; **Di 11 −** *(Quchi)* leitet Hitze aus; **Le 14 −** *(Qimen),* **Pe 6 −** *(Neiguan)* harmonisieren den Leber-*Qi*-Fluss vor allem im Thoraxbereich; **Lu 7 −** *(Lieque),* **Ren 17 −** *(Danzhong),* **Ren 22 −** *(Tiantu)* senken das Lungen-*Qi* ab; **Lu 5** – *(Chize)* klärt Hitze von der Lunge; **Lu 6** – *(Kongzui)* bei Hämoptysis, klärt Lungen-Hitze und senkt das Lungen-*Qi* ab, kühlt das Blut und beendet Blutungen; **Lu 10** – *(Yuji)* klärt Lungen-Hitze; **Mi 10** – *(Xuehai)* kühlt das Blut und beendet Blutungen; **Le 3** – *(Taichong)* und **Bl 18** – *(Ganshu)* regulieren den freien Leber-*Qi*-Fluss.

Rezept: *Xie Bai San* (➡ 8.2.4.d). Variation von *Xie Bai San* (➡ 8.2.4.d) in Kombination mit *Dai Ge San* enthält: *Sang Bai Pi* (Cx. Mori Albae Radicis)*, Di Gu Pi* (Cx. Lycii Radicis), *Geng Mi* (Sm. Oryzae), *Zhi Gan Cao* (Rx. Glycyrrhizae Uralensis), *Huang Qin* (Rx. Scutellariae Baicalensis), *Qing Dai* (Indigo Pulverata Levis), *Hai Ge Ke Fen* (Concha Cyclinae Sinensis), *Chao Pu Huang* (Pollen Typhae), *Bai Mao Gen* (Rz. Imeratae Cylindricae), *Ou Jie* (Nodus Nelumbinis Nuciferae Rhizomatis), *Qian Cao Gen* (Rx. Rubiae Cordifoliae). Bei chronischer und rekurrenter Hämoptysis durch Leber-Feuer *Ke Xue Fang* enthält: *Qing Dai* (Indigo Pulverata Levis), *Shan Zhi Zi* (Fr. Gardeniae Jasminoidis), *Fu Hai Shi* (Pumice), *Gua Lou Ren* (Sm. Trichosanthis), *He Zi* (Fr. Terminaliae Chebulae).

Diätetik: ➡ 7.7.1 und 7.11.2.

11.11.16 Milz- und Leber-Blut-Mangel *(Pi Gan Xue Xu)*

Synonym: Milz-Mangel und Leber-Blut-Mangel (*Gan Pi Liang Xu*). Innen-Mangel-Syndrom, Leitsymptome ➡ Tab. 11.9.

Symptome

Milz-Qi-Mangel: Müdigkeit; blassgelbe, stumpfe Gesichtsfarbe; breiige, weiche Stühle; Appetitverlust, abdominales Spannungsgefühl v. a. nach dem Essen.
Leber-Blut-Mangel: Verschwommenes Sehen; Schwindelgefühle; Taubheitsgefühle und Kribbelparästhesien der Extremitäten, stumpfe, evtl. brüchige Nägel, Augentrockenheit.
Zunge: Blass, besonders an den Rändern (Ränder eventuell auch orangefarben)
Puls: Schwach *(Ruo)*, dünn *(Xi)*, eventuell rau *(Se)*.

Ursachen

Nach TCM
Mangelernährung oder übermäßiger Genuss kalter und/oder roher Speisen.

Nach westlicher Vorstellung
Anämie.

Therapie

Therapieprinzipien: Milz-*Qi* tonisieren, Blut und Leber-Blut stärken.

Akupunktur: Bl 17 + M *(Geshu)*, **Bl 18 + M** *(Ganshu)* fördern Blut und Leber-Blut; **Mi 6 + M** *(Sanyinjiao)* stärkt Milz-*Qi* und das Blut; **Le 8 + M** *(Ququan)* tonisiert Leber-Blut, bei Schwindel; **Ren 6 + M** *(Qihai)* stärkt das *Qi* generell; **Mi 3 + M** *(Taibai)*, **Bl 20 + M** *(Pishu)*, **Bl 21 + M** *(Weishu)*, **Ma 36 + M** *(Zusanli)* stärken Milz-*Qi* (Milz als Quelle des Blutes); **Le 3 + M** *(Taichong)* nährt Leber-Blut und Leber-*Yin* mit stärkender

11

Nadeltechnik; **Le 13 + M** *(Zhangmen)* unterstützt die Milz und verbreitet das Leber-*Qi*, **Gb 41 + M** *(Zulinqi)* verbreitet Leber-*Qi*, unterstützt die Augen.

Rezept: Variationen von *Ba Zhen Tang* (➥ 8.2.10.c).

Diätetik: ➥ 7.9.1 und 7.11.1.

11.11.17 Milz- und Nieren-*Yang*-Mangel *(Pi Shen Yang Xu)*

Innen-Mangel-Kälte-Syndrom, Leitsymptome: ➥ Tab. 11.9.

Symptome

Blässe; Kälteaversion; kalte Extremitäten; Schwächegefühl und Schmerzen lumbal und in den Beinen; Mangel an körperlicher Belastbarkeit; Erschöpfungszustände; Kurzatmigkeit; mag nicht sprechen; weiche Stühle; chronische Diarrhö mit unverdauten Nahrungsresten vor allem gegen 5 Uhr morgens; Blähungsgeräusche; evtl. Miktionsstörungen oder auch reichlicher klarer Urinfluss; eventuell klarer, wässriger Fluor vaginalis; gedunsenes (ödematöses) Gesicht; Ödeme (Beine und Abdomen), evtl. auch Aszites, schlechter gegen Abend.
Zunge: Blass oder bläulich, schlaff, geschwollen mit Zahneindrücken; dünner, weißer Belag.
Puls: Tief *(Chen)*, schwach *(Ruo)*, langsam *(Chi)*.

Ursachen

Nach TCM
Lang dauernde Erkrankung (verbraucht *Qi* und verletzt *Yang*, es breitet sich von der Milz zur Niere aus, häufigste Entstehungsart dieses Syndroms); durch Nieren-*Yang*-Mangel (➥ 11.9.2) wird das Milz-*Yang* nicht mehr erwärmt; lang einwirkende Kälteexposition verletzt das Nieren-*Yang*; kalte Ernährung (z. B. zu viel kalte Getränke, Rohkost) belastet das Milz-*Yang*.

Nach westlicher Vorstellung
Singultus (➥ 12.5.2), Diarrhö (➥ 12.5.4), entzündliche Darmerkrankungen (➥ 12.5.8), Nephritis, Leitsymptom Ödeme (➥ 12.17.1), Leitsymptom Aszites.

Therapie

Therapieprinzipien: Nieren- und Milz-*Yang* tonisieren und erwärmen.

Akupunktur: Du 4 + M *(Mingmen)* tonisiert das *Mingmen* (➥ 3.3.6) und Nieren-*Yang* (**cave:** Kein Moxa bei Patienten < 20 J.); **Ni 3 +** *(Taixi)* stärkt die Niere; **Bl 20 + M** *(Pishu)*, **Bl 21 + M** *(Weishu)* stärken Milz-*Yang*; **Ma 36 + M** *(Zusanli)* tonisiert Milz und *Qi*; **Ni 7 + M** *(Fuliu)*, **Bl 23 + M** *(Shenshu)* stärken Nieren-*Yang*; **Ren 6 + M** *(Qihai)* tonisiert *Qi* allgemein, bei Moxa *Yang*; gut bei chronischer Diarrhö; **Ma 25 + M** *(Tianshu)*, **Bl 25 + M** *(Dachangshu)* beenden Diarrhö; **Ma 37 + M**

(Shangjuxu) wichtig bei chronischer Diarrhö; **Ren 4 + M** *(Guanyuan)* stärkt die Niere, *Yang* und Ursprungs-*Yuan*-*Qi*.

Rezept: *Fu Zi Li Zhong Wan* (➟ 8.2.9), *Si Shen Wan* (➟ 8.2.13). Bei Ödemen: *Zhen Wu Tang* (➟ 8.2.13) oder *Shi Pi Yin* (➟ BB: S. 217, EBB: S. 199); wenn Nieren-*Yang*-Mangel dominant, auch Variationen von *Ji Sheng Shen Qi Wan* (➟ 8.2.10.e).

Diätetik: ➟ 7.9.1 und 7.12.2.

11.11.18 Leber-*Qi* attackiert die Milz *(Gan Qi Fan Pi)*

Synonym: Leber-Milz-Disharmonie (*Gan Pi Bu He*) oder Leber-*Qi*-Stauung und Milz-Mangel (*Gan Yu Pi Xu*), Leber-*Qi*-Stauung (➟ 11.7.2) attackiert die Milz. Innen-Mangel-Fülle-Syndrom, Leitsymptome ➟ Tab. 11.9.

Symptome

Leber-Qi-Stauung: Völle-, Spannungs- und Druckgefühl in der Rippenregion und im Hypochondrium; mentale Depression oder Unruhe, Reizbarkeit und Rastlosigkeit; bitterer Mundgeschmack, evtl. Kopfschmerzen, muß oft seufzen; bei Frauen prämenst-ruelles Syndrom und/oder Dysmenorrhö.
Milz-Qi-Mangel: Appetitverlust; Völlegefühl im Abdomen; Obstipation oder weiche Stühle bis zur Diarrhö (wechseln ab); Meteorismus; viel Abgang von Winden; Erschöpfung.
Zunge: Normal oder blass, an den Rändern evtl. gerötet; dünner, weißer Belag.
Puls: Saitenförmig *(Xian)*, schlüpfrig *(Hua)* oder saitenförmig, schwach *(Ruo)*.

Ursachen

Nach TCM
Emotionale Depression oder Wut verletzt die Leber und das Leber-*Qi* staut sich, die Wandlungsphase Holz wird zu stark und die Wandlungsphase Erde überkontrolliert (*Cheng*-Zyklus ➟ 3.2); unregelmäßige Nahrungsaufnahme, Überanstrengung und Stress verletzten die Milz, sodass die Leber leichter angreifen kann.

Nach westlicher Vorstellung
Diarrhö (➟ 12.5.4), entzündliche Darmerkrankungen (➟ 12.5.8), irritables Colon (➟ 12.5.9), psychovegetatives Syndrom (➟ 12.13.1).

Therapie

Therapieprinzipien: Leber harmonisieren, Milz stärken.

Akupunktur: Le 5 − *(Ligou)*, Le 3 − *(Taichong)* und **Gb 34 −** *(Yanglingquan)* stimulieren den freien Leber-*Qi*-Fluss, bewegen das *Qi* im Bauch; **Ren 6 −** *(Qihai)* beendet Bauchschmerz; Le 13 − *(Zhangmen)* harmonisiert Leber und Milz; Le 14 − *(Qimen)* harmonisiert die Leber, fördert den Leber-*Qi*-Fluss; **Ren 12 +** *(Zhongwan)*, **Ma 36 +** *(Zusanli)* tonisieren die Milz; **Mi 6 +** *(Sanyinjiao)* stärkt die Milz, harmonisiert Leber und Milz, beendet Bauchschmerz; **Bl 20 +** *(Pishu)* stärkt die Milz.

11

Rezept: *Xiao Yao San* (➡ 8.2.6), *Tong Xie Yao Fang* (➡ 8.2.6) und zusätzlich *Yan Hu Suo* (Rz. Corydalis) und *Mu Xiang* (Rx. Aucklandiae).

Diätetik: ➡ 7.9.1 und 7.11.2.

11.11.19 Leber-*Qi* attackiert den Magen *(Gan Qi Fan Wei)*

Innen-Fülle-Syndrom, Leber-*Qi*-Stauung (➡ 11.7.2) attackiert die Magenfunktionen, Syndrom kann übergehen in Leber-Magen-Disharmonie (*Gan Wei Bu He*) oder auch in Leber-Milz-Disharmonie (➡ 11.11.18), Leitsymptome: ➡ Tab. 11.9.

Symptome

Leber-Qi-Stauung: Druck- und Spannungsgefühl und Schmerzen in der Rippenregion, Hypochondrium und Epigastrium; mentale Depression oder Unruhezustände.
Leber-Qi attackiert Magenfunktion: Appetitverlust; saures Aufstoßen; Übelkeit; Erbrechen; Sodbrennen; Leere- und Unwohlseingefühl im Magen.
Zunge: Normal oder blass oder gerötet an den Rändern; weißer, dünner Belag.
Puls: Links saitenförmig *(Xian),* rechts schwach *(Ruo).*

Ursachen

Nach TCM
Mentale Depression oder Irritation verletzt die Leber; unregelmäßige Nahrungsaufnahme, Überanstrengung und Stress verletzen den Magen; Hyperaktivität der Leber und Magen-Mangel.

Nach westlicher Vorstellung
Singultus (➡ 12.5.2), Gastritis (➡ 12.5.6), Ulcus ventriculi und duodeni (➡ 12.5.7).

Therapie

Therapieprinzipien: Leber harmonisieren, den Magen stärken.

Akupunktur: Gb 34 – *(Yanglingquan)* fördert den freien Leber-*Qi*-Fluss, gut bei Schmerz im Hypochondrium; **Le 3 –** *(Taichong)* fördert den Leber-*Qi*-Fluss; **Le 13 –** *(Zhangmen),* **Le 14 –** *(Qimen)* harmonisieren den mittleren der *San Jiao* und die Leber; **Ren 13 +** *(Shangwan)* bester Punkt, um gegenläufiges Magen-*Qi* abzusenken; **Ma 36 +** *(Zusanli)* tonisiert den Magen; **Bl 21 +** *(Weishu)* stärkt den Magen, gut bei Chronizität; **Ren 10 +** *(Xiawan)* senkt das Magen-*Qi* ab; **Ma 34 –** *(Liangqiu)* senkt gegenläufiges Magen-*Qi* ab, vor allem Akutpunkt; **Pe 6 –** *(Neiguan)* senkt gegenläufiges Magen-*Qi* ab, bei Erbrechen und Übelkeit, entspannt den Thorax.

Rezept: *Chai Hu Shu Gan Tang* (➡ 8.2.6), *Xiao Yao San* (➡ 8.2.6).

Diätetik: ➡ 7.10.1 und 7.11.2.

11

11.11.20 Leber- und Nieren-*Yin*-Mangel *(Gan Shen Yin Xu)*

Synonym: Leber-Nieren-Mangel. Innen-Mangel-Hitze-Syndrom, Syndrom verursacht oft ein aufsteigendes Leber-*Yang* (➡ 11.7.5), Leitsymptome ➡ Tab. 11.9.

Symptome

Leber-Yin- und -Blut-Mangel: Schwindel; verschwommenes Sehen; Tinnitus (hochfrequent); Taubheitsgefühle der Extremitäten; blassgelbe Gesichtsfarbe; dumpfer Hinter- oder Seitenkopfschmerz; Augentrockenheit, Sehstörungen.

Yin-Mangel: Trockenheit von Mund und Hals; Hitzesensationen der fünf Flächen (Thorax, Handflächen und Fußsohlen); Hitzewallungen; Wangenröte; Nachtschweiß; trockene Stühle oder Obstipation.

Nieren-Yin-Mangel: Schlafstörungen; Vergesslichkeit; nächtliche Ejakulationen; Schwächegefühl und Schmerzen in der Lumbal- und Knieregion.

Leber-Blut- und Nieren-Jing-Mangel: Hypomenorrhö; Amenorrhö; verspätete Menstruation; Sterilität bei der Frau.

Zunge: Rot, trocken, rissig; wenig oder kein Belag.

Puls: Dünn *(Xi)*, schnell *(Shuo)* oder rau *(Se)*, eventuell Trommelpuls *(Ge)*, bei aufsteigendem Leber-*Yang* auch saitenförmig *(Xian)*, evtl. oberflächlich (wenn *Yang* nicht mehr gehalten werden kann).

Ursachen

Nach TCM

Wie bei Nieren-*Yin*-Mangel (➡ 11.9.2) und Leber-*Blut*-Mangel (➡ 11.7.1) meist mit extremen emotionalen Belastungen; Überanstrengung und Stress; lang andauernde Erkrankungen; Alter.

Nach westlicher Vorstellung

Hypertonus (➡ 12.1.5), Nasenbluten (➡ 12.3.1), chronische Otitis media (➡ 12.3.8), Myopie (➡ 12.4.4), Strabismus (➡ 12.4.5), Leitsymptom Schwindel (➡ 12.11.1), Lähmungen und Muskelatrophiesyndrome (➡ 12.11.8), Tinnitus (➡ 12.11.2), multiple Sklerose (➡ 12.11.13), M. Parkinson (➡ 12.11.14), chronische Epilepsie (➡ 12.11.15)

11

Therapie

Therapieprinzipien: Leber- und Nieren-*Yin* stärken; eventuell aufsteigendes Leber-*Yang* besänftigen.

Akupunktur: Ren 4 + *(Guanyuan)* tonisiert Nieren-*Yin* und -Essenz-*Jing*; **Ni 3 +** *(Taixi)*, **Ni 6 +** *(Zhaohai)* tonisieren Nieren-*Yin*; **Bl 20 +** *(Pishu)*, **Bl 23 +** *(Shenshu)* tonisieren das Blut und die Niere; **Le 8 +** *(Ququan)* tonisiert Leber-*Yin* und -Blut; **Bl 17 +** *(Geshu)*, **Bl 18 +** *(Ganshu)* stärken Leber-Blut; **Bl 10 +** *(Tianzhu)* gegen Hinterkopfschmerz; **Gb 20 +** *(Fengchi)* klärt die Augen und das Gehirn, tonisiert das Mark, zerstreut Leber-*Yang*; **Du 20 +** *(Baihui)* gegen Scheitelkopfschmerz, allgemein beruhigende Wirkung; **Le 3 +** *(Taichong)* zerstreut aufsteigendes Leber-*Yang*; **Bl 52** *(Zhishi)* stärkt die Niere und unterstützt die Essenz-*Jing* und den Willen zur Gesundung, **Mi 6 +** *(Sanyinjiao)* nährt das *Yin*.

Rezept: *Liu Wei Di Huang Wan* (➡ 8.2.10.d), *Zuo Gui Wan* (➡ 8.2.10.d); *Qi Ju Di Huang Wan* (➡ 8.2.10.d), *Er Zhi Wan* (➡ 8.2.10.d); bei loderndem Feuer: *Da Bu Yin Wan* (➡ 8.2.10.d); mit aufsteigendem Leber-*Yang* oder -*Wind*: *Zhen Gan Xi Fen Tang* (➡ 8.2.15).

Diätetik: ➡ 7.11.1 und 7.12.3 und bei aufsteigendem Leber-*Yang* auch ➡ 7.11.3.

11.11.21 Feuchtigkeit in der Milz und Leber-Qi-Stauung (*Pi Shi Gan Yu*)

Innen-Fülle-Hitze-Syndrom, Leitsymptome ➡ Tab. 11.9. Dieses Syndrom entsteht, wenn Feuchtigkeitsretention in Milz und Magen den freien *Qi*-Fluss der Leber behindert.

Symptome

Feuchtigkeit in der Milz: Appetitverlust; Völlegefühl und Schmerz im Abdomen; weiche Stühle; körperliches Schweregefühl; Übelkeit und evtl. Erbrechen; Durst ohne Trinkwunsch oder Trinkverlangen in kleinen Schlucken.
Leber-Qi-Stauung: Schmerzen und Spannungsgefühl thorakal, hypochondrial und abdominal, bitterer Mundgeschmack; Ikterus; fahlgelbe Gesichtsfarbe.
Zunge: Dicker, schmieriger, evtl. gelber Belag.
Puls: Saitenförmig *(Xian),* schlüpfrig *(Hua).*

Ursachen

Nach TCM
Übermäßige Zufuhr von fettigem Essen.

Nach westlicher Vorstellung
Hepatitis, Cholezystitis und Cholelithiasis, Schmerz im Hypochondrium.

Therapie

Therapieprinzipien: Feuchtigkeit auflösen durch Milz-Stärkung, freien Leber-*Qi*-Fluss fördern, evtl. Hitze eliminieren.

Akupunktur: Ma 40 – *(Fenglong)* löst Schleim und Feuchtigkeit; **Mi 3 –** *(Taibai),* **Mi 6 –** *(Sanyinjiao)* lösen Feuchtigkeit auf; **Ren 12 +** *(Zhongwan),* **Bl 20 +** *(Pishu)* stärken die Milz zur Feuchtigkeitstransformation; **Le 13 –** *(Zhangmen)* fördert den harmonischen Leber-*Qi*-Fluss; **Le 14 –** *(Qimen)* harmonisiert den freien Leber-*Qi*-Fluss, gut bei Übelkeit und Spannungsgefühl im Epigastrium; **Gb 24 –** *(Riyue),* **Gb 34 –** *(Yanglingquan)* stärken Leber- und Gallenblasen-Funktion, entfernen Feuchte-Hitze, unterstützen den Leber-*Qi*-Fluss; **Pe 6 –** *(Neiguan)* bei Übelkeit und Erbrechen sowie thorakalem Spannungsgefühl.

Rezept: *Xiang Sha Liu Jun Zi Tang* (➡ 8.2.10.a) in Kombination mit *Chai Hu Shu Gan Tang* (➡ 8.2.6).

Diätetik: ➡ 7.9.1, 7.9.2, evtl. 7.9.3 (bei Feuchte-Hitze) und 7.11.2.

11.11.22 Nieren-*Yin*- und Nieren-*Yang*-Mangel *(Shen Yin Yang Liang Xu)*

Synonym und korrekte Übersetzung: Nieren-*Yin* und -*Yang* beide im Mangel. Innen-Mangel-Kälte-Hitze-Syndrom, Leitsymptome ➡ Tab. 11.9.

Symptome

Wundheitsgefühl und Schwäche lumbal und Beine, Schwindel, Mangel-Kälte und Mangel-Hitzezeichen: Z. B. Kälteaversion und Hitzewallungen; Kraftlosigkeit, Tinnitus, Mund- und Rachentrockenheit, liebt warme Getränke, viel klarer Urin, unregelmäßige Menstruation, Fluor vaginalis und Sterilität bei Frauen; Spermatorrhö, Impotenz und Sterilität bei Männern.

Zunge: Geschwollen und leicht rot mit dünnem Belag.

Puls: Dünn *(Xi)* und schwach *(Ruo)*, v. a. an der Nierenposition.

Ursachen

Nach TCM
Wie bei Nieren-*Yin*- und Nieren-*Yang*-Mangel (➡ 11.9.6 und 11.9.2), im Alter.

Nach westlicher Vorstellung
Sterilität, Spermatorrhö, Impotenz, Klimakterium.

Therapie

Therapieprinzipien: Nieren-*Yang* erwärmen und stärken, das Nieren-*Yin* nähren und ergänzen.

Akupunktur: Du 4 + *(Mingmen)*, **Bl 23 +** *(Shenshu)*, **Ren 4 +** *(Guanyuan)* stärken die Nieren; **Ni 3 +** *(Taixi)* stärkt Nieren-*Yin*, -*Yang* und -*Qi*; **Bl 52 +** *(Zhishi)* stärkt die Nieren und die Lumbalregion; **Ni 6 +** *(Zhaohai)* stärkt die Nieren; **Mi 6 +** *(Sanyinjiao)* nährt das *Yin*; **Ni 1 +** *(Yongquan)* lässt Fülle vom Kopf absteigen (*Qi*, *Yang*, Mangel-Hitze oder Wind).

Nach Symptomen zusätzlich bei Schwindel: **Du 20** *(Baihui)*, **Du 16** *(Fengfu)* und **Gb 39** *(Xuanzhong)*; bei Tinnitus: **SJ 17** *(Yifeng)*, **Gb 2** *(Tinghui)* und **SJ 3** *(Zhongzhu)*; bei Rachen- und Mundtrockenheit: **Ni 2** *(Rangu)*, **SJ 2** *(Yemen)* und **Ex-HN 12** und **Ex-HN 13** *(Jinyin und Yuye)*; bei Lumbalschmerz: **Bl 40** *(Weizhong)* und **Bl 60** *(Kunlun)*; bei Spermatorrhö: **Ni 12** *(Dahe)*, **Ren 6** *(Qihai)*, **He 7** *(Shenmen)* und **Ma 36** *(Zusanli)*; bei unregelmäßiger Menstruation: **Ni 5** *(Shuiquan)* und **Ren 6** *(Qihai)*; bei Fluor vaginalis: **Gb 26** *(Daimai)*, **Bl 30** *(Baihuanshu)* und **Bl 32** *(Ciliao)*.

Rezept: *Zuo Gui Wan* (➡ 8.2.10.d) in Kombination mit *You Gui Wan* (➡ 8.2.10.e).

Diätetik: ➡ 7.12.2 und 7.12.3.

11

Praktische Therapie nach westlich orientierter Diagnose

N. Hillenbrand, C. Focks, C. Bodenschatz-Li, W. Geiger

12

12.1	**Herz und Kreislauf** ▪ N. Hillenbrand	755
12.1.1	Funktionelle kardiovaskuläre Störungen	755
12.1.2	Angina pectoris	756
12.1.3	Herzinsuffizienz	759
12.1.4	Herzrhythmusstörungen	762
12.1.5	Hypertonus	765
12.1.6	Hypotonus	768
12.1.7	Passagere zerebrale Ischämien	769
12.1.8	Apoplex und apoplektische Residualzustände	770
12.2	**Atemwege** ▪ N. Hillenbrand	775
12.2.1	Leitsymptom: Husten	775
12.2.2	Leitsymptom: Dyspnoe	777
12.2.3	Bronchitis	782
12.2.4	Asthma bronchiale	785
12.3	**HNO, Mund und Zahn** ▪ C. Focks	788
12.3.1	Leitsymptom: Nasenbluten	788
12.3.2	Leitsymptom: Globusgefühl	791
12.3.3	Leitsymptom: Zahnfleischbluten	791
12.3.4	Leitsymptom: Zahn- und Kieferschmerzen	793
12.3.5	Leitsymptom: Halsentzündungen	795
12.3.6	Stomatitis	799
12.3.7	Rhinitis und Sinusitis	801
12.3.8	Otitis media	809
12.4	**Augen** ▪ N. Hillenbrand	812
12.4.1	Leitsymptom: Tränendes Auge	812
12.4.2	Konjunktivitis	814
12.4.3	Glaukom	815
12.4.4	Gerstenkorn	817
12.4.5	Myopie	818

12.4.6	Strabismus	819
12.4.7	Ptosis	820
12.5	**Magen–Darm–Trakt** ▪ N. HILLENBRAND	821
12.5.1	Leitsymptom: Erbrechen und Übelkeit	821
12.5.2	Leitsymptom: Singultus	824
12.5.3	Leitsymptom: Meteorismus	826
12.5.4	Leitsymptom: Diarrhö	828
12.5.5	Leitsymptom: Obstipation	830
12.5.6	Gastritis	834
12.5.7	Ulcus ventriculi und duodeni	837
12.5.8	Entzündliche Darmerkrankungen	841
12.5.9	Colon irritabile	843
12.5.10	Hämorrhoiden	845
12.5.11	Rektumprolaps	847
12.6	**Leber und Galle** ▪ N. HILLENBRAND	848
12.6.1	Leitsymptom: Schmerzen im Hypochondrium	848
12.6.2	Cholelithiasis und Cholezystitis	851
12.6.3	Leitsymptom: Ikterus	853
12.7	**Harnsystem** ▪ C. FOCKS	855
12.7.1	Leitsymptom: Dysurie	855
12.7.2	Leitsymptom: Harninkontinenz	859
12.7.3	Harnwegsinfekt	863
12.7.4	Harnsteine	864
12.8	**Genitalorgane** ▪ C. FOCKS, C. BODENSCHATZ-LI	865
12.8.1	Genitalleiden beim Mann *(Nan Ke):* Vorbemerkungen	865
12.8.2	Leitsymptom: Impotenz *(Yang Wei)*	865
12.8.3	Ejakulationsstörungen *(Jing Bing)*	868
12.8.4	Prostatabeschwerden	870
12.8.5	Sterilität beim Mann	872
12.8.6	Genitalleiden bei der Frau: Vorbemerkungen	874

12

12.8.7	Leitsymptom: Fluor vaginalis *(Dai Xia)*	874
12.8.8	Prämenstruelles Syndrom	877
12.8.9	Menstruationsstörungen *(Yue Jing Bing)*	880
12.8.10	Sterilität *(Bu Yu Zheng)* bei der Frau	898
12.8.11	Klimakterische Beschwerden	902
12.8.12	Descensus uteri und vaginae	905
12.9	**Endokrinium** ▪ C. Focks	907
12.9.1	Blande Struma	907
12.9.2	Hypothyreose	908
12.9.3	Hyperthyreose	908
12.10	**Bewegungsapparat** ▪ C. Focks	910
12.10.1	Gelenk-*Bi*-Syndrome	910
12.10.2	HWS-Syndrome	919
12.10.3	Schulter-Syndrome	923
12.10.4	Epicondylitis humeri	924
12.10.5	Tendovaginitis	925
12.10.6	Beschwerden im Handgelenksbereich	926
12.10.7	Beschwerden in den Fingergelenken	927
12.10.8	BWS-Syndrome	927
12.10.9	LWS-Syndrome	929
12.10.10	Hüftbeschwerden	933
12.10.11	Kniebeschwerden	934
12.10.12	Fußbeschwerden	935
12.10.13	Chinastäbchen-Syndrom	936
12.11	**Nervensystem** ▪ C. Focks	937
12.11.1	Leitsymptom: Schwindel	937
12.11.2	Leitsymptome: Tinnitus und Schwerhörigkeit	942
12.11.3	Kopfschmerzen/Migräne	946
12.11.4	Trigeminusneuralgie	956
12.11.5	Periphere Fazialisparese	957

12

12.11.6	Fazialis-Tic	959
12.11.7	Interkostalneuralgie	959
12.11.8	Lähmungen und Muskelatrophie *(Wei*-Syndrome)	960
12.11.9	Polyneuropathie	964
12.11.10	Karpaltunnelsyndrom	965
12.11.11	Meralgia paraesthetica	966
12.11.12	Phantomschmerzen	966
12.11.13	Multiple Sklerose	967
12.11.14	Parkinson-Syndrom	970
12.11.15	Epilepsie *(Dian Xian)*	*971*
12.12	**Haut- und Hautanhangsgebilde** ▪ N. HILLENBRAND, W. GEIGER	976
12.12.1	Einführung	976
12.12.2	Psoriasis	978
12.12.3	Atopisches Ekzem/Neurodermitis	981
12.12.4	Ekzem	985
12.12.5	Seborrhoische Dermatitis	990
12.12.6	Akne	991
12.12.7	Rosacea	994
12.12.8	Urtikaria	995
12.12.9	Herpes zoster	1000
12.12.10	Tinea pedis und manus (ungium)	1003
12.12.11	Faltenbehandlung	1004
12.13	**Psychische und psychosomatische Erkrankungen** ▪ N. HILLENBRAND	1005
12.13.1	Psychovegetatives Syndrom	1005
12.13.2	Schlafstörungen	1007
12.13.3	Depression	1012
12.13.4	Schizophrenie	1015
12.13.5	Hysterie	1016

12

12.14	**Suchttherapie** ▪ C. FOCKS	1017
12.14.1	Einführung	1017
12.14.2	Nikotinabusus	1017
12.14.3	Adipositas	1019
12.14.4	Alkoholabusus	1021
12.14.5	Drogenabhängigkeit.	1022
12.15	**Schwangerschaft und Geburt** ▪ C. FOCKS,	
	C. BODENSCHATZ-LI	1023
12.15.1	Schwangerschaftsübelkeit und Erbrechen *(E Zu)*	1024
12.15.2	Korrektur der Fetuslage	1027
12.15.3	EPH-Gestose.	1028
12.15.4	Geburtserleichternde Maßnahmen	1030
12.15.5	Plazentalösungsstörungen	1035
12.15.6	Beschwerden im Wochenbett *(Chan Hou Bing)*	1036
12.15.7	Laktationsstörungen.	1042
12.15.8	Diätetik während Schwangerschaft und Wochenbett	1046
12.16	**Erkrankungen des Kindes** ▪ N. HILLENBRAND	1047
12.16.1	Leitsymptom: Bauchschmerzen beim Kind	1049
12.16.2	Enuresis nocturna	1050
12.16.3	Keuchhusten	1052
12.16.4	Hyperkinetisches Syndrom.	1053
12.17	**Sonstige Erkrankungen und Symptome**	1055
12.17.1	Leitsymptom: Ödeme ▪ C. FOCKS.	1055
12.17.2	Hyperhidrosis ▪ C. FOCKS.	1057
12.17.3	Reisekrankheit ▪ C. FOCKS.	1059
12.17.4	Maligne Erkrankungen ▪ N. HILLENBRAND	1059
12.17.5	AIDS ▪ N. HILLENBRAND	1061
12.18	**Präventive Akupunktur und**	
	Moxibustion ▪ C. FOCKS.	1066

12

12.1 Herz und Kreislauf

Grundsätzlich gilt: Akute Kreislauferkrankungen sollten nach den Regeln westlicher Notfallmedizin behandelt werden. Die Akupunkturtherapie kann zwar im Notfall sehr wirkungsvoll sein, aber allein auch aus juristischen Gründen sollte sie als ausschließliche Therapie nur im begründeten Einzelfall benutzt werden. Gegen eine additive Akupunkturtherapie v. a. bei chronischen Erkrankungen und im freien Intervall ist dagegen nichts einzuwenden. Voraussetzung: Ausreichende Erfahrung.

12.1.1 Funktionelle kardiovaskuläre Störungen

Pathogenese nach TCM: Psychische Überlastung führt zu *Qi*-Stagnation oder konstitutionelle Schwäche zu *Qi*-Mangel. Gestörtes *Qi* kann das Blut nicht ausreichend transportieren.

Syndrome bei funktionellen kardiovaskulären Störungen				
Syndrom	**Ätiologie**	**Symptome**	**Zunge**	**Puls**
Qi-Stagnation (➡ 9.3.1)	Emotionale Dauerbelastung führt zu Leber-*Qi*-Stauung und Herz-*Qi*-Stagnation	Schmerzen im Hypochondrium, thorakales Beklemmungsgefühl, Unruhezustände, Palpitationen, Herzrasen, Nervosität	Normal	Saitenförmig
Qi-Mangel, Herz-*Qi*-Mangel (➡ 9.3.1, 11.11.1)	Konstitutionelle Schwäche des Herz- und Nieren-*Qi*	Dyspnoe, Abgeschlagenheit, starkes Schwitzen (spontan), Angstzustände	Blass	Dünn, schwach

Tab. 12.1

Therapie

Gute Therapieerfolge mit Akupunktur im akuten Geschehen, bei chronischem Verlauf besser mit Kräutern behandeln. DD ➡ Tab. 12.1.

Qi-Stagnation (➡ 9.3.1)

Therapieprinzipien: *Qi* bewegen, Leber regulieren und Herz beruhigen

 **Akupunktur: Ren 17 N** *(Danzhong)* bewegt das *Qi* im oberen der *San Jiao*; **SJ 6 –** *(Zhigou)* und **Gb 34 –** *(Yanglingquan)* bewegen das *Qi* im Hypochondrium; **Pe 6 N** *(Neiguan)* beruhigt den Geist-*Shen* und die innere Anspannung, öffnet den Thorax; **He 7 – N** *(Shenmen)* löst *Qi*-Stagnation auf; **Bl 15 N** *(Xinshu)* und **Bl 18 N** *(Ganshu)* bewegen das *Qi* im Herz und in der Leber

 Rezept: *Xuan Fu Hua* (Fl. Inulae) 10 g, *Xiang Fu* (Rz. Cyperi Rotundi) 6 g, *Yu Jin* (Tb. Curcumae) 6 g, *Su Geng* (Ra. Perillae Frutescentis) 6 g, *Gua Lou* (Fr. Trichosanthis) 6 g

Diätetik: *Qi* bewegende Nahrungsmittel ➡ Tab. 7.5.

12

Qi-Mangel (➨ 9.3.1), Herz- und Nieren-Qi-Mangel (➨ 11.11.9)

Therapieprinzipien: Qi stärken und Herz–Qi stärken

Akupunktur: He 5 + N *(Tongli)* reguliert und stärkt Qi; **Bl 15 N** *(Xinshu)* und **Ren 14 N** *(Juque)* wirken ausgleichend auf das Herz; **Ren 6 +** *(Qihai)* tonisiert das Qi; **Ren 17 N** *(Danzhong)* und **Pe 6 N** *(Neiguan)* bewegen das Qi im oberen der San Jiao, entspannen den Thorax; **Ma 36 +** *(Zusanli)* und **Mi 6 +** *(Sanyinjiao)* stärken und regulieren Qi; **Di 4 N** *(Hegu)* und **Ni 7 N** *(Fuliu)* bei Spontanschweiß

Rezept: *Sheng Mai San* (➨ 8.2.10.a)

Diätetik: Qi stärkende Nahrungsmittel ➨ Tab. 7.5; 7.6.1

Weitere Therapiemöglichkeiten

Ohrakupunktur: OP 21 (Herzpunkt), **OP 100** (Herz), **OP 34** („Graue Substanz"). Anwendung: Nadeln 20–30 Min. belassen, jeden 2. Tag über 10 Sitzungen. Samenkörner oder Dauernadeln applizierbar – dabei Seitenwechsel spätestens nach 5 Tagen. **Entspannungstechniken** wie *Tajiquan* (➨ 5.4), *Qi Gong* (➨ 5.5).

12.1.2 Angina pectoris

Nach TCM gehört das Symptomenbild der Angina pectoris zum Thorax–Bi-Syndrom *(Xiong Bi)* oder zum schmerzhaften Obstruktions-Syndrom des Thorax.

Syndrome bei Angina pectoris				
Syndrom	**Ätiologie**	**Symptome**	**Zunge**	**Puls**
Herz-Qi- und -Yang-Mangel mit Kälte-Invasion (➨ 11.1.1, 11.1.2)	Konstitutionelle Schwäche von Herz-Qi und/oder -Yang lassen pathogene Kälte eindringen	*Schmerz:* Verschlimmert sich bei Kälte, strahlt aus in den Rücken *Allgemeinsymptome:* Dyspnoe, Palpitationen, Kälteaversion, Frösteln	Blass oder blass-bläulich *Belag:* Weiß, dick	Tief, dünn
Schleimretention (➨ 9.3.4)	Stagnation des Yang-Qi oder Schwäche der Milz z. B. durch Fehlernährung	*Schmerz:* Voll, fixiert *Lunge:* Dyspnoe, Husten, übermäßiges weißes und zähes Sputum *Allgemeinsymptome:* Appetitlosigkeit, Fettleibigkeit, Schweregefühl des Körpers	Geschwollen *Belag:* Dick, schmierigklebrig	Sanft oder schlüpfrig

Forts. ➨

12

Syndrome bei Angina pectoris *(Forts.)*				
Syndrom	**Ätiologie**	**Symptome**	**Zunge**	**Puls**
Qi- und Blut-Stagnation (➡ 9.3.3), Herz-Blut-Stase (➡ 11.1.5)	Emotionale Dauerbelastung, lange Stagnation des *Qi* führt zu mangelnder Blut-Zirkulation	*Schmerz:* Stechend, fixiert, Beklemmungsgefühl und Spannungsgefühl im Flankenbereich *Allgemeinsymptome:* Lippen- und Nagelzyanose, Dyspnoe	Dunkel, evtl. gestaute Zungenuntergrundvenen	Rau, evtl. unregelmäßig
Qi- und *Yin*-Mangel	Hohes Lebensalter, Nieren-*Qi*-Mangel, Störung der Nieren-*Qi*-Aufnahmefunktion	*Schmerz:* Verschlechtert sich durch Anstrengung *Allgemeinsymptome:* Abgeschlagenheit, blasses Gesicht, Mund- und Rachentrockenheit, Dyspnoe	Blass-rötlich *Belag:* Wenig	Tief, schwach, dünn

Tab. 12.2

Therapie

Akupunktur adjuvant beim akuten Anfall oder im symptomfreien Intervall zur Anfallsprophylaxe: Bei chronischem Verlauf besser mit Kräutern behandeln. *Cave:* Immer an Kombination mit westlicher Therapie denken. DD ➡ Tab. 12.2.

Herz-*Qi*- oder Herz-*Yang*-Mangel mit Kälte-Invasion (➡ 11.1.1, 11.1.2)

Therapieprinzipien: *Yang* stärken und wärmen, Kälte vertreiben, Obstruktion beseitigen

Akupunktur: Bl 15 + M *(Xinshu)*, **Ren 14 + N** *(Juque)* stärken als *Shu/Mu*-Punktkombination das Herz-*Qi* und wärmen das Herz-*Yang*; **Ren 17 N** *(Danzhong)* und **Bl 14 N M** *(Jueyinshu)* fördern die thorakale *Qi*-Zirkulation und die Vertreibung pathogener Kälte; **He 5 M** *(Tongli)* und **Pe 6 N** *(Neiguan)* als Durchgangs-*Luo*-Punktkombination beseitigen die Kälte, machen die Meridiane durchgängig und lindern so Schmerzen; **Ren 6 + M** *(Qihai)* stärkt das *Yang*-*Qi* bei kalten Extremitäten; **Ex-LE 11** *(Duyin)* beseitigt Obstruktion und Schmerzen

Rezept: *Gua Lou* (Fr. Trichosanthis) 12 g, *Xie Bai* (Bb. Allii) 12 g, *Gui Zhi* (Ra. Cinnamomi Cassiae) 6 g; bei reinem Herz-*Yang*-Mangel siehe auch Akupunktur und Rezept dort (➡ 11.1.2)

Diätetik: ➡ 7.6.1, 7.6.2.

Schleimretention (➡ 9.3.4)

Therapieprinzipien: Schleim auflösen und beseitigen

Akupunktur: Ren 14 − *(Juque)*, **Ren 17 −** *(Danzhong)* und **Pe 6 N** *(Neiguan)* fördern die *Qi*-Zirkulation im Thorax und stärken das *Yang*-*Qi* zur Auflösung des

12

Schleimes; **Ren 12 + N** *(Zhongwan)* stärkt die Milz und beseitigt Feuchtigkeit; **Ma 40 N** *(Fenglong)* in Kombination als Durchgangs-*Luo*-Punkt mit **Mi 6 N** *(Sanyinjiao)* kräftigt die Milz, besänftigt den Magen und beseitigt trüben Schleim; **Bl 20 + N** *(Pishu)* stärkt die Milz und transformiert Schleim

🌿 **Rezept:** *Gua Lou* (Fr. Trichosanthis) 12 g, *Xie Bai* (Bb. Allii) 12 g, *Ban Xia* (Rz. Pinelliae Ternatae) 12 g in 30 ml medizinischem Reiswein.

♨ **Diätetik:** ➡ 7.6.1 und 7.6.2, Schleim transformierende Nahrungsmittel (➡ Tab. 7.5).

Qi- und Blut-Stagnation (➡ 9.3.3), Herz-Blut-Stase (➡ 11.1.5)

Therapieprinzipien: Stagnation auflösen und beseitigen, Blutzirkulation aktivieren

Anmerkung zur Therapie: Ausführliche Vorgehensweise bei Herz–Blut-Stase während des Anfalls oder im Intervall (➡ 11.1.5).

🖊 **Akupunktur: Pe 4 –** *(Ximen)* aktiviert die Zirkulation in den Meridianen und Netzgefäßen (Infarktausschluss vorausgesetzt) (Hauptpunkt im Anfall), **Ren 14 – N** *(Juque)* / **Bl 15 N** *(Xinshu)* als *Shu/Mu*-Punktkombination und **He 6 – N** *(Yinxi)* als Spalten-*Xi*-Punkt regulieren gemeinsam *Qi* und Blut, beseitigen Stagnation und Schmerzen; **Ren 17 N** *(Danzhong)* und **Bl 17 N** *(Geshu)* fördern die *Qi*-Zirkulation thorakal und aktivieren Blut; **Du 9 – N** *(Zhiyang)* fördert die Zirkulation und lindert Schmerzen im Herzen; **SJ 6 –***(Zhigou)* und **Gb 34 –** *(Yanglingquan)* beseitigen Spannungsgefühl im Flankenbereich; **Mi 10 –** *(Xuehai)* bewegt das Blut; **Ex-LE 11** *(Duyin)* beseitigt Stagnation und Schmerzen.
Mikroaderlass: Zusätzlich zur Körperakupunktur **Pe 9** *(Zhongchong)* und **He 9** *(Shaochong)* mit Dreikantnadel (➡ 5.1.12) bei starker zyanotischer Verfärbung von Zunge und Lippen.

🌿 **Rezept:** *Xue Fu Zhu Yu Tang* (➡ 8.2.12.a)

♨ **Diätetik:** *Qi* und Blut bewegende Nahrungsmittel (➡ Tab. 7.5).

Qi- und *Yin*-Mangel

Therapieprinzipien: *Qi* stärken, *Yin* nähren

🖊 **Akupunktur: Lu 9 +** *(Taiyuan)*, **Bl 13 +** *(Feishu)*, **Bl 15 +** *(Xinshu)*, **He 5 +** *(Tongli)* stärken Lungen und Herz; **Ren 4 +** *(Guanyuan)*, **Mi 6 +** *(Sanyinjiao)* und **Ma 36 +** *(Zusanli)* stärken *Qi* und nähren *Yin; Ni 25 +* *(Shencang)* öffnet den Thorax und fördert zusammen mit **Ni 6 +** *(Zhaohai)* die *Qi*-Aufnahmefunktion der Niere

🌿 **Rezept:** *Sheng Mai San* (➡ 8.2.10.a)

♨ **Diätetik:** ➡ 7.6.4.

12

Weitere Therapiemöglichkeiten

- **Ohrakupunktur:** OP 42 (Thorax), **OP 101** (Lunge), **OP 100** (Herz), bei Schleimretention **OP 97** (Milz), bei *Qi*-Mangel **(OP 95)** (Niere). *Anwendung:* Drei bis vier druckdolente Punkte auswählen; Nadeln 30–60 Min. belassen jeden 2. Tag über zehn Sitzungen. Samenkörner oder Dauernadeln besonders zur Anfallsprophylaxe im freien Intervall; dabei Seitenwechsel des Ohres spätestens nach 5 Tagen; Behandlungsdauer: drei Wochen
- **Chinesische Schädelakupunktur:** Alternierend zur Körperakupunktur (➡ 13.2) besonders zur Anfallsprophylaxe im freien Intervall: Thoraxzone beidseits nadeln, Nadeln für 30 bis 40 Min. belassen, während dieser Zeit 2- bis 3-mal stimulieren
- **Hand- und Fußakupunktur:** HP 32 (Herz), **FP 17.** *Anwendung:* Zusätzlich zur Körperakupunktur (Steigerung des Therapieeffekts) oder bei äußerster Therapieresistenz von Körper- und Ohrakupunktur v. a. als akute Schmerztherapie geeignet. Immer stark ableitende Technik ca. 3–5 Min.
- **Hand- und Fußgelenksakupunktur:** HG 1. *Anwendung:* Zusätzlich zur Körperakupunktur streng subkutan vorschieben; Nadeln 20–30 Min. ohne Manipulation belassen; Lokalisation (➡ 13.4.4)
- **Sonstiges:** Entspannungstechniken wie *Taijiquan* (➡ 5.4), *Qi Gong* (➡ 5.5).

12.1.3　Herzinsuffizienz

Die westliche Diagnose „Herzinsuffizienz" bindet mehrere pathophysiologische TCM-Symptome ein: „Palpitationen", „Keuchatmung", „Schleimretention" und „Ödeme". Anfangsstadium: Herz und Lungen sind betroffen. Im weiteren Verlauf werden die Nieren mitgeschädigt.

Therapie

Bei akuter Situation gute bis befriedigende Therapieerfolge mit Akupunktur als adjuvanter Therapie. Bei chronischem Verlauf zur westlichen Dauertherapie besser mit Kräutern behandeln (***Cave:*** Dosisreduktion von Medikamenten). DD ➡ Tab. 12.3.

Wind-Kälte (➡ 3.6.1)

Therapieprinzipien: Pathogene Kälte vertreiben, Flüssigkeit wärmen

Akupunktur: Lu 7 − M *(Lieque)* und **Bl 13 − M S** *(Feishu)* unterstützen die Lungen und vertreiben Kälte; **Di 4 − M** *(Hegu)* vertreibt äußere pathogene Einflüsse; **SJ 5 − M** *(Waiguan)* vertreibt besonders Wind-Kälte; **Bl 12 − M S** *(Fengmen)* vertreibt Kälte **(M)** und Wind **(S)**; **Du 26 −** *(Shuigou)* bei starken Gesichtsödemen

Rezept: *Xiao Qing Long Tang* (➡ 8.2.3.a)

Diätetik: Kälte und Wind vertreibende Nahrungsmittel ➡ Tab. 7.5.

12

Syndrome bei Herzinsuffizienz				
Syndrom	Ätiologie	Symptome	Zunge	Puls
Wind-Kälte (➟ 3.6.1)	Äußere pathogene Faktoren schädigen Lungen und Herz	*Husten:* Reichlich weißer, wässriger Schleim; Dyspnoe *Lunge:* Dyspnoe *Allgemeinsymptome:* Gesichtsödeme	Blass *Belag:* Weiß, dick	Straff, gespannt
Schleim-Hitze (➟ 11.3.7)	Nach lang dauerndem Einfluss wandelt sich Wind-Kälte endogen in Hitze und Schleim	*Husten:* Gelber, dicker Auswurf; dabei Palpitationen, thorakales Völle- und Beklemmungsgefühl *Allgemeinsymptome:* Durst, trockener Stuhl, bitterer Mundgeschmack	Rot *Belag:* Dick, schmierig	Schlüpfrig, saitenförmig
Blut-Stase (➟ 9.3.2), Herz-Blut-Stase (➟ 11.1.5)	*Qi*-Schwäche schränkt Blutzirkulation ein, bewirkt Rückstau von Körperflüssigkeit; Lungenverteilungsfunktion gestört	*Husten:* Heftig mit Auswurf, starkes Herzstolpern, zyanotische Lippen und Nägel *Allgemeinsymptome:* Ödeme der unteren Extremität, Halsvenenstauung, dunkle Verfärbung der Regio zygomatica	Dunkelviolett, gestaute Zungengrundvenen *Belag:* Weiß, schmierig	Rau, unregelmäßig, einzelne Ekchymosen
Herz-*Qi* (➟ 11.1.1) und Herz-*Yin*-Mangel (➟ 11.1.4)	Höheres Lebensalter, andauernde Überlastung und starke Ängste schwächen das Herz-*Qi*	*Husten:* Wenig, eher Belastungsdyspnoe *Allgemeinsymptome:* Müdigkeit, Palpitationen, Herzrhythmusstörungen, Spontanschweiß, Mundtrockenheit, Hitzesensationen in Handflächen und Fußsohlen	Blass, evtl. leicht geschwollen	Unregelmäßig, *Yin-Mangel:* Dünn, schnell
Yang- (➟ Tab. 9.4) und Herz-*Yang*-Mangel (➟ 11.1.2)	Chronische *Qi*-Schwäche beeinträchtigen Milz- und Nieren-Funktion	*Husten:* Wenig, eher Dyspnoe, Palpitationen *Allgemeinsymptome:* Ödeme, blasses oder gräuliches Gesicht, kalte Extremitäten, Frösteln, Oligurie, Nervosität	Geschwollen, blass *Belag:* Weiß	Schwach tief, rau, unregelmäßig

Tab. 12.3

Schleim-Hitze (➟ 11.3.7)

Therapieprinzipien: Pathogene Hitze klären, Schleim auflösen

Akupunktur: Lu 5 – N *(Chize)* und **Bl 13 – N** *(Feishu)* kühlen Lungen-Feuer; **Di 11 –** *(Quchi)* und **Lu 10 –** *(Yuyi)* klären Hitze; **He 4 N** *(Lingdao)* und **Pe 4 N** *(Ximen)* beruhigen das Herzstolpern; **Gb 34 N** *(Yanglingquan)* und **Ma 40 – N** *(Fenglong)* klären Hitze und lösen Schleim auf; **Ren 17 N** *(Danzhong)* entfernt Schleim, Stagnation und thorakales Beklemmungsgefühl; **Bl 25 – N** *(Dachangshu)* beseitigt Obstipation, gut in Kombination mit **Ma 25 –** und **SJ 6 –**; **Ren 12 + N** *(Zhongwan)* stärkt Milz und Magen zur Schleimauflösung

Rezept: *Ma Xing Shi Gan Tang* (➡ 8.2.3.b)

Diätetik: Schleim transformierende und Hitze kühlende Nahrungsmittel (➡ Tab. 7.5).

Blut-Stase (➡ 9.3.2), Herz-Blut-Stase (➡ 11.1.5)

Therapieprinzipien: Blut-Stase beseitigen

Akupunktur: Bl 17 – N M *(Geshu)* aktiviert die Blutzirkulation, gut in Kombination mit **Mi 10 –** *(Xuehai)*; **Pe 6 – N** *(Neiguan)*; **Pe 3 – N** *(Quze)* und **He 3 – N** *(Shaohai)* beseitigen Schmerzen und Stagnation; **Mi 10 – N** *(Xuehai)* reguliert das Blut und beseitigt Blut-Stase; **Ren 6 + N M** *(Qihai)* stärkt das *Yang-Qi;* **Ren 17 – N** *(Danzhong)* verbessert die *Qi-* und Blutzirkulation thorakal; **Ni 27 – N** *(Shufu)* entspannt den Thorax

Rezept: *Xue Fu Zhu Yu Tang* (➡ 8.2.12.a)

Diätetik: Blut-*Xue* bewegende Nahrungsmittel ➡ Tab. 7.5.

Herz-*Qi*-Mangel (➡ 11.11.1), Herz-*Yin*-Mangel (➡ 11.1.4)

Therapieprinzipien: *Qi* stärken und *Yin* nähren

Akupunktur: Bl 15 – N *(Xinshu)* und **Ren 14 + N** *(Juque)* stärken gemeinsam das Herz-*Qi;* **Bl 17 + N** *(Geshu)* nährt das Blut; **Bl 23 + N** *(Shenshu)* stärkt Nieren-*Yin;* **Ma 36 + M** *(Zusanli)* und **Bl 20 + N** *(Pishu)* stärken Milz und Magen; **Ren 6 + M** *(Qihai)* stärkt *Qi* und *Yang;* **Pe 6 N** *(Neiguan)* und **He 7 N** *(Shenmen)* beruhigen das Herz; **Ren 4 + N** *(Guanyuan)* nährt das *Yin;* **Mi 6 +** *(Sanyinjiao)* nährt das *Yin*

Rezept: *Ren Shen* (Rx. Ginseng) 10 g, *Mai Men Dong* (Tb. Ophiopogonis Japonici) 15 g, *Wu Wei Zi* (Fr. Schisandrae Chinensis) 6 g.

Diätetik: ➡ 7.6.1 und 7.6.4.

12

Yang-Mangel (➡ Tab. 9.4), Herz-*Yang*-Mangel (➡ 11.1.2)

Therapieprinzipien: *Yang* wärmen, Nieren stärken und Ödeme entfernen

Akupunktur: Du 4 + N M *(Mingmen)* stärkt das *Yang;* **Ren 9 + N** *(Fuliu)* stärkt die *Yang*-Funktion der Nieren; **Ren 17 + N** *(Danzhong)*, **Ren 4 + N M** *(Guanyuan)* und **Bl 23 + N M** *(Shenshu)* kräftigen Nieren-*Qi* und Nieren-*Yang* und entfernen so Ödeme; **Mi 9 + N** *(Yinlingquan)* und **Bl 20 + N M** *(Pishu)* entfernen Ödeme; **Bl 22 + N M** *(Sanjiaoshu)* reguliert die Ausscheidung

Wichtig

Bewährt hat sich bei *Yang*-Mangel die indirekte Moxibustion auf Ingwerscheiben (➡ 5.2.3) der Rücken-*Shu*-Punkte.

Rezept: *Zhen Wu Tang* (➡ 8.2.8.d).

Diätetik: ➡ 7.6.2.

Weitere Therapiemöglichkeiten

Ohrakupunktur: OP 42 (Thorax), **OP 101** (Lunge); **OP 100** (Herz), **OP 97** (Milz), **OP 104** *(San Jiao). Anwendung:* Drei bis 4 Punkte nach Differenzialdiagnose auswählen, Nadeln 30–60 Min. belassen jeden 2. Tag über 10 Sitzungen als unterstützende Akuttherapie. Samenkörner oder Dauernadeln zur Dauerbehandlung geeignet – dabei Seitenwechsel des Ohres spätestens nach 5 Tagen; Behandlungsdauer: Mindestens 3 Wochen.

12.1.4 Herzrhythmusstörungen

Die westliche Diagnose „Herzrhythmusstörungen" bindet mehrere pathophysiologische TCM-Symptome ein: „Palpitationen", „Schwindel", „starke Palpitationen" und „Synkope". Pathogenese: *Qi*-Stagnation führt zu Herz-Blut-Stase im akuten Geschehen oder Herz-*Qi*-Mangel zu Herz-*Yang*-Mangel im chronischen Verlauf. Siehe auch Ausführungen zu Palpitationen (➡ 11.1).

Therapie

Therapie mit Akupunktur aussichtsreich bei Erstsymptomatik; bei chronischem Verlauf zusätzlich zur möglichen westlichen Dauertherapie mit Kräutern behandeln. (DD ➡ Tab. 12.4.)

Syndrome bei Herzrhythmusstörungen				
Syndrom	**Ätiologie**	**Symptome**	**Zunge**	**Puls**
Herz-Blut-Stase (➡ 11.1.5)	Dauernde emotionale Anspannung, übermäßige körperliche Belastung	*Herz:* Starke Palpitationen, über langen Zeitraum mit Schmerzen/Beklemmungsgefühl	Blauviolett, oft auch Venen am Zungengrund gestaut	Unregelmäßig, saitenförmig, rau
Herz-*Yang*-Mangel (➡ 11.1.2)	Chronische Erkrankungen, hohes Lebensalter, Verbrauch des *Qi*	*Herz:* Palpitationen, Brustenge; Dyspnoe, Keuchatmung *Allgemeinsymptome:* Ödeme, kalte Extremitäten	Blass oder dunkelrot, geschwollen	Schwach, langsam, unregelmäßig
Herz-/Geist-*Shen*-Störung (➡ 10.2.9)	Emotionen wie Angst und Furcht besetzen das Herz	*Herz:* Palpitationen *Allgemeinsymptome:* Angstzustände, Unruhezustände, Verstimmtheit, Träume zerstören den Schlaf	Blass *Belag:* Weiß	Schnell, dünn

Forts. ➡

Syndrome bei Herzrhythmusstörungen *(Forts.)*				
Syndrom	**Ätiologie**	**Symptome**	**Zunge**	**Puls**
Herz-*Yin*-Mangel (➡ 11.1.4)	Fieberhafte Erkrankungen, emotionale Dauerbelastung	*Herz:* Palpitationen *Allgemeinsymptome:* Hitzesensationen, trockener Mund und Hals *Psyche:* Unruhige Angst, Schlafstörungen	Rot, v.a. Spitze	Dünn, schnell
Herz-Blut-Mangel (➡ 11.1.3)	Schwache Körperkonstitution, konsumierende Erkrankungen	*Herz:* Palpitationen, Dyspnoe *Allgemeinsymptome:* Blasses Gesicht, Schwindel *Psyche:* Lustlosigkeit, Abgespanntheit	Blass, schmaler Körper	Verschwindend, dünn oder rau

Tab. 12.4

Herz-Blut-Stase (➡ 11.1.5)

Therapieprinzipien: Blut bewegen, Stagnation auflösen

Akupunktur: Ren 14 N *(Juque)* und **Pe 6 N** *(Neiguan)* bewegen das Blut; **Bl 14 N** *(Jueyinshu)* und **Bl 15 N** *(Xinshu)* fördern die Zirkulation von *Qi* und Blut; **Mi 6 N** *(Sanyinjiao)* und **Ma 36 N** *(Zusanli)* stärken *Qi*- und Blutzirkulation; **Pe 4 N** *(Ximen)* reguliert *Qi* und öffnet den Thorax; **Ex-B 2 –** *(Huatuojiaji)* beidseits in Höhe von BWK 4–6 regulieren den *Qi*-Fluss im Herzbereich

Rezept: *Xue Fu Zhu Yu Tang* (➡ 8.2.12.a).

Diätetik: Blut-Stase lösende und *Qi* bewegende Nahrungsmittel ➡ Tab. 7.5.

Herz-*Yang*-Mangel (➡ 11.1.2)

Therapieprinzipien: *Yang* stärken

Akupunktur: Ren 17 + *(Danzhong)* stärkt das Sammel-*Zong-Qi*, Herz-*Yin* und *Yang*; **He 8 + M** *(Shaofu)* stärkt das *Yang*; **Du 20 +** *(Baihui)* hebt *Yang* an; **Ren 4 + M** *(Guanyuan)* und **Bl 23 + M** *(Shenshu)* kräftigen Nieren-*Qi* und -*Yang*; **Du 4 + M** *(Mingmen)* und **Bl 15 + M** *(Xinshu)* stärken das *Yang*; **He 5 + M** *(Tongli)* und **Pe 4 + M** *(Ximen)* stärken *Qi* und öffnen den Thorax; **Ren 9** *(Shuifen)* und **Mi 9** *(Yinlingquan)* bei zusätzlichen Ödemen oder **Mi 9** in Kombination mit **Mi 6**

Rezept: *Zhi Gan Cao Tang* (➡ 8.2.10.c), *Sheng Mai San* (➡ 8.2.10.a).

Diätetik: ➡ 7.6.2.

Herz-/Geist-*Shen*-Störung (➡ 10.2.9)

Therapieprinzipien: Geist-*Shen* beruhigen

12

🌿 **Akupunktur: Pe 6 N** *(Neiguan)* harmonisiert das Herz- und Thorax-*Qi*; **Pe 7 N** *(Daling)*, **Du 20 N** *(Baihui)* und **Ex-HN 1** *(Sishencong)* zur Beruhigung des Geist-*Shen*; **He 6 N** *(Xinxi)* und **He 7 N** *(Shenmen)* beruhigen das Herz; **Bl 15 N** *(Xinshu)* und **Ren 14 N** *(Juque)* wirken ausgleichend auf das Herz

🌹 **Rezept:** *Gui Zhi Gan Cao Long Gu Mu Li Tang* (➡ BB: S. 402, EBB: S. 365)

🍵 **Diätetik:** Geist-*Shen* beruhigende Nahrungsmittel ➡ Tab. 7.5.

Herz-*Yin*-Mangel (➡ 11.1.4)

Therapieprinzipien: *Yin* nähren

🌿 **Akupunktur: He 6 N** *(Yinxi)* stärkt das *Yin* und kühlt Mangel-Hitze; **He 8 –** *(Shaofu)* beruhigt und klärt Herz-Feuer, nur bei starker Mangel-Hitze einsetzen; **Ni 3 + N** *(Taixi)* stärkt Nieren-*Yin*, **Ni 10 N** *(Yingu)* stärkt das Herz und vertreibt Hitze, **Bl 23 + N** *(Shenshu)* stärkt Nieren-*Yin* und *Yin* allgemein, **Mi 6 + N** *(Sanyinjiao)* stärkt *Yin* und beruhigt zusammen mit **Pe 6 N** den Geist-*Shen*

🌹 **Rezept:** *Bai Zi Yang Xin Wan* (➡ BB: S. 417, EBB: S. 379)

🍵 **Diätetik:** ➡ 7.6.4.

Herz-Blut-Mangel (➡ 11.1.3)

Therapieprinzipien: Blut nähren, Geist-*Shen* beruhigen

🌿 **Akupunktur: Bl 15 + N** *(Xinshu)* und **Bl 44 + N** *(Shentang)* stärken gemeinsam das Herz; **Ren 14 + N** *(Juque)* und **He 7 N** *(Shenmen)* beruhigen das Herz; **Pe 7 N** *(Daling)* zur Beruhigung des Geist-*Shen* auch für den Notfall geeignet; **Ren 4 + M** *(Guanyuan)*, **Mi 6 + N** *(Sanyinjiao)*, **Bl 20 + N** *(Pishu)* und **Ma 36 + M** *(Zusanli)* nähren das Blut; **Bl 17 +** *(Geshu)* nährt das Blut

🌹 **Rezept:** *Gui Pi Tang* (➡ 8.2.10.c).

🍵 **Diätetik:** ➡ 7.6.3.

Weitere Therapiemöglichkeiten

- **Ohrakupunktur:** Adjuvant zur medikamentösen Therapie **OP 55** *(Shenmen)*, **OP 100** (Herz), **OP 21** (Herzpunkt), **OP 34** (Graue Substanz). *Anwendung:* Nadeln 30–60 Min. belassen jeden 2. Tag über zehn Sitzungen. Samenkörner oder Dauernadeln applizierbar – dabei Seitenwechsel des Ohres spätestens nach 5 Tagen; Behandlungsdauer: 3 Wochen
- **Chinesische Schädelakupunktur:** Alternierend zur Körperakupunktur (➡ 13.2): Thoraxzone beidseits nadeln, Nadeln für 30–40 Min. belassen, während dieser Zeit 2- bis 3-mal stimulieren

12

- **Handakupunktur: HP 32** (Herz). *Anwendung:* Stark ableitende Technik ca. 3–5 Min., zusätzlich zur Körperakupunktur eher als akute Schmerztherapie geeignet
- **Schröpfen:** Schröpfkopfmassage (➡ 5.3.3) hat sich im Rückenbereich entlang der Blasen-Meridianäste nach Körperakupunkturbehandlung bewährt.

12.1.5 Hypertonus

Kein Analog in der TCM. Hypertonus wird oft als „Kopfschmerzen" oder „Schwindel" behandelt. Häufige Pathogenese: *Yang* „steigt in den Kopf auf" – entweder als exzessives Leber-*Yang* oder bei Leber-*Yin*- und Nieren-*Yin*-Mangel. *Anmerkung:* Den klassischen Texten sind aus verständlichen Gründen keine systematischen Blutdruckmessungen zu entnehmen.

Therapie

Gute Therapieerfolge mit Akupunktur bei essentieller Hypertonie im Frühstadium, bei chronischem bzw. manifestem Verlauf besser zusätzlich zur westlichen Dauertherapie mit Kräutern behandeln. DD ➡ Tab. 12.5.

Aufsteigendes Leber-*Yang* (➡ 11.7.5), loderndes Leber-Feuer (➡ 11.7.4), aufkommender Leber-Wind (➡ 11.7.6)

Therapieprinzipien: Leber besänftigen, Leber-Feuer entfernen und hyperaktives *Yang* unterdrücken

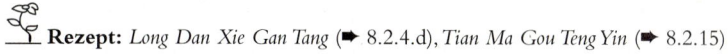 **Akupunktur: Gb 20 –** *(Fengchi)* und **Gb 43 –** *(Xiaxi)* besänftigen die Leber und unterdrücken Leber-*Yang*; **Du 20 –** *(Baihui)* und **Gb 5 –** *(Xuanlu)* besänftigen Leber-*Yang* und zerstreuen Leber-Wind; **Le 2 –** *(Xingjian)* unterdrückt inneren Wind und Leber-*Yang*; **Ma 9 –** *(Renying)* kühlt Hitze und senkt empirisch den Blutdruck; **Le 3 –** *(Taichong)* bewegt das Leber-*Qi*, bei zusätzlicher *Qi*-Stagnation; **Ex-HN 5 –** *(Taiyang)* kühlt Hitze und zerstreut pathogenen Wind

Rezept: *Long Dan Xie Gan Tang* (➡ 8.2.4.d), *Tian Ma Gou Teng Yin* (➡ 8.2.15)

Diätetik: Aufsteigendes Leber-*Yang* (➡ 7.11.3).

12

Syndrome bei Hypertonus				
Syndrom	Ätiologie	Symptome	Zunge	Puls
Leber-*Yang* (➡ 11.7.5), Leber-Feuer (➡ 11.7.4), Leber-Wind (➡ 11.7.6)	Mentale Bestürzung führt zur Stauung des Leber-*Qi;* Leber- und Nieren-*Yin*-Mangel mit aufsteigendem Leber-*Yang*; Hitze verwandelt sich in Leber-Feuer; Entgleisung: Leber-Wind*	*Schmerzen:* Heftige Kopfschmerzen, bei mentaler Aktivität verstärkt *Psyche:* Reizbarkeit, Wutausbrüche, traumgestörter Schlaf *Allgemeinsymptome:* Heftiger Schwindel, Gesichtsrötung, Mundtrockenheit, bitterer Mundgeschmack	Rot *Belag:* Weiß oder gelb	Saitenförmig
Leber- und Nieren-*Yin*-Mangel (➡ 11.11.20)	Beeinträchtigung des Nieren-*Yin* durch innere Schwächung oder Nieren-Mangel-Syndrom; hohes Lebensalter, Wasser kann das Holz nicht mehr ernähren	*Schmerzen:* Kopfschmerzen *Allgemeinsymptome:* Schwindel (milde Form, lang andauernd), Hitzesensationen an Thorax, Handflächen und Fußsohlen, verschwommenes Sehen, spärliche Menstruationsblutung, Amenorrhö	Rötlich *Belag:* Weiß oder leicht gelblich	Dünn, schnell
Schleim-Feuchtigkeits-Retention (➡ 9.3.4, 11.5.7)	Falsche Ernährung, Stress und Überanstrengung beeinträchtigen die Milz in ihrer Transport- und Transformationsfunktion der Nahrung	*Schmerzen:* Schweregefühl im Kopf und den Extremitäten mit schwerfälligen Bewegungen, thorakales Druck- und Völlegefühl *Allgemeinsymptome:* Palpitationen, Schwindel, Übelkeit, Erbrechen	Blass *Belag:* Weiß, dick, schmierig	Schlüpfrig oder saitenförmig
Qi- und Blut-Mangel (➡ 9.3.1, 9.3.2, 9.3.3) **Cave:** In China wird dieses Syndrom zwar unter „Schwindel" angegeben; die Symptomatik entspricht nur einem Schwindel, aber nicht dem Symptombild des Hypertonus, ist also eigentlich nicht gleichzusetzen.	Überanstrengung und Stress schädigen Funktion von Herz und Milz; es kommt zur Mangelernährung des Gehirns	*Psyche:* Schlafstörungen *Allgemeinsymptome:* Schwindel, Dyspnoe, Spontanschweiß, intermittierendes Fieber	Blass *Belag:* Dünn, weiß	Schwach, dünn
Nieren-*Yin*-Mangel (➡ 11.9.6)	Mangel der Nieren und Essenz-*Jing* beeinträchtigt Fähigkeit, ausreichend Mark herzustellen zur Ernährung des Gehirns	*Schmerzen:* Rücken- und Knieschmerzen, Taubheit der Extremitäten *Psyche:* Schlafstörungen, Gedächtnisverlust *Allgemeinsymptome:* Schwindel, Tinnitus, Impotenz, nächtliche Ejakulationen	Rötlich, trocken, Furchen *Belag:* Wenig	Dünn, schnell, schwach

*Symptome: ➡ 12.1.8, Apoplex
Anmerkung: Bei Mangel-Syndromen können die absoluten Blutdruckwerte grenzwertig, aber für den Patienten relativ „zu hoch" sein.

Tab. 12.5

Leber- und Nieren-*Yin*-Mangel (➡ 11.11.20) mit aufsteigendem Leber-*Yang* (➡ 11.7.5)

Therapieprinzipien: *Yin* nähren, hyperaktives Leber-*Yang* besänftigen

Akupunktur: Wie oben, zusätzlich **Le 3 N** *(Taichong)* besänftigt Leber-*Yang*, **Bl 18 +** *(Ganshu)*, **Bl 23 +** *(Shenshu)* und **Ni 3 +** *(Taixi)* nähren *Yin* der Leber und der Nieren

Rezept: *Zhen Gan Xi Feng Tang* (➡ 8.2.15), *Tian Ma Gou Teng Yin* (➡ 8.2.15)

Diätetik: Nieren-*Yin*-Mangel (➡ 7.12.3) und aufsteigendes Leber-*Yang* (➡ 7.11.3), evtl. zusätzlich Leber-Blut-Mangel (➡ 7.11.1).

Schleim-Feuchtigkeits-Retention (➡ 9.3.4, 11.5.7)

Therapieprinzipien: Feuchtigkeit entfernen und Auflösen des Schleimes, Milz stärken

Akupunktur: Bl 20 + M *(Pishu)*, **Ma 36 +** *(Zusanli)* stärken Milz und Magen; **Pe 6 N** *(Neiguan)* beseitigt Übelkeit und beruhigt den Geist-*Shen*; **Ren 12 N** *(Zhongwan)* und **Ma 40 N** *(Fenglong)* lösen Schleim; **Ma 8 + N** *(Touwei)* stärkt die Augen und den Kopf; als Ergänzung: **Du 20 + N** *(Baihui)* lässt klares *Yang* aufsteigen

Rezept: *Ban Xia Bai Zhu Tian Ma Tang* (➡ 8.2.16.e)

Diätetik: Schleim bildende Nahrungsmittel meiden ➡ 7.9.1, 7.10.1

Qi- und Blut-Mangel (➡ 9.3.3)

Therapieprinzipien: *Qi* stärken und Blut nähren

Akupunktur: Ma 36 + M *(Zusanli)*, **Mi 6 +** *(Sanyinjiao)* und **Bl 20 + M** *(Pishu)* kräftigen Milz und Magen; **Bl 17 +** *(Geshu)* reguliert und tonisiert das Blut; **Ren 4 M** *(Guanyuan)* stärkt das Ursprungs-*Yuan-Qi*; **Di 11 N** *(Quchi)* harmonisiert *Qi* und Blut; als Ergänzung: **Pe 6 N** *(Neiguan)* und **He 7 N** *(Shenmen)* bei Schlaflosigkeit und Palpitationen

Rezept: *Bu Zhong Yi Qi Tang* (➡ 8.2.10.a)

Diätetik: *Qi* und Blut stärkende Nahrungsmittel ➡ Tab. 7.5., 7.9.1

12

Nieren-*Yin*-Mangel (➡ 11.9.6), Nieren-*Jing*-Mangel (➡ 11.9.1)

Therapieprinzipien: Nieren stärken

Akupunktur: Ren 4 + M *(Guanyuan)* stärkt das Ursprungs-*Yuan-Qi;* **Ni 3 +** *(Taixi)* und **Bl 23 + M** *(Shenshu)* stärken die Nieren; **Ma 36 +** *(Zusanli)* und **Ren 6 + M** *(Qihai)* stärkt das *Qi* des mittleren der *San Jiao;* **Gb 20 – N** *(Fengchi)* unterdrückt den Wind; als Ergänzung: **Ren 4 M** *(Guanyuan)* und **Du 20 M** *(Baihui)* stärken das Nieren-*Yang*

Rezept: *Liu Wei Di Huang Wan* (➡ 8.2.10.d) zusammen mit *Gou Qi Zi* (Fr. Lycii) und *Ju Hua* (Fl. Chrysanthemi Morifolii) in China als populäre Patentmedizin unter dem Namen *Qi Ju Di Huang Wan* (➡ 8.2.10.d) bekannt; *Er Xian Tang* (➡ 8.2.10.e)

Diätetik: ➡ 7.12.3.

Weitere Therapiemöglichkeiten

- **Ohrakupunktur: OP 105** (Blutdruck senkende Furche), **OP 95** (Niere), **OP 98** (Leber), **OP 55** *(Shenmen),* **OP 34** (Graue Substanz), **OP 13** (Nebenniere), **OP 19** (Hochdruckpunkt), **OP 59** (Blutdruck regulierender Punkt). *Anwendung:* 3–4 druckdolente Punkte auswählen, Nadeln 30–60 Min. belassen jeden 2. Tag über 10 Sitzungen, Samenkörner oder Dauernadeln applizierbar; Seitenwechsel des Ohres spätestens nach 5 Tagen; Behandlungsdauer: 3 Wochen
- **Fußakupunktur: FP 19.** *Anwendung:* Stark ableitende Technik ca. 3–5 Min., zusätzlich zur Körperakupunktur eher als Akuttherapie geeignet
- **Diätetik:** Salzige, scharf gewürzte, gebratene oder andere heiße Nahrungsmittel (➡ Tab. 7.1, 7.2) meiden
- **Sonstiges:** Entspannungstechniken wie *Taijiquan* (➡ 5.4), *Qi Gong* (➡ 5.5).

Notfall: Hypertensive Krise

OP 105 (Blutdruck senkende Furche) und **OP 19** (Hochdruckpunkt) blutig stechen. Falls kein Arbeitsmaterial verfügbar mit spitzem Gegenstand, z. B. Kugelschreibermine, stark massieren!

12

12.1.6 Hypotonus

Kein Analog in der TCM. Hypotonus wird oft als „Schwindel", „Kopfschmerzen" und „Mattigkeit" behandelt. Pathogenese: Kongenitaler Nieren-*Qi*-Mangel oder Mangelernährung führen zum Mangel von Milz–*Qi* und Blut. Weitere Begleitsymptome grenzen die Differenzialdiagnose ein.

Therapie

Therapieprinzipien: Nieren, Milz und Magen stärken.

Akupunktur: Ma 36 + *(Zusanli)*, **Mi 3 +** *(Taibai)* und **Ren 12 N** *(Zhongwan)* stärken gemeinsam Milz und Magen; **Ren 6 + M** *(Qihai)* stärken *Qi* und *Yang;* **Ni 3 +** *(Taixi)* und **Ren 4 M** *(Guanyuan)* und **Ni 7 + M** *(Fuliu)* stärken die Nieren

Rezept: *Liu Jun Zi Tang* (➡ 8.2.10.a) besonders bei Frauen mit Milz-Schwäche, *Yang Xin Tang* (➡ 8.2.14.b) bei schwacher (Nieren-)Konstitution, oder allgemein *Yu Ping Feng San* (➡ 8.2.13) zusammen mit *Sheng Mai San* (➡ 8.2.10.a).

Diätetik: ➡ 7.9.1, 7.10.1, 7.12.1

Weitere Therapiemöglichkeiten

- **Ohrakupunktur: OP 55** *(Shenmen),* **OP 34** (Graue Substanz), **OP 100** (Herz), **OP 29** (Polster), **OP 59** (Blutdruck regulierender Punkt), **OP 95** (Niere). *Anwendung:* 3–4 druckdolente Punkte auswählen, Nadeln 30–60 Min. belassen jeden 2. Tag über 10 Sitzungen, Samenkörner oder Dauernadeln applizierbar; Seitenwechsel des Ohres spätestens nach 5 Tagen; Behandlungsdauer: 3 Wochen
- **Hand- und Fußakupunktur: HP 0** (Blutdruck anheben), **FP 1,** Gesichtspunkt 1 (Herz). *Anwendung:* Zusätzlich zur Körperakupunktur ca. 3–5 Min.; eher als Akuttherapie geeignet

Kollaps

Kreislaufinsuffizienz infolge akuter Verminderung des venösen Rückstroms zum Herzen (vasovagale Synkope) als Maximalvariante eines hypotonen Zustands. **Du 26** *(Shuigou)* und **Ni 1** *(Yongquan)* stark stimulieren; evtl. noch zusätzlich **Ma 36** *(Zusanli)* und **Pe 6** *(Neiguan)*; falls kein Arbeitsmaterial verfügbar mit spitzem Gegenstand, z.B. Kugelschreibermine oder Fingernagel, stark massieren; Voraussetzung: Ausschluss eines Kreislaufstillstands; *Cave:* Kardiale oder zervikale Ursachen der Synkope berücksichtigen und nach den gültigen Regeln der westlichen Schulmedizin behandeln.

12

12.1.7   Passagere zerebrale Ischämien

Nach TCM häufig Blut-Stase aufgrund eines *Qi*-Mangels, Akupunktur wird oft adjuvant zur westlichen Schulmedizin eingesetzt.

Symptome

Passagere Aphasie, Hemiparese der Gesichts- oder Armmuskulatur, Blässe; evtl. Zungendeviation, *Zungenkörper:* Violett mit Ekchymosen; *Belag:* Dünn, weiß; *Puls:* Fein, dünn.

Therapie

Gute Therapieerfolge mit Akupunktur, bei chronischem Verlauf besser zusätzlich mit Kräutern behandeln. Immer Regeln der westlichen Schulmedizin beachten.

Therapieprinzipien: *Qi* stärken, Blut aktivieren, Meridiane regulieren

Akupunktur: Ma 36 + *(Zusanli),* **Mi 6 +** *(Sanyinjiao),* **Bl 20 +** *(Pishu)* stärken Milz und Magen zur optimalen Zuführung von Nahrungs-*Gu-Qi* (➡ 3.3.1) und Nähr-*Ying-Qi* (➡ 3.3.1); **Du 20 N** *(Baihui)* lässt *Qi* und Blut aufsteigen; **Bl 23 + M** *(Shenshu)* und **Ren 4 + M** *(Guanyuan)* stärken gemeinsam das Ursprungs-*Yuan-Qi* (➡ 3.3.1). Je nach Symptomatik und Lokalisation werden weitere Punkte (➡ 12.1.8) ausgewählt.

Rezept: Ren Shen (Rx. Ginseng) 15 g, *Huang Qi* (Rx. Astragali Membranacei) 30 g, *Chi Shao* (Rx. Paeoniae Rubrae) 12 g, *Dang Gui* (Rx. Angelicae Sinensis) 12 g, *Chuan Xiong* (Rx. Ligustici Chuanxiong) 12 g, *Qi She* (Agkistrodon seu Bungarus) 1.5–3 g, *Gui Zhi* (Ra. Cinnamomi Cassiae) 9 g, *Hong Hua* (Fl. Carthami Tinctorii) 9 g, *Tao Ren* (Sm. Persicae) 9 g, *Quan Xie* (Buthus Martensi) 1.5–3 g, *Sang Bai Pi* (Cx. Mori Albae Radicis) 9 g. Als Dekokt (➡ 8.2.2) mit einem Drittel der angegebenen Menge beginnen und abhängig vom Verlauf langsam steigern

Diätetik: *Qi* und Blut stärkende Nahrungsmittel ➡ Tab. 7.5.

Weitere Therapiemöglichkeiten

Ohrakupunktur: OP 55 *(Shenmen),* **OP 25** (Hirnstamm), **OP 34** (Graue Substanz), **OP 98** (Leber), **OP 97** (Milz); zusätzlich betroffene Körperregion, z.B. **OP 4** (Zunge), **OP 11** (Wange), **OP 62** (Finger), **OP 46** (Zehe). *Anwendung:* 3–4 druckdolente Punkte auswählen; Nadeln 30–60 Min. belassen jeden 2. Tag über 10 Sitzungen, Samenkörner oder Dauernadeln applizierbar; Seitenwechsel des Ohres spätestens nach 5 Tagen; Behandlungsdauer: 3 Wochen.

12.1.8 Apoplex und apoplektische Residualzustände

Als „Wind, der die Mitte des Körpers trifft *(Zhongfeng)*" in der TCM beschrieben. Im Residualzustand (Kontrakturen) werden die Meridiane durch Schleim blockiert.

Akutbehandlung

Nach TCM führt Mark-Mangel zuerst zum Blut-Mangel, dann zur Blut-Stase. *Qi*-Mangel begünstigt die Entstehung von Wind in den Meridianen, oft wird mit dem Wind Schleim nach oben gerissen.

Therapie

Verbesserung des neurologischen Defizits mit Akupunktur möglich, gleichzeitige Behandlung mit Kräutern zur Effektverstärkung, Entspannungstechniken, wie z.B. *Taijiquan* (➡ 5.4), *Qi Gong* (➡ 5.5), zusätzlich einsetzen

Therapieprinzipien: Obstruktionen in den Meridianen beseitigen, Wind unterdrücken, Netzgefäße stärken, *Qi* und Blut in den Meridianen regulieren

Akupunktur: Bei allen Symptomen eines „leichteren" Apoplexes **Du 20 N** *(Baihui)*, **Du 26 N** *(Shuigou)* und **Bl 7 N** *(Tongtian)* zur Unterdrückung des Windes. Zusätzlich Punkte nach Symptomen und Lokalisation.

Hemiplegie

- **Armparalyse: Di 15** *(Jianshu)*, **Di 14** *(Binao)*, **SJ 14** *(Jianliao)*, **SJ 5** *(Waiguan)*, **SJ 3** *(Zhongzhu)*, **Di 4** *(Hegu)*
- **Beinparalyse: Gb 29** *(Juliao)*, **Gb 30** *(Huantiao)*, **Gb 31** *(Fengshi)*, **Gb 34** *(Yanglingquan)*, **Gb 39** *(Xuanzhong)*, **Gb 40** *(Qiuxu)*, **Ma 31** *(Biguan)*, **Ma 32** *(Futu)*, **Ma 36** *(Zusanli)*, **Ma 41** *(Jiexi)*, **Bl 40** *(Weizhong)*, **Bl 57** *(Chengshan)*, **Bl 60** *(Kunlun)*

Anwendung: Pro Behandlung sechs bis acht Punkte nadeln, Auswahl nach Lokalisation der Paresen. Bei Krankheitsverlauf < 3 Mon. Punkte auf der betroffenen Seite ableitend und auf der gesunden stärkend nadeln, bei > 3 Mon. umgekehrt verfahren.

Chinesische Schädelakupunktur (➡ 13.2): Motorikzone, sensomotorische Beinzone, Sprachzonen manuell oder elektrisch stimulieren. *Cave:* Nie gleichzeitig Punkte auf beiden Schädelseiten oder an der gelähmten Extremitätenseite mit entsprechender kontralateraler Schädelzone elektrisch stimulieren.

Wichtig

Um muskuläre Strukturen gut zu erfassen, evtl. tiefe, intramuskuläre Punktionen durchführen. Beispiele: **Di 15** nach **Di 14**, **Di 11** nach **He 3**, **SJ 5** nach **Pe 6**, **SJ 3** nach **Di 3**, **Gb 34** nach **Mi 9**, **Ma 36** nach **Ma 37**, **Gb 39** nach **Mi 6**, **Ni 3** nach **Bl 60**.

 Rezept: *Bu Yang Huan Wu Tang* (➡ 8.2.12.a).

 Diätetik: ➡ 7.6.1, 7.6.3

Aphasie

 Akupunktur: Ren 23 − *(Lianquan)* und **Ni 6 −** *(Zhaohai)* nützen dem Rachen und unterstützen die Sprache, **He 5 −** *(Tongli)* macht die Körperöffnungen auf, Sprachzone 2 und 3 am Schädel (➡ Tab. 13.2) alternierend stimulieren

12

 Rezept: *Bu Yang Huan Wu Tang* (➡ 8.2.12.a).

Hypertonus

 Akupunktur: Di 4 + *(Hegu)* und **Le 3 +** *(Taichong)* unterdrücken Wind und aufsteigendes Leber-*Yang*, **Ni 3 +** *(Taixi)* stärkt das *Yin* von Leber und Nieren, **Ma 9 −** *(Renying)* senkt empirisch den Blutdruck; Gefäßzone am Schädel (➡ 13.2) alternierend stimulieren

 Rezept: *Tian Ma Gou Teng Yin* (➡ 8.2.15).

Zentrale Fazialisparese

Periphere Fazialisparese (➡ 12.11.5).

Akupunktur: Di 4 – N *(Hegu)* und **Le 3 – N** *(Taichong)*, **SJ 5 – N** *(Waiguan)*, **Gb 20 – N** *(Fengchi)*, beseitigen Wind aus dem Gesicht; weitere Lokalpunkte je nach Lokalisation: **Gb 14** *(Yangbai)*, **Bl 2** *(Zhanzu)*, **Ex-HN 4** *(Yuyao)*, **SJ 23** *(Sizhukong)*, **Gb 1** *(Tongziliao)*, **Ma 2** *(Sibai)*, **Dü 18** *(Quanliao)*, **Di 20** *(Yingxiang)*, **Ma 4** *(Dicang)*, **Di 19** *(Heliao)*, **Ma 6** *(Jiache)*, **Ma 7** *(Xiaguan)*, **Ren 24** *(Chengjian)*, **Du 26** *(Shuigou)*, zusätzlich **SJ 17** *(Yifeng)*. *Stimulation:* Im Akutstadium ableitend, bei Apoplex > 1 Mon. neutral nadeln; ergänzend Motorik- und Sensorikzonen am Schädel alternierend stimulieren

Rezept: *Bu Yang Huan Wu Tang* (➡ 8.2.12.a); *Bai Fu Zi* (Rz. Typhonii Gigantei) 6 g, *Bai Jiang Cao* (Hb. cum Radice Patriniae) 6 g, *Quan Xie* (Buthus Martensi) 1,5 g.

Harninkontinzenz (➡ 12.17.2)

Akupunktur: Bl 25 + *(Dachangshu)*, **Bl 33 +** *(Zhongliao)*, **Ren 6 +** *(Qihai)*, **Ren 4 +** *(Guanyuan)* stärken die Beckenorgane

Rezept: *Ba Zhen Tang* (➡ 8.2.10.c), *Bu Zhong Yi Qi Tang* (➡ 8.2.10.a).

Schwindel

Leitsymptom Schwindel (➡ 12.11.1): Leber-*Yang* steigt in den Kopf auf

Akupunktur: Le 3 – *(Taichong)* und **Bl 18 –** *(Ganshu)* besänftigen Leber-*Yang*; **Bl 23 +** *(Shenshu)*, **Ren 4 M** *(Guanyuan)* und **Ni 3 +** *(Taixi)* stärken die Nieren; ergänzend Gleichgewichtszone am Schädel alternierend stimulieren

Rezept: *Tian Ma Gou Teng Yin* (➡ 8.2.15).

Muskuläre Versteifungen und Kontrakturen

12

Akupunktur: Punktauswahl nach Gelenklokalisation (➡ Kasten) mit Lokal-(*Ashi*-Punkten), Regional- und Fernpunkten (➡ 10.3.1).

- Bei schmerzhafter Bewegungseinschränkung: *Fernpunktstimulation* (➡ 10.3.1) mit Bewegungsübungen des Patienten
- Moxibustion: Bei Besserung durch Wärme
- Elektrostimulation (➡ 5.1.8): Bei starken Schmerzen oder Therapieresistenz
- Chinesische Schädelakupunktur: Motorikzone und sensomotorische Beinzone manuell oder elektrisch stimulieren
- Schädelakupunktur nach Yamamoto (➡ 13.3): C-Zone, D-Zone als Alternative möglich
- Kräuterbehandlung: Effektsteigerung

Punktauswahl bei Kontrakturen

Schultergelenk: Di 15 *(Jianyu)* nach Di 14, **He 1** *(Jiquan)*
Ellbogengelenk: Di 11 *(Quchi)* nach He 3, **Lu 5** *(Chize)*, **Pe 3** *(Quze)*
Fingergelenk: Di 3 *(Sanjian)* nach Dü 3, **Dü 3** *(Houxi)* nach Di 3, **Pe 6** *(Neiguan)*
Hüftgelenk: Mi 12 *(Chongmen)*, **Gb 30** *(Huantiao)*, **Gb 31** *(Fengshi)*
Kniegelenk: Bl 40 *(Weizhong)*, **Le 8** *(Ququan)*
Zehengelenk: Mi 5 *(Shangqiu)*, **Ni 3** *(Taixi)*

Rezept: *Bu Yang Huan Wu Tang* (➜ 8.2.12.a).

Residualzustände nach Apoplex

Gute Therapieerfolge mit Akupunktur bei frühzeitigem Therapiebeginn (optimal vier Wochen nach Apoplex). Differenzialtherapie unter Berücksichtigung der zugrunde liegenden Syndrome (➜ Tab. 12.6).

Syndrome bei Residualzuständen nach Apoplex			
Syndrom	**Symptome**	**Zunge**	**Puls**
Schleim-Retention mit Wind (➜ 9.3.4)	Spastische Kontrakturen, schwerer Schwindel	Steif, weicht ab	Saitenförmig
Schleim-Feuchtig-keit-Retention (➜ 9.3.4)	Schweregefühl des Körpers, drückendes Gefühl im Brustkorb, übermäßiges Sputum, Globusgefühl, Schwindel	Geschwollen *Belag:* Dick	Schlüpfrig
Blut-Stase (➜ 9.3.2)	Hemiplegie, häufig stechende Schmerzen in Schulter/Hüfte	Violett, evtl. Zungenuntergrundvenen gestaut	Rau
Yin-Mangel (➜ Tab. 9.4)	Tinnitus, Nachmittagsfieber, Hitzesensationen in Händen/Füßen, Schweregefühl des oberen Körpers	Rötlich *Belag:* Wenig	Dünn, schnell

Tab. 12.6

Therapie

12

Schleim-Retention mit Wind (➜ 9.3.4)

Therapieprinzipien: Schleim auflösen, Wind zerstreuen

Akupunktur: Du 20 – *(Baihui)*, **Du 16 –** *(Fengfu)*, **Ma 40 N** *(Fenglong)*, **Lu 9 –** *(Taiyuan)*

Rezept: *Ban Xia Bai Zhu Tian Ma Tang* (➜ 8.2.16.e).

Diätetik: Zur Unterstützung der Akupunktur Schleim transformierende Nahrungsmittel ➜ Tab. 7.5

Schleim-Feuchtigkeits-Retention (➡ 9.3.4)

Therapieprinzipien: Milz stärken, Feuchtigkeit abfließen lassen, Schleim beseitigen

Akupunktur: Bl 20 + *(Pishu)* und **Ren 12 +** *(Zhongwan)* stärken die Milz und beseitigen Schleim, **Ma 40 N** *(Fenglong)* und **Mi 6 N** *(Sanyinjiao)* beseitigen Schleim

Rezept: *Er Chen Tang* (➡ 8.2.16.a), *Ban Xia Hou Po Tang* (➡ 8.2.11.a)

Diätetik: Zur Unterstützung der Akupunktur Feuchtigkeit transformierende Nahrungsmittel ➡ Tab. 7.5

Blut-Stase (➡ 9.3.2)

Therapieprinzipien: *Qi* bewegen und Blut regulieren

Akupunktur: Ren 17 N *(Danzhong)* bewegt *Qi* und Blut, **Bl 17 N** *(Geshu)* und **Mi 10 N** *(Xuehai)* bewegen Blut

Rezept: *Bu Yang Huan Wu Tang* (➡ 8.2.12.a), zusätzlich: *Dang Gui* (Rx. Angelicae Sinensis) 15 g, *Dan Shen* (Rx. Salviae Miltiorrhizae) 15 g, *Ru Xiang* (Gummi Olibanum) 15 g, *Mo Yao* (Myrrha) 15 g

Diätetik: Zur Unterstützung der Akupunktur Blut-Stase lösende und *Qi* bewegende Nahrungsmittel ➡ Tab. 7.5

Yin-Mangel (➡ 9. 4)

Therapieprinzipien: *Yin* nähren und Mangel-Hitze klären

Akupunktur: Ni 6 + *(Zhaohai)*, **Ni 3 +** *(Taixi)* und **Ren 4 +** *(Guanyuan)* nähren das *Yin* der Nieren, **He 6 −** *(Yinxi)* klärt Mangel-Hitze, **Gb 20 −** *(Fengchi)* unterdrückt Wind

Rezept: *Liu Wei Di Huang Wan* (➡ 8.2.10.d),

Diätetik: Zur Unterstützung der Akupunktur *Yin* nährende Nahrungsmittel ➡ Tab. 7.5

Weitere Therapiemöglichkeiten

- **Ohrakupunktur:** Betroffene Körperregion, z.B. **OP 62** (Finger), **OP 64** (Schultergelenk), **OP 66** (Ellbogen), **OP 67** (Handwurzel), **OP 46** (Zehe), **OP 47** (Ferse), **OP 48** (Knöchel), **OP 49** (Kniegelenk), **OP 50** (Hüftgelenk), **OP 4** (Zunge), **OP 11** (Wange), **OP 29** (Blase), **OP 93** (Prostata). *Anwendung:* 3–4 druckdolente Punkte auswählen; Nadeln 30–60 Min. belassen jeden 2. Tag über mindestens 10 Sitzungen, Samenkörner oder Dauernadeln applizierbar; Seitenwechsel des Ohres spätestens nach 5 Tagen; Behandlungsdauer: 4 Wochen
- **Chinesische Schädelakupunktur (➡ 13.2):** Alternierend zur Körperakupunktur (➡ 13.2.1): Motorische Linie: Oberes 1/5 für die Beine, mittleres 1/5 für die Arme und unteres 1/5 für das Gesicht beidseits nadeln, Nadeln für 30–40 Min. belassen,

12

2- bis 3-mal stimulieren. Elektrostimulation: Mittel- bis hochfrequente Stimulation der motorischen Linie, intermittierender Strom; mittelstarke Intensität; Frequenz: 3–4 Hz; Dauer: 30–40 Min. *Cave:* Nur bei entsprechender Vorerfahrung

- **Elektrostimulation der Körperpunkte:** Stimulation mit anfangs niedriger Frequenz (< 2 Hz) an zwei relativ nahen Akupunkturpunkten der betroffenen Extremitäten, z.B. **Gb 30** und **Bl 40** oder **SJ 6** und **Di 11**. *Intensität:* Von Behandlung zu Behandlung steigern, jedoch unter der individuellen Schmerzschwelle bleiben.

12.2 Atemwege

Nach der TCM sind Erkrankungen der Atemwege der Lunge zugeordnet. Lunge (wie auch das Herz) gehört zum oberen der *San Jiao.* „Organfunktion" nach TCM: Die Lunge nimmt *Qi* (➡ 3.4.3) aus der Luft auf, reguliert die Wasserwege, kontrolliert die Körperoberfläche (Haut und Hautanhangsgebilde) und ist für die Abwehr äußerer, pathogener Faktoren zuständig.

12.2.1 Leitsymptom: Husten

Entspricht nach TCM einem sich umkehrenden (nach oben steigenden) Lungen-*Qi.* Stadienunterteilung: Anfangs lauter Husten ohne Sputum *(Ke)*, später fiebriger Husten mit Sputum *(Sou)* oder lauter Husten mit Sputum *(Kesou)*, die klinisch oft in Kombination erscheinen. Pathogenese: Äußere, pathogene Faktoren befallen die Lungen; bei chronischem Verlauf wird Lungen-*Qi* geschädigt. DD ➡ Tab. 12.7.

Syndrome bei Leitsymptom Husten				
Syndrom	**Ätiologie**	**Symptome**	**Zunge**	**Puls**
Wind-Kälte-Invasion in der Lunge (➡ 11.3.4)	Wind-Kälte-Invasion bei schwachem Abwehr-*Wei-Qi*	*Husten:* Dünnflüssiges und weißes Sputum *Allgemeinsymptome:* Halskratzen, Fieber ohne Schwitzen, Kälteaversion, Kopfschmerzen	*Belag:* Dünn, weiß	Oberflächlich, straff, gespannt
Wind-Hitze-Invasion in der Lunge (➡ 11.3.5)	Wind-Hitze-Invasion bei schwachem Abwehr-*Wei-Qi*	*Husten:* Häufig und heftig, gelbes Sekret *Allgemeinsymptome:* Raues Atmen, Halsschmerzen, Fieber, Windaversion, Kopfschmerzen	*Belag:* Dünn, gelb	Oberflächlich, schnell
Schleim-Feuchtigkeitsrention in der Lunge (➡ 11.3.6)	Schädigung des Lungen-*Qi* durch rezidivierende Erkältungskrankheiten führt zur Schwächung des Milz-*Yang*	*Husten:* Übermäßiges, weißes Sputum, im Winter schlimmer *Allgemeinsymptome:* Abgeschlagenheit, Völlegefühl im Thorax und im Epigastrium, Appetitverlust	*Belag:* Weiß, schmierig	Schlüpfrig
Lungen-*Yin*-Mangel mit Trockenheit (➡ 1.3.2)	Andauernde Schädigung des Lungen-*Qi* durch Stress/ Überarbeitung ➡ Innere Hitze verbraucht die Flüssigkeit der Lungen	*Husten:* Trocken, kein oder wenig Sputum *Allgemeinsymptome:* Trockener Rachen, Durst, Hitzesensationen in Hand-/Fußflächen	Rot *Belag:* Dünn, trocken, gelb	Dünn, schnell

Tab. 12.7

12

Therapie

Gute Therapieerfolge mit Akupunktur im akuten Geschehen (Invasion pathogener Faktoren), bei hartnäckigem Verlauf zusätzlich mit Kräutern behandeln.

Wind-Kälte-Invasion in der Lunge (➥ 11.3.4)

Therapieprinzipien: Pathogenen Wind und Kälte beseitigen

Akupunktur: Lu 7 – *(Lieque)* als Durchgangs-*Luo*-Punkt und **Bl 13 – M** *(Feishu)* fördern die Verteilungsfunktion der Lungen; **Di 4 –** *(Hegu)* und **SJ 5 –** *(Waiguan)* vertreiben die äußeren, pathogenen Faktoren von der Körperoberfläche durch Schwitzen; **Ni 7 –** *(Fuliu)* induziert zusammen mit **Di 4** das Schwitzen; **Du 23 –** *(Shangxing)* und **Gb 20 –** *(Fengchi)* bei Kopfschmerzen, **Ma 40 –** *(Fenglong)* bei übermäßigem Sputum, **Bl 60** *(Kunlun)* und **Di 7** *(Wenliu)* bei allgemeinem Unbehagen, **Ex-HN 15** *(Jingbailao)* vertreibt Wind und Feuchtigkeit

Rezept: *Jing Fang Bai Du San* (➥ 8.2.3.c)

Diätetik: ➥ 7.7.3.

Wind-Hitze-Invasion in der Lunge (➥ 11.3.5)

Therapieprinzipien: Pathogenen Wind und Hitze beseitigen, Schleim lösen

Akupunktur: Lu 5 – *(Chize)* als Wasserpunkt in Kombination mit **Bl 13 – N** *(Feishu)* klären Hitze von den Lungen; **Du 14 –** *(Dazhui)* als Kreuzungspunkt der *Yang*-Meridiane stärkt das *Yang-Qi*, vertreibt äußere pathogene Faktoren; **Di 11 –** *(Quchi)* klärt Wind und Hitze, **Lu 11 –** *(Shaoshang)* bei Halsschmerzen, **Di 4 –** *(Hegu)* induziert Schwitzen, **Ma 40 –** *(Fenglong)* bei übermäßigem Sputum, **Ex-B** *(Jiehexue)* beseitigt Husten

Rezept: *Yin Qiao San* (➥ 8.2.3.b)

Diätetik: ➥ 7.7.4.

Schleim-Feuchtigkeitsretention in der Lunge (➥ 11.3.6)

Therapieprinzipien: Schleim lösen, Milz und Lungen-*Qi* stärken

Akupunktur: Lu 9 + M *(Taiyuan)* und **Mi 3 + M** *(Taibai)* als Ursprungs-*Yuan-Qi*-Punkte der Lungen- und Milzmeridiane stärken von der Oberfläche her Milz und Lungen, **Bl 13 + N M** *(Feishu)* und **Bl 20 + N M** *(Pishu)* auf der Organebene, **Ma 40 –** *(Fenglong)* stärkt das *Qi* des mittleren der *San Jiao*, **Ren 12 +** *(Zhongwan)* stärken die Milz zusammen mit **Bl 20 +** *(Pishu)* zur Schleimtransformation, **Ex-B 1** *(Dingchuan)* bei asthmatischer Atmung, **Ma 36 N** *(Zusanli)* und **Pe 6 N** *(Neiguan)* bei Völlgefühl im Thorax und Epigastrium

Rezept: *Er Chen Tang* (➡ 8.2.15.a), *Su Zi Jiang Qi Tang* (➡ 8.2.11.b)

Diätetik: ➡ 7.7.5; Milchprodukte und fettige Speisen wegen der Schleimbildung möglichst reduzieren.

Lungen-*Yin*-Mangel mit Trockenheit (➡ 11.3.2)

Therapieprinzipien: *Yin* nähren, Trockenheit befeuchten

Akupunktur: Bl 13 N *(Feishu)* und **Lu 1 N** *(Zhongfu)* als *Mu/Shu*-Punktkombination (➡ 10.4.4, 10.4.5) regulieren Lungen-*Qi*-Fluss. **Lu 7 N** *(Lieque)* und **Ni 6 N** *(Zhaohai)* nähren *Yin* und befeuchten Trockenheit, **Le 3 –** *(Taichong)* beruhigt das Leber-Feuer, **Lu 6 N** *(Kongzui)* und **Bl 17 N** *(Geshu)* bei Hämoptysis

Rezept: *Xiao Xian Xiong Tang* (➡ 8.2.16.b), *Bai He Gu Jin Tang* (➡ 8.2.7)

Diätetik: ➡ 7.7.2.

Weitere Therapiemöglichkeiten

Ohrakupunktur: OP 101 (Lunge), **OP 102** (Bronchus), **OP 15** (Larynx und Pharynx). *Anwendung:* Nadeln 10–20 Min. belassen jeden 2. Tag über 10 Sitzungen. Samenkörner oder Dauernadeln applizierbar – dabei Seitenwechsel des Ohres spätestens nach 5 Tagen; Behandlungsdauer: 3 Wochen

12.2.2 Leitsymptom: Dyspnoe

Nach TCM: Keuchen *(„Chuan")* beinhaltet erschwertes Atmen, Atmen mit offenem Mund, Einsatz der Atemhilfsmuskulatur und Unfähigkeit, im Liegen zu atmen. Pathogenese: Invasion pathogener Faktoren wie Kälte, Schleim und Feuchtigkeit (Fülle). Bei chronischem Verlauf befinden sich Lunge und Nieren im Mangel–Zustand, das *Qi* der Lunge kann nicht hinabsteigen (Nieren kontrollieren die Einatmung, Lunge die Ausatmung).

12

Syndrome bei Leitsymptom Dyspnoe				
Syndrom	**Ätiologie**	**Symptome**	**Zunge**	**Puls**
Akute Dyspnoe				
Wind-Kälte-Invasion (➡ 11.3.4)	Wind-Kälte dringt in Abwehr-*Wei-Qi*-Schicht der Haut ein	*Sputum:* Dünn, weiß *Allgemeinsymptome:* Kälteaversion, Schüttelfrost	*Belag:* Dünn, weiß	Straff, oberflächlich
Schleim-Hitze-Retention in der Lunge (➡ 11.3.7)	Anschließendes Stadium nach Umwandlung von Wind/Kälte bzw. Wind/Hitze	*Sputum:* Übermäßig, zäh, evtl. blutig tingiert *Allgemeinsymptom:* Rotes Gesicht, Schwitzen, dunkler Urin	Rot *Belag:* Dick, schmierig	Schnell, schlüpfrig

Forts. ➡

Syndrome bei Leitsymptom Dyspnoe *(Forts.)*				
Syndrom	**Ätiologie**	**Symptome**	**Zunge**	**Puls**
Akute Dyspnoe				
Lungen-*Qi*-Obstruktion	Stagniertes Leber-*Qi* durch Stress beeinträchtigt das absteigende Lungen-*Qi*	*Sputum:* Wenig *Dyspnoe:* Akut, bei Stress *Allgemeinsymptome:* Einschnürendes Gefühl im Rachen, Palpitationen, unruhiger Schlaf	Rote Zungenränder	Saitenförmig
Invasion der Lunge durch Leber-Feuer	Häufig junge Patienten, sich umkehrendes Leber-*Qi* dringt in Brust ein ➥ Obstruktion des Lungen-*Qi*	*Dyspnoe:* Stressinduziert *Allgemeinsymptome:* Thoraxschmerzen, Träume stören den Schlaf, Reizbarkeit, bitterer Geschmack, dunkler Urin, Obstipation	Rot, auch Ränder *Belag:* Gelb	Schnell, saitenförmig
Chronische Dyspnoe				
Lungen-*Qi*-Mangel (➥ 11.3.1)	Andauernde Minderversorgung mit Lungen-*Qi* durch blockierte Atmung	*Sputum:* Wenig, mildes Rasseln im Rachen *Allgemeinsymptome:* Schwache Stimme, Schwitzen, Schüttelfrost	Blass	Schwach, leer
Niere unfähig, das *Qi* aufzunehmen (➥ 11.9.4)	Nieren als Wurzel des *Qi* können bei Mangel das *Qi* nicht aufnehmen	*Allgemeinsymptome:* Chronische Dyspnoe, besonders bei körperlicher Belastung und Inspiration, Schwindel, Rücken- und Knieschmerzen	Blass, geschwollen	Tief, schwach
Lungen- und Nieren-*Yin*-Mangel (➥ 11.11.14)	Nieren können das *Qi* nicht aufnehmen, *Yin*-Flüssigkeit wird verbraucht	*Husten:* Trocken *Allgemeinsymptome:* Chronische Dyspnoe, v.a. inspiratorisch, trockener Rachen, Nachtschweiß, Wangenrötung	*Zunge:* Rot, trocken *Belag:* Wenig	Verborgen
Lungen-*Qi*- und Nieren-*Yang*-Mangel (➥ 11.11.13)	Körperflüssigkeiten schwappen über auf Herz und Lungen	*Husten:* Mit Expektorationen weißen-wässrigen Sputums *Allgemeinsymptome:* Chronische Dyspnoe, Palpitationen, Ödeme, spärlich Urin	*Zunge:* Blass, geschwollen *Belag:* Feucht	Langsam, schwach, tief

Tab. 12.8

12

Therapie

Gute Erfolge mit Akupunktur im akuten Geschehen, bei chronischem Verlauf (➥ Tab. 12.8) zusätzlich mit Kräutern behandeln.

Wind-Kälte-Invasion (➥ 11.3.4)

Therapieprinzipien: Äußere Faktoren wie Wind-Kälte vertreiben

Akupunktur: Lu 7 – *(Lieque)* löst äußere Faktoren und vertreibt Wind-Kälte, **Lu 6 –** *(Kongzui)* lindert Dyspnoe, **Di 4 –** *(Hegu)* vertreibt äußere pathogene Faktoren und induziert zusammen mit **Ni 7 –** *(Fuliu)* Schwitzen, **Bl 12 M** *(Fengmen)* und **Bl 13 – S** *(Feishu)* lösen äußere Faktoren, besonders beim Schröpfen, **Ex-B 1** *(Dingchuan)* beendet Dyspnoe; **Gb 20** – *(Fengchi)* bei Kopfschmerzen, **Di 20** – *(Yingxiang)* bei begleitender Rhinitis

Rezept: *Ma Huang Tang* (➡ 8.2.3.a), *Gui Zhi Tang* (➡ 8.2.3.a)

Diätetik: ➡ 7.7.3.

Schleim-Hitze-Rententation in der Lunge (➡ 11.3.7)

Therapieprinzipien: Schleim auflösen, Hitze und Lungen klären

Akupunktur: Lu 1 – *(Zhongfu)* und **Di 11** – *(Quchi)* klären Hitze, **Lu 5** *(Chize)* und **Ma 40** – *(Fenglong)* lösen Schleim auf, **Du 14** – *(Dazhui)* klärt Hitze

Rezept: *Sang Bai Pi* (Cx. Mori Albae Radicis) 9 g, *Huang Lian* (Rz. Coptidis) 6 g, *Huang Qin* (Rx. Scutellariae) 9 g, *Chuan Bei Mu* (Bb. Fritillariae Cirrhosae) 4 g, *Zhi Zi* (Fr. Gardeniae Jasminoidis) 4 g, *Xing Ren* (Sm. Pruni Armeniacae) 6 g, *Su Zi* (Fr. Perillae Frutescentis) 6 g, *Ban Xia* (Rz. Pinelliae Ternatae) 6 g; *Qing Qi Hua Tan Wan* (➡ 8.2.16.b), *Xiao Xian Xiong Tang* (➡ 8.2.16.b)

Diätetik: Heiße Nahrungsmittel reduzieren, siehe auch ➡ 7.9.3 zur Schleimtransformation.

Lungen-*Qi*-Obstruktion

Therapieprinzipien: *Qi* bewegen, Leber besänftigen, absteigendes Lungen-*Qi* wiederherstellen

Akupunktur: Lu 1 – N *(Zhongfu)*, **Lu 7 – N** *(Lieque)* und **Ren 17 – N** *(Danzhong)* lösen thorakales Völle- und Beklemmungsgefühl, fördern die Lungen-*Qi*-Absenkungsfunktion; **Le 3 – N** *(Taichong)* und **Le 14 – N** *(Qimen)* besänftigen die Leber und lösen Stagnation auf, **Gb 34** – *(Yanglingquan)* stärkt die Leber und fördert den *Qi*-Fluss, **He 7 N** *(Shenmen)* beruhigt das Gemüt, **Pe 6 N** *(Neiguan)* und **Mi 4 N** *(Gongsun)* regulieren gegenläufiges *Qi* und öffnen *Chong Mai* (➡ 6.3.5) und *Yin Wei Mai* (➡ 6.3.9), **Ex-UE 3** *(Zhongquan)* beseitigt Völlegefühl und Schmerzen

Rezept: *Yue Ju Wan* (➡ BB: S. 324, EBB: S. 290); *Qu Yao* (Rx. Linderae Strychnifoliae) 12 g, *Mu Xiang* (Rx. Aucklandiae Lappae) 6 g, *Bing Lang* (Sn. Arecae Catechu) 12 g, *Chen Xiang* (Lignum Aquilariae) 12 g, *Zhi Shi* (Fr. Immaturus Citri Aurantii) 12 g, *Yuan Zhi* (Rx. Polygalae Tenuifoliae) 12 g, *Bai He* (Bb. Lilii) 12 g, *Suan Zao Ren* (Sm. Zizyphi Spinosae) 12 g, *He Huan Pi* (Cx. Albizziae Julibrissin) 12 g. Als Dekokt (➡ 8.2.2) mit einem Drittel der angegeben Menge beginnen und abhängig vom Verlauf langsam steigern

Diätetik: Fettige Speisen oder Nahrung mit saurem Geschmack meiden (➡ 7.11.2).

12

Invasion der Lunge durch Leber-Feuer (➡ 7.11.2)

Therapieprinzipien: Leber-Feuer beseitigen, Leber besänftigen, Lungen-*Qi*-Absenkungsfunktion fördern

Akupunktur: Lu 7 – N *(Lieque)*, **Ren 17 – N** *(Danzhong)* und **Bl 13 – N** *(Feishu)* fördern die Lungen-Qi-Absenkungsfunktion; **Le 2 –** *(Xingjiang)*, **Gb 20 –** *(Fengchi)* und **Bl 18 –** *(Ganshu)* klären Leber-Feuer; **Le 14 –** *(Qimen)* besänftigt die Leber und löst Stagnation auf, **Lu 1 –** *(Zhongfu)* beseitigt Schmerzen und Völlegefühl im Thorax

Rezept: *Long Dan Xie Gan Wan* (➡ 8.2.6)

Diätetik: Fettige Speisen, Alkohol oder Speisen mit heißem Temperaturverhalten meiden (➡ 7.11.3, 7.11.4).

Lungen-*Qi*-Mangel (➡ 11.3.1)

Therapieprinzipien: *Qi* stärken, Lungen stärken, absteigendes Lungen-*Qi* wieder herstellen

Akupunktur: Ma 36 + M *(Zusanli)* stärkt direkt den mittleren der *San Jiao* und indirekt die Lungen nach dem Mutter-Sohn-Prinzip (➡ 10.3.5): Erde kräftigen und damit Metall stärken; **Bl 12 + M** *(Fengmen)* und **Bl 13 + M** *(Feishu)* stärken das Lungen-*Qi*; **Ren 6 + M** *(Qihai)* und **Ren 12 + M** *(Zhongwan)* stärken allgemein *Qi*; **Lu 7 + M** *(Lieque)* und **Lu 9 + M** *(Taiyuan)* stärken die Lungen und stellen absteigendes Lungen-*Qi* wieder her

Rezept: *Bu Fei E Jiao Tang* (➡ BB: S. 177, EBB: S. 163), *Bu Fei Tang* (➡ 8.2.10.a)

Diätetik: ➡ 7.7.1.

Niere unfähig, das *Qi* aufzunehmen (➡ 1.9.4)

12

Therapieprinzipien: Nieren stärken, Lungen-*Qi*-Absenkungsfunktion fördern

Akupunktur: Ni 3 + M *(Taixi)* stärkt die Nieren, **Ni 7 + M** *(Fuliu)* und **Bl 23 + M** *(Shenshu)* stärken die Nieren-*Qi*-Aufnahmefunktion, **Du 4 + M** *(Mingmen)* stärkt das *Mingmen* (➡ 3.3.6); **Ren 22 + M** *(Tiantu)* und **Ren 17 + M** *(Danzhong)* lenken das Lungen-*Qi* abwärts; **Ni 25 +** *(Shengcang)* löst Völlegefühl in der Brust auf, **Lu 7 +** *(Lieque)* und **Bl 13 +** *(Feishu)* fördern Lungen-*Qi*-Absenkungsfunktion

Rezept: *Jin Gui Shen Qi Wan* (➡ 8.2.10.e), *Hei Xi Dan* (➡ BB: S. 252, EBB: S. 230)

Diätetik: ➡ 7.7.1.

Lungen- und Nieren-*Yin*-Mangel (➡ 11.11.14)

Therapieprinzipien: *Yin* nähren, Nieren und Lungen stärken

Akupunktur: Ren 4 + *(Guanyuan)* und **Mi 6 +** *(Sanyinjiao)* nähren *Yin*, **Ren 12 +** *(Zhongwan)* und **Ma 35 +** *(Zusanli)* stärken die Erde zur Belebung des Metalls (➡ 10.3.5), **Bl 13 +** *(Feishu)* und **Bl 43 +** *(Gaohuang)* nähren Lungen-*Yin*, **Ni 6 +** *(Zhaohai)* und **Lu 7 +** *(Lieque)* öffnen *Ren Mai* (➡ 6.3.4) und *Yin Qiao Mai* (➡ 6.3.7), nähren *Yin*, fördern Lungen-*Qi*-Absenkungsfunktion; **Ren 17 +** *(Danzhong)* und **Lu 9 +** *(Taiyuan)* stärken die Lungen, **Ni 3 +** *(Taixi)* nährt die Nieren

Rezept: *Bai He Gu Jin Tang* (➡ 8.2.7); *Shu Di Huang* (Rx. Rehmanniae Gluinosae Conquitae) 20 g, *Shan Zhu Yu* (Fr. Corni Officinalis) 12 g, *Shan Yao* (Rx. Dioscoreae Oppositae) 12 g, *Ze Xie* (Rz. Alismatis Orientalis) 10 g, *Mu Dan Pi* (Cx. Moutan Radicis) 10 g, *Fu Ling* (Sclerotium Poriae Cocos) 10 g, *Mai Men Dong* (Tb. Ophiopogonis Japonici) 10 g, *Wu Wei Zi* (Fr. Schisandrae Chinensis) 6 g. Als Dekokt (➡ 8.2.2) mit einem Drittel der angegebenen Menge beginnen und abhängig vom Verlauf langsam steigern

Diätetik: ➡ 7.7.2; 7.12.3.

Lungen-*Qi* und Nieren-*Yang*-Mangel (➡ 11.11.13)

Therapieprinzipien: Nieren und Lungen wärmen und stärken, Schleim-Flüssigkeit auflösen

Akupunktur: Ren 6 + *(Qihai)*, **Ren 9 + M** *(Shuifen)* und **Ren 12 +** *(Zhongwan)* stärken *Qi* und lösen Ödeme auf, **Di 6 + M** *(Pianli)*, **Lu 7 + M** *(Lieque)* und **Ren 17 +** *(Danzhong)* öffnen die Wasserpassagen und lösen Ödeme auf, **Mi 6 N** *(Sanyinjiao)* und **Ni 7 +** *(Fuliu)* stärken die Nieren, **Pe 6 +** *(Neiguan)* öffnet den Thorax, **Ma 40 N** *(Fenglong)* löst Schleim auf, **Bl 20 +** *(Pishu)*, **Bl 22 +** *(Sanjiaoshu)* und **Bl 23 +** *(Shenshu)* unterstützen die Milz bzw. Nieren-*Yang* und stimulieren den unteren der *San Jiao* zur Auflösung der Ödeme, **Bl 13 +** *(Feishu)* und **Bl 15 +** *(Xinshu)* stärken Lungen und Herz-*Yang*

Rezept: *Zhen Wu Tang* (➡ 8.2.8.d); *(Ren Shen Ge Jie San)* (➡ 8.2.10.a)

Diätetik: ➡ 7.7.1, 7.12.2.

Weitere Therapiemöglichkeiten

- **Ohrakupunktur: OP 101** (Lunge), **OP 102** (Bronchus), **OP 31** (Asthma-Punkt), **OP 103** (Trachea), **OP 60** (Dyspnoe-Punkt); je nach Mangel-Syndrom **OP 97** (Milz) oder **OP 95** (Niere), **OP 100** (Herz). *Anwendung:* 3–4 druckdolente Punkte auswählen; Nadeln 10–20 Min. belassen jeden 2. Tag über 10 Sitzungen, Samenkörner oder Dauernadeln applizierbar; Seitenwechsel des Ohres spätestens nach 5 Tagen; Behandlungsdauer: 3 Wochen.

12

12.2.3 Bronchitis

Nach TCM: Husten *(Kesou)* und Schleim *(Tanyin)*. Pathogenese: Füllezustand durch Invasion äußerer pathogener Faktoren, *Qi* kann sich nicht mehr genügend ausbreiten, dadurch wird Reinigungsfunktion der Lungen gestört (entspricht akuter Bronchitis); im chronischen Verlauf Mangelzustand mit Beteiligung von Lunge, Milz und Nieren (entspricht chronischer Bronchitis).

Wichtig

Veränderung des Zungenbelages beachten: Bei Auftreten von Hitze wechselt er seine Farbe von weißlich nach gelblich, bei Auftreten von Feuchtigkeit wird er schleimig und klebrig.

Therapie

Gute Therapieerfolge mit Akupunktur im akuten Geschehen (Verbesserung der Makrophagen- und Lymphozytenaktivität), bei chronischem Verlauf zusätzlich mit Kräutern behandeln. DD ➡ Tab. 12.9.

Wind-Kälte-Invasion in die Lunge (➡ 11.3.4)

Therapieprinzipien: Pathogenen Wind und Kälte beseitigen

Akupunktur: Bl 12 – M S *(Fengmen)* vertreibt den Wind, **Bl 13 – M** *(Feishu)* fördert die Verteilungsfunktion der Lungen, **Di 11 –** *(Quchi)* vertreibt Wind, **Di 4 –** *(Hegu)* und **SJ 5 –** *(Waiguan)* vertreiben die äußeren, pathogenen Faktoren von der Körperoberfläche durch Schwitzen, **Ni 7 –** *(Fuliu)* zusätzlich zur Schweißreduktion, **Du 23 –** *(Shangxing)* und **Gb 20 –** *(Fengchi)* bei Kopfschmerzen, **Ma 40 –** *(Fenglong)* bei übermäßigem Sputum

Rezept: *Jing Fang Bai Du San* (➡ 8.2.3.c), *Ma Huang Tang* (➡ 8.2.3.a)

Diätetik: ➡ 7.7.3.

12

Wind-Hitze-Invasion in die Lunge (➡ 11.3.5)

Therapieprinzipien: Pathogenen Wind und Hitze vertreiben

Akupunktur: Bl 12 – *(Fengmen)* vertreibt den Wind, **Lu 5 –** *(Chize)* als Wasserpunkt in Kombination mit **Bl 13 – N** *(Feishu)* klären Hitze von den Lungen, **Du 14 –** *(Dazhui)* als Kreuzungspunkt der *Yang*-Meridiane stärkt das *Yang-Qi* (➡ 3.3.1) zur Beseitigung von äußeren pathogenen Faktoren, **Di 11 –** *(Quchi)* klärt Wind und Hitze, **SJ 5 –** *(Waiguan)* vertreibt besonders Wind-Hitze, **Lu 11 –** *(Chize)* bei Halsschmerzen, **Di 4 –** *(Hegu)* induziert Schwitzen, **Ma 40 –** *(Fenglong)* bei übermäßigem Sputum

Rezept: *Yin Qiao San* (➡ 8.2.3.b), *Sang Ju Yin* (➡ 8.2.3.b)

Diätetik: ➡ 7.7.4.

Syndrome bei Bronchitis				
Syndrom	**Ätiologie**	**Symptome**	**Zunge**	**Puls**
Akute Bronchitis				
Wind-Kälte-Invasion (➡ 11.3.4)	Invasion von Wind und Kälte bei schwachem Abwehr-*Wei-Qi* (➡ 3.3.1)	*Husten:* Dünnes und weißes Sputum *Allgemeinsymptome:* Jucken im Rachen, Kälteaversion, Fieber ohne Schwitzen, Kopfschmerzen	*Belag:* Dünn, weiß	Oberflächlich, straff
Wind-Hitze-Invasion (➡ 11.3.5)	Invasion von Wind und Hitze bei schwachem Abwehr-*Wei-Qi* (➡ 3.3.1)	*Husten:* Häufig, heftig, gelbes Sekret *Allgemeinsymptome:* Raues Atmen, Halsschmerzen, Windaversion, Fieber, Kopfschmerzen	*Belag:* Dünn, gelb	Oberflächlich, schnell
Chronische Bronchitis				
Lungen-*Qi*-Mangel (➡ 11.3.1)	Lang andauernder Husten schädigt das Lungen-*Qi*, Energieerschöpfung im Alter	*Husten:* Ohne Kraft, dünnflüssiges, klares Sputum *Allgemeinsymptome:* Müdigkeit, Spontanschweiß, Infektanfälligkeit der Atemwege	Zart, blass	Schwach
Schleim-Feuchtigkeitsretention in der Lunge (➡ 11.3.6)	Lang andauernde oder konstituionelle Schädigung des Lungen-*Qi* ➡ Mangel der Milz	*Husten:* Übermäßiges, weißes Sputum *Allgemeinsymptome:* Völlegefühl im Thorax und im Epigastrium, Abgeschlagenheit, Appetitverlust, weiche Stühle	*Belag:* Weißlich, schmierig	Schlüpfrig
Lungen- und Nieren-*Yin*-Mangel (➡ 11.11.14)	Schwere, lang andauernde Erkrankungen, physiologischer Alterungsprozess	*Husten:* Trocken *Allgemeinsymptome:* Chronische Dyspnoe, besonders bei Inspiration, trockener Rachen, Nykturie, Schwäche des Rückens und der Knie	Rot, trocken *Belag:* Gering	Schwach, dünn

Tab. 12.9

Lungen-*Qi*-Mangel (➡ 11.3.1)

Therapieprinzipien: Lungen stärken, je nach Symptomatik

Akupunktur: Lu 9 + *(Taiyuan)*, **Bl 13 +** *(Feishu)*, evtl. **Bl 12 +** *(Fengmen)* stärken das Lungen-*Qi*; **Ma 36 +** *(Zusanli)* stärkt *Qi* und *Yang* allgemein; **Ren 17 +** *(Danzhong)* reguliert das Lungen-*Qi* und stärkt *Zong-Qi*; **Ren 6 +** *(Qihai)* und **Ren 12 +** *(Zhongwan)* stärken allgemein *Qi*

Rezept: *Bu Fei E Jiao Tang* (➡ BB: S. 177, EBB: S. 163), *Bu Fei Tang* (➡ 8.2.10.a))

12

Schleim-Feuchtigkeitsretention in der Lunge (➡ 11.3.6), Lungen- und Milz-*Qi*-Mangel (➡ 11.11.6)

Therapieprinzipien: Schleim auflösen, Milzfunktionen stärken

Akupunktur: Lu 9 + *(Taiyuan)* und **Bl 13 +** *(Feishu)* stärken das *Qi* der Lungen, **Bl 12 +** *(Fengmen)* wandelt Schleim-Kälte um, **Di 4 −** *(Hegu)* vertreibt äußere pathogene Einflüsse und transformiert Schleim, **Ma 40 − N** *(Fenglong)* vertreibt äußere pathogene Einflüsse aus den Lungen, transformiert Feuchtigkeit und Schleim; **Ren 12 N** *(Zhongwan)*, **Pe 6 − N** *(Neiguan)* beruhigen den Magen bei Übelkeit; **Mi 3 N** *(Taibai)* reguliert die Milz, besonders *Qi* und *Yang* (kräftigen der „Mutter" Erde, stärken des „Sohnes" Metall (➡ 10.3.5), **Ma 36 + N** *(Zusanli)* und **Bl 20 + N** *(Pishu)* stärken die Milz

Rezept: *Er Chen Tang* (➡ 8.2.16.a), *San Zi Yang Qing Tang* (➡ 8.2.16.c)

Diätetik: Schleimbildende Nahrung wie Milchprodukte, Zucker und fette Speisen möglichst reduzieren (➡ 7.7.5).

Lungen- und Nieren-*Yin*-Mangel (➡ 11.11.14)

Therapieprinzipien: Lungen- und Nieren-*Yin* nähren, Dyspnoe beseitigen

Akupunktur: Ren 4 + M *(Guanyuan)* und **Du 4 + M** *(Mingmen)* stärken die Nieren, *Qi* und Blut, **Ni 3 + M** *(Taixi)* und **Bl 23 + M** *(Shenshu)* stärken das Nieren-*Yin*, **Lu 7 +** *(Lieque)* und **Bl 13 + M** *(Feishu)* stimulieren absteigendes Lungen-*Qi*, **Ni 6 +** *(Zhaohai)* öffnet als Ankopplungspunkt zusammen mit **Lu 7** den *Ren Mai* (➡ 6.3.4) zur *Yin*-Stärkung; **Ni 25 +** *(Shengcang)* löst Völlegefühl in der Brust auf, **Lu 6 N** *(Kongzui)* lindert Dyspnoe

Rezept: *Liu Wei Di Huang Wang* (➡ 8.2.10.d), *Bai He Gu Jin Tang* (➡ 8.2.7)

Diätetik: ➡ 7.7.2, 7.12.3.

12 Weitere Therapiemöglichkeiten

- **Ohrakupunktur: OP 101** (Lunge), **OP 31** (Asthmapunkt), **OP 103** (Trachea), **OP 60** (Dyspnoe-Punkt); je nach Organbeteiligung zusätzlich **OP 97** (Milz) oder **OP 95** (Niere). *Anwendung:* 3–4 druckdolente Punkte auswählen; Nadeln 20–30 Min. belassen jeden 2. Tag über 10 Sitzungen, Samenkörner oder Dauernadeln applizierbar; Seitenwechsel des Ohres spätestens nach 5 Tagen; Behandlungsdauer: 3 Wochen
- **Chinesische Schädelakupunktur (➡ 13.2):** Alternierend zur Körperakupunktur (➡ 13.2) vor allem bei chronischer Bronchitis: Thoraxzone beidseits nadeln; Nadeln für 30–40 Min. belassen, dabei 2–3-mal stimulieren

- **Handakupunktur: HP 23** (Husten und Asthma). *Anwendung:* Stark ableitende Technik ca. 3–5 Min., zusätzlich zur Körperakupunktur (Steigerung des Therapieeffekts)
- **Schröpfen: Bl 12, Bl 13** und **Bl 43, Du 14.** *Anwendung:* Schröpfkugeln 10–15 Min. belassen jeden 3. Tag, gleichzeitig mit der Akupunktur anwendbar (Akupunkturpunkt nadeln und Schröpfkopf darüber setzen ➡ 5.3.3)
- **Moxibustion:** Bei Kälte und/oder Mangel-Syndrom jeden 3. bis 5. Tag **Bl 12, Bl 13** und **Bl 43, Du 13** mit Moxakegel bis zu 3 Wochen behandeln
- **Diätetik:** Schleimproduzierende (wie Milch, Käse), fettige und scharf gewürzte Speisen (➡ 8.3) meiden

12.2.4 | Asthma bronchiale

Nach TCM: Atemnoterkrankung *(Qi Chuan Bing)*. Unterscheidung in Asthma mit/ohne Begleitgeräusch (Keuchen: *Xiao;* durch Schleim verursacht) und mit/ohne Dyspnoe *(Chuan)*. Unter dem Keuchen versteht man im Westen am ehesten eine exspiratorische (auch zeitlich verlängerte) Bronchospastik. Pathogenese: Häufig befallen pathogene Faktoren wie Wind, Kälte, Hitze oder Schleim die Lungen; im chronischen Verlauf bzw. in Remissionsstadien sind Lunge, Milz oder Nieren mitbetroffen. *Anmerkung:* Differenzialdiagnostisch werden in den alten Texten am ehesten die „Intrinsic"-Formen des Asthmas diskutiert. Neuere Phänomene des 20. Jahrhunderts wie das „Extrinsic"-Asthma mit einer allergischen Genese werden kaum berücksichtigt. DD ➡ Tab. 12.10.

Therapie

Gute Therapieerfolge durch Akupunktur im akuten Anfall und Senkung der Anfallshäufigkeit durch Behandlung im freien Intervall; bei chronischem Verlauf zusätzlich im freien Intervall mit Kräutern behandeln. Siehe auch Therapie bei Leitsymptom: Husten (➡ 12.2.1) und Leitsymptom: Dyspnoe (➡ 12.2.2).

Wind-Kälte-Invasion in die Lunge (➡ 11.3.4)

Therapieprinzipien: Pathogene Kälte beseitigen, Schleim auflösen

Akupunktur: Bl 12 – N M *(Fengmen)* und **Bl 13 – N M** *(Feishu)* klären Lunge und beseitigen pathogene Kälte, **Lu 7 – N** *(Lieque)* vertreibt Käle von der Körperoberfläche, **Ex-B 1 – N** *(Dingchuan)* und **Ma 9 – N** *(Renying)* beenden das Asthma und beseitigen Schleim, **Ex-HN 15 – N** *(Jingbailao)* vertreibt Wind und Feuchtigkeit, **Du 16 – S** *(Fengfu)* und **Gb 20 –** *(Fengchi)* vertreiben äußeren Wind

Rezept: *Ma Huang Tang* (➡ 8.2.3.a), *Gui Zhi Tang* (➡ 8.2.3.a)

Diätetik: ➡ 7.7.3.

12

Syndrome bei Asthma bronchiale				
Syndrom	Ätiologie	Symptome	Zunge	Puls
Wind-Kälte-Invasion in die Lunge (➨ 11.3.4)	Äußere, pathogene Wind-Kälte hindert die Lungen, das aufgenommene *Qi* im Körper zu verbreiten	*Sputum:* Wässrig-weißlich *Atemgeräusch:* Keuchend *Allgemeinsymptome:* Jucken im Rachen, Kopfschmerzen, Kälteaversion	*Belag:* Weiß, feucht	Oberflächlich, straff gespannt
Schleim-Hitze-Retention der Lunge (➨ 11.3.7)	Fehlernährung beeinträchtigt die Milzfunktion ➨ Feuchtigkeitsretention, lang andauernd wird Feuchtigkeit in Hitze umgewandelt	*Sputum:* Dick, gelb, schwer abzuhusten *Atemgeräusch:* Hochfrequent; flache, hastige Atmung *Allgemeinsymptome:* Obstipation, Fieber, großer Durst auf kalte Getränke	*Belag:* Gelb, schmierig	Schnell, schlüpfrig
Lungen- und Milz-*Qi*-Mangel (➨ 11.11.12)	Lang dauernder Husten führt zu Lungen-*Qi*-Mangel ➨ Milz wird in ihrer Transport- und Transformationsfunktion geschädigt	*Sputum:* Tiefe, häufige Expektoration *Allgemeinsymptome:* Abgespanntheit, Gesicht und Gliedmaßen geschwollen, Appetitlosigkeit, Völlegefühl im Epigastrium nach dem Essen	Blass, geschwollen *Belag:* Weiß	Sanft, schwach
Lungen-*Qi*- und Nieren-*Yang*-Mangel (➨ 11.11.13)	Lang dauernde Erkrankungen, Überbelastung, sexuelles Ausschweifen ➨ Niere unfähig, das *Qi* aufzunehmen	Husten, Dyspnoe nach Belastung, Einsatz der Atemhilfsmuskulatur *Allgemeinsymptome:* Schwindel, Tinnitus, dunkle Gesichtsfarbe, Schmerz/Schwächegefühl in Knie und Lumbalregion	Blass, geschwollen *Belag:* Feucht	Tief, schwach

Tab. 12.10

Schleim-Hitze-Retention in der Lunge (➨ 11.3.7)

Therapieprinzipien: Hitze der Lungen beseitigen, Schleim auflösen, *Qi*-Zirkulation fördern

12

Akupunktur: **Lu 5 −** *(Chize)* und **Lu 6** *(Kongzui)* fördern die *Qi*-Verteilungsfunktion der Lunge und beseitigen pathogene Hitze, **Ren 17 − N** *(Danzhong)* und **Ma 40 − N** *(Fenglong)* beseitigen Schleim und fördern die *Qi*-Zirkulation, **Di 4 −** *(Hegu)* vertreibt äußere pathogene Einflüsse und transformiert Schleim, **Bl 13 −** *(Feishu)* und **Lu 1 −** *(Zhongfu)* klären Hitze, **Ex-HN** *(Chonggu)* vertreibt äußere pathogene Faktoren, **Ex-B 1** *(Dingchuan)* lindert Keuchatmung

Rezept: *Er Chen Tang* (➨ 8.3.16.a), zusätzlich *Xi Xin* (Hb. cum Radice Asari) 9 g, *Ting Li Zi* (Sm. Descurainiae seu Lepidii) 9 g; *Qing Qi Hua Tan Wan* (➨ 8.2.16.b); *Ding Chuan Tang* (➨ 8.2.11.b).

Lungen- und Milz-*Qi*-Mangel (➡ 11.11.12)

Entspricht nach westlicher Vorstellung am ehesten einem kardialen Asthma
Therapieprinzipien: Lungen- und Milz-*Qi* stärken

Akupunktur: Lu 9 + *(Taiyuan)* und **Bl 13 + M** *(Feishu)* stärken das *Qi* der Lungen, **Ren 6 + M** *(Qihai)* und **Du 12 + M** *(Shenzhu)* stärken das Lungen-*Qi*, **Mi 3 +** *(Taibai)* und **Ma 36 +** *(Zusanli)* kräftigen die „Mutter" Erde zur Stärkung des Sohnes „Metall" (➡ 10.3.5), **Bl 43 + M** *(Gaohuangshu)* stärkt den mittleren der *San Jiao* und das *Wei-Qi* (➡ 10.3.5), **Mi 9 +** *(Yinlingquan)* leitet bei Ödemen Feuchtigkeit ab; **Ex-UE 3 − N** *(Zhongquan)* beseitigt Völlegefühl und Schmerzen

Rezept: *Liu Jun Zi Tang* (➡ 8.2.10.a), *Bu Zhong Yi Qi Tang* (➡ 8.2.10.a)

Diätetik: ➡ 7.7.1 und 7.10.1.

Lungen-*Qi*- und Nieren-*Yang*-Mangel (➡ 11.11.13)

Entspricht nach westlicher Vorstellung einer chronisch-obstruktiven Bronchitis (COLD)
Therapieprinzipien: *Qi* von Nieren und Lungen stärken, Asthma beruhigen, Nieren-*Yang* stärken

Akupunktur: Ni 7 + M *(Fuliu)*, **Ni 3 + M** *(Taixi)* und **Bl 23 + M** *(Shenshu)* stärken die Nieren, **Ren 17 +** *(Danzhong)* und **Bl 13 +** *(Feishu)* stärken *Qi* und beruhigen Asthma, **Du 4 + M** *(Mingmen)* stärkt besonders das Nieren-*Yang*, **Ren 4 + M** *(Guanyuan)* reguliert den *San Jiao* und kräftigt allgemein das *Qi*, **Ren 6 +** *(Qihai)* stärkt Ursprungs-*Yuan-Qi* und *Yang*, **Pe 6 N** *(Neiguan)* bei Palpitationen

Rezept: *Jin Gui Shen Qi Wan* (➡ 8.2.10.e), zusätzlich *Rou Gui* (Cx. Cinnamomi Cassiae) 3 g; *Ren Shen Ge Jie San* (➡ 8.2.10.a); *Hei Xi Dan* (➡ BB: S. 252, EBB: S. 230)

Diätetik: ➡ 7.7.1 und 7.12.1.

Weitere Therapiemöglichkeiten

- **Ohrakupunktur: OP 101** (Lunge), **OP 102** (Bronchus), **OP 31** (Asthmapunkt), **OP 103** (Trachea), **OP 60** (Dyspnoe-Punkt), **OP 78** (Ohrspitze); je nach Mangel-Syndrom **OP 97** (Milz) oder **OP 95** (Niere). *Anwendung:* 3–4 druckdolente Punkte auswählen; Nadeln 10–20 Min. belassen jeden 2. Tag über zehn Sitzungen, Samenkörner oder Dauernadeln applizierbar – dabei Seitenwechsel des Ohres spätestens nach 5 Tagen; Behandlungsdauer: Mind. 3 Wochen
- **Moxibustion:** 10–15 Sitzungen/Zyklus; dabei 3–5 Moxakegel nacheinander auf Ingwerscheibe (➡ 5.2.3) an **Bl 12 M** *(Fengmen)*, **Bl 13 M** *(Feishu)*, **Ren 17 M** *(Danzhong)* und **Du 14 M** *(Dazhui)* im freien Intervall zur Anfallsprophylaxe. *Cave:* Nicht bei Schleim-Hitze-Typ anwenden
- **Chinesische Schädelakupunktur (➡ 13.2):** Alternierend zur Körperakupunktur (➡ 13.2) vor allem bei chronischem Asthma: Thoraxzone beidseits nadeln, Nadeln für 30–40 Min. belassen, dabei 2- bis 3-mal stimulieren

12

- **Hand- und Fußakupunktur: HP 23** (Husten und Asthma), **FP 4, FP 17**; zusätzlich zur Körperakupunktur (Steigerung des Therapieeffekts). *Anwendung:* Stark ableitende Technik ca. 3–5 Min., eher im akuten Anfall geeignet
- **Hand- und Fußgelenksakupunktur: HG 1.** *Anwendung:* (➥ 13.5.1).

Notfall: Akuter Asthmaanfall:

Ex-B 1 *(Dingchuan)*, **EX-UE 10** *(Sifeng)*, **OP 31** (Asthmapunkt) stark stimulieren. Zusätzlich **Ren 15** *(Jiuwei)* und **Ren 22** *(Tiantu)* und **Ni 7** *(Shufu)* gegen Dyspnoe. *Cave:* Punktion von **Ren 22** ist für den unerfahrenen Therapeuten ungeeignet; falls kein Arbeitsmaterial verfügbar ist, mit spitzem Gegenstand wie z. B. Kugelschreibermine oder Fingernagel die erstgenannten Punkte stark massieren. Wie in der westlichen Medizin gilt auch hier als oberstes Prinzip: Ruhe bewahren und nicht von der Panik des Patienten anstecken lassen! Beim Atemstillstand nach den gültigen Regeln der westlichen Schul- bzw. Notfallmedizin vorgehen.

12.3 HNO, Mund und Zahn

12.3.1 Leitsymptom: Nasenbluten

Syndrome bei Nasenbluten					
Syndrom	**Ätiologie**	**Nase/Blutung**	**Zusatzsymptome**	**Zunge**	**Puls**
Lungen-Trokkenheit, Wind-Hitze oder Lungen-Hitze (➥ 11.3.3, 11.3.5, 9.5)	Äußere Wind-/Hitze-/Trockenheits-Invasion, Lungen-Hitze	Trockene Schleimhaut, frische Blutstropfen	Husten mit wenig Sputum, Mundtrockenheit, evtl. Fieber	Normal, Lungen-Hitze evtl. rot *Belag:* Dünn, weiß	Schnell *Trockenheit:* Oberflächlich
Loderndes Magen-Feuer (➥ 11.6.4)	Scharf gewürzte Kost mit Magen-Feuer, das entlang *Yangming*-Meridian aufsteigt	Trockene Nase und Rachen, stark, frischrot oder tiefrot	Fauliger Mundgeruch, Mundulzerationen, Durst auf kalte Getränke, Obstipation, wenig Urin, Unruhe	Rot *Belag:* Dick, trocken, gelb	Schnell, voll
Leber-Feuer (➥ 11.7.4), verletzt die Lunge (➥ 11.11.15)	Diätetik, Leber-*Qi*-Stauung	Viel frisches, rotes Blut	Evtl. gerötete Skleren, Reizbarkeit, Kopfschmerz etc. (➥ 11.7.4)	Rot *Belag:* Dick, gelb	Saitenförmig, voll, schnell
Leber- und Nieren-*Yin*-Mangel (➥ 11.11.20)	Schwache Konstitution im Alter mit Mangel-Hitze (verletzt Gefäße)	Spärlich frisch, intermittierend	Mundtrockenheit, Schwindel, Tinnitus, Unruhe, Schlaflosigkeit, Nachtschweiß	Rot, wenig Belag	Dünn, schnell
Milz-*Qi*-Mangel (➥ 11.5.1, 11.5.3)	Diätetik, chronische Erkrankungen	Blutstropfen hellrot	Blässe, Appetitverlust, Schwäche	Blass *Belag:* Dünn	Schwach, dünn

Tab. 12.11

12

Therapie

Hauptpunkte der Akupunktur sind: **Di 4 –** *(Hegu)* wirkt hämostyptisch im gesamten Bereich der *Yangming*-Meridiane; **Du 23 –** *(Shangxing)* entfernt Hitze aus dem Schädel- und Gesichtsbereich. Weitere Punkte nach Symptomen.

Lungen-Trockenheit, Wind-Hitze, Lungen-Hitze (➥ 11.3.3, 11.3.5, 9.5)

Therapieprinzipien: Bei Wind-Hitze Wind und Hitze vertreiben, Blutung beenden, das Blut kühlen

Akupunktur: Hauptpunkte (s. o); **Lu 11 – B** *(Shaoshang)* Mikroaderlass mit Dreikantnadel (➥ 5.1.12), um die Hitze aus dem Lungen-Meridian zu entfernen, sehr effektiv; **Di 20 –** *(Yingxiang)* klärt das Feuer des zugehörigen Meridians; **Gb 20 –** *(Fengchi)* vertreibt Wind; zusätzlich **Du 14 – B** *(Dazhui)* bei extremer Hitze Mikroaderlass; **Bl 40 B** *(Weizhong)* bei starkem Nasenbluten, klärt Blut-Hitze; **SJ 5 –** *(Waiguan)* vertreibt äußere pathogene Faktoren; bei hohem Fieber zusätzlich **Di 11 –** *(Quchi)*; bei starkem Husten zusätzlich **Lu 5 –** *(Chize)*

Rezept: Variationen von *Sang Ju Yin* (➥ 8.2.3.b) oder *Ma Xing Shi Gan Tang* (➥ 8.2.3.b).

Loderndes Magenfeuer (➥ 11.6.4)

Therapieprinzipien: Magen-Feuer klären, das Blut kühlen, Blutung beenden

Akupunktur: Hauptpunkte (s. o); **Di 20 –** *(Yingxiang)* klären Hitze vom *Yangming*-Meridian; **Ma 45 –** *(Lidui)*, **Ma 44 –** *(Neiting)* klären Magen-Hitze, senken gegenläufiges Magen-*Qi* ab; **Di 2 –** *(Erjian)* klärt Hitze im *Yangming*-Meridian; zusätzlich **Mi 1 – M** *(Yinbai)* bei massivem Nasenbluten, beendet Blutungen

Rezept: *Qing Wei San* (➥ 8.2.4.d); Variationen von *Yu Nu Jian* (➥ 8.2.4.d)

Diätetik: ➥ 7. Spezielle Diätetik (➥ 7.10.3).

Leber-Feuer (➥ 11.7.4) verletzt die Lunge (➥ 11.11.15)

Therapieprinzipien: Leber-Feuer klären, das Blut kühlen, Blutung beenden

Akupunktur: Hauptpunkte (s. o.); **Le 2 –** *(Xingjian)*, **Gb 20 –** *(Fengchi)*, **Lu 5 –** *(Quize)*, **Bl 40 – B** *(Weizhong)*, **Gb 34 –** *(Yanglingquan)*

Rezept: Variationen von *Long Dan Xie Gan Tang* (➥ 8.2.4.d).

12

Leber- und Nieren-*Yin*-Mangel (➡ 11.11.20) mit Mangel-Hitze

Therapieprinzipien: Leber- und Nieren–*Yin* stärken, Hitze klären, Blutung beenden

Akupunktur: Hauptpunkte (s. o.); **Bl 58 N** *(Feiyang)*; **Ni 3 + N** *(Taixi)*, **Le 3 –** *(Taichong)* stärken Nieren–*Yin* und besänftigen Leber-Feuer; beide in Kombination mit **Bl 7 –** *(Tongtian)* bewährt bei Nasenbluten; **Ni 1 M** *(Yongquan)* zusätzlich bei schwerem Verlauf

Rezept: Variationen von *Zhi Bai Di Huang Wan* (➡ 8.2.10.d)

Diätetik: ➡ 7. Spezielle Diätetik (➡ 7.11.1, 7.12.3).

Milz-*Qi*-Mangel (➡ 11.5.1), Milz kontrolliert Blut nicht (➡ 11.5.3)

Therapieprinzipien: Milz stärken, *Qi* stärken, Blutungen beenden

Akupunktur: **Bl 20 + M** *(Pishu)*, **Ma 36 + M** *(Zusanli)*, **Du 20 M** *(Baihui)*, **Ren 6 + M** *(Qihai)*, **Mi 1 M** *(Yinbai)*

Rezept: Variationen von *Gui Pi Tang* (➡ 8.2.10.c)

Diätetik: ➡ 7.9.1.

Weitere Therapiemöglichkeiten

- **Ohrakupunktur: OP 16** (Innere Nase), **OP 101** (Lunge), **OP 87** (Magen), **OP 13** (Nebenniere), **OP 33** (Stirn). *Anwendung:* Nadeln mit mäßiger Stimulation setzen, 20–30 Min. belassen, 1x tägl.
- **Handakupunktur:** „Nasenbluten" **HP 18**, in Akutfällen stark ableitend 3–5 Min.
- **Pflaumenblütenhämmerchen:** Bei chronischem Nasenbluten Nase und seitliche Nacken- und Sakralregion alternierend mit seitlicher BWS- und Nackenregion beklopfen (auf positive Reaktionszonen ➡ 5.1.13 achten); zum Beenden der akuten Blutungen: **Du 20, Gb 20, Di 20, Pe 6** mit starkem Reiz beklopfen
- **Sonstiges:** Äußerliche Behandlung mit kalten Kompressen (z.B. Eisbeutel) an der Nase, Stirn oder **Du 15** *(Yamen,* bester Punkt). Bei rezidivierendem Nasenbluten mit nur wenig Blut (meist Verletzung der Blutgefäße durch Mangel-Hitze): Puder des Krauts *Wu Zhu Yu* (Fr. Evodiae ➡ 8.1.12) auf **Ni 1** *(Yongquan)* oder zerstoßene Knoblauchpaste auf **Ni 1** *(Cave:* nicht länger als 1–2 Stunden belassen) oder Waschen der Füße mit sehr heißem Wasser
- **Hämostatischer Puder:** Wattebausch mit Puder aus Rx. Notoginseng (*San Qi* ➡ 8.1.11.b) bestäuben und in die Nase einführen, dann vorsichtig mit Zeigefinger und Daumen die Nasenweichteile zusammenpressen.

12

12.3.2 Leitsymptom: Globusgefühl

Nach TCM Leber-*Qi*-Stauung (➡ 11.7.2). *Symptome:* Subjektives Fremdkörpergefühl (wie Pflaumenstein) im Rachen, deshalb ständiger unproduktiver Reizhusten, keine Schmerzen; keine Behinderung der Nahrungsaufnahme; Spannungsgefühl im Thorax/Hypochondrium; Depression; Anorexie; evtl. unregelmäßige Menstruation. *Zunge:* Normal oder blauviolett; weißer, feuchter oder schmieriger Belag. *Puls:* Saitenförmig. In westlicher Medizin oft im Rahmen von Neurosen, F > M.

Therapie

Therapieprinzipien: *Qi*-Stagnation entfernen und *Qi*-Zirkulation fördern, Schleim transformieren

Akupunktur: Ren 22 N *(Tiantu)* befreit den Rachen, beseitigt die Missempfindung; **Le 3 −** *(Taichong)* reguliert Leber-*Qi*; **Ren 17 N** *(Danzhong)* fördert die *Qi*-Zirkulation thorakal; **Pe 6 N** *(Neiguan)* reguliert die *Qi*-Zirkulation im Thorax; **Le 2 −** *(Xingjian)* reguliert das gestaute Leber-*Qi* bei Leber-Feuer; **Ma 40 N** *(Fenglong)* transformiert Schleim und reguliert die *Qi*-Zirkulation; **Le 14 −** *(Qimen)* reguliert Leber-*Qi*
- **Zusätzlich bei *Yin*-Mangel** (➡ Tab. 9.4); **Mi 6 + N** *(Sanyinjiao)*, **Ni 3 + N** *(Taixi)*, **Ni 6 + N** *(Zhaohai)*
- **Zusätzlich bei *Qi*- und Blut-Mangel** (➡ 9.3.1, 9.3.2): **Ren 4 +** *(Guanyuan)*, **Ma 36 +** *(Zusanli)*, **Bl 17 +** *(Geshu)*

Rezept: Variationen von *Ban Xia Hou Po Tang* (➡ 8.2.11.a) bei Schleim und *Qi*-Stagnation

- **Ohrakupunktur: OP 55** *(Shenmen)*, **OP 51** (Vegetativum), **OP 15** (Rachen), **OP 98** (Leber), **OP 97** (Milz), **OP 15** (Larynx, Pharynx). *Anwendung:* Vier der drucksensibelsten Punkte auswählen, jeden zweiten oder dritten Tag über zehn Sitzungen nadeln. Dauernadeln oder Samenkörner applizierbar.

Diätetik: Meiden: Schleim bildende Nahrungsmittel (➡ 7.3.1), spezielle Diätetik bei Leber-*Qi*-Stauung (➡ 7.11.2).

12

12.3.3 Leitsymptom: Zahnfleischbluten

Syndrome bei Leitsymptom Zahnfleischbluten*					
Syndrom	Blutung	Zahnfleisch	Zusatzsymptome	Zunge	Puls
Loderndes Magen-Feuer (➡ 11.6.4)	Stark	Schmerzhaft geschwollen	Stirnkopfschmerzen, Durst auf Kaltes	Rot *Belag:* Gelb, trocken, dick	Schnell, voll
Magen-*Yin*-Mangel mit Hitze (➡ 11.6.3)	Leicht	Entzündet, lockere Zähne	Hungergefühl mit Appetitverlust, Unruhe	Rot; in der Mitte belaglos	Dünn, schnell

Forts. ➡

Syndrome bei Leitsymptom Zahnfleischbluten* *(Forts.)*					
Syndrom	**Blutung**	**Zahnfleisch**	**Zusatzsymptome**	**Zunge**	**Puls**
Milz kontrolliert Blut nicht (➡ 11.5.3)	Chronisch, leicht	Blass, auch Lippen	Müdigkeit, weiche Stühle, Appetitverlust	Blass, geschwollen	Schwach, leer

* Weiteres Symptom nach TCM Nieren-*Yin*-Mangel, Leber- und Nieren-*Yin*-Mangel (Therapie: Zahnschmerzen ➡ 12.3.9). *Symptome:* Geschwollenes, hellrot blutendes Zahnfleisch bei wackelnden, schmerzhaften Zähnen

Tab. 12.12

Therapie

Loderndes Magen-Feuer (➡ 11.6.4)

Therapieprinzipien: Magen-Feuer klären, Blut kühlen, Blutung beenden

Akupunktur: Di 4 – *(Hegu)* klärt Magen-Hitze; besser noch **Di 1** *(Shangyang)* und **Di 3** *(Sanjian)* bluten lassen, klären Hitze im *Yangming-Meridian;* **Di 11 –** *(Quchi)* klärt Hitze, kühlt Blut; **Di 7 –** *(Wenliu)* beseitigt Blutungen vom *Yangming*-Meridian; **Ma 21 –** *(Liangmen)* klärt Magen-Hitze; **Ma 34 –** *(Liangqiu)* beseitigt Blutungen vom Magen-Meridian; **Ma 44 –** *(Neiting)* klärt Magen-Hitze, v.a. im Verlauf des Magen-Meridians im Gesichtsbereich; **Bl 40 – B** *(Weizhong)* kühlt das Blut; nach Schnorrenberger: **Ex-B** *(Weirexue):* Der *Huatuojiaji*-Punkt **(Ex-B 2)** neben BWK 4 wirkt gegen schmerzhaft geschwollenes Zahnfleisch, klärt Hitze, vertreibt Wind; **Ex-HN** *(Keliao)* klärt Hitze, vertreibt Wind, gut bei Pulpitis, Zahnfleischbluten, Parodontose

Rezept: Variationen von *Qing Wei San* (➡ 8.2.4.d)

Diätetik: ➡ 7. Spezielle Diätetik (➡ 7.10.3).

Magen-*Yin*-Mangel (➡ 11.6.3) mit Mangel-Hitze

Therapieprinzipien: *Yin* nähren, Hitze klären

Akupunktur: Ma 36 + *(Zusanli),* **Mi 6 +** *(Sanyinjiao),* **Ren 12 +** *(Zhongwan)* nähren das Magen-*Yin;* **Ma 44 N** *(Neiting),* **Di 4 N** *(Hegu)* klären Magen-Hitze oder Mangel-Hitze v.a. im Magen-Meridianverlauf im Gesicht; **Ma 34 N** *(Liangqiu)* beendet Blutung im Magen-Meridian; **Di 11 N** *(Quchi),* **Mi 10 N** *(Xuehai)* kühlen das Blut, beenden Blutungen

Rezept: Variationen von *Yu Nu Jian* (➡ 8.2.4.d)

Diätetik: ➡ 7. Spezielle Diätetik (➡ 7.10.2).

12

Milz kontrolliert Blut nicht (➥ 11.5.3)

Therapieprinzipien: Milz und Magen stärken, um Blut in den Gefäßen zu halten

Akupunktur: Ma 36 + *(Zusanli)*, **Mi 6 +** *(Sanyinjiao)*, **Ren 12 +** *(Zhongwan)*, **Bl 20 +** *(Pishu)*, **Bl 21 +** *(Weishu)* stärken Milz und Magen; **Di 4 +** *(Hegu)* unterstützt den Magen-Meridian im Gesicht; **Ma 34 N** *(Liangqiu)*, **Bl 17 N** *(Geshu)* können in Kombination Blutungen entlang des Magen-Meridians beseitigen

Rezept: Variationen von *Gui Pi Tang* (➥ 8.2.10.c)

Diätetik: ➥ 7. Spezielle Diätetik (➥ 7.9.1)

Weitere Therapiemöglichkeiten

- **Ohrakupunktur: OP 84** (Mund), **OP 5** (Oberkiefer), **OP 6** (Unterkiefer), **OP 87** (Magen), **OP 55** *(Shenmen)* bei starken Schmerzen. Punkte ableitend nadeln und 20 Min. belassen. Dauernadeln oder Samenkörner applizierbar.

12.3.4 Leitsymptom: Zahn- und Kieferschmerzen

Therapie

Therapieprinzipien: Meridiane durchgängig machen, Schmerz beseitigen; dabei immer parallel zahnärztliche Sanierung (nach westlicher Schulmedizin)

- Bei Wind-Hitze-Invasion (➥ 3.6.1, mit Zahnfleischschwellung, schnellem, oberflächlichem Puls): Wind-Hitze vertreiben (s. u.)
- Bei Nieren-*Yin*-Mangel (➥ 11.9.6, Leber- und Nieren-*Yin*-Mangel ➥ 11.11.20, mit dumpfem, anfallsartigem Zahnschmerz bei lockeren Zähnen, aber Pulpa ohne Rötung und Schwellung): *Yin* nähren, um Mangel-Hitze zu beseitigen (s. u.)
- Bei loderndem Magen-Feuer (➥ 11.6.4, starke Schmerzen, Rötung, Pulpaschwellung, Abszesse, fauliger Mundgeruch, schneller, voller Puls): Magen-Feuer klären und ableiten (s. u.). *Cave:* Akupunktur nur adjuvant (zur Analgesie) neben Antibiotikatherapie

Akupunktur bei Zahnschmerzen

- **Hauptpunkte: Di 1 –** *(Shangyang)* und **Di 4 –** *(Hegu)* klären Hitze vom *Yangming*-Meridian (statt **Di 4** bessere Wirkung noch **Di 2**); **Ma 7 –** *(Xiaguan)* und **Ma 6 –** *(Jiache)* fördern lokale *Qi*-Zirkulation im Magen-Meridian, klären Feuer, beseitigen Schmerz
- **Zusätzlich bei Wind-Hitze-Invasion: SJ 2 –** *(Yemen)* und **Gb 20 –** *(Fengchi)* vertreiben Wind und Wind-Hitze
- **Zusätzlich bei loderndem Magen-Feuer: Ma 44 –** *(Neiting)* entfernt die exzessive Hitze vom Meridian; **Pe 8 –** *(Laogong)* leitet zusätzliches Herz-Feuer aus
- **Zusätzlich bei Zahnfleischschwellungen: SJ 20 –** *(Jiaosun)*, **Dü 8** *(Xiaohai)*
- **Zusätzlich bei Nieren-*Yin*-Mangel (mit Mangel-Hitze): Ni 3 +** *(Taixi)* nährt Nieren-*Yin*, klärt Mangel-Feuer; **Le 2 –** *(Xingjian)* leitet Leber-Feuer aus

12

- **Zusätzlich bei Schmerzen durch Karies: Di 2** – *(Erjian)*; **Dü 5** – *(Yanggu)*
- **Zusätzlich bei begleitendem Kopfschmerz: Ex-HN 5** *(Taiyang)*; **SJ 21** – *(Ermen)*: Bei zum Ohr ausstrahlenden Schmerzen; **Dü 17** – *(Tianrong)*: Bei geschwollenen Lymphknoten am Unterkiefer, vertreibt Hitze-Toxine und Feuchte-Hitze

Akupunktur bei Kieferschmerzen

- **Hauptpunkte: Ma 42** – *(Chongyang)* in Kombination mit **Mi 4** – *(Gongsun)*: Leitet Magen-Hitze vom *Yang*- in den gekoppelten *Yin*-Meridian
- **Zusätzlich bei Wind-Hitze-Invasion: Gb 20** – *(Fengchi)*; Oberkiefer **Ma 7** *(Xiaguan)*, **Dü 18** – *(Quanliao)*, **Ma 44** – *(Neiting)*; Unterkiefer: **Ma 4** – *(Dicang)*, **Di 4** – *(Hegu)*, **Ma 6** *(Jiache)*
- **Zusätzlich bei Magen-Feuer:** Oberkiefer: **Ma 7** *(Xiaguan)*, **Ma 34** – *(Liangqiu)*, **Ma 44** – *(Neiting)*, **Di 2** – *(Erjian)*. Unterkiefer: **Ma 4** – *(Dicang)*, **Di 4** – *(Hegu)*, **Ma 6** – *(Jiache)*
- **Zusätzlich bei *Yin*-Mangel mit Mangel-Feuer: Ni 3** + *(Taixi)*, **Bl 23** + *(Shenshu)*
- **Zusätzliche Lokalpunkte:** Oberkiefer: **Ma 7, Dü 18**, Unterkiefer: **Ma 6, Ma 4**

Weitere Therapiemöglichkeiten

- **Ohrakupunktur:** Bei Zahnschmerzen: **OP 1** (Zahn), **OP 2** (Zahn), **OP 27** (Larynx und Zahn), **OP 5** (Maxilla), **OP 6** (Mandibula), **OP 55** *(Shenmen)*, **OP 26** (Zahnschmerz), **OP 26a** (Hirnanhang), **OP 29** (Polster). Bei Kieferschmerzen: **OP 95** (Niere), **OP 5** (Maxilla), **OP 6** (Mandibula), Schmerzpunkte: **OP 55** *(Shenmen)*, **OP 26a** (Hirnanhang), **OP 29** (Polster). *Anwendung:* Punkte mit ableitender Nadeltechnik setzen, 20 Min. belassen. Dauernadeln oder Samenkörner applizierbar.
- **Chinesische Schädelakupunktur (➡ 13.2):** Untere $^2/_5$ der sensorischen Zone beidseits nadeln
- **Handakupunktur: HP 26** mit ableitender Nadeltechnik 3–5 Min.
- **Fußakupunktur: FP 14, FP 45** mit ableitender Nadeltechnik 3–5 Min.

 Diätetik: Siehe Diätetik bei entsprechendem Syndrom (➡ 7).

Zahnextraktion

Analgesie bei Zahnextraktion

Akupunktur: Di 4 – E *(Hegu)* Hauptschmerzpunkt, wird in der Klinik am häufigsten angewandt, wirkungsvoller aber ist oft **Di 2** *(Erjian)*, E-Stimulation besser mit **Di 4**; **Pe 6 – E** *(Neiguan)* Sedativpunkt; möglich auch Lokalpunkte: **Ma 6** – *(Jiache)* und **Dü 18** – *(Quanliao)* für obere Zahnreihe, **Ma 5** – *(Daying)* für untere Zahnreihe, evtl. auch auf der gegenüber liegenden Seite

Weitere Therapiemöglichkeiten

- **Ohrakupunktur: OP 1** und **OP 7** (Ohrpunkte zur Zahnextraktionsanalgesie), **OP 26** (Zahnschmerz), **OP 27** (Larynx und Zahn), **OP 55** *(Shenmen)*, **OP 5**

(Oberkiefer), **OP 6** (Unterkiefer), evtl. **OP 51** (Vegetativum) zur Beruhigung; Nadelung, aber auch Samenkörmer mit Druckmassage bei der Extraktion möglich
- **Handakupunktur:** „Zahnschmerzen" **HP 26** mit stark ableitender Nadeltechnik
- **Akupressur:** An **Di 1** oder **Di 2** (stark ableiten)

Analgesie nach Zahnextraktion

Bei Hinweis auf Infektion immer zahnärztliche Sanierung und antibiotische Abschirmung
Therapieprinzipien: Meridiane durchgängig machen, Schleim-Feuchtigkeit entfernen

Akupunktur: Bei starken Schmerzen Elektrostimulation der den Schmerzbereich lokal eingrenzenden Punkte wie **Ma 6 –** *(Jiache)*, **Ma 7 –** *(Xiaguan)*, **Dü 18 –** *(Quanliao)*, als Fernpunkte: **Di 4 –** *(Hegu)* oder **Di 2 –** *(Erjian)*

- **Zusätzliche Lokalpunkte bei Druckdolenz: Ma 4 –** *(Dicang)*, **Ex-HN** *(Keliao)*, **Ex-HN** *(Dihe)* (Lokalisation: In der vorderen Medianlinie auf Höhe des Kinnvorsprungs)

Weitere Therapiemöglichkeiten

- **Ohrakupunktur: OP 26a** (Hirnanhang), **OP 55** *(Shenmen)*, **OP 5** (Maxilla), **OP 6** (Mandibula), **OP 26** (Zahnschmerzpunkt), **OP 27** (Larynx-Zahn), **OP 29** (Polster); Nadelung auf betroffener Seite, evtl. Dauernadeln
- **Chinesische Schädelakupunktur (➥ 13.2):** Untere $^2/_5$ der sensorischen Zone beidseits nadeln
- **Handakupunktur:** „Zahnschmerzen" **HP 26,** evtl. „Larynx-Pharynx" **HP 13**
- **Akupressur:** An **Di 1** oder **Di 2** (stark ableiten)

12.3.5 Leitsymptom: Halsentzündungen

DD: Akute (meist Fülle-Syndrom) und chronische Form (meist Mangel-Syndrom), Therapie ➥ Tab. 12.15

Therapie bei akuten Halsentzündungen

DD ➥ Tab. 12.13 und 12.14

Wind-Kälte-Invasion in die Lunge

V.a. **Lu 7 –, Bl 12 – M S, Di 4 –, SJ 5 –, Gb 20 –,** weitere Therapie (➥ 11.3.4), Lokal-/Regionalpunkte ➥ Wind-Hitze-Invasion in die Lunge

Rezept: *San Ao Tang,* enthält: Hb. Ephedrae *(Ma Huang)* 12 g, Sm. Pruni Armemiacae *(Xing Ren)* 10 g, Rx. Glycyrrhizae *(Gan Cao)* 6 g.

12

Syndrome bei akuter Tonsillitis					
Syndrom	**Halssymptome**	**Tonsillen**	**Zusatzsymptome**	**Zunge**	**Puls**
Wind-Hitze-Invasion in die Lunge (➡ 11.3.5)	Akute Rachenrötung, -schwellung und -schmerz, Schluckbeschwerden, Heiserkeit, Mund-/Rachentrockenheit, evtl. Husten mit dickem gelblichem Auswurf	Gerötet, geschwollen, evtl. mit gelblichweißen Belägen	Frösteln, Fieber, Durst, Obstipation, dunkelgelber Urin	*Belag:* Dick, gelb	Oberflächlich, schnell
Hitze in der Lunge (➡ 9.5) und/oder im Magen (Magen-Feuer ➡ 11.6.4, 9.5)	Starke Rachenrötung, -schwellung, -schmerz, Schluckbeschwerden, evtl. fauliger Mundgeruch, Zahnfleischschwellungen; dicker, gelber, klebriger Schleim	Hoch akut, gerötet und geschwollen mit gelblichweißen eitrigen Belägen (➡ Toxische Hitze)	Fieber, submaxilläre Lymphknotenschwellungen, Obstipation, dunkelgelber Urin	Rot *Belag:* Evtl. gelb, trocken oder schmierig	Voll, schnell, evtl. saitenförmig

Tab. 12.13

Wind-Hitze-Invasion in die Lunge

Therapieprinzipien: Äußere pathogene Wind-Hitze vertreiben, Lungenfunktion stärken

Akupunktur:
- **Fernpunkte: Lu 11 – B** *(Shaoshang)* und/oder **Lu 5 – B** *(Chize)*: Sehr effektive Punkte bei Mikroaderlass mit Dreikantnadel (➡ 5.1.12), Schmerzerleichterung in Sek.; **Gb 20 –** *(Fengchi)*; **Di 11 –** *(Quchi)*; **Di 4 –** *(Hegu)*; **Du 14 – B** *(Dazhui)*; **Lu 7 –** *(Lieque)*; **Ma 44 –** *(Neiting)*: Entfernt Hitze vom *Yangming*-Meridian. **Ex-HN 5** *(Taiyang)* und **Du 14:** Bei Kopfschmerz; **SJ 5 –** *(Waiguan)* in Kombination mit **Ren 22 –** *(Tiantu)*: Entfernen Wind-Hitze, unterstützen den Rachen und beseitigen Schleim
- **Lokal-/Regionalpunkte: Ma 9 –** *(Renying)* befeuchtet den Rachen; **Dü 17 –** *(Tianrong)*, **SJ 17** *(Yifeng)*, **Ex-HN** *(Biantao)*, Lokalisation: Am unteren Rand des Kieferwinkels unmittelbar vor der A. carotis: Bei Tonsillitis, leiten lokale *Qi-*/Blut-Stagnation ab; **Ren 22 –** *(Tiantu)* klärt Lungen-Hitze

Rezept: Variationen von *Yin Qiao San* (➡ 8.2.3.b), *Shu Feng Qing Re Tang* enthält: Hb. et Fl. Schizonepetae *(Jing Jie)* 6 g, Rx. Ledebouriellae *(Fang Feng)* 6 g, Fr. Arctii *(Niu Bang Zi)* 9 g, Fl. Lonicerae *(Jin Yin Hua)* 9 g, Fr. Forsythiae *(Lian Qiao)* 9 g, Cx. Mori Albae Radicis *(Sang Bai Pi)* 9 g, Rx. Scutellariae *(Huang Qin)* 6 g, Rx. Paeoniae Rubrae *(Chi Shao Yao)* 6 g, Rx. Scrophulariae *(Xuan Shen)* 6 g, Bb. Fritillariae *(Zhi Bei Mu)* 6 g, Rx. Trichosanthis *(Tian Hua Fen)* 9 g, Rx. Glycyrrhizae *(Gan Cao)* 6 g, bei akuter Tonsillitis. *San Ju Yin* (➡ 8.2.3.b).

Syndrome bei akuter Laryngitis				
Syndrom	**Halssymptome**	**Zusatzsymptome**	**Zunge**	**Puls**
Wind-Kälte-Invasion in die Lunge (➡ 11.3. 4)	Akute Heiserkeit, Kratzen im Rachen, evtl. Husten mit wässrigem Auswurf	Wind- und Kälte-aversion, Rhinitis	*Belag:* Dünn, weiß	Oberflächlich, gespannt
Wind-Hitze-Invasion in die Lunge (➡ 11.3.5, 9.5)	Heiserkeit und akute Rachenrötung, -schwellung und -schmerz, Schluckbeschwerden, Mund-/ Rachentrockenheit, evtl. Husten mit dickem gelbem Auswurf	Fieber, evtl. Dyspnoe	Evtl. gerötet *Belag:* Gelb	Oberflächlich, schnell
Lungen-Trockenheit (➡ 11.3.3)	Akut oder chronisch, trockener, wunder Rachen, Heiserkeit	Meist durch trockene Umgebung, z.B. Heizungsluft	Evtl. rötlich	Schnell, evtl. oberflächlich
Anmerkung: Tabelle beschreibt die möglichen äußeren Faktoren; mögliche innere Syndrome für akute Heiserkeit/Stimmverlust auch Leber-*Qi*-Stauung (➡ 11.7.2) oder Schleim-Hitze (➡ 9.3.4)				

Tab. 12.14

Lungen-Trockenheit (➡ 11.3.3)

Therapieprinzipien: Lunge und Rachen befeuchten, Lungen-*Qi* stärken

Akupunktur: Lu 7 – *(Lieque)*; **Di 4 –** *(Hegu)* vertreiben äußere Faktoren; **Lu 5 –** *(Chize)* klärt Hitze von der Lunge; **Ni 6 +** *(Zhaohai)* nährt Nieren-*Yin* und Körperflüssigkeiten; **Lu 9 +** *(Taiyuan)* befeuchtet Trockenheit, stärkt die Lunge

Hitze in der Lunge und Loderndes Magen-Feuer (➡ Toxische Hitze)

Wind-Hitze (oder –Kälte, die in Hitze transformiert) ist meist der Trigger, der eine latent bestehende Lungen- und Magen-Hitze provoziert und im Hals aufflammt (Akupunktur adjuvant zu antibiotischer Therapie möglich, v.a. Schmerzerleichterung)
Therapieprinzipien: Hitze von Lunge und Magen klären, entgiften

Akupunktur: Lu 11 – B *(Shaoshang)* und/oder **Lu 5 – B** *(Chize)* Hauptpunkte, klären Lungen-Hitze, sehr effektiv bei Mikroaderlass mit Dreikantnadel (➡ 5.1.12), evtl. auch **Di 1 – B** *(Shangyang)* klärt Hitze vom *Yangming*; **Lu 5 –** *(Chize)* klärt exzessive Lungen-Hitze; **Di 4 –** *(Hegu)* und **Ma 43 –** *(Xiangu)* beseitigen in Kombination Hitze von den *Yangming*-Meridianen; **Ma 44 –** *(Neiting)* klärt Magen-Hitze, **SJ 1 – B** *(Guanchong)* klärt pathogene Hitze von Lunge und Magen. Zusätzlich bei Schleimretention (➡ 9.3.4) **Ren 22 –** *(Tiantu)* klärt Lungen-Hitze, entfernt Schleim von Hals und Lunge; **Ma 40 –** *(Fenglong)* transformiert Schleim; bei hohem Fieber zusätzlich **Du 14** *(Dazhui)*, **Di 11 –** *(Quchi)*

Rezept: Variationen von *Qing Yang Li Ge Tang*, enthält Fl. Lonicerae *(Jin Yin Hua)* 12 g, Fr. Forsythiae *(Lian Qiao)* 12 g, Rx. Scutellariae *(Huang Qin)* 9 g, Fr. Gardeniae *(Shan Zhi Zi)* 9 g, Hb. et Fl. Schizonepetae *(Jing Jie)* 6 g, Rx. Ledebouriellae *(Fang Feng)*

12

6 g, Fr. Arctii *(Niu Bang Zi)* 9 g, Rx. Scrophulariae *(Xuan Shen)* 9 g, Hb. Menthae *(Bo He)* 6 g, Rz. Rhei *(Da Huang)* 9 g, Mirabilitum *(Mang Xiao)* 9 g.

Weitere Therapiemöglichkeiten

- **Ohrakupunktur:** *Bei Heiserkeit:* **OP 101** (Lunge), **OP 41** (Hals), **OP 13** (Nebenniere), **OP 95** (Niere), **OP 100** (Herz), **OP 15** (Larynx, Pharynx), Mikroaderlass an **OP 78** (Ohrspitze). *Bei Tonsillitis:* **OP 15** (Larynx, Pharynx), **OP 30** (Parotitis), **OP 73** (Tonsille 1), **OP 74** (Tonsille 2), **OP 75** (Tonsille 3), **OP 101** (Lunge), in akuten Fällen Mikroaderlass an **OP 78** (Ohrspitze). *Anwendung:* Jeweils vier der drucksensibelsten Punkte auswählen und nadeln (in akuten Fällen ableitend). Dauernadeln oder Samenkörner applizierbar.
- **Handakupunktur:** „Tonsille" **HP 22,** „Larynx, Pharynx" **HP 13,** evtl. „Hinterkopf" **HP 10,** in Akutfällen stark ableitend nadeln ca. 5–10 Min.
- **Injektionsakupunktur:** Akutfälle: Einmal täglich in **Di 4** *(Hegu)* 0,5 ml einer 0,5–1%-Procain-Lösung.
- **Pflaumenblütenhämmerchen:** *Akute Tonsillitis:* Nackenregion, Unterkieferwinkel, unter dem Ohrlobulus, **SJ 17, Di 4, Du 14,** positive Reaktionszonen (➡ 5.1.13) beidseits von HWK 4–7 mit mittlerem bis starkem Reiz beklopfen. Bei Fieber zusätzlich: Ellenbeuge, Daumenballen, Sakralregion. Bei Husten zusätzlich: **Lu 9** und beidseits der Trachea beklopfen

Therapie bei chronischen Halsentzündungen (Mangel-Syndrome)**					
Syndrom	**Halssymptome**	**Symptome**	**Zunge**	**Puls**	**Punkte**
Im Inneren verweilender Faktor*	*Tonsillen/ Rachen:* Stark geschwollen, schmerzhaft, trockener Husten	Geschwollene nuchale Lymphknoten, schnarchende nasale Atmung	Rot	Dünn, schnell	**Ex-HN 15, Bl 13, Bl 18, Bl 20, Ren 22, Dü 17, SJ 17, Di 4**
Lungen-/Nieren-*Yin*-Mangel (➡ 11.11.20)	Chronische Tonsillitis, Rachentrockenheit, Heiserkeit (allmählicher Beginn), Schluckbeschwerden	Weitere Zeichen von Lungen- und Nieren-*Yin*-Mangel (➡ 11.9.6)	Rot; belaglos	Schnell, dünn	**Ni 6 +, Ni 3 +, Ni 2 –, Lu 7, Lu 10 –, Bl 13, Bl 23, Bl 38, Ex-HN 12, Ex-HN 13, Ren 23 –**
Lungen- und Milz-*Qi*-Mangel (➡ 11.11.12)	Chronische Heiserkeit, verstärkt abends und durch Überanstrengung, leise kraftlose Stimme	Müdigkeit, Schwäche, weiche Stühle, Blässe	Blass *Belag:* Dünn, weiß	Schwach	**Lu 9 +, Ma 36 +, Mi 6 +, Bl 20 +, Bl 13 +, Ren 23, Di 17, Dü 17, Di 18, Ren 6 + M**
* Mangel-Fülle-Syndrom, bei Kindern häufigste chronische Form, Therapie fördert anfangs meist vermehrt katarrhalische Absonderungen ** Bei zusätzlicher Schleimretention (➡ 9.3.4) mit Fremdkörper- oder Obstruktionsgefühl im Rachen, dadurch Hustenreiz, schlüpfriger Puls: Zusätzlich **Ma 40, Bl 20** einsetzen					

Tab. 12.15

12

Diätetik bei Halsentzündungen:

Bei Halsentzündungen Schleim bildende (wie Milch, Käse), fettige und scharf gewürzte Speisen (➡ 7, Tab. in 7) meiden, siehe auch Diätetik des entsprechenden Syndroms (➡ 7.6–7.13). Einfache Rezepte:

- **Bei Tonsillitis:** Dekokt (➡ 8.2.2) aus 60 g Fr. Arctii *(Niu Bang Zi* ➡ 8.1.2.b) und Wasser, mehrmals tägl. trinken. Das Innere von ein bis zwei frischen Granatäpfeln für eine halbe Stunde in kochendem Wasser einweichen, dann abseihen und mit dem Saft mehrmals am Tag gurgeln
- **Bei akuter Pharyngitis:** Dekokt (➡ 8.2.2.) aus *Jing Jie* 9 g (➡ 8.1.2.a, Hb. Schizonepetae) mit *Jie Geng* 12 g (Rx. Platycodi ➡ 8.1.7.a) und *Gan Cao* (➡ 8.1.16, Rx. Glycyrrhizae); Pflanzenteile abseihen, 60 g polierten runden Reis dazugeben und eine Schleimsuppe (Congee ➡ 7.4.2) herstellen, eine Dosis täglich über mehrere Tage
- **Bei rezidivierender chronischer Pharyngitis** (v.a. im Sommer): 50 g Mungbohnen waschen, 1 l Wasser hinzufügen und über kleiner Flamme zum Kochen bringen, 20 g weißen Zucker hinzufügen, Topf mit Deckel ca. 20 Min. weiterkochen, bis die Bohnen sich öffnen, aber noch eine grüne Farbe haben; diese Flüssigkeit mehrmals trinken
- **Spezielle Diätetik nach Syndrom:** Wind-Kälte-Invasion (➡ 7.7.3), Wind-Hitze-Invasion (➡ 7.7.4), Loderndes Magen-Feuer (➡ 7.10.3), Lungen- und Milz-*Qi*-Mangel (➡ 7.7.1, 7.8.1), Lungen-/Nieren-*Yin*-Mangel (➡ 7.7.2, 7.12.3); bei chronischen Schleimretentionen Schleim bildende Nahrungsmittel meiden
- **Für Patienten, die viel sprechen müssen:** Prophylaxe mit *Luo Han Guo* (Fr. Momordicae) 10–15 g mit grünem Tee *Cha Ye* (Fo. Camelliae Sinensis) 1 g in kochendem Wasser ziehen lassen, täglich trinken; bei Heiserkeit: Drei bis fünf Birnen waschen, in Stücke schneiden und Saft auspressen, den ausgepressten Saft mit poliertem rundkörnigem Reis 50 g und Kristallzucker nach Bedarf in einen Tontopf geben und mit 400 ml Wasser eine Schleimsuppe (Congee ➡ 7.4.2) herstellen; dies zwei- bis dreimal täglich leicht erwärmt einnehmen.

Akute Heiserkeit

Mikroaderlass an geschwollener Vene an der Ohrrückseite (vorherige kurze Ohrmassage erhöht den Blutfluss) oder eine Paste aus zerstoßenem Knoblauch herstellen, die für ca. 1–2 Stunden auf **Di 4** aufgetragen und geklebt wird. Akupressur an **Dü 17** *(Tianrong)* (oft schmerzhaft). In chronischen Fällen mit *Yin*-Mangel (➡ Tab. 9.4) auf ausreichende Ruhe- und Entspannungszeiten achten.

12.3.6 Stomatitis

Ursache nach TCM v.a. Diätfehler, besonders zu viel Süßes, Schokolade und „Junk Food", scharf gewürzte Speisen oder im Rahmen anderer Erkrankungen. Einteilung in zwei Syndrome.

Syndrome bei Stomatitis

- **Hitze–Akkumulation in Herz und Milz/Magen:** Verstreute oder zusammengeballte mukoide membranöse Entzündungen/Ulzerationen im Mund mit schmutzigen oberflächlichen Pseudomembranen, umgeben von tiefroter Schwellung, Brenn-

12

schmerzen, Schlucken/Essen/Sprechen erschwert, Obstipation; *Zunge:* Rot; *Belag:* Dick, gelb oder weiß, schmierig-klebrig. *Puls:* Schnell, evtl. schlüpfrig. Zusätzlich: Herzfeuer (➡ 11.1.6 Unruhe, Reizbarkeit); loderndes Magen-Feuer (➡ 11.6.4 evtl. Brechreiz, Erbrechen, Säurereflux, fauliger Mundgeruch)

- *Yin*-**Mangel mit Mangel-Hitze** (➡ **Tab. 9.4):** Einzeln verstreute, abgetrennte mukoide Entzündungen/Ulzerationen im Mund mit wenigen grauweißen Pseudo-membranen, umgeben von leichter Rötung, leichte Schmerzen, rezidivierende Attacken, erschwerte Heilung, Wangenrötung, Hitzesensationen; *Zunge:* Rot; *Belag:* Wenig; *Puls:* Dünn, schnell (meist Nieren-*Yin*-Mangel ➡ 11.9.6) oder Disharmonie zwischen Herz und Niere (➡ 11.11.11).

Therapie

Therapieprinzipien: Bei Hitze in Herz und Milz/Magen: Hitze klären, Toxine entfernen. Bei Nieren-*Yin*-Mangel (➡ 11.9.6) mit Mangel-Hitze: *Yin* nähren, Hitze und Feuer klären und ableiten

Akupunktur: Hauptpunkte: Ma 4 *(Dicang)* oder **Ma 6** *(Jiache)* oder **Ren 24** *(Chengjiang)* als Lokalpunkte, **Di 4** *(Hegu)* als Fernpunkt; Punkte bei Füllesymptomatik ableitend nadeln

Syndromtherapie:

- **Bei Hitze in Herz und Milz/Magen:** Meist zwei bis drei Behandlungen mit Hauptpunkten (s. o.), in schweren Fällen Zusatzpunkte: **Ex-UE 10** *(Sifeng)*, **SJ 1 −** *(Guanchong)*, **Ma 44 −** *(Neiting)* schmerzstillend; **Ma 44** (ein Hauptpunkt!) leitet Magen-Feuer aus; **Pe 8 −** *(Laogong)* klärt Hitze vom Herzen und Magen-Hitze, gut bei Mundulzerationen; **He 7** und **Pe 6** beruhigen den Geist; bei starker Halssympto-matik: **Dü 17** und **Lu 11 B**; bei Fieber **Di 11**
- **Bei Nieren-*Yin*-Mangel mit Mangel-Hitze, auch Disharmonie zwischen Herz und Niere** (➡ **11.9.6, 11.11.11):** Zusätzlich *Yin*-nährende Punkte einsetzen wie **Ni 3 +** *(Taixi)*, **Ni 6 +** *(Zhaohai)*; bei Nachtschweiß **He 6, Bl 23 +** *(Shenshu)*, evtl. Lokalpunkte **Ex-HN 12** *(Jinjin)*, **Ex-HN 13** *(Yuye)*

Zusatzpunkte: Di 11 − *(Quchi)*, **Lu 5 −** *(Chize)* klären Hitze. Bei Zungenbrennen: Kombination von **Di 4** *(Hegu)* mit **Lu 7** *(Lieque)*, *Lokal-/Regionalpunkte:* **Du 27 −** *(Duiduan*, Lokalisation: An der Kreuzung Philtrum mit Oberlippe), **Du 28 −** *(Yinjiao*, Lokalisation: Unmittelbar innerhalb der Oberlippe in der Falte zwischen Kiefer und Oberlippe) entfernen lokal Hitze/Wind; **Ex-HN** *(Qianzhengxue*, Lokalisation: 0,5 bis 1 Cun vor dem Ohrläppchen) gegen Stomatitis und Zungenbrennen, vertreibt lokale Hitze und Wind

Rezept: Bei Hitze in Herz und Milz/Magen: Variation von *Liang Ge San* (➡ 8.2.5.a); bei herpetischer Stomatitis: Variation von *Qing Wei San* (➡ 8.2.4.d); bei Nieren-*Yin*-Mangel: Variation von *Zhi Bai Di Huang Wan* (➡ 8.2.10.d).

Wichtig

Stomatitis während Chemotherapie durch Akupunktur meist gut zu beeinflussen, sodass Chemotherapie fortgesetzt werden kann.

Weitere Therapiemöglichkeiten

- **Ohrakupunktur:** OP 84 (Mund), **OP 22** (Endokrinium), **OP 55** *(Shenmen)*, **OP 4** (Zunge), zusätzlich bei Pilzbefall: **OP 13** (Nebenniere), **OP 97** (Milz), **OP 29** (Polster-Occiput). *Anwendung:* 3–4 der drucksensibelsten Punkte auswählen, mit ableitender Nadeltechnik, 20 Min. belassen. Dauernadeln oder Samenkörner applizierbar
- **Chinesische Schädelakupunktur (➡ 13.2):** Untere zwei Fünftel der Sensorikzone
- **Gesichtsakupunktur:** Kopf-Gesicht, Kehle; evtl. zusätzlich Magen, Milz, Nieren; sehr dünne Nadeln verwenden
- **Nasenakupunktur:** Kopf, Kehle, Lunge; evtl. zusätzlich nach Syndromdiagnose: Herz, Milz, Magen, Niere; sehr dünne Nadeln verwenden
- **Mikroaderlass** mit Dreikantnadel (➡ 5.1.12) an **He 7**
- **Diätetik:** Patient sollte scharfe (➡ Tab. 7.2) oder irritierende Nahrung sowie Alkohol und Tabak meiden. Siehe auch entsprechende Syndrome: Hitze in Herz und Milz/Magen (Diätetik bei Herz-Feuer [➡ 7.6.5] und Magen-Feuer [➡ 7.10.3]); Disharmonie zwischen Herz und Niere (Diätetik bei Herz-*Yin*-Mangel [➡ 7.6.4], Nieren-*Yin*-Mangel [➡ 7.12.3] und Herz-Feuer [➡ 7.6.5]).

> **Wichtig**
>
> Bei chronischen Mundulzerationen: Puder aus *Wu Zhu Yu* (➡ 8.1.12, Fr. Evodiae) mit Essig zu einer Paste verrühren; als Kompresse auf **Ni 1** vor dem Schlafengehen befestigen und über Nacht belassen: Leitet pathogenes Feuer nach unten ab.

12.3.7 Rhinitis und Sinusitis

Die chinesische Medizin kennt das Konzept des „*Bi Yuan*" mit den wichtigsten klinischen Symptomen: Eitrige Nasensekretion mit üblem Geruch, eine verstopfte Nase, Fließschnupfen, Kopfschmerzen und Niesen. Darunter wird westlich am ehesten eine Sinusitis oder Rhinosinusitis verstanden.

Punktauswahl: Kombination von bewährten Lokal-, Regional- und Fernpunkten. Ergänzung des Grundrezeptes nach Syndromen (➡ Tab. 12.16 und 12.17).

- **Lokalpunkte:** Hauptpunkte: **Di 20, Ex-HN 8** *(Shangyingxiang)*, **Ex-HN 3** *(Yintang)*, **Bl 2** befreien Nase und Nebenhöhlen. Zusatzpunkt nach Druckdolenz: **Du 25** (Lokalisation: An der Nasenspitze); Sinusitis maxillaris: **Ex-HN 4** *(Yuyao)*, **Ma 2, Ma 3, Dü 18**; Sinusitis frontalis: **Gb 14, Ex-HN 4** *(Yuyao)*, **Bl 2**
- **Regionalpunkte:** Wenn druckdolent: **Du 23, Du 24, Bl 7, Bl 10, Gb 20**

12

Syndrome bei Rhinitis*				
Syndrom	Lokalbefund	Begleitsymptome	Zunge	Puls
Akute Rhinitis, Rhinosinusitis				
Wind-Kälte-Invasion in die Lunge (➡ 11.3.4)	Nasenobstruktion oder Fließschnupfen mit weißem, wässrigem Sekret, Niesen *Nasenschleimhaut:* Geschwollen	Kopfschmerz, Kälteaversion, evtl. Fieber, Husten mit weißem wässrigem Auswurf, Gliederschmerzen	*Belag:* Dünn, weiß	Oberflächlich, straff gespannt

Forts. ➡

Syndrome bei Rhinitis* *(Forts.)*				
Syndrom	Lokalbefund	Begleitsymptome	Zunge	Puls
Wind-Hitze-Invasion in die Lunge (➡ 11.3.5)	Nasenobstruktion mit dickem, gelbem Sekret *Nasenschleimhaut:* Geschwollen	Kopfschmerz, Fieber, Halsentzündung, Husten mit dickem gelbem Auswurf, Durst	*Belag:* Dünn, gelb	Oberflächlich, schnell
Chronische Rhinitis				
Lungen- und Milz-*Qi*-Mangel (➡ 11.11.6)	Nasenobstruktion: morgens und durch Vasokonstriktor besser, nachts (Liegen) und durch Kälte schlechter, Schleimhautschwellung	Erkältungsanfälligkeit, Husten mit weißem, wässrigem Auswurf, Dyspnoe, Asthenie	Blass, evtl. geschwollen *Belag:* Weiß	Schwach, leer
Qi- und Blut-Stagnation (➡ 9.3.3)	Ständige Nasenobstruktion, Vasokonstriktor bessert nicht, Hyposmie *Nasenschleimhaut:* Hypertroph, dunkelrot	Schwindel, Ohrprobleme (Füllegefühl und Hypakusis)	Rot mit blauvioletten Punkten	Saitenförmig, rau
Chronisch atrophische Rhinitis				
Lungen-*Yin*-Mangel (➡ 11.3.2)	Nasenobstruktion, Hyposmie *Nasenschleimhaut:* Trocken, gerötet mit Borken	Rachentrockenheit, Hustenreiz durch Jucken/ Kratzen im Hals	Rot, belaglos	Dünn, schnell
Lungen- und Nieren-*Yin*-Mangel (➡ 11.11.20)	Nasentrockenheit, „geblocktes" Gefühl, Hyposmie, Fötor narium, erweiterte Nasenlöcher *Nasenschleimhaut:* Trocken, erosiv, evtl. blutig	Rachentrockenheit, trockener Husten mit wenig Auswurf, Erschöpfung, Hitzesensationen, Tinnitus	Rot, belaglos	Dünn, schnell
* Allergische Rhinitis: Besprechung auf Seite 807				

Tab. 12.16

- **Fernpunkte:** Hauptfernpunkt: **Di 4** (bei allen Nasenproblemen einsetzbar), weitere Punkte nach Syndromen (Differenzierung: Rhinitis: Tab. 12.16, Sinusitis: Tab. 12.17)
- **Bei Therapieresistenz:** Elektrostimulation (➡ 5.1.8) einsetzen, z.B. an **Di 4, Di 20, Bl 2**
- **Bei starker Kopfschmerzsymptomatik** (v. a. bei Sinusitis frontalis und maxillaris) zusätzlich Punkte nach Meridianbezug (➡ Kopfschmerzen 12.11.3: Tab. 12.64) nadeln

12

Wichtig

Akupunkturrezept bei Rhinitis/Sinusitis
- **Lokalpunkte:** „Perinasales Dreieck": **Di 20, Ex-HN 3** *(Yintang)*, **Ex-HN 8** *(Shangyingxiang)*, **Bl 2**
- **Fernpunkte: Di 4;** bei eitrigem Sekret zusätzlich **Di 11** oder **Lu 11:** Evtl. mit Mikroaderlass mit Dreikantnadel (➡ 5.1.12); Verstärkung der Nadelwirkung durch Elektrostimulation (➡ 5.1.8) an **Di 4** und **Di 20;** bei empfindlichen Patienten Punkte lasern (➡ 5.1.11)

Syndrome und Therapie bei Rhinitis

Syndromdifferenzierung ➡ Tab. 12.16

Wind-Kälte-Invasion in die Lunge (➡ 11.3.4)

Akute Erkältungskrankheit mit Begleitrhinitis
Therapieprinzipien: Wind-Kälte vertreiben, Lungenfunktionen stärken

Akupunktur: Lokalpunkte v.a. **Ex-HN 8, Ex-HN 3, Di 20;** Regionalpunkte: **Gb 20 − N** *(Fengchi),* **Du 23 − N** vertreiben Wind vom Kopf, **Du 23** v.a. von der Nase, beendet Fließschnupfen. Fernpunkte: **Di 4** *(Hegu),* **Bl 12 − N S** *(Fengmen),* **Bl 13 − NS** *(Feishu),* **Lu 7 − N** *(Lieque)* unterstützen die Lungenfunktion

Rezept: *Cang Er Zi San* (➡ 8.2.3.a), *Gui Zhi Tang* (➡ 8.2.3.a), *Ma Huang Tang* (➡ 8.2.3.a)

Diätetik: ➡ 7. Spezielle Diätetik (➡ 7.7.3).

Wind-Hitze-Invasion in die Lunge (➡ 11.3.5)

Akute Erkältungskrankheit mit Begleitrhinitis
Therapieprinzipien: Wind vertreiben, Hitze klären, Lungenfunktion fördern

Akupunktur: Wie bei Wind-Kälte: **Bl 12, Bl 13, Di 20, Ex-HN 8, Ex-HN 3** (Punkte evtl. mit Mikroaderlass mit Dreikantnadel [➡ 5.1.12] stechen); zusätzlich: **Di 4 −** *(Hegu),* **Di 11 −** *(Quchi)* vertreiben Wind und klären Hitze

Rezept: *Sang Ju Yin* (➡ 8.2.3.a), *Cang Er Zi San* (➡ 8.2.3.a)

Diätetik: ➡ 7. Spezielle Diätetik (➡ 7.7.4).

Lungen- und Milz-*Qi*-Mangel (➡ 11.11.12)

Therapieprinzipien: Lungen- und Milz-*Qi* stärken, Nase öffnen

Akupunktur: Lokalpunkte v.a. **Ex-HN 3, Ex-HN 8, Di 20.**
Fernpunkte: **Lu 9 +** *(Taiyuan),* **Bl 13 +** *(Feishu)* stärken Lungen-*Qi;* **Ma 36 +** *(Zusanli),* **Mi 3 +** *(Taibai),* **Bl 20 +** *(Pishu)* stärken Milz-*Qi;* **Du 12 +** *(Shenzhu)* stärkt Lungen-*Qi,* bewährt in chronischen Fällen; **Ren 6 + M** *(Qihai)* stärkt *Qi* allgemein

Rezept: *Cang Er Zi San* (➡ 8.2.3.a) mit Kräutern zur Milz-/Lungen-*Qi*-Stärkung

Diätetik: ➡ 7. Spezielle Diätetik (➡ 7.7.1, 7.9.1).

12

Qi- und Blut-Stagnation (➥ 9.3.1, 9.3.2, 9.3.3)

Therapieprinzipien: *Qi-* und Blut-Zirkulation fördern, Stagnation beseitigen und Nase öffnen

Akupunktur: Lokalpunkte v. a. **Ex-HN 3, Di 20, Ex-HN 8.** Fernpunkte: **Di 4 –** *(Hegu)* befreit die Nase, **Mi 10 –** *(Xuehai)*, **Bl 17 –** *(Geshu)*, **Bl 18 –** *(Ganshu)*, **Le 3 –** *(Taichong)*, **Gb 34 –** *(Yanglingquan)* bewegen *Qi* und Blut

Lungen-*Yin*-Mangel (➥ 11.3.2), Lungen- und Nieren-*Yin*-Mangel (➥ 11.11.3)

Therapieprinzipien: Lungen- und Nieren-*Yin* stärken, Körperflüssigkeiten fördern

Akupunktur: Lokalpunkte v. a. **Ex-HN 3, Ex-HN 8, Di 20, Bl 2**. Fernpunkte: **Mi 6 +** *(Sanyinjiao)*, **Ni 3 +** *(Taixi)* stärken Nieren-*Yin*, nähren Körperflüssigkeiten; **Lu 9 +** *(Taiyuan)* stärkt Lungen-*Yin;* **Lu 7 +** *(Lieque)* und **Ni 6 +** *(Zhaohai)* öffnen *Ren Mai* (➥ 6.3.4), stärken Lungen- und Nieren-*Yin;* **Bl 43 +** *(Gaohuang)* stärkt Lungen-*Yin*, wichtiger Punkt in chronischen Fällen

Rezept: *Bai He Gu Jin Tang* (➥ 8.2.7)

Diätetik: ➥ 7. Spezielle Diätetik (➥ 7.7.2, 7.12.3).

Syndrome und Therapie bei Sinusitis

Siehe Punktauswahl in der Einführung, S. 801; Syndromdifferenzierung ➥ Tab. 12.17

Syndrome bei Sinusitis				
Syndrom	Lokalbefund	Begleitsymptome	Zunge	Puls
Akute Sinusitis				
Wind-Hitze im Lungen-Meridian	Nasenobstruktion, Schleimhaut geschwollen *Sekret:* Gelb, dick Krusten (evtl. blutigtingiert)	Kopfschmerzen, Windaversion, Wundtrockenheit, Fieber	*Belag:* Dünn, gelb	Schnell, oberflächlich
Leber- und Gallenblasen-Feuer	Nasenobstruktion und -trockenheit *Sekret:* Gelblich, klebrig-eitrig, faulig riechend, Hyposmie	Starke Kopfschmerzen, bitterer Mundgeschmack, Rachentrockenheit	Seitlich gerötet *Belag:* Gelb	Saitenförmig, schnell
Feuchte-Hitze in der Milz	Nasenobstruktion *Sekret:* Gelblich, faulig riechend	Schweregefühl im Kopf, Kopfschmerzen, bitterer, klebriger Mundgeschmack	*Belag:* Gelb, schmierig	Schlüpfrig, schnell

Forts. ➥

Syndrome bei Sinusitis *(Forts.)*				
Syndrom	**Lokalbefund**	**Begleitsymptome**	**Zunge**	**Puls**
Chronische Sinusitis				
Stagnierende Hitze im Lungen-Meridian	Nasenobstruktion *Sekret:* Reichlich gelbe, trübe Hyposmie	Kopfschmerzen, Gesichtsrötung, Schwindel	Rot *Belag:* Gelb	Saitenförmig, dünn
Lungen-/Milz-*Qi*-Mangel*	Nasenobstruktion *Sekret:* Reichlich, weißklebrig oder gelb-dickflüssig, nachts und bei Kälte schlechter, morgens besser	Husten mit wässrigem Auswurf, Appetitverlust, weiche Stühle	Leicht rötlich *Belag:* Weiß	Schwach, dünn, leer
Lungen-Nieren-*Yin*-Mangel*	Nasentrockenheit mit Obstruktionsgefühl *Sekret:* Blutig tingiert, Hyposmie, Fötor aus der Nase	Rachentrockenheit, trockener Husten mit wenig Auswurf, Hitzesensationen	Rot *Belag:* Wenig	Dünn, schnell
* Therapieangaben unter chronischer Rhinitis ➡ S. 803–804				

Tab. 12.17

Wind-Hitze im Lungen-Meridian

Therapieprinzipien: Pathogenen Wind vertreiben, Hitze klären, Verteilungs- und Absenkungsfunktion der Lunge stärken

Akupunktur: Lokalpunkte v.a. **Di 20 –, Ex-HN 8 –** öffnen die Nase; evtl. **Ex-HN 3** *(Yintang)* mit Mikroaderlass mit Dreikantnadel (➡ 5.1.12), v.a. bei Sinusitis frontalis; Fernpunkte: **Di 4 –** *(Hegu)* vertreibt äußere Faktoren, öffnet die Nase; **Di 11 –** *(Quchi)* klärt Hitze; **Lu 10 –** *(Yuji)* klärt Lungen-Hitze und öffnet die Nase; **Lu 7 –** *(Lieque)* fördert die Lungenfunktion; **Du 14 –** *(Dazhui)* bei starken Hitzesymptomen; **SJ 5** *(Waiguan)* beseitigt pathogene Faktoren; **Ex-HN 5** *(Taiyang)* bei starkem (Schläfen-) Kopfschmerz

Rezept: *Cang Er Zi San* (➡ 8.2.3.a) mit *Yin Qiao San* (➡ 8.2.3.a)

Diätetik: ➡ 7. Spezielle Diätetik (➡ 7.7.4).

Hitze im Gallenblasen-Meridian, Gallenblasen- und Leber-Feuer (➡ 11.7.4)

Therapieprinzipien: Hitze klären, trübe nasale Absonderungen entfernen, um die Nase zu öffnen, Lungen-Absenkungsfunktion fördern

Akupunktur: Lokal-/Regionalpunkte v.a. **Ex-HN 8, Di 20** sowie **Gb 15 –** *(Toulinqi)* klärt lokal den Gallenblasen-Meridian, beeinflusst Augen und Nebenhöhlen, evtl. **Ex-HN 3** *(Yintang)* mit Mikroaderlass mit Dreikantnadel (➡ 5.1.12), v.a. bei Sinusitis frontalis. Fernpunkte: **Gb 43 –** *(Xiaxi)*, **Le 2 –** *(Xingjian)* klären Leber- und Gallenblasenfeuer; **Di 4 –** *(Hegu)*, **Lu 7 –** *(Lieque)* fördert Lungen-*Qi*-Absenkungsfunktion

12

Rezept: *Long Dan Bi Yuan Fang* enthält: *Long Dan Cao* (Rx. Gentianae Scabrae) 6 g, *Huang Qin* (Rx. Scutellariae Baicalensis) 6 g, *Xia Ku Cao* (Spica Prunellae) 6 g, *Yu Xing Cao* (Hb. Houttuyniae) 9 g, *Ju Hua* (Fl. Chrysanthemi) 6 g, *Bei Zhi* (Rx. Angelicae Dahuricae) 6 g, *Cang Er Zi* (Fr. Xanthii) 6 g, *Huo Xiang* (Hb. Agastachis) 4,5 g, *Yi Yi Ren* (Sm. Coicis) 15 g, *Che Qian Zi* (Sm. Plantaginis) 6 g, *Jie Geng* (Rx. Platycodi) 6 g; Variationen von *Long Dan Xie Gan Tang* (➡ 8.2.4.d)

Diätetik: ➡ 7. Spezielle Diätetik (➡ 7.11.4).

Feuchte-Hitze in der Milz (➡ 11.5.6)

Therapieprinzipien: Hitze klären, Feuchtigkeit auflösen, Milz stärken

Akupunktur: Lokalpunkte v. a. **Ex-HN 8 N, Di 20.** Fernpunkte: **Di 4 N** *(Hegu)* öffnet die Nase; **Ren 9 N** *(Shuifen)*, **Mi 9 N** *(Yinlingquan)*, **Bl 22 N** *(Sanjiaoshu)* lösen Feuchtigkeit auf (gute Kombination auch **Mi 6** mit **Mi 9**); **Ren 12 +** *(Zhongwan)*, **Bl 20 +** *(Pishu)* stärken Milz, um Feuchtigkeit aufzulösen; **Ren 13 N** *(Shangwan)* harmonisiert den Magen, reguliert den oberen der *San Jiao*

Rezept: *Cang Er Zi* (Fr. Xanthii) 9 g, *Huang Qin* (Rx. Scutellariae Baicalensis) 9 g, *Pu Gong Ying* (Hb. Taraxaci) 6 g, *Ge Gen* (Rx. Puerariae) 9 g, *Jie Geng* (Rx. Platycodi) 6 g, *Bai Zhi* (Rx. Angelicae Dahuricae) 3 g, *Che Qian Zi* (Sm. Plantaginis) 9 g, *Gan Cao* (Rx. Glycyrrhizae) 9 g.

Diätetik: ➡ 7. Spezielle Diätetik (➡ 7.9.3).

Stagnierende Hitze im Lungen-Meridian

Therapieprinzipien: Pathogene Hitze vertreiben, Lungenfunktion stärken

Akupunktur: Wie bei Wind-Hitze im Lungen-Meridian

Rezept: *Xin Yi San* (➡ BB: S. 51, EBB: S. 51) mit *Cang Er Zi San* (➡ 8.2.3.a).

Allergische Rhinitis

Die chinesische Medizin kennt das Konzept des „*Bi Yuan*" mit den wichtigsten klinischen Symptomen: Eitrige Nasensekretion mit üblem Geruch, Nasenobstruktion und Fließschnupfen, Kopfschmerzen und Niesen. Darunter würde man nach westlichen Kriterien am ehesten eine Sinusitis oder auch chronische Rhinitis einordnen. Nach

12

einigen westlichen Autoren (G. Maciocia ➡ 14.3.2; W. Maclean und J. Lyttleton ➡ 14.3.5) passt dieses Konzept nicht auf eine Erklärung der allergischen Komponente einer Rhinitis. G. Maciocia (1994) formulierte daher eine neue Theorie zur allergischen Rhinitis, auf die ich mich in der nachfolgenden Darstellung u. a. beziehe.

Allergische Rhinitis ist eine saisonbedingte oder nicht saisonbedingte (perenniale Rhinitis) Erkrankung, die charakterisiert ist durch: Episoden mit Niesen, Fließschnupfen mit wässrigem weißem Sekret, Juckreiz von Nase, Rachen und Konjunktiven. Die Patienten haben meist eine Schwellung der Nasenschleimhaut, sodass das Sekret nicht frei abfließen kann. Es kommt häufig zu Sekundärinfektionen und zur Entwicklung einer Sinusitis.

Die Allergie würde nach TCM in das Konzept eines schwachen Abwehr-*Wei-Qi* (➡ 3.3.1) eingeordnet werden. Das *Wei-Qi* hat seine Basis im Nieren-*Yang* und wird durch die Lunge auf der Körperoberfläche (unter der Haut) verteilt, ist also auch abhängig vom Lungen-*Qi*. Allergene, die eine allergische Rhinitis provozieren können, wären im TCM-Konzept am ehesten dem pathogenen äußeren Faktor Wind (➡ 3.6.1) zuzuordnen. Der Wind kann bei einem schwachen *Wei-Qi* in die Nase eindringen, sich dort festsetzen und die typischen Symptome einer allergischen Rhinitis verursachen. Bei Symptomen wie Niesen, starkem Fließschnupfen mit Nasenobstruktion und weißem wässrigem Sekret Zuordnung eher als Eindringen von Wind-Kälte; bei stärkerer Augenmitbeteiligung mit Augenrötung und -jucken bzw. Rachenjucken eher als Eindringen von Wind-Hitze.

Therapie

Akuttherapie der saisonbedingten allergischen Rhinitis

Manifestation der Erkrankung (Zweig; *Biao* ➡ 10.1.2) behandeln

Therapieprinzipien: Wind vertreiben, Hitze klären, Lungen-*Qi*-Verteilungs- und Absenkungsfunktion fördern

Akupunktur: Ableitend oder neutral nadeln. Bewährte Fernpunkte: **Di 4, Di 11, Bl 40, Bl 13, Lu 7.** Bewährte Lokal-/Regionalpunkte: **Di 20 Ex-HN 3** *(Yintang)*, **Du 26, Gb 20,** bei Augenbeteiligung **Bl 2, SJ 23, Gb 1** etc.; Schröpfen auf **Bl 12** und **Bl 13;** bei großer Schleimabsonderung: zusätzlich **Mi 3 –** und **Ma 40 –;** bei Hitze und Fieber zusätzlich **Lu 10 –** oder **Lu 11 –**

Rezept: *Xiao Qing Long Tang* (➡ 8.2.3.a), bei Wind-Hitze *Sang Ju Yin* (➡ 8.2.3.a), *Chai Ge Jie Ji Tang* (➡ BB: S. 45, EBB: S. 46), *Cang Er Zi San* (➡ 8.2.3.a).

Wichtig

Akupunkturrezept bei akuter allergischer Rhinitis
Di 4, Di 11, Bl 40 (evtl. **B**), **Bl 13, Lu 7, Di 20, Ex-HN 3** *(Yintang)*, **Du 26, Gb 20.**

12

Anmerkung: Viele Autoren (z.B. J. Gleditsch (1997 ➡ 14.3.5) empfehlen die präsaisonale Prophylaxe sechs bis acht Wochen vor dem Pollenflug mit meist wöchentlicher Wiederholungsbehandlung (Prophylaxe durch Behandlung der Wurzel siehe unten).

Prophylaxe der saisonbedingten allergischen Rhinitis

Wurzel der Erkrankung (*Ben* ➡ 10.1.2) behandeln
Therapieprinzipien: Beginn der „prophylaktischen" Behandlung am besten im Herbst; G. Maciocia empfiehlt die Zeit von August bis Oktober (Sommerende/Herbstbeginn): Abwehr-*Qi*-Systeme von Lunge und Niere stärken, *Du Mai* (➡ 6.3.3) stärken

Akupunktur: Du 23 N *(Shangxing)*, **Du 24 N** *(Shenting)* beenden Nasensekretion, stärken den *Du Mai* lokal; **Gb 20 N** *(Fengchi)* vertreibt Wind; **Du 4 + M** *(Mingmen)*, **Ren 4 + M** *(Guanyuan)* stärken den *Du Mai*; **Bl 23** *(Shenshu)*, **Ni 3** *(Taixi)*; **Bl 13** *(Feishu)*, **Du 12** *(Shenzhu)* stärken Lungen- und Nieren-*Qi*-Abwehrfunktion, **Du 14 M** *(Dazhui)* stärkt den *Du Mai* im Oberkörperbereich; ggf. Öffnung des *Du Mai* (➡ 6.3.11, 6.3.3); bei Augenbeteiligung Lokalpunkte **Bl 2, Gb 1, SJ 23, Lu 7** *(Lieque)*

Rezept: Kombination von *Gui Zhi Tang* (➡ 8.2.3.a) mit *Yu Ping Feng San* (➡ 8.2.13) oder Kombination von *Cang Er Zi San* (➡ 8.2.3.a) mit *Yu Ping Feng San* (➡ 8.2.13).

Nicht saisonbedingte allergische Rhinitis

Gleichzeitig Wurzel und Zweig der Erkrankung (➡ 10.1.2) behandeln
Therapieprinzipien: Wind vertreiben, Abwehr-*Wei-Qi* sowie Lungen-*Qi*-Verteilungs- und Absenkungsfunktion und *Du Mai* stärken

Akupunktur: Lokalpunkte wie **Di 20 N** *(Yingxiang)*, **Ex-HN 8** *(Shangyingxiang)*, **Ex-HN 1** *(Yintang)*, **Du 23 N** *(Shangxing)* sowie Fernpunkte **Di 4 N** *(Hegu)* vertreiben Wind von der Nase. **Du 12 +** *(Shenzhu)*, **Ren 12 +** *(Zhongwan)*, **Bl 13 +** *(Feishu)*, **Lu 7 +** *(Lieque)*, **Lu 9 +** *(Taiyuan)*, **Ma 36 +** *(Zusanli)* stärken die Lungen-*Qi*-Verteilungs-, Absenkungs- und Abwehrfunktion. Weitere Punkte wie bei Prophylaxe der saisonbedingten Rhinitis

Rezept: *Yu Ping Feng San* (➡ 8.2.13) auch in Kombination mit *Gui Zhi Tang* (➡ 8.2.3.a) möglich; *Shen Su Yin* (➡ BB: S. 54, EBB: S. 54).

Weitere Therapiemöglichkeiten

- **Ohrakupunktur**
  - **Hauptpunkte für Rhinitis/Sinusitis: OP 14** (Äußere Nase), **OP 16** (Innere Nase), **OP 33** (Stirn), **OP 101** (Lunge)
  - **Zusatzpunkte: OP 55** *(Shenmen)*, **OP 29** (Polster-Okziput), **OP 34** (Graue Substanz), **OP 98** (Leber), **OP 96** (Gallenblase). Akut: Vier bis fünf drucksensible Punkte auswählen, täglich oder jeden zweiten Tag nadeln. Chronisch: Laser-

12

Akupunktur alle 2 Tage und Samenkörner-Applikation; Kombination mit Körperakupunktur günstig
- **Bei allergischer Rhinitis: OP 13** (Nebenniere), **OP 14** (Äußere Nase), **OP 16** (Innere Nase), **OP 22** (Endokrinium), **OP 33** (Stirn), **OP 101** (Lunge)
- **Französische Ohrakupunktur:** *Allergische Rhinitis:* **OP 78** (Allergiepunkt nach Nogier) Mikroaderlass, **OP 29** (Polster), ACTH-Punkt (Lokalisation: Entspricht **OP 19**), **PT 1** (Antiaggressionspunkt), Interferonpunkt (Lokalisation: In der Spitze der Incisura supratragica), Thymuspunkt (BWK 1/2 Zone 3). *Anwendung:* Vier der drucksensibelsten Punkte auswählen, im Akutfall zweimal/Woche, dann wöchentliche Abstände bis zum Abklingen der Akutsymptomatik, Prophylaxe im anfallsfreien Intervall in Verbindung mit Körperakupunktur
- **Handakupunktur:** „Nase" **HP 20** in Akutfällen stark ableitend 3–5 Min. nadeln
- **Mundakupunktur (➡ 13.8):** Reaktionsareal im Weisheitszahn/Retromolargebiet Oberkiefer prüfen, evtl. zusätzlich Vestibulumpunkte für **Lu–Di:** 014, 15; 024, 25; 036, 37; 046, 47.
- **Injektionsakupunktur:** Punkte: **Ex-HN 3** *(Yintang),* **Di 20, Ex-HN 8** *(Shangyingxiang),* **Di 4.** Bei jeder Behandlung abwechselnd in einen Punkt 0,2–0,4 ml eines Lokalanästhetikums (➡ 5.1.10)
- **Pflaumenblütenhämmerchen:** *Akute/allergische Rhinitis:* Nacken-/Nasenregion, **Di 20, Di 4, Gb 20, Bl 13, Ex-HN 5** *(Taiyang). Chronische Rhinitis:* Nacken-/Nasenregion, **Ex-HN 3** *(Yintang),* **Ex-HN 5** *(Taiyang),* beidseits neben BWK 3 bis 12 auf positive Reaktionszonen (➡ 5.1.13) untersuchen und diese beklopfen. In beiden Fällen mittlere bis starke Klopfstärke anwenden.

12.3.8   Otitis media

Nach TCM Einteilung in akut (Fülle-Typ: Seröse oder eitrige Form) oder chronisch (Mangel-Typ). Akupunktur adjuvant zu westlicher, z.B. Antibiotikatherapie möglich (v.a. Schmerzerleichterung, schnellere Heilung).

Therapie bei akuter Otitis media

Punktauswahl nach bewährter Kombination (➡ Kasten), Ergänzung nach jeweiligem Syndrom.

Wichtig

Hauptpunkte der Akupunktur:
Fernpunkte: SJ 5 – *(Waiguan)* vertreibt Wind, reguliert den *San-Jiao*-Meridian, **Gb 20 –** *(Fengchi)* vertreibt Wind, unterstützt das Ohr;
Lokalpunkte: Gb 2 – *(Tinghui)* und **SJ 21 –** *(Ermen)* und **Dü 19 –** *(Tinggong)* entweder alternierend oder Penetrationsmethode: S.c. von **SJ 21** bis **Gb 2** nadeln: Fördern lokal die Ohrfunktionen, zusätzlich Punkte nach Syndrom (s.u.).

12

Syndrome bei chronischer Otitis media				
Syndrom	Lokalsymptome	Zusatzsymptome	Zunge	Puls
Im Inneren verweilender Faktor	Ständiges Druckgefühl im Innenohr, evtl. berstender Charakter *Trommelfell:* Leicht blutend *Sekret:* Klar, flüssig	Erkältungsanfälligkeit, Müdigkeit		Langsam oder normal, schlüpfrig
Milz-*Qi*-Mangel (➡ 11.5.1)	Mit Flüssigkeits-/ Feuchtigkeitsretention: „Berstendes" Innenohr *Trommelfell:* Grauweiß *Sekret:* Ständig, dünnflüssig, klar	Erkältungsanfälligkeit, Erschöpfung, Appetitmangel, Blässe	Blass	Dünn, schwach
Leber-/Nieren-*Yin*-Mangel (➡ 11.11.20)	*Sekret:* Wenig, aber ständig; dickflüssig; schmutzig-stinkend, Hörminderung, Tinnitus	Schwindel, Hitzesensationen	Rot	Dünn, schnell

Tab. 12.18

Akut seröse Otitis media

Meist Wind-Invasion (➡ 11.3.4, 11.3.5): Akute Erkältungskrankheit mit verstopften Ohren und akuter Hörminderung, mildem Ohrenschmerz, Kopfschmerz, begleitender Rhinitis, oberflächlichem Puls; bei Wind-Kälte-Invasion (➡ 11.3.4) vorherrschend Kälteaversion, straff gespannter Puls; bei Wind-Hitze-Invasion (➡ 11.3.5) evtl. Fieber, gelber Zungenbelag, schneller Puls

Therapieprinzipien: Wind und Kälte vertreiben oder Hitze klären, lokale Feuchtigkeit transformieren

Akupunktur: Hauptpunkte (Kasten ➡ S. 809) und – falls keine Hitze-Zeichen – bewährte Methode: Moxanadel (➡ 5.2.3) auf **SJ 17** (oft schnelle Besserung), zusätzlich **Di 4** *(Hegu)* vertreibt Wind, wirkt analgetisch. Wenn bei Hitze-Zeichen Hauptpunkte nicht ausreichen: **Gb 40 –** *(Qiuxu)*, **SJ 3** *(Zhongzhu)*, **SJ 1 –** *(Guanchong)*, **Le 2 –** *(Xingjian)* vertreiben Hitze vom Leber-, Gallenblasen- und *San-Jiao*-Meridian; bei Fieber: **Di 11, Du 14;** bei Kopfschmerz: **Ex-HN 5** *(Taiyang)*

Rezept: Bei Wind-Kälte: Variationen von *Gui Zhi Tang* (➡ 8.2.3.a) oder *Xin Yi San* (➡ BB: S. 51, EBB: S. 51). Bei Wind-Hitze: Variation von *Yin Qiao San* (➡ 8.2.3.b)

Diätetik: ➡ 7. Spezielle Diätetik bei Wind-Kälte (➡ 7.7.3); bei Wind-Hitze (➡ 7.7.4).

12

Akut eitrige Otitis media

Akupunktur: Nur adjuvant zu westlicher Therapie v.a. zur Schmerzerleichterung (v.a. Hauptpunkte, ➡ Kasten S. 809) einsetzen

- **Zusatzpunkte: Di 4 −** *(Hegu),* **Du 14 − B** *(Dazhui),* **Di 11 −** *(Quchi)* und **Gb 12 −** *(Wangu),* **Le 2 −** *(Xingjian)* vertreiben Wind-Hitze vom Gallenblasen-Meridian im Ohrbereich. Erst nach Schmerzbeseitigung zusätzlich schleimtransformierende Punkte wie **Gb 34 −** *(Yanglingquan)* wandelt Schleim im Gallenblasen-Meridian um, **Le 13 −** *(Zhangmen)* transformiert Feuchtigkeit, **Mi 9 −** *(Yinlingquan)* klärt Feuchte-Hitze, bei Kopfschmerzen **Ex-HN 5** *(Taiyang),* **Ren 23** *(Shangxing)*

Rezept: *Yin Qiao San* (➡ 8.2.3.a) in Kombination mit *Cang Er Zi San* (➡ 8.2.3.a) bei Leber- und Gallenblasenfeuer Variation von *Long Dan Xie Gan Tang* (➡ 8.2.4.d)

Diätetik: ➡ 7. Spezielle Diätetik (➡ 7.11.4, 7.9.3).

Wichtig

Bei wiederholter Antibiotikabehandlung bei rekurrenten Infekten Schleimretention (➡ 9.3.4) möglich, deshalb nach antibiotischer Otitistherapie zurückbleibende Schleimbelastungen behandeln, z.B. mit **Ma 40** *(Fenglong).*

Therapie bei chronischer Otitis media

Syndromdifferenzierung ➡ Tab. 12.18

Im Inneren verweilender Faktor

Therapieprinzipien: *Qi* im Ohr bewegen, Blockade zerstreuen, Blut stärken, pathogene Faktoren vertreiben

Akupunktur: (Therapie lang andauernd, mindestens 10 bis 20 Sitzungen). Lokalpunktauswahl wie bei akuter Form: **SJ 17, Gb 2, Dü 19, SJ 21,** zusätzlich **Ex HN 15** *(Jingbailao)* vertreibt im Inneren verweilenden Faktor, **Bl 18** *(Ganshu)* reguliert Leber und Gallenblase, bewegt *Qi* und Blut, **Bl 20** *(Pishu)* stärkt die Milz, bewegt *Qi* und Blut, wandelt Feuchtigkeit um.

Milz-*Qi*-Mangel (➡ 11.5.1)

Therapieprinzipien: Milz stärken, die Bewegung im Ohr fördern, Feuchtigkeit beseitigen

Akupunktur: Moxibustion anwenden, Lokalpunktauswahl wie bei akuter Form: **SJ 17, Gb 2, Dü 19, SJ 21,** zusätzlich **SJ 5** *(Waiguan),* **Gb 34** *(Yanglingquan)* bewegen das *Qi* im Ohr, **Ma 36 +** *(Zusanli),* **Ren 12 +** *(Zhongwan),* **Mi 6 +** *(Sanyinjiao),* **Di 4 +** *(Hegu),* **Bl 20 +** *(Pishu)* stärken die Milz, entfernen Feuchtigkeit. Weitere Punktkombination: Feuchte-Kälte in der Milz (➡ 11.5.5)

12

Rezept: Variation von *Sheng Ling Bai Zhu San* (➨ 8.2.10.a)

Diätetik: ➨ 7. Spezielle Diätetik (➨ 7.9.1).

Leber- und Nieren-*Yin*-Mangel (➨ 11.11.4) mit Mangel-Feuer

Therapieprinzipien: Leber- und Nieren-*Yin* stärken, Feuer ableiten, um Eiter zu eliminieren

Akupunktur: Lokalpunktauswahl wie bei akuter Form: **SJ 17, Gb 2, Dü 19, SJ 21,** zusätzlich **SJ 5** *(Waiguan),* **Gb 34** *(Yanglingquan)* bewegen das *Qi* im Ohr; **Le 3 +** *(Taichong),* **Ni 3 +** *(Taixi),* **Bl 23 +** *(Shenshu),* **Bl 18 +** *(Ganshu)* stärken Leber- und Nieren-*Yin*

Rezept: *Zhi Mu* (Rz. Anemarrhenae) 9 g, *Huang Bai* (Cx. Phellodendri) 9 g, *Shan Zhu Yu* (Fr. Corni) 9 g, *Sheng Di* (Rx. Rehmanniae Recens) 15 g, *Fu Ling* (Sclerotium Poriae Albae) 15 g, *Ze Xie* (Rz. Alismatis) 15 g, *Mu Dan Pi* (Cx. Moutan Radicis) 15 g, *Xia Ku Cao* (Spica Prunellae) 15 g, *Bei Xie* oder *Bi Jie* (Rz. Dioscoreae) 15 g. Als Dekokt um ein Drittel bis die Hälfte proportional reduzieren.

Diätetik: ➨ 7. Spezielle Diätetik (➨ 7.11.1 und 7.12.3).

Weitere Therapiemöglichkeiten

- **Ohrakupunktur: OP 95** (Niere), **OP 9** (Innenohr), **OP 22** (Endokrinium), **OP 78** (Ohrspitze), **OP 25** (Hirnstamm), **OP 29** (Polster-Occiput). *Anwendung:* Jeden zweiten Tag, Dauernadeln oder Samenkörner applizierbar; mäßige Stimulation
- **Diätetik:** Scharf gewürzte, gebratene oder andere *heiße* Nahrungsmittel (➨ Tab. 7.1, 7.2) meiden. Bei Feuchtigkeits- und Schleimbelastung Eier, Käse, Milch, Erdnüsse und Zucker meiden.

12.4 Augen

Nach der TCM öffnet sich die Leber in den Augen *(Gan Kai Qiao Yu Mu),* deshalb häufig Leberfunktionsstörungen bei Augenerkrankungen. Schulmedizinische (westliche) Diagnostik vor der TCM-Therapie immer notwendig. Adjuvanter Einsatz (auch für Begleitsymptome, wie z. B. Kopfschmerzen oder Schwindel) zur westlichen Therapie möglich. *Cave:* Im Augengebiet wegen möglicher Hämatome und Verletzungen nur mit ausreichender Erfahrung nadeln.

12.4.1 Leitsymptom: Tränendes Auge

Nach TCM meist durch Leber- und Nieren-*Yin*-Mangel (➨ 11.11.20) oder äußere Wind-Hitze. Schwellung, Schmerz und Rötung sind nicht vorhanden. DD ➨ Tab. 12.19.

Syndrome bei tränendem Auge				
Syndrom	**Ätiologie**	**Symptome**	**Zunge**	**Puls**
Leber- und Nieren-*Yin*-Mangel (➥ 11.11.20)	Flüssigkeit der Leber fließt unkontrolliert zu den Augen	*Lokal:* Trockenheitsgefühl, verschwommenes Sehen *Allgemeinsymptome:* Schwindel, Schwächegefühl in Lenden- und Kniegegend	Rot, trocken, Risse möglich *Belag:* Wenig	Schnell, dünn
Wind befällt das Auge	Invasion äußerer Wind-Hitze (➥ 11.3.5) oder „innerer Wind" durch Blut-Mangel (➥ 11.7.6)	*Lokal:* Dünnes, klares Sekret, Trockenheitsgefühl und Juckreiz, Epiphora durch Wind verstärkt *Allgemeinsymptome:* Mund und Lippen trocken	Rot, besonders Spitze *Belag:* Gelb oder bei Blut-Mangel: Trockene, blasse Zunge, wenig Belag	Schnell, oberflächlich oder bei Blut-Mangel: Dünn, rau

Tab. 12.19

Therapie

Möglichst Kombination von Akupunktur und Kräutern

Leber- und Nieren-*Yin*-Mangel (➥ 11.11.20)

Therapieprinzipien: Leber und Nieren stärken, inneren Wind vertreiben

Akupunktur: **Bl 18 +** *(Ganshu)*, **Bl 23 +** *(Shenshu)* und **Ni 3 +** *(Taixi)* stärken Leber und Nieren, **Mi 6 + N** *(Sanyinjiao)* stärkt zusätzlich Leber und Nieren, **Gb 20 − N** *(Fengchi)* und **Gb 14 − N** *(Yangbai)* vertreiben inneren Wind, **Bl 1 N** *(Jingming)*, **Bl 2 N** *(Zanzhu)*, **Ma 1 N** *(Chengqi)*, **Gb 1 N** *(Tongziliao)* und **Ex-HN 7 N** *(Qiuhou)* regulieren den lokalen *Qi*- und Blut-Fluss

Rezept: *Liu Wei Di Huang Wan* (➥ 8.2.10.d), *Qi Ju Di Huang Wan* (➥ 8.2.10.d)

Diätetik: ➥ 7.11.1 und 7.12.3.

Wind befällt das Auge

Therapieprinzipien: Hitze klären, Wind zerstreuen, evtl. Blut nähren

Akupunktur: **Di 4 − N** *(Hegu)* und **Di 11 − N** *(Quchi)* wirken regulierend auf den Fluss von *Qi* und Blut und klären Hitze, **Gb 20 −** *(Fengchi)* und **Ex-HN 8 −** *(Shangyingxiang)* klären Hitze und zerstreuen Wind, **Gb 14** *(Yangbai)* beseitigt Wind und reguliert den Tränenfluss, **Le 2 − N** *(Xingjian)* klärt Hitze im Leber-Meridian, **Bl 1 N** *(Jingming)*, **Bl 2 N** *(Zanzhu)*, **Ma 1 N** *(Chengqi)* und **Ex-HN 7 N** *(Qiuhou)* regulieren den lokalen *Qi*- und Blut-Fluss, **Ren 4 +** *(Guanyuan)*, **Bl 17 +** *(Geshu)* und **Mi 6 +** *(Sanyinjiao)* nähren das Blut

Rezept: *Dang Gui* (Rx. Angelicae Sinensis) 12 g, *Bai Shao* (Rx. Paeoniae Lactiflorae) 12 g, *Shu Di Huang* (Rx. Rehmanniae Glutinosae Conquitae) 9 g, *Chuan Xiong* (Rx. Ligustici Chuanxiong) 9 g, *Fang Feng* (Rx. Ledebouriellae Divaricatae) 12 g,

12

Gan Cao (Rx. Glycyrrhizae Uralensis) 9 g, *Bai Xian Pi* (Cx. Dictamni Dasycarpi Radicis) 12 g. Als Dekokt (➡ 8.2.2) mit einem Drittel der angegebenen Mengen beginnen und abhängig vom Verlauf langsam steigern.

Diätetik: Siehe auch 7.7.4 und 7.11.1

Weitere Therapiemöglichkeiten
Ohrakupunktur: OP 8 (Auge), **OP 24** (Auge 1 und 2), **OP 98** (Leber), **OP 95** (Niere). *Anwendung:* Nadeln 20–30 Min. belassen jeden 2. Tag über 10 Sitzungen. Samenkörner oder Dauernadeln applizierbar – dabei Seitenwechsel des Ohres spätestens nach 5 Tagen; Behandlungsdauer: 2–3 Wochen.

12.4.2 Konjunktivitis

Nach TCM bezeichnet *Hong Yan* „rote und geschwollene Augen" oder *Feng Huo Yan* kurz ein „Feuerauge". Pathogenese: Invasion von Wind-Hitze, besonders im Frühling und Herbst; loderndes Feuer in Leber und Gallenblase. DD ➡ Tab. 12.20.

Syndrome bei Konjunktivitis				
Syndrom	**Ätiologie**	**Symptome***	**Zunge**	**Puls**
Wind-Hitze (➡ 11.3.5)	Invasion von Wind-Hitze direkt ins Auge oder über den Lungen-Meridian	*Lokal:* Fremdkörpergefühl im Auge, Juckreiz *Allgemeinsymptome:* Fieber, Kopfschmerzen, Windaversion	*Belag:* Dünn, gelb	Schnell
Loderndes Feuer in Leber und Gallenblase (➡ 11.7.4)	Aufsteigendes Feuer direkt ins Auge entlang des Leber-Meridians	*Lokal:* Petechiale, subkonjunktivale Einblutungen *Allgemeinsymptome:* Schwindel, bitterer Mundgeschmack, Gereiztheit	Rot *Belag:* Gelb	Schnell, saitenförmig
* Neben den klassischen Konjunktivitis-Symptomen				

Tab. 12.20

Therapie

Gute bis befriedigende Therapieerfolge mit Akupunktur im akuten Geschehen, bei chronischem Verlauf besser zusätzlich mit Kräutern behandeln.

Wind-Hitze (➡ 11.3.5)

Therapieprinzipien: Wind vertreiben, Hitze klären

Akupunktur: Di 4 – N *(Hegu)* und **Di 11 – N** *(Quchi)* wirken regulierend auf den Qi-Fluss im oberen der *San Jiao* und klären Hitze, **Lu 11 – N** *(Shaoshang)* und **Du 23 – N** *(Shangxing)* vertreiben Wind und klären Hitze, **Gb 20 – N** *(Fengchi)* und **Gb 14 – N** *(Yangbai)* vertreiben Wind, **Ma 2 – N** *(Sibai)* kühlt Hitze und klärt die Augen, **Ex-HN 5 – N** *(Taiyang)* reduziert Schwellungen und beseitigt Schmerzen, **Ex-HN 3 – N** *(Yintang)* beseitigt Kopfschmerzen

Rezept: *Bai Tou Weng Tang* (➡ BB: S. 62, EBB: S. 99) mit *Ju Hua* (Fl. Chrysanthemi Morifolii) 9 g und *Mu Dan Pi* (Cx. Moutan Radicis) 9 g; *Xie Xin Tang* (➡ 8.2.4.c)

Diätetik: Siehe auch 7.7.4 und 7.11.4.

Loderndes Feuer in Leber und Gallenblase (➡ 11.7.4)

Therapieprinzipien: Feuer ausleiten, exzessive Hitze klären

Akupunktur: Le 2 – *(Xingjian)* klärt Hitze im Leber-Meridian; **Gb 20 –** *(Fengchi)*, **Gb 37 –** *(Guangming)*, **Gb 43 –** *(Yangbai)* und **Ex-HN 4 –** *(Yuyao)* klären exzessive Hitze in Leber und Gallenblase und führen sie nach unten; **Bl 19 –** *(Danshu)* kühlt Leber-Feuer und Hitze; **Ex-HN –** *(Shangming)* und **Ex-HN 14 –** *(Yiming)* klären das Auge; **Ma 2 –** *(Sibai)* und **Ma 41 –** *(Jiexi)* kühlen Hitze und Feuer und klären die Augen

 Rezept: *Long Dan Xie Gan Tang* (➡ 8.2.4.d); *Huang Qin* (Rx. Scutellariae) 9 g, *Long Dan Cao* (Rx. Gentianae Longdancao) 9 g, *Chai Hu* (Rx. Bupleuri) 9 g, *Mu Dan Pi* (Cx. Moutan Radicis) 6 g, *Pu Gong Yin* (Hb. Taraxaci) 6 g, *Di Gu Pi* (Cx. Radicis Lycii) 9 g, *Sang Bai Pi* (Cx. Mori Albae Radicis) 9 g, *Sheng Di Huang* (Rx. Rehmanniae Glutinosae) 9 g, *Da Huang* (Rx. et Rz. Rhei) 9 g, *Jie Geng* (Rx. Platycodi Grandiflorii) 9 g, *Ting Li Zi* (Sm. Descurainiae seu Lepidii) 9 g, *He Ye* (Fo. Nelumbinis Nuciferae) 9 g, *Qiang Huo* (Rz. et Rx. Notopterygii) 6 g. Als Dekokt (➡ 8.2.2) mit einem Drittel der angegebenen Mengen beginnen und abhängig vom Verlauf langsam steigern.

Diätetik: Siehe auch 7.10.3 und 7.11.2.

Weitere Therapiemöglichkeiten

- **Ohrakupunktur: OP 8** (Auge), **OP 24** (Auge 1 und 2), **OP 98** (Leber). *Anwendung:* Nadeln kurz belassen und stark stimulieren jeden zweiten Tag über zehn Sitzungen, alternativ zu oben Ohrrückenvenen blutig stechen. Samenkörner oder Dauernadeln applizierbar; Seitenwechsel des Ohres spätestens nach fünf Tagen; Behandlungsdauer: Zwei bis drei Wochen
- **Mikroaderlass: Lu 11** *(Shaoshang)*, **Ex-HN 6** *(Erjian)*, **Ex-HN 5** *(Taiyang)*, **Ex-HN 3** *(Yintang)*, **Ex-UE 5** *(Dagukong)*, **Ex-UE 6** *(Xiaogukong)*. *Anwendung:* Maximal ein bis zwei Punkte/Behandlung mit Dreikantnadel (➡ 5.1.12) bei exzessiver Hitze blutig stechen und kurz bluten lassen
- **Handakupunktur: HP 4** (Auge). *Anwendung:* Stark ableitende Technik ca. 3–5 Min., zusätzlich zur Körperakupunktur bei akuter Konjunktivitis geeignet

12.4.3 Glaukom

Nach der TCM-Terminologie bezeichnet *Tou Feng* im akuten Anfall „Kopfseitenwind", *Lu Fei Nei Zhang* im chronischen Verlauf „Grüner Wind, der von innen versperrt".
Häufige Pathogenese: Maßgebend für die Entstehung ist der Zustand der Leber und des entsprechenden Meridians. Lang bestehende Leber-*Qi*-Stauung durch emotionale Unausgeglichenheit kann sich zum aufsteigenden Feuer aus der Leber oder zur Wind-Hitze mit begleitender Schleimsymptomatik wandeln.

12

Beim chronischen Verlauf infolge einer Schädigung des *Yin* sind Leber und Nieren betroffen und es kann innerer Wind entstehen.

Therapie

Cave: Der akute Glaukomanfall mit hohen Augeninnendruckwerten (häufig > 50 mmHg) sollte eine Domäne des erfahrenen Augenarztes mit üblicher Therapie (intravenös Acetazolamid oder Mannitol 20%, lokal Pilocarpin 1%) bis hin zur chirurgischen Intervention (periphere Iridektomie oder Laseriridotomie) bleiben. Im Intervall und chronischen Verlauf kann ein Behandlungsversuch mit Akupunktur und unterstützender Kräutertherapie lohnenswert sein.

▪ **Symptomatik:** *Akut:* Heftige, ausbreitende Schmerzen im Auge, unerträgliche Kopfschmerzen, Übelkeit und Erbrechen möglich, „steinharte" Augäpfel, Mydrasis, Hornhaut durch Ödem matt und glanzlos, rasche Visusverschlechterung, *Zunge:* Gerötet und je nach pathogenem Faktor gelber oder gelblich-klebriger Belag, *Puls:* Schnell und/oder drahtig; *chronisch:* Obige Symptome in abgeschwächter Form bei deutlich geringerem Augeninnendruck, dumpfem Schmerzcharakter und intermittierenden Rezidiven, Begleitsymptome ähnlich der Mangel-Hitze (➡ Tab. 9.4), *Zunge:* Rötlich und belaglos, *Puls:* Dünn und schnell.

Akupunktur: Di 4 N *(Hegu)*, **Bl 1 N** *(Jingming)*, **Bl 2 N** *(Zanzhu)*, **Ma 1 N** *(Chengqi)*, **Ma 2 N** *(Sibai)*, **Gb 1 N** *(Tongziliao)*, **Ex-HN 7** *(Qiuhou)* und **Ex-HN 5** *(Taiyang)* wirken regulierend auf den Fluss von *Qi* und Blut. Davon drei bis vier Punkte auswählen und begleitend folgende Therapie:

– Bei Leber-*Qi*-Stauung (➡ 11.7.2) stärken **Le 3 –** *(Taichong)*, **Le 14 –** *(Qimen)* und **Gb 34 –** *(Yanglingquan)* die Leber und regulieren den *Qi*-Fluss.
– Bei Leber-Feuer (➡ 11.7.4) besänftigen **Bl 18 –** *(Ganshu)*, **Le 2 –** *(Xingjian)* und **Gb 20 –** *(Fengchi)* die Leber und aufsteigendes Feuer
– Bei Wind-Hitze mit begleitendem Schleim vertreiben **Gb 14 –** *(Yangbai)*, **Bl 62 –** *(Shenmai)* und **Di 11 –** *(Quchi)* äußere pathogene Faktoren, **Mi 6 + N** *(Sanyinjiao)* und **Ma 36 + N** *(Zusanli)* harmonisieren und stärken die Milz zur Schleimbeseitigung
– Bei Leber- und Nieren-*Yin*-Mangel (➡ 11.11.20) stärken **Ni 3 +** *(Taixi)*, **Bl 23 +** *(Shenshu)* und **Mi 6 + N** *(Sanyinjiao)* Leber und besonders Niere.

Kräuterrezepte/Diätetik:
– Bei Leber-*Qi*-Stauung ➡ *Chai Hu Shu Gan San* (➡ 8.2.6) oder Modifikation von *Xiao Yao San* (➡ 8.2.6) als *Jia Wei Xiao Yao San* (➡ BB: S. 163, EBB: S. 148) zusammen mit *Ju Hua* (Fl. Chrysanthemi Morifolii), *Gou Qi Zi* (Fr. Lycii) und *Chang Pu* (Rz. Acori Graminei)/Diätetik ➡ 7.11.2
– Bei Leber-Feuer ➡ *Long Dan Xie Gan Tang* (➡ 8.2.4.d), bei rezidivierenden Blutungen in der vorderen Augenkammer *Xi Jiao Di Huang Tang* (➡ *8.2.4.b)*/ Diätetik ➡ 7.11.2, 7.11.3
– Bei Wind-Hitze mit begleitendem Schleim ➡ *Ban Xia Bai Zhu Tian Ma Tang* (8.2.16.e) zusammen mit *Fang Feng* (Rx. Ledebouriellae) 9 g und *Man Jing Zi* (Fr. Vitreis) 6 g
– Bei Leber- und Nieren-*Yin*-Mangel ➡ *Liu Wei Di Huang Wan* (➡ 8.2.10.d), *Qi Ju Di Huang Wan* (➡ 2.10.d), bei aufsteigendem Leber-*Yang Zhen Gan Xi Feng Tang* (➡ 8.2.15)/Diätetik ➡ 7.11.1, 7.12.3 und bei aufsteigendem Leber-*Yang* auch 7.11.3

12

Weitere Therapiemöglichkeiten

- **Ohrakupunktur:** OP 8 (Auge), **OP 24** (Auge 1 und 2), **OP 98** (Leber), **OP 95** (Niere); *Anwendung:* Nadeln 20–30 Minuten belassen, jeden 2. Tag über 10 Sitzungen. Samenkörner oder Dauernadeln applizierbar – Seitenwechsel spätestens nach 4–5 Tagen für mindestens 3 Wochen.

12.4.4   Gerstenkorn

Nach TCM häufig verursacht durch aufwärts steigende Feuchte-Hitze aus Milz und Magen infolge falscher Ernährung, seltener durch *Qi-* und Blut-Stagnation infolge eingedrungener pathogener Wind–Hitze.

Syndrome bei Gerstenkorn

Syndrom	Ätiologie	Symptome	Zunge	Puls
Feuchte-Hitze in Milz und Magen (➠ 11.5.6)	Aufsteigende Feuchte-Hitze häufig nach falscher Ernährung	Zu Beginn milder Juckreiz und allmähliche Gewebsverhärtung, Rötung, Schwellung und ansteigende Schmerzen *Sekret:* Nach wenigen Tagen hellgelb, eitrig *Allgemeinsymptome:* Mundgeruch, Unruhezustände, Obstipation oder übel riechender Durchfall	*Belag:* Gelb, schmierig	Schnell, schlüpfrig
Wind-Hitze (➠ 11.3.5)	Invasion pathogener Wind-Hitze führt zur *Qi*-Stagnation	Fremdkörpergefühl, Entzündung und Schmerzen geringer ausgeprägt, Lichtscheu, Juckreiz *Sekret:* Wenig, dünnflüssig *Allgemeinsymptome:* Kopfschmerzen, Fieber, Windaversion	*Belag:* Dünn	Schnell, oberflächlich

Tab. 12.21

Therapie

Therapiemöglichkeit mit Akupunktur im akuten Geschehen, bei chronischem Verlauf besser zusätzlich mit Kräutern behandeln. DD ➠ Tab. 12.21.

Feuchte-Hitze in Milz und Magen (➠ 11.5.6)

Therapieprinzipien: Hitze klären, Feuchtigkeit transformieren

Akupunktur: Di 4 – N *(Hegu),* **Di 11 – N** *(Quchi)* und **Du 14 – N** *(Dazhui)* wirken regulierend auf den Fluss von *Qi* und Blut und klären Hitze, **Mi 6 –** *(Sanyinqiao)* transformiert Feuchtigkeit und stärkt die Milz; **Ex-HN 5 –** *(Taiyang)* unterdrückt die Schwellung, **Mi 9 –** *(Yinlingquan)* und **Ma 34 –** *(Lianqgiu)* unterstützen die Milz und verteilt Feuchtigkeit, **Ni 6 –** *(Zhaohai)* transformiert Feuchte-Hitze und reduziert Schwellungen des Anfangsstadiums; **Mi 10 –** *(Xuehai)* klärt Hitze und beseitigt Juckreiz

Rezept: *Zhong Man Fen Xiao Wan* (➠ BB: S. 209, EBB: S. 191)

12

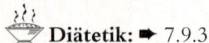 **Diätetik:** ➡ 7.9.3.

Wind-Hitze (➡ 11.3.5)

Therapieprinzipien: Wind vertreiben, Hitze klären

Akupunktur: Di 4 – N *(Hegu)*, **Di 11 – N** *(Quchi)* und **Du 14 – N** *(Dazhui)* wirken regulierend auf den Fluss von *Qi* und Blut und klären Hitze, **Pe 9 –** *(Zhongchong)* löst Hitze-Furunkel auf (besonders bei Herz-Feuer), **Lu 5 –** *(Chize)* und **Gb 20 – N** *(Fengchi)* klären Wind-Hitze, **Ex-HN 5 –** *(Taiyang)*, **Ma 2 –** *(Sibai)* und **Gb 1 –** *(Tongzi-liao)* vertreiben den Wind; **Mi 10 –** *(Xuehai)* bei Juckreiz

Rezept: *Yin Qiao San* (➡ 8.2.3.b); Modifikation von *Sang Ju Yin* (➡ 8.2.3.b) mit *Bai Ji Li* (Fr. Tribuli Terrestris) 4,5 g, *Jue Ming Zi* (Sm. Cassiae) 6 g und *Xia Ku Cao* (Spica Prunellae Vulgaris) 4,5 g

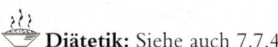 **Diätetik:** Siehe auch 7.7.4.

Weitere Therapiemöglichkeiten

- **Ohrakupunktur: OP 8** (Auge), **OP 97** (Milz), **OP 98** (Leber). *Anwendung:* Nadeln 20–30 Min. belassen jeden zweiten Tag über zehn Sitzungen. Samenkörner oder Dauernadeln applizierbar; Seitenwechsel des Ohres spätestens nach fünf Tagen; Behandlungsdauer: Drei Wochen
- **Mikroaderlass:** Bei akuter Symptomatik in der ersten Woche jeden zweiten Tag **Ex-HN 6** *(Erjian)* oder *Ashi*-Punkt (➡ 10.3.1) auf der gegenläufigen Seite zum Gerstenkorn auf zweiter Blasen-Meridian-Linie **(Bl 41–Bl 54)** aufsuchen und mit Dreikantnadel (➡ 5.1.12) blutig stechen

12.4.5 Myopie

Nach TCM: „In der Nähe sehen, in der Ferne schwach". Ursache: Kongenitale Anlage oder Umwelteinflüsse (Arbeitsbedingungen, Überbeanspruchung) führen zu Leber- und Nieren-*Yin*-Mangel (➡ 11.11.20), *Qi*- und Blut-Mangel (➡ 9.3.3) oder mangelhafte Blut-Zirkulation.

12

Symptome

Kurzsichtigkeit, Schwindel, Tinnitus, Empfindlichkeit und Schwäche in Knien und LWS-Bereich, Schlafstörungen durch Träume, Palpitationen, blasses Gesicht. *Zunge:* Blass. *Puls:* Schwach, dünn.

Therapie

Gute Therapiemöglichkeit mit Akupunktur vor allem bei Myopie im Kindesalter
Therapieprinzipien: *Qi*-Fluss regulieren, Leber und Nieren nähren

Akupunktur: Ma 1 N *(Chengqi)*, **Ex-HN 7 N** *(Qiuhou)* und **Gb 1 N** *(Tongziliao)* regulieren den lokalen *Qi-* und Blutfluss; **Gb 20 + N** *(Fengchi)* nährt die Augen; **Bl 18 + N** *(Ganshu)* und **Bl 23 + N** *(Shenshu)* nähren Leber und Nieren; **Ni 5 +** *(Shuiquan)* wirkt besonders gut bei Frauen; **Ex-HN N** *(Shangming)*, **Ex-HN 14 N** *(Yiming)* und **Gb 37 N** *(Guangming)* öffnen und hellen die Augen auf; zusätzlich bei Milz- und Magen-Mangel **Mi 6 + N** *(Sanyinjiao)* und **Ma 36 + N** *(Zusanli)*

Rezept: Kombination von *Liu Wei Di Huang Wan* (➥ 8.2.10.d) mit *Dang Gui* (Rx. Angelicae Sinensis) 9 g und *Wu Wei Zi* (Fr. Schisandrae) 9 g oder *Ming Mu Di Huang Wan* (➥ BB: S. 294, EBB: S. 265)

Diätetik: ➥ 7.11.1, 7.12.3

Weitere Therapiemöglichkeiten

- **Ohrakupunktur: OP 8** (Auge), **OP 24** (Auge 1 und 2), **OP 51** (Vegetativum), **OP 55** *(Shenmen)*, **OP 98** (Leber), **OP 95** (Niere). *Anwendung:* Drei bis vier druckdolente Punkte auswählen; Nadeln 20–30 Min. belassen jeden zweiten Tag über zehn Sitzungen. Samenkörner oder Dauernadeln applizierbar; Seitenwechsel des Ohres spätestens nach fünf Tagen; Behandlungsdauer: Drei Wochen
- **Chinesische Schädelakupunktur:** Alternierend zur Körperakupunktur (➥ Tab. 13.22) Sehzone beidseits jede 5. Behandlungsserie nadeln, Nadeln für 30–40 Min. belassen, während dieser Zeit 2–3-mal stimulieren.

12.4.6   Strabismus

Nach TCM: „Durch Wind abweichendes Sehen". Pathogenese: Häufig äußerer pathogener Wind, der in die Augenregion eindringt. Meist bei Disharmonie zwischen Milz und Magen.

Symptome

Schielen; Fieber, Kopfschmerzen, Übelkeit und Erbrechen bei starkem Windbefall; Tinnitus, verschwommenes Sehen, Schwindel bei Leber- und Nieren-*Yin*-Mangel (➥ 11.11.20).

Therapie

Gutes Ansprechen auf Therapie bei Kindern > 5 Jahre. *Voraussetzung:* Frühzeitiger Therapiebeginn, mind. 3–4 Wochen intensiver Behandlung. Therapieergänzung mit Kräutern möglich.
Therapieprinzipien: Wind zerstreuen, Augensehnen und -muskeln regulieren

Akupunktur: Di 4 – N *(Hegu)* und **Gb 20 –** *(Fengchi)* zerstreuen Wind, besonders im Kopf und Auge; **Bl 18 +** *(Ganshu)*, **Bl 23 +** *(Shenshu)* und **Ma 36 + N** *(Zusanli)* stärken *Qi* und Blut bzw. Leber und Nieren; bei Strabismus convergens: **Ex-HN 7 N** *(Qiuhou)*, **Ex-HN 5 N** *(Taiyang)*, **Gb 1 N** *(Tongziliao)*; bei Strabismus divergens: **Bl 1 N** *(Jingming)*, **Bl 2 N** *(Zanzhu)*, **Ma 2 N** *(Sibai)* jeweils zur Regulation der Augenmuskulatur und Sehnen und des lokalen *Qi-* und Blut-Flusses

12

Rezept: *Xiao Xu Ming Tang* (➡ BB: S. 434, EBB: S. 396)

Diätetik: Wind vertreibende Nahrungsmittel (➡ Tab. 7.5), siehe auch 7.9.1.

Weitere Therapiemöglichkeiten

Ohrakupunktur: OP 8 (Auge), **Op 24** (Auge 1 und 2), **OP 98** (Leber), **OP 95** (Niere). *Anwendung:* Nadeln 20–30 Min. belassen jeden zweiten Tag über 20 Sitzungen. Samenkörner oder Dauernadeln applizierbar; Seitenwechsel des Ohres spätestens nach 5 Tagen; Behandlungsdauer: 4 Wochen.

12.4.7 Ptosis

Nach TCM: „Oberes Lid hängt herab". Häufige Pathogenese: Sinkendes Milz-*Qi* führt zur Minderversorgung des Augenlides. Bei kongenitaler Ursache sind zusätzlich zur Milz die Nieren beeinträchtigt. Weiterhin kann auch äußerer pathogener Wind den *Qi*- und Blut-Fluss behindern (periphere Fazialisparese ➡ 12.11.5). DD ➡ Tab. 12.22.

Syndrome bei Ptosis				
Syndrom	**Ätiologie**	**Symptome**	**Zunge**	**Puls**
Milz-*Qi*-Mangel (➡ 11.5.1, 11.5.4)	Sinkendes Milz-*Qi* führt zur Minderversorgung des Lides	Herabhängende Augenlider (morgens weniger, nachmittags am stärksten), Stress fördert das Herabhängen *Allgemeinsymptome:* Abgeschlagenheit, allgemeines Schwächegefühl	Dick, geschwollen *Belag:* Dünn	Schwach, leer
Wind-Invasion (➡ 3.6.1)	Invasion von äußerem Wind ins Lid blockiert Netzgefäße	Plötzliches, einseitiges Herabhängen, Beeinträchtigung der Augenbewegung, Taubheitsgefühl im Augenlid *Allgemeinsymptome:* Kopfschmerzen	Normal *Belag:* Dünn, weiß	Oberflächlich, überflutend

Tab. 12.22

Therapie

12

Gute bis befriedigende Therapieerfolge mit Akupunktur im akuten Geschehen bei raschem Therapiebeginn, bei chronischem Verlauf zusätzlich mit Kräutern behandeln

Milz-*Qi*-Mangel (➡ 11.5.1), Sinkendes Milz-*Qi* (➡ 11.5.4)

Therapieprinzipien: Milz stärken, *Qi* anheben

Akupunktur: SJ 23 N *(Sizhukong),* **Bl 2 N** *(Zanzhu),* **Gb 14 N** *(Yangbai)* und **Ex-HN 4 N** *(Yuyao)* regulieren den lokalen *Qi*- und Blut-Fluss, **Mi 6 + N** *(Sanyinjiao)* und **Ma 36 + N** *(Zusanli)* stärken Milz und Magen, **Bl 62 N** *(Shenmai)* hebt und fördert das *Yang-Qi* (➡ 3.3.1), **Ni 6 N** *(Zhaohai)* nährt das Blut und fördert den Blut-Fluss. *Anwendung:* **Ex-HN 4** *(Yuyao)* in Richtung **SJ 23, Gb 14** in Richtung **Ex-HN 4** *(Yuyao),* **SJ 23** in Richtung **Gb 1** nadeln

Rezept: *Si Jun Zi Tang* (➡ 8.2.10.a); *Bu Zhong Yi Qi Tang* (➡ 8.2.10.a)

Diätetik: ➡ 7.9.1.

Wind-Invasion (➡ 3.6.1)

Therapieprinzipien: Wind zerstreuen, *Qi* regulieren

Akupunktur: SJ 23 N *(Sizhukong)*, **Bl 2 N** *(Zanzhu)*, **Gb 14 N** *(Yangbai)* und **Ex-HN 4 N** *(Yuyao)* regulieren den lokalen *Qi*- und Blut-Fluss, **Di 4 – N** *(Hegu)*, **Gb 20 – N** *(Fengchi)* und **SJ 5 – N** *(Waiguan)* zerstreuen Wind. *Anwendung: Ex-HN 4 (Yuyao)* in Richtung **SJ 23, Gb 14** in Richtung **Ex-HN 4** *(Yuyao)*, **SJ 23** in Richtung **Gb 1** nadeln

Rezept: *Huang Qi* (Rx. Astragali Membranacei) 30 g, *Sheng Ma* (Rz. Cimicifugae) 9 g, *Fang Feng* (Rx. Ledebouriellae Divaricatae) 12 g, *Dang Gui* (Rx. Angelicae Sinensis) 12 g, *Ge Gen* (Rx. Puerariae) 15 g, *Bai Shao* (Rx. Paeoniae Lactiflorae) 30 g, *Bai Zhi* (Rx. Angelicae Dahuricae) 9 g, *Gan Cao* (Rx. Glycyrrhizae Uralensis) 6 g, *Qiang Huo* (Rz. et Rx. Notopterygii) 9 g. Als Dekokt (➡ 8.2.2) mit einem Drittel der angegebenen Mengen beginnen und abhängig vom Verlauf langsam steigern.

Diätetik: Wind vertreibende Nahrungsmittel, *Qi* und Blut-*Xue* bewegende Nahrungsmittel (➡ Tab. 7.5).

Weitere Therapiemöglichkeiten

- **Ohrakupunktur: OP 8** (Auge), **OP 51** (Vegetativum), **OP 55** *(Shenmen)*, **OP 97** (Milz). *Anwendung:* Nadeln 20–30 Min. belassen jeden 2. Tag über 10 Sitzungen. Samenkörner oder Dauernadeln applizierbar; Seitenwechsel des Ohres spätestens nach 5 Tagen; Behandlungsdauer: 3 Wochen
- **Moxibustion: Mi 6** *(Sanyinjiao)*, **Du 20** *(Baihui)* abwechselnd insgesamt 20 Min. täglich mit Moxazigarre, besonders in der 1. Woche nach akutem Auftreten zusätzlich zur Körperakupunktur.

12

12.5 Magen-Darm-Trakt

Wesentlicher Unterschied zur westlichen Auffassung der Zusammenhänge im Verdauungsapparat: Die Milz stellt einen funktionellen Aspekt der Nahrungstransformation dar und wird nicht als isoliertes Organ verstanden. Eine Bauchspeicheldrüse wird in den klassischen Texten nicht aufgeführt (➡ auch Zang-Fu-Organe 3.4).

12.5.1 Leitsymptom: Erbrechen und Übelkeit

Nach TCM klassische Unterteilung in Erbrechen mit/ohne Speigeräusche und mit/ohne Nahrungsbestandteile. Pathogenese: Häufig Invasion durch äußere pathogene Faktoren (➡ 3.6.1), besonders Kälte. Fehlernährung, emotionale Belastung und konstitutionelle Schwäche begünstigen Aufsteigen des Magen-*Qi* (➡ 9.3.1). DD ➡ Tab. 12.23.

Syndrome bei Leitsymptom Erbrechen und Übelkeit				
Syndrom	Ätiologie	Symptome	Zunge	Puls
Kälte-Invasion im Magen (➡ 11.6.7)	Invasion des Magens durch pathogene Kälte	*Erbrechen:* Plötzlich, laut, Nahrungsreste *Begleitsymptome:* Spannungsgefühl im Epigastrium, Kopfschmerzen, Kälteaversion, Frösteln, Fieber	*Belag:* Weiß, dick	Langsam, tief
Nahrungs-Stagnation im Magen (➡ 11.6.5)	Fehlernährung (zu viel, zu roh, ohne Rhythmus, zu schwer) behindert das absteigende *Qi*	*Erbrechen:* Saure, unverdaute Nahrungsreste, danach Erleichterung *Begleitsymptome:* Völle- und Druckgefühl im Epigastrium, Mundgeruch	*Belag:* Dick, weiß, quarkig	Voll, schlüpfrig
Leber attackiert den Magen (➡ 11.11.19)	Depression oder kurzfristige Aufregung stört über Leber den freien Magen-*Qi*-Fluss	*Erbrechen:* Saure Nahrungsreste, durch Aufregung induziert *Begleitsymptome:* Schmerz- und Druckgefühl im Hypochondrium, häufiges Aufstoßen, Reizbarkeit	Zungenränder gerötet *Belag:* Dünn	Saitenförmig
Magen-*Qi*-Mangel mit Kälte (➡11.6.2)	Ungleichgewicht zwischen Magen und Milz nach langer Erkrankung oder konstitutionell	*Erbrechen:* Kurze Brechattacken mit dünner Flüssigkeit, weiche Stühle, leise Speigeräusche *Begleitsymptome:* Abgeschlagenheit, Appetitlosigkeit, Gesichtsblässe	Geschwollen, blass *Belag:* Weiß	Tief, schwach
Magen-*Yin*-Mangel (➡ 11.6.3)	Lange, fieberhafte Erkrankung, Überarbeitung	*Erbrechen:* Geringe Flüssigkeit, leise Speigeräusche *Begleitsymptome:* Trockener Mund und Hals, Appetitverlust trotz Hungergefühls, verminderter Hautturgor	Rot *Belag:* Gering	Dünn, schnell

Tab. 12.23

Therapie

12

Akupunktur beim akuten Geschehen sehr effektiv, auch adjuvant zu Antiemetika einsetzbar (Dosisreduktion!)

Kälte-Invasion im Magen (➡ 11.6.7)

Therapieprinzipien: Kälte vertreiben, *Qi* im mittleren der *San Jiao* regulieren

Akupunktur: Ren 12 – M *(Zhongwan),* **Pe 5 –** *(Neiguan)* und **Mi 4 – M** *(Gongsun)* regulieren und beruhigen das Magen-*Qi* und lindern Erbrechen; **Ma 21 – M** *(Liangmen)* vertreibt die Kälteakkumulation; **Ma 34 – M** *(Liangqiu)* stärkt Milz und Magen und vertreibt Kälte

Rezept: *Fu Zi Li Zhong Wan* (➡ 8.2.9)

Diätetik: Warme Speisen (z.B. Suppen) und Nahrungsmittel (➡ 7.2.1) vorziehen, kalte meiden.

Nahrungs-Stagnation im Magen (➡ 11.6.5)

Therapieprinzipien: Den mittleren der *San Jiao* in der Verdauung stärken, Nahrungs-Stagnation beseitigen.

Akupunktur: Ren 10 – *(Xiawan)* und **Ren 21 – *(Xuanji)* stärken die Verdauung im mittleren der *San Jiao*; **Pe 6 – N *(Neiguan)* und **Ma 36 – N** *(Zusanli)* beruhigen den Magen, beseitigen starke Übelkeit und harmonisieren den mittleren der *San Jiao*; **Mi 4** *(Gongsun)* als Öffnungspunkt und **Pe 6** als Ankopplungspunkt des *Chong Mai* (➡ 6.3.5) beseitigen Stagnationen im mittleren der *San Jiao*; **Mi 14 –** *(Fujie)* löst Völle- und Druckgefühl, **Ma 20 –** *(Chengman)* und **Ma 45 –** *(Lidui)* beseitigen Nahrungsrückstau, **Ma 25 –** *(Tianshu)* und **Ma 37 –** *(Shangjuxu)* harmonisieren die Darmbewegungen

Rezept: *Bao He Wan* (➡ 8.2.17)

Diätetik: Nahrungsaufnahme regulieren (➡ 7.3).

Leber attackiert den Magen (➡ 11.11.19)

Therapieprinzipien: *Qi*-Zirkulation regulieren, Leber besänftigen, Magen stärken

Akupunktur: Le 13 – *(Zhangmen)* und **Le 14 –** *(Qimen)* regulieren *Qi*-Zirkulation und harmonisieren Leber und Magen, **Gb 34 –** *(Yanglingquan)* und **Le 3 –** *(Taichong)* besänftigen die Leber und regulieren *Qi*, **Ma 34 –** *(Liangqiu)* senkt gegenläufiges Magen-*Qi* ab, **Pe 6 – N** *(Neiguan)* und **Ma 36 – N** *(Zusanli)* beruhigen den Magen und beseitigen Übelkeit, **Ren 12 +** *(Zhongwan)* und **Bl 21 +** *(Weishu)* stärken Milz und Magen und verhindern so die Leber-*Qi*-Attacke

Rezept: *Chai Hu Shu Gan San* (➡ 8.2.6), *Xiao Yao San* (➡ 8.2.6)

Diätetik: ➡ 7.9.1 und 7.11.2.

Magen-*Qi*-Mangel mit Kälte (➡ 11.6.2)

Therapieprinzipien: Milz und Magen stärken, mittleren der *San Jiao* erwärmen

Akupunktur: Bl 20 + M *(Pishu)* und **Bl 21 + M** *(Weishu)* stärken und wärmen Milz und Magen, zusammen in Kombination mit den Alarm-*Mu*-Punkten **Ren 12 +** *(Zhongwan)* und **Le 13 +** *(Zhangmen)* von Milz und Magen stärken und regulieren sie das *Qi* im mittleren der *San Jiao*, **Ma 36 +** *(Zusanli)* beruhigt das aufsteigende Magen-*Qi*, **Pe 6 +** *(Neiguan)* und **Mi 4 +** *(Gongsun)* regulieren *Qi* im mittleren der *San Jiao*

Rezept: *Wu Zhu Yu Tang* (➡ 8.2.9), *Xiao Jian Zhong Tang* (➡ 8.2.9)

12

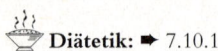 **Diätetik:** ➡ 7.10.1.

Magen-*Yin*-Mangel (➡ 11.6.3)

Therapieprinzipien: *Yin* nähren, Milz und Magen unterstützen

Akupunktur: Pe 6 + *(Neiguan)* und **Mi 4 +** *(Gongsun)* regulieren *Qi* im mittleren der *San Jiao* und besänftigen den Magen, **Ma 44 –** *(Neiting)* klärt die Mangel-Hitze, **Ma 36 +** *(Zusanli)* und **Mi 9 +** *(Yinlingquan)* als jeweilige Meer-*He*-Punkte von Milz und Magen unterstützen diese; **Mi 6 +** *(Sanyinjiao)* und **Bl 21 +** *(Weishu)* nähren *Yin* des Magens; zusätzlich **He 6 N** *(Yinxi)* und **Ni 6 N** *(Zhaohai)* bei Trockenheit im Hals und Mund

Rezept: *Bei Sha Shen* (Rx. Adenophorae seu Glehniae) 12 g, *Mai Men Dong* (Tb. Ophiopogonis Japonici) 12 g, *Sheng Di Huang* (Rx. Rehmanniae Glutinosae) 15 g, *Gou Qi Zi* (Fr. Lycii) 12 g, *Dang Gui* (Rx. Angelicae Sinensis) 9 g, *Bai Shao* (Rx. Paeoniae Lactiflorae) 9 g, *Zhi Gan Cao* (Rx. Glycyrrhizae Uralensis) 9 g. Als Dekokt (➡ 8.2.2) mit einem Drittel der angegebenen Mengen beginnen und abhängig vom Verlauf langsam steigern.

Diätetik: ➡ 7.10.2.

Weitere Therapiemöglichkeiten

- **Ohrakupunktur: OP 87** (Magen), **OP 85** (Ösophagus), **OP 83** (Verzweigungs-punkt), **OP 55** *(Shenmen)*, **OP 51** (Vegetativum), **OP 34** (Graue Substanz), bei Leberbeteiligung **OP 98** (Leber). *Anwendung:* 3–4 druckdolente Punkte auswählen; Nadeln 15–30 Min. belassen jeden 2. Tag über 10 Sitzungen. Samenkörner oder Dauernadeln applizierbar; Seitenwechsel des Ohres spätestens nach 5 Tagen; Behandlungsdauer: Je nach Symptomatik 1–3 Wochen
- **Moxibustion:** Bei Kältesymptomatik entweder **Ren 8** *(Shenque)* indirekt oder **Ren 6** *(Qihai)* auf dünner Ingwerscheibe direkt moxen (➡ 5.2.3)
- **Handakupunktur: HP 3** (Thorax). *Anwendung:* Stark ableitende Technik ca. 3 bis 5 Min. zusätzlich zur Körperakupunktur, besonders als Akuttherapie bei schmerzhaftem Erbrechen geeignet.

12

12.5.2 Leitsymptom: Singultus

Nach TCM: Würgen. Pathogenese: Aufsteigendes Magen-*Qi* durch falsche Ernährungsweise oder pathogene Faktoren, besonders Kälte, dringen in den Magen ein. DD ➡ Tab. 12.24.

Therapie

Gute Therapieerfolge mit Akupunktur im akuten Geschehen oft nach wenigen Behandlungen. Bei chronischem Verlauf immer ausführliche westliche Diagnostik (*cave:* Tumorausschluss), evtl. zusätzliche Kräuterbehandlung.

Syndrome bei Leitsymptom Singultus				
Syndrom	**Ätiologie**	**Symptome**	**Zunge**	**Puls**
Kälte-Invasion im Magen (➡ 11.6.7)	Übermäßiges rohes oder kaltes Essen oder konstitutioneller Mangel des Magen-*Qi*	*Singultus:* Langsam, kräftig, tiefes Geräusch, durch Wärme verbessert *Begleitsymptome:* Appetitlosigkeit, viel klarer Urin, weiche Stühle	*Belag:* Weiß, feucht, dick	Langsam, tief
Loderndes Magen-Feuer (➡ 11.6.4)	Übermäßig scharfes oder fettiges Essen	*Singultus:* Laut, kräftig, hastig *Begleitsymptome:* Fauliger und saurer Mundgeruch, Obstipation	Rot *Belag:* Gelb, trocken	Schnell, voll
Leber attackiert den Magen (➡ 11.11.19)	Emotionale Unausgeglichenheit mit Beteiligung der Leber	*Singultus:* Kontinuierlich, begleitet von epi- bzw. hypogastrischem Druck/Schmerzgefühl *Begleitsymptome:* Reizbarkeit, thorakales Beklemmungsgefühl	*Belag:* Dünn, weiß	Saitenförmig
Milz- und Nieren-*Yang*-Mangel (➡ 11.11.17)	Klares *Qi* kann nicht hinaufsteigen und trübes *Qi* nicht hinab	*Singultus:* Leise, lang anhaltend *Begleitsymptome:* Kurzatmigkeit, blasses Gesicht, kalte Extremitäten, Schwäche im Rücken und in den Knien	Blass, geschwollen	Dünn, schwach

Tab. 12.24

Akupunktur: Ren 17 N *(Danzhong)* und **Bl 17 N** *(Geshu)* regulieren als Einflussreiche-*Hui*-Punkte (➡ 10.4.7) des *Qi* und des Blutes den *Qi*-Fluss im Thorax und relaxieren das Zwerchfell, **Pe 6 N** *(Neiguan)* und **Mi 4 N** *(Gongsun)* besänftigen den mittleren der *San Jiao*, **Ren 12 N** *(Zhongwan)* als Alarm-*Mu*-Punkt und **Ma 36 N** *(Zusanli)* als Meer-*He*-Punkt regulieren gemeinsam das Magen-*Qi*, **Ex-UE 4 – N** *(Zhongkui)* beendet Schluckauf

- Zusatzpunkte bei Kälte-Invasion (➡ 11.6.7): **Ma 21 M** *(Liangmen)*, **Ren 12 M** *(Zhongwan)*
- Zusatzpunkte bei loderndem Magen-Feuer (➡ 11.6.4): **Ma 43 –** *(Xiangu)* und **Ma 44 –** *(Neiting)*
- Zusatzpunkte bei Leber-*Qi*-Attacke (➡ 11.11.19): **Le 14 –** (Qimen) und **Le 3 –** *(Taichong)*
- Zusatzpunkte bei Milz- und Nieren-*Yang*-Mangel (➡ 11.11.17): **Ren 6 + M** *(Qihai)*, **Bl 20 + M** *(Pishu)*, **Bl 23 + M** *(Shenshu)*
- Zusatzpunkt bei Feuchtigkeitsretention (➡ 9.3.4): **Mi 9 N** *(Yinlingquan)*
- Zusatzpunkt bei Schleimretention (➡ 9.3.4): **Ma 40 N** *(Fenglong)*

Rezept: *Ding Xiang Shi Di Tang* (➡ BB: S. 342, EBB: S. 305) bei Kälte-Symptomatik, *Ju Pi Zhu Ru Tang* (➡ BB: S. 341, EBB: S. 304) bei Hitze-Symptomatik, *Xuan Fu Dai Zhe Tang* (➡ 8.2.11.b): Mischung aus *Mu Xiang* (Rx. Aucklandiae Lappae) 12 g, *Chen Xiang* (Lignum Aquilariae) 12 g, *Pi Pa Ye* (Fo. Eriobotryae Japonicae) 12 g bei attackierendem Leber-*Qi*

Diätetik: Entsprechend der Differenzialdiagnose bei Kälte-Invasion ➡ 7.9.2, bei loderndem Magen-Feuer ➡ 7.10.3, bei Leber-*Qi*-Attacke ➡ 7.9.1 und 7.12.2.

12

Weitere Therapiemöglichkeiten

- **Ohrakupunktur: OP 87** (Magen), **OP 85** (Ösophagus), **OP 82** (Zwerchfell), je nach Beteiligung **OP 98** (Leber) oder **OP 95** (Niere). *Anwendung:* 3–4 druckdolente Punkte auswählen; Nadeln 20–30 Min. belassen jeden 2. Tag über 10 Sitzungen: Samenkörner oder Dauernadeln applizierbar; Seitenwechsel des Ohres spätestens nach 5 Tagen; Behandlungsdauer: 3 Wochen, bei Verschwinden des Singultus Behandlung als Rezidivprophylaxe trotzdem weiterführen
- **Fußakupunktur: FP 11.** *Anwendung:* Ableitende Technik ca. 3–5 Min. als Akuttherapie (➡ 13.4.2)
- **Handakupunktur: HP 16** (Singultus). *Anwendung:* Ableitende Technik ca. 3–5 Min. zusätzlich zur Körperakupunktur eher als Akuttherapie geeignet (➡ 13.4.3).

12.5.3 Leitsymptom: Meteorismus

Nach TCM: *„Du Zi Zhang"*: wird als „Meteorismus oder Ausdehnungen im Bauch" beschrieben. In schweren Fällen zusätzlich Aufstoßen, Erbrechen und lokale Schmerzen. Symptomatische Einteilung in Fülle- und Mangel-Syndrome; *häufige* Pathogenese: Beeinträchtigung der Transport- und Transformationsfunktion von Milz und Magen. Art der Blähungsgeräusche geben oft einen Hinweis auf das zugehörige Syndrom. DD ➡ Tab. 12.25.

Syndrome bei Leitsymptom Meteorismus				
Syndrom	Ätiologie	Symptome	Zunge	Puls
Fülle-Syndrom (➡ 9.1.2)	*Qi*-Obstruktion mit Nahrungs-Stagnation durch über- und unregelmäßige Nahrungsaufnahme	*Blähungsgeräusche:* Laut *Völlegefühl:* Durch Druck Verstärkung *Begleitsymptome:* Mundgeruch, Aufstoßen, Erbrechen *Urin:* Dunkelgelb *Stühle:* Eher Obstipation	*Belag:* Dick, gelb	Schnell, schlüpfrig, voll
Mangel-Syndrom (➡ 9.1.2)	Schwache *Qi*-Zirkulation in Magen und Darm nach langer Krankheit oder konstitutioneller Milz-Magen-*Qi*-/*Yang*-Mangel	*Blähungsgeräusche:* Eher leise *Völlegefühl:* Erleichterung durch Druck *Begleitsymptome:* Appetitlosigkeit, Abgeschlagenheit, mangelndes Interesse *Urin:* Heller *Stühle:* Weich	Blass *Belag:* Weiß	Langsam, schwach

Tab. 12.25

Therapie

Gute Therapieerfolge mit Akupunktur beim Fülle-Syndrom, beim Mangel-Syndrom besser zusätzlich mit Kräutern behandeln

12

Fülle-Syndrom (➡ 9.1.2), z.B. Nahrungsstagnation im Magen (➡ 11.6.5), Leber-*Qi* attackiert die Milz (➡ 11.11.18)

Therapieprinzipien: *Qi*-Zirkulation und Verdauung fördern

Akupunktur: Ma 25 – *(Tianshu)* und **Ren 12 –** *(Zhongwan)* als Alarm-*Mu*-Punkte zusammen mit den unteren Meer-*He*-Punkten von Magen und Darm, **Ma 37 –** *(Shangjuxu)* und **Ma 36 –** *(Zusanli)*, fördern die *Qi*-Zirkulation und Verdauung und beseitigen den Nahrungsstau; **Di 4 N** *(Hegu)* und **Ren 6 N** *(Qihai)* regulieren die *Qi*-Zirkulation, zusätzlich bei Feuchtigkeitsretention **Mi 9 N** *(Yinlingquan)*; **Mi 4** *(Gongsun)* als Akutpunkt bei Nahrungsstagnation; **Ex-B 4 –** *(Pigen)* und **Ex-CA –** *(Qizhongsibian)* mildern Völlegefühl

Rezept: *Bao He Wan* (➡ 8.2.17), *Ban Xia Xie Xin Tang* (➡ 8.2.6)

Diätetik: Allgemeine Ernährungsrichtlinien (➡ 7.3); Alkohol, Fleisch und scharfe Gewürze meiden; spezielle Diätetik bei Leber-*Qi*-Stauung (➡ 11.7.2) bzw. bei Magen-*Qi*-Mangel (➡ 7.10.1)

Mangel-Syndrom (➡ 9.1.2), z.B. Dünndarm-Schwäche mit Kälte (➡ 11.2.1), Milz-*Qi*-/Yang-Mangel (➡ 11.5.1, 11.5.2), Dickdarm-Schwäche mit Kälte (➡ 11.4.2)

Therapieprinzipien: Milz und Magen stärken, *Qi*-Zirkulation in den Därmen unterstützen

Akupunktur: Ma 25 + M *(Tianshu)* fördert die *Qi*-Zirkulation, **Ma 39 +** *(Xiajuxu)* reguliert die Därme, **Ren 11 + M** *(Jianli)* stärkt das Magen-*Qi*; **Ma 36 + M** *(Zusanli)*, **Ren 4 + M** *(Guanyuan)* und **Mi 3 + M** *(Taibai)* stärken Milz und Magen und beseitigen Meteorismus; **Bl 20 + M** *(Pishu)* und **Mi 6 + M** *(Sanyinjiao)* stärken den mittleren der *San Jiao*

Rezept: *Xiang Sha Liu Jun Zi Tang* (➡ 8.2.10.a)

Diätetik: Warme Nahrungsmittel vorziehen (➡ Tab. 7.1); Rohkost, Südfrüchte und eisgekühlte Speisen meiden.

12

Weitere Therapiemöglichkeiten

- **Ohrakupunktur: OP 87** (Magen), **OP 97** (Milz), **OP 91** (Dickdarm), **OP 89** (Dünndarm), **OP 34** (Graue Substanz). *Anwendung:* Drei bis vier druckdolente Punkte auswählen; Nadeln 20–30 Min. belassen jeden 2. Tag über 10 Sitzungen. Samenkörner oder Dauernadeln applizierbar; Seitenwechsel des Ohres spätestens nach fünf Tagen; Behandlungsdauer: 3 Wochen
- **Handakupunktur: HP 30** (Dickdarm). *Anwendung:* Stark ableitende Technik ca. 3–5 Min., v.a. als Akuttherapie beim Fülle-Syndrom in Kombination mit Körperakupunktur geeignet.

12.5.4 Leitsymptom: Diarrhö

Nach TCM: *Xie Xie* bezeichnet „weiche, wäßrige und abfließende Stühle". *Häufige* Pathogenese: Äußere pathogene Faktoren, besonders Feuchtigkeit, dringen in den Darmtrakt ein und führen zur Beeinträchtigung der Milz und des Magens. Nahrungstransformation und Nahrungstransport werden dadurch gestört. DD ➡ Tab. 12.26.

Im chinesischen Sprachgebrauch werden über fünfzehn verschiedene Durchfallformen je nach Ursache (z.B. *Han Xie* ≙ Kälte-Durchfall, *Re Xie* ≙ Hitze-Durchfall), betroffenem Organsystem (z.B. *Pi Xie* ≙ Milz-Durchfall oder phänomenologisch (z.B. *Chen Xie* ≙ frühmorgendlicher Durchfall) unterschieden.

Syndrome bei Leitsymptom Diarrhö				
Syndrom	**Ätiologie**	**Symptome**	**Zunge**	**Puls**
Feuchte-Kälte in Milz oder Dickdarm (➡ 11.5.5, 11.4.4)	Äußere Kälte und Feuchtigkeit dringen in die Därme ein; auch über Nahrungsaufnahme möglich	*Stuhl:* Wässrig, weich *Abdomen:* Schmerzen, Blähungsgeräusche *Begleitsymptome:* Kopfschmerzen, Schweregefühl, Kälteaversion, trübe Sekretionen	*Belag:* Dick, feucht-weiß, evtl. schmierig	Langsam, schlüpfrig
Feuchte-Hitze in Milz oder Dickdarm (➡ 11.5.6, 11.4.3)	Äußere Hitze und Feuchtigkeit dringen in die Därme ein, auch über Nahrungsaufnahme möglich	*Stuhl:* Faulig riechend, weich *Abdomen:* Schmerzen, heftige und häufige Darmkontraktionen *Begleitsymptome:* Heißes Brennen im Anus, Durst, wenig und dunkler Urin, bitterer Mundgeschmack	*Belag:* Dick, feucht-gelb, evtl. schmierig	Schnell, schlüpfrig
Nahrungs-stagnation (➡ 11.6.5)	Falsche Ernährung (zu viel, zu roh, ohne Rhythmus, zu schwer) schädigt die Milz	*Stuhl:* Stinkend *Abdomen:* Schmerzen nach Stuhlabgang besser *Begleitsymptome:* Aufstoßen mit Mundgeruch, häufige Winde	*Belag:* Dick, quarkig, evtl. schmierig	Schlüpfrig, voll
Magen- und Milz-*Qi*-/ *Yang*-Mangel (➡ 11.6.1, 11.5.1, 11.5.2)	Übermäßige Beunruhigung oder geistige Arbeit über langen Zeitraum	*Stuhl:* Dünn, wässrig, weich mit unverdauten Nahrungsresten *Abdomen:* Völlegefühl und häufige Darmkontraktionen nach dem Essen *Begleitsymptome:* Blasses Gesicht, Appetitlosigkeit	Blass, geschwollen, Zahnabdrücke	Schwach
Milz- und Nieren-*Yang*-Mangel (➡ 11.11.17)	Überarbeitung oder lang andauernde Krankheit mit Verminderung des Lebensfeuers, *Mingmen* (➡ 3.3.6)	*Stuhl:* Frühmorgendliche Diarrhö *Abdomen:* Blähungsgeräusche *Begleitsymptome:* Kalte Extremitäten, Knie und Rücken schwach und empfindlich	Blass, geschwollen	Tief, schwach

Tab. 12.26

Therapie

Gut Therapieerfolge mit Akupunktur bei akuter Diarrhö; Voraussetzung: Frühzeitiger und intensiver Therapiebeginn. Bei chronischem Verlauf: Besser zusätzlich mit Kräutern behandeln

Feuchte-Kälte in Milz oder Dickdarm (➡ 11.5.5, 11.4.4)

Therapieprinzipien: Mittleren der *San Jiao* wärmen, Feuchtigkeit lösen

Akupunktur: Ma 25 – M *(Tianshu)* reguliert die *Qi*-Zirkulation im Dickdarm, **Ma 37 –** *(Shangjuxu)* und **Mi 9 –** *(Yinlingquan)* unterstützen die Trennungsfunktion des Dickdarms und verteilen Feuchtigkeit, **Ren 11 + M** *(Jianli)*, **Ren 12 + M** *(Zhongwan)* und **Ren 6 + M** *(Qihai)* wärmen den mittleren der *San Jiao* und lösen Feuchtigkeit, **Bl 22 –** *(Sanjiaoshu)* löst Feuchtigkeit im *San Jiao*, **Ma 8 –** *(Touwei)* bei begleitenden Kopfschmerzen

Rezept: *Huo Xiang Zheng Qi San* (➡ 8.2.8.a), *Ping Wei San* (➡ 8.2.8.a).

Diätetik: ➡ 7.9.2.

Feuchte-Hitze in Milz oder Dickdarm (➡ 11.5.6, 11.4.3)

Therapieprinzipien: Hitze vertreiben, Feuchtigkeit lösen

Akupunktur: Ma 25 – *(Tianshu)* und **Ren 12 –** *(Zhongwan)* regulieren die *Qi*-Zirkulation im Dickdarm und Magen, **Mi 9 –** *(Yinlingquan)* unterstützt die Milz und verteilt Feuchtigkeit, **Ma 44 –** *(Neiting)* und **Di 11 –** *(Quchi)* klären Feuchte-Hitze im Dickdarm und Magen, **Bl 22 –** *(Sanjiaoshu)* löst Feuchtigkeit im *San Jiao*, **Ex-CA –** *(Zhishi)* beendet Diarrhö, **Di 4** *(Hegu)* bei starken Schmerzen

Rezept: *Ge Gen Huang Lian Huang Qin Tang* (➡ BB: S. 61, EBB: S. 60), *Xie Xin Tang* (➡ 8.2.4.c)

Diätetik: ➡ 7.9.3, 7.8.2.

Nahrungs-Stagnation (➡ 11.6.5)

Therapieprinzipien: Verdauung fördern, Nahrungsstau beseitigen

Akupunktur: Ma 21 – *(Liangmen)*, **Ren 12 –** *(Zhongwan)* und **Ma 36 –** *(Zusanli)* fördern die *Qi*-Zirkulation von Magen und Darm und beseitigen die Nahrungsstagnation, **Ex-LE –** *(Lineiting)*, **Mi 4 –** *(Gongsun)* und **Ren 21 –** *(Xuanji)* beseitigen Nahrungs-Stagnation, **Mi 4** öffnet zusammen mit **Pe 6** *(Neiguan)* den *Chong-Mai* (➡ 6.3.5)

- Bei Aufstoßen: **Ma 44 –** *(Neiting)*, **Ren 13 –** *(Shangwan)*
- Bei Völlegefühl: **Ex-CA –** *(Qizhongsibian)*, **Pe 6** *(Neiguan)*

Rezept: *Bao He Wan* (➡ 8.2.17)

Diätetik: Nahrungsaufnahme regulieren (➡ 7.3).

12

Magen- und Milz-*Qi-/Yang*-Mangel (➡ 11.6.1, 11.5.1, 11.5.2)

Therapieprinzipien: Milz und Magen stärken

Akupunktur: Bl 20 + *(Pishu)* und **Le 13 +** *(Zhangmen)* stellen das *Qi* wieder her, **Bl 21 +** *(Weishu)* und **Ren 12 +** *(Zhongwan)* stärken Milz und Magen, **Ma 36 +** *(Zusanli)* und **Mi 6 +** *(Sanyinjiao)* stärken Milz und Magen, **Ren 6 +** *(Qihai)* stellt das *Qi* wieder her, **Ni 7 +** *(Fuliu)* und **Du 4 +** *(Mingmen)* stärken das *Yang-Qi,* **Ex-CA +** *(Zhishi)* beendet Diarrhö; bei vorherrschendem *Yang*-Mangel Moxibustion an obigen Punkten möglich

Rezept: *Shen Ling Bai Zhu San* (➡ 8.2.10.a), *Tong Xie Yao Fang* (➡ 8.2.6), *Bu Zhong Yi Qi Tang* (➡ 8.2.10.a)

Diätetik: ➡ 7.10.1, 7.9.1.

Milz- und Nieren-*Yang*-Mangel (➡ 11.11.17)

Therapieprinzipien: Nieren wärmen, Milz stärken

Akupunktur: Bl 20 + M *(Pishu)*, **Mi 6 + M** *(Sanyinjiao)* und **Ma 36 + M** *(Zusanli)* stärken die Milz; **Du 4 + M** *(Mingmen)*, **Ren 4 + M** *(Guanyuan)* und **Bl 23 + M** *(Shenshu)* wärmen das Nieren-*Yang*; **Du 20 + M** *(Baihui)* hebt absinkendes *Qi*; **Ma 25 +** *(Tianshu)* und **Ma 37 +** *(Shangjuxu)* harmonisieren die Darmbewegungen, **Ex-CA +** *(Zhishi)* beendet Diarrhö

Rezept: *Fu Zi Li Zhong Wan* (➡ 8.2.9), *Li Zhong Wan* (➡ 8.2.9)

Diätetik: ➡ 7.9.1, 7.12.2.

Weitere Therapiemöglichkeiten

- **Ohrakupunktur: OP 91** (Dickdarm), **OP 89** (Dünndarm), **OP 97** (Milz), **OP 87** (Magen), **OP 34** (Graue Substanz), je nach Beteiligung **OP 98** (Leber) oder **OP 95** (Niere). *Anwendung:* Drei bis vier druckdolente Punkte auswählen, Nadeln 20–30 Min. belassen; je nach Verlauf täglich bis zweitäglich über 10 Sitzungen. Samenkörner oder Dauernadeln applizierbar; Seitenwechsel des Ohres spätestens nach 5 Tagen; Behandlungsdauer: 3 Wochen
- **Hand- und Fußakupunktur: HP 3** (Thorax), **HP 30** (Dickdarm), **HP 31** (Dünndarm), **FP 5, FP 8**. *Anwendung:* Stark ableitende Technik ca. 3–5 Min.; besonders als Akuttherapie bei schmerzhafter Diarrhö in Kombination mit Körperakupunktur geeignet.

12

12.5.5   Leitsymptom: Obstipation

Nach TCM bezeichnet *Bian Bi* einen Komplex aus trockenen Stühlen, erschwerter Defäkation, abnormer Stuhlform und seltenem Stuhlabgang (verschiedene Autoren definieren zwischen zwei und fünf Tagen den Zeitraum der Stuhlkarenz). Syndromdifferenzierung u.a. nach Farbe und Feuchtigkeit des Stuhlgangs, schmerzhafte (oder schmerzlose) Defäkation sowie Begleitsymptome. DD ➡ Tab. 12.27.

Syndrome bei Obstipation				
Syndrom	**Ätiologie**	**Symptome**	**Zunge**	**Puls**
Hitze im Dickdarm	Hitze befällt Magen und Darm oder Leber (➡ unterschiedliche Hitze-Typen ➡ 9.5.3)	*Stühle:* Trocken, seltener Abgang *Begleitsymptome:* Abdominal Schmerzen und Hitzegefühl, Mundtrockenheit, Durst, fauliger Mundgeruch, evtl. Fieber und Schwitzen *Urin:* Wenig, dunkel	Rot, rote Punkte *Belag:* Trocken, gelb	Schnell, schlüpfrig oder saitenförmig; überflutend
Leber-*Qi*-Stauung (➡ 11.7.2), *Qi*-Stagnation (➡ 9.3.1)	Lang andauernder Ärger oder Niedergeschlagenheit greifen Leber an, mangelnde Bewegung	*Stühle:* Kieselsteinförmig; erwünschte, aber erschwerte Defäkation *Begleitsymptomatik:* Häufiges Aufstoßen, Meteorismus, Reizbarkeit	Zungenränder leicht gerötet	Saitenförmig
Qi-Mangel (➡ 9.3.1)	Zu wenig „Kraft", den Stuhl fortzubewegen; oft bei älteren Patienten oder Wöchnerinnen	*Stühle:* Bleistiftartig, nicht trocken, Erschöpfung nach Defäkation *Begleitsymptome:* Blasses Gesicht, Appetitlosigkeit	Blass, geschwollen, Zahnabdrücke	Leer
Blut-Mangel (➡9.3.2)	Dadurch keine ausreichende Flüssigkeit des Darmes (➡ 11.4.1)	*Stühle:* Trocken *Begleitsymptome:* Taubheitsgefühl in den Extremitäten, verschwommenes Sehen	Blass	Leer, dünn
Yin-Mangel (➡ Tab. 9.4)	Ältere Patienten mit Nieren-*Yin*-Mangel (➡ 11.9.6), Flüssigkeitsmangel im Dickdarm (➡ 11.4.1)	*Stühle:* Trocken *Begleitsymptome:* Mund und Rachen besonders abends trocken, schlückchenweiser Durst, Tinnitus, Schwindel	Rot *Belag:* Gering, Furchen	Trommelpuls
Yang-Mangel (➡ Tab. 9.4)	Zu wenig Kraft, den Stuhl fortzubewegen; im unteren der *San Jiao* entsteht Kälte	*Stühle:* Erschöpfung und Schwitzen nach Defäkation *Begleitsymptome:* Kalte Extremitäten, Rücken und Knie empfindlich *Urin:* Viel, hell	Blass *Belag:* Feucht	Tief, schwach

Tab. 12.27

12

Therapie

Gute Erfolge bei Kombinationstherapie aus Akupunktur und Kräutern, v.a. bei habitueller Obstipation

Hitze im Dickdarm

Therapieprinzipien: Hitze klären, Därme befeuchten

Akupunktur: Ma 44 – *(Neiting)*, **Di 4** *(Hegu)* und **Di 11 –** *(Quchi)* klären Hitze im Dickdarm und Magen; **SJ 6 –** *(Zhigou)* klärt Hitze und öffnet den *San Jiao*; **Ma 25 –** *(Tianshu)*, **Ma 37 –** *(Shangjuxu)* und **Mi 14 –** *(Fujie)* fördern die Verteilung der Flüssigkeit und regulieren die *Qi*-Zirkulation; **Ma 28 –** *(Shuidao)* und **Ma 29 –** *(Guilai)* fördern die Darmbewegungen, zusätzlich **Le 2 –** *(Xingjian)* bei Leber-Feuer

🌿 **Rezept:** *Ma Zi Ren Wan* (➡ BB: S. 135, EBB: S. 123)

🍵 **Diätetik:** Nahrung mit heißem Temperaturverhalten, scharfe und gegrillte Speisen und Alkohol meiden (➡ 7.8.2).

Leber-*Qi*-Stauung (➡ 11.7.2), *Qi*-Stagnation (➡ 9.3.1)

Therapieprinzipien: Stagnation auflösen, *Qi* hinabführen

📯 **Akupunktur: Gb 34 −** *(Yanglingquan)* und **Le 3 −** *(Taichong)* besänftigen die Leber und regulieren *Qi*, **Ren 10 −** *(Xiawan)* und **Mi 15 −** *(Daheng)* führen *Qi* hinab, **Ren 12 −** *(Zhongwan)* und **Ma 25 −** *(Tianshu)* fördern die *Qi*-Zirkulation

🌿 **Rezept:** *Mu Xiang Bing Lang Wan* (➡ BB: S. 501, EBB: S. 457)

🍵 **Diätetik:** ➡ 7.11.2.

Qi-Mangel (➡ 9.3.1)

Therapieprinzipien: *Qi* stärken, Därme befeuchten

📯 **Akupunktur: Bl 20 +** *(Pishu)*, **Bl 21 +** *(Weishu)* und **Ma 36 +** *(Zusanli)* stärken die Milz und damit die Herkunft des Nahrungs-*Gu-Qi*, **Ren 4 +** *(Guanyuan)* und **Ren 6 +** *(Qihai)* stärken das *Yang-Qi* (➡ 3.3.1) besonders im unteren der *San Jiao*

🌿 **Rezept:** *Huang Qi* (Rx. Astragali Membranacei) 12 g, *Dang Shen* (Rx. Codonopsitis Pilosulae) 12 g, *Huo Ma Ren* (Sm. Cannabis Sativae) 9 g, *Chen Pi* (Pericarpium Citri Reticulatae) 10 g, *Shan Yao* (Rx. Dioscoreae Oppositae) 12 g, dazu 1 Teelöffel Honig geben

🍵 **Diätetik:** *Qi* stärkende Nahrungsmittel (➡ Tab. 7.5); siehe auch ➡ 7.9.1.

Blut-Mangel (➡ 9.3.2), Flüssigkeitsmangel im Dickdarm (➡ 11.4.1)

Therapieprinzipien: Blut nähren, Därme befeuchten

📯 **Akupunktur: Bl 17 +** *(Geshu)*, **Bl 20 +** *(Pishu)*, **Bl 23 +** *(Shenshu)* und **Ren 4 +** *(Guanyuan)* nähren Blut; **Mi 10 +** *(Xuehai)*, **Mi 6 +** *(Sanyinjiao)* und **Ma 36 +** *(Zusanli)* nähren *Qi* und Blut; **Ni 3** *(Taixi)* befeuchtet Trockenheit, **Ma 25 + E** *(Tianshu)*, **Mi 15 + E** *(Daheng)* harmonisieren die Darmbewegungen

12

🌸 **Rezept:** *Run Chang Wan* (➡ 8.2.5.b), *Zeng Ye Tang* (➡ 8.2.7)

🍵 **Diätetik:** Blut-*Xue* stärkende Nahrungsmittel (➡ 7.5); siehe auch ➡ 7.8.1.

Yin-Mangel (➡ Tab. 9.4), Nieren-*Yin*-Mangel (➡ 11.9.6), Flüssigkeitsmangel im Dickdarm (➡ 11.4.1)

Therapieprinzipien: *Yin* nähren, Nieren stärken

✍ **Akupunktur: Ni 3 +** *(Taixi)*, **Ni 6 +** *(Zhaohai)* und **Ren 4 +** *(Guanyuan)* nähren *Yin* der Nieren; **Bl 23 +** *(Shenshu)* stärkt Nieren, **Mi 6 +** *(Sanyinjiao)* und **Ma 36 +** *(Zusanli)* nähren *Yin*; **Ma 25 +** *(Tianshu)* und **Mi 15 +** *(Daheng)* harmonisieren Darmbewegungen

🌸 **Rezept:** *Mai Men Dong* (Tb. Ophiopogonis Japonici) 12 g, *Sheng Di Huang* (Rx. Rehmanniae Glutinosae) 12 g, *Xuan Shen* (Rx. Scrophulariae Ningpoensis) 15 g, *Yu Li Ren* (Sm. Pruni) 12 g, *Huo Ma Ren* (Sm. Cannabis Sativae) 9 g. Als Dekokt (➡ 8.2.2) mit einem Drittel der angegebenen Mengen beginnen und abhängig vom Verlauf langsam steigern.

🍵 **Diätetik:** ➡ 7.8.1.

Yang-Mangel (➡ Tab. 9.4), Nieren-*Yang*-Mangel (➡ 11.9.2)

Therapieprinzipien: Nieren stärken, unteren der *San Jiao* wärmen

✍ **Akupunktur: Ren 8 M** *(Shenque)*, **Ren 4 + M** *(Guanyuan)* und **Ren 6 + M** *(Qihai)* stärken das Nieren-*Yang* besonders im unteren der *San Jiao*, **Bl 23 + M** *(Shenshu)* und **Ni 7 +** *(Fuliu)* stärken Nieren, **Mi 6 + M** *(Sanyinjiao)* und **Ma 36 + M** *(Zusanli)* stärken *Qi* und *Yang*

🌸 **Rezept:** *Dang Gui* (Rx. Angelicae Sinensis) 15 g, *Rou Cong Rong* (Hb. Cistanches Deserticolae) 9 g, *Niu Xi* (Rx. Achyranthis Bidentatae) 12 g, *Ze Xie* (Rz. Alismatis Orientalis) 9 g, *Sheng Ma* (Rz. Cimicifugae) 3 g, *Zhi Ke* (Fr. Citri seu Ponciri) 6 g

12

🍵 **Diätetik:** ➡ 7.12.2.

Weitere Therapiemöglichkeiten

- **Ohrakupunktur: OP 91** (Dickdarm), **OP 89** (Dünndarm), **OP 101** (Lunge), **OP 81** (Rektum), **OP 104** *(San Jiao)*, je nach Beteiligung **OP 98** (Leber) oder **OP 95** (Niere) *Anwendung:* Drei bis vier druckdolente Punkte auswählen; Nadeln 20–30 Min. belassen jeden 2. Tag über 10 Sitzungen. Samenkörner oder Dauernadeln applizierbar; Seitenwechsel des Ohres spätestens nach 5 Tagen; Behandlungsdauer: 3 Wochen

- **Handakupunktur: HP 30** (Dickdarm), **HP 35** (Milz). *Anwendung:* Stark ableitende Technik ca. 3–5 Min.; zusätzlich zur Körperakupunktur besonders zur symptomatischen Behandlung von akuter Obstipation geeignet. *Cave:* Gründliche Tumordiagnostik durchführen!
- **Diätetik bei habitueller Obstipation:** Esskastanien 30–60 g, 3-mal täglich, warme Milch oder warmes Wasser mit zwei Esslöffeln Honig 3-mal täglich; Rettich gedünstet oder Rettichsaft.

12.5.6 Gastritis

Nach TCM: *Wei Tong* bedeutet Magenschmerzen durch Störung der Magenfunktion. Aufteilung in Fülle- und Mangel-Syndrome (entspricht in etwa der akuten und chronischen Gastritis). Pathogenese: Häufig attackiert Leber-*Qi* den Magen im akuten, stressinduzierten Zustand; Milz- und Magen–Mangel-Syndrom dominiert im chronischen Verlauf. DD ➡ Tab. 12.28.

Syndrome bei Gastritis					
Syndrom	**Ätiologie**	**Symptome**	**Zunge**	**Puls**	
Leber attackiert den Magen (➡ 11.11.19)	*Qi*-Stagnation durch emotionale Belastung (besonders Depression) oder Stress	*Schmerz:* Schubweise epigastrisch, Ausdehnung ins Hypochondrium *Begleitsymptome:* Bitterer Mundgeschmack, saures Aufstoßen, Reizbarkeit	Normal, Zungenränder evtl. gerötet *Belag:* Dünn, weiß	Saitenförmig	
Nahrungs-Stagnation im Magen (➡ 11.6.5)	Fehlernährung (zu viel, zu roh, ohne Rhythmus, zu schwer) beeinträchtigt Milz- und Magen-*Qi*	*Schmerz:* Dumpf epigastrisch, stärker bei Palpation *Erbrechen:* Mit unverdauten Nahrungsresten, danach Erleichterung *Begleitsymptome:* Völlegefühl, fauliger Mundgeruch	*Belag:* Dick, weiß, schmierig, klebrig (besonders an der Wurzel)	Voll, schlüpfrig	
Blut-Stase im Magen (➡ 11.6.6)	Lang andauernde *Qi*-Stagnation geht voraus, oft assoziiert mit Leber-Blut-Stagnation	*Schmerz:* Stechend epigastrisch, schlimmer nachts, nach dem Essen und bei Palpation *Begleitsymptome:* Blut im Erbrochenen und im Stuhl, dunkle Gesichtsfarbe	Dunkelviolett, auch Zungenvenen (gestaut)	Rau, saitenförmig	
Magen-*Qi*-Mangel mit Kälte (➡ 11.6.2)	Lang andauernde Erkrankung, Weiterentwicklung eines *Qi*- und *Yang*-Mangels, Fehlernährung	*Schmerz:* Dumpf epigastrisch; besser bei Palpation, Wärme und nach dem Essen *Erbrechen:* Regurgitation von klarer Flüssigkeit *Begleitsymptome:* Kalte Extremitäten, Appetitlosigkeit	Blass *Belag:* Weiß, feucht oder schmierig	Tief, schwach, langsam	
Magen-*Yin*-Mangel (➡ 11.6.3)	Lang dauernde Hitzeerkrankungen im Magen mit Verbrauch der *Yin*-Flüssigkeit, Überarbeitung	*Schmerz:* Dumpf epigastrisch mit brennendem Gefühl *Begleitsymptome:* Mund und Hals trocken, Obstipation, Durst	Rot *Belag:* Fehlt	Schnell, dünn	

Tab. 12.28

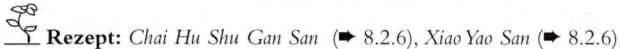

Therapie

Gute Wirksamkeit der Akupunktur bei akuter Symptomatik, bei chronischem Verlauf besser zusätzlich mit Kräutern behandeln.

Leber attackiert den Magen (➡ 11.11.19)

Therapieprinzipien: *Qi*-Zirkulation regulieren, Leber besänftigen und Magen stärken

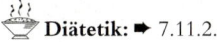

Akupunktur: Le 13 – *(Zhangmen)* und **Le 14 –** *(Qimen)* regulieren *Qi*-Zirkulation und harmonisieren Leber und Magen, **Gb 34 –** *(Yanglingquan)* und **Le 3 –** *(Taichong)* besänftigen die Leber und regulieren *Qi*, **Pe 6 – N** *(Neiguan)* und **Ma 36 – N** *(Zusanli)* beruhigen den Magen und beseitigen Schmerzen, **Ren 12 N** *(Zhongwan)* stärkt Milz und Magen und verhindert so die Leber-*Qi*-Attacke, **Ex-B 3 – N** *(Weiwanxiashu)* harmonisiert den *Qi*-Fluss

Rezept: *Chai Hu Shu Gan San* (➡ 8.2.6), *Xiao Yao San* (➡ 8.2.6),

Diätetik: ➡ 7.11.2.

Nahrungsstagnation im Magen (➡ 11.6.5)

Therapieprinzipien: Nahrungsrückstau beseitigen, Magen-*Qi*-Fluss regulieren

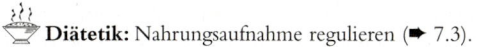

Akupunktur: Ren 10 – *(Xiawan)* und **Ren 13 –** *(Shangwan)* unterdrücken aufsteigendes Magen-*Qi* und führen es hinab; **Pe 6 – N** *(Neiguan)* und **Ma 36 – N** *(Zusanli)* beruhigen den Magen und beseitigen starke Übelkeit, **Mi 4** *(Gongsun)* öffnet zusammen mit **Pe 6** den *Chong Mai* (➡ 6.3.5); **Mi 14 –** *(Fujie)* löst Völle- und Druckgefühl; **Ma 20 –** *(Chengman)*, **Ma 21 –** *(Liangmen)* und **Ma 44 –** *(Neiting)* beseitigen Nahrungsrückstau und Völlegefühl, **Ma 45 –** *(Lidui)* harmonisiert den Magen und klärt den Geist-*Shen*; **Ma 25 –** *(Tianshu)* beseitigt Nahrungsrückstau durch Harmonisierung der Darmbewegungen; **Ex-LE –** *(Lineiting)* beseitigt Völlegefühl und Schmerzen

Rezept: *Bao He Wan* (➡ 8.2.17)

Diätetik: Nahrungsaufnahme regulieren (➡ 7.3).

Blut-Stase im Magen (➡ 11.6.6)

Therapieprinzipien: Blut bewegen, Stase und Schmerzen beseitigen; *cave:* Diagnostische Abklärung (DD Ulcus, Karzinom) mittels Gastroskopie berücksichtigen.

12

✐ **Akupunktur: Ma 34 –** *(Liangqiu)*, **Ma 21 –** *(Liangmen)* und **Ren 12 –** *(Zhongwan)* beseitigen Stagnation und Schmerzen, **Pe 6 – N** *(Neiguan)* und **Mi 4 – N** *(Gongsun)* stellen die Verbindung zum außerordentlichen Gefäß *Chong Mai* (➡ 6.3.5) her, **Mi 10 –** *(Xuehai)* und **Bl 17 –** *(Geshu)* bewegen das Blut und beseitigen Blut-Stase, **Ex-UE 8 –** *(Wailaogong)* harmonisiert den Blut-Fluss

Bei Leberbeteiligung: **Bl 18 –** *(Ganshu)*

🌱 **Rezept:** *Dan Shen Yin* (➡ BB: S. 354, EBB: S. 318); *Si Ni San* (➡ 8.2.6) mit *Dang Gui* (Rx. Angelicae Sinensis) 12 g, *Dan Shen* (Rx. Salviae Miltiorrhizae) 12 g, *Bai Shao* (Rx. Paeoniae Lactiflorae) 12 g; bei starken Schmerzen zusätzlich *Shi Xiao San* (➡ BB: S. 353, EBB: S. 316). Als Dekokt (➡ 8.2.2) mit der Hälfte der angegebenen Mengen beginnen und abhängig vom Verlauf steigern.

🍲 **Diätetik:** Blut-*Xue* bewegende Nahrungsmittel (➡ Tab. 7.5).

Magen-*Qi*-Mangel mit Kälte (➡ 11.6.2)

Therapieprinzipien: Milz und Magen stärken, mittleren der *San Jiao* erwärmen

✐ **Akupunktur: Bl 20 + M** *(Pishu)* und **Le 13 +** *(Zhangmen)* stellen das *Qi* wieder her, **Bl 21 + M** *(Weishu)* und **Ren 12 +** *(Zhongwan)* stärken Milz und Magen, **Ren 6 + M** *(Qihai)* stellt das *Qi* wieder her und wärmt zusammen mit **Ma 36 + M** *(Zusanli)* den mittleren der *San Jiao*, indirekte Moxibustion (➡ 5.2.3) von **Ren 8** *(Shenque)*

🌱 **Rezept:** *Huang Qi Jian Zhong Tang* (➡ 8.2.9), *Huo Xiang Zheng Qi San* (➡ 8.2.8.a)

🍲 **Diätetik:** ➡ 7.10.1.

Magen-*Yin*-Mangel (➡ 11.6.3)

Therapieprinzipien: *Yin* nähren, Milz und Magen unterstützen

✐ **Akupunktur: Pe 6 +** *(Neiguan)* und **Mi 4 +** *(Gongsun)* regulieren *Qi* im mittleren der *San Jiao* und besänftigen den Magen; **Ma 44 –** *(Neiting)* klärt die Mangel-Hitze; **Ma 36 +** *(Zusanli)* und **Mi 9 +** *(Yinlingquan)* als jeweilige Meer-*He*-Punkte von Milz und Magen unterstützen diese; **Mi 6 +** *(Sanyinjiao)*, **Bl 20 +** *(Pishu)* und **Bl 21 +** *(Weishu)* nähren *Yin* von Milz und Magen, **Ni 6 +** *(Zhaohai)* nährt das *Yin*

🌱 **Rezept:** *Mai Men Dong Tang* (➡ 8.2.7); *Bei Sha Shen* (Rx. Adenophorae seu Glehniae) 12 g, *Sheng Di Huang* (Rx. Rehmanniae Glutinosae) 15 g, *Gou Qi Zi* (Fr. Lycii) 12 g, *Mai Men Dong* (Tb. Ophiopogonis Japonici) 12 g, *Dang Gui* (Rx. Angelicae Sinensis) 9 g, *Bai Shao* (Rx. Paeoniae Lactiflorae) 9 g, *Zhi Gan Cao* (Rx. Glycyrrhizae Uralensis) 9 g. Als Dekokt (➡ 8.2.2) mit einem Drittel der angegebenen Mengen beginnen und abhängig vom Verlauf langsam steigern

🍲 **Diätetik:** ➡ 7.10.2.

Weitere Therapiemöglichkeiten

- **Ohrakupunktur: OP 87** (Magen), **OP 97** (Milz), **OP 89** (Dünndarm), **OP 98** (Leber), **OP 83** (Verzweigungspunkt), **OP 55** *(Shenmen)*, **OP 51** (Vegetativum), **OP 34** (Graue Substanz). *Anwendung:* 3–4 druckdolente Punkte auswählen; Nadeln 15–30 Min. belassen jeden 2. Tag über 10 Sitzungen. Samenkörner oder Dauernadeln applizierbar; Seitenwechsel des Ohres spätestens nach 5 Tagen; Behandlungsdauer: Mindestens 3 Wochen
- **Chinesische Schädelakupunktur (➡ 13.2):** Alternierend zur Körperakupunktur (➡ Tab. 13.22): Magenzone beidseits nadeln, Nadeln für 30–40 Min. belassen, während dieser Zeit 2- bis 3-mal stimulieren
- **Hand- und Fußakupunktur: HP 29** (Gastrointestinum), **FP 10, FP 11, FP 20.** *Anwendung:* Stark ableitende Technik ca. 3–5 Min., zusätzlich zur Körperakupunktur v. a. als symptomatische Akuttherapie bei stark schmerzhafter Gastritis geeignet. *Cave:* Immer an Abklärung mittels westlicher Diagnostik denken
- **Schröpfen:** Besonders bei Magen-*Qi*-Mangel mit Kälte; Schröpfköpfe 15–20 Min. auf **Ren 12** *(Zhongwan),* **Ma 21** *(Liangmen),* **Bl 20** *(Pishu)* und **Bl 21** *(Weishu),* zusätzlich zur Körperakupunktur 3-mal wöchentlich abwechselnd Bauch- und Rückenlage oder Kombinationsanwendung von Akupunkturnadel und Schröpfkopf (➡ 5.3.3)
- **Sonstiges:** Entspannungstechniken wie *Taijiquan* (➡ 5.4), *Qi Gong* (➡ 5.5).

12.5.7 Ulcus ventriculi und duodeni

Nach TCM wie *Wei Tong* (➡ Gastritis, 12.5.6) Magenschmerzen mit chronischem Verlauf. *Häufige* Pathogenese: Kälte bei Magen- uind Milz–*Qi*-Mangel. Jahreszeitliche Häufung im Herbst und Winter.

Therapie

Akupunktur als Akuttherapie bei unkomplizierten Magen- oder Duodenalulzera möglich. Bei chronischem Verlauf besser adjuvant zur westlichen Schulmedizin unter zusätzlichem Einsatz von Phytotherapeutika behandeln; Syndromdifferenzierung ➡ Tab. 12.29; *cave:* Schulmedizinische Abklärung durch Gastroskopie (DD Karzinom) bei Bedarf einleiten.

Magen-*Qi*-Mangel mit Kälte (➡ 11.6.2)

Therapieprinzipien: Milz und Magen stärken, mittleren der *San Jiao* erwärmen

Akupunktur: Bl 20 + M *(Pishu)* und **Le 13 +** *(Zhangmen)* stellen das *Qi* wieder her, **Bl 21 + M** *(Weishu)* und **Ren 12 +** *(Zhongwan)* stärken Milz und Magen, **Ren 6 + M** *(Qihai)* stellt das *Qi* wieder her und wärmt zusammen mit **Ma 36 + M** *(Zusanli)* den mittleren der *San Jiao,* indirekte Moxibustion (➡ 5.2.3) von **Ren 8** *(Shenque)*

12

Rezept: *Huang Qi Jian Zhong Tang* (➡ 8.2.9), *Wu Zhu Yu Tang* (➡ 8.2.9); bei spastischen Schmerzen *Xiao Jian Zhong Tang* (➡ 8.2.9)

Diätetik: ➡ 7.10.1.

Leber-*Qi* attackiert den Magen (➡ 11.7.2)

Therapieprinzipien: *Qi*-Zirkulation regulieren, Leber besänftigen

Akupunktur: Le 13 – *(Zhangmen)* und **Le 14 –** *(Qimen)* regulieren *Qi*-Zirkulation und harmonisieren Leber und Magen, **Gb 34 –** *(Yanglingquan)* und **Le 3 –** *(Taichong)* besänftigen die Leber und regulieren *Qi*, **Pe 6 – N** *(Neiguan)* und **Ma 36 – N** *(Zusanli)* beruhigen den Magen und beseitigen Schmerzen, **Ren 12 N** *(Zhongwan)* stärkt Milz und Magen und verhindert so die Leber-*Qi*-Attacke

Rezept: *Chai Hu Shu Gan San* (➡ 8.2.6), *Si Ni San* (➡ 8.2.6); *Xiao Yao San* (➡ 8.2.6)

Diätetik: ➡ 7.11.2.

Schleim-Feuchtigkeit-Retention im mittleren der *San Jiao* (➡ 9.3.4, 11.5.1)

Therapieprinzipien: Milz und Magen stärken, Schleim und Feuchtigkeit transformieren

Akupunktur: Bl 20 + *(Pishu)* und **Ren 12 +** *(Zhongwan)* stärken die Milz, **Bl 21 +** *(Weishu)* und **Ma 36 +** *(Zusanli)* stärken den Magen, **Ren 9 N** *(Shuifen)* und **Ren 10 N** *(Xiawan)* fördern die Transformation der Flüssigkeiten, **Mi 9 N** *(Yinlingquan)* und **Ma 40 N** *(Fenglong)* lösen Schleim auf
Bei Hitze-Schleim-Symptomatik: **Ma 44 –** *(Neiting)* und **Di 11 –** *(Quchi)* klären Hitze

Rezept: *Er Chen Tang* (➡ 8.2.16.a), *Liu Jun Zi Tang* (➡ 8.2.6), *Xiang Sha Yang Wei Tang* (➡ BB: S. 263, EBB: S. 238)

12

Diätetik: Nahrungsmittel mit hohem Eiweißgehalt wie Eier, Käse, Milch und Erdnüsse sowie Zucker meiden. Spezielle diätetische Angaben ➡ 7.7.5, 7.9.1; bei Hitze ➡ 7.9.3.

Syndrome bei Ulcus ventriculi et duodeni				
Syndrom	**Ätiologie**	**Symptome**	**Zunge**	**Puls**
Magen-*Qi*-Mangel mit Kälte (➡ 11.6.2)	Lang andauernde Erkrankung, Weiterentwicklung eines *Qi*- und *Yang*-Mangels, Fehlernährung	*Schmerz:* Dumpf, epigastrisch, besser bei Palpation, Wärme und nach dem Essen *Begleitsymptome:* Regurgitation von klarer Flüssigkeit, kalte Extremitäten, Appetitlosigkeit	Blass *Belag:* Weiß	Tief, schwach, langsam
Leber attackiert den Magen (➡ 11.11.19)	Magen-*Qi* wird beim Hinabsteigen behindert, *Qi*-Stagnation ist die Folge	*Schmerz:* Schubweise, epigastrisch (bis ins Hypochrondrium) *Begleitsymptome:* Bitterer Mundgeschmack, Aufstoßen, Reizbarkeit	Normal, Ränder gerötet	Saitenförmig
Nässe-Schleim-Retention im mittleren der *San Jiao* (➡ 11.5.1)	Milz-*Qi* kann die Flüssigkeiten nicht mehr transformieren, Fehlernährung, Übergang in Hitze-Schleim-Symptomatik (➡ 11.5.6)	*Schmerz:* Epigastrisch, nach dem Essen *Begleitsymptome:* Völlegefühl im Thorax, Durst mit Abneigung zum Trinken, Appetitlosigkeit, bitterer Mundgeschmack, dunkler Urin, Obstipation, Erbrechen	Normal *Belag:* Weiß, schmierig; *bei Hitze: Zunge:* Rot *Belag:* Gelblich	Sanft, schlüpfrig; *bei Hitze:* schnell
Loderndes Magen- und Leber-Feuer (➡ 11.6.4, 11.7.4)	Lang andauernde emotionale Belastung: Leber-*Qi*-Depression wandelt sich nach langem Bestehen in Feuer um	*Schmerz:* Brennend, epigastrisch *Begleitsymptome:* Bitterer Mundgeschmack, Zahnfleischbluten möglich, Regurgitation von saurer Flüssigkeit, Durst, Reizbarkeit, Neigung zu Wutausbrüchen	Ränder gerötet *Belag:* Gelb	Schnell, saitenförmig
Magen-*Yin*-Mangel (➡ 11.6.3)	Lang dauernde Hitzeerkrankungen im Magen mit Verbrauch der *Yin*-Flüssigkeit, Überarbeitung	*Schmerz:* Dumpf, epigastrisch mit brennendem Gefühl *Begleitsymptome:* Mund und Hals trocken, Obstipation, Durst	Rot *Belag:* Fehlt	Schnell, dünn

Tab. 12.29

Loderndes Magen- und Leber-Feuer (➡ 11.6.4, 11.7.4)

Therapieprinzipien: Hitze klären, Leber besänftigen

Akupunktur: Ma 44 – *(Neiting)* und **Ma 21 –** *(Liangmen)* klären Hitze, **Le 13 –** *(Zhangmen)* und **Le 14 –** *(Qimen)* regulieren *Qi*-Zirkulation und harmonisieren Leber und Magen, **Le 3 –** *(Taichong)* klärt Leber-Feuer, **Gb 34 –** *(Yanglingquan)* besänftigt die Leber, **Pe 6 –** *(Neiguan)* und **Gb 13 –** *(Benshen)* beruhigen den Geist-*Shen*; **Ma 45 – B** *(Lidui)* bei stärkster Hitze-Symptomatik

Rezept: *Da Chai Hu Tang* (➡ 8.2.6); *Liang Ge San* (➡ 8.2.5.a); *Bai Shao* (Rx. Paeoniae Lactiflorae) 12 g, *Qing Pi* (Pericarpium Citri Reticulatae Viride) 10 g, *Chen Pi* (Pericarpium Citri Reticulatae) 10 g, *Huang Lian* (Rz. Coptidis) 9 g, *Zhi Zi* (Fr. Gardeniae Jasminoidis) 12 g, *Mu Dan Pi* (Cx. Moutan Radicis) 9 g, *Wu Zhu Yu* (Fr. Evodiae Rutaecarpae) 3 g; bei kleineren Blutbeimengungen *Si Sheng Wan* (➡ BB: S. 373, EBB: S. 337). Als Dekokt (➡ 8.2.2) mit einem Drittel der angegebenen Mengen beginnen und abhängig vom Verlauf langsam steigern.

12

Diätetik: ➡ 7.10.3.

Magen-*Yin*-Mangel (➡ 11.6.3)

Therapieprinzipien: *Yin* nähren, Milz und Magen unterstützen

Akupunktur: Pe 6 + *(Neiguan)* und **Mi 4 +** *(Gongsun)* regulieren *Qi* im mittleren der *San Jiao* und besänftigen den Magen, **Ma 44 −** *(Neiting)* klärt die Mangel-Hitze, **Ma 36 +** *(Zusanli)* und **Mi 9 +** *(Yinlingquan)* als jeweilige Meer-*He*-Punkte von Milz und Magen unterstützen diese; **Mi 6 +** *(Sanyinjiao)*, **Bl 20 +** *(Pishu)* und **Bl 21 +** *(Weishu)* nähren *Yin* von Milz und Magen, **Ni 6 +** *(Zhaohai)* nährt das *Yin*

Rezept: *Mai Men Dong Tang* (➡ 8.2.7); *Bei Sha Shen* (Rx. Adenophorae seu Glehniae) 12 g, *Sheng Di Huang* (Rx. Rehmanniae Glutinosae) 15 g, *Gou Qi Zi* (Fr. Lycii) 12 g, *Mai Men Dong* (Tb. Ophiopogonis Japonici) 12 g, *Dang Gui* (Rx. Angelicae Sinensis) 9 g, *Bai Shao* (Rx. Paeoniae Lactiflorae) 9 g, *Zhi Gan Cao* (Rx. Glycyrrhizae Uralensis) 9 g; bei Mangel-Hitze *Yu Nu Jian* (➡ 8.2.4.d). Als Dekokt (➡ 8.2.2) mit einem Drittel der angegebenen Mengen beginnen und abhängig vom Verlauf langsam steigern

Diätetik: ➡ 7.10.2.

Weitere Therapiemöglichkeiten

- **Ohrakupunktur:** OP 87 (Magen), OP 97 (Milz), **OP 89** (Dünndarm), **OP 98** (Leber), **OP 55** *(Shenmen)*, **OP 51** (Vegetativum), **OP 34** (Graue Substanz). *Anwendung:* Drei bis vier druckdolente Punkt auswählen; Nadeln 15–30 Min. belassen jeden zweiten Tag über zehn Sitzungen. Samenkörner oder Dauernadeln applizierbar; Seitenwechsel des Ohres spätestens nach fünf Tagen; Behandlungsdauer: Mindestens drei Wochen
- **Injektionsakupunktur:** Tägliche Injektion von 1–2 ml einer 0,5- bis 1%igen Procain-Lösung (oder anderes Neuraltherapeutikum) in **Ma 36** *(Zusanli)* und **Ren 12** *(Zhongwan)*; besonders als symptomatische Akuttherapie geeignet
- **Chinesische Schädelakupunktur:** Zusätzlich zur Körperakupunktur (➡ Tab. 13.22) Magenzone beidseits nadeln, Nadeln für ca. 30 Min. belassen, dabei 2–3-mal stimulieren
- **Hand- und Fußakupunktur:** HP 29 (Gastrointestinum), FP 10 und FP 11, FP 20. *Anwendung:* Stark ableitende Technik ca. 3–5 Min., zusätzlich zur Körperakupunktur v. a. als symptomatische Akuttherapie bei starken Schmerzen geeignet
- **Schröpfen:** Besonders bei Magen-Mangel mit Kälte; Schröpfköpfe 15–20 Min. auf **Ren 12** *(Zhongwan)*, **Ma 21** *(Liangmen)*, **Bl 20** *(Pishu)* und **Bl 21** *(Weishu)*; zusätzlich zur Körperakupunktur 3-mal wöchentlich abwechselnd Bauch- und Rückenlage oder Kombinationsanwendung von Akupunkturnadel und Schröpfkopf (➡ 5.3.3)
- **Sonstiges:** Entspannungstechniken wie *Taijiquan* (➡ 5.4), *Qi Gong* (➡ 5.5).

12

12.5.8 Entzündliche Darmerkrankungen

In der TCM keine systematischen Analoge zur westlichen Diagnose. Unterschiedliche Darmerkrankungen, wie z.B. Colitis ulcerosa oder Morbus Crohn, werden nach symptomatischen Gesichtspunkten wie „Blut im Stuhl", „Diarrhö" oder „Schmerzen im Abdomen" behandelt. Dabei entspricht die Fülle-Symptomatik eher einem akuten Schub, die Mangel-Symptomatik eher einem chronischen Verlauf. DD ➡ Tab. 12.30.

Syndrome bei entzündlichen Darmerkrankungen				
Syndrom	Ätiologie	Symptome	Zunge	Puls
Leber attackiert die Milz (➡ 11.11.18)	Hyperaktives Leber-*Qi* greift nach Stagnation auf die Milz über und stört deren Funktion	*Stühle:* Schleimig, Diarrhö *Abdomen:* Druckgefühl im Hypochondrium *Begleitsymptome:* Bitterer Mundgeschmack, Übelkeit, Reizbarkeit	Rötlich am Zungenrand	Saitenförmig
Feuchte-Hitze in Milz oder Dickdarm (➡ 11.5.6, 11.4.3)	Milz-*Qi* kann die Flüssigkeiten nicht mehr transformieren, Fehlernährung	*Stühle:* Lose, schleimig-eitrig mit Blutbeimengungen *Abdomen:* Schmerzen im Unterbauch *Begleitsymptome:* Subfebrile Temperaturen, Durst, erschwerte Miktion	Rötlich *Belag:* Gelb, schmierig	Schnell, schlüpfrig
Milz- und Magen-*Qi*-Mangel (➡ 11.5.1, 11.6.1)	Schwaches *Qi* kann das Blut nicht mehr in den Gefäßen halten (Milz kontrolliert das Blut nicht ➡ 11.5.3)	*Stühle:* Lose, häufig, schleimig-eitrig und blutig *Abdomen:* Unangenehmes Druckgefühl im Unterbauch *Begleitsymptome:* Appetitlosigkeit, Gewichtsabnahme, blasse Gesichtsfarbe	Blass, geschwollen	Schwach
Nieren-*Yang*-Mangel (➡11.9.2); zusätzlich Milz betroffen (➡ 11.11.17)	Lang andauernde Krankheit mit Verminderung des Lebensfeuers (*Mingmen* ➡ 3.3.6)	*Stühle:* Frühmorgendliche Diarrhö (besonders gegen 5 Uhr) *Abdomen:* Blähungsgeräusche *Begleitsymptome:* Frösteln, blasses Gesicht, Knie und Lendenbereich kalt, Urin klar und vermehrt, Ödeme	Blass, geschwollen	Tief, langsam, schwach

Tab. 12.30

Therapie

Gute bis befriedigende Wirksamkeit mit Kombinationstherapie (Akupunktur und Kräutern) bei leichter bis mittelstarker Symptomatik; bei schwerem Verlauf auch in Kombination mit westlicher Therapie!

Leber attackiert die Milz (➡ 11.11.18)

Therapieprinzipien: *Qi*-Zirkulation regulieren, Leber besänftigen, Milz stärken

Akupunktur: Le 13 – *(Zhangmen)* und **Le 14** – *(Qimen)* regulieren *Qi*-Zirkulation und harmonisieren Leber und Magen, **Gb 34** – *(Yanglingquan)* und **Le 3** – *(Taichong)* besänftigen die Leber und regulieren *Qi*, **Pe 6 – N** *(Neiguan)* senkt gegenläufiges *Qi* ab,

12

Ma 36 + N *(Zusanli)* und **Mi 6 + N** *(Sanyinjiao)* stärken die Milz, **Ren 12 + N** *(Zhong-wan)* stärkt Milz und Magen und verhindert so die Leber-*Qi*-Attacke

Rezept: Variation von *Tong Xie Yao Feng* (➥ 8.2.6): *Bai Tou Weng* (Rx. Pulsatillae) 6 g, *Mu Xiang* (Rx. Aucklandiae) 6 g, *Fang Feng* (Rx. Ledebouriellae Divaricatae) 6 g, *Bai Zhu* (Rz. Atractylodis Macrocephalae) 12 g, *Bai Shao* (Rx. Paeoniae Lactiflorae) 12 g, *Chen Pi* (Pericarpium Citri Reticulatae) 12 g; bei spastischen Schmerzen *Shao Yao Gan Cao Tang* (➥ BB. S. 279, EBB: S. 252). Als Dekokt (➥ 8.2.2) mit der Hälfte bis einem Drittel der angegebenen Mengen beginnen und abhängig vom Verlauf langsam steigern.

Diätetik: ➥ 7.9.1, 7.11.2

Feuchte-Hitze in Milz oder Dickdarm (➥ 11.5.6, 11.4.3)

Therapieprinzipien: Hitze klären, Feuchtigkeit transformieren

Akupunktur: Bl 20 + *(Pishu)* und **Bl 21 +** *(Weishu)* stärken Milz und Magen zur Auflösung der Feuchtigkeit; **Mi 6 N** *(Sanyinjiao)*, **Mi 9 N** *(Yinlingquan)*, **Ren 10 N** *(Xiawan)* und **Bl 22 N** *(Sanjiaoshu)* transformieren Feuchtigkeit im unteren der *San Jiao*; **Mi 10 –** *(Xuehai)* kühlt das Blut; **Di 11 –** *(Quchi)* klärt Feuchte-Hitze im Dickdarm; **Ma 25 – E** *(Tianshu)*, **Bl 25 – E** *(Dachangshu)* und **Ma 37 –** *(Shangjuxu)* klären Hitze und beenden häufigen Stuhlgang

Rezept: *Yin Chen Wu Ling San* (2:1-Kombination von *Yin Chen Hao Tang* ➥ 8.2.8.b und *Wu Ling San* ➥ 18.2.8.c); *Huai Hua San* (➥ 8.2.12.b); *Di Yu* (Rx. Sanguisorbae Officinalis) 12 g, *Huang Qin* (Rx. Scutellariae) 9 g, *Huang Lian* (Rz. Coptidis) 6 g, *Fu Ling* (Sclerotium Poriae Cocos) 12 g, *Zhi Zi* (Fr. Gardeniae Jasminoidis) 10 g, *Qian Cao Gen* (Rx. Rubiae Cordifoliae) 12 g, *Bai Shao* (Rx. Paeoniae Lactiflorae) 12 g, *Dang Gui* (Rx. Angelicae Sinensis) 12 g. Als Dekokt (➥ 8.2.2) mit einem Drittel der angegebenen Mengen beginnen und abhängig vom Verlauf langsam steigern

Diätetik: ➥ 7.9.3, 7.8.2.

Milz- und Magen-*Qi*-Mangel (➥ 11.5.1, 11.6.1)

Therapieprinzipien: Milz und Magen stärken, *Qi* wiederherstellen

Akupunktur: Bl 20 + *(Pishu)*, **Bl 21 +** *(Weishu)* und **Ren 12 +** *(Zhongwan)* stellen das *Qi* wieder her und stärken Milz und Magen; **Ma 36 +** *(Zusanli)* und **Mi 3 +** *(Taibai)* stärken Milz und Magen; **Ma 25 +** *(Tianshu)* und **Ma 37 +** *(Shangjuxu)* beenden häufigen Stuhlgang; **Mi 10 +** *(Xuehai)* beseitigt Blutungen, **Mi 6 +** *(Sanyinjiao)* stärkt *Qi* und Blut; **Ren 6 + M** *(Qihai)* stärkt das *Qi*; **Du 20 + M** *(Baihui)* hebt absinkendes *Qi*

12

Rezept: *Li Zhong Wan* (➡ 8.2.9), *Gui Pi Tang* (➡ 8.2.10.c) mit *Sheng Ma* (Rz. Cimicifugae) 12 g, *Bai Shao* (Rx. Paeoniae Lactiflorae) 12 g; bei Blutungen *Gui Pi Tang* (➡ 8.2.10.c)

Diätetik: ➡ 7.9.1.

Nieren-*Yang*-Mangel (➡ 11.9.2), Milz- und Nieren-*Yang*-Mangel (➡ 11.11.17)

Therapieprinzipien: Nieren wärmen, Milz stärken

Akupunktur: Bl 20 + M *(Pishu)*, **Mi 6 + M** *(Sanyinjiao)* und **Ma 36 + M** *(Zusanli)* stärken die Milz; **Du 4 + M** *(Mingmen)* tonisiert das *Mingmen* (➡ 3.3.6); **Ni 7 +** *(Fuliu)*, **Ren 6 + M** *(Qihai)* und **Bl 23 + M** *(Shenshu)* wärmen das Nieren-*Yang*; **Ma 25 + M** *(Tianshu)*, **Bl 25 +** *(Dachangshu)* und **Ma 37 +** *(Shangjuxu)* harmonisieren die Darmbewegungen

Rezept: *Fu Zi Li Zhong Wan* (➡ 8.2.9), *Si Shen Wan* (➡ 8.2.13) mit *Fu Zi* (Rx. Lateralis Aconiti Carmichaeli Praeparatae) 3–5 g, *Gan Jiang* (Rz. Zingiberis Officinalis) 6 g; bei Ödemen *Zhen Wu Tang* (➡ 8.2.13) oder *Shi Pi Yin* (➡ BB: S. 217, EBB: S. 199)

Diätetik: ➡ 7.9.1, 7.12.2.

Weitere Therapiemöglichkeiten

- **Ohrakupunktur: OP 91** (Dickdarm), **OP 89** (Dünndarm), **OP 97** (Milz), **OP 87** (Magen), **OP 34** (Graue Substanz), je nach Beteiligung **OP 98** (Leber) oder **OP 95** (Niere). *Anwendung:* 3–4 druckdolente Punkt auswählen; Nadeln 20–30 Min. belassen jeden zweiten Tag über 10 Sitzungen. Samenkörner oder Dauernadeln applizierbar; Seitenwechsel des Ohres spätestens nach 5 Tagen; Behandlungsdauer: 3 Wochen
- **Chinesische Schädelakupunktur:** Alternierend zur Körperakupunktur (➡ 13.2): Intestinalzone beidseits nadeln, Nadeln für 30–40 Min. belassen, währenddessen 2- bis 3-mal stimulieren
- **Hand- und Fußakupunktur: HP 30** (Dickdarm), **HP 31** (Dünndarm), **FP 5, FP 8, FP 20.** *Anwendung:* Stark ableitende Technik ca. 3–5 Min., zusätzlich zur Körperakupunktur v.a. bei starken Schmerzen geeignet
- **Schröpfen:** Besonders bei Magen-*Qi*-Mangel; Schröpfköpfe 15–20 Min. auf **Ren 12** *(Zhongwan)*, **Ma 25** *(Tianshu)*, **Bl 20** *(Pishu)* und **Bl 21** *(Weishu)*, **Bl 25** *(Dachangshu)*, **Bl 27** *(Xiaochangshu)* zusätzlich zur Körperakupunktur 3-mal wöchentlich abwechselnd Bauch- und Rückenlage oder Kombinationsanwendung von Akupunkturnadel und Schröpfkopf (➡ 5.3.3).

12.5.9 Colon irritabile

In der TCM kein entsprechendes Analog zur westlichen Diagnose. Therapie nach symptomatischen Gesichtspunkten wie „Schmerzen im Abdomen", „Obstipation", „Diarrhö" oder „Meteorismus". *Häufige* Pathogenese: Dauernde emotionale Anspan-

12

nung führt zur Leber-*Qi*-Depression. Frauen im mittleren Lebensalter besonders betroffen. DD ➡ Tab. 12.31; gynäkologische Anamnese (➡ Menstruationsstörungen 12.8.9) empfohlen. *Cave:* Tumorausschluss durch westliche Diagnostik beachten.

Syndrome bei Colon irritabile				
Syndrom	**Ätiologie**	**Symptome**	**Zunge**	**Puls**
Leber-*Qi*-Stauung (➡ 11.7.2)	Greift phasenweise auf Milz oder Magen über (unkontrollierte oder unterdrückte Emotionen)	*Stuhl:* Diarrhö und Obstipation im Wechsel *Abdomen:* Meteorismus *Begleitsymptome:* Appetitlosigkeit, häufiges Aufstoßen, Anspannung, Reizbarkeit, Dysmenorrhö	Zungenränder leicht gerötet	Saitenförmig
Blut-Stase (➡ 9.3.2)	Kann nach lang bestehendem obigem Zustand entstehen (➡ 11.7.3)	*Stuhl:* Obstipation und Diarrhö im Wechsel *Abdomen:* Krampfartige Schmerzen mit spastischer Darmbewegung *Begleitsymptom:* Dunkle Gesichtsfarbe	Blauviolett	Tief, rau

Tab. 12.31

Therapie

Leber-*Qi*-Stauung (➡ 11.7.2)

Therapieprinzipien: *Qi* bewegen, Leber besänftigen, Milz stärken

Akupunktur: Bl 18 N *(Ganshu)* und **SJ 6 N** *(Zhigou)* bewegen *Qi*; **Gb 34 – N** *(Yanglingquan)*, **Ren 6 N** *(Qihai)* und **Le 3 – N** *(Taichong)* regulieren *Qi* und besänftigen die Leber; **Le 13 – N** *(Zhangmen)* und **Mi 6 – N** *(Sanyinjiao)* harmonisieren Leber und Milz; **Pe 6 – N** *(Neiguan)* beruhigt die Seele; **Pe 7 – N** *(Daling)* bei stärkster Anspannung

Rezept: *Chai Hu Shu Gan San* (➡ 8.2.6) oder Mischung aus *Bai Zhu* (Rz. Atractylodis Macrocephalae) 12 g, *Bai Shao* (Rx. Paeoniae Lactiflorae) 9 g, *Fang Feng* (Rx. Ledebouriellae Divaricata) 9 g, *Chen Pi* (Pericarpium Citri Reticulatae) 12 g. Als Dekokt (➡ 8.2.2) mit einem Drittel der angegebenen Mengen beginnen und abhängig vom Verlauf langsam steigern

Diätetik: ➡ 7.11.2.

Blut-Stase (➡ 9.3.2, auch 11.7.3)

Therapieprinzipien: *Qi* bewegen, Stagnation auflösen

Akupunktur: Bl 18 N *(Ganshu)* und **SJ 6 N** *(Zhigou)* bewegen *Qi*; **Gb 34 – N** *(Yanglingquan)*, **Ren 6 N** *(Qihai)* und **Le 3 – N** *(Taichong)* regulieren *Qi*; **Mi 10 – (Xuehai)** und **Bl 17 – (Geshu)** bewegen das Blut und lösen Stagnation; **Ni 6 N** *(Zhaohai)* als AP und **Lu 7 N** *(Lieque)* als ÖP regulieren den *Ren Mai* (➡ 6.3.4)

12

Rezept: *Ge Xia Zhu Yu Tang* (➡ BB: S. 352, EBB: S. 316); *Bai Zhu* (Rz. Atractylodis Macrocephalae) 12 g, *Bai Shao* (Rx. Paeoniae Lactiflorae) 9 g, *Fang Feng* (Rx. Ledebouriellae Divaricatae) 9 g, *Chen Pi* (Pericarpium Citri Reticulatae) 12 g, *Chi Shao* (Rx. Paeoniae Rubrae) 12 g, *Dang Gui* (Rx. Angelicae Sinensis) 12 g, *Wu Ling Zhi* (Excrementum Trogopteri seu Pteromi) 6 g. Als Dekokt (➡ 8.2.2) mit einem Drittel der angegebenen Mengen beginnen und abhängig vom Verlauf langsam steigern

Diätetik: Blut bewegende Nahrungsmittel (➡ Tab. 7.5).

Weitere Therapiemöglichkeiten

- **Ohrakupunktur: OP 91** (Dickdarm), **OP 89** (Dünndarm), **OP 97** (Milz), **OP 98** (Leber), **OP 34** (Graue Substanz), **OP 22** (Endokrinium). *Anwendung:* Drei bis vier druckdolente Punkt auswählen; Nadeln 20–30 Min. belassen jeden zweiten Tag über zehn Sitzungen. Samenkörner oder Dauernadeln applizierbar; Seitenwechsel des Ohres spätestens nach fünf Tagen; Behandlungsdauer: Drei Wochen
- **Chinesische Schädelakupunktur:** Alternierend zur Körperakupunktur (➡ 13.2) Intestinalzone beidseits nadeln, Nadeln für 30–40 Min. belassen, währenddessen 2–3mal stimulieren
- **Hand- und Fußakupunktur: HP 30** (Dickdarm), **HP 31** (Dünndarm), **FP 5** und **FP 8**. *Anwendung:* Stark ableitende Technik ca. 3–5 Min., zusätzlich zur Körperakupunktur eher bei akuten, krampfartigen Schmerzen geeignet.

12.5.10 Hämorrhoiden

Nach TCM bezeichnet *Zhi* bzw. *Zhi Chuang* einen „Hämorrhoiden-Kern". Pathogenese: Schwaches, sinkendes *Qi* kann Haltefunktion nicht erfüllen oder Feuchte-Hitze dringt in das Becken ein. Einteilung wie nach westlicher Medizin in äußere und innere Hämorrhoiden. DD ➡ Tab. 12.32.

Syndrome bei Hämorrhoiden				
Syndrom	**Ätiologie**	**Symptome**	**Zunge**	**Puls**
Feuchte-Hitze in der Milz (➡ 11.5.6)	Invasion äußerer oder innerer Feuchte-Hitze	*Stühle:* Blutbeimengungen *Anus:* Feucht, mit Juckreiz, äußere Hämorrhoiden, evtl. Analprolaps *Schmerzen:* Sich ausdehnend	Rot *Belag:* Gelb, dick	Schnell, schlüpfrig
Sinkendes Milz-*Qi* (➡ 11.5.4)	Konstitutionell schwaches *Qi* kann das Gewebe nicht halten	*Stühle:* Weich *Anus:* Innere Hämorrhoiden *Begleitsymptome:* Dyspnoe, Abgeschlagenheit, blasses Gesicht	Blass *Belag:* Dünn, weiß	Tief, schwach

Tab. 12.32

Therapie

Befriedigende Therapieerfolge mit Akupunktur im Anfangsstadium, bei fortgeschrittenem Stadium zusätzlich mit Kräutern behandeln. *Cave:* Chirurgische Therapiemöglichkeiten und Konsultation mit einbeziehen

12

Feuchte-Hitze in der Milz (➠ 11.5.6)

Therapieprinzipien: Hitze klären, Diurese fördern, Feuchtigkeit auflösen

Akupunktur: Bl 30 – *(Baihuanshu)*, **Bl 31 –** *(Shangliao)*, **Bl 32 –** *(Ciliao)*, **Bl 34 –** *(Xialiao)* und **Bl 57 –** *(Chengshan)* klären Hitze; **Du 1 N** *(Changqiang)* und **Du 2 N** *(Yaoshu)* heben *Qi* an; **Bl 22 –** *(Sanjiaoshu)* löst Feuchtigkeit im unteren der *San Jiao* auf; **Mi 9 – N** *(Yinlingquan)* verteilt Feuchtigkeit, **Ex-LE –** *(Huanzhong)* beseitigt Feuchte-Hitze, **Di 11 –** *(Quchi)* und **Mi 10 –** *(Xuehai)* klären starke Hitze

Rezept: *Huai Hua San* (➠ 8.2.12.b) oder folgendes Rezept: *Jing Jie* (Hb. seu Fl. Schizonepetae Tenuifoliae) 12 g, *Long Dan Cao* (Rx. Gentianae Longdancao) 12 g, *Hou Po* (Cx. Magnoliae Officinalis) 9 g, *Fang Feng* (Rx. Ledebouriellae Divaricatae) 12 g, *Dang Gui* (Rx. Angelicae Sinensis) 12 g, *Huang Bai* (Cx. Phellodendri) 9 g, *Zhi Mu* (Rx. Anemarrhenae Asphodeloidis) 9 g, *Da Huang* (Rx. et Rz. Rhei) 3 g, *Gan Cao* (Rx. Glycyrrhizae Uralensis) 6 g. Als Dekokt (➠ 8.2.2) mit einem Drittel der angegebenen Mengen beginnen und abhängig vom Verlauf langsam steigern

Diätetik: ➠ 7.9.3.

Sinkendes Milz-*Qi* (➠ 11.5.4)

Therapieprinzipien: Mittleren der *San Jiao* erwärmen, *Qi* anheben und stärken

Akupunktur: Ma 36 + M *(Zusanli)* und **Mi 6 + M** *(Sanyinjiao)* stärken Milz und Magen, **Ren 4 + M** *(Guanyuan)* stellt das *Yuan-Qi* wieder her, **Ren 12 + M** *(Zhongwan)* und **Bl 25 + M** *(Dachangshu)* stärken und erwärmen das *Qi* im mittleren der *San Jiao*, **Du 1 N** *(Changqiang)*, **Du 2 N** *(Yaoshu)* und **Du 20 N M** *(Baihu)* heben *Qi* an, **Ex – UE 2 – N** *(Erbai)* beseitigt lokale Schmerzen

Rezept: *Bu Zhong Yi Qi Tang* (➠ 8.2.10.a)

Diätetik: Wie bei Milz-*Qi*- und -*Yang*-Mangel (➠ 7.9.1).

Weitere Therapiemöglichkeiten

- **Ohrakupunktur: OP 91** (Dickdarm), **OP 81** (Rektum), **OP 55** *(Shenmen)*. *Anwendung:* Nadeln 20–30 Min. belassen jeden 2. Tag über 10 Sitzungen. Samenkörner oder Dauernadeln applizierbar; Seitenwechsel des Ohres spätestens nach 5 Tagen; Behandlungsdauer: Mindestens 3 Wochen
- **Mikroaderlass: Du 28 –** *(Yinjiao)* mit Dreikantnadel (➠ 5.1.12) blutig stechen bei starker Hitze-Symptomatik
- **Handakupunktur: HP 9** (Genitale, Perineum). *Anwendung:* Stark ableitende Technik ca. 3–5 Min.; in Kombination mit Körperakupunktur besonders als Akuttherapie bei Schmerzen und Blutung geeignet
- **Hand- und Fußgelenksakupunktur: HG 6.** *Anwendung:* (➠ 13.5.1).

12

12.5.11 Rektumprolaps

Nach TCM bezeichnet *Tuo Gang* das Durchfallen des Rektums durch den Analring. Das *Qi* kann seine Haltefunktion nicht erfüllen und sinkt mit den Organen ab. Feuchte-Hitze kann nach lang andauerndem *Qi*-Mangel entstehen. DD ➠ Tab. 12.33.

Syndrome bei Rektumprolaps				
Syndrom	**Ätiologie**	**Symptome**	**Zunge**	**Puls**
Sinkendes Milz-*Qi* (➠ 11.5.4)	*Qi* kann Organe nicht mehr kontrollieren und sinkt mit ihnen ab, z. B. bei Multipara, konstitutioneller Schwäche	*Lokalbefund:* Blasse Schleimhaut nach Stuhlentleerung oder durch Bauchpresse *Begleitsymptome:* (Glieder-)Schwäche, chron. Diarrhö, Dyspnoe, blasses Gesicht	Blass *Belag:* Dünn, weiß	Dünn, schwach
Feuchte-Hitze (➠ 11.5.6, 11.7.7)	Äußere Feuchte-Hitze oder innere nach lang andauerndem Milz-*Qi*-Mangel	*Lokalbefund:* Juckreiz und Feuchtigkeit am Anus, sich ausdehnender Schmerz *Begleitsymptome:* Blutbeimengungen im Stuhl, eher Obstipation, dunkler Urin	Rot *Belag:* Gelb, dick	Schnell, schlüpfrig

Tab. 12.33

Therapie

Befriedigende Therapieerfolge mit Akupunktur im Frühstadium. Bei fortgeschrittenem Stadium zusätzlich mit Kräutern behandeln. *Cave:* Chirurgische Therapiemöglichkeiten und Konsultation mit einbeziehen.

Sinkendes Milz-*Qi* (➠ 11.5.4)

Therapieprinzipien: Mittleren der *San Jiao* erwärmen, *Qi* anheben und stärken

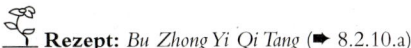 **Akupunktur: Du 1 N** *(Changqiang)* und **Du 20 N M** *(Baihui)* heben *Qi* an, **Ma 36 + M** *(Zusanli)* und **Mi 6 + M** *(Sanyinjiao)* stärken Milz und Magen, **Ren 6 + M** *(Qihai)* stellt das *Qi* wieder her, **Ren 12 + M** *(Zhongwan)* und **Bl 25 + M** *(Dachangshu)* stärken und erwärmen das *Qi* im mittleren der *San Jiao*, **Ex-UE 2 + N** *(Erbai)* beseitigt lokale Schmerzen, **Ex-CA + N** *(Tituo)* stärkt aufsteigendes *Qi*

Rezept: *Bu Zhong Yi Qi Tang* (➠ 8.2.10.a)

Diätetik: Wie bei Milz-*Qi*- und -*Yang*-Mangel (➠ 7.9.1).

Feuchte-Hitze fließt nach unten (➠ 11.5.6, 11.7.7)

Therapieprinzipien: Hitze klären, Diurese fördern, Feuchtigkeit transformieren

Akupunktur: Bl 57 – *(Chengshan)*, **SJ 6 –** *(Zhigou)* und **Du 1 –** *(Changqiang)* klären Feuchte-Hitze, **Du 20 N** *(Baihui)* hebt *Qi* an, **Bl 22 –** *(Sanjiaoshu)* und **Bl 40 –** *(Fenglong)* lösen Feuchtigkeit im unteren der *San Jiao* auf, **Mi 9 – N** *(Yinlingquan)* und **Mi 6 – N** *(Sanyinjiao)* transformieren Feuchtigkeit

12

Rezept: *Jing Jie* (Hb. seu Fl. Schizonepetae Tenuifoliae) 12 g, *Long Dan Cao* (Rx. Gentianae Longdancao) 12 g, *Hou Po* (Cx. Magnoliae Officinalis) 9 g, *Fang Feng* (Rx. Ledebouriellae Divaricatae) 9 g, *Chuan Lian Zi* (Fr. Meliae Toosendan) 9 g, *Huang Bai* (Cx. Phellodendri) 6 g, *Zhi Mu* (Rx. Anemarrhenae Asphodeloidis) 9 g, *Da Huang* (Rx. et Rz. Rhei) 3 g, *Gan Cao* (Rx. Glycyrrhizae Uralensis) 6 g, *Huai Hua Mi* (Fl. Sophorae) 9 g und *Di Yu* (Rx. Sanguisorbae) 6 g bei Blutungen. *Cave:* Während der Schwangerschaft kontraindiziert; bei Lebervorschädigungen engmaschige Kontrollen notwendig. Als Dekokt (➡ 8.2.2) mit einem Drittel der angegebenen Mengen beginnen und abhängig vom Verlauf langsam steigern

Diätetik: ➡ 7.9.3; 7.11.4.

Weitere Therapiemöglichkeiten

- **Ohrakupunktur: OP 91** (Dickdarm), **OP 81** (Rektum), **OP 55** *(Shenmen). Anwendung:* Nadeln 20–30 Min. belassen; jeden zweiten Tag über zehn Sitzungen. Samenkörner oder Dauernadeln applizierbar; Seitenwechsel des Ohres spätestens nach fünf Tagen; Behandlungsdauer: Mindestens drei Wochen
- **Chinesische Schädelakupunktur:** Alternierend zur Körperakupunktur sensomotorische Beinzone (➡ Tab. 13.22) beidseits nadeln, Nadeln für ca. 30 Min. belassen, währenddessen 2–3-mal stimulieren
- **Hand- und Fußgelenksakupunktur: HG 6.** *Anwendung:* (➡ 13.5.1).

12.6 | Leber und Galle

12.6.1 | Leitsymptom: Schmerzen im Hypochondrium

Nach TCM: *Xie Tong* bedeutet „Schmerzen unter den Rippenbögen". Häufige Pathogenese: Emotionale Beeinträchtigungen wie Wut, Zorn oder Frustration führen zur Leber-*Qi*-Stauung, besonders wenn diese Emotionen unterdrückt werden. Nach langem Bestehen kann Blut-Stase entstehen. DD ➡ 12.34.

12

Syndrome bei Leitsymptom Schmerzen im Hypochondrium				
Syndrom	**Ätiologie**	**Symptome**	**Zunge**	**Puls**
Leber-*Qi*-Stauung (➡ 11.7.2)	Lang andauernder Ärger oder Niedergeschlagenheit behindern freien Leber-*Qi*-Fluss	*Schmerz:* Durch Aufregung verstärkt, Völle- und Anspannungsgefühl im Thorax *Begleitsymptome:* Aufstoßen, wenig Appetit, Reizbarkeit, Zorn	Zungenränder leicht gerötet	Saitenförmig
Leber-Blut-Stase (➡ 11.7.3)	Lang andauernde *Qi*-Stagnation geht voraus, Ausmaß der Blutstauung bestimmt Schmerzen	*Schmerz:* Stechend und fixiert, nachts und bei Palpation schlimmer *Begleitsymptome:* Evtl. abdomineller Tumor (z.B. Hepatosplenomegalie)	Dunkel-violett; auch Zungenvenen	Langsam, rau

Forts. ➡

Syndrome bei Leitsymptom Schmerzen im Hypochondrium *(Forts.)*				
Syndrom	**Ätiologie**	**Symptome**	**Zunge**	**Puls**
Feuchte-Hitze in Leber und Gallenblase (➡ 11.7.7)	Äußere Hitze und Feuchtigkeit dringen in die Leber und Gallenblase ein	*Schmerz:* Dumpf, verstärkt durch Druck und Wärme *Begleitsymptome:* Völlegefühl, Übelkeit, Ikterus, bitterer Mundgeschmack	*Belag:* Gelb, dick, klebrig-schmierig	Schnell, schlüpfrig
Leber-Blut-Mangel (➡ 11.7.1)	Leber kann *Le-* und *Gb*-Meridian nicht mehr ernähren. Grund: Mangelhaftes Blut durch chronische Erkrankungen	*Schmerz:* Leicht, besser durch Druck *Begleitsymptome:* Depression, Schlafstörungen, Schwindel, verschwommenes Sehen, Kribbeln in den Extremitäten, prämenstruelles Syndrom, Amenorrhö	Blass *Belag:* Dünn	Schwach oder rau
Nieren- und Leber-*Yin*-Mangel (➡ 11.11.20)	Körperflüssigkeiten verbraucht durch chronische Erkrankungen	*Schmerz:* Leicht *Begleitsymptome:* Mund, Hals, Augen, Haut und Haare trocken; Schwindel, Vergesslichkeit, Niedergeschlagenheit	Rot *Belag:* Wenig bis klein	Trommelpuls oder dünn und schnell

Tab. 12.34

Therapie

TCM-Therapie als gute symptomatische Ergänzung zur schulmedizinischen Therapie.

Leber-*Qi*-Stauung (➡ 11.7.2)

Therapieprinzipien: *Qi*-Zirkulation regulieren, Leber besänftigen, *Qi* bewegen

Akupunktur: Gb 34 – *(Yanglingquan)* und **Le 3** – *(Taichong)* regulieren *Qi* und besänftigen die Leber, **Le 3** zusammen mit **Di 4** – *(Hegu)* bewegt *Qi* und Blut-*Xue* im ganzen Körper, **SJ 6** – *(Zhigou)* bewegt das *Qi* im Hypochondrium; **Gb 24** – *(Riyue)*, **Le 14** – *(Qimen)* und **Bl 18** – *(Ganshu)* regulieren das Leber-*Qi*; **Pe 6** – **N** *(Neiguan)* beruhigt die angespannte Seele, **Ex–B2** – *(Huatuojiaji)* auf entsprechender Segmenthöhe

- Bei Schlafstörungen: Zusätzlich **He 7 N** *(Shenmen)* und **Pe 7 N** *(Daling)*

Rezept: *Chai Hu Shu Gan San* (➡ 8.2.6) oder bei milder Form *Yue Ju Wan* (➡ 8.2.11.d)

Diätetik: ➡ 7.11.2.

Leber-Blut-Stase (➡ 11.7.3)

Therapieprinzipien: Leber-*Qi* und Blut bewegen, Stagnation und Schmerzen beseitigen

Akupunktur: Le 14 – *(Qimen)* und **Bl 18** – *(Ganshu)* regulieren und bewegen *Qi*, **Mi 10** – *(Xuehai)* und **Bl 17** – *(Geshu)* bewegen das Blut und beseitigen Blut-Stagnation, **Mi 6 – N** *(Sanyinjiao)* fördert die Blut-Zirkulation, **SJ 6** – *(Zhigou)* bewegt das *Qi* im Hypochondrium, **Le 3** – *(Taichong)* besänftigt die Leber, **Gb 34** – *(Yanglingquan)* bewegt

12

Qi und unterstützt dadurch die Blut-Zirkulation, **Ex-LE 11 –** *(Duyin)* beseitigt Stagnation und Schmerzen, zusätzlich *Ashi*-Punkte (➡ 10.3.1) bei starken Schmerzen

Rezept: *Xue Fu Zhu Yu Tang* (➡ 8.2.12.a) oder *Chai Hu Shu Gan San* (➡ 8.2.6) zusammen mit *Yu Jin* (Tb. Curcumae) 12 g, *Yan Huo Suo* (Rz. Corydalis) 12 g

Diätetik: *Qi* und Blut-*Xue* bewegende Nahrungsmittel (➡ Tab. 7.5).

Feuchte-Hitze in Leber und Gallenblase (➡ 11.7.7)

Therapieprinzipien: Hitze klären, Feuchtigkeit auflösen, Leber besänftigen

Akupunktur: Gb 40 – *(Qiuxu)* und **Le 2 –** *(Xingjian)* klären Hitze vom Leber- und Gallenblasen-Meridian, **Di 11 –** *(Quchi)* klärt Feuchte-Hitze; **Gb 24 –** *(Riyue)* und **Le 14 –** *(Qimen)* regulieren Leber und Gallenblase und beseitigen Feuchte-Hitze; **SJ 6 –** *(Zhigou)* und **Gb 34 –** *(Yanglingquan)* bewegen *Qi* im Hypochondrium, **Mi 9 – N** *(Yinlingquan)* löst Feuchtigkeit auf

Rezept: *Long Dan Xie Gan Tang* (➡ 8.2.4.d), *Da Chai Hu Tang* (➡ 8.2.6)

Diätetik: ➡ 7.11.4.

Leber-Blut-Mangel (➡ 11.7.1)

Therapieprinzipien: Leber-Blut nähren, *Qi* bewegen, Leber besänftigen

Akupunktur: Ren 4 + *(Guanyuan)*, **Ma 36 +** *(Zusanli)*, **Mi 6 +** *(Sanyinjiao)* und **Le 8 +** *(Ququan)* nähren Leber-Blut; **Le 3 N** *(Taichong)* besänftigt die Leber; **Bl 17 +** *(Geshu)* und **Mi 10 +** *(Xuehai)* stärken das Blut; **Bl 20 +** *(Pishu)* fördert Bildung des Blutes; **Gb 34 N** *(Yanglingquan)* und **SJ 6 N** *(Zhigou)* bewegen *Qi*; zusätzlich **Ni 3 +** *(Taixi)* und **Bl 23 +** *(Shenshu)* bei Nieren-Essenz-*Jing*-Mangel (➡ 11.9.1)

Rezept: *Xiao Yao San* (➡ 8.2.6) mit *Shu Di Huang* (Rx. Rehmanniae Glutinosae Conquitae) 12 g, *Dang Gui* (Rx. Angelicae Sinensis) 12 g, *Bai Shao* (Rx. Paeoniae Lactiflorae) 12 g; *Bu Gan Tang* (➡ 8.2.10.b) bei Schwindel und Schlafstörungen

Diätetik: ➡ 7.11.1, bei zusätzlichem Nieren-Essenz-*Jing*-Mangel ➡ 7.12.1.

Nieren- und Leber-*Yin*-Mangel (➡ 11.11.20)

Therapieprinzipien: Leber-*Yin* nähren, Leber besänftigen

Akupunktur: Ni 3 + *(Taixi)*, **Mi 6 +** *(Sanyinjiao)* und **Ma 36 +** *(Zusanli)* nähren *Yin*, **Ren 4 +** *(Guanyuan)* und **Le 8 +** *(Ququan)* nähren Leber-Blut und stärken dadurch *Yin*, **Bl 18 +** *(Ganshu)* und **Bl 23 +** *(Shenshu)* füllen die Essenz-*Jing* (➡ 3.3.4) wieder auf, **Le 3 +** *(Taichong)* besänftigt die Leber und nährt Leber-*Yin*, zusätzlich **Du 20 + N** *(Baihui)* und **Gb 20 + N** *(Fengchi)* bei Schwindel

12

Rezept: *Bei Sha Shen* (Rx. Adenophorae seu Glehniae) 12 g, *Mai Men Dong* (Tb. Ophiopogonis Japonici) 12 g, *Sheng Di Huang* (Rx. Rehmanniae Glutinosae) 15 g, *Gou Qi Zi* (Fr. Lycii) 12 g, *Dang Gui* (Rx. Angelicae Sinensis) 9 g, *Bai Shao* (Rx. Paeoniae Lactiflorae) 9 g, *Zhi Gan Cao* (Rx. Glycyrrhizae Uralensis) 9 g. Als Dekokt (➨ 8.2.2) mit einem Drittel bis der Hälfte der angegebenen Mengen beginnen und abhängig vom Verlauf langsam steigern. Bei Leber- und Nieren-*Yin*-Mangel ➨ *Qi Ju Di Huang Wan* (➨ 8.2.10.d)

Diätetik: ➨ 7.11.1, 7.12.3.

Weitere Therapiemöglichkeiten

- **Ohrakupunktur: OP 98** (Leber), **OP 96** (Gallenblase), **OP 42** (Thorax), **OP 55** *(Shenmen). Anwendung:* Nadeln 20–30 Min. belassen jeden 2. Tag über 10 Sitzungen. Samenkörner oder Dauernadeln applizierbar; Seitenwechsel des Ohres spätestens nach 5 Tagen; Behandlungsdauer: 3 Wochen
- **Handakupunktur: HP 8** (Migräne, seitlicher Kopf). *Anwendung* (➨ 13.4.1): Stark ableitende Technik ca. 3–5 Min. zusätzlich zur Körperakupunktur als Schmerztherapie geeignet
- **Hand- und Fußgelenksakupunktur: FG 2.** *Anwendung:* (➨ 13.5.1)
- **Pflaumenblütenhämmerchen:** „Beklopfen" des Hypochondriums, des Flankenbereiches und paravertebraler positiver Reaktionszonen (➨ 5.1.13) bei Fülle-Symptomatik.

12.6.2 Cholelithiasis und Cholezystitis

Kein Analog zur westlichen Diagnose innerhalb der TCM. Differenzierung v. a. nach „Schmerzen im Hypochondrium" (➨ 12.6.1). Pathogenese: Chronische Leber-*Qi*-Stauung beeinträchtigt Gallensekretion und -abfluss, führt dadurch entweder zur Formation von Gallensteinen oder zu rezidivierenden Entzündungen der Gallenblase. DD ➨ Tab. 12.35.

Therapie

Akupunktur bei akuter Schmerzsymptomatik einsetzbar. Bei rezidivierender Cholezystitis und zur Steinauflösung besser zusätzlich mit Kräutern behandeln. ***Cave:*** Chirurgische Alternativen immer im Therapiekonzept berücksichtigen.

Leber-*Qi*-Stauung (➨ 11.7.2)

Therapieprinzipien: *Qi* regulieren und bewegen, Leber besänftigen, Schmerzen beseitigen

Akupunktur: Gb 34 – *(Yanglingquan)* und **Le 3 –** *(Taichong)* regulieren *Qi* und besänftigen die Leber, **SJ 6 – N** *(Zhigou)* bewegt *Qi*, **Le 14 –** *(Qimen)* und **Bl 19 –** *(Danshu)* regulieren *Qi*, **Ex-LE 6 –** *(Dannangxue)* reguliert die Gallenblase, **Ex-B2 –** *(Huatuojiaji)* auf entsprechender Segmenthöhe beseitigt Schmerzen, zusätzlich **Ma 36 N** *(Zusanli)* und **Ren 12 N** *(Zhongwan)* bei Übelkeit

Rezept: *Chai Hu Shu Gan San* (➨ 8.2.6) oder *Si Ni San* (➨ 8.2.6)

12

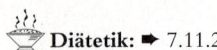 **Diätetik:** ➡ 7.11.2.

Syndrome bei Cholelithiasis und Cholezystitis				
Syndrom	**Ätiologie**	**Symptome**	**Zunge**	**Puls**
Leber-*Qi*-Stauung (➡ 11.7.2)	Ärger oder Niedergeschlagenheit behindern freien Fluss der Galle	*Schmerz:* Im rechten Hypochondrium *Begleitsymptome:* Reizbarkeit, Launenhaftigkeit, kein Fieber, Appetitlosigkeit, Aufstoßen	Zungenränder gerötet	Saitenförmig
Feuchte-Hitze in Leber und Gallenblase (➡ 11.7.7)	Feuchtigkeits- und Hitzestau durch gestörten Gallenabfluss	*Schmerz:* Dumpf im rechten Hypochondrium, Ausstrahlung in Rücken und Schulter *Abdomen:* Völlegefühl *Begleitsymptome:* Erbrechen, Übelkeit, Mundgeschmack bitter, gelbe Skleren, Dysurie, wenig dunkelgelber Urin	*Belag:* Gelb, dick, schmierig	Schnell, schlüpfrig
Shaoyang-Syndrom (➡ 9.4.2)	*Xie Qi* (➡ 3.6.1) und Erkrankungen pendeln zwischen Innerem und Äußerem	*Schmerz:* Spannung an Rippenbögen und Brustkorb *Begleitsymptome:* Wechsel zwischen Fieber und Frösteln, Rachentrockenheit, bitterer Mundgeschmack, Reizbarkeit, Schwindel	Weiß oder gelblich *Belag:* Trocken	Voll oder straff

Tab. 12.35

Feuchte-Hitze in Leber und Gallenblase (➡ 11.7.7)

Therapieprinzipien: Hitze klären, Feuchtigkeit auflösen, Leber besänftigen

Akupunktur: Gb 40 – *(Qiuxu)* und **Le 2 –** *(Xingjian)* klären Hitze vom Leber- und Gallenblasen-Meridian, **Du 9 –** *(Zhiyang)* klärt Feuchte-Hitze in der Gallenblase, **Gb 24 –** *(Riyue)* und **Le 14 –** *(Qimen)* regulieren Leber und Gallenblase, **Gb 34 –** *(Yanglingquan)* bewegt *Qi* im Hypochondrium, **Mi 9 – N** *(Yinlingquan)* löst Feuchtigkeit auf, **Ex-LE 6 –** *(Dannangxue)* klärt Hitze in der Gallenblase, **Ma 19 –** Burong) beseitigt Schmerzen

Rezept: *Da Chai Hu Tang* (➡ 8.2.6), *Xie Xin Tang* (➡ 8.2.4.c)

Shaoyang-Syndrom (➡ 9.4.2)

Therapieprinzipien: SJ- und **Gb**-Meridian *(Shaoyang)* harmonisieren, Hitze klären

Akupunktur: Bl 40 – N *(Weizhong)* und **Gb 34 – N** *(Yanglingquan)* drängen die äußeren pathogenen Faktoren nach außen, **Gb 41 N** *(Zulinqi)* und **SJ 5 N** *(Waiguan)* harmonisieren das *Shaoyang,* **Di 4 -***(Hegu)*, **Di 11 –** *(Quchi)* und **Du 14 –** *Dazhui)* klären innere Hitze

Rezept: *Xiao Chai Hu Tang* (➡ 8.2.6).

12

Weitere Therapiemöglichkeiten

- **Ohrakupunktur:** OP 98 (Leber), **OP 96** (Gallenblase), **OP 104** *(San Jiao)*, **OP 42** (Thorax), **OP 55** *(Shenmen)*. *Anwendung:* 3–4 druckdolente Punkte auswählen; Nadeln 20–30 Min. belassen jeden 2. Tag über 10 Sitzungen. Samenkörner oder Dauernadeln besonders zur Prophylaxe von Koliken im freien Intervall; Seitenwechsel des Ohres spätestens nach 5 Tagen; Behandlungsdauer: 3 Wochen
- **Chinesische Schädelakupunktur:** Alternierend zur Körperakupunktur Leber- und Gallenblasenzone (➥ Tab. 13.22) beidseits nadeln; Nadeln für ca. 30 Min. belassen, währenddessen 2–3-mal stimulieren
- **Handakupunktur:** HP 8 (Migräne, seitlicher Kopf). *Anwendung* (➥ 13.4.1): Stark ableitende Technik; ca. 3–5 Min.; v.a. als Schmerztherapie in Kombination mit Körperakupunktur geeignet
- **Hand- und Fußgelenksakupunktur:** FG 2. *Anwendung:* (➥ 13.5.1).

12.6.3 Leitsymptom: Ikterus

Nach TCM keine Differenzierung nach Ikterusursachen im westlichen Sinne, sondern symptomatische Unterscheidung zwischen *Yang-* und *Yin-*Ikterus (*Yang:* Meist akut, eher hellgelb, häufig posthepatisch; *Yin:* Meist chronisch, eher dunkelgelb, häufig intrahepatisch). *Häufige* Pathogenese: Äußere Faktoren, vor allem Feuchte-Hitze, schädigen die Milz und verschließen den *San Jiao.* Freier Leber-*Qi*-Fluss wird gestört, Gallesekretion beeinträchtigt, durch Gallenaufstau entsteht Ikterus. Auch Magen-*Qi*-Mangel mit Kälte (➥ 11.6.2) im mittleren der *San Jiao* kann Gallenabfluss blockieren. DD ➥ Tab. 12.36.

Therapie

Befriedigende Therapieerfolge mit Akupunktur bei intrahepatischem Ikterus, v.a. akute Hepatitis und deren Begleitsymptome. Bei chronischer Hepatitis möglichst adjuvant zur westlichen Schulmedizin behandeln, Kräuter einsetzen. *Cave:* Infektionsgefahr berücksichtigen!

Yang-Ikterus (siehe auch ➥ 11.7.7)

Therapieprinzipien: Leber besänftigen, Hitze klären, Feuchtigkeit auflösen

Akupunktur: **Du 9** – *(Zhiyang)* und **Dü 4** – *(Wangu)* fördern die *Qi*-Zirkulation im *Taiyang*-Meridian (➥ 3.5.2) und klären Feuchte-Hitze von der Körperoberfläche, **Gb 34** – *(Yanglingquan)*, **Bl 18** – *(Ganshu)* und **Bl 19** – *(Danshu)* regulieren *Qi* in Leber und Gallenblase, **Le 3** – *(Taichong)* besänftigt die Leber, **Ma 44** – *(Neiting)* klärt Hitze, **Mi 9** – *(Yinlingquan)* löst Feuchtigkeit auf

- Bei Spannungsgefühl im oberen Abdomen: **Ma 25** – *(Tianshu)*
- Bei Obstipation: **Bl 25** – *(Dachangshu)*

Rezept: *Yin Chen Hao Tang* (➥ 8.2.8.b), *Ba Chai Hu Tang* (➥ 8.2.6), *Xiao Xian Xiong Tang* (➥ 8.2.16.b).

Diätetik: ➥ 7.11.4.

12

Syndrome bei Hepatitis			
Syndrom	Symptome	Zunge	Puls
Yang-Ikterus	*Verlauf:* Akut, oft nur vorübergehend *Ikterus:* „Leuchtend" gelb *Begleitsymptome:* Übelkeit, selten Erbrechen, Appetitverlust, Mundgeschmack bitter, Durst, Völlegefühl im Thorax, Spannungsgefühl im Oberbauch, körperliches Schweregefühl, Fieber, wenig dunkelgelb bis brauner Urin, Obstipation Bei Feuchte-Hitze: Milderer Ikterus, Fieber und Durst geringer	*Belag:* Gelb, schmierig	Bei Feuchte-Hitze: Saitenförmig, schlüpfrig, schnell, weich
Yin-Ikterus	*Verlauf:* Langsam, oft chronisch, *Ikterus:* Dunkel-gelb-grau (wie Zigarettenrauch) *Begleitsymptome:* Übelkeit, Erbrechen, Appetitlosigkeit, Geschmacksverlust, Mattigkeit, Kältegefühle, Kälteaversion, kein Durst, weiche Stühle	Blass *Belag:* Weiß, schmierig	Schwach oder tief, langsam
Jiji-Stadium (entspricht westlicher Leberzirrhose)	*Verlauf:* Oft chronisch; Lebervergrößerung bis hin zur Splenomegalie, kaum Schmerzen *Begleitsymptome:* Dunkles Gesicht, Auszehrung, keine Hitze-Symptome, leichtes Bluten, Spider-Nävi, Palmarerythem	*Belag:* Dünn	Saitenförmig

Tab. 12.36

Yin-Ikterus (siehe auch ➡ 11.11.21)

Therapieprinzipien: Milz stärken, Leber und Gallenblase regulieren, Kälte vertreiben, Feuchtigkeit auflösen

Akupunktur: Ren 12 + *(Zhongwan)*, **Bl 20 + M** *(Pishu)*, **Bl 21 + M** *(Weishu)* und **Ma 36 + M** *(Zusanli)* stärken und wärmen Milz und Magen und unterstützen die Auflösung der Feuchtigkeit, **Le 14 −** *(Qimen)*, **Gb 34 −** *(Yanglingquan)* und **Gb 24 −** *(Riyue)* harmonisieren Leber-*Qi*-Fluss und Gallenblasen-Funktion; **Ma 40 − N** *(Fenglong)* löst Schleim und Feuchtigkeit, **Mi 6 +** *(Sanyinjiao)* stärkt die Milz, **Ren 6 +** *(Qihai)* stärkt den mittleren der *San Jiao* und löst Feuchtigkeit
- Bei starkem Kälteempfinden: **Du 4 +** *(Mingmen)*
- Bei ungeformten und weichen Stühlen: **Ma 25 + M** *(Tianshu)* und **Ren 4 + M** *(Guanyuan)*.

Rezept: *Xiang Sha Liu Jun Zi Tang* (➡ 8.2.10.a), *Xuan Fu Dai Zhe Tang* (➡ 8.2.11.b); bei Durchfällen *Tong Xie Yao Feng* (➡ 8.2.6)

Diätetik: ➡ 7.9.1, 7.9.2.

Jiji-Stadium

Therapieprinzipien: Blut regulieren und bewegen, Stagnation und Schmerzen beseitigen

Akupunktur: Le 13 N *(Zhangmen)*, **Le 14 N** *(Qimen)* und **Bl 18 N** *(Ganshu)* regulieren und bewegen *Qi*; **Mi 10 −** *(Xuehai)* und **Bl 17 −** *(Geshu)* bewegen das Blut und beseitigen vorhandene Blut-Stase; **Mi 6 N** *(Sanyinjiao)* fördert die Blut-Zirkulation;

12

SJ 6 N *(Zhigou)* bewegt das *Qi* im Hypochondrium, **Ex–B2 N** *(Huatuojiaji)* auf entsprechender Segmenthöhe beseitigt Schmerzen
- Bei starken Schmerzen: Zusätzlich *Ashi*-Punkte (➡ 10.3.1). *Cave:* Schräg und nicht zu tief nadeln!

Rezept: *Xue Fu Zhu Yu Tang* (➡ 8.2.12.a); *Da Huang Zhe Chong Wan* (➡ BB. S. 355, EBB: S. 318), Modifikation von *Shao Fu Zhu Yu Tang* (➡ 8.2.12.a) mit *Sheng Di Huang* (Rx. Rehmanniae Glutinosae) 9 g, *Wu Yao* (Rx. Linderae Strychnifoliae) 3 g, *Xiang Fu* (Rz. Cyperi Rotundi) 4,5 g, *Tao Ren* (Sm. Persicae) 4,5 g, *Si Gua Luo* (Fasciculus Vascularis Luffae) 6 g und *Hong Hua* (Fl. Carthami Tinctorii) 3 g

Weitere Therapiemöglichkeiten

- **Ohrakupunktur: OP 98** (Leber), **OP 96** (Gallenblase), **OP 61** (Hepatitispunkt), **OP 76** (Leber I), **OP 77** (Leber II), **OP 97** (Milz), **OP 87** (Magen), **OP 99** (Aszites), **OP 104** *(San Jiao). Anwendung:* 3–4 druckdolente oder symptomatische Punkte auswählen; Nadeln 20–30 Min. belassen jeden 2. Tag über mindestens 10 Sitzungen. Samenkörner oder Dauernadeln applizierbar; Seitenwechsel des Ohres spätestens nach 5 Tagen; Behandlungsdauer: Mindestens 3 Wochen
- **Chinesische Schädelakupunktur:** Alternierend zur Körperakupunktur (➡ Tab. 13.22): Leber- und Gallenblasenzone beidseits nadeln, Nadeln für ca. 30 Min. belassen, währenddessen 2–3-mal stimulieren
- **Hand– und Fußakupunktur: HP 36** (Leber), **FP 4**. *Anwendung* (➡ 13.4.1): Stark ableitende Technik, ca. 3–5 Min.; zusätzlich zur Körperakupunktur besonders als Schmerztherapie geeignet

12.7   Harnsystem

12.7.1   Leitsymptom: Dysurie

Entspricht nach TCM dem *Lin*-Syndrom: Erkrankungen mit erschwerter und schmerzhafter Miktion, häufigem Harndrang und Schmerzen (Ausstrahlung in Hypogastrium und Rücken), DD ➡ Tab. 12.37. Anmerkung: In allen akuten Fällen eines *Lin*-Syndroms findet sich meist eine Hitzebeteiligung. G. Maciocia (➡ 14.3.2) und Will MacLean (➡ 14.3.5) unterscheiden noch ein Erschöpfungs-*Lin*-Syndrom (Nieren-/Milz- und Herz-Mangel-Syndrom).

12

Syndrome bei Dysurie (*Lin*-Syndrome)					
Syndrom	Miktion	Urin	Zusatz-symptome	Zunge	Puls
Hitze-*Lin*	Akuter Harndrang mit Brennschmerz während Miktion, evtl. Ausstrahlung bis in Nabelgegend	Wenig, tief-gelb, geruchsintensiv	Fieber mit Kälteaversion, Durst, Obstipation	Rot mit roten Punkten *Belag:* Gelb, schmierig	Schnell, schlüpfrig
Stein-*Lin*	Erschwert mit plötzlichem Stopp, teilweise kaum tolerable stechende Schmerzen bis in Unterbauch und Sakralbereich	Mit Steinen oder Harngrieß, evtl. blutig	Blässe, Kältegefühle, Übelkeit, Erbrechen	Rot *Belag:* Dünn, weiß oder dick, gelb	Schnell, voll
Blut-*Lin*	Erschwert mit ziehendem Schmerz im Unterbauch	Hämaturie, evtl. mit Blutklumpen	Unruhezustände	Rot	Schnell
Trübes *Lin*	Erschwert, zögernder Harnfluss *Mangel-Syndrom:* Schwächere Symptomatik als beim Fülle-Syndrom	Trüb oder wolkig *Fülle-Syndrom:* Mit Fettaugen, evtl. Blut/Sedimente	*Mangel-Syndrom:* Lumbale Schwäche, Schwindel	*Belag:* Schmierig	*Fülle-Syndrom:* Voll, schlüpfrig *Mangel-Syndrom:* Schwach
Qi-*Lin*	*Fülle-Syndrom:* Rezidivierend erschwert, häufiger Harndrang ohne Brennschmerz, Harntröpfeln nach Miktion, Dysurie erschwert oder initiiert durch Stress oder emotionale Gründe *Mangel-Syndrom:* „Nach unten drängende Unterbauchschmerzen", wird gebessert durch Druck oder Brennschmerz, der sich durch Wärme und Druck bessert	Blassgelb	*Fülle-Syndrom:* Ruhelosigkeit *Mangel-Syndrom:* Erschöpfung, lumbale Schwäche, Kältegefühle	*Mangel-Syndrom:* Blass	*Fülle-Syndrom:* Saitenförmig *Mangel-Syndrom:* Schwach

Tab. 12.37

Therapie

Basistherapie bei *Lin*-Syndrom

- **Ren 3** *(Zhongji)* und **Bl 28** *(Pangguangshu)* (*Shu-Mu*-Methode ➡ 10.5.3) regulieren den *Qi*-Mechanismus der Harnblase
- **Mi 9** *(Yinlingquan)* beseitigt Feuchtigkeit vom unteren der *San Jiao*
- **Le 2** *(Xingjian)* beseitigt Feuer im Leber-Meridian und beendet Schmerz (beteiligt durch Meridianverlauf um Reproduktionsorgane)
- **Ni 3 +** *(Taixi)* Ursprungs-*Yuan-Qi*-Punkt des Nieren-Meridians, stärkt die Nierenfunktion in der Ausscheidung von trübem Urin.

Hitze-*Lin*-Syndrom

Durch Feuchte-Hitze in der Blase (➡ 11.10.1), klinisch das häufigste *Lin*-Syndrom; bei zusätzlicher Fülle-Hitze im Dünndarm (➡ 11.2.2: Loderndes Herz-Feuer verletzt die Blase via Dünndarm) auch Unruhezustände, Schlaflosigkeit, evtl. Stomatitis. *Cave:* Bei V. a. Urosepsis immer westliche Diagnose und Therapie.

Therapieprinzipien: Hitze klären, Feuchtigkeit beseitigen, Wasserwege öffnen

Akupunktur: Basispunkte – außer **Ni 3** + (➡ Kasten); zusätzlich
- **Hauptpunkte: Di 4 –** *(Hegu),* **SJ 5 –** *(Waiguan)* vertreiben äußere pathogene Faktoren, bei Fieber und Fröstelgefühl; **Bl 22 –** *(Sanjiaoshu)* beseitigt Feuchte-Hitze vom unteren der *San Jiao*
- **Zusatzpunkte: Bl 66 –** *(Zutonggu),* **Bl 63 –** *(Jinmen)* klären Blasen-Hitze und beseitigen Schmerzen im Blasen-Meridian, **Di 11 –** *(Quchi)* bei Hitzesymptomen. **Lu 7 –** *(Lieque)* vertreibt äußere pathogene Faktoren, öffnet die Wasserwege; **Mi 6 –** *(Sanyinjiao)* harmonisiert den unteren der *San Jiao*, beruhigt den Geist-*Shen,* **He 8 –** *(Shaofu)* klärt Hitze von Herz und Dünndarm (bei Loderndem Herz-Feuer verletzt Dünndarm)

Rezept: *Ba Zheng San* (➡ 8.2.8.b) als Hauptrezept bei Feuchte-Hitze; bei „Herz-Feuer": *Dao Chi San* (➡ 8.2.4.d), durch „Leber-Feuer" *Long Dan Xie Gan Tang* (➡ 8.2.4.d)

Diätetik: ➡ 7. Spezielle Diätetik (➡ 7.13.1).

Stein-*Lin*-Syndrom

Entstehung oft durch lang einwirkende Feuchte-Hitze in der Blase (➡ 11.10.1)

Therapieprinzipien: Hitze klären, Feuchtigkeit transformieren, Wasserwege öffnen, Harnsteine beseitigen

Akupunktur: Basispunkte – außer **Ni 3** + (➡ Kasten); zusätzlich
- **Hauptpunkte: Bl 39 –** *(Weiyang)* in Kombination mit **Ni 2 –** *(Rangu)* fördert Miktion und beseitigt Steine im Harntrakt; **Bl 23 –** *(Shenshu)* reguliert die Nieren-*Qi*-Zirkulation, in Kombination mit **Bl 28** werden die Harnwege von Obstruktionen befreit
- **Zusatzpunkte: Bl 22 –** *(Sanjiaoshu),* **Ma 28 –** *(Shuidao)* fördern die Flüssigkeitsumwandlung im unteren der *San Jiao*; **Ren 6 –** *(Qihai)* bewegt das *Qi* im unteren der *San Jiao* zur Feuchtigkeitsbeseitigung; **Bl 63 –** *(Jinmen)* entfernt Obstruktionen des Blasen-Meridians
- **Spezielle Elektrostimulationstechnik:** ➡ 12.7.4, Harnsteine

Rezept: *Shi Wei San* (➡ siehe Maciocia, 14.3.2), *San Jin Tang* bei Steinen im Urogenitaltrakt mit milder Feuchte-Hitze (➡ BB: S. 211, EBB: S. 194)

Diätetik: ➡ 7. Spezielle Diätetik (➡ 7.13.1).

12

Blut-*Lin*-Syndrom

Differenzierung in Fülle- (Feuchte-Hitze in der Blase ➡ 11.10.1, Blut-Hitze ➡ 9.3.2) oder Mangel-Syndrom (*Yin*-Mangel-Hitze ➡ Tab. 9.4, Nieren-*Yin*-Mangel). ***Cave:*** Immer Tumorausschluss mit westlicher Diagnostik

Therapieprinzipien: Blut kühlen, Blutung beenden, Wasserwege öffnen, bei Mangel-Hitze *Yin* nähren

Akupunktur: Basispunkte – außer **Ni 3** + (➡ Kasten, S. 857), zusätzlich
- **Hauptpunkte: Mi 10** *(Xuehai)*, **Mi 6** *(Sanyinjiao)* klären Blut-Hitze, beenden Blutungen
- **Zusatzpunkte: Le 3** *(Taichong)*, **Ni 2** *(Rangu)* kühlen das Blut, öffnen die Wasserwege; **Bl 63** *(Jinmen)* beendet Blutungen; **Bl 17** *(Geshu)* kühlt das Blut
- **Beim Mangel-Syndrom: Ren 4** + *(Guanyuan)* und **Ni 6** + *(Zhaohai)*, um *Yin* zu nähren

Rezept: *Xiao Ji Yin Zi* (➡ 8.2.12.b) bei Blut-Hitze. *Zhi Bai Di Huang Wan* (➡ 8.2.10.d) bei *Yin*-Mangel mit Mangel-Hitze (Nieren-*Yin*-Mangel)

Diätetik: ➡ 7. Spezielle Diätetik bei Feuchte-Hitze in der Blase (➡ 7.13.1); bei *Yin*-Mangel-Hitze (➡ 7.12.3).

Trübes *Lin*-Syndrom

Differenzierung in *Fülle-Typ* (durch Feuchtigkeitsretention ➡ 9.3.4) und *Mangel-Typ* (*Qi*-Mangel ➡ 9.3.4, Nieren-*Qi*-Mangel mit Feuchtigkeitsretention ➡ 9.3.4)

Therapieprinzipien: Feuchtigkeit transformieren, das Klare vom Trüben abtrennen, die Wasserwege öffnen. *Fülle-Syndrom:* Hitze klären. *Mangel-Syndrom: Qi* und Nieren stärken

Akupunktur: Fülle-Syndrom: − oder **N.** Mangel-Syndrom: + Basispunkte (➡ Kasten, S. 857); zusätzlich
- **Hauptpunkte: Bl 23** *(Shenshu)*, **Ni 6** *(Zhaohai)* stärken die Niere, **Bl 23** *(Shenshu)*, **Ni 7** *(Fuliu)* beim Mangel-Syndrom, um Nieren- und Blasenfunktion in der *Qi*-Transformation zu stärken
- **Zusatzpunkte: Bl 22** *(Sanjiaoshu)* fördert die Flüssigkeitsumwandlung und die Trennung des Klaren vom Trüben im unteren der *San Jiao*; **Ren 6** *(Qihai)* bewegt das *Qi* im unteren der *San Jiao,* hilft bei der Flüssigkeitsumwandlung; **Ren 9** *(Shuifen)* und **Ma 28** *(Shuidao)* fördern die Flüssigkeitsumwandlung und die Urinabtrennung; **Mi 9** *(Yinlingquan)* und **Mi 6** *(Sanyinjiao)* beseitigen Feuchtigkeit vom unteren der *San Jiao*

Rezept: *Bei Xie Fen Qing Yin* (➡ BB: S. 218, EBB: S. 201): Beim Fülle-Syndrom mit Feuchte-Kälte

Diätetik: ➡ 7. Allgemein schleimbildende Nahrungsmittel meiden. Spezielle Diätetik beim Fülle-Typ (➡ 7.9.2), beim Mangel-Typ (➡ 7.9.1).

Qi-*Lin*-Syndrom

Differenzierung in Fülle- (Leber-*Qi*-Stauung evtl. mit Blut-Stase ➡ 11.7.2) und Mangel-Syndrom (Milz-*Qi*-Mangel, sinkendes Milz-*Qi* ➡ 11.5.1, 11.5.4). Mangel-

12

Syndrom folgt oft nach rezidivierenden Blaseninfekten (Hitze-*Lin*), die nicht richtig ausgeheilt oder mit Antibiotika und extrem kalten Kräutern behandelt wurden.

Therapieprinzipien: Beim *Fülle-Syndrom: Qi* bewegen, Stagnation beseitigen, Wasserwege öffnen. Beim *Mangel-Syndrom: Qi* stärken, Wasserwege öffnen, evtl. Nieren-*Yang* stärken

Akupunktur: Fülle-Syndrom: − oder **N;** Mangel-Syndrom: + oder **M.** Basispunkte (➥ Kasten, S. 857); zusätzlich

- **Hauptpunkte: Ren 5** *(Shimen)* beseitigt Stagnation im unteren der *San Jiao.* **Lu 7** *(Lieque),* **Ni 6** *(Zhaohai)* öffnen zusammen den *Ren Mai* (➥ 6.3.4), bei Frauen nadeln, um *Qi* im Hypogastrium zu regulieren; beim Fülle-Syndrom zusätzlich mit **Ren 6,** beim Mangel-Syndrom zusätzlich mit **Du 20. Dü 3** *(Houxi),* **Bl 62** *(Shenmai)* öffnen den *Du Mai* (➥ 6.3.3), bei Männern nadeln, um *Qi* im Hypogastrium zu regulieren, beim Fülle-Syndrom zusätzlich mit **Ren 6,** beim Mangel-Syndrom zusätzlich mit **Du 20.** Zusätzlich **Mi 6** *(Sanyinjiao)* reguliert *Qi,* besänftigt die Leber, öffnet die Wasserwege, beseitigt Schmerz
- **Zusatzpunkte bei Fülle-Syndrom: Le 3** *(Taichong)* bewegt das Leber-*Qi,* beseitigt Stagnation, **Le 6** *(Ligou)* bewegt das Leber-*Qi* im Leber-Netzgefäß, **Le 8** *(Ququan)* bewegt das Leber-*Qi* im Unterbauch; **Ma 30** *(Qichong)* reguliert *Qi* im unteren der *San Jiao*
- **Zusatzpunkte bei Mangel-Syndrom: Bl 64** *(Jinggu)* stärkt die Blasenfunktion; **Ma 36** *(Zusanli)* stärkt *Qi,* **Ren 6** *(Qihai)* bewegt und stärkt das *Qi* im unteren der *San Jiao,* **Du 20** *(Baihui)* hebt das *Qi;* **Ren 4 + M** *(Guanyuan)* und **Ni 3 + M** *(Taixi)* stärken die Nieren

Rezept: Beim Fülle-Syndrom *Chen Xiang San* (nach G. Maciocia ➥ 14.3.2); enthält: *Chen Xiang* (Lignum Resinatum Aquilariae) 9 g, *Shi Wei* (Fo. Pyrrosiae) 6 g, *Hua Shi* (Talcum) 6 g, *Qing Ma Zi* (Sm. Abutili) 6 g, *Dang Gui* (Rx. Angelicae Sinensis) 6 g, *Wang Bu Liu Xing* (Sm. Vaccariae) 6 g, *Bai Shao* (Rx. Paeoniae Albae) 6 g, *Chen Pi* (Pericarpium Citri reticulatae) 4,5 g, *Gan Cao* (Rx. Glycyrrhizae) 3,0 g. Bei Mangel-Syndrom *Bu Zhong Yi Qi Tang* (➥ 8.2.10.a)

Diätetik: ➥ 7. Spezielle Diätetik bei Leber-*Qi*-Stauung (➥ 7.11.2), bei Milz-*Qi*-Mangel (➥ 7.9.1).

Weitere Therapiemöglichkeiten

- **Ohrakupunktur: OP 92** (Harnblase), **OP 95** (Niere), **OP 51** (Vegetativum), **OP 29** (Okziput), **OP 22** (Endokrinium), **OP 13** (Nebenniere). *Anwendung:* Pro Sitzung 3–4 Punkte mit starker Stimulation, 20 Min. belassen.

12.7.2 Leitsymptom: Harninkontinenz

Therapie

Syndromdifferenzierung ➥ Tab. 12.38.

12

Lungen-*Qi*-Mangel, Sinkendes Milz-*Qi* (➡ 11.3.1, 11.5.1)

Therapieprinzipien: Lungen-*Qi* erwärmen, stärken; Milz-*Qi* stärken und anheben

Akupunktur: Du 20 + M *(Baihui)* hebt *Qi* an, hält daher Urin zurück; **Ren 6 + M** *(Qihai)* stärkt *Qi* allgemein, v.a. im Unterbauch; **Bl 23 + M** *(Shenshu)* stärkt Nieren-*Yang*, mildert Harninkontinenz; **Bl 28 + M** *(Pangguangshu)* und **Bl 53 + M** *(Baohuang)* stärken die Blasenfunktion

- **Zusatzpunkte bei Lungen-*Qi*-Mangel: Bl 13 + M** *(Feishu)* und **Du 12 + M** *(Shenzhu)* stärken Lungen-*Qi*, mit Moxa v.a. auch *Yang*; **Lu 7 +** *(Lieque)* reguliert die Wasserwege (bester Punkt dafür auf dem Lungen-Meridian)
- **Zusatzpunkte bei Milz-*Qi*-Mangel: Bl 20 + M** *(Pishu)*, **Ma 36 + M** *(Zusanli)* und **Ren 12 + M** *(Zhongwan)* stärken das Milz-*Qi*

<table><tr><td>**Wichtig**</td></tr></table>

Spezielle Akupunkturtechnik:
Subkutane Nadelung einer 3-Cun-Nadel von **Ren 6** bis **Ren 3;** die Nadel wird zunächst gedreht und dann angehoben in Richtung Sternum und damit ein hebendes Gefühl im unteren Abdomen ausgelöst. Dort kann die Nadel einige Zeit belassen werden.

Syndrome bei Harninkontinenz

Syndrom	Ätiologie	Symptome	Zunge	Puls
Lungen-*Qi*-Mangel (➡ 11.3.1)	Chronischer Husten	*Inkontinenz:* Leichtgradig meist beim Husten und Niesen *Miktion:* Häufiger Harndrang (unfähig, Urin zu speichern) *Zusatzsymptome:* Müdigkeit, Spontanschweiß, Belastungsdyspnoe	Blass	Schwach
Sinkendes Milz-*Qi* (➡ 11.5.4)	Emotionale Belastungen, Milz-*Qi*-Mangel (➡ 11.5.1)	*Miktion:* Häufiger Harndrang (unfähig, Urin zu speichern), verschlechtert sich durch Anstrengung; blass, viel Urin *Zusatzsymptome:* Weiche Stühle, Müdigkeit, Appetitverlust, Erschöpfung	Blass	Schwach
Nieren-*Yang*-Mangel (➡ 11.9.2)	Schwache Konstitution, Alter, viele Geburten	*Inkontinenz:* Harntröpfeln im Alter, Enuresis nocturna bei Kindern *Miktion:* Häufig, blasser Urin, Nykturie *Zusatzsymptome:* Erschöpfung, Anorexie, Schwindel, Tinnitus, Schwäche und Schmerz lumbal/Knie, Kältegefühle	Blass, feucht	Tief, schwach
Nieren-*Yin*-Mangel (➡ 11.9.6)	Wie bei Nieren-*Yang*-Mangel, chronisch	*Inkontinenz:* Tröpfeln nach der Miktion, meist bei Frauen ab 45 Jahren *Miktion:* Wenig Urin, dunkelgelb *Zusatzsymptome:* Mundtrockenheit, Schwindel, Tinnitus, Hitzesensationen, Thorax/Handflächen/Fußsohlen	Rot, belaglos	Dünn, schnell

Forts. ➡

Syndrome bei Harninkontinenz				
Syndrom	**Ätiologie**	**Symptome**	**Zunge**	**Puls**
Feuchte-Hitze in der Blase (➡ 11.10.1)	Feuchte-Hitze-Retention (Harnwegsinfekt ➡ 12.7.3)	*Inkontinenz:* Gelegentlich, akut (oder chronisch) *Miktion:* Häufiger Harndrang mit Brennschmerz, wenig, geruchsintensiver Urin *Zusatzsymptome:* Subfebrile Temperaturen; evtl. Durst, Unruhezustände, Schlaflosigkeit	Evtl. rot *Belag:* Gelb, schmierig-klebrig	Schnell, schlüpfrig
Leber-*Qi*-Stauung (➡ 11.7.2) Leber-Feuer	Unterdrückter Ärger, Wut	*Inkontinenz:* Inkomplett, zögernd, durch Ärger und Wut verschlechtert *Zusatzsymptome:* Völlegefühl im Unterbauch, Reizbarkeit oder Depression, alternierend Obstipation oder Diarrhö, bei Frauen evtl. prämenstruelles Syndrom	Normal, evtl. rötliche Seiten	Saitenförmig

Tab. 12.38

Rezept: *Bu Zhong Yi Qi Tang* (➡ 8.2.10.a).

Diätetik: ➡ 7. Spezielle Diätetik (➡ 7.7.1, 7.9.1).

Nieren-*Yang*-Mangel (➡ 11.9.6)

Therapieprinzipien: Nieren stärken und erwärmen

Akupunktur: Bl 23 + M *(Shenshu),* **Du 4 +** *(Mingmen;* bei Patienten > 20 Jahre auch Moxa möglich!), **Ni 7 +** *(Fuliu)* und **Ren 4 + M** *(Guanyuan)* stärken Nieren–*Yang;* **Ren 6 + M** *(Qihai)* stärkt *Qi* allgemein; **Du 20 + M** *(Baihui)* hebt das *Qi;* **Bl 28 + M** *(Pangguangshu),* **Bl 53 + M** *(Baohuang)* und **Bl 32 + M** *(Ciliao)* stärken die Blasenfunktion; **Mi 6 +** *(Sanyinjiao)* stärkt die Nieren; **He 7** *(Shenmen),* **Ex-HN 3** *(Yintang)* bei Enuresis im Kindesalter, beruhigen den Geist–*Shen*
- **Alternative:** Jeweils **Mi 6, Ren 4, Bl 23** oder **Ren 4, Ren 3, Bl 23, Bl 28, Ni 3** bei jeder Sitzung alternierend mit stärkender Nadeltechnik und Moxa
- **Bei Enuresis nocturna** evtl. nur **He 7** *(Shenmen)* und **Bl 40** *(Weizhong),* harmonisieren Herz und Nieren, regulieren den unteren der *San Jiao,* beruhigen den Geist–*Shen* (bei nervösen Kindern), evtl. nur Laser-Akupunktur (➡ 5.1.11)

Rezept: *Suo Quan Wan* (➡ 8.2.13) in Kombination mit *Jin Gui Shen Qi Wan* (➡ 8.2.10.e), *You Gui Wan* (➡ 8.2.10.e)

Diätetik: ➡ 7. Spezielle Diätetik (➡ 7.12.2).

Nieren-*Yin*-Mangel (➡ 11.9.6)

Therapieprinzipien: Nieren stärken und *Yin* nähren

12

🔥 **Akupunktur: Ren 4 +** *(Guanyuan)*, **Ni 3 +** *(Taixi)* und **Mi 6 +** *(Sanyinjiao)* nähren das Nieren-*Yin*; **Bl 23 +** *(Shenshu)*, **Bl 28 +** *(Pangguangshu)* und **Ren 3 +** *(Zhongji)* stärken die Blasenfunktion

🌹 **Rezept:** Variationen von *Zhi Bai Di Huang Wan* (➡ 8.2.10.d)

🍲 **Diätetik:** ➡ 7. Spezielle Diätetik (➡ 7.12.3).

Feuchte-Hitze in der Blase (➡ 11.10.1)

Therapieprinzipien: Feuchte-Hitze vom unteren der *San Jiao* entfernen

🔥 **Akupunktur: Bl 28 −** *(Pangguangshu)* und **Ren 3 −** *(Zhongji)* beseitigen Feuchte-Hitze aus dem unteren der *San Jiao*, fördern die Blasenfunktion; **Mi 9 −** *(Yinlingquan)* und **Mi 6 −** *(Sanyinjiao)* stärken die Milz, beseitigen Feuchte-Hitze; **Bl 39 −** *(Weiyang)*, **Bl 66 −** *(Zutonggu)* entfernen Hitze-Retention vom Blasen-Meridian

🌹 **Rezept:** *Ba Zheng San* (➡ 8.2.8.b)

🍲 **Diätetik:** ➡ 7. Spezielle Diätetik (➡ 7.13.1).

Leber-Q*i*-Stauung (➡ 11.7.2) mit Hitze oder Feuer
Auch bei hyperaktiven und nervösen Kindern, die zu Enuresis nocturna neigen, mögliches Syndrom.
Therapieprinzipien: Leber-Q*i* bewegen, evtl. Feuer ausleiten und den Geist beruhigen

🔥 **Akupunktur: Bl 28** *(Pangguangshu)* stärkt die Blasenfunktion; **Le 2 −** *(Xingjian)* leitet Leber-Feuer aus, bei Leber-Feuer; **Le 3 −** *(Taichong)* reguliert das Leber-Q*i*; **Pe 6** *(Neiguan)* beruhigt den Geist; **Bl 18** *(Ganshu)* reguliert das Leber-Q*i*

🌹 **Rezept:** *Long Dan Xie Gan Tang* (➡ 8.2.4.d)

🍲 **Diätetik:** ➡ 7. Spezielle Diätetik (➡ 7.11.2)

Weitere Therapiemöglichkeiten

- **Ohrakupunktur: OP 95** (Niere), **OP 92** (Harnblase), **OP 80** (Urethra); zusätzlich **OP 34** (Graue Substanz), **OP 51** (Vegetativum), **OP 97** (Leber), **OP 98** (Milz), **OP 104** *(San Jiao)*. **Französische Ohrakupunktur:** Zusätzlich **OP 82** (Nullpunkt: Zwerchfell), **OP 26a** (Thalamus: Hirnanhang). *Anwendung:* 3–4 druckdolente Punkte auswählen, mit ableitender Nadeltechnik setzen, 20 Min. belassen. Dauernadeln oder Samenkörner applizierbar
- **Schädelakupunktur:** Sensomotorische Beinzone (➡ 13.2.2, Tab. 13.22)
- **Fußakupunktur: FP 44**

12

- **Elektrostimulation:** Punktgruppe **Mi 6, Bl 28, Bl 53, Ex-B** *(Xiajiaoshu,* Lokalisation: Mitte der Verbindungslinie zwischen Anus und **Du 1,** der in der Mitte zwischen Anus und Os coccygis liegt; Punktion vom Anus in Richtung **Du 1)** und **Ma 28** *(Shuidao)* alternierend bei jeder Sitzung nadeln und jeweils mit niedriger Frequenz (2–7 Hz) stimulieren
- **Pflaumenblütenhämmerchen:** Lumbal- und Iliakalregion auf positive Reaktionszonen (➥ 5.1.13) untersuchen und diese beklopfen; zusätzlich Lumbal- und Unterbauchregion, **Ren 4, Mi 6, Du 14, Du 20, Ren 12** behandeln; leichte bis mittlere Klopfstärke
- **Moxibustion: Du 4, Ren 4, Bl 33, Du 20,** 2–3 Punkte/Tag mit Moxazigarre behandeln.

12.7.3 Harnwegsinfekt

Akuter Harnwegsinfekt: Meist Hitze-*Lin*-Syndrom mit Feuchte-Hitze in der Blase (➥ 11.10.1), chronischer Harnwegsinfekt: Verkompliziert durch Mangel (Mangel-Syndrom der Niere) und Fülle (Feuchte-Hitze) gleichzeitig

Therapie

Therapieprinzipien: Bei Feuchte-Hitze in der Blase: Blasenfunktion stärken, Hitze kühlen, Feuchtigkeit aus dem unteren der *San Jiao* entfernen. Bei chronischem Harnwegsinfekt: Nieren stärken, Feuchte-Hitze klären

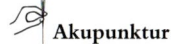

Akupunktur:
- **Hauptpunkte: Bl 23 – N** *(Shenshu)* reguliert das Nieren-*Qi,* öffnet die Wasserwege; **Bl 28 – N** *(Pangguangshu),* **Ren 3 – N** *(Zhongji)* und **Mi 6 – N** *(Sanyinjiao)* entfernen in Kombination Feuchte-Hitze von der Blase, stärken die Funktionen des unteren der *San Jiao*
- **Zusatzpunkte: Bl 32 – N** *(Ciliao)* stärkt Funktion des unteren der *San Jiao,* **Le 8 – N** *(Ququan)* drainiert den unteren der *San Jiao.* Bei Fieber: **Di 4 – N** *(Hegu),* **Di 11 – N** *(Quchi)* oder **Du 14** *(Dazhui).* Bei Hämaturie: **Mi 10** *(Xuehai).*
- **Bei chronischem Harnwegsinfekt oder Nephritis:** Punkte mit Moxanadel (➥ 5.2.3), Ausnahme **Le 8** und zusätzlich **Ren 4** *(Guanyuan). Cave:* Keine Hitzezeichen! Zusätzlich **Ni 3** *(Taixi)*

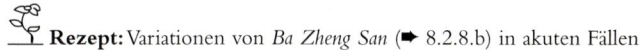

Rezept: Variationen von *Ba Zheng San* (➥ 8.2.8.b) in akuten Fällen

Diätetik: ➥ 7. Spezielle Diätetik bei Feuchte-Hitze in der Blase (➥ 7.13.1), bei Mangel-Syndrom, auch z. B. Nieren-*Yang*-Mangel (➥ 7.12.2)

Weitere Therapiemöglichkeiten

- **Ohrakupunktur: OP 95** (Niere), **OP 92** (Harnblase), **OP 80** (Urethra); evtl. **OP 34** (Graue Substanz), **OP 51** (Vegetativum), **OP 55** *(Shenmen). Anwendung:* 3–4 der druckdolentesten Punkte auswählen, Nadeln 20 Min. belassen. Dauernadeln oder Samenkörner applizierbar
- **Injektionsakupunktur:** Täglich jeweils 0,5 ml Ringer-Lösung in ein bis zwei inguinale LK spritzen. *Cave:* Infektionsgefahr
- **Diätetik:** 10 Ginkgosamen *(Yin Guo,* Sm. Ginkgo) dünsten, bis sie sich auflösen, Dekokt herstellen; über 3 Tage, jeweils morgens und abends, einnehmen. Aus 15 g *Chi Qian Zi* (Sm. Plantaginis) ein Dekokt (➥ 8.2.2) herstellen und trinken

12

- **Hand- und Fußgelenksakupunktur: FG 1,** beidseitig (➥ Tab. 13.25, Kapitel 13.5), praktisches Vorgehen ➥ 13.5.2.

12.7.4 Harnsteine

Entspricht nach TCM Stein-*Lin*-Syndrom (➥ 12.7.1). Ursache meist lang andauernde Feuchte-Hitze-Retention in der Blase (➥ 11.10.1).

Therapie

Therapieprinzipien: Wasserwege öffnen, Hitze kühlen und Feuchtigkeit beseitigen

Akupunktur: Bl 23 *(Shenshu)* und **Mi 6** *(Sanyinjiao)*, **Bl 28** *(Pangguangshu)*, **Mi 9** *(Yinlingquan)*, **Bl 39** *(Weiyang)* bei einer akuten Kolik zunächst mit stark ableitendem Nadelreiz stechen (periodische Manipulation ca. alle 5–10 Min.). Bei Beschwerdebesserung Nadeln entfernen. Bei unzureichendem Effekt stärken **Bl 52** *(Zhishi)* und **Ni 3** *(Taixi)* zusätzlich Nieren-*Yin* und fördern die Wasserausscheidung; weitere Punkte unter Stein-*Lin*-Syndrom (➥ 12.7.1). Wenn keine renale Kolik besteht, Nadeln nur moderat stimulieren
- **Zusatzpunkte:** Steine im oberen Harntrakt: **Gb 25** *(Jingmen)*, **Ma 25** *(Tianshu)*; Steine im unteren Harntrakt: **Ren 3** *(Zhongji)*, **Ma 28** *(Shuidao)*; Hämaturie: **Mi 10** *(Xuehai)*

Weitere Therapiemöglichkeiten

- **Ohrakupunktur: OP 95** (Niere), **OP 94** (Ureter), **OP 34** (Graue Substanz), **OP 51** (Vegetativum), **OP 29** (Polster), **OP 55** *(Shenmen)*, **OP 80** (Urethra). **Französische Ohrakupunktur:** Zusätzlich **OP 26a** (Thalamus), ACTH-Punkt (entspricht **OP 19**), **OP 82** (Nullpunkt)
  – Bei akuter Nierenkolik: Hauptpunkte **OP 92, 95, 82, 26a** mit starkem Nadelreiz
  – **Elektrostimulation: Bl 23** *(Shenshu)* und **Mi 6** *(Sanyinjiao)* mit starkem Nadelreiz stechen und für 5 – 10 Min. Elektrostimulation mit hoher Frequenz (ca. 20–100 Hz nach Patiententoleranz, ➥ 5.1.8)

Wichtig

Elektroakupunkturmanagement bei akutem Schmerz (nach Will MacLean, Jane Lyttleton ➥ 14.4)
Kontraindikation: Bei asymptomatischen Patienten
Vorgehen: Elektrostimulation mit hoher Frequenz (ca. 20–100 Hz nach Patiententoleranz), negative Elektrode (– ve) am proximalen Punkt. Zusatzpunkte nur Handstimulation
Nierensteine: Bl 23 (– ve) und **Mi 9** (+ ve) auf derselben Körperseite; *Zusatzpunkte:* **Bl 28 –, Mi 6 –, Ma 25 –, Gb 25 –**
Uretersteine:
- *Oberer Ureter:* **Bl 23** (– ve) und **Bl 28** (+ ve) auf derselben Körperseite; *Zusatzpunkte:* **Ren 6 –, Bl 22 –**
- *Unterer Ureter:* **Bl 23** (– ve) und **Ma 28** (+ ve) auf derselben Körperseite; *Zusatzpunkte:* **Ren 3 –, Bl 32 –**
- **Blasen- oder Urethrasteine: Ren 4** (– ve) oder **Ren 3** (– ve) und **Ma 28** (+ ve) oder **Mi 6** (+ ve); *Zusatzpunkte:* **Ni 8 –, Mi 14 –, Pe 6 –**

12

- **Injektionsakupunktur:** Injektion von 1–2 ml 0,5- bis 1%igem Procain (oder anderes Neuraltherapeutikum ➡ 5.1.10) in **Bl 23** und **Mi 6**.

Diätetik: ➡ 7. Spezielle Diätetik bei Feuchte-Hitze in der Blase (➡ 7.13.1).

12.8 Genitalorgane

12.8.1 Genitalleiden beim Mann *(Nan Ke):* Vorbemerkungen

Nach TCM sind Skrotum und Testes der „Palast der Essenz-*Jing*" (➡ 3.3.4) und sind eng verbunden mit dem *Ren, Du* und *Chong Mai*. Die TCM sieht im Erhalt der Samenflüssigkeit (als Essenz-*Jing*) einen lebensverlängernden, gesundheitserhaltenden Effekt. Männer sollten daher unnötige Samenverluste vermeiden, z.B. durch Kontrolle der sexuellen Aktivität und Masturbation. (In China hat die Spermatorrhö Krankheitswert, im Westen meist nur im Rahmen anderer Erkrankungen zu eruieren.)

Wichtig

Wichtige Reproduktionsorgane des Mannes nach TCM

- *Niere:* Bewahrt die Essenz-*Jing* auf, kontrolliert das Samentor
- *Leber:* Regiert den freien *Qi*-Fluss, unterstützt die Spermienbildung
- *Milz:* Bildet nachgeburtliche Essenz-*Jing,* die die vorgeburtliche Essenz-*Jing* nährt (mögliche Pathologie: Bei Milzstörungen mit Schleimretention [➡ 11.5, 9.3.4] kann Schleim nach unten zu den Reproduktionsorganen abfließen und zur Obstruktion der Samenkanäle mit Sterilität und Ejakulationsproblemen führen)
- *Herz:* Kontrolliert den Geist-*Shen* (➡ 3.3.5; bei Störungen sexuelle Dysfunktionen möglich)
- Außerordentliche Gefäße: *Ren Mai* (➡ 6.3.4), *Chong Mai* (➡ 6.3.5), *Du Mai* (➡ 6.3.3), *Dai Mai* (➡ 6.3.6).

12.8.2 Leitsymptom: Impotenz *(Yang Wei)*

Therapie

Syndromdifferenzierung ➡ Tab. 12.39

Nieren-*Yang*-Mangel (➡ 11.9.2)

Therapieprinzipien: Nieren-*Yang* und *Mingmen* (➡ 3.3.6) stärken und erwärmen, Essenz-*Jing* unterstützen

Akupunktur: *Hauptpunkte:* **Ren 4 + M** *(Guanyuan)* in Richtung Penis stechen mit dorthin ausstrahlender *De-Qi*-Sensation (➡ 5.1.6) füllt *Qi* und Essenz-*Jing* wieder auf, kräftigt

Yang, 1.5 *Cun* tief nadeln (vorher Blase entleeren); **Bl 23 + M** *(Shenshu)*, **Du 4 + M** *(Mingmen)*
und **Ni 3 + *** *(Taixi)* stärken Nieren–*Yang* und die Essenz–*Jing*, wärmen den unteren der *San Jiao*,
festigen das Ursprungs–*Yuan-Qi*; **Mi 6 +** *(Sanyinjiao)* stärkt Niere, Milz, Leber, wichtiger Punkt
für das Reproduktionssystem; *Zusatzpunkte:* **Bl 15 +** *(Xinshu)* und **Pe 7 +** *(Daling)* bei Herz-
Mangel-Syndrom mit Schlaflosigkeit; **Du 20 + M** *(Baihui)* hebt das *Yang* an.

Syndrome bei Leitsymptom Impotenz				
Syndrom	**Ätiologie**	**Symptome**	**Zunge**	**Puls**
Nieren-*Yang*-Mangel („Versiegen des *Mingmen*") (➡ 11.9.2)	Exzessives Sexualleben/Masturbation; Erschöpfung der Essenz-*Jing*; emotionaler Stress und Ängste	*Erektion:* Schwach oder nur Sekunden andauernd *Spermien:* Wenig, geringe Motilität, wässriges Ejakulat *Urogenitalbereich:* Spermatorrhö, häufige Miktion *Allgemeinsymptome:* Fahle Blässe, kalte Extremitäten, Schwindel, verschwommenes Sehen, Erschöpfung, Schmerz und Schwäche lumbal/Knie	Blass, evtl. geschwollen *Belag:* Weiß, feucht	Tief, schwach, evtl. langsam
Feuchte-Hitze fließt nach unten	Fettiges Essen/Alkohol führt zu Feuchte-Hitze in Milz (➡ 11.5.6) und/oder Leber (➡ 11.7.7) mit Abfluss zu den Reproduktionsorganen	*Erektion:* Keine oder schwach *Spermien:* Wenig oder geringe Motilität und Antikörper, dickes Ejakulat *Urogenitalbereich:* Dysurie, Pollakisurie, dunkelgelber Urin, evtl. anamnestisch Herpes genitalis *Allgemeinsymptome:* Bitterer Mundgeschmack, Durst, körperliches Schweregefühl	*Belag:* Gelb, schmierig	Schlüpfrig, schnell
Herz-Blut- und Milz-*Qi*-Mangel (➡ 11.11.4)	Überanstrengung, Stress, nach chronischer Erkrankung	*Erektion:* Schwach, schlechter, wenn erschöpft und ängstlich *Allgemeinsymptome:* Palpitationen, Schlaflosigkeit, traumgestörter Schlaf, Appetitlosigkeit, Erschöpfungszustand	Blass *Belag:* Dünn	Tief, schwach, dünn
Leber-*Qi*-Stauung (➡ 11.7.2)	Stress durch Überarbeitung, emotionale Konflikte, „Midlife Crisis"	*Erektion:* Schwach, Libidoverlust *Allgemeinsymptome:* Thorakales Beklemmungsgefühl, häufiges Seufzen, Schwindel, Reizbarkeit oder Depression	Normal oder rote Ränder	Saitenförmig
Herz- und Gallenblasen-*Qi*-Mangel (➡ 11.11.8)	Psychosen (nach Schock, Trauma); Geist-*Shen* ist instabil und unfähig, genug *Qi* zum Penis zu leiten	*Erektion:* Keine oder nur kurz andauernd *Allgemeinsymptome:* Ängstlichkeit, Schüchternheit, nervös, Palpitationen, Schlafstörungen, Schwierigkeiten, intime Beziehungen einzugehen	*Belag:* Dünn	Saitenförmig und dünn

Tab. 12.39

Rezept: *Xin Yang San* enthält Kräuter: *Liu Huang* (Sulfur), *She Chuang Zi* (Fr.
Cnidii), *Xian Mao* (Rz. Curculiginis) zu gleichen Teilen. *Anwendung:* Kräuter zu Puder
verreiben, davon zweimal 10 g täglich einnehmen oder als Dekokt (➡ 8.2.2); Variationen
von *Jin Gui Shen Qi Wan* (➡ 8.2.10.e) oder *You Gui Wan* (➡ 8.2.10.e).

Feuchte-Hitze fließt nach unten

Therapieprinzipien: Hitze klären, Feuchtigkeit entfernen

Akupunktur: Ren 3 – *(Zhongji)*, **Mi 6 –** *(Sanyinjiao)* und **Mi 9 –** *(Yinlingquan)* besänftigen und regulieren das Milz-Meridian-*Qi*, leiten Feuchte-Hitze aus; **Ma 36 –** *(Zusanli)* entfernt Feuchtigkeit durch Milz-Funktionsförderung, **Le 5 –** *(Ligou)* als *Luo*-Punkt des Leber-Meridians, der in seinem Verlauf den Penis umschlingt; zusätzlich auch **Le 2 –** *(Xingjian)*, **Gb 34 –** *(Yanglingquan)* und **Bl 19 –** *(Danshu)*, um den Leber-Meridian von Feuchte-Hitze zu befreien

Rezept: *Wu Ling San* (➡ 8.2.8.c) und Kräuter: *Huang Bai* (Cx. Phellodendri), *Hua Shi* (Talcum), *Mu Tong* (Caulis Akebiae, Hinweis S. 399), *Yi Yi Ren* (Sm. Coicis); Variationen von *Er Miao San* (➡ 8.2.8.b).

Herz- und Milz-*Qi*/Blut-Mangel (➡ 11.11.4)

Therapieprinzipien: Milz und Herz stärken, *Yang* unterstützen

Akupunktur: Bl 15 + *(Xinshu)*, **Ren 4 +** *(Guanyuan)*, **Bl 20 +** *(Pishu)*, **Mi 6 +** *(Sanyinjiao)*, **He 7 +** *(Shenmen)*, **Pe 6 +** *(Neiguan)*, **Bl 23 +** *(Shenshu)* und **Ma 36 +** *(Zusanli)* stärken zusammen Milz und Herz und unterstützen *Yang*; *Zusatz-punkte:* Bei starker Ängstlichkeit **Ex-HN 3** *(Yintang)*; bei Schlaflosigkeit **Ex-HN** *(Anmian)*

Rezept: *Gui Pi Tang* (➡ 8.2.10.c).

Leber-*Qi*-Stauung (➡ 11.7.2)

Therapieprinzipien: Leber-*Qi* verteilen und regulieren

Akupunktur: Le 3 *(Taichong)*, **Di 4** *(Hegu)*, **Le 5** *(Ligou)*, **Le 14** *(Qimen)*, **Gb 24** *(Riyue)*, **Gb 34** *(Yanglingquan)*

Rezept: Variationen von *Xiao Yao San* (➡ 8.2.6).

Herz- und Gallenblasen-*Qi*-Mangel (➡ 11.11.8)

Therapieprinzipien: Herz, Gallenblase und Niere unterstützen, den Geist–*Shen* beruhigen, evtl. *Yang* stärken

Akupunktur: Bl 18 + *(Ganshu)*, **Bl 19 +** *(Danshu)*, **Gb 34 +** *(Yanglingquan)*, **Ren 4 +** *(Guanyuan)*, **Ren 6 +** *(Qihai)*, **Le 3 –** *(Taichong)*, **Ni 4** *(Dazhong)*, **Pe 5** *(Jian-shi)*, **Le 12** *(Jimai)*, **Ex-HN 3** *(Yintang)*, **Du 19** *(Houding)*, **Du 24** *(Shenting)*.
Die Nadelsensation bei **Ren 4** soll bis zur Penisspitze ausstrahlen, daher die Spitze der Nadel 1.5 *Cun* in Richtung Penis ausrichten. Vorher die Blase entleeren lassen.

12

Rezept: *Qi Yang Yu Xin Dan* enthält: Sm. Zizyphi Spinosae *(Suan Zao Ren)* 18 g, Sclerotium Poriae Cocos *(Fu Shen)* 12 g, Rx. Paeoniae Lactiflorae *(Bai Shao)* 12 g, Sm. Cuscutae Chinensis *(Tu Si Zi)* 12 g, Massa Fermentata *(Shen Qu)* 9 g, Rx. Bupleuri *(Chai Hu)* 9 g, Rx. Angelicae Sinensis *(Dang Gui)* 9 g, Rz. Atractylodis Macrocephalae *(Bai Zhu)* 9 g, Rx. Ginseng *(Ren Shen)* 9 g, Rx. Polygalae *(Yuan Zhi)* 6 g, Rz. Acori Graminei *(Shi Chang Pu)* 6 g, Pericarpium Citri Reticulatae *(Chen Pi)* 6 g, Fr. Amomi *(Sha Ren)* 6 g, Rx. Glycyrrhizae Uralensis *(Zhi Gan Cao)* 6 g; eventuell anfangs Dosis reduzieren.

Weitere Therapiemöglichkeiten

- **Ohrakupunktur:** **OP 32** (Hoden), **OP 79** (Äußere Genitalien), **OP 22** (Endokrinium), **OP 34** (Graue Substanz), **OP 55** *(Shenmen)*, **OP 93** (Prostata), **OP 95** (Niere). *Anwendung:* 3–4 Punkte pro Sitzung, Nadelsetzen mit mäßiger Stimulation, 20 Min. belassen, täglich oder jeden 2. Tag Dauernadeln oder Samenkörner applizierbar
- **Elektrostimulation:** Punktgruppe **Bl 31–34** *(Baliao)* und **Ni 2** *(Rangu)* im Wechsel mit Punktgruppe **Ren 4** *(Guanyuan)* und **Mi 6** *(Sanyinjiao)* jeweils 3–5 Min. Reizung mit schwacher Elektrostimulation (➡ 5.1.8)
- **Injektionsakupunktur:** Vitamin-B$_1$-Lösung (50 mg) oder 5 mg Testosteron-Propionat oder 500 cc. HCG in **Bl 23, Ren 4** und **Ren 3** abwechselnd alle 2–3 Tage spritzen
- **Pflaumenblütenhämmerchen:** Lumbal-, Sakral- und Inguinalbereich, Unterbauchregion, obere Schambeingegend, Bereich entlang des *Dai Mai* (➡ 6.3.6) sowie **Mi 6** und **Ren 4** mild beklopfen

Diätetik: ➡ 7. Spezielle Diätetik: Diätetik bei Nieren-*Yang*-Mangel (➡ 7.12.2), bei Feuchte-Hitze (z. B. ➡ 7.9.3), Herz-Blut-Mangel (➡ 7.6.3) und Milz-*Qi*-Mangel (➡ 7.9.1)

12.8.3　Ejakulationsstörungen *(Jing Bing)*

Nach TCM oft folgender Verlauf: Zunächst Ejaculatio praecox, gefolgt von oder simultan mit Spermatorrhö, später Impotenz. Bei Ejakulationsstörungen sollte immer auch eine psychotherapeutische Begleittherapie mit bedacht werden.

12

Ejaculatio praecox *(Zao Xie)*

Therapie bei Ejaculatio praecox				
Syndrom	**Leitsymptome**	**Zunge**	**Puls**	**Punkte**
Disharmonie zwischen Herz und Niere (➥ 11.11.11)	*Temperaturempfinden:* Hitzesensationen *Schwitzen:* Nachtschweiß *Allgemeinsymptome:* Schwindel, Tinnitus, Schmerz und Schwäche lumbal/Knie *Ätiologie:* Meist durch emotionale Probleme und Überanstrengung	Rot *Belag:* Wenig oder belaglos	Dünn, schnell	*Yin* nährend, +: Ren 4, Ni 6, Mi 6, Bl 52 Feuer klärend, –: Ni 2, He 8
Nieren-*Qi* nicht fest (➥ 11.9.3)	*Temperaturempfinden:* Kälteaversion, kalte Extremitäten *Schwitzen:* Spontanschweiß Allgemeinsymptome: Dyspnoe, Palpitationen, häufiger Harndrang, Erschöpfung *Ätiologie:* Alter, meist bei älteren Männern	Blass	Schwach	Alle: M + Nieren-*Yang* stärkend: Ren 4, Ren 6, Ni 3, Bl 23, Du 4, Ni 7 Spermientor stabilisierend: Bl 52, Ex-CA *(Yijing)* Öffnen *Ren Mai:* Lu 7, Ni 6

Tab. 12.40

Rezept: Bei Disharmonie zwischen Herz und Niere: *Zhi Bai Di Huang Wan* (➥ 8.2.10.d) in Kombination mit *Jin Sue Gu Jing Wan* (➥ BB: S. 398, EBB: S. 360)

Ejakulationsunfähigkeit *(Bu She Jing)*

Therapie bei Ejakulationsunfähigkeit*				
Syndrom	**Leitsymptome**	**Zunge**	**Puls**	**Punkte**
Leber-*Qi*-Stauung (➥ 11.7.2)	Reizbarkeit, Depression, Seufzen, Spannungsgefühl in Hypochondrium und Abdomen	Normal	Saitenförmig	Le 2 –, Le 3 –, Gb 34 –
mit Nieren-*Yang*-Mangel (➥ 11.9.2)	*Zusätzlich:* Häufige Miktion, Nykturie, Schmerz und Schwäche lumbal/Knie, Tinnitus, Schwindel, Vergesslichkeit	Evtl. blass	Tief, evtl. schwach, saitenförmig	*Zusätzlich:* Ren 3 –, Mi 6 +, Bl 23 +
mit Milz-*Qi*-Mangel (➥ 11.5.1, 11.11.18)	*Zusätzlich:* Appetitverlust, körperliches Schweregefühl, evtl. weiche Stühle	Blass	Saitenförmig	*Zusätzlich:* Le 1 –, Ma 36 M, Ren 2 +, Le 13 +

* Eitrige-entzündliche Erkrankungen („Feuchte-Hitze fließt nach unten") nicht aufgeführt, meist Antibiotikatherapie oder siehe Tab. 12.39 bei Impotenz

Tab. 12.41

12

🌱 **Rezept:** Bei Leber-*Qi*-Stauung (➡ 11.7.2) mit *Qi*-Stagnation (➡ 9.3.1) *Si Ni San* (➡ 8.2.6). Bei zusätzlichem Milz-*Qi*-Mangel (Syndrom: Leber attackiert die Milz ➡ 11.11.18) *Xiao Yao San* (➡ 8.2.6) in Kombination mit *Gui Pi Tang* (➡ 8.2.10.c).

Weitere Therapiemöglichkeiten

- **Ohrakupunktur: OP 79** (Äußere Genitalien), **OP 32** (Hoden), **OP 22** (Endokrinium), **OP 95** (Niere), **OP 34** (Graue Substanz), **OP 93** (Prostata), **OP 98** (Leber), **OP 97** (Milz); bei psychischer Überlagerung psychotrope Punkte nach Nogier (➡ 7.1.6, Tab. 7.23) mit einbeziehen. *Anwendung:* Auswahl von 3–4 Punkten nach Syndrom und Druckdolenz, 20 Min. belassen. Dauernadeln oder Samenkörner applizierbar
- **Elektrostimulation: Ren 4** *(Guanyuan),* **Ren 3** *(Zhongji),* **Ren 2** *(Qugu),* **Bl 31 −34** *(Baliao),* **Ren 1** *(Huiyin),* **Bl 23** *(Shenshu).*

♨ **Diätetik:** ➡ 7. Spezielle Diätetik bei Disharmonie zwischen Herz und Niere (➡ 7.6.4, 7.6.5, 7.12.3 Kombination), Nieren-*Qi* nicht fest (➡ Nieren-*Yang*-Mangel ➡ 7.12.2); Leber-*Qi*-Stauung (➡ 7.11.2), mit Nieren-*Yang*-Mangel (zusätzlich ➡ 7.12.2), mit Milz-*Qi*-Mangel (zusätzlich ➡ 7.9.1).

12.8.4 — Prostatabeschwerden

Prostatitis

- **Akute Prostatitis:** Meist Hitze-*Lin*-Syndrom (➡ 12.7.1, Tab. 12.37, Feuchte-Hitze fließt nach unten) mit Harndrang (evtl. blutig tingiert), Dysurie, Schmerz beim Koitus, in Genitalien/Lendengegend/Oberschenkelinnenseiten ziehend; *Zunge:* Rot; *Belag:* Gelb, schmierig-klebrig oder gelblich, dick; *Puls:* Schnell, schlüpfrig
- **Chronische Prostatitis:**
  - **Nieren-*Yang*-Mangel** (➡ 11.9.2), typischerweise chronischer Harndrang mit Harntröpfeln, Prostatavergrößerung, evtl. Restharn, kaltes Gefühl in Lendengegend/ Unterbauch; *Zunge:* Blass, evtl. geschwollen. *Belag:* Weiß, dick, schmierig; *Puls:* Tief, schwach. Ursache: Oft emotionaler Stress, sexuelle Überanstrengung
  - **Leber- und Nieren-*Yin*-Mangel mit Mangel-Hitze:** Häufige Peniserektion, nächtliche Spermatorrhö, Schwäche und Wundheitsgefühl lumbal/Knie, Schlaflosigkeit, traumgestörter Schlaf, Nachtschweiß, häufig brennendes Gefühl beim Wasserlassen. *Zunge:* Rot, wenig oder kein Belag. *Puls:* Dünn, schnell
  - **Kälte-Blockade im Leber-Meridian** (siehe auch ➡ 12.8.4): Meist chronische Verlaufsform, Kältegefühl in Unterbauch und Hodensack, besser durch Wärme, Urin blassgelb nach dem Wasserlassen, tropft evtl. weißes, klebriges Sekret aus der Harnröhre. *Zunge:* Weißer Belag. *Puls:* Tief, langsam.

Therapie

Therapieprinzipien:
- **Bei aktuter Prostatitis** (Feuchte-Hitze): Hitze klären, Feuchtigkeit entfernen, Blut aktivieren, Stagnation auflösen
- **Bei chronischer Prostatitis:** Nieren-*Yang*-Mangel: Essenz-*Jing* festigen, Nieren-*Yang* stärken; *Yin*-Mangel mit Hitze: Leber- und Nieren-*Yin* nähren, Feuer reduzieren; Kälte im Leber-Meridian: Leber-Meridian frei machen, Kälte erwärmen

12

Akupunktur:

- **Bei akuter Prostatitis: Ren 6 N** *(Qihai)*, **Mi 10 −** *(Xuehai)*, **Mi 9 −** *(Yinlingquan)*, **Mi 6 −** *(Sanyinjiao)*, **Ni 3 −** *(Taixi)*, **Ni 6 −** *(Zhaohai)*
- **Bei chronischer Prostatitis:**
  - **Nieren-*Yang*-Mangel: Du 4 + M** *(Mingmen)*, **Bl 23 + M** *(Shenshu)*, **Ren 4 + M** *(Guanyuan)*, **Ni 3 +** *(Taixi)*, **Ma 29** *(Guilai)*, **Ma 36** *(Zusanli)*
  - ***Yin*-Mangel mit Hitze: Bl 18 +** *(Ganshu)*, **Bl 23 +** *(Shenshu)*, **Ren 4** *(Guanyuan)*, **Ni 3 +** *(Taixi)*, **Mi 6 +** *(Sanyinjiao)*, **He 7** *(Shenmen)*, **Ni 2** *(Rangu)*
  - **Kälte im Leber-Meridian: Le 3** *(Taichong)*, **Ren 4 + M** *(Guanyuan)*, **Gb 34** *(Yanglingquan)*, **Le 14** *(Qimen)*; *Lokalpunkte:* **Ma 28** *(Shuidao)*, **Ma 29** *(Guilai)*
- **Ohrakupunktur: OP 80** (Urethra), **OP 92** (Harnblase), **OP 93** (Prostata), **OP 95** (Niere), **OP 56** (Cavum Pelvis), evtl. **OP 100** (Herz). *Anwendung:* In akuten Fällen ableitende, ansonsten neutrale Nadeltechnik, 15 Min. belassen. Dauernadeln oder Samenkörner applizierbar
- **Pflaumenblütenhämmerchen:** Nur bei chronischer Prostatitis: **Ex-B 2** (*Huatuojiaji*) vom zweiten LWK bis vierten Sakralwirbel, **Mi 6, Le 8, Ren 4, Ren 2, Ma 29, Ma 28,** Inguinalfurche.

Diätetik: ➡ 7. Spezielle Diätetik bei Feuchte-Hitze (➡ 7.9.3); bei Nieren-*Yang*-Mangel (➡ 7.12.2).

Prostatahyperplasie

Wichtig

Ursachen nach TCM und typische Symptome

- **Blut-Stase:** Harntröpfeln oder Harnverhalt, Nykturie, Schmerzen (schmerzhafte Spannung) in der Perinealgegend v. a. nach langem Sitzen, evtl. Hämaturie oder blutig tingierter Samenerguss. *Zunge:* Blauviolett mit Ekchymosen, *Puls:* Rau
- **Milz- und Nieren-*Yang*-Mangel** (➡ 11.11.17): Häufige Miktion, Harninkontinenz, Harnträufeln am Ende der Miktion, kalte Extremitäten, evtl. lumbale Schwäche, weiche Stühle, evtl. geschwollene Zunge, schwacher Puls
- **Leber-*Qi*-Stauung** (➡ 11.7.2): Harntröpfeln oder Harnverhalt, verstärkt bei emotionalem Stress; Spannungsgefühl im Unterbauch, saitenförmiger Puls.

Therapie

Therapieprinzipien: *Bei Blut-Stase:* Blut-Stase beseitigen, Verhärtungen erweichen. *Bei Milz- und Nieren-Yang-Mangel:* Nieren-*Yang* und Milz stärken und wärmen, *Qi*-Zirkulation und Diurese fördern. *Bei Leber-Qi-Stauung:* Leber-*Qi* regulieren, Verhärtungen erweichen. **Cave:** Urologische Abklärung (DD Karzinom) bei Bedarf einleiten.

Akupunktur:

- **Hauptpunkte: Ren 2** *(Qugu)* oder **Ren 1** *(Huiyin)*, **Bl 28** *(Pangguangshu)*, **Bl 22** *(Sanjiaoshu)*, **Ren 6** oder **Ren 4**
- **Bei Blut-Stase: Ren 3 −** *(Zhongji)*, **Mi 6 −** *(Sanyinjiao)*, **Mi 9 −** *(Yanglingquan)*, **Bl 33** *(Zhongliao)*, **Mi 10** *(Xuehai)*

12

- **Bei Milz- und Nieren-*Yang*-Mangel: Ni 10 +** *(Yingu)*, **Bl 23 + M** *(Shenshu)*, **Ren 6 + M** *(Qihai)*, **Bl 39 +** *(Weiyang)*, **Bl 20 + M** *(Pishu)*
- **Bei Leber-*Qi*-Stauung: Gb 34 –** *(Yanglingquan)* und **Le 3 –** *(Taichong)* regulieren den Leber-*Qi*-Fluss
- **Ohrakupunktur: OP 92** (Blase), **OP 79** (Äußere Genitalien), **OP 95** (Niere), **OP 32** (Hoden), **OP 93** (Prostata). *Anwendung:* Nadeln mit ableitender Nadeltechnik, 20 Min. belassen.

Diätetik: ➡ 7. Spezielle Diätetik bei Milz- und Nieren-*Yang*-Mangel (➡ Milz-*Qi*/*Yang*-Mangel ➡ 7.9.1 und Nieren-*Yang*-Mangel ➡ 7.12.2); bei Leber-*Qi*-Stauung (➡ 7.11.2).

Prostatadynie, vegetatives Urogenitalsyndrom

Nach TCM Kälte-Stagnation im Leber-Meridian durch Kälte-Invasion, die in den Leber-Meridian eindringt; häufig bedingt durch Schwäche-Syndrom wie *Yang*-Mangel-Syndrom (➡ Tab. 9.4) anderer Organe. Typischerweise Harndrang bei Kälte und Stress, Harntröpfeln, Schmerz und Spannungsgefühl im Unterbauch mit „nach unten drängender Empfindung" in Hoden/Skrotum, Sexualstörungen, Schmerzen mit Kältegefühl in Peniswurzel mit Ausstrahlung inguinal/Oberschenkelinnenseite, Wärme bessert; *Zunge:* Blass, weißer Belag. *Puls:* Tief, langsam, saitenförmig.

Therapie

Therapieprinzipien: Kälte vertreiben, Leber-Meridian erwärmen und *Qi*-Zirkulation fördern

Akupunktur: Ren 6 + M *(Qihai)* stärkt *Qi,* wärmt und stärkt *Yang;* **Ren 3 + M** *(Zhongji),* **Ren 4 + M** *(Guanyuan)* wärmen mit Moxa den unteren der *San Jiao,* vertreiben Kälte; **Mi 6 –** *(Sanyinjiao)* fördert den *Qi*-Fluss im Leber-Meridian; **Le 5 –** *(Ligou)* beseitigt Kälte aus dem Leber-Meridian; **Le 1 –** *(Dadun)* befreit den Leber-Meridian, entfernt Kälte-Blockaden aus dem unteren der *San Jiao* (alternativ zu **Le 1 –** [schmerzhaft!]: **Le 3 –** *[Taichong])*; **Ma 33** *(Yinshi)* effektiver Punkt bei dieser Schmerzsymptomatik; *Lokalpunkte:* **Ma 28** *(Shuidao),* **Ma 29** *(Guilai)*

Rezept: *Nuan Gan Jian* (➡ BB: S. 332, EBB: S. 297), *Tian Tai Wu Yao San* (➡ BB: S. 331, EBB: S. 296).

12.8.5   Sterilität beim Mann

Therapie

Syndromdifferenzierung ➡ Tab. 12.42

Akupunktur:

- **Hauptpunkte: Bl 23 +** *(Shenshu),* **Bl 32** *(Ciliao),* **Ren 4 +** *(Guanyuan),* **Ma 30 +** *(Qichong)*

Syndrome bei Sterilität beim Mann			
Syndrom	**Symptome**	**Zunge**	**Puls**
Nieren-*Jing*-Mangel	*Allgemeinsymptome:* Erschöpfungszustand, Seh- und Hörprobleme, Vergesslichkeit, Schmerz und Schwäche lumbal/Knie	Blass, schlaff	Tief, schwach
Nieren-*Yang*-Mangel	*Urogenitalbereich:* Spermatorrhö *Allgemeinsymptome:* Libidomangel, kalte Extremitäten, weitere Nieren-*Yang*-Mangel-Zeichen (➡ 11.9.2)	Blass *Belag:* Dünn, weiß	Tief, schwach, langsam
Nieren-*Yin*-Mangel	*Urogenitalbereich:* Spermatorrhö, Ejaculatio praecox *Allgemeinsymptome:* Hitzesensationen, weitere Nieren-*Yin*-Mangel-Zeichen (➡ 11.9.6)	Rot *Belag:* Wenig	Dünn, schnell
Blut-Stase, *Jing*-Mangel	*Urogenitalbereich:* Anamnestisch lange bestehende *Qi*-Stagnation oder Trauma *Allgemeinsymptome:* Hauttrockenheit, Varizen, Unterbauchschmerz	Blass, evtl. Blutpunkte	Tief, rau
Leber-*Qi*-Stauung, *Jing*-Mangel	*Allgemeinsymptome:* Depression, Reizbarkeit, Flankenschmerz, Schwäche und Schmerz lumbal/Knie, Schwindel, Tinnitus, Vergesslichkeit, Hauttrockenheit	Blass oder dunkel *Belag:* Dünn, weiß	Saitenförmig
Schleim-Feuchtigkeit	*Allgemeinsymptome:* Adipositas, exzessive Schleimproduktion, Völlegefühl, thorakal/epigastral, Schweregefühl, evtl. weiche Stühle	Groß, geschwollen	Saitenförmig, schlüpfrig
Feuchte-Hitze fließt nach unten	*Urogenitalbereich:* Spermatorrhö, Ejaculatio praecox, gelegentlich Dysurie und Entzündungen im Genitalbereich	Rot *Belag:* Gelb	Schnell, schlüpfrig
Qi- und Blut-Mangel	*Allgemeinsymptome:* Erschöpfungszustand, Dyspnoe, Schwindel, Tinnitus, körperlicher Schwächezustand, Blässe	Blass *Belag:* Dünn, weiß	Sanft, schwach, leer

Tab. 12.42

- **Zusatzpunkte bei Impotenz: Ma 36 +** *(Zusanli)*, **Ni 3 +** *(Taixi)*
- **Zusatzpunkte bei Spermienanomalien: Ma 36 +** *(Zusanli)*, **Le 3** *(Taichong)*, **Ni 3** *(Taixi)*, **Du 4** *(Mingmen)*, **Ex-B 2** *(Huatuojiaji)*, **Ni 11** *(Henggu)*, **Ni 12** *(Dahe)*, **Mi 6** *(Sanyinjiao)*, **Bl 31–34** *(Baliao)*, dann **Bl 23 +** und **M, Du 4 M**
- **Zusatzpunkte bei Ejakulationsunfähigkeit: Mi 6** *(Sanyinjiao)*, **Le 3** *(Taichong)*, **Mi 9** *(Yinlingquan)*
- **Zusatzpunkte nach TCM-Syndrom:** Nieren-*Jing*-Mangel (➡ 11.9.1), Nieren-*Yang*-Mangel (➡ 11.9.2), Nieren–*Yin*-Mangel (➡ 11.9.6), Blut-Stase mit *Jing*-Mangel (➡ 9.3.2, 11.9.1), Leber-*Qi*-Stauung mit *Jing*-Mangel (➡ 11.7.2, 11.9.1), Feuchte-Hitze fließt nach unten (siehe Impotenz: ➡ 12.8.2, Tab. 12.39). Bei Schleim-Feuchtigkeit: **Ma 40** *(Fenglong)*, **Mi 9** *(Yinlingquan)*, *Qi*- und Blut-Mangel (➡ 9.3.3).

Rezept:
- **Bei Nieren-*Jing*-Mangel:** *Qi Bao Mei Ran Dan* (➡ BB: S. 304, EBB: S. 273)
- **Bei Nieren-*Yang*-Mangel:** *You Gui Wan* (➡ 8.2.10.e), *Zan Yu Dan* (➡ BB: S. 313, EBB: S. 281)
- **Bei Nieren-*Yin*-Mangel:** *Liu Wei Di Huang Wan* (➡ 8.2.10.d), *Zuo Gui Wan* (➡ 8.2.10.d)

12

- **Bei Blut-Stase mit *Jing*-Mangel:** *Tao Hong Si Wu Tang* (➡ 8.2.10.b), *Xue Fu Zhu Yu Tang* (➡ 8.2.12.a), *Shi Xiao San* (➡ BB: S. 353, EBB: S. 316)
- **Bei Leber-*Qi*-Stauung mit *Jing*-Mangel:** *Xiao Yao San* (➡ 8.2.6), *Si Ni San* (➡ 8.2.6)
- **Bei Schleim-Feuchtigkeit:** *Ping Wei San* (➡ 8.2.8.a) in Kombination mit *Er Chen Tang* (➡ 8.2.16.a)
- **Bei Feuchte-Hitze fließt nach unten:** *Long Dan Xie Gan Tang* (➡ 8.2.4.d)
- **Bei *Qi*- und Blut-Mangel:** *Ba Zhen Tang* (➡ 8.2.10.c)

Diätetik: ➡ 7. Spezielle Diätetik Nieren-*Yang*-Mangel (➡ 7.12.2); bei Nieren-*Yin*-Mangel (➡ 7.12.3); bei Leber-*Qi*-Stauung (➡ 7.11.2); bei Schleim-Feuchtigkeit und Feuchte-Hitze (➡ 7.9.3 und 7.13.1).

12.8.6 Genitalleiden bei der Frau: Vorbemerkungen

Regulation des Menstruationszyklus nach TCM durch: *Ren Mai* (➡ 6.3.4), *Chong Mai* (➡ 6.3.5), *Du Mai* (➡ 6.3.3), *Leber* (➡ 3.4.9) speichert Blut, reguliert *Qi*-Fluss; *Milz* (➡ 3.4.5) kontrolliert Blut, hält es in den Gefäßen; *Niere* (➡ 3.4.7) steuert den Zyklus.

Wichtig

Therapie von Genitalleiden bei der Frau (v.a. Sterilität/Menstruationsstörungen) mit dem Menstruationszyklus der Frau abstimmen (Beispiele: Zyklusablauf ➡ 12.8.10, Kasten). Bei Therapieresistenz auf Zeichen von Schleimretention (➡ 9.3.4) achten und mitbehandeln: z.B. mit **Ma 40** − *(Fenglong)*.

12.8.7 Leitsymptom: Fluor vaginalis *(Dai Xia)*

Nach TCM v. a. eingeteilt in *Bai Dai* (weißlicher Fluor), *Huang Dai* (gelber Fluor), *Chi Dai* (roter Fluor) und jeweils in mehrere Syndrome. V. a. Erkrankung des *Ren Mai* und *Dai Mai* (➡ 6.3.4, 6.3.6), bei der die trübe Feuchtigkeit als vaginaler Fluor nach unten abfließt. DD ➡ Tab. 12.43

Therapie

Immer zunächst gynäkologische Untersuchung erforderlich.

Milz-*Qi-*/*Yang*-Mangel (➡ 11.5.1, 11.5.2), Feuchte-Kälte in der Milz (➡ 11.5.5)

Therapieprinzipien: Milz-*Qi* stärken, Feuchtigkeit transformieren, Fluor beenden.

Akupunktur:
- **Hauptpunkte: Gb 26 + M** *(Daimai)* festigt das *Qi* des *Dai Mai;* wichtiger Punkt bei Fluor vaginalis jeglicher Genese; **Bl 30 + M** *(Baihuanshu)*, **Ren 6 + M** *(Qihai)* regulieren die *Qi*-Zirkulation des *Ren Mai* und des Blasen-Meridians, entfernen Feuchtigkeit vom unteren der *San Jiao,* **Ren 6** stärkt *Qi* und die Milz; **Mi 6 +** *(Sanyinjiao)* stärkt die Milz, entfernt Feuchtigkeit, reguliert Leber und Nieren, **Mi 6 + Mi 9** *(Yinlingquan)* gute Kombination, um Feuchtigkeit zu beseitigen,

Syndromauswahl bei Fluor vaginalis				
Syndrom	**Fluor**	**Symptome**	**Zunge**	**Puls**
Milz-*Qi/Yang*-Mangel, Feuchte-Kälte in der Milz	Viel, dickflüssig, geruchlos, weißlich oder leicht gelblich	Blässe, Mattigkeit, Appetitverlust, weiche Stühle, evtl. Beinödeme	Blass, evtl. geschwollen *Belag:* Schmierig-klebrig, weiß	Schlüpfrig, langsam
Nieren-*Yang*-Mangel, Nieren-*Qi* nicht fest	Viel, ständig, dünnflüssig, geruchlos, wie Ei-weiß	Schwäche und Schmerz lumbal/Knie, Kälte im Unterbauch, grauer Teint, Schwindel, viel blasser Urin	Blass *Belag:* Dünn, weiß, feucht	Tief, schwach
Nieren-*Yin*-Mangel	Wenig, geruchlos (leicht klebrig)	Pruritus vulvae, innere Unruhe, Schlaflosigkeit, Hitzegefühle v. a. nachmittags	Rot *Belag:* Wenig	Dünn, leicht schnell
Feuchte-Hitze fließt nach unten	Viel, dickflüssig, klebrig, übel riechend, gelb, evtl. auch rötlich	Pruritus vulvae, Hitzegefühle, Palpitationen, Schlaflosigkeit, Reizbarkeit, wenig, dunkler Urin	Rot *Belag:* Schmierig, gelb	Saitenförmig, schlüpfrig, schnell
Hitze-Toxine	Eitrig, übel riechend	Hitze, evtl. Fieber, wenig dunkler Urin	Rot *Belag:* Gelb	Schnell

Tab. 12.43

Ren 3 + *(Zhongji)* und **Bl 32 +** *(Ciliao)* entfernen Feuchtigkeit vom Genitaltrakt, **Mi 3 +** *(Taibai)*, **Ren 12 +** *(Zhongwan)* stärken Milz-*Qi* und -*Yang*; **Ma 36 + M** *(Zusanli)* stärkt die Milz, beseitigt Feuchtigkeit

- **Zusatzpunkte: Ren 12 +** *(Zhongwan)*, **Ma 25 +** *(Tianshu)*, zusätzlich bei Appetitverlust und weichen Stühlen; **Ren 3 + M** *(Zhongji)*, **Ma 30 + M** *(Qichong)*, **Mi 12 + M** *(Chongmen)*, wenn sich die Symptomatik nicht bessert.

Rezept: *Wan Dai Tang* (➡ 8.2.13).

Nieren-*Yang*-Mangel (➡ 11.9.2), Nieren-*Qi* nicht fest (➡ 11.9.3), Nieren-*Yin*-Mangel (➡ 11.9.6)

Therapieprinzipien: Bei Nieren–*Yang*-Mangel Nieren–*Yang* stärken und wärmen bzw. bei Nieren–*Yin*-Mangel Nieren–*Yin* ernähren, Hitze kühlen; Funktion des *Ren Mai* und *Dai Mai* stabilisieren, Fluor beenden.

Akupunktur: Moxa nur bei Nieren–*Yang*-Mangel mit Kälte-Zeichen, bei Nieren–*Yin*-Mangel kontraindiziert!

- **Hauptpunkte: Ren 4 + M** *(Guanyuan)*, **Bl 23 + M** *(Shenshu)*, **Ni 6 + M** *(Zhaohai)* wärmen den unteren der *San Jiao*, Uterus und die Nieren, festigen den *Dai Mai*; **Gb 26 + M** *(Daimai)*, **Bl 32 + M** *(Ciliao)* beenden Fluor vaginalis, **Gb 26** festigt das *Qi* des *Dai Mai*
- **Zusatzpunkte: Ni 12 + M** *(Dahe)* und **Ni 13 + M** *(Qixue)* bei reichlichem Fluor vaginalis. **Bl 27 + M** *(Xiaochangshu)* und **Ex-B 7 + M** *(Yaoyan)* bei Schwächegefühl und Schmerz lumbal.

12

Rezept: Nieren-*Yang*-Mangel: *You Gui Wan* (➡ 8.2.10.e); Nieren-*Yin*-Mangel: *Zhi Bai Di Huang Tang* (➡ 8.2.10.d).

Feuchte-Hitze fließt nach unten

Bei Infektionen Diagnostik und Therapie nach westlicher Schulmedizin, TCM-Behandlung in erster Linie mit Kräutern.

Therapieprinzipien: Hitze klären, Feuchtigkeit ausleiten, Fluor beenden

Akupunktur:

- **Hauptpunkte: Gb 26 –** *(Daimai)* reguliert das *Dai Mai-Qi,* beseitigt Feuchte-Hitze vom unteren der *San Jiao;* **Mi 9 –** *(Yinlingquan)* klärt Hitze, beseitigt Toxine und transformiert Feuchtigkeit (gut in Kombination mit **Mi 6**), beendet Fluor; **Ren 3 –** *(Zhongji)* klärt und beseitigt Feuchte-Hitze vom unteren der *San Jiao;* **Bl 34 –** *(Xiaoliao)*, **Bl 32 –** *(Ciliao)* beseitigen Feuchte-Hitze vom unteren der *San Jiao;* **Bl 30 –** *(Baihuanshu)* entfernt Hitze vom unteren Genitaltrakt, evtl. Öffnung des *Dai Mai* (➡ 6.3.6, 6.3.11) mit **Gb 41** und **SJ 5.**
- **Zusatzpunkte: Le 5 –** *(Ligou)* mit **Ex-LE 11** *(Duyin)* und **Le 2 –** *(Xingjian)* oder **Le 3 –** *(Taichong)* eliminieren Hitze vom Leber-Meridian; **Gb 39 –** *(Xuanzhong)* klärt Hitze vom unteren der *San Jiao,* transformiert Feuchtigkeit; **SJ 6 –** *(Zhigou)*, **Ma 25 –** *(Tianshu)*, **Bl 25 –** *(Dachangshu)* zusätzlich bei Obstipation

Rezept: *Er Miao San* (➡ 8.2.8.b); *Long Dan Xie Gan Tang* (➡ 8.2.4.d).

Hitze-Toxine

Entspricht eitrigem Fluor. TCM-Behandlung adjuvant zu westlicher Schulmedizin

Therapieprinzipien: Hitze kühlen, entgiften

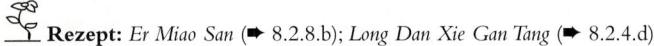

Akupunktur: Di 11 – *(Quchi)* klärt Hitze und entfernt Toxine, **Mi 9 –** *(Yinlingquuan)* und **Mi 6 –** *(Sanyinjiao)* beseitigen Feuchtigkeit von unteren der *San Jiao;* **Ren 3 –** *(Zhongji)* und **Ren 2 –** *(Qugu)* entfernen Feuchtigkeit vom Genitaltrakt; **Mi 10 –** *(Xuehai)*, **Ni 2 –** *(Rangu)* und **Le 3 –** *(Taichong)* kühlen das Blut

Rezept: *Long Dan Xie Gan Tang* (➡ 8.2. 4.d).

Weitere Therapiemöglichkeiten

- **Ohrakupunktur: OP 22** (Endokrinium), **OP 23** (Ovar), **OP 55** *(Shenmen)*, **OP 58** (Uterus), **OP 95** (Niere), **OP 92** (Harnblase), **OP 98** (Leber), **OP 97** (Milz), **OP 104** *(San Jiao).* Bei Pruritus vulvae: **OP 30** (Parotis), **OP 51** (Vegetativum), **OP 55** *(Shenmen)*, **OP 79** (Äußere Genitalien). *Anwendung:* Auswahl von 3–4 Punkten nach Syndrom und Druckdolenz, Nadeln 20 Min. belassen, 10 Sitzungen/ Behandlungszyklus. Dauernadeln oder Samenkörner applizierbar
- **Mikroaderlass** mit Dreikantnadel (➡ 5.1.12) an den Ohrrückenvenen (drei sichtbare Venen auf dem Ohrrücken), bei jeder Behandlung die Ohrseite abwechseln
- **Moxibustion: Du 4 M** *(Mingmen)*, **Ren 8 M** *(Shenque)*, **Ren 3 M** *(Zhongji)* jeden 2. Tag mit einer Moxazigarre 5 Min. behandeln. Ein Behandlungszyklus umfasst 10–15 Sitzungen.

Diätetik: Meiden von Milchprodukten und fett-/ölhaltigen Nahrungsmitteln (➧ 7). Diätetik bei Milz-*Qi*/*Yang*-Mangel (➧ 7.9.1); Nieren-*Yang*-Mangel (➧ 7.12.2), Nieren-*Yin*-Mangel (➧ 7.12.3).

12.8.8 Prämenstruelles Syndrom

Nach TCM sind prämenstruelle Brustspannungen pathologisch und therapiebedürftig (evtl. Entwicklung von Neoplasien der Mamma, evtl. Zusammenhang mit Sterilitätsproblemen). Ursachen nach TCM: Häufig Leber-*Qi*-Stauung (➧ 11.7.2) durch emotionalen Stress; seltener fettreiche Ernährung (Milz-Mangel-Syndrome ➧ 11.5.1, 11.5.2, endogene Schleimbildung und –retention ➧ 9.3.4); ausschweifendes Sexualleben. Grobdifferenzierung in Fülle- und Mangel-Syndrome. DD ➧ Tab. 12.44.

TCM-Syndrome bei prämenstruellem Syndrom			
Syndrom	**Symptome**	**Zunge**	**Puls**
Fülle-Syndrome			
Leber-*Qi*-Stauung (➧ 11.7.2)	*Blutung:* Stockender Beginn, Klumpen *Psyche:* Prämenstruelle Reizbarkeit, Depression *Sonstiges:* Spannungsgefühle in Mammae, Flanken und Bauch, Schwindel, Kopfschmerz, Globusgefühl, Appetitverlust	Normal oder bauviolett, evtl. Seiten gerötet *Belag:* Normal	Saitenförmig
Schleim-Feuer (➧ 11.1.7)	*Blutung:* Entweder unauffällig oder stark, rot *Psyche:* Prämenstruelle Depression oder agitiert mit leicht manischem Verhalten, aggressiv *Sonstiges:* Völle- und Druckgefühl im Thorax, Gesichts- und Augenrötung, Kopfschmerzen	Rot *Belag:* Schmierig-klebrig, gelb	Schnell, überflutend, schlüpfrig
Mangel-Syndrome			
Leber-Blut-Mangel (➧ 11.7.1)	*Blutung:* Spärlich, blassrot *Psyche:* Depression und Weinerlichkeit, Schlaf- und Konzentrationsstörungen prämenstruell *Sonstiges:* Leichte Brust- und Bauchspannung, Müdigkeit, leichter Schwindel, Blässe	Blass, evtl. nur an den Seiten	Dünn, rau, evtl. saitenförmig
Leber- und Nieren-*Yin*-Mangel (➧ 11.11.20)	*Blutung:* Spärlich, evtl. verspäteter Zyklus *Psyche:* Vergesslichkeit, Schlaflosigkeit *Sonstiges:* Leichte Brustspannung und Reizbarkeit, evtl. auch nach der Menstruation, Schmerz und Schwäche lumbal/Knie, Schwindel, verschwommenes Sehen, Augen- und Mundtrockenheit, Hitzesensationen	Rot; belaglos	Dünn, schnell
Milz- und Nieren-*Yang*-Mangel (➧ 11.11.17)	*Blutung:* Reichlich und hellrot *Psyche:* Depression/Weinerlichkeit, Mattigkeit, Libidomangel *Sonstiges:* Leichte Brust-/Bauchspannung, Schwindel, teigiges Gesicht mit Lid- und Beinödemen, evtl. Diarrhö während Menstruation, Kältegefühle, häufiger Harndrang mit hellem Urin	Blass, geschwollen, Zahneindrücke	Tief, schwach, evtl. langsam

Tab. 12.44

12

Therapie

Leber-*Qi*-Stauung (➡ 11.7.2)

Therapieprinzipien: Leber besänftigen, Stagnation beseitigen, *Qi* regulieren

Akupunktur: Le 3 – N *(Taichong)* mit **Gb 34 – N** *(Yanglingquan)* besänftigen die Leber, beseitigen Stagnation, fördern den harmonischen Leber-*Qi*-Fluss; **Mi 6 – N** *(Sanyinjiao)* besänftigt die Leber, beruhigt den Geist-*Shen;* **Gb 41 – N** *(Zulinqi)* gut bei starker Brustspannung; **Pe 6 – N** *(Neiguan)* bewegt das Leber-*Qi*, beruhigt den Geist-*Shen,* öffnet den Thorax; **SJ 6 – N** *(Zhigou)* bewegt das Leber-*Qi*, harmonisiert den oberen Körperbereich v.a. lateral; **Le 14** *(Qimen)* bewegt das Leber-*Qi* lokal, gut bei Brustspannung; **Gb 20 –** *(Fengchi),* **Gb 21 –** *(Jianjing),* **Ex-HN 5 –** *(Taiyang)* bei Kopfschmerzen

Rezept: *Xiao Yao San* (➡ 8.2.6) als Hauptrezept bei prämenstruellem Syndrom. *Yue Ju Wan* (➡ 8.2.11.a) gut bei Depression. *Chai Hu Shu Gan Tang* (➡ 8.2.6) bei starker Leber-*Qi*-Stauung mit Brust- und Bauchschmerzen sowie Spannungsgefühl ohne Milzbeteiligung.

Schleim-Feuer (➡ 11.1.7)

Therapieprinzipien: Schleim transformieren und beseitigen, Hitze klären

Akupunktur: Ren 12 + *(Zhongwan),* **Bl 20 +** *(Pishu)* stärken die Milz, um Schleim zu transformieren; **Pe 5 –** *(Jianshi)* entfernt Schleim, klärt Hitze, **Pe 7 – N** *(Daling),* **Ma 40 – N** *(Fenglong),* **Mi 9 – N** *(Yinlingquan)* transformieren Schleim und Feuchtigkeit, beruhigen den Geist-*Shen;* **Ma 8 – N** *(Touwei),* **Du 24 – N** *(Shenting)* beruhigen den Geist-*Shen,* entfernen Schleim vom Kopf; **Di 11 – N** *(Quchi)* klärt Hitze; **Mi 4 – N** *(Gongsun),* **Pe 6 – N** *(Neiguan)* regulieren den *Chong Mai* (➡ 6.3.5) und gegenläufiges *Qi*

Rezept: *Wen Dan Tang* (➡ 8.2.16.b) mit *He Huan Pi* (Cx. Albizziae) 6 g, *Xiang Fu* (Rz. Cyperi) 6 g, *Qing Pi* (Percarpium Citri Reticulatae Viride) 6 g.

Leber-Blut-Mangel (➡ 11.7.1)

Therapieprinzipien: Herz und Leber-Blut ernähren, Milz stärken

Akupunktur: Gb 34 N *(Yanglingquan)* bewegt das Leber-*Qi*, in Kombination mit **Ren 6 + M** *(Qihai)* wird das *Qi* im Unterbauch bewegt; **Pe 6 N** *(Neiguan)* reguliert Leber-*Qi*, beruhigt den Geist-*Shen;* **Lu 7 + M** *(Lieque),* **Ni 6 + M** *(Zhaohai)* regulieren den *Ren Mai,* bewegen das *Qi;* **Ren 4 +** *(Guanyuan)* ernährt Blut, reguliert den Uterus; **Le 8 +** *(Ququan),* **Bl 18 +** *(Ganshu)* nähren Leber-Blut; **Mi 1 N** *(Yinbai),* **Ex-HN 3 N** *(Yintang)* bei Konzentrationsstörungen

Rezept: *Si Wu Tang* (➡ 8.2.10.b), *Gui Pi Tang* (➡ 8.2.10.c) mit *He Shou Wu* (Rx. Polygoni multiflori) und *Gou Qi Zi* (Fr. Lycii).

Leber- und Nieren-*Yin*-Mangel (➡ 11.11.20)

Therapieprinzipien: Leber-Blut und Nieren-*Yin* nähren, Leber-*Qi* bewegen

Akupunktur: **Ren 4 +** *(Guanyuan)* stärkt Leber-Blut und Nieren-*Yin*; **Mi 6 +** *(Sanyinjiao)* stärkt Leber-Blut und Nieren-*Yin*, beruhigt den Geist-*Shen*; **Le 8 +** *(Ququan)* nährt das Leber-*Yin*; **Le 3 N** *(Taichong)*, **Gb 34 N** *(Yanglingquan)* bewegen das Leber-*Qi*; **Bl 18 +** *(Ganshu)* und **Bl 23 +** *(Shenshu)* stärken Blut und *Yin*

Rezept: *Yi Guan Jian* (➡ 8.2.10.d) mit *Fo Shou* (Fr. Citri Sarcodactylis) 6 g.

Milz- und Nieren-*Yang*-Mangel (➡ 11.11.17)

Therapieprinzipien: *Yang* stärken, Nieren und Milz stärken

Akupunktur: **Ni 3 + M** *(Taixi)* stärkt das Nieren-*Yang*; **Ren 4 + M** *(Guanyuan)* mit (direktem) Moxa Stärkung des Nieren-*Yang*; **Bl 23 + M** *(Shenshu)*, **Bl 20 + M** *(Pishu)* stärken Nieren und Milz; **Ma 36 + M** *(Zusanli)*, **Mi 6 + M** *(Sanyinjiao)* stärken die Milz, *Qi* und Blut; **Lu 7 + M** *(Lieque)*, **Ni 6 + M** *(Zhaohai)* regulieren *Ren Mai* (➡ 6.3.4) und Uterus, stärken die Niere; **Ren 6 N** *(Qihai)*, **Ma 40 N** *(Fenglong)* bei Ödemen

Rezept: *You Gui Wan* (➡ 8.2.10.e), bei starken Brustspannungen zusätzlich *Qing Pi* (Pericarpium Citri Reticulatae Viride).

Weitere Therapiemöglichkeiten

- **Ohrakupunktur:** OP 98 (Leber), OP 97 (Milz), OP 95 (Niere), OP 55 *(Shenmen)*, OP 34 (Graue Substanz), OP 22 (Endokrinium), OP 23 (Ovar), OP 44 (Mamma), OP 58 (Uterus). *Anwendung:* Auswahl von 3–4 Punkten nach Syndrom und Druckdolenz; akute Fälle: Ableitende Nadeltechnik; Nadelverweildauer: ca. 20 Min., 10 Sitzungen/Behandlungszyklus. Dauernadeln und Samenkörner applizierbar, möglichst eine Woche vor errechnetem Menstruationsbeginn setzen.
- **Französische Ohrakupunktur:** Zusätzlich entsprechende psychotrope Punkte (➡ 13.1.6, Tab. 13.20, Abb. 13.6), z.B. **PT 1** (Anti-Aggressionspunkt), **PT 3** (Antidepressionspunkt)
- **Diätetik:** Bei prämenstrueller Brustspannung und Knoten in der Brust keinen Kaffee (auch koffeinfreien), bei zusätzlicher Schleimretention (➡ 9.3.4) keine rohen, kalten und schleimbildenden Nahrungsmittel (➡ 7.2.1), siehe auch Empfehlungen bei den entsprechenden Syndromen: Diätetik bei Leber-*Qi*-Stauung (➡ 7.11.2), bei Leber-Blut-Mangel (➡ 7.11.1), Leber- und Nieren-*Yin*-Mangel (➡ 7.11.1 und 7.12.3), Milz- und Nieren-*Yang*-Mangel (➡ 7.9.1 und 7.12.2).
- **Mikroaderlass:** Bei Syndrom „Schleim-Hitze" auf einen roten Ausschlag am oberen Rücken zwischen C 7 und TH 12 mit erhabenen Punkten achten, die bei Fingerdruck nicht die Farbe ändern. Diese Punkte mit einer Dreikantnadel anstechen und leicht bluten lassen.
- **Sonstiges:** Entspannungstechniken wie *Taijiquan* (➡ 5.4), *Qi Gong* (➡ 5.5).

12

12.8.9 Menstruationsstörungen *(Yue Jing Bing)*

Wichtig

Zyklusablauf

- **Menstruation** (Blut-*Xue*-Stadium): Blut wird abhängig vom freien Leber-*Qi*-Fluss abwärts nach unten bewegt, Basaltemperatur niedrig. *Therapieprinzipien:* Blut bewegen bei Blut-Stase (➡ 9.3.2, 10.2.8), Blutung beenden bei zu starker und zu lang dauernder Blutung
- **Ende der Menstruation:** Blut und *Yin* sind im Mangelzustand, Basaltemperatur niedrig. *Therapieprinzipien:* Blut und *Yin* nähren (Leber und Nieren stärken) bei Blut- und *Yin*-Mangel (➡ 9.3.2, Tab. 9.4, 10.2.7)
- **Präovulatorisch** (*Yin*-Stadium): *Chong* und *Ren Mai* werden mit Blut und *Yin* wieder aufgefüllt, Basaltemperatur niedrig. *Therapieprinzipien:* Blut nähren und Nieren stärken (➡ 10.2.7)
- **Ovulation:** Nieren-*Yin* und -*Yang* verbinden sich, Basaltemperatur steigt an; *Therapieprinzipien: Yang* wärmen, *Qi* bewegen und die Netzgefäße durchgängig machen, um die Ovulation zu fördern (Beispiel: Bei Ovulationsstörungen vom 10. bis 16. Tag behandeln)
- **Postovulatorisch** (*Yang*-Stadium), **prämenstruell** (*Qi*-Stadium): *Yang-Qi* und Leber-*Qi* steigen an, um das Blut zu bewegen, Basaltemperatur erhöht. *Therapieprinzipien: Yang* stärken bei *Yang*-Mangel-Syndrom (➡ Tab. 9.4, 10.2.7), Leber-*Qi* bewegen bei Leber-*Qi*-Stauung (➡ 11.7.2) und *Qi*- und Blut-Stagnation (➡ 9.3.3)

Dysmenorrhö *(Tong Jing)*

Nach TCM ist die Menstruation schmerzfrei, ohne Klumpen. Dysmenorrhö durch Behinderung des harmonischen *Qi*- und Blut-Flusses durch Fülle-Syndrom (Blockade/Verstopfung des freien Flusses) oder Mangel-Syndrom (Kollaps der Meridiane und Netzgefäße, Blut-Mangel). DD ➡ Tab. 12.45

Wichtig

Syndromdifferenzierung bei Dysmenorrhö

- **Fülle-Syndrom:** Schmerzen vor und während der Blutung, schlechter durch Druck auf den Unterbauch
- **Mangel-Syndrom:** Schmerzen nach Blutungsbeginn und/oder gegen Menstruationsende, besser durch Druck auf den Unterbauch
- **Kälte-Syndrom:** Krampfartiger Schmerz besser durch Wärme-Applikation, Kältegefühle und -aversion
- **Hitze-Syndrom:** Brennender oder stechender Schmerz besser durch Kälte-Applikation, hellrote, starke Blutung

Therapie im akuten Schmerzstadium

Therapieprinzipien: Stagnation und Schmerz beseitigen

Akupunktur: Mi 8 – *(Diji)* und **Mi 6** – *(Sanyinjiao)* regulieren *Qi*- und Blut-Zirkulation, Schmerzbeseitigung; **Bl 32** – *(Ciliao)* gegen Schmerzen, tief ins zweite

12

Foramen stechen; **Ex–B 8 –** *(Shiqizhui)* bei Schmerzausstrahlung in den Rücken; **Le 3** *(Taichong)* harmonisiert den Leber-*Qi*-Fluss, bei *Qi*-Stagnation; **Du 20 M** *(Baihui)* bei heftigen, nach „unten drängenden" Beschwerden gegen Menstruationsende oder danach, hebt *Yang* und *Qi* an.

Wichtig

Bei Fülle-Syndrom (➡ Tab. 12.45) ableitend nadeln oder Elektrostimulation; bei Mangel-Syndrom (➡ Tab. 12.45) schwach ableiten, bei Besserung durch Wärme (Kälte-Syndrom, Blut-Stase) zusätzlich Punkte moxen, v.a. **Ren 6** *(Qihai)*, **Ma 25** *(Tianshu)* oder **Bl 25** *(Dachangshu)*. Hausmittel: Kataplasma mit erhitzten Fenchelsamen; mit Wärmflasche und Tuch bedecken zur äußeren Anwendung.

Therapie zwischen den Zyklen

Behandlung entsprechend dem zugrunde liegenden Syndrom (➡ Tab. 12.45) zwischen den Zyklen. *Zeitlicher Ablauf:* Eine Woche vor errechneter Menstruation beginnen, dann täglich oder jeden zweiten Tag nadeln, bis akute Schmerzsymptomatik wieder vorbei ist, mindestens drei Monatszyklen hintereinander. *Cave:* Unter Therapie Erstverschlimmerung meist über einen Zyklus möglich (v.a. schmerzhaftere Blutung, größere Blutklumpen bei zugrunde liegender Blut-Stase). Patienteninfo wichtig. Bei Änderung der Schmerzqualität von zunächst lokalisiert und scharf in eher diffus, krampfartig: Immer Diagnose überprüfen, Therapieschwerpunkt bei Kräutertherapie dann mehr auf *Qi*-Regulation legen.

Syndrome bei Dysmenorrhö				
Syndrom	**Schmerzsymptomatik**	**Zusatzsymptome**	**Zunge**	**Puls**
Fülle-Syndrome				
Qi- und Blut-Stagnation	Ziehend, Spannungsgefühl im Unterbauch 1–2 Tage vor oder während der Menstruation, besser nach Klumpenausscheidung, schlechter durch Druck auf Unterbauch*	*Blutung:* Dunkelrot, klumpig, stockender Beginn *Psyche:* Prämenstruelle Reizbarkeit *Sonstiges:* Brustspannung	Blauviolett *Belag:* Dünn	Saitenförmig, rau, tief
Kälte im Uterus	Krampfartig, mehr im Unterbauch zentralisiert vor oder während Menstruation, besser durch Wärme. *Feuchte-Kälte:* Schlechter durch Druck auf Unterbauch	*Blutung:* Spärlich, dunkelrot, klumpig, stockend *Sonstiges:* Kältegefühle, Rückenschmerzen	Blauviolett *Belag:* Weiß, schmierig (nur bei Feuchte-Kälte)	Saitenförmig, langsam
Feuchte-Hitze im Uterus	Brennend/Spannung im Unterbauch vor und während Menstruation, schlechter durch Druck auf Unterbauch, besser durch Kälte	*Blutung:* Stark, rot mit Klümpchen *Sonstiges:* Gelblicher Fluor, Hitzegefühle, evtl. rezidivierende Unterleibsentzündungen	Rot *Belag:* Gelb, schmierig	Schnell, schlüpfrig

* Blut-Stagnation und -Stase: Stark, eher stechend, lokalisiert, besser durch Abfluss von Blutklumpen. *Qi*-Stagnation: Eher diffus, ziehend, Spannungsgefühl

12

Forts. ➡

Syndrome bei Dysmenorrhö					
Syndrom	Ätiologe	Schmerz-symptomatik	Zusatz-symptome	Zunge	Puls
Mangel-Syndrome					
Qi- und Blut-Mangel	Überarbeitung, Stress, chronische Krankheit, Diätfehler	Dumpf oder ziehend im Unterbauch während oder nach Blutungsbeginn, besser durch Druck auf Unterbauch	*Blutung:* Wenig, blassrot, wässrig (Blut-Mangel) oder reichlich, wässrig, verlängert (*Qi-*Mangel) *Sonstiges:* Blässe, Müdigkeit, Schwindel	Blass *Belag:* Dünn, weiß	Schwach, tief, leer
Mangel-Kälte im Uterus	Meist Nieren-*Yang-*Mangel (➡ 11.9.2)	Anhaltend im Unterbauch während Menstruation, Wärme und Druck bessert	*Blutung:* Klar und wässrig, oft verspäteter Zyklus, Kältegefühle		Tief, schwach, evtl. langsam
Leber- und Nieren-*Yin-*Mangel	Exzessives Sexualleben, Geburten (oft, schnell folgend)	Anhaltend, dumpf im Unterbauch 1–2 Tage nach Beginn und gegen Ende der Menstruation, Rückenschmerzen, besser durch Druck auf Unterbauch/ Rücken	*Blutung:* Spärlich, blassrot, evtl. verspäteter Zyklus *Sonstiges:* Schwindel, Tinnitus, Erschöpfungszustand	Rot *Belag:* Wenig oder belaglos	Dünn, schnell

Tab. 12.45

Qi- und Blut-Stagnation (➡ 9.3.1, 9.3.2, 9.3.3) bei Leber-*Qi-*Stauung (➡ 11.7.2)

Häufigstes Syndrom bei Dysmenorrhö. Ursachen nach TCM: Emotionaler Stress, Spirale, Pille, Aborte, Fehlgeburten, Geschlechtsverkehr während Menstuation.

Therapieprinzipien: *Qi* regulieren, Blut aktivieren, Stase bewegen, Schmerz beseitigen

 Akupunktur:

- **Hauptpunkte: Le 3 – N** *(Taichong)* bewegt *Qi* und Blut, beendet Schmerz, gut bei krampfartigen Beschwerden; **Mi 8 – N** *(Diji)* reguliert die Blutzirkulation und Uterusblut, beseitigt Schmerzen, gut auch in Kombination mit **Di 4 –** *(Hegu)*; **Bl 32 – N** *(Ciliao)* empirischer Punkt bei Dysmenorrhö, leicht in Richtung WS nadeln zur Ausbreitung der Nadelsensation in Richtung Genitalien; **Mi 6 – N** *(Sanyinjiao)* bewegt das Blut, beendet Schmerz; **Ren 3 N** *(Zhongji)* reguliert *Qi* im *Ren Mai* und *Chong Mai*

- **Zusatzpunkte: Le 5 – N** *(Ligou)* besondere Wirkung auf Genitalbereich (Netzgefäß von hier umkreist den Genitalbereich); **Le 14** *(Qimen)* öffnet und entspannt den Thorax, bewegt das Leber-*Qi* v.a. im Hypochondrium; **Ma 29 – N** *(Guilai)* harmonisiert das Uterusblut; **Gb 34 – N** *(Yanglingquan)*, **Ren 6 – N** *(Qihai)* bewegen *Qi* im Unterbauch, **Mi 10 – N** *(Xuehai)* bewegt das Blut; **Lu 7 – N** *(Lieque)*, **Ni 6 – N** *(Zhaohai)* regulieren den *Ren Mai* und das *Qi* im Uterus; **Mi 4 – N** *(Gongsun)*, **Pe 6 – N** *(Neiguan)* regulieren den *Chong Mai* und das Uterusblut; bei Blut-Stase: **Mi 10 –** *(Xuehai)* und

Bl 17 – *(Geshu)* beleben das Blut, **Ni 14 –** *(Siman)* bewegt *Qi* und Blut im Abdomen (*Jiaohui*-Punkt mit *Chong Mai*)

Rezept: Variationen von *Xiao Yao San* (➧ 8.2.6), bei *Qi*-Stagnation: *Jia Wei Wu Yao Tang* (➧ BB: S. 332, EBB: S. 297); bei Blut-Stase: *Ge Xia Zhu Yu Tang* (➧ BB: S. 352, EBB: S. 316), Variationen von *Shao Fu Zhu Yu Tang* (➧ 8.2.12.a)

Diätetik: ➧ 7. Spezielle Diätetik bei Leber-*Qi*-Stauung (➧ 11.7.2).

Kälte (➧ 3.6.1) -Stagnation im Uterus

Ursachen: Kälte-Invasion während Menstruation; Feuchte-Kälte-Invasion durch kalte, rohe und schleimbildende Nahrung (➧ 7.3.1, Tab. 7.1)
Therapieprinzipien: Uterus erwärmen, Kälte und evtl. Feuchtigkeit vertreiben, Stasen umwandeln, Schmerzen beenden

Akupunktur: Ren 6 – M *(Qihai)* bewegt *Qi,* vertreibt Kälte vom Unterbauch; **Ren 4 – M** *(Guanyuan)* wärmt den Uterus mit Moxa; **Ma 29 – M** *(Guilai)* bewegt das Blut, gut bei dunklem, klumpigem Blut; **Mi 6 – M** *(Sanyinjiao)*, **Mi 8 – M** *(Diji)* bewegen das Blut, beenden Schmerz, **Mi 6** beseitigt Feuchtigkeit; **Ma 36 + M** *(Zusanli)* stärkt *Qi,* vertreibt Feuchte-Kälte; **Mi 4 + M** *(Gongsun)* bewegt stagniertes Blut im Uterus, öffnet den *Chong Mai,* reguliert die Menstruation; **Mi 10 + M** *(Xuehai)* beseitigt Blut-Stase, reguliert die Menstruation; **Ren 3 – M** *(Zhongji)* klärt und wärmt mit Moxa die Netzgefäße des Uterus; **Ma 28 M** *(Shuidao)* vertreibt Kälte vom Uterus

Rezept: *Shao Fu Zhu Yu Tang* (➧ 8.2.12.a); bei Feuchtigkeit zusätzlich: *Cang Zhu* (Rz. Atractylodis Lanceae) und *Fu Ling* (Sclerotium Poriae Albae)

Diätetik: Ingwer infus; bei Feuchtigkeit morgens Congee (➧ 7.4.2) aus/mit 30 g Sm. Coicis *(Yi Yi Ren).*

Feuchte-Hitze im Uterus

Ursachen: Feuchte-Hitze-Invasion oder fettige, scharf gewürzte Speisen/Alkohol
Therapieprinzipien: Hitze klären, Feuchtigkeit vertreiben, Stase und Schmerz beseitigen

Akupunktur: Ren 3 – *(Zhongji)*, **Ma 28 –** *(Shuidao)* vertreiben Feuchtigkeit aus dem unteren der *San Jiao* und dem Uterus; **Bl 32 –** *(Ciliao)* vertreibt Feuchte-Hitze aus dem Uterus, beendet Schmerz; **Bl 22 –** *(Sanyinjiao)* fördert die Flüssigkeitstransformation, entfernt Feuchtigkeit aus dem unteren der *San Jiao;* **Mi 6 –** *(Sanyinjiao)*, **Mi 9 –** *(Yinlingquan)* transformieren Feuchtigkeit, **Mi 6** bewegt das Blut; **Ni 6 –** *(Zhaohai)*, **Lu 7 –** *(Lieque)* regulieren *Ren Mai* und Uterus; **Le 5 –** *(Ligou)* vertreibt Feuchte Hitze speziell im Urogenitalbereich; **Di 11 –** *(Quchi)* und **Mi 10 –** *(Xuehai)* kühlen das Blut; **Gb 26 –** *(Daimai)* beseitigt Feuchte-Hitze, reguliert den Uterus; **Mi 8 –** *(Diji)* reguliert *Qi* und Blut und den Uterus, beendet Dysmenorrhö; **Ni 8 –** *(Jiaoxin)* beseitigt Feuchte-Hitze vom unteren der *San Jiao,* reguliert die Menstruation; **Mi 10** *(Xuehai)* reguliert das Blut

12

Rezept: *Qing Re Tiao Xue Tang* enthält: *Dang Gui* (Rx. Angelicae sinensis), *Chuan Xiong* (Rz. Ligustici), *Bai Shao* (Rx. Paeoniae albae), *Sheng Di Huang* (Rx. Rehmanniae viride) je 6 g; *Huang Lian* (Rz. Coptidis), *Xiang Fu* (Rz. Cyperi), *Tao Ren* (Sm. Persicae), *Hong Hua* (Fl. Carthami) je 3 g; *Yan Hu Suo* (Tb. Corydalis), *Mu Dan Pi* (Cx. Moutan), *E Zhu* (Rz. Curcumae zedoariae) je 4,5 g

Diätetik: ➡ 7. Spezielle Diätetik bei Feuchte-Hitze (➡ 7.13.1, 7.9.3).

Qi- und Blut-Mangel (➡ 9.3.1, 9.3.2, 9.3.3)

Therapieprinzipien: *Qi* stärken, Milz stärken, das Blut ernähren, Schmerz beseitigen

Akupunktur: Mi 6 + M *(Sanyinjiao)*, **Ma 36 + M** *(Zusanli)* stärken das *Qi*, stärken die Milz, nähren das Blut; **Ren 6 + M** *(Qihai)* stärkt und bewegt *Qi* im Unterbauch; **Mi 8 + M** *(Diji)* beseitigt den Schmerz; **Bl 20 + M** *(Pishu)* stärkt die Milz, nährt das Blut, **Bl 17 + M** *(Geshu)* nährt das Blut, **Ren 4 + M** *(Guanyuan)* nährt Blut und Uterus; **Mi 10 + M** *(Xuehai)* nährt das Blut bei Tonisierung – für diese Indikation besserer Punkt: **Mi 6**; **Bl 23 + M** *(Shenshu)* wärmt mit Moxa den unteren der *San Jiao,* stärkt die Essenz-*Jing,* Blut, *Chong* und *Ren Mai;* **Di 4 +** *(Hegu)* lindert Schmerzen, reguliert *Qi*

Rezept: *Ba Zhen Yi Mu Tang (Ba Zhen Tang* ➡ 8.2.10.c) mit *Yi Mu Cao* (Hb. Leonuri); *Sheng Yu Tang* (➡ BB: S. 275, EBB: S. 249) mit *Xiang Fu* (Rz. Cyperi) und *Bai Shao* (Rx. Paeoniae albae), ohne *Sheng Di Huang* (Rx. Rehmanniae viride). Bei Leber-*Qi*-Stauung *Chai Hu* (Rx. Bupleuri) oder *Chuan Lian Zi* (Fr. Meliae) zufügen

Diätetik: ➡ 7. Spezielle Diätetik bei Milz–*Qi*-Mangel (➡ 7.9.1).

Mangel-Kälte im Uterus, oft Nieren-*Yang*-Mangel (➡ 11.9.2)

Therapieprinzipien: Regel und Uterus wärmen, Schmerzen beenden

Akupunktur: Ren 4 + M *(Guanyuan)*, **Ren 6 + M** *(Qihai)* stärken und erwärmen *Yang;* **Ma 36 + M** *(Zusanli)* stärkt *Qi,* beseitigt Kälte, **Ma 29 +** *(Guilai)* bewegt Blut; **Mi 8 + M** *(Diji)* beendet Menstruationsschmerz, gut auch in Kombination mit **Di 4** *(Hegu)*, Bauchpunkte moxen.

Rezept: *Wen Jing Tang* (➡ 8.2.12.a) mit *Fu Zi* (Rx. Aconiti) 6 g und *Xiao Hui Xiang* (Fr. Foeniculi = Fenchelsamen) 10 g; *Ai Fu Nuan Gong Wan* (➡ 8.2.12.a)

Diätetik: ➡ 7. Spezielle Diätetik bei Nieren-*Yang*-Mangel (➡ 7.12.2). Jeden Morgen fünf Walnüsse nüchtern essen.

Leber- und Nieren-*Yin*-Mangel (➡ 11.11.20)

Therapieprinzipien: Leber und Niere füllen und stärken

Akupunktur: Ren 4 + *(Guanyuan)* nährt das *Yin,* stärkt Nieren und Uterus; **Bl 18 +** *(Ganshu),* **Bl 23 +** *(Shenshu)* stärken Leber und Niere; **Ni 3 +** *(Taixi)* und **Mi 6 +** *(Sanyinjiao)* nähren Nieren- und Leber-*Yin,* regulieren das Blut, **Ni 3** gut bei Schwindel und Tinnitus; **Ma 36 +** *(Zusanli)* stärkt *Qi* und Blut, **Le 8 +** *(Ququan)* nährt *Yin*

Rezept: *Tiao Gan Tang* enthält: *Dang Gui* (Rx. Angelicae sinensis) 9 g, *Bai Shao* (Rx. Paeoniae Albae) 9 g, *Shan Yao* (Rz. Dioscoreae) 12 g, *E Jiao* (Gelatinum Asini) 9 g, *Shan Zhu Yu* (Fr. Corni) 6 g, *Ba Ji Tian* (Rx. Morindae) 9 g, *Zhi Gan Cao* (Rx. Glycyrrhizae) 3 g

Diätetik: ➡ 7. Spezielle Diätetik bei Nieren-*Yin*-Mangel (➡ 7.12.3) und Leber-Blut/*Yin*-Mangel (➡ 7.11.1).

Weitere Therapiemöglichkeiten

- **Ohrakupunktur:** Im akuten Schmerzstadium: Starke Stimulation der Punkte **OP 58** (Uterus), **OP 55** *(Shenmen),* bis der Schmerz beseitigt ist. Zusatzpunkte: **OP 51** (Vegetativum), **OP 22** (Endokrinium), **OP 98** (Leber), **OP 95** (Niere), **OP 97** (Milz), **OP 87** (Magen).
- **Französische Ohrakupunktur:** Uterus, Klitoris, Ovar (Östrogenpunkt), Plexus urogenitalis, Gestagenpunkt; bei starken Schmerzzuständen: Retronullpunkt, Thalamus (26 a)

Wichtig

Längerfristige Therapie am günstigsten eine Woche vor erwarteter Menstruation einleiten, dann täglich Sitzungen bis zum Menstruationsende. Meist drei Behandlungszyklen ausreichend. Bei Einsatz von Dauernadeln oder Samenkörnern erst nach Linderung der Beschwerden entfernen.

- **Chinesische Schädelakupunktur** (➡ 13.2): Genitalzone (➡ Tab. 13.22) beidseits nadeln
- **Pflaumenblütenhämmerchen:** Lumbal-, Sakral-, Unterbauchregion, entlang des *Dai Mai* (➡ 6.3.6) auf positive Reaktionszonen (➡ 5.1.13) untersuchen und diese sowie **Ren 4, Mi 6, Le 14** täglich leicht beklopfen. Therapiebeginn eine Woche vor errechnetem Menstruationsbeginn

Diätetik: Während der Menstruation allgemein kalte Nahrungsmittel (z. B. Eis ➡ 7.2.1, Tab. 7.1) vermeiden. Diätetik nach entsprechendem Syndrom: ➡ 7.

- **Sonstiges:** Während Menstruation nicht schwimmen, baden oder Sexualverkehr (*Cave:* Blutstau). *Bei Blut-Stase:* Auflagen mit Rhizinusöl auf Unterbauch. *Bei Kälte-Syndrom:* Ingwer-Kompressen auf Unterbauch. *Bei Dysmenorrhö ohne starke Blutung:* Auch ABC-Pflaster auf Unterbauch möglich.

12

Amenorrhö

Nach TCM Menstruationsblock *(Jing Bi)*, Grobdifferenzierung in Fülle- und Mangel-Syndrome. DD ➡ Tab. 12.46.

Syndrome bei Amenorrhö				
Syndrom	**Ätiologie**	**Symptome**	**Zunge**	**Puls**
Fülle-Syndrome				
Qi- und Blut-Stagnation (➡ 9.3.1, 9.3.2, 9.3.3)	Leber-*Qi*-Stauung (➡ 11.7.2) oder Kälte-Stauung blockieren *Chong* und *Ren Mai*	*Anamnese:* Zunehmend unregelmäßige Menstruation in Vorgeschichte *Psyche:* Depression, Rastlosigkeit *Sonstiges:* Spannungsgefühle in Thorax/Hypochondrium, Unterbauchschmerz verstärkt durch Palpation	Blauviolett mit Punkten seitlich	Saitenförmig, tief, rau
Schleim-Feuchtigkeitsretention mit Obstruktion (➡ 9.3.4)	Schleimbildung (z.B. bei Milz-*Qi/Yang*-Mangel (➡ 11.5.1, 11.5.2)	*Anamnese:* Zunehmend verlängerter Zyklus entwickelt sich zur Amenorrhö *Fluor:* Reichlich *Psyche:* Evtl. verlangsamt, depressiv *Sonstiges:* Völlegefühl im Bauch, Adipositas, Trägheit, klebriger Mundgeschmack, Übelkeit, evtl. Erbrechen, Schweregefühl in Kopf und Körper, oft Adipositas	Blass *Belag:* Schmierig-klebrig, weiß	Schlüpfrig
Mangel-Syndrome				
Qi- und Blut-Mangel (➡ 9.3.1, 9.3.2, 9.3.3)	Überanstrengung, Diätfehler, chronische Erkrankung	*Anamnese:* Zuvor spärlich, hellrote Blutung, Anorexie *Psyche:* Unauffällig *Sonstiges:* Schwäche, Schwindel, trockene Haut, Appetitlosigkeit, weiche Stühle, Blässe	Blass *Belag:* Weiß	Schwach, leer
Nieren-*Jing*-Mangel (➡ 11.9.1)	Erblich bedingt, exzessives Sexualleben, Geburten (viele, schnell folgend)	*Anamnese:* Primäre Amenorrhö oder verzögerte, spärliche Blutung *Psyche:* Unauffällig *Sonstiges:* Schwindel, Tinnitus, Schwäche und Schmerz lumbal/Knie, matter Teint, evtl. Wangenrötung, Hitzegefühle	*Yin-Mangel:* Rötlich; *Yang-Mangel:* Blass	*Yin-Mangel:* Dünn, schnell; *Yang-Mangel:* Schwach, tief
Yin-Mangel und Blut-Trockenheit	Mangel-Hitze verbraucht Blut	*Anamnese:* Blutung wird zunehmend spärlich *Psyche:* Innere Unruhe *Sonstiges:* Yin-Mangel-Symptome, Nachtschweiß	Wie Nieren-*Jing*-Mangel	

Tab. 12.46

Therapie

Cave: Vor Therapiebeginn immer Ausschluss einer Schwangerschaft sowie einer schweren Erkrankung (z. B. Tumor)! Bei Amenorrhö evtl. *Ren Mai* (➡ 6.3.4) und *Chong Mai* (➡ 6.3.5) in Therapie (➡ 6.3.11) mit einbeziehen.

Qi- und Blut-Stagnation (➡ 9.3.1, 9.3.2, 9.3.3) bei Leber-*Qi*-Stauung (➡ 11.7.2)

Therapieprinzipien: Leber-*Qi*-Fluss und Blut-Fluss fördern, Blut-Stase beseitigen, Menstruation fördern, evtl. pathogene Kälte vertreiben (dann Moxibustion anwenden)

Akupunktur: Ren 3 − M *(Zhongji)* reguliert *Ren Mai* und *Chong Mai,* befreit den unteren der *San Jiao* von Blockaden; **Ma 29 − M** *(Guilai)* als Lokalpunkt, um Blut-Stase im Uterus zu lösen; **Mi 6 −** *(Sanyinjiao)* in Kombination mit **Di 4 −** *(Hegu)* fördert *Qi*- und Blut-Zirkulation; **Le 3 −** *(Taichong)* reguliert das Leber-*Qi,* stärkt Blut und beseitigt Blut-Stase; **Mi 10 −** *(Xuehai)* beseitigt Blut-Stase; **Ni 14 −** *(Siman)* zusätzlich bei Schmerzen und palpablen Tumoren im Unterbauch; **Ma 30** *(Qichong)* wichtiger Punkt des *Chong Mai,* um *Qi* und Blut im Unterbauch zu bewegen; **Mi 4** *(Gongsun)* rechts und **Pe 6** *(Neiguan)* links regulieren den *Chong Mai* (➡ 6.3.5) und bewegen das Blut; **Bl 18 −** *(Ganshu)* fördert den Leber-*Qi*-Fluss, in Kombination mit **Bl 17 −** *(Geshu),* der Leber-Blut-Stase beseitigt; **Ren 6 M** *(Qihai)* erwärmt den Bauch bei Kälte. Bei Therapieresistenz auf Zeichen von Schleimretention (➡ 9.3.4) achten: Dann **Ma 40 −** *(Fenglong)* nadeln

Rezept: *Xue Fu Zhu Yu Tang* (➡ 8.2.12.a), *Shao Fu Zhu Yu Tang* (➡ 8.2.12.a)

Diätetik: ➡ 7. Spezielle Diätetik bei Leber-*Qi*-Stauung (➡ 7.11.2).

Schleim-Feuchtigkeitsretention (➡ 9.3.4) und -Obstruktion

Therapieprinzipien: *Qi* bewegen, Schleim und Feuchtigkeit transformieren, Milz stärken

Akupunktur: Ren 3 − *(Zhongji)* reguliert den *Ren Mai* und *Chong Mai,* befreit den Unterbauch von Blockaden; **Mi 6 +** *(Sanyinjiao)* stärkt die Milz, transformiert Feuchtigkeit (gute Kombination mit **Mi 9,** um Feuchtigkeit zu entfernen); **Ma 40 −** *(Fenglong)* und **Ma 36 −** *(Zusanli)* transformieren Schleim; **Bl 20 +** *(Pishu)* stärkt die Milz; **Ren 12 +** *(Zhongwan)* beseitigt Feuchtigkeit durch Milz-Stärkung, **Ren 4 M** *(Guanyuan)* und **Ren 6 M** *(Qihai)* erwärmen mit Moxa den Bauch, gut bei Feuchte-Kälte. Nach G. Maciocia auch: **Gb 41** *(Zulinqi)* rechts und **SJ 5** *(Waiguan)* links, um den *Dai Mai* (➡ 6.3.6) zu regulieren und Feuchtigkeit vom unteren der *San Jiao* zu entfernen; **Ni 13 −** *(Qixue)* reguliert *Ren* und *Chong Mai* und die Menstruation. *Zusatzpunkte:* ➡ Milz-*Qi*/*Yang*-Mangel (➡ 11.5.1, 11.5.2)

Rezept: *Cang Fu Dao Tan Tang* enthält: *Fu Ling* (Sclerotium Poriae Cocos), *Ban Xia* (Tb. Pinelliae), *Chen Pi* (Pericarpium Aurantii), *Zhi Gan Cao* (Rx. Glycyrrhizae

12

praeparatae), *Cang Zhu* (Rx. Atractylodis), *Xiang Fu* (Rz. Cyperi), *Dan Nan Xing* (Rz. Arisaematis), *Zhi Ke* (Fr. Citri Aurantii), *Sheng Jiang* (Frischer Ingwer), *Shen Qu* (Massa medicata fermentata), je 4 g.

Qi- und Blut-Mangel (➡ 9.3.1, 9.3.2, 9.3.3)

Therapieprinzipien: *Qi* stärken, Blut ernähren, Menstruation fördern

Akupunktur: Ren 6 + M *(Qihai)*, **Bl 23 + M** *(Shenshu)*, **Ren 4 + M** *(Guanyuan)* stärken *Qi* und Nieren-*Qi,* wärmen mit Moxa den unteren der *San Jiao;* **Bl 20 + M** *(Pishu)*, **Ma 36 + M** *(Zusanli)* stärken die Milz und damit die Quelle des Blutes; **Ma 25 + M** *(Tianshu)* zusätzlich bei Anorexie und Diarrhö; **Pe 6 +** *(Neiguan)* zusätzlich bei Palpitationen; **Bl 17 +** *(Geshu)* fördert in Kombination mit **Bl 20** die Blutproduktion, stärkt *Qi* und Blut; **Le 8 +** *(Ququan)* nährt Leber-Blut, **Mi 10** *(Xuehai)* reguliert das Blut

Rezept: Variation von *Gui Pi Tang* (➡ 8.2.10.c), *Bu Zhong Yi Qi Tang* (➡ 8.2.10.a); *Ren Shen Yang Ying Tang* enthält: *Ren Shen* (Rx. Ginseng) 3 g (ersetzbar durch *Dang Shen* [Rx. Codonopsitis]); *Huang Qi* (Rx. Astragali) 3 g, *Bai Zhu* (Rz. Actractylodis Macrocephalae) 3 g, *Fu Ling* (Sclerotium Poriae Cocos) 2 g, *Yuan Zhi* (Rx. Polygalae) 1,5 g, *Chen Pi* (Pericarpium Citri Reticulatae) 3 g, *Wu Wei Zi* (Fr. Schisandrae) 2 g, *Dang Gui* (Rx. Angelicae Sinensis) 3 g, *Bai Shao* (Rx. Paeoniae Lactiflorae) 3 g, *Shu Di* (Rx. Rehmanniae Glutinosae Conquitae) 2 g, *Gui Xin* (Cx. Cinnamomi Cassiae) 3 g, *Zhi Gan Cao* (Rx. Glycyrrhizae) 3 g.

Nieren-*Jing*-Mangel (➡ 11.9.1); *Yin*-Mangel und Blut-Trockenheit

Nieren-*Yin*- oder -*Yang*-Mangel (➡ 11.9.6, 11.9.2), auch mit Leber-*Yin*-Mangel (➡ 11.11.20)

Therapieprinzipien: Leber und Niere stärken, Blut nähren, Menstruation regulieren

Akupunktur: Ren 4 + *(Guanyuan)*, **Bl 23 +** *(Shenshu)* stärken die Niere, **Ren 4** stärkt Nieren-*Yin* und Essenz-*Jing;* **Bl 18 +** *(Ganshu)* fördert das Leber-Blut und die Leber; **Mi 6 +** *(Sanyinjiao)* stärkt *Yin*, Leber und Niere; **Ni 3 +** *(Taixi)* stärkt die Niere; **Ni 6 +** *(Zhaohai)* stärkt Nieren-*Yin;* **Le 8 +** *(Ququan)* stärkt Leber-*Yin* und –Blut. Bei Nieren-*Yang*-Mangel mit Kältesymptomen: Auch Moxa an **Ren 4** *(Guanyuan)*; **Bl 17 +** *(Geshu)* nährt das Blut, **Ni 5 +** *(Shuiquan)* reguliert das Uterus-Blut

Rezept: Variationen von *Liu Wei Di Huang Wan* (➡ 8.2.10.d); bei Blut-Trockenheit: Variation von *Yi Yin Jian* enthält: *Shu Di Huang* (Rx. Rehmanniae Glutinosae), *Bai Shao* (Rx. Paeoniae Lactiflorae), *Mai Men Dong* (Tb. Ophiopogonis Japonici) jeweils 4 g, *Zhi Gan Cao* (Rx. Glycyrrhizae) 1,5 g, *Zhi Mu* (Rz. Anemarrhenae) 3 g, *Di Gu Pi* (Cx. Lycii Radicis) 3 g.

Weitere Therapiemöglichkeiten

- **Ohrakupunktur: OP 95** (Niere), **OP 22** (Endokrinium), **OP 98** (Leber), **OP 97** (Milz), **OP 55** *(Shenmen)*, **OP 34** (Graue Substanz), **OP 58** (Uterus), **OP 100**

(Herz), **OP 104** *(San Jiao)*. *Anwendung:* Punktauswahl nach Syndrom und Druckdolenz, jeden zweiten Tag nadeln, zehn Sitzungen/Behandlungszyklus. Dauernadeln und Samenkörner applizierbar.

- **Pflaumenblütenhämmerchen: Bl 23, Bl 18, Bl 20, Le 3, Mi 3, Ma 36, Ren 6, Mi 6, Ex-B 2** *(Huatuojiaji)* von BWK 11 bis S 4, **Le 6, Mi 9, Le 2, Ni 5** mit mittelstarkem Reiz jeden oder jeden 2. Tag beklopfen. 10 Sitzungen/Behandlungszyklus

Diätetik: Bei Schleimretention (➥ 9.3.4) schleimbildendes, fettiges und zu reichliches Essen meiden (➥ 7.2, 7.3.1, Tab. 7.4), bei den Mahlzeiten feste Uhrzeiten einhalten und die Rhythmus gebende Funktion der Lunge unterstützen. Siehe auch Diätetik bei entsprechendem Syndrom: ➥ 7.6–7.13

- **Sonstiges:** *Bei Yin-Mangel mit Mangel-Hitze:* Ruhepausen, Entspannungstechniken (➥ 5.4, 5.5). *Bei vorwiegend Blut-Stase:* Ingwerkompressen, danach Rhizinusauflage auf den Unterbauch (ca. 25 Min. jeden 2. Abend).

Poly- und Oligomenorrhö

Westliche Definition: *Polymenorrhö:* Unregelmäßig oder regelmäßig verkürzte Zyklen (> 25 Tage); *Oligomenorrhö:* Stark verlängerte Zyklen (> 35 Tage). Einteilung nach TCM in verkürzte, verlängerte und unregelmäßige Zyklen.

Syndrome bei verkürzter, verlängerer oder unregelmäßiger Blutung					
Syndrom	Pathogenese	Blutung	Weitere Symptome	Zunge	Puls
Verkürzter Zyklus					
Blut-Hitze (Fülle-Hitze)	Hitze-Retention	Viel, dunkelrot oder purpurfarben, dickflüssig, oft übel riechend	Hitzegefühle, Rast- und Schlaflosigkeit, evtl. Hautjuckreiz, Mundtrockenheit mit Durst, Obstipation, dunkler Urin	Rot *Belag:* Gelb	Schnell, voll
Blut-Hitze (unterdrückte Hitze: Leber-*Qi*-Stauung [➥ 11.7.2] mit Feuer)	Emotionaler Stress und Frustration	Viel dunkles Blut mit Koageln	Prämenstrueller Unterbauchschmerz, Spannungsgefühl in den Brüsten, Reizbarkeit	Rote Seiten	Saitenförmig, evtl. schnell
Blut-Hitze (Leber- und Nieren-*Yin*-Mangel mit Mangel-Hitze)	Alter, Überanstrengung konstitutionell	Spärlich, rot, klebrig-zähflüssig	Wangenrötung, Nachtschweiß, Mundtrockenheit ohne viel Durst, Hitzesensationen der fünf Flächen	Rot *Belag:* Dünn, gelb, trocken oder belaglos	Dünn, schnell
Qi-Mangel, Milz-*Qi*-Mangel	Diätfehler, Überarbeitung	Viel, hellrot, dünnflüssig	Mattigkeit, Blässe, evtl. Appetitmangel	Blass, evtl. Zahneindrücke	Leer, schwach

Forts. ➥

12

Syndrome bei verkürzter, verlängerer oder unregelmäßiger Blutung *(Forts.)*					
Syndrom	Pathogenese	Blutung	Weitere Symptome	Zunge	Puls
Verlängerter Zyklus					
Blut-Kälte	Kälte-Exposition v. a. während Menstruation oder Kälte im Uterus	Wenig, dunkelrot, nach Beginn meist Unterbauchschmerz, besser durch Wärme, bei Mangel-Kälte auch besser durch Druck	Kälteaversion, Fröstelgefühle, kalte Extremitäten, Blässe	Blass *Belag:* Weiß *Fülle-Kälte:* Dick	Langsam, saitenförmig *Mangel-Kälte:* Schwach
Blut-Mangel	Blutverlust (akut oder chronisch), mangelnde Blutproduktion	Wenig, hellrot, dünnflüssig	Schwindel, fahle Blässe, Vertigo, Palpitationen, evtl. Schlaflosigkeit	Blass	Dünn, evtl. rau
Qi- und Blut-Stagnation	Durch Leber-*Qi*-Stauung (➜ 11.7.2) mit Blut-Stase	Wenig, dunkelrot, klumpig, vor Beginn Unterbauchschmerz: ziehend, spannend	Spannungsgefühl in Thorax, Hypochondrium, Mammae v.a. prämenstruell	Evtl. blauviolett	Saitenförmig, voll
Unregelmäßiger Zyklus					
Leber-*Qi*-Stauung	Emotionale Faktoren: Ärger, Wut, Depression	Dunkelrot, Koagel, stockender Fluss	Prämenstrueller Unterbauchschmerz mit Spannungsgefühl in Brüsten/Thorax/Flanken	Evtl. blauviolett; rote Ränder	Saitenförmig
Nieren-*Qi*-Mangel	Exzessives Sexualleben, mehrere Geburten, schnell folgend	Wenig, blassrot, dumpfer Unterbauchschmerz	Schwindel, Tinnitus, Schwäche/ Schmerz lumbal	Blass	Bei vorwiegendem *Yang-*Mangel: Tief, schwach
Nieren-*Yin*-Mangel	Exzessives Sexualleben, mehrere Geburten, schnell folgend	Wenig, blassrot, dumpfer Unterbauchschmerz	*Zusätzlich:* Nachtschweiß, Wangenrötung	Rot	Dünn, schnell

Tab. 12.47

Blut-Hitze (9.3.2)

Einteilung in Fülle-Hitze *(Shi Re)*; Unterdrückte Hitze *(Yu Re):* Leber-*Qi*-Stauung (➜ 11.7.2) mit Feuer; Mangel-Hitze *(Xu Re):* v.a. Leber- und Nieren-*Yin*-Mangel (➜ 11.11.20) mit Mangel-Feuer

Therapie

Therapieprinzipien: *Bei Fülle-Hitze:* Hitze klären und das Blut kühlen. *Bei Leber-Qi-Stauung mit Feuer:* Leber-*Qi* regulieren und bewegen, Hitze klären, Blut kühlen. *Bei Leber- und Nieren-Yin-Mangel mit Mangel-Feuer: Yin* nähren, Blut kühlen

Akupunktur:

- *Bei Fülle-Hitze:* **Di 11** – *(Quchi)*, **Mi 10** – *(Xuehai)*, **Bl 17** – *(Geshu)* klären Hitze und kühlen das Blut; **Ren 3** – *(Zhongji)* reguliert *Chong Mai* und *Ren Mai*, klärt Hitze im unteren der *San Jiao*; **Ren 4** *(Guanyuan)* reguliert die Menstruation (wird hierfür öfter als **Ren 3** eingesetzt); **Le 2** – *(Xingjian)* leitet Leber-Feuer ab; **Ni 5** *(Shuiquan)* reguliert *Chong* und *Ren Mai* und unterstützt die Menstruation; nach G. Maciocia: **Lu 7** *(Lieque)* rechts und **Ni 6** *(Zhaohai)* links regulieren den *Ren Mai* und die Menstruation; **Le 3** *(Taichong)* in Kombination mit **Ni 2** *(Rangu)* kühlt das Blut; **Bl 40** – *(Weizhong)*: kühlt das Blut
- *Bei Leber-Qi-Stauung mit Feuer:* **Le 2** – *(Xingjian)* leitet Leber-Feuer ab, **Le 3** *(Taichong)* in Kombination mit **Ni 2** *(Rangu)* kühlt das Blut; **Ren 3** *(Zhongji)* reguliert *Chong* und *Ren Mai*, klärt Hitze im unteren der *San Jiao*; **Ren 4** *(Guanyuan)* reguliert die Menstruation, wird hierfür öfter als **Ren 3** eingesetzt; nach G. Maciocia **Mi 8** *(Diji)* in Kombination mit **Le 3** klärt Hitze, die durch Leber-*Qi*-Stauung entsteht; **Le 14** – *(Qimen)* reguliert den Leber-*Qi*-Fluss v. a im Hypochondrium
- *Bei Mangel-Hitze:* **Ni 2** – *(Rangu)* klärt Mangel-Hitze; **Le 2** – *(Xingjian)* klärt Hitze und beendet Blutungen, reguliert die Menstruation; **Ren 4** *(Guanyuan)*, **Ni 3** *(Taixi)*, **Le 8** *(Ququan)*, **Mi 6** *(Sanyinjiao)* nähren Leber- und Nieren-*Yin*; **Ni 5** *(Shuiquan)* stärkt *Yin*, Hitze und reguliert die Menstruation; **Ni 10 +** *(Yingu)* nährt das *Yin*; **Mi 10** *(Xuehai)* reguliert das Blut; **Ren 3** *(Zhongji)* reguliert *Ren* und *Chong Mai* und klärt Hitze vom unteren der *San Jiao*; nach G. Maciocia: **Lu 7** *(Lieque)* rechts und **Ni 6** *(Zhaohai)* links regulieren den *Ren Mai*, stärken den Uterus und regulieren die Menstruation

Rezept: *Bei Fülle-Hitze:* Variation von *Qing Jing San* (➠ BB: S. 111, EBB: S. 103); *bei Leber-Qi-Stauung mit Feuer:* Dan Zhi Xiao Yao San enthält: *Dang Gui* (Rx. Angelicae Sinensis), *Bai Shao* (Rx. Paeoniae Lactiflorae), *Fu Ling* (Sclerotium Poriae Cocos), *Bai Zhu* (Rz. Atractylodis macrocephalae), *Chai Hu* (Rx. Bupleuri), *Bo He* (Hb. Menthae Haplocalycis) alle 3 g, *Mu Dan Pi* (Cx. Moutan Radicis) 1,5 g, *Shan Zhi Zi* (Fr. Gardeniae Jasminoidis) 1,5 g, *Zhi Gan Cao* (Rx. Glycyrrhizae Uralensis Praeparatae) 1,5 g; *bei Mangel-Hitze:* Liang Di Tang enthält: *Sheng Di Huang* (Rx. Rehmanniae Glutinosae) 18 g, *Di Gu Pi* (Cx. Lycii Chinensis Radicis) 9 g, *Xuan Shen* (Rx. Scrophularia Ningpoensis) 12 g, *Mai Men Dong* (Tb. Ophiopogonis Japonici) 9 g, *Bai Shao* (Rx Paeoniae Lactiflorae), *E Jiao* (Gelatinum Corii Asini) 9 g oder *Qing Jing San* enthält: *Mu Dan Pi* (Cx. Moutan), *Bai Shao* (Rx. Paeoniae Lactiflorae), *Shu Di Huang* (Rx. Rehmanniae Glutinosae Praeparatae), alle 6 g, *Di Gu Pi* (Cx. Lycii Radicis) 15 g, *Qing Hao* (Hb. Artemisiae Apiaceae) 6 g, *Fu Ling* (Sclerotium Poriae Cocos) 3 g, *Huang Bo* (Cx. Phellodendri) 1,5 g oder *Di Gu Pi Yin* enthält: *Dang Gui* (Rx. Angelicae Sinensis), *Sheng Di Huang* (Rx. Rehmanniae Glutinosae) beide 6 g, *Bai Shao* (Rx. Paeoniae Lactiflorae) 3 g, *Chuan Xiong* (Rx. Ligustici Chuanxiong) 1,5 g, *Mu Dan Pi* (Cx. Moutan Radicis) 6 g, *Di Gu Pi* (Cx. Lycii Radicis) 6 g

Qi-Mangel (➠ 9.3.1), Milz-*Qi*-Mangel (➠ 11.5.1)

Therapieprinzipien: *Qi* stärken, Milz stärken, um Blut zu kontrollieren

Akupunktur: Ren 6 + *(Qihai)* reguliert das *Qi* im ganzen Körper; **Mi 6 +** *(Sanyinjiao)*, **Ren 12 +** *(Zhongwan)*, **Ma 36 +** *(Zusanli)*, **Bl 20 +** *(Pishu)*, **Bl 21 +** *(Weishu)* stärken das Milz-*Qi*, um Blut zu kontrollieren

12

Rezept: Variationen von *Gui Pi Tang* (➡ 8.2.10.c), *Bu Zhong Yi Qi Tang* (➡ 8.2.10.a)

Diätetik: ➡ 7. Spezielle Diätetik (➡ 7.9.1).

Blut-Kälte (➡ 9.3.2)

Therapieprinzipien: Meridiane und Netzgefäße erwärmen, Kälte vertreiben; bei Mangel-Kälte: *Yang* wärmen

Akupunktur: Ren 4 N M *(Guanyuan)*, **Mi 6 N M** *(Sanyinjiao)* regulieren *Chong* und *Ren Mai* und vertreiben mit Moxa Kälte; **Ren 6 N M** *(Qihai)* stärkt *Qi* und Blut, sodass *Ren* und *Chong Mai* harmonisiert werden; **Ma 29 M** *(Guilai)* beseitigt Kälte vom Uterus; **Mi 6** *(Sanyinjiao)* und **Mi 8** *(Diji)* bewegen das Blut und beenden Schmerz; *bei Mangel-Kälte im Uterus:* **Du 4 M** *(Mingmen)* stärkt Nieren-*Yang*; **Bl 23 + M** *(Shenshu)* stärkt Nieren-*Yang*

Rezept: *Fülle-Kälte:* Variation von *Wen Jing Tang* (➡ 8.2.12.a). *Mangel-Kälte:* Variation von *Ai Fu Nuan Gong Wan* (➡ 8.2.12.a)

Blut-Mangel (➡ 9.3.2), Leber-Blut-Mangel (➡ 11.7.1)

Therapieprinzipien: *Qi* stärken, Blut nähren, Menstruation regulieren

Akupunktur: Ren 4 + M *(Guanyuan)*, **Mi 6 + M** *(Sanyinjiao)* stärken *Qi* und Blut, regulieren *Chong* und *Ren Mai;* **Ren 6 + M** *(Qihai)* stärkt das *Qi* insgesamt; **Bl 17 + M** *(Geshu)* in Kombination mit **Bl 20 + M** *(Pishu)* fördert die Blutproduktion; **Le 8 +** *(Ququan)* nährt Leber-Blut; **Du 20 + M** *(Baihui)* bei Schwindel und verschwommenem Sehen, hebt das *Qi* an; **He 7 +** *(Shenmen)* bei Palpitationen und Schlaflosigkeit, beruhigt den Geist-*Shen*

Rezept: *Ren Shen Yang Rong Wan* enthält: *Ren Shen* (Rx. Ginseng), *Bai Zhu* (Rz. Atractylodis Macrocephalae), *Huang Qi* (Rx. Astragali), *Chen Pi* (Pericarpium Citri Reticulatae), *Shu Di Huang* (Rx. Rehmanniae Glutinosae Praeparatae), *Wu Wei Zi* (Fr. Schisandrae Chinensis), *Fu Ling* (Sclerotium Poriae Cocos), *Da Zao* (Fr. Zizyphi Jujubae), *Bai Shao* (Rx. Paeoniae Lactiflorae), *Yuan Zhi* (Rx. Polygalae Tenuifoliae), *Rou Gui* (Cx. Cinnamomi Cassiae), *Sheng Jiang* (Rz. Zingiberis Officinalis Recens), *Gan Cao* (Rx. Glycyrrhizae Uralensis).

Diätetik: ➡ 7. Spezielle Diätetik (➡ 7.11.1).

Qi- und Blut-Stagnation (➡ 9.3.1, 9.3.2, 9.3.3), Leber-Blut-Stase (➡ 11.7.3)

Therapieprinzipien: *Qi*- und Blut-Fluss aktivieren, Stagnation beseitigen

Akupunktur: Mi 8 − *(Diji)* reguliert die Blutzirkulation im Uterus; **Ni 13 −** *(Qixue)* fördert den *Qi*- und Blut-Fluss, reguliert *Ren* und *Chong Mai;* **Mi 10 −** *(Xuehai)*

beseitigt Blut-Stase; **Gb 34** − *(Yanglingquan)*, **Ren 6** − *(Qihai)* bewegen das *Qi* im Unterbauch, **Gb 34** gut bei Schmerzen im Hypochondrium; **Ma 29** − *(Guilai)* wichtiger Punkt zur Blut-Stasenbeseitigung im Uterus; **Le 14** − *(Qimen)* reguliert den *Qi*-Fluss, gut bei Spannungsgefühl in Thorax und Hypochondrium; **Le 3** − *(Taichong)* reguliert den Leber-*Qi*-Fluss; **Gb 41** *(Zulinqi)* bewegt *Qi* speziell in den Brüsten

Leber-*Qi*-Stauung (➡ 11.7.2)

Therapieprinzipien: Leber besänftigen, Stagnation beseitigen, Blut harmonisieren, Menstruation regulieren

Akupunktur: Ren 6 N *(Qihai)*, **Ni 14 N** *(Siman)* fördern den *Qi*- und Blut-Fluss, regulieren *Ren* und *Chong Mai*; **Pe 5** − *(Jianshi)* beseitigt *Qi*-Stagnation im Thorax; **Le 5** − *(Ligou)*, **Le 3** − *(Taichong)* regulieren Leber-*Qi*-Stauung und einen unregelmäßigen Zyklus; **Ren 17 N** *(Danzhong)*, **Le 14 N** *(Qimen)* besänftigen die Leber, entfernen Leber-*Qi*-Stauung und Spannungsgefühl im Thorax und Hypochondrium. Nach G. Maciocia **Mi 4** *(Gongsun)* rechts und **Pe 6** *(Neiguan)* regulieren den *Chong Mai*

Rezept: Variationen von *Xiao Yao San* (➡ 8.2.6)

Diätetik: ➡ 7. Spezielle Diätetik (➡ 7.11.2).

Nieren-*Yin*-Mangel (➡ 11.9.6), Nieren-*Qi/Yang*-Mangel (➡ 11.9.2, 11.9.7)

Therapieprinzipien: *Ren Mai* und *Chong Mai* regulieren

- Bei Nieren-*Yang*-Mangel: Nieren-*Yang* stärken und wärmen
- Bei Nieren-*Yin*-Mangel: *Yin* nähren

Akupunktur: *Cave:* Moxa nur, wenn kein *Yin*-Mangel vorliegt! **Ren 4 + M** *(Guanyuan)*, **Ni 8 + M** *(Jiaoxin)*, **Bl 23 + M** *(Shenshu)* stärken in Kombination die Essenz-*Jing* (➡ 3.3.4) und Nieren-Funktion in der Bewahrung der Essenz-*Jing*, dadurch reguliert sich der unregelmäßige Zyklus; **Ex-B 7 +** *(Yaoyan)* bei Schwächegefühl in Rücken und Knien; **Ni 10 + M** *(Yingu)* stärkt die Knochen durch Nieren-Aktivierung; **Ni 3 + M** *(Taixi)*, **Du 20 +** *(Baihui)* fördern das Mark, nähren das Gehirn, gut bei Tinnitus und Schwindel; **Mi 6** *(Sanyinjiao)* nährt *Yin*

12

Rezept: Variationen von *Gu Yin Jian* (➜ BB: S. 296, EBB: S. 267) bei Nieren-*Yang*-Mangel; bei Nieren-*Yin*-Mangel Variationen von *Liu Wei Di Huang Wan* (➜ 8.2.10.d), *Zuo Gui Wan* (➜ 8.2.10.d)

Diätetik: ➜ 7. Spezielle Diätetik (➜ 7.12.3).

Weitere Therapiemöglichkeiten

- **Ohrakupunktur: OP 58** (Uterus), **OP 22** (Endokrinium), **OP 97** (Leber), **OP 95** (Niere), **OP 97** (Milz), **OP 23** (Ovar). *Anwendung:* Täglich oder jeden 2. Tag im Behandlungszyklus: 10 Sitzungen
- **Schädelakupunktur:** Genitalzone beidseits
- **Moxibustion:** An **Ren 4** *(Guanyuan)* nach Menstruationsende jeden 2. Tag: Indirektes Moxa, auf Ingwerscheibe nacheinander 3–5 Moxakegel. 10 Sitzungen/Behandlungszyklus.

Metrorhagie, Menorrhagie, Hypermenorrhö

Die TCM unterscheidet im Rahmen der „starken Blutungen" zwischen *Beng Lou (Beng* = Überfluten, *Lou* = Auslaufen; entspricht Metrorrhagie und Menorrhagie) und *Yue Jing Guo Duo* (entspricht Hypermenorrhö und evtl. auch Menorrhagie). Ursachen für beide Formen: Disharmonien zwischen *Ren Mai* und *Chong Mai* (➜ 6.3.4, 6.3.5), oft auch Leber (speichert das Blut) und Milz (kontrolliert das Blut) beteiligt. Grobdifferenzierung in Fülle- und Mangel-Syndrome. DD ➜ Tab. 12.48.

Syndrome bei Metrorrhagie, Menorrhagie und Hypermenorrhö					
Syndrom	**Blut-Fluss**	**Blut**	**Weitere Symptome**	**Zunge**	**Puls**
Fülle-Syndrome					
Blut-Hitze (➜ 9.3.2)	Zunächst stark; lang andauerndes Tröpfeln meist vorzeitig oder nach Menstruationsende	Dunkelrot, teigig, evtl. übel riechend, klumpig	Durst, Gesichtsrötung, Agitiertheit, Hitzegefühle, wenig Urin, Obstipation	Rot *Belag:* Gelb, trocken	Schnell, überflutend
Blut-Stase (➜ 9.3.2)	Stockender Beginn (hört auf, beginnt dann wieder), lang andauerndes Tröpfeln nach Menstruationsende	Dunkelrot, klumpig	Schmerz prämenstruell, abdominale Spannung, dunkler Teint	Blauviolett v. a. seitlich	Saitenförmig, rau
Feuchte-Hitze im Uterus	Reichlich (v.a. Hitze) oder spärlich (v.a. Feuchtigkeit); Zwischenblutungen in Zyklusmitte	Vor Beginn klebriger, bräunlicher Fluor, keine Blutklumpen	Schwere- und nach „unten drängendes Gefühl" im Unterbauch, Reizbarkeit, evtl. Dysurie	*Belag:* Gelb, schmierig	Schlüpfrig, schnell

Forts. ➜

Syndrom	Blut-Fluss	Blut	Weitere Symptome	Zunge	Puls
\multicolumn{6}{Syndrome bei Metrorrhagie, Menorrhagie und Hypermenorrhö *(Forts.)*}
Mangel-Syndrome					
Blut-Man-gel-Hitze	Plötzlich außer-zyklisch oder lang andauern-des Nachtröpfeln nach Menst-ruationsende	Frischrot, eher wässrig	Rastlosigkeit, abendliche Hitze-wallungen, tro-ckene Stühle, we-nig, dunkler Urin	Rot, be-laglos	Leer, schnell, dünn
Nieren-*Yin*-Mangel (➥ 11.9.6)	Spärlich und lang andauernd nach Menstruations-ende, verzöger-ter Zyklus	Hellrot, wäss-rig	Schwindel, Tinni-tus, Hitzegefühle, Nachtschweiß	Rot, be-laglos	Dünn, schnell
Nieren-*Yang*-Man-gel (➥ 11.9.2)	Spärlich und lang andauernd, ver-längerte Blutung, verzögerter Be-ginn	Hellrot	Kältegefühle, Blässe, Schwäche/ Schmerz lumbal/ Knie, heller Urin	Blass, ge-schwollen	Tief, schwach
Milz kon-trolliert Blut nicht (➥ 11.5.3)	Plötzlich, stark, dann lang an-dauernd und spärlich nach Menstruations-ende	Hellrot, wäss-rig	Müdigkeit, Schwindel, Blässe, Appetitlosigkeit, weiche Stühle	Blass *Belag:* Dünn, weiß	Schwach, dünn, leer

Tab. 12.48

Therapie

Bei Metrorrhagie immer Tumorausschluss mit westlicher Diagnostik!

Blut-Hitze (➥ 9.3.2)

Therapieprinzipien: Hitze klären, Blut kühlen, Blutung beenden

Akupunktur: Ni 5 – *(Shuiquan)* kühlt das Uterusblut, **Mi 6 –** *(Sanyinjiao)* kühlt und bewegt das Blut; **Mi 4 –** *(Gongsun)*, **Pe 6 –** *(Neiguan)* regulieren den *Chong Mai*, kontrollieren die Blut-Netzgefäße; **Di 11 –** *(Quchi)* und **Mi 10 –** *(Xuehai)* kühlen das Blut, beenden die Blutung; **Mi 1 –** *(Yinbai)* als empirischer Punkt gegen Uterusblutung; **Mi 8 –** *(Diji)* beendet Uterusblutung; **Le 1 –** *(Dadun)* beendet uterine Blutung durch Blut-Hitze; **Le 5 –** *(Ligou)* und **Ni 4 –** *(Dazhong)* beenden Blutungen; nach G. Macio-cia: **Mi 4** rechts und **Pe 6** links regulieren den *Chong Mai*

Rezept: *Qing Re Zhi Beng Tang* (➥ BB: S. 379, EBB: S. 342).

12

Blut-Stase (➡ 9.3.2)

Therapieprinzipien: Blut bewegen, Stase auflösen und beseitigen, Blutung beenden

Akupunktur: Le 1 – *(Dadun)* bewegt das Leber-Blut, beendet Blutungen; **Le 3** – *(Taichong)* fördert den freien Leber-*Qi*-Fluss, bewegt das Blut; **SJ 6** – *(Zhigou)* fördert den Leber-*Qi*-Fluss; **Mi 8** – *(Diji)* beendet Uterusblutungen; **Mi 10** – *(Xuehai)* bewegt das Blut, beseitigt Stase, beendet Blutungen; **Mi 6** – *(Sanyinjiao)* bewegt das Blut; **Mi 4** – *(Gongsun)* und **Pe 6** – *(Neiguan)* regulieren den *Chong Mai,* bewegen das Blut und unterdrücken gegenläufiges *Qi*; **Ma 30** – *(Qichong)* und **Mi 12** – *(Chongmen)* bewegen das Blut im Bereich des *Chong Mai*

Rezept: *Tao Hong Si Wu Tang* (➡ 8.2.10.b) in Kombination mit *Shi Xiao San* (➡ BB: S. 353, EBB: S. 316) und die Kräuter: *Qian Cao Gen* (Rx. Rubiae), *San Qi* (Rx. Notoginseng).

Feuchte-Hitze im Uterus

Therapieprinzipien: Hitze klären, Feuchtigkeit entfernen, Blut kühlen, Blutung beenden

Akupunktur: Wie bei Blut-Hitze; zusätzlich **Ren 3** – *(Zhongji)* und **Mi 9** – *(Yinlingquan)*, um Feuchte-Hitze aus dem unteren der *San Jiao* zu entfernen; **Bl 22** – *(Sanjiaoshu)*, **Bl 32** – *(Ciliao)* fördern die Flüssigkeitstransformation, entfernen Feuchte-Hitze aus dem Uterus

Rezept: Feuchte-Hitze im Uterus (nach G. Maciocia ➡ 14.3.2, 14.3.5): *Qing Re Zhi Beng Tang* enthält: *Shan Zhi Zi* (Fr. Gardeniae Jasminoidis) 9 g, *Huang Qin* (Rx. Scutellariae Baicalensis) 9 g, *Huang Bo* (Cx. Phellodendri) 6 g, *Sheng Di Huang* (Rx. Rehmanniae Glutinosae) 24 g, *Mu Dan Pi* (Cx. Moutan Radicis) 9 g, *Di Yu* (Rx. Sanguisorbae Officinalis) 12 g, *Ce Bai Ye* (Cacumen Biotae Orientalis) 12 g, *Gui Ban* (Plastrum Testudinis) 15 g, *Bai Shao* (Rx. Paeoniae Lactiflorae) 24 g.

Blut-Mangel-Hitze

Therapieprinzipien: Mangel-Hitze klären, Blut kühlen, das *Yin* ernähren, Blutung beenden

Akupunktur: Mi 6 – *(Sanyinjiao)* kühlt das Blut; **Ni 5** – *(Shuiquan)* kühlt Blut, beendet Uterusblutung; **Ni 2** – *(Rangu)* kühlt Blut, klärt Mangel-Hitze; **Le 3** – *(Taichong)* kühlt das Blut in Kombination mit **Ni 2**; **Le 1** *(Dadun)* kühlt Leber-Blut-Hitze und beendet Blutungen; **Mi 1** – *(Yinbai)*, **Mi 8** – *(Diji)* beenden Uterusblutung; **Di 11** – *(Quchi)*, **Mi 10** – *(Xuehai)* beenden Blutungen, kühlen das Blut; **Ren 4 +** *(Guanyuan)* nährt das *Yin*; **Ni 10 +** *(Yingu)* nährt *Yin*

Rezept: (nach G. Maciocia ➡ 14.3.2, 14.3.5) Variation von *Bao Yin Jian* (mehr stärkend und Niere tonisierend) enthält: *Sheng Di Huang* (Rx. Rehmanniae Glutinosae)

24 g, *Shu Di Huang* (Rx. Rehmanniae Glutinosae Praeparatae) 15 g, *Bai Shao* (Rx. Paeoniae Lactiflorae) 12 g, *Shan Yao* (Rx. Dioscoreae Oppositae) 12 g, *Huang Qin* (Rx. Scutellariae Baicalensis) 9 g, *Huang Bo* (Cx. Phellodendri) 9 g, *Xu Duan* (Rx. Dipsaci Asperi) 6 g, *Gan Cao* (Rx. Glycyrrhizae Uralensis) 3 g, *Han Lian Cao* (Hb. Ecliptae Prostatae) 9 g, *Qing Hao* (Hb. Artemisiae Apiaceae) 6 g, *Di Yu* (Rx. Sanguisorbae Officinalis) 9 g, *Qian Cao Gen* (Rx. Rubiae Cordifoliae) 6 g oder *Qing Re Gu Jing Tang* besser, um *Yin* zu nähren und Blutung zu beenden, enthält: *Huang Qin* (Rx. Scutellariae Baicalensis) 4,5 g, *Shan Zhi Zi* (Fr. Gardeniae Jasminoidis) 6 g, *Sheng Di Huang* (Rx. Rehmanniae Glutinosae) 9 g, *Di Gu Pi* (Cx. Lycii Radicis) 6 g, *Di Yu* (Rx. Sanguisorbae Officinalis) 6 g, *E Jiao* (Gelatinum Corii Asini) 6 g, *Ou Jie* (Nodus Nelumbinis Nuciferae Rhizomatis) 6 g, *Zong Lu Zi* (Fr. Trachycarpi Fortunei; weglassen: in Deutschland derzeit nicht erhältlich) 4.5 g, *Gui Ban* (Plastrum Testudinis) 12 g, *Mu Li* (Conchae Ostreae) 12 g, *Gan Cao* (Rx. Glycyrrhizae Uralensis) 3 g oder *Liang Di Tang* (mehr kühlend und Blut nährend) enthält: *Sheng Di Huang* (Rx. Rehmanniae Glutinosae) 18 g, *Di Gu Pi* (Cx. Lycii Chinensis Radicis) 9 g, *Xuan Shen* (Rx. Scrophulariae Ningpoensis) 12 g, *Mai Men Dong* (Tuber Ophiopogonis Japonici) 9 g, *Bai Shao* (Rx. Paeoniae Lactiflorae) 12 g, *E Jiao* (Gelatinum Corii Asini) 9 g.

Nieren-*Yin*-Mangel (➡ 11.9.6)

Therapieprinzipien: *Yin* ernähren, Nieren stärken, Blutung beenden

Akupunktur: Bl 23 + *(Shenshu)* und **Ren 4 +** *(Guanyuan)* stärken die Nieren, festigen den *Chong Mai;* **Ni 3 +** *(Taixi)* stärkt die Nieren; **Ren 6 +** *(Qihai)* stärkt *Qi,* beendet Blutungen; **Ma 36 +** *(Zusanli)* und **Mi 6 +** *(Sanyinjiao)* stärken *Qi* und Blut; **Ni 2 N** *(Rangu)* klärt Hitze bei Nieren-*Yin*-Mangel

Rezept: *Zuo Gui Wan* (➡ 8.2.10.d) ohne *Chuan Niu Xi* (Rx. Cyathulae), dafür zusätzlich Kräuter: *Nü Zhen Zi* (Fr. Ligustri) und *Han Lian Cao* (Hb. Ecliptae).

Nieren-*Yang*-Mangel (➡ 11.9.2)

Therapieprinzipien: Nieren stärken und wärmen, *Chong Mai* festigen, Blutung beenden

Akupunktur: Ni 7 + M *(Fuliu)* stärkt Nieren-*Yang;* **Ma 36 + M** *(Zusanli)* und **Mi 6 + M** *(Sanyinjiao)* stärken *Qi* und Blut; **Ren 6 + M** *(Qihai)* stärkt *Qi,* beendet Blutungen; **Bl 23 + M** *(Shenshu)* und **Ren 4 + M** *(Guanyuan)* wärmen mit Moxa das Nieren-*Yang,* festigen den *Chong Mai;* **Ma 30 + M** *(Qichong)* festigt mit Moxa den *Chong Mai;* **Mi 1 M** *(Yinbai)* mit Moxakegeln, beendet Uterusblutungen

Rezept: *You Gui Wan* (➡ 8.2.10.e), mit *Xian He Cao* (Hb. Agrimoniae), um blutungsstillenden Effekt zu erhöhen

12

Milz kontrolliert Blut nicht (➡ 11.5.3)

Therapieprinzipien: *Qi* stärken, Milz stärken, Blut nähren, Blutung beenden

Akupunktur: Ren 6 + M *(Qihai)*, **Du 20 + M** *(Baihui)* heben das *Qi* an, beenden Blutung aufgrund von *Qi*-Senkung; **Ren 12 + M** *(Zhongwan)*, **Ma 36 + M** *(Zusanli)*, **Bl 17 +** *(Geshu)* nähren das Blut; **Mi 6 + M** *(Sanyinjiao)*, **Bl 20 + M** *(Pishu)* und **Bl 21 + M** *(Weishu)* stärken das Milz-*Qi*; Einzelpunkt: **Mi 1** *(Yinbai)* moxen

Rezept: *Gu Ben Zhi Beng Tang* (➡ BB: S. 284, EBB: S. 257), *Dang Gui Bu Xue Tang* (➡ 8.2.10.c), Variationen von *Bu Zhong Yi Qi Tang* (➡ 8.2.10.a).

Weitere Therapiemöglichkeiten

- **Ohrakupunktur: OP 58** (Uterus), **OP 22** (Endokrinium), **OP 23** (Ovar), **OP 95** (Niere), **OP 97** (Milz), **OP 55** (*Shenmen*), **OP 98** (Leber), **OP 34** (Graue Substanz), **OP 82** (Zwerchfell). *Anwendung:* 3–4 Punkte nach Druckdolenz. Dauernadeln und Samenkörner applizierbar
- **Schädelakupunktur:** Genitalzone beidseits (➡ Tab. 13.22), 1–2 Stunden belassen und wiederholt stimulieren
- **Pflaumenblütenhämmerchen:** *Während der Menstruation:* Lumbal-/Sakral- und Crista-Iliaca-Regionen auf positive Reaktionszonen (➡ 5.1.13) untersuchen und diese beklopfen, zusätzlich Lumbal-/Sakralregion, entlang des *Dai Mai* (➡ 6.3.6), **Du 20** und die mediale Beinseite behandeln. *Außerhalb der Menstruation:* Entlang des *Dai Mai*, Unterbauch-/Inguinalregion, **Ren 12,** beidseits der BWK 7–12, Lumbal-/Sakralregion, mediale Beinseite und **Du 14**

Diätetik: Fettige, scharf gewürzte und heiße, rohe kalte sowie kalte saure Nahrungsmittel meiden (➡ Tab. in 7), zusätzlich spezielle Diätetik nach entsprechendem TCM-Syndrom: Feuchte-Hitze (➡ 7.9.3, 7.13.1), Blut-Mangel-Hitze (Nieren-*Yin*-Mangel ➡ 7.12.3); Nieren-*Yang*-Mangel (➡ 7.12.2), Milz kontrolliert Blut nicht (➡ 7.9.1).

12.8.10 Sterilität *(Bu Yu Zheng)* bei der Frau

Nach TCM häufig kongenitales Defizit an Nieren-*Jing* (➡ 11.9.1) oder Leber-*Qi*-Stauung (➡ 11.7.2) mit *Qi*- und Blut-Stagnation oder *Qi*- und Blut-Mangel mit Unterversorgung des *Ren Mai* und *Chong Mai* (➡ 6.3.4, 6.3.5); seltener Kälte-Invasion im Uterus mit Blut-Stase oder Milzfunktionsstörung durch Diätfehler mit Schleimretention (➡ 9.3.3). DD ➡ Tab. 12.49.

Wichtig

Syndromdifferenzierung

- *Biphasischer Verlauf:* Nieren-*Jing*-Mangel (➡ 11.9.1), *Yin* und *Yang* in Harmonie bei *Qi*- und Blut-Stagnation
- *Monophasischer Verlauf* (kein Basaltemperaturanstieg) oder verkürzte hypertherme Phase (Basaltemperatur nach Ovulation zu schnell wieder niedrig): Nieren-*Yang*-Mangel (➡ 11.9.2)

- *Verlängerte hypotherme Phase:* V. a. Nieren-*Yin*-Mangel (➨ 11.9.6)
- *Verlängerter Phasenwechsel* von hypothermer zu hyperthermer Phase (> 3 d) Nieren-*Yang*-Mangel (➨ 11.9.2), Leber-*Qi*-Stauung (➨ 11.7.2)

Unregelmäßig verlaufende hypertherme Phase: Yang-Mangel (➨ Tab. 9.4) mit Disharmonien zwischen Herz, Leber, Milz und Magen; meist Leber-*Qi*-Stauung (➨ 11.7.2) mit Herz- und/oder Leber-Feuer (➨ 11.1.6, 11.7.4)

Syndrome bei Sterilität der Frau					
Syndrom	**Zyklus**	**Blut**	**Weitere Symptome**	**Zunge**	**Puls**
Nieren-*Jing*-Mangel	Amenorrhö oder unregelmäßig	Spärlich, hellrot	Mattigkeit, Schwindel, Tinnitus, Schwäche/Schmerz lumbal/Knie, grauer Teint	Blass	Tief, schwach
Blut-Mangel	Verzögert mit Unterbauchschmerz, nach Ende anhaltend	Spärlich, hellrot	Anorexie, fahle Blässe, Palpitationen, Mattigkeit, Hauttrockenheit, Obstipation	Blass *Belag:* Wenig	Schwach, evtl. rau
Leber-*Qi*-Stauung mit *Qi*- und Blut-Stagnation	Amenorrhö	*Anamnese:* Dunkelrot, klumpig	Reizbarkeit, Druck- und Spannungsgefühl im Thorax und Hypochondrium, Schmerz und Spannungsgefühl im Unterbauch	Blauviolett mit Petechien	Tief, saitenförmig
Kälte im Uterus, Nieren-*Yang*-Mangel (➨ 11.9.2)	Normal oder verlängert	Dunkelrot, klumpig	Kälteschmerz im Unterbauch, besser durch Wärme, kalte Extremitäten, häufige Miktion	*Belag:* Weiß, dünn	Tief, langsam
Schleim-Feuchtigkeitsretention	Verlängert oder Amenorrhö	Spärlich, blassrot	Adipositas, Schwindel, Völlegefühl, Blässe *Fluor vaginalis:* Viel, dünn- oder zähflüssig	*Belag:* Weiß, schmierig	Schlüpfrig, sanft
Nieren-*Yin*-Mangel	Evtl. verkürzt oder normal	Spärlich, (hell)rot ohne Klumpen	Wangenrötung, dünne Statur, Hitzesensationen, weitere *Yin*-Mangel-Zeichen (➨ Tab. 9.4, 11.9.6)	Rot *Belag:* Kein oder wenig	Schnell, dünn

Tab. 12.49

12

Therapie

Nieren-*Jing*-Mangel (➨ 11.9.1)

Therapieprinzipien: Nieren stärken, Essenz-*Jing* wärmen, *Chong Mai* und *Ren Mai* regulieren

Akupunktur:
- **Hauptpunkte: Bl 23 + M** *(Shenshu)*, **Du 4 +** *(Mingmen)*, **Ni 3 + M** *(Taixi)*, **Ni 13 + M** *(Qixue)* und **Ni 2 + M** *(Rangu)* stärken Essenz-*Jing* und Blut, wärmen das Nieren-*Yang,* stärken das Ursprungs-*Yuan-Qi*
- **Zusatzpunkte: Mi 6 + M** *(Sanyinjiao)* stärkt die Milz, reguliert die Menstruation, stärkt Leber und Niere

- **Bei Schwindel, Tinnitus: Du 20 + M** *(Baihui)*
- **Bei Rücken- und Knieschmerzen und -schwäche: Ex-B 7** *(Yaoyan)*, **Ni 10** *(Yingu)*

Diätetik: ➡ 7. Spezielle Diätetik bei Nieren-*Jing*-Mangel (➡ 7.12.1).

Blut-Mangel (➡ 9.3.2), Leber-Blut-Mangel (➡ 11.7.1)

Therapieprinzipien: *Qi* und Blut stärken, *Chong Mai* und *Ren Mai* regulieren

Akupunktur: Ren 6 + *(Qihai)* und **Ren 4** *(Guanyuan)* stärken das Ursprungs-*Yuan-Qi*, wärmen das Nieren–*Yang;* **Ma 36 +** *(Zusanli)* und **Mi 6 +** *(Sanyinjiao)* stärken Milz und Magen als Quelle des Nähr–*Ying-Qi,* stärken die Leber und Niere, sodass *Ren-Mai-* und *Chong-Mai-*Funktionen gefördert werden; **Ex-CA 1 +** *(Zigong)* und **Ma 13 +** *Qihu)* als empirische Punkte bei Sterilität; **He 7 +** *(Shenmen)* und **Pe 6 +** *(Neiguan)* bei Schwindel und Palpitationen

Rezept: Variationen von *Ba Zhen Tang* (➡ 8.2.10.c)

Diätetik: ➡ 7. Spezielle Diätetik bei Leber–Blut–Mangel (➡ 7.11.1).

Leber-*Qi*-Stauung (➡ 1.7.2) mit *Qi*- und Blut-Stagnation (➡ 9.3.1, 9.3.2, 9.3.3)

Therapieprinzipien: *Qi* und Blut-Zirkulation fördern, Stase entfernen, Menstruation fördern
Therapie: ➡ 9.3.1, 9.3.2, 9.3.3, 11.7.2, *Qi*- und Blut-Stagnation bei Amenorrhö ➡ Tab. 12.46.

Kälte im Uterus, meist Nieren-*Yang*-Mangel (➡ 11.9.2)

Therapieprinzipien: Meridiane und Netzgefäße erwärmen, Kälte vertreiben, bei *Yang*-Mangel *Yang* stärken und wärmen

Akupunktur: Ren 4 + *(Guanyuan)* wärmt den unteren der *San Jiao* und Uterus, stärkt das Ursprungs-*Yuan-Qi,* Essenz-*Jing* und Blut, vertreibt Kälte vom Unterbauch; **Ma 36 + M** *(Zusanli)* stärkt Milz und Magen: **Ren 2 + M** *(Qugu)* wärmt den Uterus, vertreibt Kälte; **Du 4 + M** (*Mingmen)* wärmt das Nieren–*Yang* und reguliert die Menstruation (Moxa nur bei F. > 20 J.); **Ex-CA 1 + M** *(Zigong)* als empirischer Punkt bei Sterilität; **Ma 29 + M** *(Guilai)* und **Ma 25 + M** *(Tianshu)* zusätzlich bei verzögertem Zyklus; **Ex-B 7** *(Yaoyan)* und **Bl 23 + M** *(Shenshu)* zusätzlich bei Rückenschmerzen; **Ni 13 +** *(Qixue)* reguliert *Chong* und *Ren Mai,* **Ni 3, Bl 23, Bl 52** stärken die Niere

12

Rezept: *Ai Fu Nuan Gong Tang* (➡ 8.2.12.a) v.a. Mangel-Kälte (z.B. durch Nieren-*Yang*-Mangel ➡ 11.9.2), *Wen Jing Tang* (➡ 8.2.12.a)

Diätetik: ➡ 7. Spezielle Diätetik bei Nieren-*Yang*-Mangel (➡ 7.12.2).

Schleim-Feuchtigkeitsretention (➡ 9.3.4)

Therapieprinzipien: Feuchtigkeit und Schleim auflösen, *Qi*-Zirkulation fördern, Menstruation regulieren

Akupunktur: Moxa nach Nadelung möglich: **Ren 3 N** oder – *(Zhongji)*, **Ma 30 N** *(Qichong)* fördern die *Qi*-Zirkulation und regulieren die Menstruation; **Ex-CA 1** *(Zigong)* beseitigt Obstruktionen vom Uterus; **Mi 8 N** *(Diji)* stärkt die Milz und entfernt Feuchtigkeit, bei Dysmenorrhö; **Ma 40 N** *(Fenglong)* stärkt die Milz, entfernt Feuchtigkeit, löst Schleim auf; **Mi 6 N** *(Sanyinjiao)* in Kombination mit **Mi 9** gut zur Feuchtigkeitsbeseitigung, **Pe 6 N** *(Neiguan)* zusätzlich bei Schwindel und Palpitationen

Rezept: Variationen von *Chai Hu Shu Gan San* (➡ 8.2.6)

Diätetik: ➡ 7. Schleim und Feuchtigkeit bildende sowie kalte, ölige Nahrungsmittel meiden. Spezielle Diätetik (➡ 7.9.2).

Nieren-*Yin*-Mangel (➡ 11.9.6)

Therapieprinzipien: *Yin* und Blut nähren, Essenz-*Jing* unterstützen

Akupunktur: Bei Hitzezeichen Moxa kontraindiziert! **Bl 23 +** *(Shenshu)* und **Ni 3 +** *(Taixi)* stärken Niere und Nieren-*Yin;* **Ni 7 +** *(Fuliu)* stärkt Niere und Nieren-*Yin,* gut bei Nachtschweiß in Kombination mit **He 6 +** *(Yinxi)*; **Ren 7** *(Yinjiao)* reguliert die Menstruation; **Ni 6 –** *(Zhaohai)* nährt v.a. Nieren-*Yin* und die Körperflüssigkeiten; **Ni 9 +** *(Zhubin)* stärkt Nieren-*Yin,* beruhigt Geist-*Shen,* gut bei Panikzuständen und Palpitationen; **Ren 1 +** *(Huiyin)* stärkt Nieren-*Yin* und Essenz-*Jing;* **Mi 6 +** *(Sanyinjiao)* stärkt Nieren- und Leber-*Yin,* reguliert die Menstruation; **Ni 2 –** *(Rangu)* entfernt Mangel-Hitze aus der Niere (Hauptpunkt!), **Ex-CA 1** *(Zigong)* als empirischer Punkt bei Sterilität; nach G. Maciocia (➡ 14.3.2) **Lu 7** rechts und **Ni 6** links regulieren den *Ren Mai*

Rezept: Variationen von *Liu Wei Di Huang Wan* (➡ 8.2.10.d)

Diätetik: ➡ 7. Spezielle Diätetik (➡ 7.12.3).

12

Weitere Therapiemöglichkeiten

- **Ohrakupunktur: OP 22** (Endokrinium), **OP 58** (Uterus), **OP 95** (Niere), **OP 23** (Ovar), **OP 34** (Graue Substanz), **OP 97** (Milz). *Anwendung:* 3–4 druckdolente Punkte auswählen, 10 Sitzungen/Behandlungszyklus. Dauernadeln oder Samenkörner applizierbar
- **Moxibustion:** An **Ren 4, Ren 3, Ma 36, Mi 6:** Punkte jeweils mit 10 Moxakegeln nacheinander einräuchern.

12.8.11 Klimakterische Beschwerden

Nach TCM ist die Menopause *(Jing Dian)* im Alter von 49 Jahren physiologisch. Frühzeitiges Einsetzen oder klimakterische Beschwerden gelten als pathologisch. Ursachen nach TCM: Zunehmender Nieren-*Jing*-Mangel (➡ 11.9.1) mit Mangel-Symptomatik im *Chong Mai* und *Ren Mai* (➡ 6.3.5, 6.3.4), funktionelle Störungen innerhalb der *Zang-Fu*-Organe mit *Yin/Yang*-Imbalancen (➡ 9.1.1). DD ➡ Tab. 12.50.

Syndrome bei klimakterischen Beschwerden					
Syndrom	Menstrua-tion	Temperatur-empfinden	Weitere Symptome	Zunge	Puls
Nieren-*Yin*-Mangel mit aufsteigendem Leber-*Yang* (➡ 11.9.6, 11.7.5)	*Zyklus:* Unregelmäßig *Blutung:* Wechselnd stark oder spärlich, anhaltende Schmierblutungen	Hitzesensationen an Thorax, Handflächen und Fußsohlen, Nachtschweiß	*Fluor:* Kein, eher trocken *Psyche:* Rastlosigkeit, Stimmungswechsel *Sonstiges:* Kopfschmerz, Hypertonus, Schwindel, evtl. Palpitationen*	Rot, v.a. seitlich, belaglos	Saitenförmig, schnell, dünn
Nieren-*Jing*-Mangel (➡ 11.9.1)	*Zyklus:* Unregelmäßig *Blutung:* Wenig, rosafarben	Kalte Extremitäten; wechselnd Hitze- und Frostgefühle oder Hitze oben, Kälte unten	*Fluor:* Kein, eher trocken *Psyche:* Unauffällig *Sonstiges:* Schwindel, Tinnitus, Schmerzen/Schwäche, lumbal/Knie	Blass	Tief, dünn, schwach
Milz- und Nieren-*Yang*-Mangel (➡ 11.11.17)	*Zyklus:* Unregelmäßig oder verlängert *Blutung:* Wenig, blassrot	Kalte Extremitäten, Kälteaversion, Frösteln	*Fluor:* Viel, wässrig, weiß *Psyche:* Unauffällig *Sonstiges:* Mattigkeit, Blässe, Schwäche/Schmerz lumbal, häufiger Harndrang, Diarrhö, evtl. Ödeme	Blass, evtl. geschwollen	Tief, schwach, evtl. langsam
Leber-*Qi*-Stauung (➡ 11.7.2)	*Zyklus:* Unregelmäßig *Blutung:* Klumpig		*Psyche:* Seufzen, Weinen	Blass *Belag:* Weiß	Dünn und saitenförmig
* Bei zusätzlichem Herz-Feuer (➡ 11.1.6, Disharmonie zwischen Herz und Nieren ➡ 11.11.11)					

Tab. 12.50

Therapie

Klimakterische Beschwerden sind Mangel-Syndrome (➡ 9.1.2), daher durch Akupunktur nur bedingt zu beeinflussen (besser Heilkräuter verwenden). Akupunktur v.a. Erfolg versprechend bei Symptomen wie Schlaflosigkeit, Reizbarkeit, Hitzewallungen.

Wichtig

Er Xian Tang (➡ 8.2.10.e): Sehr gutes Leitrezept bei klimakterischen Beschwerden, da es sowohl bei Nieren-*Yang*- als auch bei Nieren-*Yin*-Mangel mit Mangel-Feuer (typische Hitzezeichen, entspricht westlichen Hitzewallungen) eingesetzt werden kann.

Nieren-*Yin*-Mangel (➡ 11.9.6) mit aufsteigendem Leber-*Yang* (➡ 11.7.5)

Therapieprinzipien: *Yin* ernähren, Leber besänftigen, *Yang* unterdrücken, evtl. Herz-Feuer ableiten

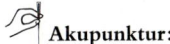**Akupunktur:**
- **Yin nähren: Mi 6 +** *(Sanyinjiao)* stärkt *Yin* allgemein
- **Nieren-*Yin* nähren: Ni 3 +** *(Taixi)*, **Ni 6 +** *(Zhaohai)*, **Ni 10 +** *(Yingu)*; **Ni 9 +** *(Zhubin)* beruhigt den Geist-*Shen;* **Ni 7 +** *(Fuliu)* hilft bei Nachtschweiß durch Mangel-Hitze in Kombination mit **He 6 +** *(Yinxi)*
- **Leber-Blut- und -*Yin* nähren: Le 8 +** *(Ququan)* und **Le 5 +** *(Ligou)*
- **Leber-*Yang* besänftigen: Le 2 –** *(Xingjian)*, **Le 3 –** *(Taichong)*; **Ex-HN 5 –** *(Taiyang)* bei Kopfschmerzen; **Du 20 –** *(Baihui)* und **Ex-HN 1 –** *(Sichencong)* beruhigen *Yang* und Geist-*Shen;* **Ex-HN 3 –** *(Yintang)* beruhigt den Geist-*Shen,* sediert bei Angstzuständen
- **Bei Herz-Feuer: He 5 –** *(Tongli)* beseitigt Mangel-Hitze, leitet Hitze vom Kopf ab; **Pe 6 +** *(Neiguan)* stärkt das Herz, beruhigt den Geist-*Shen;* **He 8 –** *(Shaofu)* beseitigt Herz-Feuer und Mangel-Hitze des Herzens, wirkt psychisch beruhigend

Rezept: *Zhi Bai Di Huang Tang* (➡ 8.2.10.d) in Kombination mit *Long Gu* (Os Draconis) und *Mu Li* (Concha Ostreae).

Diätetik: ➡ 7. Spezielle Diätetik bei Nieren-*Yin*-Mangel (➡ 7.12.3) und aufsteigendem Leber-*Yang* (➡ 7.11.3).

Nieren-*Jing*-Mangel (➡ 11.9.1)

Therapieprinzipien: Nieren-*Yin*- und -*Yang* stärken, evtl. Feuer ableiten

Akupunktur: Ren 4 + *(Guanyuan)* stärkt die Niere und Essenz-*Jing;* **Ni 3 +** *(Taixi)*, **Bl 23 +** *(Shenshu)* stärken die Niere; **Ni 6 +** *(Zhaohai)* stärkt v.a. Nieren-*Yin;* **He 5 –** *(Tongli)* beseitigt Mangel-Feuer, gut bei Herz-Feuer durch Nieren-*Yin*-Mangel, leitet Hitze vom Kopf ab; **Le 3 –** *(Taichong)* bei Leber-*Yang,* bei Leber-Feuer auch **Le 2 –** *(Xingjian)*

12

🌿 **Rezept:** *Zuo Gui Wan* (➥ 8.2.10.d), *Er Xian Tang* (➥ 8.2.10.e)

♨ **Diätetik:** ➥ 7. Spezielle Diätetik (➥ 7.12.1).

Milz- und Nieren-*Yang*-Mangel (➥ 11.11.17)

„Versiegen" des *Mingmen* (➥ 3.3.6) im Alter mit Schwäche im *Ren Mai* und *Chong Mai*

Therapieprinzipien: Milz- und Nieren-*Yang* stärken und erwärmen

🪡 **Akupunktur: Bl 20 + M** *(Pishu)* und **Bl 23 + M** *(Shenshu)* stärken Milz- und Nieren-*Yang*; **Du 4 + M** *(Mingmen)* stärkt das *Mingmen* (➥ 3.3.6), damit Nieren-*Yang*; **Ni 7 + M** *(Fuliu)* stärkt Nieren-*Yang*, gut bei Beinödemen; **Ren 6 + M** *(Qihai)* stärkt *Qi* allgemein, bei Moxa das *Yang*, gut bei chronischer Diarrhö; **Du 20 + M** *(Baihui)* stärkt und hebt das *Yang* an

🌿 **Rezept:** Variationen von *You Gui Wan* (➥ 8.2.10.e), *Er Xian Tang* (➥ 8.2.10.e)

♨ **Diätetik:** ➥ 7. Spezielle Diätetik (➥ 7.9.1 und 7.12.2).

Leber-*Qi*-Stauung (➥ 11.7.2)

Therapieprinzipien: Leber zum Fließen bringen, Stauung öffnen, Milz stärken, Blut harmonisieren

🪡 **Akupunktur: Mi 6** *(Sanyinjiao)* und **Le 3** *(Taichong)* und **Di 4** *(Hegu)*

🌿 **Rezept:** *Xiao Yao San* (➥ 8.2.6),

♨ **Diätetik:** ➥ 7. Spezielle Diätetik (➥ 7.11.2).

Weitere Therapiemöglichkeiten

- **Ohrakupunktur:**
  - **Hauptpunkte: OP 23** (Ovar), **OP 58** (Uterus), OP **98** (Leber), **OP 95** (Niere), **OP 22** (Endokrinium), **OP 100** (Herz)
  - **Zusatzpunkte: OP 55** *(Shenmen)*, **OP 51** (Vegetativum), **OP 105** (Blutdruck senkende Furche), **OP 34** (Graue Substanz)
- **Französische Ohrakupunktur: OP 29** (Polster-Occiput), Psychotrope Punkte nach Nogier (➥ 13.1.6). *Anwendung:* Punktauswahl nach Druckdolenz, drei bis vier Punkte pro Sitzung, ca. 25 Min. belassen, 10–20 Sitzungen/Behandlungszyklus. Dauernadeln oder Samenkörner applizierbar.

12.8.12 Descensus uteri und vaginae

Häufigste Ursache nach TCM: Zahlreiche Geburten, schwere körperliche Arbeit direkt nach der Geburt und geschwächte Körperkonstitution. „Sinkendes Milz-*Qi*" (➡ 11.5.4) und/oder Nieren-*Yang*-Mangel (➡ 11.9.2, 11.11.17) führen zur Instabilität der außerordentlichen Gefäße *Ren Mai* und *Chong Mai* (➡ 6.3.4, 6.3.5), Lockerung der „gürtelförmigen Stabilität" *Dai Mai* (➡ 6.3.6). DD ➡ Tab. 12.51.

Syndrome bei Descensus uteri et vaginae			
Syndrom	**Symptome***	**Zunge**	**Puls**
Sinkendes Milz-*Qi* (➡ 11.5.4)	*Genitalbereich:* Viel weißlich wässriger Fluor *Miktion:* Häufig *Sonstiges:* Mattigkeit, Palpitationen, Dyspnoe	Blass *Belag:* Dünn, weiß	Schwach, leer
Nieren-*Yang*-Mangel (➡ 11.9.2)	*Genitalbereich:* Vaginale Trockenheit *Miktion:* Häufiger Harndrang v.a. nachts *Sonstiges:* Schwäche und Schmerz lumbal/Knie, Schwindel, Tinnitus, Fröstelgefühle	Blass	Tief, schwach, evtl. langsam
* Immer: Nach „unten drängendes Gefühl" im Unterbauch			

Tab. 12.51

Therapie

Wichtig

Basispunkte bei Descensus uteri et vaginae:

- **Du 20 + M** *(Baihui):* Hebt das *Yang* und *Qi* im Körper an, bei Descensus und Prolaps. *Cave:* Am besten (direktes) Moxa, aber nur, wenn keine Hitze-Zeichen vorhanden sind
- **Gb 28** *(Weidao):* Punkt mit Einfluss auf den *Dai Mai,* Stichrichtung: Schräg 1.5–3 Cun abwärts
- **Ma 30** *(Qichong):* Kreuzungspunkt (➡ 10.4.9) mit dem *Chong Mai* (➡ 6.3.5), Stichrichtung: 1.5–3 Cun aufwärts
- *Anwendung:* Punkte 15–20 Min. mit wiederholter Stimulation einmal täglich nadeln. Zusatzpunkte entsprechend dem jeweiligen Syndrom (s. u.)
- *Lagerung:* Patienten vor der Behandlung in bequeme Rückenlage (evtl. auch indische Brücke) bringen, danach ca. 20 Min. möglichst mit angezogenen Knien ruhen lassen.

12

Sinkendes Milz-*Qi* (➥ 11.5.4)

Therapieprinzipien: *Qi* stärken und anheben, Milz stärken

Akupunktur: Basispunkte: (➥ Kasten)

- **Zusatzpunkte: Ren 6 + M** *(Qihai)* stärkt das *Qi*; **Ren 12 + M** *(Zhongwan)*, **Ma 36 + M** *(Zusanli)*, **Mi 6 + M** *(Sanyinjiao)* stärken *Qi* im mittleren der *San Jiao*; **Ma 29 + M** *(Guilai)* stärkt und hebt das *Qi* als Lokalpunkt, beim Uterusprolaps gut in Kombination mit **Di 4 +** *(Hegu)*, **Ma 36, Du 20**; **Gb 27 + M** *(Wushu)* reguliert den *Dai Mai* und unteren der *San Jiao,* festigt den Uterus; **Mi 9 N** *(Yinlingquan)* wirkt zusätzlich gegen Fluor vaginalis und ist Hauptpunkt zur Beseitigung von Feuchtigkeit im unteren der *San Jiao*

Rezept: Variationen von *Bu Zhong Yi Qi Tang* (➥ 8.2.10.a). Bei Blut-Mangel (➥ 9.3.2) zusätzlich: *E Jiao* (Gelatinum Asini), *Bai Shao* (Rx. Paeoniae Albae), *Chuan Xiong* (Rz. Ligustici Wallichii).

Diätetik: ➥ 7. Spezielle Diätetik (➥ 7.9.1).

Nieren-*Yang*-Mangel (➥ 11.9.2)

Therapieprinzipien: Nieren-*Yang* stärken, Uterus festigen

Akupunktur: Basispunkte (➥ Kasten)

- **Zusatzpunkte: Ren 4 + M** *(Guanyuan)* stärkt die Niere, mit Moxa Nieren-*Yang*, hebt den Uterus; **Bl 23 + M** *(Shenshu)* wärmt mit Moxa Nieren-*Yang*; **Ex-CA 1 + M** *(Zigong)* ist günstig bei Uterusprolaps; **Le 8 + M** *(Ququan)* und **Ni 6 + M** *(Zhaohai)* stärken die Niere, nähren die Sehnen und unterstützen den Uterus; **Bl 32 + M** *(Ciliao)* wirkt als Lokalpunkt gegen Lumbalschmerzen

Diätetik: ➥ 7. Spezielle Diätetik (➥ 7.12.2).

12

Weitere Therapiemöglichkeiten

- **Ohrakupunktur: OP 58** (Uterus), **OP 79** (Äußere Genitalien), **OP 95** (Niere), **OP 34** (Graue Substanz). *Anwendung:* Einmal täglich ableitende Nadeltechnik, zehn Sitzungen/Behandlungszyklus
- **Elektrostimulation** (➥ 5.1.8): **Ex-CA 1** *(Zigong)*, **Ma 36** *(Zusanli)*, Zigong in Richtung des Uterus nadeln, bis die Patientin ein Ausstrahlungsgefühl angibt, Stimulationsdauer ca. 15 Min.
- **Schädelakupunktur:** Genitalzone und sensomotorische Beinzone (➥ Tab. 13.22) beidseits nadeln
- **Moxibustion: Ren 6 M** *(Qihai)* und **Mi 6 M** *(Sanyinjiao)* ca. 15 Min. täglich mit Moxazigarre behandeln, evtl. Kombination mit Körperakupunktur.

12.9 Endokrinium

12.9.1 Blande Struma

Ursächlich nach TCM meist Angstzustände oder Depression beteiligt, die zu *Qi*-Stagnation und Flüssigkeitsretention (➡ 9.3.1, 9.3.4) mit Schleimbildung (➡ 9.3.4) und meist zu Leber-*Qi*-Stauung (➡ 11.7.2) führen; als zusätzliche Ursache wurde auch in China ein Zusammenhang zwischen Lokalität, Trinkwasser und Erkrankungshäufigkeit gesehen (Jodmangelgegenden).

Therapie

Therapieprinzipien: *Qi*-Fluss regulieren, Schleim lösen und Verhärtungen erweichen

Akupunktur:

- **Lokal-/Regionalpunkte: Ma 9 – N** *(Renying)*, **Ma 10 – N** *(Shuitu:* Lokal, hier an oberer Strumabegrenzung und in Richtung des Strumazentrums schräg nadeln) fördert den *Qi*-Fluss, beseitigt und erweicht Verhärtungen. *Cave:* Relativ flach und durch wiederholte Hin- und Herdrehung der Nadel (nicht auf und ab!) ableitend nadeln (*De-Qi*-Sensation auslösen). **Ex-HN** *(Qijing)*, Lokalisation: Lateral der Schilddrüse etwas oberhalb von **Ma 10** *(Shuitu)*, Punktion: 0,5–1 Cun tief schräg, bei Struma und Hyperthyreoidismus; **Ex-B 1** *(Dingchuan)*, **Ex-B 2** *(Huatuojiaji)* von HWK 3 bis 5, **SJ 13 –** *(Naohui)*, **Di 17 –** *(Tianding)*, **Dü 17 –** *(Tianrong)*, **Ren 22 –** *(Tiantu)*, **Gb 20 – N** *(Fengchi)*
- **Alternative zur Lokalpunktnadelung:** Mit mehreren Nadeln, die vom Strumarand schräg in Richtung Strumazentrum gesetzt werden, die Struma „eingrenzen" (*cave:* Relativ flach nadeln, Gefäße!): Fördert lokal *Qi*- und Blut-Zirkulation
- **Fernpunkte: Ma 40 –** *(Fenglong)* transformiert Schleim; **Di 4 –** *(Hegu)*, **Ma 36 –** *(Zusanli)* fördern die *Qi*-Zirkulation im *Yangming*-Meridian (verläuft durch Halsregion), beseitigen *Qi*- und Blut-Stagnation. Bei Leber-*Qi*-Stauung: **Le 3 –** *(Taichong)*, **Ren 17 –** *(Danzhong)* oder **Gb 34** *(Yanglingquan)* regulieren die Leber-*Qi*-Zirkulation

Rezept: *Hai Zao Yu Hu Tang* enthält: *Hai Zao* (Hb. Sargassii) 9 g, *Kun Bu* (Thallus Laminariae Seu Eckloniae) 9 g, *Hai Dai* (Thallus Zosterae, oft unter Laminariae Japonicae) 9 g, *Zhe Bei Mu* (Bb. Fritillariae Thunbergii) 9 g, *Ban Xia* (Rz. Pinelliae Praeparatae) 9 g, *Du Huo* (Rx. Angelicae Pubescentis) 9 g, *Chuan Xiong* (Rz. Ligustici Wallichii) 6 g, *Dang Gui* (Rx. Angelicae Sinensis) 9 g, *Qing Pi* (Pericarpium Citri Reticulatae Viride) 6 g, *Chen Pi* (Pericarpium Citri Reticulatae) 4,5 g, *Lian Qiao* (Fr. Forsythiae) 9 g, *Gan Cao* (Rx. Glycyrrhizae) 3 g

Einfaches Rezept: *Zhe Bei Mu* (Bb. Fritillariae Thunbergii), *Hai Zao* (Hb. Sargassii), *Mu Li* (Concha Ostreae) in gleicher Dosis mischen, zu Pulver mahlen und zweimal täglich 6 g einnehmen.

12

Weitere Therapiemöglichkeiten

- **Ohrakupunktur: OP 22** (Endokrinium), **OP 45** (Schilddrüse), **OP 55** *(Shenmen)*, **OP 41** (Hals). *Anwendung:* Nadeln mit mäßiger Stimulation setzen, 20 Min. belassen; evtl. Dauernadeln oder Samenkörner mit Akupressur
- **Pflaumenblütenhämmerchen:** Nackenpartie, Halspartie und Region um das Schulterblatt sowie die korrespondierenden *Huatuojiaji*-Punkte **(Ex-B 2)** im Nackenbereich beklopfen.

Diätetik: ➡ 7. Spezielle Diätetik bei Leber-*Qi*-Stauung (➡ 7.11.2).

12.9.2 Hypothyreose

Nach TCM wegen *Yang-/Qi*-Mangel-Zeichen oder mit begleitenden Ödemen unter Kategorie „Ödeme" (➡ 12.17.1) oder „konsumierende Erkrankung" eingeteilt: Oft mit Milz- und Nieren-*Yang*-Mangel (➡ 11.11.17). Akupunktur und Moxibustion können eine Hormonsubstitution nach westlicher Schulmedizin unterstützen (Dosisreduktion!) sowie Symptome wie Frösteln, Schläfrigkeit etc. verbessern.

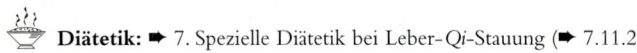

Therapie

Therapieprinzipien: Milz- und Nieren-*Yang* stärken und erwärmen

Akupunktur: Ni 3 + M *(Taixi)* stärkt die Niere; **Du 4 + M** *(Mingmen)* stärkt das *Mingmen* (➡ 3.3.6); **Ni 7 + M** *(Fuliu)* und **Bl 23 + M** *(Shenshu)* stärken Nieren-*Yang*; **Ma 36 + M** *(Zusanli)*, **Bl 20 + M** *(Pishu)*, **Bl 21 + M** *(Weishu)* stärken Milz und Magen; **Ren 6 + M** *(Qihai)* stärkt *Qi* allgemein, mit Moxa auch *Yang*

Moxibustion: Ren 17 M *(Danzhong)*, **Ren 12** *(Zhongwan)*, **Ren 4** *(Guanyuan)*, **Du 14** *(Dazhui)*, **Du 4** *(Mingmen)*, **Bl 23** *(Shenshu)*. *Anwendung:* Alternierende Punktauswahl, Moxa auf Ingwerscheiben (oder fest gepressten Pflanzenkuchen) abbrennen lassen oder Nadelung mit Moxazigarre. Behandlung jeden 2. Tag über 3 Monate.

Diätetik: ➡ 7. Spezielle Diätetik bei Milz- und Nieren-*Yang*-Mangel (➡ 7.9.1, 7.12.2).

12.9.3 Hyperthyreose

Ursache nach TCM v.a. emotionale Faktoren und *Yin*-Mangel. Bei Strumabildung zusätzlich Leber-*Qi*-Stauung (➡ 11.7.2) mit *Qi*-Stagnation (➡ 9.3.1) und Schleimretention (➡ 9.3.4). Weiterentwicklung der *Qi*-Stagnation zu Loderndes Leber-Feuer (➡ 11.7.4) bei gleichzeitig bestehendem *Yin*-Mangel (➡ Tab. 9.4) möglich. Fällt nach TCM unter Kategorien „Struma" und „Palpitationen". DD ➡ Tab. 12.52.

12

Syndrome bei Hyperthyreose				
Syndrom*	**Schilddrüse**	**Symptome**	**Zunge**	**Puls**
Loderndes Leber-Feuer (und Magen-Hitze)	Leicht oder mäßig vergrößert, weich	*Temperaturempfinden:* Hitzegefühle, starkes Schwitzen *Psyche:* Reizbarkeit *Sonstiges:* Exophthalmus, Wangenrötung, Fingertremor, Konjunktivitis	*Belag:* Gelb, trocken	Saitenförmig, schnell
Herz- und Leber-*Yin*-Mangel	Weich, vergrößert sich langsam	*Temperaturempfinden:* Schwitzen, warme Hände und Füße *Psyche:* Palpitationen meist mit Ängsten, Ruhe- und Schlaflosigkeit *Sonstiges:* Mund-, Augen-, Rachentrockenheit, Fingertremor, Schwindel	Rot	Dünn, schnell

* Nach einigen chinesischen Autoren wird auch Leber-*Qi*-Stauung (➥ 11.7.2) als Syndrom genannt, nach westlichen Kriterien wird damit die blande Struma (➥ 12.9.1) charakterisiert.

Tab. 12.52

Therapie

Therapieprinzipien: *Yin* ernähren und Feuer klären. *Bei Strumabildung: Qi* regulieren und Schleim lösen, Verhärtungen erweichen und Ansammlungen zerstreuen. *Bei Leber-Feuer* (➥ 11.7.4) Leber besänftigen, Feuer klären. *Bei Herz- und Leber-Yin-Mangel* (➥ 11.1.4, 11.7.1): Herz nähren, Geist-*Shen* beruhigen, *Yin* nähren, Leber besänftigen

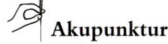**Akupunktur:**

- **Hauptpunkte: Ma 10** *(Shuitu)*, Lokalisation hier an oberer Strumabegrenzung und in Richtung des Zentrums der Struma, fördert den *Qi*-Fluss, beseitigt Schleim und erweicht die Verhärtung. *Cave:* Schräg und flach stechen und durch wiederholte Hin- und Herdrehung der Nadel (nicht auf und ab!) ableitend nadeln (dadurch *De-Qi*-Sensation auslösen); **Ma 36 +** *(Zusanli)* fördert *Qi*-Zirkulation im *Yangming*-Meridian; **Mi 6 +** *(Sanyinjiao)* stärkt *Yin*, in Kombination mit **Ma 36** guter immunstimulierender Effekt; **Ex-B 2** *(Huatuojiaji)* von HWK 3 bis 5: Pro Behandlung ein Paar mit häufiger Stimulation; **Ma 9 – N** *(Renying)* und **Ren 22 – N** *(Tiantu)* beseitigen lokale Ansammlungen und Schwellungen
- **Zusatzpunkte bei Strumabildung: Ma 40 – N** *(Fenglong)* transformiert Schleim
- **Zusatzpunkte bei Exophthalmus: Gb 20 N** *(Fengchi);* Nadeln mit Meridianbeklopfung, um eine *De-Qi*-Sensation in Richtung Augen auszulösen. Lokalpunkte: **Bl 1 N** *(Jingming)*, **Ma 1 N** *(Chengqi)*, **Ex-HN 7** *(Qiuhou)*. *Cave:* Orbitaverletzung. Alternativpunkte: **Bl 2** *(Zanzhu)*, **SJ 23** *(Sizhukong)*, **Ma 2** *(Sibai)*, jeweils Nadeln flach in Richtung Auge setzen
- **Zusatzpunkte bei Loderndem Leber-Feuer: Gb 34 – N** *(Yanglingquan)*, **Le 2 – N** *(Xingjian)* und **Le 3 – N** *(Taichong)* fördern *Qi*-Fluss und unterdrücken Leber-*Yang* und -Feuer
- **Zusatzpunkte bei Herz- und Leber-*Yin*-Mangel** (➥ 11.1.4, 11.7.1): **Bl 15 N** *(Xinshu)*, **Bl 18 N** *(Ganshu)*, **He 7 N** *(Shenmen)* beseitigten Herz-Feuer, beruhigen den Geist-*Shen*, bessern Palpitationen; **Pe 6 N** *(Neiguan)* entspannt den Thorax, reguliert und fördert das Herz-*Qi*, beruhigt den Geist-*Shen*; **Ni 3** *(Taixi)* nährt *Yin*
- **Bei gesteigertem Appetit: Ren 12** *(Zhongwan)*, **Ma 44** *(Neiting)*

12

Rezept: Variationen von *Zhi Bai Di Huang Wan* (➟ 8.2.10.d)

Diätetik: ➟ 7. Spezielle Diätetik bei Loderndem Leber-Feuer (Leber-*Yang* ➟ 7.11.3), bei Herz-*Yin*-Mangel und Leber-*Yin*-/Blut-Mangel ➟ 7.6.4, 7.11.1).

Weitere Therapiemöglichkeiten

- **Ohrakupunktur: OP 34** (Graue Substanz), **OP 22** (Endokrinium), **OP 45** (Schilddrüse), **OP 55** *(Shenmen)*, **OP 41** (Hals), **OP 31** (Asthma beruhigen), **OP 100** (Herz), **OP 97** (Leber), **OP 98** (Milz); *Anwendung:* 3–4 Punkte pro Behandlung auswählen, mäßige bis starke Stimulation; Dauernadeln und Samenkörner applizierbar
- **Pflaumenblütenhämmerchen:** Struma, Nackenregion, evtl. positive Reaktionszonen (➟ 5.1.13) im Bereich der Unterseite der Mandibula und im Zervikal- und oberen Thorakalbereich, **Ex-B 2** *(Huatuojiaji)* von BWK 5 bis 10, **Bl 18, Mi 6, Ma 36, Le 3, Pe 6, Du 14, Ren 12, Di 4** mit mäßiger bis starker Stimulation beklopfen.

12.10 Bewegungsapparat

Wichtig

Bi-Syndrom

Sammelbegriff für Erkrankungen mit schmerzhaftem Obstruktionssyndrom von *Qi* und Blut in den Meridianen, im Gelenk-, Muskel- und Sehnenbereich. *Anmerkung:* Es wird aber auch unterschieden: Thorax-*Bi,* Haut-*Bi* etc.

- **Ätiologie nach TCM:** Invasion von Wind, Kälte, Hitze oder Feuchtigkeit ins Meridian-System *(Jing Luo)* bei geschwächtem Abwehr-*Wei-Qi* (➟ 3.3.1) und/oder Folge von Traumen, Verrenkungen und Verstauchungen (aber auch in neuerer Literatur Überanstrengung, z.B. bei Epikondylitis) führen zu Obstruktionssyndromen von *Qi* und Blut in den Meridianen, im Gelenk-, Muskel- und Sehnenbereich
- **Typische Symptome:** Schmerzen, Schwere- und/oder Taubheitsgefühle der Muskeln, Sehnen und Gelenke, Gelenkschwellungen und eingeschränkte Beweglichkeit (Syndromdifferenzierung ➟ Tab. 12.54)
- **Mögliche westliche Diagnosen:** Entzündliche, schmerzhafte Gelenk-, Muskel- und Sehnenerkrankungen, z.B. Arthritiden, „Weichteilrheumatismus", Tendinitis etc.

12.10.1 Gelenk-*Bi*-Syndrome

Unterform des *Bi*-Syndroms, auf Gelenke beschränkt; entspricht nach westlicher Schulmedizin Arthrose bzw. Arthritis.

Wichtig

Allgemeine Empfehlungen zur Akupunkturbehandlung bei Gelenk-*Bi*-Syndrom

Bei Beteiligung mehrerer Gelenke, Therapieresistenz und in chronischen Fällen auch nach TCM-Syndrom (➟ Tab. 12.54) und entsprechendem Einflussreichem-*Hui*-Punkt (➟ 10.4.7, Sehnen: **Gb 34,** Knochen: **Bl 11,** Knochenmark: **Gb 39**)

12

- einsetzen: ***Cave:*** Oft Kombinationssyndrome (z.B. Feuchte-Hitze, Wind-Kälte-Feuchtigkeit), Punkte entsprechend auswählen
- Außerordentliche Gefäße (➜ 6.3) mit einbeziehen, v.a. *Yang Wei Mai* (➜ 6.3.10: Bei Wind-*Bi*), *Du Mai* (➜ 6.3.3: Bei WS-Beschwerden), *Yang Qiao Mai* (➜ 6.3.8: Bei einseitigen Schmerzen v.a. im Rücken)
- Regionale Moxibustion (z.B. Moxazigarre oder -nadel, ➜ 5.2.3), wenn Wärme bessert (v. a. bei Kälte-*Bi* ➜ Tab. 12.54)
- Elektrostimulation (➜ 5.1.8) oder TENS (➜ 5.1.9) der Körperpunkte (v.a. Lokal-/Regionalpunkte) oder Hand- und Fußakupunkturpunkte (➜ 7.3) bei starken Schmerzen oder Therapieresistenz.

Akutfälle

Behandlungsfrequenz: Täglich oder jeden 2. Tag bei intensiven Beschwerden evtl. 2 ×/Tag

- **Bei Bewegungseinschränkung:** Zunächst Fernpunkte (➜ Tab. 12.53) stark ableitend nadeln mit Bewegungsübungen im betroffenen Gelenk durch Patienten oder Hilfsperson, danach Lokal-/Regionalpunktnadelung mit ableitender Technik
- **Bei starken Schmerzen:** Zunächst nur entsprechende Lokalpunkte (➜ Tab. 12.53) der kontralateralen Seite nadeln.

Chronische Fälle

Behandlungsfrequenz: 1- bis 2-mal/Woche bis zu einmal alle zwei bis vier Wochen

- **Nadelanzahl:** Möglichst wenig Nadeln mit geringem Reiz setzen
- **Punktwahl:** Vorrangig Lokal-/Regionalpunkte außer bei Bewegungseinschränkung (dann vorher Fernpunkte mit Bewegungsübungen durch Patienten wie bei Akutfällen ableitend nadeln)
- **Bei starken Schmerzen:** Zunächst entsprechende Punkte kontralateral nadeln, zusätzlich v.a. meridianbezogene Fernpunkte (➜ unter Punktauswahl).

Punktauswahl nach regionaler Gelenkbeteiligung bei Gelenk-*Bi*-Syndrom			
Gelenke	**Lokalpunkte**	**Regionalpunkte**	**Regionbezogene Fernpunkte**
Kiefer	Ma 7, Dü 19	SJ 17	Di 4
HWS	Ex-B 2 *(Huatuojiaji)*, Gb 20, Bl 10	Du 14, Bl 11, Gb 21	Ex-UE 8 *(Wailaogong)*, Dü 3, SJ 5, SJ 8, Gb 39, Bl 60, evtl. Ma 40, Ni 4, SJ 19
Schulter	SJ 14, Di 15, Ex-UE *(Jianqian)*	Dü 9 – Dü 15, SJ 15, Gb 21, Di 14, SJ 13	Di 4, Lu 7, SJ 1, SJ 5, Ma 38, Ma 36, Bl 58
Ellenbogen	SJ 10, Dü 8, Di 11, Lu 5	Di 10, Di 13, Di 14	SJ 5, Di 1, Di 4
Hand	Di 4, Di 5, Dü 5, Pe 7, Dü 4, SJ 4	Lu 7, SJ 5	Mi 5, Di 1, Di 4
Finger	Steifheit: Dü 5, Di 4, Dü 3; Taubheit und Schmerz: Dü 3, Di 3, SJ 3, Ex-UE 9 *(Baxie)*	SJ 5, Dü 5	Di 4
BWS	Ex B 2 *(Huatuojiaji)* BWS, Bl 17 – Bl 23	Bl 38 – Bl 47	Dü 3, Dü 6, Bl 60, Bl 40, Bl 57
LWS	Ex-B 2 *(Huatuojiaji)*, Du 3, Bl 23, Bl 24, Bl 25, Bl 26, Ex-B 8 *(Shiqizhui)*		Bl 60, Bl 40, Bl 59, Bl 62, Du 26, Du 12, Ex-UE 7 *(Yaotongdian)*
Sakroiliakal-gelenk	Bl 27, Bl 28, Bl 32, Ex-B 8 *(Shiqizhui)*	Bl 23	Bl 58, Bl 40

Forts. ➜

	Punktauswahl nach regionaler Gelenkbeteiligung bei Gelenk-*Bi*-Syndrom *(Forts.)*		
Gelenke	Lokalpunkte	Regionalpunkte	Regionbezogene Fernpunkte
Hüfte	Gb 29, Gb 30, Bl 54, Bl 49, Bl 50	Gb 31	Bl 62, Gb 41, Gb 39
Knie	Ma 36, Mi 9, Le 7, Le 8, Ni 10, Gb 34, Bl 40, Ex-LE 5 *(Xiyan)*, Ex-LE 2 *(Heding)*, Gb 35	Ma 34, Mi 10, Gb 33	Di 5, Mi 5
Fuß	Gb 40, Ma 41, Bl 60, Mi 5, Bl 62, Le 4, Ni 6	Gb 34, Ma 36, Ni 7	Di 5, Di 2, Di 3, Lu 10, Pe 7
Zehen	Mi 3, Ex-LE 10 *(Bafeng)*	Mi 4, Ma 41, Mi 9, Mi 5, Ni 6, Bl 60, Bl 62, Bl 65, Gb 38	Di 4

Tab. 12.53

	Gelenk-*Bi*-Syndrome		
Syndrom*	Symptome	Zunge	Puls
Wind-*Bi* oder wanderndes *Bi* prädominant Wind (andere Zusatzfaktoren möglich)	*Schmerz:* Meist anfallsartig in Gelenk und Muskel mit wechselnder Lokalisation, Schmerzqualität und -intensität, Lokalisation eher im oberen Körperbereich *Sonstiges:* Bewegungseinschränkung/Taubheitsgefühle, Verschlimmerung durch Wind, Stress, im Frühjahr	*Belag:* Dünn, evtl. schmierig	Saitenförmig, evtl. schnell, oberflächlich
Kälte-*Bi* oder schmerzhaftes *Bi* prädominant Kälte (andere Zusatzfaktoren möglich)	*Schmerz:* Stark stechend, bohrend, fixiert, Wärme/tagsüber/Bewegung besser, Kälte/nachts/Ruhe schlechter *Sonstiges:* Steifheit, Bewegungseinschränkung, oft lokales Kältegefühl	Blass *Belag:* Dünn, weiß	Gespannt, oberflächlich, langsam, bei starken Schmerzen auch saitenförmig
Feuchtigkeits-*Bi* oder fixiertes (haftendes) *Bi* prädominant Feuchtigkeit (andere Zusatzfaktoren möglich)	*Schmerz:* Mäßig dumpf, fixiert in Muskel und Gelenken *Sonstiges:* Schwellung der Muskeln/Gelenke, Schwere- und Taubheitsgefühle, auch Schwellungen allgemein, feuchtes Wetter verschlechtert, Anlaufschmerzen	*Belag:* Weiß, oft schmierig, dick, feucht	Weich, evtl. schlüpfrig
Hitze-*Bi* oder fiebriges *Bi* prädominant Hitze (kann sich aus den anderen Faktoren entwickeln)	*Schmerz:* Intensiv pochend *Sonstiges:* Überwärmte, gerötete, geschwollene Haut/Muskulatur; Bewegungseinschränkung; evtl. Fieber, Mundtrockenheit, Reizbarkeit, Durst	Evtl. rot *Belag:* Gelb	Schlüpfrig, schnell

* Differenzierung nach vorrangig vorliegendem pathogenem Faktor und Symptomatik, in der Praxis oft Kombination (z.B. Feuchte-Hitze, Wind-Kälte, Feuchte-Kälte etc.) mit entsprechend kombinierter Symptomatik

Tab. 12.54

Therapie

- **Punktauswahl:** Lokalpunkte (auch *Ashi*-Punkte), Regionalpunkte, regionbezogene Fernpunkte (Punktauswahl: ➡ Tab. 12.53) oder meridianbezogene Fernpunkte (➡ Kasten unten); Differenzierung nach TCM-Syndrom: ➡ Tab. 12.54

Therapie bei Gelenk-*Bi*-Syndromen nach TCM-Syndrom

Akupunktur bei Wind-*Bi (Feng-Bi)* oder wanderndes *Bi (Xing Bi)* (➡ Tab. 12.54)

Therapieprinzipien: Wind beseitigen und die Meridiane durchgängig machen (auch Blut nähren, um Wind zu vertreiben)

Punkte:

- *Ashi*-Punkte (➡ 10.3.1)
- Lokalpunkte der *Yangming*-Achse (Magen- und Dickdarm-Meridian); Lokalpunkte siehe auch Behandlung nach regionaler Gelenkbeteiligung (➡ Tab. 12.53)
- **Du 14** – *(Dazhui):* Befreit die Körperoberfläche von äußeren pathogenen Faktoren, vertreibt Wind und eliminiert Wind-Hitze (dann ohne Moxa), bei Wind-Kälte-Angriff kann auch Moxa eingesetzt werden, dann zusätzlich noch andere Kälte vertreibende Punkte einsetzen
- **Gb 20** – *(Fengchi):* Hauptpunkt zur Windelimination (äußerer und innerer Wind), vertreibt äußere pathogene Faktoren, beseitigt Wind-Kälte und Wind-Hitze in der jeweiligen Kombination mit anderen Punkten, bei Wind-Kälte zusätzlich Moxa einsetzen (zusätzlich guter Lokalpunkt im Kopf- und Gesichtsbereich)
- **Di 11** – *(Quchi):* Wichtiger Punkt zur Eliminierung von Hitze, z.B. bei Wind-Hitze-*Bi* und akuten Entzündungen und Fieber (meist in Kombination mit **Di 4**), befreit die Körperoberfläche und vertreibt äußeren Wind, v.a. bei Wind-Hitze-Angriff, beseitigt Feuchtigkeit und unterstützt die Sehnen und Gelenke (auch wichtiger Lokalpunkt im Ellbogenbereich)
- **Du 16** – *(Fengfu):* Vertreibt äußeren und inneren Wind, je nach Kombination mit anderen Punkten Ausleitung von Wind-Hitze oder Wind-Kälte (**Du 16** in Kombination mit **Du 14** ist eine gute Kombination bei Wind-Kälte)
- **Bl 12** – *(Fengmen):* Befreit die Körperoberfläche, vertreibt Wind-Hitze und Wind-Kälte, bei neutraler Nadeltechnik reguliert er Nähr-*Ying-Qi* und Abwehr-*Wei-Qi,* **Bl 12** kann zur Vertreibung akuter pathogener Faktoren zusätzlich geschröpft werden
- **Di 4** – *(Hegu):* Lindert Schmerzen (v.a. im Kopf- und Gesichtsbereich), vertreibt äußere pathogene Faktoren (ein Hauptpunkt). Kombinationen: Bei Wind-Angriffen und generellen Schmerzen gute Kombination mit **Le 3** *(Taichong)* als „Four Gates" *(Si Guan)*. Bei Wind-Hitze-Angriff gute Kombination mit **Di 11** – (kein Moxa!). Bei Wind-Kälte-Feuchtigkeits-*Bi* mit spezifischen Kälte und Feuchtigkeit beseitigenden Punkten kombinieren. Nach Vangermeersch (➡ 14.3.5) z.B. mit **Lu 7** *(Lieque)* oder **SJ 5** *(Waiguan)* und zusätzlich Moxa anwenden.
- **SJ 5** – *(Waiguan):* Vertreibt äußere pathogene Faktoren, gut bei Wind-Angriff
- **Bl 11** – *(Dazhu):* Einflussreicher-*Hui*-Punkt der Knochen, stärkt die Knochen, vertreibt aber auch Wind, befreit die Körperoberfläche, entspannt die Sehnen und unterstützt die Gelenke, Nadelung bei Wind-*Bi* mit ableitender Nadeltechnik oder Schröpfen, bei Wind-Kälte-*Bi* kann auch gemoxt werden
- **Le 3** *(Taichong):* Unterdrückt inneren Leber-Wind, entspannt Muskeln und Sehnen, beseitigt Schmerzen, Spasmen oder Kontraktionen, die durch Wind entstanden sind. Bei äußerem Wind-Angriff gut in Kombination mit **Di 4**.

12

- **Gb 34 –** *(Yanglingquan):* Einflussreicher-*Hui*-Punkt der Sehnen. Hauptpunkt, um Sehnen und Muskeln zu stärken und Steifheit, Spasmen, Krämpfe oder Kontrakturen im Bereich der Muskeln und Sehnen zu beseitigen. Vertreibt inneren und äußeren Wind
- **Dü 12 –** *(Bingfeng):* Guter Lokalpunkt bei Windangriff im Schulter-/Armbereich
- **Ex-UE 9** *(Baxie):* Lokalpunkte bei Beschwerden und *Bi*-Syndrom im Bereich der Hand und Finger
- **Gb 31 –** *(Fengshi):* Lokalpunkt bei Beschwerden im Beinbereich, vertreibt Wind, entspannt die Muskeln und Sehnen und stärkt die Knochen. Ableitende Nadeltechnik, bei Wind-Kälte-*Bi* auch Moxa
- **Ex-LE 10** *(Bafeng):* Lokalpunkte bei Beschwerden und *Bi*-Syndrom im Fußbereich

Kombinationen:
- **Di 4 –** und **Le 3:** Bei generellen Körperschmerzen, wandernden Schmerzen und Fieber
- **Le 3** und **Gb 34 –:** Bei muskulären Spasmen und Kontrakturen
- **Du 14 – M** und **Du 16 – M:** Bei Wind-Kälte-*Bi* und Kälte-Typ des Wind-*Bi*
- **Du 14 –** und **Gb 20 –** und **Di 11 –:** Bei Wind-Hitze-*Bi* und Hitze-Typ des Wind-*Bi*
- Nach Ansicht von G. Maciocia (➡ 14.3.2) sollten bei Wind-*Bi* auch Punkte eingesetzt werden, die das Blut nähren (um den Wind zu löschen): z.B. **Bl 17 +** *(Geshu)* und **Bl 18 +** *(Ganshu)*
- G. Guillaume (➡ 14.3.5) nutzt auch die Blut nährende Funktion von **Bl 17 +** *(Geshu)* und **Mi 10 +** *(Xuehai),* um Wind zu vertreiben, zusätzlich Punkte gegen Wind-Invasion je nach Lokalisation: **Du 16, Gb 20, Bl 12, SJ 17, Dü 12, Gb 31**

Akupunktur bei Kälte-*Bi (Han-Bi)* oder schmerzhaftem *Bi (Tong-Bi)* (➡ Tab. 12.54)

Therapieprinzipien: Kälte vertreiben und die Meridiane durchgängig machen
Punkte:
- *Ashi*-Punkte (➡ 10.3.1) mit ableitender Nadelung (möglichst präzise lokalisieren), danach Moxibustion möglich: Beseitigen die lokale Stagnation durch Kälte
- Lokalpunkte der *Yangming*-Achse (Dickdarm-/Magen-Meridian), schmerzhafte Lokalpunkte siehe auch Behandlung nach regionaler Gelenkbeteiligung
- **Du 14 – M** *(Dazhui):* Vertreibt Wind und Kälte, ableitende Nadeltechnik und Moxibustion
- **Ren 6 + M** *(Qihai):* Stärkt *Qi* und *Yang* und wärmt den ganzen Körper, häufige Kombination mit **Ren 4** *(Guanyuan)*
- **Bl 23 +** *(Shenshu):* Stärkt das Nieren-*Qi*, v.a. auch Ursprungs-*Yuan*-*Qi*, unterstützt Nieren-*Jing*. Mit zusätzlicher Moxibustion Stärkung des Nieren-*Yang* und wärmt den ganzen Körper. V.a. gut bei chronischem *Bi*-Syndrom
- **Ren 8** *(Shenque):* Ingwermoxen auf Salz (➡ 5.2) wärmt das Innere, bei genereller Kälte oder *Yang*-Mangel-Syndrom
- **Le 13 + M** *(Zhangmen):* Stärkt und wärmt die Milz. Einsatz, wenn das *Bi*-Syndrom durch Milz-*Yang*-Mangel oder generellem *Yang*-Mangel verkompliziert ist

Kombinationen:
- **SJ 4 – M** *(Yangchi)* und **Ma 42 – M** *(Chongyang):* Bei Kälte-*Bi*, das die Gelenke angreift
- **Du 4** *(Mingmen,* **Cave:** Moxa bei Patienten < 18 J. kontraindiziert) und **Ren 8** *(Shenque,* nur Moxa) bei sehr starkem und generellem innerem Kälte-Syndrom

12

- **Ren 12 + M** *(Zhongwan)* und **Bl 20 + M** *(Pishu):* Bei Kälte-*Bi*-Syndromen und Milz-*Yang*-Mangel (➡ 11.5.2)
- **Ren 12** *(Zhongwan)* und **Bl 20** *(Pishu)* und **Bl 21** *(Weishu):* Bei Kälte-*Bi*-Syndrom mit Milz- und Magen-*Yang*-Mangel
- G. Maciocia (➡ 14.3.2) empfiehlt bei Kälte-*Bi*-Syndrom: **Ma 36**, **Ren 6**, **Dü 5**, **Bl 10, Du 14, Du 3, Bl 23, Ren 4** mit stärkender Nadeltechnik und Moxibustion

Akupunktur bei Feuchtigkeits-*Bi (Shi-Bi)* oder fixiertem (haftendem) *Bi (Zhao-Bi)* (➡ Tab. 12.5.4)

Therapieprinzipien: Feuchtigkeit trocknen und beseitigen und die Meridiane durchgängig machen

Allgemein: Schröpfen lokal (➡ 5.3) bei Myogelosen, Triggerpunkten oder über großen Gelenken. Wenn keine Hitzezeichen vorhanden, auch Moxibustion, z.B. lokal: Vertreibt Kälte, beseitigt Feuchtigkeit aus den Meridianen, der Oberfläche und den Organen

Punkte:

- *Ashi*-Punkte (➡ 10.3.1)
- Lokalpunkte der *Yangming*-Achse (Magen- und Dickdarm-Meridian); Lokalpunkte siehe auch Behandlung nach regionaler Gelenkbeteiligung (➡ Tab. 12.53)
- **Mi 9** *(Yinlingquan):* Meer-*He*-Punkt und Wasser-Punkt des Milz-Meridians, beseitigt Feuchtigkeit, stärkt die Milz und stärkt die Nieren. Neutrale Nadeltechnik und Moxibustion (außer bei Feuchte-Hitze-Syndrom). **Mi 9** kann die Meridiane durchgängig machen durch Beseitigung von Obstruktionen, bei *Bi*-Syndromen: Guter Lokalpunkt bei Schmerzen und Schwellungen des Kniegelenks, aber auch guter allgemeiner Punkt zur Feuchtigkeitsbeseitigung bei Gelenkschwellungen durch Akkumulation von Feuchtigkeit, dann auch gut in Kombination mit **Mi 6** *(Sanyinjiao)*
- **Mi 6** *(Sanyinjiao):* Stärkt Milz und Nieren und reguliert die Leberfunktionen. Bei Gelenksyndromen gut (v.a. in Kombination mit **Mi 9**), um Feuchtigkeit zu beseitigen. Lokal zirkuliert **Mi 6** das *Qi* und Blut, reduziert Schwellungen und beendet Schmerzen. Neutrale Nadeltechnik mit Moxa (wenn keine Feuchte-Hitze-Zeichen)
- **Mi 5** *(Shangqiu):* Beseitigt Feuchtigkeit, besonders im Gelenkbereich (v.a. im Bereich der unteren Extremitäten)
- **Bl 20 +** *(Pishu):* Stärkt die Milz in ihrer Transformationsfunktion, beseitigt damit Feuchtigkeit. Moxa (wenn keine Hitze-Zeichen)
- **Ren 3 − N** *(Zhongji):* Reguliert den Wassermetabolismus und fördert die Diurese, Moxa (wenn keine Hitze-Zeichen)
- **Bl 28 − N** *(Pangguangshu):* Beseitigt Feuchtigkeit durch Diureseförderung, Moxa (wenn keine Hitze-Zeichen)
- **Bl 40 − N** *(Weizhong):* Beseitigt Feuchtigkeit, v.a. im unteren der *San Jiao* (Moxa ist bei diesem Punkt eher unüblich)
- **Ma 40** *(Fenglong):* Beseitigt Schleim

Kombinationen:

- **Mi 9 − N** *(Yinlingquan)* und **Mi 6 − N** *(Sanyinjiao):* Allgemein bei Feuchtigkeitsansammlungen, Moxa (wenn keine Hitze-Zeichen)
- **Bl 28 + N** *(Pangguangshu)* und **Bl 23 + N** *(Shenshu):* Bei Feuchtigkeits-*Bi* und Schwäche in der Lumbalregion, Moxa (wenn keine Hitze-Zeichen)
- **Mi 9** *(Yinlingquan)* und **Mi 6** *(Sanyinjiao)* und **Bl 28** *(Pangguangshu)* und **Ren 3** *(Zhongji)* mit neutraler Nadeltechnik, Moxa (wenn keine Hitze-Zeichen) als gute

12

Kombination, um die Diurese zu fördern. Bei unzureichender Wirkung zusätzlich **Ni 5** (*Shuiquan*, kein Moxa) oder **Ma 28** *(Shuidao)* für **Ren 3** *(Zhongji)* ersetzen
- **Mi 9** *(Yinlingquan)* und **Mi 6** *(Sanyinjiao)* und **Bl 20** *(Pishu)* und **SJ 6** *(Zhigou):* Mit stärkender Nadeltechnik an **Bl 20**, neutraler Technik der anderen Punkte und Moxa (wenn keine Hitze-Zeichen) als gute Kombination, um Feuchtigkeit zu transformieren und zu trocknen bei allgemeiner Feuchtigkeitsretention. Bei unzureichender Wirkung zusätzlich **Ma 28** *(Shuidao)* einsetzen
- G. Maciocia (➥ 14.3.2) empfiehlt: **Mi 9**, **Mi 6**, **Gb 34**, **Ma 36**, in akuten Fällen ableitend, in chronischen Fällen neutral nadeln, zusätzlich **Bl 20** immer stärkend nadeln. Bei geschwollenen Gelenken das betroffene Gelenk leicht mit dem Pflaumenblütenhämmerchen beklopfen, bis winzige Blutstropfen austreten, dann den Rauch eines brennenden Moxakrauts (z. B. mit Zigarre) auf diese Stellen lenken
- G. Guillaume (➥ 14.3.5) nennt als wichtigste Punkte: **Mi 5**, **Ma 38** als klassischen Punkt bei Feuchtigkeits-*Bi* und **Ma 36**. Weitere mögliche Punkte (je nach Lokalisation): **Di 13**, **Ma 32**, **Bl 38**, **Gb 30**, **Gb 34**, **SJ 8**, **Du 1**. Zusätzlich, um die Milz zu stärken, Moxa an **Bl 20** in Kombination mit **Mi 9**, um Feuchtigkeit zu beseitigen. Bei Schwankungen der Symptomatik durch Wettereinfluss Regulation des *Yang Wei Mai* (➥ 6.3.10) mit **SJ 5** *(Waiguan)* und **Gb 35** *(Yangjiao)*

Akupunktur bei Hitze-*Bi (Re-Bi)* oder fiebrigem *Bi* (➥ Tab. 12.5.4)

Therapieprinzipien: Hitze klären, evtl. Wind und Feuchtigkeit vertreiben, das Blut beleben und die Meridiane durchgängig machen
Allgemein: Moxa kontraindiziert! Anwendung von Mikroaderlass, z. B. an schmerzhaften Punkten (➥ 5.1.12) mit Dreikantnadel oder auch mit Pflaumenblütennadel (➥ 5.1.13) über betroffenem Areal/Gelenk möglich, danach auch blutiges Schröpfen möglich (➥ 5.3)
Punkte:
- *Ashi*-Punkte (➥ 10.3.1)
- Lokalpunkte nach regionaler Gelenkbeteiligung (➥ Tab. 12.53)
- **Du 14** – *(Dazhui):* Kreuzungspunkt aller *Yang*-Meridiane, vertreibt äußere pathogene Faktoren, beseitigt und klärt äußere und innere Hitze
- **Di 4** – *(Hegu):* Vertreibt äußere pathogene Faktoren, klärt Feuer und Hitze (v. a. gut in Kombination mit **Di 11**)
- **Di 11** – *(Quchi):* Ein Hauptpunkt, um Hitze zu klären und z. B. auch Fieber zu reduzieren
- Rechter **Bl 12** *(Refu):* Punkt ist identisch mit dem Punkt **Bl 12** *(Fengmen)* auf der rechten Seite, nach Vangermeersch (➥ 14.3.5). Nach einigen Autoren: Klärt Wind-Hitze
- **Mi 10** *(Xuehai):* Klärt Hitze aus dem Blut und kühlt Blut-Hitze; bei *Bi*-Syndromen, die mit Blut-Stase verkompliziert sind, zirkuliert dieser Punkt Blut und beseitigt Blut-Stase
- **Pe 5** *(Jianshi):* Kühlt das Blut
- **Di 1** (*Shangyang*): Klärt innere und äußere Hitze, evtl. mit Mikroaderlass
- **Ma 43** *(Xiangu):* Beseitigt Hitze aus den *Yangming*-Meridianen

Kombinationen:
- **Di 4** – *(Hegu)* und **Di 11** – *(Quchi):* Bei Hitze, Fieber allgemein
- **Di 11** – *(Quchi)* und **Mi 10** – *(Xuehai):* Bei Hitze im Blut
- **Di 11** – *(Quchi)* und **Mi 9** – *(Yinlingquan)* und **Gb 34** – *(Yanglingquan)* und **SJ 5** – *(Waiguan)* oder **SJ 6** – *(Zhigou):* Bei Feuchte-Hitze-*Bi*-Syndromen

- G. Maciocia (➡ 14.3.2) empfiehlt: **Ma 43**, **Di 4**, **Di 11**, **Du 14** in akuten Fällen mit ableitender, in chronischen Fällen mit stärkender Nadeltechnik
- G. Guillaume (➡ 14.3.5) setzt folgende Punkte ein: **Di 4**, **Di 11**, **Du 14**, **Du 8**, **Du 9**, **Du 11** und **Du 12** mit ableitender Nadeltechnik, um Hitze aus den *Yangming*-Meridianen und dem *Du Mai* zu klären. Bei Schädigung der Körpersäfte durch die Hitze entsprechend Milz, Lunge oder Nieren stärken, je nach Symptomatik. In schweren Fällen Blut kühlen und Toxine eliminieren, dann **Mi 10** und **Le 2**, um das Blut zu kühlen, einsetzen. Zur Toxinelimination am besten entsprechende Kräuter einsetzen

Wichtig

Meridianbezogene Fernpunkte bei Gelenk-*Bi*-Syndrom (nach G. Maciocia: 14.3.2)

Lunge: **Lu 7**; Dickdarm: **Di 4**; Magen: **Ma 40**; Milz: **Mi 5**; Herz: **He 5**; Dünndarm: **Dü 3**; Blase: **Bl 60**; Niere: **Ni 4**; Perikard: **Pe 6**; *San Jiao:* **SJ 5**; Gallenblase: **Gb 41**; Leber: **Le 5**.

Kräuterrezepte bei Gelenk-*Bi*-Syndrom

Allgemeines Rezept bei *Bi*-Syndrom durch Wind-Kälte-Feuchtigkeit (akuter Angriff): *Juan Bi Tang* (➡ 8.2.8.e): Vertreibt Wind-Kälte-Feuchtigkeit, beendet Schmerzen, zirkuliert *Qi* und Blut in den Meridianen und macht die Meridiane durchgängig.

- **Bei Wind-*Bi*:** *Fang Feng Tang* enthält: *Fang Feng* (Rx. Ledebouriellae) 6 g, *Ma Huang* (Hb. Ephedrae) 3 g, *Qin Jiao* (Rx. Gentianae Macrophyllae) 3 g, *Xing Ren* (Sm. Armeniacae Amarum) 2 g, *Ge Gen* (Rx. Puerariae) 3 g, *Rou Gui* (Cx. Cinnamomi) 1,5 g, *Fu Ling* (Sclerotium Poriae Albae) 3 g, *Dang Gui* (Rx. Angelicae Sinensis) 3 g, *Huang Qin* (Rx. Scutellariae Baicalensis) 2 g, *Gan Cao* (Rx. Gylcyrrhizae) 2 g, *Sheng Jiang* (Rz. Zingiberis Recens) drei Stück, *Da Zao* (Fr. Zizyphi Jujubae) 3 g
- **Bei Kälte-*Bi*:** *Wu Tou Tang* (➡ BB: S. 436; EBB: S. 398); *Gui Zhi Fu Zi Tang:* Entspricht *Gui Zhi Tang* (➡ 8.2.3.a) mit *Fu Zi* (Rx. Aconiti Carmichaeli Praeparatae)
- **Bei Feuchtigkeits-*Bi*:** *Yi Yi Ren Tang* (➡ BB: S. 224, EBB: S. 206)
- **Bei Hitze-*Bi*:** Im akuten Stadium *Bai Hu Jia Gui Zhi Tang*: Entspricht *Bai Hu Tang* (➡ 8.2.4.a) mit *Gui Zhi* (Ra. Cinnamomi). Im subakuten Stadium *Xuan Bi Tang* (➡ BB: S. 225, EBB: S. 206). Bei Feuchte-Hitze *San Miao San:* *Cang Zhu* (Rz. Atractylodis Lanceae) 15 g, *Huang Bai* (Cx. Phellodendri) 12 g, *Chuan Niu Xi* (Rx. Cyathulae) 6 g.

12

Chronische (entzündliche) Gelenkerkrankungen

Weiterentwicklung des Gelenk-*Bi*-Syndroms bei Schleimretention (➡ 9.3.4) in den Gelenken durch Milz-*Qi*/*Yang*-Mangel (➡ 11.5.1, 11.5.2), *Qi*- und Blut-Mangel (➡ 9.3.1, 9.3.2, 9.3.3), Blut-Stase (➡ 9.3.2), Leber- und Nieren-Mangel-Syndrome (➡ 11.7, 11.9, 11.11.20) mit Unterversorgung der Sehnen und Knochen. Symptome: Schmerzhafte, entzündliche Gelenkschwellungen/-deformitäten mit Bewegungseinschränkungen, Taubheitsgefühlen, Muskuläre Atrophie, evtl. Mitbeteiligung innerer Organe. *Zunge:* Evtl. blauviolette Punkte. *Puls:* Dünn, evtl. rau oder unregelmäßig. *Mögliche westliche Diagnose:* Rheumatische Arthritis, sonstige Erkrankungen des rheumatischen Formenkreises.

Therapie

Therapieprinzipien: Pathogene Faktoren vertreiben, Meridiane durchgängig machen, Leber-Blut und Essenz-*Jing* der Niere nähren, *Du Mai* stärken

Akupunktur: Bl 17, Bl 18, Bl 20, Bl 23, Du 14, Bl 11, Gb 39. *Du Mai* stärken durch Moxibustion an **Du 4, Ren 4, Du 12, Du 14.** *Du Mai* öffnen (➡ 6.3.11) mit **Dü 3, Bl 62.** Zusätzlich Lokal-/Regionalpunkte des jeweils betroffenen Gelenks (➡ Tab. 12.53) nadeln.

- **Bei Gelenkschwellung/-deformität:** Milz stärken mit **Ma 40 − N, Mi 6 − N, Mi 9 − N, Ren 9 − N, Ren 12 +, Bl 20 +**
- **Bei *Qi*- und Blut-Mangel** (➡ 9.3.1, 9.3.2, 9.3.3): Blutbildung stärken mit **Mi 6 +, Bl 20 +, Ma 36 +, Le 8 +, Ren 4 +, Bl 17 +**
- **Bei Blut-Stase** (➡ 9.3.2): Zirkulation aktivieren mit **Mi 6 − N, Mi 10 − N, Bl 17 − N, Pe 6 − N, Di 11 − N**
- **Bei Leber- und Nieren-Mangel** (➡ 11.11.20): Leber-Blut und Essenz-*Jing* der Niere stärken mit **Le 8, Mi 6, Ni 3, Bl 18, Bl 23, Gb 39, Ren 4, Ma 36, Gb 34**

Rezept: *Du Huo Ji Sheng Tang* (➡ 8.2.8.e): Anwendung bei *Bi*-Syndrom des Rückens und der Beine, bei Leber- und Nieren-Mangel-Syndrom. *Juan Bi Tang* (➡ 8.2.8.e): Häufig angewendet bei *Bi*-Syndrom der oberen Körperhälfte durch Wind-Kälte-Feuchtigkeits-Invasion bei Patienten mit *Qi*-Mangel. *Shen Tong Zhu Yu Tang* (➡ 8.2.12.a): Generell bei *Qi*- und Blut-Stagnation in den Meridianen sowie bei chronischen Schmerzen des Bewegungsapparates.

Weitere Therapiemöglichkeiten

- **Ohrakupunktur: OP 55** *(Shenmen)*, **OP 13** (Nebenniere), **OP 26a** (Thalamus), **OP 29** (Polster), **OP 34** (Graue Substanz), **OP 12** (Tragusgipfel). **Punktauswahl nach betroffenem Gelenk: OP 50** (Hüftgelenk), **OP 49** (Kniegelenk), **OP 48** (Knöchel), **OP 67** (Handgelenk), **OP 66** (Ellbogen), **OP 65** (Schulter), **OP 46** (Zehe), **OP 47** (Ferse), **OP 47** (HWS), **OP 39** (BWS), **OP 40** (LWS). *Anwendung:* Pro Sitzung 4–5 Punkte auswählen, Nadeln ca. 20 min. belassen. Dauernadeln oder Samenkörner applizierbar
- **Injektionsakupunktur:** Punktkombination des jeweils betroffenen Gelenks (Lokal-/Regionalpunkte (➡ 12.53) sowie *Ashi*-Punkte im Bereich des Gelenks, der Sehnen- und Muskelansätze. Injektionslösung: Z.B. Procain-Lsg. 1–2% oder anderes Neuraltherapeutikum (➡ 5.1.13) oder Vit.-B$_1$-Lsg. *Anwendung:* In akutem Fall alle 1–3 Tage behandeln, in chronischen Fällen 1- bis 2-mal/Woche Punktlokalisation variieren; 10 Sitzungen/Zyklus.
- **Pflaumenblütenhämmerchen:** Jeden 2. Tag über betroffenem Gelenk und entlang der Schmerzausbreitung. *Anwendung:* Bis zur lokalen Rötung behandeln, über positiven Reaktionszonen und akuter Gelenkschwellung auch blutig klopfen, anschließend schröpfen
  - **Beschwerden der oberen Extremitäten:** Zusätzlich beidseits entlang der HWS/BWS und des medialen Schulterrands
  - **Beschwerden der unteren Extremitäten:** Zusätzlich beidseits entlang der LWS/Sakral- und Gesäßregion.

12

Spezielle Therapie bei chronischen Gelenkserkrankungen

- **Bei muskulärer Atrophie:** Beidseits vom 7. BWK bis zur LWS, vordere Beinseite, **Ma 36, Du 14** und **Ren 12** beklopfen
- **Bei Bewegungseinschränkungen und Taubheitsgefühl:** Beidseits von BWK 8–12 und Bereich über steifen Gelenken stark beklopfen (leichte Blutung über Taubheitsregion); *Alternative:* Mikroaderlass mit Dreikantnadel (➡ 5.1.12) an Finger- oder Zehenenden [**Ex-UE 11** *(Shixuan),* **Ex-LE 12** *(Qiduan)*] der betroffenen Extremität.

Wichtig

Schröpfen günstig in der Nähe (geschwollener) Gelenke, auf Lokalpunkten, Myogelosen und Triggerpunkten, Rücken-Transport-*Shu*-Punkten (➡ 10.4.4) und auf **Ex-B 2** *(Huatuojiaji)* der entsprechenden Schmerzregion.

12.10.2 HWS-Syndrome

Nach TCM Gelenk-*Bi*-Syndrom (➡ 12.10.1)

Akuter Torticollis

Nach TCM Folge von Wind-Kälte-Invasion in die Meridiane (➡ Tab. 12.54), lokale *Qi*- und Blut-Stagnation oder bedingt durch Trauma. DD ➡ Tab. 12.55

Therapie

Akupunktur: Zunächst ipsilaterale Fernpunktstimulation (ableitende Nadeltechnik) bei gleichzeitigen Bewegungsübungen durch Patienten, danach v. a. bei Therapieresistenz Lokal-/Regionalpunkte nadeln.

Fernpunkte:
- **Ex-UE 8** *(Wailaogong):* Bei allen Formen von Bewegungsstörung
- **Dü 3** *(Houxi):* Alternativpunkt, v. a. bei schmerzhafter Ante- und Retroflexion
- **Gb 39** *(Xuanzhong):* Alternativpunkt, v. a. bei beidseitiger schmerzhafter Rotation
- **SJ 5** *(Waiguan):* Alternativpunkt v. a. bei einseitiger schmerzhafter Rotation
- Weitere Fernpunkte ➡ Tab. 12.55.

Lokal-/Regionalpunkte: Auswahl nach Druckdolenz, Bewegungsstörung und Schmerzlokalisation (➡ Tab. 12.55); bei einseitiger starker Schmerzsymptomatik evtl. zunächst entsprechende Punkte der kontralateralen Seite.

12

Punktauswahl bei akutem Torticollis			
Schmerz-lokalisation	Bewegungs-störung	Fernpunkte	Lokal-/Regionalpunkte*
Medialer Nacken (*Taiyang*-Achse: Dü/Bl)	Bei Ante- und Retroflexion	**Ex-UE 8** *(Wailaogong)*, **Dü 3, Bl 60, Dü 6, Dü 7, Lu 7**	*Ashi*-Punkte, **Ex-B 2** *(Huatuojiaji)*, **Du 20, Gb 20, Bl 10, Bl 11, Bl 12, Du 14, Du 16, Dü 11**
Lateraler Nacken (*Shaoyang*-Achse: Gb/SJ)	Bei der Rotation	**Ex-UE 8** *(Wailaogong)*, **Gb 39, SJ 5, Gb 34**	*Ashi*-Punkte, **Gb 20, Gb 21, SJ 14, SJ 16, Dü 14**
Vorderer lateraler Nacken (*Yang-ming*-Achse: Ma/Di)	Bei der Seitnei-gung	**Ex-UE 8** *(Wailaogong)*, **Di 4, Lu 7, Di 7, Ma 36**	*Ashi*-Punkte, **Ma 11, Ma 12, Ma 13, Di 17**
* Punktauswahl auch bei chronischen HWS-Beschwerden geeignet			

Tab. 12.55

Wichtig

Bei Wind-Kälte-Invasion (z. B. Beginn nach akutem Zuglufteinfluss) zusätzlich Moxibustion (➡ 5.2.3) auf **Gb 20, Bl 10, Bl 12, Du 14, Du 16, Bl 60:** Vertreibt Wind-Kälte.

Chronisches HWS-Syndrom

Ursache nach TCM: Oft unzureichende Therapie akuter Beschwerden, auch Begleitsymptom bei *Zang-Fu*-Syndrom, z. B. Leber-*Qi*-Stauung oder aufsteigendes Leber-*Yang* (➡ 11.7.2, 11.7.5)

Therapie

Akupunktur: Bei Bewegungseinschränkungen Fernpunktstimulation (ableitende Nadelung) mit gleichzeitigen Bewegungsübungen durch Patienten oder Hilfsperson. Ansonsten bei reiner Schmerzsymptomatik nur Lokal-/Regionalpunkte nadeln. Bei Therapieresistenz zusätzlich vorliegendes *Bi*-Syndrom behandeln (DD ➡ Tab. 12.54) sowie syndrombezogene Therapie unter Berücksichtigung innerer Erkrankungen.
Lokal-/Regionalpunkte: Auswahl nach Druckdolenz und Schmerzlokalisation (➡ Tab. 12.55); *Ashi*-Punkte (➡ 10.3.1), **Ex-B 2** *(Huatuojiaji)* im HWS-Bereich. Häufig druckdolent sind **Di 15, SJ 15, Dü 9–15, Gb 21.** *Anwendung:* 6–8 Punkte pro Sitzung, evtl. zusätzlich Moxibustion (➡ 5.2) bei Besserung durch Wärme oder Schröpfen (➡ 5.3)
Fernpunkte:
- **Dü 3** *(Houxi):* Wichtiger Fernpunkt bei HWS-Beschwerden
- **Bl 60** *(Kunlun):* Hauptpunkt, entspannt die Sehnen, beeinflusst Schulter, Nacken und Hinterkopf, vertreibt äußeren und inneren Wind, gut bei Mangel-Syndromen
- **SJ 5** *(Waiguan):* Hauptpunkt bei einseitigem Nackenschmerz
- **SJ 8** *(Sanyangluo):* Entspannt die Sehnen, lindert schmerzhafte Steifheit, bei Schmerzausstrahlung in mehr als einem *Yang*-Meridian in den Schulterbereich

12

- **Pe 6** *(Neiguan):* Effektiv bei Nackenschmerzen durch stressbedingte Muskelverspannungen, beruhigt den Geist-*Shen*
- **Bl 62 +** *(Shenmai),* **Dü 3 +** *(Houxi):* Stärken die WS, bewährt bei chronischen HWS-Beschwerden (z. B. bei Arthritis, Spondylitis, Osteoporose)
- **Ni 4** *(Dazhong):* Bewährt bei chronischen Nackenschmerzen medial

Wichtig

Spezielle Therapie bei chronischem HWS-Syndrom

- **Bei lokaler Überwärmung** (Entzündungsprozess): Hitze klärende Fernpunkte ableitend nadeln; medialer Nacken (*Taiyang*-Achse): **Dü 2, Bl 66;** seitlicher Nacken (*Shaoyang*-Achse): **SJ 2, Gb 43;** vorderer seitlicher Nacken (*Yangming*-Achse): **Di 2, Ma 44**
- **Bei Schmerz-/Taubheitsgefühlen** mit Ausstrahlung in die Arme: ➡ Therapie unter „Radikuläres und pseudoradikuläres HWS-Syndrom".

Syndrombezogene Punkte: Chronische HWS-Beschwerden sind nach TCM oft Begleitsymptom innerer Erkrankungen. Zusätzliche Symptome siehe jeweiliges Syndrom (➡ 11).

- **Leber-*Qi*-Stauung** (➡ 11.7.2) und **Aufsteigendes Leber-*Yang*** (➡ 11.7.5):
  - *Typische Klinik:* Chronische Nackensteifigkeit und Schmerz mit akuter Verschlechterung durch emotionalen Stress und Ärger, evtl. Steifheit der Schultermuskulatur und Kopfschmerzen
  - **SJ 5 –** *(Waiguan),* **Gb 34 –** *(Yanglingquan),* **Gb 40 –** *(Qiuxu),* **Le 3 –** *(Taichong),* **Gb 20 –** *(Fengchi).*
- **Nieren-Mangel-Syndrom:**
  - *Typische Klinik:* Chronische Nackenbeschwerden, die sich v. a. durch Erschöpfung und Anstrengung verschlimmern, evtl. LWS-Beschwerden, Tinnitus
  - *Hauptpunkte:* **Ni 3 +** *(Taixi)* und **Bl 60 +** *(Kunlun).*
  - *Zusatzpunkte:* Bei Nieren-*Jing*-Mangel (➡ 11.9.1): **Gb 39 +** *(Xuanzhong)*; bei Nieren-*Yang*-Mangel (➡ 11.9.2): **Du 4 + M** *(Mingmen),* **Du 20 + M** *(Baihui),* **Ni 7 + M** *(Fuliu)*; bei Nieren-*Yin*-Mangel (➡ 11.9.6): **Mi 6 +** *(Sanyinjiao),* **Ni 6 +** *(Zhaohai),* bei zusätzlicher Mangel-Hitze (➡ Tab. 9.4): **Ni 2 –** *(Rangu),* **He 8 –** *(Shaofu).*

Radikuläres und pseudoradikuläres HWS-Syndrom

12

Wurzel C 5/6

Schmerzausstrahlung radial bis Daumen und Zeigefinger, evtl. Mittelfinger im Verlauf des *Lu*- und *Di*-Meridians; Bizeps- und Radiusperiostreflex abgeschwächt.

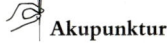

Akupunktur:

- **Fernpunkt: Ma 36**
- **Lokal-/Regionalpunkte: Ex-B 2** *(Huatuojiaji)* HWK 5–7, **Di 1, Di 4, Di 10, Di 15, Di 17, Lu 7, Lu 11;** evtl. **SJ 16, Gb 21.**

Wurzel C 7

Schmerzausstrahlung zweiter bis vierter Finger im Verlauf des SJ- und Pe-Meridians; Trizepsreflex abgeschwächt.

Akupunktur:

- **Fernpunkt: Gb 34**
- **Lokal-/Regionalpunkte: Ex-B 2** *(Huatuojiaji)* HWK 6–8, **SJ 1, SJ 4, SJ 10, SJ 14, Pe 6, Pe 9**; evtl. **Di 17, Dü 16, Gb 21, Du 14.**

Wurzel C 8

Schmerzausstrahlung in Ober- und Unterarm ulnar bis in vierten und fünften Finger im Verlauf des Dü- und He-Meridians; Trizepsreflex, Fingerbeugereflexe abgeschwächt.

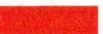 **Akupunktur:**

- **Fernpunkt: Bl 60**
- **Lokal-/Regionalpunkte: Ex-B 2** *(Huatuojiaji)* HWK 6–BWK 1, **Dü 1, Dü 4, Dü 8, Dü 9, Dü 16, Dü 17, He 5, He 9**; evtl. **SJ 16, Gb 21.**

Weitere Therapiemöglichkeiten bei HWS-Syndromen

Folgende Empfehlungen gelten für alle Formen des HWS-Syndroms:

- **Ohrakupunktur: OP 41** (Hals), **OP 37** (HWS), **OP 55** *(Shenmen)*. Bei medialen Beschwerden: **OP 92** (Blase), **OP 89** (Dünndarm). Bei lateralen Beschwerden: **OP 96** (Gallenblase), **OP 97** (Leber), als Schmerzpunkt **OP 26a** (Thalamus)
- **Französische Ohrakupunktur:** Druckdolente Punkte der vegetativen Rinne bei C1 bis C 7 und der Zone der paravertebralen Ganglien; **OP 29 b** (Point de Jerome): Wirkt Muskel relaxierend, bei Z. n. HWS-Schleudertrauma; **OP 26 a** (Thalamuspunkt): Bei starken Schmerzzuständen; **OP 82** (Nullpunkt nach Nogier); **OP 41**; **OP 37**; **OP 29** (Polster-Okziput); **OP 51** (Vegetativum). *Anwendung:* In akuten Fällen anfangs täglich oder jeden 2. Tag mit ableitender Nadeltechnik, Nadelverweildauer ca. 20 Min.; nach Besserung einwöchige Abstände oder Dauernadeln/ Samenkörner. Bei chronischem HWS-Syndrom Kombination mit Körperakupunktur bewährt, Punktauswahl nach betroffener Meridianachse (➡ Tab. 12.55)
- **Handakupunktur:** „Hals und Nacken" **HP 14** stark ableitend, ca. 3–5 Min.
- **Fußakupunktur: FP 23** mit stark ableitender Technik ca. 3–5 Min.
- **Injektionsakupunktur:** Injektion von Lokalanästhetika in *Ashi-*/Triggerpunkte und jeweils unter Akupunktur angegebene druckdolente Lokal-/Regionalpunkte. Aquapunktur (➡ 5.1.10) v. a. bei posttraumatischen Beschwerden nach HWS-Schleudertrauma bewährt
- **Moxibustion** (➡ 5.2): An den Lokalpunkten und im Schmerzbereich (*cave:* Nicht bei *Yin*-Mangel-Syndrom ➡ Tab. 9.4)
- **Pflaumenblütenhämmerchen:** Positive Reaktionszonen (➡ 5.1.13) am Nacken beklopfen; Nacken- und Schulterregion insgesamt und evtl. Akupunkturpunkte leicht blutig klopfen, danach Schröpfköpfe (➡ 5.3.3) aufsetzen
- **Schröpfen:** V. a. bei Wind-Kälte-Invasion (z. B. Torticollis) auf **Gb 21, Bl 14, Du 14** nach Nadelung.

12

12.10.3 Schulter-Syndrome

Ursachen nach TCM: Trauma oder Überlastung mit lokaler *Qi*-/Blut-Stagnation, Invasion von Wind-Kälte oder Feuchtigkeit.

Therapie

Akupunktur: Bei starker Bewegungseinschränkung zunächst Fernpunkte, dann Lokalpunkte (➡ Tab. 12.56). Bei Schmerzsyndromen ohne Bewegungseinschränkung v.a. Lokal-/Regionalpunkte. Bei Schmerzausstrahlung in den Arm zusätzlich Meridianverlaufspunkte (➡ Tab. 12.56)

- **Fernpunkte:** Auswahl nach Meridianverlauf (➡ Tab. 12.56 und Abb. 6.4, 6.9, 6.11, 6.30, 6.31, 6.50). In akuten Fällen mit starkem, in chronischen Fällen mit schwächerem Stimulationsreiz nadeln, gleichzeitig über einige Min. vorsichtige Bewegungsübungen durch Patienten selbst oder bei starken Bewegungseinschränkungen durch Hilfsperson. *Cave:* Kollapsgefahr, bei Asthenikern immer nur vorsichtig stimulieren
- **Lokalpunkte:** Auswahl nach Druckdolenz (➡ Tab. 12.56).

Punktauswahl bei Schulterbeschwerden				
Schulter-bereich	Bewegungs-einschrän-kung (v.a. bei ...)	Fernpunkte (fett unterstrichen = akut, nur fett = chronisch)	Lokalpunkte (fett unterstrichen = häufig druckdolent)	Ohrakupunktur OP
Anterior (Lu-Meridian)	Innenrotation	<u>**Mi 9, Ma 38, Ex-UE 8**</u> (*Wailaogong*); Meridianpunkt: Lu 7	*Ashi*-Punkte <u>**Di 15, Ex-UE**</u> (*Jianqian*), Di 14, Lu 1, <u>**Lu 2**</u>, Lu 5, Lu 9, **Di 4**, <u>**SJ 14**</u>	34, 13, 55, 98, 101, 64, 65
Schulter-höhe anterior (Di-Meridian)	Innenrotation und Anteversion	<u>**Ma 38, Ma 36**</u>; <u>**Ex-UE 8**</u> (*Wailaogong*), <u>**HP 5**</u>; Meridianpunkte: **Di 1, Di 4, Lu 7**	*Ashi*-Punkte <u>**Di 15, Di 14**</u>, Di 12, **Di 11**, <u>**SJ 14**</u>, SJ 13, SJ 5, <u>**Ex-UE**</u> (*Yuqian*)*	34, 13, 55, 64, 65, 87, 91, 101, evtl. 66
Schulter-höhe posterior (SJ-Meridian)	Abduktion	<u>**Ma 38, Gb 34, Ma 36**</u>; Meridianpunkte: **SJ 1, SJ 5**	*Ashi*-Punkte, <u>**SJ 15**</u>, SJ 14, SJ 13, SJ 12, SJ 5, SJ 3, Gb 20, <u>**Gb 21**</u>, Dü 11	34, 13, 55, 64, 65, 96 rechts, 104
Posterior (Dü-Meridian)	Außen-rotation	<u>**Bl 60, Bl 58, Bl 40**</u>; Meridianpunkte: **Dü 3, Dü 6**	*Ashi*-Punkte Dü 9, Dü 10, <u>**Dü 11**</u>, Dü 12, <u>**Dü 13**</u>, Dü 14, Dü 15	34, 13, 55, 95, 92, 89, 64, 65

* Lokalisation: Etwa 1 Cun kranial von **Di 15** auf gleicher Höhe in einer Vertiefung lateral und proximal des Processus coracoideus

Tab. 12.56

Weitere Therapiemöglichkeiten

- **Französische Ohrakupunktur:** Druckdolente Punkte der vegetativen Rinne, Bereich des gestörten Wirbelsäulensegmentes, **OP 64, OP 65, OP 26a** (Thalamus), **OP 55, OP 29** (Polster), **OP 29b** (Point de Jerome)
- **Handakupunktur: HP 5** (Schulter) mit ableitender Nadeltechnik

12

- **Moxibustion:** Bei Besserung der Beschwerden durch Wärme (Kälte-*Bi* ➡ Tab. 12.54) Moxibustion der Lokal-/Regionalpunkte (Moxanadel oder Moxazigarre)
- **Mikroaderlass mit Dreikantnadel** (➡ 5.1.12): Bei Hitzezeichen (lokale Überwärmung und Entzündung, Hitze-*Bi* ➡ Tab. 12.54) evtl. Mikroaderlass mit Dreikantnadel an den Quell-*Ying*-Punkten (➡ 10.4.6) der durch das Schmerzareal ziehenden Meridiane
- **TENS oder Elektrostimulation:** Bei Therapieresistenz Elektrostimulation (➡ 5.1.8) mit mittlerer Intensität oder TENS (➡ 5.1.9) v.a. an den Lokalpunkten; zusätzlich Punkte nach zugrunde liegendem Gelenk-*Bi*-Syndrom (➡ Tab. 12.54)
- **Pflaumenblütenhämmerchen:** Regionen beidseits von HWK 5–7, BWK 1–4, Schulterblattbereich, Schultergelenk und um **Ren 17** auf positive Reaktionszonen (➡ 5.1.13) untersuchen und diese beklopfen; Muskelbereich der betroffenen Schultergelenksregion, bei starken Schmerzen auch Nacken- und Sakralregion mit mittlerer bis starker Klopfstärke behandeln.

12.10.4 Epicondylitis humeri

Nach TCM meist Kombination von Wind-Kälte-Invasion in die Meridiane und Überanstrengung; wird zum *Bi*-Syndrom (➡ Tab. 12.54) gerechnet, wird in der Praxis meist als lokales Problem betrachtet.

Therapie

Akupunktur: Punktauswahl ➡ Tab. 12.57. Zunächst Fernpunktstimulation mit Bewegungsübungen durch den Patienten, dann Lokal- und Meridianpunkte nach Druckdolenz auswählen. Bei Ellenbogensteifigkeit zusätzlich **Lu 5** *(Chize)* einsetzen.

Punktauswahl bei Epicondylitis humeri		
Schmerzlokalisation	**Fernpunkte**	**Lokal- und Meridianpunkte**
Epicondylus humeri radialis	**Gb 34**	*Ashi*-Punkte, **Ex-UE** *(Zhouyu)**, **Di 11, Di 10, Di 4, SJ 5, Lu 5, SJ 12, Ex-UE** *(Qujangwei)***
Lateraler Ellenbogenbereich bei **Di 10/11** (Di-Meridian)	**Ma 36, Ma 35**	*Ashi*-Punkte, **Di 10, Di 11, Di 12, Di 4, SJ 5, Ex-UE** *(Zhouyu)**, **Ex-UE** *(Qujangwei)***
Fossa olecrani (SJ-Meridian)	**Gb 34**	*Ashi*-Punkte, **SJ 5, SJ 10, SJ 12, Di 10, Ex-UE** *(Qujangwei)***
Epicondylus humeri medialis (He-Meridian)	**Ni 12**	*Ashi*-Punkte, **He 2, He 3, He 7, Dü 8, Pe 3**
* Lokalisation: Rückseite des Ellenbogens zwischen Olekranon und Epicondylus humeri radialis bei gebeugtem Ellenbogengelenk ** Lokalisation: Radial vom Ende der Beugefalte bei gebeugtem Ellenbogengelenk in einer Vertiefung		

Tab. 12.57

Weitere Therapiemöglichkeiten

- **Ohrakupunktur:** **OP 66** (Ellenbogen) und die den Schmerzpunkten entsprechenden Ohrareale, **OP 55** *(Shenmen)*, **OP 13** (Nebenniere), **OP 34** (Graue Substanz), evtl. **OP 65** (Schulter) und **OP 67** (Handwurzel); Schmerzpunkte: **OP 26a** (Thalamus), **OP 29** (Polster), **OP 12** Tragusgipfel. *Anwendung:* Drei bis vier Punkte nadeln oder Samenkörner mit Stimulation oder Dauernadeln

- **Elektrostimulation** (➡ 5.1.8): Zwischen zwei Meridianpunkten, die den maximalen Schmerzpunkt eingrenzen, oder direkt an druckschmerzhaften Punkten. *Anwendung:* Im Akutfall 10–20 Min./Sitzung, bei chronischen Schmerzen ca. 20–30 Min./Sitzung
- **TENS** (➡ 5.1.9) des schmerzhaften Bereiches oder an druckdolenten Punkten. Dauer: 1- bis 4-mal/Tag für 0,5 h
- **Pflaumenblütenhämmerchen:** Bei Schmerzen entlang des *Di*-Meridians mit lokalen Schwellungen über **Di 10** oder **Di 11;** anschließend Schröpfen (➡ 5.3.3)
- **Moxibustion:** An Punkte der Körperakupunktur bei bekannter Linderung durch Wärme; bei Therapieresistenz: Durchgangs-*Luo*-Punkt (➡ 10.4.2) des betroffenen Meridians auf gesundem Arm mit „Moxanadel" (➡ 5.2.3).

Wichtig

Weitere Therapiemöglichkeiten bei Epicondylitis humeri

- **Mehrnadeltechnik** (➡ 5.1.4): Maximalen Schmerzpunkt mit mehreren Nadeln „kreisförmig" (➡ Abb. 5.3) eingrenzen
- **Penetrationstechnik:** Maximalen Schmerzpunkt aufsuchen, dann von der gegenüberliegenden Seite eine Nadel genau in Richtung auf den Schmerzpunkt setzen und stark stimulieren (Schmerzerleichterung oft in Sekunden). Beispiel: Punctum maximum am Epicondylus radialis, Nadelung vom Epicondylus medialis aus.

12.10.5 Tendovaginitis

Tendovaginitis crepitans

Therapie

Akupunktur: *Ashi*-Punkte und Lokalpunkte, entweder Nadelung oder Moxazigarrenbehandlung

Ohrakupunktur: OP 55 *(Shenmen),* **OP 34** (Graue Substanz), **OP 62** (Finger), **OP 67** (Handwurzel). *Anwendung:* Nadeln 20 Min. belassen. Dauernadeln oder Samenkörner applizierbar.

Tendovaginitis stenosans (de Quervain)

Sehnenscheidenentzündung des ersten Sehnenfaches (M. abductor pollicis longus, M. extensor pollicis brevis), funktionsabhängiger Schmerz im Bereich der Tabatière mit Ausstrahlung in Daumen und unteren Arm

Therapie

Akupunktur: Lokal- und Regionalpunkte kombinieren, z. B. *Ashi*-Punkte, **Lu 7, Di 5, Lu 9, Di 4** (Punktion Richtung Daumen), evtl. **Lu 10, Di 10/11;** druckempfindlichste Lokalpunkte zusätzlich mit mehreren Nadeln „kreisförmig" (Mehrnadeltechnik ➡ 5.1.4, Abb. 5.3) eingrenzen. Generell starke *De-Qi*-Sensation Richtung Handgelenk auslösen

12

Wichtig

Alternative: Auf der gesunden Seite *Ashi*-Punkte mit **Di 11, Di 10, Di 7, Di 6, Lu 9** kombinieren.

Weitere Therapiemöglichkeiten

- **Ohrakupunktur:** Ohrareale, die dem Schmerzbereich entsprechen; druckdolente Punkte; **OP 34** (Graue Substanz), **OP 55** *(Shenmen)*, **OP 67** (Handwurzel), **OP 66** (Ellenbogen). *Anwendung:* Nadeln 20 Min. belassen. Dauernadeln oder Samenkörner applizierbar
- **Pflaumenblütenhämmerchen:** Schmerzareal leicht blutig beklopfen
- **Moxibustion:** Schmerzareale mit Moxazigarre (➡ 5.2.3) einräuchern.

12.10.6 Beschwerden im Handgelenksbereich

Entspricht nach TCM-Vorstellungen einem Kälte- und/oder Feuchtigkeits-Gelenk-*Bi*-Syndrom (➡ Tab. 12.54).

Therapie

Akupunktur: Punktauswahl nach Lokalisation in Bezug auf den Meridianverlauf. Zuerst Fernpunkte, dann Lokal-/Regionalpunkte nadeln; Moxibustion, wenn vom Patienten als angenehm empfunden

- **Bezug zum Dickdarm-Meridian (radial):** Fernpunkt: **Ma 41**; Lokal-/Regionalpunkte: **Di 5, Lu 9, Di 4, SJ 5**; **Ex-UE 3** *(Zhongquan)*
- **Bezug zum Dünndarm-Meridian (ulnar):** Fernpunkt: **Bl 62, Bl 60**; Lokal-/Regionalpunkte: **Dü 5, Dü 3, SJ 5**
- **Bezug zum *San-Jiao*-Meridian (Handgelenksmitte):** Fernpunkt: **Gb 40**; Lokal-/Regionalpunkte: **SJ 5, SJ 4; Ex-UE 3** *(Zhongquan)*, **Ex-UE 8** *(Wailaogong)*.

Wichtig

In akuten Fällen ableitend, in chronischen Fällen neutral nadeln. Patient soll (v.a. im Akutfall) Bewegungsübungen während der Fernpunktnadelung durchführen.

Weitere Therapiemöglichkeiten

- **Ohrakupunktur: OP 55** *(Shenmen)*, **OP 34** (Graue Substanz), **OP 67** (Handwurzel), **OP 62** (Finger). *Anwendung:* Nadeln 20 Min. belassen. Dauernadeln oder Samenkörner applizierbar
- **Pflaumenblütenhämmerchen:** Bei Schwellungen des Handgelenks diese bis zur leichtgradigen Rötung und Blutung beklopfen, danach mit Moxazigarre einräuchern. Bei Feuchtigkeit zusätzlich **Ma 36** *(Zusanli)* oder **Mi 9** *(Yinlingquan)*, bei Schleim zusätzlich **Ma 40** *(Fenglong)*
- **Mikroaderlass** mit Dreikantnadel (➡ 5.1.12) an **Ex-UE 9** *(Baxie)* bei Handschmerzen, -schwellung und/oder -parästhesien.

12

12.10.7   Beschwerden in den Fingergelenken

Entspricht nach TCM-Vorstellungen einem Kälte- oder Feuchtigkeits-Gelenk-*Bi*-Syndrom (➥ Tab. 12.54)

Therapie

Akupunktur: Punktauswahl nach Schmerzlokalisation in Bezug auf den Meridianverlauf:

- **Bezug zum Dickdarm-Meridian (radial):** Fernpunkte: **Ma 42, Ma 43;** Lokal-/Regionalpunkte: **Di 4, Di 3, Di 2, Ex-UE 9** *(Baxie),* **Lu 7**
- **Bezug zum** *San-Jiao-* **und Dünndarm-Meridian (Mitte, ulnar):** Fernpunkt: **Bl 65;** Lokal-/Regionalpunkte: **SJ 3, SJ 5, Dü 3, Ex-UE 9** *(Baxie)*

Wichtig

- **Bei Akutfällen** möglichst nur Lokalpunktauswahl nach Schmerzausbreitung (s. u.), z. B. **Ex-UE 9** *(Baxie),* **SJ 3; Dü 3** und **Di 3** dabei mindestens 0,5 Cun tief unter der Handfläche stechen
- **Bei chronischen Fällen** zusätzlich Regionalpunkte wie **Lu 7** (v. a. bei Schmerz am Daumengelenk); **SJ 5** (vertreibt Wind, fördert lokale *Qi-* und Blut-Zirkulation, *De-Qi*-Sensation sollte in Richtung Finger verlaufen); **Dü 5** (vertreibt Feuchtigkeit, gut bei Fingerschwellungen)
- **Bei starker Bewegungseinschränkung:** Fernpunktnadelung bei gleichzeitiger Bewegungsübung durch Patienten. Zusätzlich Moxibustion (Zigarre oder Nadel, ➥ 5.2.3) v. a. der Lokalpunkte, wenn von Patienten als angenehm empfunden.

Weitere Therapiemöglichkeiten

- **Ohrakupunktur: OP 55** *(Shenmen),* **OP 62** (Finger), **OP 34** (Graue Substanz), **OP 67** (Handwurzel). *Anwendung:* Nadeln 20 Min. belassen. Dauernadeln oder Samenkörner applizierbar
- **Pflaumenblütenhämmerchen:** Bei Fingerschwellungen leicht blutig klopfen, dann Moxa
- **Mikroaderlass** mit Dreikantnadel (➥ 5.1.12) an **Ex-UE 11** *(Shixuan)* oder den Brunnen-*Jing*-Punkten (➥ 10.4.6) der Handmeridiane bei Parästhesien der Finger bei Hitze-Zeichen

12

12.10.8   BWS-Syndrome

Entspricht nach TCM-Vorstellungen einem Gelenk-*Bi*-Syndrom (➥ 12.10.1). Einteilung nach Meridianbezug: Medialer und lateraler Bl-Meridian, Gb-Meridian.

BWS-Beschwerden paravertebral (medialer Bl-Meridian)

Schmerzen und Bewegungseinschränkung beim Vorwärtsbeugen und Aufrichten des Oberkörpers, Schmerzausbreitung entlang des medialen Bl-Meridianabschnittes **Bl 13 – Bl 20** und entlang des *Du Mai*

Therapie

Akupunktur: Lokal-/Regionalpunkte und Fernpunkte kombinieren. In akuten Fällen zunächst ein bis zwei Fernpunkte kontralateral ableitend stimulieren, gleichzeitig Patienten Bewegungsübungen durchführen lassen; in chronischen Fällen ipsilateral nadeln

- **Fernpunkte: Dü 3, Dü 6, Bl 60, Bl 40, Bl 57,** evtl. *Du Mai* öffnen (➡ 6.3.3)
- **Lokal-/Regionalpunkte: Ex-B 2** *(Huatuojiaji)* im BWS-Bereich sowie **Bl 17– Bl 23**

BWS-Beschwerden dorsal (lateraler Bl-Meridian)

Schmerzen und Bewegungseinschränkung beim Vorwärtsbeugen und Aufrichten des Oberkörpers und beim tiefen Bücken, Schmerzausbreitung entlang des lateralen Bl-Meridianabschnitts von **Bl 38–Bl 47**

Therapie

Akupunktur: Lokal-/Regionalpunkte und Fernpunkte kombinieren. In akuten Fällen zunächst ein bis zwei Fernpunkte kontralateral ableitend stimulieren, gleichzeitig Patienten Bewegungsübungen durchführen lassen; in chronischen Fällen ipsilateral nadeln

- **Fernpunkte: Dü 3, Dü 6, Bl 60, Bl 40, Bl 57,** evtl. *Du Mai* öffnen (➡ 6.3.3)
- **Lokalpunkte: Bl 46, Bl 48, Bl 50.**

BWS-Beschwerden lateral (Gb-Meridian)

Schmerzen und Bewegungseinschränkungen bei Drehbewegungen im Thorax- und Interkostalbereich im Verlauf des Gb-Meridians

Therapie

Akupunktur: Lokal-/Regionalpunkte kombinieren. In akuten Fällen zunächst ein bis zwei Fernpunkte kontralateral nadeln und ableitend stimulieren; gleichzeitig Patienten Bewegungsübungen durchführen lassen; in chronischen Fällen ipsilateral nadeln

- **Fernpunkte: Gb 34, Gb 40, SJ 6**
- **Lokal-/Regionalpunkte:** *Ashi*-Punkte, **Le 14, Le 13, Gb 24**

Ohrakupunktur: OP 39 (Brustwirbelsäule), **OP 55** *(Shenmen)*, **OP 42** (Thorax), **OP 107** (oberer Ohrrücken), **OP 108** (mittlerer Ohrrücken), **OP 51** (Vegetativum). *Anwendung:* Drei bis vier der druckdolentesten Punkte auswählen, Nadeln ca. 20 Min. belassen. Dauernadeln oder Samenkörner applizierbar.

12.10.9 LWS-Syndrome

Akutes LWS-Syndrom

Entspricht nach TCM-Vorstellungen einem *Bi*-Syndrom (➡ 12.10.1). Meist bedingt durch Stauchungstrauma mit lokaler *Qi*- und Blut-Stagnation; evtl. auch Feuchte-Kälte-Retention in den Meridianen (DD ➡ Tab. 12.58)

Therapie

Therapieprinzipien: Meridiane durchgängig machen und regulieren, Zirkulation aktivieren, *Qi*- und Blut-Stagnation entfernen

Akupunktur: Kombination von Fernpunkten und Lokal-/Regionalpunkten. In akuten Fällen zunächst Fernpunktstimulation mit gleichzeitigen Bewegungsübungen des Patienten im schmerzhaften Rückenbereich, dann Lokal-/Regionalpunkte nadeln; immer ableitende Nadeltechnik

Fernpunkte: Auswahl nach Schmerzlokalisation

- **Ex-UE 7** *(Yaotongdian):* Generell einsetzbar, v.a. aber bei Schmerz einseitig im mittleren Rückenbereich (höher als Nabel)
- **Du 26** *(Shuigou):* Schmerz in der Rückenmittellinie oder von dort ausstrahlend, v.a. bei Z. n. Tauma, wenn Beugung/Streckung eingeschränkt ist
- **Dü 3** *(Houxi):* Einseitiger Schmerz etwas höher als Nabel
- **Bl 40** *(Weizhong):* Ein- oder beidseitiger Schmerz im unteren LWS-Bereich neben der Mittellinie
- **Bl 10** *(Tianzhu):* Schmerz in der Rückenmittellinie oder von dort ausstrahlend
- **Bl 58** *(Feiyang):* Schmerzausstrahlung ins Bein zwischen Bl- und Gb-Meridian
- **Bl 59** *(Fuyang):* Zusätzlich bei Gehstörungen
- **Bl 62** *(Shenmai):* Schmerz einseitig und ins Bein ausstrahlend

Lokal-/Regionalpunkte: Auswahl nach Durckdolenz und Schmerzausstrahlung

- *Ashi*-Punkte (➡ 10.3.1); **Ex-B 2** *(Huatuojiaji)* im Schmerzgebiet: Beeinflussen die zugehörige WS, WS-Gelenke und Spinalnerven
- Schmerzen im unteren Rückenbereich: **Ex-B 8** *(Shiqizhui)* mit **Bl 26**
- Schmerzen beidseits entlang der WS: **Bl 23, Bl 52, Bl 25, Bl 26, Bl 54, Ex-B** *(Tunzhong)*
- Schmerzen im Sakralbereich: **Ex-B 8** *(Shiqizhui)* mit **B 31; B 32**
- Schmerzausstrahlung ins Bein: **Du 3** (stärkt Rücken und Beine), **Du 4** (stärkt den Rücken)
- Schmerzausstrahlung entlang des Gb-Meridians: **Gb 31, Gb 34, Gb 39**
- Schmerzausstrahlung entlang des Bl-Meridians: **Bl 54, Bl 40, Bl 57, Bl 58**

Sonstige Punkte

- Bei Steifheit und Kontraktion: **Du 8**
- Menstruations- oder geburtsbedingt: **Bl 31 – Bl 34**
- Bei Dysmenorrhö: **Ex-B 7** *(Yaoyan)*

12

Wichtig

Bei Feuchte-Kälte-Retention (➡ Tab. 12.58) nach der Nadelung zusätzlich schröpfen und Moxibustion. Bei *Qi*- und Blut-Stagnation (➡ Tab. 12.58) zusätzlich Mikroaderlass mit Dreikantnadel (➡ 5.1.12), z. B. an **Bl 40.**

Chronisches LWS-Syndrom

Syndrom nach TCM (➡ Tab. 12.58): Chronische Feuchte-Kälte-Retention im Rücken (z. B. durch unpassende Kleidung, feuchte Umgebung); chronische *Qi*- und Blut-Stagnation mit regelmäßig wiederkehrenden Rückenschmerzattacken; Nieren-Mangel-Syndrome

Therapie

Therapieprinzipien: Meridiane durchgängig machen, *Qi*-Fluss in den Meridianen aktivieren, Sehnen entspannen, zusätzlich Nieren stärken

Akupunktur: Lokal-/Regionalpunkte (am wichtigsten) mit Fernpunkten kombinieren, stärkende Nadeltechnik, außerdem TCM-Syndrom (➡ 12.58) berücksichtigen

Fernpunkte: Auswahl nach Schmerzlokalisation
- **Ex-UE 7** *(Yaotongdian):* Generell einsetzbar, v. a. aber bei Schmerz einseitig im mittleren Rückenbereich (höher als Nabel)
- **Du 26** *(Shuigou):* Schmerz in der Rückenmittellinie oder von dort ausstrahlend, v. a. bei Z. n. Trauma, besonders wenn Beugung/Streckung eingeschränkt
- **Dü 3** *(Houxi):* Einseitiger Schmerz etwas höher als Nabel
- **Bl 40** *(Weizhong):* Ein- oder beidseitiger Schmerz im unteren LWS-Bereich neben der Mittellinie
- **Bl 58** *(Feiyang):* Schmerzausstrahlung ins Bein zwischen Bl- und Gb-Meridian
- **Bl 59** *(Fuyang):* Zusätzlich bei Gehstörungen
- **Bl 62** *(Shenmai):* Schmerz einseitig und ins Bein ausstrahlend
- **Bl 10** *(Tianzhu):* Schmerz in der Rückenmittellinie oder von dort ausstrahlend
- **Du 20** *(Baihui):* Schmerzen im Lumbosakralbereich
- **Bl 60** *(Kunlun)* Chronische Rückenschmerzen
- **He 7** *(Shenmen):* Muskelspasmen, Unruhe
- **Mi 3** *(Taibai):* Skoliose, schwaches Rückgrat und Milz-, *Qi*- und Blut-Mangel
- **Bl 11, Gb 39:** Einflussreiche-*Hui*-Punkte (➡ 10.4.7) von Knochen und Knochenmark.

12

Syndrome bei chronischen LWS-Beschwerden						
Syndrom	Ätiologie	Schmerz	Besser/ Schlechter	Weitere Symptome	Zunge	Puls
Feuchte-Kälte-Retention (Kälte-*Bi* ➡ Tab. 12.54)	Lang andauernde Einwirkung von Feuchte-Kälte	Stark, mit Kältegefühl lumbosakral, großes Areal	*Besser:* Leichte Bewegung, im Tagesverlauf, Wärme *Schlechter:* Morgens, Ruhe, feucht-kaltes Wetter	Steifigkeit, Muskelkontraktionen, Schmerzen; evtl. Schwellungen, Taubheits-, Schweregefühle	*Belag:* Weiß, schmierig	Tief, langsam, schlüpfrig
Qi- und Blut-Stagnation (➡ 9.3.1, 9.3.2, 9.3.3)	Rezidivierende Stauchungstraumata	Stark, stechend, fixiert mit Druckdolenz, Areal oft klein	*Besser:* Leichte Bewegung *Schlechter:* Ruhe, starke Überanstrengung, Sitzen, Stehen	Rückenmuskeln bei Vor-/Rückbeugung/Drehung in der Taille oft steif, bewegungseingeschränkt *Chronisch:* Gefüllte Venen/Krampfadern an Beinrückseite, evtl. Zyanose	In chronischen Fällen evtl. blau-violett	Tief, rau
Nieren-*Yang*-Mangel	Chronische Überanstrengung, viele Geburten etc.	Dumpf, anhaltend, größeres Areal, Wundheit und Schwäche	*Besser:* Morgens, Ruhe *Schlechter:* Abends, Übermüdung, Überanstrengung, sexuelle Aktivität	Ältere Patienten mit Kältegefühl im Rücken, Wärme bessert evtl. Blässe (Weiteres ➡ 11.9.2)	Blass	Tief, schwach, leicht saitenförmig
Nieren-*Yin*-Mangel (seltener)	Wie Nieren-*Yang*-Mangel	Wie Nieren-*Yang*-Mangel	Wie Nieren-*Yang*-Mangel, jedoch durch Wärme schlechter	Wangenrötung, Hitzesensationen (Weiteres ➡ 11.9.6)	Rot, belaglos	Schnell, dünn

Tab. 12.58

12

Lokalpunkte: Auswahl nach Druckdolenz und Schmerzlokalisation

- *Ashi*-Punkte, **Ex-B 2** *(Huatuojiaji)* des betroffenen Schmerzareals (nach Druckdolenz)
- Schmerz beidseits der WS und im Gesäßbereich: **Bl 23, Bl 26** und **Ex-B** *(Tunzhong)*
- Schmerz im Lumbalbereich: **Ex-B 7** *(Yaoyan)*, **Bl 26, Ex-B 8** *(Shiqizhui)*

Punktauswahl nach Syndrom

- **Bei Feuchte-Kälte-Retention** (➨ Tab. 12.58, 9.3.4): **Du 16, Du 3,** zur Milzstärkung bei chronischer Rückenschwäche evtl. **Mi 3, Bl 20**
- **Bei *Qi*- und Blut-Stagnation** (➨ Tab. 12.58, 9.3.1, 9.3.2, 9.3.3); **Bl 17, Bl 32;** traumabedingt: **Du 26, Ex-UE 7** *(Yaotongdian)*, mit Leber-*Qi*-Stauung (➨ 11.7.2): **Le 3, Gb 34**
- **Bei Nieren-*Yang*-Mangel** (➨ 11.9.2, Tab. 12.58): **Du 4, Ni 4, Ex-B 7** *(Yaoyan)*, Moxibustion günstig
- **Bei Nieren-*Yin*-Mangel** (➨ 11.9.6, Tab. 12.58): **Ni 3, Ni 4, Bl 52.** *Cave:* Keine Moxibustion bei Hitze-Zeichen

Wichtig

Bei chronischen LWS-Beschwerden außerordentliche Gefäße (➨ 6.3) mit einbeziehen:

- ***Du Mai*** (➨ 6.3.3) **öffnen: Dü 3** links, **Bl 62** rechts bei M; **Dü 3** rechts, **Bl 62** links bei der F; *Wirkung:* Stärkt die WS, v. a. bei Rückenschmerzen ausgehend von der WS-Mittellinie, stärkt die Niere
- ***Ren Mai*** (➨ 6.3.4) **öffnen: Lu 7** links und **Ni 6** rechts. *Wirkung:* Nur bei F zusätzlich nach Öffnung des *Du Mai* einsetzen, um *Yin* zu stärken, sonst Gefahr: Gefühl des „Nach vorne Fallens", Hitzegefühle etc.
- ***Yang Qiao Mai*** (➨ 6.3.8) **öffnen: Bl 62** links, **Dü 3** rechts bei M; **Bl 62** rechts, **Dü 3** links bei der F; *Wirkung:* Gut bei Schmerzausstrahlung nach außen in die Hüfte, befreit die WS von Blockaden, Stagnation, v. a. nach Trauma.

Radikuläre und pseudoradikuläre LWS-Syndrome

Punktauswahl bei radikulärem und pseudoradikulärem LWS-Syndrom		
Wurzelsyndrom	**Fernpunkte**	**Lokal-/Ischialgieverlaufspunkte**
L4/vorn (Ma-Meridian = *Oberschenkel;* Mi-Meridian = *Unterschenkel*	**Di 4, Ma 36, Ex-UE 7** *(Yaotongdian)*	*Ashi,* **Ex-B 2** *(Huatuojiaji)* L2–L5, **Mi 3, Mi 4, Mi 6, Mi 9, Mi 12, Ma 34, Ma 36, Ma 38, Ma 42**
L5/seitlich (Gb-Meridian)	**Ex-UE 7** *(Yaotongdian),* **Gb 40** oder **Gb 41**	*Ashi,* **Ex-B 2** *(Huatuojiaji)* L3–S1, **Bl 23, Bl 31, Du 4, Gb 29, Gb 30, Gb 31, Gb 32, Gb 34,** evtl. **Ma 36**
S1/hinten (Bl-Meridian)	**Dü 3, Dü 6, Du 20, Du 26, Ex-UE 7** *(Yaotongdian),* **Bl 40** (akut), **Bl 60** (chronisch) oder **Bl 57; Bl 58** (bei Ausstrahlung zwischen Gb- und Bl-Meridian)	*Ashi,* **Ex-B 2** *(Huatuojiaji)* L4–S1, **Bl 23, Bl 31, Du 4, Bl 54, Bl 36, Bl 37, Bl 62, Bl 65**

Tab. 12.59

Therapie

Akupunktur: Punktauswahl ➨ Tab. 12.59. Zusätzlich zur westlichen Therapie zunächst Fernpunkte (➨ Tab. 12.59) des betroffenen Schmerzareals **ohne** Bewegungsübungen bei radikulär bedingten, evtl. **mit** Bewegungsübungen bei pseudoradikulär bedingten

Beschwerden, dann Lokal-/Ischialgieverlaufspunkte nadeln. Danach schröpfen von Lokalpunkten v. a. in der Lumbosakralgegend, evtl. auch Punkte im Ischialgieverlauf (z. B. **Gb 31, Bl 40, Bl 57**). Moxibustion entlang des Ischialgieverlaufs (z. B. mit Moxazigarre) möglich.

Weitere Therapiemöglichkeiten

Folgende Empfehlungen gelten für alle Formen des LWS-Syndroms:

- **Ohrakupunktur:** OP 44 (Lendenwirbelsäule), **OP 53** (Gesäß), **OP 55** *(Shenmen)*, **OP 51** (Vegetativum), **OP 52** (N. ischiadicus), **OP 38** (Kreuz- und Steißbein)
- **Französische Ohrakupunktur:** *Akutphase:* **OP 13** (Nebenniere), ACTH-Punkt (chin.: **OP 19**), Vegetativum 1 (chin.: **OP 51**), Vegetativum 2 (chin.: **OP 34**). *Chronische Phase:* **OP 13, OP 19, PT 1** bis **PT 4** nach Sensibilität, Omega-Punkt (chin.: **OP 7a**)

Wichtig

Druckdolente Punkte im Bereich **OP 52** (N. ischiadicus) und lumbosakralen Übergang aufsuchen und in Verbindung mit dem Nullpunkt eine Behandlungslinie ziehen; diese im Bereich der Bandscheibenzone bis hin zur Fossa triangularis und zum Crus superius im Helixbereich auf weitere schmerzhafte Punkte untersuchen.

- **Elektrostimulation** (➡ 5.1.8): Bei starken **ausstrahlenden** Beschwerden und Therapieresistenz Meridianpunkte entlang der Schmerzausstrahlung verbinden (z. B. **Gb 31** mit **Gb 34** bei seitlich ausstrahlenden Beschwerden entlang des Gb-Meridians). Frequenz: Akut 20–100 Hz, chronisch 2–7 Hz, Intensität: Individuell nach Schmerztoleranzschwelle, Dauer: 10–20 Min., bei chronischen Beschwerden länger, Zyklus jeden 2. Tag über 10–20 Sitzungen
- **Injektionsakupunktur** (➡ 5.1.10): Bei Wurzelreiz-Syndrom Injektion in durckdolente Punkte, z. B. **Ex-B 2** *(Huatuojiaji)*, **Gb 30, Bl 54, Bl 37**. *Anwendung:* 1–2 Punkte auswählen und in jeden Punkt 0,5% Procain-Lösung (oder anderes Neuraltherapeutikum) injizieren. Bei akuten Beschwerden ca. 2- bis 3-mal/Woche, bei eher chronischen Beschwerden ca. 1 ×/Woche; 10 Behandlungen/Zyklus
- **Pflaumenblütenhämmerchen:** Lumbosakralregion beidseits der WS auf positive Reaktionszonen (➡ 5.1.13) untersuchen und zusammen mit folgenden Regionen beklopfen: Flankenbereich, beidseits der WS (entlang der Blasenäste), entlang der Schmerzausstrahlung im Beinbereich, **Bl 40** bei Druckdolenz. Mittlere bis starke Klopfstärke, danach evtl. Schröpfköpfe setzen

Schröpfen: Punktauswahl nach Schmerzausstrahlung

- **Hinten (Bl-Meridian):** Bl 23, Bl 25, Bl 27, Bl 28, Bl 54, Bl 40
- **Seitlich (Gb-Meridian):** Gb 30, Gb 31.

12

12.10.10 Hüftbeschwerden

Nach TCM-Vorstellung ein Gelenk-*Bi*-Syndrom (➡ 12.10.1). Meist bedingt durch Kälte- und/oder Feuchtigkeits-Invasion in die Meridiane oder Gelenke (➡ Tab. 12.54). Betroffene Meridiane: V. a. Gb, Mi, *Yang Qiao Mai* (➡ 6.3.8)

Therapie

Akupunktur: Lokal- und Fernpunkte kombinieren

- **Lokalpunkte:** *Ashi*-Punkte; **Gb 30** *(Huantiao)* vertreibt Feuchtigkeit und Blockaden vom Meridian, bewährt v. a. bei seitlichem Hüftschmerz; **Gb 29** *(Juliao)*; **Mi 12** *(Chongmen)* bei Ausstrahlung in die Leistengegend
- **Fernpunkte:** **Gb 41** (*Zulinqi*) entfernt Feuchtigkeit v. a. aus der Hüfte, Öffnungspunkt für den *Dai Mai* (➡ 6.3.6); **Gb 40** *(Qiuxu)* als *Yuan*-Punkt des Gb-Meridians; **Bl 62** *(Shenmai)* als Öffnungspunkt des *Yang Qiao Mai* (➡ 6.3.8), der durch die Hüfte verläuft, gut bei Steifheit; **Mi 3** *(Taibai)* bei Hüftschmerz, der bis in Leiste und Unterbauch ausstrahlt

Ohrakupunktur: OP 53 (Gesäß), **OP 50** (Hüftgelenk), **OP 55** *(Shenmen)*, **OP 40** (Lendenwirbelsäule), **OP 57** (Hüfte), **OP 51** (Vegetativum). *Anwendung:* Drei bis vier der drucksensibelsten Punkte aussuchen, Nadeln 15–20 Min. belassen. Dauernadeln oder Samenkörner applizierbar.

12.10.11 Kniebeschwerden

Nach TCM-Vorstellung in akuten Fällen meist Gelenk-*Bi*-Syndrom (➡ 12.10.1). Meist bedingt durch äußere pathogene Faktoren, *Qi*- und Blutzirkulationsstörungen, z. B. durch Trauma, in chronischen Fällen auch durch Nieren-*Yang*-Mangel (➡ 11.9.2), seltener Nieren-*Yin*-Mangel (➡ 11.9.6).

Wichtig

DD: Kniebeschwerden

- **Gelenk-*Bi*-Syndrom** (➡ 12.10.1, Tab. 12.54): Meist seitenbetont, oft akuter Beginn, witterungsabhängig (z. B. feuchtes Wetter verschlechtert); oft Schwellungen mit Feuchtigkeitsretention (bei Feuchtigkeits-*Bi*) oder entzündlich mit lokaler Überwärmung (Hitze-*Bi*)
- **Nieren-*Yang*-Mangel** (➡ 11.9.2): Meist beidseits mit Knieschwäche, eher chronischer Verlauf, Kältegefühle
- **Nieren-*Yin*-Mangel** (➡ 11.9.6): Wie Nieren-*Yang*-Mangel, jedoch mit Hitzesensationen

12

Therapie

Akupunktur: Punktauswahl ➡ Tab. 12.60. Kombination von Fernpunkten mit Lokal-/Regionalpunkten. Punktauswahl nach Meridianbezug sowie zugrunde liegendem Syndrom (➡ Kasten). In akuten Fällen zunächst Fernpunkte, gleichzeitig bei Bewegungseinschränkung Patienten Bewegungsübungen durchführen lassen; dann Lokal-/Regionalpunkte; jeweils ableitende Nadeltechnik. In akuten Fällen täglich oder jeden zweiten Tag, bei intensiven Beschwerden evtl. zweimal/Tag. In chronischen Fällen möglichst wenig Nadeln mit geringem Reiz setzen, mehr Lokal-/Regionalpunkte auswählen. Behandlungsfrequenz: Ein- bis zweimal/Woche bis zu einmal/vier Wochen je nach Schweregrad.

Wichtig

- **Bei starken Schmerzen:** Punkte kontralateral (am gesunden Bein) nadeln und Fernpunkte
- **Bei akuter Gelenkentzündung:** Mikroaderlass mit Dreikantnadel (➡ 5.1.12) an den Quell-*Ying*-Punkten (➡ 10.4.6) der durch das Schmerzareal ziehenden Meridiane bei Hitzezeichen
- **Bei Erguss:** Mi 5
- **Bei Therapieresistenz:** Elektrostimulation (➡ 5.1.8) mit mittlerer Intensität oder TENS (➡ 5.1.9) v.a. an den Lokalpunkten; zusätzlich Punkte nach zugrunde liegendem Syndrom (➡ Kasten)
- Regionale Moxibustion, wenn Wärme besser, v.a. bei Kälte-*Bi* (➡ Tab. 12.54) und Nieren-*Yang*-Mangel (➡ 11.9.2)

Kniebeschwerden: Punktauswahl nach Meridianbezug			
Knieregion	**Meridian**	**Fernpunkte**	**Lokal-/Regionalpunkte**
Oberhalb	**Ma**	Mi 5	Ma 34, Ex-LE 2 *(Heding)*
Lateral	**Ma** **Gb**	Ma 41, Di 10, Di 15 Gb 40, SJ 14	Ma 34, Ma 35, Ma 36 Gb 33, Gb 34
Medial	**Mi** **Ni** **Le**	Lu 5, Mi 5 He 3 Pe 3	Mi 9, Mi 10, Ex-LE 4 *(Neixiyan)*, Mi 6, Ni 10, Le 7, Le 8, Le 9
Kniekehle	**Bl**	Dü 8, Dü 10	Bl 40, Bl 39
Intraartikulär		Mi 5	Ex-LE 5 *(Xiyan)*, Ex-LE 4 *(Neixiyan)*, Ma 36

Tab. 12.60

Weitere Therapiemöglichkeiten

- **Ohrakupunktur: OP 49** (Kniegelenk), **OP 55** *(Shenmen)*, **OP 95** (Niere), **OP 26a** (Thalamus), **OP 29b** (Point de Jerome), **OP 13** (Nebenniere). *Anwendung:* Punktauswahl nach Druckdolenz, Nadeln ca. 20 Min. belassen. Dauernadeln oder Samenkörner applizierbar
- **Pflaumenblütenhämmerchen:** ➡ Gelenk-*Bi* (➡ 12.10.1).

12.10.12 Fußbeschwerden

Fersenschmerz

 **Akupunktur:** Kombination aus Lokal-/Regional- und Fernpunkten. Bewährt: „Moxanadeln" (➡ 5.2.3) auf *Ashi*-Punkte sternförmig um den Hauptschmerzbereich setzen (Mehrnadeltechnik (➡ 5.1.4, Abb. 5.3)

- **Lokal-/Regionalpunkte:** Je nach Druckdolenz **Bl 57** *(Chengshan)*, **Bl 58** *(Feiyang)*, **Bl 60** *(Kunlun)*, **Ni 3** *(Taixi)*
- **Fernpunkt:** Pe 7 *(Daling)*

Ohrakupunktur: OP 47 (Ferse), **OP 55** *(Shenmen)*

12

Schmerzen am Großzehengrundgelenk

Akupunktur: Fernpunkt: Lu 10; Lokalpunkte: **Mi 2, Mi 3, Le 2, Le 3**

Schmerzen im Sprunggelenk (medial)

Akupunktur: Fernpunkt: **Lu 9, SJ 3** oder **SJ 4** bei Druckdolenz nadeln, gleichzeitig Bewegungsübungen des Patienten; danach *Ashi*-Punkte und **Ni 3, Ni 6, Mi 5**; bei starker Schwellung keine lokale Nadelung. In chronischen Fällen nur Lokalpunkte, evtl. mit Moxa.

Schmerzen im Sprunggelenk (lateral)

Akupunktur: Fernpunkt: **SJ 3** oder **SJ 4, Dü 3** bei Druckdolenz nadeln, gleichzeitig Bewegungsübungen des Patienten; danach *Ashi*-Punkte und **Gb 40, Bl 60, Bl 62**

Schmerzen im Vorfuß

Akupunktur:

- **Unteres Sprunggelenk:** Fernpunkt: **Di 5,** Handpunkt „Knöchel" **HP 2** (auch Selbstmassage möglich)
- **Zehengrundgelenke:** Fernpunkt: **Di 2/Di 3**; Lokal-/Regionalpunkte: **Ma 41, Ma 42, Ma 43, Le 3, Gb 41, Ex-LE 10** *(Bafeng)*; bei Besserung durch Wärme Moxibustion

Achillodynie

Akupunktur: *Lokalpunkte:* **Ni 3, Ni 7,** auch Durchstich von **Ni 3** bis **Bl 60; Bl 58, Ma 36** und Moxabehandlung der Achillessehne
Ohrakupunktur: OP 55 *(Shenmen),* **OP 13** (Nebenniere), **OP 51** (Vegetativum), **OP 46** (Zehe), **OP 47** (Ferse), **OP 48** (Knöchel). *Anwendung:* Auswahl von drei bis vier der druckdolentesten Punkte, Nadeln ca. 20 Min. belassen. Dauernadeln oder Samenkörner applizierbar
Mikroaderlass mit Dreikantnadel (➡ 5.1.12) an **Ex-LE 10** *(Bafeng)* bei Fußschmerzen und -schwellung sowie Parästhesien; an **Gb 40** bei Fußzerrung oder -verrenkung (Punktion oder Streustiche).

12.10.13 Chinastäbchen-Syndrom

Nach TCM unter Holz-*Lin*-Syndrom (➡ Tab. unter 12.7.1). Pathogenese: Ursache meist ungeübte Anwendung chinesischer Essstäbchen (➡ 5.1.3). Gefährdete Personengruppe: Westliche Akupunkteure, Chinarestaurantbesucher, Chinareisende.

Mögliche TCM-Syndrome

Milz-*Qi*-Mangel (➡ 11.5.1), Milz-*Yang*-Mangel (➡ 11.5.2),
Nieren-*Jing*-Mangel (➡ 11.9.1)

Symptome: Appetitverlust, Abmagerung, Auszehrung, Fettstoffwechselstörungen, Gelenk-*Bi*-Syndrome von Hand- und Fingergelenken (➡ 12.10.1), Nervosität, Aggressivität (aufsteigendes Leber–*Yang*, ➡ 11.7.5)
Zunge: Blass, Stäbcheneindrücke am Zungenrand (DD: Zungendiagnostik ➡ 4.7.5).
Puls: Schwach, verschwindend.

Therapie

Akuttherapie
Auf herkömmliches westliches Essbesteck (Gabel, Löffel, Messer) zurückgreifen.
Prophylaxe
Fundierte Fortbildung in der Anwendung von Essstäbchen (Ausbildungsadressen: ➡ 13.1.1), keine Kraftbrühen (➡ 7), nur Uncle Ben's „klebrigen" Kochreis. Beimengung von Moxakraut (Artemesia vulgaris ➡ 5.2.3) erhöht Festigkeit des Reises und wärmt die Milz (➡ 3.4.5); regelmäßige Entspannungsübungen *(Taijiquan, Qigong)* ➡ 5.4, 5.5, Ausbildungsadressen ➡ 14.1.1); evtl. alternative Verwendung von Essstäbchen anstreben: Z.B. als Haarschmuck mit fernöstlicher Note, Öko-Akupunkturnadel, Brennmaterial etc.

12.11   Nervensystem

12.11.1   Leitsymptom: Schwindel

Vor Akupunkturbehandlung immer fachärztliche Abklärung (neurologisch, ophthalmologisch, orthopädisch, internistisch). In China fasst man Schwindel und Vertigo unter *Xuan Yun* zusammen. *Xuan:* Verschwommenes Sehen, Benommenheit. *Yun:* Schwindel/Vertigo. Benommenheit beinhaltet so verschiedene Erkrankungen wie Hyperventilation, Hyper- und Hypotonus, Anämie, klimakterische Beschwerden, arteriosklerotische Erkrankungen; Vertigo beinhaltet Störungen des Gleichgewichtsorgans, z.B. M. Menière, Reisekrankheit, Epilepsie, zerebrale Ischämien etc. Grobdifferenzierungen in *Fülle-Syndrom* (oft Kopfschmerzen, starker Schwindel, meist saitenförmiger Puls) und *Mangel-Syndrom* (Gedächtnisstörungen, leichter Schwindel, allgemeine Schwäche).

12

	Syndrome bei Schwindel		
Syndrom	**Zusätzliche Symptome**	**Zunge**	**Puls**
Fülle-Syndrome			
Leber-*Qi*-Stauung (➡ 11.7.2)	*Schwindel:* Schlimmer durch Stress, verändert sich nicht durch Lagewechsel *Psyche:* Reizbarkeit oder Depression *Sonstiges:* Oft Seufzen, Völle- oder Spannungsgefühl thorakal, Kopfschmerz	Normal oder dunkel, evtl. gerötete aufgerollte Ränder *Belag:* Dünn, weiß oder dünn, gelb	Saitenförmig
Aufsteigendes Leber-*Yang* (➡ 11.7.5)	*Schwindel:* Stark *Psyche:* Rastlosigkeit *Sonstiges:* Kopfschmerzen	Seiten rötlich	Saitenförmig
Loderndes Leber-Feuer (➡ 11.7.4)	*Schwindel:* Stark *Psyche:* Rastlosigkeit *Sonstiges:* Kopfschmerzen, Gesichtsrötung, Durst, bitterer Mundgeschmack, Schlaflosigkeit, Obstipation, dunkler Urin	Rot *Belag:* Trocken, gelb	Saitenförmig, voll, schnell
Aufkommender Leber-Wind (➡ 11.7.6)	*Schwindel:* Sehr stark *Psyche:* Rastlosigkeit *Sonstiges:* Heftige Kopfschmerzen, Tremor, evtl. Parästhesien	Evtl. rötlich oder blass	Saitenförmig
Trüber Schleim blockiert den Kopf (➡ 11.5.7)	*Schwindel:* Stark, evtl. bis zum Hinfallen *Psyche:* Konzentrationsstörungen, v.a. morgens *Sonstiges:* Vertigo, Schweregefühl im Kopf, Benommenheit, Völlegefühl, Appetitverlust, evtl. Übelkeit und Erbrechen	Geschwollen, blass (oft) *Belag:* Schmierig-klebrig	Schlüpfrig oder saitenförmig
Mangel-Syndrome			
Qi- und Blut-Mangel (➡ 9.3.1, 9.3.2, 9.3.3)	*Schwindel:* Leichtgradig, orthostatischer Schwindel (oft) *Psyche:* Vergesslichkeit, Schlaflosigkeit, Ängstlichkeit *Sonstiges:* Verschwommenes Sehen, Mattigkeit, Blässe	Blass, dünn	Schwach, dünn
Nieren-*Jing*-Mangel (➡ 11.9.1)	*Schwindel:* Ständig mild, mit Leeregefühl im Kopf *Psyche:* Vergesslichkeit, Konzentrationsstörungen, Erschöpfung, Schlaflosigkeit *Sonstiges:* Tinnitus, Schwäche und Schmerz lumbal/Knie; bei Nieren-*Yang*-Mangel mit Kältegefühlen, bei Nieren-*Yin*-Mangel mit Hitzesensationen	*Yang*-Mangel: Blass; *Yin*-Mangel: Rot	*Yang*-Mangel: Schwach, tief *Yin*-Mangel: Dünn, schnell

Tab. 12.61

Leber-*Qi*-Stauung (➡ 11.7.2)

Therapieprinzipien: Leber besänftigen und *Qi* regulieren

Akupunktur: Gb 20 *(Fengchi)*, **Bl 18** *(Ganshu)*, **Le 3 –** *(Taichong)*, **Gb 43 –** *(Xiaxi)*, **Pe 6** *(Neiguan)*, **Gb 34 –** *(Yanglingquan)*, *Ashi*-Punkte (➡ 10.3.1) Nackenbereich, oberer Rücken und am M. sternocleidomastoideus; gute Kombination, um das Leber-*Qi* zu bewegen: Bilateral **Di 4** und **Le 3** *(Four Gates)*

Rezept: Variationen von *Xiao Yao San* (➡ 8.2.6)

Therapie

Leber-*Yang*, Leber-Feuer oder Leber-Wind (➡ 11.7.5, 11.7.4, 11.7.6)

Syndromdifferenzierung ➡ Tab. 12.61

Therapieprinzipien: Leber-*Yang* unterdrücken, evtl. Leber-Feuer klären oder Leber-Wind besänftigen; bei aufsteigendem Leber-*Yang* durch Nieren-/Leber-*Yin*-Mangel: *Yin* nähren

Akupunktur: **Le 3 –** *(Taichong)*, **Gb 20 –** *(Fengchi)*, **Gb 43 –** *(Xiaxi)* beruhigen die Leber, besänftigen Leber-Wind; **Ni 3 +** *(Taixi)* nährt Nieren-*Yin;* **Le 8 +** *(Ququan)* und **Mi 6 +** *(Sanyinjiao)* nähren Leber-Blut; **Gb 13 –** *(Benshen)* klärt Hitze, beseitigt lateralen Kopfschmerz, beruhigt den Geist-*Shen* (Lokalpunkte bei Kopfschmerz: **Ma 8, Gb 8, Ex-HN 3** *(Yintang)*, **Ex-HN 5** *(Taiyang)* **Du 16 –** *(Fengfu)* und **Dü 3 –** (Houxi) beseitigen Leber-Wind; **Le 2 –** *(Xingjian)* klärt Leber-Feuer; **Du 20** *(Baihui)* unterdrückt Leber-*Yang;* **Pe 6** *(Neiguan)*: beruhigt den Geist; **Bl 23 +** *(Shenshu)*, **Ni 3 +** *(Taixi)*, **Mi 6 +** *(Sanyinjiao)*, **Bl 18 +** *(Ganshu)* nähren Leber und Niere; bei seitlichen Thoraxschmerzen: **Gb 34** oder **SJ 6;** bei Tinnitus **Dü 19**

Rezept: *Tian Ma Gou Teng Yin* (➡ 8.2.15); bei aufsteigendem Leber-*Yang* durch Nieren-/Leber-*Yin*-Mangel: *Zhen Gan Xi Feng Tang* (➡ 8.2.15) als gemischtes Fülle-Mangel-Syndrom

Diätetik: ➡ 7. Spezielle Diätetik (➡ 7.11.3)

Trüber Schleim blockiert den Kopf (➡ 11.5.7)

Therapieprinzipien: Feuchtigkeit ausleiten, Schleim auflösen, Milz stärken, Magen harmonisieren

Akupunktur: **Bl 20 +** *(Pishu)*, **Ma 36 +** *(Zusanli)*, **Mi 3 +** *(Taibai)*, **Ren 12 +** *(Zhong-wan)* und **Bl 21 +** *(Weishu)* stärken Magen und Milz, um Schleim aufzulösen; **Mi 6 – N** *(Sanyinjiao)*, **Mi 9 – N** *(Yinlingquan)* und **Ma 40 – N** *(Fenglong)* lösen Feuchtigkeit und Schleim auf; **Di 4 – N** *(Hegu)* reguliert das Aufsteigen des klaren *Yang* und das Absteigen des trüben *Qi;* **Ma 8 – N** *(Touwei)* als guter Lokalpunkt bei Schwindel, löst Schleim vom Kopf auf; weitere Lokalpunkte bei Kopfschmerz: **Gb 8, Ex-HN 3** *(Yintang)*, **Ex-HN 5** *(Taiyang)*; **Du 20 – N** *(Baihui)* hilft beim Aufsteigen des klaren *Yang* zum Kopf: **Pe 6 – N** *(Neiguan)* entfernt das thorakale Völlegefühl, reguliert *Qi*, harmonisiert den Magen, beendet Übelkeit; **Ma 41 – N** *(Jiexi)* leitet Magen-*Qi* abwärts, löst trüben Schleim auf; **Pe 5 –** *(Jianshi)* wandelt Schleim um, beruhigt den Geist-*Shen*

Rezept: *Ban Xia Bai Zhu Tian Ma Tang* (➡ 8.2.16.e)

12

Diätetik: ➡ 7. Spezielle Diätetik (➡ 7.9.2), schleimbildende Nahrungsmittel meiden.

Qi- und Blut-Mangel (➡ 9.3.1, 9.3.2, 9.3.3)

Therapieprinzipien: *Qi* stärken, Blut nähren, Magen und Milz stärken

Akupunktur: Ma 36 + M *(Zusanli)*, Bl 20 + *(Pishu)*, Bl 21 + *(Weishu)*, Ren 12 + *(Zhongwan)* und Mi 6 + M *(Sanyinjiao)* stärken Milz und Magen (Quelle von *Qi* und Blut), nähren das Blut; Ren 6 + M *(Qihai)* stärkt das *Qi* allgemein; Ren 4 + M *(Guanyuan)* und Bl 23 + M *(Shenshu)* stärken das Ursprungs-*Yuan-Qi,* Bl 17 + *(Geshu)* nährt Blut; Du 20 + M *(Baihui)* verhilft *Qi* und Blut zum Aufsteigen; bei Palpitationen: Pe 6 + *(Neiguan)*, Bl 15 + *(Xinshu)*; bei Schlaflosigkeit: He 7 + *(Shenmen)*, Ex-HN *(Anmian)*

Rezept: *Gui Pi Tang* (➡ 8.2.10.c)

Diätetik: ➡ 7. Spezielle Diätetik (➡ 7.9.1)

Nieren-Jing-Mangel (➡ 11.9.1)

Mögliche Syndrome: Nieren-*Yin*-Mangel (➡ 11.9.6), Nieren-*Yang*-Mangel (➡ 11.9.2), Leber- und Nieren-*Yin*-Mangel (➡ 11.11.20)

Therapieprinzipien: Nieren-*Yin* oder Nieren-*Yang* stärken, die Essenz-*Jing* stärken, den See des Knochenmarks nähren

Akupunktur: Bei Nieren-*Yang*-Mangel: Bl 23 + M *(Shenshu)*, Ni 3 + M *(Taixi)*; Ren 4 + M *(Guanyuan)*, Dü 3 + M *(Houxi)* und Bl 62 + M *(Shenmai)* stärken auch den *Du Mai,* nähren Mark und Gehirn; Du 4 + M *(Mingmen)* stärkt mit Moxa v.a. Nieren-*Yang;* Du 20 + *(Baihui)* und Du 16 + *(Fengfu)* stimulieren Aufsteigen des *Qi,* nähren das Gehirn; Du 17 + *(Naohu)*, Lokalisation: 1,5 Cun oberhalb Du 16, ernährt das Mark, beseitigt Schwindel; Gb 39 + *(Xuanzhong, Jiexi)* Einflussreicher-*Hui*-Punkt des Knochenmarks, beseitigt Schwindel bei Nieren-Mangel-Syndrom. Bei Nieren-*Yin*-Mangel: Bl 23 + *(Shenshu)*; Ren 4 + *(Guanyuan)*, Ni 3 + *(Taixi)*, Ni 6 + *(Zhaohai)*.

Rezept: Bei Nieren-*Yang*-Mangel: *You Gui Wan* (➡ 8.2.10.e). Bei Nieren-*Yin*-Mangel: *Zuo Gui Wan* (➡ 8.2.10.d)

Diätetik: ➡ 7. Spezielle Diätetik bei Nieren-*Jing*-Mangel (➡ 7.12.1), Nieren-*Yang*-Mangel (➡ 7.12.2), Nieren-*Yin*-Mangel (➡ 7.12.3)

Weitere Therapiemöglichkeiten

- **Ohrakupunktur: OP 95** (Niere), **OP 55** *(Shenmen)*, **OP 25** (Hirnstamm), **OP 9** (Innenohr). *Anwendung:* Nadeln mit mittelstarkem Reiz setzen und 10–20 Min. belassen. Dauernadeln oder Samenkörner applizierbar
- **Chinesische Schädelakupunktur** (➡ 13.2): Beidseits Schwindel- und Hörzone stechen, Nadeln für 30 bis 40 Min. belassen, während dieser Zeit 2- bis 3-mal stimulieren; 1 Zyklus 10 Behandlungen, am besten täglich, dann 3 Tage Pause.

Morbus Menière

Typische Symptome: Anfallsartiger Drehschwindel, Tieftonschwerhörigkeit und Tinnitus eines Ohres mit chronischem Nystagmus zur Gegenseite und vegetativen Begleitsymptomen wie Erbrechen, Übelkeit. DD nach TCM: ➡ Tab. 12.62, auch Schwindel (➡ Tab. 12.61). Kombination verschiedener Symptome möglich.

Syndrome bei Morbus Menière			
Syndrom	**Weitere Symptome**	**Zunge**	**Puls**
Aufsteigendes Leber-*Yang* (➡ 11.7.5)	*Tinnitus:* Wie Maschinenknattern *Psyche:* Anfall meist nach Ärger oder Stimmungswechsel, Rastlosigkeit *Sonstiges:* Kopfschmerzen	Seiten rötlich	Saitenförmig, schnell
Trüber Schleim blockiert den Kopf (➡ 11.5.7)	*Tinnitus:* Wie Grillengezirpe *Psyche:* Schweregefühl des Kopfes, Benommenheit *Sonstiges:* Völlegefühl im Thorax, Appetitlosigkeit	Geschwollen *Belag:* Schmierig	Schlüpfrig
Nieren-*Yin*-Mangel (➡ 11.9.6)	*Tinnitus:* Wie Rauschen, schlechter durch Müdigkeit, Anstrengung *Psyche:* Schlaflosigkeit *Sonstiges:* Hörminderung, Schwäche lumbal/Knie	Rot *Belag:* Wenig	Dünn, schnell

Tab. 12.62

Therapie

Therapieprinzipien: Je nach Syndrom (➡ Tab. 12.62) Leber besänftigen, *Yin* nähren, bei Schleimbelastung: Schleim transformieren

12

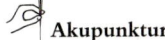

Akupunktur:

- **Hauptpunkte: SJ 17** *(Yifeng)*, **Dü 19** *(Tinggong)* regulieren Meridian-*Qi* im Ohrbereich; **Gb 20** – *(Fengchi)* und **Le 3** – *(Taichong)* besänftigen aufsteigendes Leber-*Yang;* **Pe 6** *(Neiguan)* bei Erbrechen und Übelkeit; Lokalpunkte bei Kopfschmerz: **Gb 8, Ma 8, Gb 14, Ex-HN 5** *(Taiyang)*, **Ex-HN 3** *(Yintang)*
- **Zusatzpunkte bei „Trüber Schleim blockiert den Kopf":** **Ma 40** – *(Fenglong)* transformiert Schleim, **Ma 36** + *(Zusanli)* und **Ren 12** + *(Zhongwan)* stärken die Milz, die Schleim transformiert
- **Zusatzpunkte bei Nieren-*Yin*-Mangel:** **Ni 3** + *(Taixi)* nährt Nieren-*Yin*, **Bl 23** + *(Shenshu)*: **Ex-HN** *(Anmian)* als wichtiger Punkt bei Schlaflosigkeit, beruhigt den Geist-*Shen*

Rezept: Bei aufsteigendem Leber-*Yang*: *Tian Ma Gou Teng Yin* (➡ 8.2.15). Bei „Trüber Schleim blockiert den Kopf": *Ban Xia Bai Zhu Tian Ma Tang* (➡ 8.2.16.e).

Diätetik: ➡ 7. Spezielle Diätetik bei aufsteigendem Leber-*Yang* (➡ 7.11.3), Trüber Schleim blockiert den Kopf (➡ 7.9.2), Nieren-*Yin*-Mangel (➡ 7.12.3)

Weitere Therapiemöglichkeiten

- **Ohrakupunktur: OP 29** (Polster–Occiput), **OP 34** (Graue Substanz), **OP 33** (Stirn), **OP 51** (Vegetativum), **OP 98** (Leber), **OP 55** (Vegetativum), **OP 9** (Innenohr), **OP 95** (Niere), **OP 25** (Hirnstamm). *Anwendung:* 3–4 Punkte nach Druckdolenz auswählen, 20 Min. belassen. Dauernadeln oder Samenkörner applizierbar
- **Chinesische Schädelakupunktur** (➡ 13.2): Beidseits Schwindel- und Hörzone stechen, 1 ×/Tag 5–10 Sitzungen/Zyklus.

12.11.2 Leitsymptome: Tinnitus und Schwerhörigkeit

Grobdifferenzierung in Fülle- und Mangel-Syndrome. DD ➡ Tab. 12.63. Tinnitus und Schwerhörigkeit können alleine oder gemeinsam auftreten. Da sie in chin. Lehrbüchern meist gemeinsam besprochen werden, sind sie hier zusammengefasst.

- *Fülle-Syndrom:* Meist akut einsetzend, lautes Ohrgeräusch, Fülle-Pulse
- *Mangel-Syndrom:* Meist langsam beginnend, schwaches Ohrgeräusch, Mangel-Pulse

Therapie

Leber-*Qi*-Stauung (➡ 11.7.2)

Therapieprinzipien: Leber-*Qi* besänftigen und regulieren

Akupunktur: Ein oder zwei Nadeln (abhängig von der Druckschmerzhaftigkeit) von **Dü 19** *(Tinggong)*, **Gb 2** *(Tinghui)*, **SJ 21** *(Ermen)* oder **SJ 17** *(Yifeng)* und zwei oder drei von: **Le 3 –** *(Taichong)*, **Di 4 –** *(Hegu)*, **Pe 6 –** *(Neiguan)*, **Bl 18 –** *(Ganshu)*, **Gb 20 –** *(Fengchi)*, **SJ 6 –** *(Zhigou)*, **Ex-HN 3** *(Yintang)*

Rezept: Variation von *Xiao Yao San* (➡ 8.2.6)

Diätetik: ➡ 7. Spezielle Diätetik (➡ 7.11.2).

Loderndes Leber-Feuer (➡ 11.7.4) mit Gallenblasen-Feuer

Therapieprinzipien: Leber-Feuer klären, Ohren befreien, den Geist-*Shen* beruhigen. Bei Verdacht auf Hörsturz immer fachärztliches Konsil

Akupunktur: SJ 17 – *(Yifeng)* als wichtigster Lokalpunkt für diese Tinnitus-Form, starke Nadelsensation, Stichtiefe 1 Cun; **Le 2 –** *(Xingjian)* besänftigt das Leber-Feuer;

SJ 5 – *(Waiguan)* besänftigt Leber-*Yang*; **Gb 43** – *(Xiaxi)* klärt das Gallenblasen-Feuer, befreit die Ohren; **SJ 3** – *(Zhongzhu)* und **Gb 20** – *(Fengchi)* besänftigen Leber-*Yang*, befreien die Ohren; **Gb 8** – *(Shuaigu)* als Regionalpunkt für dieses Syndrom. **Gb 34** – *(Yanglingquan)*, **Le 3** – *(Taichong)* regulieren Leber-*Qi*-Fluss

Rezept: Variation von *Long Dan Xie Gan Tang* (➡ 8.2.4.d)

Diätetik: ➡ 7. Spezielle Diätetik (➡ 7.11.3)

Syndrome bei Tinnitus, Schwerhörigkeit				
Syndrom	Ätiologie	Tinnitus/ Hörvermögen	Zusatzsymptome evtl.	Zunge/Puls
Fülle-Syndrome				
Leber-*Qi*-Stauung (➡ 11.7.2)	Emotionaler Stress, v.a. Wut, Ärger	*Tinnitus:* Mild, inter-mittierend, schlimmer durch Stress, besser durch Ruhe *Hörvermögen:* Evtl. wie „blockiert"	Oft Seufzen, Völle-gefühl thorakal, Kopfschmerzen, Reizbarkeit, De-pression	*Zunge:* Normal oder dunkel, evtl. Seiten ge-rötet oder auf-gerollt *Puls:* Saitenför-mig und dünn oder saitenför-mig und voll
Loderndes Leber-Feuer mit Gallen-blasen-Feuer (➡ 11.7.4)	Emotionaler Stress, Lärmex-position, Hitze erzeugende Nahrung, Alko-hol	*Tinnitus:* Akut einset-zend, laut, pfeifend, Druck auf dem Au-ßenohr bessert nicht *Hörvermögen:* Redu-ziert, evtl. Ohrschmer-zen, Absonderung	Kopfschmerzen, Schwindel, Unru-hezustände, bitte-rer Mundge-schmack, Gesichtsrötung	*Zunge:* Rot, mit röteren Seiten *Belag:* Gelb, schmierig *Puls:* Saitenför-mig, schnell
Schleim-Feuer lodert aufwärts	Fettreiche, un-regelmäßige Ernährung führt zur Schleim-bildung	*Tinnitus:* Wie Grillen-gezirpe *Hörvermögen:* Redu-ziert oder Taubheit, „als ob das Ohr blok-kiert ist", evtl. gelbeit-rige Ohrabsonderung mit Ohrschmerz	Schwindel, Benommenheit, thorakales Völlegefühl	*Zunge:* Rot, ge-schwollen *Belag:* Gelb, schmierig *Puls:* Schnell, schlüpfrig
Mangel-Syndrome				
Nieren-*Jing*-Mangel (➡ 11.9.1)	Alter, chroni-sche Erkran-kungen	*Tinnitus:* Beginn all-mählich, wie Wasser-rauschen und anfalls-artig, meist tagsüber besser, nachts schlechter, Druck auf Außenohr bessert *Hörvermögen:* Redu-ziert	Leichter Schwin-del, Leeregefühl im Kopf, Vergess-lichkeit, Schwäche und Schmerz lum-bal/Knie; bei *Yang*-Mangel: Kältege-fühle	*Zunge:* Blass (Nieren-*Yang*-Mangel), rot, evtl. belaglos (Nieren-*Yin*-Mangel) *Puls:* Tief, schwach (Nie-ren-*Yang*-M.), dünn, schnell (Nieren-*Yin*-M.)
Disharmonie Niere und Herz (➡ 11.11.11)	Chronische Erkrankungen, Überanstren-gung	Wie Nieren-*Jing*-Mangel	Wie Nieren-*Jing*-Mangel, zusätz-lich: Palpitatio-nen, Schlaf- und Rastlosigkeit	*Zunge:* Rot *Puls:* Dünn, schnell

Forts. ➡

12

Syndrome bei Tinnitus, Schwerhörigkeit				
Syndrom	Ätiologie	Tinnitus/ Hörvermögen	Zusatzsymptome evtl.	Zunge/Puls
Mangel-Syndrome				
Milz-*Qi*-/ *Yang*-Mangel (➡ 11.5.1) (mit Schleim-Feuchtigkeit)	Rezidivierend, Erkältungs-erkrankungen (oft antibiotisch behandelt), chronische Er-krankungen, Überanstren-gung, Diät	*Tinnitus:* Tiefer Ton, allmählicher Erkran-kungsbeginn, inter-mittierend, mild *Hörvermögen:* Nicht reduziert	Müdigkeit, Blässe, Appetitverlust	*Zunge:* Blass, ge-schwollen *Belag:* Dünn, weiß *Puls:* Schwach
Herz-Blut-Mangel (➡ 11.1.3) *Qi*- und Blut-Mangel (➡ 9.3.3)	Chronische Er-krankungen, Blutverlust	*Tinnitus:* Tiefer Ton, allmählicher Erkran-kungsbeginn, inter-mittierend *Hörvermögen:* Nicht reduziert	Palpitationen, Schlaflosigkeit (bei Herz-Blut-Man-gel), Blässe	*Zunge:* Blass evtl. verkleinert *Puls:* Schwach, dünn

Tab. 12.63

Schleim-Feuer lodert aufwärts

Therapieprinzipien: Schleim auflösen, Feuer klären, Leber-*Yang* besänftigen, Milz stärken

 Akupunktur: SJ 21 – *(Ermen),* **Dü 19** – *(Tinggong)* und **Gb 2** – *(Tinghui):* Lokal-punkte (am häufigsten **Gb 2**) regulieren den Fluss des klaren *Qi* zum Ohr und des trüben *Qi;* **SJ 17** – *(Yifeng):* wichtiger Lokalpunkt **SJ 3** – *(Zhongzhu),* **SJ 5** – *(Waiguan)* besänftigen Leber-*Yang;* **Di 4** – *(Hegu)* reguliert das Aufsteigen des klaren *Qi* zum Kopf und des trüben *Qi* abwärts; **Ren 9** – *(Shuifen),* **Ma 40** – *(Fenglong),* **Mi 9** – *(Yinlingquan)* transformieren Schleim und Feuchtigkeit; **Gb 20** – *(Fengchi)* dämpft Leber-*Yang,* befreit die Ohren; **Ren 12 +** *(Zhongwan),* **Bl 20 +** *(Pishu)* stärken die Milz, um Schleim zu lösen

Rezept: Variationen von *Wen Dan Tang* (➡ 8.2.16.b)

12

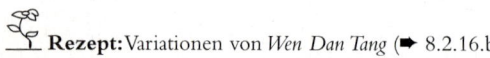

Wichtig

Behandlungsschema bei Tinnitus
Fünf Sitzungen von **SJ 21** zu **Gb 2** (das trübe *Qi* sinkt ab), dann fünf Sitzungen von **Gb 2** nach **SJ 21** (das klare *Qi* steigt auf); weitere Punkte je nach Symptomatik dazu kombinieren.

Rezept: Variationen von *Wen Dan Tang* (➡ 8.2.16.b)

Diätetik: ➡ 7. Spezielle Diätetik, schleimbildende Nahrungsmittel meiden (➡ 7.9.4, 7.11.3).

Nieren-*Jing*-Mangel (➡ 11.9.1), Disharmonie zwischen Herz und Niere (➡ 11.11.11)

Therapieprinzipien: Essenz-*Jing* nähren, Nieren-*Yang* stärken oder Nieren-*Yin* nähren, evtl. Herz und Niere harmonisieren, evtl. aufsteigendes Leber-*Yang* (➡ 11.7.5, dann stärkerer Kopfschmerz und Schwindel) besänftigen

Akupunktur: Gb 2 + *(Tinghui)* als wichtigster Lokalpunkt bei dieser Tinnitus-Form; **SJ 17** + *(Yifeng)* wichtiger Lokalpunkt; weitere Lokalpunkte: **Dü 19, SJ 21; Ni 3** + *(Taixi)*, **Ren 4** + *(Guanyuan)*, **Bl 23** + *(Pangguangshu)* und **Ni 7** + *(Fuliu)* stärken die Niere und Essenz-*Jing;* **Du 4** + M *(Mingmen)* bei Nieren-*Yang*-Mangel; **Mi 6** + *(Sanyinjiao)* nährt die Nieren; **He 6** − *(Yinxi)* harmonisiert zusammen mit **Ni 7** Herz und Nieren. Bei Nieren-*Yang*-Mangel: Zusätzlich Moxa auf **Bl 23, Du 4, Ren 4**

Rezept: *Er Long Zuo Ci Wan* (➡ BB: S. 294, EBB: S. 265) bei Nieren-*Jing*- mit vorherrschendem Nieren-*Yin*-Mangel. *You Gui Wan* (➡ 8.2.10.e) bei Nieren-*Jing*- mit vorherrschendem Nieren-*Yang*-Mangel. *Tian Wang Bu Xin Dan* (➡ 8.2.14.b) bei Disharmonie zwischen Herz und Niere

Diätetik: ➡ 7. Spezielle Diätetik (➡ 7.12.1, 7.6.4, 7.12.3).

Milz-*Qi-/Yang*-Mangel (➡ 11.5.1, 11.5.2) (mit Schleim-Feuchtigkeit)

Therapieprinzipien: Milz- und Magen-*Qi* stärken, *Qi* stärken und die Ohren öffnen

Akupunktur: SJ 17 + *(Yifeng)*, **Dü 19** *(Tinggong)*, **Gb 2** *(Tinghui)* als wichtige Lokalpunkte; **Ma 36** + M *(Zusanli)*, **Bl 20** + M *(Pishu)*, **Ren 12** + M *(Zhongwan)* stärken die Milz; **Ma 40** + *(Fenglong)* transformiert Schleim; **Mi 9** + *(Yinlingquan)* und **Mi 6** *(Sanyingjiao)* in Kombination, um Feuchtigkeit zu entfernen

Rezept: Variation von *Bu Zhong Yi Qi Tang* (➡ 8.2.10.a), mit dickem, zähflüssigem Schleim auch: *Liu Jun Zi Tang* (➡ 8.2.10.a)

Diätetik: ➡ 7. Spezielle Diätetik (➡ 7.9.1), bei starker Feuchtigkeitsretention auch (➡ 11.5.5)

Herz-Blut-Mangel (➡ 11.1.3), *Qi*- und Blut-Mangel (➡ 9.3.3)

Therapieprinzipien: *Qi* und Blut stärken und nähren, bei Herz–Blut-Mangel: Herz stärken, Blut ernähren

Akupunktur: Bei Herz-Blut-Mangel v.a.: **He 5** + *(Tongli)*, **Bl 15** + *(Xinshu)* und **Ren 14** + *(Juque)* stärken das Herz; **Ren 17** + *(Danzhong)* stärkt Herz-*Qi;* **Pe 6** + *(Neuguan)* stärkt Herz-Blut. Bei *Qi*- und Blut-Mangel v.a.: **SJ 17** + *(Yifeng)*, **Gb 2** + *(Tinghui)* als Lokalpunkte, **Ma 36** + M *(Zusanli)*, **Mi 6** + *(Sanyinjiao)*, **Ren 4** + M *(Guanyuan)*, **Bl 20** + *(Pishu)*, **Bl 23** + M *(Shenshu)*, **Bl 15** + *(Xinshu)*, **Bl 17** *(Geshu)*

12

Rezept: *Si Wu Tang* (➥ 8.2.10.b), *Gui Pi Tang* (➥ 8.2.10.c), bei *Qi*- und Blut-Mangel: Variationen von *Shi Quan Da Bu Tang* (➥ 8.2.10.c)

Diätetik: ➥ 7. Spezielle Diätetik (➥ 7.6.3)

Weitere Therapiemöglichkeiten

- **Ohrakupunktur**
  - **Bei Tinnitus und Schwerhörigkeit:** OP 9 (Inneres Ohr), **OP 55** *(Shenmen)*, **OP 95** (Niere), **OP 22** (Endokrinium), **OP 96** (Gallenblase), **OP 97** (Milz), **OP 98** (Leber), **OP 33** (Stirn), **OP 29** (Polster–Occiput), evtl. auch **OP 109** und **OP 110**
  - **Bei Hörsturz:** OP 9 (Innenohr), **OP 13** (Nebenniere), **OP 34** (Graue Substanz), **OP 95** (Niere), **OP 109, OP 110.** *Anwendung:* 3–4 der druckdolentesten Punkte auswählen, Nadeln zunächst mit ableitender Nadeltechnik, später beim Abklingen der Symptome mit milder Stimulation setzen, 20–30 Min. belassen, jeden 2. Tag über 15 Sitzungen. Dauernadeln oder Samenkörner applizierbar
- **Chinesische Schädelakupunktur** (➥ 13.2): Beidseits Schwindel- und Hörzone (➥ Tab. 13.22); intermittierende Manipulation, Nadeln 30 Min. belassen
- **Injektionsakupunktur:** In **SJ 17** *(Yifeng)*, **Gb 20** *(Fengchi)* ca. 1 ml Vit.-B-Komplex oder Vit.-B12-Lsg. alternierend mit 1%iger Procain-Lsg. Anwendung: Alle 3 Tage injizieren
- **Intradermale Nadeltherapie** (➥ 5.1.14): V.a. gegen Schwerhörigkeit. *Punkte:* **SJ 17** *(Yifeng)*, **SJ 18** *(Qimai)*, **Ex–HN 14** *(Yiming)*, **Dü 19** *(Tinggong)*. *Anwendung:* 1–2 Punkte bei jeder Behandlung auswählen, Punkte vor dem Ohr 24 Stunden belassen, Punkte hinter dem Ohr 12 Stunden belassen.

12.11.3 Kopfschmerzen/Migräne

Vor Akupunkturbehandlung differenzierte fachärztliche Diagnostik zum Ausschluss von Tumor, Blutung etc. erforderlich. Behandlung nach Meridian- und Syndrombezug.

Diagnostische Strategien

Mehrere Einteilungsmöglichkeiten

- **Verlauf**
  - **Akute Kopfschmerzen:** Meist durch äußere pathogene Faktoren, z.B. bei Erkältungskrankheiten oder akute Exazerbation bei chronischen Kopfschmerzsyndromen
  - **Chronisch rezidivierende Kopfschmerzen:** Meist innere Funktionsstörungen (Einteilung in TCM-Syndrome ➥ Tab. 12.65, 12.66)
- **Schmerzlokalisation:** (nach H. J. Lehmann [1999]; ➥ 14.3.2) in der Praxis das wichtigste Kriterium zur Punktauswahl. Behandlung nach Meridianbezug (➥ Tab. 12.64)
- **Schmerzcharakter:** ➥ Tab. 12.65, 12.66
- **Zusatzsymptome:** ➥ u.a. Tab. 10.3.

Therapeutische Strategien

- **Akutfälle:** Behandlung nach Meridianbezug (Punktauswahl ➥ Tab. 12.64) und nach Syndrombezug bei akuten Erkältungserkrankungen

- **Chronische Fälle** (auch akute Exazerbation chronischer Kopfschmerzen und Therapieresistenz): Meist aufgrund von inneren Funktionsstörungen, v.a. Behandlung nach Syndromen (Punktauswahl ➡ Tab. 12.65, 12.66) und mit Lokalpunkten (Punktauswahl ➡ Tab. 12.64).

Therapie nach Meridianbezug (➡ Tab. 12.64)

Kopfschmerzklassifikation nach Lokalisation und Meridianbezug		
Lokalisation (Meridianbezug)	Fernpunkte	Lokal-/Regionalpunkte
Scheitel (Le, *Jueyin*)	Le 3 (Hauptpunkt);	Du 20 (Hauptpunkt)**, Bl 7, evtl. Bl 10, Du 19, Ex-HN 1, Du 21, Gb 19**
Schläfen seitlich oder einseitig (Gb, SJ, *Shaoyang*)	SJ 5, SJ 3, Gb 41, evtl. **Gb 38, Gb 34, Gb 44**	Gb 8, Ex-HN 5, Gb 20
Stirn (Ma, Di, *Yangming*)	Di 4, Ma 44	Du 23, Gb 14, Bl 2, Ma 8, Ex-HN 3, (Bl 2)
Hinterkopf (Dü, Bl, *Taiyang*)	Bl 60, Dü 3	Gb 20, Bl 10, Du 19, Gb 9, Bl 9

Tab. 12.64

Wichtig

Kombination von Lokal– mit Fernpunkten

Regel: Je chronischer der Kopfschmerz, desto mehr Lokalpunkte verwenden, gilt v.a. bei wiederholter umschriebener Schmerzlokalisation. Bei akuter Kopfschmerzsymptomatik, z.B. bei akuter Migräne-Attacke, zunächst Fernpunkte wählen und ableitend stimulieren, dann nach Besserung lokal (bei einseitigem Kopfschmerz z.B. auch entsprechende Punkte der kontralateralen Seite. Punktauswahl nach Meridianbezug [➡ Tab. 12.64]) oder nach Syndromdifferenzierung (➡ Tab. 12.65, 12.66) weiterbehandeln.

Kopfschmerzen bei inneren Funktionsstörungen			
Syndrom	Schmerz	Begleitende Symptome	Zunge/Puls
Fülle-Syndrome			
Aufsteigendes Leber-*Yang* (➡ 11.7.5)	*Charakter:* Intensiv klopfend oder platzend, besser durch aufrechte Lage *Lokal.:* Seitlich, im Augen- oder Scheitelgebiet, peri-/retroaurikulär oder um **Gb 14**	Häufig Übelkeit, Erbrechen, Augenrötung, Augenflimmern, Schwindel, Tinnitus, Schwerhörigkeit, Reizbarkeit, Schlaflosigkeit	*Zunge:* Gerötet *Belag:* Trocken, dünn *Puls:* Saitenförmig
Loderndes Leber-Feuer (➡ 11.7.4)	Wie Aufsteigendes Leber-*Yang*, stärkere Schmerzsymptomatik	Fast immer Übelkeit und Erbrechen, Hitzegefühle	*Zunge:* Rot *Belag:* Gelb *Puls:* Schnell, saitenförmig, voll
Aufkommender Leber-Wind (➡ 11.7.6)	*Charakter:* Ziehend *Lokal.:* Meist im ganzen Kopf	Meist schwere Benommenheit, Schwindel, evtl. mit Parästhesien, Extremitätentremor	*Zunge:* Blass oder rot *Puls:* Saitenförmig

Forts. ➡

12

Kopfschmerzen bei inneren Funktionsstörungen *(Forts.)*			
Syndrom	Schmerz	Begleitende Symptome	Zunge/Puls
Fülle-Syndrome			
Leber-*Qi*-Stauung (➡ 11.7.2)	*Charakter:* Eher ziehend, drückend, kann von einer Seite zur anderen wandern *Lokal.:* Meist Stirn oder seitlich	Häufig Magen-Disharmonie, Reizbarkeit, Aufstoßen, Meteorismus, abdominales Spannungsgefühl	*Zunge:* Meist normal, evtl. Seiten gerötet und aufgerollt *Puls:* Saitenförmig
Trüber Schleim blockiert den Kopf (➡ 11.5.7)	*Charakter:* Dumpf, Schweregefühl *Lokal.:* Im ganzen Kopf oder Stirnbereich, manchmal auch seitlich, stärker morgens	Benommenheit, Konzentrationsstörungen, Schwindel, evtl. thorakales Völlegefühl, Appetitlosigkeit	*Belag:* Schmierig, dick, weiß *Puls:* Schlüpfrig, saitenförmig
Nahrungsstagnation im Magen (➡ 11.6.5)	*Charakter:* Kann intensiv sein, durch Nahrungsaufnahme stärker *Lokal.:* Stirn	Völlegefühl epigastral, Säurereflux, Aufstoßen, fauliger Mundgeruch	*Belag:* Dick, quarkig *Puls:* Saitenförmig, rau
Blut-Stase (➡ 9.3.2)	*Charakter:* Sehr intensiv, stechend oder bohrend, „wie Nagel im Kopf" *Lokal.:* Fix, rezidivierend, therapieresistent	Meist ältere Patienten, dunkler Teint, Dysmenorrhö bei Frauen mit dunklem, klumpigem Blut	*Zunge:* Blauviolett *Puls:* Saitenförmig, rau
Loderndes Magen-Feuer (➡ 11.6.4)	*Charakter:* Intensiv *Lokal.:* Stirnbereich	Durst mit Verlangen nach Kaltem, Obstipation	*Zunge:* Rot *Belag:* Dick, gelb *Puls:* Voll, schnell

Tab. 12.65

Kopfschmerzen bei inneren Funktionsstörungen			
Syndrom	Schmerz	Begleitende Symptome	Zunge/Puls
Mangel-Syndrome			
Qi-Mangel, Milz-*Qi*-Mangel (➡ 9.3.1, 11.5.1)	*Charakter:* Mild, dumpf, chronisch, Ruhe/Liegen bessert, Anstrengung/morgens stärker *Lokal.:* Im ganzen Kopf oder nur Stirnbereich	Appetitlosigkeit, Müdigkeit, weiche Stühle, Dyspnoe	*Zunge:* Blass *Puls:* Leer, schwach
Blut-Mangel (➡ 9.3.2)	*Charakter:* Dumpf, nachmittags/abends stärker, kontinuierlich, Liegen/Ruhe bessert; bei F.: Gegen Menstruationsende stärker *Lokal.:* Meist Scheitelbereich	Blässe, Vergesslichkeit, Schwindel, Schwäche, Konzentrationsstörungen, evtl. Palpitationen	*Zunge:* Blass *Puls:* Schwach, leer, saitenförmig
Nieren-*Jing*-Mangel (➡ 11.9.1)	*Charakter:* Mild mit Leeregefühl im Kopf (evtl. Auftreten nach sexueller Aktivität) *Lokal.:* Kopf oder Hinterkopf (Blasen-Meridian)	Schwindel, Tinnitus Zusätzlich Zeichen des Nieren-*Yang*- (➡ 11.9.2, z.B. Kältegefühle) oder Nieren-*Yin*-Mangels (➡ 11.9.6, z.B. Hitzesensationen)	*Puls:* Schwach, dünn, leer *Zunge:* Rot, belaglos *Puls:* Dünn, schnell (bei Nieren-*Yin*-Mangel)

Tab. 12.66

12

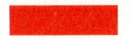 **Therapie nach Syndrombezug**

 **Kopfschmerzen bei akuten Erkältungskrankheiten**

Wind-Kälte-Typ

- **Schmerz:** Akut einsetzend, dumpfer Spannungskopfschmerz im Hinterkopf oder im ganzen Kopf, evtl. Nackensteifigkeit
- **Puls:** Oberflächlich, straff gespannt
- **Hauptpunkte: Di 4 –, Lu 7 –, Gb 20 –; Bl 12 – S, Du 16 –;** weitere Punkte nach Kopfschmerzlokalisation und Meridianbezug (➡ Tab. 12.64) und Syndrom (➡ 11.3.4)

 Rezept: *Chuan Xiong Cha Tiao San* (➡ BB: S. 49, EBB: S. 49).

Wind-Kälte-Typ mit Feuchtigkeit

- **Schmerz:** Tief sitzend, dumpf mit Schweregefühl, Benommenheit, „als ob der Kopf bandagiert ist"
- **Zungenbelag:** Schmierig-klebrig
- **Puls:** Oberflächlich, schlüpfrig
- **Hauptpunkte: Di 4 –, Lu 7 –, Gb 20 –; Mi 6 +** in Kombination mit **Mi 9, Ma 36;** weitere Punkte nach Kopfschmerzlokalisation und Meridianbezug (➡ Tab. 12.64), evtl. Moxibustion bei starken Kältezeichen

 Rezept: *Qiang Huo Sheng Shi Tang* (➡ BB: S. 221, EBB: S. 203)

Wind-Hitze-Typ

- **Schmerz:** Akut einsetzend, intensiv, im Stirnbereich oder im Kopfinnern teilweise berstender Charakter
- **Puls:** Oberflächlich, schnell
- **Hauptpunkte: Di 4 –, Di 11 –, Du 14 –, Gb 20 –, Bl 12 – S,** weitere Punkte nach Kopfschmerzlokalisation, Meridianbezug (Tab. 12.64) und Syndrom (➡ 11.3.5)

Rezept: *Sang Ju Yin* (➡ 8.2.3.b), speziell bei Kopfschmerzen *Ju Hua Cha Tiao San* (➡ BB: S. 50, EBB: S. 51).

12

Kopfschmerzen bei inneren Funktionsstörungen

Chronischer und rezidivierender Verlauf als Hinweis auf innere Funktionsstörungen. DD nach TCM-Syndrom ➡ 12.65 und 12.66.

Aufsteigendes Leber-*Yang* (➡ 11.7.5)

Meist durch Leber-Blut-Mangel (➡ 11.7.1) oder Leber-*Yin*-/Nieren-*Yin*-Mangel (➡ 11.9.6, 11.11.20), häufigste Ursache bei Migräne
Therapieprinzipien: Leber-*Yang* besänftigen, Leber-Blut oder -*Yin* und/oder Nieren-*Yin* ernähren

---

Wichtig

Schmerzdifferenzierung bei inneren Funktionsstörungen

- **Schmerztyp mit Fülle-Symptomatik:** Meist intensiv, eindeutig zu lokalisieren, stark beeinträchtigend, meist kräftige Pulse (z. B. mögliche Symptome bei typischer Migräne mit Aura: Leber-*Yang,* Leber-Feuer, schwerste Migräneattacken: Leber-Wind ➡ Tab. 12.65). *Anmerkung:* Ursächlich können Mangel-Symptome beteiligt sein, z. B. Leber-*Yang* durch Leber-/Nieren-*Yin*-Mangel
- **Schmerztyp mit Mangel-Symptomatik:** Meist dumpf und mild, Beeinträchtigung eher durch zusätzlich vorhandenen Schwächezustand als durch Schmerz, schwache Pulse (➡ Tab. 12.66)

Akupunktur
- **Leber-*Yang* besänftigen:** Mit **Le 3 –,** bei akuter Migräneattacke besser mit **Le 2 –; Gb 43 –; Gb 20 –** entspannt Nacken- und Schultermuskulatur, öffnet die Augen; **Ex-HN 5 N** *(Taiyang)* bei Temporalkopfschmerz; **SJ 5 –** *(Waiguan)* v. a. bei Seiten-kopfschmerz; **Du 20 –** *(Baihui)* bei Scheitelkopfschmerz
- ***Yin* nähren:** Le 8 + (nährt Leber-Blut), Mi 6 +, Ni 3 +
- **Zusätzliche Fernpunkte:** Pe 6 *(Neiguan)* mit SJ 4 *(Yangchi)* effektive Kombination, um seitliche Kopfschmerzen, v. a. bei Frauen, zu behandeln, Pe 6 zusätzlich gut bei Erbrechen/Übelkeit
- **Lokal-/Regionalpunkte:** Auswahl v. a. nach Druckdolenz (siehe auch Therapie nach Meridianbezug [➡ Tab. 12.64]), z. B. *Ashi*-Punkte, **Gb 4, Gb 5, Gb 6, Gb 8:** Jeweils Punkte horizontal s. c. in Richtung Hinterkopf nadeln; außerdem **Gb 9, Gb 13, Gb 14, Gb 21;** bei Augensymptomatik auch **Bl 2, Ex-HN 4** *(Yuyao),* **Gb 1**

Rezept: *Tian Ma Gou Teng Yin* (➡ 8.2.15). Bei vorherrschendem Leber- und Nieren-*Yin*-Mangel: *Zhen Gan Xi Feng Tang* (➡ 8.2.15). Bei Leber-*Yang* und Leber-Wind: *Ling Jiao Gou Teng Tang* (➡ BB: S. 443, EBB: S. 403)

Diätetik: ➡ 7. Spezielle Diätetik. Aufsteigendes Leber-*Yang* (➡ 7.11.3), zusätzlich bei zugrunde liegendem Leber-Blut-Mangel (➡ 7.11.1), Nieren-*Yin*-Mangel (➡ 7.12.3).

Loderndes Leber-Feuer (➡ 11.7.4)

Therapieprinzipien: Leber besänftigen, Feuer klären

Akupunktur: **Le 2 –** *(Xingjian)* als wichtiger Fernpunkt, um Leber-Feuer zu reduzieren; evtl. **Le 3 –** *(Taichong)*; **Gb 38 –** *(Yangfu)* klärt Leber- und Gallenblasen-Feuer, gut bei chronischem Migräne-Kopfschmerz einseitig periorbital; **Gb 20 –** *(Fengchi)* entfernt Wind vom Kopf, klärt Leber-Feuer; **SJ 5 –** *(Waiguan)* und **Ex-HN 5 –** *(Taiyang)* bei Temporalkopfschmerz; **Gb 44 –** *(Zuqiaoyin)* klärt Gallenblasen-Hitze, gut bei Seitenkopfschmerz; **Gb 43 –** *(Xiaxi)* klärt Gallenblasen-Hitze, gut bei Kopfschmerz um oder hinter dem Auge; **Di 11 –** *(Quchi),* wenn stärkere Hitzezeichen vorhanden sind; **Mi 6 N** *(Sanyinjiao)* nährt das *Yin,* verhindert eine *Yin*-Verletzung durch Hitze. Weitere Lokalpunkte wie bei aufsteigendem Leber-*Yang*

Rezept: *Long Dan Xie Gan Tang* (➡ 8.2.4.d)

Diätetik: ➡ 7. Siehe auch aufsteigendes Leber-*Yang* (➡ 7.11.3)

Aufkommender Leber-Wind (➡ 11.7.6)

Meist durch Leber-Feuer oder Leber-Blut-Mangel oder aufsteigendes Leber-*Yang*
Therapieprinzipien: Leber besänftigen, Wind beseitigen

Akupunktur: Le 3 – *(Taichong)* und **Gb 20 –** *(Fengchi)* beseitigen Leber-Wind; **Du 16 –** *(Fengfu)* und **Bu 20 –** *(Baihui)* unterdrücken inneren Wind, beseitigen Kopfschmerz; **Mi 6 +** *(Sanyinjiao)* nährt *Yin* und Blut; **Dü 3** *(Houxi)* in Kombination mit **Bl 62** *(Shenmai)* öffnet den *Du Mai,* unterdrückt inneren Wind; bei Frauen zusätzlich die Kombination von **Ni 6** *(Zhaohai)* mit **Lu 7** *(Lieque),* um den *Ren Mai* zu öffnen (nach G. Maciocia ➡ 14.3.2). Weitere Lokalpunkte wie bei aufsteigendem Leber-*Yang*

Rezept: *Tian Ma Gou Teng Yin* (➡ 8.2.15), *Zhen Gan Xi Feng Tang* (➡ 8.2.15)

Diätetik: ➡ 7. Siehe auch aufsteigendes Leber-*Yang* (➡ 7.11.3).

Leber-*Qi*-Stauung (➡ 11.7.2)

Therapieprinzipien: Leber-*Qi*-Fluss regulieren, Stagnation beseitigen, Geist-*Shen* beruhigen

Akupunktur: Le 3 – *(Taichong)* in Kombination mit **Di 4 –** *(Hegu)* und **Gb 34 –** *(Yanglingquan)* beseitigt Leber-*Qi*-Stauung; in Kombination mit **Du 24 N** *(Shenting)* und **Ex-HN 5** *(Taiyang)* wird Leber-*Qi*-Stauung im Kopfbereich beseitigt; weitere Punkte nach Lokalisation, Meridianbezug (➡ Tab. 12.64)

Rezept: *Xiao Yao San* (➡ 8.2.6)

Diätetik: ➡ 7. Spezielle Diätetik (➡ 7.11.2).

Trüber Schleim blockiert den Kopf (➡ 11.5.7)

Therapieprinzipien: Magen und Milz stärken, Feuchtigkeit oder Schleim auflösen, das Aufsteigen des klaren *Qi* fördern

Akupunktur
- **Milz stärken, Feuchtigkeit auflösen: Ren 12 +** *(Zhongwan),* **Bl 20 +** *(Pishu)* und **Mi 3 –** *(Taibai)* eliminieren Feuchtigkeit, lösen Schleim auf; **Mi 6 –** *(Sanyinjiao),* **Mi 9 –** *(Yinlingquan)* bei vorherrschender Feuchtigkeit; **Ma 40 –** *(Fenglong)* bei vorherrschendem Schleim
- **Lokalpunkte: Ma 8 –** *(Touwei)* als Hauptlokalpunkt, um Feuchtigkeit vom Kopf zu entfernen; **Du 20** *(Baihui)* bei zusätzlicher Benommenheit; **Du 23** *(Shangxing)* bei Schmerzlokalisation um die Augen; **Du 24** *(Shenting)* entfernt Feuchtigkeit vom Kopf; **Ex-HN 3** *(Yintang)* bei Stirnkopfschmerz

12

- **Fernpunkte: Di 4 –** *(Hegu)* beseitigt pathogene Faktoren; **Lu 7 +** *(Lieque)* stimuliert das Aufsteigen des klaren *Yang* zum Kopf
- **Bei Wind-Schleim-Belastung** (➥ auch 12.1.8 Apoplex) zusätzlich Punkte zur Windbeseitigung einsetzen: **Le 3 –** *(Taichong)*; **Gb 39 –** *(Xuanzhong)* bei Kopfschmerz entlang des Gb-Meridians; **Du 16 –** *(Fengfu)*, **Gb 20 –** *(Fengchi)*; **Dü 3 N** *(Houxi)*; **Bl 62 N** *(Shenmai)* öffnet den *Du Mai;* **Di 11** *(Quchi)* bei Schleim mit zusätzlicher Hitzesymptomatik
- Weitere Punkte siehe nach Lokalisation, Meridianbezug (➥ Tab. 12.64)

Rezept: *Ban Xia Bai Zhu Tian Ma Tang* (➥ 8.2.16.e)

Diätetik: ➥ 7. Spezielle Diätetik (➥ 7.9.2)

Nahrungsstagnation im Magen (➥ 11.6.5)

Therapieprinzipien: Nahrungsstagnation beseitigen, Magen-*Qi* absenken, die Mitte harmonisieren

Akupunktur: Bl 21 + *(Weishu)* entfernt Nahrungsstagnation, **Pe 6 –** *(Neiguan)* senkt das Magen-*Qi* ab; **Ma 34 –** *(Liangqiu)*, **Ma 45 –** *(Lidui)* und **Mi 4 –** *(Gongsun)* entfernen Nahrungsstagnation; **Ma 34** beendet Schmerz, **Ma 45** v. a. auch Kopfschmerz; **Ren 10 N** *(Xiawan)* senkt das Magen-*Qi* ab, fördert die Magen-Darm-Motilität; **Di 4 –** *(Hegu)* beseitigt Meridian-Obstruktionen im Gesicht/Kopf; **Ren 13 N** *(Shangwan)* zusätzlich bei Erbrechen, Säurereflux; **Ma 44 –** *(Neiting)* bei Kopfschmerz durch Nahrungsstagnation mit Hitze; **Ma 40 –** *(Fenglong)* bei lange bestehender Nahrungsstagnation mit dickem, quarkigem Zungenbelag; **Ma 36 –** *(Zusanli)* bei Magen-Mangel-Syndromen; **Ma 8 N** *(Touwei)* als Lokalpunkt bei Magenkopfschmerz

Rezept: *Bao He Wan* (➥ 8.2.17). Bei Säurereflux oder Erbrechen: *Xiang Sha Zhi Zhu Wan* (➥ BB: S. 505, EBB: S. 460)

Diätetik: Allgemeine Ernährungsrichtlinien (➥ 7.3) beachten.

Blut-Stase (➥ 9.3.2)

Therapieprinzipien: Blut bewegen, Sinne befreien

Akupunktur
- **Lokalpunkte:** V. a. *Ashi*-Punkte; **Ex-HN 1** *(Sishencong)* bei Blut-Stase im Scheitelbereich; **Bl 2** *(Zanzhu)* bei Blut-Stase in den Augen; **Ex-HN 5** *(Taiyang)* bei Blut-Stase temporal; **SJ 18** *(Qimai)* bei Blut-Stase okzipital (weitere Punkte siehe auch nach Meridianbezug [➥ Tab. 12.64]), **Du 16** *(Fengfu)* und **Du 17** *(Naohu)* wichtige Punkte, um das Blut im Gehirn zu bewegen und Blut-Stasen zu beseitigen
- **Fernpunkte: Mi 10 – N** *(Xuehai)* bei Blut-Stase, **Di 4 – N** *(Hegu)* mit **Le 3 – N** *(Taichong)* vertreibt pathogene Faktoren vom Kopf, bewegt das Blut, beseitigt

Kopfschmerz; **Di 11 – N** *(Quchi)* bewegt das Blut, unterstützt die Sehnen; **Mi 6 – N** *(Sanyinjiao)* bewegt das Blut; **SJ 5 – N** *(Waiguan)* bewegt *Qi*, gut bei einseitigem Kopfschmerz; **Bl 18 – N** *(Ganshu)* bei Leber-Blut-Stase (➡ 11.7.3)

Rezept: *Tong Qiao Hua Xue Tang* (➡ BB: S. 351, EBB: S. 315), *Tao Hong Si Wu Tang* (➡ 8.2.10.b).

Loderndes Magen-Feuer (➡ 11.6.4)

Therapieprinzipien: Hitze klären, Magen klären, gegenläufiges *Qi* absenken

Akupunktur: Di 4 – *(Hegu)* und **Ma 44 –** *(Neiting)* klären Hitze vom Magen; **Ex-HN 3** *(Yintang)* als Lokalpunkt bei Stirnkopfschmerz; **Ma 34 –** *(Liangqiu)* beendet Schmerz entlang des Magen-Meridians; **Ma 8 –** *(Touwei)* und **Du 23 –** *(Shangxing)* als Lokalpunkte bei Stirnkopfschmerz; weitere Punkte nach Meridianbezug (➡ Tab. 12.64)

Rezept: *Qing Wei San* (➡ 8.2.4.d)

Diätetik: ➡ 7. Spezielle Diätetik (➡ 7.10.3)

Qi-Mangel (➡ 9.3.1), Milz-*Qi*-Mangel (➡ 11.5.1)

Therapieprinzipien: *Qi* stärken und anheben, Milz stärken

Akupunktur: Mi 6 + *(Sanyinjiao)*, **Ma 36 +** *(Zusanli)* stärken das *Qi* und die Milz; **Du 20 +** *(Baihui)* hebt das *Qi* an; **Ren 6 +** *(Qihai)* und **Bl 20 +** *(Pishu)* stärken und heben das *Qi;* **Bl 7 +** *(Tongtian)* als Lokalpunkt zur *Qi*-Anhebung; **Di 4 +** *(Hegu)* stärkt und hebt mit **Ma 36** das *Qi* an, gut bei Stirnkopfschmerz

Rezept: *Bu Zhong Yi Qi Tang* (➡ 8.2.10.a)

Diätetik: ➡ 7. Spezielle Diätetik (➡ 7.9.1).

Blut-Mangel (➡ 9.3.2)

Therapieprinzipien: *Qi* stärken und anheben, Blut ernähren

Akupunktur: Hauptpunkte: Mi 10 + *(Xuehai)* und **Bl 17 +** *(Geshu)* nähren das Blut; **Du 24** *(Shenting)*, **Ma 8** *(Touwei)* und **Du 20 M** *(Baihui)* heben das *Yang* an, wichtige Lokalpunkte; **Ren 6 + M** *(Qihai)* stärkt *Qi* allgemein; **Mi 6 + M** *(Sanyinjiao)*, **Ma 36 + M** *(Zusanli)* und **Bl 20 +** *(Pishu)* stärken (v. a. in Kombination) *Qi*, nähren das Blut; **Le 8 +** *(Ququan)* nährt das Leber-Blut; **Ren 4 + M** *(Guanyuan)* nährt Blut; **Bl 15 +** *(Xinshu)* stärkt das Herz-Blut; **Ex-HN 4** *(Yuyao)* als Lokalpunkt bei Kopfschmerz hinter den Augen; **Bl 18 +** *(Ganshu)* und **Bl 20 +** *(Pishu)* stärken zusammen

12

Leber-Blut; **He 5** *(Tongli)* bei Palpitationen, weitere Punkte nach Meridianbezug (➡ Tab. 12.64)

Rezept: Bei *Qi*- und Blut-Mangel: *Ba Zhen Tang* (➡ 8.2.10.c) stärkt *Qi* und Blut. *Shi Quan Da Bu Tang* (➡ 8.2.10.c): Gut bei Kopfschmerz mit innerer Kälte. Bei Leber-Blut-Mangel (➡ 11.7.1) Variation von *Jia Wei Si Wu Tang* (➡ BB: S. 277, EBB: S. 251).

Diätetik: ➡ 7. Spezielle Diätetik (➡ 7.9.1, 7.11.1).

Nieren-*Jing*-Mangel (➡ 11.9.1)

Entweder Nieren-*Yin*- oder Nieren-*Yang*-Mangel (DD ➡ Tab. 12.66; ➡ 11.9.6, 11.9.2)
Therapieprinzipien: Nieren-*Yin* oder -*Yang* stärken, Mark nähren, Essenz-*Jing* stärken

Akupunktur: Immer tonisieren, bei Nieren-*Yang*-Mangel zusätzlich **M.**
- **Fernpunkte: Ni 3 +** *(Taixi)*, **Bl 23 +** *(Shenshu)* und **Bl 52 +** *(Zhishi)* nähren die Essenz-*Jing,* stärken Nieren-*Yin,* mit Moxa v.a. Nieren-*Yang;* **Gb 39 +** *(Xuanzhong)* als Einflussreicher-*Hui*-Punkt des Knochenmarks; **Ren 4 +** *(Guanyuan)* stärkt Nieren-*Yin,* mit **M** gut bei Nieren-*Yang*-Mangel; **Bl 60** *(Kunlun)* als Fernpunkt bei Kopfschmerz im Blasen-Meridianbereich (Hinterkopf); **Mi 6 +** *(Sanyinjiao)*: Bei Nieren-*Yin*-Mangel; **Du 4** und **Bl 23** mit **M:** Bei Nieren-*Yang*-Mangel
- **Lokal-/Regionalpunkte: Du 16** *(Fengfu)*, **Du 20 +** *(Baihui)*, **Ex-HN 1** *(Sishencong)* stärken Mark und Gehirn; **Gb 19 +** *(Naokong)* als wichtiger Lokalpunkt bei Kopfschmerz durch Nieren-Mangel-Syndrome; **Bl 10 +** *(Tianzhu)* bei Hinterkopfschmerz; **Du 17 +** *(Naohu)* nährt das Mark; **Bl 7 +** *(Tongtian)* als Lokalpunkt

Rezept: Bei Nieren-*Yang*-Mangel: *You Gui Wan* (➡ 8.2.10.e), *Jin Gui Shen Qi Wan* (➡ 8.2.10.e). Bei Nieren-*Yin*-Mangel: *Zuo Gui Wan* (➡ 8.2.10.d), *Liu Wei Di Huang Wan* (➡ 8.2.10.d), *Qi Ju Di Huang Wan* (➡ 8.2.10.d)

Diätetik: ➡ 7. Spezielle Diätetik bei Nieren-*Jing*-Mangel (➡ 7.12.1), bei Nieren-*Yang*-Mangel (➡ 7.12.2), bei Nieren-*Yin*-Mangel (➡ 7.12.3).

Weitere Therapiemöglichkeiten

- **Ohrakupunktur:** *Anwendung:* 3–4 Punkte nach Druckdolenz/Symptomatik auswählen, bei starken Kopfschmerzen ableitend nadeln, 20–30 Min. belassen. Dauernadeln/Samenkörner applizierbar
  - **Hauptpunkte: OP 55** *(Shenmen)*, **OP 98** (Leber), **OP 35** (Sonne); bei chronischem Kopfschmerz **OP 34** (Graue Substanz), **OP 51** (Vegetativum); bei Übelkeit und bei Migräne **OP 87** (Magen)
  - **Zusatzpunkte nach Lokalisation:** Stirn: **OP 33** (Stirn), **OP 28** (Hypophysenpunkt), **OP 34** (Graue Substanz), **OP 87** (Magen). Hinterkopf: **OP 29** (Polster-Okziput), **OP 25** (Hirnstamm), **OP 78** (Ohrspitze), **OP 92** (Blase). Temporalregion: **OP 35** (Sonne), **OP 96** (Gallenblase).

- **Zusatzpunkte nach Auslösemechanismen:** Hormonell bedingt: **OP 58** (Uterus), **OP 23** (Ovar); haltungsbedingt, Spannungskopfschmerz: **OP 37** (HWS), **OP 39** (BWS); nahrungsabhängig: **OP 78** (Ohrspitze)
- **Bei Fülle-Syndromen** (➡ Tab. 12.65): In der Akutphase Mikroaderlass an **OP 78** (Ohrspitze), **OP 100** (Herz), **OP 33** (Stirn), **OP 29** (Polster), **OP 35** (Sonne) mit ableitender Nadeltechnik
- **Bei Mangel-Syndromen** (➡ Tab. 12.66): **OP 98** (Leber), **OP 95** (Niere), **OP 100** (Herz) mit stärkender Nadeltechnik
▪ **Französische Ohrakupunktur:** Zusätzlich zur chinesischen Ohrakupunktur psychotrope Punkte (➡ Tab. 7.23, Abb. 7.5) im Bereich des Lobulus, **OP 29b** (Point de Jerome) mit Muskel relaxierender Wirkung, **OP 26a** (Thalamuspunkt)
▪ **Chinesische Schädelakupunktur** (➡ 13.2): Stirnkopfschmerzen: Untere 2/5 (Gesichtsbereich) der Sensorikzone kontralateral oder beidseitig nadeln. Hinterkopfschmerz: Obere 1/5 und untere 2/5 der Sensorikzone nadeln. Japanische Schädelakupunktur (➡ 13.3)
▪ **Handakupunktur:** Punktauswahl nach Kopfschmerzlokalisation, in Akutfällen stark ableitende Nadeltechnik, 15–20 Min. belassen mit wiederholter Stimulation; zehn Sitzungen/Behandlungszyklus
- **Hinterkopf- und seitliche Kopfschmerzen/Migräne:** „Migräne" **HP 8**, „Hinterkopf" **HP 10** mit **Ex-HN 5** *(Taiyang)* oder **Di 11** *(Quchi)*
- **Stirnkopfschmerzen:** „Stirn" **HP 6** und „Scheitel" **HP 7** mit **Ex-HN 3** *(Yintang)*
▪ **Fußakupunktur:** FP 46, 47, 48
▪ **Injektionsakupunktur:** Gb 20, Bl 10, Gb 14, Bl 2 und *Ashi*-Punkte (➡ 10.3.1) jeweils ipsilateral. *Anwendung:* Injektion von ca. 0,5 ml Lokalanästhetikum (➡ 5.1.10) in jeden Punkt alle 2 Tage
▪ **Pflaumenblütenhämmerchen:** Beidseits der WS, Nackenregion, retroaurikulär auf positive Reaktionszonen (➡ 5.1.13) untersuchen und diese mit mittlerer Stimulation beklopfen
- **Bei Außen-Syndrom** (z.B. kältebedingte Spannungskopfschmerzen): Nackenregion, oberer Rücken, Kopfregion, **Di 4, Gb 20, Ex-HN 5** *(Taiyang)*, **Du 14**
- **Bei Innen-Syndrom:** Kopf-, Nacken-, Lumbal-, Sakralregion, **Gb 20, Ma 36, Pe 6, Ex-HN 5** *(Taiyang)*, mediale Beinseite und positive Reaktionszonen
- **Bei Hinterkopfschmerz:** V. a. Nackenregion, **Gb 20**
- **Bei Stirnkopfschmerz:** Stirn, **Ex-HN 3** *(Yintang)*, **Di 4**
- **Bei Migräne und Temporalkopfschmerz:** Temporalregion, Sakralregion, **Pe 6, SJ 5**
- **Bei Scheitelkopfschmerz:** Kopfregion, Nackenregion, **Du 20, Mi 6**
- **Bei Schmerz im ganzen Kopfbereich:** Kopf-, Nacken-, Lumbal-, Sakralregion, **Ma 36, Di 4.**

12

Wichtig

Sonderform: Prämenstruelle Kopfschmerzen
Syndrome: Meist aufsteigendes Leber-*Yang* (➡ Tab. 12.65, 11.7.5), häufig zusätzlich Schleimretention (➡ 9.3.4), Feuchtigkeit (➡ 9.3.4) oder bei starker Dysmenorrhö auch Blut-Stase (➡ 9.3.2), Leber-Blut-Stase (➡ 11.7.3)

Therapie
▪ **Akutphase:** Nach Meridianbezug (➡ Tab. 12.64) behandeln, bei sehr starken Schmerzen evtl. kontralaterale Punkte nadeln. Bewährte Punkte: **Di 4** – *(Hegu)* bei Kopfschmerz im Gesichtsbereich; **Le 3** – *(Taichong)*; **Lu 7** – *(Lieque)* oder **Gb 43** *(Xiaxi)* kontralateral des Schmerzes bei einseitigem Kopfschmerz

- **Weiterer Verlauf:** Lokalpunkte wie **Gb 20** *(Fengchi)*, **Gb 14** *(Yangbai)*, **Gb 15** *(Toulinqi)*, **Ex-HN 5** *(Taiyang)*
- **Chronisch rezidivierende Fälle:** Zugrunde liegendes Syndrom mitbehandeln

Rezept: *Tian Ma Gou Teng Yin* (➥ 8.2.15) häufig verwendete Rezeptur bei prämenstruellen Kopfschmerzen durch aufsteigendes Leber-*Yang*

12.11.4 Trigeminusneuralgie

Anfallsartiger, blitzartig einschießender, wie Feuer brennender oder schneidender, bohrender, intolerabler Schmerz im Verlauf der drei Trigeminusäste. Attackendauer meist einige Sek. bis wenige Min., oft mehrmals tägl.; Triggerzonen im Bereich des Foramen supra- und infraorbitale, Wangen-, Nasen- und Mundwinkelbereich. Diagnostische TCM-Einteilung nach Schmerzlokalisation und -ausbreitung (betroffener Trigeminusast ➥ Tab. 12.67) sowie zugrunde liegendem Syndrom (➥ Tab. 12.68).

Therapeutische Strategie

- **Im akuten Schub:** Nicht in der Schmerzregion und generell keine Triggerpunkte nadeln (*cave:* Auslösung eines weiteren Anfalls); Fernpunkte (➥ Tab. 12.67), entsprechende Lokal-/Regionalpunkte (➥ Tab. 12.67, **kontralateral** ableitend oder mit neutraler Stimulation nadeln) sowie Punkte nach zugrunde liegendem TCM-Syndrom (➥ Tab. 12.68) auswählen
- **Zwischen den Anfällen:** Lokal-/Regionalpunkte mit neutraler Stimulationstechnik, evtl. mit Anwendung der Penetrationsmethode nadeln
- **Bei Therapieresistenz und bei akuter Füllesymptomatik** (➥ Tab. 9.1): Zusätzlich Elektrostimulation (➥ „Weitere Therapiemethoden")
- **Bei Hitzesymptomatik** (➥ Tab. 9.2): Zusätzlich Mikroaderlass mit Dreikantnadel (➥ 5.1.12) erwägen.

Weitere Therapiemöglichkeiten

- **Ohrakupunktur: OP 33** (Stirn), **OP 5** (Maxilla), **OP 6** (Mandibula), **OP 51** (Vegetativum), **OP 55** *(Shenmen)*, **OP 11** (Wange); bei Druckempfindlichkeit evtl. auch **OP 34** (Graue Substanz), **OP 29** (Polster-Okziput), **OP 8** (Auge), **OP 9** (Ohr), **OP 78** (Ohrspitze), **OP 35** (Sonne). *Anwendung:* Drei bis vier der druckdolentesten Punkte auswählen, bei starken Schmerzen sofort mit ableitender Nadeltechnik, dann 20–30 Min. belassen. Dauernadeln oder Samenkörner applizierbar
- **Schädelakupunktur:** Untere 2/5 der Sensorikzone kontralateral der betroffenen Gesichtshälfte
- **Fußakupunktur: FP 50**
- **Elektrostimulation:** Bei Therapieresistenz und/oder Füllesymptomatik. Lokal-/Regionalpunkt (➥ Tab. 12.67) mit Fernpunkt (z.B. **Di 4** oder **SJ 5**) verbinden. Modus: Intermittierend, Intensität: Nach Patiententoleranz, Frequenz: 2–7 Hz, Dauer: Ca. 15 Min.
- **Injektionsakupunktur:** Ast 1: **Bl 2**, Ast 2: **Ma 2**; Ast 3: **Ma 7** oder **Ex-HN** *(Jiachengjiang). Anwendung:* Injektion von 0,5 ml einer Procain-Lsg. Oder anderes Neuraltherapeutikum (➥ 5.1.10) alle 2–3 Tage

- **Pflaumenblütenhämmerchen:** Bei akuten Schmerzattacken Nacken-, Schulter-, Sakralregion, **Ex–HN 3** *(Yintang)* sowie Nervenaustrittspunkte und entlang des Verlaufs der Trigeminusäste (*Cave:* Schmerzhaft!). Stimulation: Mittel bis stark.

Punktauswahl bei Trigeminusneuralgie nach Schmerzlokalisation

Schmerz-lokalisation	Lokal-/Regionalpunkte*	Fernpunkte
1. Trigeminus-ast (supraorbital)	Von **Bl 2** oder **Gb 14** bis **Ex–HN 4** *(Yuyao)* durchstechen, **Ex–HN 5** *(Taiyang)*, **Ma 7**, **Gb 8**, **SJ 23**, *Ashi*-Punkte (➡ 10.3.1)	<u>SJ 5</u>, Di 4, Ma 44, Le 3, SJ 1
2. Trigeminus-ast (maxillär)	**Ma 2**, **Di 20** (evtl. bis **Ma 3** durchstechen), **Ma 7** tief stechen oder von **Ma 3** bis **Ma 7** durchstechen, **Ex–HN 5** *(Taiyang)*, **Di 20**, **Du 26**, **Dü 18**, *Ashi*-Punkte (➡ 10.3.1)	<u>Di 4</u>, Di 2, Di 3, Di 1, Ma 44, SJ 5, Le 3
3. Trigeminus-ast (mandibulär)	**Ma 4**, **Ma 5** (evtl. bis **Ma 6** durchstechen), **Ren 24** (evtl. bis **Ex–HN** *[Jiachengjiang]* durchstechen), *Ashi*-Punkte (➡ 10.3.1)	<u>Ma 44</u>, Di 4, Di 2, Di 1, Di 3, SJ 5

* Entweder Punkte einzeln stechen oder Penetrationsmethode (s. c. von einem zum anderen Punkt durchstechen) wie angegeben; <u>unterstrichener Punkt</u>: Hauptfernpunkt

Tab. 12.67

Punktauswahl bei Trigeminusneuralgie nach Syndromdifferenzierung

Syndrom	Zusatzsymptome	Zunge/Puls	Punkte*
Wind-Kälte- oder Wind-Hitze-Invasion	Wind- und Zuglufttemp-findlichkeit, evtl. Kälte-gefühle	*Zunge:* Normal *Puls:* Saitenförmig	**Gb 20 –**, **Di 4 –**, **SJ 5 –**, **Lu 7 –**
Loderndes Magen- und Leber-Feuer (➡ 11.6.4, 11.7.4)	Reizbarkeit, Durst, Ob-stipation Auslöser: Evtl. Zahn-probleme, unterdrückte Wut/Ärger	*Belag:* Gelb, trocken *Puls:* Saitenförmig, schnell, voll	**Le 2 –**, **Ma 44 –**, **Le 3 –**, **Gb 38 –**, **Ma 36 –**, **SJ 23 –**, **SJ 1 –**, **Gb 44 –**
Yin-Mangel mit Mangel-Hitze (➡ Tab. 9.4)	Anorexie, Schwäche und Schmerz lumbal, Mattigkeit, Wangen-rötung Auslöser: Evtl. Stress/ Überanstrengung	*Zunge:* Rot *Belag:* Wenig *Puls:* Schnell, dünn	**Ni 3 +**, **Ni 6 +**, **Mi 6 +**

* Lokal-/Regionalpunkte nach Lokalisation (➡ Tab. 12.67)

Tab. 12.68

12

12.11.5   Periphere Fazialisparese

Ursache nach TCM meist Wind-Kälte (seltener Feuchtigkeits-)Invasion in den *Yangming*- und *Shaoyang*-Meridianen des Gesichtsbereichs (Di/Ma; Gb/SJ) mit *Qi*-Zirkulations-störung und Unterernährung der beteiligten Muskelregionen. Mögliche westliche Diagnose: Idiopathische periphere Fazialisparese, „Bell'sche Lähmung".

Therapie

Therapieprinzipien: Im Akutstadium pathogene Wind-Kälte vertreiben, die Meridiane und die Netzgefäße durchgängig machen; im chronischen Stadium *Qi*- und Blutzirkulation aktivieren, Schleim entfernen, Meridiane durchgängig machen

Akupunktur: Im Akutstadium möglichst täglich oder jeden zweiten Tag behandeln. Punktauswahl: Hauptpunkte und Lokal-/Regionalpunkte je nach Lähmungsbereich und Symptome ca. 6–8 Punkte/Sitzung. Nach ca. 2 Wochen Elektrostimulation der im Lähmungsbereich liegenden Punkte möglich

- **Hauptpunkte: Di 4** *(Hegu)* ipsilateral als wichtigster Fernpunkt und **SJ 5** *(Waiguan)* kontralateral oder beidseits genadelt vertreiben Wind; **Le 3** *(Taichong)* bei Tic. **SJ 17** *(Yifeng)* als regionaler Hauptpunkt, in den ersten zwei Erkrankungswochen mit Moxanadel (➡ 5.2.3, *Shuguan*-Hospital Shanghai).
- **Zusätzliche Lokal-/Regionalpunkte: Gb 14** *(Yangbai)* mit Penetrationsmethode (s. c.) bis zur Augenbraue stechen (Alternative: Die Punkte jeweils 1 Cun neben **Gb 14** senkrecht in einer Linie bis zur Augenbraue s.c. durchstechen): Fördert Hebung der Augenbrauen; **Ex-HN 5** *(Taiyang)* unterstützt den Augenschluss; **Bl 2** *(Zanzhu)*, **SJ 23** *(Sizhukong)* bei Lidschlussunfähigkeit; Penetrationsmethode von **Ma 4** *(Dicang)* bis **Ma 6** *(Jiache)* s. c. durchstechen bei herabhängendem Mundwinkel; **Ma 3** *(Juliao)* bei Unfähigkeit, die Zähne zu zeigen; **Du 26** *(Shuigou)* bei Philtrumabweichung; **Di 20** *(Yingxiang)*; **Dü 19** *(Tinggong)* und **SJ 21** *(Ermen)* bei Hyperakusis; **Gb 12** *(Wangu)* bei Druckgefühl in der Mastoidgegend; **Dü 18** *(Quanliao)*; **Ma 7** *(Xiagan)* bei Lähmung der Wange; **Ex-HN** *(Jiachengjiang)*.

Weitere Therapiemöglichkeiten

- **Ohrakupunktur:** 3–5 druckdolente Punkte am Ohr der erkrankten Seite. *Anwendung:* Im akuten Stadium möglichst täglich, mild stimulieren oder Laser-Applikation, nach 4 Tagen zusätzlich Elektrostimulation, im weiteren Verlauf (bei Besserung) Samenkörner-Applikation
  - **Hauptpunkte: OP 8** (Auge), **OP 11** (Wange), **OP 98** (Leber), **OP 84** (Mund), **OP 29** (Polster-Okziput), **OP 51** (Vegetativum), **OP 97** (Milz), **OP 95** (Niere)
  - **Zusatzpunkte: OP 55** *(Shenmen)*, **OP 34** (Graue Substanz), **OP 33** (Stirn), **OP 25** (Hirnstamm), **OP 2** (Gaumen), **OP 3** (Mundboden), **OP 13** (Nebenniere)
- **Chinesische Schädelakupunktur** (➡ 13.2): Untere 2/5 der Motorikzone der betroffenen oder kontralateralen Seite. Japanische Schädelakupunktur (➡ 13.3)
- **Elektrostimulation:** Pro Sitzung 1–3 Punktepaare (Lokalpunkte) auswähle, *Modus:* Intermittierend oder kontinuierliche Impulsfolge oder abwechselnd dichte-lockere Impulsfolge, *Intensität:* Nach Patiententoleranz, *Frequenz:* 2–7 Hz, Dauer: ca. 20 Min.
- **TENS** (➡ 5.1.9): An oben genannten Punkten anfangs jeden Tag, nach 4–5 Sitzungen 2 ×/Woche, dann 1 ×/Woche. (**Cave:** Nicht zu lange und intensiv reizen, da Kontrakturgefahr, (➡ Kasten).

Wichtig

Elektrostimulation frühestens 2 Wochen nach Erkrankungsbeginn einsetzen; zu starke und häufige Stimulation vermeiden (**Cave:** Kontrakturgefahr!), immer homo- und kontralateral abwechselnd behandeln.

- **Injektionsakupunktur:** In **Ex-HN** *(Jiachengjiang)*, **Di 7** *(Wenliu)*, **Ex-HN 5** *(Taiyang)* und **SJ 17** *(Yifeng)* jeweils 0,5–1 ml Vit.-B$_1$- oder Vit.-B$_{12}$-Lsg. injizieren
- **Pflaumenblütenhämmerchen:** Region beidseits der WS, Kiefergelenkswinkel und betroffene Areale auf positive Reaktionszonen (➡ 5.1.13) untersuchen und diese sowie **Du 26, SJ 17, Di 4** und die Nervenaustrittspunkte mit starker Klopfintensität behandeln.

12.11.6 Fazialis-Tic

Rezidivierende, unwillkürliche, schmerzlose Muskelzuckungen im Bereich der Gesichtsmuskulatur, die vom N. facialis innerviert wird

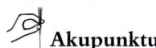 **Therapie**

Akupunktur:
- **Di 4** *(Hegu)* als Fernpunkt
- **Lokal-/Regionalpunkte** nach Tic-Lokalisation
- **Ma 2** *(Sibai),* Nadel nach unten richten und ca. 0,5 Cun tief einstechen und *De-Qi*-Sensation (➡ 5.1.6) auslösen, dann 30 Min. belassen oder
- **Penetrationsmethode:** S. c. von **Ma 4** *(Dicang)* in Richtung **SJ 17** *(Yifeng)* oder von **Ex-HN 5** *(Taiyang)* bis **Ma 6** *(Jiache)* oder von **Ma 2** *(Sibai)* bis **Ma 7** *(Xiaguan)* durchstechen, jeweils stark ableitende Nadeltechnik.

Ohrakupunktur: **OP 5** (Maxilla), **OP 6** (Mandibula), **OP 51** (Vegetativum), **OP 55** (Shenmen), **OP 98** (Leber), **OP 11** (Wange), **OP 25** (Hirnstamm), **OP 34** (Graue Substanz), **OP 35** (Sonne). *Anwendung:* 3–4 druckdolente Punkte auswählen, mit stark ableitender Nadeltechnik stechen, 20 Min. belassen, 10 Sitzungen/Behandlungszyklus. Dauernadeln oder Samenkörner applizierbar.

12.11.7 Interkostalneuralgie

Akuter Schmerz im Verlauf der Interkostalnerven. ***Cave:*** Immer Ausschlussdiagnostik zur Abgrenzung gegenüber inneren Erkrankungen (z. B. Lungenembolie) und radikulären BWS-Syndromen (➡ 12.10.8) vor Therapiebeginn

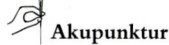 **Therapie**

Akupunktur:
- **Hauptpunkte: SJ 6 –** *(Zhigou)*, **Gb 34 –** *(Yanglingquan)*, **Ex-B 2** *(Huatuojiaji)* der zugehörigen Wirbelgelenke und korrespondierenden Zonen; **Le 3 –** *(Taichong)*, evtl. **Pe 6 –** *(Neiguan),* um *Qi* und Blut im Thorax zu bewegen; *Ashi*-Punkte
- **Zusatzpunkte bei Leber-*Qi*-Stauung:** **Gb 34** *(Yanglingquan)*, **Di 4** *(Hegu)*, **Le 13** *(Zhangmen)* und **Gb 40 –** *(Qiuxu)* fördern die Leberfunktionen und den Leber-*Qi*-Fluss (**Le 3** und **Di 4** in Kombination als „Four Gates")
- **Zusatzpunkte bei Blut-Stase: Le 14 –** *(Qimen)*, **Bl 17 –** *(Geshu)* und **Bl 18 –** *(Ganshu)* bewegen das Blut
- **Zusatzpunkte bei Schleimretention: Ma 40 –** *(Fenglong)* löst Schleim auf, **Mi 9 –** *(Yinlingquan)* und **Le 13 –** *(Zhangmen)* stärken die Milz, um Schleim aufzulösen.

12

Syndrome bei Interkostalneuralgie		
Syndrom	Symptome	Zunge/Puls
Leber-*Qi*-Stauung (➡ 11.7.2)	*Schmerz:* Spannungsgefühl im Brustkorb und Hypochondrium ohne fixe Lokalisation, nach Aufstoßen leichte Besserung	*Belag:* Dünn, weiß *Puls:* Saitenförmig
Blut-Stase (➡ 9.3.2)	*Schmerz:* Stechend in der Hypochondrialregion, verstärkt sich durch Druck und nachts, bessert sich tagsüber	*Zunge:* Dunkelviolett, evtl. Petechien oder Ekchymosen *Puls:* Tief, rau Zunge und Puls evtl. normal, wenn Stase nur in Meridianen
Schleim-Retention (➡ 9.3.4)	*Schmerz:* Stark im Rippenbereich mit Ausstrahlung zum Schulterblatt *Sonstiges:* Husten mit viel schleimigem Auswurf, thorakales Völlegefühl, Dyspnoe	*Belag:* Evtl. schmierig *Puls:* Tief, saitenförmig oder tief, gespannt, insgesamt voll

Tab. 12.69

Weitere Therapiemöglichkeiten

- **Ohrakupunktur:** **OP 42** (Thorax), **OP 51** (Vegetativum), **OP 55** *(Shenmen)*, **OP 29** (Polster-Okziput), **OP 101** (Lunge). *Anwendung:* 3–4 druckdolente Punkte auswählen, Nadeln 15–30 Min. belassen, dabei alle 5 Min. ableitend stimulieren. Dauernadeln oder Samenkörner applizierbar
- **Handakupunktur:** „Thorax" **HP 3,** ableitende Nadeltechnik
- **Injektionsakupunktur: Ex-B 2** *(Huatuojiaji)* im Schmerzareal. *Anwendung:* Jeden zweiten oder dritten Tag je 2 ml Procain-Lsg. (oder anderes Neuraltherapeutikum ➡ 5.1.10) oder 0,5 ml Vit.-B_{12}-Lsg. in die entsprechenden Punkte spritzen; 10 Sitzungen/Behandlungszyklus
- **Elektrostimulation: Gb 34, SJ 6** und *Ashi*-Punkte über den betreffenden Rippenpartien. **Modus:** Intermittierend. Frequenz 20–100 Hz (akute Fälle), 2–7 Hz (chronifizierte Fälle), Intensität nach subjektiver Toleranzschwelle
- **Pflaumenblütenhämmerchen: Le 14, Le 6, Bl 18, Gb 34, SJ 6, Bl 19, Gb 24, Ex-B 2** *(Huatuojiaji)* im Schmerzareal bis zur leichten Blutung beklopfen, danach Schröpfköpfe aufsetzen
- *Tui–Na*-**Massage** (➡ 5.6): Kombination mit Akupunktur bewährt.

12.11.8 Lähmungen und Muskelatrophie (*Wei*-Syndrome)

Wei-Syndrom: Sammelbegriff für Erkrankungen mit Schwäche und/oder motorischer Lähmung der Extremitäten, evtl. begleitet von Taubheitsgefühlen und muskulärer Atrophie. Mögliche westliche Diagnosen: Myasthenie gravis, multiple Sklerose, Poliomyelitis, muskuläre Dystrophie.

Syndrome bei Lähmungen und Muskelatrophie (*Wei*-Syndrome)			
Syndrom	**Neuralgische Symptome**	**Zusatzsymptome**	**Zunge/Puls**
Lungen-Hitze mit Verletzung der Körper-flüssigkeiten	*Motorik:* Muskuläre Schwä-che/Atrophie der Beinmus-keln	Fieber, Husten, Reiz-barkeit, Durst, Hals-trockenheit, dunkler, wenig Urin, Obstipa-tion	*Zunge:* Rot *Belag:* Wenig, gelb, trocken *Puls:* Dünn, schnell
Feuchte-Hitze-Invasion	*Motorik:* Schweregefühl, Schwäche der Extremitäten *Sensibilität:* Parästhesien, evtl. mit Schwellung	Subfebrile Temperatu-ren, körperliches Schweregefühl, Völle-gefühl in Thorax/Epi-gastrum, trüber Urin, Hitzesensationen	*Belag:* Gelb, schmierig *Puls:* Schlüpfrig, schnell
Blut-Stase (➥ 9.3.2) in den Meridianen	*Motorik:* Schwäche der Ex-tremität *Sensibilität:* Taubheit (Z. n. Trauma)	Beine bläulich mar-moriert, Schmerzen beim Beugen im Knie-gelenk; nach Trauma evtl. Stuhl- oder/und Harninkontinenz	*Zunge:* Blauviolett *Puls:* Tief, dünn, fixiert
Milz-*Qi*-Mangel (➥ 11.5.1, 11.5.2)	*Motorik:* Schwäche der Ex-tremitäten und allgemein *Sensibilität:* Unauffällig	Müdigkeit, Erschöp-fung, Appetitverlust, weiche Stühle, Blässe	*Zunge:* Blass *Puls:* Schwach
Nieren- und Leber-*Yin*-Mangel (➥ 11.11.20)	*Motorik:* Schwäche/Atrophie der Beinmuskeln *Sensibilität:* Evtl. Parästhe-sien	Schwindel, ver-schwommenes Se-hen, trockene Augen, Erschöpfung, Tinni-tus, Harntröpfeln, lumbale Schmerzen	*Zunge:* Rot, belaglos *Puls:* Dünn, tief

Tab. 12.70

Therapie allgemein

Akupunktur v. a. indiziert in der Frührehabilitationsphase wegen nervenstimulierender und nervenbahnender Wirkung. Neurologische Fachdiagnostik und Behandlung vor TCM-Therapie sind Voraussetzung.

Therapieprinzipien: *Qi*- und Blut-Fluss fördern, Sehnen, Muskeln und Knochen ernähren

Akupunktur: Punkte auf den *Yangming*-Meridianen (Dickdarm, Magen) bevorzu-gen; bei Fülle-Syndromen (➥ Tab. 12.70, 9.1.2) ableitende, bei Mangel-Syndromen (➥ Tab. 12.70, 9.1.2) stärkende Nadeltechnik, in China häufig Elektrostimulation (➥ Weitere Therapiemöglichkeiten); die folgenden Punktvorschläge gelten für alle *Wei*-Syndrome: Zusätzlich Therapie v. a. bei Therapieresistenz und chronischen Fällen nach Syndromdifferenzierung möglich (➥ Tab. 12.70), zusätzlich immer Lokal-/Regional-punkte einsetzen.

- **Lokal-/Regionalpunkte der oberen Extremität: Di 4** *(Hegu),* **Dü 3** *(Houxi)* als Lokalpunkte der Finger; **Dü 3** entfernt Wind, gut in späteren Stadien bei zusätzlichen Spasmen; **SJ 5** *(Waiguan)* macht die Meridiane durchgängig, beseitigt Wind (gut bei Spasmen); **Di 10** *(Shousanli)* Lokalpunkt am Unterarm; **Di 11** *(Quchi)* unterstützt die Sehnen; **Di 14** *(Binao)* und **Di 15** *(Jianyu)* als Lokalpunkte der Schulter machen die Meridiane durchgängig

12

- **Lokal-/Regionalpunkte der unteren Extremität: Ma 31** *(Biguan)* stärkt *Qi* und Blut im Magen-Meridian, erleichtert die Beinanhebung und damit das Gehen; **Ma 32** *(Futu)*, **Ma 34** *(Liangqiu)*: Als weitere Beinpunkte des Magen-Meridians; **Gb 31** *(Fengshi)* als Lokalpunkt zur *Qi*- und Blut-Stärkung, unterstützt die Sehnen, vertreibt Wind; **Gb 34** *(Yanglingquan)* als Lokalpunkt und Einflussreicher-*Hui*-Punkt der Sehnen und Gelenke; **Ma 36** *(Zusanli)* als Hauptpunkt zur Tonisierung des Magen-Meridians, beeinflusst die Blutgefäße; **Gb 30** *(Huantiao)* als wichtiger Punkt zur *Qi*- und Blut-Tonisierung im Meridian oder um Blockaden zu entfernen, *cave:* Auf *De-Qi*-Sensation (➡ 5.1.6) entlang des Beines achten; **Gb 39** *(Xuanzhong)* gut in Kombination mit **Gb 34,** zur Stärkung der Sehnen und Knochen; **Ma 41** *(Jiexi)* und **Gb 40** *(Qiuxu)* als Lokalpunkte am Fuß verbessern die Fußhebung
- **Wichtige Rücken- und Bauchpunkte:** Entsprechende **Ex-B 2** *(Huatuojiaji)* beeinflussen die Spinalnerven; **Du 12** *(Shenzhu)* stärkt *Qi* allgemein; **Du 14** *(Dazhui)*; **Ma 30 +** *(Qichong)* stärkt den Magen-Meridian, fördert die Zirkulation von Nährsubstanzen vom Magen zu den Beinen und Sehnen und Ligamenten entlang der Spinalnerven; **Du 3** *(Yaoyangguan)*, **Bl 32** *(Ciliao)* fördern die *Qi*- und Blut-Zirkulation in den Beinen, **Bl 32** in Kombination mit **Bl 25** *(Dachangshu)* bei Stuhlinkontinenz; **Ren 3 +** *(Zhongji)* in Kombination mit **Mi 6 +** *(Sanyinjiao)* bei Harninkontinenz.

Therapie nach Syndromdifferenzierung

Grobe Einteilung in Fülle- und Mangel-Syndrome, bei chronischem Verlauf in späteren Stadien jedoch oft Mischsyndrome. DD ➡ Tab. 12.70, zusätzlich immer Lokal-/Regionalpunkte der jeweiligen Extremität

Lungen-Hitze mit Verletzung der Körperflüssigkeiten

Therapieprinzipien: Frühes Stadium, Hitze beseitigen, das Blut kühlen, Lungen-*Yin* nähren

Akupunktur: Lu 5 – *(Chize)*, **Bl 13 –** *(Feishu)* entfernen Lungen-Hitze, **Du 14 –** *(Dazhui)* beseitigt Hitze; **Ma 44 –** *(Neiting)* bei zusätzlicher Magen-Hitze; **Mi 6** *(Sanyinjiao)*, **Ni 3** *(Taixi)*, **Ma 36** *(Zusanli)* nähren *Yin,* fördern die Bildung der Flüssigkeiten

Rezept: *Qing Zao Jiu Fei Tang* (➡ BB: S. 174; EBB: S. 160); *Sha Shen Mai Men Dong Tang* (➡ BB: S. 175, EBB: S. 101).

Feuchte Hitze-Invasion

Therapieprinzipien: Hitze klären, Feuchtigkeit auflösen

Akupunktur: Di 11 – *(Quchi)*, **Du 14 –** *(Dazhui)* entfernen Feuchte-Hitze; **Mi 6 –** *(Sanyinjiao)*, **Mi 9 –** *(Yinlingquan)*, **Bl 22 –** *(Sanjiaoshu)* lösen Feuchtigkeit auf; **Ma 36 +** *(Zusanli)* stärkt die Milz, um Feuchtigkeit aufzulösen. *Cave:* Milz-Punkte bei zusätzlicher Milz-Schwäche (entspricht Gastrointestinal-Symptom) stärkend nadeln!

12

Rezept: Variation von *Er Miao San* (➜ 8.2.8.b)

Diätetik: ➜ 7. Spezielle Diätetik (➜ 7.9.2).

Blut-Stase (➜ 9.3.2) in den Meridianen

Therapieprinzipien: Blut nähren und bewegen, Stagnation beseitigen

Akupunktur: Zuerst Blut bewegen, dann nähren. **Bl 11 N** *(Dazhu)* nährt das Blut; **Mi 10 N** *(Xuehai)*; **Bl 17 N** *(Geshu)* bewegen das Blut, entfernen Stagnation; **Ma 36 +** *(Zusanli)*, **Mi 6 +** *(Sanyinjiao)* nähren das Blut; **Du 8 N** *(Jinsuo)*, **Du 9 N** *(Zhiyang)* entspannen die Sehnen; bei Z. n. Trauma (z. B. bei Paraplegie) entsprechende **Ex-B 2** *(Huatuojiaji)* auf der Höhe der Läsion nadeln

Rezept: *Huo Luo Xiao Ling Dan* (➜ BB: S. 366, EBB: S. 329).

Milz-*Qi-/Yang*-Mangel (➜ 11.5.1, 11.5.2)

Oft zusätzlich Magen–*Qi*-Mangel (➜ 11.6.1), ein Syndrom, das in mittleren oder späteren Stadien des *Wei*-Syndroms auftritt und sich vor allem aus Feuchtigkeits-Syndromen entwickeln kann

Therapieprinzipien: Magen, Milz und Muskeln stärken, evtl. Feuchtigkeit auflösen

Akupunktur: **Ren 12 +** *(Zhongwan)*, **Mi 3 +** *(Taibai)*, **Ma 36 +** *(Zusanli)*, **Bl 20 +** *(Pishu)*, **Bl 21 +** *(Weishu)* stärken Milz und Magen, **Mi 6** *(Sanyinjiao)*, evtl. zusätzlich Moxibustion der Punkte

Rezept: *Liu Jun Zi Tang* (➜ 8.2.10.a) bei Feuchtigkeit. *Bu Zhong Yi Qi Tang* (➜ 8.2.10.a) bei Sinkendem Milz–*Qi* (➜ 11.5.4), *Shen Ling Bai Zhu San* (➜ 8.2.10.a)

Diätetik: ➜ 7. Spezielle Diätetik (➜ 7.9.1).

Leber- und Nieren-*Yin*-Mangel (➜ 11.11.20)

Meist spätes Stadium der Erkrankung, kann sich aus den anderen Syndromen entwickeln

Therapieprinzipien: Leber und Niere ernähren, Sehnen und Knochen stärken

Akupunktur: **Ren 4 +** *(Guanyuan)* stärkt Nieren–*Yin;* **Du 3 +** *(Yaoyangguan)* stärkt die Nieren und die *Qi-* und Blut-Zirkulation zu den Beinen; **Gb 34 +** *(Yanglingquan)*, **Gb 39 +** *(Xuanzhong)* nähren Sehnen und Knochenmark; **Ni 3 +** *(Taixi)*, **Bl 23 +** *(Shenshu)*, **Le 8 +** *(Ququan)* und **Bl 18 +** *(Ganshu)* stärken Niere und Leber

Rezept: *Hu Qian Wan* (➜ BB: S. 298, EBB: S. 270), *Zhi Bai Di Huang Wan* (➜ 8.2.10.d)

12

Diätetik: ➡ 7. Spezielle Diätetik (➡ 7.11.1, 7.12.3).

Weitere Therapiemöglichkeiten

- **Ohrakupunktur:** Punktauswahl je nach Lokalisation der Lähmung und Syndromdifferenzierung: Z. B. **OP 97** (Milz), **OP 101** (Lunge), **OP 87** (Magen), **OP 98** (Leber), **OP 95** (Niere), **OP 91** (Dickdarm). Immer günstig: **OP 55** *(Shenmen)*, **OP 51** (Vegetativum). *Anwendung:* 3–4 druckdolente Punkte auswählen, 20–30 Min. belassen. Dauernadeln oder Samenkörner applizierbar
- **Chinesische Schädelakupunktur** (➡ 13.2): Bei zerebral bedingten neuralgischen Ausfällen Motorikzone, Sensorikzone, Sensomotorische Beinzone und/oder Tremorkontrollzone je nach Symptomatik und Lokalisation nadeln. *Cave:* Therapiebeginn erst nach Akutstadium. Immer Regeln der westlichen Schulmedizin beachten
- **Elektrostimulation:** (➡ 5.1.8) Punkte der jeweilig betroffenen Extremität stimulieren
  - **Bei schlaffer Lähmung:** Modus: Kontinuierlich, Frequenz 2–4 Hz, Intensität: Mit Provokation leichter rhythmischer Muskelkontraktionen, Dauer: 3–5 Reize hintereinander à 1–3 Sek.
  - **Bei spastischer Lähmung:** Modus: Intermittierend, Frequenz 60–100 Hz, Intensität: Nach Patiententoleranz, Dauer ca. 5–10 Min. *Cave:* Bei Verstärkung der Spastik keine Elektrostimulation
- **Pflaumenblütenhämmerchen: Bl 13, Bl 18, Bl 20, Bl 21, Bl 23** sowie entlang der *Yangming*-Meridianverläufe (Di/Ma) im Arm- und Beinbereich der Lähmung. *Anwendung:* Einmal täglich bis zur leichten Rötung beklopfen.

12.11.9 Polyneuropathie

Ursache nach TCM-Vorstellung: Z. B. Feuchtigkeits-Invasion (➡ 3.6.1) in die Extremitäten-Meridiane, bedingt durch Störungen der Transport- und Transformationsfunktion der Milz (➡ 11.5.1, 11.5.2)

Therapie

12

Therapieprinzipien: Meridiane durchgängig machen, *Qi*- und Blut-Zirkulation aktivieren; evtl. Milz regulieren und Feuchtigkeit ausleiten

Akupunktur: Punktauswahl nach Lokalisation der Sensibilitätsstörungen. *(Anwendung:* Nadeln tief einstechen mit mittlerer bis stark ableitender Nadeltechnik, auch *Elektrostimulation* möglich ➡ Kasten)

- **Obere Extremität: Di 4, SJ 5, Di 11, Di 15;** zusätzlich: **SJ 4, Dü 6, Dü 3, He 3, Ex-UE 9** *(Baxie)*
- **Untere Extremität: Gb 34, Gb 30, Gb 39, Mi 6, Mi 9;** zusätzlich: **Ma 36, Mi 3, Mi 7, Ma 41, Ex-LE 10** *(Bafeng)*
- **Sonstige Punkte: Mi 6** und **Ma 36** und **Mi 9** stärken die Milzfunktion, sodass Feuchtigkeit entfernt wird. Bei Mitbeteiligung der *Zang*-Organe (z. B. von Herz oder Niere) zusätzlich nach *Zang-Fu*-Theorie (➡ 11) therapieren.

Elektrostimulation bei Polyneuropathie

Modus: Intermittierend, Frequenz 20–100 Hz, Stromstärke nach Toleranzschwelle (➥ 5.1.8), täglich oder jeden zweiten Tag über zunächst 10–15 Sitzungen, evtl. zweiten Behandlungszyklus anschließen.

Weitere Therapiemöglichkeiten

- **Ohrakupunktur:** OP 55 *(Shenmen)*, **OP 51** (Vegetativum), **OP 34** (Graue Substanz), **OP 22** (Endokrinum), weitere Auswahl nach Lokalisation der Symptomatik, z. B. im Beinbereich **OP 46–OP 49**, im Armbereich **OP 62–OP 66**. *Anwendung:* Drei bis vier druckdolente Punkte auswählen; Dauernadeln oder Samenkörner applizieren, dabei alle drei bis fünf Tage Ohrseite wechseln
- **Chinesische Schädelakupunktur** (➥ 13.2): Auswahl der zu nadelnden Zonen nach Symptomatik, Lokalisation der Erkrankung z. B. Motorikzone, Sensorikzone, Sensomotorische Beinzone
- **TENS:** Breitflächige Elektroden an die betroffenen Areale anlegen, Anode an den Schmerzpunkt, Kathode auf die Muskelpartien; Intensität: Stark, individuell angepasst, Frequenz: (10)–20–100 Hz, Spannung: 30–50 mV, Dauer: 2–3 Min.
- **Pflaumenblütenhämmerchen:** Die betroffenen Areale der Extremitäten sowie v. a. die innerhalb der Polyneuropathie verlaufenden Meridiane mit dem Hämmerchen bis zur lokalen Rötung beklopfen. *Anwendung:* Täglich oder jeden zweiten Tag, 30 Sitzungen/Behandlungszyklus.

Sonderform: Diabetische Polyneuropathie

Therapie

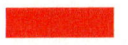 **Akupunktur:** Bl 13 N *(Feishu)*, **Bl 15 N** *(Xinshu)*, **Bl 21 N** *(Weishu)*, **Bl 23 N** *(Shenshu)*, **Ma 36 N** *(Zusanli)*, **Ni 3 N** *(Taixi)*

- **Bei vegetativer Neuropathie:** Bl 15 N *(Xinshu)*, **Pe 6 N** *(Neiguan)*, **Ni 3 N** *(Taixi)*
- **Bei thorakalem Völlegefühl:** Mi 4 *(Gongsun)*, **Ma 25** *(Tianshu)* mit Moxa, nicht **Bl 15!**

Ohrakupunktur: Auswahl von drei bis vier druckdolenten Punkten pro Behandlung, milde Stimulation, 20 Min. belassen; Dauernadeln und Samenkörner applizierbar

- **Hauptpunkte:** OP 96 links (Pankreas), **OP 22** (Endokrinium)
- **Bei Polydipsie:** OP 100 (Herz), **OP 101** (Lunge), **OP 17** (Durstpunkt)
- **Bei Polyphagie:** OP 87 (Magen), **OP 98** (Milz), **OP 18** (Hungerpunkt)
- **Bei Polyurie:** OP 22 (Endokrinium), **OP 95** (Niere), **OP 92** (Harnblase)
- **Pflaumenblütenhämmerchen:** Zonen links und rechts der WS, v. a. im Bereich von BWK 7 bis 10, täglich oder jeden zweiten Tag 5–10 Min. beklopfen.

12

12.11.10 Karpaltunnelsyndrom

Gehört nach TCM zu *Bi*-Syndrom (➥ 12.10.1). Pathogenese: Invasion von Feuchte-Kälte oder Wind in die Meridiane oder Trauma mit nachfolgender *Qi*- und Blut-Stagnation

Therapie

Akupunktur: Pe 7 *(Daling)* als Hauptpunkt; **Pe 6** *(Neiguan)*, **Di 4** *(Hegu)*, *Ashi-*Punkte, **Ex-UE 8** *(Wailaogong)*, **Ex-UE 7** *(Yaotongdian)*, **SJ 3** *(Zhongzhu)*, evtl. **SJ 5** *(Waiguan)*, **Ex-UE 9** *(Baxie)*; bei Sensibilitätsverlust zusätzlich **Ex-UE 11** (*Shixuan-*Punkte); evtl. Mikroaderlass mit Dreikantnadel (➡ 5.1.12)

- **Schwangerschaftsinduziertes Karpaltunnelsyndrom:** Pe 7 N *(Daling)*, Pe 6 N *(Neiguan)*; ab dem dritten Trimenon auch **Di 4 N** *(Hegu)*, *Cave:* Kontraindiziert im ersten und zweiten Trimenon (➡ 12.15)

Weitere Therapiemöglichkeiten

- **Moxibustion:** Wenn Wärme subjektiv als angenehm empfunden wird, 2-mal täglich 10 Min. betroffenes Areal mit Moxazigarre einräuchern
- **Pflaumenblütenhämmerchen:** Gut zur Abschwellung in akuten Fällen. *Anwendung:* Beklopfen des Schmerzareals mit dem Hämmerchen bis zur leichten Hyperämisierung (keine Blutung!)

12.11.11 Meralgia paraesthetica

Ursachen nach TCM: Invasion von pathogener Kälte oder Feuchtigkeit in die Meridiane, Nervenkompression. Typische Symptome: Sensible Ausfälle, Kribbelparästhesien und Schmerzen im Versorgungsgebiet des N. cutaneus femoris lateralis an der Außenseite des Oberschenkels

Therapie

Akupunktur: Nadelung von **Gb 31, Gb 34, Mi 6** sowie lokale Nadeln kreisförmig (➡ 5.1.4, Abb. 5.3) um das hypästhetische Areal setzen
Pflaumenblütenhämmerchen: Beste Therapiemöglichkeit bei dieser Indikation, evtl. mit Akupunktur kombinieren. *Anwendung:* Betroffenes Areal bis zur leichten Blutung beklopfen, dann mehrere Schröpfköpfe darüber setzen.

12.11.12 Phantomschmerzen

Therapie

Akupunktur: Bewährt ist Kombination von Lokal-/Regionalpunkten im Stumpfbereich (bei Stumpfschmerz) mit Fernpunkten

Obere Extremität:
- **Lokal-/Regionalpunkte:** Entlang der Meridiane im Schmerzverlauf, z.B. Di-Meridian **(Di 15, Di 14, Di 11),** SJ-Meridian **(SJ 15),** He-Meridian **(He 1)** etc. sowie *Ashi-*Punkte (➡ 10.3.1) im Stumpfgebiet
- **Fernpunkte:** Im HWS-/BWS-Bereich z.B. **Du 14, Du 16, Ex-B 2** *(Huatuojiaji)* des gestörten Segmentes

Untere Extremität:

- **Lokal-/Regionalpunkte:** Z.B. entlang des Gb-Meridians **(Gb 30, Gb 31),** des Ma-Meridians **(Ma 30, Ma 31)** oder des Bl-Meridians **(Bl 54, Bl 40, Bl 57)** je nach Schmerzverlauf sowie *Ashi*-Punkte im Stumpfgebiet
- **Fernpunkte:** Im Lumbosakralbereich z.B. **Du 4, Du 3** (Punkte des *Du Mai* ➡ 6.3.3); **Ex-B 2** *(Huatuojiaji)* des gestörten Segmentes; Punkte der Blasenäste (z.B. **Bl 23, Bl 25, Bl 28, Bl 54)**

Wichtig

Anstatt der Regionalpunkte alternierend die der Schmerzempfindung entsprechenden Punkte auf dem gesunden Bein nadeln (Beispiel: Phantomschmerzen rechter Fuß nach Amputation des rechten Beines: Fußpunkte nadeln). Bei Beschwerden im Narbenbereich mit mehreren dünnen Nadeln dicht die Narbe umstechen.

Weitere Therapiemöglichkeiten

- **Ohrakupunktur:** Jeweils die drucksensibelsten Punkte in der Projektionszone des amputierten Organteils sowie des gestörten Segments (Arme: HWS, Beine: LWS) auswählen; zusätzlich **OP 52** (N. ischiadicus), **OP 55** *(Shenmen)*, **OP 51** (Vegetativum). *Anwendung:* Nadeln 20 Min. belassen, auch Dauernadeln oder Samenkörner möglich
- **Injektionsakupunktur:** Bei Narbenschmerzen Bereich mit Procain-Lsg. 2%ig oder anderem Neuraltherapeutikum (➡ 5.1.10) unterspritzen
- **Elektrostimulation** an den Akupunkturpunkten bewirkt Effektsteigerung (➡ 5.1.8)
- **TENS** an oben genannte Punkte der Körperakupunktur und am Narbenbereich (Lokalisation alternierend wechseln wegen Tachyphylaxie); Frequenz: 30 Hz, Modus: Intermittierend, Intensität: Nach Patiententoleranz, Dauer bis 1 Stunde täglich
- **Moxibustion:** Bei Besserung der Beschwerden durch Wärme-Applikation zusätzlich zur Akupunktur Moxanadel (➡ 5.2.3) der Punkte oder Stumpfbereich mit Moxazigarre einräuchern.

12.11.13 Multiple Sklerose

Gehört nach TCM zum *Wei*-Syndrom (➡ 12.11.8). *Anfangsstadium:* Meist Milz-*Qi-/ Yang*-Mangel (➡ 11.5.1, 11.5.2) mit Schleim-Feuchtigkeitsretention in den Meridianen mit Schwere-, Taubheits- und Kribbelgefühlen der Beine, Schwindelgefühl und Vertigo. *Mittleres Stadium:* Meist Leber- und Nieren-*Yin*-Mangel (➡ 11.11.20) mit Schwindel, verschwommenem Sehen, Vertigo, zunehmender Beinschwäche und Blasenfunktionsstörungen, evtl. auch aufsteigendes Leber-*Yang* (➡ 11.7.5) mit Beinsteifheit, verstärktem Schwindel und Erbrechen. *Spätes Stadium:* Leber-Wind (➡ 11.7.6) mit Tremor, starke Beinspasmen, Paraplegie oder auch Zeichen der Blut-Stase (➡ 9.3.2) mit zusätzlichen Beinschmerzen

12

Syndrome bei Multipler Sklerose		
Syndrom	**Symptome**	**Zunge/Puls**
Milz-*Qi*-/*Yang*-Mangel mit Schleim-Feuchtigkeitsretention	*Sensibilität:* Taubheit, Schweregefühle der Beine, Kribbelparästhesien *Motorik:* Unauffällig *Sonstiges:* Schwindel, Erschöpfung, Kältegefühle (bei *Yang*-Mangel)	*Zunge:* Geschwollen *Belag:* Schmierig *Puls:* Schwach, schlüpfrig
Leber- und Nieren-Mangel (meist Leber- und Nieren-*Yin*-Mangel)	*Sensibilität:* Verschwommenes Sehen *Motorik:* Zunehmende Beinschwäche, Schwäche lumbal/Knie *Sonstiges:* Schwindel, Vergesslichkeit, Störungen der Blasenfunktion, evtl. *Yin*-Mangel-Hitze-Zeichen (➥ Tab. 9.4)	*Yin*-Mangel: *Zunge:* Rot wenig Belag *Puls:* Dünn, schnell

Tab. 12.71

Therapie

Ohrakupunktur bewährt bei Schwindel, Tinnitus und Schlaflosigkeit; Körperakupunktur bei Lähmungen und Sensibilitätsstörungen einsetzen.

Therapieprinzipien: Meridiane durchgängig machen. *Bei Milz-Qi-Mangel:* Feuchtigkeit auflösen, Milz stärken, Netzgefäße stärken. *Bei Leber-Nieren-Mangel:* Niere und Leber stärken, Knochen und Sehnen stärken

Akupunktur: Pro Sitzung ca. 6–8 Punkte auswählen, anfänglich 2- bis 3-mal/ Woche. TCM kann MS nicht heilen, aber v.a. in den Anfangsstadien die Symptome erleichtern und ggf. den Krankheitsverlauf verlangsamen.

Hauptpunkte: Du 3 *(Yaoyangguan)* beeinflusst die *Qi*-Zirkulation zu den Beinen, **Du 4** *(Mingmen)* stärkt das *Mingmen* (➥ 3.3.6) und Nieren-*Yang;* **Du 12** *(Shenzhu),* **Du 14** *(Dazhui),* **Du 20** *(Baihui),* korrespondierende **Ex-B 2** *(Huatuojiaji),* weitere Punkte des *Du Mai*
Lokalpunkte „machen Meridiane durchgängig"
- **Arme: Di 4, SJ 5, Di 10, Di 11, Di 15**
- **Beine: Mi 6, Gb 39, Bl 40, Gb 34, Mi 10, Bl 54, Ma 36, Gb 31, Bl 36**

12

Symptomorientierte Punkte:
- **Stärkung des *Du Mai* und der Spinalnerven:** Öffnung des *Du Mai* (➥ 6.3.3), bei Männern mit **Dü 3** *(Houxi)* links, **Bl 62** *(Shenmai)* rechts; bei Frauen umgekehrt nadeln und zusätzlich *Ren Mai* (➥ 6.3.4) öffnen mit **Lu 7** links und **Ni 6** rechts
- **Sprachstörungen: Ren 23**
- **Sehstörungen: Bl 1, Gb 1, Ex-HN 4** *(Yuyao),* **Ma 8; SJ 23, Bl 2, Ex-HN 5** *(Taiyang)*
- **Blasenfunktionsstörungen: Ren 3, Bl 28, Ren 4, Ren 6, Mi 6, Du 4, Bl 23, Bl 25**
- **Ataxie: Ex-B 2** *(Huatuojiaji)* nach folgendem Schema ➥ rechts: LWK 1, 3, 5, links: LWK 2, 4 und **Bl 40;** alternierend in der nächsten Sitzung mit rechts: LWK 2, 4, links: LWK 1, 3, 5 und **Bl 36**
- **Zur Beruhigung, bei Schlafstörungen: He 7, Pe 6, Ex-HN** *(Anmian)*
- **Bei Erschlaffung, Atrophie der Beinmuskulatur:**
  - Bei Männern: **Gb 41** *(Zulinqi)* links, **SJ 5** *(Waiguan)* rechts zur Öffnung des *Dai Mai;* **Ma 36** *(Zusanli)* zur Stärkung des Magen-Meridians; **Bl 23** *(Shenshu)* zur Stärkung der Beinmeridiane

– Bei Frauen: **Gb 41** rechts und **SJ 5** links zur Öffnung des *Dai Mai;* **Ma 36** *(Zusanli),* **Bl 23** *(Shenshu)*

- **Bei lateraler Muskelverspannung am Bein: Ni 6 +** *(Zhaohai)* und **Bl 62 –** *(Shenmai)* als Therapie über die außerordentlichen Gefäße *Yin Qiao Mai* (➡ 6.3.7) und *Yang Qiao Mai* (➡ 6.3.8)
- **Bei medialer Muskelverspannung am Bein: Ni 6 –** *(Zhaohai)* und **Bl 62 +** *(Shenmai)* als Therapie über die außerordentlichen Gefäße *Yin Qiao Mai* (➡ 6.3.7) und *Yang Qiao Mai* (➡ 6.3.8)

Syndromorientierte Punkte: DD ➡ Tab. 12.71

- **Bei Milz-Mangel mit Schleim-Feuchtigkeits-Retention: Mi 6** *(Sanyinjiao)* und **Mi 9** *(Yinlingquan)* transformieren Feuchtigkeit; **Ren 12** *(Zhongwan)* und **Bl 20** *(Pishu)* stärken die Milz; **Ma 40** *(Fenglong)* transformiert Schleim
- **Bei Nieren- und Leber-Mangel: Ren 4** *(Guanyuan),* **Ni 3** *(Taixi),* **Mi 6** *(Sanyinjiao)* und **Bl 23** *(Shenshu)* stärken die Niere; **Bl 18** *(Ganshu)* und **Le 8** *(Ququan)* stärken die Leber
- **Bei Leber-Wind (spätes Stadium): Le 3** *(Taichong)* und **Gb 20** *(Fengchi)*
- **Bei zusätzlicher Blut-Stase (spätes Stadium): Mi 10** *(Xuehai)* und **Bl 17** *(Geshu)* bewegen das Blut

---

Wichtig

Bewährt: Elektrostimulation von Haupt-, Lokal- und symptomorientierten Punkten (*Cave:* Augenpunkte). Modus: Intermittierend, Intensität: Nach Patiententoleranz, Frequenz: 2–7 Hz, bei Spastik höher (– 60 Hz). Dauer: Ca. 30 Min. Behandlung initial ca. alle 2 Tage über 10 Sitzungen; bei Besserung weiterer Behandlungszyklus anschließen, evtl. mit größeren Behandlungsabständen

---

Rezept: Variation von *Si Miao San* bei Milz-Mangel mit Feuchtigkeitsretention: Rz. Atractylodis *(Cang Zhu)* 6 g, Cx. Phellodendri *(Huang Bai)* 9 g, Rx. Achyranthis *(Niu Xi)* 6 g, Sm. Coicis *(Yi Ren)* 9 g, Rz. Dioscoreae *(Bei Xie)* 6 g, Rz. Atractylodis Macrocephalae *(Bai Zhu)* 6 g, Rx. Angelicae Pubescentis *(Du Huo)* 6 g. Bei Leber-/ Nieren-*Yin*-Mangel: Variation von *Liu Wei Di Huang Wan* (➡ 8.2.10.d).

Weitere Therapiemöglichkeiten

- **Ohrakupunktur:** Auswahl von 3–5 Punkten; ca. 20 Min. belassen. Dauernadeln oder Samenkörner applizierbar
  - **Bei Schwindel: OP 9** (Innenohr), **OP 34** (Graue Substanz), **OP 35** (Sonne), **OP 51** (Vegetativum), **OP 55** *(Shenmen),* **OP 98** (Leber), **OP 95** (Niere), **OP 29** (Polster-Okziput)
  - **Bei Tinnitus: OP 9** (Innenohr), **OP 20** (Außenohr), **OP 95** (Niere), **OP 96** (Gallenblase), **OP 104** *(San Jiao)*
  Bei Schlaflosigkeit: OP 55 *(Shenmen),* **OP 95** (Niere), **OP 98** (Leber), **OP 29** Polster-Okziput).

12

- **Chinesische Schädelakupunktur** (➡ 13.2): Motorikzone: Beine (obere 1/5), Arme (mittlere 2/5); Sprachstörungen und Speichelfluss (untere 2/5).

12.11.14   Parkinson-Syndrom

Ursache nach TCM-Vorstellung: Aufkommender Leber-Wind (➡ 11.7.6) durch Überanstrengung, zu starke sexuelle Aktivität mit Nieren-*Yin*-Mangel (➡ 11.9.6), evtl. zusätzlich exzessiver Genuss von fettigem oder süßem Essen sowie Alkohol mit endogener Entwicklung von Schleim-Feuer (➡ 9.3.4), lang andauernde emotionale Belastungen.

Syndrome bei Morbus Parkinson				
Syndrom	**Tremor**	**Motorik**	**Zusatzsymptome**	**Zunge/Puls**
Qi- und Blut-Mangel (➡ 9.3.1, 9.3.2, 9.3.3)	Lang andauernd, ausgeprägt, an Extremitäten	Starrer Gesichtsausdruck, unkoordiniertes Gehen, Bewegung verschlechtert, Nackensteifigkeit	Matte Blässe, Spontanschweiß	*Zunge:* Blass, geschwollen, Tremor *Puls:* Schwach, evtl. rau
Schleim-Feuer (➡ 9.3.4)	Unterdrückbar an den Extremitäten	Starrer Gesichtsausdruck, Bewegungsarmut, Nacken-/Rückensteifigkeit	Schwindel, Adipositas, thorakales Völlegefühl, Schwitzen, gelber Schleimauswurf	*Zunge:* Rot *Belag:* Gelb, schmierig-klebrig *Puls:* Saitenförmig, schnell
Leber-/Nieren-*Yin*-Mangel (➡ 11.11.20, 11.9.6)	Lang andauernd, ausgeprägt, an Kopf und Extremitäten	Starrer Gesichtsausdruck, Nacken-/Rückensteifigkeit	Schwindel, Tinnitus, Kopfschmerzen, schlafstörende Träume, Nachtschweiß	*Zunge:* Dünn, rot, Tremor; belaglos *Puls:* Dünn, schnell

Tab. 12.72

Therapie

Akupunktur adjuvant zu westlicher medikamentöser Therapie, v.a. bei Patienten mit Schmerzen, psychischen Störungen sowie Arzneimittelnebenwirkungen unter Antiparkinsontherapie.

Therapieprinzipien: Leber-Wind vertreiben, die Meridiane durchgängig machen. *Bei Qi- und Blut-Mangel:* Qi stärken, das Blut nähren. *Bei Schleim-Feuer:* Schleim auflösen, Hitze klären. *Bei Leber- und Nieren-Yin-Mangel: Yin* nähren

Akupunktur: Punkte, die Leber-Wind vertreiben, je nach Konstitution ableitend oder energetisch neutral nadeln wie **Le 3** *(Taichong),* **Gb 34** *(Yanglingquan),* **Di 11** *(Quchi),* **SJ 5** *(Waiguan);* **Gb 20** *(Fengchi)* in Kombination mit **Di 4** *(Hegu)* beseitigt Leber-Wind aus dem Kopfbereich, beruhigt den Geist-*Shen;* **Ex-UE** *(Xiaochanxue)* kontrolliert den Tremor, Lokalisation: 1,5 Cun unter **He 3** *(Shaohai);* **Ma 9** *(Renying)* reguliert das *Qi,* beseitigt Ungleichgewicht in der *Qi*-Verteilung mit Fülle in der oberen und Mangel in der unteren Körperhälfte; **Di 18 –** *(Futu)* als Lokalpunkt bei Sprachstörungen

12

Symptomorientierte Punkte:
- **Rigor und Tremor der Arme: Di 4, Di 10, Di 11, Di 14, Di 15**
- **Rigor und Tremor der Beine: Ma 31, Ma 36, Ma 41, Gb 30, Gb 31, Gb 40, Bl 40, Bl 36, Bl 54**
- **Schulterschmerzen: Di 14, Gb 21, Dü 9**
- **Hüftschmerzen: Bl 23, Mi 10, Gb 30**
- **Emotionale Belastung:** Sedativpunkte wie **He 7, Pe 6, Ex-HN** *(Anmian)*

Syndromorientierte Punkte: DD ➡ Tab. 12.72
- **Bei** *Qi-* **und** **Blut-Mangel: Le 8 +** *(Ququan)* nährt Leber-Blut; **Mi 6 +** *(Sanyinjiao)*, **Ma 36 +** *(Zusanli)* stärken *Qi* und Blut; **Ren 4 +** *(Guanyuan)* nährt das Blut
- **Bei Schleim-Feuer: Ma 40 –** *(Fenglong)* löst Schleim auf; **Mi 6 –** *(Sanyinjiao)*, **Mi 9 –** *(Yinlingquan)*, **Ren 12 +** *(Zhongwan)*, **Bl 20 +** *(Pishu)* lösen Feuchtigkeit auf
- **Bei Leber- und Nieren-***Yin***-Mangel: Bl 18 +** *(Ganshu)* und **Le 8 +** *(Ququan)* stärken Leber-*Yin;* **Bl 23 +** *(Shenshu)*, **Ren 4 +** *(Guanyuan)* und **Ni 3 +** *(Taixi)* stärken Nieren-*Yin*

Wichtig

Pro Sitzung 5–8 Punkte auswählen, Elektrostimulation der symptomatischen Punkte (außer Sedativpunkte). Modus: Intermittierend, Frequenz: 2–7 Hz, *Dauer:* Ca. 30 Min. *Anwendung:* Jeden 2. Tag, über 10–12 Sitzungen, dann 1 Woche Pause, evtl. weiteren Behandlungszyklus anschließen. *Cave:* Bei starkem Tremor keine Elektrostimulation, sondern die Nadelmanipulation mit schnellen Rotationsbewegungen für ca. 2 Min. durchführen, dann entfernen (➡ 5.1.7).

Weitere Therapiemöglichkeiten

Ohrakupunktur: Bewährt bei Schmerzen und emotionalen Belastungen. *Anwendung:* Pro Sitzung bis zu fünf Punkte auswählen, Nadeln 20–30 Min. belassen. Dauernadeln oder Samenkörner applizierbar
- **Bei Schmerzen: OP 55** *(Shenmen)*, **OP 51** (Vegetativum), **OP 34** (Graue Substanz), **OP 22** (Endokrinium), **OP 95** (Niere); zusätzlich Punkte nach Schmerzlokalisation
- **Bei emotionaler Belastung: OP 55** *(Shenmen)*, **OP 100** (Herz), **OP 95** (Niere), **OP 96** (Gallenblase), **OP 98** (Leber), **OP 34** (Graue Substanz), **OP 25** (Hirnstamm)
- **Schädelakupunktur:** In China bewährt: Motorikzone, Tremorkontrollzone. *Anwendung:* Tremorkontrollzone auswählen, die kontralateral zur zitternden Extremität liegt. Eine Nadel s. c. entlang einer gesamten Zone stechen, wenn nicht möglich, 3 Nadeln der Länge nach über die Zone verteilen; Nadeln ca. 30–40 Min. belassen, dabei 3- bis 4-mal manipulieren.

12

12.11.15 Epilepsie *(Dian Xian)*

Ursachen nach TCM-Vorstellung: Starker emotionaler Stress wie Ängste, Depressionen und Wut mit Herz- und Leber-*Qi*-Störung sowie Schleimbildung bei Milz-Störungen; Gehirnverletzungen (Trauma, z.B. auch Hypoxie während der Geburt) mit *Qi-,* Blut- und Schleim-Stagnationen, kongenital (Nieren-*Jing*-Mangel [➡ 11.9.1], „Schock im Uterus"). Wesentlich für die Störung ist eine Wind- und/oder Schleimbewegung nach oben mit Blockade der Sinne und Bewusstseinsverlust. Initial und während des typischen Anfalls zeigt sich ein Fülle-, in chronischen Fällen ein Mangel-Zustand.

Therapie

Einsatz von Akupunktur adjuvant zu westlicher medikamentöser Therapie möglich.
Prophylaxe: Anfallshäufigkeit reduzieren, evtl. Medikamenteneinsparung. **Akuttherapie:** Anfall verkürzen

Therapieprinzipien: Wind beseitigen, Schleim auflösen und entfernen, Sinne befreien und Geist-*Shen* beruhigen

Akupunktur: Für die Anfallsprophylaxe insgesamt 8–12 Punkte (s. u.) auswählen, Kombination sollte Punkte aus jeder Punktgruppe enthalten oder besser: Differenzierte Therapie nach Syndromdifferenzierung (➥ Tab. 12.73). Behandlungsschema: Zunächst kurze Intervalle (z. B. 3- bis 4-mal/Woche), bei Abnahme der Anfallshäufigkeit auch Reduktion auf 1-mal/Woche möglich. Bei Anfallsfreiheit Punkte zur Windelimination reduzieren.

Anfallsprophylaxe

- **Punkte zur Wind-Elimination: Gb 20** *(Fengchi)*, **Du 16** *(Fengfu)*, **Du 20** *(Baihui)*, **Du 15 −** *(Yamen)*, **Le 3 −** *(Taichong)* und **Du 14** *(Dazhui)* leiten inneren Wind aus; **Du 17** *(Naohu)*, Lokalisation 1,5 Cun oberhalb **Du 16,** leitet inneren Wind aus, der das Gehirn beeinträchtigt, gut bei Epilepsie
- **Schleimauflösende Punkte: Ma 40** *(Fenglong)* und **Ren 12** *(Zhongwan)* bei exzessiver Schleimbelastung, harmonisieren den Magen, leiten das trübe *Qi* nach unten ab, lösen Schleim auf; **Pe 5** *(Jianshi)* transformiert Schleim vom oberen der *San Jiao,* v. a. vom Herzen (sehr gut auch bei Schleim-Feuer)
- **Punkte zur Beruhigung: Bl 15 +** *(Xinshu)* in Kombination mit **Ex-HN 3** *(Yintang)* und **He 7 +** *(Shenmen),* um das Herz zu nähren und den Geist-*Shen* zu beruhigen; **Gb 13** *(Benshen)* als ein in China häufig angewandter Punkt bei allen Arten von Bewusstseinsstörungen; **Pe 5** *(Jianshi)* stärkt den *Qi*-Fluss im Perikard-Meridian, beruhigt den Geist-*Shen;* **Ex-HN 1** *(Sishencong)*, **Du 20** *(Baihui)*
- **Wichtige Zusatzpunkte: Ex-B 9** *(Yaoqi)* als empirischer Punkt bei Epilepsie, gut in Kombination mit **Ren 15; Bl 62** *(Shenmai)* bei Anfällen v. a. tagsüber. **Ni 6** *(Zhaohai)* bei Anfällen v. a. nachts; **Dü 3** *(Houxi)* in Kombination mit **Bl 62** *(Shenmai)* beruhigt den Geist-*Shen,* unterdrückt Spasmen, wirkt ausgleichend; **Ren 15** *(Jiuwei)* in Kombination mit **Du 14** *(Dazhui)* harmonisiert *Yin* und *Yang,* reguliert gegenläufiges *Qi;* **Ex-HN** *(Dianxian)*, Lokalisation 1 Cun medial und oberhalb von **Gb 20,** guter Punkt bei Epilepsie mit starker Stimulation
- **Bei Z. n. Kopfverletzungen:** *Ashi*-Punkte auf der Kopfseite der früheren Verletzung; **Le 2** *(Xingjian)*, **Le 3** *(Taichong)* und **Bl 17** *(Geshu)* bewegen das Blut und beseitigen Blut-Stase

Rezept: *Ding Xian Wan* (➥ BB: S. 491, EBB: S. 448).

Akuttherapie bei epileptischem Anfall

Zunächst **Du 26 –** *(Shuigou)* als wichtiger Punkt zur Wiederbelebung; dann **Ni 1 –** *(Yongquan)* gegen Bewusstseinsverlust, erhält das *Yang* zurück, evtl. **Ex–UE 11 – B** *(Shixuan)*; **Du 20 –** *(Baihui)* erhält das *Yang* zurück, hebt *Qi* und *Yang* an. Evtl. zusätzlich: **Dü 3 –** *(Houxi)* als wichtiger Punkt bei Epilepsie durch Verbindung zum *Du Mai*; **Di 4 –** *(Hegu)* öffnet die Sinnesorgane, **Le 3 –** *(Taichong)* besänftigt inneren Wind. *Anwendung:* Punkte jeweils bis zum Wiedererlangen des Bewusstseins ableitend nadeln und stimulieren oder (falls keine Nadel zur Hand) akupressieren, v.a. mit Fingernagel oder Kugelschreiber; auch Mikroaderlass mit Dreikantnadel (➡ 5.1.12) möglich.

Syndrome bei Epilepsie*			
Syndrom	**Symptome**	**Zunge**	**Puls**
Leber-Wind und Schleim (➡ 11.7.6 und 9.3.4)	Schwindel, Vertigo, thorakales Beklemmungsgefühl, Konvulsionen	*Belag:* Weiß, klebrig	Saitenförmig, schlüpfrig
Leber-Feuer mit Schleim-Hitze	Anfälle, ausgelöst durch Ärger, Ängstlichkeit, Wut und emotionalen Stress; nach dem Anfall weiter Unruhezustände, Agitiertheit, Reizbarkeit, Schlafstörungen, erschwertes Abhusten von zähem, gelbem Schleim, trockener, bitterer Mundgeschmack, Obstipation	Rot *Belag:* Gelb, klebrig	Schnell, saitenförmig, schlüpfrig
Nieren- und Leber-*Yin*-Mangel mit aufsteigendem Leber-*Yang*	Chronische Epilepsie, Schwindel, Vertigo, Benommenheit und tranceartige Zustände, Schlafstörungen, Vergesslichkeit, Wundheitsgefühl und Schwäche von Rücken und Beinen, Tinnitus, Augentrockenheit, dunkle Gesichtsfarbe, evtl. trockene Stühle	Rot *Belag:* Wenig oder kein	Dünn, schnell
Milz- und Magen-*Qi*-Mangel mit Schleim	Chronische Epilepsie, Müdigkeit, Erschöpfung, Schwindel, Vertigo, Appetitverlust, Völle- und Spannungsgefühl epigastral und thorakal, dumpf-blasser Teint, weiche, breiige Stühle, evtl. Übelkeit und Erbrechen	Blass mit weißem, klebrigem Belag	Schwach, schlüpfrig oder dünn und schlüpfrig
Blut-Stase	*Anamnestisch:* Trauma (z.B. Kopf-, Geburtstrauma, Hypoxieschaden); persistierende Schlafstörungen mit vielen Träumen und Unruhe, Reizbarkeit, Wut, Depression, Gemütsschwankungen, fixierter, scharfer Schmerz im Kopf und/oder Oberkörperbereich, Gefäßzeichnungen (z.B. Spider-Nävi etc.), Lippen, Skleren, Konjunktiven, Nägel dunkelviolett, dunkle Augenringe	Dunkel oder dunkelviolett mit violetten Punkten	Rau oder saitenförmig und dünn

* Modifiziert nach: *Yan Wu*, Fischer, W.: Practical Therapeutics of TCM (➡ 14.3.2) und Maclean, W., Lyttleton, J.: Clinical Handbook of Internal Medicine (➡ 14.3.5)

Tab. 12.73

12

Therapievorschläge nach Syndromdifferenzierung bei Epilepsie

Leber-Wind und Schleim (➡ 11.7.6 und 9.3.4)

Therapieprinzipien: Schleim beseitigen, Wind unterdrücken, die Sinnesorgane öffnen

Akupunktur: Ableitend nadeln: **Ren 15** *(Jiuwei)*, **Ex-B 9** *(Yaoqi)*, **Pe 5** *(Jianshi)*, **Le 3** *(Taichong)*, **Ma 40** *(Fenglong)*; Zusatzpunkte während des Anfalls (auch ➡ Akuttherapie bei epileptischem Anfall, Kasten): **Du 26** *(Shuigou)*; **Ma 6** *(Jiache)* als Lokalpunkt, **He 7** *(Shenmen)*, bei lange bestehender Epilepsie mit *Qi-* und Blut-Mangel zusätzlich Nadelung und Moxibustion auf **Ren 4** *(Guanyuan)*, **Ma 36** *(Zusanli)*

Rezept: *Ding Xian Wan* (➡ BB: S. 491, EBB: S. 448)

Diätetik: ➡ 7. Spezielle Diätetik (➡ 7.11.3), schleimbildende Nahrungsmittel meiden.

Leber-Feuer mit Schleim-Hitze (➡ 11.7.3, 9.3.4)

Therapieprinzipien: Leber-Feuer regulieren, Feuer und Hitze klären, Schleim umwandeln, die Sinnesorgane öffnen

Akupunktur: Ableitend nadeln: **Gb 13** *(Benshen)*, **Ma 40** *(Fenglong)*, **Du 12** *(Shenzhu)*, **Du 14** *(Dazhui)*, **Ren 15** *(Jiuwei)*, **Le 3** *(Taichong)* oder besser bei Feuer **Le 2** *(Xingjiang)*, **Ex-B 9** *(Yaoqi)*, **Bl 18** *(Ganshu)*. Punkte während des Anfalls (auch ➡ Akuttherapie bei epileptischem Anfall, Kasten): **Du 26** *(Shuigou)*, **Ma 6** *(Jiache)* als Lokalpunkt, **Dü 3** *(Houxi)*, **Pe 8** *(Laogong)*, **Du 20** *(Baihui)*, **Ex-HN 1** *(Sishencong)*

Rezept: *Long Dan Xie Gan Tang* (➡ 8.2.4.d) in Kombination mit *Di Tan Tang* (➡ BB: S. 465, EBB: S. 424); Variationen von *Chai Hu Jia Long Gu Mu Li Tang* (➡ BB: S. 427, EBB: S. 387).

Nieren- und Leber-*Yin*-Mangel mit aufsteigendem Leber-*Yang* (➡ 11.7.4)

Therapieprinzipien: Leber- und Nieren-*Yin* nähren, evtl. *Yang* unterdrücken, den Geist-*Shen* beruhigen

Akupunktur: **Bl 23 +** *(Shenshu)*, **Bl 18 +** *(Ganshu)*, **Ni 3 +** *(Taixi)*, **Mi 6 +** *(Sanyinjiao)*, **Ex-B 9** *(Yaoqi)*, **Le 3** *(Taichong)*, **Ex-HN** *(Anmian)* bei Schlafstörungen; **Ren 15** *(Jiuwei)*. Punkte während des Anfalls (auch ➡ Akuttherapie bei epileptischem Anfall, Kasten): **Ni 1** *(Yongquan)* und **Ni 6** *(Zhaohai)* bei Anfällen nachts, **Bl 62** *(Shenmai)* bei Anfällen tagsüber, **Bl 15** *(Xinshu)*, **He 7** *(Shenmen)*, **Ex-HN 3** *(Yintang)* bei Bewusstseinstrübungen

12

Rezept: Variationen von *Zuo Gui Wan* (➡ 8.2.10.d) oder *Da Bu Yuan Jian* (➡ BB: S. 296, EBB: S. 267)

Diätetik: ➡ 7. Spezielle Diätetik (➡ 7.11.3).

Milz- und Magen-*Qi*-Mangel und Schleim (➡ 11.5.1, 11.6.1, 9.3.4)

Therapieprinzipien: Milz stärken, *Qi* stärken, Feuchtigkeit und Schleim transformieren, evtl. gegenläufiges Magen-*Qi* absenken

Akupunktur: Stärkend nadeln und Moxibustion: **Ex-B 9** *(Yaoqi)*, **Ren 15** *(Jiuwei)*, **Bl 20** *(Pishu)*, **Ren 12 + M** *(Zhongwan)*, **Mi 6** *(Sanyinjiao)*, **Ma 36 + M** *(Zusanli)*. Zusatzpunkte: **Ni 1** *(Yongquan)* und Moxa auf **Ren 6** *(Qihai)*, wenn die Anfälle eine längere Periode von Bewusstseinstrübung nach sich ziehen; **Du 20** *(Baihui)* bei Schwindel und Vertigo; **He 5 +** *(Tongli)*, **Du 8 + M** *(Jinsuo)*, **Du 26** *(Shuigou)*

Rezept: Variationen von *Liu Jun Zi Tang* (➡ 8.2.10.a)

Diätetik: ➡ 7. Spezielle Diätetik (➡ 7.9.1, 7.10.1).

Blut-Stase (➡ 9.3.2)

Therapieprinzipien: Das Blut beleben (bewegen), stagniertes Blut eliminieren, *Qi*-Fluss fördern

Akupunktur: *Ashi*-Punkte (➡ 10.3.1) am Kopf; **Bl 17 −** *(Geshu)*, **Di 4 −** *(Hegu)*, **Le 6 −** *(Zhongdu)*, **Le 3** *(Taichong)*, **Mi 6 −** *(Sanyinjiao)*, **Dü 6** *(Yanglao)*, **Ex-HN 1** *(Sishencong)*

Rezept: *Xue Fu Zhu Yu Tang* (➡ 8.2.12.a), Variationen von *Tong Qiao Huo Xue Tang* (➡ BB: S. 351, EBB: S. 315)

12

Diätetik: ➡ 7. Spezielle Diätetik (➡ 7.9.1, 7.10.1).

Weitere Therapiemöglichkeiten

- **Ohrakupunktur:** **OP 55** *(Shenmen)*, **OP 100** (Herz), **OP 29** (Polster-Okziput), **OP 95** (Niere), **OP 34** (Graue Substanz), **OP 28** (Hypophysenpunkt). *Anwendung:* 4–5 Punkte pro Sitzung anwählen, 20 Min. belassen. Dauernadeln oder Samenkörner applizierbar
- **Chinesische Schädelakupunktur** (➡ 13.2.): Motorikzone, Sensorikzone, Sensomotorische Beinzone
- **Diätetik:** Meiden von schleimproduzierenden Nahrungsmitteln (z.B. Milchprodukte, Erdnüsse) sowie scharf gewürzten Speisen (➡ 7, Tab. 7.2)

- **Sonstiges:** Überstimulation (Musik, Licht, Reizüberflutung etc.) vermeiden, Entspannungsverfahren (z. B. *Taijiquan* [➡ 5.4] oder *Qi Gong* [➡ 5.5]) erlernen.

12.12 Haut und Hautanhangsgebilde

12.12.1 Einführung

Eine gesunde Haut ist an ein intaktes Abwehr-*Wei-Qi* (➡ 3.3.1) gekoppelt: Wenn das Abwehr-*Wei-Qi* „das Fleisch wärmt, die Haut kräftigt und nährt und das Öffnen und Schließen der Poren kontrolliert", ist die Haut gesund und widerstandsfähig. Hautkrankheiten entstehen nach TCM meist durch Invasion äußerer pathogener Faktoren (➡ 3.6.1) wie Wind, Hitze, Feuchtigkeit, Trockenheit und Gifte oder innere Disharmonien mit *Qi*- und Blut-Stagnation, Blut-Mangel, Blut-Hitze, toxische Hitze, *Yin*-Mangel, Feuchtigkeit und Feuchte-Hitze. Verschlimmernd wirken bei Hautkrankheiten Infekte, starke Emotionen, zu wenig Schlaf/Ruhe und Ernährungsfehler.

Wichtig

Allgemeine Ernährungshinweise bei Hautkrankheiten

Auf Süßigkeiten, Milch, Käse, Krabben, Alkohol, Kaffee, Schwarztee, Zigaretten, Schaffleisch, ölige, gebratene und scharfe Nahrungsmittel (➡ Tab. 7.2) möglichst verzichten.
Begründung: Erzeugen pathogene Feuchtigkeit und Hitze und verschlimmern daher das Krankheitsbild.

Die Behandlung von Hautkrankheiten ist in chinesischen Krankenhäusern eine Domäne der Kräutermedizin; allerdings ist eine gleichzeitige Behandlung mit Akupunktur speziell bei akuten Beschwerden empfehlenswert. Bei vielen Hautkrankheiten werden zusätzlich äußerlich Cremes und Tinkturen (aus Heilkrautbestandteilen) eingesetzt.

Wichtig

Diagnostische Kriterien

Entscheidend für die Auswahl des richtigen Behandlungsansatzes ist der Hautbefund, also die genaue Inspektion und Analyse der Hautläsionen. Oft finden sich bei Hautkrankheiten keine oder nur wenige Begleitsymptome, **Zunge und Puls stehen nicht selten im Widerspruch zum Hautbefund** (z. B. blasse Zunge bei stark geröteter Haut). Es gilt: Der Hautbefund bestimmt die Therapiestrategie. Also z. B. auch kühlende, Toxine ausleitende Arzneien bei blassem Zungenbefund einsetzen, wenn die Haut durch Rötung, Schwellung und Eiterung Hitze-Toxine anzeigt und nach „Kühlung schreit".

Dosierung

Wichtig

Dosierungsempfehlungen bei Hautkrankheiten

Wegen möglicher Unverträglichkeitsreaktionen (viele der verwendeten Kräuter sind bitter und kalt!) zu Beginn der Therapie zunächst niedriger dosieren, dann Dosis innerhalb einiger Tage auf die angestrebte Menge steigern. Dabei die Dosierung am Körpergewicht des Patienten orientieren, üblich ist 1–2 g Tagesdosis pro Kilo Körpergewicht. Beispiel: Bei 75 kg Körpergewicht 75–150 g Tagesdosis der Kräuterrezeptur.

Höhere Dosierungen speziell bei akuten Beschwerden und starker innerer oder toxischer Hitze einsetzen, um den gewünschten Erfolg zu erzielen. Hinweis auf eine korrekte Therapiestrategie ist in diesen Fällen die Verminderung der Hautrötung.

Für Kinder und Säuglinge, die die Einnahme von den bitteren Tees verweigern, sind Kräuterextrakte in Tropfenform, sog. „Hydrophile Konzentrate", eine „süße" Alternative, die meist problemlos genommen werden (Bezugsadressen ➡ 14.2.1).

Diese relativ hohen Dosen von 150 g/Tag sind Standard in China bei der Behandlung von Hautkrankheiten. Sie haben sich auch im Westen bewährt, wie z.B. die Erfahrungen von Mazin Al-Khafaji in England (➡ 14.1.4) zeigen, der seit fast zehn Jahren vorwiegend Hautpatienten mit guten Erfolgen behandelt. Viele der nachfolgend vorgestellten Rezepte und Dosierungen basieren auf seinen Seminaren.

Studien zur erfolgreichen Behandlung des atopischen Ekzems mit chinesischen Kräutern:

Bei Erwachsenen ➡ Sheehan MP, Rustin MH, Atherton DJ, *Lancet* 1992 Jul 4; 340(8810):13–7 und *Clin Exp Dermatol* 1995 Mar; 20(2):136–140

Bei Kindern ➡ Sheehan MP, Atherton DJ, *Br J Dermatol* 1992 Feb; 126(2):179–184 und *Br J Dermatol* 1994 Apr; 130(4):488–93

Immunologische Grundlagenforschung ➡ Latchman Y, Banerjee P, *Br J Dermatol* 1995 Apr; 132(4):592–8; *Int Arch Allergy Immunol* 1996 Mar; 109(3):243–9; Xu XJ, Banerjee P, *Br J Dermatol* 1997 Jan; 136(1):54–9; *Clin Exp Allergy* 1998 Mar; 28(3):306–14

Nebenwirkungen/Toxizität ➡ Ferguson JE, *Br J Dermatol* 1997 Apr; 136(4):592–3.

Behandlungsverlauf

Generell sollten sich positive Veränderungen spätestens nach 4–6 Wochen Behandlung einstellen. Einige Hautkrankheiten (z.B. Rosacea) sprechen schnell auf eine Behandlung an.

Beispiel Psoriasis: Bei Psoriasis ist ein Ausbleiben neuer Läsionen ebenfalls ein Zeichen dafür, dass sich die innere Hitze vermindert. Typischerweise vergrößern sich bei der Psoriasis während des Heilungsprozesses die Läsionen. *Cave:* Nicht fehlinterpretieren, wenn die Läsionen dabei gleichzeitig flacher und weniger gerötet sind. Bei schweren und chronischen Fällen von Psoriasis oder atopischem Ekzem ist eine Behandlungsdauer von sechs Monaten nicht ungewöhnlich. Im Gegenteil: Bei der Psoriasis so lange therapieren, bis die Läsionen nur noch als weiße bzw. bräunliche Flecken zu erkennen sind; die Gefahr eines schnellen Rezidivs wird dadurch vermindert.

Nebenwirkungen

Leichte Durchfälle, die nicht erschöpfen, sind bei Fülle-Symptomatik erwünscht, da die Hitze über den Stuhl ausgeleitet wird. „Erstverschlimmerungen" sind bei der Kräutertherapie relativ selten: Dauern sie unter Behandlung länger als eine Woche, an mögliche Behandlungsfehler denken. In seltenen Fällen, z.B. bei Rx. Dictamni (*Bai Xian Pi*) können sich Leberwerte geringfügig erhöhen, die sich nach Absetzen der Kräuter wieder normalisieren.

Cave: Von *Mu Tong* (Caulis Akebia) werden neben den unbedenklichen Akebia- und Klematis-Spezies häufig die Aristolochia-Spezies mit möglicher Nierentoxizität verwendet. Diese stehen im Verdacht, bei zwei Ekzempatienten in England Nierenschäden ausgelöst zu haben (Behandlungsdauer zwei und sechs Jahre!). Von der Verwendung von

12

Mu Tong ist daher dringend abzuraten, wenn Zweifel bestehen, um welche Spezies es sich handelt! Folgende Kräuter können z. B. als Ersatz in Betracht kommen: *Tong Cao* (Hb. Medulla Tetrapanacis), *Che Qian Zi* (Sm. Plantaginis), *Ze Xie* (Rz. Alismatis). (Originalartikel: Lord, G. M. et al.: Nephropathy caused by Chinese herbs in the UK. *Lancet* 354 (1999) 481–482).

Wichtig

Bei richtiger Diagnose gibt es auch bei hoher und einschleichender Dosierung von bitteren, kalten Kräutern im allgemeinen keine Beschwerden beim Patienten. Bei Therapie über einen langen Zeitraum oder einer vorgeschädigten Leber ist es empfehlenswert, die Leberwerte regelmäßig zu kontrollieren.

12.12.2 Psoriasis

Nach TCM „weiße Entzündung". Pathogenese: Lang stehende Akkumulation von innerer Hitze; Invasion der Haut durch äußere pathogene Faktoren. Blut-Hitze, toxische Hitze, Blut-Trockenheit oder Blut-Stase können so entstehen. Berühmter chinesischer Dermatologe *Zhu Ren Kang*: „Psoriasis ist das Vorherrschen von pathogener Hitze im Blut."

Wichtig
Hinweise zur Differenzierung

Hitze im Blut
- Je stärker die Hautrötung, desto stärker die pathogene Hitze im Blut
- Je aktiver der Verlauf (neue Läsionen), desto stärker die Hitze
- Auspitz-Phänomen (punktförmige Blutung nach Abkratzen des letzten Häutchens) leicht auszulösen
- Köbner-Phänomen (isomorpher Reizeffekt: Entstehung neuer Krankheitsherde an Stellen äußerer Reize, z. B. nach Kratzwunden) vorhanden
- Tendenziell jüngere Patienten: Typ-I-Psoriasis, beginnt vor dem 40. Lebensjahr

Feuer-Toxine
- Noch intensiverer Krankheitsverlauf und Hitze-Symptomatik als bei Blut-Hitze
- Dicke, gelbe Placken und Pustelbildung
- Kein guter Behandlungserfolg durch eine das Blut kühlende Therapie

Wind
- Starke Schuppung
- Ausgeprägter Juckreiz

Blut-Stase
- Bläulich rote Läsionen
- Dicke Placken, die über lange Zeit bestehen

Blut-Mangel und Trockenheit
- Blasse Läsionen
- Dünne Placken
- Verminderte oder keine Aktivität
Auspitz-Phänomen nur schwer auszulösen

12

Syndrome bei Psoriasis (Pso.)				
Syndrom	**Ätiologie**	**Symptome**	**Zunge**	**Puls**
Blut-Hitze mit Wind (➨ 9.3.2, 3.6.1)	Wind-Hitze dringt in die Haut ein *Äquivalent:* Fortschreitende Phase der Pso. vulgaris, eruptiv-exanthematischer Typ, Pso. guttata	*Haut:* Krankheitsentwicklung schnell, Ausbruch bzw. Verschlimmerung der Krankheit innerhalb kurzer Zeit, punktförmige, runde, entzündlich gerötete, scharf begrenzte Herde, dünne Placken, silbrig weiße Schuppen, starker Juckreiz; *Begleitsymptome:* Durch Kratzen unmittelbare Blutung, Unruhe, trockener Stuhl, Durst, trockener Mund	Rot oder rote Punkte; *Belag:* Gelb, trocken	Schnell, oberflächlich
Blut-Hitze mit Feuer-Toxinen	Durch Stagnation von Hitze im Blut oder durch inneres „Köcheln" von Feuchte-Hitze kommt es zur Bildung von Feuer-Toxinen; *Äquivalent:* Psoriasiserythrodermie, Pso. pustulosa, Pso. palmaris et plantaris	*Haut:* Aktive, rote Läsionen mit dicken gelbbraunen Placken, viele neue Läsionen, Auspitz-Phänomen leicht zu erhalten, Köbner-Phänomen vorhanden, u.U. kleine Pusteln sichtbar, Hand- und Fuß-Innenseiten und Nägel können auch betroffen sein; *Begleitsymptome:* Chronisch entzündeter Hals, Verstopfung oder riechende Durchfälle, ausgeprägtes Hitzegefühl, Gelenkschmerzen	Rot oder dunkelrot *Belag:* Dünn bis fehlend oder dick, gelb und schmierig	Schnell
Blut-Hitze mit Blut-Stase	Akkumulation pathogener Faktoren in der Haut verursachen Blut- und *Qi*-Stagnation und Obstruktion der *Jing-Luo*; *Äquivalent:* Chronisch stationäre Form der Pso. nummularis mit Konfluierung, Pso. geographica, Pso. gyrata	*Haut:* Weniger Aktivität als bei den obigen Mustern, Bestehen über einen langen Zeitraum, Läsionen sind hart, münzförmig, dunkelrot bis bläulichrot mit dicken Placken, die manchmal das Aussehen von Austernschalen annehmen; es kann zu Juckreiz kommen; *Begleitsymptome:* Trockener Mund	Dunkelrot oder bläulich	Rau, saitenförmig oder tief
Blut-Mangel oder -Trockenheit (➨ 9.3.2)	Nach langem Bestehen verwandelt sich *Qi*-Stase in innere Hitze, die Blut und Körperflüssigkeit verbraucht; die Haut wird nicht ausreichend ernährt; *Äquivalent:* Chronisch stationäre Form der Pso. vulgaris	*Haut:* Läsionen bleiben über lange Zeit unverändert, Auspitz-Phänomen nur schwer zu erhalten, dünne Placken von rosaroter Farbe und trockenen silbrigen Schuppen; es kann Juckreiz vorhanden sein; *Begleitsymptome:* Schwindel, schwache Konstitution, trockener Stuhl, Schlaflosigkeit	*Belag:* Dünn, weiß	Schwach, dünn
Bi-Syndrom (➨ 12.10.1)	(Selten) Penetration von Wind und Feuchtigkeit in die Gelenke mit innerer Retention von Feuchtigkeit und Hitze; *Äquivalent:* Arthritis psoriatica	*Haut:* Hellrote Läsionen, manchmal entstehen auch Pusteln; *Begleitsymptome:* Geschwollene, schmerzhafte Gelenke, meist Fingergelenke betroffen	Rot *Belag:* Schmierig	Schlüpfrig, schnell

Tab. 12.74

12

Therapie

Gute bis befriedigende Symptombehandlung mit Akupunktur im akuten Schub, bei chronischem und mehrfach an- und vorbehandeltem Verlauf besser mit Kräutern therapieren

Blut-Hitze mit Wind (➡ 9.3.2, 3.6.1)

Therapieprinzipien: Hitze im Blut klären, Wind vertreiben

Rezept: *Sheng Di Huang* (Rx. Rehmanniae Glutinosae) 30 g, *Mu Dan Pi* (Cx. Moutan) 9 g, *Huai Hua* (Fl. Sophorae) 15 g, *Bai Ji Li* (Fr. Tribuli) 15 g, *Fang Feng* (Rx. Ledebouriellae) 9 g, *Chan Tui* (Periostracum Cicadae) 9 g, *Tu Fu Ling* (Rz. Smilacis Glabrae) 15 g, *Jin Yin Hua* (Fl. Lonicerae) 12 g, *Gan Cao* (Rx. Glycyrrhizae) 6 g.

Blut-Hitze mit Feuer-Toxinen (➡ 9.3.2, 3.6.1)

Therapieprinzipien: Hitze im Blut klären und Toxine lösen

Rezept: *Sheng Di Huang* (Rx. Rehmanniae Glutinosae) 30 g, *Mu Dan Pi* (Cx. Moutan) 9 g, *Huai Hua* (Fl. Sophorae) 15 g, *Tu Fu Ling* (Rz. Smilacis Glabrae) 30 g, *Bai Xian Pi* (Cx. Dictamni) 12 g, *Ban Lan Gen* (Rx. Isatidis) 12 g, *Cao He Che* (Rz. Paridis) 12 g, *Ren Dong Teng* (Ramus Lonicerae) 12 g, *Da Qing Ye* (Folium Isatidis) 12 g, *Gan Cao* (Rx. Glycyrrhizae) 6 g.

Blut-Hitze mit Blut-Stase (➡ 9.3.2)

Therapieprinzipien: Hitze im Blut klären und das Blut bewegen

Rezept: *Sheng Di Huang* (Rx. Rehmanniae Glutinosae) 15 g, *Chi Shao* (Rx. Paeoniae Rubrae) 12 g, *Zi Cao* (Rx. Lithospermie) 12 g, *E Zhu* (Rz. Zedoariae) 9 g, *San Leng* (Rz. Sparganii) 9 g, *Hong Hua* (Fl. Carthami) 9 g, *Qian Cao Gen* (Rx. Rubiae) 12 g, *Ji Xue Teng* (Caulis Millettiae) 15 g, *Hu Zhang* (Rx. Polygoni Cuspidati) 12 g, *Bai Hua She She Cao* (Hb. Oldenlandiae) 30 g, *Gan Cao* (Rx. Glycyrrhizae) 6 g.

12 Blut-Mangel (➡ 9.3.2)

Therapieprinzipien: Blut tonisieren, die Trockenheit befeuchten

Rezept: *Sheng Di Huang* (Rx. Rehmanniae Glutinosae) 15 g, *Shu Di Huang* (Rx. Rehmanniae Glutinosae conquitae) 15 g, *Bai Shao* (Rx. Paeoniae Lactiflorae) 12 g, *Dan Shen* (Rx. Salviae Miltiorrhizae) 15 g, *He Shou Wu* (Rx. Polygoni Multiflori) 12 g, *Fang Feng* (Rx. Ledebouriellae) 9 g, *Bai Ji Li* (Fr. Tribuli) 12 g, *Xuan Shen* (Rx. Scrophulariae) 12 g, *Huo Ma Ren* (Sm. Cannabis) 12 g, *Gan Cao* (Rx. Glycyrrhizae) 6 g

Bi-Syndrom (➡ 12.10.1)

Therapieprinzipien: Wind und Feuchtigkeit beseitigen, Blutzirkulation fördern, *Jing-Luo* durchgängig machen

Akupunktur: *Ashi*-Punkte werden zusammen mit den die Gelenke betreffenden Punkten als Lokalpunkte genadelt, *Bi*-Syndrom (➡ 12.10.1, Tab. 12.5.3)

Rezept: Abwandlung von *Du Huo Ji Sheng Tang* (➡ 8.2.8.e)

Generell Zugabe von folgenden Kräutern zur jeweiligen Grundrezeptur: *Wei Ling Xian* (Rx. Clematidis) 12 g, *Xi Xian Cao* (Hb. Siegesbeckiae) 12 g, *Ren Dong Teng* (Ramus Lonicerae) 12 g, *Qin Jiao* (Rx. Gentianae Macrophyllae) 12 g.

Weitere Therapiemöglichkeiten

Akupunktur: Di 4 – N *(Hegu)*, **Di 11 – N** *(Quchi)* wirken regulierend auf den Fluss von *Qi* und Blut und klären Wind-Hitze, besonders von der Kopf-/Gesichtsregion; **Gb 20 – N** *(Fengchi)* beruhigt die *Shaoyang*-Meridiane, klärt Hitze, zerstreut Wind und vermindert Juckreiz; **Du 14 – N** *(Dazhui)* befreit die Körperoberfläche, leitet Wind-Hitze und innere Hitze aus; **Mi 3 + N** *(Taibai)*, **Mi 9 + N** *(Yinlingquan)* als Ursprungs-*Yuan-Qi*- und Meer-*He*-Punkt stärken die Milz und lösen Feuchtigkeit auf; **Mi 6 + N M** *(Sanyinjiao)* stärkt Milz/Magen bzw. Leber und Nieren und vermag in der Kombination mit **Ma 36 + N M** *(Zusanli)* das *Yang* anzuheben und die Milz-/Magen-Funktion der Blutbildung über die Befeuchtung des *Yin* zu stärken; **Mi 10 + N** *(Xuehai)* reguliert das Blut und befeuchtet die Trockenheit, Juckreiz stillend; **Bl 17 + N** *(Geshu)* aktiviert Blut, beseitigt Wind und Juckreiz; **Ex-LE 3 –** (*Baichongwo*) beseitigt Juckreiz

- **Ohrakupunktur: OP 101** (Lunge), **OP 22** (Endokrinium) **OP 55** (*Shenmen*) und Segment/Regionentsprechungen betroffener Areale. *Anwendung:* Nadeln 30–60 Min. belassen jeden 2. Tag über 10 Sitzungen, Samenkörner oder Dauernadeln applizierbar – dabei Seitenwechsel des Ohres spätestens nach 5 Tagen für insgesamt drei Wochen.

Diätetik: Blut kühlende oder stärkende Nahrungsmittel (➡ Tab. 7.5)

12

12.12.3 Atopisches Ekzem/Neurodermitis

Nach TCM: „Wind der vier Beugen" oder „hartnäckige Feuchtigkeit". Pathogenese: Angeborene Schwäche von Milz und Magen führt zu der Entstehung von Feuchte-Hitze; Eindringen von pathogener Feuchtigkeit und Wind führt zur Akkumulation von Feuchte-Hitze in Haut und Muskeln. Durch lang bestehende Akkumulation von Feuchte-Hitze in der Haut wird diese nicht ernährt, das *Yin* konsumiert und es entsteht ein Zustand von Wind und Trockenheit mit trockener, rauer, lichenifizierter Haut.

Syndrome des Atopischen Ekzems/Neurodermitis bei Kindern und Erwachsenen				
Syndrom	**Ätiologie**	**Symptome**	**Zunge**	**Puls**
Feuchtig-keit mit Hitze	Feuchte-Hitze der Leber und Gallenblase (➥ 11.7.7) akkumuliert in der Haut	Feuchte rotödematöse Läsionen mit Bläschen und Pustelbildung; gelbes Exsudat mit gelben Krusten, Erosionen der Haut; *Begleitsymptome:* Trockener Mund ohne Wunsch zu trinken, trockener Stuhl, mäßig starker Juckreiz	Rot *Belag:* Dick und gelb	Schlüpfrig, schnell
Feuchtig-keit mit Hitze im Blut	Feuchte-Hitze akkumuliert in der Haut und dringt ins Blut ein	Abgegrenzte, ödematöse, rote Läsionen mit wenig Exsudat. Hauterosionen, aufgekratzte Hautstellen mit Schorf und vereinzelten gelben Krusten, stärkerer Juckreiz	Rot *Belag:* Feucht und gelb	Schnell
Hitze im Blut mit Wind	Lang stehende Akkumulation von Feuchte-Hitze führt zu Trockenheit und Wind	Trockene, nicht scharf begrenzte Läsionen (Makulä), ausgeprägt aufgekratzte Haut mit blutigem Schorf, starke Schuppenbildung auf der Haut, kein Exsudat, starker Juckreiz, der den Schlaf stören kann; *Begleitsymptome:* Sehr durstig, Ruhelosigkeit und Nervosität besonders zum Abend	Rot, trocken, oder mit roten erhabenen Punkten an Spitze und Seite *Belag:* Dünn bis fehlend	Dünn, saitenförmig
Milz-Man-gel mit Feuchtig-keit (➥ 11.5.5)	Konstitutio-nelle Schwäche von Milz und Magen führt zur Akkumulation von Feuchtigkeit	Läsionen sind ödematös, von blass-roter oder bräunlicher Farbe, die Haut ist trocken mit Bläschen; *Begleitsymptome:* Schwache Konstitution, Müdigkeit, schlechter Appetit, dünner oder durchfälliger Stuhl, Verdauungsprobleme	Blass *Belag:* Schlüpfrig oder schmierig	Dünn, schwach oder schlüpfrig, tief

Tab. 12.75

Syndrome des Atopischen Ekzems/Neurodermitis bei Säuglingen und Kleinkindern				
Syndrom	**Ätiologie**	**Symptome**	**Zunge**	**Puls**
Hitze im Herzen und Akkumulation von Feuchte-Hitze (➥ 11.1.6, 11.1.7)	*Trockener Typ:* Hitze im Herzen (Fötale Hitze) führt zu Hitze im Blut, Feuchte-Hitze akkumuliert in der Haut	Ödematöse, rote Läsionen mit wenig Exsudat; grau-weißliche Schuppenbildung; aufgekratzte Hautstellen mit blutigem Schorf; Kopf und Nacken besonders betroffen, starker Juckreiz; *Begleitsymptome:* Unruhe, Schlaflosigkeit, schlechter Appetit	Rot *Belag:* Dünn oder schmieriger Belag an der Wurzel	Tief und schnell
Milz-Man-gel mit Akkumula-tion von Feuchte-Hitze (➥ 11.5.6)	*Feuchter Typ:* Konstitutio-nelle Schwäche von Milz und Magen führt zur Akkumulation von Feuchtigkeit, die sich in Hitze umwandelt.	Gerötete, konfluierende Läsionen mit Bläschen, Papeln, Exsudat und gelber Krustenbildung, besonders betroffen Kopf und Nacken; Hauterosionen, starker Juckreiz; *Begleitsymptome:* Vom Typ her eher füllige Babys, Verdauungsprobleme	Rot	Schlüpfrig, schnell

Tab. 12.76

Therapie

Gutes Ansprechen bei Kombinationsbehandlung mit Kräutern und Akupunktur

bei Kindern (ab ca. Beginn des 3. Lebensjahres) und Erwachsenen

Bei Kindern Dosierungsempfehlung nach Alter beachten (➡ 8.1.1).

Feuchtigkeit mit Hitze

Therapieprinzipien: Feuchte-Hitze ausleiten

Rezept: Abwandlung von *Long Dan Xie Gan Tang* (➡ 8.2.4.d.)
Long Dan Cao (Rx. Gentianae Scabrae) 4–9 g, *Huang Qin* (Rx. Scutellariae) 6–9 g, *Zhi Zi* (Fr. Gardeniae) 6–9 g, *Mu Tong* (Caulis Akebiae, ➡ Hinweis S. 399) 4–9 g, *Che Qian Zi* (Sm. Plantaginis) 6–12 g, *Fu Ling* (Sclerotium Poriae Cocos) 6–9 g, *Bai Xian Pi* (Cx. Dictamni) 6–12 g, *Yin Chen Hao* (Hb. Artemisiae Capillaris) 6–12 g, *Sheng Di Huang* (Rx. Rehmanniae Glutinosae) 15–30 g, *Mu Dan Pi* (Cx. Moutan Radicis) 6–9 g, *Gan Cao* (Rx. Glycyrrhizae) 4 g.

Feuchtigkeit mit Hitze im Blut

Therapieprinzipien: Feuchte-Hitze ausleiten, Hitze im Blut kühlen

Rezept: *Sheng Di Huang* (Rx. Rehmanniae Glutinosae) 15–30 g, *Mu Dan Pi* (Cx. Moutan Radicis) 6–9 g, *Chi Shao* (Rx. Paeoniae Rubrae) 6–9 g, *Huang Qin* (Rx. Scutellariae) 6–9 g, *Bai Xian Pi* (Cx. Dictamni) 6–12 g, *Mu Tong* (Caulis Akebiae, ➡ Hinweis S. 399) 4–9 g, *Di Fu Zi* (Fr. Kochiae) 6–12 g, *Bai Ji Li* (Fr. Tribuli) 6–12 g, *Gan Cao* (Rx. Glycyrrhizae) 4 g
Falls sich die Läsionen primär an Handrücken und Handinnenseite befinden ➡ Abwandlung von *Huang Lian Jie Du Tang*: *Huang Lian* (Rz. Coptidis) 6 g, *Zhi Zi* (Fr. Gardeniae) 9 g, *Huang Qin* (Rx. Scutellariae) 9 g, *Huang Bai* (Cx. Dictamni) 9 g, *Bai Mao Gen* (Rz. Imperatae) 15 g, *Mu Dan Pi* (Cx. Moutan) 9 g, *Bai Ji Li* (Fr. Tribuli) 12 g, *Fang Feng* (Rx. Ledebouriellae) 9 g, *Sang Zhi* (Ra. Mori Albae) 6 g, *Yi Yi Ren* (Sm. Coicis) 15 g, *Shan Yao* (Rx. Dioscoreae Oppositae) 15 g, *Gan Cao* (Rx. Glycyrrhizae) 4 g.

Blut-Hitze mit Wind

Therapieprinzipien: Hitze im Blut klären und Wind vertreiben

Rezept: *Sheng Di Huang* (Rx. Rehmanniae Glutinosae) 15–30 g, *Chi Shao* (Rx. Paeoniae Rubrae) 6–9 g, *Mu Dan Pi* (Cx. Moutan Radicis) 6–9 g, *Jing Jie* (Hb. seu Flos Schizonepetae) 6–9 g, *Fang Feng* (Rx. Ledebouriellae) 6–9 g, *Chan Tui* (Periostracum Cicadae) 4–6 g, *Mu Tong* (Caulis Akebiae, ➡ Hinweis S. 399) 3–6 g, *Shi Gao* (Gypsum) 15–30 g, *Bai Xian Pi* (Cx. Dictamni) 6–12 g, *Gan Cao* (Rx. Glycyrrhizae) 4 g.

12

Milz-Mangel mit Feuchtigkeit (➡ 11.5.5)

Therapieprinzipien: Feuchtigkeit ausleiten, die Milz stärken

Rezept: Abwandlung von *Chu Shi Wei Ling Tang:*
Bai Zhu (Rx. Atractylodis Macrocephalae) 6–9 g, *Cang Zhu* (Rx. Atractylodis Lanceae) 6–9 g, *Chen Pi* (Pericarpium Citri Reticulatae) 6–9 g, *Huo Xiang* (Hb. Agastache) 6–9 g, *Fu Ling* (Sclerotium Poriae Cocos) 9–12 g, *Huang Qin* (Rx. Scutellariae) 6–9 g, *Ze Xie* (Rz. Alismatis) 9–12 g, *Bai Xian Pi* (Cx. Dictamni) 6–12 g, *Yin Chen Hao* (Hb. Artemisiae Capillaris) 6–9 g, *Gan Cao* (Rx. Glycyrrhizae) 4 g.

bei Säuglingen und Kleinkindern (bis ca. Ende des zweiten Lebensjahres)

Hitze im Herzen und Akkumulation von Feuchte-Hitze (➡ 11.1.6, 11.1.7)

Therapieprinzipien: Hitze im Herzen klären, Feuchtigkeit ausleiten und Wind vertreiben

Rezept: Abwandlung von *Xiao Feng Dao Chi San:*
Sheng Di (Rx. Rehmanniae Glutinosae) 4 g, *Jin Yin Hua* (Flos Lonicerae) 4 g, *Huang Lian* (Rz. Coptidis) 2 g, *Mu Tong* (Caulis Akebiae, ➡ Hinweis S. 399) 6 g, *Chi Fu Ling* (Poria Rubrae) 4 g, *Bo He* (Hb. Menthae) 2 g, *Bai Xian Pi* (Cx. Dictamni) 3 g, *Sheng Gan Cao* (Rx. Glycyrrhizae) 3 g, *Mu Dan Pi* (Cx. Moutan) 3 g, *Lian Qiao* (Fr. Forsythine) 3 g.

Milz-Mangel mit Akkumulation von Feuchte-Hitze (➡ 11.5.6)

Therapieprinzipien: Feuchtigkeit ausleiten, Milz stärken, Hitze klären

Rezept: *Xiao Er Hua Shi Tang* und *Shen Ling Bai Zhu San:*
Cang Zhu (Rz. Atractylodis Lanceae) 3 g, *Mu Dan Pi* (Cx. Moutan) 3 g, *Lian Qiao* (Fr. Forsythiae) 3 g, *Fu Ling* (Sclerotium Poriae Cocos) 4 g, *Bai Zhu* (Rz. Atractylodis Macrocephalae) 3 g, *Ze Xie* (Rz. Alismatis) 4 g, *Hua Shi* (Talcum) 4 g, *Huang Qin* (Rx. Scutellariae) 3 g, *Chen Pi* (Pericarpium Citri Reticulatae) 2 g, *Mai Ya* (Fr. Hordei Germinatus) 4 g, *Bai Xian Pi* (Cx. Dictamni) 4 g.

12

Wichtig

Die Dosierung (➡ 8.1.1) sollte dem Alter und Gewicht der Patienten angepasst werden und mehrmals täglich (ca. fünfmal) über den Tag verabreicht oder langsam mit dem Löffel gegeben werden. Bei Kindern sehr gut Hydrolysate einsetzbar.
Für Kinder und Säuglinge, die die Einnahme von den bitteren Tees verweigern, sind Kräuterextrakte in Tropfenform, sog. „Hydrophile Konzentrate", eine „süße" Alternative, die meist problemlos genommen werden (Bezugsadressen ➡ 14.2.1).

Weitere Therapiemöglichkeiten

Akupunktur: Le 2 – N *(Xingjian)* klärt Leber-Feuer, kühlt Blut-Hitze; **Gb 43 – N** *(Xiaxi)* entfernt Feuchte-Hitze, klärt Hitze, vertreibt Wind; **Du 14 – N** *(Dazhui)* und **Di 11 – N** *(Quchi)* vertreiben zusammen pathogene Faktoren von der Körperoberfläche, besonders Wind-Hitze; **Bl 40 – N** *(Weizhong)* kühlt das Blut und entfernt Feuchtigkeit; **Du 10 – N** *(Lingtai)* nimmt die Hitze vom *San Jiao* und von den Hautarealen; **Ex-LE 3 –** *(Baichongwo)* beseitigt Juckreiz; **He 7 – N** *(Shenmen)* klärt Herz-Feuer, Hitze, Mangel-Hitze und Blut-Hitze; **Mi 9 – N** *(Yinlingquan)* transformiert Feuchtigkeit und reguliert die Milz; **Mi 10 – N** *(Xuehai)* klärt Blut-Hitze, aktiviert das Blut und beseitigt Juckreiz; **Ma 36 + N M** *(Zusanli)* stärkt die Milz und deren Transformationsfunktion; **Mi 6 + N M** *(Sanyinjiao)* als *Yin*-Kreuzungspunkt stärkt die Milz, kräftigt die Nieren und reguliert die Leber

- **Ohrakupunktur: OP 55** *(Shenmen)*, **OP 101** (Lunge), **OP 22** (Endokrinium), **OP 98** (Leber), **OP 34** (Graue Substanz). *Anwendung:* 3–4 druckdolente Punkte auswählen; Nadeln 30–60 Min. belassen jeden 2. Tag über zehn Sitzungen, Samenkörner oder Dauernadeln applizierbar – dabei Seitenwechsel des Ohres spätestens nach 5 Tagen für insgesamt 3 Wochen!
- **Pflaumenblütenhämmerchen:** Bei starker Hitze-Symptomatik (starke Rötung und Überwärmung) „Beklopfen" der betroffenen Areale oder deren Randsäume mit anschließendem Schröpfen; *Cave:* Nur steriles Arbeitsmaterial verwenden!
- **Mikroaderlass**: **Bl 40** und **Du 10** mit Dreikantnadel (➡ 5.1.12) blutig stechen und danach Schröpfkugeln aufsetzen bei besonders akut juckender Hitze-Symptomatik
- **Elektrostimulation**: Horizontale Nadelung um die betroffene Hautregion in Richtung eines fiktiven Mittelpunktes (ca. 500–600 Hz, 15–20 Min.) zusätzlich zur Körperakupunktur bei besonders therapieresistenten Herden; *Intensität:* Von Behandlung zu Behandlung steigern, jedoch unter der individuellen Schmerzschwelle bleiben
- **Diätetik**: Feuchtigkeit transformierende oder Blut kühlende Nahrungsmittel (➡ Tab. 7.5); bei Milz-Mangel ➡ 7.9.1 und 7.9.3

12.12.4 Ekzem

Nach TCM „Sich ausbreitendes Geschwür". Die Ursache liegt in der Entstehung von Feuchte-Hitze durch die Organe Milz und Herz. Durch Ernährungsfehler wird die Transport- und Umwandlungsfunktion der Milz geschwächt und es entsteht Feuchtigkeit, die akkumuliert und sich in Hitze umwandelt. Unruhe, Aufregung und Depression führen zu Hitze im Herzen, die Hitze wandelt sich in Feuer um, dringt ins *Ying* (➡ 9.5.2) und Blut ein und erzeugt Wind und somit Juckreiz der Haut. Die Hitze erzeugt gerötete und entzündete Hautläsionen. Die Feuchtigkeit akkumuliert in der Haut, erzeugt Bläschen, Exsudat und Verdickung der Haut. Häufig kommt es zu Rezidiven, oft ausgelöst durch entsprechende Nahrungsmittel wie Krabben, Wein etc., da Ekzeme durch das Vorherrschen von pathogener innerer Feuchtigkeit charakterisiert sind und diese nur schwer aus dem Körper zu beseitigen ist.

12

Wichtig

Im deutschen Sprachgebrauch bezeichnet „Dermatitis" ein akutes Krankheitsgeschehen und „Ekzem" eine chronische Hauterkrankung. Die Begriffe Ekzem und Dermatitis werden jedoch nicht nur im Englischen wechselweise verwendet. So sprechen einige chinesische Ärzte von einem Ekzem, wenn die Läsionen ein Exsudat aufweisen, und von Dermatitis, wenn Blut austritt.

Dyshidrotisches Ekzem

Syndrome bei dyshidrotischem Ekzem				
Syndrom	Ätiologie	Symptome	Zunge	Puls
Feuchte-Hitze mit Feuer-Toxinen	Feuchte-Hitze von Leber- und Gallenblase akkumuliert in der Haut (häufigste Variante)	*Haut:* Plötzlicher Krankheitsbeginn mit Hautrötung, Papeln, Bläschen, Hauterosionen, gelben Krusten und Exsudat. *Lokalisation:* Oft im Fingerzwischenraum; bei schweren Fällen auch Handinnenflächen und Handrücken betroffen; kann sich auch über den Arm zum Nacken und Gesicht erstrecken. *Begleitsymptome:* Starker Juckreiz, bitterer Mundgeschmack, harter Stuhl, dunkler Urin	Rot *Belag:* Ölig und gelb	Schlüpfrig, schnell
Feuchte-Hitze der Milz mit Feuer-Toxinen	Akkumulation von Feuchtigkeit durch Milz-Mangel führt zur Ausbildung von Feuchte-Hitze	*Haut:* Hautrötung, Papeln, Bläschen, Hauterosionen und Exsudat *Lokalisation:* Oft auch Beine oder Füße betroffen *Begleitsymptome:* Durchfall oder breiiger Stuhl, der stark riecht; schlechter Appetit, Blähungen, Schwäche- und Schweregefühl des Körpers	Geschwollen, blass *Belag:* Weiß oder gelb	Schlüpfrig, weich
Qi- und Blut-Mangel mit Feuer-Toxinen	Reduzierter Allgemeinzustand, schwache Konstitution, lange Krankheit	Chronischer, hartnäckiger Krankheitsverlauf mit wenig Veränderungen der Haut; Rissige, trockene Haut mit wenigen Bläschen; häufig bei Fingerspitzenekzem *Begleitsymptome:* Moderater Juckreiz, Müdigkeit, trockener oder breiiger Stuhl	Blass *Belag:* Dünn und weiß	Fein, schwach

Tab. 12.77

Therapie

Gute bis befriedigende Symptombehandlung mit Akupunktur im akuten Schub, bei chronischem und mehrfach an- und vorbehandeltem Verlauf besser mit Kräutern behandeln

Feuchte-Hitze mit Feuer-Toxinen

Therapieprinzipien: Feuchte-Hitze ausleiten, Feuer-Toxine lösen

Rezept: Abwandlung von *Long Dan Xie Gan Tang* (➡ 8.2.4.d):
Long Dan Cao (Rx. Gentianae Scabrae) 9 g, *Huang Qin* (Rx. Scutellariae) 9 g, *Zhi Zi* (Fr. Gardeniae) 9 g, *Jin Yin Hua* (Fl. Lonicerae) 12 g, *Lian Qiao* (Fr. Forsythiae) 12 g, *Bai Ji Li* (Fr. Tribuli) 12 g, *Mu Tong* (Caulis Akebiae, ➡ Hinweis S. 399) 9 g, *Che Qian Zi* (Sm. Plantaginis) 12 g, *Pu Gong Ying* (Hb. Taraxaci) 12 g, *Bai Xian Pi* (Cx. Dictamni) 15 g, *Sheng Di Huang* (Rx. Rehmanniae Glutinosae) 12 g, *Mu Dan Pi* (Cx. Moutan) 9 g, *Gan Cao* (Rx. Glycyrrhizae) 4 g.

Feuchte-Hitze der Milz mit Feuer-Toxinen

Therapieprinzipien: Feuchte-Hitze ausleiten, Feuer-Toxine lösen

Rezept:
Cang Zhu (Rx. Atractylodis Lanceae) 10 g, *Huang Qin* (Rx. Scutellariae) 9 g, *Huang Lian* (Rz. Coptidis) 6 g, *Bei Xie* (Rz. Dioscoreae Hypoglaucae) 12 g, *Fu Ling* (Sclerotium Poriae Cocos) 12 g, *Che Qian Zi* (Sm. Plantaginis) 12 g, *Di Fu Zi* (Fr. Kochiae) 12 g, *Bai Jiang Cao* (Hb. Patrinia) 12 g, *Jin Yin Hua* (Fl. Lonicerae) 12 g, *Lian Qiao* (Fr. Forsythiae) 12 g, *Bai Xian Pi* (Cx. Dictamni) 12 g, *Sha Ren* (Fr. Amomi Cardamomi) 6 g, *Gan Cao* (Rx. Glycyrrhizae) 6 g.

Qi- und Blut-Mangel mit Feuer-Toxinen

Therapieprinzipien: *Qi* und Blut tonisieren, Wind vertreiben, Toxine lösen

Rezept:
Sheng Di (Rx. Rehmanniae Glutinosae) 15 g, *Mu Dan Pi* (Cx. Moutan) 9 g, *Bai Ji Li* (Fr. Tribuli) 20 g, *Chan Tui* (Periostracum Cicadae) 9 g, *Jin Yin Hua* (Fl. Lonicerae) 12 g, *Ye Ju Hua* (Fl. Chrysanthemi Indici) 12 g, *Dang Gui* (Rx. Angelicae Sinensis) 9 g, *Bai Shao* (Rx. Paeoniae Lactiflorae) 15 g, *He Shou Wu* (Rz. Polygoni Multiflora) 12 g, *Huang Qi* (Rx. Astragali) 15 g, *Bai Zhu* (Rz. Atractylodis Macrocephalae) 12 g, *Gan Cao* (Rx. Glycyrrhizae) 4 g.

Weitere Therapiemöglichkeiten

Äußere Waschungen: Bei nässendem Ekzem mit Bläschen und Erosionen *Wang Bu Liu Xing* (Sm. Vaccariae) 30 g, *Ming Fan* (Alumen) 10 g, *Huang Bai* (Cx. Phellodendri) 15 g, *Ku Shen* (Rx. Sophorae) 15 g.

12

Nummuläres Ekzem

Generell weniger Aspekte von toxischer Hitze zu sehen, verglichen mit dem dyshidrotischen Ekzem.

Syndrome bei nummulärem Ekzem				
Syndrom	**Ätiologie**	**Symptome**	**Zunge**	**Puls**
Feuchte-Hitze in Leber und Gallenblase (➡ 11.7.7)	Feuchte-Hitze von Leber und Gallenblase akkumuliert in der Haut (häufigste Variante)	*Haut:* Akuter Krankheitsbeginn mit Hautrötung, Papeln, Bläschen, Hauterosionen, gelben Krusten und Exsudat *Begleitsymptome:* Ausbruch der Krankheit steht oft im Zusammenhang mit emotionaler Anspannung; Ärger, starker Juckreiz, bitterer Mundgeschmack, harter Stuhl, dunkler Urin	Rote Seiten *Belag:* Dick, ölig und gelb	Schlüpfrig, saitenförmig
Feuchte-Hitze der Milz (➡ 11.5.6)	Schwäche von Milz und Magen führt zur Akkumulation von Feuchtigkeit	Läsionen finden sich häufig an den Beinen *Begleitsymptome:* Müdigkeit, Schweregefühl, schlechter Appetit, dünner oder durchfälliger Stuhl	Blass *Belag:* Gelb und ölig	Schlüpfrig, weich
Hitze im Blut mit Wind und Feuer-Toxinen	Lang stehende Akkumulation von Feuchte-Hitze; Hitze dringt ins Blut ein, wandelt sich in toxische Hitze um und verursacht Wind	Läsionen sind mehr am Oberkörper zu sehen; stärker gerötet und trocken mit wenig ödematöser Schwellung *Begleitsymptome:* Juckreiz ist stärker, Schlaflosigkeit, Ruhelosigkeit, Durst, trockener Mund	Rot und trocken *Belag:* Dünn	Dünn, schnell

Tab. 12.78

Therapie

Gute bis befriedigende Therapieerfolge mit Akupunktur im akuten Schub, bei chronischem Verlauf besser mit Kräutern behandeln.

Feuchte-Hitze (➡ 11.7.7)

Therapieprinzipien: Feuchte-Hitze ausleiten

Rezept: Abwandlung von *Long Dan Xie Gan Tang* (➡ 8.2.4.d.):
Long Dan Cao (Rx. Gentianae Scabrae) 9 g, *Huang Qin* (Rx. Scutellariae) 9 g, *Zhi Zi* (Fr. Gardeniae) 9 g, *Bei Xie* (Rx. Dioscoreae hypoglaucae) 12 g, *Bai Ji Li* (Fr. Tribuli) 12 g, *Jin Yin Hua* (Fl. Lonicerae) 12 g, *Lian Qiao* (Fr. Forsythiae) 12 g, *Mu Tong* (Caulis Akebiae, ➡ Hinweis S. 399) 9 g, *Che Qian Zi* (Sm. Plantaginis) 12 g, *Fu Ling* (Sclerotium Poriae Cocos) 12 g, *Bai Xian Pi* (Cx. Dictamni) 12 g, *Sheng Di Huang* (Rx. Rehmanniae Glutinosae) 15 g, *Gan Cao* (Rx. Glycyrrhizae) 4 g.

Feuchte-Hitze der Milz (➡ 11.5.6)

Therapieprinzipien: Feuchte-Hitze ausleiten

Rezept: Abwandlung von *Si Miao San*:

Cang Zhu (Rx. Atractylodis Lanceae) 10 g, *Bei Xie* (Rx. Dioscoreae Hypoglaucae) 12 g, *Huang Lian* (Rz. Coptidis) 6 g, *Huang Bai* (Cx. Phellodendri) 9 g, *Fu Ling* (Sclerotium Poriae Cocos) 12 g, *Che Qian Zi* (Sm. Plantaginis) 12 g, *Bai Xian Pi* (Cx. Dictamni) 15 g, *Di Fu Zi* (Fr. Kochiae) 12 g, *Ku Shen* (Rx. Sophorae) 9 g, *Niu Xi* (Rx. Achyranthis) 12 g, *Hua Shi* (Talcum) 12 g, *Mu Tong* (Caulis Akebiae, ➡ Hinweis S. 399) 9 g, *Gan Cao* (Rx. Glycyrrhizae) 4 g.

Hitze im Blut mit Wind und Feuer-Toxinen

Therapieprinzipien: Hitze im Blut klären, Wind vertreiben, Toxine lösen

Rezept: *Sheng Di* (Rx. Rehmanniae Glutinosae) 30 g, *Mu Dan Pi* (Cx. Moutan) 9 g, *Chi Shao* (Rx. Paeoniae Rubrae) 9 g, *Jin Yin Hua* (Fl. Lonicerae) 12 g, *Niu Beng Zi* (Fr. Arctii) 12 g, *Chan Tui* (Periostracum Cicadae) 9 g, *Xi Xian Cao* (Hb. Siegesbeckiae) 12 g, *Fang Feng* (Rx. Ledebouriellae) 9 g, *Bai Xian Pi* (Cx. Dictamni) 15 g, *Mu Tong* (Caulis Akebiae, ➡ Hinweis S. 399) 9 g, *Gan Cao* (Rx. Glycyrrhizae) 4 g.

Weitere Therapiemöglichkeiten

Akupunktur: Gb 20 − N *(Fengchi)* klärt Hitze, zerstreut Wind, macht Meridiane und Netzgefäße durchgängig und vermindert Juckreiz; **Le 3 − N** *(Taichong)* beseitigt Blut-Stase und kühlt Blut-Hitze; **Di 11 − N** *(Quchi)* kühlt Hitze und Blut-Hitze, leitet Feuchtigkeit aus; **Du 14 − N** *(Dazhui)* befreit die Körperoberfläche, leitet Wind-Hitze und innere Hitze aus; **Mi 9 + N** *(Yinlingquan)* transformiert Feuchtigkeit, reguliert Milz und Wasserwege; **Mi 6 + N M** *(Sanyinjiao)* nährt *Yin* und Blut, aktiviert den *Qi*- und Blut-Fluss und entfernt Wind-Feuchtigkeit von den Meridianen und Netzgefäßen; **Ma 41 + N** *(Jiexi)* stärkt Milz, transformiert Feuchtigkeit und Stagnation, klärt und beruhigt *Shen*-Geist; **Ni 6 + N** *(Zhaohai)* nährt das *Yin* und klärt Hitze und Feuer; **Bl 40 − N** *(Weizhong)* kühlt das Blut und entfernt Feuchtigkeit; **Bl 17 + N** *(Geshu)* aktiviert Blut, beseitigt Wind und Juckreiz; **Bl 20 + N** *(Pishu)* reguliert und tonisiert Milz, nährt das Blut, transformiert Feuchtigkeit

- **Ohrakupunktur: OP 55** (Shenmen), **OP 100** (Herz), **OP 101** (Lunge), **OP 22** (Endokrinium), **OP 97** (Milz), *Anwendung:* 3–4 druckdolente Punkte auswählen; Nadeln 30–60 Min. belassen jeden 2. Tag über 10 Sitzungen, Samenkörner oder Dauernadeln applizierbar − dabei Seitenwechsel des Ohres spätestens nach 5 Tagen für insgesamt 3 Wochen!
- **Pflaumenblütenhämmerchen:** Bei starker Hitzesymptomatik (starke Rötung und Überwärmung) „Beklopfen" der betroffenen Areale oder deren Randsäume mit anschließendem Schröpfen; *Cave:* Nur steriles Arbeitsmaterial verwenden!
- **Mikroaderlass: Bl 40** und **Du 10** mit Dreikantnadel (➡ 5.1.12) blutig stechen und danach Schröpfkugeln aufsetzen bei besonders akut juckender Hitzesymptomatik
- **Elektrostimulation:** Horizontale Nadelung um die betroffene Hautregion in Richtung eines fiktiven Mittelpunktes (ca. 500–600 Hz, 15–20 Min.) zusätzlich zur Körperakupunktur bei besonders therapieresistenten Herden; *Intensität:* Von Behandlung zu Behandlung steigern, jedoch unter der individuellen Schmerzschwelle bleiben

12

- **Diätetik:** Bei Feuchte-Hitze mit Milz-Beteiligung ➡ 7.9.3, mit Leber-Beteiligung ➡ 7.11.4; *Qi* und Blut stärkende oder Blut kühlende Nahrungsmittel (➡ Tab. 7.5)

12.12.5 Seborrhoische Dermatitis

Nach TCM: „Zum Gesicht reisender Wind". Manifestiert sich primär an Gesicht und Kopfhaut als rote Läsionen mit Schuppen. Typische Lokalisationen: Augenbrauen, Nasolabialregion, retroaurikulär, bei Männern auch Brustmitte. Pathogenese: In Haut und Muskeln dringt pathogener Wind ein, verwandelt sich dort in Hitze und erzeugt Trockenheit, wodurch Haut und Muskeln nicht mehr ausreichend ernährt werden. Bei Patienten mit Akkumulation von Feuchte-Hitze im Inneren verbindet sich äußerer pathogener Wind mit innerer Feuchte-Hitze; Haut und Muskeln werden dadurch blockiert.

Syndrome bei seborrhoischer Dermatitis				
Syndrom	**Ätiologie**	**Symptome**	**Zunge**	**Puls**
Hitze im Blut und trockener Wind	Trockener Typ: Starke innere Hitze tritt ins Blut über und verbindet sich mit äußerem pathogenem Wind	*Hautbefund:* Klar abgegrenzte rote Läsionen an Gesicht und Kopfhaut; mit vielen gräulich weißen, pulvrigen Schuppen, nur leichter Juckreiz, bes. der Kopfhaut	Rot *Belag:* Dünn	Schnell
Feuchte-Hitze	Feuchte-Hitze im Inneren verbindet sich mit äußerem pathogenem Wind	*Hautbefund:* Große rote oder gelblich rote Läsionen an Gesicht, Kopfhaut, Brust, Axilla, Leisten und hinter den Ohren, bedeckt mit fettigen Schuppen und Krusten, teilweise nässend, u. U. typisch unangenehmer Körpergeruch, nur leichter Juckreiz	Rot *Belag:* Gelb, schmierig	Schlüpfrig, gespannt, saitenförmig

Tab. 12.79

Therapie

Gute Resultate bei Behandlung mit Kräuterdekokts, begleitend Akupunktur möglich

Hitze im Blut und trockener Wind

Therapieprinzipien: Hitze aus dem Blut beseitigen, Wind vertreiben

Rezept: *Sheng Di Huang* (Rx. Rehmanniae Glutinosae) 20 g, *Fang Feng* (Rx. Ledebouriellae) 9 g, *Jing Jie* (Hb. Schizonepetae) 9 g, *Chan Tui* (Periostracum Cicadae) 9 g, *Niu Bang Zi* (Fr. Arctii) 12 g, *Wei Ling Xian* (Rx. Clematidis) 9 g, *Ye Ju Hua* (Fl. Chrysanthemi Indici) 12 g, *Mu Dan Pi* (Cx. Moutan) 9 g, *Gan Cao* (Rx. Glycyrrhizae) 4 g.

Feuchte-Hitze

Therapieprinzipien: Hitze klären, Feuchtigkeit ausleiten

12

Rezept: *Huang Qin* (Rx. Scutellariae) 9 g, *Cang Zhu* (Rx. Atractylodis Lanceae) 9 g, *Zhi Zi* (Fr. Gardeniae) 9 g, *Lian Qiao* (Fr. Forsythiae) 12 g, *Yin Chen Hao* (Hb. Artemisiae Capillaris) 12 g, *Chi Fu Ling* (Sclerotium Poriae Cocos Rubrae) 12 g, *Ku Shen* (Rx. Sophorae) 9 g, *Yi Yi Ren* (Sm. Coicis) 20 g, *Mu Tong* (Caulis Akebiae, ➡ Hinweis S. 399) 9 g, *Ze Xie* (Rz. Alismatis) 9 g, *Gan Cao* (Rx. Glycyrrhizae) 4 g.

Weitere Therapiemöglichkeiten

- **Akupunktur: Bl 17 + N** *(Geshu)* aktiviert Blut, beseitigt Wind und Juckreiz; **Di 11 – N** *(Quchi)* vertreibt äußere pathogene Faktoren, kühlt Hitze und Blut-Hitze, leitet pathogenes Feuer ab; **Gb 20 – N** *(Fengchi)* klärt Hitze, zerstreut Wind und vermindert Juckreiz; **Du 14 – N** *(Dazhui)* leitet Wind-Hitze und innere Hitze aus; **Mi 10 – N** *(Xuehai)* kühlt Blut-Hitze; **Lu 6 – N** *(Kongzui)* vertreibt äußere pathogene Faktoren und kühlt Hitze; **Mi 3 + N** *(Taibai)*, **Mi 9 + N** *(Yinlingquan)* als Ursprungs-*Yuan-Qi-* und Meer-*He*-Punkt stärken die Milz und lösen Feuchtigkeit auf; **Mi 6 + N** *(Sanyinjiao)* stärkt Milz und Leber; **Ma 36 + N** *(Zusanli)* stärkt die Milz und entfernt Feuchte-Hitze; **Le 3 – N** *(Taichong)* entfernt Feuchte-Hitze, vertreibt Leber-Wind
- **Ohrakupunktur: OP 98** (Leber), **OP 97** (Milz), **OP 29** („Polster"-Okziput), **OP 22** (Endokrinium) und Segment-/Regionentsprechungen betroffener Areale. *Anwendung:* Nadeln 30–60 Min. belassen jeden 2. Tag über 10 Sitzungen, Samenkörner oder Dauernadeln applizierbar – dabei Seitenwechsel des Ohres spätestens nach 5 Tagen für insgesamt 3 Wochen.
- **Externe Waschung:** *Zhi Yi Xi Fang* besonders für Kopfbereich ➡ *Cang Er Zi* (Fr. Xanthii) 30 g, *Wang Bu Liu Xing* (Sm. Vaccariae) 30 g, *Ku Shen* (Rx. Sophorae) 15 g, *Ming Fan* (Alumen) 10 g. Handwarmes Dekokt 1–2 Tage bis zu 15 Min. mit Baumwolllappen oder Waschlappen aufbringen.
- **Diätetik:** Blut kühlende, Wind vertreibende oder Feuchtigkeit transformierende Nahrungsmittel (➡ Tab. 7.5)

12.12.6 Akne

„Lungenwind, weiße Dornen". Pathogenese: Hitze in Lunge und Magen dringt in die Leitbahnen ein, steigt zum Gesicht hoch und stagniert in den *„Ji-Cou"* und *„Jing-Luo"* (➡ 3.5). Durch süße, scharfe und ölige Nahrungsmittel entsteht Feuchte-Hitze im Magen, die sich im Gesicht durch besonders ölige Haut zeigt. Akkumulieren und stagnieren pathogene Feuchtigkeit und Hitze, entwickeln sich toxische Hitze, Schleim und Blut-Stase. Bei Frauen kann es nach der Pubertät aus hormonellen Gründen zu Akne kommen. Aus der Sicht der TCM entsteht dies durch Disharmonie von *Ren-* und *Chong*-Mai, Blut-Stase und Hitze im Blut.

12

Syndrome bei Akne				
Syndrom	**Ätiologie**	**Symptome**	**Zunge**	**Puls**
Hitze in der Lunge	Hitze in der Lunge und pathogener Wind führen zu Akkumulation und Blockade durch Wind-Hitze	*Hautbefund:* Hautrötung, rote Papeln und Pusteln, die schnell kommen und verschwinden, viele Komedonen. Eher im Anfangsstadium und in der Pubertät zu sehen; *Begleitsymptome:* Trockener Mund und Stuhl	Hellrot *Belag:* Weiß oder gelb	Schlüpfrig, oberflächlich
Feuchte-Hitze im Magen	Konstitutionelle Hitze im *Yang-Ming* und Ernährungsfehler führen zu Akkumulation von Feuchte-Hitze im Magen	*Hautbefund:* Ölige Gesichtshaut, Hautrötung, ausgeprägte Pustelbildung und Papeln mit ödematösen Schwellungen; *Begleitsymptome:* Obstipation oder Durchfall, Mundgeruch, Völlegefühl nach dem Essen	Rot *Belag:* Gelb-ölig	Schlüpfrig, schnell
Stagnation von Schleim und Blut	Akkumulation und Stagnation von Feuchtigkeit und Hitze in den Meridianen führt zu Schleim- und Blutstagnation	*Hautbefund:* Lang bestehende Akne mit tief liegenden, schmerzhaften entzündeten Knötchen und eitergefüllten Zysten, die sich langsam bilden und langwierig sind, Narbenbildung, fettige Haut	Rot *Belag:* Dick, gelb, ölig	Schlüpfrig
Chong- und *Ren-Mai-* Disharmonie	Hitze im Blut, die durch Blut-Stase im *Chong* und *Ren-Mai* mit der Menstruation in die Haut übertritt	*Hautbefund:* Hautrötung, Pusteln, Papeln, Knötchen entlang von Kinn und Kiefer; *Begleitsymptome:* Schlimmer vor der Menstruation, besser danach; evtl. während der Ovulation Verschlimmerung, oft Dysmenorrhö und prämenstruelles Syndrom	Rot, etwas bläulich	Gespannt, saitenförmig

Tab. 12.80

Therapie

Gute Therapieerfolge bei Kombinationsbehandlung mit Akupunktur und Kräuterdekokts

12

Hitze in der Lunge

Therapieprinzipien: Hitze aus der Lunge ausleiten, Wind-Hitze, Toxine lösen

Rezept: *Pi Pa Ye* (Fo. Eriobotryae) 12 g, *Sang Bai Pi* (Cx. Mori) 12 g, *Huang Qin* (Rx. Scutellariae) 9 g, *Zhi Zi* (Fr. Gardeniae) 9 g, *Lian Qiao* (Fr. Forsythiae) 9 g, *Jin Yin Hua* (Fl. Lonicerae) 12 g, *Shi Gao* (Gypsum) 30 g, *Di Gu Pi* (Cx. Lycii Radicis) 9 g, *Gan Cao* (Rx. Glycyrrhizae) 4 g.

Feuchte-Hitze im Magen

Therapieprinzipien: Feuchte-Hitze aus dem Magen entfernen, Toxine lösen

Rezept: *Huang Qin* (Rx. Scutellariae) 9 g, *Huang Lian* (Rz. Coptidis) 6 g, *Yin Chen Hao* (Hb. Artemisiae Capillaris) 12 g, *Bai Hua She She Cao* (Hb. Oldenlandiae) 15 g, *Pu Gong Ying* (Hb. Taraxaci) 15 g, *Ye Ju Hua* (Fl. Chrysanthemi Indici) 12 g, *Shi Gao* (Gypsum) 30 g, *Gan Cao* (Rx. Glycyrrhizae) 4 g.

Stagnation von Schleim und Blut

Therapieprinzipien: Blut bewegen, Schleim umwandeln, Knötchen erweichen, Toxine lösen

Rezept: *Dang Gui* (Rx. Angelicae Sinensis) 9 g, *Bai Hua She She Cao* (Hb. Oldenlandiae) 30 g, *Zi Hua Di Ding* (Hb. Violae) 20 g, *Lian Qiao* (Fr. Forsythiae) 12 g, *Hong Hua* (Fl. Carthami) 9 g, *San Leng* (Rz. Sparganii) 9 g, *Kun Bu* (Thallus Algae) 12 g, *Hai Zao* (Hb. Sargassii) 12 g, *Chen Pi* (Pericarpium Citri Reticulatae) 9 g, *Ban Xia* (Tb. Pinelliae) 12 g, *Xia Ku Cao* (Spica Prunellae) 9 g, *E Zhu* (Rz. Curcumae) 9 g.

Chong- und *Ren-Mai*-Disharmonie

Therapieprinzipien: Hitze im Blut kühlen, Blut und *Qi* regulieren, *Chong-* und *Ren-Mai* regulieren

Rezept: *Chai Hu* (Rx. Bupleuri) 9 g, *Mu Dan Pi* (Cx. Moutan) 9 g, *Chi Shao* (Rx. Paeoniae Rubrae) 9 g, *Dang Gui* (Rx. Angelicae Sinensis) 9 g, *Hong Hua* (Fl. Carthami) 9 g, *Tao Ren* (Sm. Persicae) 9 g, *Jin Yin Hua* (Fl. Lonicerae) 12 g, *Yi Mu Cao* (Hb. Leonuri) 12 g, *Yu Jin* (Tb. Curcumae) 9 g, *Zhi Zi* (Fr. Gardeniae) 9 g, *Huang Qin* (Rx. Scutellariae) 9 g, *Gan Cao* (Rx. Glycyrrhizae) 4 g.

Weitere Therapiemöglichkeiten

Akupunktur: Di 4 – N *(Hegu)* und **Di 11 – N** *(Quchi)* vertreiben äußere pathogene Faktoren (vor allem Wind), klären und entfernen Lungen-Hitze, transformieren und regulieren Feuchtigkeit und die Zirkulation von *Qi* und Blut; **Lu 3 – N** *(Tianfu)* kühlt Lungen-Hitze; **Du 10 – N** *(Lingtai)* beseitigt Hitze von den Lungen und der Haut; **Gb 20 – N** *(Fengchi)* klärt Hitze, zerstreut Wind und vermindert Juckreiz; **Bl 20 + N** *(Pishu)* reguliert und tonisiert Milz- und Magen-Funktion und transformiert Feuchtigkeit und Schleim; **Bl 21 + N** *(Weishu)* reguliert und stärkt die Mitte, harmonisiert den Magen und reguliert gegenläufiges Magen-*Qi*, kühlt Magen-Feuer und transformiert Feuchtigkeit; **Bl 17 – N** *(Geshu)* fördert den Blutfluss, entfernt Blut-Stase; **Mi 6 – N** *(Sanyinjiao)* entfernt Feuchtigkeit von den Meridianen und Netzgefäßen; **Ma 36 + N** *(Zusanli)* tonisiert Magen, zerstreut Ansammlungen, befreit und reguliert die *Qi*- und Blut-Zirkulation der Meridiane und Netzgefäße und transformiert Feuchtigkeit; **Mi 4 N** *(Gongsun)* und **Le 3 N** *(Taichong)* regulieren *Chong-* und *Ren-Mai*, regulieren den *Qi*-Fluss und den Uterus und erweichen Pusteln; **Ni 8 N** *(Jiaoxin)* reguliert *Ren* und *Chong Mai*, harmonisiert die Menstruation und klärt Hitze; **Ren 1 – N** *(Huiyin)* reguliert *Ren* und *Chong Mai*, klärt Hitze im Uterus, leitet Feuchtigkeit aus

12

- **Ohrakupunktur:** **OP 101** (Lunge), **OP 97** (Milz), **OP 87** (Magen), **OP 58** (Uterus), **OP 22** (Endokrinium), **OP 11** (Wange) und Segment-Region-Entsprechungen betroffener Areale. *Anwendung:* Nadeln 30–60 Min. belassen jeden 2. Tag über 10 Sitzungen, Samenkörner oder Dauernadeln applizierbar – dabei Seitenwechsel spätestens nach 5 Tagen für insgesamt 3 Wochen.
- **Kräuterpaste:** *Da Huang* (Rx. et Rz. Rhei) 20 g, *Liu Huang* (Sulphur) 20 g als Puder *Dian Dao San* oder als Kräutersud vor dem Schlafen auftragen, am nächsten Morgen abwaschen.
- **Diätetik:** Bei Hitze in der Lunge ➡ 7.7.4, bei Feuchte-Hitze im Magen ➡ 7.9.3; Schleim transformierende oder Blut regulierende Nahrungsmittel ➡ Tab. 7.5

12.12.7 Rosacea

„Weinstängelnase". Manifestiert sich primär an Nase, Wangen, Stirn und Kinn zunächst als Hautrötung. Im weiteren Verlauf permanent erweiterte Blutgefäße (Teleangiektasien) und entzündliche Papeln und Pusteln. Pathogenese: Durch Ernährungsfehler wird Hitze im Magen erzeugt, die über die Lunge zum Gesicht steigt und Hautrötung verursacht. Wenn die Hitze in Lunge und Magen länger stagniert, werden Nase und Gesicht durch volle Hitze angegriffen und es bilden sich Papeln und Pusteln. Langfristig kann es zur Blockade der *„Jing-Luo"* (➡ 3.5) und Blut-Stase mit diffuser Gewebehyperplasie (Rhinophym) kommen. Verschlimmerung durch Hitze, Sonne, Alkohol, Kaffee und scharfe Speisen.

Syndrome bei Rosacea				
Syndrom	**Ätiologie**	**Symptome**	**Zunge**	**Puls**
Hitze-Akkumulation in Magen und Lunge	Hitze steigt aus dem Magen in die Leitbahnen von Lunge und Magen	*Hautbefund:* Leichtes Erröten der Haut oder permanente Hautrötung; die Haut von Wangen und Nase hat einen öligen Schimmer, selten Pustelbildung zu sehen; *Begleitsymptome:* Trockener Mund und Durst nach kalten Getränken, Sodbrennen, Verstopfung, Magenbeschwerden	Rot *Belag:* Gelb, öliger Belag	Schnell
Hitze im Blut mit Blut-Stase	Hitze von Magen und Lunge dringt ins Blut ein, lange Stagnation von Blut-Hitze führt zu Blut-Stase in den *Jing-Luo*	*Hautbefund:* Persistierendes hellrotes Erythem, deutlich sichtbare, permanent erweiterte Blutgefäße (Teleangiektasien), viele rote Papeln und Pusteln; *Begleitsymptome:* Hitzeempfindlichkeit, trockener Mund und Durst nach kalten Getränken, trockener Stuhl.	Rot, etwas bläulich *Belag:* Gelb	Schlüpfrig, gespannt (saitenförmig) und schnell

Tab. 12.81

Therapie

Gute Resultate mit Kräuterdekokten.

Hitze-Akkumulation in Magen und Lunge

Therapieprinzipien: Hitze aus Lunge und Magen beseitigen, Blut kühlen

Rezept: *Sang Bai Pi* (Cx. Mori Albae) 12 g, *Pi Pa Ye* (Fo. Eriobotryae) 12 g, *Huang Qin* (Rx. Scutellariae) 9 g, *Huang Lian* (Rz. Coptidis) 6 g, *Bai Mao Gen* (Rz. Imperatae) 20 g, *Shi Gao* (Gypsum) 20 g, *Zhi Mu* (Rz. Anemarrhenae) 9 g, *Ju Hua* (Fl. Chrysanthemi) 9 g, *Hong Hua* (Fl. Carthami) 9 g, *Chi Shao* (Rx. Paeoniae Rubrae) 9 g, *Gan Cao* (Rx. Glycyrrhizae) 6 g.

Hitze im Blut mit Blut-Stase

Therapieprinzipien: Blut kühlen, Blut bewegen

Rezept: *Tao Ren* (Sm. Persicae) 9 g, *Hong Hua* (Fl. Carthami) 9 g, *Dang Gui* (Rx. Angelicae Sinensis) 9 g, *Chi Shao* (Rx. Paeoniae Rubrae) 12 g, *Chuan Xiong* (Rz. Ligustici Wallichi) 9 g, *Huang Qin* (Rx. Scutellariae) 9 g, *Zhi Zi* (Fr. Gardeniae) 9 g, *Bai Zhi* (Rx. Angelicae Dahuricae) 9 g, *Shi Chang Pu* (Rz. Acori Graminei) 9 g, *Gan Cao* (Rx. Glycyrrhizae) 4 g.

Weitere Therapiemöglichkeiten

Akupunktur: Lu 5 – *(Qize)* klärt und entfernt Lungen-Hitze; **Di 4 – N** *(Hegu)* und **Di 11 – N** *(Quchi)* kühlen Hitze und leiten pathogenes Feuer aus; **Di 20 – N** *(Yingxiang)* klärt Hitze und befreit die Nase; **Ma 41 – N** *(Jiexi)* klärt Magen-Hitze; **Ma 9 – N** *(Renying)* kühlt Hitze und macht Meridiane und Netzgefäße durchgängig; **Di 19 N** *(Kouheliao)*, **Dü 18 N** *(Quanliao)* und **Ma 4 N** *(Dicang)* regulieren die lokale Qi-Zirkulation; **Ex-HN 3** *(Yintang)* zerstreut pathogenen Wind und befreit die Nase; **Ren 24 N** *(Chengjiang)* leitet äußeren Wind ab und lindert Ödembildung; **Mi 10 – N** *(Xuehai)* beseitigt Blut-Stase und kühlt Blut-Hitze; **Bl 17 – N** *(Geshu)* und **Mi 10 – N** *(Xuehai)* kühlen und aktivieren das Blut; **Le 3 N** *(Taichong)* reguliert den (Leber)-*Qi*-Fluss

- **Ohrakupunktur: OP 101** (Lunge), **OP 87** (Magen), **OP 22** (Endokrinium), **OP 13** (Nebenniere) und **OP 14** (Äußere Nase). *Anwendung:* 3–4 druckdolente Punkte auswählen; Nadeln 30–60 Min. belassen jeden 2. Tag über 10 Sitzungen, Samenkörner oder Dauernadeln besonders im freien Intervall zur Schubprophylaxe geeignet – dabei Seitenwechsel des Ohres spätestens nach 5 Tagen für insgesamt 3 Wochen!
- **Diätetik:** Allgemeine Ernährungsrichtlinien ➡ 7.3, bei Hitze in Magen und Lunge ➡ 7.10.3, 7.7.4 oder Blut kühlende Nahrungsmittel ➡ Tab. 7.5

12.12.8 Urtikaria

Nach TCM „Windquaddeln" oder „Windjucken verborgener Ausschlag", da der Ausschlag so schnell kommt und geht wie der Wind und Juckreiz die Hauptbeschwerde ist. Die Pathogenese kann sehr komplex sein: Sind äußere Faktoren, wie pathogener Wind, Wurmbefall, Medikamente, oder Nahrungsmittel, wie starke Gewürze oder Meeresfrüchte, der Auslöser, kommt es zu einem plötzlichen und heftigen Krankheitsbild. Bei chronischem Verlauf sind die inneren Faktoren bestimmend, wie Entwicklung von Hitze im Herzen durch emotionale Probleme, Milz-Magen-Disharmonie durch

12

Ernährungsfehler, Schwäche der Abwehrfunktionen und Blockade der *Qi*- und Blut-Zirkulation. In der klinischen Praxis sind meist verschiedene äußere und innere Faktoren gleichzeitig beteiligt, wodurch gerade chronische Fälle sehr hartnäckig sein können.

Wichtig

Zur Differenzierung zwischen Wind-Kälte und Wind-Hitze ist die Unterscheidung zwischen blassen und roten Effloreszenzen wichtig. Durch Reizung der Haut, z.B. festes Entlangstreichen mit einem Spatel oder geschlossenem Kugelschreiber, bekommt man nach einigen Minuten eine typische Hautreaktionen (Urticaria factitia); auch differenzialdiagnostische Bedeutung (z.B. Dermographia alba et rubra).

Syndrome bei Urtikaria				
Syndrom	**Ätiologie**	**Symptome**	**Zunge**	**Puls**
Wind-Hitze (➥ 3.6.1)	Wind und Hitze dringen störend in oberflächliche Körperschichten und das Blut ein	*Hautbefund:* Beginn abrupt, rote, erhabene, sich warm anfühlende Quaddeln, starker Juckreiz; *Verlauf:* Akut; *Begleitsymptome:* Verschlimmerung durch Wärme, fiebriges Gefühl, Hitzeaversion, Halsschmerzen	Rot *Belag:* Gelb	Schnell, oberflächlich
Wind-Kälte (➥ 3.6.1)	Das Eindringen von pathogener Wind-Kälte führt zu Disharmonie zwischen *Ying*- und *Wei*-Schicht	*Hautbefund:* Milchig weißliche Quaddeln, Beginn oft bei Kälte (besonders im Winter); *Verlauf:* Akut; *Begleitsymptome:* Verschlimmerung bei Kälte und Wind (Kälteaversion), z.B. Juckreiz nach Ausziehen der Kleider	Blass *Belag:* Dünn	Oberflächlich, drahtig, straff gespannt (*Jin Mai*)
Blut-Hitze	Depression und emotionaler Stress führen zu Hitze im Herzen, die ins Blut eindringt	*Hautbefund:* Läsionen fühlen sich heiß an, abrupter Beginn mit kleinen, hellroten Effloreszenzen über dem ganzen Körper; Dermographismus ist bei diesem Syndrom ausgeprägt; *Verlauf:* Akut; *Begleitsymptome:* Unruhe, Schlaflosigkeit, Durst, Mundaphthen, brennendes Gefühl, starker Juckreiz, der zum Abend hin schlimmer wird	Rot, rote Spitze *Belag:* Dünn, gelb	Schnell, schlüpfrig
Toxische Hitze dringt in die *Ying*-Schicht (➥ 9.5) ein	Stagnation von toxischer Hitze in den oberflächlichen Körperschichten („*Cou Li*") führt zur Urtikaria	*Hautbefund:* Hellrote Läsionen, die große, über den ganzen Körper verteilte Flächen formen; abrupter Beginn (z.B. nach der Einnahme von Medikamenten) *Verlauf:* Akut; *Begleitsymptome:* Fieber, starker Juckreiz, Durst, gerötetes Gesicht, dunkler Urin, Verstopfung	Rot *Belag:* Gelb	Voll, schnell

Forts. ➥

12

Syndrome bei Urtikaria *(Forts.)*				
Syndrom	**Ätiologie**	**Symptome**	**Zunge**	**Puls**
Blut-Stase	Disharmonie von *Ying* und Blut führt zur Stagnation von Blut und Blockade in den Meridianen	*Hautbefund:* Dunkelrote Läsionen, entwickeln sich oft unter Druck (z. B. Gürtel) und verbleiben relativ lange an der jeweiligen Stelle; *Verlauf:* Chronisch-persistierend; *Begleitsymptome:* Läsionen sind oft schmerzhaft; durstig ohne Wunsch zu trinken, dunkle Gesichtsfarbe, bläuliche Lippen	Bläulich oder mit bläulich-violetten Stellen	Dünn, rau
Milz/Magen-Disharmonie	Akkumulation von Hitze im Magen und im Darm durch Fehlernährung	*Hautbefund:* Blassrotes und wolkenähnliches Erythem, oft ausgelöst durch scharfe Speisen, Beginn ist begleitet von Bauchschmerzen; *Verlauf:* Akut; *Begleitsymptome:* Diarrhö oder Obstipation, Übelkeit und Erbrechen, Völlegefühl, schlechter Appetit	*Belag:* Dick, schmierig	Tief, schlüpfrig
Qi- und Blut-Mangel (➡ 9.3.3)	Reduzierter Allgemeinzustand, z. B. nach langer Krankheit, schwache Konstitution	*Hautbefund:* Blasse Läsionen, Beginn oft nach Abgeschlagenheit; *Verlauf:* Chronisch-rezidivierend; *Begleitsymptome:* Blasse Gesichtsfarbe, Müdigkeit, Dyspnoe, Spontanschweiß	Blass *Belag:* Dünn, weiß	Schwach, tief
Abwehr-*Wei*-*Qi*-Mangel (➡ 3.3.1)	Schwäche des Abwehr-*Wei*-*Qi* lässt pathogene Faktoren eindringen	*Hautbefund:* Blasse und kleine Läsionen, Beginn ist begleitet von Frösteln und spontanem Schwitzen; *Verlauf:* Akut; *Begleitsymptome:* Oft Erkältungen, Windempfindlichkeit	Blass *Belag:* Dünn	Tief, dünn

Tab. 12.82

Therapie

Gutes Ansprechen auf Akupunktur im akuten Geschehen, bei chronischem Verlauf besser mit Kräutern behandeln

12

Wind-Hitze (➡ 3.6.1)

Therapieprinzipien: Wind zerstreuen, Hitze klären

 Rezept: *Xiao Feng Qing Re Yin*:

Jing Jie (Hb. Schizonepetae) 9 g, *Fang Feng* (Rx. Ledebouriellae) 9 g, *Lian Qiou* (Fr. Forsythiae) 12 g, *Jin Yin Hua* (Fl. Lonicerae) 12 g, *Niu Bang Zi* (Fr. Arctii) 9 g, *Bai Ji Li* (Fr. Tribuli) 12 g, *Ge Gen* (Rx. Puerariae) 30 g, *Chan Tui* (Periostracum Cicadae) 12 g, *Fu Ping* (Hb. Spirodelae) 12 g.

Diätetik: Unterstützende Maßnahmen ➡ 7.7.4

Wind-Kälte (➡ 3.6.1)

Therapieprinzipien: Wind zerstreuen, Kälte vertreiben, *Ying* und *Wei* harmonisieren

Rezept: Abwandlung von *Jing Fang Bai Du San:*
Jing Jie (Hb. Schizonepetae) 9 g, *Fang Feng* (Rx. Ledebouriellae) 12 g, *Ma Huang* (Hb. Ephedrae) 6 g, *Gui Zhi* (Ra. Cinnamomi Cassiae) 12 g, *Bai Shao* (Rx. Paeoniae Lactiflorae) 12 g, *Bai Zhi* (Rx. Angelicae Dahuricae) 12 g, *Ge Gen* (Rz. Puerariae) 30 g, *Chan Tui* (Periostracum Cicadae) 6 g, *Sheng Jiang* (Rz. Zingiberis Officinalis Recens) 12 g, *Gan Cao* (Rx. Glycyrrhizae) 6 g.

Diätetik: Unterstützende Maßnahmen ➡ 7.7.3

Blut-Hitze (➡ 9.3.2)

Therapieprinzipien: Blut klären, Hitze kühlen, Wind vertreiben, um Juckreiz zu stoppen

Rezept: *Liang Xue Xiao Feng San:*
Sheng Di (Rx. Rehmanniae Glutinosae) 30 g, *Mu Dan Pi* (Cx. Moutan) 9 g, *Zhi Mu* (Rz. Anemarrhenae) 9 g, *Huang Lian* (Rz. Coptidis) 6 g, *Zhu Ye* (Hb. Lophateri) 9 g, *Jing Jie* (Hb. Schizonepetae) 9 g, *Chan Tui* (Periostracum Cicadae) 9 g, *Bai Jiang Can* (Bombyx Batrycatus) 12 g, *Bai Ji Li* (Fr. Tribuli) 12 g, *Ku Shen* (Rx. Sophorae) 9 g.

Diätetik: Unterstützend Blut kühlende Nahrungsmittel (➡ Tab. 7.5)

Toxische Hitze dringt in die *Ying*-Schicht (➡ 9.5) ein

Therapieprinzipien: Hitze im Blut klären, Toxine lösen

Rezept: Abwandlung von *Pi Yan Tang* und *Qing Ying Tang:*
Sheng Di (Rx. Rehmanniae Glutinosae) 30 g, *Mu Dan Pi* (Cx. Moutan) 9 g, *Chi Shao* (Paeoniae Rubrae) 9 g, *Jin Yin Hua* (Fl. Lonicerae) 9 g, *Lian Qiao* (Fr. Forsythiae) 9 g, *Huang Qin* (Rx. Scutellariae) 9 g, *Da Qing Ye* (Fo. Isatidis) 9 g, *Zao Xiu* (Rz. Paridis) 9 g, *Zhi Mu* (Rz. Anemarrhenae) 9 g, *Shi Gao* (Gypsum) 30 g, *Xuan Shen* (Rx. Scrophulariae) 9 g, *Mai Men Dong* (Rx. Ophiopogonis) 9 g.

Diätetik: Unterstützend Hitze kühlende und Toxine ausleitende Nahrungsmittel (➡ Tab. 7.5)

Blut-Stase

Therapieprinzipien: Blut bewegen, Wind ausleiten

Rezept: *Huo Xue Qu Feng Tang:*

12

E Zhu (Rz. Curcumae Zedoariae) 9 g, *Chi Shao* (Rx. Paeoniae Rubrae) 9 g, *Tao Ren* (Sm. Persicae) 9 g, *Hong Hua* (Flos Carthami) 9 g, *Di Long* (Lumbricus) 9 g, *Bai Jiang Can* (Bombyx Batrytae) 12 g, *Ren Dong Teng* (Ramus Lonicerae) 12 g, *Jing Jie* (Hb. Schizonepetae) 9 g, *Bai Ji Li* (Fr. Tribuli) 15 g, *Gan Cao* (Rx. Glycyrrhizae) 4 g.

Diätetik: Unterstützend Blut bewegende Nahrungsmittel (➡ Tab. 7.5)

Milz-Magen-Disharmonie

Therapieprinzipien: Magen harmonisieren, Milz kräftigen und Wind ausleiten

Rezept: *Fang Feng Tong Sheng San* (➡ 8.2.3.b), *Jian Pi Qu Feng Yin:*
Bai Zhu (Rz. Atractylodis Macrocephalae) 9 g, *Cang Zhu* (Rz. Atractylodis Lanceae) 9 g, *Fu Ling* (Poria) 12 g, *Chen Pi* (Pericarpium Citri Reticulatae) 9 g, *Mu Xiang* (Rx. Aucklandiae) 9 g, *Wu Yao* (Rx. Linderae) 9 g, *Jing Jie* (Hb. Schizonepetae) 9 g, *Fang Fang* (Rx. Ledebouriellae) 12 g, *Ge Gen* (Rx. Puerariae) 30 g, *Gan Cao* (Rx. Glycyrrhizae) 4 g.

Diätetik: Unterstützend zur Stärkung des mittleren der *San Jao* ➡ 7.9.1, 7.10.1

Qi -und Blut-Mangel (➡ 9.3.3)

Therapieprinzipien: *Qi* des mittleren der *San Jiao* stärken, Blut nähren, Abwehrkraft erneuern

Rezept: Abwandlung von *Ba Zhen Tang:*
Dang Shen (Rx. Codonopsitis 9 g, *Huang Qi* (Rx. Astragali) 20 g, *Bai Zhu* (Rz. Atractylodis Macrocephalae) 12 g, *Bai Shao* (Rx. Paeoniae Albae) 150 g, *Dang Gui* (Rx. Angelicae Sinensis) 9 g, *Wu Wei Zi* (Fr. Schisandrae) 12 g, *Wu Mei* (Fr. Pruni Mume) 12 g, *Fang Feng* (Rx. Ledebouriellae) 12 g, *Jing Jie* (Hb. Schizonepetae) 10 g, *Bai Ji Li* (Fr. Tribuli) 12 g, *Gan Cao* (Rx. Glycyrrhizae) 4 g.

Diätetik: Unterstützend *Qi* und Blut stärkende Nahrungsmittel (➡ Tab. 7.5)

Abwehr-*Wei-Qi*-Mangel (➡ 3.3.1)

Therapieprinzipien: *Qi* stärken, das Äußere stabilisieren.

Rezept: *Yu Ping Feng San* (➡ 8.2.13):
Huang Qi (Rx. Astragali) 30 g, *Fang Feng* (Rx. Ledebouriellae) 12 g, *Bai Zhu* (Rz. Atractylodis Macrocephalae) 12 g, *Sheng Jiang* (Rz. Zingiberis Recens) 12 g, *Da Zao* (Fr. Jujubae) 6 g, *Gan Cao* (Rx. Glycyrrhizae) 4 g.

Diätetik: Unterstützend *Qi* stärkende Nahrung (bes. Lungen-*Qi*) (➡ 7.7.1)

12

Weitere Therapiemöglichkeiten

Akupunktur: Di 4 – N *(Hegu)*, Di 11 – N *(Quchi)* und Gb 20 – N *(Fengchi)* vertreiben äußere pathogene Faktoren und zerstreuen Wind und Hitze von der Körperoberfläche; Bl 17 – N *(Geshu)*, Du 14 – N *(Dazhui)* und Bl 40 – N *(Weizhong)* kühlen und aktivieren das Blut, weiterhin können sie gemeinsam Wind zerstreuen und Juckreiz beseitigen; Du 10 – N *(Lingtai)* nimmt die Hitze vom *San Jiao* und der Quaddel-Areale; Gb 20 - M *(Fengchi)* in Kombination mit Bl 12 + M *(Fengmen)* vertreibt die Kälte und zerstreut Wind; Du 14 – M *(Dazhui)* stärkt das *Yang-Qi* und in Kombination mit Di 11 + N *(Quchi)* regulieren beide Nähr-*Ying-Qi* und Abwehr-*Wei-Qi* (➡ 3.3.1); Pe 6 – N *(Neiguan)* reguliert und stärkt das Herz, klärt Feuer und Hitze und harmonisiert den Magen; Le 3 – N *(Taichong)* reguliert *Qi*-Fluss; Dü 3 – N *(Houxi)*, SJ 2 – N *(Yemen)* und Lu 5 – N *(Chize)* klären die Hitze im *Ying Fen* (➡ 9.5.2); Bl 17 – N *(Geshu)* fördert den Blut-Fluss, entfernt Blut-Stase; Ma 36 – N *(Zusanli)* und Di 11 – N *(Quchi)* beseitigen die pathogene Hitze vom Magen und Darm (Prinzip: Meer-*He*-Punkt bei Störungen der *Fu*-Organe nadeln); Mi 10 N *(Xuehai)* und Mi 6 + N M *(Sanyinjiao)* in Kombination stärken die Milz, klären Feuchtigkeit und Hitze und kühlen das Blut; Ren 6 + N *(Qihai)*, Ma 36 + M *(Zusanli)* und Bl 20 + M *(Pishu)* stärken gemeinsam die Milz und den Magen, erneuern das *Qi* des mittleren *San Jiao* und sorgen so für eine Stärkung der erworbenen Energie (Abwehrkraft = *Wei Qi*); Lu 9 + N *(Taiyuan)* als Ursprungs-*Yuan-Qi*-Punkt stärkt das *Qi* der Lunge und damit das *Wei Qi*; Di 4 + N *(Hegu)* und Bl 40 + N *(Weizhong)* hemmen Schwitzen

- **Ohrakupunktur:** OP 101 (Lunge), OP 13 (Nebenniere), OP 71 (Urtikariazone), OP 78 (Ohrspitze), OP 31 (Asthmapunkt), evtl. OP 87 (Magen) und OP 89 (Dünndarm). *Anwendung:* 3–4 druckdolente Punkte auswählen; Nadeln 30 bis 60 Min. belassen jeden 2. Tag über 10 Sitzungen, Samenkörner oder Dauernadeln besonders im freien Intervall zur Schubprophylaxe geeignet – dabei Seitenwechsel des Ohres spätestens nach 5 Tagen für insgesamt mind. 3 Wochen!

- **Mikroaderlass:** Bl 40 und Du 10 mit Dreikantnadel (➡ 5.1.12) bei akut juckender Fülle-Hitze blutig stechen, anschließend Schröpfen, im Anfangsstadium jeden zweiten Tag zusätzlich zur Körperakupunktur

- **Fußakupunktur:** FP 13, FP 27 (➡ 13.4.1). *Anwendung:* Stark ableitende Technik ca. 3–5 Min., zusätzlich zur Körperakupunktur eher bei akutem Schub geeignet.

12

Wichtig

Zur Differenzierung zwischen Wind-Kälte und Wind-Hitze ist die Unterscheidung zwischen blassen und roten Effloreszenzen wichtig. Durch Reizung der Haut, z.B. mit einem Spatel, kann man nach einigen Minuten eine typische Hautreaktion der Urtikaria bekommen (Dermographie); dies ist auch differenzialdiagnostisch von Bedeutung.

12.12.9 Herpes zoster

In klassischen Texten als sich „um die Taille ausbreitende Feuerkügelchen" beschrieben. Pathogenese: Feuchte-Hitze stagniert im Körper; toxische Hitze dringt von außen ein. Durch schwache Transport- und Umwandlungsfunktion der Milz entwickelt sich Feuchtigkeit, die in Haut und Muskeln akkumuliert und Ursache für die Bildung von Bläschen ist. Innere Hitze entwickelt sich durch *Qi*-Stagnation in Herz und Leber: Die stagnierte Hitze kann sich in Feuer umwandeln, sich mit der äußeren toxischen Hitze verbinden und ist dann verantwortlich für die Ausbildung der perivesikulären Rötung. Schmerzen entstehen durch die Stagnation von *Qi* und Blut in den *Jing-Luo* (➡ 3.5) und sind als Spätfolgen der Krankheit oft sehr hartnäckig, besonders bei älteren oder immunschwachen Patienten.

Wichtig

Je hellroter das Erythem, desto stärker ist die toxische Hitze. Je stärker die Feuchtigkeit, desto häufiger kommen geplatzte Bläschen mit Exsudat vor.

Syndrome bei Herpes zoster				
Syndrom	**Ätiologie**	**Symptome**	**Zunge**	**Puls**
Toxische Hitze und Leber-Feuer	Exzessives Leber-Feuer und innere Feuchte-Hitze verbinden sich mit äußerer toxischer Hitze	*Hautbefund:* Hellrot, mit rot gespannten und hämorrhagischen Bläschen; *Schmerz:* Brennend und stechend; *Begleitsymptome:* Fieber, Durst, bitterer Geschmack, wenig Urin, Verstopfung	Rot *Belag:* Gelb	Schnell, saitenförmig
Toxische Feuchte-Hitze	Feuchte-Hitze durch Stagnation von Feuchtigkeit im Inneren verbindet sich mit äußerer toxischer Hitze	*Hautbefund:* Größere Bläschen mit gelblicher, seröser Flüssigkeit; einige Bläschen brechen auf und es kommt zu Hauterosionen, Exsudat und Eiterbildung. *Schmerz:* Eher dumpf und unscharf begrenzt; *Begleitsymptome:* Wenig Appetit, Völlegefühl, Mattigkeit, Diarrhö	Rot *Belag:* Gelb, schmierig	Schnell, schlüpfrig
Stagnation von *Qi* und Blut	Lokale Stagnation von *Qi* und Blut persistiert in den *Jing-Luo* (➡ 3.5)	*Hautbefund:* Beinahe oder völlig abgeheilt, *Schmerz:* Scharf, verschlimmert durch Bewegung, *Begleitsymptome:* Schlafstörungen, Unruhe, Appetitlosigkeit.	Rot oder normal; *Belag:* Dünn, gelb	Dünn und rau

Tab. 12.83

12

Therapie

Gute Therapieerfolge mit Akupunktur im Akutstadium sowie bei auftretenden Schmerzen, sehr effektiv mit Kräutern zu behandeln; antivirale Therapie (z. B. Aciclovir, Famciclovir, Valaciclovir oder Foscarnet) kann adjuvant bei hartnäckiger Infektion oder Immunsupression unter angemessenen Rahmenbedingungen gegeben werden.

Toxische Hitze und Leber-Feuer

Therapieprinzipien: Hitze und Feuer klären, Toxine lösen

Rezept: *Long Dan Xie Gan Tang* (➡ 8.2.4.d) oder Abwandlung von *Ma Chi Xian Jie Du Tang:*

Ma Chi Xian (Hb. Portulacae) 30 g, *Da Qing Ye* (Fo. Isatidis) 15 g, *Zi Cao* (Rx. Arnebiae seu Lithospermii) 10 g, *Jin Yin Hua* (Fl. Lonicerae Japonici) 15 g, *Bai Jiang Cao* (Hb. Patriniae) 15 g, *Ban Lan Gen* (Rx. Isatidis) 15 g, *Huang Qin* (Rx. Scutellariae) 15 g, *Sheng Di* (Rx. Rehmanniae Glutinosae) 20 g, *Mu Dan Pi* (Cx. Moutan) 10 g, *Yan Huo Suo* (Rz. Corydalis) 10 g, *Zhen Zhu Mu* (Concha Margerita) 20 g, *Long Dan Cao* (Rx. Gentianae Scabrae) 10 g.

Toxische Feuchte-Hitze

Therapieprinzipien: Feuchtigkeit und Hitze ausleiten

Rezept: Abwandlung von *Long Dan Xie Gan Tang* (➡ 8.2.4.d):
Long Dan Cao (Rx. Gentianae Scabrae) 10 g, *Zhi Zi* (Fr. Gardeniae) 10 g, *Huang Qin* (Rx. Scutellariae) 12 g, *Sheng Di* (Rx. Rehmanniae Glutinosae) 20 g, *Ze Xie* (Rz. Alismatis) 10 g, *Mu Tong* (Caulis Akebiae, ➡ Hinweis S. 399) 10 g, *Che Qian Zi* (Sm. Plantaginis) 10 g, *Cang Zhu* (Rz. Atractylodis) 10 g, *Hou Po* (Cx. Magnoliae) 10 g, *Pu Gong Ying* (Hb. Taraxaci) 20 g, *Yi Yi Ren* (Sm. Coicis) 30 g, *Chi Fu Ling* (Poria Cocos Rubrae) 10 g, *Yan Hu Suo* (Rz. Corydalis) 10 g, *Chuan Lian Zi* (Fr. Meliae Toosendan) 10 g, *Gan Cao* (Rx. Glycyrrhizae) 4 g.

Stagnation von *Qi* und Blut

Therapieprinzipien: *Qi* und Blut bewegen, um die Schmerzen zu lindern

Rezept: Abwandlung von *Huo Luo Xiao Ling Dan* und *Jin Ling Zi San:*
Hong Hua (Fl. Carthami) 10 g, *Dang Gui* (Rx. Angelicae Sinensis) 10 g, *Chuan Lian Zi* (Fr. Meliae Toosendan) 10 g, *Yu Jin* (Tb. Curcumae) 10 g, *Yan Huo Suo* (Rz. Corydalis) 10 g, *Mo Yao* (Myrrhae) 10 g, *Chai Hu* (Rx. Bupleuri) 10 g, *Bai Shao* (Rx. Paeoniae Lactiflorae) 10 g, *Chuan Xiong* (Rz. Ligustici Wallichii) 6 g, *Zhen Zhu Mu* (Concha Margerita) 30 g, *Quan Xie* (Buthus Martensis) 6 g.

Weitere Therapiemöglichkeiten

Akupunktur: **SJ 6 – N** *(Zhigou)*, **Le 2 – N** *(Xingjian)*, **Le 3 – N** *(Taichong)* und **Gb 41 – N** *(Zulinqi)* wirken auf die Regio hypochondriaca, dämmen gemeinsam das Feuer in den Leber-/Gallenblasen-Meridianen ein, regulieren den *Qi*-Fluss und hemmen die Schmerzen; **Gb 44 –** *(Zuqiaoyin)* klärt Hitze und leitet Feuer aus; **Du 10 – N** *(Lingtai)* beseitigt Hitze von der Haut; **Ma 44 – N** *(Neiting)* und **Mi 4 – N** *(Gongsun)* klären Hitze und lösen Feuchtigkeit auf; **Le 3 – N** *(Taichong)* fördert den Leber-*Qi*-Fluss; **SJ 5 – N** *(Waiguan)* und **Gb 43 – N** *(Xiaxi)* haben in der Kombination einen ähnlichen, Toxine beseitigenden Effekt; **Bl 40 – N** *(Weizhong)* vertreibt Hitze, entfernt Blut-Stase und Feuchtigkeit und macht die Meridiane und Netzgefäße durchgängig; **Ma 36 + N** *(Zusanli)* stärkt die Milz, besänftigt den Magen und unterstützt so die Beseitigung von Feuchtigkeit; **Ex – N** *(Zhentou)* und **Ex – N** *(Zhenwei)* stellen den Beginn und das Ende der Herpes-zoster-Linie dar und fördern den lokalen *Qi*-Fluss. „Umrandung" des Herpes zoster mit flacher Nadelstichrichtung begrenzt die Ausbreitung der Effloreszenzen

12

- **Ohrakupunktur: OP 101** (Lunge), **OP 98** (Leber), **OP 34** (Graue Substanz) **OP 96** (Gallenblase), **OP 22** (Endokrinium), **OP 42** (Thorax). *Anwendung:* 3–4 druckdolente Punkte auswählen; Nadeln 30–60 Min. belassen jeden 2. Tag über 10 Sitzungen, Samenkörner oder Dauernadeln applizierbar – dabei Seitenwechsel des Ohres spätestens nach 5 Tagen für insgesamt 3 Wochen!
- **Elektrostimulation:** Horizontale Nadelung um **Ex – N** *(Zhentou)* und **Ex – N** *(Zhenwei)* (Beginn und Ende der Herpes-zoster-Linie) in Richtung eines fiktiven Mittelpunktes (ca. 500–600 Hz, 15–20 Min.) zusätzlich zur Körperakupunktur bei besonders therapieresistenten und schmerzhaften Herden; *Intensität:* Von Behandlung zu Behandlung steigern, jedoch unter der individuellen Schmerzschwelle bleiben
- **Pflaumenblütenhämmerchen:** Bei starker Hitzesymptomatik (akutes Auftreten eines vesikulär-pustulösen Exanthems) „Beklopfen" der schmerzhaften Areale mit anschließendem Schröpfen (oft angewandt im Norden Chinas); *Cave:* Nur steriles Arbeitsmaterial verwenden! Sehr schmerzhaft!
- **Mikroaderlass: Bl 40** und **Du 10** mit Dreikantnadel (➡ 5.1.12) bei starker Hitzesymptomatik blutig stechen, anschließend Schröpfen, im Anfangsstadium jeden zweiten Tag zusätzlich zur Körperakupunktur.
- **Diätetik:** Schleim bildende Nahrungsmittel meiden, Feuchte-Hitze ausleitende (➡ 7.11.4) oder *Qi* und Blut bewegende Nahrungsmittel (➡ Tab. 7.5)

12.12.10 Tinea pedis und manus (ungium)

Pathogenese nach TCM: Feuchte-Hitze von Milz und Magen fließt nach unten und verbindet sich mit äußerer pathogener Feuchtigkeit und toxischer Feuchte-Hitze. Die innere und äußere Feuchte-Hitze akkumuliert in der Haut und verursacht Erosionen und Bläschen. Die Haut wird durch die stagnierte Feuchtigkeit nicht ernährt, dadurch kommt es zu Hautverdickung, Schuppung und Verhornung.

Therapie

Die häufigste Behandlungsform besteht aus äußeren Waschungen, bei fortgeschrittenen und hartnäckigen Fällen können auch Akupunktur und die innere Anwendung von Kräutertees hilfreich sein.

Therapieprinzipien: Feuchtigkeit ausleiten, Hitze klären

Rezept: Abwandlung von *Er Miao San* (➡ 8.2.8.b):
Bei Xie (Rz. Dioscoreae Hypoglaucae) 15 g, *Yi Yi Ren* (Sm. Coicis Lachryma-jobi) 25 g, *Chi Fu Ling* (Sclerotium Poriae Cocos Rubrae) 10 g, *Cang Zhu* (Rz. Atractylodis Lanceae) 10 g, *Huang Bai* (Cx. Phellodendri) 10 g, *Ze Xie* (Rz. Alismatis Orientalis) 10 g, *Hua Shi* (Talcum) 10 g, *Ku Shen* (Rx. Sophorae) 10 g, *Ma Chi Xian* (Hb. Portulacae) 20 g, *Hong Teng* (Caulis Sargentodoxae) 15 g.

Weitere Therapiemöglichkeiten

Akupunktur: Ni 2 – N *(Rangu)* klärt Hitze und reguliert den unteren der *San Jiao*; **Pe 8 – N** *(Laogong)* klärt die Hitze vom *San Jiao* und ist zusammen mit **Pe 5 – N** *(Jianshi)* ein wichtiger Punkt zur Behandlung von Tinea; **Bl 30 – N** *(Baihuanshu)* entfernt Feuchte-Hitze aus dem unteren der *San Jiao*; **Ma 9 – N** *(Renying)* reguliert das

12

Blut und kühlt Hitze; **Mi 9 – N** *(Yinlingquan)* reguliert die Milz und transformiert Feuchtigkeit; **Ex-UE 9** *(Baxie)* beseitigt Wind-Hitze; **Ma 36 – N** *(Zusanli)* klärt und entfernt Feuchte-Hitze, stärkt die Milz, harmonisiert den Magen, zusätzlich **Pe 6 N** *(Neiguan)* bei Übelkeit und Appetitlosigkeit

- **Therapeutische Bäder:** Täglich ein- bis zweimal bis zu 30 Min. betroffene Körperpartie in folgender Rezeptur baden: *Ku Shen* (Rx. Sophorae) 25 g, *Di Fu Zi* (Fr. Kochiae) 25 g, *Huang Bai* (Cx. Phellodendri) 25 g, *She Chuang Zi* (Fr. Cnidii) 25 g, *Bai Xian Pi* (Cx. Dictamni) 25 g. *Anwendung:* 45 Min. kochen, dann ins kühle Wasser (Temperatur ca. 25–30 Grad) geben, 1–2 Tage bis zu 30 Min. betroffene Körperpartie darin baden.

Wichtig

Gleiche Rezeptur kann auch für die Behandlung von Candida-Intertrigo, Candida-Balanitis oder Candida-Vulvovaginitis als Sitzbäder verwendet werden. Für Waschungen oder Einweichen ist auch die Verwendung als fein gemahlenes, im heißen Wasser aufgelöstes Pulver möglich. Die Tagesdosis kann dadurch auf 30–60 g reduziert werden, je nach Größe des Anwendungsgebietes.

Diätetik: Unterstützende Maßnahmen ➡ 7.9.3

12.12.11 Faltenbehandlung

Therapie

- **Therapieprinzipien:** Meist Behandlung von Lokalpunkten zur Aktivierung des *Qi*-Flusses

Akupunktur: Stirnfalten: **Ma 14** *(Yangbai)*, **Ex-HN 4** *(Yuyao)* und **Gb 15** *(Toulinqi)*; Temporalfalten: **Gb 1** *(Tongziliao)*, **Ex-HN 5** *(Taiyang)* und **SJ 23** *(Sizhukong)*; Falten im Nasenwurzelbereich: **Ex-HN 3** *(Yintang)* und **Bl 2** *(Zanzhu)*; Falten im Wangenbereich: **Ex-HN 7** *(Qiuhou)*, **Ma 2** *(Sibai)* und **Ma 3** *(Juliao)*; Periorale Falten: **Di 19** *(Heliao)*, **Ma 4** *(Dicang)* und **Ex-HN 3** *(Yintang)*
- *Anwendung:* Horizontale Punktion möglichst entlang der Falten, stärkende Punktionstechnik (➡ 5.1.7), 20–30 Min. belassen jeden 2. Tag
- Zusatzpunkte bei jüngeren Patienten bis mittleren Alters: **Gb 38** *(Yangfu)*, **SJ 3** *(Zhongzhu)* und **Di 4** *(Hegu)* als Körperakupunkturpunkte zur Stärkung der Haut
- Zusatzpunkte bei älteren Patienten: **Ni 3** *(Taixi)*, **Ma 36** *(Zusanli)* und **Dü 6** *(Yanglao)* als Körperakupunkturpunkte zur allgemeinen Kräftigung.

Weitere Therapiemöglichkeiten

- **Chinesische Massage** *(Tui Na* ➡ 5.6)
  - *Yi Zhi Chan Tui Fa:* Reiben und Schieben des Gewebes mit der Spitze, der volaren Seite oder der radialen Seite des Daumens mit einer Frequenz von 160/ Min. zur Erwärmung und Lockerung der Muskulatur und zur Förderung der Durchblutung im Kopf- und Gesichtsbereich, v. a. **Ex-HN 5** *(Taiyang)*, **Gb 14** *(Yangbai)*, **Ex-HN 3** *(Yintang)*

- *Tui Fa* (➡ Abb. 5.6): Kontinuierliches, kraftvolles und langsames Streichen mit Daumen und Fingern entlang der Meridiane und Muskeln zur Auflösung der *Qi*-Obstruktionen im Kopf und Gesichtsbereich
- *Nian Fa:* Zwischen Daumen und Zeigefinger die Finger oder Zehen des Patienten von proximal nach distal zwirbeln im Schläfen- und Stirnbereich zur Steigerung der Durchblutung

Rezept: Zur Unterstützung der *Qi*- und Blutzirkulation *Tao Hong Si Wu Tang* (➡ 8.2.10.b)

Diätetik: Allgemeine Ernährungsrichtlinien (➡ 7.3) beachten; Funktionskreis Lunge bei jüngeren bzw. Niere und Leber bei älteren Patienten im Vordergrund der unterstützenden diätetischen Maßnahmen

12.13 Psychische und psychosomatische Erkrankungen

In der TCM werden Körper, Seele und Geist-*Shen* nicht strikt unterschieden, sondern es werden Zusammenhänge zwischen Funktionen der *Zang-Fu*-Organe (➡ 3.4), der Psyche und des Geist-*Shen* (➡ 3.3.5) im Sinne einer ganzheitlichen Sichtweise hergestellt; Beispiel: Der Geist-*Shen* hat den Sitz im Herzen, ätherische (Wander)-Seele *(Hun)* in der Leber, körperliche Seele *(Po)* in der Lunge, Verstand *(Yi)* in der Milz und Willenskraft *(Zhi)* in den Nieren. Pathogenese bei psychischen/psychosomatischen Erkrankungen nach TCM: Sieben Emotionen (*Qi Qing* ➡ 3.6.3) schädigen bei übermäßiger Einwirkung entsprechende Organe (➡ Kasten).

Wichtig

- Zorn *(Nu)* schädigt die Leber
- Freude *(Xi)* schädigt das Herz
- Sorge *(You)* schädigt Lunge und Milz
- Grübeln (*Si*) schädigt die Milz
- Trauer *(Bei)* schädigt die Lunge
- Angst *(Jing)* und Furcht *(Kong)* schädigen die Nieren

12

12.13.1 Psychovegetatives Syndrom

Synonym nach westlicher Vorstellung: Neurasthenisches oder vasoneurotisches Syndrom, vegetative oder neurozirkulatorische Dystonie, Psychasthenie. Nach TCM gibt es kein Analog, dafür stehen Symptome wie Palpitation, Schlafstörungen, Mangel- oder Stagnations-Syndrome im therapeutischen Interesse. Häufige Pathogenese: Emotionale Überanstrengung führt zum *Qi*-Mangel von Milz oder Nieren.

Therapie

Trotz guter Behandlungserfolge mit TCM bei vegetativen Symptomen wie Kopfschmerzen, Schlafstörungen, Verdauungsstörungen, Übelkeit etc. gilt: Akupunktur ist keine bessere Psychotherapie, sondern ein geeignetes Komplement in Psychosomatik und

Psychiatrie. Gute Therapieerfolge bei Kombination von Akupunktur mit Kräuterbehandlung und Gesprächstherapie. DD ➡ Tab. 12.84.

Syndrome bei psychovegetativem Syndrom				
Syndrom	Ätiologie	Symptome	Zunge	Puls
Leber attackiert Milz (➡ 11.11.18)	Überanstrengung und Stress verletzen die Milz, sodass die Leber leichter angreifen kann	*Psyche:* Reizbarkeit, Nervosität, Depressionen *Abdomen:* Meteorismus und Schmerzen im Abdomen, Globusgefühl, Übelkeit oder Erbrechen, häufiges Aufstoßen *Begleitsymptome:* Bedrückendes Gefühl und Schmerzen im Thorax und Hypochondrium, Diarrhö möglich	Blass, an den Rändern leicht gerötet *Belag:* Normal	Saitenförmig
Nieren-*Qi* nicht fest (➡ 11.9.3)	Körperliche und seelische Erschöpfung, Überanstrengung, Stress, chronische Erkrankungen	*Psyche:* Antriebsmangel, schnelle Erschöpfung, mangelnde Willenskraft *Urogenitalbereich:* Viel klarer Urin, Spermatorrhö und vorzeitiger Samenerguss bei Männern, klarer Fluor vaginalis bei Frauen *Begleitsymptome:* Müdigkeit, Schwindel, kalter Schweiß	Blass *Belag:* Dünn, weiß	Tief, dünn, schwach
Nieren-*Yin*-Mangel (➡ 11.9.6)	Hoch fieberhafte Erkrankungen, Überarbeitung, Depression, Drogen-, Alkohol-, Medikamentenabusus	*Psyche:* Unruhezustände, Ängste, Schlafstörungen durch Träume *Begleitsymptome:* Hitzesensationen der Handflächen und Fußsohlen, Nachtschweiß, Mund- und Rachentrockenheit, Vergesslichkeit, Schwächegefühl und Schmerzen in Rücken und Knien	Rot, evtl. Furchen *Belag:* Gering bis fehlt	Dünn, schnell

Tab. 12.84

Leber attackiert die Milz (➡ 11.11.18)

Therapieprinzipien: Leber und Milz harmonisieren, Geist-*Shen* beruhigen

Akupunktur: Bl 18 N *(Ganshu)* und **Bl 20 N** *(Pishu)* harmonisieren Leber und Milz; **Le 3 –** *(Taichong)* und **Gb 34 –** *(Yanglingquan)* fördern den freien Leber-*Qi*-Fluss; **Ren 12 +** *(Zhongwan)* und **Ma 36 +** *(Zusanli)* harmonisieren die Milz; **Mi 6 +** *(Sanyinjiao)* stärkt die Milz und harmonisiert zusammen mit **Le 13 –** *(Zhangmen)* Leber und Milz; **He 7 N** *(Shenmen)* und **Pe 6 N** *(Neiguan)* beruhigen den Geist-*Shen*; **Ex-B 7 N** *(Yaoyan)* beseitigt die Anspannung, je nach Schmerzlokalisation im Abdomen **Ren 6 –** *(Qihai)* oder **Ren 12 –** *(Zhongwan)*

Rezept: *Xiao Yao San* (➡ 8.2.6), bei Diarrhö *Tong Xie Yao Feng* (➡ 8.2.6)

Diätetik: ➡ 7.9.1 und 7.11.2.

Nieren-*Qi* nicht fest (➡ 11.9.3)

Therapieprinzipien: Nieren-*Qi* stärken und wärmen, Geist-*Shen* beruhigen

✎ **Akupunktur: Ni 3 + M** *(Taixi)* und **Bl 23 + M** *(Shenshu)* stärken das Nieren-*Qi*; **Ren 4 + M** *(Guanyuan)*, **Du 4 + M** *(Mingmen)*, **Ren 6 + M** *(Qihai)* und **Ma 36 + M** *(Zusanli)* tonisieren *Qi*; **Ni 6 + M** öffnet zusammen mit **Lu 7 + M** den *Ren Mai* (➡ 6.3.4) und stärkt somit die *Qi*-Aufnahmefunktion der Niere; **He 7 N** *(Shenmen)* und **Pe 6 N** *(Neiguan)* beruhigen den Geist-*Shen*; **Ex-B 7 N** *(Yaoyan)* beseitigt die Anspannung

☘ **Rezept:** *Ji Sheng Shen Qi Wan* (➡ 8.2.10.e)

♨ **Diätetik:** ➡ Siehe auch 7.12.2.

Nieren-*Yin*-Mangel (➡ 11.9.6)

Therapieprinzipien: Nieren-*Yin* stärken, Geist-*Shen* beruhigen, aufsteigendes *Yang* oder Mangel-Feuer kontrollieren

✎ **Akupunktur: Ni 3 +** *(Taixi)* und **Bl 23 +** *(Shenshu)* stärken die Nieren und das *Yin*; **Ni 6 +** *(Zhaohai)* und **Ni 9 +** *(Zhubin)* stärken vor allem Nieren-*Yin*; **Mi 6 +** *(Sanyinjiao)*, **Bl 13 +** *(Feishu)*, und **Bl 14 +** *(Jueyinshu)* stärken das *Yin*; **He 7 − N** *(Shenmen)* und **Pe 4 − N** *(Ximen)* beruhigen den Geist-*Shen* und klären Mangel-Hitze; **Ex-HN 3 −** *(Yintang)*, **Gb 20 −** *(Fengchi)* und **Le 3 −** *(Taichong)* kontrollieren aufsteigendes *Yang*

☘ **Rezept:** *Er Zhi Wan* (➡ 8.2.10.d) oder *Liu Wei Di Huang Wan* (➡ 8.2.10.d)

♨ **Diätetik:** ➡ 7.12.3.

Weitere Therapiemöglichkeiten

- **Ohrakupunktur: OP 7a** (Neurasthenie), **OP 34** (Graue Substanz), **OP 51** (Vegetativum), **OP 95** (Niere), **OP 21** (Herz). *Anwendung:* 3–4 druckdolente Punkte auswählen, Nadeln 20–30 Min. belassen, jeden 2. Tag über 10 Sitzungen. Samenkörner oder Dauernadeln applizierbar, Seitenwechsel des Ohres spätestens nach 5 Tagen. Behandlungsdauer: Mindestens 3 Wochen
- **Französische Ohrakupunktur:** Zusätzlich **OP 29b** (Point de Jerome), **PT 1** (Antiaggressionspunkt), **OP 82** (Nullpunkt nach Nogier). *Anwendung:* Nadeln 20–30 Min. belassen, jeden 2. Tag aber 10 Sitzungen. Dauernadeln applizierbar, Seitenwechsel des Ohres spätestens nach 5 Tagen für insgesamt mindestens 3 Wochen
- **Fußakupunktur: FP 1, FP 2, FP 34.** *Anwendung* (➡ 13.4.1): Stark ableitende Technik ca. 3–5 Min., zusätzlich zur Körperakupunktur zur Steigerung des Therapieeffekts oder bei Therapieresistenz von Körper- und Ohrakupunktur
- **Sonstiges:** Entspannungstechniken wie *Taijiquan* (➡ 5.4), *Qi Gong* (➡ 5.5.).

12.13.2 Schlafstörungen

Nach TCM ist ausreichend Schlaf Voraussetzung für das *Yin-Yang*-Gleichgewicht. Umgekehrt beeinflussen *Ying* und *Yang* das Schlafverhalten: Wenn *Yang-Qi* aufgebraucht und *Yin-Qi* zugenommen hat, ist der Zeitpunkt zum Schlafen gekommen. Sieben Emotionen (*Qi Qing* ➡ 12.13, Tab. 3.5, Kasten) schädigen bei übermäßiger Einwirkung

12

den Schlaf. DD nach Einschlafstörungen, Durchschlafstörungen mit nächtlichem oder frühmorgendlichem Erwachen, unruhigem Schlaf, Störungen durch Träume, Trauminhalten, Schlafposition und Schnarchen. Beispiele: Boshafte Trauminhalte bei Leber-Feuer, Bauchlage bei Magen-Mangel und lautes Schnarchen bei aufsteigendem *Qi* in den *Yang*-Meridianen des Beines.

Therapie

Gute Therapieerfolge mit Akupunktur (auch Ohrakupunktur) bei passageren Schlafstörungen. Chronische Störungen besser zusätzlich mit Kräutern behandeln. Behandlung möglichst am Abend. Auf gesunde Lebensführung achten (körperliche Bewegung, Tagesrhythmik, regelmäßige Schlaf- und Essgewohnheiten, berufliche Belastung, Freizeitgestaltung etc.). *Cave:* Organische Ursache ausschließen! DD ➡ Tab. 12.85

Syndrome bei Schlafstörungen				
Syndrom	**Ätiologie**	**Symptome**	**Zunge**	**Puls**
Loderndes Herz-Feuer (➡ 11.1.6)	Übermäßige Sorge und Nachdenklichkeit schüren das Feuer	*Schlaf:* Nächtliches Erwachen, Unruhezustände *Träume:* Albträume, Fliegen im Traum *Begleitsymptome:* Bitterer Mundgeschmack, Palpitationen, Zungenulzera, Durst	Rot, mit Punkten, Zungenspitze gerötet *Belag:* Gelb	Schnell, saitenförmig
Loderndes Leber-Feuer (➡ 11.7.4)	Ärger oder Frustration über langen Zeitraum, oft bei jungen Patienten	*Schlaf:* Unruhig *Träume:* Albträume, boshafte Inhalte, unruhiger Schlaf *Begleitsymptome:* Unruhezustände, Gereiztheit, Kopfschmerzen, Schwindel, Durst, bitterer Mundgeschmack, dunkler Urin, Obstipation	Rot *Belag:* Schmierig, gelb	Schnell, überflutend
Schleim-Hitze (➡ 11.1.7, 11.5.6)	Fehlernährung schädigt Magen: Aufsteigendes Magen-*Qi* zermürbt den Verstand	*Schlaf:* Unruhig; sich wälzen, Unruhezustände *Träume:* Unangenehme Inhalte *Begleitsymptome:* Schwindel, Erbrechen, Appetitlosigkeit, Mundhöhle klebrig, Palpitationen, thorakales Beklemmungsgefühl, Schweregefühl	Rot *Belag:* Schmierig, gelb	Schnell, schlüpfrig
Disharmonie zwischen Herz und Nieren (➡ 11.11.11)	Anhaltender Stress schädigt Nieren-*Yin:* Herz-*Yin* wird nicht ausreichend ernährt	*Schlaf:* Häufiges Erwachen, Nachtschweiß, Einschlafstörungen *Begleitsymptome:* Palpitationen, Schwindel, schlechtes Gedächtnis, Tinnitus, Hitzesensationen in Fuß- und Handflächen, Rückenschmerzen	Rot, Furchen im Herzareal *Belag:* Gering	Mäßig, schnell, Trommelpuls

Forts. ➡

12

Syndrome bei Schlafstörungen *(Forts.)*				
Syndrom	**Ätiologie**	**Symptome**	**Zunge**	**Puls**
Herz- und Gallen-blasen-*Qi*-Man-gel (➡ 11.11.8)	Konstitutionelle Schwäche von Herz und Gallen-blase führt zu Ängstlichkeit	*Schlaf:* Erwachen in frühen Morgenstunden ohne Wie-dereinschlafen, oberflächli-cher Schlaf *Träume:* Viel, Albträume *Begleitsymptome:* Kurzat-migkeit, Palpitationen, Mü-digkeit, passiver und ängst-licher Charakter	Blass, Fur-chen im Herzareal	Leer
Leber-*Yin*-Man-gel (➡ 11.7.1)	Ätherische Seele *(Hun)* ist entwur-zelt und wandelt in der Leber um-her	*Schlaf:* Häufiges Erwachen, Sprechen im Schlaf, Schlaf-wandeln *Träume:* Viel, Albträume *Begleitsymptome:* Schwin-del, verschwommenes Se-hen, Gereiztheit, Hitzege-fühl, Rachen, Haut, Haare und Augen trocken	Rot *Belag:* Ge-ring bis fehlt	Trommel-puls, be-sonders links

Tab. 12.85

Wichtig

Wenn möglich, abendliche Nadelung von 4–5 Punkten mit allgemein Schlaf fördernder und sedierender Wirkung.

- **Hauptpunkte:** Pe 6 *(Neiguan)*, **He 7** *(Shenmen)*, **Ex-HN** *(Anmian)*, **Ex-B 9** *(Yaoqi)*, **Ex-HN 3** *(Yintang)*, **Ren 15** *(Jiuwei)* und **Pe 7** *(Daling)* beruhigen den angespannten Geist-*Shen*
- **Zusatzpunkte bei *Yin*-Mangel:** Mi 6 *(Sanyinjiao)*, **Ni 3** *(Taixi)*, **Ni 6** *(Zhaohai)*, Ren 4 *(Guanyuan)* und **He 6** *(Yinxi)* stärken das Nieren-*Yin* (tonisierend nadeln)
- **Ergänzende Versorgung zur Nacht:** Samenkörner bei **OP 29b** (Point de Jerome), **OP 82** (Nullpunkt nach Nogier), **OP 100** (Herz)

Loderndes Herz-Feuer (➡ 11.1.6)

Therapieprinzipien: Herz-Feuer klären, Geist-*Shen* beruhigen

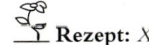**Akupunktur: Bl 15 –** *(Xinshu)* und als Hauptpunkt **He 8 –** *(Shaofu)* klären Herz-Feuer; **Di 11 –** *(Quchi)* klärt starke Hitze; **He 7 –** *(Shenmen)* und **Bl 44 –** *(Shentang)* beruhigen das Herz und fördern den Schlaf; **Mi 6 –** *(Sanyinjiao)*, **Du 19 –** *(Houding)* und **Ren 15 –** *(Jiuwei)* beruhigen den Geist-*Shen*; **Ex-HN –** *(Chonggu)* harmonisiert den Geist-*Shen*; **Pe 8 –** *(Laogong)* und **Pe 5 –** *(Jianshi)* bei Ulzera der Mundhöhle

Rezept: *Xie Xin Tang* (➡ 8.2.4.b)

Diätetik: Alkohol, stark gewürzte oder fettige Speisen meiden (➡ 7.6.5).

12

Loderndes Leber-Feuer (➡ 11.7.4)

Therapieprinzipien: Leber-Feuer klären, Geist-*Shen* beruhigen

Akupunktur: Gb 44 – *(Zuqiaoyin)*, **Le 3 –** *(Taichong)* und als Hauptpunkt **Le 2 –** *(Xingjian)* klären Leber-Feuer; **Bl 18 – N** *(Ganshu)* und **Gb 34 –** *(Yanglingquan)* regulieren Leber und Gallenblase und beruhigen so den Geist-*Shen*; **Gb 20 –** *(Fengchi)* und **Ex NH 5 –** *(Taiyang)* kühlen Leber-Feuer und Hitze; **Mi 6 –** *(Sanyinjiao)* und **Gb 13 –** *(Benshen)* beruhigen den Geist-*Shen*; **Du 24 –** *(Shenting)* unterdrückt aufsteigendes Leber-*Yang* und beruhigt den Geist-*Shen*; **Ex-HN –** *(Chonggu)* harmonisiert den Geist-*Shen*

Rezept: *Long Dan Xie Gan Tang* (➡ 8.2.4.d)

Diätetik: Alkohol und Hitze bildende Nahrungsmittel meiden (siehe auch ➡ 7.11.2).

Schleim-Hitze (➡ 11.5.6, 11.1.7)

Therapieprinzipien: Hitze klären, Schleim auflösen, Geist-*Shen* beruhigen

Akupunktur: Ma 45 – *(Lidui)* leitet pathogene Hitze aus den *Yangming*-Meridianen aus und beruhigt den Geist-*Shen*, **Ma 40 –** *(Fenglong)* transformiert Feuchtigkeit und Schleim und beruhigt den Geist-*Shen*; **Mi 1 + N** *(Yinbai)*, **Ren 12 + N** *(Zhongwan)*, **Ma 36 +** *(Zusanli)* und **Bl 20 + N** *(Pishu)* stärken die Milz zur Beseitigung der Feuchtigkeit; **Mi 9 –** *(Yinlingquan)* transformiert Feuchtigkeit, **Pe 8 –** *(Laogong)* klärt Hitze („im Perikard"); **Pe 6 –** *(Neiguan)* bei Erbrechen, **Gb 34 –** *(Yanglingquan)* bei thorakalem Beklemmungsgefühl

Rezept: *Wen Dan Tang* (➡ 8.2.16.b) bei starker Hitze mit *Huang Lian* (Rz. Coptidis); bei übermäßigem Schleim mit *Suan Zao Ren* (Sm. Zizyphi Spinosae), *Wu Wei Zi* (Fr. Schisandrae Chinensis), *Yuan Zhi* (Rx. Polygalae Tenuifoliae), *Shu Di Huang* (Rx. Rehmanniae Glutinosae Conquitae), *Ren Shen* (Rx. Ginseng); *Huang Lian Jie Du Tang* (➡ 8.2.4.c)

12

Diätetik: Schleim bildende Nahrungsmittel meiden, Schleim transformierende Nahrungsmittel bevorzugen (➡ 7.9.3).

Disharmonie zwischen Herz und Nieren (➡ 11.11.11)

Therapieprinzipien: Herz und Nieren stärken, *Yin* nähren, Geist-*Shen* beruhigen

Akupunktur: Bl 15 + *(Xinshu)* stärkt das Herz; **Bl 23 +** *(Shenshu)*, **Mi 6 +** *(Sanyinjiao)*, **Ni 3 +** *(Taixi)* und **Ni 6 +** *(Zhaohai)* stärken das Nieren-*Yin*; **Ren 4 +** *(Guanyuan)* nährt das *Yin*; **He 6 +** *(Yinxi)* nährt Herz-*Yin* (Hauptpunkt!), klärt mit Sedationstechnik Mangel-Hitze und beruhigt den Geist-*Shen*; **Ren 15 +** *(Jiuwei)*, **Ex B 9 +** *(Yaoqi)* und **Ex-HN +** *(Anmian)* beruhigen den Geist-*Shen*, **Ex-HN 1** *(Sishencong)* bei häufigem Erwachen

Rezept: *Tian Wang Bu Xin Dan* (➡ 8.2.14.b), *Gui Zhi Jia Long Gu Mu Li Tang* (➡ BB: S. 402, EBB: S. 364)

Diätetik: Siehe auch ➡ 7.6.4 und 7.12.3 (➡ 11.11.8).

Herz- und Gallenblasen-*Qi*-Mangel (➡ 11.11.8)

Therapieprinzipien: Herz und Gallenblase stärken; Geist-*Shen* beruhigen

Akupunktur: **Bl 15 +** *(Xinshu)* stärkt das Herz; **Bl 18 +** *(Ganshu)* und **Bl 19 +** *(Danshu)* stärken die Gallenblase; **He 7 +** *(Shenmen)* stärkt Herz-*Qi* und beruhigt den Geist-*Shen*; **Gb 36 + N** *(Weiqiu)* und **Gb 40 + N** *(Qiuxu)* regulieren und stärken den *Qi*-Fluss der Gallenblase; **Ren 6 +** *(Qihai)* und **Ma 36 +** *(Zusanli)* stärken das *Qi*; **Ex-HN +** *(Anmian)* beruhigt den Geist-*Shen*, **Ex-HN 3** *(Yintang)* fördert den Schlaf

Rezept: *Ding Zhi Wan* (➡ BB: S. 419, EBB: S. 381), *Wen Dan Tang* (➡ 8.2.16.b) oder Mischung aus *Ren Shen* (Rx. Ginseng) 12 g, *Fu Shen* (Sclerotium Poriae Cocos Pararadicis) 9 g, *Fu Ling* (Sclerotium Poriae Cocos) 9 g, *Long Chi* (Dens Draconis) 9 g, *Yuan Zhi* (Rx. Polygalae Tenuifoliae) 6 g, *Shi Chang Pu* (Rz. Acori Graminei) 6 g. Als Dekokt (➡ 8.2.2) mit einem Drittel der angegebenen Mengen beginnen und abhängig vom Verlauf langsam steigern

Diätetik: ➡ 7.6.1 und evtl. auch 7.6.3.

Leber-*Yin*-Mangel (➡ 11.7.1)

Therapieprinzipien: Leber-*Yin* nähren, Geist-*Shen* beruhigen

Akupunktur: **Mi 6 +** *(Sanyinjiao)*, **Mi 10 +** *(Xuehai)* und **Ren 4 +** *(Guanyuan)* nähren das Leber-*Yin*; **Bl 17 +** *(Geshu)* und **Bl 18 +** *(Ganshu)* stärken das Leber-Blut; **Pe 7 +** *(Daling)* beruhigt den Geist-*Shen* und die ätherische Seele *(Hun)*; **Le 8 + M** *(Ququan)* harmonisiert die Leber und nährt das *Yin*; **Bl 47 +** *(Hunmen)* harmonisiert den Leber-*Qi*-Fluss und beruhigt die ätherische Seele *(Hun)*; **Du 24 +** *(Shenting)*, **Ex HN 3 +** *(Yintang)* und **Ex-HN +** *(Anmian)* beruhigen den Geist-*Shen*

12

Rezept: *Suan Zao Ren Tang* (➡ 8.2.14.b); bei begleitender Leber-*Qi*-Stauung *Yi Guan Jian* (➡ 8.2.10.d)

Diätetik: ➡ 7.11.1; bei begleitender Leber-*Qi*-Stauung (➡ 7.12.2).

Weitere Therapiemöglichkeiten

- **Ohrakupunktur:** OP 33 (Stirn), OP 34 (Graue Substanz), OP 35 (Sonne), **OP 55** *(Shenmen)*, **NP 27** *(Anmian 1);* je nach Ohrableitung: **OP 95** (Niere), **OP 96**

(Gallenblase), **OP 97** (Milz), **OP 98** (Leber), **OP 100** (Herz). *Anwendung:* 3–4 druckdolente Punkte auswählen, Nadeln 20–30 Min. belassen, jeden 2. Tag über 10 (abendliche) Sitzungen. Samenkörner oder Dauernadeln applizierbar, Seitenwechsel des Ohres spätestens nach 5 Tagen für insgesamt mindestens 3 Wochen

- **Französische Ohrakupunktur: OP 29b** (Point de Jerome), **PT 1** (Antiaggressionspunkt), **OP 82** (Nullpunkt nach Nogier). *Anwendung:* Nadeln 20–30 Min. belassen, jeden zweiten Tag zusätzlich zur Körperakupunktur einsetzbar. Dauernadeln applizierbar, Seitenwechsel des Ohres spätestens nach 5 Tagen für insgesamt mindestens 3 Wochen
- **Fußakupunktur: FP 1, FP 2, FP 4.** *Anwendung* (➡ 13.4.1): Stark ableitende Technik über ca. 3–5 Min., zusätzlich zur Körperakupunktur (Steigerung des Therapieeffekts) oder bei Therapieresistenz von Körper- und Ohrakupunktur
- **Hand- und Fußgelenksakupunktur: HG 1.** *Anwendung:* ➡ 13.5.1
- **Pflaumenblütenhämmerchen:** Sanftes „Beklopfen" aus dem Handgelenk heraus bis zu einer leichten Rötung von **Ex-HN 1** *(Sishencong)*, **Ex-B 2** *(Huatuojiaji)*, **Ex-HN** *(Anmian)* bei Fülle-Syndromen jeden 2. Tag
- **Sonstiges:** Entspannungstechniken wie *Taijiquan* (➡ 5.4), *Qi Gong* (➡ 5.5).

12.13.3 Depression

Entspricht nach TCM am ehesten der (chronischen) „Schwermut". Häufige Pathogenese: Die Leber kann den freien *Qi*-Fluss nicht aufrechterhalten; Folge: *Qi*-Stagnation und Beeinträchtigung des Geist-*Shen*, bei Milzaffektion Ansammlung von pathogenem Schleim.

Therapie

Akupunktur als adjuvante Therapie zur westlichen Schulmedizin, v.a. bei reaktiver Depression. Bei endogener Depression antidepressive (westliche) Medikation erwägen, evtl. mit *Kräutern* kombinieren. DD ➡ Tab. 12.86. *Cave:* Aus forensischen Gründen immer fachärztliches Konsilium; enge Zusammenarbeit anstreben.

Leber-*Qi*-Stauung (➡ 11.7.2)

Therapieprinzipien: Leber-*Qi* regulieren, *Qi*-Zirkulation regulieren

Akupunktur: Bl 18 N *(Ganshu)* und **Le 3 N** *(Taichong)* regulieren die Leber; **Ren 17 N** *(Danzhong)* und **Gb 34 N** *(Yanglingquan)* regulieren *Qi*-Zirkulation; **Le 14 N** *(Qimen)* reguliert das Leber-*Qi*, **Ren 12 N** *(Zhongwan)* und **Ma 36 N** *(Zusanli)* bewahren und besänftigen den Magen, **Mi 4 N** *(Gongsun)* bewahrt und beruhigt die Milz

Rezept: *Chai Hu Shu Gan San* (➡ 8.2.6), *Xiao Yao San* (➡ 8.2.6)

Diätetik: ➡ 7.11.2.

12

Syndrome bei Depressionen				
Syndrom	**Ätiologie**	**Symptome**	**Zunge**	**Puls**
Leber-*Qi*-Stau-ung (➡ 11.7.2)	Unterdrückte Emotionen wie Zorn, Ärger, Wut	*Psyche:* Schwere Depression, Frustrationsgefühle *Begleitsymptome:* Völlegefühl im Thorax, stechende Schmerzen im Hypochond-rium, Übelkeit, Erbrechen, Appetitlosigkeit	*Belag:* Dünn, weißlich	Saiten-förmig
Loderndes Leber-Feuer (➡ 11.7.4)	*Qi*-Stagnation wandelt sich in Feuer	*Psyche:* Schwere Depression, Gereiztheit *Begleitsymptome:* Bitterer Mundgeschmack, Mundtrockenheit, Völlege-fühl im Thorax, Augenrö-tung und -schwellung, Kopf-schmerzen, Tinnitus	Rot *Belag:* Gelb, tro-cken	Schnell, saiten-förmig
Schleim blockiert *Qi*-Fluss (➡ 9.3.4)	Beeinträchtigung der Milz, z. B. durch Grübeln	*Psyche:* Schwere Depression *Begleitsymptome:* Schleim im Rachen leicht abzuhusten, Völlegefühl im Thorax, Dys-pnoe, Globusgefühl	*Belag:* Dünn, schmierig	Saiten-förmig, schlüpfrig
Blut-Mangel (➡ 9.3.2)	Übertriebene Angst konsumiert das Blut	*Psyche:* Häufiges Sichsorgen, unbegründete Verdächti-gungen, Ängste *Begleitsymptome:* Palpitatio-nen, Schlafstörungen, Ge-reiztheit	*Belag:* Dünn, weißlich	Dünn, schwach

Tab. 12.86

Loderndes Leber-Feuer (➡ 11.7.4)

Therapieprinzipien: Leber-Feuer klären, Leber-*Qi* regulieren, Geist-*Shen* harmonisie-ren

Akupunktur: Le 2 – *(Xingjian)*, **Le 3** – *(Taichong)* und **Gb 43** – *(Xiaxi)* klären das Leber-Feuer; **SJ 6** – *(Zhigou)* und **Gb 34** – *(Yanglingquan)* regulieren das Leber-*Qi*; **Ma 36** – *(Zusanli)* und **Ren 13** – *(Shangwan)* regulieren *Qi*-Zirkulation im mittleren der *San Jiao*, **Ex-B 9 N** *(Yaoqi)* und **Gb 15 – N** *(Toulinqi)* regulieren den Geist-*Shen*

Rezept: *Xue Fu Zhu Yu Tang* (➡ 8.2.12.a)

Diätetik: Fettige Speisen, Alkohol und Nahrung mit warmem Temperaturverhal-ten meiden (➡ siehe auch 7.11.2, 7.11.4).

12

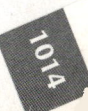

Schleim blockiert *Qi*-Fluss (➡ 9.3.4)

Therapieprinzipien: Schleim lösen, Milz stärken, Leber besänftigen, Geist-*Shen* harmonisieren

Akupunktur: Ren 17 N *(Danzhong)* und **Ma 40 N** *(Fenglong)* aktivieren *Qi* und lösen Schleim, **Bl 20 + N** *(Pishu)* und **Mi 6 + N** *(Sanyinjiao)* stärken die Milz und lösen Schleim, **Ren 22 N** *(Tiantu)* führt *Qi* herab und reinigt den Rachen, **Le 3 – N** *(Taichong)* besänftigt die Leber, **Pe 6 N** *(Neiguan)* reguliert die *Qi*-Zirkulation im Thorax, **Ex-HN – N** *(Chonggu)* und **Pe 7 – N** *(Daling)* harmonisieren den Geist-*Shen*

Rezept: *Er Chen Tang* (➡ 8.2.16.a)

Diätetik: Schleim bildende Nahrungsmittel meiden, Schleim transformierende Nahrungsmittel (➡ Tab. 7.5) auswählen; siehe auch 7.9.1.

Blut-Mangel (➡ 9.3.2)

Therapieprinzipien: Blut nähren, Herz und Geist-*Shen* beruhigen

Akupunktur: Mi 6 + N *(Sanyinjiao)* und **He 6 + N** *(Yinxi)* nähren *Yin* und Blut, **Bl 17 N** *(Geshu)* reguliert und stärkt das Blut, **He 7 + N** *(Shenmen)* stärkt das Blut, **Ren 14 N** *(Juque)* und **Bl 15 N** *(Xinshu)* beruhigen Herz und Geist-*Shen*, **Le 3 N** *(Taichong)* reguliert den Leber-*Qi*-Fluss und beruhigt den Geist-*Shen*, **He 4 + N** *(Lingdao)* beruhigt die Angst und den Geist-*Shen*, **Pe 6 + N** *(Neiguan)* stärkt das Herz und reguliert die *Qi*-Zirkulation im Thorax, **Du 26 M** *(Shuigou)* stärkt den Geist-*Shen*

Rezept: *Si Wu Tang* (➡ 8.2.10.b)

Diätetik: Blut nährende Nahrungsmittel (➡ Tab. 7.5) vorziehen.

Weitere Therapiemöglichkeiten

- **Ohrakupunktur: OP 22** (Endokrinium), **OP 29** (Polster), **OP 34** (Graue Substanz), **OP 52** (Vegetativum), **OP 55** *(Shenmen),* **OP 98** (Leber), **OP 100** (Herz). *Anwendung:* 3–4 druckdolente Punkte auswählen, Nadeln 20–30 Min. belassen, jeden 2. Tag über 10 Sitzungen. Samenkörner oder Dauernadeln applizierbar, Seitenwechsel des Ohres spätestens nach 3–5 Tagen für mindestens 4 Wochen
- **Französische Ohrakupunktur: OP 29c** (Punkt der Begierde), Frustrationspunkt, **PT 3** (Antidepressionspunkt). Ω-Hauptpunkt, Ω_1/Ω_2-Punkte (➡ Tab. 13.20) *Anwendung:* Zusätzlich 3 symptomatische Punkte als Dauernadel zur antidepressiven Medikation auswählen, Seitenwechsel des Ohres spätestens nach 3 Tagen für insgesamt 3 Wochen.

12.13.4 Schizophrenie

TCM-Terminologie: Unterscheidung in „Verrücktsein" *(Dian)* und „Tobsucht" *(Kuang)*. Sie werden der *Yin-* und *Yang-*Symptomatik zugeordnet, *Dian* dem *Yin* und *Kuang* dem *Yang.* Halluzinationen werden der „Krankheit mit mannigfaltigen Symptomen" zugeordnet. Häufige Pathogenese: Psychische Überlastung stört den harmonischen *Qi-*Fluss, die Körperflüssigkeiten erstarren und formieren sich zu Schleim, der aufsteigt und Bewusstseinsstörungen hervorruft. Zusätzlich entsteht durch wütende Emotionen Feuer in Leber und Gallenblase. Zusammen mit trübem Schleim wird das *Shen* im Herzen geschädigt. Ähnlich der Schizophrenie werden auch bei manisch-depressiven Erkrankungen (deutliche Abgrenzung zur Schizophrenie hinsichtlich der Pathomechanismen wird in dem klassischen Text nicht beschrieben) die aktiven und passiven Handlungsinhalte der Psychose in *Yin* und *Yang* aufgeteilt. Manische Episoden werden dem *Yang,* depressive dem *Yin* zugeordnet.

Therapie

Vereinzelt gutes Ansprechen auf eine Kombinationsbehandlung von Akupunktur mit Kräutern; auch zur Rezidivprophylaxe bei der chronischen Form der Schizophrenie zusätzlich zu einer evtl. nötigen neuroleptischen Medikation. *Cave:* Enge Zusammenarbeit mit dem psychiatrischen Facharzt anstreben. Antipsychotische Medikation besonders im Akutfalle meist unumgänglich.

Yin-Zustand

Symptomatik: Ausdruckslosigkeit, Selbstgespräche, Depressionen, Stupor, Schläfrigkeit, passive Haltung
Therapieprinzipien: Herz reinigen, Schleim auflösen, *Qi* regulieren

 **Akupunktur: Pe 6 + N** *(Neiguan)* stärkt das Herz, reguliert die *Qi-*Zirkulation im Thorax und beruhigt den Geist, **He 5 +** *(Tongli)* reguliert und stärkt Herz-*Qi,* **Ren 11** *(Jianli),* **Du 15 +** *(Yamen)* und **Mi 6 +** *(Sanyinjiao)* aktivieren den *Qi-*Fluss und beruhigen den Geist, **Bl 15 N** *(Xinshu)* und **Bl 20 N** *(Pishu)* reinigen das Herz, **Du 20 N** *(Baihui)* in Richtung **Ex-HN 1** *(Sishencong)* reguliert *Qi* in den *Yang-*Meridianen und erhellt die Sinne, **Ma 40 –** *(Fenglong)* transformiert Feuchtigkeit und Schleim, klärt und beruhigt den Geist, **Ren 17 N** *(Danzhong)* reguliert den *Qi-*Fluss, **Bl 1 N** *(Jingming)* bei optischen und **Dü 19 N** *(Tinggong)* bei akustischen Halluzinationen

 Kräuterrezept: *An Gong Niu Huang Wan* (➡ BB: S. 456, EBB: S. 416).

Yang-Zustand

Symptomatik: Lautes Singen, Schreiben, Lachen oder Heulen, Streitsüchtigkeit, zielloses Umherlaufen, innere Unruhe, Schlaflosigkeit, ständige Agitation
Therapieprinzipien: Herz reinigen, Schleim auflösen, Feuer klären

Akupunktur: Du 14 – N *(Dazhui)* klärt innere Hitze und erhellt den Geist, **Bl 18 – N** *(Ganshu)* reguliert Leber und Gallenblase und beruhigt den Geist, **Pe 5 –**

12

(Jianshi) in Richtung **SJ 6** *(Zhigou)* kühlt Hitze und beseitigt Herz-Feuer und entfernt Schleim, **Ma 40 –** *(Fenglong)* transformiert Feuchtigkeit und Schleim, klärt und besänftigt den Geist, **Gb 20 –** *(Fengchi)* kühlt Leber-Feuer und Hitze, **Ren 15 – *(Jiuwei)*** in Richtung **Ren 13** *(Shangwan)* leitet Hitze aus, **Bl 1 N** *(Jingming)* bei optischen und **Dü 19 N** *(Tinggong)* bei akustischen Halluzinationen, **Ex-B 9** *(Yaoqi)* besänftigt den Geist

🌿 **Kräuterrezept:** *Chai Hu Jia Long Gu Mu Li Tang* (➥ BB: S. 427, EBB: S. 387) oder *Gun Tan Wan* (➥ BB: S. 446, EBB: S. 424).

Weitere Behandlungsmöglichkeiten

- **Ohrakupunktur: OP 22** (Endokrinium), **OP 34** (Graue Substanz), **OP 51** (Vegetativum), **OP 55** *(Shenmen)*, bei Beteiligung **OP 100 (**Herz). *Anwendung:* 3–4 Punkte auswählen; kurzer und starker Nadelreiz; bei Tolerierung Samenkörner applizierbar.

12.13.5 Hysterie

TCM-Terminologie: „*Zang*-Organ gereizt" oder „Blockade der Sinne". Häufige Pathogenese: Herz kann *Shen* nicht mehr speichern durch emotionale Schädigung. Aufsteigendes *Qi* oder *Yang* oder Schleim blockiert die Sinne. Bemerkung: Organische Ursachen ausschließen und nach psychischen Konflikten suchen.

Symptomatik: Sehr vielfältig, u.a. Störungen der Sinnesorgane, Globus hystericus, Sprachstörungen bis hin zur Aphonie, Spasmen, Tremor, Lachanfälle, Weinkrämpfe, übermäßige Schlafsucht

Therapieprinzipien: Herz reinigen, Geist besänftigen, Feuer klären, Schleim eliminieren

🪡 **Akupunktur: He 7** *(Shenmen)*, **Pe 6** *(Neiguan)*, **Dü 3** *(Houxi)*, **Du 26** *(Shuigou)* kurz nadeln, stark stimulieren und sofort entfernen!

- Zusätzlich bei Krämpfen **Di 4** *(Hegu)*, **Di 11** *(Quchi)*, **Lu 11** *(Shaoshang)*, **Le 3** *(Taichong)*, **Gb 30** *(Huantiao)*, **Gb 34** *(Yanglingquan)*
- Zusätzlich bei Körpersteifigkeit **Ni 1** *(Yongquan)* und **Le 1** *(Dadun)*
- Zusätzlich bei Globussymptom **Ren 22** *(Tiantu)* und **Ni 6** *(Zhaohai)*
- Zusätzlich bei Aphonie **Ren 22** *(Tiantu)*
- Zusätzlich bei Sehstörungen **SJ 23** *(Sizhukong)* und **Bl 1** *(Jingming)*
- Zusätzlich bei Hörstörungen **SJ 17** *(Yifeng)* und **SJ 21** *(Ermen)*
- Zusätzlich bei Lachanfällen oder Weinkrämpfen **Ni 4** *(Dazhong)*, **Pe 7** *(Daling)*, **Lu 11** *(Shaoshang)* und **Mi 6** *(Sanyinjiao)*
- Zusätzlich bei übermäßiger Schlafsucht **Ni 3** *(Taixi)*, **Ni 4** *(Dazhong)*, **Ni 6** *(Zhaohai)*, **Di 2** *(Erjian)*

🌿 **Kräuterrezept:** *Guan Tan Wan* (➥ BB: S. 466, EBB: S. 424), zusätzlich *Ban Xia Hou Po Tang* (➥ 8.2.11.a).

Weitere Therapiemöglichkeiten

- **Ohrakupunktur: OP 25** (Hirnstamm), **OP 34** (Graue Substanz), **OP 55** *(Shenmen)*, **OP 100** (Herz), bei Beteiligung **OP 15** (Larynx und Pharynx), **OP 85** (Ösophagus). *Anwendung:* 3–4 Punkte auswählen; kurzer und starker Nadelreiz; bei Tolerierung Samenkörner applizierbar
- **Fußakupunktur: FP 4, FP 34, FP 56.** *Anwendung* (➡ 13.4.1): Kurzer und starker Nadelreiz.

12.14 Suchttherapie

12.14.1 Einführung

Nach TCM besteht bei chronischen Suchtkrankheiten oft ein *Yin*-Mangel mit relativem *Yang*-Überschuss (➡ Kasten unten, Tab. 9.4). Akupunktur, v.a. Ohrakupunktur, als adjuvante Begleittherapie im Rahmen der Alkohol-/Medikamenten- und Drogenentzugstherapie mildert vegetative Begleitsymptome (z.B. Schlafstörungen, Unruhezustände, Nachtschweiß, Übelkeit, Schmerzzustände), erhöht die Krampfschwelle, wirkt stabilisierend, vermindert den „Drogenhunger". Kombination mit *Qi Gong* (➡ 5.5) und *Taijiquan* (➡ 5.4) steigert Therapieeffekt.

Wichtig

Typische TCM-Syndrome bei Suchtkranken

- ***Yin*-Mangel** (Therapie ➡ 10.2.7): Unruhezustände, Reizbarkeit, chronische Mund- und Rachentrockenheit, Nachtschweiß, subfebrile Temperaturen, Hitzesensationen an Thorax, Handflächen und Fußsohlen; *Zunge:* Rot mit trockenem, wenig oder fehlendem Belag; *Puls:* Schnell, dünn
- **Nieren-*Yin*-Mangel** (Therapie ➡ 11.9.6): Zusätzlich Schwäche und Kraftlosigkeit lumbal und in den Knien, Benommenheit, Schwindel, Tinnitus, Vergesslichkeit, gesteigerte Libido bei gleichzeitiger Schwäche, unruhige sexuelle Träume, Spontanerektionen, Oligospermie bzw. Oligo- oder Amenorrhö
- **Leber-*Yin*-Mangel** mit aufsteigendem Leber-*Yang*, Leber-Wind (Therapie ➡ 11.7.5, 11.7.6, 11.7.1): Zusätzlich Benommenheit, Drehschwindel, Sehstörungen (zunächst Abnahme der Nachtsehkraft), Tinnitus, Augentrockenheit, brennende Missempfindungen im Gesicht, feinschlägiger Tremor von Händen und Füßen, Schlafstörungen
- **Herz-*Yin*-Mangel** (Therapie ➡ 11.1.4): Zusätzlich Palpitationen, Herzrhythmusstörungen, psychische Übererregbarkeit, Schlaflosigkeit, Lippen- und Zungengeschwüre.

12.14.2 Nikotinabusus

Akupunktur als adjuvante Therapie beim Entzug; mildert vegetative Symptome wie z.B. Müdigkeit, Reizbarkeit, Reaktionsverminderung, Schlafstörungen und gesteigerten Appetit.

Auswahl der „geeigneten Patienten":

24-stündige Rauchkarenz vor Akupunkturbeginn festsetzen, dadurch Überprüfung der Motivation (Voraussetzung für erfolgreiche Behandlung). Nebeneffekt: Ohrpunkte sind dann meist sensibler, „reaktive Punkte" besser lokalisierbar.

12

Therapie

Akupunktur: Du 20 N *(Baihui)*, **He 7 N** *(Shenmen)*, **Pe 6 N** *(Neiguan)*, **Lu 7 –** *(Lieque)*, **Di 4 –** *(Hegu)*, **Ex-UE** *(Jieyanxue)* auch „Anti-Smoking-Point", Lokalisation: Zwischen **Lu 7** und **Di 5** in einer kleinen Mulde, Nadelkopf zur Punktsuche (schmerzhafte Sensation) benutzen, Nadel 3 mm senkrecht einstechen und für 1 Min. nach Erreichen der *De-Qi*-Sensation (➡ 5.1.6) stimulieren, dann 15 Min. belassen; weiterer Antinikotinpunkt, Lokalisation: Vom oberen Ende der Nasolabialfalte 5 mm nach lateral, Nadeln beidseitig mit starker Stimulation einstechen, dann 15 Min. belassen. Behandlung 1-mal/Tag insgesamt 3- bis 5-mal.

- **Bei fadem Mundgeschmack: Ni 3 N** *(Taixi)* und **Mi 6 N** *(Sanyinjiao)*
- **Bei Schläfrigkeit: Pe 8 N** *(Laogong)*, **He 8 N** *(Shaofu)*
- **Bei Reizbarkeit: Ex-HN 3** *(Yintang)*
- **Bei verschwommenem Sehen, Schwindel: Bl 1 N** *(Jingming)* oder ungefährlicher **Bl 2** *(Zanzhu)* und **Gb 20 N** *(Fengchi)*

Weitere Therapiemöglichkeiten

- **Ohrakupunktur: OP 55** *(Shenmen)*, **OP 100** (Herz), **OP 101** (Lunge), **OP 84** (Mund), **OP 51** (Vegetativum), **OP 22** (Endokrinium), **OP 102** (Bronchien), **OP 29** (Polster-Okziput). *Anwendung:* Punktauswahl nach Druckdolenz, Nadeln insgesamt 15–20 Min. belassen, in der 1. Woche jeden 2. Tag behandeln. Falls danach noch Nikotinverlangen: Sitzung in einwöchigem Abstand über 3 Wochen wiederholen; Punkte können auch mit Dauernadeln oder Samenkörnern behandelt werden: Bei Nikotinverlangen Druck auf Samenkörner/Dauernadeln.
- **Französische Ohrakupunktur: OP 101** (Lunge), **OP 29** (Polster), **OP 104** *(San Jiao)*, Antirauchpunkt (entspricht chinesischem **OP 84**), **OP 29c** (Punkt der Begierde), Frustrationspunkt, **PT 3** (Antidepressionspunkt), **PT 1** (Antiaggressionspunkt), **OP 82** (Nullpunkt nach Nogier), Punkte des Suchtareals, **OP 55** *(Shenmen)*, **OP 51** (Vegetativum). *Anwendung:* Wie chinesische Ohrakupunktur.

Wichtig

Dauernadeln im Dreieck

- **Punktauswahl: OP 101** (Lunge) oder Frustrationspunkt (➡ 7.1.6); 2. Punkt: **OP 29c** (Punkt der Begierde) oder **OP 29** (Polster); 3. Punkt: **PT 1** (Antiaggressionspunkt)
- **Seitenauswahl:** Rechtes Ohr bei Rechtshändern, linkes Ohr bei Linkshändern (Grund: Seite des unbewussten Handelns)
- **Anwendung:** Dauernadeln jeweils vor den Mahlzeiten stimulieren und anschließend mit einem kleinen Stabmagneten energetisch aufladen, fünf Tage belassen, danach bei Bedarf erneuern.

- **Kombination von Körper- und Ohrakupunktur: Du 20** *(Baihui)*, **Di 4** *(Hegu)*, **Pe 6** *(Neiguan)*, **Ma 36** *(Zusanli)*, **Lu 7** *(Lieque)* in einmaliger Sitzung über 20 Min. Gleichzeitig Ohrdauernadeln setzen, Punktauswahl nach Druckdolenz (Hauptpunkte s. o.) für ca. 5 Tage. Wiederholung bei Bedarf möglich.

12

12.14.3   Adipositas

Ursachen für Adipositas nach TCM: Milzfunktionsstörungen (➡ 11.5), *Qi*-Mangel (➡ 9.3.1), Feuchtigkeits- und/oder Schleimretention (➡ 9.3.4). Wichtig für erfolgreiche Gewichtsreduktion ist immer eine Änderung der Lebensweise (Diät- und Ernährungsumstellung, körperliche Aktivität sowie evtl. psychotherapeutische Begleittherapie). Wirkung der Akupunktur in diesem Rahmen unterstützend, harmonisierend und appetitmindernd.

Differenzierung nach TCM

Syndrome bei Adipositas			
Syndrom	**Symptome**	**Zunge**	**Puls**
Loderndes Magenfeuer mit Schleim (Hitzestau im Magen mit Hyperaktivität und exzessiver Nahrungsaufnahme)	Übergewicht mit kräftiger Muskulatur, kräftigem Nacken, dickem Bauch; Patient hat starkes Hungergefühl und isst sehr viel, faulig-übler Mundgeruch, trockener Stuhl, sehr durstig, Harn konzentriert, oft Schweregefühl des Kopfes, Schnarchen mit Speichelfluss, oft Hypertonus.	Rot *Belag:* Dick, gelb	Schnell, voll, kräftig
Milz-*Qi*-Mangel mit Feuchtigkeits-/Schleimretention	Übergewicht mit viel schlaffem Fettgewebe und wenig Muskeln, isst nicht viel, ist schnell erschöpft und müde, wenig Durst oder Durst ohne Trinkverlangen, breiiger Stuhl, spärlicher Urin	Blass, mit Zahneindrücken	Schwach, kraftlos
(Milz- und) Nieren-*Yang*-Mangel	Fett vor allem am Bauch und Gesäß, dicke und weiche Oberschenkel, isst normale Mengen, breiiger Stuhl, häufiges Wasserlassen, Schwäche in Rücken und Knie, bei Männern eventuell Impotenz, bei Frauen eventuell Dys- oder Amenorrhö, große, schlaffe Brüste	Blass	Schwach, tief

Tab. 12.87

Therapie

Loderndes Magen-Feuer mit Schleim (➡ 11.6.4, 9.3.4)

Therapieprinzipien: Magen-Hitze kühlen, evtl. Schleim transformieren

Akupunktur: Ma 44 – *(Neiting)*, **Ma 25** – *(Tianshu)*, **Bl 21** – *(Weishu)*, **Di 11** – *(Quchi)*, **Di 4** – *(Hegu)*, bei Obstipation: **Ma 25** *(Tianshu)*, **SJ 6** *(Zhigou)*, bei konzentriertem Urin und Ödemen: **Mi 9** *(Yinlingquan)*. Bei Hyperlipämie: **Le 3** *(Taichong)*, **Gb 34** *(Yanglingquan)*, **Ma 40** *(Fenglong)*

Rezept: *Qing Wei San* (➡ 8.2.4.d), *Liang Ge San* (➡ 8.2.5.a), *Tiao Wei Cheng Qi Tang* (➡ 8.2.5.a)

Diätetik: Allgemeine Ernährungsrichtlinien (➡ 7.3), spezielle Diätetik bei Magen-Feuer (➡ 7.10.3).

12

Milz-*Qi*-Mangel mit Feuchtigkeits-/Schleimretention (➡ 11.5.1, 11.5.5)

Therapieprinzipien: Milz–*Qi* stärken und Feuchtigkeit ausleiten, eventuell Schleim auflösen.

Akupunktur: Mi 6 *(Sanyinjiao)* in Kombination mit **Mi 9** *(Yinlingquan)*, **Bl 20** *(Pishu)*, **Ma 36** *(Zusanli)*, **Ren 6** *(Qihai)*, **Ren 4** *(Guanyuan)*, bei Appetitmangel und abdominaler Spannung zusätzlich **Ren 12** *(Zhongwan)*

Rezept: Variationen von *Si Jun Zi Tang* (➡ 8.2.10.a) oder *Shen Ling Bai Zhu San* (➡ 8.2.10.a, entfernt zusätzlich Feuchtigkeit), *Ping Wei San* (➡ 8.2.8.a) in Kombination mit *Wu Ling San* (➡ 8.2.8.c)

Diätetik: Allgemeine Ernährungsrichtlinien (➡ 7.3), spezielle Diätetik bei Milz-*Qi*/*Yang*-Mangel (➡ 7.9.1) und Feuchte-Kälte in der Milz (➡ 7.9.2).

Milz-/Nieren-*Yang*-Mangel (➡ 11.11.5)

Therapieprinzipien: Nieren–*Yang* (und Milz–*Yang*) stärken

Akupunktur: Bl 23 *(Shenshu)*, **Du 4** *(Mingmen)*, **Mi 9** *(Yinlingquan)*; bei Gewichtszunahme nach Schwangerschaft und Geburt: **Ren 6** *(Qihai)*, eventuell **Le 8** *(Ququan)*

Rezept: Variationen von *Si Shen Wan* (➡ 8.2.13), bei Ödemen auch *Zhen Wu Tang* (➡ 8.2.13)

Diätetik: Allgemeine Ernährungsrichtlinien (➡ 7.3), spezielle Diätetik bei Milz-*Yang*-Mangel und Nieren-*Yang*-Mangel (➡ 7.9.1 und 7.12.2).

Wichtig

Bewährte Punktkombinationen bei Adipositas

- **Kombination A: Ma 34 –** *(Liangqiu)*, **Mi 4 –** *(Gongsun)*, **Di 11 –** *(Quchi)*, **Di 4 –** *(Hegu)*, **Mi 10 –** *(Xuehai)*. *Bei exzessiv gesteigertem Appetit:* Zusätzlich **Ma 44 –** *(Neiting)*. *Bei Obstipation:* Zusätzlich **Ma 25 –** *(Tianshu)*, **SJ 6 –** *(Zhigou)*. *Bei Oligurie:* Zusätzlich **Ren 9 N** *(Shuifen)*, **Mi 9 –** *(Yinlingquan)*. Anwendung: Nadeln ca. 15–30 Min. belassen, wiederholt manipulieren; 1-mal/Woche
- **Kombination B: Ma 9 N** *(Renying)*, **Ex-B 3** *(Weiwanxiashu)*, **Ma 36 N** *(Zusanli)*, **Ren 9 N** *(Shuifen)*, **Ni 7 N** *(Fuliu)*. *Anwendung:* Nadeln für ca. 15–30 Min. belassen, wiederholt manipulieren; einmal/Woche.

Rezept: *He Ye* 9 g (Fo. Nelumbinis, Lotusblätter) mit *Sha Zha* 9 g (Fr. Crataegi, Weißdorn: Hier zu Pulver verarbeitete Form) 20–30 Min. in Wasser kochen und regelmäßig trinken.

12

Weitere Therapiemöglichkeiten

- **Ohrakupunktur: OP 51** (Vegetativum), **OP 55** *(Shenmen)*, **OP 87** (Magen), **OP 84** (Mund), **OP 22** (Endokrinium), **OP 34** (Graue Substanz), **OP 18** (Hungerpunkt), **OP 97** (Milz), **OP 104** *(San Jiao)*, **OP 17** (Durstpunkt). *Anwendung:* Dauernadeln oder Samenkörner auf die 4 druckdolentesten Punkte, Eigenstimulation von mehreren Minuten bei Hungergefühl; Dauernadeln mindestens alle 5 Tage wechseln
- **Französische Ohrakupunktur:** 3 Dauernadeln im Dreieck: **OP** (Punkt des Essverlangens; Lokalisation: In Concha, der Verlängerung des Crus helicis im Winkel am Übergang zur Anthelix, etwa in Höhe von Th 1/3), **PT 29c** (Punkt der Begierde), **PT 1** (Antiaggressionspunkt); evtl. zusätzlich Frustrationspunkt: *Anwendung:* Nadeln vor den Mahlzeiten durch Akupressur stimulieren.

Wichtig

Ohrakupunktur: Weitere Punktlokalisationen
OP (Punkt des Essverlangens; s. o.), **PT 29c** (Punkt der Begierde), **PT 1** (Antiaggressionspunkt), **OP 51** (Vegetativum), **OP 34** (Graue Substanz), **OP 29** (Polster), **Ω 1** (Lokalisation: In der Hemiconcha sup. oberhalb des Crus inferius, auf der Hälfte zwischen Nullpunkt und Schnittpunkt Crus inferius mit der Helix), **OP 29b** (Point de Jerome), **PT 4** (Kummer-Freude), **PT 2** (Angst-Sorgen). *Anwendung:* 4 der drucksensibelsten Punkte auswählen und 1-mal/Woche ca. 20 Min. nadeln.

- **Injektionsakupunktur:** 0,9%ige NaCl-Lösung oder Lokalanästhetikum (➡ 5.1.10) in 1 oder 2 der oben genannten Ohrpunkte. Jeden 2. Tag in der 1. Woche, jeden 3. Tag in der 2. Woche applizieren
- **Pflaumenblütenhämmerchen:** Beidseits von HWK 4–7, BWK 8–12 und der Lumbal-, Bauchregion und Region unter dem Unterkiefergelenkwinkel auf positive Reaktionszonen (➡ 5.1.13) untersuchen und diese sowie **Ma 36, Ren 12, Pe 6, Du 14** mit mittlerer bis starker Stimulation beklopfen. Während Behandlung der Bauchregionen Patienten tiefe Atemzüge durchführen lassen

Diätetik: Ausgewogene, nährstoffreiche und möglichst naturbelassene Nahrungsmittel (z. B. Vollkorngetreide); Mangos oder Äpfel nach den Mahlzeiten, allgemeine Ernährungsrichtlinien (➡ 7.3). Essen ohne Hektik, gründliches Kauen. **Spezielle Diätetik nach TCM-Syndrom:** Loderndes Magen-Feuer (➡ 7.10.3). Diätetik bei Milz-*Qi*- und -*Yang*-Mangel (➡ 7.9.1) und Feuchte-Kälte in der Milz (➡ 7.9.2), Diätetik bei Milz- und Nieren-*Yang*-Mangel (➡ 7.9.1 und 7.12.2).

12

12.14.4 Alkoholabusus

Unterstützende Therapie mit Akupunktur zur Linderung der Entzugssymptomatik. Körperlicher Entzug nur in spezialisierten Zentren.

Therapie

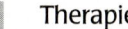

Akupunktur: Wie bei Drogenabhängigkeit (➡ 12.14.5)

Weitere Therapiemöglichkeiten

- **Ohrakupunktur: Hauptpunkte** ➡ Punktempfehlung der NADA (National Acupuncture Detoxification Association); egal, um welches Suchtmittel es sich handelt: **OP 98** (Leber), **OP 55** *(Shenmen)*, **OP 51** (Vegetativum), **OP 101** (Lunge), **OP 95** (Niere) siehe auch Ausführungen zur Drogenabhängigkeit ➡ 12.14.5). **Weitere Punkte: OP 97** (Milz), **OP 29** (Polster-Okziput), **OP 22** (Endokrinium), **OP 100** (Herz), **OP 34** (Graue Substanz), **OP 84** (Mund), **OP 87** (Magen). *Anwendung:* Dauernadeln oder Samenkörner auf die 4 drucksensibelsten Punkte
- **Französische Ohrakupunktur: PT 1** (Antiaggressionspunkt), Frustrationspunkt, **OP 29** (Polster-Occiput), **OP 29b** (Point de Jerome), **OP 29c** (Punkt der Begierde), **Vegetativum 2** (Lokalisation: Auf der Antitragusinnenseite zwischen **OP 26a** und **OP 30**), **OP 82** (Nullpunkt nach Nogier). *Anwendung:* Dauernadeln für ca. 4 Tage auf die 4 drucksensibelsten Punkte.

Wichtig

Unterstützungspunkte bei Alkoholentzug
„Alkoholneupunkte": Lokalisation: Punkte beidseitig in der Mitte der Unterkante der Nasenöffnung am Schleimhaut-Haut-Übergang. *Cave:* Schmerzhaft; sehr dünne Nadel oder Laser verwenden! Zusätzliche Punktauswahl auch nach vorherrschendem *Yin*-Mangel-Syndrom (➡ 12.14.1, Kasten).

12.14.5 Drogenabhängigkeit

Unterstützende Therapie mit Akupunktur zur Milderung der Entzugssymptomatik. Entzug nur in spezialisierten Zentren.

Therapie

Akupunktur: Du 26 – *(Shuigou)*, **Ren 24 –** *(Chengjiang)*, **Di 4 –** *(Hegu)*, **Pe 6 –** *(Neiguan)*, **Lu 5 –** *(Chize)*, **Ma 36 +** *(Zusanli)*, **Ma 40 –** *(Fenglong)*, **Du 20** *(Baihui)*. *Anwendung:* Nadeln 20–30 Min. belassen, 1- bis 2-mal/Tag

- **Zur Krampfanfallsprophylaxe:** Zusätzlich **Le 3 –** *(Taichong)*, **Gb 34 –** *(Yanglingquan)*
- **Bei Übelkeit, Erbrechen:** Zusätzlich **Ren 12 +** *(Zhongwan)*, **Pe 6** *(Neiguan)*
- **Bei Diarrhö:** Zusätzlich **Ma 36** *(Zusanli)*, **Ma 25** *(Tianshu)*
- **Bei Unruhezuständen:** Zusätzlich **He 7** *(Shenmen)*, **He 9** *(Shaochong)*, **Du 20** *(Baihui)*
- **Bei Schlafstörungen:** Zusätzlich **Ex-HN** *(Anmian)*, **He 7** *(Shenmen)*
- **Bei Nachtschweiß:** Zusätzlich **He 6** *(Yinxi)*, **Ni 7** *(Fuliu)*
- **Bei Atembeschwerden:** Zusätzlich **Lu 7** *(Lieque)*, **Lu 9** *(Taiyuan)*, **Ren 17** *(Danzhong)*
- **Bei Rückenschmerzen:** Zusätzlich **Ex-UE 7** *(Yaotongdian)*, **Du 26** *(Shuigou)*.

Wichtig

Zusätzlich Punktauswahl auch nach vorherrschendem *Yin*-Mangel-Syndrom (➡ 12.14.1, Kasten).

Weitere Therapiemöglichkeiten

- **Ohrakupunktur:** Nadelung einmal täglich ➡ nach NADA (National Acupuncture Detoxification Association) zweimal 5 Ohrnadeln, ca. 40 Min. in der Phase des akuten Entzugs (Dauer: bis 4 Wochen), 45–60 Min. belassen, 3 Monate lang 1- bis 2-mal/Woche, danach zusätzlich therapeutische Selbsthilfegruppe, die nach dem so genannten 12-Schritte-Programm arbeitet, später evtl. Dauernadeln zur weiteren Stabilisierung einsetzen
  - **Hauptpunkte** ➡ Punktempfehlung der NADA (National Acupuncture Detoxification Association): Folgende 5 Punkte werden bei jedem Patienten genadelt, egal, um welches Suchtmittel [Alkohol, Heroin, Methadon, Kokain, Crack] es sich handelt): **OP 55** *(Shenmen)* beseitigt Schmerz, schlaffördernd; **OP 51** (Vegetativum) wirkt krampflösend, schmerzstillend auf das sympathische Nervensystem, wichtiger vegetativ-endokriner Punkt; **OP 95** (Niere) stärkt die Niere, hilft durch Diurese bei der Entgiftung, **OP 98** (Leber) stärkt die Leberfunktionen, hilft bei der Entgiftung; **OP 101** (Lunge) stärkt die Atmung, hilft bei Entzugserscheinungen wie Zittern, Gähnen, Nässen, Schwitzen etc., v. a. beim Entzug gerauchter Drogen bewährt.
  - **Zusatzpunkte:** **OP 22** (Endokrinium) stabilisiert das Endokrinium; **OP 87** (Magen) bei Übelkeit und Erbrechen; **OP 97** (Milz) löst Feuchtigkeit und Schleimretentionen im Körper auf, hilft bei Intoxikationen; **OP 13** (Nebenniere) stärkt Abwehrkraft durch Anregung der Nebennierenfunktion; **OP 89** (Dünndarm) und **OP 91** (Dickdarm) bei Magen- und Darmbeschwerden, helfen bei der Entgiftung; **OP 25** (Hirnstamm) verhindert Krampfzustände; **OP 34** (Graue Substanz) reguliert die Hirnrindenfunktion, ausgleichend bei nervlicher Anspannung, Kreislauf regulierend. Zusätzlich evtl. Auswahl von psychotropen Punkten (➡ 7.1.6) der französischen Ohrakupunktur.

12.15 Schwangerschaft und Geburt

Nach TCM sind *Ren Mai* (➡ 6.3.4) und *Chong Mai* (➡ 6.3.5) für die Ernährung und Erhaltung des Fetus/Embryos verantwortlich. In der Schwangerschaft besteht daher ein relativer Überschuss von *Qi* und Blut in diesen beiden Gefäßen.

Wichtig

Verbotene Punkte in der Schwangerschaft

Nach einer zusammenfassenden Literaturrecherche, Gesprächen mit erfahrenen Akupunkteuren sowie eigenen klinischen Erfahrungen kommen T. Ots, C. Schulte-Uebbing (DZfA JG 42, 1/99) zu folgender Empfehlung: „Es gibt keine verbotenen Punkte (in der Schwangerschaft), sondern nur verbotene Manipulationstechniken, allen voran die starke ableitende Stimulation" (➡ 5.1.7).

12

Nach A. Römer (➡ 14.3.5) gilt: „Es gilt jedoch als gesichert, dass eine intakte Schwangerschaft durch eine lege artis durchgeführte Akupunkturtherapie nicht beeinträchtigt werden kann."

Traditionell verboten während der Schwangerschaft waren:

- Alle Finger- und Fußpunkte
- Punkte im Sakral-, Lumbal- und Bauchbereich (bis dritten Schwangerschaftsmonat Oberbauchnadelung möglich)
- **Sonstige Körperpunkte: Di 4, Mi 6, Gb 21, Bl 60, Bl 67,** mit Ausnahme von Moxa auf **Bl 67** gegen Ende der Schwangerschaft zur Lagekorrektur
- **Ohrpunkte: OP 23** (Ovar), **OP 58** (Uterus), **OP 26a** (Hirnanhang), **OP 79** (Äußere Genitalien)

12.15.1 Schwangerschaftsübelkeit und Erbrechen *(E Zu)*

Bei leichter Übelkeit nur diätetische Maßnahmen (➡ „Wichtig" 12.15, Kap. 7). In schwereren Fällen Akupunkturbehandlung erfolgreich einsetzbar (Anmerkungen ➡ 12.15, Kasten oben). Bei rezidivierendem Erbrechen immer auf ausreichende Flüssigkeits- und Nährstoffzufuhr achten, ggf. Infusionstherapie nach westlicher Schulmedizin.

Therapie

Akupunktur, Diätetik und Kräutertherapie kombinieren. DD ➡ Tab. 12.88.

Syndrome bei Schwangerschaftsübelkeit/-erbrechen			
Syndrom	**Übelkeit, Erbrechen von**	**Zusatzsymptome**	**Zunge/Puls**
Milz- und Magen-*Qi*-/*Yang*-Mangel (➡ 11.5.1, 11.5.2)	*Erbrechen:* Wässrig oder unverdautes Essen nach den Mahlzeiten mit Appetitverlust *Mundgeschmack:* Verlust oder fade	Epigastrisches Spannungsgefühl, Müdigkeit, evtl. Palpitationen, Dyspnoe	*Zunge:* Blass *Belag:* Weiß, feucht *Puls:* Langsam, schwach, evtl. schlüpfrig
Leber attackiert den Magen (➡ 11.11.19)	*Erbrechen:* Bittere, saure Flüssigkeit mit Singultus, Aufstoßen *Mundgeschmack:* Bitter	Exzessiver Durst, Spannungsgefühl in Thorax/Hypochondrium, Schwindel, Kopfschmerzen, Reizbarkeit	*Zunge:* Blass, evtl. Ränder gerötet *Belag:* Dünn, Gelb oder weiß *Puls:* Saitenförmig, schlüpfrig
Schleimretention bei Milz-*Qi*-/*Yang*-Mangel (➡ 11.5.1, 11.5.2, 9.3.4)	*Erbrechen:* Schleim mit Anorexie *Mundgeschmack:* Verlust oder klebrig (oft süßlich)	Völlegefühl in Thorax und Epigastrium	*Zunge:* Blass *Belag:* Weiß, schmierig *Puls:* Saitenförmig, schlüpfrig

Tab. 12.88

12

Milz- und Magen-*Qi-/Yang*-Mangel (➡ 11.5.1, 11.5.2)

Therapieprinzipien: Milz und Magen stärken; gegenläufiges Magen-*Qi* absenken und Erbrechen beenden

Hauptpunkt: Pe 6 + N *(Neiguan)* löst thorakales Völlegefühl, reguliert gegenläufigen *Qi*-Fluss; **Ma 36 + N** *(Zusanli)* stärkt Magen und Milz, reguliert gegenläufigen Magen-*Qi*-Fluss und Erbrechen; **weitere Punkte: Mi 4 + N** *(Gongsun)* als Kreuzungspunkt von *Chong Mai* und Milz-Meridian, reguliert zusammen mit **Ma 36** Magen und Milz, damit der aggressive *Qi*-Fluss des *Chong Mai* kontrolliert werden kann; **Ren 13 + N** *(Shangwan)* als Kreuzungspunkt von *Ren Mai* und Magen-Meridian reguliert das Magen-*Qi*; **Bl 20 + N** *(Pishu)*, **Bl 21 + N** *(Weishu)* und **Ren 12 + N S** *(Zhongwan)* stärken in Kombination die Milz- und Magenfunktionen und regulieren deren *Qi*-Fluss; **Ren 10** *(Xiawan)* bei Völle-, Druck- und Spannungsgefühl epigastral und abdominal.
Cave: Bauch- und Oberbauchpunkte nur während der Frühschwangerschaft erlaubt (➡ Kasten 12.15)

Rezept: *Liu Jun Zi Tang* (➡ 8.2.10.a) wird häufig angewendet, z.B. als Variation *Xiang Sha Liu Jun Zi Tang* (➡ 8.2.10.a). *Anwendung:* Als Dekokt (➡ 8.2.2) in kleinen Schlucken verteilt einnehmen

Diätetik: ➡ 7; in der Schwangerschaft (➡ 12.15.8), Anhang (➡ 12.15.1). Spezielle Diätetik nach Syndrom (➡ 7.9.1, 7.10.1).

Wichtig

Einfache Rezepte

- 15 g frischen Ingwer zerhacken, Saft mit warmem Wasser und braunem Zucker herstellen, v. a. vor den Mahlzeiten langsam und in kleinen Schlucken trinken
- 9 g Koriander waschen und mit *Sha Ren* (Fr. Amomi, ➡ 8.1.8, frei käuflich als Gewürz, Bezug ➡ 14.2.1) 6 g in eine Schüssel geben und mit heißem Wasser übergießen und ziehen lassen; wenn Geruch angenehm wird, abgießen und in kleinen Schlucken trinken

Leber attackiert den Magen (➡ 11.11.19)

Therapieprinzipien: Leber besänftigen, Magen harmonisieren, gegenläufiges Magen-*Qi* absenken und Erbrechen beenden

Akupunktur:

- **Hauptpunkt: Pe 6 N** *(Neiguan)* besänftigt die *Qi*-Zirkulation im Thorax; **Zusatzpunkte: Le 3 N** *(Taichong)* und **Ma 36 N** *(Zusanli)* besänftigen zusammen die Leber; klären Leber-Feuer, stärken Milz und Magen; **Ren 12 N** *(Zhongwan)* besänftigt den Magen; reguliert den Magen-*Qi*-Fluss, um Übelkeit und Erbrechen zu beenden; *Cave:* Oberbauchpunkte nur während der Frühschwangerschaft erlaubt (➡ „Wichtig" 12.15)
- **Weitere Punkte: Ex-HN 5** *(Yintang)* und **Du 20 −** *(Baihui)* bei Kopfschmerzen und Schwindel

12

Rezept: Kräutermischung: *Zi Su Ye* (Fo. Perillae) 9 g, *Huang Lian* (Rz. Coptidis) 6 g, *Ban Xia* (Rz. Pinelliae Praeparatae) 9 g, *Zhu Ru* (Caulis Bambusae in Taenisiis) 9 g, *Lu Gen* (Rz. Phragmitis) 15 g, *Shi Jue Ming* (Concha Haliotidis, **Cave:** Jodgehalt!) 12 g, *Chen Pi* (Pericarpium Citri Reticulatae) 9 g. Als Dekokt: Dosis proportional um ein Drittel reduzieren. *Anwendung:* Als Dekokt (➡ 8.2.2) von 100–200 ml zubereiten, langsam einnehmen, eine Dosis/Tag. **Cave:** Bei roter Zunge und Mundtrockenheit (*Yin*-Mangel-Hitze) *Ban Xia* (Rz. Pinelliae Praeparatae) und *Chen Pi* (Pericarpium Citri Reticulatae) aus Kräutermischung (s. o.) entfernen und *Sha Ren* (Fr. Amomi Villosi) 12 g und *Mai Men Dong* (Tb. Ophiopogonis) 9 g zusetzen

Diätetik: ➡ 7; in der Schwangerschaft (➡ 12.15.8), weitere Therapiemöglichkeiten (➡ 12.15.1). Spezielle Diätetik nach Syndrom (➡ Leber-*Qi*-Stauung [➡ 7.11.2] und Magen-*Qi*-Mangel [➡ 7.10.1]).

Wichtig

Einfache Rezepte

- Inhalt einer Wassermelone pürieren und als Saft über den Tag verteilt trinken
- Aus Mungbohnen Dekokt (➡ 8.2.2) herstellen und in kurzen Abständen trinken
- Heilkraut *Lu Gen* (Rz. Phragmitis, ➡ 8.1.3.a, frei käuflich, Bezug ➡ 14.2.1) in Wasser kochen, gekochten polierten rundkörnigen Reis dazugeben und daraus Schleimsuppe (Congee ➡ 7.4.2) kochen, in kleinen Schlucken zu sich nehmen.

Schleimretention (➡ 9.3.4)

Therapieprinzipien: Milz und Magen stärken, Schleim transformieren

Akupunktur: Hauptpunkt: Pe 6 N *(Neiguan),* **Zusatzpunkte: Ma 40 N** *(Fenglong)* transformiert Schleim im mittleren der *San Jiao;* **Mi 9** *(Yinlingquan)* stärkt die Milz, transformiert Schleim; **weitere Punkte: Ren 12 +** *(Zhongwan)* und **Ma 36 +** *(Zusanli)* stärken in Kombination die Milz zur Schleimtransformation, senken gegenläufiges Magen-*Qi* ab, harmonisieren den Magen; **Ni 21** *(Youmen)* senkt als Kreuzungspunkt von *Chong Mai* und Nieren-Meridian gegenläufiges *Qi* ab, beendet Erbrechen; **Ren 17 N** *(Danzhong)* bei thorakalem Druck- und Völlegefühl; **Cave:** Bauch- und Oberbauchpunkte nur während der Frühschwangerschaft erlaubt (➡ Kasten 12.15)

Rezept: Kräutermischung: *Ban Xia* (Rz. Pinelliae Praeparatae) 9 g, *Fu Ling* (Sclerotium Poriae Albae) 9 g, *Sheng Jiang* (Rz. Zingiberis Recens) 5 g, *Bai Zhu* (Rz. Atractylodis Macrocephalae) 9 g, *Chen Pi* (Pericarpium Citri Reticulatae) 6 g, *Sha Ren* (Fr. Amomi Villosi) 6 g. Anfangs Dosis evtl. proportional um ein Drittel reduzieren. *Anwendung:* Als Dekokt (➡ 8.2.2) von 100–200 ml zubereiten, langsam einnehmen, eine Dosis/Tag

Diätetik: ➡ 7; in der Schwangerschaft (➡ 12.15.8), weitere Therapiehinweise (➡ 12.15.1). Spezielle Diätetik nach Syndrom (➡ Milz-*Qi*-Mangel [➡ 7.9.1], Feuchte-Kälte in der Milz [➡ 7.9.2], schleimbildende Nahrungsmittel, kalte Nahrungsmittel [z.B. Rohkost] meiden).

Weitere Therapiemöglichkeiten

- **Ohrakupunktur:** OP 55 *(Shenmen)*, **OP 98** (Leber), **OP 87** (Magen), **OP 97** (Milz), **OP 51** (Vegetativum). *Anwendung:* Milde Stimulation 1-mal/Tag, Dauernadeln oder Samenkörner applizierbar
- **Pflaumenblütenhämmerchen: Ma 34, Ma 36, Pe 6, Ren 12, Le 3, Mi 4, Bl 20, Ex-HN 3** *(Yintang)*, **Ex-HN 5** *(Taiyang)*, **Ex-B 2** *(Huatuojiaji)* Th 5 – Th 9, L1 – S4. *Anwendung:* Bis zur leichten Rötung beklopfen
- **Diätetik allgemein:** Morgens vor dem Aufstehen eine Kleinigkeit essen (z.B. Reissuppe, Zwieback) und etwas Wasser trinken (z.B. Fencheltee, warmes Wasser); über den Tag verteilt mehrere kleine Mahlzeiten (➜ 12.15.8, entsprechende Syndrome in Kap. 7)
  - **Zu empfehlen:** Gekochte, leicht verdauliche, schmackhafte und vielseitige Kost mit frischen Kräutern (z.B. Petersilie, kleine Mengen Blattsalate), neutrale und warme Nahrungsmittel mit mild süßem Geschmack bevorzugen, v.a. Getreide und Hülsenfrüchte (➜ Tab. in 7)
  - **Meiden:** Kalte, rohe, ölige oder scharf gewürzte Nahrung, Kaffee, Schwarztee, eisgekühlte Getränke, Nikotin

Wichtig

Diätetische Maßnahmen bei therapieresistenten Fällen

- Vor Nahrungsaufnahme oder vor Einnahme von Heilkräutertees (v.a. mit bitteren Wirkstoffen) Zunge mit Stück frischem Ingwer einreiben. Wirkung: Verhindert sofortiges Erbrechen
- Polierten, rundkörnigen Reis kurz (unter Rühren) anbraten, aufgießen; dies als Tee mehrmals am Tag über einen Monat trinken

- **Inhalation:** 10 g frischen Koriander mit folgenden Heilkräutern in ca. 1 l Wasser aufkochen: *Zi Su Ye* (Fo. Perillae) 3 g, *Huo Xiang* (Hb. Agastachis) 3 g, *Chen Pi* (Pericarpium Citri Reticulatae) 6 g und *Sha Ren* (Fr. Amomi Villosi) 6 g; Mischung heiß dampfend in Inhalationsgefäß geben und den Dampf vor den Mahlzeiten inhalieren. Wirkung: Entspannt den Thorax, reguliert gegenläufiges Magen-*Qi* und stärkt die Verdauungsfunktionen.

12.15.2 Korrektur der Fetuslage

12

Voraussetzung: Lageanomalie in der 29. bis 40. SSW.

Therapie

Durch **Moxibustion** auf **Bl 67** *(Zhiyin)* beidseits kommt es zu Uteruskontraktionen, die in statistisch signifikantem Maße (Raben 1998, Sparn et al. 1998) den Fetus zum Kopfstand veranlassen, die aber im Allgemeinen nicht zur Weheninduktion und zur vorzeitigen Geburt führen. Diese fetale Wendung zeigt gegen Ende der 34. Woche die höchste Aussicht auf Erfolg (➜ Ots, Schulte-Uebbing in Deutsche Zeitschrift für Akupunktur 1/99) und beseitigt so Lageanomalie. *Zusatzpunkte:* **Ma 36** nur **M** *(Zusanli)* bei Milz-*Qi-/Yang*-Mangel (➜ 11.5.1, 11.5.2), **Ni 3** nur **M** *(Taixi)* bei Nieren-Mangel-Syndrom. Vor Therapiebeginn die Schwangere darüber informieren, dass während der Therapie als auch bis zu 24 Stunden danach verstärkte Kindsbewegungen auftreten: Dies ist positiv zu bewerten.

- **Durchführung:** Knie-Ellenbogen-Lage oder bequeme Beckenhochlagerung („indische Brücke") mit Kissen; Bauch muss entspannt sein. Über ca. 15–20 Min. Moxabehandlung („Vogelpickmethode" ➡ 5.2.3) 1- bis 2-mal/Tag bis zur Korrektur der Fetuslage, A. Römer (➡ 14.3.5) empfiehlt einen Behandlungsabstand von 2 Tagen
- **Prognose:** Besserer Therapieeffekt bei Mehrgebärenden als bei Erstgebärenden, Behandlungsbeginn in der 33.–35. SSW (in China allerdings früherer Behandlungsbeginn [29.–30. SSW])

  Cave: Bei vorzeitiger Wehentätigkeit ist die Moxatherapie absolut kontraindiziert, da eine Verstärkung der vorzeitigen Wehentätigkeit provoziert werden kann! Therapieende (nach A. Römer ➡ 14.3.5): Spätestens mit dem Ende der 36. SSW., danach keine Moxabehandlung am Punkt **Bl 67** mehr! (Fallberichte mit pathologischem Ausgang nach der 37. SSW.)

12.15.3 EPH-Gestose

Schwangerschaftsinduzierte Ödeme

TCM kann adjuvant zu westlicher Therapie angewendet werden (Dosisreduktion)

Syndrome bei schwangerschaftsinduzierten Ödemen			
Syndrom	**Ödemlokalisation**	**Zusatzsymptome**	**Zunge/Puls**
Milz-*Yang*-Mangel (➡ 11.5.2)	Gesicht und Extremitäten oder generalisiert	*Haut:* Feucht, blass *Neurologisch:* Schwindel, Schweregefühl im Kopf *Mundgeschmack:* Fade, schleimig *Sonstiges:* Kraftlosigkeit in den Extremitäten, schwergradiger Verlauf: mit Dyspnoe, wenig Urin, weichen Stühlen	*Zunge:* Blass *Belag:* Schmierig-klebrig, weiß *Puls:* Tief, schlüpfrig
Nieren-*Yang*-Mangel (➡ 11.9.2)	Gesicht und v.a. Extremitäten	*Haut:* Unauffällig *Mundgeschmack:* Unauffällig *Thorax:* Palpitationen, Dyspnoe *Sonstiges:* Kältegefühle v.a. der Extremitäten, Schmerzen und Schwächegefühl im Rücken, Mattigkeit	*Zunge:* Blass *Belag:* Weiß, feucht *Puls:* Tief, langsam, schwach

Tab. 12.89

Therapie

Milz-*Yang*-Mangel (➡ 11.5.2)

Therapieprinzipien: Milz-*Yang* stärken und erwärmen, Diurese fördern

Akupunktur: Bl 20 + M *(Pishu)* und **Ma 36 + M** *(Zusanli)* stärken und wärmen Milz-*Yang*. **Bl 22 + M** *(Sanjiaoshu)* entfernt Feuchtigkeit; **Mi 9 + M** *(Yinlingquan)* stärkt die Milz, entfernt Feuchtigkeit

Rezept: *Liu Jun Zi Tang* (➡ 8.2.10.a). *Bai Zhu San* aus folgenden Kräutern: *Bai Zhu* (Rz. Atractylodis Macrocephalae) 9 g, *Da Fu Pi* (Pericarpium Arecae) 9 g, *Fu Ling* (Sclerotium Poriae Albae) 15 g, *Sheng Jiang* (Rz. Zingiberis Recens) 9 g, *Chen Pi* (Pericarpium Citri Reticulatae) 9 g, *Sha Ren* (Fr. Amomi Villosi) 6 g. Evtl. Dosis anfangs proportional um ein Drittel reduzieren

Diätetik: ➡ 7; in der Schwangerschaft (➡ 12.15.8), Anhang (➡ 12.15.3). Spezielle Diätetik nach Syndrom (➡ 7.9.1).

Nieren-*Yang*-Mangel (➡ 11.9.2)

Therapieprinzipien: Nieren erwärmen, *Yang* stärken, Diurese fördern

Akupunktur *Cave:* Gefährliche Punkte, Nadelung nur in Ausnahmefällen; Kräutertherapie bevorzugen, ➡ Kasten 12.15): **Ren 6** nur **M** *(Qihai)* stärkt das *Yang,* wärmt den unteren der *San Jiao;* **Bl 23 + M** *(Shenshu)* wärmt die Nieren, stärkt das *Yang;* **Mi 6 +** *(Sanyinjiao)* nährt *Yin;* **Bl 22 +** *(Sanjiaoshu)* reguliert die Flüssigkeitstransformation im unteren der *San Jiao*

Rezept: *Zhen Wu Tang* (➡ 8.2.8.d); *Cave:* Rx. Aconiti lange genug vorkochen oder durch Ra. Cinnamomi *(Gui Zhi)* ersetzen

Diätetik: ➡ 7; in der Schwangerschaft (➡ 12.15.8); weitere Therapiemöglichkeiten (➡ 7.15.3). Spezielle Diätetik nach Syndrom (➡ 7.12.2).

Schwangerschaftsinduzierter Hypertonus und Eklampsie

Nach TCM bedingt durch Leber- und/oder Nieren-*Yin*-Mangel (➡ 11.11.20, 11.9.6), der zu aufsteigendem Leber-*Yang* (entspricht am ehesten Hypertonus) und Leber-Wind (entspricht am ehesten eklamptischen Anfällen) führen kann

Therapie

In Anfangsstadien syndromorientierte Heilkräutertherapie, Akupunktur nur bedingt einsetzbar. Immer mit westlicher Diagnostik und Therapie kombinieren

Therapieprinzipien: *Yin* stärken, aufsteigendes *Yang* besänftigen, Leber regulieren und Wind vertreiben

Akupunktur: Adjuvant zur westlichen Therapie einsetzbar

- **Bei Nervosität: Du 20** *(Baihui),* **Gb 20 N** *(Fengchi)* besänftigen die Leber, vertreiben Wind, beruhigen den Geist-*Shen,* beenden Krämpfe; **Pe 6 N** *(Neiguan)* und **Le 3 N** *(Taichong)* beruhigen das Herz und den Geist-*Shen,* regulieren die Leber, beseitigen Wind; **Mi 6 +** *(Sanyinjiao),* **Ni 3 +** *(Taixi)* nähren das *Yin,* besänftigen aufsteigendes *Yang*
- **Bei Schwindel: Ex-HN 1** *(Sishencong),* **Ex-HN 3** *(Yintang)*

12

- **Bei Hypertonus:**
  - **Bei Leber- und Nieren-*Yin*-Mangel** (➠ 11.11.20 rezidivierender Kopfschmerz, Schwindel, erhöhter RR, leichtgradige Beinödeme, rötliche Zunge, saitenförmiger, schlüpfriger Puls); *Qi Ju Di Huang Wan* (➠ 8.2.10.d) mit *Gou Teng* (Ra. Uncariae) 10 g, *Shi Jue Ming* (Concha Haliotidis) 10 g (*Cave:* Jodgehalt!), *He Shou Wu* (Rx. Polygoni Multiflori) 10 g als Dekokt (➠ 8.2.2). *Anwendung:* 200–300 ml herstellen, davon jeweils die Hälfte morgens und abends einnehmen
  - **Milz-*Qi*-Mangel und aufsteigendes Leber-*Yang* und Schleim** (➠ 11.5.1, 11.7.5, 9.3.4, Gesichts- und/oder generalisierte Ödeme im 2. und 3. Trimenon, Schwindel, thorakales Spannungsgefühl, Appetitverlust, weiche Stühle, erhöhter RR, Proteinurie, dicker, schmieriger Zungenbelag, saitenförmiger, schlüpfriger Puls): *Bai Zhu San* (➠ unter Milz-*Yang*-Mangel bei Schwangerschaftsödemen) mit zusätzlichen Kräutern: *Gou Teng* (Ra. Uncariae) 10 g, *Shi Jue Ming* (Concha Haliotidis) 10–15 g. *Cave:* Jodgehalt!

Weitere Therapiemöglichkeiten

- **Ohrakupunktur:** Als Anfallsprophylaxe in Kombination mit westlicher Schulmedizin: **OP 55** *(Shenmen),* **OP 25** (Hirnstamm), **OP 34** (Graue Substanz), **OP 98** (Leber), **OP 95** (Niere). *Anwendung:* Nadeln mit mäßiger Stimulation 15–20 Min. belassen
- **Diätetik:** (➠ 12.15.8 und entsprechende Syndrome in Kap. 7)
  - **Zu empfehlen:** Vitamin- und proteinreiche, aber leicht verdauliche Nahrung, süß-warme Nahrungsmittel (➠ 7), Getreide, Nüsse, Hülsenfrüchte, Gemüse (auch scharf-warm); kleine Mengen Pute, Huhn, Rind, Fisch etc.; Feuchtigkeit vertreibende Gewürze (in Maßen) wie schwarzer Pfeffer, Kümmel, Zimt, Ingwer, Muskat; Sojamilch; Wassermelonenschale in Wasser kochen und die Suppe statt Tee trinken
  - **Meiden:** Fettige, kalte, sehr süße (schleimbildende) Nahrungsmittel, Salz

Schwangerschaftsinduziertes Karpaltunnelsyndrom (➠ 12.11.10).

12.15.4   Geburtserleichternde Maßnahmen

Geburtsvorbereitung

Schwangere werden in China nicht ohne dringende Indikation genadelt. Zur Geburtsvorbereitung werden daher meist Kräuter verwendet. Im Westen wurde durch eine vorbereitende Akupunktur eine signifikante Verbesserung der Zervixreifung nachgewiesen (Römer, Weigel, Zieger, Melchert 1998).

Akupunktur:

- Das Mannheimer geburtsvorbereitende Akupunkturschema nach Römer (Römer, Weigel, Zieger, Melchert 1998 ➠ 14.3.5). *Vorgehen:* Tonisierende Nadeltechnik (die Akupunkturnadel bleibt nach dem Einstich ca. 20–30 Min. in ruhender Position, es wird kein Stimulationsverfahren angewendet) ab der 36. SSW in einem wöchentlichen Behandlungsintervall. *Punktauswahl:* **Ma 36** *(Zusanli),* **Mi 6** *(Sanyinjiao),* **Gb 34** *(Yanglingquan)* und **Bl 67** (*Zhiyin,* Hinzunahme ab der 38. SSW)
  Anmerkung und Tipp (nach Ch. Bodenschatz-Li): **Ma 36** stärkt *Qi* und Blut, **Mi 6**

harmonisiert *Yin*, **Gb 34** entspannt *Shaoyang*. Die Punkte sollten nach Indikation (Syndromdifferenzierung der Frauen) ausgewählt werden, also evtl. nur ein oder zwei Punkte. Ab der 38. SSW zusätzlich **Ex-LE 11** *(Duyin)* oder **Bl 67** *(Zhiyin)* moxen (da Nadelung sehr schmerzhaft!)

- Geburtsvorbereitende Akupunktur nach Zeisler et. al (in DZfA Jg. 42, 1/1999): **Du 20** *(Baihui)*, **He 7** *(Shenmen)*, **Pe 6** *(Neiguan)*; Schuler (➡ 14.3.5) gibt als zusätzlichen Punkt noch **Ex-HN 1** *(Sishencong)* an. Vorgehen: 4 wöchentliche Sitzungen ab der 36. SSW, 1 Sitzung 15–20 Min. Es fanden sich im Vergleich mit einer Kontrollgruppe eine signifikant kürzere Eröffnungsperiode bei gleicher Dauer der Austreibungsperiode sowie ein signifikant geringerer Einsatz von Wehenmitteln, allerdings kam es auch signifikant häufiger zu einem vorzeitigen Blasensprung.
- Geburtsvorbereitende Akupunktur nach Stux (➡ Geburtsvorbereitung mit Akupunktur in www.akupunktur-aktuell.de, 1999): Gemeinsamer Einsatz von psychisch wirksamen Punkten (**Du 20** *[Baihui]*, **Ex-HN 1** *[Sishencong]*, **He 7** *[Shenmen]*) und morphologisch wirksamen Punkten (**Ma 36** *[Zusanli]*, **Gb 34** *[Yanglingquan]*, **Mi 6** *[Sanyinjiao]* sowie ab der 38. SSW auch **Bl 67** *[Zhiyin]*). Die Behandlung wird in den letzten 4 Wochen der Schwangerschaft 2-mal wöchentlich, also in 7–8 Sitzungen mit stärkender Nadeltechnik und einer Verweildauer von 25–30 Min. durchgeführt.

Geburtseinleitung

Akupunktur am oder nach dem errechneten Geburtstermin. Bester Therapieeffekt bei bereits bestehender erhöhter Wehenbereitschaft. Kontraindikation: Nicht wehenbereiter Uterus, geburtsunreifer Befund. *Cave:* Immer in enger Zusammenarbeit mit Gynäkologen/Geburtshelfer behandeln.

Wichtig

Nadelzahl maximal beschränken, bei geschwächten Frauen evtl. nur 1–2 Nadeln, evtl. nur einseitig: Bequeme Lagerung und Bewegungsfreiheit stehen im Vordergrund. Punkte entsprechend auswählen

Akupunktur: Nadelung 1- bis 2-mal/Tag in bequemer Sitzposition oder Linksseitenlage

- **Fernpunkte: Di 4 – N** *(Hegu)* und **Mi 6 – N** *(Sanyinjiao)*. *Anwendung:* Nadeln 30 Min. belassen. *Wirkung:* Oxytocinähnlicher Effekt, Reizantwort meist langsam und andauernd, verursacht reguläre Uteruskontraktionen; **Bl 67** *(Zhiyin)* verstärkt die Uteruskontraktionen bei latenter Wehenbereitschaft in reguläre Wehen
- **Zusatzpunkte:** Bei Hypertonus **Le 3 – N** *(Taichong)*, in der Literatur (Pfeiffer, Krebs 1998 in Akupunkturtherapie in Geburtshilfe und Frauenheilkunde [➡ 14.3.5], auch empfohlen bei rigidem Muttermund. Bei Appetitlosigkeit und/oder Übelkeit und mütterlicher Erschöpfung **Ma 36 + N** *(Zusanli)*, bei Übelkeit **Pe 6** *(Neiguan)*. Bei erschwerter Miktion **Mi 9 + N** *(Yinlingquan)*.

12

> **Wichtig**
>
> **Kombination von Lokal- und Fernpunkten**
> **Bl 54 – N** *(Zhibian)*, **Di 4 – N** *(Hegu)*, **Mi 6 – N** *(Sanyinjiao)*. *Vorteil:* Schnell einsetzende und lang andauernde Wirkung, bewirkt reguläre Uteruskontraktionen

Weitere Therapiemöglichkeiten

- **Ohrakupunktur: OP 58** (Uterus), **OP 34** (Graue Substanz), **OP 92** (Blase), **OP 22** (Endokrinium). *Anwendung:* 2–3 Min. alle Punkte stark ableitend nadeln, 1-mal/Tag
- **Pflaumenblütenhämmerchen:** 1- bis 2-mal/Tag (bis zur Geburt) beidseits entlang und in Reihen neben der Michaelis-Raute Haut bis zur Rötung und Hyperämisierung (keine Blutung!) beklopfen.

Schmerzerleichterung unter der Geburt

Therapie

Therapieprinzipien: Blut stärken und *Qi* leiten, Uteruskontraktionen stärken

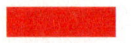 **Akupunktur: Di 4 – N** *(Hegu)* und **Di 11 + N** *(Quchi)* als Hauptanalgesiepunkt, fördern die Wehentätigkeit, stärken *Qi* und Blut und wirken bei ableitender, gemeinsamer Nadelung analgetisch. **Mi 6 N** *(Sanyinjiao)* fördert die Wehentätigkeit; in Deutschland auch in Kombination mit modernen Analgesiepunkten:
- **Ex-LE** *(Neima)*: Lokalisation am hinteren Tibiarand, entspricht weitgehend dem Punkt **Le 6** *(Zhongdu)* 7 Cun oberhalb des Malleolus medialis
- **Ex-LE** *(Weima)*: Lokalisation 8 Cun oberhalb des Außenknöchels, 1 Cun lateral von der Schienbeinkante auf dem Magen-Meridian

Zusatzpunkte (gezielt und sparsam auswählen!)
- **Fernpunkte: Ma 44** *(Neiting)* lindert Schmerzen und beruhigt Magen bei saurem Aufstoßen; **Bl 67** *(Zhiyin)* fördert Wehentätigkeit; **Le 3** *(Taichong)* lindert Schmerzen, entspannt Ober- und Unterbauch, senkt Hypertonus, beruhigt Fötus; **Gb 34** *(Yanglingquan)* fördert und reguliert den *Qi*-Fluss, entspannt Muskeln, lindert Schmerzen, fördert Wehentätigkeit; **Gb 21** *(Jianjing)* verbreitet Leber-*Qi*, fördert die Wehentätigkeit
- **Sedativpunkte: He 7** *(Shenmen)*, **Pe 6** *(Neiguan)* oder **Bl 62** *(Shenmai)* beruhigen den Geist-*Shen,* nach G. Stux auch **Du 20** *(Baihui)*

> **Wichtig**
>
> **Technik der Geburtserleichterung nach G. Stux** (➡ Akupunktur zur Geburtserleichterung in www.akupunktur-aktuell.de, 99)
>
> **Frühphase der Geburt: Du 20** *(Baihui)*, **Ex-HN 1** *(Sishencong)*, **He 7** *(Shenmen)*: Psychisch sedierend und harmonisierend. Vorteil: Patientin kann sich ungehindert bewegen, z.B. auch ein Bad nehmen
> **Muttermundsweite von 4 bis 5 cm oder einsetzende Schmerzen:**
> - Analgesie zunächst mit **Di 4** *(Hegu)* und **Ma 44** *(Neiting)*

- Dann Kombination von Lokalpunkten (Unterbauchbereich und Rücken) mit Fernpunkten (mit spezifischer Wirkung auf das kleine Becken), z. B. **Mi 6** *(Sanyinjiao)* und; entspricht **Le 6**). Anwendung: **Mi 6** und **Ex-LE** *(Neima)* zunächst beidseitig elektrostimulieren (➡ 5.1.8), Frequenz 4–12 Hz und relativ hohe Intensität (langsam erhöhen, bis die Patientin ein stark pochendes Gefühl spürt). Später evtl. an einem Bein Nadeln entfernen (Bewegungsfreiheit).

Bei starken Schmerzen: Zusätzlich Lokalpunkte am Bauch wie **Ma 29** *(Guilai)*, **Ren 4** *(Guanyuan)*, **Ren 2** *(Qugu)* oder am Rücken **Du 2** *(Yaoshu)*, **Du 6** *(Jizhong)*, Blasenpunkte **Bl 27–Bl 30** (bei starken Kreuzschmerzen auch mit Elektrostimulation der Punkte)
Grundkombination: Meist 2 Lokalpunkte und 2 Fernpunkte
Bei starken Schmerzen: Reizstärke erhöhen oder zusätzliche Nadeln

Weitere Therapiemöglichkeiten

- **Ohrakupunktur:** OP 55 *(Shenmen)*, OP 58 (Uterus), OP 51 (Vegetativum), OP 34 (Graue Substanz), OP 22 (Endokrinium). *Anwendung:* Mit Einsetzen der Geburtswehen Dauernadeln an den drucksensibelsten 3–4 Punkten einseitig (z. B. nach Nogier: Bei Linkshändern rechts, bei Rechtshändern links). Während der Geburt wiederholte Stimulation durch Druck auf die Nadeln (z. B. durch Partner)
- **Französische Ohrakupunktur:** OP 26a (Thalamus), **OP 82** (Nullpunkt nach Nogier), **OP 55, OP 51, OP 29b** (Point de Jerome) sowie durch drucksensible Punkte in der Lumbalregion oder Ischiaszone des Ohres (➡ 7.1.6). *Anwendung:* Wie bei chinesischer Ohrakupunktur
- **TENS:** Stimulation der Rückenpunkte bei lumbosakralen Beschwerden, z. B. **Bl 31, Bl 32**
- **Injektionsakupunktur:** Di 4 *(Hegu)*, **Mi 6** *(Sanyinjiao)*. *Anwendung:* In jeden Punkt 0,5 ml eines Neuraltherapeutikums (z. B. 1% Procain) injizieren; bei lumbosakralen Schmerzen auch Aquapunktur (➡ 5.1.10, z. B. in **Bl 31** oder **Bl 32**).

Protrahierter Geburtsverlauf (Dystokie)

Nach TCM entweder durch konstitutionelle Schwäche, Erschöpfung (durch vorzeitige Wehenkontraktionen, vorzeitigen Fruchtwasserabgang und Blutungen), Bewegungsmangel während der Schwangerschaft, Ängste und Kälte-Invasion während der Geburt (bewirkt *Qi-* und Blut-Stagnation)

Syndrome bei protrahiertem Geburtsverlauf				
Syndrom	**Schmerzen**	**Blutung**	**Symptome**	**Zunge/Puls**
Qi- und Blut-Mangel (➡ 9.3.1, 9.3.2, 9.3.3)	Mild, dumpf und anfallsartig im Abdomen mit leichten, ziehenden Sensationen	Viel, blassrötlich	*Haut:* Blass *Psyche:* Mattigkeit *Sonstiges:* Kurzatmigkeit	*Zunge:* Blass *Belag:* Dünn *Puls:* Leer, schwach, evtl. rau
Qi- und Blut-Stagnation (➡ 9.3.1, 9.3.2, 9.3.3)	Stechend in Taille und Abdomen	Spärlich, tiefrot	*Haut:* Bläulich *Psyche:* Depression oder Unruhezustand *Sonstiges:* Völlegefühl in Thorax/Epigastrium, Übelkeit	*Zunge:* Dunkel rot *Puls:* Rau, saitenförmig

Tab. 12.90

12

Therapie

Cave: Immer Regeln der westlichen Schulmedizin beachten, engmaschige Kontrolle von Mutter und Kind gewährleisten

Qi- und Blut-Mangel (➡ 9.3.1, 9.3.2, 9.3.3)

Therapieprinzipien: *Qi* stärken und Blut ernähren; damit Entbindungsenergie stärken, auf wenige Nadeln beschränken (1–2)

Akupunktur:
- **Hauptpunkte: Ma 36 + M** *(Zusanli)* und **Mi 6 + M** *(Sanyinjiao)* nähren *Qi* und Blut durch Milz-/Magenstärkung; **Bl 67 + M** *(Zhiyin)* als effektiver und empirischer Oxytocin stimulierender Punkt, fördert die Wehentätigkeit, evtl. Moxibustion
- **Zusatzpunkte: Ni 7 +** *(Fuliu)* stärkt das Nieren-*Qi*; zusätzlich **Pe 6 +** *(Neiguan)* und **Ni 3 +** *(Taixi)* bei Palpitationen und Dyspnoe

Rezept: Variation von *Cai Song Ting Nan Chan Fang* enthält: *Huang Qi* (Rx. Astragali Praeparatae) 10 g, *Dang Gui* (Rx. Angelicae Sinensis) 10 g, *Fu Ling* (Poria Cocos) 10 g, *Ren Shen* (Rx. Ginseng) 10 g, *Chuan Xiong* (Rz. Ligustici) 10 g, *Bai Shao* (Rx. Paeoniae Lactiflorae) 8 g, *Gou Qi Zi* (Fr. Lycii) 10 g 10–20 Min. köcheln, auf einmal einnehmen.

Qi- und Blut-Stagnation (➡ 9.3.1, 9.3.2, 9.3.3)

Therapieprinzipien: *Qi* regulieren, Geburt aktivieren und beschleunigen

Akupunktur: Bewährte 4-Punkte-Kombination von **Di 4 – N** *(Hegu)*, **Mi 6 – N** *(Sanyinjiao)*, **Bl 67 – N** *(Zhiyin)* und **Ex-LE 11 – M** *(Duyin)*
- **Zusatzpunkte: Pe 6 N** *(Neiguan)* und **SJ 6 N** *(Zhigou)* und **Gb 21 –** *(Jianjing)* bei Spannungs- und Völlegefühl in Thorax/Hypochondrium; **Le 3 –** *(Taichong)* bei starken abdominalen Schmerzen

Rezept: *Cui Sheng Yin* mit Hb. Leonuri enthält: *Dang Gui* (Rx. Angelicae Sinensis), *Chuan Xiong* (Rz. Ligustici), *Da Fu Pi* (Pericarpium Arecae), *Zhi Ke* (Fr. Citri Amori), *Bai Zhi* (Rx. Angelicae Dahuricae), *Yi Mu Cao* (Hb. Leonuri)

Wichtig

Therapie des protrahierten Geburtsverlaufs nach Römer (➡ 14.3.5)
- Zervixdystokie: **Mi 6, Ma 36** mit stärkender Nadeltechnik und **Du 20** zur Entspannung
- Wehenkoordinationsstörungen: **Gb 34, Le 3;** bei hyperfrequenter Wehentätigkeit mit ableitender Nadeltechnik; bei dysfunktioneller und hypofrequenter Wehentätigkeit mit stärkerer oder neutraler Technik und **Du 20** zur Entspannung
- Schmerzlinderung: **Di 4, Di 10** mit intervallmäßiger Elektrostimulation (30–60 Minuten-Phasen), Frequenz 20 Hz und **Du 20** zur Entspannung
- Sekundäre Wehenschwäche in der Austreibungsphase: **Di 4, Bl 67, Mi 6, (Gb 34)** und **Du 20** zur Entspannung

Weitere Theapiemöglichkeiten

- **Ohrakupunktur: OP 58** (Uterus), **OP 22** (Endokrinium), **OP 95** (Niere), **OP 34** (Graue Substanz). *Anwendung:* Nadeln mit mäßiger Stimulation alle 3–5 Min., während der Behandlung manipulieren!
- **Elektrostimulation:** 3 mögliche Punktepaare: **Gb 34** *(Yanglingquan)* und **Ex-LE** *(Weima)*, Lokalisation: Siehe „Schmerzerleichterung unter der Geburt") oder **Ma 36** *(Zusanli)* und **Ex-LE** *(Weima)*, Lokalisation: Siehe „Schmerzerleichterung unter der Geburt") oder **Mi 6** *(Sanyinjiao)* und **Ex-LE** *(Neima)*. *Anwendung:* Biphasische Impulse, Impulsfrequenz: 30–100 Hz, Stromstärke nach individueller Schmerzschwelle regulieren (nicht überschreiten!), Dauer: 10–15 Min.
- **Injektionsakupunktur:** Injektion von 0,1 ml (1 I.E.) Oxytocin in **Di 4** *(Hegu)* bei sekundärer Wehenschwäche in der Austreibungsperiode, einseitig. *Anwendung:* Zunächst die Nadel stechen bis zum Auslösen der *De-Qi*-Sensation (➡ 5.1.6), dann nach Aspiration injizieren. *Wirkung:* Einsetzen von regulären Wehen innerhalb von 10–15 Min.
- **Moxibustion: Di 4** *(Hegu)*, **Mi 6** *(Sanyinjiao)* und **Bl 67** *(Zhiyin)* jeweils mit 3 Moxakegeln erwärmen.

12.15.5   Plazentalösungsstörungen

Akupunktur gute Indikation mit meist raschem Wirkungseintritt. DD ➡ Tab. 12.91. Vor einer indizierten manuellen Lösung anwenden, falls nicht stärkere Blutungen ein rasches, aktives Eingreifen erfordern: Durch Akupunktur (s. a. „Wichtig" unten ➡ Einpunktstimulation) ist eine spontane Plazentalösung mit oft deutlicher Verminderung der Lösungsblutung (nach Schuler ➡ 13.3.5) möglich

Syndrome bei Plazentalösungsstörungen					
Syndrom	**Ätiologie**	**Abdomen**	**Vaginal-blutung**	**Haut**	**Zunge/Puls**
Qi-Mangel (➡ 9.3.1)	Schwache Konstitution, lang dauernde, erschwerte Geburt	*Schmerz:* Leicht, Spannungsgefühl im Unterbauch *Uterus:* Weich, nicht druckdolent	Blassrötlich	Blass, kalte Extremitäten	*Zunge:* Blass *Belag:* Dünn, weiß *Puls:* Leer, schwach
Blut-Stase (➡ 9.3.2)	Kälte-Invasion und *Qi*- und Blut-Stagnation (➡ 9.3.3)	*Schmerz:* Krampfartig mit Kältegefühl im Unterbauch, durch Druck schlimmer *Uterus:* Verhärtet	Spärlich, dunkelrot	Bläulich (v.a. Gesicht)	*Zunge:* Blau-violett *Puls:* Tief, rau

Tab. 12.91

12

Therapie

Qi-Mangel (➡ 9.3.1)

Therapieprinzipien: *Qi* stärken und Blut wieder auffüllen

Akupunktur: Ren 4 + M *(Guanyuan)*, **Mi 6 + M** *(Sanyinjiao)* stärken zusammen *Qi* und Blut, **Ex-HN 11** *(Duyin)* als empirischer Punkt bei Plazentaretention; **Mi 1 M** *(Yinbai)* zusätzlich mit Moxa gegen starke Blutung; bei Kältegefühl und Blässe: **Ren 4** *(Guanyuan)* und **Ren 6** *(Qihai)* moxen

Blut-Stase (➡ 9.3.2)

Therapieprinzipien: Blutzirkulation fördern, um Blut-Stase zu beseitigen

Akupunktur: Ren 3 – M *(Zhongji)* aktiviert den Blut-Fluss und beseitigt die Blut-Stase im Uterus; **Di 4 – M** *(Hegu)* und **Mi 6 – M** *(Sanyinjiao)* fördern den *Qi*-Fluss und aktivieren das Blut; **Ex-LE 11** *(Duyin)* als empirischer Punkt bei Plazentaretention; **Gb 21 – N** *(Jianjing)* unterstützt die Plazentalösung durch seinen absenkenden Effekt

---

Wichtig

Einpunktstimulation bei Plazentalösungsstörungen

- *Vorteil:* Schnell einsetzbar mit meist raschem Wirkungseintritt
- **Variante 1: Ni 16** *(Huangshu)*; Lokalisation 0,5 Cun beidseits neben dem Nabel; Punktion: Nadel tangential in den Bereich der Rektusmuskulatur in kraniokaudaler Richtung einführen, stärkende Nadeltechnik
- **Variante 2: Mi 6** *(Sanyinjiao)*; Punktion: Stark ableitende Nadeltechnik

---

12.15.6 Beschwerden im Wochenbett *(Chan Hou Bing)*

Bei Nachwehen Akupunktur einsetzen, Schwächezustände mit Heilkräutern und Kraftbrühen (➡ Kasten) behandeln, siehe auch (➡ 12.15.8)

12

Wichtig

Qi stärkende Kraftbrühe nach der Geburt

Ein frisches Huhn, Möhren, Sellerie, frische Petersilie, Salz, Pfeffer oder Ingwer, evtl. zusätzlich *Ren Shen* (Rx. Ginseng) in 3–4 Liter Wasser mindestens 4 Stunden köcheln lassen. Abseihen, kühl stellen, evtl. überschüssiges Fett abschöpfen und ab der Geburt einige Wochen lang 2–3 Tassen/Tag trinken

- *Wirkung:* Tonisiert *Qi* und Blut, vertreibt Kälte, löst Blut-Stase und stärkt den mittleren der *San Jiao* (➡ 3.4.11), verhindert Müdigkeit und depressive Zustände

Starke Nachwehen

		Syndrome bei starken Nachwehen			
Syndrom	**Ätiologie**	**Schmerz**	**Lochialfluss**	**Zusatz- symptome**	**Zunge/Puls**
Qi- und Blut-Mangel (➡ 9.3.1, 9.3.2, 9.3.3)	Starker Blutverlust	Kontinuierlich, mild, dumpf im Unterbauch, besser durch Druck auf Unterbauch	Viel, blass- rötlich	Schwindel, Er- schöpfung, starke Obstipa- tion	*Zunge:* Blass- rot *Belag:* Dünn *Puls:* Schwach
Blut-Stase (➡ 9.3.2)	Leber-*Qi*- Stauung (➡ 11.7.2) mit Blut- Stase im Uterus	Plötzlich, spas- tisch im Unter- bauch (verhär- tet), schlechter durch Druck auf Unterbauch	Spärlich, stockend, dunkelrot, klumpig	Spannungs- schmerz im Hy- pochondrium	*Zunge:* Blau- violett, livide Punkte *Puls:* Rau, sai- tenförmig
Kälte-Inva- sion (➡ 3.6.1)	Äußere Kälte-Inva- sion	Kälteschmerz im Unterbauch, schlechter durch Druck auf Unter- bauch, Wärme bessert	Spärlich, klumpig	Blassbläulicher Teint, kalte Ext- remitäten, Kälteaversion	*Zunge:* Blau- violett *Belag:* Weiß *Puls:* Tief, langsam

Tab. 12.92

Therapie

Qi- und Blut-Mangel (➡ 9.3.1, 9.3.2, 9.3.3)

Therapieprinzipien: *Qi* und Blut stärken, auf wenige Nadeln beschränken (1–2)

Akupunktur: Ren 4 + M *(Guanyuan)* wärmt den unteren der *San Jiao*, stärkt das Ursprungs-*Yuan-Qi*, nährt Essenz-*Jing* und Blut, vertreibt Kälte vom Unterbauch; **Ma 36 + M** *(Zusanli)*, **Mi 6 + M** *(Sanyinjiao)* stärken die Milz-/Magenfunktionen. Bei Obstipation: **Ni 6 + M** *(Zhaohai)*

Rezept: *Si Wu Tang* (➡ 8.2.10.b) mit *Ren Shen* (Rx. Ginseng) oder *Dang Shen* (Rx. Codonopsis) und *Bai Zhu* (Rz. Atractylodis Macrocephalae).

Blut-Stase (➡ 9.3.2)

Therapieprinzipien: Blut-Fluss aktivieren, Blut-Stase von den Meridianen entfernen, Schmerz beenden

Akupunktur: Ren 3 N – *(Zhongji)* und **Ma 29 N –** *(Guilai)* entfernen die Blok- kade von den Meridianen und Netzgefäßen, fördern die *Qi*- und Blut-Zirkulation, beenden Schmerz oder: **Bl 17 N –** *(Geshu)*, **Mi 10 N –** *(Xuehai)* aktivieren Blut und lösen Blut-Stase oder: **Mi 6 N –** *(Sanyinjiao)* stärkt Milz, Leber und Niere, reguliert *Chong Mai* und *Ren Mai*, aktiviert und nährt das Blut; **Di 4 N –** *(Hegu)* fördert *Qi*-

12

Zirkulation (aufsteigender Effekt und Verteilungsfunktion), unterstützt die anderen Punkte, das Blut zu aktivieren, die Stase zu lösen und Schmerz zu beenden. Zusätzlich gegen *Qi*- und Blut-Stagnation (➡ 9.3.3): **Le 3 –** *(Taichong)*

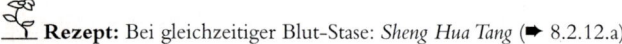 **Rezept:** *Shen Tong Zhu Yu Tang* (➡ 8.2.12.a). *Wu Ling Zhi* (Faeces Trogopteri) 6 g mit *Pu Huang* (Pollen Typhae) 6 g (Rezept: *Shi Xiao San*) gemischt mit warmem Weißwein oder Essig. Evtl. *Wu Ling Zhi* durch *Mo Yao* (Myrrha) 3 g mit *Ru Xiang* (Gummi Olibanum) 6 g ersetzen.

Kälte-Invasion (➡ 3.6.1)

Therapieprinzipien: Meridiane erwärmen, Kälte vertreiben und Schmerz mildern. Moxibustion bevorzugen

Akupunktur: Ren 4 + M *(Guanyuan)* erwärmt den unteren der *San Jiao* und den Uterus, stärkt das Ursprungs-*Yuan-Qi,* nährt *Essenz-Jing* und Blut, beseitigt den Kälteschmerz im Unterbauch; **Bl 23 + M** *(Shenshu)* wärmt die Nieren, vertreibt Kälte; **Mi 6 + M** *(Sanyinjiao)* stärkt Leber und Niere, füllt *Chong Mai* und *Ren Mai* wieder auf, reguliert und nährt *Qi* und Blut, aktiviert den Blut-Fluss, beendet Schmerz

Rezept: Bei gleichzeitiger Blut-Stase: *Sheng Hua Tang* (➡ 8.2.12.a)

Wichtig

Einpunktmethode bei Nachwehen

Ni 16 *(Huangshu)* als Regionalpunkt nadeln, Stichrichtung: Tangential in den Bereich der Rektusmuskulatur mit stärkender Nadeltechnik

- *Wirkung:* Fördert die Uterusrückbildung. Kombination mit den anderen oben erwähnten Körperpunkten möglich.

Weitere Therapiemöglichkeiten

Ohrakupunktur: Hauptpunkt: OP 58 (Uterus); **Zusatzpunkte: OP 55** *(Shenmen),* **OP 98** (Leber), **OP 22** (Endokrinium), **OP 95** (Niere). *Anwendung:* 1-mal/Tag mäßig stimulieren, 15–20 Min. belassen.

Wichtig

Dauernadeln, die bei der Geburt gesetzt worden sind, bis 2 Tage nach der Geburt belassen bzw. neu setzen. Patientin kann beim Auftreten von Nachwehen (z.B. beim Anlegen des Kindes) sofort durch Druckmassage der Ohrpunkte die Schmerzen selbst beeinflussen.

Weitere Schmerzzustände im Wochenbett

Beinhaltet Schmerzen nach Episiotomie oder Sectio sowie Schmerzen in Verbindung mit Laktation und Stilltätigkeit (➡ 12.15.7)

12

Therapie

Akupunktur: *Regionalpunkte* je nach Schmerzlokalisation. *Fernpunkte:* **Mi 6** *(Sanyinjiao)*, **Ma 44** *(Neiting)* als spezifischer Analgesiepunkt; **Gb 34** *(Yanglingquan)* und **Di 4** *(Hegu)* als allgemeine Analgesiepunkte

Ohrakupunktur: OP 55 *(Shenmen)* als Sedativ- und Analgesiepunkt; Punkte nach Schmerzlokalisation: **OP 58** (Uterus), **OP 56** (Cavum pelvis), **OP 79** (Äußere Genitalien), **OP 43** (Abdomen), **OP 44** (Mamma). *Anwendung:* 3–4 druckdolente Punkte auswählen, stark ableiten (hin- und herdrehen).

Blasenentleerungsstörungen

Therapie

Akupunktur:
- **Lokalpunkte: Ren 3, Bl 28, Ma 28, Ma 29, Ren 4, Ren 6** (abwechselnd)
- **Fernpunkte: Mi 6, Mi 9** (abwechselnd)

Rezepte: Bei *Qi*-Mangel: *Bu Zhong Yi Qi Tang* (➥ 8.2.10.a), bei Nieren-*Yang*-Mangel: Variationen von *Jin Gui Shen Qi Wan* (➥ 8.2.10.e) und *You Gui Wan* (➥ 8.2.10.e)

Ohrakupunktur: OP 92 (Harnblase), **OP 80** (Urethra), **OP 51** (Vegetativum), **OP 95** (Niere), **OP 104** *(San Jiao)*. *Anwendung:* 2–3 Punkte mit starkem Nadelreiz, 15–20 Min. belassen. **Französische Ohrakupunktur:** Zusätzlich **OP 82** (Nullpunkt), **OP 29** (Polster), **OP 29b** (Point de Jerome).

Obstipation

Nach TCM verursacht durch akuten Blut- und Körperflüssigkeitsverlust bei der Geburt (➥ Flüssigkeitsmangel im Dickdarm, 11.4.1)

Therapie

Immer auf ausreichende Flüssigkeitszufuhr achten. Fleischkonsum reduzieren, bei Blut-Mangel: Huhn mit Rx. Angelicae Sinensis *(Dangue)* als Suppe zubereiten

Akupunktur: SJ 6 *(Zhigou)*, **Ma 25 − E** *(Tianshu)*, **Mi 15 − E** *(Daheng)* als symptomatische Punktekombination bei Obstipation; **Ren 3 +** *(Zhongji)*, **Ren 4 +** *(Guanyuan)*, **Bl 24 +** *(Qihaishu)*, **Bl 26 +** *(Guanyuanshu)* stärken *Qi*; **Du 20** *(Baihui)* wirkt psychisch unterstützend; **SJ 6** *(Zhigou)* symptomatischer Punkt bei Obstipation

Rezept: *Run Chang Wan* (➥ 8.2.5.b). Zur *Qi*- und Blut-Stärkung: *Ba Zhen Tang* (➥ 8.2.10.c), bei *Qi*-Mangel: *Sheng Yu Tang* (➥ BB: S. 275, EBB: S. 249) mit *Xing Ren* (Sm. Armeniacae) und *Yu Li Ren* (Sm. Pruni)

12

Weitere Therapiemöglichkeiten

- **Ohrakupunktur: OP 91** (Dickdarm), **OP 81** (Rektum), **OP 97** (Milz), evtl. **OP 51** (Vegetativum). *Anwendung:* Punkte nadeln oder Dauernadeln oder Samenkörner mit Akupressur

Rezept bei Obstipation

- Zwei Teelöffel kaltgeschleuderten Honig und einen Esslöffel Sesamöl in 200 ml kochendem Wasser mixen, jeden Tag bis zur normalisierten Stuhlentleerung vor dem Frühstück trinken
- Heilkraut *Zi Su Zi* (Fr. Perillae, frei verkäuflich, Bezug ➡ 14.2.1) 9 g mit *Hu Ma Ren* (Sm. Sesami, Sesamsamen) 30 g mischen und zermörsern, mit Reis zu einem Congee (➡ 7.4.2) verkochen und essen
- 25 g schwarzer Sesam werden zermörsert und mit einem geschlagenen Ei und 100 ml Milch zu einem schaumigen Getränk gerührt. Jeden Morgen nüchtern trinken.

Psychische Probleme/„Babyblues"

Depressive Verstimmung ab 3./4. Tag nach der Entbindung. DD ➡ Tab. 12.93. *Cave:* Bei schwerer Wochenbettpsychose immer psychiatrisches Konsil und Therapie nach westlicher Schulmedizin

Syndrome beim „Babyblues"		
Syndrom	**Symptome**	**Zunge/Puls**
Qi- und Blut-Mangel (➡ 9.3.1, 9.3.2, 9.3.3)	*Psyche:* Depression mit Interesselosigkeit, Apathie *Sonstiges:* Schwäche, Blässe, evtl. Kältegefühl	*Zunge:* Blass, evtl. geschwollen *Puls:* Leer, schwach
Qi-Stagnation (➡ 9.3.1), auch Leber-*Qi*-Stauung (➡ 11.7.2)	*Psyche:* Depression mit unterdrückten Gefühlen (Wut, Trauer, Abwehrhaltung gegenüber dem Baby) *Sonstiges:* Völlegefühl im Thorax, Epigastrium oder Bauch, evtl. Erbrechen	*Zunge:* Normal oder blauviolett *Puls:* Saitenförmig, evtl. schlüpfrig

Tab. 12.93

12

Therapie

Akupunktur:
- **Bei *Qi*- und Blut-Mangel:** Alle **+: Ren 4, Ma 36, Ni 3, He 7, Du 20** abwechselnd mit Rückenpunkten: **Bl 23, Bl 20, Bl 18, Bl 17, Bl 15. Rezept:** *Ba Zhen Tang* (➡ 8.2.10.c) mit geröstetem Ingwer
- **Bei *Qi*-Stagnation:** N oder **−: Le 3, Mi 6, Pe 6, Ren 6, Ren 17** abwechselnd mit Rückenpunkten: **Bl 15, Bl 18, Bl 20, Bl 31. Rezept:** *Sheng Hua Tang* (➡ 8.2.12.a)
- **Bei Schlaflosigkeit: Ex-HN** *(Anmian),* **Mi 6** *(Sanyinjiao),* **Ni 3** *(Taixi)*

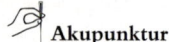 **Diätetik:** Siehe auch Diätetik während Schwangerschaft und Wochenbett (➡ 12.15.8)

Verlängerter Lochialfluss

Nach TCM soll der Wochenbettfluss nach maximal 3 Wochen aussetzen. Längere Verläufe deuten auf zu starken *Qi*- und Blut-Verlust hin und sind therapiebedürftig. DD ➡ Tab. 12.94. *Cave:* Vor Akupunkturtherapie immer ausschließen: Entzündungen, zurückgebliebene Plazentareste etc.

Syndrome bei verlängertem Lochialfluss				
Syndrom	**Ätiologie**	**Lochialfluss**	**Zusatzsymptome**	**Zunge/Puls**
Qi-Mangel (➡ 9.3.1)	Schwache Konstitution, *Qi*-/Blut-Verbrauch während Geburt, zu frühe körperliche Belastung mit mangelnder Festigkeit im *Ren/Chong Mai*	Stark oder unaufhörlich tröpfelnd, blassrot, wässrig oder gelblich	Nach unten drängende Empfindung im Unterbauch, Erschöpfung, Blässe	*Zunge:* Blass *Belag:* Weiß, dünn *Puls:* Schwach, langsam
Blut-Hitze (➡ 9.3.2)	Starker Flüssigkeitsverlust mit *Yin*-Mangel, äußere Hitze-Invasion oder endogene Hitze (durch Leber-*Qi*-Stauung [➡ 11.7.2]) mit Blutzirkulationsstörungen im *Ren/Chong Mai*	Stark, übel riechend, tiefrot, zäh	Wangenrötung, Durst	*Zunge:* Rot *Puls:* Schnell, dünn
Blut-Stase (➡ 9.3.2)	Äußere Kälte-Invasion mit Blut-Stase im Uterus und Inkoordination *Ren/Chong Mai*	Tröpfelnd, spärlich, tieflivide, stockend, klumpig	Schmerzen im Unterbauch, Druck verschlimmert	*Zunge:* Blauviolett *Puls:* Rau, saitenförmig

Tab. 12.94

Therapie

Qi-Mangel (➡ 9.3.1)

Therapieprinzipien: *Qi* stärken, Blutung beenden

Akupunktur: Mi 1 + M *(Yinbai)* stärkt das Milz–*Qi*, festigt die *Qi*- und Blut-Zirkulation, evtl. moxen; **Ren 4 + M** *(Guanyuan)* stützt das Ursprungs-*Yuan-Qi*; **Ma 36 + M** *(Zusanli)* und **Mi 6 + M** *(Sanyinjiao)* stärken den mittleren der *San Jiao*, fördern die Milzfunktion und Blut-Zirkulation. Zusätzlich bei starkem Lochialfluss: **Bl 20 + M** *(Pishu)*.

Rezept: *Bu Zhong Yi Tang* (➡ 8.2.10.a), *Cave:* Nur verwenden bei blassem, dünnflüssigem Lochialfluss ohne Hinweise auf Stagnation

12

Blut-Hitze (➡ 9.3.2)

Therapieprinzipien: *Yin* nähren, Hitze klären, Blutung beenden

Akupunktur: Ren 6 – *(Qihai)* als Punkt des *Ren Mai,* der in Verbindung mit dem Uterus steht, reguliert und stärkt *Qi,* klärt bei ableitender Technik Hitze im unteren der *San Jiao;* **Mi 10 –** *(Xuehai)* reguliert die Blut-Zirkulation, normalisiert die Menstruation, entfernt bei ableitender Technik Hitze aus dem Blut; **Le 6 –** *(Zhongdu)* als Spalten-*Xi*-Punkt des Leber-Meridians, besänftigt die Leber, klärt Hitze; **Ni 3 –** *(Taixi)* nährt Nieren-*Yin,* klärt Mangel-Hitze. Zusätzlich bei Durst: **Ni 6 –** *(Zhaohai)*

Rezept: *Jia Wei Xiao Yao San* (➡ 8.2.6) und *Sheng Di Huang* (Rx. Rehmanniae Viride). *Cave: Sheng Di Huang* nur bei starkem Blut-Fluss verwenden.

Blut-Stase (➡ 9.3.2)

Therapieprinzipien: Blut-Zirkulation aktivieren, Stase beseitigen

Akupunktur: Zusätzlich Moxibustion an den Punkten bei Blut-Stase durch Kälte. **Ren 3 – M** *(Zhongji)* harmonisiert *Ren Mai* und *Chong Mai,* aktiviert den Blut-Fluss, entfernt Blut-Stase; **Le 3 –** *(Taichong)* besänftigt das Leber-*Qi,* nährt Blut, macht die Meridiane durchgängig; **Mi 6 –** *(Sanyinjiao)* fördert die *Qi-* und Blut-Zirkulation, aktiviert und stärkt das Blut, beseitigt Blut-Stase. Zusätzlich bei Kälteschmerz im Unterbauch: **Ren 4 + M** *(Guanyuan)* (evtl. nur moxen)

Rezept: *Sheng Hua Tang* (➡ 8.2.12.a).

Weitere Therapiemöglichkeiten

- **Ohrakupunktur: OP 55** *(Shenmen)*, **OP 51** (Vegetativum), **OP 58** (Uterus), **OP 22** (Endokrinium), **OP 95** (Niere), **OP 34** (Graue Substanz), **OP 98** (Leber), **OP 97** (Milz). *Anwendung:* Mäßige Stimulation, drei Punkte pro Sitzung, 1-mal/Tag
- **Diätetik:** ➡ 12.15.8, Kap. 7 (entsprechende Syndrome)

12

Wichtig

Gerösteter Ingwer gilt als das Hauptmittel bei allen Wochenbettproblemen. Dafür wird frischer Ingwer in einer Pfanne angebraten, bis er goldbraun ist.

12.15.7 Laktationsstörungen

Zu wenig Milch meist durch *Qi-* und Blut-Mangel (bedingt durch konstitutionellen Milz-/Magen-*Qi*-Mangel und/oder durch Blutverlust durch die Geburt). Schmerzhafter Milchstau meist durch depressive Verstimmungen nach der Geburt (Leber-*Qi*-Stauung, ➡ 11.7.2)

Syndrome bei Laktationsstörungen				
Syndrom	Milch	Mammae	Zusatzsymptome	Zunge/Puls
Qi- und Blut-Mangel (➠ 9.3.1, 9.3.2, 9.3.3)	Wenig oder keine, wässrig	Weich, schmerzlos	Blässe, Mattigkeit, Anorexie, weiche Stühle	*Zunge:* Blass *Belag:* Wenig *Puls:* Schwach, evtl. rau
Leber-*Qi*-Stauung (➠ 11.7.2)	Unzureichend oder Milchstau	Schmerzhaft gespannt, knotig	Spannungsgefühl in Thorax/Hypochondrium, Depression, Unruhezustand, evtl. subfebrile Temperaturen	*Belag:* Dünn, gelb *Puls:* Saitenförmig, evtl. schnell

Tab. 12.95

Therapie

Qi- und Blut-Mangel (➠ 9.3.1, 9.3.2, 9.3.3)

Therapieprinzipien: *Qi* und Blut stärken, Milchbildung und –fluss fördern

Akupunktur: Bl 20 + M *(Pishu)* und **Ma 36 + M** *(Zusanli)* stärken Milz/Magen, die Quelle der *Qi*- und Blut-Produktion; **Ren 17 +** *(Danzhong)* reguliert *Qi*- und Blut-Zirkulation; **Ma 18 +** *(Rugen)* reguliert die *Qi*-Zirkulation im Magen-Meridian, der durch die Brüste verläuft, und fördert damit die Milchproduktion oder **Dü 1 +** *(Shaoze)* als empirischer Punkt zur Steigerung der Milchproduktion (Einzelpunkt); **Ma 25 +** *(Tianshu)* zusätzlich bei Appetitlosigkeit und breiigen Stühlen (moxen)

Rezept: *Jia Wei Si Wu Tang* (➠ BB: S. 277, EBB: S. 251). Bei Blut-Mangel: *Dang Gui Bu Xue Tang* (➠ 8.2.10.c) mit *Cong Bai* (Bb. Allii Fistulosi), evtl. auch Variation von *Tong Ru Dan,* enthält: *Ren Shen* (Rx. Ginseng), *Huang Qi* (Rx. Astragali), *Dang Gui* (Rx. Angelicae), *Mai Men Dong* (Rx. Ophiopogonis), *Jie Geng* (Rx. Platycodis). Es wird empfohlen, die Kräuter in einer Fleischbrühe zu kochen.

Leber-*Qi*-Stauung (➠ 11.7.2)

Therapieprinzipien: Leber-*Qi*-Fluss aktivieren, Milchsekretion fördern

Akupunktur: Le 14 – *(Qimen)*, **Pe 6 –** *(Neiguan)* und auch **Le 3 –** *(Taichong)* besänftigen das Leber-*Qi,* beseitigen das thorakale Spannungsgefühl; **Ren 17 –** *(Danzhong)*, **Ma 18 –** *(Rugen)* oder **Dü 1 –** *(Shaoze)* fördern die *Qi*-Zirkulation, die Milchproduktion und den Milchfluss; **Gb 34 –** *(Yanglingquan)* zusätzlich bei Druck-/Spannungsgefühl in Thorax/Hypochondrium; **SJ 6** *(Zhigou)* bewegt *Qi,* v.a. seitlich der Brüste; **Gb 41** *(Zulinqi)* bewegt *Qi* von den Netzgefäßen der Brüste

Rezept: *Tong Gan Sheng Ru Tang* v.a. bei *Qi*- und Blut-Mangel mit *Qi*-Stagnation enthält: *Bai Shao* (Rx. Paeoniae Lactiflorae) 15 g, *Dang Gui* (Rx. Angelicae Sinensis) 15 g, *Bai Zhu* (Rz. Atractylodis Macrocephalae) 15 g, *Shu Di Huang* (Rx. Rehmanniae Glutinosae) 1 g, *Gan Cao* (Rx. Glycyrrhizae Uralensis) 1 g, *Mai Men Dong* (Tb.

12

Ophiopogonis Japonici) 15 g, *Tong Cao* (Medulla Tetrapanacis Papyriferi) 3 g, *Chai Hu* (Rx. Bupleuri) 3 g, *Yuan Zhi* (Rx. Polygalae Tenuifoliae) 3 g; *Tong Cao San* enthält: *Jie Geng* (Rx. Platycodi Grandiflori), *Mai Dong* (Tb. Ophiopogonis Japonici), *Chai Hu* (Rx. Bupleuri), *Tian Hua Fen* (Rx. Trichosanthis), *Tong Cao* (Medulla Tetrapanacis Papyferi), *Bai Zhi* (Rx. Angelicae Dahuricae), *Chi Shao* (Rx. Paeoniae Rubrae), *Lian Qiao* (Fr. Forsythiae), *Mu Tong* (Caulis Akebiae Mutong), Hinweis beachten unter *Mu Tong* ➡ S. 399), *Gan Cao* (Rx. Glycyrrhizae); bei schmerzhafter Brustspannung *Lou Lu San*: *Chi Shao* (Rx. Paeoniae Rubrae), *Jie Geng* (Rx. Platycodi Grandiflori), *Bai Zhi* (Rx. Angelicae Dahuricae), *Gan Cao* (Rx. Glycyrrhizae), *Zao Jiao Ci* (Spina Gleditschiae Sinensis), *Dang Gui* (Rx. Angelicae Sinensis), *Chuan Xiong* (Rx. Ligustici *Chuanxiong*), *Zhi Ke* (Fr. Citri Seu Ponciri), *Mu Xiang* (Rx. Saussureae).

Weitere Therapiemöglichkeiten

- **Ohrakupunktur:** Hauptpunkte: **OP 42** (Thorax), **OP 44** (Mamma), evtl. **OP 22** (Endokrinium)
  - **Bei *Qi*- und Blut-Mangel:** Zusätzlich **OP 98** (Leber), **OP 97** (Milz). *Anwendung:* Bewährt ist Samenkörner-Applikation, 4-mal/Tag 10 Min. stimulieren
  - **Bei Leber-*Qi*-Stauung:** **OP 98** (Leber), **OP 104** *(San Jiao). Anwendung:* Punkte stark ableitend nadeln, danach entfernen
- **Diätetik:** Auf ausreichende Flüssigkeitszufuhr achten (z.B. Misteltee, Jujubentee). Kraftbrühen (➡ 7.4.2), s.a. Tipp ➡ 12.5.6, ➡ 12.5.8 mit Huhn, Pute, Karpfen, Eiern etc.; Getreide, Tofu, Nüsse, Kompotte etc., vollwertige Nahrungsmittel mit süßem Geschmack bevorzugen (➡ 7.2.2, Tab. 7. 2), sind milchbildungsfördernd. Empfohlen: Fischsuppe mit Erdnüssen. ➡ siehe auch Diätetik bei entsprechendem Syndrom: Milz-*Qi*-Mangel (➡ 7.9.1), Leber-*Qi*-Stauung (➡ 7.11.2).

Wichtig

Rezepte zur Förderung der Milchbildung

- Fenchel, Anis, Kümmel zu gleichen Teilen mischen, davon einen Teelöffel zermörsern und mit 0,5 Liter Wasser 15 Min. köcheln lassen, abseihen und über den Tag verteilt trinken
- 100 g Gerste in 1,5 Liter Wasser über Nacht einweichen, dann 1–2 Stunden kochen, Gerste abseihen und Gerstenwasser mit Zimt, Salz, Zitronensaft, Kakao, süßem Fruchtsaft und Honig abschmecken und über den Tag verteilt trinken (auch zur Vorbeugung gegen Mastitis)

Rezept bei *Qi*-Mangel

- 15 g Kürbiskerne zu einem Brei zerdrücken, mit heißem Wasser übergießen oder mit braunem Zucker abschmecken, 2-mal/Tag (morgens und abends auf nüchternen Magen) über 5–7 Tage einnehmen, vor dem Herunterschlucken gut kauen

Rezepte bei Leber-*Qi*-Stauung

- Dekokt aus *Chen Pi* (Pericarpium Reticulatae, ➡ 8.1.10) 2 g (3-mal täglich) mit Wasser als Tee einnehmen. *Cave:* Alle Zitrusfrüchte gelten als *Qi* schädigend. Dosierungen niedrig wählen
- Aus Sojamilch 500 g, *Hai Dai* 100 g (Thallus Zosterae, Seetang, Bezug ➡ 14.2.1), *Fo Shou* (Fr. Citri Sarcodactylis, eine Zitrusfrucht, ➡ 8.1.14, frei verkäuflich, Bezug ➡ 14.2.1) 2 g eine Suppe bereiten, 1-mal/Tag über mehrere Tage trinken

12

Lokaltherapie: Mehrere Mandarinenschalen (*Cave:* Unbehandelt) auf kleiner Flamme in Wasser köcheln lassen. Dekokt für warme, äußerliche Kompressen auf den Mammae verwenden. Zeitgleich mit einem Haarkamm die Mammae vorsichtig zu den Brustwarzen hin ausstreichen (*Cave:* Brustwarzen aussparen). *Wirkung:* Stärkt *Qi*- und Blut-Fluss, fördert die Milchsekretion.

Mastitis

Meist durch Leber-*Qi*-Stauung (➡ 11.7.2, Tab. 12.95) mit *Qi*-Stagnation (➡ 9.3.1)

Therapie

Gute Erfolge mit Ohrakupunktur sowohl als Monotherapie bei beginnenden Beschwerden als auch adjuvant zur Antibiotikabehandlung. Auch Kräutertherapie in leichten Fällen möglich. *Cave:* Immer Regeln der westlichen Schulmedizin beachten.

- **Ohrakupunktur: OP 42** (Thorax), **OP 22** (Endokrinium), **OP 28** (Hypophysen-punkt), **OP 98** (Leber), **OP 44** (Mamma), **OP 55** *(Shenmen)*, **OP 34** (Graue Substanz). *Anwendung:* In akuten Fällen täglich (stark stimulieren), in leichten Fällen jeden 2. Tag
- **Mikroaderlass** (➡ 5.1.12): Zusätzlich zur Ohrakupunktur an der mittleren Vene des Ohrrückens, 10 Sitzungen/Behandlungszyklus
- **Französische Ohrakupunktur:** Zusätzlich zu den chinesischen Punkten im initialen Schmerzstadium: **OP 26a** (Thalamus), **OP 29** (Polster-Okziput), ACTH-Punkt im Bereich **OP 22** (Endokrinium), weiter drucksensible Punkte der Behandlungslinie zwischen **OP 82** (Nullpunkt nach Nogier) und empfindlichem Punkt der vegetativen Rinne
- **Körperakupunktur:** Zusätzlich **Le 3, Dü 1, Ma 18,** jeweils mit ableitender Nadeltechnik; Akupunktur bei Mastitis (nach G. Maciocia ➡ 14.4.6): **Gb 41** *(Zulinqi)* beseitigt Feuchte-Hitze und beeinflusst speziell die Mammae; **Ma 44 –** *(Neiting)* und **Le 2 –** *(Xingjian)* klären Magen-Hitze oder Leber-Hitze; **Di 11 –** *(Quchi)* beseitigt toxische Hitze; **Mi 6 –** *(Sanyinjiao),* **Mi 9** *(Yinlingquan)* und **Ma 40 –** *(Fenglong)* beseitigen Feuchtigkeit, helfen Toxine und Eiter zu entfernen; **Ma 18** *(Rugen)*: Wichtiger Lokalpunkt, **Pe 6** *(Neiguan)* und **SJ 6** *(Zhigou)* beruhigen die Leber, bewegen das *Qi* im Thorax und in den Seiten der Mammaebereiche

✿ **Rezept:**
- **Bei „beginnender" Mastitis:** Aus *Chen Pi* (Pericarpium Citri Reticulatae) 9 g mit *Gan Cao* (Rx. Glycyrrhizae) 9 g Dekokt (➡ 8.2.2) herstellen, 2-mal/Tag über 3–4 Tage trinken
- **Bei akuter Mastitis:** Dekokt (➡ 8.2.2) aus *Jin Yin Hua* (Fl. Lonicerae) 12 g, *Lian Qiao* (Fr. Forsythiae) 9 g, *Niu Bang Zi* (Fr. Arctii) 1 g, *Gua Lou* (Fr. Trichosanthis) 15 g, *Tian Hua Fen* (Rx. Trichosanthis) 12 g, *Xuan Shen* (Rx. Scrophulariae) 9 g, *Qing Pi* (Pericarpium Citri Reticulatae Viride) 9 g, *Chen Pi* (Pericarpium Citri Reticulatae) 9 g, *Zhi Zi* (Fr. Gardeniae) 6 g, *Zao Jiao Ci* (Spina Gleditsiae) 9 g, *Chai Hu* (Rx. Bupleuri) 9 g, *Gan Cao* (Rx. Glycyrrhizae) 6 g, Dosis evtl. anfangs proportional um ein Drittel reduzieren, auf ca. 200 ml zubereiten, 1 Dosis/Tag kühl trinken
- **Sonstiges:** Prophylaxe durch ausreichende Ruhepausen, Mammae warm und Brustwarzen sauber halten und vor Rhagaden schützen, Stilleinlagen aus Wolle/Seide, nach

12

dem Stillen etwas Milch ausdrücken und die Brustwarzen damit einreiben, lockere, weite Kleidung; bei Milchstau/beginnender Mastitis am besten Bettruhe, vor der Stillzeit warme Kompressen auflegen (z.B. auch warm duschen); Kind so anlegen, dass Unterkiefer an die verhärtete Stelle kommt, nach dem Stillen evtl. kühle Kompressen auflegen (entzündungshemmend).

Diätetik: Zunächst Milch bildende Nahrungsmittel reduzieren, Flüssigkeitszufuhr zunächst einschränken (➡ Diätetik unter Laktationsstörungen); Orangensaft mit Reiswein und Wasser, Löwenzahn; Reis mit Chrysanthemenblüten als lokale Wickel anwenden; bei Mammaabszess Frühlingszwiebel (als Saft einnehmen und lokal als Wickelauflage anwenden). Um die Milchproduktion zu stoppen ➡ Rezept bei Abstillwunsch.

Abstillwunsch

Therapie

Akupunktur: Gb 41 – *(Zulinqi)* und **Gb 37 –** *(Guangming)* kombinieren: 1-mal/ Tag Nadeln ca. 1 Min. ableitend stimulieren, dann ca. 30 Min. belassen, nach Nadelentfernung noch 10 Min. Moxibustion (z.B. mit Moxazigarre) auf beide Punkte; insgesamt ca. 3–5 Sitzungen

Rezept: *Mai Ya* (Fr. Germinatus Hordei, Gerstenkeime) 100 g mit *Shan Zha* (Fr. Crataegi, Weißdorn) 60 g in Wasser köcheln lassen und Dekokt von 200 ml herstellen: 1 Dosis/Tag. Weitere Möglichkeiten: Gerste, Weizen, Weizensprossen.

12.15.8 Diätetik während Schwangerschaft und Wochenbett

Die Erhaltung der Schwangerschaft beruht auf dem mütterlichen Nieren-*Qi*. Zum Wachstum benötigt das Kind Essenz-*Jing* und Blut. Während der ersten fünf Schwangerschaftsmonate wird empfohlen, mit gezielter Ernährung das Leber-Blut zu befeuchten. Dadurch wird der erhöhte Blutbedarf gedeckt. Vermehrt verwendete Lebensmittel sind vor allem Huhn und Ei unter Zusatz Blut tonisierender Kräuter (➡ Tab. in Kap. 7, Blut tonisierende Kräuter in 8.1.13.b, z.B. Rx. Angelicae Sinensis *[Dang Gui]*). Während der Schwangerschaft drängt das Blut in den *Ren* und *Chong Mai* (zur Ernährung des Fetus). Dies führt im übrigen Körper zu einem relativen *Yin*- und Blut-Mangel und umgekehrt zu einer relativen *Yang-Qi*-Fülle, die sich nach oben konzentriert (Schwangere fühlen sich oft warm an). Daher sind während der Schwangerschaft zu meiden oder mit Zurückhaltung einzusetzen: Vom Geschmack her scharfe und im Temperaturverhalten trocknende und Hitze entwickelnde Nahrungsmittel (➡ Tab. 7.1, Tab. 7.2) wie Alkohol, Pfeffer, Zimtrinde, Chilis, schwarzer Pfeffer.

Die Grundlage der Ernährung sollte, v.a. bei den typischen Beschwerden der Frühschwangerschaft, eine leicht verdauliche Getreidekost sein, die das Milz-*Qi* stärkt (➡ Tab. in Kap. 7) und nicht durch Feuchtigkeit belastet bzw. geeignet ist, überschüssige Feuchtigkeit auszuleiten. Es sollten allgemein mehr warme, nährende, gekochte und weniger rohe und kalte Nahrungsmittel verzehrt werden (➡ Tab. in Kap. 7). Empfohlen werden vor allem Getreideprodukte wie Hirse, Reis (am besten zur Stärkung der Mitte ist Rundkornreis), Weizen und Maisgrieß oder Sm. Coicis (*Yi Yi Ren* ➡ 8.1.5).

12

<table>
<tr><td>

Wichtig

</td></tr>
</table>

Je höher der Brennwert (Kalorienwert), desto schwerer verdaulich sind die Nahrungsmittel. Durch Zusatz von Gewürzen wie Kardamom und Ingwer wird eine trockene und wärmende Wirkung erzielt und eine eventuelle Übelkeit minimiert. Auf Zucker, Milchprodukte und Zitrusfrüchte sollte verzichtet und stattdessen viel frisches Gemüse (z.B. Möhren, Pastinake, Kürbis etc.) verwendet werden. Quellen von Kalzium und anderen Mineralien sind dunkelgrünes Blattgemüse (Grünkohl, Mangold), Fisch, Nüsse, Fleisch (in kleinen Mengen), Meeresgemüse (*Cave:* Jodgehalt!), die wenig oder keine Feuchtigkeit im Körper erzeugen. Bei Frauen, die wenig oder kein Fleisch essen, sind Hülsenfrüchte wichtige Proteinquellen. Geeignet sind vor allem Azukibohnen, Saubohne, Linsen, im Sommer auch frische Erbsen.

- **Ödeme, Hypertonus, Eklampsie** (siehe auch ➡ 12.15.3): Ab dem fünften Monat sollte das Nieren-*Qi* gefestigt werden, um Frühgeburten und Ödeme zu verhindern. Leichte Ödeme nur der unteren Extremität nach dem siebten Monat gelten als unbedenklich. Bei generalisierten Ödemen aufgrund von Milz-*Yang*-Mangel werden täglich 90 g rote Bohnen (Azukibohnen) empfohlen. Bei Nieren-*Yang*-Mangel werden 90 g schwarze Sojabohnen mit 30 g braunem Zucker und 30 g Knoblauch empfohlen. Die aus den angegebenen Zutaten bereiteten Congees (➡ 7.4.2) werden jeweils sieben Tage hintereinander eingenommen. *Hinweis:* Werden die Bohnen zuvor eingeweicht, sodass sie zu keimen beginnen, sind sie besser verträglich. Bei Ödemen und Hypertonus empfehlen sich auch Sojabohnen und Sojamilch (nach Engelhardt, Hempen ➡ 14.3.6): Jeden Tag 2 l Sojamilch mit 200 g Zucker über 2–4 Tage einnehmen
  Einfaches Rezept: 12 g Mungbohnen, 12 g Azukibohnen, 12 g schwarze Sojabohnen und 3 g Süßholzwurzel (Rx. Glycyrrhizae) so lange mit Wasser kochen, bis die Bohnen gar sind. Einnahme: Jeden Tag auf zwei Portionen verteilt die Bohnen essen und die Flüssigkeit dazu trinken
- **Beschwerden im Wochenbett** (siehe auch ➡ 12.15.6): Bei einem Blut-Mangel nach der Geburt wird der reine Blut-Mangel von dem Blut-Mangel mit Blut-Stase unterschieden. Um das Blut zu nähren, wird eine Suppe aus einem Suppenhuhn mit zusätzlichen Knochen, etwas Schweinefleisch, Zwiebeln und den Kräutern des Acht-Schätze-Dekoktes (eine Dosis, *Ba Zhen Tang* ➡ 8.2.10.c) zubereitet und im Verlauf einiger Tage eingenommen. *Cave:* Diese Suppe sollte nur verwendet werden, wenn keine Blut-Stasen, z.B. starke Bauchschmerzen, vorliegen. Um bei Stasen das Blut tonisierend zu bewegen, wird eine Suppe aus Hammelfleisch und -knochen mit viel frischem Ingwer und Frühlingszwiebeln empfohlen.
- **Laktationsförderung** (➡ 12.15.7): Die klassische Rezeptur zur Laktationsförderung ist eine Suppe aus zwei Schweinefüßen mit etwas Ingwer und Zwiebeln und 5 g Medulla Tetrapanacis *(Tong Cao).*

12.16   Erkrankungen des Kindes

Therapie bei Kindern nach TCM: Bei Säuglingen und Kleinkindern spezielle *Tui-Na*-Therapie (➡ 5.6.3), ab dem Kleinkindalter Laser- und Infrarotstimulation (➡ 5.1.11) mit speziellen Geräten wie z.B. Laser-Pen, ab 5–6 Jahren Körperakupunktur, TENS (➡ 5.1.9) oder Ohrakupunktur möglich; ab dem Pubertätsalter gibt es in aller Regel keine Einschränkung der Therapie. *Diagnose* nach TCM: Entsprechend den Prinzipien bei Erwachsenen (➡ 4). Pulsdiagnose (➡ 4.6) nur bei Kindern nach dem 3. Lebensjahr

12

sinnvoll. Bei Säuglingen und Kleinkindern bis zum 3. Lebensjahr u. a. Inspektion der oberflächlichen Venolen des Zeigefingers (z. B. Farbe, Länge) als Diagnostikum.

Venoleninspektion des Zeigefingers

Wurde zur Zeit der *Tang*-Dynastie (➡ 1.1) von *Wang Chao* entwickelt. Wertvolle diagnostische Hilfe zur bei Kleinstkindern weniger aussagekräftigen Pulsdiagnose (Radialispuls wird dort nur mit einem Finger palpiert, vorzugsweise mit dem Daumen). Bei der Venolendiagnostik wird der Zeigefinger mit seinen drei Gliedern in drei Abschnitte aufgeteilt: Vom Metakarpophalangeal- bis zum proximalen Interphalangealgelenk befindet sich das „Wind-Segment", vom proximalen zum distalen Interphalangealgelenk das „Qi-Segment" und vom distalen Interphalangealgelenk bis zur Fingerspitze das „Lebenssegment". Für ausreichend helle und vorzugsweise natürliche Lichtquellen sorgen. Initial zur besseren Füllung der Venole mehrmals entlang des Zeigefingers mit der rechten Hand von distal nach proximal ausstreichen (linke Hand hält die Kinderhand). Normalerweise erscheint sie schwach sichtbar, leicht bläulich oder braunrötlich und verläuft bis zum „Wind-Segment". Im Krankheitsfall verändern sich Farbe und Füllungszustand

- **Tiefe:** Besonders nahe der Oberfläche und sehr deutlich sichtbar: Außen-*Biao*-Erkrankung (➡ 9. 1.4); besonders tief liegend und sehr wenig sichtbar: Innen-*Li*-Erkrankung (➡ 9.1.4)
- **Farbe:** Hellrot zeigt Wind-Kälte (➡ 9.1.3) an, dunkelrot innere Hitze (➡ 9.1.3), hellgelblich einen Milz-Mangel (➡ 11.5), dunkelviolett bis schwarz eine Blut-Stase (➡ 9.3.2), grünbläulich einen schmerzhaften Zustand durch *Qi*-Stagnation (➡ 9.3.1)
- **Verlauf:** Unregelmäßiger Verlauf (z. B. mit Unterbrechungen) weist auf eine Beeinträchtigung des Blut-Flusses durch Schleim-Hitze (➡ 9.3.4) oder Nahrungsstagnation (➡ 11.6.5) hin
- **Länge:** Je länger (über das „Wind-Segment" hinaus) sich die Venole darstellt, desto ernsthafter ist eine Erkrankung (bei mildem Verlauf auch bis hin zum „Wind-Segment"); ein Verlauf vom „Qi-Segment" bis hin zum „Lebenssegment" bedeutet steigende Lebensgefahr (daher wurde der Name auch abgeleitet) durch Beteiligung der inneren Bauchorgane.

Wichtig

Für die Therapie von Kindern gilt

- DD wie beim Erwachsenen, meistens überwiegen Fülle-Syndrome
- Akupunktur mit guter, möglichst schmerzarmer Technik (➡ 5.1.4) auf wesentliches Minimum beschränken
- Softlaserakupunktur (➡ 5.1.11) als schmerzfreie Alternative anwenden
- Kräuterauswahl und **-dosierungen** dem Kindesalter **anpassen** (➡ Tipp, 8.1.1) und bei bitterem Geschmack evtl. mit Honig süßen oder hydrophiles Konzentrat verwenden (Bezugsadressen ➡ 14.2.1)
- Diätetik: Besonders kalte und rohe Nahrungsmittel und Zucker (besonders Süßigkeiten) reduzieren (➡ 7.3); Milchprodukte und tierisches Eiweiß beschränken, dafür viel frisches Obst und Gemüse sowie komplexe Kohlenhydrate und Getreide verwenden
- Nur mit ausreichender praktischer Erfahrung therapieren.

Asthma bronchiale (➡ 12.2.4), Husten (➡ 12.2.1), Bronchitis (➡ 12.2.3) und Rhinopathien (➡ 12.3.7), Neurodermitis (➡ 12.12.1), gastrointestinale Erkrankungen wie Gastritis (➡ 12.5.6) und Obstipation (➡ 12.5.5), Kopfschmerzen und Migräne (➡ 12.11.3), Schlafstörungen (➡ 12.13.2).

Bei der Therapie und Diagnostik obiger Erkrankungen im Kindesalter sowie generell physiologische Reifungsunterschiede der inneren Organe berücksichtigen: Verdauungstrakt und Eingeweide sind noch zart und empfindlich, *Qi* und Blut-*Xue* sind noch nicht fest und stark bzw. voll entwickelt *(Zhu Bing Yuan Hou Lun* ➡ Abhandlung über Ursprung und Symptome verschiedener Krankheiten; entstand zur Zeit der *Tang*-Dynastie ➡ 1.1). Bei der Krankheitsentstehung wie auch im Verlauf stehen die Organsysteme der Lunge, Leber und Milz und deren Regulation im Vordergrund: Eine harmonische Verdauung spielt eine bedeutende Rolle für die kindliche Gesundheit im Säuglings- und Kleinkindesalter.

12.16.1 Leitsymptom: Bauchschmerzen beim Kind

Beinhaltet viele „westliche Diagnosen", u. a. Dreimonatskoliken, Verdauungsstörungen, unklare Bauchschmerzen beim Kind. Nach TCM werden die Bauchschmerzen beim Kind durch *Qi*-Stagnation hervorgerufen und beinhalten Appetitlosigkeit, Bauchschmerzen, Meteorismus, Durchfall und Erbrechen. Häufige Pathogenese: Disharmonie zwischen Magen und Milz führt zum Nahrungsstau (Unverdautes bleibt liegen) oder Milz-Mangel-Syndrome.

Therapie

Gutes Ansprechen auf Akupunktur im akuten Geschehen bzw. mit *Tui-Na*-Massage (➡ 5.3) bei Kleinkindern und Säuglingen, bei chronischem Verlauf besser adjuvant zu westlicher Therapie mit Kräutern behandeln. DD ➡ Tab. 12.96. *Cave:* Immer schwere (lebensbedrohliche) Erkrankungen, z. B. Appendizitis, vor Einleitung einer Therapie ausschließen.

Syndrome bei Bauchschmerzen beim Kind			
Syndrom	**Symptome**	**Zunge**	**Puls**
Nahrungs-stagnation im Magen (➡ 11.6.5)	*Abdomen:* Schmerzen mit Stuhldrang, bei Palpation verstärkt, nach Stuhlentleerung besser, Meteorismus *Allgemeinsymptome:* Innere Unruhe, Schlafstörung, Hitzesensationen in Handflächen und Fußsohlen, nachts gerötete Wangen, vermehrtes Schwitzen am Kopf, Appetitlosigkeit *Stühle:* Oft verstopft	Weißlich bis gelb *Belag:* Dick, schmierig, quarkig	Schnell, schlüpfrig
Milz-*Qi*-Mangel (➡ 11.5.1)	*Abdomen:* Schmerzhaftigkeit bei Palpation besser *Allgemeinsymptome:* Lustlosigkeit, Schlafstörung, Appetitlosigkeit; matte Gesichtsfarbe *Stühle:* Wässrig-breiig mit unverdauten Resten	Blass, ge-schwollen *Belag:* Weiß, schmierig	Schwach, leer

Tab. 12.96

12

Nahrungsstagnation (➡ 11.6.5)

Therapieprinzipien: Verdauung fördern, Nahrungsstagnation beseitigen

Akupunktur: Ma 25 – *(Tianshu)*, **Ren 12** – *(Zhongwan)* und **Ma 36** – *(Zusanli)* fördern die *Qi*-Zirkulation von Magen und Darm und beseitigen Nahrungsstagnation; **Mi 4** – *(Gongsun)* und **Bl 21** – *(Weishu)* beseitigen Nahrungsstagnation; **Ma 44 N** *(Neiting)* fördert Verdauung

Rezept: *Bao He Wan* (➡ 8.2.17)

Diätetik: Regelmäßige Nahrungsaufnahme (z. B. feste Essens- bzw. Stillzeiten). Als Muttermilchersatz wird in China oft verdünnte Reissuppe verwendet.

Milz-*Qi*-Mangel (➡ 11.5.1)

Therapieprinzipien: Milz stärken, Kälte beseitigen

Akupunktur: Bl 20 + M *(Pishu)*, **Mi 6 + M** *(Sanyinjiao)* und **Ma 36 + M** *(Zusanli)* stärken die Milz; **Ma 25 N** *(Tianshu)* reguliert die *Qi*-Zirkulation im Dickdarm, **Ren 12 + M** *(Zhongwan)* und **Ren 4 + M** *(Guanyuan)* wärmen den mittleren der *San Jiao*

Rezept: *Huang Qi Jian Zhong Tang* (➡ 8.2.9); *Bai Zhu* (Rz. Atractylodis Macrocephalae) 6 g, *Chen Pi* (Pericarpium Citri Reticulatae) 6 g, *Mai Ya* (Fr. Hordei Vulgaris Germinatus) 6 g, *Shan Zha* (Fr. Crataegi) 6 g, *Hou Po* (Cx. Magnoliae Officinalis) 6 g, *Luo Bo Zi* (Sm. Raphani Sativi) 6 g, *Zhi Shi* (Fr. Immaturus Citri Aurantii) 6 g; bei zusätzlicher Kälte *Fu Zi Li Zhong Wan* (➡ 8.2.9). Als Dekokt (➡ 8.2.2) mit einem Drittel der angegebenen Mengen beginnen und abhängig vom Verlauf langsam steigern (auch Kindesalter berücksichtigen)

Diätetik: Rohe, kalte oder fettige, Schleim bildende Nahrungsmittel meiden (➡ 7.9.1).

Weitere Therapiemöglichkeiten

- **Ohrakupunktur: OP 87** (Magen), **OP 89** (Dünndarm), **OP 91** (Dickdarm), **OP 97** (Milz). *Anwendung:* Zwei druckdolente Punkte auswählen; Nadeln ca. 10 Min. belassen, jeden zweiten Tag über zehn Sitzungen. Samenkörner oder Dauernadeln applizierbar, Seitenwechsel des Ohres spätestens nach vier Tagen für insgsgesamt drei Wochen
- **Hand- und Fußakupunktur: HP 30** (Dickdarm), **HP 31** (Dünndarm), **FP 5**. *Anwendung:* Zusätzlich zur Körperakupunktur mit Laser-Pen in der ersten Behandlungswoche einmal täglich stimulieren
- **Kinder-*Tuina*:** *Yun Shui Ru Tu* und *Fu* „Abdomen" ➡ 5.6.3.

12.16.2 Enuresis nocturna

Überwiegend nachts, nicht nur sporadisch auftretendes, unwillkürliches Einnässen von Kindern > 5 Jahren nach physiologischer Organausreifung. Häufige Pathogenese nach TCM: Kongenitaler *Qi*-Mangel von Nieren oder Milz und Lungen.

Syndrome bei Enuresis nocturna			
Syndrom	**Symptome**	**Zunge**	**Puls**
Lungen- und Milz-*Qi*-Mangel (➡ 11.11.12)	Häufiges Einnässen von wenig Urin *Begleitsymptome:* Blasses Gesicht, Abgespanntheit, Appetitlosigkeit, weiche Stühle	Blass	Langsam
Nieren-*Yang*-Mangel (➡ 11.9.2)	Nächtliches Einnässen, wird erst beim Erwachen bemerkt *Urin:* Klar, vermehrtes Volumen am Tage *Begleitsymptome:* Blasses Gesicht, Retardation, kalte Extremitäten und Durchfall in schweren Fällen	Blass *Belag:* Dünn, weiß	Tief und dünn oder langsam

Tab. 12.97

Therapie

Gutes Ansprechen mit Akupunktur (auch unter Einsatz von Softlaser); bei Rezidiven zusätzlich mit Kräutern behandeln.

Lungen-*Qi*-Mangel und Milz-*Qi*-Mangel (➡ 11.11.12)

Therapieprinzipien: Lungen- und Milz-*Qi* stärken

Akupunktur: Du 20 + *(Baihui)* und **Ren 6 + M** *(Qihai)* heben das *Yang-Qi* an, **Lu 9 +** *(Taiyuan)*, **Bl 43 +** *(Gaohuang)* und **Bl 13 +** *(Feishu)* stärken das Lungen-*Qi*; **Bl 20 + M** *(Pishu)*, **Bl 21 + M** *(Weishu)* und **Ma 36 +** *(Zusanli)* stärken das Milz-*Qi*; **Mi 6 +** *(Sanyinjiao)* stärkt und harmonisiert die Milz

Rezept: *Bu Zhong Yi Qi Tang* (➡ 8.2.10.a)

Diätetik: ➡ 7.10.1, 7.9.1 (siehe auch Wichtig ➡ 12.16).

Nieren-*Yang*-Mangel (➡ 11.9.2)

Therapieprinzipien: Nieren-*Yang* wärmen und stärken, unteren der *San Jiao* regulieren, im Zusammenhang mit chronischen Erkrankungen auch Milz(-*Yang*) stärken (➡ 11.11.17)

Akupunktur: Ren 4 + M *(Guanyuan)*, **Ni 3 + M** *(Taixi)* und **Bl 23 + M** *(Shenshu)* stärken das Nieren-*Qi* (Moxibustion besonders das Nieren-*Yang*), **Bl 28 +** *(Pangguangshu)* reguliert die Wasserwege im unteren der *San Jiao*, **Ren 3 N** *(Zhongji)* reguliert *Qi*-Fluss im unteren der *San Jiao*; bei Milzbeteiligung zusätzlich **Bl 20 + M** *(Pishu)*, **Bl 21 + M** *(Weishu)* und **Ma 36 +** *(Zusanli)*

Rezept: *Jin Gui Shen Qi Wan* (➡ 8.2.10.e); *Sang Piao Xiao San* (➡ BB: S. 399; EBB: S. 362); bei Milzbeteiligung *Zhen Wu Tang* (➡ 8.2.8.d)

Diätetik: ➡ 7.12.2 (siehe auch „Wichtig" ➡ 12.16).

12

Weitere Therapiemöglichkeiten

- **Ohrakupunktur: OP 80** (Urethra), **OP 83** (Verzweigungspunkt), **OP 92** (Blase), **OP 95** (Niere), **OP 97** (Milz), **OP 101** (Lunge). *Anwendung:* 2 druckdolente Punkte auswählen; Nadeln ca. 10 Min. belassen, jeden 2. Tag über 10 Sitzungen. Samenkörner oder Dauernadeln applizierbar, Seitenwechsel des Ohres spätestens nach 4 Tagen für insgesamt 3 Wochen
- **Laserakupunktur: Ren 3, Mi 6, Bl 28** und **Ren 2** *(Qugu)*. *Anwendung* (➡ 5.1.11): Zweimal wöchentlich für 4 Wochen
- **Handakupunktur: HP 27** (Bettnässen) mit Laser-Pen. *Anwendung* (➡ 13.4.1): Zusätzlich zur Körperakupunktur in der ersten Behandlungswoche täglich abends stimulieren
- **Hand- und Fußgelenksakupunktur: FG 1** mit Laser-Pen. *Anwendung:* ➡ 13.5.1.

12.16.3 Keuchhusten

Nach TCM sorgen Invasion von Wind in die Lunge und Schleimretention im Körperinneren für *Qi*-Stagnation und Umkehr des *Qi*-Flusses.

Therapie

Gutes Ansprechen mit Akupunktur im Stadium catarrhale bzw. convulsivum, im Stadium decrementi besser zusätzlich mit Kräutern behandeln.

Stadium catarrhale

Therapieprinzipien: Äußere pathogene Faktoren von der Körperoberfläche beseitigen, Lungen-*Qi* verteilen, Husten beenden

Akupunktur: Bl 12 – *(Fengmen)* zerstreut pathogenen Wind, **Lu 7** – *(Lieque)* und **Di 4** – *(Hegu)* breiten Lungen-*Qi* aus und beenden Husten, **Bl 13** – *(Feishu)* reguliert Lungen-*Qi* und vertreibt äußere Faktoren; zusätzlich Moxibustion oder vorsichtiges Schröpfen von **Du 14 M S** *(Dazhui)* und **Bl 12 M S** *(Fengmen)*, auch Applikation von Kräuterpflaster mit Hb. cum Rx. Asari (*Xi Xin* ➡ 8.1.2.a) auf beide Punkte möglich

Rezept: *San Yu Jin* (➡ 8.2.3.b).

Diätetik: *Qi* bewegende Nahrungsmittel mit Funktionskreisbezug Lunge (➡ Tab. 7.5) vorziehen

Stadium convulsivum

Therapieprinzipien: Hitze in den Lungen klären, Schleim auflösen, Husten beenden

Akupunktur: Du 14 – *(Dazhui)* und **Lu 5** – *(Chize)* klären Lungen-Hitze, **Ma 40** – *(Fenglong)* transformiert und löst Feuchtigkeit, **Pe 6** – *(Neiguan)* reguliert die *Qi*-Zirkulation im Thorax und klärt Hitze

12

- **Zusatzpunkt bei Fieber: Di 11** *(Quchi)* leitet pathogenes Feuer aus
- **Zusatzpunkt bei Nasenbluten** oder Hämoptyse: **Lu 3 –** *(Tianfu)* und **Du 23 –** *(Shangxing)* kühlen Lungen-Hitze und beenden Blutungen

Rezept: *Sang Bai Pi Tang* ➡ *Sang Bai Pi* (Cx. Radicis Mori Albi) 6 g, *Huang Lian* (Rz. Coptidis Chinensis) 4,5 g, *Huang Qin* (Rx. Scutellariae) 4,5 g, *Zi Su Zi* (Fr. Perillae) 6 g, *Shan Zhi Zi* (Fr. Gardeniae Jasminoidis) 6 g, *Xing Ren* (Sm. Pruni Armeniacae) 4,5 g, *Tiang Li Zi* (Sm. Descurainiae Seu Lepidii) 4,5 g, *Chuan Bai Mu* (Bb. Fritillariae Cirrhosae) 4,5 g, *Bai Bu* (Rx. Stemonae) 4,5 g, *Tian Zhu Zi* (Fr. Nandinae Domestica) 4,5 g

Diätetik: ➡ 7.7.4, 7.7.5.

Stadium decrementi

Therapieprinzipien: Lungen und Milz stärken, Lungen befeuchten, Husten beenden

Akupunktur: Bl 13 + M *(Feishu)*, **Bl 20 + M** *(Pishu)* und **Ma 36 + M** *(Zusanli)* stärken Lungen und Milz, **Lu 7 +** *(Lieque)* und **Ni 6 +** *(Zhaohai)* befeuchten die Trockenheit, **Lu 9 +** *(Taiyuan)* beendet Husten
- **Zusatzpunkt bei Erschöpfung: Bl 43 +** *(Gaohuangshu)* stärkt das Lungen-*Qi*
- **Zusatzpunkt bei geringem Appetit: Ren 12 +** *(Zhongwan)* und **Ma 25 +** *(Tianshu)*

Rezept: *Ren Shen Wu Wei Zi Tang* ➡ *Ren Shen* (Rx. Panacis Ginseng) 6 g, *Wu Wei Zi* (Fr. Schisandrae Chinensis) 6 g, *Fu Ling* (Sclerotium Poriae Cocos) 4,5 g, *Bai Zhu* (Rz. Atractylodis Macrocephalae) 4,5 g, *Mai Men Dong* (Tb. Ophiopogonis Japonici) 3 g, *Chen Pi* (Pericarpium Citri Reticulatae) 4,5 g, *Ban Xia* (Rz. Pinelliae Ternatae) 3 g, *Gan Cao* (Rx. Glycyrrhizae) 4,5 g

Diätetik: Lungen stärkende und befeuchtende Nahrungsmittel (➡ Tab. 7.5) vorziehen; siehe auch 7.7.1.

Weitere Therapiemöglichkeiten

- **Ohrakupunktur: OP 101** (Lunge), **OP 97** (Milz), **OP 31** (Asthmapunkt), **OP 60** (Dyspnoepunkt), **OP 103** (Trachea). *Anwendung:* 3 druckdolente Punkte auswählen
- **Laserakupunktur: Ex-B 1** *(Dingchuan)*, **Bl 13**, **Lu 7**, **Lu 9** und bei Schleimsymptomatik **Ma 40** und **Bl 20**. *Anwendung* (➡ 5.1.11): 3-mal wöchentlich bis zu täglich für mindestens 3 Wochen.

12

12.16.4 Hyperkinetisches Syndrom

In der TCM gibt es kein Analog. *Mögliche Syndrome:* Leber- und Nieren-*Yin*-Mangel mit aufsteigendem *Yang* oder kongenitalem *Qi*-Mangel von Herz und Lungen, evtl. auch Schleim-Hitze-Retention im Inneren.

Syndrome beim hyperkinetischen Syndrom			
Syndrom	**Symptome**	**Zunge**	**Puls**
Leber- und Nieren-*Yin*-Mangel (➡ 11.11.20)	*Psyche:* Launenhaftigkeit, Gereiztheit, Zerstreuung, innere Unruhe, Hyperaktivität *Begleitsymptome:* Abmagerung, gerötetes Gesicht, Hitzesensationen in Brustkorb, Handflächen und Fußsohlen, nächtliches Einnässen	Rot *Belag:* Trocken, wenig	Schnell, dünn, saitenförmig
Herz- und Milz-*Qi*-Mangel (➡ 11.11.5)	*Psyche:* Zerstreuung, Verträumtheit, innere Unruhe, ständig wechselnde Interessen *Begleitsymptome:* Mattes Gesicht, schlechtes Gedächtnis; *Sprache:* Stottern, inkohärent	Rote Spitze *Belag:* Dünn, weiß	Schwach, dünn
Schleim-Hitze-Retention im Inneren	*Psyche:* Hyperaktivität, Zerstreuung, Beklemmungsgefühl im Thorax *Begleitsymptome:* Exzessives Sputum, Appetitlosigkeit, Durst, rote Lippen *Mund:* Bitterer Geschmack, fauliger Geruch; Obstipation *Urin:* Gelb	Rot *Belag:* Gelb, schmierig	Schnell, schlüpfrig

Tab. 12.98

Therapie

Befriedigende Milderung der Symptomatik bei Kombinationsbehandlung mit Akupunktur und Kräutern, auch adjuvant zu einer psychologischen/kinder- und jugendpsychiatrischen Behandlung.

Aufsteigendes *Yang* durch Leber- und Nieren-*Yin*-Mangel (➡ 11.7.5, 11.11.20)

Therapieprinzipien: Aufsteigendes Leber-*Yang* nach unten leiten, Leber- und Nieren-*Yin* stärken, Geist-*Shen* beruhigen

Akupunktur: Le 3 − *(Taichong)* und **Gb 43 −** *(Xiaxi)* leiten Leber-*Yang* nach unten, **Du 23 − N** *(Shenting)* unterdrückt aufsteigendes Leber-*Yang* und beruhigt den Geist-*Shen*; **Ni 3 +** *(Taixi)*, **Ni 6 +** *(Zhaohai)* und **Ren 4 +** *(Guanyuan)* stärken Nieren-*Yin* und -Essenz; **Ni 6 +** *(Zhaohai)* und **Pe 6 +** *(Neiguan)* beruhigen den Geist-*Shen* bei starker innerer Unruhe

Rezept: *Zuo Gui Wan* (➡ 8.2.10.d), bei aufsteigendem *Yang: Zhen Gan Xi Feng Tang* (➡ 8.2.15)

Diätetik: ➡ 7.11.1, 7.12.3 und 7.11.3 bei aufsteigendem *Yang*

Herz- und Milz-*Qi*-Mangel (➡ 11.11.5)

Therapieprinzipien: Herz-*Qi* und Milz-*Qi* stärken, Geist-*Shen* beruhigen

Akupunktur: He 7 + *(Shenmen)* und **Bl 15 + M** *(Xinshu)* stärken das Herz, **Ren 17 +** *(Danzhong)* stärkt das *Qi* und entspannt den Thorax, **Pe 6 +** *(Neiguan)* stärkt das Herz-*Qi* und beruhigt den Geist-*Shen*, **Ma 36 +** *(Zusanli)* und **Ren 6 + M** *(Qihai)*

12

stärken das *Qi* des mittleren der *San Jiao*, **Bl 20 + M** *(Pishu)* und **Mi 3 + M** *(Taibai)* stärken die Milz, **Ex-HN N** *(Anmian)* beruhigt den Geist-*Shen*, **Du 14 +** *(Dazhui)* stärkt besonders Herz-*Yang*

Rezept: *Gui Pi Tang* (➠ 8.2.10.c)

Diätetik: ➠ 7.6.1 und 7.9.1

Schleim-Hitze im Inneren (➠ 11.11.5)

Therapieprinzipien: Schleim lösen, Hitze eliminieren, Geist-*Shen* beruhigen

Akupunktur: Lu 7 – *(Lieque)* stärkt die Absenkungsfunktion der Lunge; **Lu 5 –** *(Chize)* und **Lu 10 –** *(Yuji)* entfernen Schleim-Hitze, **Di 11 –** *(Quchi)* beseitigt Hitze, **Ma 40 –** *(Fenglong)* löst Schleim und klärt den Geist-*Shen*, **Ren 17 – N** *(Danzhong)* reguliert Lungen-*Qi* und löst zähen Schleim; **Du 20 N** *(Baihui)*, **Ex-HN 1 N** *(Sishencong)* und **Pe 7 N** *(Daling)* bei starker Ablenkung der Aufmerksamkeit

Rezept: *Wen Dan Tang* (➠ 8.2.16.b) mit *Huang Lian* (Rz. Coptidis) 6 g und *Yuan Zhi* (Rz. Polygalae Tenuifoliae) 6 g.

Diätetik: Schleim bildende Nahrungsmittel vermeiden. Schleim transformierende, Hitze ausleitende und Geist-*Shen* beruhigende Nahrungsmittel (➠ Tab. 7.5) vorziehen.

Weitere Therapiemöglichkeiten

- **Ohrakupunktur: OP 25** (Hirnstamm), **OP 34** (Graue Substanz), **OP 55** *(Shenmen)*, **OP 95** (Niere), **OP 97** (Milz), **OP 98** (Leber), **OP 100** (Herz). *Anwendung:* 3 druckdolente Punkte auswählen, Nadeln ca. 10 Min. belassen, jeden 2. Tag über 10 Sitzungen. Samenkörner oder Dauernadeln applizierbar, Seitenwechsel des Ohres spätestens nach 3 Tagen für insgesamt mindestens 4 Wochen
- **Französische Ohrakupunktur: PT 1** und **PT 3** (Antiaggressionspunkte), **OP 29b** (Point de Jerome), **OP 82** (Nullpunkt) als Dauernadeln. *Anwendung* (➠ Tab. 13.20): Zusätzlich zur Körperakupunktur 2 druckdolente Punkte auswählen, Seitenwechsel des Ohres spätestens nach 5 Tagen für insgesamt mindestens 4 Wochen.

12

12.17   Sonstige Erkrankungen und Symptome

12.17.1   Leitsymptom: Ödeme

Nach TCM-Differenzierung in „*Yang*-Ödeme" (westliche Diagnostik: z.B. Quincke-Ödem, akute Nephritis) und „*Yin*-Ödeme" (westliche Diagnostik: z.B. Herzinsuffizienz, Hypoproteinämie) ➠ Tab. 12.99. An dieser Stelle ist nur eine Kurzcharakterisierung der Syndrome möglich. Empfehlenswerte weiterführende Literatur: Steven Clavey: Fluid Physiology and Pathology in TCM (➠ 14.3.2).

Syndrome bei Ödemen					
Syndrom	**Ätiologie**	**Ödeme**	**Symptome**	**Zunge**	**Puls**
Yang-Ödeme					
Wind-Wasser-Invasion (Wind-Hitze oder Wind-Kälte)	Pathogener „Wind" schädigt Abwehr-*Wei-Qi* (➡ 3.3.1) und Lungen-*Qi*-Verteilungsfunktion	*Verlauf:* Akut *Lokalisation:* Gesichts- und Lidödeme, dann generalisiert (obere Körperhälfte stärker betroffen) *Qualität:* Eindrückbar, verschwindet schnell wieder	Kälteaversion, evtl. Fieber, Gliederschmerzen, Husten, Dyspnoe, Halsschmerz bei Wind-Hitze *Urin:* Wenig	*Belag:* Dünn, weiß	Oberflächlich, langsam; bei Wind-Hitze auch schnell
Yin-Ödeme					
Milz- und Nieren-*Yang*-Mangel (➡ 11.11.5)	Diätfehler (unregelmäßig, zu fett), exzessives Sexualleben, Überanstrengung	*Verlauf:* Schleichend *Lokalisation:* Generalisiert oder an Bauch und/oder Beinen (untere Körperhälfte stärker betroffen) *Qualität:* Eindrückbar, verschwindet langsam	Schwäche lumbal/Knie, Völlegefühl in Thorax und Abdomen, weiche Stühle, Kältegefühle, Müdigkeit, Blässe *Urin:* Blass	Blass, geschwollen, Zahneindrücke	Dünn, schwach, evtl. tief

Tab. 12.99

Therapie

Yang-Ödeme (Wind-Wasser-Invasion)

Therapieprinzipien: Äußere pathogene Faktoren vertreiben, Wasserwege öffnen, Lungenverteilungsfunktion stärken, Ödeme entfernen

Akupunktur: Di 4 – *(Hegu)*, **SJ 5** – *(Waiguan)*, **Lu 7** – *(Lieque)*, **Bl 12 – S** *(Fengmen)* und **Bl 13 – S** *(Feishu)* vertreiben äußere pathogene Faktoren wie Wind, stellen die Lungen-*Qi*-Verteilungsfunktion wieder her; **Mi 9** – *(Yinlingquan)* stärkt die Milz in der Feuchtigkeitstransformation, **Bl 22** – *(Sanjiaoshu)* stimuliert die Flüssigkeitstransformation und -exkretion im unteren der *San Jiao;* **Ren 17** – *(Danzhong)* fördert die Absenkungsfunktion des Lungen-*Qi*; **Ma 36** – *(Zusanli)* harmonisiert Nähr-*Ying-Qi* und Abwehr-*Wei-Qi*, entfernt Flüssigkeit vom Haut-Muskel-Zwischenraum; **Di 6** – *(Pianli)* öffnet die Wasserwege, entfernt akute Gesichts- und Oberschenkelödeme; **Di 10** – *(Shousanli)* als Lokalpunkt für Armödeme; **Du 26** – *(Shuigou)* als wichtiger Lokalpunkt für Gesichtsödeme; **Ren 9 M** *(Shuifen)* reguliert die Wasserpassagen, guter Punkt bei Ödemen.

Yin-Ödeme (MIlz- und Nieren-*Yang*-Mangel)

Therapieprinzipien: Milz- und Nieren-*Yang* stärken und wärmen, Diurese fördern und Ödeme entfernen

Akupunktur:
- **Milz stärken: Ren 12 + M** *(Zhongwan)*, **Bl 20 + M** *(Pishu)*, **Bl 21 + M** *(Weishu)*, **Ma 36 + M** *(Zusanli)*, **Mi 6 + M** *(Sanyinjiao)*

12

- **Ödeme entfernen: Ren 9 + M** *(Shuifen)*, **Ma 28 + M** *(Shuidao)*, **Bl 22 + M** *(Sanjiaoshu)*, **Ren 6 + M** *(Qihai)*; gute Kombination bei Unterschenkelödemen: **Mi 9** *(Yinlingquan)*, **Gb 41** *(Zuliniqi)*, **Mi 5** *(Shangqiu)*
- **Nieren–*Yang* stärken: Bl 23 + M** *(Shenshu)*, **Ni 7 + M** *(Fuliu)*, **Ren 4 + M** *(Guanyuan)*

Wichtig

Bei Ödemen bewährt: Punkte im abdominellen Bereich auf Ingwerscheiben (➡ 5.2.3) moxen.

Diätetik: ➡ 7. Spezielle Diätetik bei Milz- und Nieren-*Yang*-Mangel (➡ 7.9.1, 7.11.2).

12.17.2 Hyperhidrosis

Syndrome bei Hyperhidrosis				
Syndrom*	**Schwitzen**	**Zusatzsymptome**	**Zunge**	**Puls**
Qi-Mangel (➡ 9.3.1), v.a. Lungen- und Nieren-*Qi*-Mangel (➡ 11.3.1, 11.11.13) „*Wei-Qi*-Mangel"	Spontan oder nach geringer Belastung	*Temperaturempfinden:* Evtl. Kälteaversion *Psyche:* Unauffällig *Sonstiges:* Dyspnoe, schwache Stimme, Erkältungsanfälligkeit, evtl. Ödeme	Meist blass	Schwach
Yang-Mangel (➡ Tab. 9.4), Nieren-*Yang*-Mangel (➡ 11.9.2)	Meist tagsüber, nach geringer Belastung, Schweiß eher ölig und kalt	*Temperaturempfinden:* Kälteaversion, kalte Füße *Psyche:* Unauffällig *Sonstiges:* Viel blasser Urin, Schmerz/Schwäche lumbal/Knie	Blass	Dünn
Yin-Mangel (➡ Tab. 9.4), v.a. Herz- und Nieren-*Yin*-Mangel, (➡ 11.1.4, 11.9.6) Disharmonie zwischen Herz und Niere (➡ 11.11.11)	Meist nachts, Hitzewallungen	*Temperaturempfinden:* Hitzesensationen an Handflächen/Fußsohlen/Thorax *Psyche:* Unruhezustände, Rastlosigkeit *Sonstiges:* Wangenrötung	Rot; wenig oder belaglos	Dünn, schnell
* Vermehrte Schweißbildung bei akuten Infekten wie Wind-Hitze-Invasion in der Lunge (➡ 11.3.5) sind hier nicht aufgeführt; entsprechende Behandlung siehe dort				

Tab.12.100

Therapie

Qi-Mangel
Therapieprinzipien: *Qi*, Lungen-*Qi* und Nieren-*Yang* stärken

Akupunktur: Di 4 + *(Hegu)* dominiert *Qi*, **Ni 7 +** *(Fuliu)* dominiert Flüssigkeiten; Kombination von **Di 4** und **Ni 7** beendet Schweißausbrüche; **Ren 4 + M** *(Guanyuan)* stärkt die Niere und das Ursprungs-*Yuan-Qi*, hebt Energie allgemein;

12

Ren 6 + M *(Qihai)* stärkt *Qi*, Ursprungs-*Yuan-Qi* und *Yang*, v.a. Nieren-*Yang*, gut bei Kältegefühlen mit Moxa, bewährt auch mit Moxa auf Ingwerscheibe; **Ma 36 + M** *(Zusanli)* stärkt *Qi* und Blut, hebt das *Yang*; **Bl 23 + M** *(Shenshu)* stärkt die Niere und Nieren-*Yang*; **Bl 13 + M** *(Feishu)* stärkt das Lungen-*Qi*, hier gut in Kombination mit **Du 12 + M** *(Shenzhu)* bei chronischem Lungen-*Qi*-Mangel; **Ren 17 + M** *(Danzhong)* stärkt das Lungen-*Qi*, gut bei Dyspnoe; **Bl 12 +** *(Fengmen)* reguliert Nähr-*Ying*- und Abwehr-*Wei-Qi*; **Lu 9 +** *(Taiyuan)* stärkt Lungen-*Qi* und -*Yin* (Hauptpunkt!); **Bl 43 +** *(Gaohuang)* stärkt das Lungen-*Qi*

Rezept: Variationen von *Yu Ping Feng San* (➠ 8.2.13), eventuell in Kombination mit *Bu Zhong Yi Qi Tang* (➠ 8.2.10.a).

Yang-Mangel

Therapieprinzipien: Nieren-*Yang* stärken und erwärmen

Akupunktur: Ren 4 + M *(Guanyuan)* stärkt und wärmt *Qi* und Nieren-*Yang*; **Du 4 + M** *(Mingmen)* stärkt mit Moxa v.a. Nieren-*Yang* (**Cave:** Kein Moxa bei Patienten < 20 Jahre); **Bl 23 + M** *(Shenshu)*, **Ni 3 + M** *(Taixi)* und **Ni 7 + M** *(Fuliu)* stärken mit Moxa v.a. Nieren-*Yang*

Rezept: Variationen von *Jin Gui Shen Qi Wan* (➠ 8.2.10.e), eventuell zusätzlich mit adstringierenden Kräutern wie *Mu Li* (Concha Ostreae).

Yin-Mangel

Therapieprinzipien: Herz- und Nieren-*Yin* stärken und befeuchten, evtl. Mangel-Feuer besänftigen

Akupunktur: Ni 7 + *(Fuliu)* und **He 6 – N** *(Yinxi)* gute Kombination bei Nachtschweiß aufgrund von *Yin*-Mangel, stärken Herz- und Nieren-*Yin*, entfernen Mangel-Hitze; **Ni 3 +** *(Taixi)* und **Ni 10 +** *(Yingu)* stärken Nieren-*Yin*; **Ni 9 +** *(Zhubin)* stärkt Nieren-*Yin*, besänftigt den Geist-*Shen* und Palpitationen; **He 7 +** *(Shenmen)* stärkt Herz-Blut und -*Yin*, beruhigt den Geist-*Shen*; **Mi 6 +** *(Sanyinjiao)* stärkt *Yin* allgemein

Rezept: Variationen von *Sheng Mai San* (➠ 8.2.10.a).

Weitere Therapiemethoden

- **Ohrakupunktur:** Auswahl von drei bis vier Punkten, Dauernadeln oder Samenkörner applizierbar
- **Hauptpunkte: OP 13** (Nebenniere), **OP 22** (Endokrinium), **OP 51** (Vegetativum), **OP 29** (Polster-Okziput), **OP 55** *(Shenmen)*, **OP 101** (Lunge)
- **Zusatzpunkte nach Syndromen: OP 100** (Herz), **OP 95** (Niere)

12

Diätetik: ➡ 7. Spezielle Diätetik bei Lungen-*Qi*-Mangel (➡ 7.7.1), Milz-*Qi*-Mangel (➡ 7.9.1), Nieren-*Yang*-Mangel (➡ 7.12.2), Herz-*Yin*-Mangel und Nieren-*Yin*-Mangel (➡ 7.6.4, 7.12.3).

12.17.3 Reisekrankheit

Therapie

Prophylaxe: Ohrakupunktur mit Dauernadeln oder Samenkörnern vor Reiseantritt; Druckmassage während der Reise. Bei akuten Beschwerden zusätzlich Körperakupunktur (evtl. nur **Pe 6**).

Akupunktur: Pe 6 N *(Neiguan)*, **Du 20 N** *(Baihui)*, **Ma 36 N** *(Zusanli)*, **Gb 20 N** *(Fengchi)*: Nadeln 30 Min. belassen, in dieser Zeit drei- bis viermal manipulieren.
- **Ohrakupunktur: OP 55** *(Shenmen)*, **OP 51** (Vegetativum), **OP 29** (Polster-Okziput), **OP 87** (Magen), **OP 13** (Nebenniere), **OP 25** (Hirnstamm), **OP 9** (Innenohr). Bewährt zur Prävention: **OP 29a** (Reise- und Nauseapunkt).

12.17.4 Maligne Erkrankungen

Pathogenese der Tumorentstehung nach TCM: Emotionale Störungen, Schädigung der inneren Organe, Disharmonie zwischen *Qi* und Blut, äußere pathogene Faktoren und ungeeignete Ernährung. Kein Äquivalent zum Tumorbegriff in den klassischen Texten, jedoch Beschreibung vieler klinischer Symptome bei verschiedenen Malignomen. Einsatz der TCM besonders adjuvant zur westlichen Schulmedizin. Akupunktur zur Unterstützung der Schmerztherapie geeignet.

Therapie von Begleitsymptomen bei malignen Erkrankungen

Heilkräuterrezepte zur Linderung von Medikamenten-Nebenwirkungen und Begleitsymptomen (z.B. Übelkeit, Diarrhö und Appetitlosigkeit etc.) DD ➡ Tab. 12.101. Diätetische Unterstützung nach Differenzialdiagnose der *Zang-Fu*-Organe (➡ 11, ➡ Tab. 12.101). In klinischen Studien in China wurde die Wirksamkeit der TCM als palliative und präventive Therapie nachgewiesen, entsprechende Studien hierzulande stehen noch aus. Einige westliche Pharmafirmen erforschen zytostatische oder zytotoxische Wirksamkeit von chinesischen Heilkräutern.

Schmerztherapie bei malignen Erkrankungen

Domäne der Akupunktur; verwendet werden meist Analgesie- und Sedativpunkte und lokale *Ashi*-Punkte (➡ 10.3.1), Elektrostimulation (➡ 5.1.8) und Moxibustion (➡ 5.2.3) zusätzlich möglich. Bei Symptomen der Beeinträchtigung innerer Organe (z. B. Verdauungsbeschwerden, Kreislaufstörungen, neurologische und seelische Störungen) ist ergänzende innere Behandlung mit Heilkräutern indiziert.

12

| ■ | **Wichtig** |

Hauptanalgesie- und Sedativpunkte
Di 4 *(Hegu)*, **Ma 44** *(Neiting)*, **OP 55** *(Shenmen)* Sedativ- und Analgesiepunkt, **Du 20** *(Baihui)* Hauptsedativpunkt.

Syndrome und Therapie bei malignen Erkrankungen		
Syndrom	Symptome	Therapieprinzip/Rezept
Qi-Mangel (➥ 9.3.1)	Belastungsdyspnoe, Spontanschweiß, Abgeschlagenheit, Sprache und Atmen erschwert, blasses Gesicht *Zunge:* Blass; *Puls:* Schwach *Lunge betroffen* (➥ 11.3.1): Husten, viel, dünner Schleim *Milz betroffen* (➥ 11.5.1): Weiche Stühle, geringer Appetit, Ödeme, nach Essen Völlegefühl	*Qi* stärken *Si Jun Zi Tang* (➥ 8.2.10.a) *Bu Fei Tang* (➥ 8.2.10.c) *Bu Zhong Yi Qi Tang* (➥ 8.2.10.a)
Yang-Mangel (➥ Tab. 9.4)	Kalte Extremitäten, Kälteaversion, Druck und Wärme lindern *Zunge:* Blass; *Belag:* Dünn, weiß *Puls:* Langsam, leer, zusätzlich Symptome wie bei *Qi*-Mangel *Nieren betroffen* (➥ 11.9.2): Inkontinenz, Schwäche in Knien und Rücken, Nykturie, Diarrhö morgens	*Yang* stärken *Fu Zi Li Zhong Tang* (➥ 8.2.9) *Jin Gui Shen Qi Wan* (➥ 8.2.10.e)
Yin-Mangel (➥ Tab. 9.4)	Trockener Mund, Durst, Obstipation, wenig Urin, Fieber nachmittags, Hitzesensationen in Handflächen und Fußsohlen *Zunge:* Rot; *Belag:* Fehlt oft; *Puls:* Dünn, schnell *Nieren und Leber betroffen* (➥ 11.11.20): Trockene Augen, Schwindel, nächtlicher Samenerguss, Knie und Rücken schwach und empfindlich *Lunge betroffen* (➥ 11.3.2): Trockener Husten, wenig und zähes Sputum	*Yin* stärken *Da Bu Yuan Jian* (➥ 8.2.10.d) *Liu Wei Di Huang Wan* (➥ 8.2.10.d) *Bai He Gu Jin Tang* (➥ 8.2.14)
Blut-Mangel (➥ 9.3.2)	Blasses oder gelbliches Gesicht, Müdigkeit, Energielosigkeit *Zunge:* Blass; *Puls:* Dünn *Bei Leber-Blut-Mangel* (➥ 11.7.1): Schwindel, verschwommenes Sehen, Tinnitus, Taubheitsgefühl in den Extremitäten *Bei Herz-Blut-Mangel* (➥ 11.1.3): Schlafstörungen durch Träume, Palpitationen, Angstzustände	Blut nähren *Ba Zhen Tang* (➥ 8.2.10.c) *Bu Gan Tang* (➥ 8.2.10.b) *Gui Pi Tang* (➥ 8.2.10.c)
Blut-Stase (➥ 9.3.2)	Stechende, fixierte Schmerzen, evtl. zu palpierende Masse, petechiale Blutungen, dunkle Gesichts- und Körperhaut, Dysmenorrhö mit dunklen Blutklumpen *Zunge:* Violett, einzelne Ekchymosen, gestaute Zungengrundvenen *Puls:* Rau, unregelmäßig, evtl. fixiert *Bei Leber-Blut-Stase:* Schmerzen abdominell oder im Hypochondrium, starke Dysmenorrhö	Blut-Zirkulation fördern *Xue Fu Zhu Yu Tang* (➥ 8.2.12.a) *Shao Fu Zhu Yu Tang* (➥ 8.2.12.a) *Wen Jing Tang* (➥ 8.2.12.a.)

Forts. ➡

12

Syndrome und Therapie bei malignen Erkrankungen *(Forts.)*		
Syndrom	**Symptome**	**Therapieprinzip/Rezept**
Leber-*Qi*-Stauung (➡ 11.7.2)	Häufiges Aufstoßen, Gereiztheit, Völlegefühl und sich ausdehnende Schmerzen im Hypochondrium, Engegefühl im Thorax, Appetitlosigkeit *Zunge:* Dünner Belag; *Puls:* Saitenförmig	Leber-*Qi* regulieren *Chai Hu Shu Gan San* (➡ 8.2.6)
Schleim-Feuchtigkeits-retention (➡ 9.3.4)	Husten, mundvolle Expektoration, weißer Schleim, Appetitlosigkeit, Blähungen, Bauchauftreibung *Zunge:* Weißer, dicker und schmieriger Belag *Puls:* Schlüpfrig *Lunge betroffen* (➡ 11.3.6): Belastungsdyspnoe, Keuchatmung, thorakales Völlegefühl	Schleim-Feuchtigkeitsretention auflösen *Er Chen Tang* (➡ 8.2.16.a) *Ping Wei San* (➡ 8.2.8.a) *San Zi Yang Qin Tang* (➡ 8.2.16.c)

Tab. 12.101

12.17.5 AIDS

Nach TCM wird das AIDS-Virus zu den pathogenen Faktoren (➡ 3.6.1) gezählt. Häufige Pathogenese: *Li Qi* überwindet Abwehr-*Wei-Qi* und schädigt allmählich das Aufrechte-*Zheng-Qi* (➡ 3.3.1). Nach klinischen Beobachtungen Einteilung in Fülle- und Mangel-Syndrome, wobei durchaus Überlagerungen nach der TCM-Differenzialdiagnose vorkommen. DD ➡ Tab. 12.102 und 12.103. Der Krankheitsverlauf der verschiedenen Stadien wird mittels diagnostischer Kriterien (➡ 4) nach den Symptomen differenziert und behandelt. Mit westlicher antiviraler (meist 3facher) Kombinationstherapie, z.B. Nukleosidanaloga, nichtnukleosidische Reverse-Transkriptase-Inhibitoren oder Proteaseinhibitoren durch TCM-Behandlung möglich.

Syndrome bei AIDS			
Fülle-Syndrome bei AIDS			
Syndrom	**Symptome**	**Zunge**	**Puls**
Leber-*Qi*-Stauung (➡ 11.7.2)	*Hauptsymptome:* Depressionen, Gereiztheit, Abneigung zu sprechen *Begleitsymptome:* Stechende Schmerzen im Thorax oder Hypochondrium, Beklemmungsgefühl im Epigastrium oder thorakal, häufiges Aufstoßen, Appetitverlust, unregelmäßiger Stuhlgang	*Belag:* Weißlich	Saitenförmig
Feuchte-Hitze-Retention (➡ 11.5.6)	*Hauptsymptome:* Hohes Fieber, kontinuierlich, besonders nach Schwitzen, zäher Schweiß *Begleitsymptome:* Dumpfe Kopfschmerzen (wie bandagiert), thorakales Beklemmungsgefühl, Mund- und Zungenulzera, Aphthen, zähe und übelriechende Stühle, Hitzesensationen im Analbereich	Rot *Belag:* Gelb, schmierig	Schnell, schlüpfrig oder sanft
Hitze-Toxine (➡ 3.6.2)	*Hauptsymptome:* Hohes Fieber, besonders nachts, übermäßiges Schwitzen, Gereiztheit *Bei Blut-Hitze:* Multiple Ekchymosen in Haut und Schleimhaut, Epistaxis *Bei aufkommendem Wind:* Krämpfe, Synkope, Bewusstlosigkeit	Rot	Dünn, schnell

Forts. ➡

12

Syndrome bei AIDS *(Forts.)*

Fülle-Syndrome bei AIDS

Syndrom	Symptome	Zunge	Puls
Schleim-Feuer trübt Geist-*Shen* (➡ 11.1.7)	*Hauptsymptome:* Dämmerzustand, Amnesie, Apathie, Selbstgespräche, Demenz im fortgeschrittenen Stadium *Begleitsymptome:* Schwindel, Schmerzen in der Taille, selten Entwicklung einer Epilepsie	Rot *Belag:* Schmierig	Beweglich oder sanft, dünn
Schleimretention (➡ 9.3.4) und Blut-Stase (➡ 9.3.2)	*Hauptsymptome:* Zu palpierende Massen im Hypochondrium (Hepatosplenomegalie), geschwollene Lymphknoten, Lymphangiektasie, Neoplasien *Begleitsymptome:* Gelbliche Gesichtsfarbe	Violett, dunkel, matt, Ekchymosen	Dünn, langsam, unregelmäßig

Tab.12.102

Syndrome bei AIDS

Mangel-Syndrome bei AIDS

Syndrom	Symptome	Zunge	Puls
Lungen-*Qi*- und *Yin*-Mangel (➡ 11.3.1, 11.3.2)	*Hauptsymptome:* Dyspnoe, trockener Husten, wenig Sputum, trockener Mund und Kehle *Begleitsymptome:* Hektisches Fieber, Nachtschweiß, Appetitlosigkeit, Schwächegefühl, Lustlosigkeit	Blassrosa *Belag:* Weiß, dünn	Schwach, dünn, schnell
Herz-*Qi*- und Blut-Mangel (➡ 11.1.1, 11.1.3)	*Hauptsymptome:* Belastungsdyspnoe, Vergesslichkeit, Angst- und Erschöpfungszustände *Begleitsymptome:* Gesichtsblässe, Spontanschweiß, Abgespanntheit, Schwindel, Palpitationen, Schlafstörungen	Blass *Belag:* Weiß, dünn	Dünn, schwach
Milz- und Magen-*Qi*-Mangel (➡ 11.5.1, 11.6.1)	*Hauptsymptome:* Diarrhö oder weiche Stühle, Blähungen und Spannungsgefühl, besonders nach dem Essen *Begleitsymptome:* Appetitlosigkeit, Gesichtsblässe, Gliederschwäche	Blass, geschwollen *Belag:* Weiß	Dünn, sanft, langsam
Leber- und Nieren-*Yin*-Mangel (➡ 11.11.20)	*Hauptsymptome:* Schwindel, Tinnitus, Augentrockenheit, Lichtscheu, Wangenrötung *Begleitsymptome:* Reizbarkeit, hektisches Fieber mit Nachtschweiß, Schwächegefühl in Knien und Rücken	Rot *Belag:* Gering, evtl. Furchen	Dünn, schnell
Lungen- und Nieren-*Yin*-Mangel (➡ 11.11.14)	*Hauptsymptome:* Trockener Husten, wenig Sputum, trockener Mund und Kehle *Begleitsymptome:* Hektisches Fieber mit Nachtschweiß, Hitzewallung, Tinnitus, Hörminderung, Schwächegefühl in Knien und Rücken, Spermatorrhö	Rot *Belag:* Gering, evtl. Furchen	Dünn, schnell

Tab.12.103

12

Therapie

Leber-*Qi*-Stauung (➡ 11.7.2)

Therapieprinzipien: Leber regulieren, *Qi*-Stagnation zerstreuen

Akupunktur: Ren 17 – N *(Danzhong)* reguliert *Qi* thorakal, **Le 14 – N** *(Qimen)* und **Bl 18 – N** *(Ganshu)* regulieren *Qi*-Zirkulation und harmonisieren Leber und Magen; **Gb 34 –** *(Yanglingquan)* und **Le 3 –** *(Taichong)* regulieren *Qi* und besänftigen die Leber; **SJ 6 –** *(Zhigou)* zerstreut *Qi*-Stagnation im Hypochondrium; **He 7 – N** *(Shenmen)* macht die Meridiane im Thoraxbereich durchgängig; zusätzlich: **Pe 6 – N** *(Neiguan)* bei Depressionen

Rezept: Bei milder Form *Yue Ju Wan* (➡ 8.2.11.a); *Chai Hu Shu Gan San* (➡ 8.2.6)

Diätetik: ➡ 7.11.2.

Feuchte-Hitze-Retention (➡ siehe auch 11.5.6)

Therapieprinzipien: Hitze klären, Feuchtigkeit auflösen, Milz stärken

Akupunktur: Di 4 – *(Hegu)*, **Di 11 –** *(Quchi)* und **Du 14 –** *(Dazhui)* klären Hitze; **Lu 6 –** *(Kongzui)* kühlt Hitze; **SJ 6 –** *(Zhigou)* entspannt den Thorax, macht die Meridiane durchgängig; **Mi 9 –** *(Yinlingquan)* transformiert und löst Feuchtigkeit auf; **Ren 12 +** *(Zhongwan)* und **Ma 36 +** *(Zusanli)* stärken die Milz; zusätzlich: **Ma 25 –** *(Tianshu)* bei Brennen im Analbereich, **Ren 12 –** *(Zhongwan)* bei Übelkeit

Rezept: *Gan Lu Xiao Du Dan* (➡ BB: S. 203, EBB: S. 187); *Zhong Man Fen Xiao Wan* (➡ BB: S. 207, EBB: S. 191)

Diätetik: ➡ 7.9.3.

Hitze-Toxine

Therapieprinzipien: Hitze klären, Blut kühlen, entgiften

Akupunktur: Di 4 – *(Hegu)*, **Di 11 –** *(Quchi)* und **Du 14 –** *(Dazhui)* klären Hitze; **Mi 10 –** *(Xuehai)* und **Pe 9 – N** *(Zhongchong)* klären Feuer und Hitze und kühlen Blut; **SJ 1 –** *(Guanchong)* klärt Feuer und Hitze; **Le 2 –** *(Xingjian)* und **Lu 10 –** *(Yuji)* kühlen Blut-Hitze; zusätzlich: **Di 1 –** *(Shangyang)* belebt das Bewusstsein wieder bei aufkommendem Wind

Rezept: *Huang Lian Jie Du Tang* (➡ 8.2.4.c); *Xie Xin Tang* (➡ 8.2.4.c)

Diätetik: Kühlende Nahrungsmittel (➡ Tab. 7.5)

12

Mikroaderlass: Di 1 *(Shangyang)* und **SJ 1** *(Guanchong)* mit Dreikantnadel (➡ 5.1.12) leiten die Toxine aus: *Anwendung:* Zusätzlich zur Körperakupunktur in den ersten zwei Wochen jeden zweiten Tag.

Schleim-Feuer trübt den Geist-*Shen* (➡ siehe auch 11.1.7)

Therapieprinzipien: Hitze im Herzen klären, Schleim auflösen, *Yin* nähren

Akupunktur: He 7 – N *(Shenmen)* und **Pe 8 – N** *(Lao Gong)* klären Hitze und beruhigen den Geist-*Shen*; **Bl 18 – N** *(Ganshu)* und **Bl 15 – N** *(Xinshu)* beseitigen Hitze und beruhigen den Geist-*Shen*; **Gb 20 –** *(Fengchi)* und **Gb 15 –** *(Toulinqi)* regulieren den Geist-*Shen*; **Bl 20 +** *(Pishu)*, **Bl 21 +** *(Weishu)* und **Ren 12 +** *(Zhongwan)* stärken Milz und Magen zur Lösung des Schleimes; **Ma 40 – N** *(Fenglong)* und **Mi 6 –** *(Sanyinjiao)* und **Mi 9 –** *(Yinlingquan)* transformieren Feuchtigkeit und Schleim; **Ni 3 +** *(Taixi)* nährt *Yin*

Rezept: *Zhu Sha* (Cinnabaris) 3 g, *Huang Lian* (Rz. Coptidis) 12 g, *Dang Gui* (Rx. Angelicae Sinensis) 9 g, *Sheng Di Huang* (Rx. Rehmanniae Glutinosae) 9 g, *Gan Cao* (Rx. Glycyrrhizae Uralensis) 12 g. Als Dekokt (➡ 8.2.2) mit der Hälfte der angegebenen Menge beginnen und abhängig vom Verlauf langsam steigern

Diätetik: Schleim transformierende Nahrungsmittel (➡ Tab. 7.5) bevorzugen.

Schleimretention (➡ 9.3.4) und Blut-Stase (➡ 9.3.2)

Therapieprinzipien: Blut aktivieren und zirkulieren, Schleim und Blut-Stase auflösen

Akupunktur: Bl 17 + N *(Geshu)* und **Bl 20 + N** *(Pishu)* aktivieren und zirkulieren Blut; **Mi 10 –** *(Xuehai)* aktiviert den Blutfluss; **Ma 40 – N** *(Fenglong)* und **Di 4 – N** *(Hegu)* transformieren Feuchtigkeit und Schleim; **Gb 25 – N** *(Jingmen)* und **Bl 23 – N** *(Shenshu)* leiten Feuchtigkeit aus; **Le 13 – N** *(Zhangmen)* und **Bl 60 – N** *(Kunlun)* beseitigen Blut-Stagnation

Rezept: *Si Wu Tang* (➡ 8.2.10.b) mit *Tao Ren* (Sm. Persicae) 6 g, *Hong Hua* (Fl. Carthami Tinctorii) 6 g

Diätetik: Schleim bildende Nahrungsmittel vermeiden, Schleim transformierende und Blut-*Xue* bewegende Nahrungsmittel (➡ 7.5) bevorzugen.

12

Lungen-*Qi*- und *Yin*-Mangel (➡ 11.3.1, 11.3.2)

Therapieprinzipien: *Qi* stärken, *Yin* nähren

Akupunktur: Ni 3 + *(Taixi)*, **Ren 4 +** *(Guanyuan)* und **Mi 6 +** *(Sanyinjiao)* nähren *Yin*, **Ma 36 +** *(Zusanli)* und **Bl 13 +** *(Feishu)* stärken *Qi*, **Lu 9 +** *(Taiyuan)* befeuchtet Trockenheit, **Ren 17 +** *(Danzhong)* und **Bl 43 +** *(Gao Huang)* stärken *Qi* und Lungen-*Yin*; zusätzlich: **Lu 5 + N** *(Chize)* bei trockenem Husten, **Ni 7 +** *(Fuliu)* und **He 6 –** *(Xinxi)* bei Nachtschweiß, **Ni 6 +** *(Zhaohai)* bei trockenem Rachen, **Lu 10 –** *(Yuji)* bei Fieber

Rezept: *Huang Qi Jian Zhong Tang* (➡ 8.2.9); *Sheng Mai San* (➡ 8.2.10.a)

Diätetik: ➡ 7.7.1, 7.7.2.

Herz-*Qi*- und Blut-Mangel (➡ 11.1.1, 11.1.3)

Therapieprinzipien: *Qi* stärken, Blut nähren

Akupunktur: Ren 4 + M *(Guanyuan)* und **Du 20 +** *(Baihui)* stärken *Yang-Qi*, **Ma 36 +** *(Zusanli)* stärkt *Qi*; **Mi 6 + M** *(Sanyinjiao)*, **Ma 36 + M** *(Zusanli)* Stärken *Qi* und Blut, zusätzlich: **Ren 6 + M** *(Qihai)* bei Dyspnoe, **He 7 + N** *(Shenmen)* und **Pe 6 + N** *(Neiguan)* bei Palpitationen und Schlaflosigkeit, **Ni 7 +** *(Fuliu)* und **Di 4 –** *(Hegu)* bei Spontanschweiß

Rezept: *Ba Zhen Tang* (➡ 8.2.10.c); *Gui Pi Tang* (➡ 8.2.10.c)

Diätetik: ➡ 7.6.1, 7.6.3.

Milz- und Magen-*Qi*-Mangel (➡ 11.5.1, 11.6.1)

Therapieprinzipien: Milz und Magen stärken

Akupunktur: Ren 6 + M *(Qihai)* stärkt das *Qi*; **Bl 20 + M** *(Pishu)*, **Bl 21 + M** *(Weishu)* und **Ren 12 + M** *(Zhongwan)* stellen das *Qi* wieder her und stärken Milz und Magen; **Ma 36 +** *(Zusanli)* und **Mi 3 +** *(Taibai)* stärken Milz und Magen; **Ma 25 +** *(Tianshu)* fördert die *Qi*- und Blut-Zirkulation; zusätzlich: **Ma 37 +** *(Shangjuxu)* bei Diarrhö, **Mi 4 +** *(Gongsun)* und **Pe 6 +** *(Neiguan)* bei Erbrechen und Völlegefühl

Rezept: *Si Jun Zi Tang* (➡ 8.2.10.a), *Shen Ling Bai Zhu San* (➡ 8.2.10.a) v. a. bei Diarrhö, *Li Zhong Wan* (➡ 8.2.9)

Diätetik: ➡ 7.9.1, 7.10.1

12

Leber- und Nieren-*Yin*-Mangel (➡ 11.11.20)

Therapieprinzipien: *Yin* von Leber und Niere stärken und nähren

Akupunktur: Ni 3 + *(Taixi)* und **Ni 6 +** *(Zhaohai)* stärken Nieren-*Yin*, **Bl 23 +** *(Shenshu)* stärkt die Niere, **Le 8 +** *(Ququan)* und **Bl 18 +** *(Ganshu)* stärken das Leber-*Yin*- und -Blut, **Mi 6 +** *(Sanyinjiao)* nährt *Yin* und Blut, **Du 20 +** *(Baihui)* bei Schwindel, **Le 3 +** *(Taichong)* und **Bl 10 +** *(Tianzhu)* bei Kopfschmerzen, **Ni 7 +** *(Fuliu)* und **He 6 −** *(Xinxi)* bei Nachtschweiß

Rezept: *Zou Gui Wan* (➡ 8.2.10.d); *Liu Wei Di Huang Wan* (➡ 8.2.10.d)

Diätetik: ➡ 7.11.1 und 7.12.3.

Lungen- und Nieren-*Yin*-Mangel (➡ 11.11.17)

Therapieprinzipien: *Yin* von Lunge und Niere stärken und nähren

Akupunktur: Lu 1 + *(Zhongfu)* stärkt Lungen-*Yin*, **Lu 9 +** *(Taiyuan)* befeuchtet Trockenheit, **Bl 13 +** *(Feishu)* stärkt die Lunge, **Ni 3 +** *(Taixi)*, **Ni 6 +** *(Zhaohai)* und **Mi 6 +** *(Sanyinjiao)* stärken Nieren-*Yin*, **Bl 23 +** *(Shenshu)* stärkt die Niere; **Bl 43 +** *(Gaohuang)* stärkt Lungen-*Yin*; zusätzlich: **SJ 17 +** *(Yifeng)* bei Tinnitus und Gehörverlust; **Ren 4 +** *(Guanyuan)* bei Schwächegefühl in Knien und Rücken

Rezept: *Bai He Gu Jin Tang* (➡ 8.2.7)

Diätetik: ➡ 7.7.2 und 7.12.3

12.18 Präventive Akupunktur und Moxibustion

Gesundheit nach TCM beinhaltet ein harmonisches *Yin/Yang*-Gleichgewicht, ausreichend *Qi* und Blut, gute *Zang-Fu*-Organfunktionen und einen ungehinderten *Qi*- und Blut-Fluss in Gefäßen, Meridianen und Netzgefäßen; äußere pathogene Faktoren (*Xie Qi* ➡ 3.6.1) können in diesem Zustand erfolgreich abgewehrt werden. Präventive Akupunktur und Moxibustion ist eine Möglichkeit, die Harmonie im Körper zu erhalten, andere Methoden sind Diätetik (➡ 7), *Qi Gong* (➡ 5.5), *Taijiquan* (➡ 5.4) etc. Naturwissenschaftliche Erklärungen: Erwiesen sind Anstieg des Interferonspiegels sowie Steigerung der humoralen Immunität durch Akupunktur.

Präventive Effekte von Akupunktur und Moxibustion

- **Abwehrstärkung** durch Erwärmung und Öffnung der Meridiane/Netzgefäße, Stärkung des Aufrechten-*Zheng-Qi* (➡ 3.3.1), Verhinderung einer Invasion durch pathogene Faktoren
- **Verlangsamung von Altersprozessen** durch Stärkung des *Mingmen* (➡ 3.3.6)
- **Stärkung des Nachgeburtlichen** *Qi* (➡ 3.3.1) durch Förderung der Milz- und Magenfunktionen

- **Regulation der kardiovaskulären Funktion** durch Aktivierung des *Qi*- und Blut-Flusses.

Punktauswahl

➡ Tab. 12.104

Anwendung: Je nach Konstitution 1–2 Punkte auswählen und über eine längere Zeit (z. B. zweimal pro Woche über 2 Monate) nadeln, evtl. Kombination alternieren.

Wichtig

Zur Prävention eher Moxibustion anwenden, v. a. bei alten und schwachen Patienten.
Kontraindikation: *Yin*-Mangel (➡ Tab. 9.4)! Bewährt hat sich auch der Einsatz der Laserakupunktur.

Präventive Akupunktur und Moxibustion: Punktempfehlungen	
Therapeutischer Effekt	**Punktauswahl**
Gesundheitsstärkung und „Lebensverlängerung"	Ma 36, Ren 8 (nur M), Ren 4, Ren 6, Gb 14, Ni 1
Steigerung der Immunabwehr	Ma 36, Ni 3, Gb 41, Gb 39, Le 8, Le 13, Gb 38, SJ 5
Infektionsprophylaxe	Du 14, Bl 13, Ma 36
Antiallergische Punkte	SJ 5, Bl 40, Bl 52, Gb 41, Ni 3, Pe 5, Pe 6, Le 8, Lu 7
Bei körperlicher Erschöpfung	Ma 36 (Hauptpunkt), Mi 6, Ren 6
Bei psychischer Erschöpfung	Ni 3, Gb 43, He 9, Gb 34, Ren 6, Bl 62
Prophylaxe bei Kollapsneigung	Ren 8 (nur M! evtl. mit Salz), Ren 4, Ren 3
Prophylaxe/Therapie von Kopferkrankungen	Du 20, Ni 1
Prophylaxe/Therapie bei Gemütskrankheiten, Epilepsie	Pe 6, He 7, Du 14, Bl 15, Bl 18, Du 20
Geistes- und Verstandesregulation	He 7, Pe 6, Bl 15, Mi 6
Prophylaxe/Therapie von Apoplex	Ma 36, Di 11, Du 20, Gb 30
Stärkung der Lungenfunktion	Bl 13, Du 14, Bl 15, Ren 17
Förderung der Blutzirkulation	Bl 15, Pe 6, Ren 17, Bl 17, Mi 10
Stärkung der Milz- und Magenfunktionen	Ma 36, Ren 12, Ma 25, Bl 20, Bl 21, Ren 8 M
Prophylaxe/Therapie von Gallenblasenerkrankungen	Bl 18, Bl 20, Ma 36
Stärkung der Darmfunktionen	Ma 25 + M
Stärkung der Nieren, v. a. Nieren-*Yang*	Du 4, Bl 23, Ren 3, Ren 6, Ren 4, Mi 6, Ni 1
Stärkung der Harn- und Reproduktionsorgane	Bl 23, Du 4, Mi 6, Ren 3, Ren 4, Ren 6
Prophylaxe/Therapie von Hüft- und Beinerkrankungen	Bl 23, Du 4, Gb 30, Mi 6

Tab. 12.104

12

Sonderformen der Akupunktur

C. Hänel, A. P. Qin, C. Focks, W. Maric-Oehler
N. Hillenbrand, G. Hieber

13

13.1	**Ohrakupunktur** ▪ C. Hänel	1070
13.1.1	Geschichtlicher Überblick	1070
13.1.2	Wissenschaftliche Grundlagen	1070
13.1.3	Anwendung	1070
13.1.4	Behandlungstechniken	1072
13.1.5	Anatomie und Repräsentationsareale	1075
13.1.6	Ohrpunkte	1076
13.1.7	Punktekombinationen zur Therapie	
	bei häufigen Erkrankungen	1091
13.2	**Chinesische Schädelakupunktur**	
	(Tou Zhen) ▪ A. P. Qin, C. Focks	1092
13.2.1	Anwendung	1092
13.2.2	Lokalisation am Schädel	1093
13.2.3	Praktisches Vorgehen	1096
13.3	**Neue Schädelakupunktur nach**	
	Yamamoto/YNSA ▪ W. Maric-Oehler	1100
13.3.1	Geschichtlicher Überblick	1101
13.3.2	Kontraindikationen	1101
13.3.3	Indikationen	1101
13.3.4	Anatomische Somatotope der YNSA	1101
13.3.5	Funktionelle Somatotope der YNSA	1108
13.3.6	Bauchdiagnostik der YNSA	1113
13.3.7	Halsdiagnostik	1114
13.3.8	Praktisches Vorgehen	1115
13.4	**Hand- und Fußakupunktur** ▪ N. Hillenbrand	1118
13.4.1	Anwendung	1118
13.4.2	Handakupunkturpunkte	1118
13.4.3	Fußakupunkturpunkte	1122

13.5	**Hand- und Fußgelenks-**	
	akupunktur ▪ A. P. Q<small>IN</small>/C. F<small>OCKS</small>	1124
13.5.1	Anwendung	1124
13.5.2	Praktisches Vorgehen	1125
13.5.3	Zoneneinteilung	1125
13.5.4	Punkte der Handgelenksakupunktur	1128
13.5.5	Punkte der Fußgelenksakupunkur	1129
13.6	**Gesichts- und Nasenakupunktur** ▪ N. H<small>ILLENBRAND</small> .	1130
13.6.1	Anwendung	1130
13.6.2	Punkte der Gesichtsakupunktur	1131
13.6.3	Punkte der Nasenakupunktur.	1133
13.7	**Augentherapie** ▪ A. P. Q<small>IN</small>, C. F<small>OCKS</small>	1134
13.7.1	Anwendung	1134
13.7.2	Lokalisation der Zonen/Punkte der Augentherapie	1135
13.7.3	Praktisches Vorgehen	1136
13.8	**Mundakupunktur** ▪ G. H<small>IEBER</small>	1136
13.8.1	Einführung	1136
13.8.2	Bezeichnungen	1138
13.8.3	Anwendung	1138
13.8.4	Praktisches Vorgehen	1138
13.8.5	Punktlokalisation und Indikationen	1139

13

13.1 Ohrakupunktur

13.1.1 Geschichtlicher Überblick

Älteste Sonderform der Akupunktur. Reflektorische Zusammenhänge (Somatotopie) zwischen Ohrarealen und bestimmten Körperregionen bereits im *Huangdi Neijing* (➡ 1.1; ca. 200 v. Chr.), zeitgleich mit Hippokrates: Zusammenhänge zwischen retroaurikulären Gefäßen und Impotenz/Sterilität beim Mann; im „alten Ägypten": Stechen bestimmter Ohrpunkte bei Frauen zur Empfängnisverhütung.

Verbreitung in Europa

- Um 1950 systematische Untersuchung von reflektorischen Beziehungen zwischen Ohrmuschel und Körperregionen sowie Entwicklung daraus resultierender therapeutischer Möglichkeiten durch den französischen Arzt Dr. Paul Nogier. Nach China gelangten diese Erkenntnisse durch eine Arbeit Nogiers in der „Deutschen Zeitschrift für Akupunktur" 1957 und wurden dort sehr interessiert aufgegriffen. Das umso mehr, als man sich an Hinweise in der eigenen traditionellen Literatur über die Verbindung der Körperorgane mit der Ohrmuschel erinnerte. Nogier wird auch in China als Entdecker der Ohrakupunktur in ihrer heutigen Form voll anerkannt.
- Heute *„Französische Aurikulotherapie nach Nogier"* und *„Chinesische Schule"* mit vielen Gemeinsamkeiten, aber auch z. T. unterschiedlichen Punktelokalisationen und Indikationen; im Leitfaden Bezug v. a. auf Punktelokalisationen der chinesischen Ohrakupunktur (nach König/Wancura).

13.1.2 Wissenschaftliche Grundlagen

- **Innervation der Ohrmuschel:** V. a. durch Plexus cervicalis, N. vagus und zu einem kleineren Teil durch N. trigeminus; der R. auricularis des N. vagus zieht in die Tiefe der Ohrmuschel. *Cave:* Kollapsgefahr durch Vagusreizung. Nadelung dieses Bereiches nur von erfahrenen Therapeuten!
- **Beteiligung des Sympathikus:** Durch russische Forschungsarbeit bewiesen. Nach Entfernung der subkapitalen sympathischen Ganglien bei experimenteller Schädigung innerer Organe zeigen sich keine Hautveränderungen mehr an der Ohrmuschel.
  Auch die therapeutischen Effekte durch Ohrpunktreizung sind dann nicht mehr so ausgeprägt.
- **Innervationsgebiete:** Z. T. nicht scharf abgrenzbar, sondern oft Überlappungen.

13.1.3 Anwendung

Indikationen

- *Yang*-Syndrome (➡ Tab. 9.4, 9.1.1)
- Akute (schmerzhafte) Krankheiten: Störungen des Stütz- und Bewegungsapparates, Neuralgien, Kopfschmerzen
- Schlafstörungen und menstruationsabhängige Beschwerden
- Unterstützende Therapie bei Suchterkrankungen: z. B. bei Nikotinabusus, Alkohol- und Drogensucht, Adipositas

13

- Als diagnostische Methode: Neben schulmedizinischer Diagnostik und Diagnosefindung nach TCM (➡ 4) liefert die Inspektion der Ohrmuschel wichtige Hinweise auf Beteiligung der inneren Organe und erkrankten Körperabschnitte (Somatotopie). Kriterien: Druckschmerzhafte Punkte, sichtbare Veränderungen (z.B. Ektasien, Rötung) und Veränderungen der Hautwiderstandes.

Kontraindikationen

- Ausgeprägte Druckempfindlichkeit und/oder Entzündungen der zu behandelnden Ohrareale oder Ohrpunkte (absolut)
- Schwere Infektionskrankheiten (absolut)
- Schwangerschaft (absolut für Punkte der Hypothalamus- und Genitalzone)
- Unklare Schmerzzustände (relativ)
- Zustand unmittelbar nach Fastenkuren (relativ)
- Gleichzeitige Medikation mit Sedativa, Neuroleptika und Opiaten (relativ).

Punktauswahl

Grundregel: Wenige, aber wirksame Punkte behandeln; sich an häufig verwendeten Punktkombinationen (➡ 13.1.7) orientieren.

- **Punktauswahl nach erkranktem Organ/Körperabschnitt:** Bei Erkrankungen der Lunge z.B. **OP 101** (Lunge)
- **Punktauswahl nach gekoppeltem Meridian** (➡ 3.5.2): Bei Erkrankungen der Leber z.B. **OP 96** (Gallenblase)
- **Punktauswahl nach fünf Wandlungsphasen** (➡ 3.2): Bei Augenerkrankungen (Auge als „Öffner" [➡ 3.2.1, 3.4.9] der Leber zugeordnet) Behandlung von z.B. **OP 98** (Leber)
- **Punktauswahl nach Sonderfunktionen:** Zur Schmerzstillung z.B. **OP 55** und **29, OP 51** zur Prophylaxe von Übelkeit und Erbrechen.

Seitenauswahl

- *Empfehlung der Universität Shanghai:* Behandlung des Ohres, auf dessen Seite der Krankheitsprozess bzw. das betroffene Organ liegt
- *Empfehlung Nogiers:* Behandlung des Ohres der Händigkeit, also bei Rechtshändern rechtes Ohr und bei Linkshändern linkes Ohr; v.a. bei Erkrankungen, die keiner Seite zugeordnet werden können (z.B. Schmerztherapie, psychotrope Punkte) und bei denen eine Tonisierung oder Stärkung erforderlich ist; ist dagegen eine Sedierung oder Schwächung erwünscht, dann die Gegenseite der Händigkeit behandeln; gelegentlich auch beide Ohren behandeln.

Segmenttherapie nach Nogier

- **Prinzip:** Bei chronischen Erkrankungen sind wichtige Schmerz- und Behandlungspunkte auf einer Linie. Diese „Behandlungslinie" geht durch den Nullpunkt nach Nogier (**OP 82** in der chin. Ohrakupunktur) und den schmerzhaftesten Punkt auf der äußeren Helixkrempe; dazwischen liegen **Referenzpunkte**
- **Vegetative Rinne:** Bezeichnung nach Lange für die Punkte der inneren Helixrinne, die meist bedeutend empfindlicher sind, sodass sie heute meist bei der Segmenttherapie verwendet werden. Neben der Feststellung des schmerzhaftesten Punktes auf der

13

Helixkrempe oder der vegetativen Rinne können auch sichtbare Auffälligkeiten wie z.B. kleine Gefäßerweiterungen diagnostische Hilfe leisten.

Wichtig

Hautwiderstandsmessung und der von Nogier entdeckte **RAC** (Réflexe auriculocardiaque), heute auch als **VAS** (vaskuläres autonomes Signal) bezeichnet. *Prinzip:* Untersucher tastet mit dem Daumen seiner nicht dominanten Hand den Radialispuls am Proc. styloideus des Patienten entgegen der arteriellen Flussrichtung; bei optimaler Positionierung liegt der Patient und der Untersucher sitzt hinter dem Kopf des Patienten. Bei gleichzeitiger Reizung gestörter Ohrareale z.B. mit einer Sonde, verschiebt sich die Pulswelle kurzzeitig um 1–2 mm. Verschieben nach distal (zum Daumen hin) = Stärkerwerden des Pulses = positiver VAS bedeutet wichtiges Areal für Diagnose und Therapie und zeigt gestörte behandlungsbedürftige Zone an. Ausnahme: Kranke Zähne reagieren auf Fingerdruck von außen mit negativem VAS (Verschieben der Pulswelle nach proximal). *Cave:* Verfahren erfordert viel Erfahrung. Häufiger Fehler: Falsche Pulstaststelle, falscher Tastdruck, falscher „Daumenwinkel", Hände von Patient und Untersucher nicht parallel.

13.1.4 Behandlungstechniken

Punktion

- **Nadeln:** Üblich sind dünne Nadeln, z.B. 0,20–0,30 mm × 10–25 mm
- **Präzise Lokalisation** des „aktiven Punktes": Kriterien sind Druckschmerzhaftigkeit, sichtbare Veränderungen (z.B. Rötung, Ektasie) und Veränderungen des Hautwiderstandes. Therapieeffekt hängt mehr von der richtigen Punktlokalisation als von der Nadelanzahl ab
- **Dauer:** Meist 20–45 Min.
- **Manuelle Stimulation:** Wird selten durchgeführt
- **Entfernen der Nadeln:** Evtl. leichte Nachblutungen mit einem Tupfer unter leichter Kompression zum Stillstand bringen.

Elektrostimulation

Reizverstärkung durch Elektrostimulation ähnlich wie bei der Körperakupunktur (➨ 5.1.8)
- **Technik:** *Frequenz:* 5–20 Hz, niederfrequenter Gleichstrom (rechteckgepulst). *Intensität:* Nach der relativen Empfindlichkeitstoleranz der Patienten Plus- und Minuselektroden ipsilateral (an derselben Ohrmuschel) anlegen. Intensitätsabhängige Missempfindung tritt an der Pluselektrode auf; deshalb Pluselektrode immer an einer zu stimulierenden Nadel anlegen. *Cave:* Wegen möglicher starker, sich nicht selbst limitierender Reize engere Indikationsstellung als bei der Körperakupunktur
- **Anwendung:** Nur bei chronisch-rezidivierenden Schmerzzuständen im Intervall.

Injektionsakupunktur (➨ 5.1.10)

- **Technik:** Gestörte Ohrareale mit Procain, Lidocain oder anderen Neuraltherapeutika (➨ 5.1.10) unterspritzen, dabei möglichst großflächige Quaddeln setzen. Meist sofortige Beschwerdefreiheit im betroffenen Gebiet (Sekundenphänomen der Ohr-

13

akupunktur). Bei wiederholter Anwendung oft Tachyphylaxie, d. h., die beschwerdefreien Intervalle verkürzen sich; längere Anwendung deshalb nicht zu empfehlen (Ausnahme: Phantomschmerzen ➡ 12.11.12)
- **Anwendung:** In Kombination mit chiropraktischen Maßnahmen und als diagnostische Methode.

Laser-Akupunktur (➡ 5.1.11)

- **Technik:** Pro Sitzung höchstens 3–5 Punkte für 30–120 Sek. mit Softlaser (➡ 5.1.11) behandeln; geringe Eindringtiefe unproblematisch, da Reflexzonen oberflächlich liegen. *Vorteil:* Nicht so zeitintensiv wie Körperakupunktur. *Cave:* Gefahr der Netzhautschädigung; Patient und Therapeut sollten unbedingt Schutzbrille tragen
- **Anwendung:** Wenn Nadeltherapie nicht möglich ist, z.B. bei Hautveränderungen im Behandlungsgebiet oder bei sehr schmerzempfindlichen Patienten, z.B. Kindern.

Ohrmuschelmassage

Nach Lange gezielte, pulsierende Pressur bzw. Massage gestörter Ohrareale oder systematische Massage der gesamten Ohrmuschel.
- **Technik:** Ohrmuschel mit Daumen und Zeigefinger massieren. Dabei den Daumen hinter die Ohrmuschel legen und mit der Zeigefingerspitze und dem Fingernagel kreisende, leicht massierende Bewegungen ausführen. Bei punktueller Reizung gestörter Ohrareale Anwendung von stab- oder sondenartigen Geräten, wie sie auch zur Punktsuche verwendet werden
- **Anwendung:** V. a. als Therapie unterstützende Maßnahme bei Schlaf- und Konzentrationsstörungen (➡ 12.13.2); harmonisierender Reiz auf den Gesamtorganismus.

Mikroaderlass (➡ 5.1.12)

- **Technik:** Eine oder mehrere Gesichtsnadeln reichen zum Sticheln aus. Keine gröberen Instrumente verwenden, größere Traumatisierung vermeiden
- **Anwendung:** V. a. bei allergischen Erkrankungen wie allergischer Rhinitis (➡ 12.3.7) und Urtikaria (➡ 12.12.3), aber auch bei Neuralgien wie z.B. Trigeminusneuralgie (➡ 12.11.4).

Dauerreizmethoden

- **Dauernadeln** (auch ➡ 5.1.14): Nadeln mit einem Widerhaken an der Spitze (verankert sich im Knorpel, z.B. ASP-Nadel) oder auf Pflaster fixierte Nadeln mit kreisförmig gebogener Auflagefläche, aus deren Mitte die Nadelspitze herausragt (z.B. Pyonex-Nadel). Über Häufigkeit und Dauer der Stimulation (durch Gegendruck mit dem Finger auf der Ohrrückseite oder einem speziellen Magneten, z.B. bei der ASP-Nadel) ist der Patient zu informieren. *Cave:* Beide Methoden sind traumatisierend, Infektionsgefahr beachten
- **Samenpflastermethode:** Durch ein auf einem Pflaster fixiertes Nelkensamenkorn (Sm. vaccariae segetalis) wird ein konstanter Druck ausgeübt. Das Pflaster wird auf den zu behandelnden Punkt aufgeklebt. Unterstützt wird der Effekt durch eigene, mehrmals am Tag durchgeführte Manipulation. Gute Verträglichkeit nach zeitigem Wechsel (ca. 4 Tage), jedoch oft nur unpräzise Platzierung möglich. *Cave:* Kurzfristig starke Rötung und Erwärmung des Ohres

13

- **Kugelpflastermethode:** Durch ein auf einem Pflaster fixiertes Stahlkügelchen wird ein konstanter Druck ausgeübt. Unterstützt wird der mechanische Reiz ggf. durch Magnetisierung des Metallkügelchens. Gute Alternative zur Dauernadel, jedoch oft unpräzise.
- **Ohrklammer oder Ohrklemme:** Dient ebenfalls der punktuellen Druckreizung. Die Klemme (kann ggf. auch Wäscheklammer sein) muss so appliziert werden, dass die Auflagenspitze in der zu behandelnden Reflexzone liegt. Wird wegen der Auffälligkeit im Westen kaum angewendet.

Wichtig

Für alle Dauerreizmethoden (Ausnahme: Samenpflaster) gilt: Gefahr einer lokalen Gewebsentzündung mit den Folgen einer Infektion und Gewebsmazeration (*Cave:* Ohrmuschel ist bradytrophes Gewebe). Deshalb steriles Vorgehen und Beobachtung des behandelten Ohres. Einsatz vorwiegend in der Suchtbehandlung.

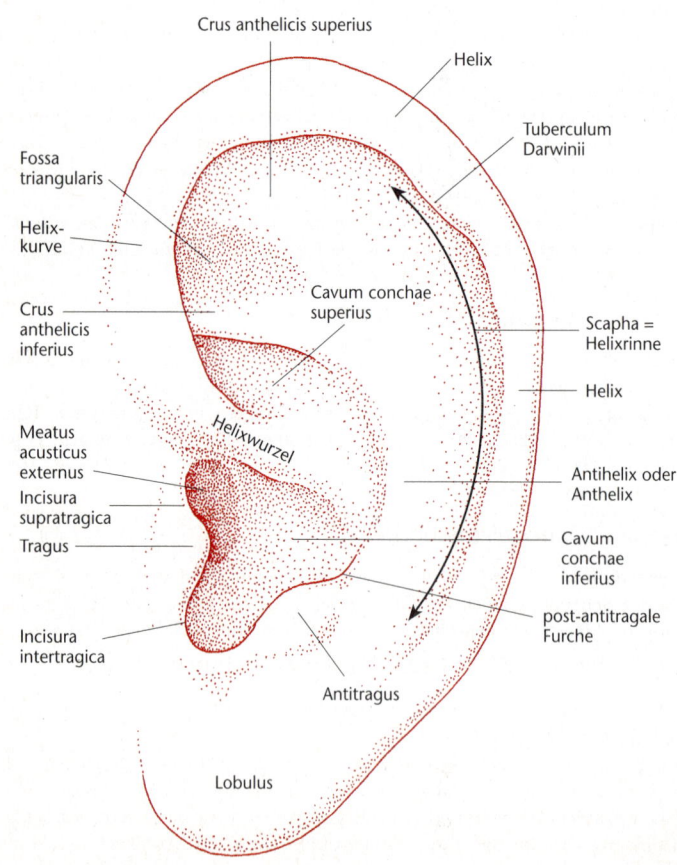

Abb. 13.1

13.1.5 Anatomie und Repräsentationsareale (➡ Abb. 13.1)

Anatomie

Helix: „Ohrkrempe", umrahmt die Ohrmuschel wie eine Krempe. Der größte Helixteil ist nach innen umgebogen. Unterteilung in vier Abschnitte:

- **Helixwurzel (Radix helicis):** Liegt in der Concha und teilt diese in zwei Teile (**Semiconcha superior** und **Semiconcha inferior**)
- **Aufsteigender Helixschenkel (Crus helicis):** Beginnt im vordersten Anteil der Helixwurzel an der queren Furche (mit dem Steigbügeltaster lokalisierbar; entspricht dem Nullpunkt nach Nogier)
- **Helixkörper (Corpus helicis):** Äußere Einfassung der Ohrmuschel. An der höchsten Stelle befindet sich die **Ohrspitze (Apex helicis)**
- **Helixschwanz (Cauda helicis):** Bildet den knorpeligen Endteil der Ohrumrandung, beginnt in der Gegend des **Tuberculum Darwinii** und endet am Lobulus.

Anthelix: Knorpeliger Wulst, verläuft parallel zur Helix und ist die Grenze zwischen Ohrmuschel und Concha:

- **Unterer Schenkel (Crus inferius anthelicis):** Beginnt unter dem aufsteigenden Helixschenkel. Form: Scharf und kantig
- **Oberer Schenkel (Crus superius anthelicis):** Beginnt im oberen Viertel des oberen Ohrmuschelanteils. Form: Breiter und gewölbter
- **Anthelixkörper (Corpus anthelicis):** Beginnt mit Vereinigung der beiden Crura (ca. auf Höhe der Mitte der Hemiconcha superior) und endet an der postantitragalen Furche des Antitragus
- **Fossa triangularis:** Dreiecksförmige Vertiefung zwischen den beiden Anthelixschenkeln.

Postantitragale Furche: Bezeichnung für die mit dem Steigbügeltaster lokalisierbare Einkerbung zwischen Antitragus und Anthelixkörper

Antitragus: Knorpeliger, klappenartiger Vorsprung, vom Ende der Anthelix durch die postantitragale Furche abgegrenzt

Helixrinne (Scapha): Bereich zwischen Helix und Crus superius anthelicis, ist oben relativ breit und geht kaudal in den Lobulus über

Tragus: Knorpelige Vorwölbung zwischen aufsteigender Helix und dem Lobulusansatz, begrenzt den äußeren Gehörgang **(Meatus acusticus externus),** kann ein- oder zweihöckrig imponieren

Incisura supratragica: Obere Tragusbegrenzung

Incisura intratragica: Breiter Einschnitt zwischen Tragus und Antitragus

Prätragischer Bereich: Wangenbereich vor dem Tragus

Ohrmuschelrückseite: Negativrelief mit gleichen Strukturen wie auf der Vorderseite mit wenigen Ausnahmen. Die Vertiefungen der Vorderseite sind hier Erhebungen, die Eminentiae. Eminentiae helicis et scaphae: Retroaurikuläre Aufwölbung der Scapha und der Helix, die oben breit ist und sich im Mittelbereich verschmälert und unten in die Eminentia retrolobularis, das rückseitige Ohrläppchen, übergeht. An diese Vorwölbung angrenzend befindet sich nach medial ein Sulcus (Sulcus anthelicis, entspricht der Rückseite der Anthelix)

13

Darstellung der Körperareale	
Ohrareal	Zugeordnetes Körperareal
Lobulus (Ohrläppchen)	Kopfbereich
Semiconcha inf.	Thorax
Helixwurzel bzw. –fuß	Zwerchfell
Semiconcha sup.	Abdomen und kleines Becken
Fossa triangularis	Uterus und Adnexe
Antihelix	Wirbelsäule, unteres Drittel der HWS, mittleres Drittel der BWS, oberes Drittel der LWS, Kreuz- und Steißbein
Crus helicis inf.	Kreuz- und Steißbein, Gesäß- und Versorgungsgebiet des N. ischiadicus
Crus helicis sup.	Untere Extremität
Scapha	Obere Extremität

Tab. 13.1

Repräsentationsareale

Ähnlich wie beim Gehirn sind auch auf der Ohrmuschel die einzelnen Körperareale repräsentiert. Bildhafte Vorstellung: Ein auf dem Kopf stehender Embryo. Wie beim Gehirn im Bereich der sensorischen Rinde sind auch hier einzelne Körperregionen überrepräsentiert, z.B. der Fuß mit den Zehen.

13.1.6 Ohrpunkte

Darstellung der chinesischen Ohrpunkte (nach Nummern gerechnet) sowie der Extrapunkte und psychotropen Punkte nach Nogier.

13

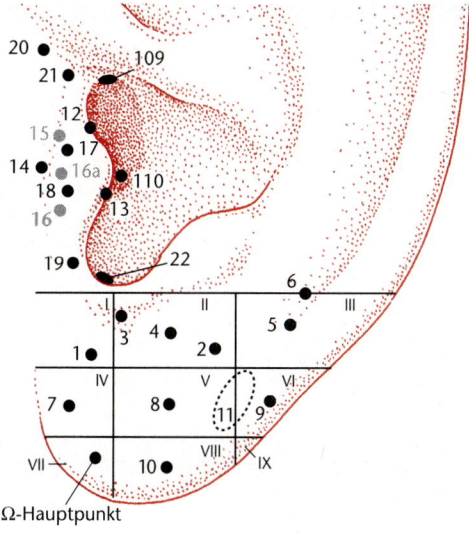

Ω-Hauptpunkt

Abb. 13.2

Chinesische Ohrpunkte: Lobulus (OP 1–11); das Ohrläppchen wird durch jeweils zwei horizontale und vertikale Linien in neun Felder geteilt und von medial nach lateral und von kranial nach kaudal nummeriert.

Punkt	Lokalisation	Indikation
OP 1 „Zahn"	Quadrant I	Analgesie bei Zahnextraktionen, Zahnschmerzen. *Bemerkung:* Kombination mit **OP 5, 6, 7, 29, 55** empfohlen
OP 2 „Gaumen"	Quadrant II im dorsokaudalen Viertel	Stomatitis, Trigeminusneuralgie, Parodontose
OP 3 „Mundboden"	Quadrant II im nasokranialen Viertel	Pharyngitis, Trigeminusneuralgie, Parodontose, Stomatitis
OP 4 „Zunge"	Quadrant II im Zentrum	Zahnschmerzen, Halsentzündungen, Stomatitis, Glossitis, Geschmacksstörungen
OP 5 „Maxilla"	Quadrant III etwa in der Mitte	Arthralgie des Kiefergelenks, Zahnschmerzen, Parodontose, Karies, Trigeminusneuralgie
OP 6 „Mandibula"	Quadrant III etwas schräg nach dorsal versetzt an der oberen Begrenzung	Zahnschmerzen bei Zahnextraktionen, Parodontose, Stomatitis, Trigeminusneuralgie
OP 7 „Zahn"	Quadrant IV im Zentrum	Zahnschmerz, Analgesie bei Zahnextraktionen
OP 7a „Neurastheniepunkt"	Quadrant VII; senkrechte Linie über dem Schnittpunkt Helix/Anthelix	Psychovegetatives Syndrom, *Bemerkung:* Entspricht dem Punkt „Omega 2" nach Nogier

Forts. ➡

13

Chinesische Ohrpunkte: Lobulus (OP 1–11); das Ohrläppchen wird durch jeweils zwei horizontale und vertikale Linien in neun Felder geteilt und von medial nach lateral und von kranial nach kaudal nummeriert. *(Forts.)*		
Punkt	**Lokalisation**	**Indikation**
OP 8 „Auge"	Quadrant V im Zentrum, damit nahezu im Zentrum des Lobulus	Adjuvant bei äußeren Augenerkrankungen wie Konjunktivitis, Hordeolum, bei Kopfschmerzen und Neuralgien, insbesondere bei periorbitaler und retrobulbärer Lokalisation
OP 9 „Innenohr"	Quadrant VI in der Mitte	Adjuvant bei Schwindel, Schwerhörigkeit, Tinnitus
OP 10 „Tonsillen"	Quadrant VIII im Zentrum	Akute und chronische Halsentzündungen
OP 11 „Wange"	Schmales Oval zwischen Quadrant V und VI	Trigeminusneuralgie, myofasziale Spasmen, Fazialisparese

Tab. 13.2

Chinesische Ohrpunkte: Tragus (OP 12–19)		
Punkt	**Lokalisation**	**Indikation**
OP 12 „Tragusgipfel"	Auf dem kraniodorsalen Teil der Tragusspitze	Schmerzstillend und entzündungshemmend
OP 13 „Nebenniere", ACTH-Punkt	Etwa in der Mitte des kaudalen Schenkels des Tragus	Bei schmerzhaften Gelenkerkrankungen (Gelenk-*Bi* ➡ 12.10.1) wie rheumatoider Arthritis, Arthrosen; chronische Erschöpfung, allergische Hauterkrankungen und Rhinitis, allergisches Asthma bronchiale
OP 14 „Äußere Nase"	In der Mitte der Traguswurzel	Bei Entzündungen der äußeren Nase wie Furunkulose, Acne vulgaris
OP 15 „Larynx und Pharynx"	An der oberen Hälfte der Tragusinnenseite, gegenüber dem äußeren Gehörgang, in derselben Höhe wie **OP 12**	Halsentzündungen(➡ 12.3.5), Stomatitis (➡ 12.3.6). *Cave:* Kollapsgefahr (Nähe des Meatus acusticus externus)
OP 16 „Das Innere der Nase"	An der Innenseite des kaudalen Tragusanteils, auf der gleichen Höhe wie **OP 13**	Allergische Rhinitis, Sinusitis, Nasenbluten
OP 16a „Nervus auriculotemporalis"	Zwischen **OP 15** und **16**	Neuralgien
OP 17 „Durstpunkt"	Unterhalb der Tragusspitze, auf halbem Weg zwischen **OP 12** und **OP 14**	Mundtrockenheit; *Bemerkung:* Wird selten verwendet
OP 18 „Hungerpunkt"	In der kaudalen Hälfte der Traguswurzel, also in der Mitte der Verbindungslinie zwischen **OP 13** und **14**	Appetitlosigkeit, Heißhunger bei Verdauungs- und Stoffwechselstörungen, z. B. Diabetes mellitus; *Bemerkung:* Bei Adipositas Punkt selten irritierbar nachweisbar, wird selten verwendet
OP 19 „Bluthochdruck"	Am kaudalen Ende des Tragus, direkt am Übergang in die Incisura intertragica	Blutdruckdysregulation, v. a. Hypertonus

Tab. 13.3

13

Chinesische Ohrpunkte: Incisura supratragica (OP 20–21)		
Punkt	**Lokalisation**	**Indikation**
OP 20 „Außenohr"	Zwischen oberem Tragusende und aufsteigendem Helixast	Otitis externa, Perichondritis, Othämatom, Tinnitus, Schwerhörigkeit; *Bemerkung:* Entspricht **SJ 21** der Körperakupunktur
OP 21 „Herzpunkt"	Etwas unterhalb von **OP 20**, ca. in der Mitte zwischen **OP 12** und **20**	Kardiovaskuläre Störungen, paroxysmale Tachykardien bei psychovegetativem Syndrom

Tab. 13.4

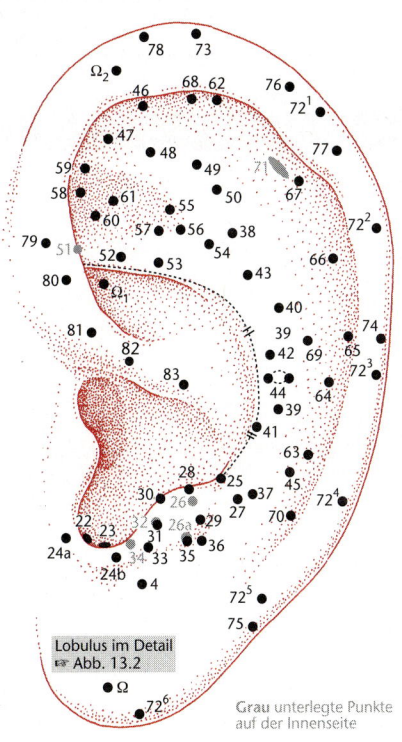

Lobulus im Detail
☞ Abb. 13.2

Grau unterlegte Punkte
auf der Innenseite

Abb. 13.3

13

Chinesische Ohrpunkte: Incisura intertragica (OP 22–24)

Punkt	Lokalisation	Indikation
OP 22 „Endokrinium"	Innen am Boden der konkav verlaufenden Incisura intertragica	Erkrankungen bei endokrinen Störungen wie klimakterischen Beschwerden, Dysmenorrhö, chronische entzündliche Erkrankungen von Haut, Lunge, Gelenken, Hypo-/Hyperthyreose
OP 23 „Ovar"	Am Boden der Incisura intertragica zwischen **OP 22** und **34**	Bei allen Störungen der Sexualfunktion der Frau. *Besonderheit:* Entspricht in seiner Lage dem „point genital" von Nogier
OP 24 „Auge 1", „Auge 2"	Beide Punkte liegen unterhalb der Incisura intertragica am Übergang in den Lobulus	Adjuvant bei Myopie, Astigmatismus, Optikusatrophie und Makuladegeneration

Tab. 13.5

Chinesische Ohrpunkte: Antitragus (OP 25–36)

Punkt	Lokalisation	Indikation
OP 25 „Hirnstamm"	Am kranialen Ende des Antitragus	Bei meningealen Reizzuständen oder deren Folgen
OP 26 „Zahnschmerzpunkt"	An der Innenseite des Antitragus im unteren Drittel des hinteren Schenkels	Bei Zahnschmerzen
OP 26a „Hirnanhang"	An der tiefsten Stelle der Antitragusinnenseite	Akute und chronische Schmerzzustände des Bewegungsapparates, Malignome, Kopfschmerzen, Phantomschmerzen; *Bemerkung:* Stichrichtung von rückwärts nach vorn, hat begleitend sedierenden Charakter, „Thalamus nach Nogier". *Cave:* Kontraindiziert während der Schwangerschaft
OP 27 „Larynx und Zahn"	An der Außenseite des Antitragus auf gleicher Höhe wie **OP 26**	Unterstützend bei Erkrankungen im Mundbereich
OP 28 „Hypophyse"	In der Mitte des der Antihelix zugewandten Schenkels des Antitragus	Hormonstörungen
OP 29 „Polster"(-Occiput)	An der Außenseite des Antitragus unterhalb der postantitragalen Falte im lateralen, der Cauda helicis zugewandten Drittel	Breites Wirkungsspektrum: Schmerzstillend, v. a. bei Kopfschmerzen; Hauterkrankungen, Asthma bronchiale, entzündliche Erkrankungen des Respirationstraktes und des Bewegungsapparates, bei Hypotonie und Kollapsneigung
OP 30 „Parotis"	An der Spitze des Antitragus	Parotitis (Mumps), juckreizstillend, Infektanfälligkeit durch Immundefizit

Forts. ➡

Chinesische Ohrpunkte: Antitragus (OP 25–36) *(Forts.)*

Punkt	Lokalisation	Indikation
OP 31 „Asthmapunkt"	Etwas unterhalb von **OP 30**	Adjuvant bei Asthma bronchiale, Dyspnoe und thorakales Beklemmungsgefühl bei funktionellen Beschwerden
OP 32 „Hoden"	An der Tragusinnenfläche auf der Höhe von **OP 31**	Impotenz und Orchitis
OP 33 „Stirn"	Am vorderen Schenkel des Antitragus, fast am Übergang in die Incisura intertragica	Frontaler Kopfschmerz, Sinusitis, adjuvant bei Schlafstörungen, Schwindel
OP 34 „Graue Substanz"	Zone am untersten Drittel des vorderen Antitragusschenkels, an dessen Innenseite	Schmerzstillend, beruhigend und ausgleichend, entzündungshemmend, depressive Verstimmung, psychovegetatives Syndrom
OP 35 „Sonne"	In der Mitte der Basis des Antitragus	Akute und chronische Kopfschmerzen, v. a. Migräne, Schlafstörungen, Schwindel, Augenerkrankungen
OP 36 „Dach"	Etwa 1,5 mm unter **OP 29**	Kopfschmerzen, Benommenheit, Scheitelkopfschmerz, Interkostalneuralgie

Tab. 13.6

Chinesische Ohrpunkte: Antihelix (OP 37–45)

Punkt	Lokalisation	Indikation
OP 37 „Halswirbelsäule"	Am kaudalen Ende der Antihelix	HWS-Beschwerden, z.B. Schleudertrauma, Torticollis
OP 38 „Kreuz- und Steißbein"	In Höhe der Aufgabelung der Antihelix in die beiden Crura	LWS-Beschwerden (z.B. Lumboischialgie), Beschwerden am Steißbein
OP 39 „Brustwirbelsäule"	Wenn man die Strecke zu **OP 37** und **OP 38** halbiert, liegt **OP 39** in der unteren und **OP 40** in der oberen Hälfte	BWS-Beschwerden, Interkostalneuralgie
OP 40 „Lendenwirbelsäule"	Im Anschluß an die Zone BWS, ohne Abgrenzung übergehend in Zone Kreuz-/Steißbein	LWS-Beschwerden wie Lumboischialgie
OP 41 „Hals"	Am conchanahen Abfall der Antihelix, etwas kranial der Projektion der HWS	HWS-Beschwerden wie Torticollis, HWS-Wurzelreizsyndrome
OP 42 „Thorax"	Etwa in der Höhe des kranialen Drittels der BWS-Zone	Thorakales Beklemmungsgefühl, Interkostalneuralgie, Herpes zoster, Mastitis, Sternokostalsyndrom
OP 43 „Abdomen"	In Höhe des oberen Abschnitts der LWS-Zone	Abdominelle Beschwerden, Meteorismus

13

Forts. ➡

Chinesische Ohrpunkte: Antihelix (OP 37–45) *(Forts.)*

Punkt	Lokalisation	Indikation
OP 44 „Mamma"	Etwa in Höhe der Helixwurzel, jedoch kaudal der Antihelix-kuppe Richtung Scapha	Prämenstruelle Brustspannungen, Laktationsstörungen, Mastitis, Schmerzen im Mammabereich aufgrund radikulärer Irritationen im entsprechenden Segment
OP 45 „Thyroidea"	Etwa in Höhe des ersten Drittels der HWS-Projektion auf der Antihelix, nahe der Scapha	*Chin.:* Hyper-/Hypothyreose, blande Struma, Globusgefühl; *Nogier:* Wurzelirritationen im Bereich der Zervikalsegmente **C2**, **C3** und **C4**

Tab. 13.7

Chinesische Ohrpunkte: Crus superius anthelicis (OP 46–50)

Punkt	Lokalisation	Indikation
OP 46 „Zehe"	Am Beginn und hinteren Abhang des Crus sup.	Schmerzen im Bereich der Zehen, z. B. bei Hallux valgus, Hammerzehen, Gichtanfall
OP 47 „Ferse"	Am Beginn und vorderen Abhang des Crus sup.	Schmerzen im Bereich des Fersenbeins, z. B. durch Periostentzündung oder Fersensporn
OP 48 „Knöchel"	Unterhalb von **OP 46** und **47** (bilden zusammen ein gleichseitiges Dreieck)	Beschwerden im Knöchelbereich
OP 49 „Kniegelenk"	Etwa in der Mitte des Crus sup.	Kniebeschwerden durch Trauma, Entzündungen, degenerative Veränderungen
OP 50 „Hüftgelenk"	Kaudal der Projektion des Kniegelenks, knapp vor der Vereinigung der beiden Crura anthelicis	Hüftbeschwerden

Tab. 13.8

Chinesische Ohrpunkte: Crus inferius anthelicis (OP 51–54)

Punkt	Lokalisation	Indikation
OP 51 „Vegetativum"	Am Schnittpunkt des Crus inf. mit der Helix	Vegetative Störungen, spasmolytische und analgetische Wirkung. Adjuvant bei Koliken und abdominellen Beschwerden
OP 52 „Nervus ischiadicus"	Etwa in der Mitte des Crus inf.	LWS-Beschwerden, Restbeschwerden nach Bandscheiben-OP
OP 53 „Gesäß"	Lateral von **OP 52**, vor der Vereinigung mit dem Crus anthelicis	Schmerzen im Gesäß
OP 54 „Lendenschmerzpunkt"	Am Ende des Crus inf. in Höhe von **OP 38**	Schmerzen im Lendenbereich

Tab. 13.9

13

Chinesische Ohrpunkte: Fossa triangularis (OP 55–61)		
Punkt	**Lokalisation**	**Indikation**
OP 55 *„Shenmen"*, *„Tor der Götter"*	Im Winkel der beiden Crura, jedoch mehr am Crus sup.	Schmerzstillend, entzündungshemmend, beruhigend. *Bemerkung:* Bedeutendster Analgesiepunkt der Ohrmuschel
OP 56 „Cavum pelvis"	Im Teilungswinkel der beiden Crura	Schmerzen im Becken- und Hüftbereich
OP 57 „Hüfte"	An der Fossa zugewandten Innenseite des Crus inf., geringfügig nasal der Fossaspitze	Hüftbeschwerden, z.B. Schmerzen bei Koxarthrose
OP 58 „Uterus"	Helixnah in der Fossa triangularis	Adjuvant bei Dysmenorrhö, Metrorrhagie, Tokolyse, Impotenz, funktionelle Beschwerden des Bewegungsapparats
OP 59 „Blutdruckregulierender Punkt"	In der Fossa triangularis am Schnittpunkt von Helix und Crus sup.	Adjuvant bei Hypertonus
OP 60 „Dyspnoe-Punkt"	Etwas lateral und kaudal von **OP 58**	Asthma bronchiale, Bronchitis; *Bemerkung:* Ggf. Komb. mit **OP 31, 22, 51, 13**
OP 61 „Hepatitis-Punkt"	Lateral von **OP 58**	Adjuvant bei Hepatitis, Cholezystitis; *Bemerkung:* Ggf. Komb. mit **OP 97**

Tab. 13.10

Chinesische Ohrpunkte: Helixrinne (OP 62–71)		
Punkt	**Lokalisation**	**Indikation**
OP 62 „Finger"	An der höchsten Stelle der Helixrinne	Schmerzhafte und entzündliche Veränderungen der Finger
OP 63 „Klavikula"	Fast am Ende der Helixrinne in Höhe von **OP 100**	Beschwerden im Bereich der Klavikula
OP 64 „Schultergelenk"	In der Scapha auf Höhe einer gedachten verlängerten Linie des Unterrandes der Helixwurzel	Schultergelenkbeschwerden, z.B. schmerzhaft eingeschränkt bewegliches Schultergelenk wie bei Periarthritis humeroscapularis
OP 65 „Schulter"	Etwas kranial von **OP 64** und näher zur Helix	Schulterbeschwerden
OP 66 „Ellenbogen"	In der Helixrinne in Höhe des Crus inf.	Epikondylitis, Distorsion, Bursitis
OP 67 „Handwurzel"	In der Helixrinne in Höhe des Tuberculum Darwinii	Handgelenk-/Handwurzeldistorsion bzw. -kontusion, Tendinitis
OP 68 „Appendix I"	Am kranial-posterioren Abgang des Crus sup. in der Helixrinne	Analgesie bei Appendektomie, chronischer und akuter Appendizitis
OP 69 „Appendix II"	In der Helixrinne etwas kaudal einer durch das Crus inf. gezogenen Linie	Wie **OP 68**

Forts. ➡

Chinesische Ohrpunkte: Helixrinne (OP 62–71) *(Forts.)*

Punkt	Lokalisation	Indikation
OP 70 „Appendix III"	Am Ende der Helixrinne	Wie **OP 68**
OP 71 „Urtikariazone"	In der Helixrinne, etwa in Höhe des Tuberculum Darwinii	Urtikaria, Insektenstich, Juckreiz; *Bemerkung:* Ggf. Komb. mit **OP 30**

Tab. 13.11

Chinesische Ohrpunkte: Helix (OP 72–78)

Punkt	Lokalisation	Indikation
OP 72 „Helix" (1–6)	Sechs Ohrrandpunkte in gleichen Abständen zwischen dem Tuberculum Darwinii und dem tiefsten Punkt des Lobulus	Orientierungspunkte: Keine therapeutische Anwendung
OP 73 „Mandel I"	Am höchsten Punkt der Helix	Tonsillitis
OP 74 „Mandel II"	In Höhe des Crus helicis am Helixrand	Wie **OP 73**
OP 75 „Mandel III"	Am Helixschwanz am Übergang in den Lobulus	Wie **OP 73**
OP 76 „Leber I"	Oberhalb des Tuberculum Darwinii am Oberrand der Helix	In allen Fällen von Hepatopathien
OP 77 „Leber II"	Unterhalb des Tuberculum Darwinii am Oberrand der Helix	Wie **OP 76**
OP 78 „Ohrspitze"	An der Ohrspitze	Adjuvant bei Allergien wie allergischer Rhinitis, Urtikaria, Asthma bronchiale

Tab. 13.12

Chinesische Ohrpunkte: Aufsteigender Helixast (OP 79–81)

Punkt	Lokalisation	Indikation
OP 79 „Äußere Genitalien"	Am aufsteigenden Helixast in Höhe des Crus inf.	Genitalentzündungen, Impotenz, Ejaculatio praecox, Dysurie und Harnretention
OP 80 „Urethra"	Kaudal von **OP 79** etwa in Höhe des Unterrandes des Crus inf.	Harnwegsinfekt, Harnverhalt, Urethritis, Enuresis nocturna
OP 81 „Rektum"	Am aufsteigenden Helixast etwas kranial von **OP 20**	Beschwerden durch Hämorrhoiden, Obstipation

Tab. 13.13

13

Chinesische Ohrpunkte: Crus helicis (OP 82–83)		
Punkt	**Lokalisation**	**Indikation**
OP 82 „Zwerchfell" (nach Nogier der Nullpunkt ➡ Tab. 13.20)	Am Übergang vom Crus helicis zum aufsteigenden Helixast	Menstruationsstörungen, Hämorrhagien (blutstillende Wirkung); *Bemerkung:* Entspricht dem „Nullpunkt" nach Nogier
OP 83 „Verzweigungspunkt"	In der Tiefe der Ohrmuschel am Beginn des Crus helicis	Enuresis, Reizmagen, Examensangst, Lampenfieber, funktionelle Magenbeschwerden

Tab. 13.14

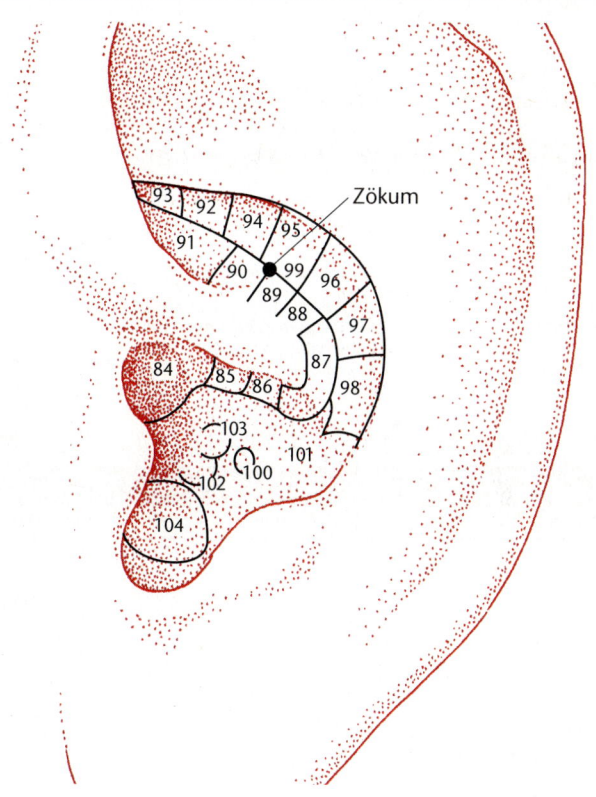

Abb. 13.4

13

Chinesische Ohrpunkte: Helixfuß und Umgebung (OP 84–91)

Punkt	Lokalisation	Indikation
OP 84 „Mund"	An der Spitze des Meatus acusticus externus, unterhalb vom Crus helicis	Adjuvant bei Suchterkrankungen, z.B. Nikotinsucht, Stomatitis, Fazialisparese
OP 85 „Ösophagus"	Schmales Band genau in der Mitte und unterhalb des Crus helicis	Schwangerschaftserbrechen, Refluxösophagitis, Dysphagie
OP 86 „Kardia"	Lateral von **OP 85**	Kardiospasmus, Übelkeit, Völlegefühl, funktionelle Oberbauchbeschwerden
OP 87 „Magen"	Areal dort, wo sich der Helixfuß abflacht	Adipositas, Gastritis, Appetitlosigkeit, Essstörungen, Übelkeit; *Bemerkung:* Adjuvant bei Kopfschmerz und psychovegetativem Syndrom
OP 88 „Duodenum"	Oberhalb vom Helixfuß, gegenüber von **OP 86**	Adjuvant bei Ulcus duodeni, chronische Cholezystitis
OP 89 „Dünndarm"	Oberhalb von **OP 82**; *Anmerkung:* Zwischen **OP 89** und **90** liegt der Punkt „Zökum"	Adjuvant bei Gärungsdyspepsie, Diarrhö, M. Crohn Enteritis, M. Crohn, Appendizitis
OP 90 „Appendix IV"	In der Mitte und oberhalb des Crus helicis	Wie **OP 68–70**
OP 91 „Dickdarm"	Breites Gebiet gegenüber von **OP 84** oberhalb des Helixfußes und des aufsteigenden Helixastes	Chronische Obstipation, Diarrhö, Meteorismus, Kolitis, Dyspepsie, Hämorrhoiden, adjuvant bei Colitis ulcerosa

Tab. 13.15

Chinesische Ohrpunkte: Concha superior (OP 92–99)

Punkt	Lokalisation	Indikation
OP 92 „Blase"	Oberhalb von **OP 91**	Harninkontinenz, Harnwegsinfekt, Enuresis nocturna, Reizblase, Lumboischialgie (Segmenttherapie ➠ 13.1.3)
OP 93 „Prostata"	Vor **OP 92**, im Winkel, der von der Helix und dem Crus inf. gebildet wird	Prostatitis, Harnverhalt, Harninkontinenz
OP 94 „Ureter"	Lateral von **OP 92**	Zusammen mit **OP 95** z.B. bei Urolithiasis
OP 95 „Niere"	In der Mitte der Concha sup.	Adjuvant bei funktionellen Erkrankungen des Urogenitaltrakts einschließlich der Nebennieren; rheumatoide Arthritis, Lumbago, Dysmenorrhö, Kopfschmerzen; *Bemerkung:* Nach TCM auch bei Tinnitus, Ohrenerkrankungen, Haarausfall, Frakturen

Forts. ➠

Chinesische Ohrpunkte: Concha superior (OP 92–99) *(Forts.)*

Punkt	Lokalisation	Indikation
OP 96 „Pankreas/Gallenblase"	Großflächige Reflexzone lateral von **OP 95**	Cholezystopathien und Verdauungsstörungen, chronisch-rezidivierende Pankreatitis; *Bemerkung:* Bei Cholezystitis rechts, bei Pankreatitis links nadeln
OP 97 „Leber"	Links: In der unteren Hälfte des Gebietes, das **OP 97** entspricht; Rechts: In seiner Lage mit **OP 97** identisch	Adjuvant bei Hepatopathien, hämatologische Erkrankungen (z.B. Anämie), Suchterkrankungen (z.B. Alkohol-/Tablettenabusus), Interkostalneuralgien; *Bemerkung:* Nach TCM Indikation bei Augenerkrankungen
OP 98 „Milz"	In der Tiefe der Concha sup., nahe der Antihelix	Meteorismus, Hepatopathien, Dyspepsie, Harninkontinenz, hämatologische Erkrankungen; *Bemerkung:* Routinemäßige Nadelung bei Augenerkr.
OP 99 „Aszites"	Zwischen **OP 88, 89, 95** und **96**	Unterstützende Wirkung bei Lebererkrankungen

Tab. 13.16

Chinesische Ohrpunkte: Concha inferior (OP 100–104)

Punkt	Lokalisation	Indikation
OP 100 „Herz"	Im Zentrum der Concha inf.	Psychische Labilität, Schlafstörungen, depressive Verstimmung, vegetativ bedingte Herzrhythmusstörungen, Angina pectoris
OP 101 „Lunge"	Konzentrische, blattartige Zone um **OP 100**	Adjuvant bei Asthma bronchiale, chronisch-obstruktive Lungenerkrankungen, Nikotinsucht, Emphysembronchitis; *Bemerkung:* Nach TCM Indikation bei Hauterkrankungen
OP 102 „Bronchus"	Zwischen **OP 100** und dem Tragus, kaudal am Hinterrand des Meatus	Entzündungen von Bronchien und Trachea
OP 103 „Trachea"	Zwischen **OP 100** und dem Tragus, kranial am Hinterrand des Meatus	Wie **OP 102**
OP 104 „San Jiao"	Kaudal von **OP 102**	Chronische Obstipation, Ödemneigung

Tab. 13.17

13

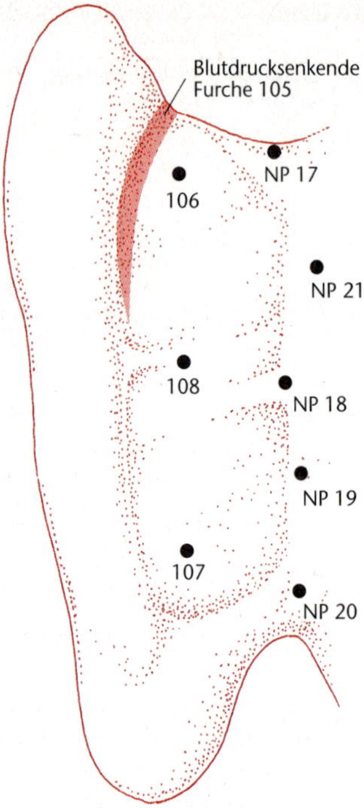

Abb. 13.5

Chinesische Ohrpunkte: Ohrrückseite (OP 105–110)		
Punkt	**Lokalisation**	**Indikation**
OP 105 „Blutdrucksenkende Furche"	Im oberen Drittel einer kranio-kaudalen Furche, die etwa der Projektion der kranialen Anthelixwurzel entspricht	Adjuvant bei Bluthochdruck; *Bemerkung:* Am wirksamsten mit Mikroaderlass (➟ 5.1.12)
OP 106 „Oberer Ohrrücken"	Auf der Spitze eines kleinen knorpeligen Höckers am kranialen Rand der Eminentia conchae sup.	Rückenschmerzen, Lumbo-ischialgie; *Bemerkung:* Nach TCM auch Hauterkrankungen
OP 107 „Unterer Ohrrücken"	Auf dem oberen Anteil der Eminentia conchae inf.	Rücken- und Schulterschmerzen, z.B. bei BWS- oder HWS-Syndrom
OP 108 „Mittlerer Ohrrücken"	Zwischen **OP 106** und **107**	Rückenschmerzen
OP 109* „Unterbauch"	An der Oberseite des Meatus acusticus externus	Unterbauchbeschwerden, selten angewandt
OP 110* „Oberbauch"	An der Unterseite des Meatus acusticus externus	Oberbauchbeschwerden, selten angewandt
* Diese Punkte sind nach Nummerierung in dieser Tabelle aufgeführt; Lokalisation: Ohrvorderseite (➟ Abb. 13.2)		

Tab. 13.18

Neupunkte/Extrapunkte (NP 13–28)		
Punkt	**Lokalisation**	**Indikation**
NP 13 „Hörpunkt"	In der Mitte zwischen **OP 19** und **Gb 2**	Taubheit, Schwerhörigkeit
NP 14 „Besseres Hören"	Zwischen **NP 13** und **Gb 2**	Taubheit, Schwerhörigkeit
NP 15 „Feines Gehör"	Unterhalb von **Gb 2**	Taubheit, Schwerhörigkeit
NP 16 „Scharfes Gehör"	Am Ohrläppchenansatz	Taubheit, Schwerhörigkeit
NP 17 „Obere Ohrwurzel"	Vor dem oberen Ohrmuschelansatz	Taubheit, Schwerhörigkeit
NP 18 „Hinterer Hörpalast"	Knapp unterhalb einer kleinen Falte, die beim Vorziehen des Ohrs entsteht	Taubheit, Schwerhörigkeit
NP 19 „Hinterer Hörpunkt"	Zwischen **NP 18** und **20**	Taubheit, Schwerhörigkeit
NP 20 „Weiterer hinterer Hörpunkt"	In einem Grübchen oberhalb von **SJ 17**, unterhalb von **NP 19**	Taubheit, Schwerhörigkeit
NP 21 „Hougong"	Etwas oberhalb und hinter der beim Vorziehen des Ohrs entstehenden Falte	Taubheit, Schwerhörigkeit
NP 23 „Yimingxiu"	Unterhalb von **Ex-HN 14** (Yiming)	Taubheit, Schwerhörigkeit
NP 27 „Anmian 1"*	Zwischen **SJ 17** und **Ex-HN 14** (Yiming)	Schlafstörungen, Migräne
NP 28 „Anmian 2"*	Zwischen **Gb 20** und **Ex-HN 14** (Yiming)	Schlafstörungen, Unruhe, Palpitationen, präoperativ; *Bemerkung:* Sedativpunkt

* *Anmian: Hier Lokalisation von zwei im Westen oft genannten Anmian-Punkten, in China wird meist nur eine Lokalisation benutzt. (Weitere Extrapunkte* ➡ *6.4.2)*

Tab. 13.19

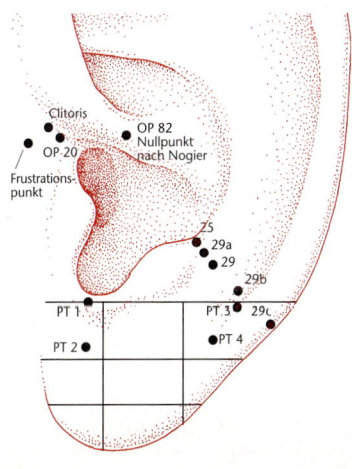

Abb. 13.6

Psychotrope und wichtige Punkte nach Nogier		
Punkt	**Lokalisation**	**Indikation**
PT 1 Antiaggressionspunkt	Ca. 3–4 mm unterhalb der Incisura intertragica auf einer vertikalen Tangente zu deren Vorderrand	Adjuvant bei kardiovaskulären Herzbeschwerden, Kopfschmerzen, Appetitlosigkeit, Konzentrations- und Schlafstörungen, gestörtes Temperaturempfinden; *Bemerkung:* Psychotrop wirksam sowie vegetativ ausgleichend
PT 2 Angstpunkt-Sorge	Unterhalb des Antiaggressionspunkts	Lösung motivierter Angstzustände; *Bemerkung:* Bei Rechtshändern: Angst vorwiegend rechtes Ohr, Sorge vorwiegend linkes Ohr behandeln, bei Linkshändern umgekehrt
PT 3 Antidepressionspunkt	Fast auf derselben Ebene wie **PT 1** in der auslaufenden Scapha	Adjuvant bei depressiven Verstimmungen bis zu reaktiven und endogenen Depressionen. *Cave:* Nur in Zusammenarbeit mit psychiatrischer Therapie
PT 4 Kummer-Freude	Im Dorsalbereich des Lobulus, etwas nasal und unterhalb von **PT 3**	*Bemerkung:* Bei Rechtshändern gestörte Lebensfreude vorwiegend rechtes Ohr, Kummer über das linke Ohr behandeln, bei Linkshändern umgekehrt
OP 29a Nauseapunkt	Zwischen **OP 25** (Hirnstamm) und **29** (Polster)	Reisekrankheit, Erbrechen
OP 29b Point de Jerome	Im Schnittpunkt der postantitragealen Falte mit der Scapha	Schlafstörungen, Verspannungszustände, Ausgleich und Beruhigung bei seelischen Belastungszuständen
OP 29c Punkt der Begierde	Im Schnittpunkt der postantitragealen Falte mit dem Ohrrand	Adjuvant in der Suchtbehandlung, z.B. bei Nikotinsucht und Adipositas
OP 82 Nullpunkt	Am Übergang vom Crus helicis zum aufsteigenden Helixast	Physiologisches und geometrisches Zentrum der Ohrmuschel, dient als Ausgangspunkt der Referenzlinien bei Nogier; *Bemerkung:* Entspricht dem Zwerchfellpunkt der chinesischen Nomenklatur
Frustrationspunkt	Vor und unterhalb von Punkt Klitoris	Psychische Belastungen, Einsatz bei Suchtverhalten
Klitoris (Point Bosch)	Vor und unterhalb von **OP 20**	Einsatz bei Suchtverhalten, Sexualstörungen
Ω-Hauptpunkt	Quadrant VII; senkrechte Linie Schnittpunkt Helix/Anthelix	Anspannung, Depression
Ω-1-Punkt	Concha superior, Schnittpunkt Helix/Anthelix	Anspannung, Depression
Ω-2-Punkt	Helix, in senkrechter Linie über dem Schnittpunkt Helix/Anthelix	Anspannung, Depression

Tab. 13.20

13

13.1.7 Punktekombinationen zur Therapie bei häufigen Erkrankungen

Ohrpunktkombinationen bei häufigen Erkrankungen		
Erkrankungen	Hauptpunkte	Zusatzpunkte
Bewegungsapparat		
Schulterbeschwerden	**OP 64, 65, 55**	**OP 63, 13**
Schmerzhafte Gelenkerkrankungen (Gelenk-*Bi* ➡ 12.10.1)	**OP 55, 95, 22, 29** und entsprechende Stellen*	**OP 34**
HWS-Syndrom	**OP 37, 41, 55**	
Interkostalneuralgie	**OP 42, 29**	
LWS-Beschwerden	**OP 52, 55, 53, 29**	**OP 13**
Nervensystem		
Trigeminusneuralgie	**OP 11, 5, 6, 55, 29**	**OP 20**
Fazialisparese	**OP 11, 29, 8, 84**	**OP 2, 3, 97**
Genitalorgane		
Dysmenorrhö	**OP 58, 22, 51, 55**	
Amenorrhö	**OP 58, 22, 23, 13, 95**	
Ejaculatio praecox	**OP 58, 79, 32, 22, 55**	
Impotenz	**OP 58, 79, 32, 22, 95**	
Augen		
Konjunktivitis	**OP 8, 97, 101**	
Gerstenkorn	**OP 8, 97, 98**	
HNO		
Tinnitus	**OP 95, 29, 9, 20**	
Schwerhörigkeit	**OP 95, 29, 9, 20**	
Allergische Rhinitis	**OP 16, 13, 33, 22**	
Heiserkeit	**OP 15, 100, 101, 55**	**OP 22**
Halsentzündungen	**OP 15, 55, 100, 22**	**OP 101, 27**
Haut		
Ekzeme	**OP 101, 22, 13, 29, 91**	
Ekzeme bei Kindern	**OP 101, 29, 22** und entsprechende Stellen*	
Allergische Dermatitis	**OP 101, 29, 22, 13** und entsprechende Stellen*	
Urtikaria	**OP 101, 55, 29, 22, 13, 71**	
Hautjuckreiz	**OP 55, 101, 29, 22, 13**	
Neurodermitis	**OP 101, 29, 22, 13** und entsprechende Stellen*	
Harnsystem		
Pollakisurie	**OP 92, 95, 55**	**OP 80, 79**
Harninkontinenz	**OP 92, 28, 83**	**OP 29, 95**

Forts. ➡

13

Ohrpunktkombinationen bei häufigen Erkrankungen *(Forts.)*		
Erkrankungen	**Hauptpunkte**	**Zusatzpunkte**
Atemwege		
Asthma bronchiale	OP 51, 55, 31, 13	OP 101, 29, 22, 60
Lungenemphysem	OP 101, 102, 51, 55, 31	OP 29, 13
Magen-Darm-Trakt		
Ulcus ventriculi	OP 87, 51, 55	OP 34, 88
Ulcus duodeni	OP 88, 51, 55	OP 34, 87
Funktionelle Störungen	OP 87, 97, 51, 55	OP 88
Obstipation	OP 91, 81, 34	OP 51
Meteorismus	OP 89, 91, 87, 51	OP 43, 104
Dyspepsie	OP 89, 87, 96, 51, 98	OP 91, 104, 55
Übelkeit, Erbrechen	OP 87, 55, 29, 51	OP 34, 85
Diarrhö	OP 91, 89, 51, 55	OP 81, 98
Suchttherapie**		
Nikotin	OP 55, 82 (Nullpunkt nach Nogier), 29b, 29c, PT1, 3–4, Punkte des Suchtareals, OP 101 (Lunge), OP 91 (Dickdarm)	➡ 12.14.2
Alkohol	OP 55, 82, 29b, 29c, PT 1, Punkte des Suchtareals, OP 98 (Leber), OP 96 (Gallenblase)	➡ 12.14.4
Drogen	OP 55, 82, 29b, 29c, PT 1, Punkte des Suchtareals, OP 98 (Leber), OP 95 (Niere). Evtl. OP 96 (Gallenblase) und OP 92 (Blase)	➡ 12.14.5
Adipositas	OP 55, 82, 29b, 29c, PT 1, Punkte des Suchtareals, OP 87 (Magen), OP 97 (Milz)	➡ 12.14.3
* Bezieht sich auf den Lokalbefund der Erkrankungen		
** Bewährt hat sich bei diesen Indikationen auch die Kombination mit der Körperakupunktur		

Tab. 13.21

13.2 Chinesische Schädelakupunktur *(Tou Zhen)*

13

In der VR China vor allem durch den Neurochirurgen *Jiao Shuenfa* Ende der 60er-Jahre entwickelt. Im deutschsprachigen Raum Verbreitung besonders durch H. Zeitler (Österreich). Theoretische Grundlage: Westlich anatomisch-topographische bzw. neurophysiologische Korrelation zwischen Hirnrindenarealen und in der Kopfschwarte liegenden Schädelakupunkturstellen (ca. 1 cm breite streifenförmige Gewebebezirke).

13.2.1 Anwendung

Indikationen

Behandlung meist in Kombination mit Körperakupunktur (➡ 12). Wichtigste Indikationen der Schädelakupunktur (➡ Tab. 13.22):

- Zerebral bedingte Paresen bei Z. n. Schädel-Hirn-Trauma: Behandlungsbeginn nach postoperativer Phase (nach ca. zwei Mon.)
- Z. n. zerebralen Blutungen, Meningitis/Enzephalitis, zerebraler Thrombose: Behandlung in der Hemiplegie- und Stabilisierungsphase.

Wichtig

Der Behandlungserfolg ist abhängig vom Ausmaß des Hirnschadens und der Zeitspanne zwischen Erkrankung und Behandlungsbeginn; z.B. sind apoplektische Residualzustände, die kurzfristig nach dem Apoplexgeschehen behandelt werden, therapeutisch besser zu beeinflussen als nach einem länger zurückliegenden Ereignis.

Kontraindikationen

- Herzerkrankungen: z.B. KHK, Herzinsuffizienz
- Hypertonus (relativ): Bei Hypertonikern nach Nadelsetzen **nie** zusätzlich stimulieren, sondern Nadeln 30 Min. in situ belassen
- Während der Schädelakupunktur einmal aufgetretene stärkere Kreislaufstörungen mit Schwindel, Sehstörungen im Sinne von „schwarzen Wolken vor den Augen" mit akuter Gesichtsblässe, Schweißausbruch und Kollapsneigung (nach Zeitler/Roustan)
- Noch nicht abgeheilte Wunden an der Schädeloberfläche: Bestimmt Behandlungsbeginn nach Schädel-Hirn-Trauma
- Siehe auch Kontraindikationen Akupunktur (➜ 5.1.1)

13.2.2 Lokalisation am Schädel

Orientierungslinien (➜ **Abb. 13.7**)

- **Anterioposteriore Mittellinie:** Schädelmittellinie von der Mitte zwischen beiden Augenbrauen [entspricht **Ex-HN 3** *(Yintang)*] bis zum Unterrand der Protuberantia occipitalis externa
- **Augenbrauen-Okzipital-Linie (Laterallinie):** Verbindungslinie zwischen dem Mittelpunkt einer Augenbraue und der Protuberantia occipitalis externa, Verlauf im seitlichen Schädelbereich.

Wichtig

Um diese beiden Linien als Orientierung zur Punkt- oder Zonenbestimmung am Schädel (➜ Tab. 13.22) nutzen zu können, kann eine Schnur oder ein flexibles Maßband (gut ein dehnbares Gummiband mit Zentimeterangabe zur Anpassung bei unterschiedlichen Kopfgrößen) benutzt werden.

13

Orientierungspunkte (➥ 13.7–13.11)

Mittelpunkt der anterioposterioren Mittellinie (➥ Abb. 13.7, 13.8, 13.9)
Scheitelpunkt der Motorikzone (➥ Abb. 13.7, 13.8, 13.9)
Scheitelpunkt der Sensorikzone (➥ Abb. 13.8, 13.9)
Schnittpunkt der Motorikzone mit dem Schläfenhaaransatz und Augenbrauen-Okzipital-Linie (➥ Abb. 13.7, 13.8)
Mittelpunkt zwischen den Augenbrauen: **Ex–HN 3** *(Yintang)*
Protuberantia occipitalis externa (auf Höhe des Punktes **Du 16**) (➥ Abb. 13.7, 13.8)
Tuber parietale (➥ Abb. 13.8)

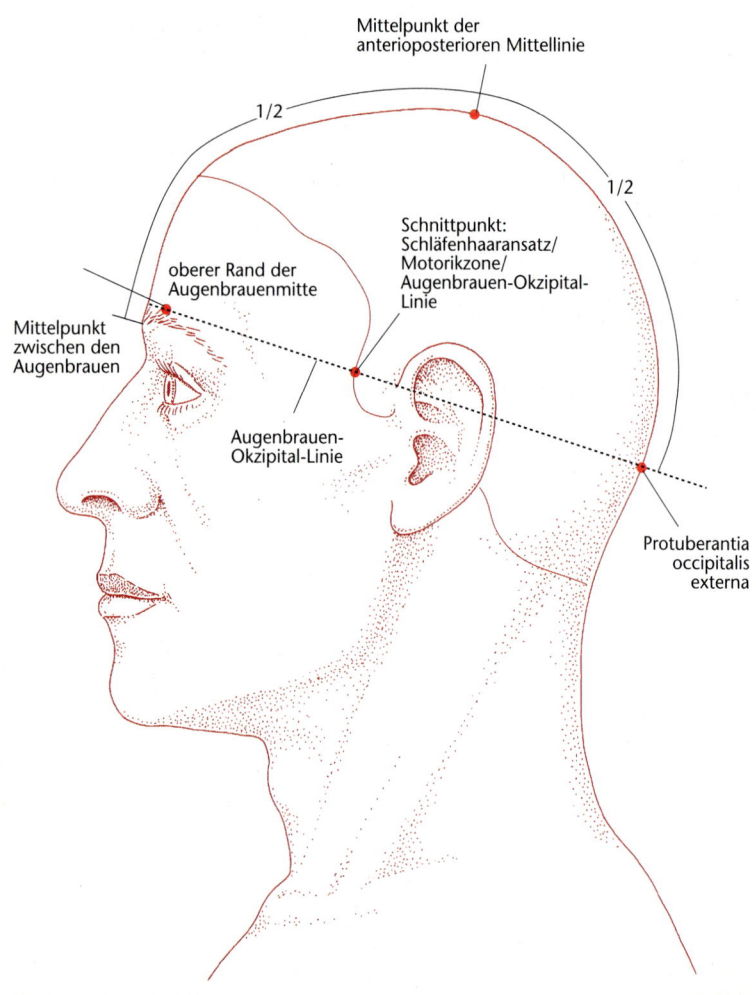

Abb. 13.7

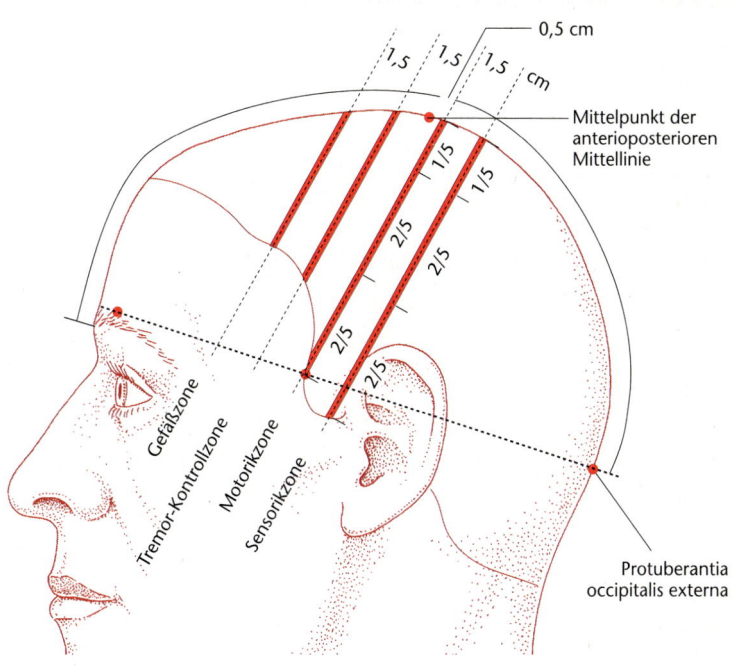

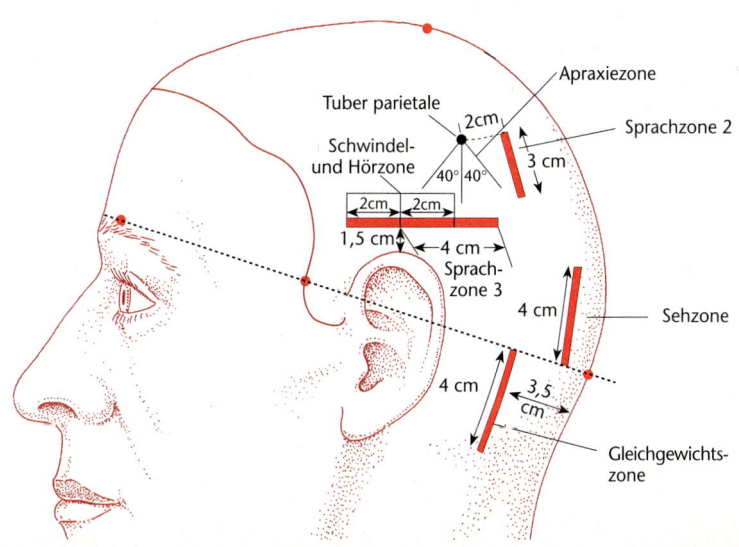

Abb. 13.8

13.2.3 Praktisches Vorgehen

Technik

- **Nadeln:** Länge: 2.5–3 Cun (40–60 mm), Dicke: 0.25–0.35 mm
- **Patientenlagerung:** Sitzend, zur Kollapsvorbeugung Flach- oder Seitenlagerung
- **Punktion:** Zunächst Lokalisation der zu behandelnden Zonen. Nach der Kopfhautdesinfektion die Nadel schnell unter Herumdrehen schräg (30° zur Oberfläche) durch die Kopfhaut einstechen, dann langsam subkutan unter Rotation vorschieben. Punktionslänge entsprechend der jeweiligen Zonenlänge (➡ Abb. 13.8–13.11). Bei langen Zonen bis hin zu drei Nadeln hintereinander innerhalb einer Zone. Die Nadel in dieser Lage belassen und nicht weiter vor- oder zurückschieben. Es können auch entlang der Zone mehrere Nadeln in Reihe, z.B. die gesamte motorische Zone bei Hemiplegie, gestochen werden
- **Manuelle Stimulation:** Rotation der Nadel am Nadelgriff zwischen dem Zeigefinger und Daumen (Fingerhaltung wie beim Zigarettendrehen) – abwechselnd mal gegen, mal mit dem Uhrzeigersinn, Nadel dabei nicht auf und ab bewegen. Während der Nadelrotation ist eine gute Fixation der manipulierenden Hand wichtig. In China Stimulation mit ca. 200 Drehungen/Min. über ca. 2–3 Min., dann nach 5–10 Min. wiederholen, Nadel weitere 5–10 Min. liegen lassen, evtl. noch mal wiederholen, dann Nadel herausziehen. *Cave:* Bei Hypertonikern die Nadel nach Einführen ohne weitere Stimulation 30 Min. in situ belassen
- **Elektrische Stimulation** (➡ 5.1.8): Alternative zur manuellen Stimulation. Frequenz 20–100 Hz; mit 20 Hz beginnen, dann langsam steigern bis zur angenehmsten Frequenz für den Pat.; dann Intensität steigern bis unter die Schmerztoleranzgrenze. Frequenz nicht mehr verändern; evtl. Intensität nach einigen Min. noch nach oben nachkorrigieren. Stimulationsdauer: 20 Min.; die Reizstärke vorsichtig und patientenangepasst steigern. *Cave:* Niemals Punkte auf beiden Schädelseiten sowie Punkte an einer gelähmten Extremität mit der entsprechenden kontralateralen Schädelzone *gleichzeitig* elektrisch stimulieren! Stromkreuzung der Körperachse mit schweren Zwischenfällen möglich. Keine elektrische Stimulation bei Hypertonikern
- **Nadelentfernung:** Nach ca. 20 Min.; bei Paresen wird meist eine längere Liegedauer der Nadeln mit entsprechenden Bewegungsübungen des Patienten angewendet. Herausziehen der Nadel unter Drehung, dann die Akupunkturstelle sofort mit einem Tupfer fest und länger drücken, um eine Blutung zu vermeiden
- **Behandlungszyklus:** Je nach Krankheitsbild 1× tägl. oder alle 2 Tage in akuten Fällen, in chron. Fällen Behandlung 1–2×/Wo, 12–16 Sitzungen pro Zyklus. Zwischen den Behandlungsperioden meist Pause von 5–7 Tagen.

Seitenauswahl

- Bei zerebral bedingten Erkrankungen mit einseitiger Körperseitenbeteiligung: Einseitig kontralaterale Schädelzone
- Bei beidseitig betroffenen Extremitäten: Entsprechende Schädelzonen beidseits
- Bei systemischen Erkrankungen wie Hypertonus und Arteriosklerose mit Taubheitsgefühlen in den Extremitäten oder bei Schwindel ohne genaue Seitenzuordnung betroffene Schädelzonen beidseits nadeln.

13

De-Qi-Sensation (➡ 5.1.6)

- **Qualität:** Wärme, Taubheit, Schwitzen, Kältegefühl
- **Lokal.:** Meist lokal begrenzt an der Erkrankungsstelle, manchmal auch beidseitig oder an der gesunden Gegenseite, seltener entlang eines Meridianverlaufs oder im ganzen Körper
- **Auftreten:** Meist wenige Sek. bis Min. nach dem Nadelsetzen; manchmal, vor allem bei Paralytikern, aber erst nach Stunden; kann unterschiedlich lang anhalten (mehrere Min. bis einige Stunden).

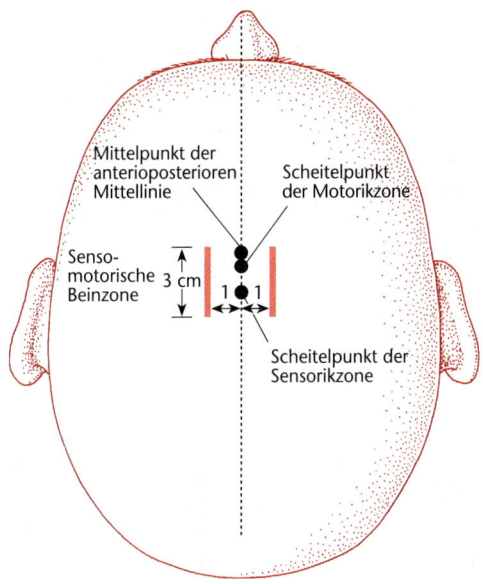

Abb. 13.9

13

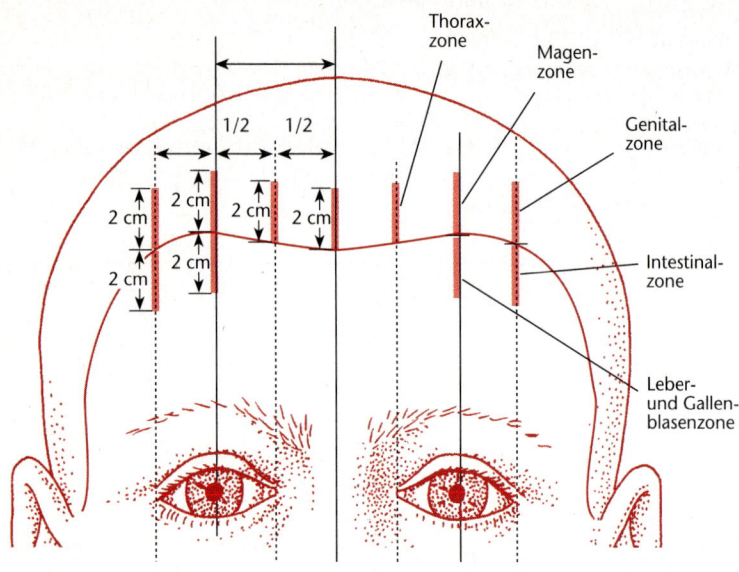

Abb. 13.10

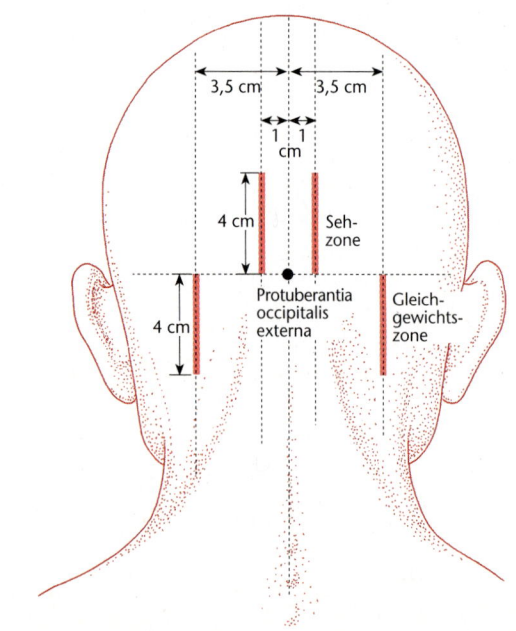

Abb. 13.11

Lokalisation und Indikationen der Schädelzonen

Zone*	Lokalisation	Indikation
Motorikzone (➡ Abb. 13.8)	Verbindungslinie vom oberen Endpunkt: 0.5 cm hinter dem Mittelpunkt der anterio-posterioren Mittellinie; nach kaudal bis zum unteren Endpunkt: Am Schnittpunkt der Augenbrauen-Okzipitallinie mit dem Schläfenhaaransatz	Obere $^1/_5$: Lähmungen der kontralateralen unteren Extremität und des Rumpfes Mittlere $^2/_5$: Lähmungen der kontralateralen oberen Extremität Untere $^2/_5$ (Gesichtsmotorik, Sprachzone 1): Zentrale Fazialislähmung, motorische Aphasie, Speichelfluss, motorische Sprachstörungen, Störungen der Kau- und Schluckbewegung
Sensorikzone (➡ Abb. 13.8)	Linie im Abstand von 1,5 cm dorsal und parallel zur Motorikzone	Obere $^1/_5$: Sensibilitätsstörungen, Schmerzen der kontralateralen unteren Extremität/Lumbalbereich, Schwindel, Tinnitus, Hinterkopfschmerzen, Nackenschmerzen Mittlere $^2/_5$: Sensibilitätsstörungen, Schmerzen der kontralateralen oberen Extremität Untere $^2/_5$: Sensibilitätsstörungen der kontralateralen Seite im Gesichtsbereich: Trigeminusneuralgie, Kiefergelenksschmerzen, einseitige Kopfschmerzen, Costen-Syndrom, Stirnkopfschmerzen
Tremor-Kontroll-zone (➡ Abb. 13.8)	Linie im Abstand von 1,5 cm vor und parallel zur Motorikzone	M. Parkinson, Chorea minor beim Kind; bei einseitiger Symptomatik: Kontralaterale Nadelung; bei beidseitigen Beschwerden: Nadelung beider Seiten
Gefäßzone (Vasomotorikzone) (➡ Abb. 13.8)	Linie im Abstand von 1,5 cm vor und parallel zur Tremor-Kontrollzone	Hypertonus, zerebral verursachte Paresen mit Ödembildung (kortikal bedingte Ödeme) obere $^1/_2$: Kontralaterale Ödeme in den unteren Extremitäten, Hypertonus; untere $^1/_2$: Kontralaterale Ödeme in den oberen Extremitäten
Schwindel- und Hörzone (➡ Abb. 13.8)	1,5 cm direkt über der Ohrspitze, Linie verläuft von diesem Punkt horizontal 2 cm nach frontal und 2 cm nach okzipital	Schwindel, Tinnitus, M. Menière, Vertigo, Labyrinthschwindel, Hörstörungen
Sprachzone 2 (➡ Abb. 13.8)	3 cm lange vertikale Linie, die 2 cm okzipital vom Tuber parietale beginnt und parallel zur anterioposterioren Mittellinie verläuft	Sensorische Aphasie
Sprachzone 3 (➡ Abb. 13.8)	Horizontale Linie, die vom Mittelpunkt der Schwindel- und Hörzone ausgeht und 4 cm nach okzipital verläuft	Sensorische Aphasie
Apraxiezone (➡ Abb. 13.8)	Drei 3 cm lange Linien vom Tuber parietale aus: Eine gerade Linie bis zur Mitte des Processus mastoideus, die anderen an beiden Seiten neben dieser Linie jeweils im Winkel von 40°	Apraxie (Unfähigkeit, bestimmte komplizierte Bewegungen richtig auszuführen, bzw. autgehobenes Verstandnis für den Gebrauch der Dinge)

Forts. ➡

13

Lokalisation und Indikationen der Schädelzonen *(Forts.)*		
Zone*	**Lokalisation**	**Indikation**
Sensomotorische Beinzone (➡ Abb. 13.8)	3 cm lange Linie beidseits und 1 cm parallel zur anterio-posterioren Mittellinie auf Schädelhöhe: Anfang 1 cm hinter dem Scheitelpunkt der Sensorikzone nach vorne ziehen	Lähmungen, Parästhesien und Schmerzen der unteren kontralateralen Extremität, bilaterale Nadelindikation: Akute Lumbago, Enuresis, kortikale Ödeme, Diabetes insipidus, Uterusprolaps, Rektumprolaps
Sehzone (➡ Abb. 13.8, 13.11)	4 cm lange Linie 1 cm lateral und parallel zur anterio-posterioren Mittellinie von der Höhe der Protuberantia occipitalis externa nach oben	Kortikal bedingte Sehstörungen, Myopie
Gleichgewichts-zone (zerebellär) (➡ Abb. 13.8, 13.11)	4 cm lange Linie, 3,5 cm lateral und parallel zur anterio-posterioren Mittellinie von der Höhe der Protuberantia occipitalis externa nach unten	Zerebellär bedingte Gleichgewichtsstörungen, Schwindel
Magenzone (➡ Abb. 13.10)	2 cm lange Linie, die an der Haarlinie direkt über der Pupille beim Geradeausblick beginnt, parallel zur anterio-posterioren Mittellinie nach hinten	Oberbauchschmerzen, Magenschmerzen, Gastritis, Ulcus ventriculi/duodeni
Leber- und Gallen-blasenzone (➡ Abb. 13.10)	2 cm lange Linie, die vom unteren Endpunkt der Magenzone nach vorn (Stirn) verläuft, parallel zur anterio-posterioren Mittellinie	Schmerzen aufgrund von Leber- und Gallenblasenerkrankungen, chronische Hepatopathien
Thoraxzone (➡ Abb. 13.10)	2 cm lange Linie in der Mitte zwischen und parallel zur Magenzone und anteriopo-sterioren Mittellinie	Asthma bronchiale (vor allem allergischer Genese), Bronchitis, Angina pectoris, rheumatische Herzerkrankungen, thorakales Beklemmungsgefühl, supraventrikuläre paroxysmale Tachykardie
Genitalzone (➡ Abb. 13.10)	2 cm lange Linie lateral und parallel der Magenzone, vom Stirn-Schläfenhaar-Ansatzwinkel nach hinten	Menstruationsstörungen, mit sensomotorischer Beinzone; Deszensus und Prolaps uteri
Intestinalzone (➡ Abb. 13.10)	2 cm lange Linie lateral und parallel der Magenzone, am unteren Ende der Genitalzone nach vorne (Stirn)	Schmerzen im unteren Abdomen
*Anmerkung: Bei der Zonenklassifikation keine Anwendung der WHO-Richtlinien oder *Pinyin-Schrift*, sondern nur die im deutschsprachigen Raum gebräuchlichsten Bezeichnungen		

Tab. 13.22

13.3 Neue Schädelakupunktur nach Yamamoto/YNSA

Sonderform der Akupunktur, die mehrere Mikrosysteme miteinander kombiniert: Zur Diagnostik ein Somatotop am Bauch und ein Somatotop am lateralen Hals, zur Therapie zwei Somatotope am Schädel. Dadurch prinzipieller Unterschied zur chinesischen Schädel-akupunktur (➡ 13.2), deren Behandlungszonen und -punkte am Schädel keinem Somatotop zugehören. Durch die Kombination mehrerer anatomischer und funktioneller Somatotope ist die YNSA eine komplexe, tief ansetzende Behandlungsmöglichkeit.

13

13.3.1   Geschichtlicher Überblick

Der japanische Chirurg, Gynäkologe und Anästhesist *Toshikatsu Yamamoto* entdeckte Ende der 60er-Jahre ein neues Somatotop am Schädel. Von einem durch Zufall gefundenen Punkt ausgehend, fand er in der Folgezeit weitere Punkte, die schließlich die Abbildung des menschlichen Organismus mit der Anatomie seines Bewegungsapparates und seines Meridiansystems an beiden Seiten des Schädels ergaben.

Yamamotos Neue Schädelakupunktur ist Teil der weltweiten Mikrosystementwicklung, die sich in den letzten fünfzig Jahren zwar auf der östlichen Tradition basierend, jedoch weitgehend unabhängig von ihr vollzogen hat (wichtig v. a. Ohr-, Mund- und Handakupunktur und die ECIWO).

13.3.2   Kontraindikationen

- Keine absoluten Kontraindikationen
- Relative Kontraindikationen: Schwere Schwäche- und Erschöpfungszustände, Schwangerschaft, in Schüben verlaufende Erkrankungen; Erkrankungen, bei denen infolge von Behandlungsreaktionen (siehe Behandlungsverlauf) schwere oder lebensbedrohliche Komplikationen auftreten können, Therapie mit Antikoagulanzien

13.3.3   Indikationen

- Alle prinzipiell reversiblen akuten und chronischen Störungen/Erkrankungen, besonders *funktionelle Störungen, Immunstörungen, Schmerzen sowie Suchterkrankungen.* **Beispiele:** Allergische Rhinitis, Asthma bronchiale, Gastritis, irritables (spastisches) Kolon, Dysmenorrhö, Zystitis, Herpes zoster (akut, Postzoster-Neuralgie), Hörsturz (akut, Zustand nach), rezidivierende/chronische Otitis media, Begleitsymptome manifester organischer Erkrankungen, postoperative Beschwerden, Nikotinabusus
- Besonders gute Ergebnisse bei: *Schmerzen und Blockierungen des Bewegungsapparates.* **Beispiele:** Kopfschmerzen unterschiedlicher Genese, HWS-Syndrom, Periarthritis humeroscapularis, Epicondylitis humeri (Tennisellenbogen), Interkostalneuralgie, LWS-Beschwerden, Hüftbeschwerden (z. B. Koxalgie), Kniebeschwerden, Verletzungen
- Als Sonderindikation: *Lähmungen unterschiedlicher Genese.*

13.3.4   Anatomische Somatotope der YNSA

Die anatomischen Somatotope enthalten die Zonen/Punkte für den Bewegungsapparat und die Sinnesorgane. Insgesamt vier Somatotope, d. h. zwei frontale und zwei okzipitale (➡ Abb. 13.12).

Lokalisation

Beidseits am Schädel
- **Anatomische frontale Somatotope:** In der Stirn-Schläfenhaar-Grenze und Stirn, beidseits der Stirnmittellinie
- **Anatomische okzipitale Somatotope:** Spiegelbildlich zu den frontalen Somatotopen hinter einer Vertikalen durch den höchsten Punkt der Ohrmuschel, etwas tiefer liegend und kleiner als die frontalen Somatotope

Basis-Punkte

Die angegebenen Zonen dienen lediglich der groben Orientierung. Die Basispunkte (➡ Tab. 13.23), die eigentlichen Punkte („very points"), liegen innerhalb der Zonen. Sie

13

sind druckschmerzhafte punktförmige Resistenzen, die exakt aufgesucht und gestochen werden müssen. Das gilt für alle YNSA-Punkte (➨ Praktisches Vorgehen ➨ 13.3.8).

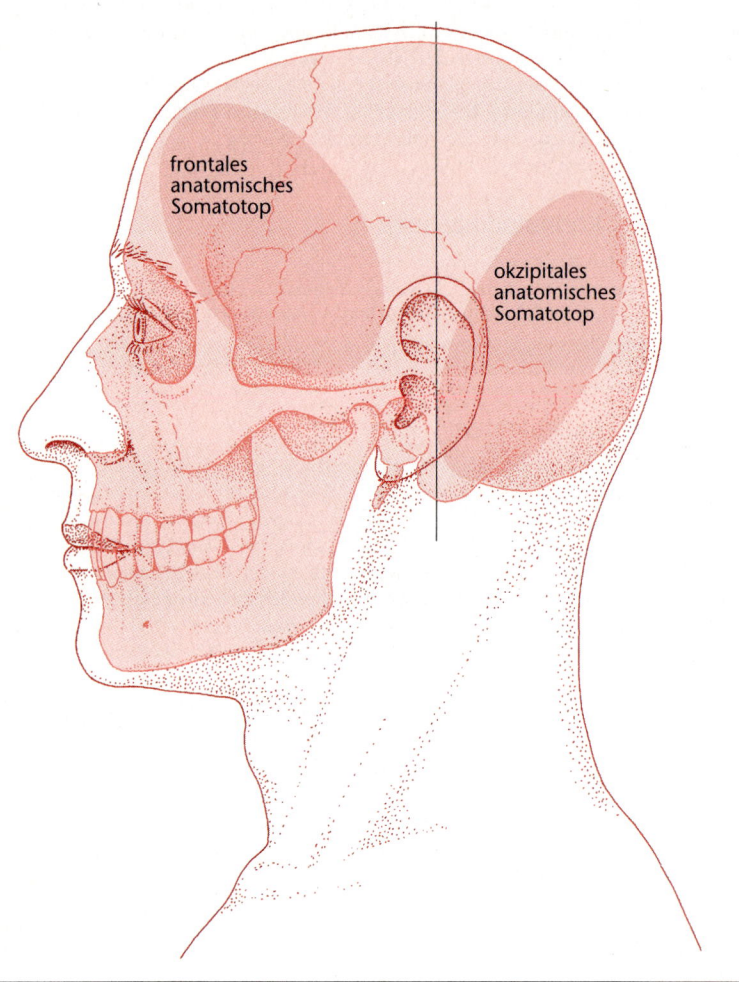

frontales
anatomisches
Somatotop

okzipitales
anatomisches
Somatotop

Abb. 13.12

Lokalisation der YNSA-Basiszonen/-punkte			
Lokalisation der *frontalen* YNSA-Basiszonen/-punkte (➡ Abb. 13.13 und 13.14)			
Zone	Lokalisation	Zielgebiet	Unterteilungen/ Zielgebiet
A-Zone	1–2 QF parallel zur Stirnmittellinie	Kopf, HWS	A1–A8 (von kranial nach kaudal)/ Zervikalsegmente C1–8
B-Zone	1–2 QF parallel zu A	HWS	
C-Zone	Schräg in der „Geheimratsecke"	Obere Extremität	Von kranial nach kaudal: Schulter, Oberarm, Ellenbogen, Unterarm, Hand, Finger
E-Zone	Schräg vom medialen Ende der Augenbraue zur Stirnmitte (von **Bl 2** zu **Gb 14** der Körperakupunktur)	Knöcherner Thorax/BWS	E1–E12 (von kranial nach kaudal)/BWS, TH1–12
D-Zone	Horizontal in der Schläfenhaargrenze, 1 QF oberhalb des Jochbogens	LWS, Becken, untere Extremität	D1–D5 vor dem vorderen Ohrmuschelansatz, auf einer Vertikalen vom Jochbogen ausgehend nach oben bis **SJ 21** (➡ Abb. 13.15)/LWS, L1–L5
Zone Auge/Nase/ Mund	Nach kaudal anschließend an A auf einer Parallelen zur Stirnmittellinie unmittelbar aufeinander folgend von oben nach unten bis zur Stirnmitte	Auge, Nase, Mund	
Zone Ohr	Nach kaudal anschließend an C	Ohr	
Zone Gehirn	Nach dorsal anschließend an A, beidseits der Mittellinie, Ausdehnung seitlich von B rechts bis B links, 1–2 QF nach kranial	Gehirn	
Zone Kleinhirn	Dorsal anschließend an Zone Gehirn, beidseits der Mittellinie, Ausdehnung seitlich von A rechts bis A links	Kleinhirn	

Forts. ➡

13

Lokalisation der YNSA-Basiszonen/-punkte *(Forts.)*			
Lokalisation der *okzipitalen* YNSA Basiszonen/-punkte (➡ Abb. 13.15 und 13.16):			
Zone*	**Lokalisation**	**Zielgebiet**	**Unterteilungen/ Zielgebiet**
Zonen A bis D und die Punkte für die Sinnesorgane	Gegenüber ihren frontalen Punkten in der gleichen Längsausdehnung, jedoch insgesamt etwas tiefer und näher zusammenliegend	Wie bei ihren frontalen Entsprechungen	
Punkte D1–D5	Spiegelbildlich zur Vertikalen durch den höchsten Punkt der Ohrmuschel etwas bogenförmig unter der Helix, D 1–3 auf der gleichen Höhe wie frontal, D 4 und 5 etwas nach kaudal versetzt, punktförmig (➡ Abb. 13.15)	Wie bei ihren frontalen Entsprechungen	
Zusätzliche *okzipitale* Basispunkte (keine frontalen Entsprechungen)			
F-Punkt	Auf der seitlichen Höhe des Mastoid	Nervus ischiadicus	
G-Zone	Rund um die kaudale Spitze des Mastoid	Kniegelenk (➡ Abb. 13.15)	
*Anmerkung: Längsausdehnung der Zonen A bis D jeweils ca. 2 cm: 1 cm innerhalb, 1 cm außerhalb der Stirnhaargrenze, die Zonen für die Sinnesorgane und D1 bis D 5 sind eher punktförmig			

Tab. 13.23

13

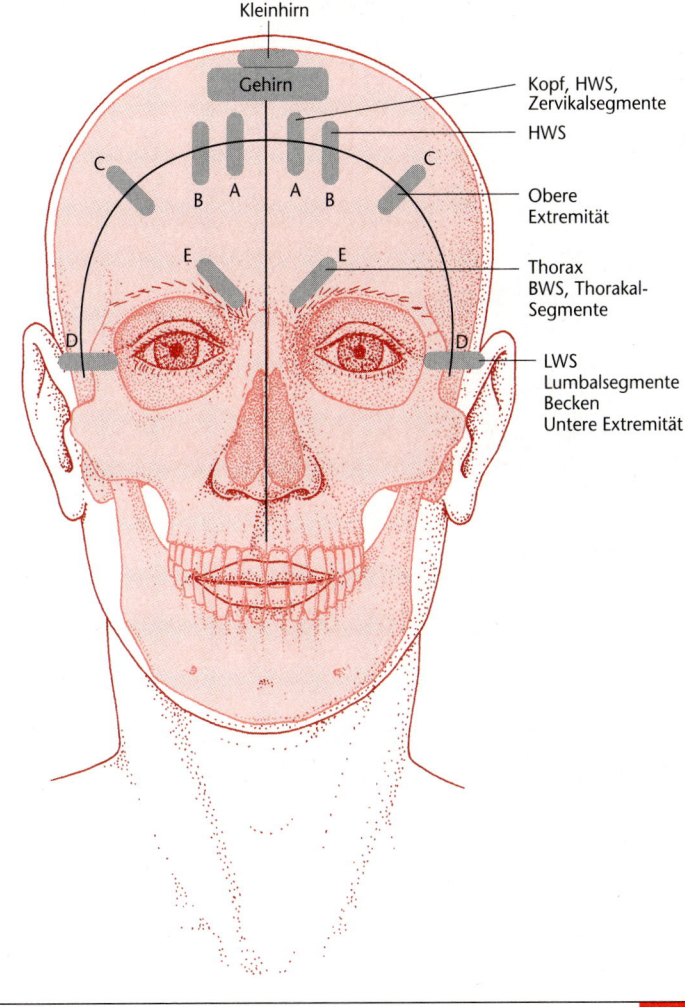

Kleinhirn

Gehirn

Kopf, HWS,
Zervikalsegmente

HWS

Obere
Extremität

Thorax
BWS, Thorakal-
Segmente

LWS
Lumbalsegmente
Becken
Untere Extremität

Abb. 13.13

13

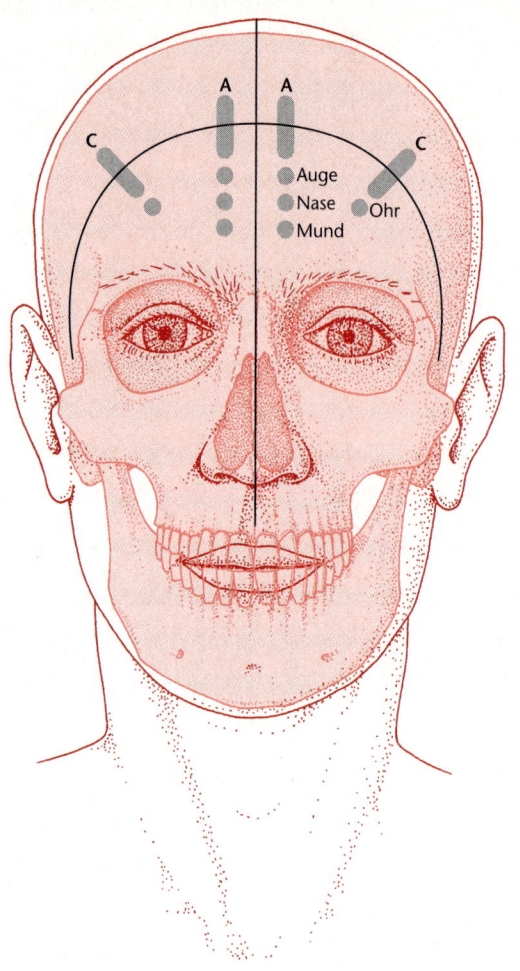

Abb. 13.14

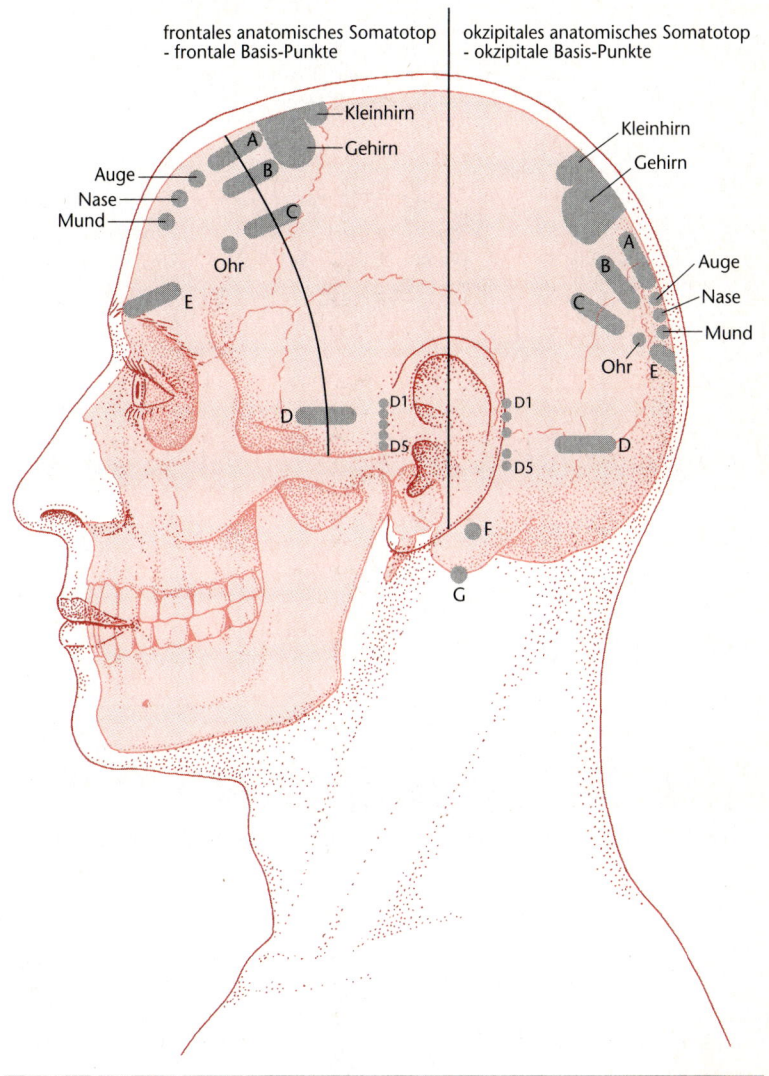

frontales anatomisches Somatotop
- frontale Basis-Punkte

okzipitales anatomisches Somatotop
- okzipitale Basis-Punkte

Abb. 13.15

13

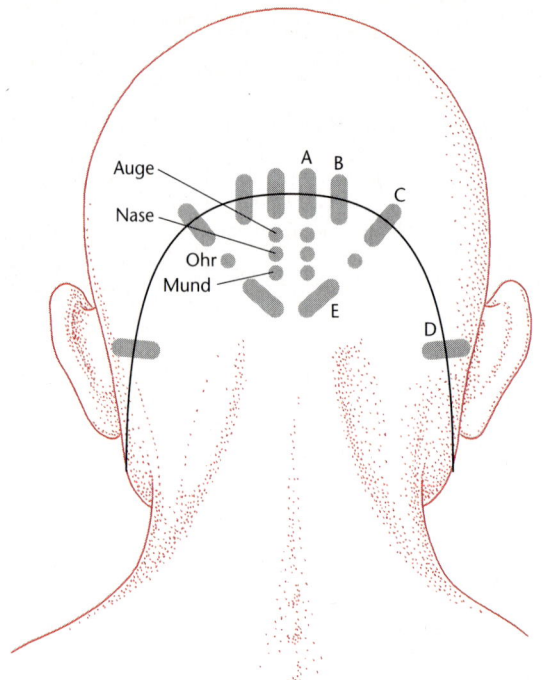

Auge
Nase
Ohr
Mund

A B
C
D
E

Abb. 13.16

13.3.5 Funktionelle Somatotope der YNSA

Wie bei den anatomischen Somatotopen gibt es auch vier funktionelle Somatotope (➡ Abb. 13.17)

Lokalisation

Die funktionellen Somatotope überschneiden sich mit den anatomischen Somatotopen, sie liegen über deren kaudalen Anteilen (➡ Abb. 13.18).

- **Funktionelle frontale Somatotope:** Beidseits an der Schläfe über dem frontalen Bereich des M. temporalis
- **Funktionelle okzipitale Somatotope:** Spiegelbildlich hinter der Vertikalen durch den höchsten Punkt der Ohrmuschel über dem dorsalen Bereich des M. temporalis

Die funktionellen Somatotope enthalten die **Ypsilon–Punkte** (➡ Abb. 13.19)

Lokalisation der frontalen YNSA-Ypsilon-Punkte

In einem Areal, das kaudal vom Jochbogen begrenzt wird, frontal von der Schläfenhaar-grenze, dorsal von der Vertikalen durch den höchsten Punkt der Ohrmuschel und kranial durch eine Horizontale durch den höchsten Punkt der Augenbraue. Die **Ypsilon**-Punkte

13

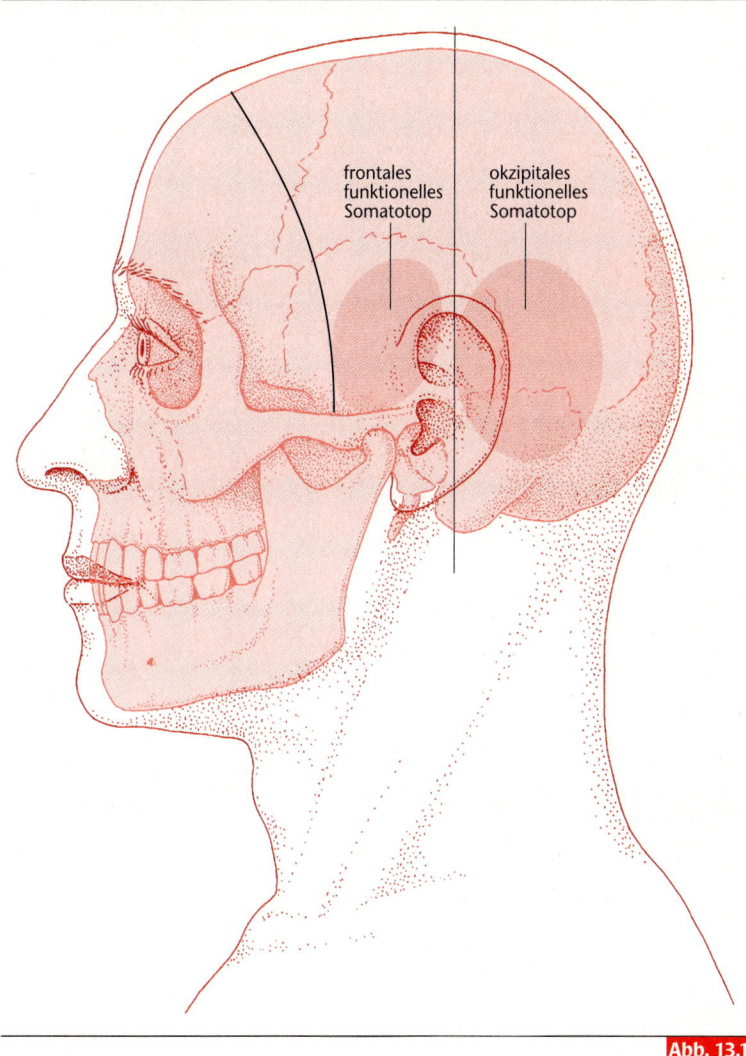

frontales
funktionelles
Somatotop

okzipitales
funktionelles
Somatotop

Abb. 13.17

13

sind punktförmige Repräsentationen der Meridiane mit den zugehörigen *Zang-Fu-*Organen (➡ 3.4), die in nahezu gleichem Abstand voneinander liegen (➡ Abb. 13.19). Der **Basis**-Punkt D und der **Ypsilon**-Punkt für den **SJ** (*San Jiao* oder Drei Erwärmer) liegen fast übereinander, D1–D5 zwischen Jochbogen und Gallenblasenpunkt (➡ Abb. 13.19).

Lokalisation der okzipitalen YNSA-Ypsilon-Punkte

Spiegelbildlich zu den frontalen Ypsilon-Punkten hinter einer Vertikalen durch den höchsten Punkt der Ohrmuschel, die beiden unteren Reihen sind etwas nach kaudal verschoben (➡ Abb. 13.20)

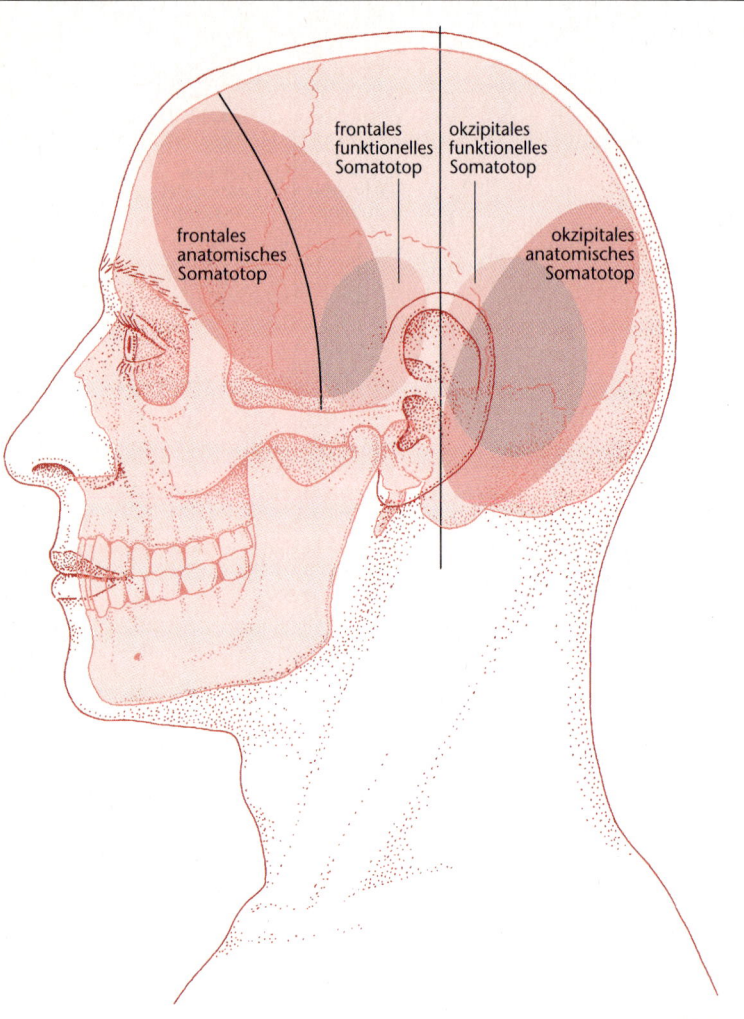

frontales
funktionelles
Somatotop

okzipitales
funktionelles
Somatotop

frontales
anatomisches
Somatotop

okzipitales
anatomisches
Somatotop

Abb. 13.18

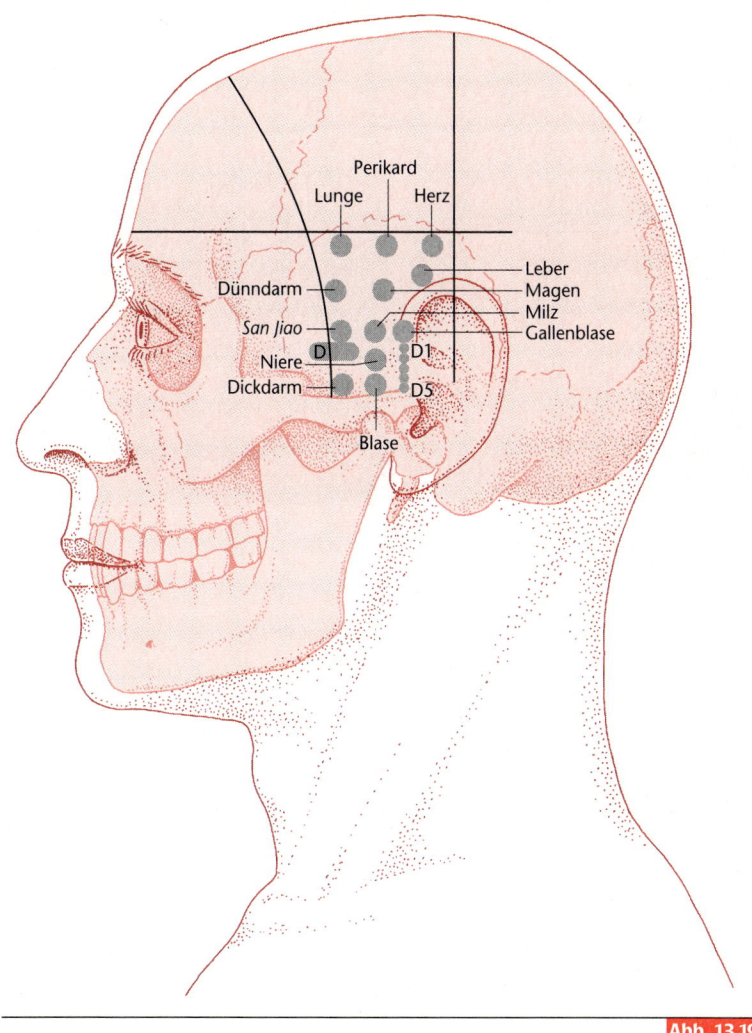

Perikard
Lunge   Herz
Dünndarm
San Jiao
Niere   D   D1
Dickdarm   D5
Blase

Leber
Magen
Milz
Gallenblase

Abb. 13.19

13

1111

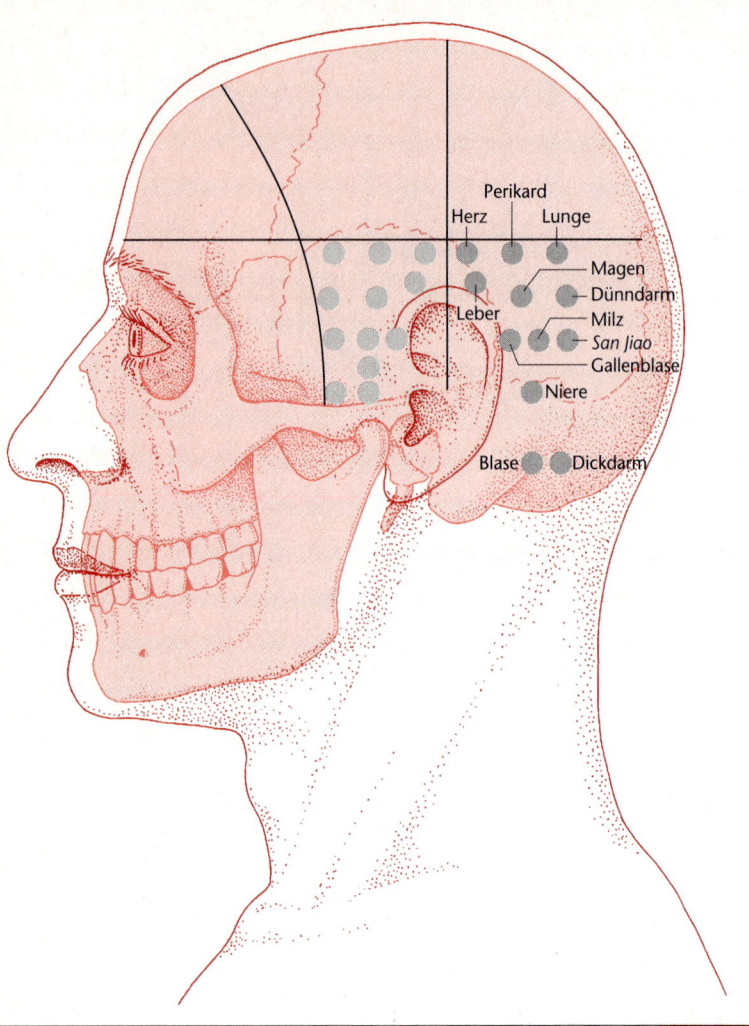

Perikard
Herz Lunge
Magen
Dünndarm
Leber Milz
San Jiao
Gallenblase
Niere
Blase Dickdarm

Abb. 13.20

13.3.6 Bauchdiagnostik der YNSA

Die Bauchdecke ist ein Somatotop, das v. a. zur Diagnostik verwendet wird und Grundlage der traditionellen japanischen Bauch- oder Hara-Diagnostik ist. In abgewandelter Form ist sie diagnostischer Bestandteil der YNSA.

Yamamoto verwendet zwölf Testzonen nach dem Plus-Minus-Prinzip, um herauszufinden, welcher Meridian und/oder welches *Zang-Fu*-Organ gestört ist. Plus-Minus-Prinzip: Findet sich beim Abtasten der Tastzonen mit der flachen Hand eine druckschmerzhafte Verspannung, bedeutet das „Störung", findet sich keine, bedeutet das „keine Störung".

- **Testzonen:** Handteller- bis handflächengroß. *Lokalisation:* Auf einem Areal zwischen den Rippenbögen, den Leistenbändern und der Symphyse (➡ Abb. 13.21)
- **Besonderheit Testzone „Niere":** Nierenmeridian/Organ „Niere" hat zwei Testzonen (also insgesamt 13 Testzonen)
- **Zusätzliche Testzonen** für die unterschiedlichen Abschnitte der Wirbelsäule. Sie können Hinweise darauf geben, welche Segmente bei einer Erkrankung ursächlich oder mitverantwortlich sind. *Lokalisation:* Parallel der Mittellinie in einem Abstand von ca. 2 QF (➡ Abb. 13.22). Weitere Testzonen für Gehirn, Kleinhirn und Basalganglien zwischen „Herz" und Xiphoid-Spitze.(➡ Abb. 13.22)

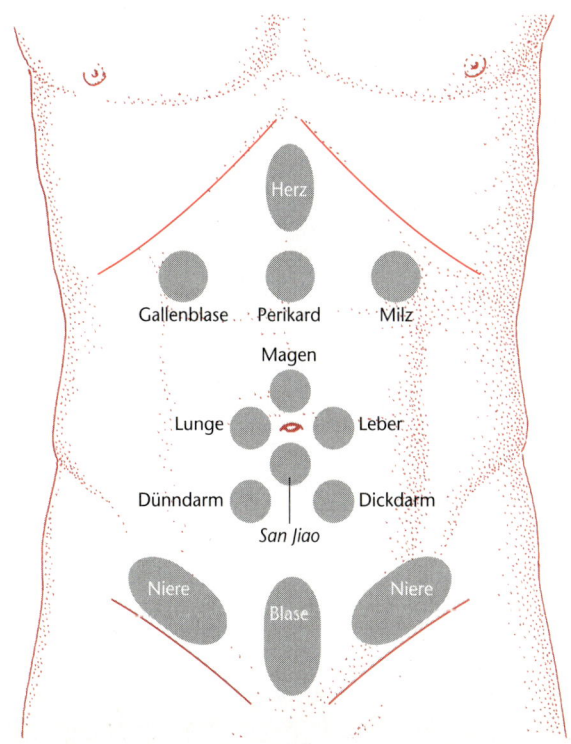

Herz

Gallenblase Perikard Milz

Magen

Lunge Leber

Dünndarm Dickdarm

San Jiao

Niere Niere

Blase

13

Abb. 13.21

1113

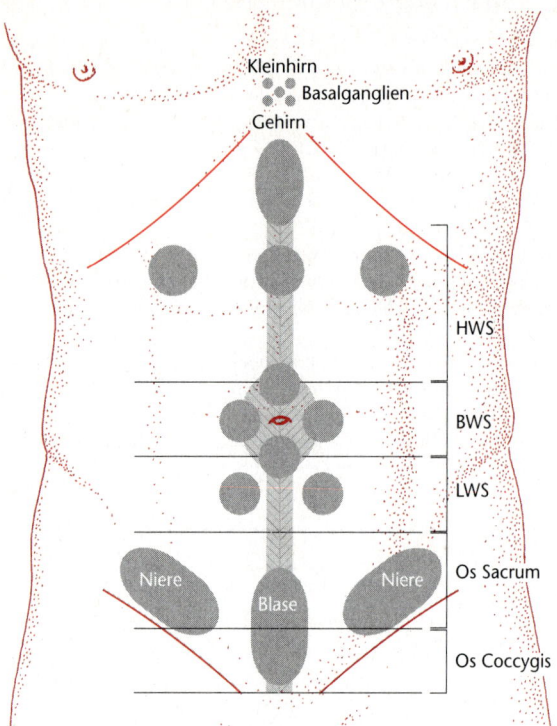

Kleinhirn
Basalganglien
Gehirn

HWS

BWS

LWS

Niere   Niere
Blase

Os Sacrum

Os Coccygis

Abb. 13.22

13.3.7   Halsdiagnostik

Weiteres diagnostisches Somatotop nach Yamamoto.
Lokalisation: Beidseits am Hals, oberhalb der Klavikula, unterhalb der Prominentia laryngis, über dem lateralen Halsdreieck unter Einbeziehung des M. sternocleidomastoideus und des vorderen Randes des M. trapezius. Die zwölf Testzonen für die zwölf Meridiane mit ihren zugehörigen *Zang-Fu*-Organen sind im Vergleich zu den Bauchdeckentestzonen eher punktförmig (➡ Abb. 13.23). Eine Störung zeigt sich in einer druckschmerzhaften Verspannung der entsprechenden Testzone. **Zusätzlich:** Testpunkte für die Hauptabschnitte der Wirbelsäule (➡ Abb. 13.23).

13

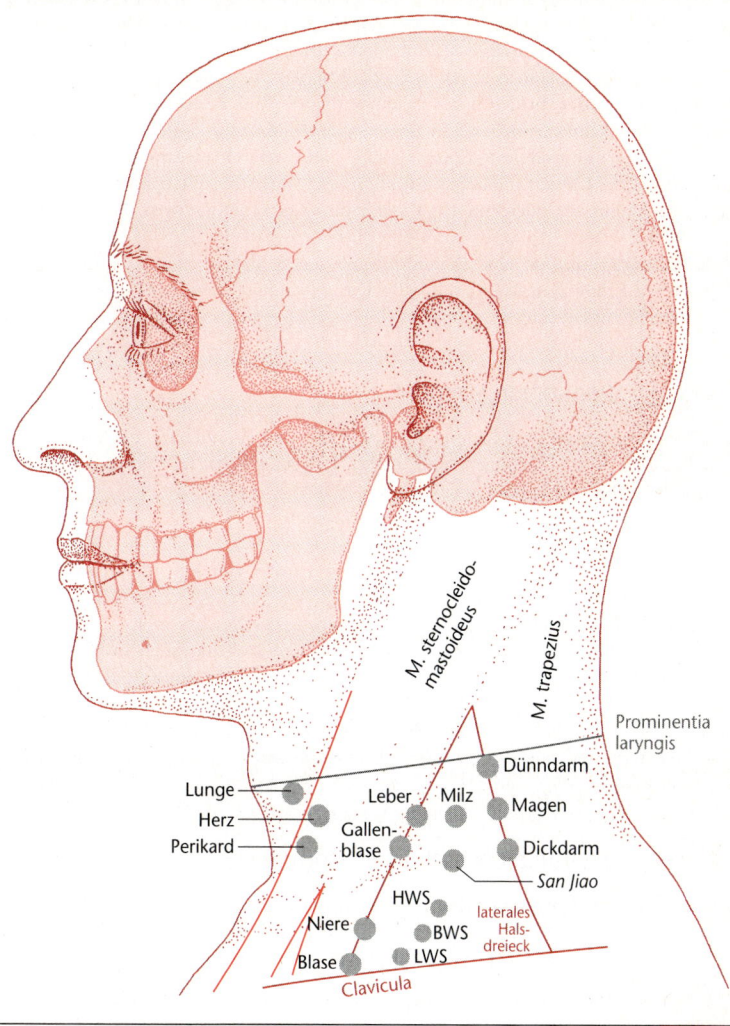

M. sternocleido-mastoideus

M. trapezius

Prominentia laryngis

Dünndarm

Lunge

Leber Milz Magen

Herz

Gallenblase

Perikard Dickdarm

San Jiao

HWS

laterales Halsdreieck

Niere BWS

Blase LWS

Clavicula

Abb. 13.23

13

13.3.8   Praktisches Vorgehen

- **Nadeln:** Üblich z. B. Stahlnadel 0,30 × 20–30 mm
- **Patientenlagerung:** Sitzend, zur Kollapsvorbeugung und Bauchdiagnostik besser Rückenlagerung
- **Punktauswahl:** „Very-point"-Suche nach folgendem Kriterium: Druckschmerzhafte Resistenz am Punkt; Fragestellung: Welcher Meridian zieht über das betroffene Areal? Welches der *Zang-Fu*-Organe ist betroffen? Nach Ergebnis der Bauch- und/oder Halsdiagnostik. Dabei erfolgt die Therapie am anatomischen Somatotop (➡ 13.3.4) direkt entsprechend der Lokalisation der Störung (➡ Therapie bei einfachen Störun-

gen); die Behandlung am funktionellen Somatotop (➡ 13.3.5) entsprechend dem Ergebnis der Bauch- und/oder Halsdiagnostik (➡ Therapie bei komplexen Störungen). Die physiologische und pathologische Information ist prinzipiell an allen Somatotopen gleich, jedoch in unterschiedlich starker Ausprägung.

- **Nadelverweildauer:** Nadel(n) in situ mindestens 30 Min. belassen
- **Stimulation:** Manuelle anfängliche oder Dauerstimulation möglich; bei Lähmungen oder schweren chronischen Erkrankungen elektrische Nadelstimulation (bis zur Toleranzgrenze, *Cave:* Patientenkonstitution und -belastbarkeit beachten, ➡ 5.1.8); alternativ Akupressur oder Soft-Laser-Behandlung, v. a. bei Kindern (Helium-Neon, Infrarot, ➡ 5.1.11)
- **Behandlungsfrequenz:** Bei akuten Erkrankungen täglich, evtl. 2× pro Tag; bei chronischen Erkrankungen 1–2×/Woche. Die Behandlungsfrequenz richtet sich nach dem Behandlungsverlauf.

Behandlungsverlauf

Der Behandlungsverlauf ist abhängig von Art, Dauer und Komplexität der Erkrankung, durchschnittlich 1–10 Sitzungen und mehr. Folgende Verläufe sind möglich und bestimmen die Behandlungsfrequenz:

- Sofortige Besserung, anhaltend, Sekundenphänomen
- Allmähliche Besserung über mehrere Sitzungen
- Anfängliche Besserung, dann Verschlechterung; danach zunehmende Besserung der Beschwerden
- Anfänglich „Erstverschlimmerung", dann Besserung der Beschwerden
- Reaktionen in Form von Allgemeinsymptomen (Kreislaufreaktion, Schwindel, Kopfschmerzen, Fieber, gastrointestinale Störungen usw.), in diesem Fall Behandlungspause, westliche Phytotherapie, bei Notwendigkeit „schulmedizinische Maßnahmen"
- Herdaktivierung (Zähne, chronische Entzündungen)
- Keine Veränderung der Beschwerden (Regulationsstarre, schwere Schwäche- oder Erschöpfungszustände)

Therapie bei einfachen Störungen

Indikation: Einfache Störungen des Bewegungsapparates, einfache segmentale Störungen, Störungen der Sinnesorgane (➡ Indikationen: 13.3.3, ➡ Tab. 13.23)

Praktische Durchführung

13

- **Diagnostik:** Die der Lokalisation der Störung entsprechende Zone am ipsilateralen frontalen anatomischen Somatotop aufsuchen (Beispiele: Akutes Zervikalsyndrom: Zone A aufsuchen; Tennisellenbogen: Zone C; akute Konjunktivitis: Zone Auge aufsuchen). Ausnahme: Zonen F für den N. ischiadicus und G für das Kniegelenk befinden sich nur am okzipitalen anatomischen Somatotop. Dann die entsprechende Zone mit der Fingerkuppe (Zeigefinger oder Daumen) durchpalpieren und die gefundene durckschmerzhafte Resistenz mit der Fingerkuppe fixieren
- **Punktion:** Nadel vor der fixierenden Fingerkuppe schräg ansetzen, Haut durchstechen und die Nadelspitze in das Zentrum der druckschmerzhaften Resistenz führen. Bei korrektem Nadelsitz sofortige Besserung (zumindest minimal) der zu behandelnden Störung (Voraussetzung: Regulationsfähigkeit des Patienten)

- **Weitere Vorgehensweise:** Bei unzureichender Besserung die entsprechende Zone des kontralateralen anatomischen Somatops wie oben beschrieben aufsuchen und behandeln, dann nacheinander an den beiden okzipitalen Somatotopen.

Bei weiterhin ausbleibendem Behandlungserfolg: **Ypsilon**-Punkte (➡ 13.3.5) einsetzen (➡ Therapie bei komplexen Störungen)

Therapie bei komplexen Störungen

Indikation: Komplexe Störungen des Bewegungsapparates mit Beteiligung innerer Organe, sonstige komplexe Störungen (s. Indikationen ➡ 13.3.3, Indikationen der Ypsilon-Punkte ➡ 13.3.5), unzureichender Therapieerfolg der Basispunkte (➡ 13.3.4).

Praktische Durchführung

- **Diagnostik:** Zunächst die Bauchdecken-Testzonen (Bauchdiagnostik ➡ 13.3.6) mit der flachen Hand und unter mäßiger Druckausübung abtasten. Druckschmerzhafte und verspannte Testzonen weisen auf Störungen oder Erkrankungen des zugehörigen Meridians und/oder *Zang-Fu*-Organs. Dann den entsprechenden **Ypsilon**-Punkt (➡ 13.3.5) der gestörten Testzone an der Schläfe auf eine druckschmerzhafte Resistenz hin abtasten (Fingerkuppe) und fixieren. **Wichtig:** Die Behandlung der Ypsilon-Punkte erfolgt zunächst ipsilateral, dann kontralateral am frontalen Somatotop, dann nacheinander an beiden okzipitalen Somatotopen
- **Punktion:** Die Nadel schräg vor der fixierenden Fingerkuppe ansetzen, Haut durchstechen und die Nadelspitze in das Zentrum der druckschmerzhaften Resistenz führen. Bei korrektem Nadelsitz sofortige Besserung (zumindest minimal) der zu behandelnden Störung (Voraussetzung: Regulationsfähigkeit des Patienten)
- **Weiteres Vorgehen:** Bei korrekter Nadellage im „very point" ist bei der Nachpalpation die gestörte Testzone auf der Bauchdecke entspannter oder normalisiert und sind die Beschwerden des Patienten (zumindest minimal) gebessert. Je nach Anzahl der gestörten Testzonen können ein oder mehrere Ypsilon-Punkte genadelt werden. Kombination mit den Basispunkten (➡ 13.3.4) ist bei Bedarf möglich.

Wichtig

Durch korrekte und gezielte Diagnostik und Therapie die Zahl der Nadeln eingrenzen. Prinzip: Weniger ist mehr!

Kombinationsbehandlung

13

- **YNSA mit klassischer Körperakupunkur:** Sinnvoll, da YNSA-Wirkung häufig schnell und intensiv, jedoch nicht immer von langer Dauer; Wirkung der Körperakupunktur vergleichsweise eher langsam. *Cave:* Reizüberflutung!
- Die modifizierte japanische Bauchdiagnostik der YNSA (➡ 13.3.6) eignet sich auch für den Einsatz zur Diagnostik und Punktauswahl in der Körperakupunktur.
- **YNSA mit Ohr- oder anderer Mikrosystemakupunktur** (➡ Behandlungsverfahren in Kapitel 13): Sinnvolle Ergänzung. *Cave:* Reizüberflutung!
- **YNSA mit anderen biologischen Verfahren:** Sinnvoll, auch Kombination mit Neuraltherapie. *Cave:* Reizüberflutung!
- **YNSA mit „schulmedizinischen" Maßnahmen:** Möglich, auch bei Kortison- oder sonstiger Hormonbehandlung, Kombination häufig notwendig.

13.4   Hand- und Fußakupunktur

Grundlage der Hand- und Fußakupunktur ist wie bei der Ohrakupunktur die Somatotopie: Körperregionen und Organe projizieren sich auf verschiedene Punkte der Hand oder des Fußes. Durch Nadelung, Laseranwendung oder auch Akupressur dieser Punkte können Störungen der zugehörigen Organe und Körperregionen behandelt werden. Wegen oft schmerzhafter Nadelung eher selten angewendet, meist zusätzlich zur Körperakupunktur (Steigerung des Therapieeffekts) oder bei Therapieresistenz von Körper- und Ohrakupunktur, besonders in der Schmerzbehandlung.

13.4.1   Anwendung

- **Indikation:** ➡ Tab. 13.24 und 13.25
- **Kontraindikation:** Entsprechend der KI der Körperakupunktur; Wunden, Narben, Verletzungen oder subkutane Knoten im Punktionsbereich. *Cave:* Blutgefäße
- **Punktauswahl:** Nach zugehöriger Region bzw. zugehörigem Organ nach DD Kombination von mehreren Punkten möglich. Punkte „gestörter" Regionen sind oft druckdolent
- **Punktion:** Senkrecht oder schräg; Punkte **27, 46, 47, 48** der Fußakupunktur oft mit Mikroaderlass mittels Dreikantnadel (➡ 5.1.12). *Cave:* Wegen der anatomischen Nähe zu Nerven und Gefäßen vorsichtig, nicht zu tief nadeln (0.5–1 *Cun*) und nicht zu stark manipulieren! Anwendung von Laser-Pen und Elektrostimulation je nach Schmerztoleranz möglich.

13.4.2   Handakupunkturpunkte

Lokalisation und Indikation der Handakupunkturpunkte		
Punkt (HP)	**Lokalisation**	**Indikation**
Punkte am Handrücken		
0* Blutdruck anheben	Mittelpunkt der Transversalfalte am Handgelenksrücken	Hypotonie
1 Lende und Bein	1.5 Cun distal zur Transversalfalte am Handgelenksrücken, zwischen den proximalen Enden der 2./3. und 4./5. Metakarpalknochen	Lumboischialgie, LWS-Bandscheibenprolaps, Beinschmerzen
2 Knöchel	Daumen, radiale Seite des Grundgelenks, am Hautübergang zwischen Handrücken/-innenfläche	Schmerzen im Knöchel und Fußgelenk
3 Thorax	Daumen, radiale Seite des Mittelgelenks, am Hautübergang zwischen Handrücken/-innenfläche	Interkostalneuralgie, Übelkeit, Erbrechen, Diarrhö
4 Auge	Daumen, ulnare Seite des Mittelgelenks, am Hautübergang zwischen Handrücken/-innenfläche	Augenerkrankungen, Konjunktivitis
5 Schulter	Zeigefinger, radiale Seite des Grundgelenks, am Hautübergang zwischen Handrücken/-innenfläche	Schulterbeschwerden

13

Forts. ➡

Lokalisation und Indikation der Handakupunkturpunkte *(Forts.)*

Punkt (HP)		Lokalisation	Indikation
Punkte am Handrücken			
6	Stirn	Zeigefinger, radiale Seite des Mittelgelenks, am Hautübergang zwischen Handrücken/-innenfläche	Stirnkopfschmerzen, Migräne, Magenkrämpfe, Gastroenteritis, Schmerzen im Kniegelenk
7	Scheitel	Mittelfinger, mediale Seite des Mittelgelenks, am Hautübergang zwischen Handrücken/-innenfläche	Scheitelkopfschmerzen, Migräne
8	Migräne, seitlicher Kopf	Ringfinger, ulnare Seite des Mittelgelenks, am Hautübergang zwischen Handrücken/-innenfläche	Migräne, Interkostalneuralgie, Schmerzen im Hypochondrium, Gallenkolik
9	Genitale, Perineum	Kleiner Finger, radiale Seite des Mittelgelenks, am Hautübergang zwischen Handrücken/-innenfläche	Schmerzen am Perineum, Hämorrhoiden
10	Hinterkopf	Kleiner Finger, ulnare Seite des Mittelgelenks, am Hautübergang zwischen Handrücken/-innenfläche	Schmerzen im Hinterkopf, Arm und Kiefer, Tonsillitis
11	Wirbelsäule	Kleiner Finger, ulnare Seite des Grundgelenks, am Hautübergang zwischen Handrücken/-innenfläche	Wirbelsäulenbeschwerden, Tinnitus
12	N. ischiadicus	Ringfinger, ulnare Seite des Grundgelenks am Handrücken	Schmerzen in Hüfte und Gesäß, Lumboischialgie
13	Larynx/Pharynx	Mittelfinger, ulnare Seite des Grundgelenks am Handrücken	Halsentzündungen, Globusgefühl, Zahnschmerzen
14	Hals und Nacken	Zeigefinger, ulnare Seite des Grundgelenks am Handrücken	Nackensteifigkeit
15	Diarrhö	1 Cun proximal des Mittelpunktes der Verbindungslinie der Grundgelenke Mittelfinger/Ringfinger am Handrücken	Diarrhö
16	Singultus	Handrücken des Mittelfingers, Mittelpunkt der Transversalfalte am Endgelenk	Singultus
17	Fieber reduzieren	Schwimmhaut, radiale Seite des Mittelfingers am Handrücken	Fieber, verschwommenes Sehen
18	Nasenbluten	Schwimmhaut zwischen Daumen und Zeigefinger, unterer Rand	Nasenbluten
19	Kopf	Daumen, ulnare Seite des Grundgelenks	Kopfschmerzen
20	Nase	Winkel zwischen erstem und zweitem Metakarpalknochen	Sinusitis, Rhinitis
21	Handgelenk	Winkel zwischen Daumen und Zeigefingerstrecksehne	Schmerzen im Handgelenk

13

Forts. ➡

Lokalisation und Indikation der Handakupunkturpunkte *(Forts.)*		
Punkt (HP)	**Lokalisation**	**Indikation**
Punkte der Handinnenfläche		
22	Tonsille	Mittelpunkt auf ulnarer Seite des ersten Metakarpalknochens, Handinnenfläche	Tonsillitis, Pharyngitis
23	Husten und Asthma	Zeigefinger, ulnare Seite des Grundgelenks, Handinnenfläche	Bronchitis, Asthma bronchiale, Spannungskopfschmerz
24	Kindliche Verdauungsstörung	Mittelfinger, Mittelpunkt der Transversalfalte am Mittelgelenk, Handinnenfläche	Kindliche Dyspepsie
25	Reanimationspunkt	Mittelfingerspitze ca. 0.2 Cun oberhalb des Fingernagels	Koma
26	Zahnschmerzen	Zwischen drittem und viertem Metakarpalknochen, ca. 1 Cun unter der Transversalfalte der Grundgelenke, Handinnenfläche	Zahnschmerzen
27	Enuresis	Kleiner Finger, Mittelpunkt der Transversalfalte am Endgelenk, Handinnenfläche	Enuresis nocturna, Harninkontinenz
28	Krampf beenden	Mittelpunkt der Schnittlinie zwischen Thenar und Hypothenar, Handinnenfläche	Fieberkrampf
29	Gastrointestinum	Mittelpunkt zwischen **Pe 8** *(Laogong)* und **Pe 7** *(Daling)*, Handinnenfläche	Chronische Gastritis, Ulzera, Dyspepsie
30	Dickdarm	Zeigefinger, Mitte der Transversalfalte am Endgelenk, Handinnenfläche	Meteorismus, Diarrhö
31	Dünndarm	Zeigefinger, Mitte der Transversalfalte am Mittelgelenk, Handinnenfläche	Entzündliche Darmerkrankungen, Diarrhö
32	Herz	Mittelfinger, Mitte der Transversalfalte am Endgelenk, Handinnenfläche	Herzrhythmusstörungen, Angina pectoris
33	*San Jiao*	Mittelfinger, Mitte der Transversalfalte am Mittelgelenk, Handinnenfläche	Diabetes mellitus, lymphatische Erkrankung, Ödeme
34	Mund	Mittelfinger, Mitte der Transversalfalte am Grundgelenk, Handinnenfläche	Stomatitis
35	Milz	Ringfinger, Mitte der Transversalfalte am Endgelenk, Handinnenfläche	Obstipation, Diarrhö, entzündliche Darmerkrankungen
36	Leber	Ringfinger, Mitte der Transversalfalte am Mittelgelenk, Handinnenfläche	Hepatitis, Appetitlosigkeit
37	Niere	Kleiner Finger, Mitte der Transversalfalte am Mittelgelenk, Handinnenfläche	Ödeme, Schmerzen im Nierenlager bei Entzündungen

* *Beginn der Zählung bei 0, da im deutschsprachigen Raum die Handakupunktur meist erst mit Punkt „Lende und Bein" als Handpunkt 1 begonnen wird, in chinesischer Literatur Beginn mit „Blutdruck anheben"*

Tab. 13.24

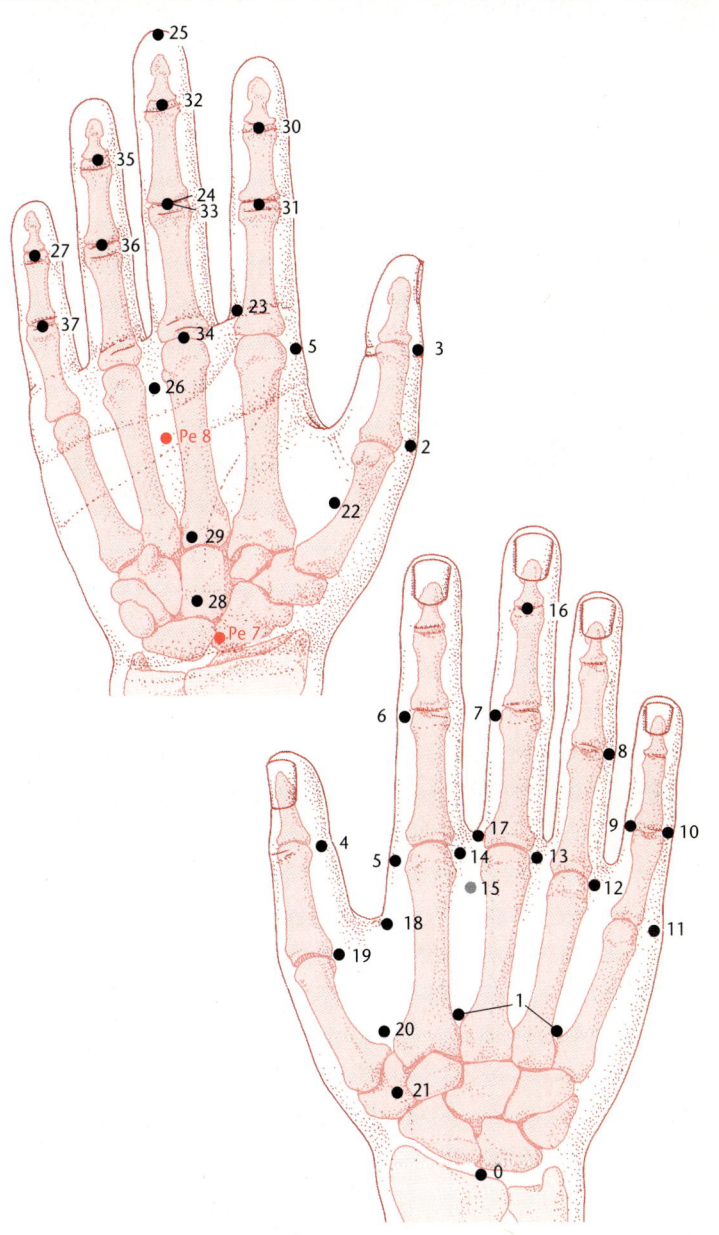

Abb. 13.24

13.4.3 Fußakupunkturpunkte

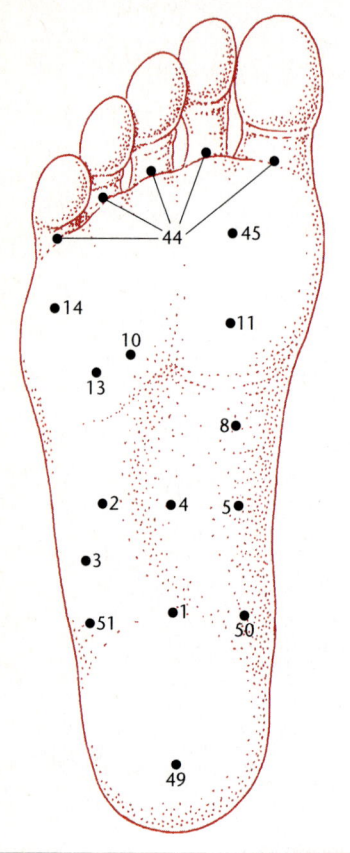

Abb. 13.25

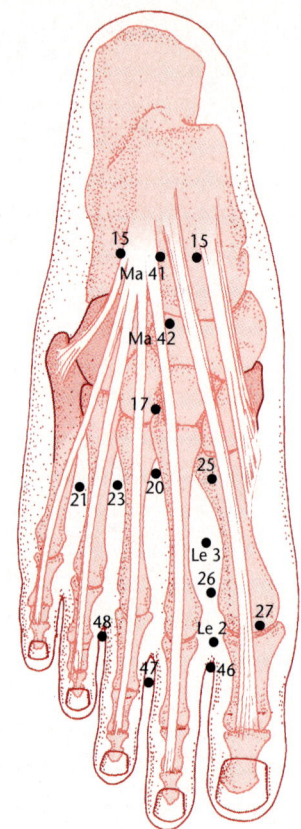

Abb. 13.26

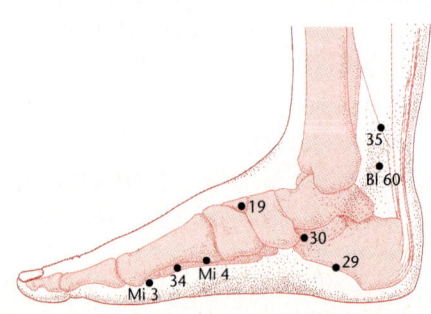

Abb. 13.27

	Lokalisation und Indikation wichtiger Fußakupunkturpunkte (Abb. 13.25–13.27)	
Punkt (FP)	**Lokalisation**	**Indikation**
1	Mittelpunkt zwischen med. und lat. Malleolus, Fußsohle	Hypotonie, Schlafstörungen, psychovegetatives Syndrom
2	5 Cun distal der Ferse, 1 Cun lateral der Mittellinie, Fußsohle	Schlafstörungen, psychovegetatives Syndrom
3	4 Cun distal der Ferse, 1.5 Cun lateral der Mittellinie, Fußsohle	Lumboischialgie, Rücken- und Beinschmerzen
4	5 Cun distal der Ferse auf Mittellinie, Fußsohle	Schlafstörungen, Asthma bronchiale, Hepatitis mit Ikterus
5	5 Cun distal der Ferse, 1 Cun medial der Mittellinie, Fußsohle	Diarrhö, entzündliche Darmerkrankungen
8	1 Cun distal von 5	Diarrhö, entzündliche Darmerkrankungen
10	3 Cun proximal des Mittelpunktes der Linie zwischen 3. und 4. Zehe, Fußsohle	Schmerzen im Abdomen, Gastritis, Dysmenorrhö
11	3 Cun proximal des Mittelpunktes der Linie zwischen 1. und 2. Zehe, Fußsohle	Gastritis, Magenkrämpfe
13	3 Cun proximal des Caputs des 4. Metatarsalknochens, Fußsohle	Lumboischialgie, Schulterschmerzen, Urtikaria
14	1 Cun proximal des Caputs des 5. Metatarsalknochens, Fußsohle	Zahnschmerzen
15	Vertiefung 0.5 Cun lateral und medial von **Ma 41** (*Jiexi*)	LWS-Rückenschmerzen, Wadenkrämpfe
17	2.5 Cun distal von **Ma 41** (*Jiexi*)	Angina pectoris, Asthma bronchiale, Erkältungskrankheiten
19	Vertiefung zwischen dem Tuberculum naviculare und medialer Seite des Fußes	Hypertonus, Parotitis, Tonsillitis
20	3 Cun proximal des Mittelpunktes der Linie zwischen 2. und 3. Metatarsalknochen, am Fußrücken	Gastritis, Gastro- oder Duodenalulzera
21	Mittelpunkt zwischen **Gb 41** (*Zulinqi*) und **Gb 42** (*Diwuhui*), am Fußrücken	Lumboischialgie, Parotitis, Tonsillitis
23	2 Cun proximal des Mittelpunktes der Linie zwischen 3. und 4. Metatarsalknochen, am Fußrücken	Nackensteifigkeit
25	Vertiefung medial und anterior der Basis des 1. Metatarsalknochens, am Fußrücken	Akuter Bandscheibenvorfall
26	Mittelpunkt zwischen **Le 2** (*Xingjian*) und **Le 3** (*Taichong*), am Fußrücken	Tonsillitis, Parotitis
27	Mediale Seite der Sehne des M. extensor hallucis longus am Grundgelenk, am Fußrücken	Tonsillitis, Parotitis, Ekzem, Urtikaria
29	2 Cun unter dem medialen Malleolus	Dysfunktionelle Uterusblutungen
30	Vertiefung posterior und inferior des Tuberculum naviculare, mediale Seite des Fußes	Dysmenorrhö, dysfunktionelle Uterusblutungen
34	Mittelpunkt zwischen **Mi 3** (*Taibai*) und **Mi 4** (*Gongsun*)	Hysterie, psychovegetatives Syndrom

Forts. ➡

13

Lokalisation und Indikation wichtiger Fußakupunkturpunkte **(Abb. 13.25–13.27)** *(Forts.)*		
Punkt (FP)	**Lokalisation**	**Indikation**
35	1 Cun oberhalb Bl 60 *(Kunlun)*	Lumboischialgie, Schmerzen im Abdomen, Kopfschmerzen
44	Mittelpunkt der Transversalfalte jedes Grundgelenkes, Fußsohle	Harninkontinenz, häufige Miktion
45	1 Cun posterior des Mittelpunktes der Linie zwischen Basis der Großzehe und 2. Zehe, Fußsohle	Zahnschmerzen
46	Mediale Seite des Endgelenks der 2. Zehe, am Hauptübergang zwischen Fußrücken/-innenfläche	Kopfschmerzen
47	Mediale Seite des Endgelenks der 3. Zehe, am Hauptübergang zwischen Fußrücken/-innenfläche	Kopfschmerzen
48	Mediale Seite des Endgelenks der 4. Zehe, am Hauptübergang zwischen Fußrücken/-innenfläche	Kopfschmerzen
49	1 Cun proximal des Mittelpunktes des Fersenballens	Kopfschmerzen, Sinusitis, Rhinitis
50	1 Cun medial von Punkt 1, Fußsohle	Trigeminusneuralgie
51	1 Cun posterior von Punkt 3, Fußsohle	Schmerzen und Völlegefühl im Thorax, Interkostalneuralgie

Tab. 13.25

13.5 Hand- und Fußgelenksakupunktur

Moderne Nadeltechnik (um 1970 entstanden). *Vorteile:* Einfach zu erlernen (wenige Punkte!), die der Patient evtl. selbst anwenden kann. Sichere und bei richtiger Anwendung schmerzfreie Methode. Patient muss sich für die Therapie kaum entkleiden.

13.5.1 Anwendung

Indikationen (➡ Tab. 13.26, 13.27, 13.28)

Kontraindikationen

Wunden, Narben, Verletzungen oder subkutane Knoten im Punktionsbereich. *Cave:* Keine Blutgefäße punktieren!

Punktauswahl (➡ Tab. 13.27 und 13.28)

- Generell Punkte auf der erkrankten Seite auswählen
- Bei Erkrankungen mit Lokalisation in der Mittellinie oder wenn keine Lokalisation möglich ist, Punkte beidseits nadeln. Beispiele: Bei Husten, bei Tracheitis **HG 1** beidseits, bei Fluor vaginalis **FG 1** beidseits, bei Schmerzen im LWS-Bereich **FG 6**

- Bei Erkrankungen, die in der Mittellinie lokalisiert sind, bei denen aber einige Symptome auf einer Seite auftreten, Punkt 1 oder Punkt 6 auswählen
- Bei Erkrankungen ohne Lokalisationsangaben, z.B. Hypertonus, generalisierte Urtikaria, immer **HG 1** beidseits auswählen
- Handgelenkspunkte bei Erkrankungen der oberen Körperhälfte, Fußgelenkspunkte bei Erkrankungen der unteren Körperhälfte (Diaphragma als horizontale Einteilung in oben und unten)
- In der Therapie von motorischen Störungen der Extremitäten (Paresen, Tremor): Obere Extremität **HG 5**, untere Extremität **FG 5.**

Wichtig

Bei multiplen Störungen immer die schwerwiegendste zuerst therapieren, z.B. bei Schmerzen immer diese zuerst behandeln

13.5.2 Praktisches Vorgehen

- **Nadeln:** Üblich sind dünne Nadeln: 0.25–0.30 × 40 mm, bei Kindern 0.20 × 25 mm Länge
- **Lagerung:** Patient sollte sich am besten bequem hinsetzen, bei Fußgelenksakupunktur je nach Punktauswahl zur Erleichterung der Nadelung eine Pronations- oder Supinationsstellung im jeweiligen Fußgelenk einnehmen
- **Punktion:** In einem Winkel von 30° einstechen, dann strikt subkutan in einer Länge von 1.5 cm vertikal aufwärts vorschieben (bei Erkrankungen von Hand und Fuß mit Stichrichtung nach unten), beim Vorschieben der Nadel nicht rotieren, es sollte weder eine *De-Qi*-Sensation noch Widerstand zu spüren sein (Nadeln sonst meist zu tief)
- **Nadelverweildauer:** Ca. 20–30 Min. ohne Nadelmanipulation.

13.5.3 Zoneneinteilung

Der Körper wird insgesamt in sechs vertikale Zonen eingeteilt (➡ Tab. 13.26, Abb. 13.28). Das Diaphragma als horizontale Linie teilt diese sechs vertikalen Zonen weiter in obere und untere Zonen ein. Erkrankungen im Bereich der oberen Zonen werden mit den Handgelenkspunkten, die der unteren Zonen mit den Fußgelenkspunkten therapiert.

13

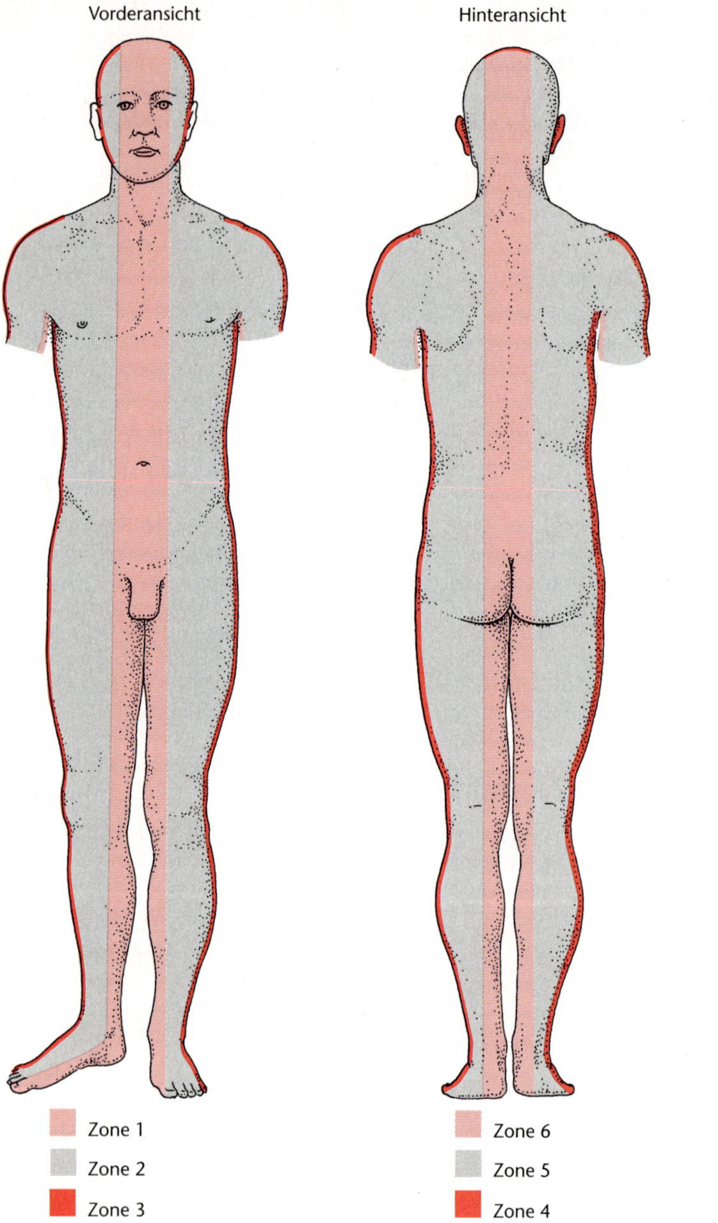

Vorderansicht

Hinteransicht

Zone 1
Zone 2
Zone 3

Zone 6
Zone 5
Zone 4

Abb. 13.28

Zoneneinteilung des Körpers		
Zone	Lokalisation	Indikation
1	Zone beidseits zwischen vorderer Median-linie und lateraler Orbitabegrenzung mit Stirn, Augen, Nase, Zunge, Hals, Trachea, Ösophagus, Herz, Abdomen, Perineum	Stirnkopfschmerz, Augen- und Nasener-krankungen, Halsentzündungen, Husten, Asthma bronchiale, Magenbeschwerden, Erkrankungen des Urogenitaltrakts
2	Beide Seiten des vorderen Körpers neben Zone 1 mit anteriotemporaler Region, Backenzähne, Wangen, Schilddrüse, Lunge, Mammae, Rippen- und Hypo-chondrialregion, lateraler Bauch	Backenzahnschmerzen, Asthma bron-chiale, prämenstruelle Brustspannung, Thoraxschmerz, Schmerz in der Leber-gegend und im lateralen Abdomen
3	Vorderansicht des Körpers beidseits ne-ben der 2. Zone entlang der vorderen Begrenzung der Ohren und entlang der vorderen Axilla mit Thorax, Abdomen	Schmerzen in Thorax und Bauch
4	Zwischenraum zwischen vorderen und hinteren Teilen des Körpers mit Scheitel, seitlichem Nacken, Ohren sowie vertikale Zone direkt unter der Achselhöhle	Scheitelkopfschmerzen, Ohrerkrankungen, Tinnitus, Thoraxschmerz entlang der mitt-leren Axillarlinie
5	Auf dem Rücken, beidseits neben Zone 6 mit hinterem und lateralem Teil von Kopf und Nacken, Schulterblattregion, laterale Beinseiten	Nackensteifigkeit und -schmerzen, Rücken- und Schulterbeschwerden, laterale LWS-Beschwerden
6	Beidseits der hinteren Medianlinie (wie bei Zone 1) mit Hinterkopf, Wirbelsäule, Os sacrum, Anus	Hinterkopfschmerzen, Nackensteifigkeit, Wirbelsäulenbeschwerden, Hämorrhoiden, Analprolaps

Tab. 13.26

13

13.5.4 Punkte der Handgelenksakupunktur

Handgelenkspunkte		
Punkt	**Lokalisation:** **2 Cun (2 Daumenbreiten)** **über der Handgelenksfalte**	**Indikation**
HG 1	Zwischen Ulna und Sehne des M. flexor carpi ulnaris auf dem Unterarm	Stirnkopfschmerzen, Erkrankungen von Augen und Nase, Fazialis-Tic, -parese, Schwindel, Nachtschweiß, Schlafstörungen, Angina pectoris, Epilepsie, Trigeminusneuralgie, Frontalzahnschmerz, Halsentzündungen, Husten, Asthma bronchiale, Magenerkrankungen, Übelkeit, Erbrechen, Palpitationen, motorische Aphasie nach Apoplex*
HG 2	Im Zentrum des inneren Unterarms, zwischen den Sehnen von M. palmaris longus und M. flexor carpi radialis	Erkrankungen im Bereich der oberen zweiten Zone, Kopfschmerzen, Backenzahnschmerz, Schmerzen/Entzündungen der submandibulären Lymphknoten, Schmerz und Völlegefühl thorakal, Laktationsstörungen, prämenstruelle Brustspannung
HG 3	An der lateralen Seite der A. radialis	Erkrankungen im Bereich der oberen dritten Zone, Schmerzen im Bereich des lateralen Thorax
HG 4	An der Radiusgrenze auf der Daumenseite	Erkrankungen im Bereich der oberen vierten Zone wie Ohrenerkrankungen, Schulterbeschwerden im anterioren Bereich
HG 5	Zwischen Radius und Ulna, wie **SJ 5** *(Waiguan)*	Erkrankungen im Bereich der oberen fünften Zone, Temporalkopfschmerz, Schulterbeschwerden im mittleren Bereich, Ellenbogen-, Handgelenks- und Fingerbeschwerden, Sensibilitäts- und motorische Störungen (Paresen/Tremor) der oberen Extremität
HG 6	Außenseite des Innenarms, 1 cm innerhalb der Ulnagrenze an der Kleinfingerseite	Erkrankungen im Bereich der oberen sechsten Zone (➥ Tab. 13.26)
* Die Indikation für HG 1 umfasst auch Erkrankungen, die nicht eindeutig lokalisiert werden können, wie Hypertonus, systemischer Hautjuckreiz, Urtikaria, Kälteaversion, Nachtschweiß, nicht organisch bedingte Psychosen.		

Tab. 13.27

13

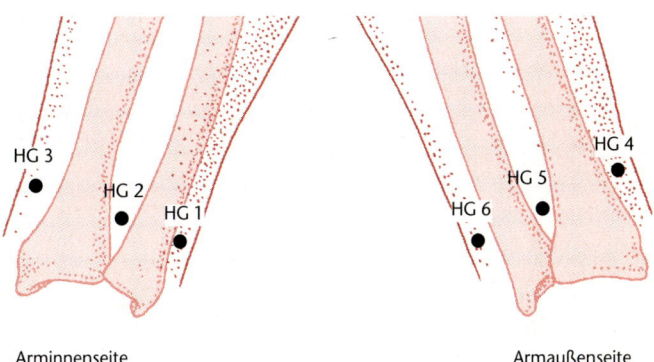

Rechter Arm

Arminnenseite   Armaußenseite

Abb. 13.29

13.5.5 Punkte der Fußgelenksakupunktur

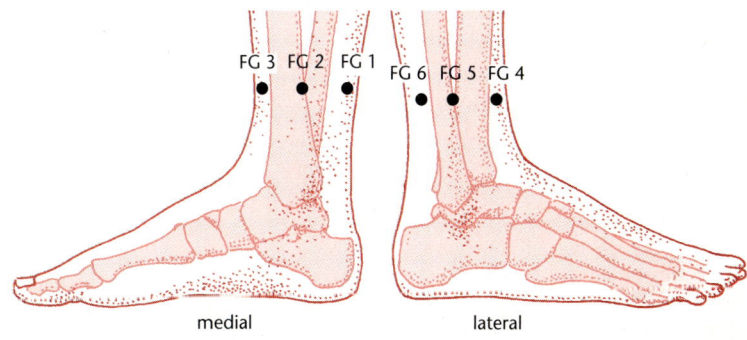

Rechter Fuß

medial   lateral

Abb. 13.30

13

Fußgelenkspunkte		
Punkt	**Lokalisation:** **3 Cun (4 Querfinger)** **über der Fußgelenksfalte**	**Indikation**
FG 1	An der medialen Seite der Achillessehne	Erkrankungen im Bereich der unteren ersten Zone wie Schmerzen im Oberbauch, paraumbilikal, Enuresis nocturna, Dysmenorrhö, Fluor vaginalis, Juckreiz der Genitalien, Fersenschmerz
FG 2	Im Zentrum der medialen Beinseiten nahe der inneren Tibiagrenze	Erkrankungen im Bereich der unteren zweiten Zone wie Schmerzen in der Lebergegend, lateraler Bauchschmerz, inguinale Lymphknotenschwellungen, Schmerzen medial des Kniegelenks und des medialen Fußknöchels
FG 3	1 cm medial der Tibiavorderkante	Erkrankungen im Bereich der unteren dritten Zone wie Kniegelenksbeschwerden medial
FG 4	In der Mitte zwischen Tibiavorderkante und Fibula	Erkrankungen im Bereich der unteren vierten Zone wie schmerzhaftes Kniegelenk, Sensibilitätsstörungen und motorische Störungen (Paresen, Tremor) der unteren Extremität, Schmerz auf dem Fußrücken
FG 5	Im Zentrum der lateralen Beinseite, nahe der hinteren Fibulagrenze	Erkrankungen im Bereich der unteren fünften Zone wie Beschwerden in der Hüfte und entlang der lateralen Beinseite, Meralgia paraesthetica, Sprunggelenksbeschwerden
FG 6	An der lateralen Seite der Achillessehne	Erkrankungen im Bereich der unteren sechsten Zone wie LWS-Beschwerden, Lumboischialgie, Schmerzen in der Fußsohle (vorne)

Tab. 13.28

13.6 Gesichts- und Nasenakupunktur

Neue Akupunkturform, deren Grundlage die Beziehung zwischen Gesicht und den anderen Körperabschnitten bzw. -organen (Somatotopie) bildet. Theoretische Grundlage: Über den Gesichtsbereich verlaufen alle zwölf Hauptmeridiane, viele Netzgefäße (Kollaterale) und andere Meridianverbindungen.

13.6.1 Anwendung

13

- Besonders in der Akupunkturanästhesie mit dauernder Handstimulation während des operativen Eingriffs oder besser mittels Elektrostimulation mit schrittweiser Erhöhung der Intensität auf 0,002–0,005 mA, Frequenz zwischen 180 und 200 Hz.
- Entsprechend der KI der Körperakupunktur; Infektionen, Wunden, Narben, Verletzungen oder subkutane Knoten im Punktionsbereich. *Cave:* Blutgefäße.
- **Punktauswahl:** Nach Beeinträchtigung der zugehörigen Region bzw. des zugehörigen Organs. Punkte „gestörter" Organe/Regionen sind oft druckschmerzhaft.
- Allgemein gilt horizontal oder schräg an Stirn, Nase und Mundwinkeln, senkrecht über dickeren Muskeln der Wangenregion, z.B. **Ma 6** *(Jiache);* Kombinationen von mehreren Punkten und Anwendung von Laser-Pen möglich. *Cave:* Wegen der anatomischen Nähe zu Nerven und Gefäßen vorsichtig und nicht zu tief nadeln; filiforme Nadeln verwenden (28–32 Gauge, 0.5–1.5 cm lang, z.B. 0.20–0.25 × 15–25 mm) und nicht zu stark manipulieren.

13.6.2   Punkte der Gesichtsakupunktur

Gesichtspunkte	
Punkt	**Lokalisation (➡ Abb. 13.31)**
Stirn, Nase und Mitte Oberlippe	
Kopf/Gesicht	Stirnmitte, am unteren Ende des oberen Drittels der Verbindungslinie zwischen Mitte des vorderen Haaransatzes zu den Augenbrauen
Pharynx/Larynx	Unteres Ende des mittleren Drittels auf der Verbindungslinie zwischen Mitte des vorderen Haaransatzes zu den Augenbrauen, zwischen den Punkten „Kopf/Gesicht" und „Lunge"
Lunge	In der Mitte der Verbindungslinie zwischen medialen Augenbrauenenden, an der Nasenwurzel, entspricht **Ex-HN 3** *(Yintang)*
Herz	Mitte zwischen medialen Augenwinkeln auf dem Nasenrücken
Leber	Schnittpunkt der Nasenmittellinie mit der Verbindungslinie zwischen beiden Jochbeinen in der Mitte zwischen „Herz" und „Milz"
Milz	Mitte der Nasenspitze, entspricht **Du 25** *(Suliao)*
Blase/Uterus	Unteres Ende des oberen Drittels der Oberlippenfalte
Nasenflügel, Augen und Mundwinkel	
Gallenblase	Seitlich des Nasenrückens lateral von „Leber" genau auf der Senkrechten unter medialem Augenwinkel
Magen	Mitte beider Nasenflügel lateral neben „Milz" auf der Senkrechten unter der „Gallenblase"
Brust	0.1 Cun oberhalb des medialen Augenwinkels nahe medialem Orbitalrand, entspricht **Bl 1** *(Jingming)*
Oberschenkel-Innenseite	0.5 Cun lateral vom Mundwinkel, entspricht **Ma 4** *(Dicang)*
Jochbeine	
Dünndarm	Mediale Wangenseite auf einer Horizontalen mit „Leber" und „Galle"
Dickdarm	Vertiefung als Schnittpunkt der Senkrechten unterhalb des medialen Augenwinkels mit dem unteren Rand des Jochbeins, entspricht **Dü 18** *(Quanliao)*
Schulter	Vertiefung als Schnittpunkt der Senkrechten durch lateralen Augenwinkel mit dem oberen Rand des Jochbeins
Arm	Oberrand des Jochbeins vor dem seitlichen vorderen Haaransatz in Vertiefung etwa 1.5 Cun hinter „Schulter"
Hand	Am Unterrand des Jochbeins unterhalb von „Achsel"
Wange und Kiefer	
Nieren	Schnittpunkt zwischen horizontaler Linie durch die Nasenflügel und der Senkrechten durch den Punkt **Ex-HN 5** *(Taiyang)*
Bauchnabel	0.7 Cun unterhalb von „Nieren"
Rücken	Vertiefung zwischen Mitte des Tragus und Öffnung des Kiefergelenks, entspricht **Dü 19** *(Tinggong)*
Femur	Vorderer Rand des Ohrläppchens auf der Verbindungslinie zwischen Ohrläppchen und Kieferwinkel
Knie	Oberhalb des Kieferwinkels auf der Verbindungslinie zwischen Ohrläppchen und Kieferwinkel
Kniescheibe	Vertiefung am Unterrand der Mandibula 1 QF vor dem Unterkieferwinkel
Tibia	1 Cun kinnwärts vor „Kniescheibe" am oberen Rand der Mandibula
Fuß	0.5 Cun kinnwärts vor „Wade" auf dem Schnittpunkt der Senkrechten durch den lateralen Augenwinkel mit dem oberen Rand der Mandibula

Tab. 13.29

13

Nasenakupunktur

Kopf/Gesicht

Ohr

Thorax

Mamma

Nacken/Achsel

Lumbale WS

Obere Extremität

Oberschenkel

Knie/Bein

Fuß/Zehen

Pharynx/Larynx

Lunge

Herz

Leber

Gallenblase

Milz

Magen

Dünndarm

Dickdarm

Blase

Ovarium/Testes

Nieren

Blase, Uterus

Gesichtsakupunktur

Kopf/Gesicht

Pharynx/Larynx

Lunge

Brust

Herz

Gallenblase

Leber

Milz

Dünndarm

Magen

Blase/Uterus

Dickdarm

Oberschenkel

Fuß

Tibia

Kniescheibe

Ex-HN5 *(Taiyang)*

Schulter

Arm

Rücken

Hand

Femur

Nieren

Bauchnabel

Knie

13

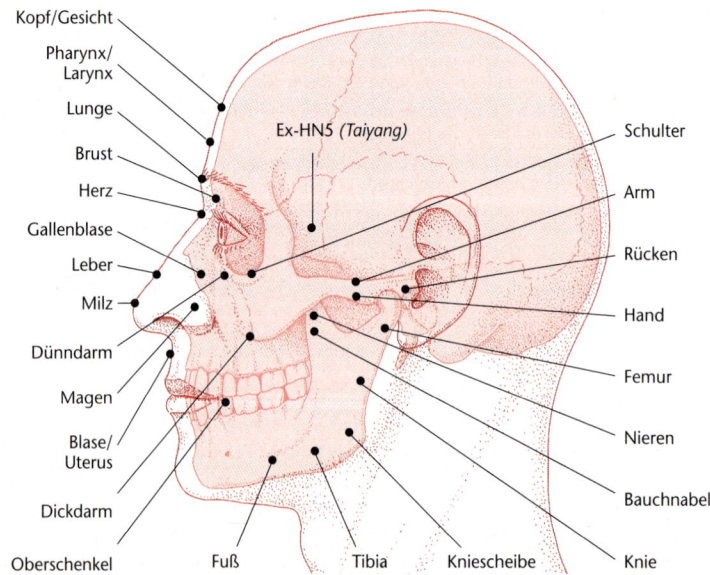

Abb. 13.31

13.6.3 Punkte der Nasenakupunktur

Einteilung in drei Linien

Linie 1: Verläuft in der Mittellinie der Stirn über den Nasenrücken bis zur Nasenspitze. Punkte auf der Linie 1 ziehen vom oberen Rand der Stirn bis zur Unterlippe, **Du 26** *(Shuigou)*

Linie 2: Verläuft von der Grenze des knöchernen Nasenskeletts zur Mitte der Nasenflügel. Punkte der Linie 2 liegen, angefangen von der Grenze des knöchernen Nasenskeletts, unterhalb des medialen Augenwinkels seitlich am Nasenrücken entlang bis zum unteren Ende des Nasenflügels

Linie 3: Verläuft von etwas unterhalb des medialen Endes der Augenbrauen und 0.5 Cun oberhalb des Punktes **Bl 1** *(Jingming)* an der Nasenseite abwärts bis zum Punkt „Fuß/Zehe" etwas medial von **Di 20** *(Yingxiang)* neben den Nasenlöchern. Punkte der Linie 3 ziehen vom medialen Ende der Augenbrauen seitlich an der Nase entlang zum Unterrand des Nasenflügels.

Nasenpunkte	
Punkt	**Lokalisation (➡ Abb. 13.31)**
Linie 1	
Kopf/Gesicht	Siehe Gesichtsakupunktur
Pharynx/Larynx	Siehe Gesichtsakupunktur
Lungen	Siehe Gesichtsakupunktur
Herz	Siehe Gesichtsakupunktur
Leber	Siehe Gesichtsakupunktur
Milz	Siehe Gesichtsakupunktur
Urogenitalsystem	Unteres Ende des oberen Drittels der Oberlippenfalte, Verbindungslinie zwischen Mitte Oberlippe und Nasenseptum
Nieren	Nasenspitze, 0.2 Cun unterhalb von **Du 25** *(Suliao)*
Ovarium/Testes	0.3 Cun jeweils lateral des Nieren-Punktes auf der Nasenspitze
Linie 2	
Gallenblase	Lateral von „Leber", Schnittpunkt zwischen einer Senkrechten unter dem medialen Augenwinkel und einer Horizontalen auf „Leber"-Niveau
Magen	Lateral von „Milz" auf der gleichen Senkrechten wie „Gallenblase"
Dünndarm	Oberes Drittel des Nasenflügels auf der Verbindungslinie durch „Magen" und „Gallenblase"
Dickdarm	Mitte des Nasenflügels auf der Verbindungslinie durch „Magen" und „Dünndarm"
Blase	Unteres Ende des Nasenflügels auf der Verbindungslinie durch „Magen" und „Dickdarm"
Linie 3	
Ohr	Mediales Ende der Augenbraue
Thorax	0.1 Cun unterhalb des medialen Endes der Augenbrauen und oberhalb des Oberrandes der knöchernen Augenhöhle
Mamma	0.5 Cun oberhalb von **Bl 1** *(Jingming)*
Nacken/Achsel	0.1 Cun unterhalb von **Bl 1** *(Jingming)*
Lumbale WS	Lateral von „Gallenblase" auf derselben Höhe

Forts. ➡

13

Nasenpunkte *(Forts.)*	
Punkt	**Lokalisation (➡ Abb. 13.31)**
Obere Extremität	Unterhalb des „Rücken" lateral von „Magen"
Oberschenkel	0.1 Cun unterhalb und lateral der „Oberen Extremität"
Knie, Bein	0.1 Cun unter dem „Oberschenkel" in der Mitte des Nasenflügelrandes
Fuß/Zehen	0.1 Cun lateral vom unteren medialen Ende des Nasenflügels unterhalb des „Knie"

Tab. 13.30

13.7 Augentherapie

Neue Sonderform der Akupunktur, die in den 70er-Jahren v. a. von Prof. *Peng Jing San* (TCM-Hochschule Liaoning, VR China) entwickelt wurde, die im Westen aber noch relativ unbekannt ist. Theoretische Grundlagen sind die enge Beziehung zwischen den Augen und den inneren Organen (Erwähnung in der Literatur von *Hua Tuo*, Chinese *Ba Gua* [8 Diagramme]) sowie die Meridiantheorie. So beginnen oder enden von den 12 Hauptmeridianen (➡ 3.5, 6.2) 8 im Augenbereich (Ausnahmen sind: **Lu-, Mi-, Ni-** und **Pe-**Meridian).

13.7.1 Anwendung

Indikationen und Kontraindikationen

- **Allgemeine Funktionen** der Augentherapie: Schmerzen beenden, Ödeme beseitigen, den Geist-*Shen* beruhigen, *Qi*- und Blut-Fluss aktivieren und die Meridiane durchgängig machen
- **Spezielle Indikationen** der Augentherapie (➡ Tab. 13.31)

Erkrankung	Zu behandelnde Augenzone
Hemiplegie	**Oberer und unterer der *San Jiao***
Akute Lumbago	Unterer der *San Jiao*
Akuter Tortikollis, HWS-Syndrom	Oberer der *San Jiao*
Hyper-/Hypotonus	Leber-Zone
Dysmenorrhö	Unterer der *San Jiao*
Enuresis	Unterer der *San Jiao*, Nieren-Zone, Leber-Zone
Herzrhythmusstörungen	Mittlerer der *San Jiao*, Herz-Zone
Zwerchfellspasmus	Mittlerer der *San Jiao*
Kopfschmerzen	Allgemein: Oberer der *San Jiao*
Kopfschmerzen temporal	Oberer der *San Jiao* und Gallenblasen-Zone
Kopfschmerzen okzipital	Oberer der *San Jiao* und Blasen-Zone

Tab. 13.31

Kontraindikationen wie bei Akupunktur allgemein ➡ 5.1.1

13

13.7.2   Lokalisation der Zonen/Punkte der Augentherapie

Den Patienten bitten, starr geradeaus zu blicken. Dann jeweils durch die Pupille eine gedachte horizontale Linie zwischen innerem und äußerem Orbitarand sowie eine gedachte Linie senkrecht durch Oberlid und Unterlid ziehen: Einteilung des Augenbereichs in 4 Quadranten. Diese 4 Quadranten werden jeweils noch einmal unterteilt, sodass sich 8 Zonen ergeben (➡ Tab. 13.32). Außer den Zonen für die *San Jiao* (oberer, mittlerer und unterer) werden die verbleibenden 5 Zonen jeweils noch einmal unterteilt, sodass sich 13 Zonen ergeben (➡ Abb. 13.32)

	Zone
1	Unterteilung in Lunge und Dickdarm
2	Unterteilung in Niere und Blase
3	Oberer der *San Jiao*
4	Unterteilung in Leber und Gallenblase
5	Mittlerer der *San Jiao*
6	Unterteilung in Herz und Dünndarm
7	Unterteilung in Milz und Magen
8	Unterer der *San Jiao*

Tab. 13.32

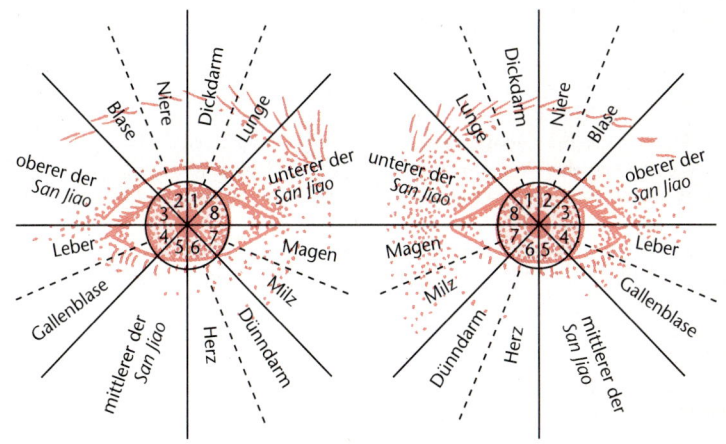

Abb. 13.32

13

13.7.3 Praktisches Vorgehen

Technik

- **Nadeln:** Üblich sind dünne Ohrnadeln, z. B. 0.20 × 15 mm
- **Patientenlagerung:** Den Patienten mit dem Kopf stabil lagern, empfehlenswert ist die Rückenlage mit Absicherung des Kopfes durch entsprechendes Kissen
- **Punktion:** Den Patienten bitten, die Augen zu schließen. Dann mit der einen Hand den Augapfel leicht wegdrücken (schützen) und mit der anderen Hand die sicher geführte Nadel nahe dem inneren oder äußeren Orbitarand flach s.c. in die Haut der jeweils ausgewählten Zone einstechen (ca. 1–1.5 cm). *Cave:* Voraussetzung ist die Beherrschung der Nadeltechnik, die Nadel muss sicher und schnell eingestochen werden. Keine Manipulationen. Bei korrekter Nadellage sollte der Pat. ein *De-Qi*-Gefühl (➨ 5.1.6), z. B. in Form von einem dumpfen Ziehen, oder eine Schwere-, Kälte- oder Wärmesensation verspüren. Falls nicht, die Nadelrichtung vorsichtig korrigieren. *(Anmerkung*: In der VR China wird auch eine zweite Version der Nadelung angewendet; die Nadelung innen entlang der Orbitahöhle ist wegen der größeren Verletzungsgefahr im Westen eher nicht zu empfehlen.)
- **Nadelentfernung:** Nadeln ca. 5–15 Min. belassen, dann **langsam** entfernen und Stichstelle behutsam mit einem Tupfer abdrücken, um eine Blutung zu verhindern.

Prinzipien der Zonen-/Punktauswahl

Die Augentherapie kennt drei Methoden zur Auswahl der zu behandelnden Zone (siehe auch ➨ 13.7.1):

- **Auswahl nach gestörtem Meridian oder *Zang-Fu*-Organ:** Die Zone behandeln, die dem jeweiligen gestörten Meridian oder *Zang-Fu*-Organ zugeordnet wird. Bei mehreren erkrankten Meridianen alle entsprechenden Augenzonen therapieren. Beispiele: Bei Erkrankungen der Leber die Leberzone, bei Erkrankungen des Herzens die Herzzone behandeln
- **Auswahl nach Erkrankungsort:** Diese Auswahl bezieht sich auf die Dreiteilung des Körpers durch den *San Jiao* (➨ 3.4.11). Je nach Lokalisation der Erkrankung im oberen, mittleren oder unteren der *San Jiao* wird die entsprechende Augenzone therapiert
- **Auswahl nach Augendiagnose:** Morphologische Veränderungen oder Farbveränderungen der Augengefäße in einer bestimmten Augenzone können Hinweise auf Erkrankungen der zugehörigen Organe geben.

13.8 Mundakupunktur

13.8.1 Einführung

Geschichtlicher Überblick

Bereits Ende des letzten Jahrhunderts Reflextherapie von Schleimhautpunkten der Nasenmuschel durch *Fliess*. Forschungen von *Voll/Kramer* mittels Elektroakupunktur zeigen Änderungen des Hautwiderstandes an bestimmten Akupunkturpunkten bei zahnärztlicher Behandlung. Umgekehrt konnten differenzierte Reaktionen von Zahnarealen (Odontonen) bei inneren Erkrankungen festgestellt werden.

Seit 1970 umfangreiche Erfahrungen von *Gleditsch* (HNO-Arzt) mit Mundschleimhaut-
punkten vor allem bei sinugenen Erkrankungen. Bestätigung der Erkenntnis, dass sich
die Mundschleimhaut in Konsistenz und Schmerzempfinden bei Organerkrankungen
ändert. Ebenso Beobachtung von spontanen Empfindlichkeiten dieser Schleimhaut-
areale. Später Zuordnung der Odontone zu den entsprechenden Meridianen (➡ Abb.
13.33). Weitere Bestätigung der Veränderung der Schmerzqualität von Schleimhautpunkten bei Störungen. Umgekehrt wurden die Mundpunkte als Fernpunkte zur Therapie
verwendet und reproduzierbare Ergebnisse erzielt (1974: 406 Fälle von Sinusitis).

Definition

Ähnlich wie die Ohrakupunktur bilden die Mundakupunkturpunkte ein somatotopi-
sches System (Mikrosystem) für jeden Kieferquadranten, das die fünf Funktionskreise
(*Zang-Fu*-Organe ➡ 3.4) beinhaltet. Wie bei den anderen Somatotopien treten nur
irritierte Punkte in Erscheinung.
Besonderheit gegenüber anderen Somatotopien: Die Mundakupunkturpunkte des
Vestibulums sind sowohl dem *Yin-* wie auch dem zugehörigen gekoppelten *Yang*-
Meridian zugeordnet, z. B. beim Eckzahn dem Funktionskreis von Leber- *und* Gallen-
blase.

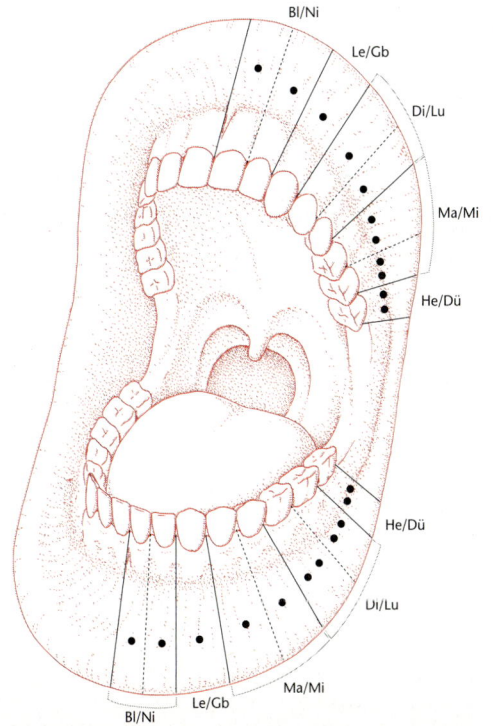

Abb. 13.33

13.8.2 Bezeichnungen

Odonton

Zahn mit zugehörigem Halteapparat, Zahnfach und entsprechendem Schleimhautbezirk der Umschlagfalte bis hinein in die Wange.

Zahn- und Punktbezeichnungen

Rechter OK	Linker OK
O18|O17|O16|O15|O14|O13|O12|O11	O21|O22|O23|O24|O25|O26|O27|O28
O48|O47|O46|O45|O44|O43|O42|O41	O31|O32|O33|O34|O35|O36|O37|O38
Rechter UK	Linker UK

Die Bezeichnung der Mundakupunkturpunkte ist an die zahnärztliche Bezeichnung der Zähne nach der internationalen Gebissformel (F.D.I.) angelehnt. Bei den aus zwei Ziffern bestehenden Zahnbezeichnungen bedeutet der erste den Kieferquadranten (1 = OK rechts, 2 = OK links, 3 = UK links, 4 = UK rechts, im Uhrzeigersinn am Patienten gesehen). Die zweite Ziffer bezeichnet den Zahn von vorne nach hinten mit 1–8. Demnach ist z.B. 14 der vierte Zahn im ersten Quadranten (der erste Prämolar). Als Bezeichnung für einen Mundakupunkturpunkt kommt davor noch der Buchstabe „O" für oral. Im Beispiel wäre dies das Odonton des ersten Prämolaren im rechten OK.

13.8.3 Anwendung

Indikationen

Besonders gut mit Mundakupunktur zu behandeln sind Erkrankungen des Bewegungssystems, Kiefergelenksbeschwerden, HNO-Erkrankungen und vegetative Dysbalancen. Die Mundpunkte können aber auch im Sinne einer TCM-Diagnose angewendet und mit der Körperakupunktur kombiniert werden. Eine adjuvante Therapie mit Mundakupunktur ist bei einer großen Anzahl von Erkrankungen möglich und sinnvoll. Spezielle Indikationen der Mundakupunktur ➡ 13.8.5.

Kontraindikationen

Wegen der geringen Dosierung des verwandten Anästhetikums bestehen gegenüber der Nadelakupunktur praktisch keine weiteren Kontraindikationen (➡ 5.1.1).

13.8.4 Praktisches Vorgehen

Technik

- **Nadelmaterial:** U. a. aus forensischen Gründen Verwendung von Insulinspritzen (Konus sitzt fest und daher keine Aspirationsgefahr)
- **Medikamente:** Ein schwachprozentiges (0,25–0,5%) Lokalanästhetikum ohne Konservierungsmittel und ohne gefäßverengenden Zusatz wie z.B. Carbostesin oder entsprechend verdünntes Procain
- **Lagerung:** Gute Ausleuchtung, Kopf fixieren (Kopfstütze, Zahnarztstuhl), wichtig ist die Bewegungskontrolle während der Behandlung

13

- **Punktsuche nach Very-Point-Technik:** Wegen der Nässe im Mund ist die Punktdetektion im Gegensatz zur Körper- und Ohrakupunktur mit einem elektrischen Messgerät nicht durchführbar. Nach *Gleditsch* werden daher mit der **Very-Point**-Technik die Mundpunkte mit einer Injektionsnadel exakt ausgeklopft. Bei dieser Technik werden die Areale mit der Nadel durch tangentiales Sticheln zart betupft. Am **Very Point** bleibt die Nadel oft hängen und der Patient bestätigt die schmerzhafte Sensation mimisch und verbal. **Wichtig ist hierbei die konsequent abgestützte Hand**
- **Durchführung:** Zuerst die Mundschleimhautareale eingehend palpieren. Dann die druckdolenten Gebiete im Sinne der Very-Point-Technik nach schmerzhaften Punkten ausklopfen. An diesen eine sehr geringe Menge (0,1–0,2 ml) des Lokalanästhetikums oberflächlich unter die Schleimhaut injizieren. Danach die injizierte Stelle mit der Fingerkuppe massieren. Vielfach genügt die Injektion in einen Punkt. Bestehen die Beschwerden weiterhin, zusätzliche Punkte auswählen. Die Löschung jedes therapierten Punktes durch Palpation kontrollieren, ebenso Kontrolle des Therapieerfolgs, z.B. durch die Bewegungsüberprüfung erkrankter Gelenke. Ist dieser nicht zufrieden stellend, weitere Punkte des betroffenen Areals, der Gegenseite oder in anderen Arealen therapieren. Oft tritt der optimale Therapieerfolg erst nach Löschung *aller* schmerzhaften Mundpunkte ein.

Wichtig

Wegen möglicher Löschungsphänomene zuerst im Retromolarbereich behandeln, da die Vestibulumpunkte (➡ Abb. 13.33) durch die Odontone exakt definiert und leichter auffindbar sind. Häufig erübrigt sich durch diese Löschung die Therapie der Vestibulumpunkte.

- **Seitenauswahl:** Bei Erkrankungen des Bewegungssystems den Patienten zur Kontrolle bewegen lassen. Gegebenenfalls werden Punkte im gleichen oder korrespondierenden Areal oder auf der kontralateralen Seite verwendet. Bei Therapie des Ileosakralgelenks ist häufig die Behandlung der zum Schmerz kontralateralen Seite wirksamer
- **Behandlungszyklus:** Üblich ist einmal pro Woche, bei akuten Erkrankungen auch öfter.

13.8.5   Punktlokalisation und Indikationen

V. a. Unterscheidung von zwei Gruppen: Die Vestibulumpunkte und die Retromolarpunkte. *Anmerkung:* Die zu den Retromolarpunkten zählenden Punkte des *San Jiao* (Drei-Erwärmer) stellen genau genommem eine dritte Gruppe dar.

13

Vestibulumpunkte

- **Lokalisation:** In der Umschlagfalte zur Wangen- bzw. Lippenschleimhaut der zu den jeweiligen Zähnen gehörenden Odontone. Im hinteren Molarenbereich Lage der Punkte direkt in der Umschlagfalte. In den weiter vorne liegenden Odontonen liegen die Punkte immer weiter lateral, bis sie dann bei den Frontzähnen in Höhe der Zahnkronen zu liegen kommen (also nicht in dem Areal, in dem Zahnärzte normalerweise injizieren würden). Oberkieferpunkte (➡ Abb. 13.33 und 13.34), Unterkieferpunkte (➡ Abb. 13.33 und 13.34)
- **Indikationen:** ➡ Tab. 13.33 und 13.34

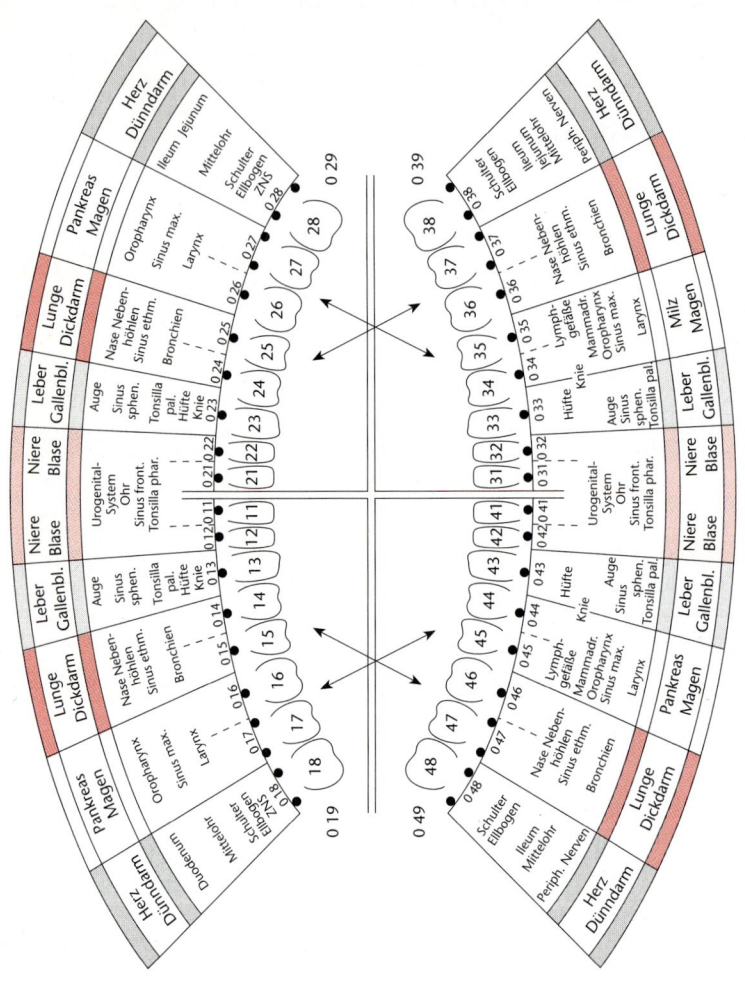

Nach F. Kramer; aus Gleditsch ➡ 14.3.5

13

Abb. 13.34

Abkürzungen:

ethm. = ethomoidalis
front. = frontalis
max. = maxillaris
pal. = palatina
phas. = pharyngealis
sphen. = sphenoidalis

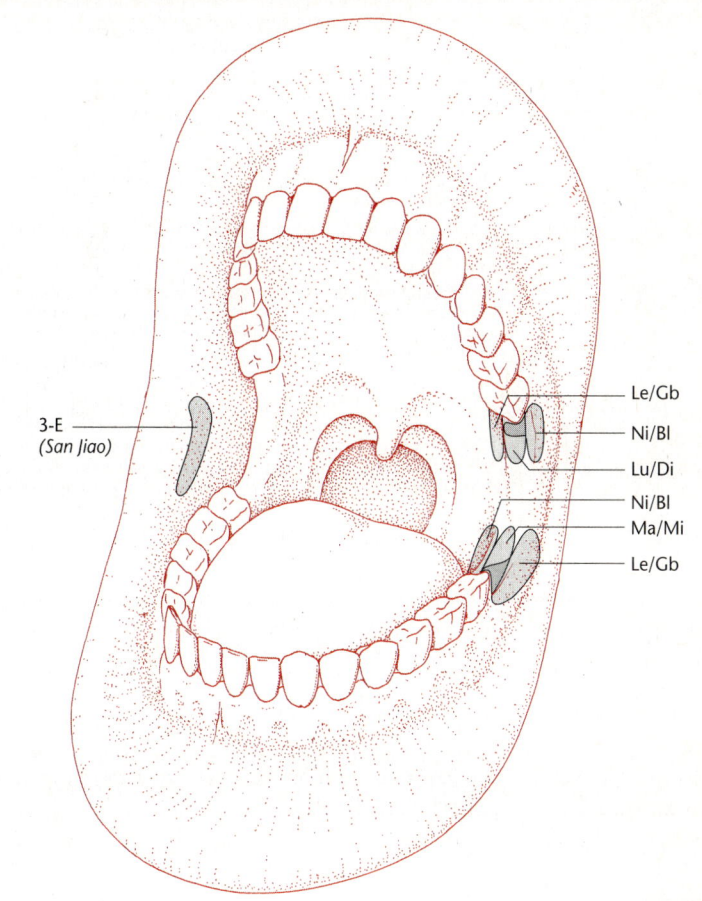

3-E
(San Jiao)

Le/Gb
Ni/Bl
Lu/Di
Ni/Bl
Ma/Mi
Le/Gb

Abb. 13.35

13

Vestibulumpunkte im Oberkieferbereich		
Funktionskreis	**Odontone (Lokalisation)**	**Indikationen**
Ni/Bl	Frontzähne: **O11, O12, O21, O22**	Funktionelle Beschwerden des Urogenitaltrakts wie Prostatitis, Harninkontinenz, Reizblase, „Nierenmigräne", okzipitaler Kopfschmerz, Zephalgien; Beschwerden an: LWS, Sakralbereich (L 2, 3; S 3, 4, 5); (m. E. Stirnhöhlen, Epipharynx, Trigeminusneuralgie, Innenohrschwerhörigkeit, Tinnitus)
Le/Gb	Eckzähne: **O13, O23**	Hauptsächlicher Therapieort für Knie- und Hüftgelenkserkr., funktionelle Leber- und Gallenblasenstörungen, Gallenkolik, parietaler und temporaler Kopfschmerz; WS: TH 8, 9, 10; m. E.: Erkrankungen von Sinus sphenoidalis, Tonsilla palatina (Gallenbezug), Augen und Endokrinium (über Beziehung *San Jiao* [3-Erwärmer]), Trigeminusneuralgie, Prostatitis)
Lu/Di	Prämolaren: **O14, O15, O24, O25**	Funktionelle Erkrankungen des Verdauungstraktes: Colon irritabile, Kolitis, Obstipation, Diarrhö, spezifisches Reaktionsgebiet der Siebbeinzellen, Erkr. der Nase, Sinusitis, Sinubronchitis, Dysbiose und deren Auswirkungen auf die oberen Luftwege, Schulterbeschwerden (v. a. Innenrotation), Ellenbogen, radikuläre Epikondylopathie; WS: C 5, 6, 7; TH 2, 3, 4; L 4, 5 (m. E. Colitis ulcerosa, Lymphfollikel im Dickdarm, Tonsilla tubaria, Trigeminusneuralgie)
Ma/Mi	Erste und zweite Molaren: **O16, O17, O26, O27**	Funktionelle Magenbeschwerden, Gastritis, Gastralgie, Magenulkus, Ma/Mi-Meridian, Knie vorn; WS: TH 11, 12, L 1; Kiefergelenk, Sinus maxillaris, Oropharynx (m. E. Tonsilla laryngica, Trigeminusneuralgie; auch Beziehung zur Schilddrüse)
He/Dü	Weisheitszähne: **O18, O28**	Funktionelle Störungen der *Zang-Fu*-Organe He/Dü: Funktionelle Herzbeschwerden, Verdauungsstörungen (Obstipation, Kolitis); unterstützend bei Depressionen; Schulterbeschwerden (Außenrotation), Epikondylitis, Styloiditis ulnaris, Guyon-Tunnel-Syndrom, HWS (Ante- und Retroflexion), WS: C 8, TH 5, 6, 7, S 1, 2, 3; okzipitaler Kopfschmerz, „Nierenmigräne"; (m. E. Mastoidzellen, Mittelohr, Tonsilla lingualis, Trigeminusneuralgie, Zunge, Dyspareunie, Hypertonie)

Tab. 13.33

m.E. = mit Einschränkungen

Vestibulumpunkte im Unterkieferbereich		
Funktionskreis	**Odontone (Lokalisation)**	**Indikationen**
Ni/Bl	Frontzähne: **O41, O42, O31, O32**	Funktionelle Beschwerden von Blase und Urogenitaltrakt: Prostatitis, Inkontinenz, Reizblase, Nierenkolik; Nierenmigräne, okzipitaler Kopfschmerz, LWS: L 2, 3, S 3, 4, 5; radikuläres und pseudoradikuläres Syndrom S 1, Ischialgie, lumbosakrale Beschwerden, Gonalgie (hinten), (m. E. Stirnhöhlen, Epipharynx, Innenohrschwerhörigkeit, Tinnitus, Hypertonie, Koxalgie, Dorsalgie, Trigeminusneuralgie)
Le/Gb	Eckzähne: **O33, O43**	Hauptsächlicher Therapieort für Knie und Hüftgelenkserkrankungen; funktionelle Gallenblasen- und Lebererkrankungen, Gallenkolik, parietaler und temporaler Kopfschmerz; WS: TH 8, 9, 10; radikuläres und pseudoradikuläres Syndrom L 5; (m. E. Augen, Endokrinium über den *San Jiao* [3-E], Dyspareunie, Prostatitis, Tonsilla palatina, Sinus sphenoidalis, Trigeminusneuralgie)

Forts. ➡

13

Vestibulumpunkte im Unterkieferbereich *(Forts.)*		
Funktionskreis	**Odontone (Lokalisation)**	**Indikationen**
Ma/Mi	Prämolaren: **O34, O35, O44, O45**	Funktionelle Magenbeschwerden (Gastralgie, Gastritis, auch Ulkus); Ma/Mi-Meridian parietaler und temporaler Kopfschmerz; Kiefergelenk, Kniebeschwerden vorne, radikuläre und pseudoradikuläre Syndrome: TH 11, 12; L 1, 3, 4; Kieferhöhle, Oropharynx (m. E. Tonsilla laryngica, Trigeminusneuralgie, *N.B.:* Über Magen-Meridian auch Beziehungen zur Schilddrüse)
Lu/Di	Erste und zweite Molaren: **O36, O37, O46, O47**	Funktionelle Erkrankungen des Verdauungstraktes: Colon irritabile, Kolitis, Obstipation, Diarrhö; Siebbeinzellen als spezifisches Reaktionszentrum, Schulterbeschwerden (v. a. Innenrotation), Ellenbogenbeschwerden, Rhinitis, Sinusitis, Sinubronchitis, Dysbiose mit Auswirkungen auch auf die oberen Luftwege, Nase; radikuläre und pseudoradikuläre Syndrome: C 5, 6, 7; TH 2, 3, 4; L 4, 5; LWS; (m. E. Trigeminusneuralgie, Tonsilla tubaria [Lymphe]; Lymphfollikel im Dickdarm, Colitis ulcerosa)
He/Dü	Weisheitszähne: **O38, O48**	Funktionelle Störungen des He/Dü-Funktionskreises; Verdauungsstörungen (Obstipation, Kolitis); Herzbeschwerden; Depressionen; Schulter, Ellenbogen; C 8, TH 5, 6, 7, S 1, 2, 3; LWS; (m. E. Mastoid, Tonsilla lingualis, Zunge, Trigeminusneuralgie, Mittelohr, Hypertonus, Dünndarm, Harninkontinenz)

Tab. 13.34

m.E. = mit Einschränkungen

Retromolarpunkte

- **Lokalisation:** Im so genannten Neunergebiet des OK bzw. UK, einem fiktiven Gebiet distal des Weisheitszahnes. In diesem kleinen Areal projizieren sich noch einmal alle Meridiane (siehe auch *San Jiao* [3-Erwärmer] und Wirbelsäulenabschnitte ➡ Weitere wichtige Mundpunkte)

Retromolarpunkte des Oberkiefers (OK)

- **Lokalisation:** Im so genannten Neunergebiet des Oberkiefers (fiktives Gebiet distal des Weisheitszahns) nach distal Lu/Di, distobukkal Ni/Bl, distopalatinal Le/Gb (➡ Abb. 13.35 und Abb. 13.36).
- **Allgemeine Indikationen:** Hauptsächliches Gebiet für Schulter-/Arm- und Ellenbogenbeschwerden. Enge Beziehung zur HWS (topographisch: Atlas-QFS), Einsatz bei HWS-Syndrom, besondere Wirksamkeit bei lymphatischen Stauungen (oberes Neunergebiet!). Alle Beschwerden im Nasennebenhöhlenbereich wie Sinusitis, auch sinugener Kopfschmerz (auf Druckdolenz prüfen!), Kiefer- und Gesichtsschmerzen, Lymphbelastung und Störfelder im Kopfbereich (zur Störfeldausschaltung), funktionelle Verdauungsstörungen, psychische Dysbalance/Stress und zugrunde liegende Störungen des Verdauungstraktes; Migräne, Spannungskopfschmerz, Stärkung der körpereigenen Regulation (m. E. Tuben- und Mittelohrkatarrh; Hörstörung, Tinnitus, Trigeminusneuralgie). Spezielle Indikationen ➡ Tab. 13.35

13

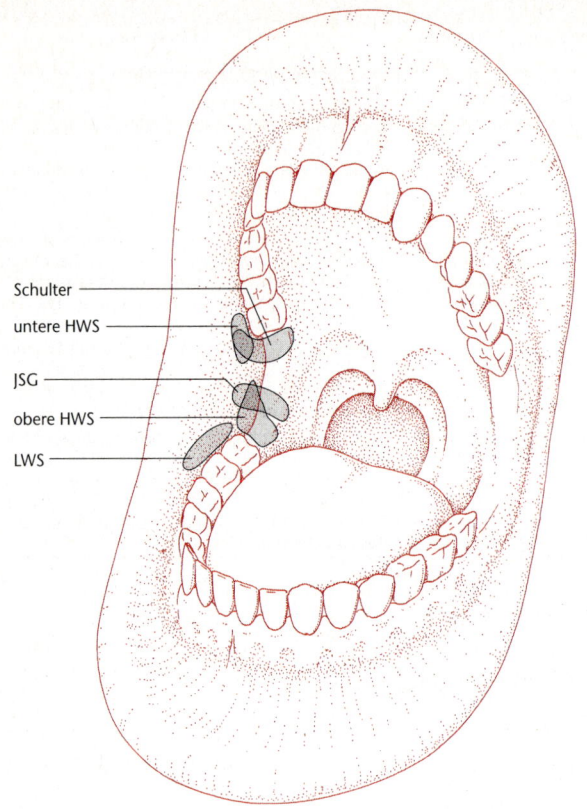

Schulter
untere HWS
JSG
obere HWS
LWS

Abb. 13.36

13

1144

Wichtig

Bei lymphatischen Stauungen finden sich meist gleichzeitig Druckdolenzen auf dem **Di**-Meridian. Bei vegetativen Dysbalancen die Akupunkturpunkte **Ren 17**, **Ma 14**, **Pe 6** auf Druckdolenz prüfen und mittherapieren

Retromolarpunkte des Unterkiefers (UK)

- **Lokalisation:** Im so genannten Neunergebiet des Unterkiefers (fiktives Gebiet distal des Weisheitszahnes) nach distal **Mi/Ma,** distolateral **Le/Gb,** distolingual **Ni/Bl** (➡ Abb. 13.35)
- **Allgemeine Indikationen:** Haupttherapieort für HWS-Beschwerden (enge Beziehung zur HWS [topographisch: Atlas-QFS]: Über benachbarten **Dü/Bl**-Meridian Einfluss auf alle vertebragenen Beschwerdebilder: Dorsalgie, Lumbalgie, Ischialgie, LWS, Iliosakralgelenk; bei Schwindel, Zephalgien. Innerer Zusammenhang mit dem Achtergebiet [Weisheitszähne] und dem **He**-Meridian: Bei psychisch geprägten Krankheitsbildern, depressiven Verstimmungen, funktionellen Verdauungsstörungen)
- **Bukkale Punkte:** WS
- **Linguale Punkte:** Zervikalsyndrom, Schwindel, Migräne, Hörstörungen; funktionelle Nieren-/Blasenbeschwerden, Lymphsystem (Stauungen)
- **SJ-Punkte an der Mandibelkante:** Migräne, hormonelle Dysfunktion.
- **Spezielle Indikationen des UK-Retromolarbereichs** ➡ Tab. 13.36

Wichtig

Das UK-Retromolargebiet ist besonders störanfällig, v. a. durch Kopfherde, Gebiet bewährt zur Störfeldausschaltung

13

Spezielle Indikationen des OK-Retromolarbereichs (➡ Abb. 13.35)	
Erkrankung	**Region des OK-Retromolarbereichs**
Alopecia areata	**Lu/Di, Ni**
Arthralgie (Daumensattelgelenk)	**Lu/Di, Gb/SJ**
Dyspareunie	**Le/Gb, Lu/Di, Gb/SJ**
Epicondylopathie	**Lu/Di, Gb/SJ**
Fazialisparese	**Le/Gb, Lu/Di, Ma/Mi, Gb/SJ**
Gallenkolik	**Le/Gb, SJ**
Guyon-Tunnel	**Gb/SJ**
Herzbeschwerden, funktionelle	**Lu/Di, Ni/Bl**
HWS-Beschwerden:	
Rotation	**Gb/SJ**
Seitneigung	**Lu/Di**
Ante-/Retroflexion	**He/Dü**, evtl. auch Einbeziehung der Odontone 3, 4, 5
Karpaltunnel-Syndrom	**Lu/Di, Gb/SJ**
Koxalgie	Gesamtes **OK**-Retromolarengebiet
Kopfschmerzen:	
Akute Kopfschmerzen	**Le/Gb/SJ**
Frontale Kopfschmerzen	**Lu/Di**
Temporale Kopfschmerzen, Cluster-Kopfschmerz	**Gb/SJ**
Okzipitale Kopfschmerzen („Nierenmigräne")	**Ni**
Parietale Kopfschmerzen	**Le, Ni**
Migräne	**Gb/SJ(!), Le** (Auge!)
Lebererkrankung, funktionelle	**Gb/SJ/Le**
Obstipation	**Lu/Di**
Osteoporose	**Le, Ni, Gb/SJ**
Paratendinitis	**Lu/Di, Le/Gb**
Phantomschmerz	**Gb**
Radikuläre/pseudoradikuläre Syndrome	Neunergebiet, **OK**-Achter (HWS!), **Ni** (Sakrum), **Ma/Mi** (Lumbalbereich)
Rhinitis, allergische	**Lu/Di, Le**
Rhinitis, Sinusitis, Sinubronchitis	Neunergebiet, **Lu/Di**
Schreibkrampf	**Lu/Di, O13–O15, O23–O25, O33–O35, O43–O45**
Styloiditis	**Lu/Di, Le/Gb**
Schulterbeschwerden	**He/Dü, Lu/Di,** Neunergebiet
Thoraxschmerz	**Le/Gb/SJ**
Torticollis	**He/Dü, Lu/Di, Gb/SJ**
Trigeminusneuralgie	**Ni/Bl, Ma/Mi, Gb/SJ**

Tab. 13.35

Spezielle Indikationen des UK-Retromolarbereichs (➡ Abb. 13.35)	
Erkrankung	**Region des UK-Retromolarbereichs**
Alopecia areata	**Ni/Bl**
Colon irritabile	**Ni/Bl, Ma/Mi**
Dyspareunie	**Ni/Bl, Ma/Mi, Gb/SJ**
Fazialisparese	**Ma/Mi, Gb/SJ, Lu/Di, Le**
Gallenkolik	**Gb/SJ**
Gastralgie, Gastritis, Ulkus	**Ma/Mi**
Gonalgie	**Gb/SJ, Ma/Mi, Ni/Bl** nach Lokalisation des Schmerzes
Herzbeschwerden, funktionelle	**Ni/Bl, Lu/Di**
Hypertonie	**Ni/Bl**
HWS:	
Rotation	**Gb/SJ**
Seitneigung	**Ma/Mi, Lu/Di**
Ante-/Retroflexion	**Ni/Bl**
Im Gebiet distal der Achter, Neunerareal bis nahezu ins laterale OK-Retromolargebiet reichend	
Inkontinenz	**Ni/Bl**
Ileosakralgelenk	Im Neunerbereich bis lingual oft bis in den Gaumenbogen
Kopfschmerzen:	
Frontale Kopfschmerzen	**Ma/Mi**
Temporale Kopfschmerzen	**Gb/SJ**
Parietale Kopfschmerzen	**Le, Ni**
Okzipitale Kopfschmerzen	**Ni/Bl**
Ophthalmogene Kopfschmerzen	**Ni/Bl, Gb/SJ**
Koxalgie	Gesamtes UK-Retromolargebiet
LWS	Gebiet der **O37–039**, bzw. **O47–049**, bukkal hoch ziehend bis in den aufsteigenden Mandibulaast. Ebenso werden hier Dorsalgien behandelt
Lebererkrankung, funktionelle	**Ni/Bl, Gb/SJ**
Nierenkolik	**Ni/Bl** (Wanderniere?)
Osteoporose	**Ni/Bl, Ma/Mi, Gb/SJ**
Paratendintis	**Ma/Mi (Lu/Di, Gb/SJ)**
Phantomschmerz	**Gb**
Prostatitis	**Ni/Bl, Ma/Mi**
Radikuläres/pseudoradikuläres Syndrom	**Ni** (Sakrum); **Ma/Mi, Gb/SJ** (Lumbalbereich)
Reizblase	**Ni/Bl**
Rhinitis, allergische	**Ni/Bl, Lu/Di**
Schulter	**He/Dü, Ma/Mi, Lu/Di**; meist zusätzlich zum **OK**-Retromolargebiet, da dieses wirksamer ist, **Gb/SJ** für Abduktion
Schwindel	**Gb/SJ, Ni/Bl**
Thoraxschmerz	**Gb/SJ**
Trigeminusneuralgie	Gesamtes Retromolargebiet

Tab. 13.36

13

Weitere wichtige Mundpunkte

San Jiao (3-Erwärmer)/Perikard

- **Lokalisation:** In der Wangenschleimhaut zwischen Oberkiefer und Unterkiefer im Bereich der vorderen Mandibelkante (➡ Abb. 13.35). (*Anmerkung:* Wird diese Region am aufsteigenden Mandibulaast nach *Gleditsch* zu den Retromolarpunkten gezählt, finden sich mit diesen noch einmal alle Funktionskreise der *Zang-Fu*-Organe.)
- **Indikation:** Kopfschmerz, Migräne (*der* Therapieort), wichtige Therapieregion für das Kiefergelenk, Rotation der HWS (m. E. endokrine Funktion, Schwerhörigkeit).

Es ist bisher noch nicht bewiesen, ob der Perikard-Meridian wie bei den anderen Meridianpaaren hier ebenso als Partner des *San Jiao* (3-Erwärmer) manifest ist.

Projektionen von Wirbelsäulenabschnitten

- **Lokalisation:** Im UK-Retromolarengebiet Projektionen von Wirbelsäule und Ileosakralgelenk; dabei projiziert sich die LWS lateral vom Achter-/Neunergebiet. Die HWS distal und nach oben ziehend und das Ileosakralgelenk distal vom Kerngebiet der HWS-Projektion liegend und nach lingual reichend (➡ Abb. 13.36).
- **Indikation**: Die einem Vestibulumpunkt zugehörigen Wirbelsäulenabschnitte entsprechen weitgehend den Rücken-Transport-*Shu*-Punkten (➡ des jeweiligen *Zang-Fu*-Organs).

Wichtige Punkte des Ren und Du Mai im Mundbereich:

Du 27:
- **Lokalisation:** Mitte der Oberlippe, im Übergang Philtrum/Lippenrot
- **Indikation:** Rhinitis, Gingivitis, Stomatitiden, Aphthen, Gesichtsneuralgien, LWS

Du 28:
- **Lokalisation:** Innenseite der Oberlippe, Übergang Lippenbändchen/Zahnfleisch
- **Indikation:** HWS, LWS

Ren 24:
- **Lokalisation:** Unterhalb der Unterlippe in der Mitte des Unterkiefers
- **Indikation:** Zahnschmerzen, Kieferbeschwerden, Würgereiz („Zahnarztpunkt"), Fazialisparese, Herpes labialis

Ren 26:
- **Lokalisation:** Innenseite der Unterlippe, Übergang Lippenbändchen/Zahnfleisch
- **Indikation:** HWS (Anteflexion), Unterleib

13

Informationen*

C. FOCKS, N. HILLENBRAND

14

14.1	**Ausbildungsadressen** ▪ C. FOCKS, N. HILLENBRAND	1150
14.1.1	Akupunktur und Kräutertherapie	1150
14.1.2	Qigong/Taijiquan	1154
14.1.3	Tuina-Massage	1155
14.1.4	Weitere wichtige Adressen und Internetadressen	1155
14.2	**Bezugsadressen** ▪ C. FOCKS	1157
14.2.1	Akupukturbedarf und Heilkräuter	1157
14.2.2	Literaturversand, Verlage	1162
14.3	**Literatur- und Zeitschriftenverzeichnis**	
	(Auswahl) ▪ C. FOCKS, N. HILLENBRAND	1163
14.3.1	Zeitschriftenverzeichnis	1163
14.3.2	TCM und Akupunktur	1164
14.3.3	Sonderformen der Akupunktur	1166
14.3.4	Kräuterheilkunde	1167
14.3.5	Fachgebiete	1168
14.3.6	Chinesische Diätetik	1170
14.3.7	*Taijiquan, Qigong, Tuina*-Massage, *Feng Shui*	1170
14.3.8	TCM-Software	1171
14.3.9	TCM-Behandlungszentren	1172

14

* Die angebotenen Informationen entsprechen ohne Gewährleistung dem Kenntnisstand vom Dezember 2001.

14.1 Ausbildungsadressen

14.1.1 Akupunktur und Kräutertherapie

Deutschland

- **Academy of Chinese Acupuncture**, Kurs-Info: Th. Pfeiffer, Jenaer Str. 16, D-10717 Berlin. Tel.: 05882/987994; Fax: 05882/987992. Ausbildungszyklen in Akupunktur bei Frau Dr. Radha Thambirajah
- **Akupunktur Kolleg Kirchhoff,** Oststr. 38, D-45549 Sprockhövel. Tel.: 02339/7126, Fax: 02339/4955.
- **Arbeitsgemeinschaft für Klassische Akupunktur und Traditionelle Chinesische Medizin e.V.**, (Heilpraktiker und Ärzte), Sekretariat der AG: Wisbacher Str. 1, D-83435 Bad Reichenhall, Tel.: 08651/69 09 19, Fax: 08651/71 06 94, Internet: www.agtcm.de; 3–4-jährige Ausbildung in klassischer Akupunktur und TCM sowie 2-jährige Ausbildung in klassischer chinesischer Kräutertherapie in verschiedenen Ausbildungszentren (➡ unten); Organisation TCM-Kongress in Rothenburg o.d.T (jährlich zu Christi Himmelfahrt) mit internationalen TCM-Experten (Internet: www.tcm-kongress.de); Studienreisen an die University of TCM in Tianjin/VR China
  - **Ausbildungszentrum Mitte,** Schulbüro des ABZ, B. Gensert, Frankfurter Str. 59–61, D-63067 Offenbach, Tel.: 069/82 36 14 17, Fax: 069/82 36 17 49, e-mail: ABZ.Mitte.f.TCM@t-online.de**,** Internet: www.agtcm.de/abz-mitte
  - **Ausbildungszentrum Süd,** (Ausbildung in München, Bad Dürrheim, Bad Waldsee, CH-Basel, CH-Herisau), Leitung: B. Steiner, Hittisweiler 11, D-88339 Bad Waldsee, Tel.: 07524/933 99, Fax: 07524/933 98
  - **Ausbildungszentrum Nord,** U. Lorenzen, Projensdorfer Str. 14, D-24106 Kiel, Tel.: 0431/33 03 01 oder 0172/922 31, e-mail: u.lorenzen@ki.comcity.de; Internet: www.agtcm.de/abz-nord/
  - **Ausbildungszentrum Ost,** *Shou Zhong*-Schule für TCM e.V., Ausbildungszentrum Ost für Klassische Akupunktur und TCM, Karl-Marx-Str. 15, D-14482 Potsdam (Babelsberg), Tel./Fax: 0331/748 19 38
  - **Ausbildungszentrum West,** August-Brodde-Schule– ABZ West, Paulsstr. 14–18, D-42287 Wuppertal, Sekretariat: Lisa Magel, Tel.: 0202/254 40 70; Fax: 0202/59 32 37; e-mail: H.Magel@t-online.de, Internet: www.agtcm.de/abz-west/
  - **Pharmakologiezentrum Hamburg und Offenbach,** Anmeldung/Info Hamburg: Barbara Kirschbaum/Walter Geiger (auch Spezialpraxis für Hautkrankheiten), Osterstr. 83, D-20259 Hamburg, Tel.: 040/491 30 24, Fax: 040/491 80 06; ABZ Mitte: Frankfurter Str. 59-61, D-63067 Offenbach; Tel.: 069/82 36 14 17, Fax: 069/82 36 17 49
  - **Chinesische Pharmakologie Berlin,** Anmeldung und Information bei Renate Ilg, Friedelstr. 10, D-12047 Berlin, Tel./Fax: 030/624 51 32, e-mail: Renate.Ilg@t-online.de
- **Deutsche Ärztegesellschaft für Akupunktur e.V./DÄGfA,** Fortbildungszentrum Würmtalstr. 54, D-81375 München, Tel.: 089/710 05-11, -12; Fax: 089/710 05-25; e-mail: fz@daegfa.de; Internet: www.daegfa.de; Ausbildungszyklen in Akupunktur: Grundausbildung: 140 Unterrichtsstunden/12 Kurse, Vollausbildung (zusätzlich 220 Stunden); Sonderkurse: Reflextherapie, Somatotopien, Kräutertherapie, Chinesische Diätetik, Tuina-Massage, Japanische Schädelakupunktur nach Dr. Yamamoto etc.; Hospitationskurse in verschiedenen Städten; Organisation von Klinikpraktiken am Institut für TCM in Tianjin/VR China und Hospitationskurs am Yamamoto-Hospital, Miyazaki-Nichinan, Japan
- **Deutsche Gesellschaft für Akupunktur und Neuraltherapie e.V./DGfAN,** Geschäftsstelle: Mühlweg 11, D-07368 Ebersdorf/Thüringen; Tel.: 036651/550 75; Fax: 036651/550 74; e-mail: DgfAN@t-online.de; Internet: www.dgfan.de

14

- **Deutsche Akademie für Akupunktur und Aurikulomedizin e.V./DAAA,**
  Feinhalsstr. 8, D-81247 München, Tel.: 089/891 53 10, Fax: 089/891 53 11;
  e-mail: akademie@akupunktur-arzt.de; Internet: www.akupunktur-arzt.de
- **Deutsche Akupunktur Gesellschaft Düsseldorf** (Leiter: Dr. Stux),
  Goltsteinstr. 26, D-40211 Düsseldorf, Tel.: 0211/36 90 99, Fax: 0211/36 06 57;
  Internet: www.akupunktur-aktuell.de. Basisausbildung: 150 Stunden im Verlauf von
  14 Wochenenden, zusätzlich Aufbaukurse
- **Deutsches Forschungsinstitut für Chinesische Medizin/DFCM,** Leitung Prof.
  h.c. Schnorrenberger (China College, Taichung/Taiwan, Rep. China), Silberbachstr. 10,
  D-79100 Freiburg. Tel.: 0761/772 34, Fax: 0761/7006 87. Akupunkturausbildung über
  2–3 Jahre (750 Ausbildungsstunden) an Wochenenden incl. Video-Lehrsystem.
- **Deutsche Gesellschaft für Ganzheitliche Augenheilkunde e.V./DGGA,**
  Dr. Reinhard Küstermann, Hospitalsstr. 8, D-97877 Wertheim, Tel.: 09342/14 77,
  Fax: 09342/217 63, e-mail: Drkuestermann@t-online.de oder DGGA.BadMergent-
  heim@t-online.de, Internet: www.ophthalmologie.de. 140 Stunden-Akupunkturaus-
  bildung mit Schwerpunkt Augenheilkunde nur für Augenärzte/innen bzw. Assisten-
  ten/innen in Weiterbildung
- **Deutsche Gesellschaft für Traditionelle Chinesische Medizin/DGTCM,**
  Dr. med. J. Greten, Rohrbacherstr. 155, D-69126 Heidelberg, Tel./Fax: 06221/37 45
  46, e-mail: info@dgtcm.de; Internet: www.dgtcm.de/. Ausbildungskurse in Akupunktur und TCM in Heidelberg und Hamburg sowie in Tunesien und Frankreich
- **Fachgesellschaft für Akupunktur, Naturheilkunde und Schmerztherapie/**
  FANS, Freiburg; Rothweg 8, D-74842 Billigheim; Tel.: 0800-FANSKURS (32 67 58
  77); Fax: 0800-FAX2FANS (32 92 32 67); e-mail: info@FANS-Freiburg.de; Internet:
  www.FANS-Freiburg.de; Faxabruf: 0761/292 32 74. Akupunktur zum A-Diplom (140
  Stunden) und zum B-Diplom (350 Stunden), Praxis-Hospitationskurse in Akupunktur
- **Forschungsgruppe Akupunktur und Traditionelle Chinesische Medizin e.V./**
  FATCM, (Dr. med. A. Molsberger, Dr. med. G. Böwing), Seminarorganisation:
  Sekretariat Gisela Kraus, Postfach 1333, D-85563 Grafing. Tel.: 08092/847 34, Fax:
  08092/847 39; Internet: www.forschungsgruppe-akupunktur.de; e-mail: hostma-
  ster@forschungsgruppe-akupunktur.de; Akupunkturausbildung in Frankfurt, Düssel-
  dorf, München, Stuttgart, Berlin, Hamburg, Köln, Organisation der Bozner Aku-
  punkturwochen (Frühjahr und Herbst in Italien)
- **Gottfried Gutmann Akademie und Ärzteforum für Akupunktur e.V.,**
  Ostenallee 107, D-59071 Hamm, Tel.: 02381/986-0, Fax: 02381/986-499, e-mail:
  GGA@ManuelleTherapieHamm.de, Internet: www.ManuelleTherapieHamm.de
- **Helena Heilpraktikerschule,** Hofaue 54, D-42103 Wuppertal, Tel.: 0202/446121.
  Zweijährige TCM-Ausbildung für Heilpraktiker
- **Johanniter-Krankenhaus Bramsche GmbH,** Abteilung TCM, Hasestr. 16–18,
  D-49565 Bramsche; Tel.: 05461/805 127; Fax: 05461/805 158
- **Kölner Akupunkturtage/KAT,** Sekretariat Dr. F. Fischer, Benesisstr. 24–32,
  D-50672 Köln, 0221/2584470, Fax: 0221/2584472 (1-jährige Ausbildung in
  Akupunktur mit 150 Stunden)
- **Schule für TCM,** c/o TCM-Klinik Kötzting, Ludwigstr. 2, D-93444 Kötzting,
  Tel.: 09941/6090, Fax: 09941-609499. 2-jähriger Studiengang TCM; Studiengang
  Tuina-Therapie. Sonderkurse mit internationalen TCM-Experten
- **Schule für Traditionelle Chinesische Medizin Ingrid Hendry**; Infos bei:
  Ausbildungskoordination für TCM Ingrid Hendry, Godolphin House, Broom Way,
  GB-Weybridge, Surrey, KT13 9TG, Tel./Fax: (+44)/(0)1932/847618; e-mail:
  hendry1@compuserve.com. 2-jährige Intensivausbildung in Akupunktur in Düssel-
  dorf oder Münster, Organisation von klinischen Praktika in Hangzhou, VR China

14

- **Societas Medicinae Sinensis/SMS**, Internationale Gesellschaft für Chinesische Medizin e.V., Franz-Joseph-Str. 38, D-80801 München, Tel.: 089/335674, Fax: 089/337352 (Faxabruf Ärzteliste); Internet: www.tcm.edu oder www.akupunktur.ch; 3-jährige Ausbildung in München, Hamburg oder Dortmund mit Fortbildungskursen in der Schweiz, China und auf der Insel Föhr, ca. 350 Unterrichtsstunden in Kleingruppen; Organisation von Klinikpraktiken in der VR China
- **Tang Du Institut für TCM** (Ausbildungsinstitut des Berufsverbandes der Frauenärzte e.V.) Sekretariat: Ruhrblick 20, D-58313 Herdecke, Tel.: 02330/910710, Fax: 02330/910711; Ausbildung für Ärzte aller Fachrichtungen in Akupunktur und TCM, Studienreisen nach China
- **TCM–Advance,** Große Str. 3, D-49074 Osnabrück, Tel.: 0541/260 504; Fax: 0541/2026937. Intensivseminare für Fortgeschrittene in Heilkräutertherapie und Akupunkturpraxis, Organisation von Studienreisen an die Universität von Nanjing/VR China
- **TCM Ausbildungszentrum Berlin,** Novalisstr. 10, D–10115 Berlin Mitte, Tel.: 030/56596224 (Ringleitung), Fax 030/56596223, e-mail: berlin@tcm-academy.org (deutsche Niederlassung der TCM-Akademie in Wien)
- **Thalamus Schulen** für ganzheitliche Heilkunde, Heilpraktikerschulen GmbH; Zentrale: Engelbergerstr. 19, D-79106 Freiburg, Tel.: 0761/277509 oder 0180/5257152, Fax: 0761/286807
- **Universität Ulm,** Akupunktur und Traditionelle Chinesische Medizin. 3-jährige Ausbildung. Kontakt: Akademie für Wissenschaft, Wirtschaft und Technik an der Universität Ulm, Tel.: 0731/502 5266, Fax: 0731/502 2016, e-mail: akademie@uni-ulm.de
- **Universität Witten/Herdecke,** Fakultät für Medizin, Studiengang TCM in Witten/Herdecke, Alfred-Herrhausen-Str. 50, D-58448 Witten. Info: Sekretariat TCM, Oststraße 38, D-45549 Sprockhövel. Tel.: 02339/121182, Fax: 02339/4955, e-mail: public@uni-wh.de, Internet: www.uni-wh.de. 3-jährige Postgraduierten Fortbildung in Akupunktur und TCM (ca. 360 Stunden einschließlich Einführung in Diätetik, Heilkräutertherapie, Tuina-Massage und Qigong). 2-jährige Pharmakotherapie-Ausbildung. Sonderkurse bei international anerkannten TCM-Experten

Österreich
- **Medizinische Gesellschaft für Chinesische Gesundheitspflege in Österreich**, Weimarer Straße 41, A-1180 Wien, Tel.: +43(0)1/4707173. Schwerpunkt: Ausbildung in chinesischer Arzneimitteltherapie; Qigong, Taiji
- **Österreichische Gesellschaft für Akupunktur und Aurikulotherapie/ÖGAA**, Ludwig-Boltzmann-Institut für Akupunktur, Leitung: Prim. Prof. Dr. H. Nissel, Kaiserin-Elisabeth-Spital, Huglgasse 1–3, A-1150 Wien, Tel.: +43/(0)1/9810457-58, Fax: +43/(0)1/9810457-59, e-mail: aku@kes.magwien.gv.at, Internet: www.akupunktur.at. Akupunkturausbildung, Ausbildung in Tuina-Massage
- **Österreichische Gesellschaft für kontrollierte Akupunktur,** Kreuzgasse 21, A-8010 Graz, Tel.: +43/(0)316/7374050, Fax: +43/(0)316/7374051, e-mail: office@ogka.at; Internet: www.ogka.at (österreichische Dependance der DAAA)
- **Österreichische Gesellschaft für TCM,** Lange Gasse 35A, A-1080 Wien, Tel./Fax (Praxis Dr. Meng): +43/(0)1/5868900. Schwerpunkte: Ausbildung in chinesischer Arzneimitteltherapie, Tuina
- **Österreichische Wissenschaftliche Ärztegesellschaft für Akupunktur/ÖWÄA,** Dr. med. G. König, Schwindgasse 3, A-1040 Wien. Auskunft und Anmeldung: Tel.: +43/(0)1/5050392, Fax: +43/(0)1/5041502, e-mail: office@akupunktur.org, Internet: www.akupunktur.org
- **Tai Chi Verein Sambala**, Josefstädter Straße 5, A-1080 Wien, Tel.: +43/(0)1/4084786, Fax: +43/(0)1/40847864, e-mail: info@shambhala.at

14

- **TCM-Akademie**, Grinzinger Straße 79, A-1190 Wien, Tel. +43/(0)1/6416738, Fax +43/(0)1/6416728, www.tcm-academy.org, office@tcm-academy.org
- **Wiener Schule für TCM**, Hasnerstr. 29/7+9, A-1160 Wien, Tel.: +43/(0)1/49 49 600, Fax +43/(0)1/4941464-19, Internet: www.wstcm.at, office@wstcm.at. Schwerpunkt: Ausbildung in chinesischer Arzneimitteltherapie

Schweiz
- **Akademie für Chinesische Naturheilkunst**, Dr. H. Montakabbox 604, CH-1965 Savièse, Sekretariat: Esther Aubry, Islikerstr. 21, CH-8355 Aadorf, Tel +41/(0)523653543, Fax +41/(0)523653542, e-mail: Aubry@ChiConnection.com
- **Akademie für Taoistische Medizin und Akupunktur/ATMA**, Eulerstr. 55, CH-4054 Basel, Tel.: +41/(0)61/2731265, Fax: +41/(0)61/2731263, hp-braun@bluewin.ch
- **Ärztegesellschaft für Traditionelle Chinesische Medizin/AG TCM**, Sekretariat Dr. med. Doris Renfer-Martin, Kirchplatz 3, CH-8953 Dietikon, Tel: +41/(0)1/7405223, Fax +41/(0)1/7404845, e-mail: drenferm@hin.ch
- **Association Genevoise des Médecins Acupuncteurs/AGMA**, 7, Hugo-de-Senger, CH-12205 Genève, Tel.: +41/(0)223222030, Fax: +41/(0)223222031
- **Assoziation Schweizer Ärztegesellschaften für Akupunktur und chinesische Medizin/ASA** (Dachorganisation der folgenden Ärztegesellschaften), Sekretariat ASA, Postfach, CH-8575 Bürglen, www.akupunktur.ch
- **Basler Gesellschaft für Traditionelle Chinesische Medizin/BSG TCM**, Sekretariat: Iris Schmidlin, Flachslanderstr. 12, 4057 Basel, Tel +41/(0)61/6934694
- **Berner Gesellschaft für Traditionelle Chinesische Medizin/BG TCM**, Sekretariat: Christina Fournier, Unterer Zelgweg 21, 3252 Worben, Tel.: +41/(0)32/3846602, e-mail: Ch.Fournier@bluemail.ch
- **Institut für Traditionelle Chinesische Medizin Basel AG**, Klosterberg 11, 4051 Basel, Tel./Fax: +41/(0)61/9238823, e-mail: ausbildung@i-tcm-b.ch
- **Schweizerische Ärztegesellschaft für Akupunktur, Chinesische Medizin/ SAGA TCM**, Sekretariat: SAGA-TCM, Postfach 2003, 8021 Zürich, Sekretariat Tel.: +41/(0)49/878802288; Internet: www.chinesische-medizin.ch
- **Schweizerische Ärztegesellschaft für Aurikulomedizin und Akupunktur/ SAEGAA**, Sekretariat: Postfach 176, CH-8575 Bürglen, Tel.: +41/(0)71/6346619, Fax +41/(0)/71/6346618
- **Schweizerische Berufsorganisation für Traditionelle Chinesische Medizin/ SBO TCM**, Sekretariat/Geschäftsleitung: Heidi Weilenmann Luzernerstr. 69, CH-6030 Ebikon /Luzern, Tel.: +41/(0)429/8189, Fax: +41/(0)429/8185, e-mail: sbo-tcm@gmx.ch
- **Zürcher Gesellschaft für Traditionelle Chinesische Medizin/ZG TCM**, Sekretariat: Irene Meyer, Postfach 346 9201, Gossau Tel.: +41/(0)71/3851330

Niederlande
- **Anglo-Dutch Institute for Oriental Medicine BV,** Duinlustweg 16, NL-2051 AA Overveen, Tel.: (+31)/(0)23/5241010, Fax:, (+31)/(0)23/5244131; e-mail: info@theangloutch.com; Internet: www.theanglodutch.com. TCM-Kurse und Ausbildung mit namhaften TCM-Experten (englischsprachige Kurse)
- **International Free University**, Section of Traditonal Oriental and Philosophical Medicine, Zulassung für Ärzte und Physiotherapeuten, Dauer mind. 5 Jahre, pro Studienjahr 120 h Theorie und Praxis für insgesamt 480 h, Praktikantentage im 3. und 4. Studienjahr je 100 h, Vorlesung 1 mal/Mo. Über 10 Mo.; Sint Pieterskade 4, NL-6211 JV Maastricht, Tel.: +31/(0)433/217649, Fax: +31/(0)433/256293

14

Großbritannien
- **British Acupuncture Accreditation Board** (BAAB), Tel.:+44/(0)181/9683469, Fax: +44/(0)181/9686163, gibt Auskünfte über praktizierende Kollegen in allen Regionen
- **British Acupuncture Council,** Park House, 206-208 Latimer Rd, GB-London W10 6RE, Tel.:+44/(0)181/9640222, Fax: +44/(0)181/9640333, e-mail: info@acupuncture. org.uk; für Mitglieder interne Fortbildungsveranstaltungen zu verschiedenen Themen
- **British Medical Acupuncture Society,** Newton House, Newton Lane, Whitley, GB-Warrington, Cheshire WA4 4JA, Tel.:+44/(0)1925/730727, Fax: +44/(0)1925/730492, e-mail: Bmasadmin@aol.com, Internet: users.aol.com/acubmas/bmas.html; Akupunktur-Wochenendkurse in Belfast, Bristol, London, Manchester, Plymouth, Slough und York
- **Feng Shui Network International,** 8 Kings Court, Pateley Bridge, GB-Harrogate, North Yorkshire HG3 5JW
- **Society of Auricular Acupuncture,** Nurstead Lodge, Nurstead, GB-Meopham, Kent DA13 9AD, Tel.: +44/(0)1474/813902, Ohrakupunktur-Kurse über drei volle Tage zu verschiedenen Themen (meist von Di-Do)
- **T'ai Chi Union for Great Britain,** 23 Oakwood Avenue, GB-Mitcham, Surrey CR4 3DQ
- **The British Massage Therapy Council,** Greenbank House, 65a Adelphi Street, GB-Preston, Lancashire PR1 7BH
- **The Register of Chinese Herbal Medicine,** PO Box 400, GB-Wembley, Middlesex HA9 9NZ, erteilt schriftlich detailierte Auskünfte über Kräuter und Rezepturen
- **The UK T'ai Chi Association,** PO Box 159, GB-Bromley, Kent BR1 3XX
- **The Qigong Centre,** PO Box 116, GB-Manchester M20 3YN

Sri Lanka
- **Acupuncture Foundation,** Secretary General Commonwealth Institute, South Government General Hospital, Kalubowile, Colombo, Sri Lanka, Tel.:+94/(0)1/ 585242, Fax: +94/(0)1/21228 oder 21389

VR China
- Möglichkeiten eines Studiums für Ausländer in der VR China und Taiwan siehe ausführliche Informationen ➡ Kapitel 1.2
- Organisierte Gruppenreisen mit Ausbildung in der VR China vermitteln verschiedene Akupunktur- und TCM-Gesellschaften (➡ oben); CIST (A. Rinößel) organisiert Intensivpraktiken ins WHO Collaborating Centre for TCM in Peking, Postfach 141, (Schiltachstr.63), D-78702 Schramberg. Tel.: 07422/21665, Fax: 07422/21699; e-mail: cbiatc@t-online.de (Preis-Leistungsverhältnis sehr gut abwägen)
- Empfehlenswerte „sprachliche Vorbereitung" für längerdauernde Ausbildung in der VR China: Institut für chinesische Sprache „Sinicum" am Landesspracheninstitut, Striepeler Str. 129, D-44801 Bochum. Tel.: 0234/7007381; 3-wöchiges Intensivprogramm in chinesischer Sprache; Internet: www.ruhr-uni.bochum.de/lsi

14 **14.1.2** *Qigong/Taijiquan*

Deutschland
- **Arbeitsgemeinschaft für klassische Akupunktur und Traditionelle Chinesische Medizin e.V.**, (Heilpraktiker und Ärzte), Sekretariat der AG: Wisbacher Str. 1, D-83435 Bad Reichenhall, Tel.: 08651/690919, Fax: 08651/710694, Internet: www.agtcm.de.
- **Carl v. Ossietzky Universität/PTCH**, Postfach, D-26111 Oldenburg. Tel.: 0441/ 7984703, Fax: 0441/7984411. 2-jährige Ausbildung in Qigong als Grundlagenqualifikation im Berufsfeld

- **ITCCA Berlin**; *Yang*-Stil; Gustav-Müller Straße 46, D-10829 Berlin; Tel.: 030/7848590
- **Kolibri Seminare**, Bartholomäusstr. 57 b, D-22803 Hamburg. Tel.: 040/2276354, Fax: 040/2276368, e-mail: daomagazin@aol.com; 3-jährige Ausbildung zum *Qigong*-Übungsleiter, *Taijiquan*-Ausbildung über 2 Jahre, *Tuina*/Akupunktur über 3 Jahre
- **Medizinische Gesellschaft für *Qigong Yangsheng* e.V.,** Herwarthstr. 21, D-53115 Bonn, Tel.: 0228/696004, Fax: 0228/696006; e-mail: info@qigong-yang-sheng.de; Internet: www.qigong-yangsheng.de; 2-jährige Ausbildung zum *Qigong-Yangsheng*-Übungsleiter
- **Netzwerk Taijiquan und *Qigong***, Weidenstieg 18, D-20259 Hamburg. Tel./Fax: 040/40197048; e-mail: netzwerk@linc.de; Internet: www.linc.de; 1-jährige Ausbildung zum *Qigong*-Lehrer bzw. Übungsleiter
- ***T'ai Chi Dao In*-Zentrum**, Alte Eppelheimer Str. 38, D-69115 Heidelberg. Tel.: 06221/166650.
- **VHS**-Volkshochschulen in verschiedenen Städten
- **Wolf**-*T'ai Chi* und *Qi Gong*, Seckenh. Hauptstr. 94, D-68239 Mannheim; Tel.: 0621/476158

Österreich
- **Österreichische *Tuina*-Gesellschaft**, ➡ Adressen Tuina-Massage. Ausbildung in *Qigong*
- **Österreichische *Qigong* Gesellschaft**, Postfach 116, A-5620 Schwarzach. Tel.: +43/(0)6415/6190 und 378, Fax: 6190 (nachmittags). 3-jährige Ausbildung zum *Qigong*-Therapeuten

Schweiz
- **Kranich Seminare**, Hard 4, CH-8404 Winterthur. Tel.: +41/(0)52/2222266, Fax: +41/(0)52/2222270
- **Schule für asiatische Körper- und Energiearbeit**, Brunnaderstr. 18, CH-3006 Bern, Tel.: +41/(0)31/3523544

14.1.3 *Tuina*-Massage

- **Kolibri-Seminare** (Adresse ➡ 14.1.2)
- **Österreichische Tuina-Gesellschaft,** Anmeldung und Organisation: Dr. H. Skopek, A-5020 Salzburg, Hellbrunner Str. 7. Tel./Fax: + 43/(0)662/845500. Ausbildungszyklen in *Tuina*-Massage, *Qigong* und Chin. Diätetik
- **Societas Medicinae Sinensis/SMS,** (s. o.)
- **Zentrum für Chinesische Medizin Härkingen,** Länggasse 493, CH-4624 Härkingen; Tel.: +41/(0)62/3981727, Ausbildung in medizinischer Tuina-Körpertherapie, e-mail: mail@an-mo.ch Internet: www.an-mo.ch

14.1.4 Weitere wichtige Adressen und Internetadressen

- **Arbeitsgemeinschaft Deutscher TCM-Apotheken** (Qualitätszirkel), Schriftführer: Dr. W. Erdle, Kleiberweg 10, D-86199 Augsburg, Tel.: 0821/9984070; Fax:0821/9984071; e-mail: WAE-Pharma@t-online.de; Internet: www.herrenbach-apotheke.de
- **Akupunktur und TCM Gesellschaft der in China weitergebildeten Ärzte e.V./ ATCÄ**, Dr. med. M. Germann, Mozartstr. 16, D-65462 Gustavsburg, Fax: 06713/53276; e-mail: Docgerman@t-online.de. Vertritt die Interessen der an WHO Collaborating Centres for Traditional Medicine in der VR China weitergebildeteten deutschen

14

Ärzte/innen z.B. die Anerkennung der in China absolvierten Weiterbildungen und Prüfungen in Deutschland

- **Berufsverband Deutscher Akupunktur-Ärzte,** Bernadottestr. 107, 22605 Hamburg, e-mail: bv-aku@t-online.de, Internet: www.bv-aku.de
- **Deutsche Wissenschaftliche Gesellschaft für Traditionelle Chinesische Medizin e.V./DWGTCM,** Große Str. 3, D-49074 Osnabrück, Tel.: 0541/260 504; Fax: 0541/2026937; Zielsetzung: Wissenschaftliche Erforschung der TCM, Öffentlichkeitsinformationen zur TCM, Weiterbildungsrichtlinien, u. a.
- **International Council of Medical Acupuncture and Related Techniques/ICMART** Rue de l'Amazone 62, B-1050 Bruxelles, Tel.: + 32/(0)2/5393900; Fax: +32/(0)2/539 36 92
- **Projekt Patienteninformation in der Naturheilkunde**; Genter Str. 63, D-13353 Berlin, Tel.: 030/454 75 203; Fax: 030/454 75 219; e-mail: pi@datadiwan.de; Internet: www.datadiwan.de
- **„Skin-Clinic"** von Mazin Al-Khafaji, spezialisiert auf Therapie von Hautkrankheiten mit TCM, 9 The Drive, Hove, East Sussex, BN3 6GP, England, Tel.: +44/(0)1273/ 779953, e-mail: maz@pavilion.uk
- **TCM-Net**, DECA (Gesellschaft für die Dokumentation von Erfahrungsmaterial der Chinesischen Arzneitherapie) GmbH, Bahnhofstr. 58, D-83513 Reitmehring, Geschäftsführer: Dr. F. Friedl, Tel.: 08071/50777, Fax: 08071/40762, TCM-Net: 08071/8073, Apple-Link:DECA
- **Verbindungsbüro Deutscher Akupunkturgesellschaften**, gemeinsame Geschäftsstelle, Beim Andreasbrunnen 7, D-20249 Hamburg, Fax: 040/47 00 73, e-mail: H.Ruedinger@t-online.de
- **www.tcminter.net:** Umfangreiche, informative Internet-Seite zur TCM mit vielen Artikeln und Informationen
- **www.ambrit.co.uk/giovanni-maciocia/:** Was Sie schon immer über „Giovanni" wissen wollten...
- **www.acupunctureworld.com/ge/ge_home.htm:** Infoseite des Berufsverbandes der Akupunkturärzte mit vielen Links: Deutsche Akupunktur Gesellschaft Düsseldorf, Zentralverband der Ärzte für Naturheilverfahren ZÄN e.V., Berufsverband Deutscher Akupunkturärzte, Österreichische Gesellschaft für Akupunktur und Aurikulotherapie, Ludwig Boltzmann-Institut für Akupunktur, Der Datadiwan, Die Datenbank für außergewöhnliches Wissen in der Ganzheitsmedizin, Der Internationale SEIRIN Förderpreis für Akupunktur, Preis der SEIRIN Stiftung zur Förderung des Nachwuchses in der wissenschaftlichen Akupunktur, Ärzte-Forum für Akupunktur. e.V.</A
- **www.acupuncture.com:** Infos zur Akupunktur
- **www.aum.iawf.unibe.ch/VLZ/BWL/Akupunktur/index.htm:** Institut für Aus-Weiter- und Fortbildung IAWF, von Dr. med. U. Woermann, Medizinische Fakultät der Universität CH-Bern; ausgezeichnete und prämierte Einführung in die Akupunkturanalgesie
- **www.dao.de:** Internet-Seite der Zeitschrift DAO mit Artikeln, Kleinanzeigen, Veranstaltungskalender und Seminaranbietern zur östlichen Heilkunde

- **www.europa.com/~itm/:** Institute for Traditional Medicine, Portland, Oregon, USA; interessante Artikel für den TCM-Neueinsteiger
- **www.healthy.net/bluepoppy/:** Artikel mit Übersetzungen von Flaws, Yang, etc.
- **www.mic.ki.se/China.html:** TCM-Infoseite des Karolinska Institutes, S-17177 Stockholm, e-mail: info@kib.ki.se
- **www.pavilion.co.uk/jmc/welcome.html:** Internetseite des Journals of Chinese Medicine
- **http://members.aol.com/kraemer96/intro.htm:** Einführungsprogramm in die Akupunktur von D. Krämer, D-Hanau
- **www.naturheilkunde-online.de/**

- **www.nih.gov/consensus/statements/cdc/107/107–intro.html.:** Literaturliste zur Akupunktur zusammengestellt von. L. Klein und A. Trachtenberg
- **www.paradigm-pubs.com/html/refs.html:** Bücher und interessante Artikel über die TCM (Wiseman, Unschuld,etc.)
- **www.planetherbs.com**
- **www.tcm-internet.de**
- **www.rzuser.uni-heidelberg.de/~mschuber/ und http://mitglied.tripod.de/ TrucNgo/TCM.html:** Arbeitskreise an der Uni Heidelberg und Ulm mit Diskussionsforen
- **www.siteconnect.com/siom/:** Infoseite des Fortildungsinstitutes um D. Bensky
- **www.uni-mainz.de/FB/Medizin/Fachschaft/ag/tcm/welcome.htm:** Infoseite des Arbeitskreises der Fachschaft an der Uni Mainz

14.2 Bezugsadressen

14.2.1 Akupunkturbedarf und Heilkräuter

- ABZ Akupunktur, Bücher und Zubehör GmbH, Postfach 88, 5036 Oberentfelden, Tel.: +41/(0)627239888, Fax: +41/(0)627240304, e-mail: aarauabz@bluewin.ch
- Akupunkturbedarf R. Kraus, Sudetenstr. 136, D-85567 Grafing bei München, oder Postfach 13 33, D-85563 Grafing, Tel.: 08092/3 19 09, Fax: 08092/3 19 07
- Blum, K., Akupunkturbedarf, Schilfweg 10, D-82194 Gröbenzell (bei München), Tel.: 08142/54211; Fax: 08142/54 939, Internet: www.blum-Akupunktur.de
- Alpha Leun, S. Oertl/A. Tetzlaff OHG, Feytiatring 10, D-35638 Leun, Tel.: 06473/ 92030, Fax: 06473/920323, e-mail: alphaleun@alphaleun.de, Internet: www.alpha-leun.de, Akupunkturbedarf
- Asia med GmbH, Theodor-Heuss-Str. 53- 63, D-61118 Bad Vilbel, Tel.: 06187/600115, Fax: 06101/600144; Akupunkturbedarf
- Avantmed, Innsbrucker Str. 56, D-10825 Berlin. Tel.: 030/784 45 81, Fax: 030/ 7822327, Akupunkturbedarf, Fachbücher
- Bauer & Wermke, Lönsweg 12, D-30938 Burgwedel, Tel.: 05139/41 51, Fax: 05139/ 8 85 81, Akupunkturbedarf, Laser, Praxisbedarf
- Biomed, Mühlfeldweg 39, D-86984 Prem in Oberbayern, Tel.: 08862/9889-0; Fax: 08862/7171 und 9889-16; Chin. Heilkräuter★, Pflanzengranulate★, Literatur, Akupunkturbedarf
- BIOS Pharmaceuticals B.V. Import En Export; Enschedestraat 58 A, **NL**-7582 PN Losser; Tel.: +31/(0)53/5360025; Fax: +31/(0)53/5360129, e-mail: bios@for-mulapharm.de; Vertrieb Deutschland: ➡ Formula Pharmazeutische Produkte GmbH
- China Arzneimittel Agentur, Hans-Dill-Str. 9, D-95326 Kulmbach, Tel.: 09221/84111, Fax: 09221/84114, Chinesische Fertigarzneimittel★
- Chinamed, Arzneimittelvertrieb H. Strohhammer, Holzhausen 10, D-83317 Teisendorf; Tel.: 08666/79 51 oder 79 52; Fax: 08666/79 54; Akupunktur-bedarf, Chin. Gewürze und Heilkräuter★
- China Medica; Postfach 11; D-83735 Bayrisch-Zell; Tel.: 08023/653; Fax: 08023/607. Chin. Heilkräuter ★

14

★ Heilkräuterverkauf an Apotheken, Adressen hierüber erhältlich; weitere Informationen auch über die Arbeitsgemeinschaft Deutscher TCM-Apotheken (http://www.TCM-Apo.de)

- China Original, Feng & Schelten, Postfach 101729, D-69007 Heidelberg, Tel.: 06221/84728, Fax: 06221/161567, e-mail: chinaoriginal@t-online.de; Akupunkturbedarf und Therapiemusik nach den 5 Elementen (eigene traditionell überlieferte Therapieform, die die Zuordnung der 5 Elemente zu den 5 Tonarten *jue, zhi, gong, shang* und *yu* einbezieht; Absicht der Musik: Idealtypisch gesunde Schwingungen des Menschen in den Organen zur Wiederherstellung der gestörten Harmonie regulieren; Einsatz: Sedierend als auch tonisierend, je nachdem, welche Elemente kombiniert werden; Musik hat sich bewährt in der *Qigong*-Praxis sowie zur Entspannung bei Akupunktur-/*Tuina*-Behandlungen)
- China Purmed, Sophienstr.13, D-76133 Karlsruhe, Tel.: 0721/36040, Fax: 0721/36080, Bestellservice (gebührenfrei): 0130-122343; e-mail: ChinaPurmed@t-online.de. Akupunkturbedarf, Chin. Heilkräuter★
- Deutscher Akupunktur Vertrieb, Dorfstr. 7, D-25746 Heide, Tel.: 0481/88 472; Fax: 0481/88 719; e-mail: dav-heide@coa.de; Internet: www.sh-nordsee.de/dav-heide/
- East-West Herbs Ltd., **England**, Langston Priory Mews, GB-Kingham, Oxfordshire, OX7 6UP, Fax: +44/(0)1608/658816; Großvertrieb mit Qualitätskontrolle
- Er-Leben, Fachversand B. Brockmann, Körnerstr. 17, D-59199 Bönen, Tel.: 02383/92005-55; Fax: 02383/92005-99; e-mail: info@er-leben.de; Internet: www.er-leben.de
- Euroherbs BV, (NL) Het Ambacht 19, **NL**-6931 EZ Westervoort; Tel.: +31/(0)26/3115660; Fax: (+31)/(0)26/3117752, e-mail: Euro.Beeks@net.HCC.nl; Internet: www.euroherbs.com und www.euroherbs.nl
- Gaber-Med, Plaggenbahn 2, D-46242 Bottrop; Tel.: 02041/56 92 56; Fax: 02041/569258; Akupunkturbedarf
- Formula Pharmazeutische Produkte GmbH, Mariannenweg 46, D-61348 Bad Homburg; Tel.: 06172/938 844/-966 450; Fax: 06172/938 855/-966 499; e-mail: formula@formulapharm.de; Akupunkturbedarf; Chinesische Kräuter, Granulate, Hydrolysate
- Herba Natura Kräutergroßhandel Noll GmbH, Schafweg 15, D-46485 Wesel, Tel.: 0281/53 08 04 oder 0171/314 57 57; Fax: 0281/53 08 04. Chin. Heilkräuter ★
- Herbasin Hilsdorf GmbH, Hindenburgstr. 19, D-91126 Schwabach, Tel.: 09122/888880; Fax: 09122/888881; e-mail: herbasin@t-online.de; Internet: www.herbasin.de; Chin. Heilkräuter★, Akupunkturbedarf
- Homeofar GmbH, D-24857 Fahrdorf, Strandholm 27, Tel./Fax: 0431/93401, in der Schweiz: Bern (Apotheke Dr. Noyer), Tel.: +41/(0)31/3262828, Fax: 031/32632829, Vertrieb von hydrophilen Konzentraten
- Huatuo & CMC Deutschland, Postfach 141, D-78702 Schramberg, Tel.: 07422/21919; e-mail: HWATO@online.de; Internet: www.hwato.de; Akupunktur- und TCM-bedarf, TCM-Software
- Lasotronic AG, Blegistr. 13, **CH**-6340 Baar, Tel.: +41/(0)41/7680033; Fax: +41/(0)41/7680030, e-mail: lasotronic@lasotronic.ch; Internet: www.lasotronic.ch; Lasergeräte
- Lotus-Center, Wittener Landstr. 35, D-58313 Herdecke, Tel.: 02330/89 13 16; Fax: 02330/89 13 17, Akupunkturbedarf
- Magister Doskar, Schottenring 14, **A**-1010 Wien, Tel.: +43/(0)1/5353724; Fax +43/(0)1/5353724-24

★   Heilkräuterverkauf an Apotheken, Adressen hierüber erhältlich; weitere Informationen auch über die Arbeitsgemeinschaft Deutscher TCM-Apotheken (http://www.TCM-Apo.de)

- Medizinischer Großhandel, Th. Pfeiffer, Jenaerstr. 16, D-10717 Berlin, Tel.:/Fax: 030/8547701. Akupunkturbedarf, Literatur, Laser-Produkte
- Ostasiatischer Heilmittel-Import GmbH, Brestlingweg 8, D-70619 Stuttgart, Tel.: 0711/474986, Fax: 0711/4780115
- otfried maier, Wilhelm-Weitling-Str. 43, D-81377 München, Tel.: 089/7192457 oder 74141523; Fax: 089/74140701; Akupunkturbedarf
- Paramed, Postfach 53, D-86451 Dasing, Tel.: 08205/6555; Fax: 08205/6323; Akupunkturbedarf
- PhytoComm., H. König, Hafenstr. 17, D-77694 Kehl; Tel./Fax: 07851-48 32 52; chinesische Pflanzenextrakte
- Plantasia, MMag. Erich Stöger, Heinrich Handel-Mazzettiplatz 1, **A**-5110 Oberndorf, Tel.: +43/(0)6272/6999; Fax: +43/(0)6272/6909
- Reimers & Janssen GmbH, Medizin-/Lasertechnik, Neue Schönhauserstr. 8, D-10178 Berlin; Tel.: 030/28385020, Fax: 030/28385022, e-mail: contact@rj-medical.de, Internet: www.rj-medical.de; Akupunkturbedarf, Laser
- Schwa medico, Gehrnstr. 5, D-35630 Ehringshausen, Tel.: 06443/833 30; Fax: 06443/ 833 31 19. Zentraler Bestellservice: 06443/833 31 10; e-mail: info@schwa-medico.de, Internet: www.schwa-medico.de; Akupunkturbedarf, TENS-Geräte, Literatur, Laser
- Seirin Kasei & Co. Deutschland GmbH, Postfach 1763, D-63237 Neu-Isenburg, Tel.: 06102/30090, Fax: 06102/313 40; e-mail: seirin@seirin.de; Internet: www.seirin.net; Akupunkturbedarf, Laser, Acusoftware
- SinoMed Handelsgesellschaft für Arzneimittel und Bedarfsartikel der Chinesischen Medizin mbH & Co KG; Ludwigstr. 2; D-93444 Kötzting; Tel.: 09941/609100; Fax: 09941/609132. Akupunkturbedarf, Chin. Heilkräuter★
- SinoRes, Habichtweg 17, D-21337 Lüneburg, Tel.: 04131/4 92 37, Fax: 04131/404672; Akupunkturbedarf, Chin. Heilkräuter★
- TCMed, Papenstr. 23, D-22089 Hamburg, Fax: 040/251 533 88, e-mail: tcmed@aol.com; Internet: www.Tcmed.com; Chin. Heilkräuter
- Weinfurth, Hernerstr. 299, Haus 6, D-44809 Bochum; Tel.: 0234/953 66 30; Fax: 0234/953 69 61; e-mail: Peter.Weinfurth@chinesischemedizin.com; Internet: www.chinesischemedizin.com; Akupunkturbedarf, Literatur, Chin. Heilkräuter★

Apotheken Deutschland (geordnet nach Postleitzahlen)
- Herz Apotheke, Herzbergerstr. 18, **01239** Dresden, Tel.: 0351/28508-43; Fax: 0351/28508-65, www.herz-apotheke-dresden.de, info@herz-apotheke-dresden.de
- Aesculap Apotheke, Albert-Funk-Schacht-Str. 12, **09376** Oelsnitz, Tel.: 037298/ 12523; Fax: 037298/12526, www.Alternativ-Apotheke.de, kerstinselbmann@web.de
- Cecilien-Apotheke, Gaudystr. 1, **10437** Berlin, Tel.: 030/4407128; Fax: 030/4497237, www.cecilien-apo.de, L.minoche@cecilien-apo.de
- Maria-Louisen Apotheke, Maria-Louisen-Str. 1, **22301** Hamburg, Tel.: 040/481094; Fax: 040/46072296, www.Maria-Louisen-Apotheke.de, info@Maria-Louisen-Apotheke.de
- Glückauf-Apotheke, Nienburger Str. 35, **29323** Wietze, Tel.: 05146/8810; Fax: 05146/92810, www.Glueckauf-Apotheke-Wietze.de, Glueckauf-Apotheke-Wietze@t-online.de
- Rabanus Apotheke, Vor dem Peterstor 2, **36037** Fulda, Tel.: 0661/90259-0; Fax: 0661/90259-25, www.Rabanus-Apotheke.de, service@rabanus-apotheke.de

---

★   Heilkräuterverkauf an Apotheken, Adressen hierüber erhältlich; weitere Informationen auch über die Arbeitsgemeinschaft Deutscher TCM-Apotheken (http://www.TCM-Apo.de)

14

- Schadow-Apotheke OHG, Schadowplatz 18, **40212** Düsseldorf, Tel.: 0211/86660-0; Fax: 0211/86660-33, www.Schadow-Apotheke.de, TCM@Schadow-Apotheke.de; Chin. Heilkräuter
- Apotheke an der Feuerwache, M. Werner, Moltkestr. 2, **40477** Düsseldorf, Tel.: 0211/445806; Fax: 0221/445805, feuer-apotheke.werner@t-online.de
- Nord Apotheke, Nordstr. 96, **40477** Düsseldorf, Tel.: 0211/445806, Fax: 0211/445805, e-mail: nord-apotheke.werner@t-online.de
- Cyriakus Apotheke, Bonner Str. 56, **41468** Neuss, Tel.: 02131/39595; Fax: 02131/35231, Cyriakus-Apotheke@t-online.de
- Kronen Apotheke, Langerfelderstr. 115, **42389** Wuppertal, Tel.: 0202/265250; Fax: 0202/2652520, www.Kronen-Apotheke-Wuppertal.de, Kronen-Apotheke.w@t-online.de
- Aeskulap Apotheke, Schüppenstr. 19, **48653** Coesfeld, Tel.: 02541/2011; Fax: 02541/2797, www.aeskulap-apotheke.net, info@aeskulap-apotheke.net
- Neumarkt Apotheke, Öwer de Hase 1, **49074** Osnabrück, Tel.: 0541/35892-0; Fax: 0541/35892-20, www.Neumarkt-Apotheke.de, Service@Neumarkt-Apotheke.de
- Kronen-Apotheke Marxen, Kronenweg 82, **50389** Wessling, Tel.: 02236/94340-0; Fax: 02236/94340-50, www.kronen-apotheke-marxen.de, mh@kronen-apotheke-marxen.de
- Die Krey Apotheke, Mülheimer Str. 6, **51375** Leverkusen, Tel.: 0214/31015-20; Fax: 0214/31015-25, www.krey-apo.de, info@krey-apo.de
- Sleidanus-Apotheke, Blumenthaler Str. 19, **53937** Schleiden, Tel.: 02445/95110; Fax: 02445/951119, sleidanus-apotheke@t-online.de
- Kant Apotheke, Hagener Str. 117a, **58642** Iserlohn/Letmathe, Tel.: 02374/2400; Fax: 02374/16466, r.luebke@aponet.de
- Alte Apotheke, Hauptstr. 12, **58739** Wickede, Tel.: 02377/4044; Fax: 02377/1226, e-mail: info@tcm-apotheke.de
- Rosen-Apotheke, Wilhelmsplatz 11, **63065** Offenbach a. M., Tel.: 069/883603; Fax: 069/883608, rosenapo.of@t-online.de
- Steinweg-Apotheke, Berlinerstr. 5, **64546** Mörfelden, Tel.: 06105/1488; Fax: 06105/21135, steinweg.apo@t-online.de
- Schloss-Apotheke, Pauluseck 8, **66564** Ottweiler, Tel.: 06824/302010; Fax: 06824/302030, www.schlossapo.de, PharmaMeissner@t-online.de
- Thomas Mann Apotheke, Hüngersberg Str. 1, **66578** Heiligenwald, Tel.: 06821/692122; Fax: 06821/632357, Thomas-Mann-Apotheke@t-online.de
- Aesculap Apotheke, Poststr. 24, **69115** Heidelberg, Tel.: 06221/27634; Fax: 06221/163746, S.Wowra@aponet.de
- Merian Apotheke, Gartenweg 40, **74281** Mosbach, Tel.: 06261/5555; Fax: 06261/2421, www.Merian-Apotheke.de, Dr.Schunk@Merian-Apotheke.de
- Engel-Apotheke, Herrenstr. 5, **79098** Freiburg, Tel.: 0761/34565; Fax: 0761/34563, buchtela@t-online.de
- Apotheke am Zöllinplatz, Zöllinplatz 4, **79410** Badenweiler, Tel.: 07632/891576; Fax: 07632/891577
- Barer-Apotheke, Blütenstr. 20, **80799** München, Tel.: 089/273213-0; Fax: 089/273213-17
- Ahorn-Apotheke, Apothekerin Hang Nga Mai, Deisenhofener Str. 49, **81539** München, Tel.: 089/6928457; Fax: 089/6925337

14

★ Weitere Informationen auch über die Arbeitsgemeinschaft Deutscher TCM-Apotheken (http://www.TCM-Apo.de)

- Arnika Apotheke, Oberföhringer Str. 2, **81679** München, Tel.: 089/998373-0; Fax: 089/998373-73
- Alte Apotheke, Ludwigsplatz 21, **83022** Rosenheim, Tel.: 08031/3096-0; Fax: 08031/3096-30, AlteApotheke.Rosenheim@t-online.de
- St. Jakobs Apotheke, Ledererzeile 6, **83512** Wasserburg, Tel.: 08071/9175-0; Fax: 08071/9175-15, www.jakobsapo.de, jakobsapo@t-online.de
- Herrenbach-Apotheke, Friedberger Str. 73, **86161** Augsburg, Tel.: 0821/56872-0; Fax: 0821/56872-29, www.Herrenbach-Apotheke.de, Herrenbach-Apotheke@t-online.de
- Arnica Apotheke, Meichelbeckstr. 3, **87616** Marktoberdorf, Tel.: 08342/418-44; Fax: 08342/418-11, www.arnica-apotheke.de, arnica-apotheke@t-online.de
- Apotheke am Wenzelstein, Am Wenzelstein 53, **89584** Ehingen/Donau, Tel.: 07391/7026-0; Fax: 07391/7026-20, www.apotheke-am-wenzelstein.de, pfisterer@apotheke-am-wenzelstein.de
- Ost-Apotheke, Äußere Sulzbacher Str. 132, **90491** Nürnberg, Tel.: 0911/95982-0; Fax: 0911/95982-50, ost-apo-s.uhl@t-online.de
- Wallenstein-Apotheke, Oberer Markt 21, **90518** Altdorf, Tel.: 09187/903060; Fax: 09187/903062, www.Wallenstein-Apotheke.de, Wallenstein-Apo.Altdorf@t-online.de
- Park Apotheke, Hindenburgstr. 30, **91126** Schwabach, Tel.: 09122/13132; Fax: 09122/837363, ParkApotheke.Schwabach@t-online.de; Chin. Heilkräuter, Sonderanfertigungen
- Apotheke aktiv im Castra-Regina-Center, Bahnhofstr. 24, **93047** Regensburg, Tel.: 0941/58591-0; Fax: 0941/58591-19, apothekeCRC@t-online.de
- Burg Apotheke, Gutenbergring 1, **93077** Bad Abbach, Tel.: 09405/2244; Fax: 09405/7460, BurgApoBA@aol.com
- Sonnen-Apotheke, Marktstr. 11, **93444** Kötzting, Tel.: 09941/9429-0; Fax: 09941/9429-33, Sonnen-Koetzting@t-online.de
- Nikola-Apotheke, Kleiner Exerzierplatz 11, **94032** Passau, Tel.: 0851/55777; Fax: 0851/73102, www.Nikola-Apotheke-Passau.de, Nikola-Apotheke-Passau@t-online.de

Apotheken Österreich (geordnet nach Postleitzahlen)
- Apotheke „Zu unserer lieben Frau bei den Schotten", Freyung 7, **1010** Wien, Tel.: +43/(0)1/5332457; Fax: +43/(0)1/5352337
- Apotheke „Zum Schwan", Schottenring 14, **1010** Wien, Tel.: +43/(0)1/5333541; Fax: +43/(0)1/5332579-30
- Apotheke „Zur Kaiserkrone", Mariahilferstraße 110, **1070** Wien, Tel.: +43/(0)1/5262646; Fax: +43/(0)1/5262647
- Maria-Treu-Apotheke, Josefstädterstraße 68, **1080** Wien, Tel.: +43/(0)1/4052680; Fax: +43/(0)1/4056603
- Vindobona-Apotheke, Bauernfeldplatz 4, **1090** Wien, Tel.: +43/(0)1/3175191; Fax: +43/(0)1/3175191-4
- St. Anna-Apotheke, Linzer Straße 250, **1140** Wien, Tel.: +43/(0)1/9143115; Fax: +43/(0)1/9143115-16
- Sandleiten-Apotheke, Gomperzgasse 1–5, **1160** Wien, Tel.: +43/(0)1/4862143; Fax: +43/(0)1/4862143-4
- Adler-Apotheke, Kirchstetterngasse 36, **1160** Wien, Tel.: +43/(0)1/4931889; Fax: +43/(0)1/4944227

14

★   Weitere Informationen auch über die Arbeitsgemeinschaft Deutscher TCM-Apotheken (http://www.TCM-Apo.de)

- Apotheke „Zur Mutter Gottes", Sternwartestraße 6, **1180** Wien,
  Tel.: +43/(0)1/4783464; Fax: +43/(0)1/4783464-3
- Apotheke Hackenberg, Heiligenstädterstraße 140, **1190** Wien,
  Tel.: +43/(0)1/3674504; Fax: +43/(0)1/3674504-20
- Apotheke Zum Weinberg, Grinzingerstraße 83, **1190** Wien, Tel.: +43/(0)1/3700070;
  Fax: +43/(0)1/3700070-70
- Georg-Apotheke, Badstraße 49, **2340** Mödling, Tel.: +43/(0)2236/24139;
  Fax: +43/(0)2236/24139-4
- Südstadt-Apotheke, Südstadtzentrum 2, **2344** Maria Enzersdorf:
  Tel.: +43/(0)2236/42489; Fax: +43/(0)2236/42489-32
- Linzer Schutzengel-Apotheke, Herrenstraße 2, **4010** Linz, Tel.: +43/(0)732/778227;
  Fax: +43/(0)732/7659149
- Resch-Apotheke, Rudolfstraße 13, **4040** Linz-Urfahr, Tel.: +43/(0)732 731121;
  Fax: +43/(0)732/731121-12
- Hoyer´s Nibelungen-Apotheke, Langenharterstraße 50, **4300** St. Valentin,
  Tel.: +43/(0)7435/58480; Fax: +43/(0)7435/58480-84
- St. Berthold Apotheke, St. Berthold Allee 23, **4451** Garsten,
  Tel.: +43/(0)7252/53131; Fax: +43/(0)7252/53131-6
- Apotheke zum Lebensbaum, Berchtesgadnerstraße 35b, **5020** Salzburg,
  Tel.: +43/(0)662/828182
- Fürstenallee-Apotheke, Nonntaler Hauptstraße 61, **5020** Salzburg,
  Tel.: +43/(0)662/821964; Fax: +43/(0)662/821964-4
- Apotheke Boznerplatz „Zum heiligen Konrad", Bozner Platz 7, **6020** Innsbruck,
  Tel.: +43/(0)512/585817; Fax: +43/(0)512/585817-3
- Kur- und Stadt-Apotheke, Oberer Stadtplatz, **6060** Hall in Tirol, Tel. und
  Fax: +43/(0)5223/45000
- Adler-Apotheke Graz, Hauptplatz 4, **8010** Graz, Tel.: +43/(0)316/830342;
  Fax: +43/(0)316/830342-10
- Apotheke Am eisernen Tor, Opernring 24, **8010** Graz, Tel.: +43/(0)316/829647;
  Fax: +43/(0)316/827550
- Löwen-Apotheke, Wienerstraße 19, **8010** Graz, Tel.: +43/(0)316/714691;
  Fax: +43/(0)316/714691-7
- Stiftsapotheke, St. Lambrecht, Hauptstraße 1, **8813** St. Lambrecht,
  Tel.: +43/(0)3585/2280; Fax: +43/(0)3585/2280-4
- Apotheke „Zur Mariahilf", Hauptplatz 6, **8820** Neumarkt, Tel.: +43/(0)3584/2284;
  Fax: +43/(0)3584/2284-13
- Apotheke Ebental, Miegererstraße 41, **9065** Ebental, Tel.: +43/(0)463/318610;
  Fax: +43/(0)463/318611

Apotheken Schweiz (geordnet nach Postleitzahlen)
- St.-Peter-Apotheke, St.-Peter-Str. 16, **8001** Zürich, Tel.: +0041/(0)1/2114477
- Höfner Apotheke, Strählgasse 2, **8832** Wollerau/ZH, Tel.: +0041/(0)1/7850712;
  Fax: 0041/(0)1/7850473

14.2.2   Literaturversand, Verlage

- ABZ Akupunktur, Bücher und Zubehör GmbH, Postfach 88, 5036 Oberentfelden,
  Tel.: +41/(0)627239888, Fax: +41/(0)627240340, e-mail: aarauabz@bluewin.ch

---

★   Weitere Informationen auch über die Arbeitsgemeinschaft Deutscher TCM-Apothe-
    ken (http://www.TCM-Apo.de)

- AcuMedic Centre, 101-105 Camden High Street, GB-London NW 1 7JN, Tel.: +44/(0)171/3886704; Fax: +44/(0)171/3875766. Literatur (sehr umfangreich sortiert, ausschließlich englisch), Akupunkturbedarf, Heilkräuter, Fortbildungsprogramme
- Bacopa Handels- & Kulturges.m.b.H., Zollamtstr. 20/P.O.B. 477, A-4010 Linz/Austria, Tel.: +43/(0)732/770870, Fax: +43/(0)732/770870-20, Internet: www.bacopa.at
- Haug Verlag/Hüthig Fachverlage; Im Weiher 10, D-69121 Heidelberg, Tel.: 06221/ 489555, Fax: 06221/489410; Internet: www.huethig.de, e-mail: hvs_buch@huethig.de
- Hippokrates Verlag GmbH, Rüdigerstr. 14, D-70469 Stuttgart; Tel.: 0711/89 31-482, Fax: 0711/89 31-453
- KVM-Verlag, Ernst-Lemmer-Str. 56, D-35041 Marburg, Tel.: 06421/98 20 90, Fax: 06421/98 20 93; Bücher, Videos und Software zur Akupunktur
- (Wilhelm) Maudrich Universitätsbuchhandlung für medizinische Wissenschaften, Spitalstr. 21, A-1096 Wien, Tel.: +43/(0)1/4085891, Fax: +43/(0)1/4085080; Internet: www.maudrich.com, e-mail: medbook@maudrich.com
- ML-Verlag; Medizinisch Literarische Verlagsgesellschaft mbH, Großer Liederner Str. 45, D-29525 Uelzen; Postfach 11 51/11 52, D-29501 Uelzen, Tel.: 0581/808151, Fax: 0581/808158; e-mail: ML.Verlag.Uelzen@t-online.de; Internet: www.MLVerlag.de
- naturmed-Fachbuchvertrieb für Hömöopathie und Naturheilkunde, Carola Gißler, Drygalski Allee 117, D-81477 München, Tel.: 089/74 99 156, Fax: 089/74 99 157
- Phainon Editions & Media; Schäfflerstr. 6, D-86424 Dinkelscherben; Tel.: 08292/1024; Fax: 08292/27 93; Schweiz: IMF-Organisation, Birkenmatte; CH-6343 Risch-Rot-kreuz, Tel.: +41/(0)41/7907000, Fax: +41/(0)41/7907001; Akupunktur- und TCM-Literatur
- Redwing Book Company, 44 Linden Street, Brookline, MA 02445, Tel.: +01/(0)617/ 738-4664, Fax: +01/(0)617/738-46 20, e-mail: orders@redwingbooks.com; Internet: www.redwingbooks.com; große englische Auswahl an TCM-Literatur,
- SATAS, 1072 Chaussee de Ninove, B-1080 Brussels, Belgium; Tel.: (+32)/(0)2/5696989, Fax: (+32)/(0)2/569 01 23, e-mail: info@satas.be; Internet: www.satas.be; großes Angebot an TCM-Büchern
- Schwa medico, Forum Librorum, Frankfurter Str. 23, D-35392 Gießen, Tel./Fax: 0641/74890
- SMC Publishing Inc., P.O.Box 13-342, Taipei 10764, Taiwan, Republic of China, Tel.: +886/(0)2/2362/0190; Fax: +886/(0)2/2362/3834; e-mail: wtwtw@smcbook.com.tw; Internet: www.smcbook.com.tw
- Urban & Fischer Verlag, Lektorat Ganzheitsmedizin, Postfach 20 19 30, D-80019 München, Tel.: 089/5383-554, Fax: 089/5383-359; Internet: www.Urbanfischer.de
- VGM, Verlag für Ganzheitliche Medizin Dr. Erich Wühr GmbH, Müllerstr. 7, D-93444 Kötzting, Tel.: 09941/905050, Fax: 09941/905051; e-mail: vgm@holmed.de; Internet: www.vgm.holmed.de
- WBV Biologisch-Medizinische Verlagsgesellschaft, Ipfweg 5, D-73614 Schorndorf

14.3 Literatur- und Zeitschriftenverzeichnis (Auswahl) 14

14.3.1 Zeitschriftenverzeichnis

- Ärztezeitschrift für Naturheilverfahren. Monatlich. ML Verlag, Uelzen
- Aku - Akupunktur - Theorie und Praxis. Vierteljährlich ML Verlag, Uelzen
- AkuPunkt, Zeitschrift für Akupunktur. Herausgeber: Ärzte-Forum für Akupunktur an der Gottfried-Gutmann-Akademie e.V. Hamm, Ostenallee 107, vierteljährlich (➡ 14.1.1)
- Chinesische Medizin. Vierteljährlich. Verlag Urban & Vogel GmbH, München

- Der Akupunkturarzt, Aurikulotherapeut. Vierteljährlich. Verlag Vieweg, Wiesbaden, Vertrieb: Tel.: 0611/534-389 oder 388
- DfZA, Deutsche Zeitschrift für Akupunktur. Gemeinsames Organ der DÄGfA und der ÖGA (Österreichische Gesellschaft für Akupunktur), Haug Verlag, Heidelberg
- The Journal of Chinese Medicine. Erscheint vierteljährlich, in Deutschland zu beziehen über Verlag für Ganzheitliche Medizin, Kötzting. Internetseite des Journal: www.pavilion.co.uk/jcm
- Journal of TCM. Beijing, monatliche Erscheinungsweise. Deutsch: Zeitschrift für Traditionelle Chinesische Medizin. Verlag für Ganzheitliche Medizin, Kötzting: erscheint vierteljährlich, enthält die besten Artikel der chinesischen Ausgabe
- The Journal of Chinese Medicine. Erscheint vierteljährlich, in Deutschland zu beziehen über Verlag für Ganzheitliche Medizin, Kötzting; Internetseite des Journal: www.pavilion.co.uk/jcm
- International Journal of Acupuncture. Erscheint 1-2/Jahr, enthält Informationen über die neusten Entwicklungen und zahlreiche weiterführende Adressen, verantwortlich: AcuMedic, London (➡ 14.2.2)
- Naturheilpraxis. Schwerpunkt für Heilpraktiker, Pflaum Verlag GmbH & Co, Lazarettstr. 4, D-80636 München. Tel.: 089/12607291, Fax: 089/12607333

14.3.2 TCM und Akupunktur

Grundlagenwerke
- Chen Jing: Anatomical Atlas of Chinese Acupuncture Points. Shandong Science and Technology Press China, Beijing 1999
- Chinese Acupuncture and Moxibustion. Foreign Languages Press, Beijing 1987. (Nachfolgewerk der Essentials, Grundlage der 3-Monatskurse in der VR China ➡ 1.1)
- Chinesische Akupunktur und Moxibustion. Verlag für Ganzheitliche Medizin, Kötzting 1988
- Deadman, P., Al-Khafaji, M., Baker, K.: A Manual of Acupuncture. Journal of Chinese Medicine Publications, East Sussex 1998, Deutsch: Verlag für Ganzheitliche Medizin, Kötzting 2000
- Ellis, A., Wiseman, N.: Fundamentals of Chinese Acupuncture. Paradigm Publications, Brookline MA 1991
- Ellis, A., Wiseman, N.: Grasping the Wind. Paradigm Publications, Brookline MA 1989
- Focks, C.: Atlas Akupunktur. Gustav Fischer Verlag, Ulm 1998
- Foen Tjoeng Li, Zhen Jiu jXue: Band 1, Kursunterlagen 1987-1988
- Hecker, U.; Steveling, A.; Peuker, E.; Kastner, J.: Lehrbuch und Repetitorium Akupunktur mit CD-Rom, Hippokrates, Stuttgart 2001
- Hempen, C.H.: dtv-Atlas zur Akupunktur. DTV, München 1995
- Heping Yuan: Traditionelle Chinesische Akupunktur. Ullstein Medical, Wiesbaden 1999
- König, G., Wancura, I.: Praxis und Theorie der Neuen Chinesischen Akupunktur. Bd.1 & 2, Wilhelm Maudrich Verlag, Wien 1979 und 1983
- Kubiena, G.: Chinesische Syndrome verstehen und verwenden. Maudrich, Wien – München – Bern 1996
- Maciocia, G.: The Foundations of Chinese Medicine, Churchill Livingstone, New York 1989: Deutsch: Die Grundlagen der Chinesischen Medizin. Verlag für Ganzheitliche Medizin, Kötzting 1995
- O'Connor, J., Bensky, D.: Acupuncture, a Comprehensive Text. Shanghai College of Traditional Medicine, Eastland Press, Seattle 1981
- Ogal, H., Stör, W. (Hrsg.): Seirin-Bildatlas der Akupunktur. KVM-Verlag, Marburg 1999
- Pollmann, N.: Kurzlehrbuch Akupunktur. Urban & Fischer, München 2002

- Porkert, M., Hempen, C.H.: Systematische Akupunktur, 2. Aufl., Urban & Schwarzenberg, München 1997
- Richter, K., Becke, H.(Hrsg.): Akupunktur, Tradition-Theorie, Praxis. Ullstein Mosby, Berlin 3.Aufl. 1995
- Ross, J.: Zang Fu. Churchill Livingstone, Edinburgh 1985. Deutsch: Zang Fu. ML-Verlag, Uelzen 1992
- Schnorrenberger, C. C.: Lehrbuch der Chinesischen Medizin für westliche Ärzte. Hippokrates Verlag, Stuttgart 1979
- Stux, G., Stiller, N., Pomeranz, B.: Akupunktur, 4. Aufl., Springer, Heidelberg 1993
- Tambijarah, Kursunterlagen und –mitschriften 1991
- The Location of Acupoints. Foreign Languages Press, Beijing 1990
- Van Nghi, N.: Pathogenese und Pathologie der Energetik in der Chinesischen Medizin. Bd. 1 & 2, ML-Verlag, Uelzen 1989 und 1991
- Wiseman, N., Ellis, A.: Fundamentals of Chinese Medicine. Paradigm Publications, Brookline MA 1994 (auch Kräuterangaben)
- Wiseman, N., Feng, Y.: A Practical Dictionary of Chinese Medicine. Paradigm Publications, Brookline MA 2.Aufl. 1998

Weiterführende Literatur (➡ auch 1.3)

- Clavey, S.: Fluid Physiology and Pathology in Traditional Chinese Medicine. Churchill Livingstone, Edinburgh 1995
- Deng, T.: Practical Diagnosis in Traditional Chinese Medicine. Churchill Livingstone, Edinburgh 1999
- Dichen, L.: Farbatlas der Traditionellen Chinesischen Diagnostik. Haug-Verlag, Heidelberg 1991
- Elies, M., Ogal, H.: Aus- und ableitende Verfahren. Hippokrates Verlag, Stuttgart 1998
- Flaws, B.: Chinese Pulse Diagnosis. Blue Poppy Press, Boulder CO 1995
- Flaws, B., Finney, D.: A Compendium of TCM Patterns & Treatments. Blue Poppy Press, Boulder CO 1996
- Flaws, B.: Sticking to the Point. Deutsch: Der wirkungsvolle Akupunkturpunkt. Verlag für Ganzheitliche Medizin, Kötzting 1993; Bd. 2. Blue Poppy Press, Boulder CO 1998
- Geng Junying et al.: Selecting the Right Acupoints. New World Press, Deutsch: Wie man eine erfolgreiche Akupunkturkombination erstellt. Verlag für Ganzheitliche Medizin, Kötzting 2000
- Hammer, L.: Psychologie und Chinesische Medizin. Joy
- Hammes, M., Ots, Th.: 33 Fallbeispiele zur Akupunktur aus der VR China. Hippokrates Verlag, Stuttgart 1996
- Johns, R.: Die Kunst der Akupunkturtechnik. Verlag für Ganzheitliche Medizin, Kötzting 1999
- Kaptchuk, T. J.: Chinese Medicine. The Web That Has No Weaver. Rider, London 1983. Deutsch: Das große Buch der chinesischen Medizin. O. W. Barth Verlag, Wien 1992
- Kirschbaum, B.: Die 8 außerordentlichen Gefäße in der traditionellen chinesischen Medizin. ML-Verlag, Uelzen 1995
- Kirschbaum, B.: Atlas und Lehrbuch der Chinesischen Zungendiagnostik. Bd. 1, Verlag für Ganzheitliche Medizin, Kötzting 1998
- Lehmann, H.-J.: Akupunkturpraxis. Urban & Fischer Verlag, München 1999
- Li Xuemai, Zhao Jingyi: Acupuncture Patterns & Practice, Eastland Press, Seattle 1993, Deutsch: Erkrankungsmuster und ihre praktische Anwendung in der Akupunktur. ML-Verlag Uelzen 1997

14

- Li Xuemai, Zhao Jingyi: Patterns & Practice in Chinese Medicine, Eastland Press, Seattle 1998, Deutsch: Voraussichtlich ML-Verlag Uelzen 2000
- Li Shi Zhen: Pulse Diagnosis. Paradigm Publications, Brookline, MA 1985
- Lorenzen, U., Noll, A.: Die Wandlungsphasen der traditionellen chinesischen Medizin. Bd. 1–5 (1992, 1994, 1996, 1998, 2000), Müller & Steinicke, München
- MacPherson, H., Kaptchuk, T.J.: Acupuncture in Practice. Churchill Livingstone, Edinburgh 1997
- Platsch, K.D.: Psychosomatik in der Chinesischen Medizin. Urban & Fischer, München 2000
- Song Zujing: Fortgeschrittene Techniken der Chinesischen Akupunktur. Verlag für Ganzheitliche Medizin, Kötzting 1998
- Maciocia, G.: Tongue Diagnosis in Chinese Medicine. Eastland Press, Seattle 1987. Deutsch: Zungendiagnose in der chinesischen Medizin. ML-Verlag, Uelzen 1996
- Maciocia, G.: The Practice of Chinese Medicine. Churchill Livingstone, Edinburgh 1994 (auch Kräuterangaben), Deutsch: Grundlagen der chinesischen Medizin. Verlag für Ganzheitliche Medizin, Kötzting 1994
- Morant, G.S.: Chinese Acupuncture. (aus dem Franz.) Paradigm Publications, Brookline 1994
- Porkert, M.: Neues Lehrbuch der chinesischen Diagnostik. Phainon Edition & Media GmbH, Dinkelscherben 1993
- Pothmann, R. (Hg.): Systematik der Schmerzakupunktur. Hippokrates Verlag, Stuttgart 1996
- Wühr, E.: Chinesische Syndromdiagnostik. Verlag für Ganzheitliche Medizin Dr. Erich Wühr, Kötzting 1999
- Ross, J.: Akupunkturpunktkombinationen. ML-Verlag, Uelzen 1998
- Sionneau, P., Lü Gang: The Treatment of Disease in TCM. Bd. 1–5, Blue Poppy Press, Boulder CO
- Yan Cui-lan, Zhu Yun-long: The Treatment of External Diseases with Acupuncture and Moxibustion. Blue Poppy Press, Boulder CO 1997
- Yan Wu, Fischer, W.: Practical Therapeutics of Traditional Chinese Medicine. Paradigm Publications, Brookline 1997 (auch Kräuterangaben)
- Yuan, H.: Chinesische Zungendiagnostik. Urban & Fischer, München 2001
- Yuan, H.: Traditionelle Chinesische Akupunktur. Ullstein Mosby, Wiesbaden 1999
- Zhang Zhongjing: Shanghan Lun- Abhandlung über fieberhafte, durch Kälte verursachte Erkrankungen. Verlag für Ganzheitliche Medizin, Kötzting 1997
- Zhou Zhong Ying, Jin Hui De: Clinical Manual of Chinese Herbal Medicine and Acupuncture. Churchill Livingstone, London 1997

14.3.3 Sonderformen der Akupunktur

Ohrakupunktur
- Angermaier, M.: Leitfaden Ohrakupunktur. Urban & Fischer Verlag, München 2000
- Chen, Ken; Cui, Yongqiang: Handbook to Chinese Auricular Therapy. Foreign Languages Press, Beijing 1991
- Lange, G.: Akupunktur der Ohrmuschel. WBV Biologisch-Medizinischer Verlag, Schorndorf 1985
- Hecker, U.: Ohr-, Schädel-, Mund-, Hand-Akupunktur. Hippokrates Verlag, Stuttgart 2. Aufl. 1998
- König, G., Wancura, I.: Praxis und Theorie der Neuen Chinesischen Akupunktur. Bd. 3: Ohr-Akupunktur. Verlag Wilhelm Maudrich, Wien 1987
- Linde, N.: Ohrakupunktur, Leitfaden für Theorie und Praxis. Sonntag Verlag, Stuttgart 2. Aufl. 1999

14

- Ogal, H., Kolster, B.C.: Ohrakupunktur, Grundlagen-Praxis-Indikationen. KVM-Verlag, Marburg 2.Aufl. 1999
- Rubach, A.: Propädeutik der Ohr-Akupunktur. 2. Auflage, Hippokrates Verlag, Stuttgart 2000
- Strittmatter, B.: Taschenatlas Ohrakupunktur. Hippokrates, Stuttgart 2001

Schädelakupunktur
- Ogal, H., Kolster, B.: Neue Schädelakupunktur nach Yamamoto (YNSA). KVM-Verlag, Marburg 1997
- Yamamoto, T., Maric-Oehler, W.: Yamamoto-Neue Schädelakupunktur-YNSA. Chun-Jo Verlag 1991
- Yau, P. S.: Scalp-Needling Therapy. Medicine & Health Publishing Co., Hong Kong 1990
- Zeitler, H.: Einführung in die Schädelakupunktur. Haug Verlag, Heidelberg 1977

Sonstiges
- Nielsen, A., Gua Sha: A Traditional Technique for Modern Practice. Churchill Livingstone, Edinburgh 1995
- Pothmann, R.: Injektionsakupunktur. Hippokrates Verlag, Stuttgart 1992
- Pothmann, R.: TENS. Transkutane Elektrische Nervenstimulation. Hippokrates Verlag, Stuttgart 1991
- Pöntinen, P., Pothmann, R.: Laser in der Akupunktur. Hippokrates Verlag, Stuttgart 2.Aufl. 1998
- Zhong Meiquan: The Chinese Plum-Blossom Needle Therapy. The People's Medical Publishing House, Beijing 1986

14.3.4 Kräuterheilkunde

- Bensky, D., Gamble, A.: Chinese Herbal Medicine, Materia Medica. Eastland Press, Seattle 1986
- Bensky, D.; Barolet, R.: Chinese Herbal Medicine, Formulas & Strategies. Eastland Press, Seattle 1990; Deutsch: Chinesische Arzneimittelrezepte und Behandlungsstrategien. Verlag für Ganzheitliche Medizin, Kötzting 1996
- Chen Song Fu, Li Fei: A Clinical Guide to Chinese Herbs and Formulas. Churchill Livingstone, Edinburgh 1993
- Ehling, D.: Handbuch Chinesische Kräutertherapie. Urban & Fischer, München 2001
- Geng, Junying et al.: Practical Traditional Chinese Medicine and Pharmacology, Medicinal Herbs. New World Press, Beijing, 1991. Deutsch: Materca medica der Chinesischen Arzneimitteltherapie. Verlag für Ganzheitliche Medizin, Kötzting 1993
- Geng, Junying et al.: Practical Traditional Chinese Medicine and Pharmacology, Herbal Formulas. New World Press, Beijing, 1991. Deutsch: Klassische und bewährte Rezepturen der Chinesischen Arzneimitteltherapie. Verlag für Ganzheitliche Medizin, Kötzting 1993
- Flaws, Bob: Seventy Essentials TCM Formulas for Beginners. Blue Poppy Press, Boulder CO 1994. Deutsch: Siebzig grundlegende Rezepte der Chinesischen Arneimitteltherapie. Verlag für Ganzheitliche Medizin, Kötzting 1997
- Flaws, Bob: How to write a TCM Herbal Formula. Blue Poppy Press, Boulder CO 1993. Deutsch: Wie man eine Chinesische Arzneimittelrezeptur erstellt. Verlag für Ganzheitliche Medizin, Kötzting 1996
- Hempen, C.-H.; Fischer, T.: Leitfaden Chinesische Phytotherapie. Urban & Fischer, München 2001
- Him-che Yeung: Handbook of Chinese Herbs. Institut of Chinese Medicine, Rosemead

14

- Kubiena, G.: Kräuterlieder der Traditionellen Chinesischen Medizin. Mit 2 CDs: „Mnemotechnische Kräuterlieder". Wilhelm Maudrich, Wien – München – Bern, 2000. Unser Kommentar: „Etwas ganz Besonderes – die Grand Dame der Akupunktur und TCM singt selbst. Ein multimediales Lernvergnügen!"
- Porkert, M.: Klinische chinesische Pharmakologie. Phainon Edition & Media GmbH, Dinkelscherben 1994
- Reid, D.: Handbuch der chinesischen Heilkräuter. Knaur Verlag, München 1998
- Tierra, M.: Westliche Heilkräuter in TCM und Ayurveda. Urban & Fischer, München 2001
- Wieseman, N., Feng Ye: A Practical Dictionary of Chinese Medicine, Paradigm Publication, Brookline 1998
- Stöger, E.A.: Arzneibuch der chinesischen Medizin. 2. Auflage, Deutscher Apotheker Verlag, Stuttgart 2001
- Zhang, Enqin: A Practical English-Chinese Library of Traditional Chinese Medicine. Bd. 1-12, Publishing House of Shanghai College of Traditional Chinese Medicine, Shanghai 1988; Bd. 4: The Chinese Materia Medica, Bd. 5: Prescriptions of Traditional Chinese Medicine

14.3.5 Fachgebiete

Innere Medizin
- Garten, H.: Akupunktur bei Inneren Erkrankungen. Hippokrates Verlag, Stuttgart 2. Aufl. 1999
- McLean, W., Lyttleton, J.: Clinical Handbook of Internal Medicine, The Treatment of disease with Traditional Chinese Medicine. Bd. 1, University of Western Sydney Macarthur 1998
- Shang, Xianmin et al.: Practical Traditional Chinese Medicine and Pharmakology, Clinical Experiences. New World Press, Beijing, 1990. Deutsch: Praktische Erfahrungen mit der Chinesischen Arzneimitteltherapie, Verlag für Ganzheitliche Medizin, Kötzting 1993
- Xie Zhufan, Liao Jiazhen: Traditional Chinese Internal Medicine. Foreign Languages Press Beijing1993. Deutsch: Traditionelle Chinesische Innere Medizin, Verlag für Ganzheitliche Medizin, Kötzting 1996
- Xu, Xiangcai: The English-Chinese Encyclopedia of Practical Traditional Chinese Medicine. Bd. 10: Internal Medicine. Higher Education Press, Beijing 1989
- Zhang, Enqin: A Practical English-Chinese Library of TCM. Bd. 6 und Bd. 7: Clinic of Traditional Chinese Medicine. Publishing House of Shanghai College of TCM, Shanghai 1988

Neurologie/Psychiatrie
- Beck, R. et al.: Akupunktur in der Neurologie. Hippokrates Verlag, Stuttgart 1994
- Kuang Peigen, Wei Yuangping: Akupunkturbehandlung bei neurologischen Erkrankungen. Verlag für Ganzheitliche Medizin, Kötzting 1992
- Strauß, K., Weidig, W. (Hrsg.): Akupunktur in der Suchtmedizin. Hippokrates Verlag, Stuttgart 2. Aufl. 1999

Orthopädie und Rheumatologie
- Guillaume, G., Chieu, M.: Rheumatology in Chinese Medicine. Eastland Press, Seattle 1996
- Legge, D.: Close to the Bone. Sydney College Press
- Vangermeersch, L., Sun Pei-Lin: Bi-Syndromes or Rheumatic Disorders Treated by Traditional Chinese Medicine. SATAS, Brüssel 1994
- Wendling, D.: Traditionelle Chinesische Akupunktur bei orthopädischen Erkrankungen. Hippokrates Verlag, Stuttgart 1999

14

Gynäkologie

- Beer, M.-A.: Akupunktur in der Geburtshilfe. Handbuch für Ärzte und Hebammen. Urban & Fischer Verlag, München 2000
- Flaws, B.: Fulfilling the Essence. A Handbook of Traditional & Contemporary Chinese Treatments for Female Infertility. Blue Poppy Press, Boulder CO 1993
- Flaws, B.: My Sister the Moon. Blue Poppy Press, Boulder CO 1992. Deutsch: Schwester Mond, Verlag für Ganzheitliche Medizin, Kötzting 1995
- Flaws, B.: Path of Pregnancy. Bd. 1 und 2. Blue Poppy Press, Boulder CO 2. Aufl. 1996/1997
- Flaws, B.: Fire in the Valley. The TCM Diagnosis and Treatment of Vaginal Diseases. Blue Poppy Press, Boulder CO 1993
- Flaws, B.: PMS. Blue Poppy Press, Boulder CO 1991
- Maciocia, G.: Obstetrics & Gynecology in Chinese Medicine, Churchill Livingstone, New York 1998, Deutsch: Verlag für Ganzheitliche Medizin, Kötzting 2000
- Römer, A., Weigel, M., Zieger, W. (Hrsg.): Akupunkturtherapie in Geburtshilfe und Frauenheilkunde, Hippokrates Verlag, Stuttgart 1998
- Römer, A.: Akupunktur für Hebammen, Geburtshelfer und Gynäkologen. Hippokrates Verlag, Stuttgart 1999
- Schuler, W.C.: Akupunktur in Geburtshilfe und Frauenheilkunde. Hippokrates Verlag, Stuttgart 1989
- Tang, Y.: Akupunktur in der Gynäkologie. Urban & Fischer Verlag, München 2000
- Xu, Xiangcai: The English-Chinese Encyclopedia of Practical TCM. Bd. 12: Gynecology. Higher Education Press, Beijing 1989
- Zhejiang College of TCM: A Handbook of Traditional Chinese Gynecology. Blue Poppy Press, Boulder CO 1995

Hals-Nasen-Ohren-Heilkunde

- Gleditsch, J.: Akupunktur in der HNO-Heilkunde. Hippokrates Verlag, Stuttgart 1997

Pädiatrie

- Cao, Jiming: Essentials of Traditional Chinese Pediatrics. Foreign Languages Press, Beijing 1990
- Flaws, B.: A Handbook of TCM Pediatrics. Blue Poppy Press, Boulder CO 1997
- Flaws, B.: Chinesische Heilkunde für Kinder. Joy Verlag, Sulzberg 1998
- Pothmann, R., Meng, A.C.: Akupunktur in der Kinderheilkunde. Hippokrates Verlag, Stuttgart 1996
- Scott, Julian: Acupuncture in the Treatment of Children. Eastland Press, Seattle 1986
- Xu, Xiangcai: The English-Chinese Encyclopedia of Practical TCM. Bd. 13: Pediatrics. Higher Education Press, Beijing 1989

Dermatologie

- Al-Kafaji, M.: Practical Book of Dermatology. Journal of Chinese Medicine Publications, East Sussex, voraussichtlich Ende 2000
- Liang, Jian-Hui: A Handbook of Traditional Chinese Dermatology (trans. aus dem Chinesischen). Blue Poppy Press, Boulder CO 1993
- Shen De Hui, Wu Xiu Fen, Nissi Wang: Manual of Dermatology in Chinese Medicine. Eastland Press, Seattle 1995; Deutsch: Handbuch der Dermatologie in der chinesischen Medizin. Verlag für Ganzheitliche Medizin, Kötzting 1998
- Xu, Xiangcai: The English-Chinese Encyclopedia of Practical Traditional Chinese Medicine. Bd. 16: Dermatology. Higher Education Press, Beijing 1989

14

AIDS

- Kay, M. K., Shattuck, A. D.: Treating Aids with Chinese Medicine. Pacific View Press, Berkeley 1994
- Treatment of AIDS with Traditional Chinese Medicine. Shandong Science and Technology Press, Beijing 1992

14.3.6   Chinesische Diätetik

- Butt, G., Bloomfield, F.: Harmony Rules- The Chinese Way of Health through Food. York Beach 1985
- Cai, Jingfeng: Eating your Way to Health - Dietotherapy in Traditional Chinese Medicine. Foreign Languages Press, Beijing 1988
- Chang, C.-L., Cao, Q.-R., Li, B.-Z.: Vegetable as Medicine. The Rams Skull Press, Kuranda 1989
- Dai, Y.-F., Liu, C.-J.: Fruit as Medicine. The Rams Skull Press, Kuranda 1986
- Engelhardt, U., Hempen, C.-H.: Chinesische Diätetik, 2. Auflage, Urban & Fischer, München 2000
- Flaws, B.: Prince Wen Hui's Cook- Chinese Dietary Therapy. Paradigm Publications, Brookline 1983. Deutsch: Das Yin und Yang der Ernährung. O.-W. Barth Verlag, Wien 1992
- Kunkel, C.: Chinesische 5-Elemente-Ernährung. Falken Verlag, Niedenhausen 1998
- Liu J., Peck G.: Chinese Dietary Therapy, Churchill Livingstone, Edinburgh 1995
- Lu, H.: Doctor's Manual of Chinese Food Cures and Western Nutrition. Academy of Oriental Heritage, Vancouver 1995
- Ni, M.: The Tao of Nutrition. College of Tao and Traditional Chinese Healing, Los Angeles 1989
- Pitchford, P.: Healing with Whole Foods. North Atlantic Books, Berkeley 1993
- Zhang, Enqin: A Practical English-Chinese Library of TCM. Bd. 11: Chinese Medicated Diet. Publishing House of Shanghai College of TCM, Shanghai 1988

14.3.7   *Taijiquan, Qigong, Tuina*-Massage, *Feng Shui*

Taijiquan
- Chang, E., Brecher, P.: Chinesische Heil- und Entspannungsübungen Taiji und Qigong. Christian Verlag (deutschsprachige Ausgabe), München 2001
- Engelhardt, U.: Theorie und Technik des Taiji Quan. WBV Biologisch Medizinische Verlags GmbH, Schorndorf 1981
- Kobayashi, P.: Der Weg des Tai Ji Quan. Irisiana-Verlag, München 1984
- Lowenthal, W.: Es gibt keine Geheimnisse. Kolibri-Verlag, Hamburg 1993
- Zhen Mang Qing: Ausgewählte Schriften zu Tai Ji Quan. Sphinx Verlag, Basel 1988

Qigong
- Guorui, J.: Die 15 Ausdrucksformen des Taiji-Qigong. ML Verlag, Uelzen 1989
- Guorui, J.: Qigong Yangsheng. ML Verlag, Uelzen 1993
- Guorui, J.: Das Spiel der 5 Tiere. ML Verlag, Uelzen 1992
- Lie, F. T.: Wissenswertes vom Qi Gong. Kolibri-Verlag, Hamburg 1993
- Mantak, Ch.: Eisenhemd Chi Kung. Ansata-Verlag, CH-Interlaken 1989
- Wei Y., Deng Z.: Quintessenz des Medizinischen Qigong. Verlag für Ganzheitliche Medizin, Kötzting 1996
- Xu, Xiangcai: The English-Chinese Encyclopedia of Practical Traditional Chinese Medicine. Bd. 8: Medical Qigong. Higher Education Press, Beijing 1989

14

- Zhang, E.: A Practical English-Chinese Library of TCM. Bd. 12: Chinese Qigong. Publishing House of Shanghai College of TCM, Shanghai 1988

Tuina-Massage
- Fan, Chaoyang, Hummelsberger, J., Wislsperger, G.: Tuina- Ein praktisches Handbuch. Hugendubel Verlag, München 1998
- Li Jinxue, Wei Yuanping: Quintessenz der Tuina-Behandlung. Verlag für Ganzheitliche Medizin, Kötzting 1995
- Luan, Ch.: Infantile Tuina Therapy. Foreign Languages Press, Beijing 1989
- Mercati, M.: Tuina, Schritt für Schritt, Urania Verlags AG 1998
- Sun, Ch.: Chinese Massage Therapy. Shandong Science and Technology Press, Jinan 1990
- Wang, Chuangui: Chinese Family Acupoint Massage. Foreign Language Press, Beijing 1992
- Zhang, E.: A Practical English-Chinese Library of TCM, Bd. 10: Chinese Massage, Publishing House of Shanghai College of TCM, Shanghai 1988

Feng Shui
- Dao Sonderheft *Feng Shui*. Hamburg 1997 und 2000
- *Feng Shui* – Die moderne Art zu leben. OZ Verlag GmbH, Rheinfelden
- *Feng Shui* Magazin, Ute Kierdorf Verlag, Wipperfürth
- Fröhling, T., Martin, K.: *Feng Shui* für Beruf und Karriere. Mosaik, München 1998
- Gärtner, B.: *Feng Shui* Glücksbringer. Windpferd Verlagsgesellschaft, Aitriang 1999
- Lam, Kam Chuen: Das *Feng Shui* Handbuch. Joy Verlag 1996
- Sonderheft *Feng Shui*. Ganzheitlich Heilen. Heft 2/98
- Spear, W.: Die Kunst des *Feng Shui*. Knaur, München 1996
- Too, L.: Die Grundlagen des *Feng Shui*. Droemersche Verlagsanstalt, München 1998
- Waldmann, W., Alllin, P.: *Feng Shui* für das Büro. Urania, Berlin 1998
- Walters, D.: Das *Feng-Shui*-Praxisbuch. O.W. Barth Verlag, Bern 1996

14.3.8   TCM-Software

- Acu@herb Treatsoft 1.1, Akupunkturatlas, Therapievorschläge für Akupunktur- und Heilkräuteranwendung, Wirtschaftteil Praxis, zu beziehen bei Huatuo & CMC GmbH (➡ 14.2.1)
- AkuSoft 3.0, Akupunktur- und Ohrakupunktursoftware, zu beziehen ➡ Seirin (➡ 14.2.1)
- Bschaden, J.: Shen-Professional, Software für Akupunktur und Traditionelle Chinesische Medizin Akupunkturatlas mit CD. Springer-Verlag 2000 inklusive Patientenverwaltung und Mahnwesen
- Buddha's Garden, Software für die chinesische Phytotherapie. Zu beziehen über: Wsoft, Zeppelinstr. 34, 55131 Mainz, Tel.: 06131/571928 ab 19 Uhr, Fax: 06131/574861. E-mail: wolfgang.schneider@mainz.netsurf.de
- ChinaLog, Software für Apotheker zu chinesischen Arzneizubereitungen, Etikettenausdruck, Dosierungs-Check etc., zu beziehen bei WAE-Pharma, Dr. W. Erdle, Kleiberweg 10, D 86199 Augsburg, Tel.: 0821/99 84 070; Fax: 0821/99 84 071, e-mail: WAE-Pharma@t-online.de; Internet: www.Herrenbach-Apotheke.de/WAE/
- Software zur Ohr- und Körperakupunktur bei KVM-Verlag ➡ 14.2.2
- Strittmatter, B.: Ohrakupunktur interaktiv, Hippokrates Verlag, Stuttgart 1999
- TCM SOFT, Module: Patientenverwaltung, Literaturdatenbank, Arzneimitteldatenbank mit Rezeptschreibung, Akupunktur mit Behandlungsplan, Privatliquidation teilweise

14

mit Serviceverträgen für Updates etc., zu beziehen bei MediMac Software GmbH, Biberstr. 19, D-83098 Brannenburg, Tel.: 08034/ 90 74-0; Fax: 08034/9074-77

- MingMen; TCM-Software inclusive Patientenverwaltung; zu beziehen bei: MingMen GbR, Ammerseestr. 6, D-83101 Rohrdorf, Tel.: 08032/91028, Fax: 08032/91009, e-mail: MingMen97@aol.com
- TCM-Expert, TCM-Diagnose zu beziehen bei ➡ Verlag für Ganzheitliche Medizin Dr. Erich Wühr, Kötzting

14.3.9 TCM-Behandlungszentren

Seit der ersten Auflage ist die Anzahl von TCM-Behandlungszentren in verschiedenen Grossstädten angestiegen. Gleichzeitig haben aber auch einige Zentren inzwischen schon wieder geschlossen. Wegen dieses Umbruchs und dem nicht zu überschauenden Qualitätsnachweis der einzelnen Zentren, möchten sich die Herausgeber einer Empfehlung enthalten. Neben den vielen Schmerzambulanzen der universitären Kliniken mit einem Akupunktur-Therapieangebot gibt es weiterhin einige Krankenhäuser (meist private Träger), die eine Abteilung für TCM unterhalten. Ähnliches gilt für den Bereich der Kurkliniken und der Rehabilitation. Aus historischen Gründen und aufgrund der bisherigen vorliegenden Erfahrungen möchten wir die erste deutsche TCM-Kinik in Kötzting (Ludwigstr. 2, D-93444, Tel.: 09941-609-0) an dieser Stelle erwähnen. Bei den Ausbildungsadressen (➡ 14.1.1) finden sich die einzelnen Akupunkturgesellschaften, die auf Anfrage Therapeuten-Listen oder nähere Auskünfte über klinische Behandlungsmöglichkeiten in geographischer Nähe geben.

Praxistipp

Im Internet lassen sich mit diversen Suchmaschinen (z.B. yahoo.de, google.de) unter dem Suchbegriff „TCM-Klink" Verbindungen bzw. Links zu fast allen Therapiezentren mit klinisch-stationärer TCM-Behandlung abrufen. Dabei finden sich u.a. spezialisierte TCM-Kliniken, öffentliche Krankenhäuser mit TCM-Abteilungen und Rehabilitationseinrichtungen mit einem TCM-Behandlungsangebot im gesamten Bundesgebiet.

Patientenmerkblatt

Lieber Patient, liebe Patientin,

Sie und Ihr Therapeut haben sich zur Linderung Ihrer Beschwerden für eine Akupunkturbehandlung entschieden. Bei der Akupunktur kann mittels Nadeln, die in bestimmte Körperstellen gesetzt werden, nachgewiesenermaßen eine schmerzlindernde, vegetativ ausgleichende, die Abwehrkraft steigernde und heilende Wirkung erzielt werden.

Behandlungsablauf

Ihr Therapeut wird Sie zunächst ruhig und entspannt lagern (meist liegend, zur Nadelung bestimmter Akupunkturpunkte sind auch andere Positionen möglich). Beim Einstich spüren Sie eventuell kurz eine minimale unangenehme Empfindung, die dann verschwinden sollte. Wenn der richtige Punkt durch Vorschieben der Nadel getroffen wurde, sollte ein unterschiedlich stark ausgeprägtes dumpfes, ziehendes Gefühl oder eine Wärmeempfindung, aber auch ein Gefühl wie ein Stromschlag entstehen, die zum Teil ausstrahlen kann. Diese Empfindung nennen die Chinesen „De-Qi", und sie ist für den Therapieerfolg mit entscheidend. Meist lässt das „De-Qi" nach einigen Minuten nach. Der Therapeut wählt immer so wenig Nadeln wie möglich pro Sitzung (max. 16). Während der Nadelung sollten Sie möglichst ruhig und entspannt in der Lagerungsposition verbleiben. Sollten Schmerzen auftreten (z. B. nach Bewegung) oder sonstige unangenehme Symptome, informieren Sie bitte sofort Therapeut oder Hilfskraft.

Nebenwirkungen

Bei richtiger Anwendung ist die Akupunktur praktisch nebenwirkungsfrei. In seltenen Fällen kann es zu einem „Nadelkollaps", einer vegetativen Kreislaufreaktion, kommen, die durch sofortige Nadelentfernung und Lagerungsmaßnahmen zu beheben ist. Selten sind kleinere Blutergüsse. Möglich sind auch das Auftreten von Müdigkeit (Achtung: Verkehrsteilnehmer) sowie eine vorübergehende Verschlechterung des Krankheitsbildes. Es ist wichtig, dass Sie eine eventuell bestehende Schwangerschaft angeben, da einige Punkte dann nicht genadelt werden dürfen.

Nach einer Wärmebehandlung mittels Moxibustion bitte zunächst nichts Kaltes trinken oder essen, um die Wärmewirkung auszunutzen.

Abb. 2.1

Patientenvertrag*

Frau/Herr _____

Adresse _____

_____

Sie haben sich für die Behandlung mit Akupunktur entschieden. Von mir, Ihrem in Akupunktur qualifizierten Arzt, sind Sie über die Möglichkeiten und Grenzen der Akupunktur als auch über andersartige Behandlungsmöglichkeiten aufgeklärt worden.

Ihre Krankenkasse übernimmt für die Akupunkturbehandlung bei bestimmten Erkrankungen einen Kostenanteil. Die Akupunktur kann im Einzelfall wirksamer sein, wenn die Punktauswahl und Stimulationstechnik nach den Regeln der Traditionellen Chinesischen Medizin vorgenommen werden; das heißt aufgrund von spezieller Anamnese (Krankengeschichte einschließlich Befindensstörungen und Modalitäten), Zungen- und Pulsdiagnostik etc. Zur Nadeltherapie muss ggf. der Punkt mit Hitze (Moxa) gereizt, mit dem Schröpfkopf behandelt oder zum Bluten gebracht werden.

Diese ärztlichen Leistungen sind im Leistungsumfang Ihrer Krankenkasse nicht enthalten, sie dürfen auch nicht über die Chipkarte der Krankenkasse abgerechnet werden und sind nach der offiziellen Gebührenordnung für Ärzte (GOÄ) und den Empfehlungen des Berufsverbandes Deutscher Akupunkturärzte abzurechnen (siehe Rückseite). Für die Behandlung Ihrer Erkrankung werden _____ Akupunktursitzungen vorgeschlagen.

Mit Ihrer Unterschrift bestätigen Sie, dass Sie über den Leistungsumfang der Krankenkasse hinaus obige Leistungen wie spezielle Anamnese, spezifische Untersuchung, besondere Stimulationstechniken etc. zusätzlich zur Akupunkturbehandlung in Anspruch nehmen wollen und diese Leistungen nach Privatrechnung selber begleichen werden. Über die etwaigen Kosten sind Sie von mir informiert und über oben Vermerktes aufgeklärt worden.

Praxisstempel:

Ort, Datum:

_____

Unterschrift des Patienten:

* mit freundlicher Genehmigung des Berufsverbandes Deutscher Akupunkturärzte

Abb. 2.2

Anamneseleitblatt

Vitalität	Geruch
• Blick (lebendig/dumpf/glänzend) • Gesichtsausdruck (lebendig, kräftig/müde) • Spontane Bewegung (normal/verlangsamt/agitiert) • Sprache (klar/verwaschen/ständige Wiederholungen) • Bewusstsein (klar/trüb)	• Körpergeruch und Exkrete (scharf/übel/mild/sauer/faul/Apfelgeruch/ Uringeruch/Alkohol)

Gesichtsfarbe	Temperaturempfinden
• Rot (ganzes Gesicht/nur Wangen) • Blass (glanzlos/geschwollen) • Gelblich (dunkelgelb/mit oranger Tönung) • Bläulich (mit/ohne Blässe) • Grau	• Fieber (Temperatur/zeitlicher Rhythmus) • Schüttelfrost • Wind/Kälte/Hitze-Aversion • An Handflächen und Fußsohlen • An ganzer Extremität

Äußeres Erscheinungsbild	Schwitzen
• Gewicht (normal/Adipositas/ Untergewicht) • Ödeme (Lokalisation) • Haut (feucht/trocken/schuppig/Pigmente) • Haltung (aufrecht/eingesunken)	• Intensität (normal/vermindert/verstärkt/bei leichter Anstrengung/spontan//Nachtschweiß)

Augen	Appetit
• Rötung/Schwellung • Sklerenfarbe • Ulzerationen	• Intensität (vermindert/verstärkt/Hunger ohne Appetit) • Abneigung gegen bestimmte Speisen

Nase	Durst
• Exkret (klar/weiß, trüb/gelblich/klebrig) • Nasenatmung	• Intensität (normal/vermindert/verstärkt) • Vorlieben (kalte/warme Getränke/Trinken in kleinen Schlucken)

Ohren	Mundgeschmack
• Farbe • Ausfluss (serös/eitrig/blutig-tingiert)	• Qualität (bitter/süß/klebrig/sauer/faulig/salzig/nach Verbranntem) • Geschmacksverlust

Mund/Lippen/Rachen	Stuhlgang
• Farbe (blass/rot/bläulich) • Schleimhaut (feucht/trocken/rissig/Aphthen/geschwollen)	• Konsistenz (normal/weich/hart/) • Stuhlentleerung (normal/dringend/Anusbrennen/Schmerzen) • Geruch • Blähungen/Geräusche

Zungenkörper	Urin
• Farbe (normal/blass/leicht gerötet/rot/dunkelrot/blauviolett/Petechien) • Farblokalisation (Zungenspitze/Zungenmitte/laterale Zungenränder/Zungenwurzel) • Form (geschwollen, atrophisch/Papillen/Furchen/Zahnabdrücke) • Haltung (verkürzt/Tremor/steif/Deviation) • Zungenunterseite (Gefäße normal/vergrößert, geschlängelt und blauviolett)	• Volumen (vermindert/vermehrt) • Farbe (klar, hellgelb/dunkelgelb/trüb) • Brennen/Schmerzen • Frequenz • Inkontinenz

Forts. ➡

Zungenbelag	Schmerzen
<ul><li>Farbe (weiß/gelb/grau/schwarz)</li><li>Qualität (leicht feucht/stark feucht/trocken/quarkig/schmierig/klebrig)</li><li>Quantität (belaglos mit rotem Zungenkörper/akutes Verschwinden/Lingua geographica/dünn/dick)</li><li>Belaglokalisation</li></ul>	<ul><li>Charakter (leicht/kurz und ziehend, zwickend/brennend/krampfartig/kolikartig/scharf und stechend/heiß/stark mit Schweregefühl/dumpf/mit Leeregefühl wie Vakuum)</li><li>Modalitäten (Besserung/Verschlechterung mit Wärme/Kälte/Druck/Massage)</li><li>Lokalisation und Ausstrahlung (fixiert/wandernd)</li></ul>

Puls	Schlaf
<ul><li>Tiefe (*oberflächlich*: hohl, sanft, zerfließend, Trommelpuls/*tief*: verborgen, fixiert)</li><li>Frequenz (langsam, träge/schnell, rasend, jagend)</li><li>Stärke (leer, verschwindend, schwach, dünn, kurz, rau/voll, straff, überflutend, saitenförmig, schlüpfrig, lang)</li><li>Rhythmus (regelmäßig/unregelmäßig: schnell und unregelmäßig, langsam und unregelmäßig, intermittierend)</li></ul>	<ul><li>Dauer, Tiefe</li><li>Ein- oder Durchschlafstörung</li><li>(Alp-)/Träume (häufig/Intensität/Inhalte/dadurch Aufwachen)</li></ul>

Sprache/Stimme	Menstruation
<ul><li>Intensität (normal/leise/laut)</li><li>Heiserkeit (akut/chron.)</li><li>Verständlichkeit (unverständlich und laut/Murmeln)</li></ul>	<ul><li>Amenorrhö</li><li>Zyklus (regelmäßig/zu kurz/zu lang/unregelmäßig)</li><li>Farbe (hellrot/dunkelrot)</li><li>Konsistenz (dünnflüssig/dickflüssig/mit/ohne Koagel)</li><li>Blutvolumen (normal/wenig/viel/plötzlich, massiv/Schmierblutungen)</li><li>Mit Schmerzen (vor, während oder nach der Menstruation, in Unterbauch/Brust, Schmerzcharakter)</li><li>Emotionen (Stimmungslabilität, Reizbarkeit)</li></ul>

Atmung	Fluor vaginalis
<ul><li>Intensität</li><li>Geräusche (normal/kräftig mit Dyspnoe/schwach, oberflächlich mit Dyspnoe/Stridor bei der Ein-/Ausatmung/Schluchzen)</li><li>Frequenz</li></ul>	<ul><li>Farbe (weiß/gelb/rot)</li><li>Volumen (wenig/viel)</li><li>Konsistenz (dünnflüssig/zähflüssig, klebrig)</li><li>Geruch (geruchlos/stinkend)</li></ul>

Husten	Emotionen
<ul><li>Intensität (kräftig, laut, rau/schwach, Hüsteln)</li><li>Sputum<ul><li>*Menge* (viel/wenig/unproduktiv)</li><li>*Farbe* (weiß/gelb)</li><li>*Konsistenz* (dünnflüssig, klar/zähflüssig, trüb)</li></ul></li></ul>	<ul><li>Stress</li><li>Zorn/Reizbarkeit</li><li>Depression/Kummer/Sorge</li><li>Freude/Euphorie</li><li>Angst</li></ul>

Tab. 2.3

Index

A

Abdomen
– Extrapunkte 298–300
– Palpation, DD 81
Abrechnung, Akupunktur 29–32
Abstillwunsch 1046
Abwehrkraftstärkung 609
Abwehr-*Wei-Qi* 47
Achillodynie 936
Adipositas 1019–1021
– Ohrakupunktur 1092
– Syndrome 1019
AIDS 1061–1066
– Fülle-Syndrome 1061–1062
– Mangel-Syndrome 1062
Akne 991–994
– Syndrome 992
Akupunktur 100–123
– Ableitung (Sedierung) 109
– Abrechnung 29–31
– – für Heilpraktiker 31–32
– – in Österreich und der Schweiz 32
– Anamneseleitblatt 1175–1176
– Anerkennung 32
– Arbeitsorganisation 26
– Ausbildungsadressen 1150–1154
– Basisstimulation 109
– Behandlungsablauf 27
– Blutungen 101
– Dauernadeln 123
– *De-Qui* 108–109
– Durchblutung 20
– Einstichmethoden 104–106
– Einstichwinkel 106
– Elektrostimulation 112
– Extrapunkte 293
– Forschung, klinische 21
– Hämatom 101
– Historie 2
– Indikationen 24–25, 100
– klassische und YNSA 1117
– Komplikationen 100–102
– Kontraindikationen 100
– Lagerung 104
– Literatur- und Zeitschriften-verzeichnis, Adressen 1163–1167
– Muskeltonus 20
– Nadelkollaps 100–101
– Nadeln 102–103
– Patientenaufklärung 27
– Patientenmerkblatt 1174
– präventive 1066–1067
– – Punktempfehlungen 1067
– Problempatienten 27
– *Qi*-Stadium 587

Akupunktur
– Sonderformen 1068–1125, 1127–1148
– Stärkung (Tonisierung) 109
– Stichtiefe 106
– Stichwinkel 104
– Technik 103–104
– *Wei*-Stadium 587
– *Wen-Bing*-Syndrome 587
– *Xue*-Stadium 588
– *Ying*-Stadium 588
– Zahnschmerzen 793
Akupunkturbedarf, Bezugs-adressen 1157–1160
Akupunkturpunkte 150–323
– Auswahl 628–635
– – nach betroffenem Meridian 630–631
– – nach Organ-*Qi*-Fluss 632
– – *Sheng*-Zyklus 632
– – symptomatische 631–632
– – nach den fünf Wandlungs-phasen 632–635
– Behandlung nach der Organ-uhr 649
– Erwärmung s. Moxibustion
– Fingermaße (Finger-Cun) 153
– Funktionseinteilung 152
– Fußakupunktur 1122–1125
– Gesichtsakupunktur 1131–1132
– Handakupunktur 1118–1121
– Handgelenksakupunktur 1124–1128
– Hauptmeridiane 155–270
– Himmelsfensterpunkte 642–644
– Innen-/Außen-Kombina-tion 647–648
– Kettenschloß-Kombination 649
– Körpermaße (Körper-Cun) 154
– Kombinationen 645–649
– Links-/Rechts-Kombination 648–649
– Lokalisation 152–153
– Lokalpunkte 152
– der vier Meere 644
– Meisterpunkte 642
– Nasenakupunktur 1134–1135
– Oben-/Unten-Kombination 648–649
– Ohrakupunktur 1071, 1091
– Palpation, DD 81
– s.a. Punkteübersicht, vordere Umschlagseite
– regionaler Bezug 310–323
– verbotene in der Schwanger-schaft 1023
– Vorne-/Hinten-Kombina-tion 646–647

Alarm-*Mu*-Punkte (*Mu Xue*) 638–639
– s.a. Punkteübersicht, vordere Umschlagseite
Alkoholabusus 1021–1022
– Ohrakupunktur 1092
Alopecia areata, Mundakupunk-tur 1146–1147
Amenorrhö 886–889
– DD 76
– Ohrakupunktur 1091
– Syndrome 886
An Fa, *Tui-Na*-Massage 145
An Xuan Zou Cuo Mo (das Hypo-chondrium reiben) 148
Analgesie, Zahnextraktion 794–795
Anamnese 70–76
Anamneseleitblatt, Akupunktur 1175–1176
Angina pectoris 756–759
Angst (*Jing*) 1005
Anurie (*Long Bi*) 126
Aphasie 771
Apoplex 124, 770–773
– Residualzustände 773–775
Appetit, DD 71–72
Aquapunktur 114
– Einschränkungen 115
Arthralgie 125
– Mundakupunktur 1146
Arthritis s. *Bi*-Syndrom
Arzneimitteltherapie 359–560
Ashi-Punkte, myofasziale Schmerzen 115
Asthma bronchiale 125, 785–788
– Ohrakupunktur 1092
Asthmaanfall, akuter 788
Ataxie, multiple Sklerose 968
Atemwegserkrankungen 775–788
Atmung
– Auskultation, DD 80
– *Qi Gong* 138
Aufrechtes-*Zheng-Qi* 48, 63, 582
Auge, tränendes 812–814
Augenerkrankungen 812–821
Augeninspektion, DD 78
Augentherapie 1134–1137
– Indikationen 1135
– Technik 1135
– Zonen/Punkte, Auswahl 1135
– – Lokalisation 1135–1136
Ausbildung, offizielle längere in China 7
Ausbildungsadressen/-institutio-nen 5–15
– Akupunktur 1150–1154
– Kräutertherapie 1150–1154
– Kriterien von Angebot und Ausbildung 7
– offizielle 8–15

Index

Ausbildungsadressen
- Preisrahmen 7
- *Qigong* 1154–1155
- *Taijiquan* 1154–1155
- *Tuina*-Massage 1155
Auskultation 79–80
Außen (*Biao*) 565–566
Außen-Fülle (*Biao Shi*) 574
Außen-Mangel (*Biao Xu*) 575
außerordentliche *Fu*-Organe s. unter *Fu*-Organe
außerordentliche Gefäße 270–292
- Ankopplungspunkte 270, 291
- *Chong Mai* 286–287
- – s.a. Punkteübersicht, vordere Umschlagseite
- *Dai Mai* s.a. Punkteübersicht, vordere Umschlagseite
- *Du Mai* (Lenkergefäß) 271–280, 287
- – s.a. Punkteübersicht, vordere Umschlagseite
- Durchführung 292
- Einteilung 270
- Funktionen 271
- Indikationen 291–292
- Kindesalter 292
- Öffnung 291
- Öffnungspunkte 270, 291
- – s.a. Punkteübersicht, vordere Umschlagseite
- *Ren Mai* 280–287
- – s.a. Punkteübersicht, vordere Umschlagseite
- *Yang Qiao Mai* 290
- – s.a. Punkteübersicht, vordere Umschlagseite
- *Yang Wei Mai* 291
- – s.a. Punkteübersicht, vordere Umschlagseite
- *Yin Qiao Mai* 290
- – s.a. Punkteübersicht, vordere Umschlagseite
- *Yin Wei Mai* 291
- – s.a. Punkteübersicht, vordere Umschlagseite

B

Ba Gua, Raummodell 37–38
Babyblues, Wochenbett 1040
Bach-*Shu*-Punkte (*Shu Xue*) 640
- s.a. Punkteübersicht, vordere Umschlagseite
Baipei (kleine Bläschen), *Wen-Bing*-Erkrankung 586
Ban, *Wen-Bing*-Erkrankung 586
Bauchnabel-Moxen 129
Bauchschmerzen
- Kindesalter 1049–1050
- Lokalisation, DD 74
Ben s.a. Wurzel

Ben-Punkte 635
Bewahrer
- des *Yang* 291
- des *Yin* 291
Bewegungsapparaterkrankungen 911–937
- Schröpfkopfmassage 134
- *Tui-Na*-Massage 143
Biao (Außen) 565–566
Biao Shi (Außen-Fülle) 574
Biao Xu (Außen-Mangel) 575
Biao (Zweig) 608–609
Bi-Syndrome 125, 911
- s.a. Gelenkerkrankungen
- Gelenke 912
- Psoriasis 981
Blasen-Meridian (Fuß-*Taiyang*) 205–225
- Punkte, spezifische 206
Blasen… s.a. Harnblase (*Pang Guang*)
Blut, stärken 620–621
Blutgefäße (*Xue Mai*) 58
Blut-Hitze (*Xue Re*) 569
- klären 612
Blut-Kälte (*Xue Han*) 569
Blut-*Lin*-Syndrom 858
Blut-Mangel (*Xue Xu*) 568
- und Leberwind (*Xue Xu Sheng Feng*) 711–712
- und *Qi*-Mangel (*Qi Xue Liang Yu*) 570
Blut-Stase (*Xue Yu*) 568–569
- beseitigen 622–623
- und Hitze im Blut 593
- im Magen 700
- – Leitsymptome 694
- und *Qi*-Stagnation (*Qi Zhi Xue Yu*) 569
Blutungen
- Akupunktur 101
- beenden (*Zhi Xue*) 627
- Körperöffnungen, *Wen-Bing*-Erkrankung 586
- verkürzte, verlängerte oder unregelmäßige 889–890
Blut-*Xue* 48
- und Körperflüssigkeiten 49
- und *Qi* 49
- Speicherung 56
- Syndrome 568–569
Brokatübungen, *Qi Gong* 140
Bronchitis 782–785
Brunnen-*Jing*-Punkte (*Jing Xue*) 639
- s.a. Punkteübersicht, vordere Umschlagseite
BWS-Syndrome 927–930
- dorsale (Bl-Meridian, lateraler) 928
- laterale (Gb-Meridian) 928
- paraventrale (Bl-Meridian, lateraler) 927

C

Cheng-Zyklus 45
Chinareisende, Tipps, allgemeine 15–17
Chinastäbchen-Syndrom 936–937
chinesische Arzneimittel/Heilkräuter s. Kräuter
Cholelithiasis 851–853
Cholezystitis 851–853
Chong Mai 286–287
- Funktionen und Indikationen 287
- s.a. Punkteübersicht, vordere Umschlagseite
Cluster-Kopfschmerz, Mundakupunktur 1146
Colitis ulcerosa 841
Colon irritabile 843–845
- Mundakupunktur 1147
Congee 337
Crohn-Krankheit 841
Cun s. Finger- bzw. Körper-Cun
Cuo Fa, *Tui-Na*-Massage 146

D

Da Chang s. Dickdarm 54
Dai Mai 287
- Funktionen und Indikationen 287
- s.a. Punkteübersicht, vordere Umschlagseite
Dan s. Gallenblase 56, 59
Darm
- adstringieren und Diarrhö beenden 626
- befeuchten und Stuhlblockaden auflösen 616
Darmerkrankungen, entzündliche 841–843
Dauernadeln
- Akupunktur 123
- Ohrakupunktur 1073
Dekokt 477–478
Delirium, *Wen-Bing*-Erkrankung 586
Depression 1012–1014
- Syndrome 1013
De-Qui
- Akupunktur 108–109
- Antreiben 111
Dermatitis
- s.a. Ekzem
- allergische, Ohrakupunktur 1091
- seborrhoische 990–991
Descensus uteri und vaginae 905–906
Diätetik
- chinesische 1164

Diätetik
- Halsentzündungen 799
- Indikationsbereiche 326
- Literatur- und Zeitschriften-
  verzeichnis, Adressen 1169
- Schwangerschaft 1046–1047
- der Syndrome 343–358
- Wochenbett 1046–1047
diagnostische Methoden 68–97
Diarrhö 125, 828–830
- DD 73
- Ohrakupunktur 1092
Dickdarm (*Da Chang*) 54
- Feuchte-Hitze 681–682
- - Leitsymptome 678
- Feuchte-Kälte, Leitsymptome
  678
- Feuchtigkeitsretention 599
- Flüssigkeitsmangel 679
- Hitze, Leitsymptome 678
- Kälte, Leitsymptome 678
Dickdarm-Meridian (Hand-*Yang-
  ming*) 160–161, 163–170
- Punkte, spezifische 161
Dickdarmschwäche mit Kälte
  (*Da Chang Xu Han*) 678–681
Dickdarm-Syndrome 678–683
- Diätetik 348
- - bei Feuchte-Hitze 348
- - bei Flüssigkeitsmangel 348
Differentialdiagnose 561–605
Diurese fördern 625
Dou Fa, Tui-Na-Massage 146
Dreifacher Brenner/Erwärmer s.
  San Jiao
Dreikantnadel
- s.a. Nadeln
- Mikroaderlass 119–120
Drogenabhängigkeit/-abusus
  1021–1022
- Ohrakupunktur 1092
Du Mai (Lenkergefäß) 271–280,
  287
- Funktionen und Indikationen
  271
- s.a. Punkteübersicht, vordere
  Umschlagseite
- und *Ren Mai*, Ausgleich 647
Du Mai-Punkte, Mundakupunk-
  tur 1148
Dünndarm (*Xiao Chang*) 52–53
- Fülle-Hitze (*Xia Chang Shi
  Re*) 666–667
- - Leitsymptome 665
- *Qi*-Blockade, Leitsymptome
  665
- Syndrome 665
Dünndarm-Meridian (Hand-*Tai-
  yang*) 197–204
- Punkte, spezifische 197
Dünndarm-*Qi*-Blockade 667
Dünndarm-Schwäche
- mit Kälte (*Xiao Chang Xu
  Han*) 665–666

Dünndarm-Schwäche
- - Leitsymptome 665
Durchblutung, Akupunktur 20
Durchgangs-*Luo*-Punkte (*Luo
  Xue*) 636–637
- s.a. Punkteübersicht, vordere
  Umschlagseite
Durchschlafstörungen, DD 75
Durst 124
- DD 71–72
Dysmenorrhö (*Tong Jing*) 880–885
- Augentherapie 1135
- DD 76
- Ohrakupunktur 1091
- Syndrome 880–885
- Therapie im akuten Schmerz-
  stadium 880–881
- - zwischen den Zyklen 881
Dyspareunie, Mundakupunktur
  1146–1147
Dyspepsie, Ohrakupunktur 1092
Dyspnoe 777–785
Dystokie 1033–1035
Dysurie 855–860

E

Einflussreiche-*Hui*-Punkte
- der acht Gewebearten (*Ba Hui
  Xue*) 641
- - s.a. Punkteübersicht, vor-
  dere Umschlagseite
Einmalstahlnadeln 102
Einschlafstörungen, DD 75
Einstichmethoden, Akupunktur
  104–106
Einstichwinkel, Akupunktur 106
Ejaculatio praecox (*Zao Xie*) 869
- Ohrakupunktur 1091
Ejakulationsstörungen (*Jing Bing*)
  868–870
Ejakulationsunfähigkeit (*Bu She
  Jing*) 869
Eklampsie 1029–1030
Ekzem(e) 985–990
- s.a. Dermatitis
- atopisches 981–985
- - Elektrostimulation 985
- - bei Kindern und Erwachse-
  nen 982–984
- - bei Säuglingen und Klein-
  kindern 982, 984–985
- - Syndrome 982
- dyshidrotisches 986–987
- - Syndrome 986
- nummuläres 987–990
- - Elektrostimulation 989
- - Syndrome 988
- - Ohrakupunktur 1091
- - Kindesalter 1091
Elektropunktur, transkutane mit
  Punktreizgeräten (PuTENS)
  112

Elektrostimulation
- Ekzem, atopisches 985
- - nummuläres 989
- Interkostalneuralgie 960
- multiple Sklerose 969
- Neurodermitis 985
- Ohrakupunktur 1072
- Parkinson-Syndrom 971
- Phantomschmerzen 967
- Polyneuropathie 965
Elementpunkte 635
emotionale Faktoren, pathogene
  67
endokrinologische Erkrankungen
  907–910
Enuresis nocturna 1050–1052
- Augentherapie 1135
- Syndrome 1051
EPH-Gestose 1028–1030
Epicondylitis humeri 924–925
Epicondylopathie, Mundaku-
  punktur 1146
epidemische Faktoren 67
Epigastrum, Schleim und Hitze
  589
Epilepsie (*Dian Xian*) 971–976
- Anfallsprophylaxe 972
- Syndrome 973
- Therapie nach Syndrom-
  differenzierung 974–976
epileptischer Anfall, Akuttherapie
  973
Erbrechen 125, 821–824
- induzieren (*Tu Fa*) 613–614
- Ohrakupunktur 1092
- Schwangerschaft 1024–1027
- Syndrome 822
Erde 45
Erkältungskrankheiten, akute,
  Kopfschmerzen 949
Ernährung(stherapie)
- Fehler 335–336
- nach den fünf Wandlungs-
  phasen 333
- nach den Jahreszeiten 336–
  337
- Richtlinien, allgemeine 335–
  337
Erscheinungsbild, äußeres, DD
  78
Erwärmen (*Wen Fa*) 618–619
Essenz
- nachgeburtliche (*Hou Tian
  Zhi Jing*) 50
- vorgeburtliche (*Xian Tian Zhi
  Jing*) 50
Essenz-*Jing* 49–50, 55
Exkrete
- Inspektion, DD 79
- Olfaktion, DD 80–81
Extrapunkte
- Abdomen 298–300
- Akupunktur 293

Extrapunkte
- Bezeichnung nach Lokalisation 293
- Extremität, obere 303–306
- – – untere 306–309
- Kopf und Hals 295–298
- Nummerierung 293
- Rücken 300–302
- Thorax 298–300
- Übersicht 293
- WHO-Klassifikation 293
Extremität(en)
- Kältesymptomatik 580
- obere, Extrapunkte 303–306
- Schmerzen, DD 74
- untere, Extrapunkte 306–309

F

Faltenbehandlung 1004
Fazialisparese
- Mundakupunktur 1146–1147
- Ohrakupunktur 1091
- periphere 957–959
- zentrale, Apoplex 772
Fazialis-Tic 959
fearful throbbing s. *Zheng Chong*
Fei s. Lunge 53
Feng Shui 35–39
- Anwendung 36
- Begriffe und Prinzipien 35–36
- Formen 37
- Grundlagen 35–36
- Hilfsmittel und Werkzeuge 36–37
- Praxiseingang 38
- Praxissuche 38–39
- Raummodell, *Ba Gua* 37
- Schreibtisch 38
- Wandlungsphasen 36
Fernpunkte, Auswahl 628–629
Fersenschmerz 935
Fetuslage, Korrektur 1027–1028
Feuchte... s.a. Nässe
Feuchte-Hitze (*Shi-Wen*)
- in der Blase (*Pang Guang Shi Re*) **725–726**
- – – Diätetik 355
- – – Leitsymptome 716
- im Dickdarm (*Da Chang Shi Re*) **681–682**
- – – Diätetik 348
- – – Leitsymptome 678
- in der Gallenblase (*Dan Shi Re*) **715**
- klären 612–613
- in Leber und Gallenblase (*Gan Dan Shi Re*) **712–713**
- – – Diätetik 352
- – – Leitsymptome 702
- in Milz und Magen (*Pi Wie Shi Re*) **690–691**
- – – Diätetik 349

Feuchte-Hitze
- Nahrungsstau, Kombination 602
- Perikardtrübung 600
- im *Qi*-Stadium mit Überwiegen von Hitze 601
- *Qi*-Stagnation 600
- 4-Stadien-Theorie 63, 584
- *Xue*-Stadium 601
- *Ying*-Stadium 601
Feuchte-Kälte
- im Dickdarm, Leitsymptome 678
- in der Milz (*Han Shi Kun Pi*) **689–690**
- – – Diätetik 349
- – – Leitsymptome 683
- in Milz und Magen, Leitsymptome 683
Feuchte-Wärme (*Shi-Wen*)
- mit Feuchtigkeit, 598
- Syndrome 597
Feuchtigkeit
- s.a. Nässe
- Anhäufung 600
- in der Blase 599
- Magenstörungen 599
- in der Milz und Leber-*Qi*-Stauung (*Pi Shi Gan Yu*) 728, **748**
- Milzstörungen 599
- persistierende 601
- im *Qi*-Stadium und Hitze zu gleichen Teilen 600
- *Shaoyang San Jiao* 599
- transformieren 625
- trübe, Anhäufung im pleurodiaphragmatischen Zwischenraum 598
Feuchtigkeitsretention 571
- Dickdarm 599
Feuer 45
Fieber 124
- DD 70
Fingergelenke, Beschwerden 927
Fingermaße (Finger-Cun), Akupunkturpunkte 153
Flüssigkeitsmangel 570
- im Dickdarm (*Da Chang Ye Kui*) **679**
- – – Diätetik 348
- – – Leitsymptome 678
Fluor vaginalis (*Dai Xia*) 874–877
- beenden 627
- DD 76
- Syndrome 875
Fluss-*Jing*-Punkte (*Jing Xue*) 640
- s.a. Punkteübersicht, vordere Umschlagseite
Freude (*Xi*) 1005
fright palpitation s. *Jing Ji*

Frontalkopfschmerzen, Mundakupunktur 1146–1147
Frühlings-Hitze (*Chun-Wen*)
- *Qi*-Stadium 591–592
- 4-Stadien-Theorie 583
- Syndrome 591–594
- *Xue*-Stadium 592
- *Ying*-Stadium 592
Fu (Abdomen) 148
Fu Qi Wen Bing 582
Fülle (*Shi*) 564
Fülle-Asthma 125
Fülle-Hitze
- im Dünndarm (*Xiao Chang Shi Re*) **666–667**
- – – Leitsymptome 665
- Lunge 589
- und Toxin 593
- im *Yangming* 590
Fülle-Kälte, Magen **701**
Fülle-Syndrome
- AIDS 1061–1062
- Kopfschmerzen 948
- Schwindel 938
fünf Transport-*Shu*-Punkte (*Wu Shu Xue*) 638–641
Fünf Wandlungsphasen (*Wu Xing*) 44–47
- Akupunkturauswahl 632–635
- Aspekte 45–46
- Kochen nach den 338
- Punkte zur Elimination äußerer Faktoren 634
- Qualitäten 45
- Therapie, differenzierte 633–634
- Zyklen 45–46
funktionelle Herzbeschwerden, Mundakupunktur 1146
funktionelle kardiovaskuläre Störungen 755
funktionelle Lebererkrankungen, Mundakupunktur 1146–1147
funktionelle Somatotope, YNSA 1101–1114
funktionelle Störungen, Ohrakupunktur 1092
Funktionskreissyndrom s. *Yangming Fu Bian Zheng*
Funktionsstörungen, innere, Kopfschmerzen 949–956
Fu-Organe 54
- außerordentliche (*Qi Heng Zhi Fu*) 51, 58
Furcht (*Kong*) 1005
Fußakupunktur 1118
Fußakupunkturpunkte 1122–1125
- Lokalisation und Indikation 1123
Fußbeschwerden 935–936
Fußgelenksakupunktur 1124–1129

Fußgelenksakupunktur
- Kontraindikationen 1124
- Punktauswahl 1124–1125
- Punkte 1129–1130
- Zoneneinteilung 1125, 1127–1128

Fuß-*Jueyin* s. Leber-Meridian
Fuß-*Shaoyang* s. Gallenblasen-Meridian
Fuß-*Shaoyin* s. Nieren-Meridian
Fuß-*Taiyang* s. Blasen-Meridian
Fuß-*Taiyin* s. Milz-Meridian
Fuß-*Yang*-Meridiane 153
- s.a. Punkteübersicht, vordere Umschlagseite
Fuß-*Yangming* s. Magen-Meridian
Fuß-*Yin*-Meridiane 152
- s.a. Punkteübersicht, vordere Umschlagseite

G

Gallenblase (*Dan*) 56, 59
- Feuchte-Hitze 712–713, 715
- – Leitsymptome 702
- Hitze, stagnierende 591
- Syndrome 714–715
- – Diätetik bei Feuchte-Hitze 352
- – Leitsymptome 702
Gallenblasen-Meridian (Fuß-*Shaoyang*) 248–263
- Punkte, spezifische 249
Gallenblasen-*Qi*-Mangel (*Dan Qi Xu*) **714–715**
- Leitsymptome 702
Gallenerkrankungen 848–856
Gallenkolik, Mundakupunktur 1146–1147
Gan s. Leber 56
Gastralgie, Mundakupunktur 1147
Gastritis 834–837
- Mundakupunktur 1147
- Syndrome 834
Gastroenteritis, akute 125
Geburt
- Einleitung 1031–1032
- erleichternde Maßnahmen 1030–1035
- Schmerzerleichterung 1032
- Verlauf, protrahierter 1033–1035
- Vorbereitung 1030–1031
Gefäße, außerordentliche s. außerordentliche Gefäße
Gehirn 58
Geist-*Shen* **50**
- beruhigen 628
Gelenk-*Bi*-Syndrom 912–919
- akute 911
- chronische 911
- Ohrakupunktur 1091

Gelenk-Bi-Syndrom
- Therapie nach TCM-Syndrom 913–917
Gelenkerkrankungen
- s.a. *Bi*-Syndrom
- chronische (entzündliche) 917–919
- Ohrakupunktur 1091
- Schleimretention 917
Genitalerkrankungen/-leiden 865–906
- bei der Frau 874
- beim Mann (*Nan Ke*) 865
Gerstenkorn 817–818
- Ohrakupunktur 1091
- Syndrome 817
Geschmack, DD 71–72
Geschmacksrichtungen
- bitter 330
- neutral 330
- salzig 329–330
- sauer 330
- scharf 329
- süß 329
Gesichtsakupunktur 1130–1135
- Punkte 1131–1132
Gesichtsfarbe
- DD 77–78
- Inspektion 77–78
Gesichtslähmungen 125
Gingivablutung, *Wen-Bing*-Erkrankung 586
Glaukom 815–817
Glaukomanfall, akuter 816
Goldnadeln 102
Gonalgie s. Kniebeschwerden
Großzehengrundgelenk, Schmerzen 936
Grübeln (*Si*) 1005
Gua Sha Fa s. *Gua Sha*-Methode
Gua Sha-Methode (*Gua Sha Fa*) 123–126
Gürtelgefäß s. *Dai Mai*
Gun Fa, *Tui-Na*-Massage 145
Guyon-Tunnel-Syndrom, Mundakupunktur 1146

H

Hämatom, Akupunktur 101
Hämorrhoiden 845–846
Halsentzündungen 795–799
- akute 795
- chronische 798
- Diätetik 799
- Mangel-Syndrome 798
- Ohrakupunktur 1091
Halsschmerzen 125
Haltung, *Qi Gong* 138–139
Handakupunktur 1118–1120, 1123–1124
Handakupunkturpunkte 1118–1121

Handakupunkturpunkte
- an der Handinnenfläche 1120
- am Handrücken 1118–1120
- Lokalisation und Indikation 1118–1120
Handgelenksakupunktur 1124–1131
- Kontraindikationen 1124
- Punktauswahl 1124–1125
- Punkte 1128
- Zoneneinteilung 1125, 1127–1128
Handgelenksbereich, Beschwerden 926
Hand-*Jueyin* s. Perikard-Meridian
Hand-*Shaoyang* s. San-*Jiao*-Meridian
Hand-*Shaoyin* s. Herz-Meridian
Hand-*Taiyang* s. Dünndarm-Meridian
Hand-*Taiyin* s. Lungen-Meridian
Hand-*Yang*-Meridiane 152
- s.a. Punkteübersicht, vordere Umschlagseite
Hand-*Yangming* s. Dickdarm-Meridian
Hand-*Yin*-Meridiane 152
- s.a. Punkteübersicht, vordere Umschlagseite
Harmonisieren (*He Fa*) 617–618
Harn, DD 73
Harnblase (*Pang Guang*) **56**
- s.a. Blasen…
- Diätetik bei Feuchte-Hitze 355
- Feuchtigkeitsanhäufung 599
- Syndrome **725–726**
Harnblasen-Dünndarm-Syndrom s. *Taiyang*-Syndrome
Harnblasenentleerungs-/-funktionsstörungen
- multiple Sklerose 968
- Wochenbett 1039
Harninkontinenz 859–863
- s.a. Inkontinenz
- Apoplex 772
- Lähmungen/Muskelatrophie 962
- Ohrakupunktur 1091
- Syndrome 860–861
Harnmenge vermindern 627
Harnsteine 864–865
Harnsystem, Erkrankungen 855–865
Harnwegsinfekt 863–864
Hautanhangsgebilde, Erkrankungen 976–1005
Hautausschläge, Lungen-Hitze 590
Hautinfektionen, Akupunktur 101
Hautjuckreiz, Ohrakupunktur 1091

Hautkrankheiten 976–1005
– Behandlungsverlauf 977
– Dosierungsempfehlungen 976
– Kräutertherapie, Nebenwirkungen 977–978
He Fa s. Harmonisieren
Heilkräuter s. Kräuter
Heiserkeit, Ohrakupunktur 1091
Hemiplegie 771
Hepatitis, Syndrome 854
Herbst-Trockenheit (Qiu-Zao)
– 4-Stadien-Theorie 584
– Syndrome 604–605
Herpes zoster 1000–1003
– Syndrome 1001
Herz (Xin) 51
– und Leber 59
– und Lunge 59
– und Milz 60
– und Niere 59
– Syndrome 653–665
– – Diätetik 344–345
– – Leitsymptome 664
Herzbeschwerden, funktionelle
– Mundakupunktur 1146
Herz-Blut-Mangel (Xin Xue Xu) **656–657**
– Diätetik 344–345
– Differentialdiagnose 661
– Leitsymptome 664
– und Milz-Qi-Mangel (Xin Pi Liang Xu) **727**, **731**, 732
Herz-Blut-Stase (Xin Xue Yu Zu) **659–660**
– Leitsymptome 664
Herz-Feuer
– loderndes (Xin Huo Shang Yan) **660–662**
– – Diätetik 345
– – Differentialdiagnose 662
– – Leitsymptome 665
Herz- und Gallenblasen-Qi-Mangel (Xin Dan Qi Xu) **727**, **735**
Herzinsuffizienz 759–762
Herz-Kreislauf-Erkrankungen 755
Herz- und Leber-Blut-Mangel (Xin Gan Xue Xu) **727**, **734**
Herz- und Lungen-Qi-Mangel (Xin Fei Qi Xu) 726, **728–729**
Herz- und Lungen-Yang-Mangel (Xin Fei Yang Xu) 726, **729–730**
Herz- und Lungen-Yin-Mangel (Xin Fei Yin Xu) 726, **730–731**
Herz-Meridian (Hand-Shaoyin) 192–196
– Punkte, spezifische 192–193
Herz- und Milz-Qi-Mangel (Xin Pi Qi Xu) **727**, **732–733**
Herz- und Milz-Yang-Mangel (Xin Pi Yang Xu) **727**, **733–734**

Herz- und Nieren-Disharmonie (Xin Shen Bu Jiao) **727**, 737–738
Herz- und Nieren-Qi-Mangel (Xin Shen Qi Xu) 727, **736**
Herz- und Nieren-Syndrom s. Shaoyin-Syndrome
Herz- und Nieren-Yang-Mangel (Xin Shen Yang Xu) 727, **737**
Herz-Qi-Mangel (Xin Qi Xu) **653–655**
– Diätetik 344
– Leitsymptome 664
Herzrhythmusstörungen 762–765
– Augentherapie 1135
Herz-Schädigung, Sommer-Hitze 595
Herz-Yang-Mangel (Xin Yang Xu) **655–656**
– Diätetik 344
– Leitsymptome 664
Herz-Yin-Mangel (Xin Yin Xu) **657–658**
– Diätetik 345
– Differentialdiagnose 662
– Leitsymptome 664
Himmelsfensterpunkte 642–644
– Einsatzmöglichkeiten 643–644
Hinterkopf-Kopfschmerzen 955
Hitze (Re) **66**, 564–566
– im Blut und Blut-Stase 593
– chronische in Niere und Leber 594
– im Dickdarm, Leitsymptome 678
– und entgiften 612
– und Feuer klären (Qing Fa) 611–613
– klären 611
– – und entgiften 611
– – und Harnwege öffnen 626
– – Qi-Stadium 612
– in der Lunge, Leitsymptome 668
– oben-unten Kälte 565
– persistierende 601
– Qi-Stadium 592, 612
– Übertragung von der Lunge auf den Dickdarm 590
– Verlagerung in den Dickdarm 605
– im Yangming 592
– Ying-Stadium 592
Hitzeanhäufung abführen
– bei Fülle-Hitze im Yangming-Stadium 614
– bei Hitzestau im oberen Körperbereich 615
– bei Hitzetoxinen 615
Hitzeinvasion, Perikard 591
Hitze-Lin-Syndrom 857, **863–864**

Hitzeproblematik durch Stagnation 580
Hitzeschädigung, Nieren-Yin 593
Hitzestau im Thorax und Zwerchfell 589
Hitze-Syndrome, Moxibustion, Kontraindikationen 128
Hitze-Trockenheit, Lungenschädigung 604
Hohl-Fu-Organe 51
Holz 45
Huatuojiaji-Punkte, myofasziale Schmerzen 115
Hüftbeschwerden/-schmerzen 933–934
– Parkinson-Syndrom 971
Hun s. Wanderseele
Husten 125, 775–777
– Auskultation, DD 80
HWS-Syndrom 919–922
– akutes 920–921
– Augentherapie 1135
– Mundakupunktur 1146
– Ohrakupunktur 1091
– pseudoradikuläres 921–922
– radikuläres 921–922
– Therapiemöglichkeiten 922
– Wurzel C5/6 921
– Wurzel C7 921
– Wurzel C8 922
Hyperhidrosis 1057–1059
– Syndrome 1057
hyperkinetisches Syndrom 1053–1055
– Syndrome 1054
Hypermenorrhö 894–898
– Syndrome 895
hypertensive Krise 768
Hyperthyreose 908
Hypertonie 765–768
– Apoplex 771
– Augentherapie 1135
– Mundakupunktur 1147
– schwangerschaftsinduzierte 1029–1030
Hypochondrium, Schmerzen 848–851
Hypothyreose 908–910
– Syndrome 909
Hypotonie 768–769
– Augentherapie 1135
Hysterie 1016–1017

I

Ich-Versenken, Qi Gong 139
Ikterus 853–855
– s.a. Taiyin-Ikterus
– s.a. Yang-Ikterus
– s.a. Yangming-Ikterus
– s.a. Yin-Ikterus
– Jiji-Stadium 854–855

Ileosakralgelenk, Mundakupunktur 1147
Impotenz (*Yang Wei*) 865–868
- Ohrakupunktur 1091
- Syndrome 866
Injektionsakupunktur 114–115
- s.a. Akupunktur
- Injektionslösungen/-menge 116
- Ohrakupunktur 1072
Injektionslösungen/-menge, Injektionsakupunktur 116
Inkontinenz
- s.a. Harninkontinenz
- s.a. Stuhlinkontinenz
- Mundakupunktur 1147
Innen (*Li*) 565–566
- und Außen, energetisch ausgleichen 617
Innen-/Außen-Kombination, Akupunkturpunkte 647–648
Innen-Hitze-Syndrom 565
Innen-Kälte-Syndrom 565
innere Erkrankungen
- *Tui-Na*-Massage 143
Inspektion 77–79
Interkostalneuralgie 959–960
- Ohrakupunktur 1091
- Syndrome 960

J

Ji Fa, *Tui-Na*-Massage 146
Jiji-Stadium, Ikterus 854–855
Jin 48
Jing Ji 653
Jing Mai s. Meridiane 61
Jizhu (Linie Du 14 bis Du 1) 149
Jueyin-Syndrom 579

K

Kälte (*Han*) 65, 564–566
- im Dickdarm, Leitsymptome 678
- - mit *Qi*-Stagnation (*Da Chang Han Jie*) **682–683**
Kälteaversion, DD 70
Kälte-Invasion
- im Magen (*Wei Shi Han*) **700–701**
- - Leitsymptome 694
Kälte-Trockenheit
- Lunge **670–671**
- *Wei*-Stadium 604
Kai Tianmen (Öffnen des Himmelstors) 148
kardiovaskuläre Störungen, funktionelle 755–756
Karpaltunnelsyndrom 965–966
- Mundakupunktur 1146

Karpaltunnelsyndrom
- schwangerschaftsinduziertes 966
Kettenschloß-Kombination, Akupunkturpunkte 649
Keuchhusten 1052–1053
- Stadium catarrhale 1052
- - convulsivum 1052–1053
- - decrementi 1053
Ke-Zyklus 46, 333
Kieferschmerzen 793–795
- Akupunktur 794
Kindertuina, Techniken 148–149
Kindesalter
- außerordentliche Gefäße 292
- Bauchschmerzen 1049–1050
- Ekzeme, Ohrakupunktur 1091
- Erkrankungen 1047–1055
Klares-*Qing-Qi* 47
klimakterische Beschwerden 902–905
klimatische Faktoren 64
Klumpen und Stauungen lösen (*Xiao Fa*) 621–626
Kniebeschwerden 934–935
- Mundakupunktur 1147
Knochen 58
Kochen nach den fünf Wandlungsphasen 338
Körperakupunktur s. Akupunktur
Körperflüssigkeiten
- und Blut-*Xue* 49
- und *Qi* 49
Körperflüssigkeiten-*Jin-Ye* **48–49**
- Syndrome 570–573
Körpergeruch, Olfaktion, DD 80–81
Körpermaße (Körper-Cun), Akupunkturpunkte 154
Körperöffnungen, Blutungen, *Wen-Bing*-Erkrankung 586
Körperseele (*Po*) 53
Kollaps 769
- Wind-Hitze 591
Koma, *Wen-Bing*-Erkrankung 586
Konjunktivitis 814–815
- Ohrakupunktur 1091
- Syndrome 814
Kontrakturen, Apoplex 772
Konzeptionsgefäß s. *Ren Mai*
Kopf und Hals, Extrapunkte 295–298
Kopfschmerzen 125, 946–956
- akute, Mundakupunktur 1146
- Augentherapie 1135
- Außen-Syndrom 955
- Erkältungskrankheiten, akute 949
- frontale, Mundakupunktur 1146–1147

Kopfschmerzen
- Fülle-Syndrome 948
- Funktionsstörungen, innere 949–956
- Innen-Syndrom 955
- Klassifikation nach Lokalisation und Meridianbezug 947
- Lokalisation, DD 74
- Mangel-Syndrome 948
- Mundakupunktur 1146
- okzipitale, Augentherapie 1135
- - Mundakupunktur 1146
- ophthalmogene, Mundakupunktur 1147
- parietale, Mundakupunktur 1146
- prämenstruelle 955
- seitliche 955
- temporale, Augentherapie 1135
- - Mundakupunktur 1146–1147
- Therapie nach Meridianbezug 947
- - nach Syndrombezug 949–956
Koxalgie, Mundakupunktur 1146–1147
Kräuter 27–28
- Apothekenbezug 28
- aromatische
- - Feuchtigkeit transformierende 414–416
- - die Sinne öffnende 453–454
- Bezugsadressen 1157–1162
- Blut behandelnde 422–430
- Blut belebende (bewegende) 422–427
- Blut kühlende 389–391
- Blut stärkende 438–441
- Blutungen stoppende 428–430
- Erstattungsfähigkeit 28
- Feuchtigkeit ausleitende 399–403
- Feuer ableitende (kühlende) 386–389
- das Herz nährende, den Geist beruhigende 452–453
- Hitze klärende 386–397
- - entgiftende (Hitzetoxine beseitigende) 394–397
- - Feuchtigkeit trocknende 391–394
- Husten stillende, Keuchatmung lindernde 412–414
- das Innere wärmende, Kälte vertreibende 430–433
- s.a. Kräuterverzeichnis
- kühle, scharfe 383–386

Kräuter
- kühlende, Schleim-Hitze umwandelnde 409–411
- laxierende 398–399
- Nahrungsstagnation lindernde 416–418
- die Oberfläche befreiende (öffnende) 376–386
- purgierende 397–398
- *Qi* regulierende 418–422
- *Qi* stärkende 433–437
- Qualitätskontrollen 28
- Rezeptbeispiel 28
- Rezepte s. unter Rezepte bzw. Rezeptverzeichnis
- Schleim transformierende 407–414
- stabilisierende und zusammenhaltende 449–452
- stärkende (tonisierende) 433–448
- Übersicht 361–374
- nach unten abfließende 397–399
- Vorbehandlungsmethoden 375–376
- Wärme, Schleim-Kälte umwandelnde 407–409
- warme, scharfe 376–383
- die 160 wichtigsten 456–465
- Winde, innere beseitigende und krampflösende 454–456
- Wind-Feuchtigkeit vertreibende 403–406
- *Yang* stärkende 442–445
- *Yang* tonisierende 441
- *Yin* nährende 445–448
Kräutertherapie
- Ausbildungsadressen 1150–1154
- Literatur- und Zeitschriftenverzeichnis, Adressen 1167
Krankheits-Syndrome, kombinierte **726–728**
Kreuzungs-*Jiaohui*-Punkte (*Jiao Hui Xue*) 642
Kugelpflastermethode, Ohrakupunktur 1074

L

Lähmungen 960–964
- s.a. *Wei*-Syndrome
- Syndrome 961
- Therapie nach Syndromdifferenzierung 962–964
Laktationsstörungen 1042–1045
- Syndrome 1043
Laryngitis, akute 797
Laserakupunktur 117–119
- Dauerstrahlmodus, Dosis 118
- Durchführung 118–119
- Frequenzen, Biowirkung 118

Laserakupunktur
- Indikationen 117
- Kontraindikationen 118
- Ohrakupunktur 1073
- Therapiehäufigkeit 119
Leber (*Gan*) **56**
- Feuchte-Hitze **712–713**
- – Leitsymptome 702
- und Herz 59
- Hitze, chronische 594
- und Lunge 59
- und Magen harmonisieren 617
- und Milz 59
- – harmonisieren 617
- und Niere 60
- Syndrome **701–713**
- – Diätetik 351–352
- – Leitsymptome 702
- *Yin*-Erschöpfung 594
Leber-Blut-Mangel (*Gan Xue Xu*) **703–705**
- Diätetik 351
- Leitsymptome 702
Leber-Blut-Stase (*Gan Xue Yu Ju*) **707**
- Leitsymptome 702
Lebererkrankungen 848–856
- funktionelle, Mundakupunktur 1146–1147
Leber-Feuer
- loderndes (*Gan Huo Shang Yan*) **707–708**, 709, **709**
- – Leitsymptome 702
- verletzt die Lunge (*Gan Huo Fan Fei*) 728, **742–743**
- Wind, innerer 593
Leber-Meridian (Fuß-*Jueyin*) 263–269
Leber- und Nieren-*Yin*-Mangel (*Gan Shen Yin Xu*) 728, **744**
Leber-Perikard-Syndrom s. *Jueyin*-Syndrom
Leber-*Qi*
- attackiert den Magen (*Gan Qi Fan Wei*) 728, **746**
- attackiert die Milz (*Gan Qi Fan Pi*) 728, **745–746**
Leber-*Qi*-Stauung (*Gan Qi Xu Jie*) **705–706**
- Diätetik 351
- Leitsymptome 702
Leber-Wind
- aufkommender (*Gan Feng Nei Dong*) **710**
- durch Blut-Mangel (*Xue Xu Sheng Feng*) **710–711**
- durch Leber *Yang* (*Gan Yang Hua Feng*) **710–711**
Leber-*Yang*, aufsteigendes (*Gan Yang Shang Kang*) **709**
- Diätetik 352
- Leitsymptome 702

Leere-Asthma 125
Leitkriterien
- acht diagnostische 563
- Kombinationen 566
Leitsymptome, Lungen-Hitze 668
Lenkergefäß s. *Du Mai*
Li s. Innen
Links-/Rechts-Kombination, Akupunkturpunkte 648–649
Lin-Syndrom 855–856, 858–860
- Basistherapie 857
- trübes 858–859
Lippeninspektion, DD 79
Lochialfluss, verlängerter 1041–1042
Lokalpunkte
- Auswahl 628–629
- und Fernpunktkombination 646
Lumbago 125
- Augentherapie 1135
Lunge (*Fei*) **53**
- Fülle-Hitze 589
- und Herz 59
- und Leber 59
- und Milz 60
- und Niere 60
- Schleim- Flüssigkeit, Leitsymptome 668
- Schleim-Feuchtigkeit, Leitsymptome 668
- – Retention **675–676**
- Schleim-Flüssigkeit, Retention **677–678**
- Schleim-Hitze-Retention **676–677**
- – Leitsymptome 668
- Syndrome **668–678**
- – Diätetik 346–347
- Trockenheit 605
- Wind-Hitze-Invasion **674–675**
- – Leitsymptome 668
- Wind-Kälte-Invasion **672–674**
- – Leitsymptome 668
- *Yin*-Schädigung 589
Lungenemphysem, Ohrakupunktur 1092
Lungen-Hitze (*Tai Yin Shi Re*)
- Hautausschläge 590
- Leitsymptome 668
Lungen-Meridian (Hand-*Taiyin*) 155
- Punkte, spezifische 156
- Verlauf 156
Lungen- und Milz-*Qi*-Mangel (*Fei Pi Qi Xu*) 727, **739–740**
Lungen- und Nieren-*Yin*-Mangel (*Fei Shen Yin Xu*) 727, **741–742**

Lungen-*Qi*- und Nieren*Yang*-Mangel (*Fei Qi Shen Yang Xu*) 727, **740–741**
Lungen-*Qi*-Mangel (*Fei Qi Xu*) 53, **668–670**
– Diätetik 346
– Leitsymptome 668
– Ödeme 571
Lungenschädigung, Hitze-Trockenheit 604
Lungen-Trockenheit (*Zao Re Shang Fei*) 605, **670–671**
– Leitsymptome 668
Lungen-*Yin*-Mangel (*Fei Yin Xu*) **670–671**
– Diätetik 346
– Leitsymptome 668
Luo Mai s. Netzgefäße 61
Luo-Punkte 636–637
– Anwendungsmöglichkeiten 637
– s.a. Punkteübersicht, vordere Umschlagseite
LWS-Syndrome 929–933
– akute 929–930
– chronische 930–932
– Mundakupunktur 1147
– Ohrakupunktur 1091
– radikuläre und pseudoradikuläre 932–933
– – Punktauswahl 932

M

Magen (*Wei*) **55**
– Blut-Stagnation **700**
– – Leitsymptome 694
– und Därme harmonisieren **618**, 700
– Diätetik 350
– Fülle-Kälte **701**
– Kälte-Invasion, Leitsymptome 694
– Nahrungsstagnation **698–699**
– – Leitsymptome 694
– Syndrome **694–700**
– – Diätetik 349–351
– *Yin*-Schädigung 589
Magen-Darm-Erkrankungen 821–848
Magen-Dickdarm-Syndrome s. *Yangming*-Syndrome
Magen-Feuer, loderndes (*Wei Huo Shang Sheng*) **697–698**
– Diätetik 350–351
– Leitsymptome 694
Magen-Meridian (Fuß-*Yangming*) 170–184
– Punkte, spezifische 171
Magen-*Qi*-Mangel (*Wei Qi Xu*) **694–695**
– Diätetik 350

Magen-Qi-Mangel
– mit Kälte (*Wei Qi Xu Han*) **695–696**
– – Leitsymptome 694
– – Leitsymptome 694
Magenschmerzen
– mit chronischem Verlauf s. Ulcus ventriculi und duodeni
– durch Störung der Magenfunktion s. Gastritis
Magen-*Yin*-Mangel (*Wei Yin Xu*) **696–697**
– Leitsymptome 694
Magen-*Yin*-Schädigung, durch Trockenheit 605
maligne Erkrankungen 1059–1061
– Begleitsymptome, Therapie 1059
– Schmerztherapie 1059–1061
– Syndrome 1060–1061
– Therapie 1060–1061
Mangel (*Xu*) 564
Mangelhitze 579
– klären 613
Mangel-Syndrome
– AIDS 1062
– Halsentzündungen 798
– Kopfschmerzen 948
– Schwindel 938
Mangelzustände, stärken (*Bu Fa*) 620–621
Manie, hitzebedingte 126
Mark 58
Marksee s. Gehirn
Mastitis 1045–1046
– akute 1045
– beginnende 1045
Meditation, *Qi Gong* 139
Meer-*He*-Punkte (*He Xue*) 641
– s.a. Punkteübersicht, vordere Umschlagseite
Meer-*Xiahe*-Punkte, untere (*Xia He Xue*) 642
– s.a. Punkteübersicht, vordere Umschlagseite
Meisterpunkte der Regionen 642
Menière-Syndrom 941–942
Menorrhagie 894–898
Menstruation, DD 75–76
Menstruationsblutung stabilisieren 627–628
Menstruationsstörungen (*Yue Jing Bing*) 880–881
Meralgia paraesthetica 966
Meridiane (*Jing Mai*) 61
– Akupunkturauswahl 630–631
– erwärmen und Kälte vertreiben 619
Meridian-*Jing-Qi* 48
Meridianpunkte
– Indikationsbereiche 152–153
– Palpation, DD 81

Meridiansyndrom s. *Yangming Jing Bian Zheng*
Meridian-System 61
Meridian-Umläufe 62–63
Metall 45
Meteorismus 826–827
– Ohrakupunktur 1092
Metorrhagie 894–898
– Syndrome 895
Migräne 946–956
– Mundakupunktur 1146
Mikroaderlass
– mit Dreikanktnadel (*San Ling Zhen*) 119–120
– Ohrakupunktur 1073
– mit Pflaumenblütenhämmerchen (*Mei Hua Zhen*) 120–122
– mit Schröpfen und Moxibustion 124–126
– Techniken 119
Mikrosystemakupunktur und YNSA 1117
Milchbildung, Förderung 1044
Milz (*Pi*) **54–55**
– Feuchte-Kälte **689–690**
– – Leitsymptome 683
– und Herz 60
– kontrolliert das Blut nicht (*Pi Bu Tong Xue*) 683, **687–688**
– und Leber 59
– und Lunge 60
– und Niere 60
– Syndrome **683–693**
– – Diätetik 348–350
Milz- und Leber-Blut-Mangel (*Pi Gan Xue Xu*) 728, **743–744**
Milz-Lungen-Syndrom s. *Taiyin*-Syndrome
Milz und -Magen-*Qi*-Mangel
– mit Feuchtigkeits- und Schleimretention 685
– mit Kälte- und Feuchtigkeitsretention im mittleren der *San Jiao* 686
– mit *Qi*-Stagnation 685
Milz-Meridian (Fuß-*Taiyin*) 184–191
– Punkte, spezifische 184
Milz- und Nieren-*Yang*-Mangel (*Pi Shen Yang Xu*) 728, **744–745**
Milz-*Qi*
– sinkendes (*Pi Xu Xia Xian*) **688**, 689
– – Leitsymptome 683
Milz-*Qi*-Mangel (*Pi Qi Xu*) **683–686**
– Diätetik 348–349
– Leitsymptome 683
– Variationen und Übergangsformen 685–686
Milz-*Yang*-Mangel (*Pi Yang Xu*) **686–687**

Index

Milz-Yang-Mangel
- Diätetik 348–349
- Leitsymptome 683
- Ödeme 571
Milz-Yin-Mangel (*Pi Yin Xu*) **692–693**
- Leitsymptome 683
Mingmen 50
die Mitte erwärmen und Kälte vertreiben 618
Morbus s. unter den Eigennamen bzw. Eponymen
Moxa-Hütchen 130
Moxakasten 129
Moxakegel 129
Moxakraut 126
- Aufbewahrung 126
Moxakügelchen 130
Moxanadel 129
Moxazigarre/-zigarette 129
Moxibustion 126–130
- direkte 130
- Historie 2
- Indikationen 127
- – und Punkte 128
- indirekte 129–130
- – mit Zwischenlage 130
- Kontraindikationen 128
- präventive 1066–1067
- – Punktempfehlungen 1067
- Stärken/Ableiten 129
- Techniken 129
- Wirkungen 127
multiple Sklerose 967–970
- Elektrostimulation 969
- Syndrome 968
Mundakupunktur 1136–1148
- Bezeichnungen 1138
- Definition 1136
- *Du Mai*-Punkte 1148
- Indikationen 1138–1140
- Kontraindikationen 1138
- Odontone 1138
- Punktlokalisation 1139–1140
- *Ren*-Punkte 1148
- Retromolarpunkte 1142–1147
- – des Oberkiefers 1143–1144, 1146
- – des Unterkiefers 1146
- *San Jiao* (Drei-Erwärmer)/Perikard 1148
- Technik 1138–1140
- Vestibulumpunkte 1139–1140
- – Oberkieferbereich 1142
- – Unterkieferbereich 1143
- Wirbelsäulenabschnitte, Projektion 1148
- Zahn- und Punktbezeichnungen 1138
Mundgeschmack, DD 72
Mundinspektion, DD 79
Mu-Punkte 638–639
Mu-Punkte

Muskelatrophie 960–964
- s.a. *Wei*-Syndrome
- Syndrome 961
- Therapie nach Syndromdifferenzierung 962–964
Muskelerkrankungen s. *Bi*-Syndrom
muskuläre Versteifungen, Apoplex 772
myofasziale Schmerzen 115
- *Ashi*-Punkte 115
- *Huatuojiaji*-Punkte 115
- *San Jiao*-Meridianpunkte 115
Myopie 818

N

Na Fa, *Tui-Na*-Massage 145
Nachwehen, starke 1037–1038
Nadelgriff 102
Nadelkollaps, Akupunktur 100–101
Nadeln
- s.a. Dreikantnadel
- Akupunktur 102–103
- chinesischer Typ 102
- festsitzende, Akupunktur 101
- Größen 103
- japanischer Typ 102
- Länge 103–104
- Nadelverweildauer 107–108
- Stärke 103
Nadeltechnik
- Einstichmethoden 104–106
- Einstichwinkel 106
- Mehrnadeltechnik 106
- Nadelverweildauer 107–108
- Stichtiefe 106
- Stichwinkel 104
- Stimulationsparameter 109
Nähr-*Ying-Qi* 47
Nässe 65
- s.a. Feuchte bzw. Feuchtigkeit
Nahrungs-*Gu-Qi* 47
Nahrungsmittel(einteilung) 326–335
- Funktionskreisbezug 333
- – Herz 355
- – Leber 357
- – Lunge 356
- – Milz 356–357
- – Niere 358
- nach Geschmacksrichtungen 328–333
- Kurzporträts 338–343
- pathogenes Potenzial 336
- Temperaturverhalten
- – Beeinflussung 337
- – energetisches 326–328
- Wirkrichtung 334–335
- Zubereitung 337–338
Nahrungsstagnation
- beseitigen 622

Nahrungsstagnation
- Feuchte-Hitze, Kombination 602
- im Magen (*Shi Zhi Wei Wan*) **698–699**
- – Leitsymptome 694
Nasenakupunktur 1130–1135
- Punkte 1133–1135
Nasenbluten 788–790
Naseninspektion, DD 78
Nei Gong 138
Nervensystem 937–976
Netzgefäße (*Luo Mai*) 61
- Schädigung durch Sommerhitze 597
- System (*Jing Luo*) 61
Neurodermitis 981–985
- Elektrostimulation 985
- bei Kindern und Erwachsenen 982–984
- Ohrakupunktur 1091
- bei Säuglingen und Kleinkindern 982, 984–985
- Syndrome 982
neurologische Erkrankungen, *Tui-Na*-Massage 143
Neuropathie, vegetative 965
Ni Chuan 582
Nian Fa, *Tui-Na*-Massage 146
Nie Ji Fa, *Tui-Na*-Massage 146
Niere (*Shen*) **55**
- Diätetik 353
- und Herz 59
- Hitze, chronische 594
- und Leber 60
- und Lunge 60
- und Milz 60
- Schädigung, Sommer-Hitze 595
- stärken und Essenz-*Jing* stabilisieren (*Gu Shen Se Jing*) 626–627
- Syndrome 595, **716–725**
- unfähig das *Qi* aufzunehmen (*Shen Bu Na Qi*) **720–721**
- – Leitsymptome 716
- *Yin*-Erschöpfung 594
Nierenessenz, eigentliche (*Jing*) 50
Nieren-*Jing*-Mangel (*Shen Jing Xu*) **716–718**
- Diätetik 353
- Leitsymptome 716
Nierenkolik, Mundakupunktur 1147
Nieren-Meridian (Fuß-*Shaoyin*) 225–234
Nierenmigräne, Mundakupunktur 1146
Nieren-*Qi*
- nicht fest (*Shen Qi Bu Gu*) **719–720**
- – Leitsymptome 716

Nieren-*Qi*-Mangel (*Shen Qi Xu*)
724–725
– Leitsymptome 716
Nieren-*Yang*-Mangel (*Shen Yang Xu*) **718–719**
– Diätetik 353–354
– Leitsymptome 716
– und Nieren-*Yin*-Mangel (*Shen Yin Yang Liang Xu*) 728, **749**
– Ödeme 571
– Wasserüberfluss, Leitsymptome 716
Nieren-*Yin*, Hitzeschädigung 593
Nieren-*Yin*-Mangel (*Shen Yin Xu*) **722–724**
– Diätetik 354
– Leitsymptome 716
– mit Mangel-Hitze, Leitsymptome 716
– -und Nieren-*Yang*-Mangel (*Shen Yin Yang Liang Xu*) **728**, 749
Nikotinabusus 1017–1018
– Ohrakupunktur 1092

O

Oben-/Unten-Kombination, Akupunkturpunkte 648–649
Obstipation 830–834
– DD 72–73
– Mundakupunktur 1146
– Ohrakupunktur 1092
– Syndrome 831
– Wind-Hitze 591
– Wochenbett 1039–1040
Odontone, Mundakupunktur 1138
Ödeme 1055–1057
– Einteilung nach TCM 572
– schwangerschaftsinduzierte 1028
– Syndrome 1056
Öffnungspunkte
– außerordentliche Gefäße 291
– – s.a. Punkteübersicht, vordere Umschlagseite
Ohrakupunktur 1070–1092
– Anatomie 1075
– Behandlungstechniken 1072–1074
– Dauerreizmethoden 1073–1074
– Elektrostimulation 1072
– Indikationen 1070–1071
– Injektionsakupunktur 1072
– Körperareale, Darstellung 1076
– Kontraindikationen 1071
– Laser-Akupunktur 1073

Ohrakupunktur
– Literatur- und Zeitschriftenverzeichnis, Adressen 1166
– Mikroaderlass 1073
– Ohrmuschelmassage 1073
– Punktauswahl 1071
– Punktekombinationen 1091–1092
– Repräsentationsareale 1075–1076
– Segmenttherapie nach Nogier 1071
– Seitenauswahl 1071
– und YNSA 1117
Ohreninspektion, DD 79
Ohrklammer, Ohrakupunktur 1074
Ohrklemme, Ohrakupunktur 1074
Ohrmuschelmassage, Ohrakupunktur 1073
Ohrpunkte 1076–1090
– Antihelix (OP37-45) 1081–1082
– Antitragus (OP25-36) 1080
– Concha inferior (OP100-104) 1087
– Concha superior (OP92-99) 1086–1087
– Crus helicis (OP82-83) 1085
– Crus inferius antehelicis (OP51-54) 1082
– Crus superius antehelicis (OP46-50) 1082
– Fossa triangularis (OP55-61) 1083
– Helix (OP72-78) 1084
– Helixast, aufsteigender (OP79-81) 1084
– Helixfuß und Umgebung (OP84-91) 1086
– Helixrinne (OP62-71) 1083–1084
– Incisura intertragica (OP22-24) 1080
– Incisura supratragica (OP20-21) 1079
– Lobulus (OP1-11) 1077–1078
– Neupunkte/Extrapunkte (NP13-28) 1089
– Ohrrückseite (OP105-110) 1088
– psychotrope 1089
– Punkte nach Nogier 1089
– Tragus (OP12-19) 1078–1079
Okzipitalkopfschmerzen
– Augentherapie 1135
– Mundakupunktur 1145, 1147
Olfaktion 80–81
Oligomenorrhö 889–894
Organ-*Qi*-Fluss 632
Organuhr, Behandlung nach der, Akupunkturpunkte 649

Organverletzungen, innere, Akupunktur 101
Organzuordnung, Pulsposition 83
Orientierungspunkte
– Literatur- und Zeitschriftenverzeichnis, Adressen 1166
– Schädelakupunktur, chinesische 1094–1095
– Schädelzonen, Lokalisation und Indikationen 1099
– Seitenauswahl 1096
– Technik 1096
Osteoporose, Mundakupunktur 1146–1147
Otitis media 809–812
– akute 809
– akut-eitrige 811
– akut-seröse 810
– chronische 810–812

P

pädiatrische Erkrankungen, *Tui-Na*-Massage 144
Pai Fa, *Tui-Na*-Massage 146
Palast-*Fu*-Organ s. Punkteübersicht, vordere Umschlagseite
Palpation 81
Palpitationen 653
Pang Guang s. Harnblase 56
Papillen, Zungendiagnostik 93
Parasiten 559–560
Paratenoitis, Mundakupunktur 1146–1147
Parietalkopfschmerzen, Mundakupunktur 1146
Parkinson-Syndrom 970–971
– Elektrostimulation 971
– Syndrome 970
Pathogenelimination 609
Patientenmerkblatt, Akupunktur 1174
Patientenvertrag 1173
Penetrationsgefäß s. *Chong Mai*
Perikard, HitzeInvasion 591
Perikard (*Xin Bao*) 52
Perikard-Meridian (Hand-*Jueyin*) 234–239
– Punkte, spezifische 234
Pflaumenblütenhämmerchen 120–121
– Mikroaderlass 120–121
Phantomschmerzen 966–967
– Elektrostimulation 967
– Mundakupunktur 1146–1147
– TENS 967
Pharyngitis
– akute, Diätetik 799
– chronische, rezidivierende, Diätetik 799

Phytotherapeutika s. Kräuter,
   Rezepte bzw. Kräuter- und
   Rezeptübersicht
Pi s. Milz 54–55
Plazentalösungsstörungen
   1035–1036
– Syndrome 1035
Po s. Körperseele
Pollakisurie, Ohrakupunktur
   1091
Polydipsie, Polyneuropathie 965
Polymenorrhö 889–894
Polyneuropathie 964–965
– diabetische 965
– Elektrostimulation 965
– TENS 965
Polyphagie, Polyneuropathie 965
Polyurie, Polyneuropathie 965
postapoplektische Schäden 124
prämenstruelles Syndrom
   877–879
– Syndrome 877
Problempatienten, Akupunktur 27
Prostatabeschwerden 870–872
Prostatadynie 872
Prostatahyperplasie 871–872
Prostatitis 870
– akute 870–871
– chronische 870
– Mundakupunktur 1147
Pseudo-Hitze 565
Pseudo-Kälte 565
pseudoradikuläre Syndrome,
   Mundakupunktur 1146–1147
Psoriasis 978–981
– Behandlungsverlauf 977
– *Bi*-Syndrome 981
– Differenzierung 978
– Syndrome 979
psychische Erkrankungen
   1005–1017
– Wochenbett 1040
psychoemotionale Erkrankungen,
   Himmelsfensterpunkte 643
Psychose, hitzebedingte 126
psychosomatische Erkrankun-
   gen 1005–1017
psychovegetatives Syndrom
   1005–1007
Ptosis 820–821
– Syndrome 820
Pulsposition, Organzuordnung 83
Pulsqualitäten, Kombination 85
Puls(tastung) **81–90**
– Alter 84
– beschleunigter 87
– beweglicher 87
– drahtiger, saitenförmiger 88
– dünner, fadenförmiger 87
– Durchführung 82
– Fingerdruck, Abstufung 82
– fixierter 86
– Geschlecht 84

– hohler 86
– intermittierender 89
– Interpretation 89
Puls(tastung)
– Konstitution 84
– kraftloser 87
– kurzer 88
– langer 88
– langsamer 87, 89
– leerer 87
– oberflächlicher 86
– pathologischer 85–89
– Patientenlagerung 81–82
– physiologischer 83–85
– rasender 87
– rauher 88
– sanfter 86
– schlüpfriger 88
– schneller 87, 89
– schwacher 87–88
– straffer 88
– tiefer 86
– träger 87
– Trommelpuls 86
– überfluteter 88
– unregelmäßiger 89
– verborgener 86
– verlangsamter 87
– verschwindender 87
– voller 88
– Wertung, prognostische 89
– zerfließender 86
Punkte
– s.a. Akupunkturpunkte
– s.a. Punkteübersicht, vordere
   Umschlagseite
– der vier Meere 644
PuTENS s. Elektropunktur, transkutane, mit Punktreizgeräten

Q

Qi 47
– Antreiben 111
– und Blut-*Xue* 49
– Formen 47
– Funktionen 48
– gegenläufiges (*Qi Ni*) 568
– und KörperFlüssigkeiten 49
– regulieren und Stagnation beseitigen 617
– reines 53
– sinkendes (*Qi Xian*) 567
– stärken 620
– unreines 53
– Weiterleiten 111–112
Qi Fen Zheng 582
Qi Gong 137–143
– Atmung 138
– Ausbildungsadressen
   1154–1155
– Brokatübungen 140
– Formen 138

– Haltung 138–139
– Literatur- und Zeitschriften-
   verzeichnis, Adressen 1170
Qi Gong
– Meditation 139
– Prinzipien 138
– Übungsbeispiele 140–143
Qi-Blockade, Dünndarm 665,
   667
Qi-Erschöpfung, drohende 595
Qi-Fluss, Störungen, Himmels-
   fensterpunkte 643
Qijiegu (Linie Du 1 bis Du 3) 149
Qi-Kollaps und Blutverlust (*Qi
   Sui Xue Tuo*) 570
Qi-Lin-Syndrom 858–860
Qi-Mangel (*Qi Xu*) 567
– und Blut-Mangel (*Qi Xue
   Liang Yu*) 570
– und Blutverlust (*Qi Bu She
   Xue*) 570
– Herz 653–655
– Lunge **668–670**
– Magen **694–695**
– Milz **683–686**
Qi-Schädigung, Sommer-Hitze
   594
Qi-Stadium
– Akupunktur 587
– Feuchte-Wärme mit Feuch-
   tigkeit 598
– Frühlings-Hitze 591–592
– Sommer-Hitze 602
– – mit Feuchtigkeit 596
– – inkubative 603
– Trockenheit 604
– Wind-Hitze 588
Qi-Stagnation (*Qi Zhi*) 567
– und Blut-Stasen (*Qi Zhi Xue
   Yu*) 569
– im Dickdarm mit Kälte
   682–683
– Feuchte-Hitze 600
– Feuchtigkeit 598
Qi-Syndrome 567–569
Quell-*Ying*-Punkte (*Ying Xue*)
   640
– s.a. Punkteübersicht, vordere
   Umschlagseite
de Quervain-Tendovaginitis
   925–926

R

radikuläre Syndrome, Mundaku-
   punktur 1146–1147
Regionalpunkte, Auswahl 628–
   629
Reisekrankheit 1059
Reizblase, Mundakupunktur 1147
Rektumprolaps 847–849
– Syndrome 847
Ren Mai 280–287

– und *Du Mai*, Ausgleich 647
– Funktionen und Indikationen
  280–281
Ren Mai
– s.a. Punkteübersicht, vordere
  Umschlagseite
Ren-Punkte, Mundakupunktur
  1148
Reproduktions-*Jin* (*Sheng zhi zhi*
  Jing) 50
Residualzustände, Apoplex 773–
  775
Retroflexion, Mundakupunktur,
  Retromolarpunkte des Un-
  terkiefers 1147
Retromolarpunkte
– Mundakupunktur 1142–1147
– des Oberkiefers 1146
– des Unterkiefers 1145
Rezepte
– s.a. Rezeptverzeichnis
– abführende 492–495
– adstringierende und stabilisie-
  rende 543–546
– alphabetisch sortiert nach *Pin*
  Yin 470–475
– Blut bewegende 535–541
– Blut nährende 519–521
– Blut regulierende 535–543
– Blutungen stillende 541–543
– die den Darm befeuchten und
  Stuhlblockaden lindern 494
– Dekokt 477–478
– Feuchte-Hitze klärende 504–507
– Feuchtigkeit ausleitende
  503–510
– die Feuchtigkeit trocknen und
  Schleim lösen 553–554
– Geist beruhigende 547–550
– Geschichte und bedeutende
  Werke 475
– häufig verwendete 466–560
– harmonisierende 495–500
– die den Harnfluss fördern und
  Feuchtigkeit auflösen 507
– die das Herz nähren und den
  Geist beruhigen 548–550
– Hitze klärende 486–492
– – aus dem *Qi*-Stadium
  486–487
– – aus dem *Ying*-und *Xue*-Sta-
  dium 487
– – aus den Funktionskreisen
  489–492
– – und Schleim umwandeln
  554–556
– – und Toxine mildern 488
– die Hitze-Ansammlungen abführen 492–494
– die das Innere erwärmen und
  Kälte vertreiben 510–513

– die den Magen harmonisieren
  und Feuchtigkeit auflösen
  503–504
– Nahrungsstagnation auflösende 559
Rezepte
– Oberfläche öffnende (befreiende) 479–486
– – bei Mangel im Inneren
  485–486
– – von Wind-Hitze 479–485
– gegen Parasiten 559–560
– *Qi* und Blut stärkende
  521–524
– *Qi*-Fluss bewegende 531–533
– *Qi* stärkende 513–518
– die das rebellierend aufsteigende *Qi* nach unten leiten
  533–535
– die Schleim lösen und Wind
  ausleiten 557–558
– Schleim umwandelnde
  553–558
– die Schleim-Kälte wärmen
  und transformieren 556
– stärkende 513–531
– therapeutische Methoden 476
– Trockenheit behandelnde
  500–503
– – und Schleim lösende 557
– Wind vertreibende 550–553
– die Wind-Feuchtigkeit ausleiten 508–510
– *Yang* stärkende 528–531
– *Yang* wärmende und Feuchtigkeit auflösende 508
– *Yin* nährende 524–528
– *Yin* regulierende 531–535
– Zubereitungsformen, galeni-
  sche 476
– Zusammenstellung 476
Rhinitis 801–809
– allergische 806–809
– – Mundakupunktur 1146
– – nicht saisonbedingte
  808–809
– – Ohrakupunktur 1091
– – saisonbedingte 808
– Mundakupunktur 1146–1147
– Syndrome 801–804
– Therapie 803–804
Rigor, Parkinson-Syndrom 971
Röteln 125
Rosacea 994–995
Rotation, Mundakupunktur, Re-
  tromolarpunkte des Unterkie-
  fers 1147
Rou Fa, *Tui-Na*-Massage 145
Rücken, Extrapunkte 300–302
Rückenschmerzen, Lokalisation,
  DD 74

Rücken-*Shu*-Punkt s. Punkte-
  übersicht, vord. Umschlags-
  seite
Rücken-Transport-*Shu*-Punkte
  (*Bei Shu Xue*) 638
Rugen 148
Rupang 148

S

Säfte-Erschöpfung, drohende
  595
Samenpflastermethode, Ohraku-
  punktur 1073
Sammel-*Zong-Qi* 47
San Jiao 57
– als Dreiteilung des Körpers 57
– als *Fu*-Organ 57
– Mundakupunktur 1148
– als Straße des *Yuan Qi* 58
– Mundakupunktur 1148
San-Jiao-Meridian (Hand-
  Shaoyang) 239–247
– myofasziale Schmerzen 115
– Punkte, spezifische 240
Schabetechnik s. *Gua Sha*-Me-
  thode
Schädelakupunktur, chinesische,
  neue nach Yamamoto s.
  YNSA
Schädelakupunktur, chinesische
  (*Tou Zhen*)
– *De-Qi*-Sensation 1097
– Indikationen 1092–1093
– Kontraindikationen 1093
– Ohrakupunktur 1092–1100
– Orientierungslinien 1093
– Orientierungspunkte
  1094–1095
Scheitelkopfschmerz 955
6-Schichten-Modell, Differenzie-
  rung 573–580
Schizophrenie 1015–1016
Schläfrigkeit, DD 75
Schlafstörungen 1007–1012
– DD 75
– multiple Sklerose 968–969
– Syndrome 1008–1009
Schleim
– Einteilung nach TCM 572
– trüber blockiert den Kopf
  (*Tan Zhuo Shang Rao*) **691**,
  692
– – Leitsymptome 683
Schleim transformieren
– und Husten beenden 624
– und Magen harmonisieren
  625
– und Wind zerstreuen 624
Schleimauswurf fördern 614
Schleim-Feuchtigkeitsretention
  572

- in der Lunge (*Tan Shi Zu Fei*) **675–676**
- – Diätetik 347
- – Leitsymptome 668
Schleim-Feuer
- erregt das Herz (*Tan Huo Rao Xin*) **661**, **663**
- – Leitsymptome 665
Schleim-Flüssigkeitsretention
- in der Lunge (*Tan Shui Zu Fei*) **677–678**
- – Leitsymptome 668
Schleim-Hitze-Retention 573
- in der Lunge (*Tan Re Zu Fei*) **676–677**
- – Leitsymptome 668
Schleim-Kälte
- benebelt das Herz (*Han Tan Mi Xin Qiao*) **663–665**
- – Leitsymptome 665
Schleim-Kälte-Retention 573
Schleimretention 571–572
- Kombination mit anderen pathogenen Faktoren 572–573
Schleim-Wind-Retention 573
Schmerzen
- DD 74
- Großzehengrundgelenk 936
- Hypochondrium 848–851
- Sprunggelenk (laterales/mediales) 936
- Vorfuß 936
- Wochenbett 1038–1039
Schmerzerleichterung, Geburt 1032–1033
Schmerztherapie, maligne Erkrankungen 1059–1061
Schock 124
Schreibkrampf, Mundakupunktur 1146
Schröpfen 131–135
- Anwendungen 131–132
- blutiges 133, 135
- Indikationen 132, 134–135
- Kontraindikationen 132
- Material 132
- Nebenwirkungen 131
- Punkte 134–135
- trockenes (unblutiges) 133–134
- Wirkungen 131
Schröpfgläser 132
Schröpfkopfmassage 133–134
- Bewegungsapparaterkrankungen 134
- Indikationen 135
- Regionen 135
Schulterbeschwerden/-schmerzen
- Mundakupunktur 1146–1147
- Ohrakupunktur 1091
- Parkinson-Syndrom 971
Schulter-Syndrome 923–924
Schwangerschaft 1023–1030

- Akupunktur, verbotene Punkte 1023
- Diätetik 1046–1047
- Erbrechen 1024–1027
- Hypertonie 1029–1030
- Ödeme 1028
- Übelkeit 1024–1027
Schwerhörigkeit 942–946
- Ohrakupunktur 1091
Schwermut s. Depression
Schwindel **937–942**
- Apoplex 772
- Fülle-Syndrome 938
- hypertonischer 124
- Mangel-Syndrome 938
- multiple Sklerose 969
- Mundakupunktur 1147
Schwitzen
- DD 70–71
- induzieren (*Han Fa*) 610
- – und Hitze klären 610
- – und die Körperoberfläche befreien 610
- – und *Qi* stärken 611
- – und *Yin* nähren 611
- vermindern 626
Sedierungs-Punkt s. Punkteübersicht, vordere Umschlagseite
Segmenttherapie nach Nogier, Ohrakupunktur 1071–1072
Sehnenerkrankungen s. *Bi*-Syndrom
Sehstörungen, multiple Sklerose 968
Seitneigung, Mundakupunktur, Retromolarpunkte des Unterkiefers 1147
Shao-Shan-Huo (Feuer das den Gebirgswald abbrennt) 111
Shaoyang Bian Zheng **575**
Shaoyang San Jiao, Feuchtigkeit 599
Shaoyang-Syndrome **575–576**
Shaoyang-Yangming Bian Zheng **576**
Shaoyin-Syndrome 578
- Wandlung zum Hitzetyp 579
- – zum Kältetyp 578
Shen s. Niere 55
Sheng-Zyklus 46, 333
- Akupunkturauswahl 632
Shi s. Fülle
Shui Di Lao Ming Yue (Greifen nach dem hellen Mond) 148
Shu-Mu-Methode 646–647
Shun Chuan 582
Sich-Bewusst-Sammeln, *Qi Gong* 139
SI-Fen-Zheng 581
Silbernadeln 102
Singultus 824–826
Sinnesorgane, DD 78–79

Sinnesorganerkrankungen, Himmelsfensterpunkte 643
Sinubronchitis, Mundakupunktur 1146
Sinusitis 801–809
- Mundakupunktur 1146
- Syndrome 804–805
- Therapie 804–806
Sommer-Hitze (*Shu-Wen*) 124
- Ausdehnung 597
Sommer-Hitze
- ohne Feuchtigkeit im *Qi*-Stadium 594
- – *Qi*-Stadium 596
- – *Wei*-Stadium 596
- im *Xue*-Stadium 595
- im *Ying*-Stadium 595
- Herz-Schädigung 595
- inkubative (*Fu-Shu*) 584
- – im *Qi*-Stadium 603
- – *Xue*-Stadium 603
- Nieren-Schädigung 595
- mit Obstruktion der Netzgefäße, Perikardblockade 603
- *Qi*-Schädigung 594
- – *Qi*-Stadium 602
- 4-Stadien-Theorie 583
- Syndrome 81, 594–597, 601
- – *Wei*-Stadium 602
- – *Xue*-Stadium 595
- – *Ying*-Stadium 602
Sonnenstich 124
Sorge (*You*) 1005
Spalten-*Xi*-Punkte (*Xi Xue*) 637
- s.a. Punkteübersicht, vordere Umschlagseite
Spannungskopfschmerzen, kältebedingte 955
Speicher-*Zang*-Organe 51
Sprache, Auskultation, DD 79–80
Sprachstörungen, multiple Sklerose 968
Sprunggelenk (laterales/mediales), Schmerzen 936
4-Stadien-Theorie
- Blut-*Xue*-Stadium 583
- Charakteristika 582
- Differenzierung 580–605
- Hitzetypen in Bezug zu den Jahreszeiten 583
- Nähr-*Ying*-Stadium 583
- *Qi*-Stadium 582
- *Wei*-(Äußeres Abwehr)-Stadium 582
Stärken bei Mangelzuständen (*Bu Fa*) 620–621
Stein-*Lin*-Syndrom 857–858, **864–865**
Sterilität
- bei der Frau (*Bu Yu Zheng*) 900–902
- – Syndrome 899

- bei der Frau (*Bu Yu Zheng*) 898–899
- beim Mann 872–874
- – Syndrome 873
Stichtiefe, Akupunktur 106
Stichwinkel, Akupunktur 104
Stimme, Auskultation, DD 79–80
Stirnkopfschmerzen 955
Stomatitis 799–801
Strabismus 819–820
Struma, blande 907–908
Studierende, Tipps, allgemeine 15–17
Studium in China und Taiwan für Ausländer 5–19
Stuhl
- DD 72
- weicher, wässriger und abfließender s. Diarrhö
Stuhlinkontinenz
- s.a. Inkontinenz
- Lähmungen/Muskelatrophie 962
Styloiditis, Mundakupunktur 1146
Substanzenlehre 47–50
Suchtkranke
- Syndrome 1017
- Therapie 1017–1023

T

Taijiquan 135–137
- Ausbildungsadressen 1154–1155
- Formen 136
- Indikationen 137
- Kontraindikationen 137
- Literatur- und Zeitschriftenverzeichnis, Adressen 1170
- Nebenwirkungen 137
- Prinzipien 136
- Stilrichtungen 136
- Wirkungen 136–137
Taiyang-Shaoyang Bian Zheng **575–576**
Taiyang-Syndrome **574–575**
Taiyin Bing (*Taiyin*-Krankheit) 577
Taiyin-Ikterus 578
Taiyin-Syndrome 577
TCM
- Anamneseleitblatt 1175–1176
- Arbeitsorganisation 26
- Ausbildungsinstitutionen 5–15
- Behandlungszentren, Adressen 1171
- Entscheidungskriterien 17–19
- Entwicklung 18
- Grundlagen, wissenschaftliche 19–20
- Hilfsmittel 26
- Historie 2–5
- Kurzkurse für Ausländer 6
- – Kosten, voraussichtliche 17

- Langkurse für Ausländer 6
- Literatur- und Zeitschriftenverzeichnis, Adressen 1161–1163
- Räumlichkeiten 26
- Reise- und Studienzeiten, günstige 17
- Situation, heutige 18–19
- Software, Adressen 1171
- Studium in China und Taiwan 5–19
Temperaturempfinden, DD 70
Temporalkopfschmerz 955
- Augentherapie 1135
- Mundakupunktur 1146–1147
Tendinitis s. *Bi*-Syndrom
Tendovaginitis 925–926
- crepitans 925
- stenosans (de Quervain) 925–926
TENS (transkutane elektrische Nervenstimulation) 112–114
Therapiegrundlagen 606–649
Thermographie 20
Thorax
- Extrapunkte 298–300
- Hitzestau 589
- Schleim und Hitze 589
Thoraxschmerzen
- Lokalisation, DD 74
- Mundakupunktur 1146–1147
Tinea pedis und manus (ungium) 125, 1003–1004
Tinnitus 942–946
- multiple Sklerose 969
- Ohrakupunktur 1091
- Syndrome 943
Tobsucht s. Schizophrenie
Tonisierungs-Punkt s. Punkteübersicht, vordere Umschlagseite
Tonsillitis
- akute 796
- Diätetik 799
Torticollis
- akuter 919–920, 1135
- – Punktauswahl 920
- Augentherapie 1135
- Mundakupunktur 1146
Tou-Tian-Liang (das Kühlende des Himmels einströmen lassen) 111
Träume, DD 75
transkutane elektrische Nervenstimulation s. TENS
Transport-*Shu*-Punkte, fünf (*Wu Shu Xue*) 47, 639–641
Tremor
- Parkinson-Syndrom 971
- Zungenkörper 94
Trigeminusneuralgie 956–957
- Mundakupunktur 1146–1147
- Ohrakupunktur 1091

- Punktauswahl nach Schmerzlokalisation 957
- – nach Syndromdifferenzierung 957
Trockenheit **66**
- kühle 66
- Lunge 605
- *Qi*-Stadium 604
- warme 66
- *Wei*-Stadium 604
Trockenschröpfen s. Schröpfen, trockenes (unblutiges)
Trommelpuls 86
Tui Fa, *Tui-Na*-Massage 145
Tui-Na-Massage 143–147
- Ausbildungsadressen 1155
- Indikationen 143–144
- Kinder 148–149
- Kontraindikationen 144
- Literatur- und Zeitschriftenverzeichnis, Adressen 1170
- pädiatrische Erkrankungen 144
- Techniken 144–149
Tumorerkrankungen s. maligne Erkrankungen

U

Übelkeit 821–824
- Ohrakupunktur 1092
- Schwangerschaft 1024–1027
- Syndrome 822
Ulcus ventriculi und duodeni 837–841
- Mundakupunktur 1147
- Ohrakupunktur 1092
- Syndrome 839
Umgebungsfaktoren 610
nach unten abführen (*Xia Fa*) 614
Untere-Meer-*Xiahe*-Punkte (*Xia He Xue*) 642
- s.a. Punkteübersicht, vordere Umschlagseite
Urin s. Harn
Urogenitalsyndrom, vegetatives 872
Ursprungs-*Yuan-Qi* 47
Ursprungs-*Yuan-Qi*-Punkte (*Yuan Xue*) 635–636
- s.a. Punkteübersicht, vordere Umschlagseite
- auf *Yang*-Meridiane 635
- auf *Yin*-Meridiane 635
Urtikaria 995
- Ohrakupunktur 1091
- Syndrome 996–997
Uterus 58

V

Venoleninspektion, Zeigefinger 1048

Verhärtungen erweichen 624
Verletzungen, akzidentelle, Aku-
    punktur 101
Verrücktsein s. Schizophrenie
Vestibulumpunkte
– Mundakupunktur 1139–
    1140
– Oberkieferbereich 1142
– Unterkieferbereich 1143
Vitalität 77
– DD 77
Vorfuß, Schmerzen 936
Vorne-/Hinten-Kombination,
    Akupunkturpunkte 646–647

W

Wärme-Trockenheit
– Lunge **670–671**
– *Wei*-Stadium 604
Wahres-*Zhen-Qi* 47
Wai Gong 138
Wai-Qi Liao-Fao 138
Wanderseele (*Hun*) 56
Wandlungsphasen-Punkte 635
Wasser 45
Wasser-Fülle nach außen treiben
    616
Wasserüberfluss (*Shen Xu Shui
    Fan*) **721–722**
– Nieren-*Yang*-Mangel, Leit-
    symptome 716
Wei s. Magen 55
Wei Fen Zheng 582
Wei Qi Ying Xue Bianzheng 581
Weichteilrheumatismus s. *Bi*-
    Syndrom
Wei-Stadium 941
– Akupunktur 587
– Feuchte-Wärme mit Feuch-
    tigkeit 598
– Kälte-Trockenheit 604
– Sommer-Hitze 602
– – mit Feuchtigkeit 596
– Trockenheit 604
– Wärme-Trockenheit 604
– Wind-Hitze 588
– und *Ying*-Stadium, Koexistenz
    602
Wei-Stagnation, Feuchtigkeit 598
Wei-Syndrome 960–964
– s.a. Lähmungen bzw. Muskel-
    atrophie
Wen Bing Lun 581, 587
– Syndrome 588–605
Wen Re Bing 581
Wen-Bing-Syndrome **582–585**
– Akupunktur 587
– Diagnostik 585
– Faktoren, begünstigende 582
Wen-Xie 582
WHO-Indikationsliste, Aku-
    punktur 24

Willenskraft (*Zhi*) 56
Wind **64**
– innerer, Leber-Feuer 593
Wind-Hitze (*Feng-Wen*)
– Obstipation 591
– *Qi*-Stadium 588
– 4-Stadien-Theorie 583
– Syndrome 68–70, 588
– *Wei*-Stadium 588
– *Ying*-Stadium 590
Wind-Hitze-Invasion
– in die Lunge (*Feng Re Fan Fei*)
    674–675
– – Diätetik 347
– – Leitsymptome 668
Wind-Kälte-Invasion
– in die Lunge (*Feng Han Shu
    Fei*) **672–674**
– – Diätetik 347
– – Leitsymptome 668
Wochenbett
– Babyblues 1040
– Diätetik 1046–1047
– Harnblasenentleerungs-
    störungen 1039
– Obstipation 1039–1040
– psychische Probleme 1040
– Schmerzen 1038–1039
Wochenbettbeschwerden (*Chan
    Hou Bing*) 1036–1042
Wochenfluss s. Lochialfluss
Würgen s. Singultus
Wurzel (*Ben*) 608–609
Wurzelpunkte 635
Wu-Zyklus 46

X

Xiao Chang s. Dünndarm 52
Xie-Qi 582
Xin s. Herz 51–52
Xin Bao s. Perikard 52
Xin Gan Wen Bing 582
Xue Fen Zheng 583
Xue Mai s. Blutgefäße 58
Xue-Stadium
– Akupunktur 588
– Feuchte-Hitze 601
– Frühlings-Hitze 592
– Sommer-Hitze 595
– – ohne Feuchtigkeit 595
– – inkubative 603

Y

Yang 42, **563**
– Aspekte beim Menschen 43
– – in der Natur 43
– Bewahrer 291
– erwärmen und Anhäufungen
    abführen 616
– – und Diurese fördern 619

– stärken 621
Yang Qiao Mai 290
– s.a. Punkteübersicht, vordere
    Umschlagseite
Yang Wei Mai 291
– s.a. Punkteübersicht, vordere
    Umschlagseite
Yang, zerstörtes, retten 618–619
Yang-Fülle 566
Yang-Ikterus 853
Yang-Kollaps 563
Yang-Mangel
– Herz 655–656
– Milz **686–687**
– mit relativem *Yin*-Überschuß
    566
Yangming Fu Bian Zheng 577
Yangming Jing Bian Zheng 576
Yangming-Ikterus 577
Yangming-Syndrome **576**
Yang-Ödeme 1056
Yang-Qi-Kollaps mit massiver
    Blutung 601
Yang-Schwäche mit fehlender
    Kontrolle des Wassers 579
Yang-Syndrom 563, 566
Yang-Überfluß 565
Ye 48
Yi Zhi Chan Tui Fa, Tui-Na-Mas-
    sage 145
Yin 42, **563**
– Aspekte beim Menschen 43
– – in der Natur 43
– Bewahrer 290
– stärken (nähren) 621
Yin Qiao Mai 290
– Funktionen und Indikationen
    290
– s.a. Punkteübersicht, vordere
    Umschlagseite
Yin Wei Mai 290–291
– s.a. Punkteübersicht, vordere
    Umschlagseite
Yin-Erschöpfung
– Leber 594
– Niere 594
Yin-Fülle 566
Ying Fen Zheng 583
Ying Gong 138
Ying-Stadium
– Akupunktur 588
– Feuchte-Hitze 602
– Frühlings-Hitze 592
– Sommer-Hitze 601
– – ohne Feuchtigkeit 595
– und *Wei*-Stadium, Koexistenz
    602
– Wind-Hitze 590
Yin-Ikterus 854–855
Yin-Kollaps 563
Yin-Mangel
– Herz 657–658
– Lunge **670–671**

- Magen **696–697**
- Milz **692–693**
- mit relativem *Yang*-Überschuß 566

Yin-Ödeme 1056–1057

Yin-Schädigung
- Lunge 589
- Magen 589

Yin-Syndrom 563, 566

Yin-Überfluß 565

Yin-/Yang-Ausgleich 608
- bei gekoppelten Meridianen 647–648
- bei nicht gekoppelten Meridianen 648

YNSA (neue Schädelakupunktur nach Yamamoto) 1100–1117
- Basis-Zonen/Punkte 1101, **1105**
- – frontale **1102**, 1103–1104, **1106**
- – okzipitale **1106**, 1107–1108
- Bauchdiagnostik 113
- Behandlungsverlauf 1116
- Halsdiagnostik 1114
- Indikationen 1101
- und Körperakupunktur, klassische 1117
- Kombinationsbehandlung 1117
- Kontraindikationen 1101
- und Mikrosystemakupunktur 1117
- und Ohrakupunktur 1117
- Somatotope, anatomische 1101–1108
- – funktionelle 1108–1112, 1114
- Störungen, einfache 1116–1117
- – komplexe 1117
- Technik 1115–1116

- Ypsilon-Punkte, frontale, Lokalisation 1108–1109
- – okzipitale, Lokalisation **1109**, 1112

Yun Shui Ru TU (Wasser zur Erde geben) 148

Yun Tu Ru Shui (Erde ins Wasser geben) 148

Z

Zähne, trockene, *Wen-Bing*-Erkrankung 586

Zahnabdrücke, Zunge 94

Zahnextraktion 794–795
- Analgesie 794–795

Zahnfleischbluten 791–793

Zahnschmerzen 793–795
- Akupunktur 793

Zang-Fu-Funktionskreise **51–61**

Zang-Fu-Syndrome, Diätetik 343–345

Zang-Organe **51–52**, 54–55
- Beziehungen untereinander 59–61

Zeigefinger, Venoleninspektion 1048

Zeitschriftenverzeichnis, Adressen 1160–1161

zerebrale Ischämie, passagere 769–770

Zhen, *Wen-Bing*-Erkrankung 586

Zhen Fa, *Tui-Na*-Massage 146–147

Zheng Chong 653

Zorn (*Nu*) 1005

Zunge
- scharlachrote, *Wen-Bing*-Erkrankung 586
- tiefrote, *Wen-Bing*-Erkrankung 586
- Zahnabdrücke 94

Zungenbelag 91–93
- Farbe 92–93
- Farbveränderungen 96

- gelber 93
- grauer 93
- Qualität 92
- Quantität 91
- schwarzer 93
- weißer 92
- wurzel 96

Zungendiagnostik 90–97
- Befunde, häufige 97
- Durchführung 90
- Furchen 94
- Organbezug nach Lokalisation 91
- Papillen 94
- prognostische Kriterien 96
- s.a. Umschlagsseite, hintere
- Untersuchungskriterien 90–91

Zungenkörper
- blasser 95
- blauvioletter 96
- Deviation 95
- dünner 94
- dunkelroter (karminroter) 96
- Farbe 95–96
- Form 93–94
- geschwollener 93
- Haltung 94–95
- roter 96
- steifer 95
- Tremor 94
- vergrößerter 93
- verkleinerter 94
- verkürzter 94

Zungenmuskulatur, Atrophie 95

Zweig (*Biao*) 608–609

Zwerchfell, Hitzestau 589

Zwerchfellspasmus, Augentherapie 1135

zwölf Heavenly Star Points of *Ma Dan-Yang* 644

Zyklus
- unregelmäßiger 890
- verkürzter 889
- verlängerter 890

Kräuter (lat. Name)

A

Acanthopanacis, Cx (Radicis) (*Wu Jia Pi*, Stachelpanaxwurzelrinde) 361, 373, **403–404**, 456

Achyranthis Bidentatae, Rx (*Niu Xi, Huai Niu Xi*, Achyranthis-Spreublumen-Wurzel) 361, 370–371, **424**, 456, 491, 507, 509, 536, 551

Aconiti Lateralis (Carmichaeli) Praeparata, Rx (*Fu Zi*, Eisenhutseitenwurzel) 361, 369, **432**, 456, 480, 511, 528–530, 560

Acori Graminei, Rz (*Chang Pu, Shi Chang Pu*, Acorus-graminens-Wurzelstock) 361, 368, **453–454**

Agastaches seu Pogostemi, Hb (*Huo Xiang*, Patchouli-Kraut) 361, 370, **415–416**, 457, 503

Agrimoniae Pilosae, Hb (*Xian He Cao*, Odermenningkraut) 361, 373, **428**

Ailanthi Altissimae, Cx (*Chun Gen Bai Pi*) 543

Ailanthi, Cx (*Chun Gen Pi*) 543–544

Akebiae, Caulis (*Mu Tong*, chinesische Osterluzei) 361, 371, **399**, 457, 462, 489–490, 506, 542, 553

Albizziae, Cx (*He Huan Pi*) 457

Algae, Thallus (*Kun Bu*) 457

Alismatis, Rz (*Ze Xie*, Orient-Froschlöffelknolle) 361, 374, **401**, 457, 489, 507, 524–525, 528–529

Allii makrostemonis (Bakeri), Bb (*Xie Bai*, Lauchzwiebel) 361, 373, **418**, 524

Alpiniae Oxyphyllae, Fr (*Yi Zhi Ren*) 546

Amomi Rotundi, Fr (*Bai Dou Kou, Dou Kou*, Kardamom) 361, 368, **415**, 457, 504

Amomi Villosi, Fr (*Sha Ren*, Amomum-Sharen-Früchte) 361, 372, **415**, 457, 514–515

Anemarrhenae, Rz (*Zhi Mu*, Anemarrhena-Wurzelstock, Muttergedenken) 361, 374, **388**, 457, 486, 491, 495, 518, 525, 528, 531, 548, 553

Angelicae Dahuricae, Rx (*Bai Zhi*, Angelica-Dahurica-Wurzel, Engelwurz) 361, 368, **380**, 457, 481, 504

Angelicae Pubescentis, Rx (*Du Huo*, Angelica-Pubescens-Wurzel, Engelwurz) 361, 369, **405**, 457, 485–486, 509

Angelicae Sinensis, Rx (*Dang Gui*, chinesische Angelikawurzel, Engelwurz) 361, 379, **439**, 457, 484, 489, 491, 494, 496–497, 501, 509–510, 516, 519–523, 526–527, 530–531, 533, 535–538, 540–542, 549–550, 553, 560

Aquilariae, Lignum (*Chen Xiang*) 457

Arctii (Lappae), Fr (*Niu Bang Zi*, Klettenfrüchte) 361, 371, **384**, 457, 482, 552

Arecae Catechu, Pericarpium (*Da Fu Pi*) 504

Arisaematis, Rz (*Tian Nan Xing*, Feuerkolbenwurzelknollen) 361, 373, **407–408**, 457

Armeniacae, Sm (Pruni) (*Ku Xing Ren, Xing Ren*, bittere Aprikosensamen) 361, 373, 379, **414**, 457, 479, 482–483, 500, 504, 518, 534, 555

Artemisiae Annuae/Apiaceae, Hb (*Qing Hao*, einjähriges Beifußkraut) 361, 372, **395**

Artemisiae Anomalae, Hb (*Liu Ji Nu*) 457

Artemisiae (Argyri), Fo (*Ai Ye*, Artemisia-Argyi-Blätter, Gemeiner Beifuß) 361, 367, **428**, 457, 519

Artemisiae Capillaris, Hb (*Yin Chen Hao*, Scopariae, Besenbeifußkraut) 361, 374, **400**, 458, 505, 552

Asari, Hb cum Rx (*Xi Xin*, chinesisches Halswurzelkraut) 361, 373, **377–378**, 458, 480, 509, 559

Asini, Gelatinum Corii (*E Jiao, A Jiao*, Eselshaut) 367, 369, **438–439**, 458, 524, 558

Asparagi, Rx (*Tian Men Dong*, chinesische Spargelwurzel) 361, 373, **446**, 458, 549, 552

Asteris Tatarici, Rx (*Zi Wan*, Asternwurzel) 362, 374, **413**, 458, 517, 557

Astragali Membranaceae, Rx (*Huang Qi, Zhi Huang Qi*, Astragaluswurzel, Tragant) 362, 370, **434–435**, 458, 509, 512, 516, 522, 540, 550

Atractylodis Lanceae, Rz (*Cang Zhu*, Atractylodes-Wurzel, Mastixdistel) 362, 368, **416**, 458, 503, 506, 531, 545, 553

Atractylodis Macrocephalae, Rz (*Bai Zhu, Chao Bai Zhu*, großköpfige Atractylodes-Wurzel, Doppelblume) 362, 368, **436–437**, 458, 484, 496–497, 504, 507–508, 510–511, 513–516, 521–522, 543, 545, 558

B

Bambusae in Taenis, Caulis (*Zhu Ru*, Bambusrohrstreifen) 362, 374, **410**, 514, 554

Belamcandae, Rz (*She Gan*) 458

Benincasae, Sm (*Dong Gua Ren*, Wachskürbissamen) 362, 369, **402**

Biotae Orientalis, Sm (*Bai Zi Ren*, orientalischer Lebensbaum) 362, 368, **453**, 549–550

Brassica alba (*Bai Jie Zi*, Sm Sinapis Albae, Senfkörner) 366, 368, **409**, 556

Bubali, Cornu (*Shui Niu Jiao*) 487

Bungarus (*Bai Hua She*) 458

Bupleuri, Rx (*Chai Hu*, chinesische Hasenohrwurzel) 362, 368, **385**, 458, 485–486, 489, 495–499, 516, 536, 545, 547

C

Cacumen Biotae Orientalis Carbonisatus (*Ce Bai Ye Tan*) 541

Cacumen Biotae Orientalis (*Ce Bai Ye*) 541

Cannabis, Sm (*Huo Ma Ren*, Hanfsamen) 362, 370, **398–399**, 494, 524

Carthami Tinctorii, Fl (*Hong Hua*, Saflorblüten) 362, 370, **422–423**, 458, 520, 535, 540

Caryophylli, Fl (*Ding Xiang*, Gewürznelke) 362, 369, **430–431**

Cassiae, Sm (*Cao Jue Ming*) 458

Cephalanoplos, Hb (*Xiao Ji*) 542

Chaenomelis, Fr (*Mu Gua*, chinesische Quittenfrüchte) 362, 371, **404**, 520

Chrysanthemi Morifolii, Fl (*Jin Ju Hua, Ju Hua*, Chrysanthemenblüten) 362, 370, **383**, 458, 481, 525

Cicadae, Periostracum (*Chan Tui*, Zikadenkleid) 362, 368, **384–385**, 458, 552

Cimicifugae, Rz (*Sheng Ma*, Silberkerzenwurzelstock) 362, 372, **386**, 458, 491, 516

Cinnamomi (Cassiae), Cx (*Rou Gui*, Cassia-Zimtrinde) 362,

372, **430**, 459, 510, 520, 522, 529–530, 533, 536–537, 550, 560

Cinnamomi Loureiroi, Cx (*Guan Pi*) 529

Cinnamomi, Ra (*Gui Zhi*, Zimtzweige) 362, 370, 379, **381**, 459, 479–480, 507, 511–512, 523, 528, 538–539, 547

Cistanches, Hb (*Rou Cong Rong*) 459

Citri Aurantii Immaturus, Fr (*Zhi Shi*) 458–459, 554–555

Citri Erythrocarpae, Pericarpium (*Ju Hong*) 554, 557–558

Citri Reticulatae, Pericarpium (*Chen Pi*, Mandarinenschale) 362, 368, **420**, 459, 496, 498, 503, 514, 516, 533, 545, 554–555, 557, 559

Citri Reticulatae Viride, Pericarpium (*Qing Pi*, frühe Mandarinenschale) 362, 372, **420–421**

Citri Sarcoidactylis, Fr (*Fo Shou*, Buddhas-Hand-Früchte) 369, **419**, 459

Citri seu Ponciri, Fr (*Zhi Ke, Zhi Qiao*, Bitterorange) 362, 374, **419**, 485–486, 494, 496, 536, 541

Clematidis, Rx (*Wei Ling Xian*, chinesische Waldrebenwurzel) 362, 373, **405–406**

Codonopsitis, Rx (*Dang Shen*, Glockenwindenwurzel) 362, 369, **435**, 459, 498, 510–517, 523, 535, 538, 545, 547, 549–550, 560

Coicis, Sm (*Yi Yi Ren*, Hiobstränensamen) 362, 374, **402–403**, 459, 505, 507, 515

Colla Cornu Cervi (*Lu Jiao Jiao*) 526, 530

Colla Plastrum Testudinis (*Gui Jiao*) 526

Concha Haliotidis (*Shi Jue Ming*) 550

Concha Ostreae (*Mu Li*) 463, 544, 547, 551

Coptidis, Rz (*Huang Liang*, Goldfadenwurzelstock) 362, 370, **393–394**, 459, 488, 491, 500, 555–556

Corni, Fr (*Shan Zhu Yu, Shan Yu Rou*, japanische Kornelkirschenfrüchte) 362, 372, **449**, 459, 524–526, 528–530

Cornu Cervi (*Lu Rong*, Hirschhorn) 362, 371, **441–442**

Corydalis, Rz (*Yan Hu Suo*, Yanhusuo-Lerchenspornwurzelstock) 362, 374, **425–426**, 459, 536

Crataegi, Fr (*Shan Zha*, Fliederweißdornbeeren) 363, 372, **416–417**, 459, 559

Curculiginis Orchioidis, Rz (*Xian Mao*, Curculigo-Wurzelstock, Rüssellilie) 363, 373, **444**, 531

Curcumae Longae, Rz (*Jian Huang*) 459, 508

Curcumae, Tb (*Yu Jin*, Gelbwurzknolle) 363, 374, **427**, 459

Curcumae Zedoariae, Rz (*E Zhu*, Zitwerwurzelstock, Curuma) 363, 369, **426**

Cuscutae, Sm (*Tu Si Zi*, chinesische Teufelszwirnsamen) 363, 373, **444–445**, 459, 526, 530

Cyathulae Officinalis, Rx (*Chuan Niu Xi*) 526, 529, 541, 551

Cynanchi Baiqian, Rx et Rz (*Bai Qian*) 557

Cyperi Rotundi, Rz (*Xiang Fu*, Nusswurzelstock) 363, 373, **421**, 459, 496, 519, 531, 541, 544

D

Descurainiae, Sm (*Ting Li Zi*, Besenrauke) 363, 373, **413–414**

Dianthi, Hb (*Qu Mai*) 460, 506

Dictamni Radicis, Cx (*Bai Xian Pi*, Dictamwurzelrinde) 363, 368, **391**

Dioscoreae hypo., Rz (*Bei Xie*) 460

Dioscoreae Oppositae, Rz (*Shan Yao, Chao Shan Yao*, Yamswurzelknollen) 361, 372, **435**, 460, 515, 524–526, 528–530, 545–546

Dipsaci (Asperi), Rx (*Xu Duan*, chinesische Kardenwurzel) 363, 374, **443–444**, 520

Dolichoris Lablab, Sm (*Bian Dou, Bai Bian Dou*, Helmbohnensamen) 363, 367–368, **437**, 515

Draconis, Os (*Long Gu*) 460, 547, 551

E

Ecliptae, Hb (*Han Lian Cao, Mo Han Lian*, Ecliptenkraut) 363, 370, **446**, 460, 527

Elsholtziae, Hb (*Xiang Ru*) 460

Ephedrae, Hb (*Ma Huang*, Meerträubchen-Kraut) 363, 373, **378**, 379, 460, 483, 534

Ephedrae, Rx (*Ma Huang Gen*, Ephedra-Wurzel, Meerträub-

chen) 363, 371, **451**, 479–480, 484, 544

Epimedii, Hb (*Yin Yang Huo, Xiang Ling Pi*, Elfenblumenkraut) 363, 373–374, **443**, 460, 531

Equiseti, Hb (*Mu Zei*) 460

Eriobotryae, Fo (*Pi Pa Ye*, Wollmispelblätter) 363, 371, **412**, 460

Eucommiae (Ulmoidis), Cx (*Du Zhong*, chinesische Guttapercharinde) 363, 369, **442**, 460, 509, 526, 530, 551

Eupatorii, Hb (*Pei Lan*) 460

Euphoriae Longanae, Arillus (*Long Yan Rou, Gui Yuan Rou*, Drachenaugenfrüchte) 363, 370–371, **438**, 523

Eupolyphagae (*Tu Bie Chong*) 460

Evodiae, Fr (*Wu Zhu Yu*, Stinkeschenfrüchte) 363, 373, **431**, 460, 512, 519, 538, 546

F

Foeniculi Vulgaris, Fr (*Xiao Hui Xiang, Chao Xiao Hui Xiang*, Fenchel) 363, 373, **431**, 536

Forsythiae (suspensae), Fr (*Lian Qiao*, Forsythienfrüchte) 363, 371, **395**, 460, 481–482, 484, 493, 559

Fritillariae Cirrhosae, Bb (*Chuan Bei Mu*, Szechuan-Schachblumenzwiebel) 363, 368, **409**, 460, 501, 518, 557

Fritillariae Thunbergii, Bb (*Zhe Bei Mu*, Zhekiang-Fritillaria-Zwiebel) 363, 374, **410**, 460, 500

G

Galli, Endothelium (*Ji Nei Jin*) 460

Gardeniae Jasminoides, Fr (*Zhi Zi*, Gardenienfrüchte) 363, 374, **385**, **387**, 460, 484, 488–489, 493, 500, 505–506, 531, 542–543, 551

Gastrodiae, Rz (*Tian Ma*, Gastrodienwurzelstock) 363, 373, **456**, 460, 550, 558

Gecko (*Ge Jie*) 363, 369, **442–443**, 518

Gentianae Macrophyllae, Rx (*Qin Jiao*, großblättrige Enzianwurzel) 363, 372, **406**, 461, 509, 540

Gentianae Scabrae, Rx (*Long Dan Cao*, chinesische Enzianwurzel) 363, 371, **392**, 461, 489

Ginkgo Bilobae, Sm (*Yin Xing*) 534

Ginseng, Rx (*Ren Shen*, Ginsengwurzel, echte Kraftwurz) 363, 372, **433**, 461, 463, 485, 498, 500, 502, 510–518, 521–523, 526, 535, 538, 545, 547, 549–550, 560

Glehniae (Littoralis), Rx (*Sha Shen, Bei Sha Shen*, Glehnia-Wurzel, Becherglocke) 364, 372, **447**, 457, 461, 500, 527

Glycyrrhizae (Uralensis), Rx (*Gan Cao, Zhi Gan Cao*, Ural-Süßholzwurzel) 364, 369, **436**, 461, 479–480, 482–486, 489–490, 493, 495–498, 500–504, 506, 509–516, 518, 520–523, 526, 533–538, 541–542, 545, 548, 550, 552–554, 557–558

Gummi Olibanum (*Ru Xiang*, Harz des Weihrauchbaumes) 364, 372, **423**, 537, 541

Gypsum Fibrosum (*Shi Gao*, mineralischer Gips) 364, 372, **387**, 461, 483–484, 486, 491, 540, 553

H

Haematitum (*Dai Zhe Shi, Zhi Shi*, Hämatit) 364, 369, **455**, 492, 495, 497, 499, 535, 540, 547, 551

Hedyotidis, Hb (*Bai Hua She She Cao*) 461

Hirudo (*Shui Zhi*) 461

Hordei Germinatus, Fr (*Mai Ya*, gekeimte Gerste) 364, 371, **417**, 552

Houttuyniae, Hb (*Yu Xing Cao*, Houttuyniae-Kraut, Eidechsenschwanz) 364, 374, **395–396**, 461, 481

I

Imperatae Cylindricae, Rz (*Bai Mao Gen*, Alang-Alang-Graswurzelstock) 364, 368, **429–430**

Inulae, Fl (*Xuan Fu Hua*, Alantblüten) 364, 374, **407**, 535

Isatidis, Fo (*Da Qing Ye*, Färberwaldblätter) 364, 369, **394**, 459, 461

Isatidis, Rx (*Ban Lan Gen*, Färberwaldwurzel) 364, 368, **396–397**, 461

J

Junci Effusi, Medulla (*Deng Xin Cao*) 461, 506

L

Ledebouriellae, Rx (*Fang Feng*, Windschutzwurzel) 364, 369, **380–381**, 461, 484, 486, 498, 509, 543, 552

Leonuri, Hb (*Yi Mu Cao*, chinesisches Mutterkraut) 364, 374, **423**, 461, 521, 551

Ligustici Sinensis, Rz et Rx (*Gao Ben*, chinesischer Liebstöckelwurzelstock) 364, 369, **381–382**, 461

Ligustici Wallichii, Rx (*Chuan Xiong*, Mutterwurz) 364, 369, **424–425**, 461, 484–486, 496, 510, 519–522, 531, 535–538, 540, 548, 550

Ligustri Lucidi, Fr (*Nu Zhen Zi*, Ligusterfrüchte) 364, 371, **445–446**, 461, 527

Lilii, Bb (*Bai He*, Lilienzwiebel) 364, 368, **445**, 461, 501

Linderae Strychnifoliae, Rx (*Wu Yao, Tai Wu*, Fieberstrauchwurzel) 364, 373, **421**, 461, 546

Lonicerae (japonicae), Fl (*Jin Yin Hua*, Geißblattblüten) 364, 370, **394**, 462, 482

Lophatheri Gracilis (*Dan Zhu Ye*) 462, 482, 490, 494, 505, 542

Loranthi seu Visci, Ra (*Sang Ji Sheng*, Riemenblume) 364, 372, **447**, 509, 551

Lumbricus (*Di Long*, Regenwurm) 364, 369, **454**, 462, 540–541

Lycii, Fr (*Gou Qi Zi*, Bocksdornfrüchte) 364, 369, **438**, 462, 525–527, 530

Lycii Radicis, Cx (*Di Gu Pi*, Bocksdornrinde) 364, 369, **389**, 462, 490

M

Magnolia Liliflorae, Fl (*Xin Yi Hua*, Magnolienblüten) 364, 373, **376–377**, 462, 481

Magnoliae Officinalis, Cx (*Hou Po*, Magnolienrinde) 364, 370, **414**, 462, 492, 503, 505, 532–533

Mantidis, Ootheca (*Sang Piao Xiao*) 462

Massa Fermentata medicinalis (*Shen Qu, Liu Qu*, medizini-

sches Treibmittel) 364, 372, **418**, 531, 559

Meliae Toosendan, Fr (*Chuan Lian Zi*, Paternoster-Baumfrüchte) 364, 368, **419**, 527, 552

Menthae, Hb (*Bo He*, chinesische Ackerminze, Pfefferminze) 364, 368, **384**, 462, 481–482, 484–486, 493, 497

Millettae, Caulis et Rx (*Ji Xue Teng*, Wengé-Hülsenfrüchtler) 364, 370, **422**

Mirabilitum (*Mang Xiao*, Glaubersalz) 364, 371, **397–398**, 484, 492–493

Mori Albae, Fo (*Sang Ye*, Maulbeerblätter) 364, 372, **383**, 462, 481, 500

Mori Albae, Ra (*Sang Zhi*, Maulbeerzweige) 365, 372, **406**

Mori Albae Radicis, Cx (*Sang Bai Pi*) 462, 490, 517–518, 534

Morindae Officinalis, Rx (*Ba Ji Tian, Ba Ji*, Morinda-Wurzel, Maulbeere) 365, 367, **444**, 462, 531

Moschus, Secretio (*She Xiang*) 462

Moutan Radicis, Cx (*Mu Dan Pi*, Strauchpaeonienwurzelrinde) 365, 371, **389**, 462, 487, 491, 497, 524–525, 528–529, 538–539, 543

Mume, Fr (Pruni) (*Wu Mei*, Japanaprikosenfrüchte) 365, 373, **449–450**, 462, 464, 554, 559–560

Mutong, Caulis (*Mu Tong*, chinesische Osterluzei) 365, 371, **399–400**

Myristicae, Sm (*Rou Dou Kou*, Muskatnuss) 365, 372, **451–452**, 546

Myrrha (*Mo Yao*, Räuchermyrrhe) 365, 371, **424**, 462, 536–537, 541

N

Nelumbinis, Sm (*Lian Zi*, Lotussamen) 365, 370, **452**, 515

Nodus Nelumbinis Nuciferae Rhizomatis (*Ou Jie*) 542

Notoginseng, Rx (*San Qi, Tian Qi*, Sanchiwurzel) 365, 372, **429**, 462

Notopterygii, Rz et Rx (*Qiang Huo*, Notopterygium-Wurzel) 365, 372, **382**, 463, 485–486, 508, 541

O

Ophiopogonis Japonici, Tb (*Mai Men Dong*) 491, 501–502, 517, 523, 525, 527, 538, 549

Ophiopogonis, Rx (*Mai Men Dong*, Schlangenbartwurzel) 365, 371, **448**, 463

Oryzae Sativae Germinati, Fr (*Gu Ya*, gekeimter Reis) 365, 370, **417**

P

Paeoniae Albae, Rx, Lactiflorae (*Bai Shao, Bai Yao*, weiße Pfingstrosenwurzel) 365, 368, **439–440**, 463, 480, 484, 495–497, 499, 501, 508, 510–512, 519–522, 538, 543–545, 552

Paeoniae Rubrae, Rx (*Chi Shao Yao*, Pfingstrosenwurzel) 365, 368, **390**, 463, 479–480, 487, 509, 535–540

Panacis Quinquefolii, Rx (*Xi Yang Shen*, amerikanischer Kraftwurz) 365, 373, **447**

Perillae, Fo (*Zi Su Ye*, Schwarznesselblätter) 365, 374, **377**, 463, 504, 532–533

Perillae Frutescentis, Fr (*Su Zi*, Schwarznesselfrüchte) 365, 372, **412–413**, 463, 533–534, 556

Persicae, Sm (*Tao Ren*, Pfirsichsamen) 365, 373, **427**, 464, 494, 520, 535, 537, 539–540

Peucedani, Rx (*Qian Hu*, Haarstrangwurzel) 365, 371, **411**, 463, 485–486, 533

Phellodendri, Cx (*Huang Bo, Huang Bai*, Korkbaumrinde) 365, 370, **391–392**, 463, 488, 506, 525, 528, 531, 543–544, 559

Phragmitis, Rz (*Lu Gen*, Schilfrohrwurzelstock) 365, 371, **388–389**, 463, 482

Pinelliae Praeparatum, Rz oder Tb (*Ban Xia*, Pinelliaknollen) 365, 368, **408**, 463, 480, 498–499, 502, 504–505, 514, 532–535, 538, 547, 550, 553–556, 558–559

Piperis, Caulis (*Hai Feng Teng*, Pfeffersprossachse) 365, 370, **403**

Plantaginis, Sm (*Che Qian Zi*, asiatische Wegerichsamen) 365, 368, **400**, 463, 489, 497, 506, 529, 545

Plastrum Testudinis Calcinum (*Duan Gui Ban*) 543

Plastrum Testudinis (*Gui Ban*) 465, 528, 544, 552

Platycodi, Rx (*Jie Geng*, Ballonblumenwurzel) 365, 370, **407**, 463, 481–482, 484–486, 501, 504, 515, 536, 549, 557

Polygalae Tenuifoliae, Rx (*Yuan Zhi, Zhi Yuan Zhi*, sibirische Kreuzblumenwurzel) 365, 374, **452**, 463, 523, 549–550

Polygonati, Rz (*Yu Zhu*) 463, 495

Polygoni Avicularis, Hb (*Bian Xu*) 506

Polygoni Multiflori, Rx (*He Shou Wu, Shou Wu*, vielblütige Knöterichwurzel) 365, 370, **440**, 464

Polygoni Multifloris, Caulis (*Ye Jiao Teng*) 551

Polygonum cuspidati, Rx et Rz (*Hu Zhang*) 463

Polypori, Sclerotium (*Zhu Ling*, Porling) 366, 374, **401**, 464, 507

Poriae Albae, Sclerotium (*Fu Ling*, Kokospilz) 366, 369, **401–402**, 464, 485–486, 496–497, 504, 507–508, 510, 513–515, 518, 521–525, 528–529, 532, 539, 547–550, 554–555, 557–559

Poriae Cocos Pararadicis, Sclerotium (*Fu Shen*) 543

Prunella (vulgaris), Spica (*Xia Ku Cao*, Braunellenähren) 366, 373, **397**, 464

Pruni (japonici), Sm (*Yu Li Ren*, japanische Kirschensamen) 366, 374, **399**, 464

Pseudostellariae (Heterophyllae), Rx (*Hai Er Shen, Tai Zi Shen*, Pseudostellariawurzel) 366, 370, **436**

Psoraleae (Corylifdiae), Fr (*Bu Gu Zhi*, Asphaltkleefrüchte) 366, 368, **442**, 546

Puerariae, Rx (*Ge Gen*, Kopoubohnenwurzel) 366, 369, **385–386**, 464

Pyri, Fr (*Li Pi*) 500

R

Raphani, Sm (*Lai Fu Zi*, Rettichsamen) 366, 371, **418**, 556, 559

Rehmanniae Glutinosae Conquitae/Praeparatae, Rx (*Shu Di, Shu Di Huang*, Rehmanniawurzel) 366, 372, **441**, 464, 491, 501, 510, 517, 519–530, 549

Rehmanniae Recens, Rx (*Sheng Di Huang*) 366, 372, **390–391**, 464, 487, 489–491, 494, 501–502, 536, 542–543, 553

Rhei, Rx et Rz (*Da Huang*, Rhabarberwurzel) 366, 369, **398**, 464, 484, 488, 492–493, 499, 505–506, 547

Rhinoceri, Cornu (*Xi Jiao*) 487

Rundkolbenpollen (*Chao Pu Huang, Pu Huang*, Typhae, Pollen) 367, 371, **428–429**, 537, 542

S

Saccharum Granorum (*Yi Tang*, Getreidezucker, Malzzucker) 366, 374, **437**, 511–523

Salviae Miltiorrhizae, Rx (*Dan Shen*, Rotwurzsalbeiwurzel) 366, 369, **425**, 464, 549

Sanguisorbae Officinalis, Rx (*Di Yu*, Wiesenknopfwurzel) 366, 369, **429**, 543

Saposhnikoviae divaricatae (*Fang Feng*, Windschutzwurzel) 366, 369, **380–381**

Sargassi, Hb (*Hai Zao*) 464

Saussureae, Rx (*Mu Xiang*, echte Kostwurzel) 362, 366, 371, **421–422**, 458, 514, 523

Schisandrae, Fr (*Wu Wei Zi*, Schisandra-Früchte, Spaltkölbchen) 366, 373, **450**, 464, 480, 517, 525, 546, 549–550

Schizonepetae, Hb (*Jing Jie*, Schizonepetakraut, Katzenminze) 366, 371, **379–380**, 482, 484, 486

Schizonepetae Tenuifoliae Carbonisatus, Hb seu Fl (*Jing Jie Sui Tan*) 545

Schizonepetae Tenuifoliae, Hb seu Fl (*Jing Jie Sui*) 464, 541, 552, 557

Scopariae (*Yin Chen Hao*, Hb Artemisiae Capillaris, Besenbeifußkraut) 361, 374, **400**, 458, 505, 552

Scrophulariae Ningpoensis, Rx (*Xuan Shen*, Ningpo-Braunwurzwurzel) 366, 374, **391**, 464, 501–502, 549, 552

Scutellariae Baicalensis, Rx (*Huang Qin*, Baikal-Helmkrautwurzel) 366, 370, **392–393**, 464, 481, 484, 488–489, 493, 498–500, 517, 519, 522, 534, 543–544, 547, 551, 555

Sesami Indici, Sm (*Hei Zhi Ma, Hu Ma Ren*, Sesamsamen) 366, 370, **448**, 553

Siegesbeckiae, Hb (*Xi Xian Cao*, Siegesbeckienkraut) 366, 373, **405**

Sinapis Albae, Sm (*Bai Jie Zi*, Brassica alba, Senfkörner) 366, 368, **409**, 556

Sojae Praeparatae, Sm (*Dan Dou Chi*) 464, 482, 500

Sophorae Flavescentis, Rx (*Ku Shen*, Schnurbaumwurzel) 366, 371, **393**, 553

Sophorae Japonicai, Fl (*Huai Hua Mi*) 465, 541

Sparganii, Rz (*San Leng*, Sparganium-Wurzelstock, Igelkolben) 366, 372, **426**

Stemonae, Rx (*Bai Bu*, Stemona-Wurzel) 366–367, **413**, 557

Stephaniae, Rx (*Hang Fang Ji*) 465

T

Talcum (*Hua Shi*, Talkum) 367, 370, **403**, 465, 484, 505–506, 542

Taraxaci, Hb (*Pu Gong Ying*, mongolisches Löwenzahnkraut) 367, 371, **396**, 465

Terminaliae Chebulae, Fr (*He Zi*, Terminalia-Früchte) 367, 370, **451**

Tetrapanacis Papyriferi, Medulla (*Tong Cao*) 465, 505

Trachelospermi, Caulis (*Luo Shi Teng*) 465

Tribuli Terrestris, Fr (*Bai Ji Li, Ji Li*, Burzeldornfrüchte) 367–368, **454–455**

Trichosanthis, Fr (*Gua Lou*, Schlangenkrübisfrüchte) 367, 370, **410–411**, 532, 556–557

Trichosanthis, Rx (*Tian Hua Fen*, Schlangenkürbiswurzel) 367, 373, **387–388**, 557

Trichosanthis, Sm (*Gua Lou Ren*, Schlangenkürbissamen) 367, 370, **411**, 555

Tritici Aestivi Levis, Sm (*Fu Xiao Mai*) 544, 548

Trogopteri seu Pteropi, Excrementum (*Chao Wu Ling Zhi*) 537, 541

Tussilaginis Farfarae, Fl (*Kuan Dong Hua*, Huflattichblüten) 367, 371, **412**, 534

Typhae, Pollen (*Pu Huang, Chao Pu Huang*, Rundkolbenpollen) 367, 371, **428–429**, 537, 542

Typhonii, Rz (*Bai Fu Zi*, Typhonium-Wurzelstock) 367–368, **408–409**, 508

U

Uncariae Cum Uncis, Ra (*Gou Teng*, Uncariazweige und -dornen) 367, 369, **455**, 465, 550

V

Violae, Hb (*Zi Hua Di Ding*, wildes chinesisches Veilchen) 367, 374, **396**, 465

Viticis, Fr (*Man Jing Zi*) 465

W

Waldrebenwurzel, chinesische (*Wei Ling Xian*, Rx Clematidis) 362, 373, **405–406**

X

Xanthii, Fr (*Cang Er Zi*, sibirische Spitzklettenfrüchte) 367–368, **404–405**, 465, 481

Z

Zanthoxyli Bungeani, Pericarpium (*Chuan Jiao*) 559

Zingiberis Officinalis, Rz (*Pao Jiang*) 537

Zingiberis Recens, Rz (*Sheng Jiang*, frische Ingwerwurzel) 367, 372, **382–383**, 479–480, 484–486, 497–499, 503–504, 508, 511–512, 521–524, 532–533, 535, 538, 543, 546–547, 554, 558

Zingiberis, Rz (*Gan Jiang*, Ingwerwurzelstock) 367, 369, **432–433**, 465, 480, 499, 510–511, 514, 536, 560

Ziziphi Jujubae, Fr (*Da Zao, Hong Zao*, Jujubenfrüchte, Dattelfrüchte) 367, 369, **434**, 465, 479–480, 498–500, 502–504, 511–512, 521–524, 533, 535, 546–548, 558

Ziziphi Spinosae, Sm (*Suan Zao Ren*, Stacheljujubensamen) 367, 373, **453**, 465, 520, 523, 548–550

Kräuter (**Pinyin**-Name)

A

A Jiao (*E Jiao*, Gelatinum Corii
Asini, Eselshaut) 367, 369,
438–439, 458, 524, 538
Ai Ye (Fo Artemisiae [Argyri], Artemisia-Argyi-Blätter, Gemeiner Beifuß) 361, 367, **428**,
457, 519

B

Ba Ji (*Ba Ji Tian*, Rx Morindae
Officinalis, Morinda-Wurzel,
Maulbeere) 365, 367, **444**,
462, 531
Ba Ji Tian (*Ba Ji*, Rx Morindae
Officinalis, Morinda-Wurzel,
Maulbeere) 365, 367, **444**,
462, 531
Bai Bian Dou (*Bian Dou*, Sm Dolichoris Lablab, Helmbohnensamen) 363, 367–368, **437**, 515
Bai Bu (Rx Stemonae, Stemona-
Wurzel) 366–367, **413**, 557
Bai Dou Kou (*Dou Kou*, Fr
Amomi Rotundi, Kardamom)
361, 368, **415**, 457, 504
Bai Fu Zi (Rz Typhonii, Typhonium-Wurzelstock) 367–368,
408–409, 508
Bai He (Bb Lilii, Lilienzwiebel)
364, 368, **445**, 461, 501
Bai Hua She (Bungarus) 458
Bai Hua She She Cao (Hedyotidis,
Hb) 461
Bai Ji Li (*Ji Li*, Fr Tribuli Terrestris, Burzeldornfrüchte) 367–
368, **454–455**
Bai Jie Zi (Sm Sinapis Albae, Brassica alba, Senfkörner) 366,
368, **409**, 556
Bai Jiu (Weißwein) 532
Bai Mao Gen (Rz Imperatae Cylindricae, Alang-Alang-Graswurzelstock) 364, 368, **429–430**
Bai Qian (Rx et Rz Cynanchi
Baiqian) 557
Bai Shao (*Bai Yao*, Rx Paeoniae
Albae, Lactiflorae, weiße
Pfingstrosenwurzel) 365, 368,
439–440, 463, 480, 484, 495–
497, 499, 501, 508, 510–512,
519–522, 538, 543–545, 552
Bai Xian Pi (Cx Dictamni Radicis, Dictamwurzelrinde) 363,
368, **391**

Bai Yao (*Bai Shao*, Rx Paeoniae
Albae, Lactiflorae, weiße
Pfingstrosenwurzel) 365, 368,
439–440, 463, 480, 484, 495–
497, 499, 501, 508, 510–512,
519–522, 538, 543–545, 552
Bai Zhi (Rx Angelicae dahuricae,
Angelica-Dahurica-Wurzel,
Engelwurz) 361, 368, **380**,
457, 481, 504
Bai Zhu (*Chao Bai Zhu*, Rz
Atractylodis Macrocephalae,
großköpfige Atractylodes-Wurzel, Doppelblume) 362, 368,
436–437, 458, 484, 496–497,
504, 507–508, 510–511, 513–
516, 521–522, 543, 545, 558
Bai Zi Ren (Sm Biotae Orientalis,
orientalischer Lebensbaum)
362, 368, **453**, 549–550
Ban Lan Gen (Rx Isatidis, Färberwaldwurzel) 364, 368, **396–
397**, 461
Ban Xia (Rz oder Tb Pinelliae
Praeparatum, Pinelliaknollen)
365, 368, **408**, 463, 480, 498–
499, 502, 504–505, 514, 532–
535, 538, 547, 550, 553–556,
558–559
Bei Sha Shen (*Sha Shen*, Rx
Glehniae [Littoralis], Glehnia-
Wurzel, Becherglocke) 364,
372, **447**, 457, 461, 500, 527
Bei Xie (Rz Dioscoreae hypo.) 460
Bian Dou (*Bai Bian Dou*, Sm Dolichoris Lablab, Helmbohnensamen) 363, 367–368, **437**, 515
Bian Xu (Hb Polygoni Avicularis)
506
Bo He (Hb Menthae, chinesische
Ackerminze, Pfefferminze)
364, 368, **384**, 462, 481–482,
484–486, 493, 497
Bu Gu Zhi (Fr Psoraleae [Corylifdiae], Asphaltkleefrüchte) 366,
368, **442**, 546

C

Cang Er Zi (Fr Xanthii, sibirische
Spitzklettenfrüchte) 367–368,
404–405, 465, 481
Cang Zhu (Rz Atractylodes Lanceae, Atractylodes-Wurzel, Mastixdistel) 362, 368, **416**, 458,
503, 506, 531, 545, 553
Cao Jue Ming (Sm Cassiae) 458
Ce Bai Ye (Cacumen Biotae Orientalis) 541
Ce Bai Ye Tan (Cacumen Biotae
Orientalis Carbonisatus) 541
Chai Hu (Rx Bupleuri, chinesische Hasenohrwurzel) 362,

368, **385**, 458, 485–486, 489,
495–499, 516, 536, 545, 547
Chan Tui (Periostracum Cicadae,
Zikadenkleid) 362, 368, **384–
385**, 458, 552
Chang Pu (*Shi Chang Pu*, Rz
Acori Graminei, Acorus-graminens-Wurzelstock) 361, 368,
453–454
Chao Bai Zhu (*Bai Zhu*, Rz
Atractylodis Macrocephalae,
großköpfige Atractylodes-Wurzel, Doppelblume) 362, 368,
436–437, 458, 484, 496–497,
504, 507–508, 510–511, 513–
516, 521–522, 543, 545, 558
Chao Pu Huang (*Pu Huang*, Typhae,
Pollen, Rundkolbenpollen) 367,
371, **428–429**, 537, 542
Chao Shan Yao (*Shan Yao*, Rz
Dioscoreae Oppositae, Yamswurzelknollen) 361, 372, **435**,
460, 515, 524–526, 528–530,
545–546
Chao Wu Ling Zhi (Excrementum
Trogopteri seu Pteropi) 537, 541
Che Qian Zi (Sm Plantaginis,
asiatische Wegerichsamen) 365,
368, **400**, 463, 489, 497, 506,
529, 545
Chen Pi (Pericarpium Citri Reticulatae, Mandarinenschale)
362, 368, **420**, 459, 496, 498,
503, 514, 516, 533, 545, 554–
555, 557, 559
Chen Xiang (Lignum Aquilariae)
457
Chi Shao Yao (Rx Paeoniae Rubrae, Pfingstrosenwurzel) 365,
368, **390**, 463, 479–480, 487,
509, 535–540
Chuan Bei Mu (Bb Fritillariae
Cirrhosae, Szechuan-Schachblumenzwiebel) 363, 368, **409**,
460, 501, 518, 557
Chuan Jiao (Pericarpium Zanthoxyli Bungeani) 559
Chuan Lian Zi (Fr Meliae Toosendan, Paternoster-Baumfrüchte)
364, 368, **419**, 527, 552
Chuan Niu Xi (Rx Cyathulae Officinalis) 526, 529, 541, 551
Chuan Xiong (Rx Ligustici Wallichii, Mutterwurz) 364, 369,
424–425, 461, 484–486, 496,
510, 519–522, 531, 535–538,
540, 548, 550
Chun Gen Bai Pi (Cx Ailanthi
Altissimae) 543
Chun Gen Pi (Cx Ailanthi) 543–
544

D

Da Fu Pi (Pericarpium Arecae Catechu) 504

Da Huang (Rx et Rz Rhei, Rhabarberwurzel) 366, 369, **398**, 464, 484, 488, 492–493, 499, 505–506, 547

Da Qing Ye (Fo Isatidis, Färberwaldblätter) 364, 369, **394**, 459, 461

Da Zao (*Hong Zao*, Fr Zizyphi Jujubae, Jujubenfrüchte, Dattelfrüchte) 367, 369, **434**, 465, 479–480, 498–500, 502–504, 511–512, 521–524, 533, 535, 546–548, 558

Dai Zhe Shi (*Zhi Shi*, Haematitum, Hämatit) 364, 369, **455**, 492, 495, 497, 499, 535, 540, 547, 551

Dan Dou Chi (Sm Sojae Praeparatae) 464, 482, 500

Dan Zhu Ye (Lophatheri Gracilis) 462, 482, 490, 494, 505, 542

Dang Gui (Rx Angelicae Sinensis, chinesische Angelikawurzel, Engelwurz) 361, 379, **439**, 457, 484, 489, 491, 494, 496–497, 501, 509–510, 516, 519–523, 526–527, 530–531, 533, 535–538, 540–542, 549–550, 553, 560

Dang Shen (Rx Codonopsitis, Glockenwindenwurzel) 362, 369, **435**, 459, 498, 510–517, 523, 535, 538, 545, 547, 549–550, 560

Deng Xin Cao (Medulla Junci Effusi) 461, 506

Di Gu Pi (Cx Lycii Radicis, Bocksdornrinde) 364, 369, **389**, 462, 490

Di Long (Lumbricus, Regenwurm) 364, 369, **454**, 462, 540–541

Di Yu (Rx Sanguisorbae Officinalis, Wiesenknopfwurzel) 366, 369, **429**, 543

Ding Xiang (Fl Caryophylli, Gewürznelke) 362, 369, **430–431**

Dong Gua Ren (Sm Benincasae, Wachskürbissamen) 362, 369, **402**

Dou Kou (*Bai Dou Kou*, Fr Amomi Rotundi, Kardamom) 361, 368, **415**, 457, 504

Du Huo (Rx Angelicae Pubescentis, Angelica-pubescens-Wurzel, Engelwurz) 361, 369, **405**, 457, 485–486, 509

Du Zhong (Cx Eucommiae [Ulmoidis], chinesische Guttapercharinde) 363, 369, **442**, 460, 509, 526, 530, 551

Duan Gui Ban (Plastrum Testudinis Calcinum) 543

E

E Jiao (*A Jiao*, Gelatinum Corii Asini, Eselshaut) 367, 369, **438–439**, 458, 524, 538

E Zhu (Rz Curcumae Zedoariae, Zitwerwurzelstock, Curuma) 363, 369, **426**

F

Fang Feng (Rx Ledebouriellae, Windschutzwurzel) 364, 369, **380–381**, 461, 484, 486, 498, 509, 543, 552

Fang Feng (Saposhnikoviae divaricatae, Windschutzwurzel) 366, 369, **380–381**

Fo Shou (Fr Citri Sarcoidactylis, Buddhas-Hand-Früchte) 369, **419**, 459

Fu Ling (Sclerotium Poriae Albae, Kokospilz) 366, 369, **401–402**, 464, 485–486, 496–497, 504, 507–508, 510, 513–515, 518, 521–525, 528–529, 532, 539, 547–550, 554–555, 557–559

Fu Shen (Sclerotium Poriae Cocos Pararadicis) 551

Fu Xiao Mai (Sm Tritici Aestivi Levis) 544, 548

Fu Zi (Rx Aconiti Lateralis [Carmichaeli] Praeparata, Eisenhutseitenwurzel) 361, 369, **432**, 456, 480, 511, 528–530, 560

G

Gan Cao (*Zhi Gan Cao*, Rx Glycyrrhizae [Uralensis], Ural-Süßholzwurzel) 364, 369, **436**, 461, 479–480, 482–486, 489–490, 493, 495–498, 500–504, 506, 509–516, 518, 520–523, 526, 533–538, 541–542, 545, 548, 550, 552–554, 557–558

Gan Jiang (Rz Zingiberis, Ingwerwurzelstock) 367, 369, **432–433**, 465, 480, 499, 510–511, 514, 536, 560

Gao Ben (Rz et Rx Ligustici Sinensis, chinesischer Liebstökkelwurzelstock) 364, 369, **381–382**, 461

Ge Gen (Rx Puerariae, Kopoubohnenwurzel) 366, 369, **385–386**, 464

Ge Jie (Gecko) 363, 369, **442–443**, 518

Geng Mi (glutenfreier Reis) 486, 490, 502

Gou Qi Zi (Fr Lycii, Bocksdornfrüchte) 364, 369, **438**, 462, 525–527, 530

Gou Teng (Ra Uncariae Cum Uncis, Uncariazweige und -dornen) 367, 369, **455**, 465, 550

Gu Ya (Fr Oryzae Sativae Germinati, gekeimter Reis) 365, 370, **417**

Gua Lou (Fr Trichosanthis, Schlangenkürbisfrüchte) 367, 370, **410–411**, 532, 556–557

Gua Lou Ren (Sm Trichosanthis, Schlangenkürbissamen) 367, 370, **411**, 555

Guan Pi (Cx Cinnamomi Loureiroi) 529

Gui Ban (Plastrum Testudinis) 465, 528, 544, 552

Gui Jiao (Colla Plastrum Testudinis) 526

Gui Yuan Rou (*Long Yan Rou*, Arillus Euphoriae Longanae, Drachenaugenfrüchte) 363, 370–371, **438**, 523

Gui Zhi (Ra Cinnamomi, Zimtzweige) 362, 370, 379, **381**, 459, 479–480, 507, 511–512, 523, 528, 538–539, 547

H

Hai Er Shen (*Tai Zi Shen*, Rx Pseudostellariae [Heterophyllae], Pseudostellariawurzel) 366, 370, **436**

Hai Feng Teng (Caulis Piperis, Pfeffersprossachse) 365, 370, **403**

Hai Zao (Hb Sargassi) 464

Han Lian Cao (*Mo Han Lian*, Hb Ecliptae, Ecliptenkraut) 363, 370, **446**, 460, 527

Hang Fang Ji (Rx Stephaniae) 465

He Huan Pi (Cx Albizziae) 457

He Shou Wu (*Shou Wu*, Rx Polygoni Multiflori, vielblütige Knöterichwurzel) 365, 370, **440**, 464

He Zi (Fr Terminaliae Chebulae, Terminalia-Früchte) 367, 370, **451**

Hei Zhi Ma (*Hu Ma Ren*, Sm Sesami Indici, Sesamsamen) 366, 370, **448**, 553

Hong Hua (Fl Carthami Tinctorii, Saflorblüten) 362, 370, **422–423**, 458, 520, 535, 540

Hong Zao (*Da Zao*, Fr Zizyphi Jujubae, Jujubenfrüchte, Dattelfrüchte) 367, 369, **434**, 465, 479–480, 498–500, 502–504, 511–512, 521–524, 533, 535, 546–548, 558

Hou Po (*Cx Magnoliae Officinalis*, Magnolienrinde) 364, 370, **414**, 462, 492, 503, 505, 532–533

Hu Ma Ren (*Hei Zhi Ma*, Sm Sesami Indici, Sesamsamen) 366, 370, **448**, 553

Hu Zhang (Rx et Rz Polygonum cuspidati) 463

Hua Shi (Talcum, Talkum) 367, 370, **403**, 465, 484, 505–506, 542

Huai Hua Mi (Fl Sophorae Japonicai) 465, 541

Huai Niu Xi (*Niu Xi*, Rx Achyranthis Bidentatae, Achyranthis-Spreublumen-Wurzel) 361, 370–371, **424**, 456, 491, 507, 509, 536, 551

Huang Bai (*Huang Bo*, Cx Phellodendri, Korkbaumrinde) 365, 370, **391–392**, 463, 488, 506, 525, 528, 531, 543–544, 559

Huang Bo (*Huang Bai*, Cx Phellodendri, Korkbaumrinde) 365, 370, **391–392**, 463, 488, 506, 525, 528, 531, 543–544, 559

Huang Liang (Rz Coptidis, Goldfadenwurzelstock) 362, 370, **393–394**, 459, 488, 491, 500, 555–556

Huang Qi (*Zhi Huang Qi*, Rx Astragali Membranaceae, Astragaluswurzel, Tragant) 362, 370, **434–435**, 458, 509, 512, 516, 522, 540, 550

Huang Qin (Rx Scutellariae Baicalensis, Baikal-Helmkrautwurzel) 366, 370, **392–393**, 464, 481, 484, 488–489, 493, 498–500, 517, 519, 522, 534, 543–544, 547, 551, 555

Hui Xiang (*Xiao Chao Xiao Hui Xiang*, Fr Foeniculi Vulgaris, Fenchel) 363, 373, **431**, 536

Huo Ma Ren (Sm Cannabis, Hanfsamen) 362, 370, **398–399**, 494, 524

Huo Xiang (Hb Agastaches seu Pogostemi, Patchouli-Kraut) 361, 370, **415–416**, 457, 503

J

Ji Li (*Bai Ji Li*, Fr Tribuli Terrestris, Burzeldornfrüchte) 367–368, **454–455**

Ji Nei Jin (Endothelium Galli) 460

Ji Xue Teng (Caulis et Rx Millettae, Wengé-Hülsenfrüchtler) 364, 370, **422**

Jian Huang (Rz Curcumae Longae) 459, 508

Jie Geng (Rx Platycodi, Ballonblumenwurzel) 365, 370, **407**, 463, 481–482, 484–486, 501, 504, 515, 536, 549, 557

Jin Ju Hua (Fl Chrysanthemi Morifolii, *Ju Hua*, Chrysanthemenblüten) 362, 370, **383**, 458, 481, 525

Jin Yin Hua (Fl Lonicerae [japonicae], Geißblattblüten) 364, 370, **394**, 462, 482

Jing Jie (Hb Schizonepetae, Schizonepetakraut, Katzenminze) 366, 371, **379–380**, 482, 484, 486

Jing Jie Sui (Hb seu Fl Schizonepetae Tenuifoliae) 464, 541, 552, 557

Jing Jie Sui Tan (Hb seu Fl Schizonepetae Tenuifoliae Carbonisatus) 545

Ju Hong (Pericarpium Citri Erythrocarpae) 554, 557–558

Ju Hua (Fl Chrysanthemi Morifolii, *Jin Ju Hua*, Chrysanthemenblüten) 362, 370, **383**, 458, 481, 525

K

Ku Shen (Rx Sophorae Flavescentis, Schnurbaumwurzel) 366, 371, **393**, 553

Ku Xing Ren (*Xing Ren*, Sm [Pruni] Armeniacae, bittere Aprikosensamen) 361, 373, 379, **414**, 457, 479, 482–483, 500, 504, 518, 534, 555

Kuan Dong Hua (Fl Tussilaginis Farfarae, Huflattichblüten) 367, 371, **412**, 534

Kun Bu (Thallus Algae) 457

L

Lai Fu Zi (Sm Raphani, Rettichsamen) 366, 371, **418**, 556, 559

Li Pi (Fr Pyri) 500

Lian Qiao (Fr Forsythiae [suspensae], Forsythienfrüchte) 363, 371, **395**, 460, 481–482, 484, 493, 559

Lian Zi (Sm Nelumbinis, Lotussamen) 365, 370, **452**, 515

Liu Ji Nu (Hb Artemisiae Anomalae) 457

Liu Qu (*Shen Qu*, Massa Fermentata medicinalis, medizinisches Treibmittel) 364, 372, **418**, 531, 559

Long Dan Cao (Rx Gentianae Scabrae, chinesische Enzianwurzel) 363, 371, **392**, 461, 489

Long Gu (Os Draconis) 460, 547, 551

Long Yan Rou (*Gui Yuan Rou*, Arillus Euphoriae Longanae, Drachenaugenfrüchte) 363, 370–371, **438**, 523

Lu Gen (Rz Phragmitis, Schilfrohrwurzelstock) 365, 371, **388–389**, 463, 482

Lu Jiao Jiao (Colla Cornu Cervi) 526, 530

Lu Rong (Cornu Cervi, Hirschhorn) 362, 371, **441–442**

Luo Shi Teng (Caulis Trachelospermi) 465

M

Ma Huang Gen (Rx Ephedrae, Ephedra-Wurzel, Meerträubchen) 363, 371, **451**, 479–480, 484, 544

Ma Huang (Hb Ephedrae, Meerträubchen-Kraut) 363, 373, **378**, 379, **379**, 460, 483, 534

Mai Men Dong (Rx Ophiopogonis, Schlangenbartwurzel) 365, 371, **448**, 463

Mai Men Dong (Tb Ophiopogonis Japonici) 491, 501–502, 517, 523, 525, 527, 538, 549

Mai Ya (Fr Hordei Germinatus, gekeimte Gerste) 364, 371, **417**, 552

Man Jing Zi (Fr Viticis) 465

Mang Xiao (Mirabilitum, Glaubersalz) 364, 371, **397–398**, 484, 492–493

Mo Han Lian (*Han Lian Cao*, Hb Ecliptae, Ecliptenkraut) 363, 370, **446**, 460, 527

Mo Yao (Myrrha, Räuchermyrrhe) 365, 370, **424**, 462, 536 537, 541

Mu Dan Pi (Cx Moutan Radicis, Strauchpaeonienwurzelrinde) 365, 370, **389**, 462, 487, 491, 497, 524–525, 528–529, 538–539, 543

Mu Gua (Fr Chaenomelis, chinesische Quittenfrüchte) 362, 371, **404**, 520

Mu Li (Concha Ostreae) 463, 544, 547, 551

Mu Tong (Caulis Akebiae, chinesische Osterluzei) 361, 371, **399**, 457, 462, 489–490, 506, 542, 553

Mu Tong (Caulis Mutong, chinesische Osterluzei) 365, 371, **399–400**, 458

Mu Xiang (Rx Aucklandiae [Lappae], echte Kostwurzel) 362, 371, **421–422**

Mu Xiang (Rx Saussureae, echte Kostwurzel) 362, 366, 371, **421–422**, 458, 514, 523

Mu Zei (Hb Equiseti) 460

N

Niu Bang Zi (Fr Arctii [Lappae], Klettenfrüchte) 361, 371, **384**, 457, 482, 552

Niu Xi (*Huai Niu Xi*, Rx Achyranthis Bidentatae, Achyranthis-Spreublumen-Wurzel) 361, 370–371, **424**, 456, 491, 507, 509, 536, 551

Nu Zhen Zi (Fr Ligustri Lucidi, Ligusterfrüchte) 364, 371, **445–446**, 461, 527

O

Ou Jie (Nodus Nelumbinis Nuciferae Rhizomatis) 542

P

Pao Jiang (Rz Zingiberis Officinalis) 537

Pei Lan (Hb Eupatorii) 460

Pi Pa Ye (Fo Eriobotryae, Wollmispelblätter) 363, 371, **412**, 460

Pu Gong Ying (Hb Taraxaci, mongolisches Löwenzahnkraut) 367, 371, **396**, 465

Pu Huang (*Chao Pu Huang*, Typhae, Pollen, Rundkolbenpollen) 367, 371, **428–429**, 537, 542

Q

Qian Hu (Rx Peucedani, Haarstrangwurzel) 365, 371, **411**, 463, 485–486, 533

Qiang Huo (Rz et Rx Notopterygii, Notopterygium-Wurzel) 365, 372, **382**, 463, 485–486, 508, 541

Qin Jiao (Rx Gentianae Macrophyllae, großblättrige Enzianwurzel) 363, 372, **406**, 461, 509, 540

Qing Hao (Hb Artemisiae Annuae/Apiaceae, einjähriges Beifußkraut) 361, 372, **395**

Qing Pi (Pericarpium Citri Reticulatae Viride, frühe Mandarinenschale) 362, 372, **420–421**

Qu Mai (Hb Dianthi) 460, 506

R

Ren Shen (Rx Ginseng, Ginsengwurzel, echte Kraftwurz) 363, 372, **433**, 461, 463, 485, 498, 500, 502, 510–518, 521–523, 526, 535, 538, 545, 547, 549–550, 560

Rou Cong Rong (Hb Cistanches) 459

Rou Dou Kou (Sm Myristicae, Muskatnuss) 365, 372, **451–452**, 546

Rou Gui (Cx Cinnamomi [Cassiae], Cassia-Zimtrinde) 362, 372, **430**, 459, 510, 520, 522, 529–530, 533, 536–537, 550, 560

Ru Xiang (Gummi Olibanum, Harz des Weihrauchbaumes) 364, 372, **423**, 537, 541

S

San Leng (Rz Sparganii, Sparganium-Wurzelstock, Igelkolben) 366, 372, **426**

San Qi (*Tian Qi*, Rx Notoginseng, Sanchiwurzel) 365, 372, **429**, 462

Sang Bai Pi (Cx Mori Albae Radicis) 462, 490, 517–518, 534

Sang Ji Sheng (Ra Loranthii seu Visci, Riemenblume) 364, 372, **447**, 509, 551

Sang Piao Xiao (Ootheca Mantidis) 462

Sang Ye (Fo Mori Albae, Maulbeerblätter) 364, 372, **383**, 462, 481, 500

Sang Zhi (Ra Mori Albae, Maulbeerzweige) 365, 372, **406**

Sha Ren (Fr Amomi Villosi, Amomum-Sharen-Früchte) 361, 372, **415**, 457, 514–515

Sha Shen (*Bei Sha Shen*, Rx Glehniae [Littoralis], Glehnia-Wurzel, Becherglocke) 364, 372, **447**, 457, 461, 500, 527

Shan Yao (*Chao Shan Yao*, Rz Dioscoreae Oppositae, Yamswurzelknollen) 361, 372, **435**, 460, 515, 524–526, 528–530, 545–546

Shan Yu Rou (*Shan Zhu Yu*, Fr Corni, japanische Kornelkirschenfrüchte) 362, 372, **449**, 459, 524–526, 528–530

Shan Zha (Fr Crataegi, Fliederweißdornbeeren) 363, 372, **416–417**, 459, 559

Shan Zhu Yu (*Shan Yu Rou*, Fr Corni, japanische Kornelkirschenfrüchte) 362, 372, **449**, 459, 524–526, 528–530

She Gan (Rz Belamcandae) 458

She Xiang (Secretio Moschus) 462

Shen Qu (*Liu Qu*, Massa Fermentata medicinalis, medizinisches Treibmittel) 364, 372, **418**, 531, 559

Sheng Di Huang (Rx Rehmanniae Recens) 366, 372, **390–391**, 464, 487, 489–491, 494, 501–502, 536, 542–543, 553

Sheng Jiang (Rz Zingiberis Recens, frische Ingwerwurzel) 367, 372, **382–383**, 479–480, 484–486, 497–499, 503–504, 508, 511–512, 521–524, 532–533, 535, 538, 543, 546–547, 554, 558

Sheng Ma (Rz Cimicifugae, Silberkerzenwurzelstock) 362, 372, **386**, 458, 491, 516

Shi Chang Pu (*Chang Pu*, Rz Acori Graminei, Acorus-graminens-Wurzelstock) 361, 368, **453–454**

Shi Gao (Gypsum Fibrosum, mineralischer Gips) 364, 372, **387**, 461, 483–484, 486, 491, 540, 553

Shi Jue Ming (Concha Haliotidis) 550

Shou Wu (*He Shou Wu*, Rx Polygoni Multiflori, vielblütige Knöterichwurzel) 365, 370, **440**, 464

Shu Di Huang (*Shu Di*, Rx Rehmanniae Glutinosae Conquitae/Praeparatae, Rehmanniawurzel) 366, 372, **441**, 464, 491, 501, 510, 517, 519–530, 549

Shu Di (*Shu Di Huang*, Rx Rehmanniae Glutinosae Conquitae/Praeparatae, Rehmanniawurzel) 366, 372, **441**, 464, 491, 501, 510, 517, 519–530, 549

Shui Niu Jiao (Cornu Bubali) 487

Shui Zhi (Hirudo) 461

Su Zi (Fr Perillae Frutescentis, Schwarznesselfrüchte) 365, 372, **412–413**, 463, 533–534, 556

Suan Zao Ren (Sm Zizyphi Spinosae, Stacheljujubensamen) 367, 373, **453**, 465, 520, 523, 548–550

T

Tai Wu (*Wu Yao*, Rx Linderae Strychnifoliae, Fieberstrauchwurzel) 364, 373, **421**, 461, 546

Tai Zi Shen (*Hai Er Shen*, Rx Pseudostellariae [Heterophyllae], Pseudostellariawurzel) 366, 370, **436**

Tao Ren (Sm Persicae, Pfirsichsamen) 365, 373, **427**, 464, 494, 520, 535, 537, 539–540

Tian Hua Fen (Rx Trichosanthis, Schlangenkürbiswurzel) 367, 373, **387–388**, 557

Tian Ma (Rz Gastrodiae, Gastrodienwurzelstock) 363, 373, **456**, 460, 550, 558

Tian Men Dong (Rx Asparagi, chinesische Spargelwurzel) 361, 373, **446**, 458, 549, 552

Tian Nan Xing (Rz Arisaematis, Feuerkolbenwurzelknollen) 361, 373, **407–408**, 457

Tian Qi (*San Qi*, Rx Notoginseng, Sanchiwurzel) 365, 372, **429**, 462

Ting Li Zi (Sm Descurainiae, Besenrauke) 363, 373, **413–414**

Tong Cao (Medulla Tetrapanacis Papyriferi) 465, 505

Tu Bie Chong (Eupolyphagae) 460

Tu Si Zi (Sm Cuscutae, chinesische Teufelszwirnsamen) 363, 373, **444–445**, 459, 526, 530

W

Wei Ling Xian (Rx Clematidis, chinesische Waldrebenwurzel) 362, 373, **405–406**

Wu Jia Pi (Cx [Radicis] Acanthopanacis, Stachelpanaxwurzelrinde) 361, 373, **403–404**, 456

Wu Mei (Fr [Pruni] Mume, Japanaprikosenfrüchte) 365, 373, **449–450**, 462, 464, 554, 559–560

Wu Wei Zi (Fr Schisandrae, Schisandra-Früchte, Spaltkölbchen)

Su Zi 366, 373, **450**, 464, 480, 517, 525, 546, 549–550

Wu Yao (*Tai Wu*, Rx Linderae Strychnifoliae, Fieberstrauchwurzel) 364, 373, **421**, 461, 546

Wu Zhu Yu (Fr Evodiae, Stinkeschenfrüchte) 363, 373, **431**, 460, 512, 519, 538, 546

X

Xi Jiao (Cornu Rhinoceri) 487

Xi Xian Cao (Hb Siegesbeckiae, Siegesbeckienkraut) 366, 373, **405**

Xi Xin (Hb cum Rx Asari, chinesisches Halswurzelkraut) 361, 373, **377–378**, 458, 460, 480, 509, 559

Xi Yang Shen (Rx Panacis Quinquefolii, amerikanischer Kraftwurz) 365, 373, **447**

Xia Ku Cao (Spica Prunella [vulgaris], Braunellenähren) 366, 373, **397**, 464

Xian He Cao (Hb Agrimoniae Pilosae, Odermenningkraut) 361, 373, **428**

Xian Mao (Rz Curculiginis Orchioidis, Curculigo-Wurzelstock, Rüssellilie) 363, 373, **444**, 531

Xiang Fu (Rz Cyperi Rotundi, Nusswurzelstock) 363, 373, **421**, 459, 496, 519, 531, 541, 544

Xiang Ling Pi (*Yin Yang Huo*, Hb Epimedii, Elfenblumenkraut) 363, 373–374, **443**, 460, 531

Xiang Ru (Hb Elsholtziae) 460

Xiao Hui Xiang (*Chao Xiao Hui Xiang*, Fr Foeniculi Vulgaris, Fenchel) 363, 373, **431**, 536

Xiao Ji (Hb Cephalanoplos) 542

Xie Bai (Bb Allii makrostemonis [Bakeri], Lauchzwiebel) 361, 373, **418**, 532

Xin Yi Hua (Fl Magnolia Liliflorae, Magnolienblüten) 364, 373, **376–377**, 462, 481

Xing Ren (*Ku Xing Ren*, Sm [Pruni] Armeniacae, , bittere Aprikosensamen) 361, 373, 379, **414**, 457, 479, 482–483, 500, 504, 518, 534, 555

Xu Duan (Rx Dipsaci [Asperi], chinesische Kardenwurzel) 363, 374, **443–444**, 520

Xuan Fu Hua (Fl Inulae, Alantblüten) 364, 374, **407**, 535

Xuan Shen (Rx Scrophularia Ningpoensis, Ningpo-Braun-

wurzwurzel) 366, 374, **391**, 464, 501–502, 549, 552

Y

Yan Hu Suo (Rz Corydalis, Yanhusuo-Lerchenspornwurzelstock) 362, 374, **425–426**, 459, 536

Ye Jiao Teng (Caulis Polygoni Multifloris) 551

Yi Mu Cao (Hb Leonuri, chinesisches Mutterkraut) 364, 374, **423**, 461, 521, 551

Yi Tang (Saccharum Granorum, Getreidezucker, Malzzucker) 366, 374, **437**, 511–512

Yi Yi Ren (Sm Coicis, Hiobstränensamen) 362, 374, **402–403**, 459, 505, 507, 515

Yi Zhi Ren (Fr Alpiniae Oxyphyllae) 546

Yin Chen Hao (Hb Artemisiae Capillaris, Scopariae, Besenbeifußkraut) 361, 374, **400**, 458, 505, 552

Yin Xing (Sm Ginkgo Bilobae) 534

Yin Yang Huo (*Xiang Ling Pi*, Hb Epimedii, Elfenblumenkraut) 363, 373–374, **443**, 460, 531

Yu Jin (Tb Curcumae, Gelbwurzknolle) 363, 374, **427**, 459

Yu Li Ren (Sm Pruni [japonici], japanische Kirschensamen) 366, 374, **399**, 464

Yu Xing Cao (Hb Houttuyniae, Houttuyniae-Kraut, Eidechsenschwanz) 364, 374, **395–396**, 461, 481

Yu Zhu (Rz Polygonati) 463, 495

Yuan Zhi (*Zhi Yuan Zhi*, Rx Polygalae Tenuifoliae, sibirische Kreuzblumenwurzel) 365, 374, **452**, 463, 523, 549–550

Z

Ze Xie (Rz Alismatis, Orient-Froschlöffelknolle) 361, 374, **401**, 457, 489, 507, 524–525, 528–529

Zhe Bei Mu (Bb Fritillariae Thunbergii, Zhekiang-Fritillaria-Zwiebel) 363, 374, **410**, 460, 500

Zhi Gan Cao (*Gan Cao*, Rx Glycyrrhizae [Uralensis], Ural-Süßholzwurzel) 364, 369, **436**, 461, 479–480, 482–486, 489–490, 493, 495–498, 500–504, 506, 509–516, 518, 520–523,

526, 533–538, 541–542, 545,
548, 550, 552–554, 557–558
Zhi Huang Qi (*Huang Qi*, Rx
Astragali Membranaceae, Astragaluswurzel, Tragant) 362, 370,
434–435, 458, 509, 512, 516,
522, 540, 550
Zhi Ke (*Zhi Qiao*, Fr Citri seu
Ponciri, Bitterorange) 362,
374, **419**, 485–486, 494, 496,
536, 541
Zhi Mu (Rz Anemarrhenae, Anemarrhena-Wurzelstock, Muttergedenken) 361, 374, **388**,
457, 486, 491, 495, 518, 525,
528, 531, 548, 553

Zhi Qiao (*Zhi Ke*, Fr Citri seu
Ponciri, Bitterorange) 362,
374, **419**, 485–486, 494, 496,
536, 541
Zhi Shi (*Dai Zhe Shi*, Haematitum, Hämatit) 364, 369, **455**,
492, 495, 497, 499, 535, 540,
547, 551
Zhi Shi (Fr Citri Aurantii Immaturus) 458–459, 554–555
Zhi Yuan Zhi (*Yuan Zhi*, Rx Polygalae Tenuifoliae, sibirische
Kreuzblumenwurzel) 365, 374,
452, 463, 523, 549–550
Zhi Zi (Fr Gardeniae Jasminoides,
Gardenienfrüchte) 363, 374,
385, **387**, 460, 484, 488–489,

493, 500, 505–506, 531, 542–
543, 551
Zhu Ling (Sclerotium Polypori,
Porling) 366, 374, **401**, 464,
507
Zhu Ru (Caulis Bambusae in Taenis, Bambusrohrstreifen) 362,
374, **410**, 514, 554
Zi Hua Di Ding (Hb Violae, wildes chinesisches Veilchen) 367,
374, **396**, 465
Zi Su Ye (Fo Perillae, Schwarznesselblätter) 365, 374, **377**, 463,
504, 532–533
Zi Wan (Rx Asteris Tatarici,
Asternwurzel) 362, 374, **413**,
458, 517, 557

Kräuter (dtsch. Name)

A

Achyranthis-Spreublumen-Wurzel (*Huai Niu Xi, Niu Xi*, Rx Achyranthis Bidentatae) 361, 370–371, **424**, 456, 491, 507, 509, 536, 551

Ackerminze, chinesische (*Bo He*, Hb Menthae, Pfefferminze) 364, 368, **384**, 462, 481–482, 484–486, 493, 497

Acorus-graminens-Wurzelstock (*Shi Chang Pu, Chang Pu*, Rz Acori Graminei) 361, 368, **453–454**

Alang-Alang-Graswurzelstock (*Bai Mao Gen*, Rz Imperatae Cylindricae) 364, 368, **429–430**

Alantblüten (*Xuan Fu Hua*, Fl Inulae) 364, 374, **407**, 535

Amomum-Sharen-Früchte (*Sha Ren*, Fr Amomi Villosi) 361, 372, **415**, 457, 514–515

Anemarrhena-Wurzelstock (*Zhi Mu*, Rz Anemarrhenae, Muttergedenken) 361, 374, **388**, 457, 486, 491, 495, 518, 525, 528, 531, 548, 553

Angelica-dahurica-Wurzel (*Bai Zhi*, Rx Angelicae Dahuricae, Engelwurz) 361, 368, **380**, 457, 481, 504

Angelica-pubescens-Wurzel (*Du Huo*, Rx Angelicae Pubescentis, Engelwurz) 361, 369, **405**, 457, 485–486, 509

Angelikawurzel, chinesische (*Dang Gui*, Rx Angelicae Sinensis, , Engelwurz) 361, 379, **439**, 457, 484, 489, 491, 494, 496–497, 501, 509–510, 516, 519–523, 526–527, 530–531, 533, 535–538, 540–542, 549–550, 553, 560

Aprikosensamen, bittere (*Ku Xing Ren, Xing Ren*, Sm [Pruni] Armeniacae) 361, 373, 379, **414**, 457, 479, 482–483, 500, 504, 518, 534, 555

Artemisia-Argyi-Blätter (*Ai Ye*, Fo Artemisiae [Argyri], Gemeiner Beifuß) 361, 367, **428**, 457, 519

Asphaltkleefrüchte (*Bu Gu Zhi*, Fr Psoraleae [Corylifdiae]) 366, 368, **442**, 546

B

Baikal-Helmkrautwurzel (*Huang Qin*, Rx Scutellariae Baicalensis) 366, 370, **392–393**, 464, 481, 484, 488–489, 493, 498–500, 517, 519, 522, 534, 543–544, 547, 551, 555

Ballonblumenwurzel (*Jie Geng*, Rx Platycodi) 365, 370, **407**, 463, 481–482, 484–486, 501, 504, 515, 536, 549, 557

Bambusrohrstreifen (*Zhu Ru*, Caulis Bambusae in Taenis) 362, 374, **410**, 514, 554

Becherglocke (*Bei Sha Shen, Sha Shen*, Rx Glehniae [Littoralis], Glehnia-Wurzel) 364, 372, **447**, 457, 461, 500, 527

Beifuß, Gemeiner (*Ai Ye*, Fo Artemisiae [Argyri], Artemisia-Argyi-Blätter) 361, 367, **428**, 457, 519

Beifußkraut, einjähriges (*Qing Hao*, Hb Artemisiae Annuae/Apiaceae) 361, 372, **395**

Besenbeifußkraut (*Yin Chen Hao*, Hb Artemisiae Capillaris, Scopariae) 361, 374, **400**, 458, 505, 552

Besenrauke (*Ting Li Zi*, Sm Descurainiae) 363, 373, **413–414**

Bitterorange (*Zhi Qiao, Zhi Ke*, Fr Citri seu Ponciri) 362, 374, **419**, 485–486, 494, 496, 536, 541

Bocksdornfrüchte (*Gou Qi Zi*, Fr Lycii) 364, 369, **438**, 462, 525–527, 530

Bocksdornrinde (*Di Gu Pi*, Cx Lycii Radicis) 364, 369, **389**, 462, 490

C

Cassia-Zimtrinde (*Rou Gui*, Cx Cinnamomi [Cassiae]) 362, 372, **430**, 459, 510, 520, 522, 529–530, 533, 536–537, 550, 560

Cassia-Zimtzweige s. Zimtzweige

Chrysanthemenblüten (Fl Chrysanthemi Morifolii, *Jin Ju Hua, Ju Hua*) 362, 370, **383**, 458, 481, 525

Curculigo-Wurzelstock (*Xian Mao*, Rz Curculiginis Orchioidis, Rüssellilie) 363, 373, **444**, 531

D

Dattelfrüchte (*Hong Zao Da Zao*, Fr Zizyphi Jujubae, Jujubenfrüchte) 367, 369, **434**, 465, 479–480, 498–500, 502–504, 511–512, 521–524, 533, 535, 546–548, 558

Dictamwurzelrinde (*Bai Xian Pi*, Cx Dictamni Radicis) 363, 368, **391**

Doppelblume (*Chao Bai Zhu, Bai Zhu*, Rz Atractylodis Macrophalae, großköpfige Atractylodes-Wurzel) 362, 368, **436–437**, 458, 484, 496–497, 504, 507–508, 510–511, 513–516, 521–522, 543, 545, 558

Drachenaugenfrüchte (*Gui Yuan Rou, Long Yan Rou*, Arillus Euphoriae Longanae) 363, 370–371, **438**, 523

E

Ecliptenkraut (*Mo Han Lian, Han Lian Cao*, Hb Ecliptae) 363, 370, **446**, 460, 527

Eidechsenschwanz (*Yu Xing Cao*, Hb Houttuyniae, Houttuyniae-Kraut) 364, 374, **395–396**, 461, 481

Eisenhutseitenwurzel (*Fu Zi*, Rx Aconiti Lateralis [Carmichaeli]

A (Fortsetzung)

Asternwurzel (*Zi Wan*, Rx Asteris Tatarici) 362, 374, **413**, 458, 517, 557

Astragaluswurzel (*Zhi Huang Qi, Huang Qi*, Rx Astragali Membranaceae, Tragant) 362, 370, **434–435**, 458, 509, 512, 516, 522, 540, 550

Atractylodes-Wurzel (*Cang Zhu*, Rz Atractylodis Lanceae, Mastixdistel) 362, 368, **416**, 458, 503, 506, 531, 545, 553

Atractylodes-Wurzel, großköpfige (*Chao Bai Zhu, Bai Zhu*, Rz Atractylodis Macrocephalae, , Doppelblume) 362, 368, **436–437**, 458, 484, 496–497, 504, 507–508, 510–511, 513–516, 521–522, 543, 545, 558

B (Fortsetzung)

Braunellenähren (*Xia Ku Cao*, Spica Prunella [vulgaris]) 366, 373, **397**, 464

Buddhas-Hand-Früchte (*Fo Shou*, Fr Citri Sarcoidactylis) 369, **419**, 459

Burzeldornfrüchte (*Ji Li, Bai Ji Li*, Fr Tribuli Terrestris) 367–368, **454–455**

Kräuter (dtsch. Name)

Praeparata) 361, 369, **432**, 456, 480, 511, 528–530, 560

Elfenblumenkraut (*Yin Yang Huo, Xiang Ling Pi*, Hb Epimedii) 363, 373–374, **443**, 460, 531

Engelwurz (*Bai Zhi*, Rx Angelicae dahuricae, Angelica-Dahurica-Wurzel) 361, 368, **380**, 457, 481, 504

Engelwurz (*Dang Gui*, Rx Angelicae Sinensis, chinesische Angelikawurzel) 361, 379, **439**, 457, 484, 489, 491, 494, 496–497, 501, 509–510, 516, 519–523, 526–527, 530–531, 533, 535–538, 540–542, 549–550, 553, 560

Engelwurz (*Du Huo*, Rx Angelicae Pubescentis, Angelica-pubescens-Wurzel) 361, 369, **405**, 457, 485–486, 509

Enzianwurzel, chinesische (*Long Dan Cao*, Rx Gentianae Scabrae) 363, 371, **392**, 461, 489

Enzianwurzel, großblättrige (*Qin Jiao*, Rx Gentianae Macrophyllae) 363, 372, **406**, 461, 509, 540

Ephedra-Wurzel (*Ma Huang Gen*, Rx Ephedrae, Meerträubchen) 363, 371, **451**, 479–480, 484, 544

Eselshaut (*A Jiao, E Jiao*, Gelatinum Corii Asini) 367, 369, **438–439**, 458, 524, 538

F

Färberwaldblätter (*Da Qing Ye*, Fo Isatidis) 364, 369, **394**, 459, 461

Färberwaldwurzel (*Ban Lan Gen*, Rx Isatidis) 364, 368, **396–397**, 461

Fenchel (*Hui Xiang, Xiao Chao Xiao Hui Xiang*, Fr Foeniculi Vulgaris) 363, 373, **431**, 536

Feuerkolbenwurzelknollen (*Tian Nan Xing*, Rz Arisaematis) 361, 373, **407–408**, 457

Fieberstrauchwurzel (*Tai Wu, Wu Yao*, Rx Linderae Strychnifoliae) 364, 373, **421**, 461, 546

Fliederweißdornbeeren (*Shan Zha*, Fr Crataegi) 363, 372, **416–417**, 459, 559

Forsythienfrüchte (*Lian Qiao*, Fr Forsythiae [suspensae]) 363, 371, **395**, 460, 481–482, 484, 493, 559

G

Gardenienfrüchte (*Zhi Zi*, Fr Gardeniae Jasminoides) 363,

374, **385, 387**, 460, 484, 488–489, 493, 500, 505–506, 531, 542–543, 551

Gastrodienwurzelstock (*Tian Ma*, Rz Gastrodiae) 363, 373, **456**, 460, 550, 558

Gecko (*Ge Jie*) 363, 369, **442–443**, 518

Geißblattblüten (*Jin Yin Hua*, Fl Lonicerae [japonicae]) 364, 370, **394**, 462, 482

Gelbwurzknolle (*Yu Jin*, Tb Curcumae) 363, 374, **427**, 459

Gerste, gekeimte (*Mai Ya*, Fr Hordei Germinatus) 364, 371, **417**, 552

Getreidezucker (*Yi Tang*, Saccharum Granorum, Malzzucker) 366, 374, **437**, 511–512

Gewürznelke (*Ding Xiang*, Fl Caryophylli) 362, 369, **430–431**

Ginkgo Bilobae, Sm (*Yin Xing*) 534

Ginsengwurzel (*Ren Shen*, Rx Ginseng, echte Kraftwurz) 363, 372, **433**, 461, 463, 485, 498, 500, 502, 510–518, 521–523, 526, 535, 538, 545, 547, 549–550, 560

Gips, mineralischer (*Shi Gao*, Gypsum Fibrosum) 364, 372, **387**, 461, 483–484, 486, 491, 540, 553

Glaubersalz (*Mang Xiao*, Mirabilitum) 364, 371, **397–398**, 484, 492–493

Glehnia-Wurzel (*Bei Sha Shen, Sha Shen*, Rx Glehniae [Littoralis], Becherglocke) 364, 372, **447**, 457, 461, 500, 527

Glockenwindenwurzel (*Dang Shen*, Rx Codonopsitis) 362, 369, **435**, 459, 498, 510–517, 523, 535, 538, 545, 547, 549–550, 560

Goldfädenwurzelstock (*Huang Liang*, Rz Coptidis) 362, 370, **393–394**, 459, 488, 491, 500, 555–556

Guttapercharinde, chinesische (*Du Zhong*, Cx Eucommiae [Ulmoidis]) 363, 369, **442**, 460, 509, 526, 530, 551

H

Haarstrangwurzel (*Qian Hu*, Rx Peucedani) 365, 371, **411**, 463, 485–486, 533

Hämatit (*Zhi Shi, Dai Zhe Shi*, Haematitum) 364, 369, **455**, 492, 495, 497, 499, 535, 540, 547, 551

Halswurzelkraut, chinesisches (*Xi Xin*, Hb cum Rx Asari) 361, 373, **377–378**, 458, 480, 509, 559

Hanfsamen (*Huo Ma Ren*, Sm Cannabis) 362, 370, **398–399**, 494, 524

Harz des Weihrauchbaumes (*Ru Xiang*, Gummi Olibanum) 364, 372, **423**, 537, 541

Hasenohrwurzel, chinesische (*Chai Hu*, Rx Bupleuri) 362, 368, **385**, 458, 485–486, 489, 495–499, 516, 536, 545, 547

Helmbohnensamen (*Bai Bian Dou, Bian Dou*, Sm Dolichoris Lablab) 363, 367–368, **437**, 515

Hiobstränensamen (*Yi Yi Ren*, Sm Coicis) 362, 374, **402–403**, 459, 505, 507, 515

Hirschhorn (*Lu Rong*, Cornu Cervi) 362, 371, **441–442**

Houttuyniae-Kraut (*Yu Xing Cao*, Hb Houttuyniae, Eidechsenschwanz) 364, 374, **395–396**, 461, 481

Huflattichblüten (*Kuan Dong Hua*, Fl Tussilaginis Farfarae) 367, 371, **412**, 534

I

Igelkolben (*San Leng*, Rz Sparganii, Sparganium-Wurzelstock) 366, 372, **426**

Ingwerwurzel, frische (*Sheng Jiang*, Rz Zingiberis Recens) 367, 372, **382–383**, 479–480, 484–486, 497–499, 503–504, 508, 511–512, 521–524, 532–533, 535, 538, 543, 546–547, 554, 558

Ingwerwurzelstock (*Gan Jiang*, Rz Zingiberis) 367, 369, **432–433**, 465, 480, 499, 510–511, 514, 536, 560

J

Japanaprikosenfrüchte (*Wu Mei*, Fr [Pruni] Mume) 365, 373, **449–450**, 462, 464, 554, 559–560

Jujubenfrüchte (*Hong Zao Da Zao*, Fr Zizyphi Jujubae, Dattelfrüchte) 367, 369, **434**, 465, 479–480, 498–500, 502–504, 511–512, 521–524, 533, 535, 546–548, 558

K

Kardamom (*Bai Dou Kou, Dou Kou*, Fr Amomi Rotundi) 361, 368, **415**, 457, 504

Kardenwurzel, chinesische (*Xu Duan*, Rx Dipsaci [Asperi]) 363, 374, **443–444**, 520

Katzenminze (*Jing Jie*, Hb Schizonepetae, Schizonepetakraut) 366, 371, **379–380**, 482, 484, 486

Kirschensamen, japanische (*Yu Li Ren*, Sm Pruni [japonici]) 366, 374, **399**, 464

Klettenfrüchte (*Niu Bang Zi*, Fr Arctii [Lappae]) 361, 371, **384**, 457, 482, 552

Knöterichwurzel, vielblütige (*Shou Wu, He Shou Wu*, Rx Polygoni Multiflori) 365, 370, **440**, 464

Kokospilz (*Fu Ling*, Sclerotium Poriae Albae) 366, 369, **401–402**, 464, 485–486, 496–497, 504, 507–508, 510, 513–515, 518, 521–525, 528–529, 532, 539, 547–550, 554–555, 557–559

Kopoubohnenwurzel (*Ge Gen*, Rx Puerariae) 366, 369, **385–386**, 464

Korkbaumrinde (*Huang Bo, Huang Bai*, Cx Phellodendri) 365, 370, **391–392**, 463, 488, 506, 525, 528, 531, 543–544, 559

Kornelkirschenfrüchte, japanische (*Shan Yu Rou, Shan Zhu Yu*, Fr Corni) 362, 372, **449**, 459, 524–526, 528–530

Kostwurzel, echte (*Mu Xiang*, Rx Aucklandiae [Lappae]) 362, 371, **421–422**

Kostwurzel, echte (*Mu Xiang*, Rx Saussureae) 362, 366, 371, **421–422**, 458, 514, 523

Kraftwurz, amerikanischer (*Xi Yang Shen*, Rx Panacis Quinquefolii) 365, 373, **447**

Kraftwurz, echte (*Ren Shen*, Rx Ginseng, Ginsengwurzel) 363, 372, **433**, 461, 463, 485, 498, 500, 502, 510–518, 521–523, 526, 535, 538, 545, 547, 549–550, 560

Kreuzblumenwurzel, sibirische (*Zhi Yuan Zhi, Yuan Zhi*, Rx Polygalae Tenuifoliae) 365, 374, **452**, 463, 523, 549–550

L

Lauchzwiebel (*Xie Bai*, Bb Allii makrostemonis [Bakeri]) 361, 373, **418**, 532

Lebensbaum, orientalischer (*Bai Zi Ren*, Sm Biotae Orientalis) 362, 368, **453**, 549–550

Liebstöckelwurzelstock, chinesischer (*Gao Ben*, Rz et Rx Ligustici Sinensis) 364, 369, **381–382**, 461

Ligusterfrüchte (*Nu Zhen Zi*, Fr Ligustri Lucidi) 364, 371, **445–446**, 461, 527

Lilienzwiebel (*Bai He*, Bb Lilii) 364, 368, **445**, 461, 501

Löwenzahnkraut, mongolisches (*Pu Gong Ying*, Hb Taraxaci) 367, 374, **396**, 465

Lotussamen (*Lian Zi*, Sm Nelumbinis) 365, 370, **452**, 515

M

Magnolienblüten (*Xin Yi Hua*, Fl Magnolia Liliflorae) 364, 373, **376–377**, 462, 481

Magnolienrinde (*Hou Po*, Cx Magnoliae Officinalis) 364, 370, **414**, 462, 492, 503, 505, 532–533

Malzzucker (*Yi Tang*, Saccharum Granorum, Getreidezucker) 366, 374, **437**, 511–512

Mandarinenschale (*Chen Pi*, Pericarpium Citri Reticulatae) 362, 368, **420**, 459, 496, 498, 503, 514, 516, 533, 545, 554–555, 557, 559

Mandarinenschale, frühe (*Qing Pi*, Pericarpium Citri Reticulatae Viride) 362, 372, **420–421**

Mastixdistel (*Cang Zhu*, Rz Atractylodes Lanceae, Atractylodes-Wurzel) 362, 368, **416**, 458, 503, 506, 531, 545, 553

Maulbeerblätter (*Sang Ye*, Fo Mori Albae) 364, 372, **383**, 462, 481, 500

Maulbeere (*Ba Ji, Ba Ji Tian*, Rx Morindae Officinalis, Morinda-Wurzel) 365, 367, **444**, 462, 531

Maulbeerzweige (*Sang Zhi*, Ra Mori Albae) 365, 372, **406**

Meerträubchen (*Ma Huang Gen*, Rx Ephedrae, Ephedra-Wurzel) 363, 371, **451**, 479–480, 484, 544

Meerträubchen-Kraut (*Ma Huang*, Hb Ephedrae) 363, 373, **378**, 379, **379**, 460, 483, 534

Morinda-Wurzel (*Ba Ji, Ba Ji Tian*, Rx Morindae Officinalis, Maulbeere) 365, 367, **444**, 462, 531

Muskatnuss (*Rou Dou Kou*, Sm Myristicae) 365, 372, **451–452**, 546

Muttergedenken (*Zhi Mu*, Rz Anemarrhenae, Anemarrhena-Wurzelstock) 361, 374, **388**, 457, 486, 491, 495, 518, 525, 528, 531, 548, 553

Mutterkraut, chinesisches (*Yi Mu Cao*, Hb Leonuri) 364, 374, **423**, 461, 521, 551

Mutterwurz (*Chuan Xiong*, Rx Ligustici Wallichii) 364, 369, **424–425**, 461, 484–486, 496, 510, 519–522, 531, 535–538, 540, 548, 550

N

Ningpo-Braunwurzwurzel (*Xuan Shen*, Rx Scrophularia Ningpoensis) 366, 374, **391**, 464, 501–502, 549, 552

Notopterygium-Wurzel (*Qiang Huo*, Rz et Rx Notopterygii) 365, 372, **382**, 463, 485–486, 508, 541

Nusswurzelstock (*Xiang Fu*, Rz Cyperi Rotundi) 363, 373, **421**, 459, 496, 519, 531, 541, 544

O

Odermenningkraut (*Xian He Cao*, Hb Agrimoniae Pilosae) 361, 373, **428**

Orient-Froschlöffelknolle (*Ze Xie*, Rz Alismatis) 361, 374, **401**, 457, 489, 507, 524–525, 528–529

Osterluzei, chinesische (*Mu Tong*, Caulis Akebiae) 361, 371, **399**, 457, 462, 489–490, 506, 542, 553

Osterluzei, chinesische (*Mu Tong*, Caulis Mutong) 365, 371, **399–400**

P

Patchouli-Kraut (*Huo Xiang*, Hb Agastaches seu Pogostemi) 361, 370, **415–416**, 457, 503

Paternoster-Baumfrüchte (*Chuan Lian Zi*, Fr Meliae Toosendan) 364, 368, **419**, 527, 552

Pfefferminze (*Bo He*, Hb Menthae, chinesische Ackerminze)

Kräuter (dtsch. Name)

364, 368, **384**, 462, 481–482,
484–486, 493, 497

Pfeffersprossachse (*Hai Feng Teng*,
Caulis Piperis) 365, 370, **403**

Pfingstrosenwurzel (*Chi Shao Yao*,
Rx Paeoniae Rubrae) 365,
368, **390**, 463, 479–480, 487,
509, 535–540

Pfingstrosenwurzel, weiße (*Bai
Yao, Bai Shao*, Rx Paeoniae Albae, Lactiflorae) 365, 368,
439–440, 463, 480, 484, 495–
497, 499, 501, 508, 510–512,
519–522, 538, 543–545, 552

Pfirsichsamen (*Tao Ren*, Sm Persicae) 365, 373, **427**, 464, 494,
520, 535, 537, 539–540

Pinelliaknollen (*Ban Xia*, Rz oder
Tb Pinelliae Praeparatum) 365,
368, **408**, 463, 480, 498–499,
502, 504–505, 514, 532–535,
538, 547, 550, 553–556, 558–559

Porling (*Zhu Ling*, Sclerotium
Polypori) 366, 374, **401**, 464,
507

Pseudostellariawurzel (*Tai Zi
Shen, Hai Er Shen*, Rx Pseudostellariae [Heterophyllae]) 366,
370, **436**

Q

Quittenfrüchte, chinesische (*Mu
Gua*, Fr Chaenomelis) 362,
371, **404**, 520

R

Räuchermyrrhe (*Mo Yao*, Myrrha)
365, 371, **424**, 462, 536–537,
541

Regenwurm (*Di Long*, Lumbricus)
364, 369, **454**, 462, 540–541

Rehmanniawurzel (*Shu Di Huang,
Shu Di*, Rx Rehmanniae Glutinosae Conquitae/Praeparatae)
366, 372, **441**, 464, 491, 501,
510, 517, 519–530, 549

Reis, gekeimter (*Gu Ya*, Fr Oryzae Sativae Germinati) 365,
370, **417**

Reis, glutenfreier (*Geng Mi*) 486,
490, 502

Rettichsamen (*Lai Fu Zi*, Sm Raphani) 366, 371, **418**, 556, 559

Rhabarberwurzel (*Da Huang*, Rx
et Rz Rhei) 366, 369, **398**,
464, 484, 488, 492–493, 499,
505–506, 547

Rhinozerushorn(*Xi Jiao*, Rhinoceri, Cornu) 487

Riemenblume (*Sang Ji Sheng*, Ra
Loranthii seu Visci) 364, 372,
447, 509, 551

Rüssellilie (*Xian Mao*, Rz Curculiginis Orchioidis, Curculigo-
Wurzelstock) 363, 373, **444**, 531

Rundkolbenpollen (*Chao Pu
Huang, Pu Huang*, Typhae, Pollen)
367, 371, **428–429**, 537, 542

S

Saflorblüten (*Hong Hua*, Fl Carthami Tinctorii) 362, 370,
422–423, 458, 520, 535, 540

Sanchiwurzel (*Tian Qi, San Qi*,
Rx Notoginseng) 365, 372,
429, 462

Schilfrohrwurzelstock (*Lu Gen*,
Rz Phragmitis) 365, 371, **388–
389**, 463, 482

Schisandra-Früchte (*Wu Wei Zi*,
Fr Schisandrae, Spaltkölbchen)
366, 373, **450**, 464, 480, 517,
525, 546, 549–550

Schizonepetakraut (*Jing Jie*, Hb
Schizonepetae, Katzenminze)
366, 371, **379–380**, 482, 484,
486

Schlangenbartwurzel (*Mai Men
Dong*, Rx Ophiopogonis) 365,
371, **448**, 463

Schlangenkürbisfrüchte (*Gua
Lou*, Fr Trichosanthis) 367,
370, **410–411**, 532, 556–557

Schlangenkürbissamen (*Gua Lou
Ren*, Sm Trichosanthis) 367,
370, **411**, 555

Schlangenkürbiswurzel (*Tian Hua
Fen*, Rx Trichosanthis) 367,
373, **387–388**, 557

Schnurbaumwurzel (*Ku Shen*, Rx
Sophorae Flavescentis) 366,
371, **393**, 553

Schwarznesselblätter (*Zi Su Ye*, Fo
Perillae) 365, 374, **377**, 463,
504, 532–533

Schwarznesselfrüchte (*Su Zi*, Fr
Perillae Frutescentis) 365, 372,
412–413, 463, 533–534, 556

Senfkörner (*Bai Jie Zi*, Sm Sinapis
Albae, Brassica alba) 366, 368,
409, 556

Sesamsamen (*Hu Ma Ren, Hei
Zhi Ma*, Sm Sesami Indici)
366, 370, **448**, 553

Siegesbeckienkraut (*Xi Xian Cao*,
Hb Siegesbeckiae) 366, 373,
405

Silberkerzenwurzelstock (*Sheng
Ma*, Rz Cimicifugae) 362, 372,
386, 458, 491, 516

Spaltkölbchen (*Wu Wei Zi*, Fr
Schisandrae, Schisandra-
Früchte) 366, 373, **450**, 464,
480, 517, 525, 546, 549–550

Sparganium-Wurzelstock (*San
Leng*, Rz Sparganii, Igelkolben)
366, 372, **426**

Spargelwurzel, chinesische (*Tian
Men Dong*, Rx Asparagi) 361,
373, **446**, 458, 549, 552

Spitzklettenfrüchte, sibirische
(*Cang Er Zi*, Fr Xanthii) 367–
368, **404–405**, 465, 481

Stacheljujubensamen (*Suan Zao
Ren*, Sm Zizyphi Spinosae)
367, 373, **453**, 465, 520, 523,
548–550

Stachelpanaxwurzelrinde (*Wu Jia
Pi*, Cx [Radicis] Acanthopanacis) 361, 373, **403–404**, 456

Stemona-Wurzel (*Bai Bu*, Rx
Stemonae) 366–367, **413**, 557

Stinkeschenfrüchte (*Wu Zhu Yu*,
Fr Evodiae) 363, 373, **431**,
460, 512, 519, 538, 546

Strauchpaeonienwurzelrinde (*Mu
Dan Pi*, Cx Moutan Radicis)
365, 371, **389**, 462, 487, 491,
497, 524–525, 528–529, 538–
539, 543

Szechuan-Schachblumenzwiebel
(*Chuan Bei Mu*, Bb Fritillariae
Cirrhosae) 363, 368, **409**, 460,
501, 518, 557

T

Talkum (*Hua Shi*, Talcum) 367,
370, **403**, 465, 484, 505–506,
542

Terminalia-Früchte (*He Zi*, Fr
Terminaliae Chebulae) 367,
370, **451**

Teufelszwirnsamen, chinesische
(*Tu Si Zi*, Sm Cuscutae) 363,
373, **444–445**, 459, 526, 530

Tragant (*Zhi Huang Qi, Huang
Qi*, Rx Astragali Membra-
naceae, Astragaluswurzel) 362,
370, **434–435**, 458, 509, 512,
516, 522, 540, 550

Treibmittel, medizinisches (*Liu
Qu, Shen Qu*, Massa Fermentata medicinalis) 364, 372, **418**,
531, 559

Typhonium-Wurzelstock (*Bai Fu
Zi*, Rz Typhonii) 367–368,
408–409, 508

U

Uncariazweige und -dornen (*Gou Teng*, Ra Uncariae Cum Uncis) 367, 369, **455**, 465, 550
Ural-Süßholzwurzel (*Zhi Gan Cao, Gan Cao*, Rx Glycyrrhizae [Uralensis]) 364, 369, **436**, 461, 479–480, 482–486, 489–490, 493, 495–498, 500–504, 506, 509–516, 518, 520–523, 526, 533–538, 541–542, 545, 548, 550, 552–554, 557–558

V

Veilchen, wildes chinesisches (*Zi Hua Di Ding*, Hb Violae) 367, 374, **396**, 465

W

Wachskürbissamen (*Dong Gua Ren*, Sm Benincasae) 362, 369, **402**
Waldrebenwurzel, chinesische (*Wei Ling Xian*, Rx Clematidis) 362, 373, **405–406**

Wegerichsamen, asiatische (*Che Qian Zi*, Sm Plantaginis) 365, 368, **400**, 463, 489, 497, 506, 529, 545
Weihrauchbaum, Harz (*Ru Xiang*, Gummi Olibanum) 364, 372, **423**, 537, 541
Weißwein (*Bai Jiu*) 532
Wengé-Hülsenfrüchtler (*Ji Xue Teng*, Caulis et Rx Millettae) 364, 370, **422**
Wiesenknopfwurzel (*Di Yu*, Rx Sanguisorbae Officinalis) 366, 369, **429**, 543
Windschutzwurzel (*Fang Feng*, Rx Ledebouriellae) 364, 366, 369, **380–381**, 461, 484, 486, 498, 509, 543, 552
Windschutzwurzel (*Fang Feng*, Saposhnikoviae divaricatae) 366, 369, **380–381**
Wollmispelblätter (*Pi Pa Ye*, Fo Eriobotryae) 363, 371, **412**, 460

Y

Yamswurzelknollen (*Chao Shan Yao, Shan Yao*, Rz Dioscoreae

Oppositae) 361, 372, **435**, 460, 515, 524–526, 528–530, 545–546
Yanhusuo-Lerchenspornwurzel-stock (*Yan Hu Suo*, Rz Corydalis) 362, 374, **425–426**, 459, 536

Z

Zhekiang-Fritillaria-Zwiebel (*Zhe Bei Mu*, Bb Fritillariae Thunbergii) 363, 374, **410**, 460, 500
Zikadenkleid (*Chan Tui*, Periostracum Cicadae) 362, 368, **384–385**, 458, 552
Zimtzweige (*Gui Zhi*, Ra Cinnamomi) 362, 370, 379, **381**, 459, 479–480, 507, 511–512, 523, 528, 538–539, 547
Zwitterwurzelstock (*E Zhu*, Rz Curcumae Zedoariae, Curuma) 363, 369, **426**

Rezepte

A

Ai Fu Nuan Gong Wan
(Fo. Artemisiae argyi und Cyperus-Pille zur Wärmung des Schoßes) 468, 470, 519, 520

B

Ba Zhen Tang
(Acht-Schätze-Dekokt) 468, 470, 521
Ba Zheng San
(Acht-Arzneien-Pulver zur Korrektur) 467, 470, 505, 506
Bai He Gu Jin Tang
(Bulbus-Lilii-Dekokt zur Erhaltung des Metalls) 467, 470, 501
Bai Hu Tang
(Weißer-Tiger-Dekokt) 466, 470, 486, 487
Ban Xia Bai Zhu Tian Ma Tang
(Pinellia-, Atractylodis-Macrocephalae- und Gastrodia-Dekokt) 470, 558
Ban Xia Hou Po Tang
(Pinellia- und Cx.-Magnoliae-Dekokt) 469–470, 532
Ban Xia Xie Xin Tang
(Pinellia-Dekokt, das das Epigastrium abfließen lässt) 467, 470, 499–500
Bao He Wan
(Pille, die die Harmonie erhält) 470–471, 559
Bei Mu Gua Lou San
(Fritillariae- und Fructus-Trichosanthis-Pulver) 470–471, 557
Bu Fei Tang
(Dekokt, das die Lunge tonisiert) 468, 471, 517–518
Bu Gan Tang
(Tonisiere-die-Leber-Dekokt) 468, 471, 520–521
Bu Yang Huan Wu Tang
(Das Yang tonisierende Dekokt, um die Fünf wiederherzustellen) 469, 471, 540
Bu Zhong Yi Qi Tang
(Dekokt, das die Mitte tonisiert und das Qi vermehrt) 468, 471, 516

C

Cang Er Zi San
(Xanthium-Pulver) 466, 471, 481
Chai Hu Jia Long Gu Mu Li Tang
(Bupleurum-Dekokt mit Os Draconis und Concha Ostreae) 469, 471, 547
Chai Hu Shu Gan San
(Bupleurum-Dekokt, das die Leber verteilt) 467, 471, 496

D

Da Bu Yin Wan
(Pille, die das Yin großartig tonisiert) 468, 471, 528
Da Bu Yuan Jian
(Dekokt, das stark das Quellen-Qi [Yuan-Qi] tonisiert, großes Yuan-Qi-Tonikum) 468, 471, 526
Da Chai Hu Tang
(Größeres Bupleurum-Dekokt) 467, 471, 499
Da Cheng Qi Tang
(Größeres Dekokt, das das Qi ordnet) 466, 471, 492
Dang Gui Bu Xue Tang
(Rx.-Angelicae-Sinensis-Dekokt zur Tonisierung des Blutes) 468, 471, 522
Dao Chi San
(Pulver, das das Rote hinausleitet) 466, 471, 490
Ding Chuan Tang
(Dekokt, das der Keuchatmung Einhalt gebietet) 469, 471, 534
Du Huo Ji Sheng Tang
(Angelica Pubescentis und Loranthus-Dekokt) 467, 471, 509–510

E

Er Chen Tang
(Zweifach behandeltes Dekokt) 470–471, 553–554
Er Miao San
(Zwei-Wunder-Pulver) 467, 471, 506–507
Er Xian Tang
(Zwei-Unsterbliche-Dekokt) 468, 471, 531
Er Zhi Wan
(Zweifach größte Pille) 468, 471, 527

F

Fang Feng Tong Sheng San
(Rx.-Ledebouriellae-Pulver, das Stagnation weise auflöst) 466, 471, 484–485
Fu Zi Li Zhong Wan
(Rx.-Aconiti-Pille zur Regulierung der Mitte) 467, 471, 511

G

Gan Mai Da Zao Tang
(Glycyrrhiza-, Sm. Tritrici- und Jujuba-Dekokt) 469, 471, 548
Gu Jing Wan
(Pille, die die Menses stabilisiert) 469, 471, 544
Gua Lou Xie Bai Ban Xia Tang
(Fr.-Trichosanthis-, Bb.-Alii- und Pinellia-Dekokt) 469, 471, 532–533
Gui Pi Tang
(Dekokt, das die Milz regeneriert/wiederherstellt) 468, 472, 522–523
Gui Zhi Fu Ling Wan
(Ramuli-Cinnamomi- und Poria-Pille) 469, 472, 539
Gui Zhi Fu Zi Tang
(Zimt-Aconit-Dekokt, Dekokt mit Ra. Cinnamomi und Rx. Aconiti Praeparatae) 466, 472, 480
Gui Zhi Tang
(Ramuli-Cinnamomi-Dekokt) 466, 479–480

H

Huai Hua San
(Flos-Sophorae-Pulver) 469, 472, 541–542
Huang Lian Jie Du Tang
(Coptis-Dekokt, das toxische Wirkungen lindert) 466, 472, 488
Huang Qi Jian Zhong Tang
(Rx.-Astragali-Membranacei-Dekokt, das die Mitte aufbaut) 467, 472, 512
Huo Xiang Zheng Qi San
(Agastaches-Pulver, das das Qi korrigiert) 467, 472, 503–504

J

Ji Sheng Shen Qi Wan
(Nieren-Qi-Bolus/Pille aus Ji Sheng Fang) 468, 472, 529–530
Jia Wei Xiao Yao San
(Erweitertes Pulver der heiteren Gelassenheit, erweitertes Umherstreifen-Pulver) 467, 472, 497
Jin Gui Shen Qi Wan

(Nieren-Qi-Pille aus dem Golden Cabinet) 468, 472, 528–529

Jing Fang Bai Du San
(Nasskaltes Wind-Pulver, Pulver mit Hb. Schizonepetae, Rx. Ledebouriellae zur Überwindung pathogener Einflüsse) 466, 472, 486

Juan Bi Tang
(Dekokt, das schmerzhafte Blokkaden beseitigt; aus selected formulas) 467, 472, 508–509

L

Li Zhong Wan
(Pille, die die Mitte reguliert) 467, 472, 510–511

Liang Ge San
(Pulver, das das Diaphragma kühlt) 466, 472, 493–494

Liu Jun Zi Tang
(Sechs-Gentlemen-Dekokt) 468, 472, 514

Liu Wei Di Huang Wan
(Sechs-Bestandteile-Pille mit Rx. Rehmannia) 468, 472, 524–525

Long Dan Xie Gan Tang
(Rx.-Gentianae-Dekokt, das die Leber entlastet) 466, 472, 489

M

Ma Huang Tang
(Ephedra-Dekokt) 466, 472, 479

Ma Xing Shi Gan Tang
(Ephedra-, Gypsum-, Armeniaca-, Glycyrrhiza-Dekokt) 466, 472, 483

Mai Men Dong Tang
(Tuber-Ophiopogonis-Dekokt) 467, 472, 502–503

Mai Wei Di Huang Wan
(Tb. Ophiopogonis, Fr. Schisandrae und Rx.-Rehmanniae-Pille) 468, 472, 525

Mu Li San
(Concha-Ostreae-Pulver) 469, 472, 544

P

Ping Wei San
(Beruhige-den-Magen-Pulver) 467, 473, 503

Q

Qi Ju Di Huang Wan
(Fr. Lycii, Fl. Chrysanthemi und Rx.-Rehmanniae-Pille) 468, 473, 525

Qing Qi Hua Tan Tang
(Dekokt, das das Qi klärt und Schleim umwandelt) 470, 473, 555

Qing Re Zhi Beng Tang
(Hitze klärendes Dekokt, das uterine Blutungen stoppt) 469, 473, 543

Qing Wei San
(Pulver, das den Magen klärt) 466, 473, 491

R

Ren Shen Bai Du San
(Ginseng-Pulver zur Überwindung pathogener Einflüsse) 466, 473, 485

Ren Shen Ge Jie San
(Ginseng und Gecko-Pulver) 468, 473, 518

Run Chang Wan
(Befeuchte-den-Darm-Pille) 467, 473, 494–495

S

San Ren Tang
(Drei-Nüsse-Dekokt) 467, 473, 504–505

San Zi Yang Qin Tang
(Drei-Samen-Dekokt, das die Eltern nährt) 470, 473, 556

Sang Ju Yin
(Fo. Mori und Chrysanthemum-Dekokt) 466, 473, 481–482

Sang Xing Tang
(Fo. Mori und Sm.-Armeniacae-Dekokt) 467, 473, 500–501

Shao Fu Zhu Yu Tang
(Dekokt, das Blut-Stasen im Unterbauch eliminiert) 469, 473, 536–537

Shen Ling Bai Zhu San
(Ginseng, Poria und Atractylodis-Macrocephalae-Pulver) 468, 473, 515

Shen Tong Zhu Yu Tang
(Dekokt, das Blut-Stasen aus einem schmerzenden Körper treibt) 469, 473, 540–541

Sheng Hua Tang
(Dekokt zur Erzeugung und Transformation) 469, 473, 537–538

Sheng Mai San
(Pulver, das den Puls erzeugt) 468, 473, 517

Shi Quan Da Bu Tang
(Allumfassendes großes Tonisierungsdekokt) 468, 473, 522

Si Jun Zi Tang
(Vier-Gentlemen-Dekokt) 468, 473, 513

Si Ni San
(Kalte-Extremitäten-Pulver) 467, 473, 495

Si Shen Wan
(Vier-Wunder-Pille) 469, 473, 546

Si Wu Tang
(Vier-Arzneien-Dekokt) 468, 473, 519

Su Zi Jiang Qi Tang
(Fr.-Perillae-Dekokt, das das Qi nach unten leitet) 469, 473, 533–534

Suan Zao Ren Tang
(Sm.-Zizyphi-Dekokt) 469, 473, 548

Suo Quan Wan
(Pille, die die Schleuse schließt) 469, 473, 546

T

Tao Hong Si Wu Tang
(Vier-Arzneien-Dekokt mit Sm. Persicae und Fl. Carthami) 468, 474, 520

Tian Ma Gou Teng Yin
(Gastrodia- und Uncaria-Dekokt) 470, 474, 550–551

Tian Wang Bu Xin Dan
(Pille des Himmelsherrschers, die das Herz tonisiert) 469, 474, 549

Tiao Wei Cheng Qi Tang
(Dekokt, das den Magen reguliert und das Qi ordnet) 466, 474, 493

Tong Xie Yao Fang
(Wichtiges Rezept für schmerzhaften Durchfall) 467, 474, 497–498

W

Wan Dai Tang
(Dekokt, das Ausfluss beendet) 469, 474, 545

Wen Dan Tang
(Dekokt, das die Gallenblase wärmt) 470, 474, 554–555

Wen Jing Tang
(Wärme-die-Menses-Dekokt)
469, 474, 538–539
Wu Ling San
(Fünf-Bestandteile-Pulver mit
Poria) 467, 474, 507
Wu Mei Wan
(Fr.-Pruni-Pille) 470, 474,
559–560
Wu Zhu Yu Tang
(Fr.-Evodiae-Dekokt) 467,
474, 512–513

X

Xi Jiao Di Huang Tang
(Cornu Rhinoceri und Rx.-
Rehmanniae-Dekokt) 466,
474, 487
Xiang Sha Liu Jun Zi Tang
(Aucklandiae und Amomi-
Sechs-Gentlemen-Dekokt/
Acht-Gentlemen-Feuchtig-
keits-Dekokt) 468, 474, 514
Xiao Chai Hu Tang
(Kleines Bupleurum-Dekokt)
467, 474, 498–499
Xiao Cheng Qi Tang
(Kleineres Dekokt, das das Qi
ordnet) 466, 474, 492–493
Xiao Feng San
(Pulver, das Wind vertreibt aus
True Lineage) 470, 474, 552–
553
Xiao Ji Yin Zi
(Hb.-Cephalanoplos-Dekokt)
469, 474, 542
Xiao Jian Zhong Tang
(Kleines Dekokt, das die Mitte
aufbaut) 467, 474, 511–512
Xiao Qing Long Tang

(Kleines blaugrünes Drachen-
Dekokt) 466, 474, 480–481
Xiao Xian Xiong Tang
(Kleineres Dekokt, das in den
Thorax einsinkt) 470, 474, 556
Xiao Yao San
(Pulver der heiteren Gelassen-
heit, Umherstreifen-Pulver)
467, 474, 496–497
Xie Bai San
(Pulver, das das Weiße abfließen
lässt) 466, 474, 490
Xie Xin Tang
(Dekokt, das das Epigastrium
entlastet) 466, 474, 488
Xuan Fu Dai Zhe Tang
(Fl.-Inulae- und Haematitum-
Dekokt) 469, 474, 535
Xue Fu Zhu Yu Tang
(Dekokt, das Stasen aus dem
Haus des Blutes treibt) 469,
475, 535–536

Y

Yang Xin Tang
(Dekokt zur Nährung des Her-
zens) 469, 475, 549–550
Yi Guan Jian
(Verbindungs-Dekokt) 468,
475, 527
Yin Chen Hao Tang
(Hb.-Artemisiae-Yinchenhao-
Dekokt) 467, 475, 505
Yin Qiao San
(Lonicera und Forsythia-Pul-
ver) 466, 475, 482–483
You Gui Wan
(Pille, die die Rechte [Niere]
wiederherstellt) 468, 475, 530
Yu Nü Jian

(Jade-Frau-Dekokt) 466, 475,
491–492
Yu Ping Feng San
(Jade-Windschutz-Pulver) 469,
475, 543–544
Yue Ju Wan
(Pille, die sich der Beherr-
schung entsagt/Flucht aus der
Einschnürung [Leber-Qi-Stau-
ung] Pille) 469, 475, 531–532

Z

Zeng Ye Tang
(Dekokt, das die Säfte mehrt)
467, 475, 502
Zhen Gan Xi Feng Tang
(Dekokt zur Beruhigung der
Leber und Beseitigung von
Wind) 470, 475, 551–552
Zhen Wu Tang
(Wahrer-Krieger-Dekokt) 467,
475, 508
Zhi Bai Di Huang Wan
(Anemarrhena, Phellodendrum
und Rehmanniae-Pille) 468,
475, 525
Zhi Gan Cao Tang
(In Honig gebratenes Glycyr-
rhizae-Dekokt) 468, 475, 523–
524
Zhi Sou San
(Pulver, das den Husten stoppt)
470, 475, 557–558
Zuo Gui Wan
(Pille, die die Linke [Niere]
wiederherstellt) 468, 475,
525–526

Rezepte

Akupunkturpunkte (*Pinyin*-Name)

A

Anmian (Ex-HN) 297–298

B

Bafeng (Ex-LE 10) 308–309
Baichongwo (Ex-LE 3) 306
Baihuanshu (Bl 30) 215
Baihui (Du 20) 278
Baohuang (Bl 53) 221
Baxie (Ex-UE 9) 305
Benshen (Gb 13) 252
Biguan (Ma 31) 178
Binao (Di 14) 165
Bingfeng (Dü 12) 202
Bitong (Ex-HN 8) 296
Bizhong (Ex-UE) 306
Bulang (Ni 22) 233
Burong (Ma 19) 176

C

Changqiang (Du 1) 149, 271
Chengfu (Bl 36) 217
Chengguang (Bl 6) 207
Chengjiang (Ren 24) 286
Chengjin (Bl 56) 221
Chengling (Gb 18) 254
Chengman (Ma 20) 176
Chengqi (Ma 1) 170
Chengshan (Bl 57) 221–222
Chize (Lu 5) 158
Chonggu Zhuidong (Ex-HN) 298
Chongmen (Mi 12) 189
Chongyang (Ma 42) 182
Ciliao (Bl 32) 216

D

Dabao (Mi 21) 191
Dachangshu (Bl 25) 214
Dadu (Mi 2) 185
Dadun (Le 1) 265
Dagukong (Ex-UE 5) 303
Dahe (Ni 12) 230
Daheng (Mi 15) 189
Daimai (Gb 26) 256
Daju (Ma 27) 178
Daling (Pe 7) 238
Dangyang (Ex-HN 2) 295
Dannang/Dannangxue/Dannang-dian (Ex-LE 6) 308
Danshu (Bl 19) 212–213
Danzhong (Ren 17) 284
Daying (Ma 5) 172

Dazhong (Ni 4) 227
Dazhu (Bl 11) 210
Dazhui (Du 14) 149, 276–277
Dicang (Ma 4) 172
Diji (Mi 8) 187
Dingchuan (Ex-B 1) 301
Diwuhui (Gb 42) 262
Dubi (Ma 35) 179
Duiduan (Du 27) 279
Dushu (Bl 16) 212
Duyin (Ex-LE 11) 309

E

Erbai (Ex-UE 2) 303
Erheliao (SJ 22) 247
Erjian (Di 2) 162
Erjian (Ex-HN 6) 295–296
Ermen (SJ 21) 246

F

Feishu (Bl 13) 210
Feiyang (Bl 58) 222
Fengchi (Gb 20) 255
Fengfu (Du 16) 277
Fenglong (Ma 40) 182
Fengmen (Bl 12) 210
Fengshi (Gb 31) 258
Fuai (Mi 16) 190
Fubai (Gb 10) 252
Fufen (Bl 41) 218
Fujie (Mi 14) 189
Fuliu (Ni 7) 228
Fushe (Mi 13) 189
Futonggu (Ni 20) 232
Futu (Di 18) 169
Futu (Ma 32) 179
Fuxi (Bl 38) 217
Fuyang (Bl 59) 223

G

Ganshu (Bl 18) 212
Gaohuang (Bl 43) 218
Geguan (Bl 46) 219
Geshu (Bl 17) 212
Gongsun (Mi 4) 185–186
Guanchong (SJ 1) 240
Guangming (Gb 37) 260–261
Guanmen (Ma 22) 177
Guanyuan (Ren 4) 281
Guanyuanshu (Bl 26) 214
Guilai (Ma 29) 178

H

Haiquan (Ex-HN 11) 296
Hanyan (Gb 4) 250–251
Heding/Xiding (Ex-LE 2) 306
Hegu (Di 4) 162

Henggu (Ni 11) 230
Heyang (Bl 55) 221
Houding (Du 19) 277
Houxi (Dü 3) 199
Huagai (Ren 20) 285
Huangmen (Bl 51) 220
Huangshu (Ni 16) 232
Huantiao (Gb 30) 258
Huanzhong (Ex-LE) 309
Huaroumen (Ma 24) 177
Huatuojiaji (Ex-B2) 301
Huiyang (Bl 35) 216
Huiyin (Ren 1) 280
Huizong (SJ 7) 242
Hunmen (Bl 47) 219

J

Jiache (Ma 6) 172
Jiachengjiang (Ex-HN) 298
Jiaji/Huatuojiaji (Ex-B 2) 301
Jiali (Ex-HN) 298
Jianjing (Gb 21) 255
Jianli (Ren 11) 283
Jianliao (SJ 14) 244
Jianqian/Jianneiling (Ex-UE) 306
Jianshi (Pe 5) 236
Jianwaishu (Dü 14) 203
Jianyu (Di 15) 168
Jianzhen (Dü 9) 200
Jianzhongshu (Dü 15) 203
Jiaosun (SJ 20) 246
Jiaoxin (Ni 8) 228
Jiehexue (Ex-B) 302
Jiexi (Ma 41) 182
Jimai (Le 12) 268
Jimen (Mi 11) 188
Jingbailao (Ex-HN 15) 297
Jingbi (Ex-HN) 298
Jinggu (Bl 64) 224
Jingmen (Gb 25) 256
Jingming (Bl 1) 206
Jingqu (Lu 8) 159
Jinjin (Ex-HN 12) 297
Jinmen (Bl 63) 224
Jinsuo (Du 8) 274
Jiquan (He 1) 193
Jiuwei (Ren 15) 284
Jizhong (Du 6) 274
Jueyinshu (Bl 14) 210–211
Jugu (Di 16) 168
Juliao (Gb 29) 257–258
Juliao (Ma 3) 170
Juquan (Ex-HN 10) 296
Juque (Ren 14) 284

K

Keliao (Ex-HN) 298
Kongzui (Lu 6) 158
Kouheliao (Di 19) 169
Kuangu (Ex-LE 1) 306

Kufang (Ma 14) 174
Kunlun (Bl 60) 223

L

Lanwei/Lanweixue (Ex-LE 7) 308
Laogong (Pe 8) 238
Liangmen (Ma 21) 176
Liangqiu (Ma 34) 179
Lianquan (Ren 23) 286
Lidui (Ma 45) 184
Lieque (Lu 7) 158–159
Ligou (Le 5) 267
Lineiting (Ex-LE) 309
Lingdao (He 4) 194
Lingtai (Du 10) 274, 276
Lingxu (Ni 24) 233
Lougu (Mi 7) 187
Luoque (Bl 8) 208
Luxi (SJ 19) 245

M

Meichong (Bl 3) 207
Mingmen (Du 4) 272
Muchuang (Gb 16) 254

N

Naohu (Du 17) 277
Naohui (SJ 13) 244
Naokong (Gb 19) 254
Naoshu (Dü 10) 201
Neiguan (Pe 6) 236, 238
Neihuaijian (Ex-LE 8) 308
Neiting (Ma 44) 183
Neixiyan (Ex-LE 4) 308
Neiyingxiang (Ex-HN 9) 296

P

Pangguangshu (Bl 28) 215
Pianli (Di 6) 163
Pigen (Ex-B 4) 301
Pishu (Bl 20) 213
Pohu (Bl 42) 218
Pucan (Bl 61) 223

Q

Qianding (Du 21) 278–279
Quiangjian (Du 18) 277
Qiangu (Dü 2) 199
Qichong (Ma 30) 178
Qiduan (Ex-LE 12) 309
Qihai (Ren 6) 282–283
Qihaishu (Bl 24) 214
Qihu (Ma 13) 174
Qimai (SJ 18) 245–246

Qimen (Ex-CA) 300
Qimen (Le 14) 269
Qinglengyuan (SJ 11) 244
Qingling (He 2) 193
Qishe (Ma 11) 174
Qiuhou (Ex-HN 7) 296
Qiuxu (Gb 40) 261
Qixue (Ni 13) 230
Qizhongsibian (Ex-CA) 299
Quanliao (Dü 18) 204
Qubin (Gb 7) 251
Qucha (Bl 4) 207
Quchi (Di 11) 165
Quepen (Ma 12) 174
Qugu (Ren 2) 281
Ququan (Le 8) 267
Quyuan (Dü 13) 203
Quze (Pe 3) 235

R

Rangu (Ni 2) 226
Renying (Ma 9) 173
Renzhong (Du 26) 279
Riyue (Gb 24) 255–256
Rugen (Ma 18) 176
Ruzhong (Ma 17) 176

S

Sanjian (Di 3) 162
Sanjiaoshu (Bl 22) 213
Sanyangluo (SJ 8) 242–244
Sanyinjiao (Mi 6) 186–187
Shangguan (Gb 3) 250
Shangjuxu (Ma 37) 180
Shanglian (Di 9) 164
Shangliao (Bl 31) 215–216
Shangming (Ex-HN) 297
Shangqiu (Mi 5) 187
Shangqu (Ni 17) 232
Shangwan (Ren 13) 283
Shangxing (Du 23) 278
Shangyang (Di 1) 160
Shangyingxiang (Ex-HN 8) 296
Shanzhong (Ren 17) 284
Shaochong (He 9) 195
Shaofu (He 8) 195
Shaohai (He 3) 193
Shaoshang (Lu 11) 160
Shaoze (Dü 1) 198
Shencang (Ni 25) 233
Shendao (Du 11) 275
Shenfeng (Ni 23) 233
Shenmai (Bl 62) 223
Shenmen (He 7) 195
Shenque (Ren 8) 282
Shenshu (Bl 23) 214
Shentang (Bl 44) 218
Shenting (Du 24) 279
Shenzhu (Du 12) 275
Shidou (Mi 17) 191

Shiguan (Ni 18) 232
Shimen (Ren 5) 282
Shiqizhui/Shiqizhuixia (Ex-B 8) 302
Shixuan (Ex-UE 11) 306
Shousanli (Di 10) 164
Shouwuli (Di 13) 165
Shuaigu (Gb 8) 251
Shufu (Ni 27) 234
Shugu (Bl 65) 224
Shuidao (Ma 28) 178
Shuifen (Ren 9) 283
Shuigou (Du 26) 279
Shuiquan (Ni 5) 228
Shuitu (Ma 10) 174
Sibai (Ma 2) 170
Sidu (SJ 9) 242
Sifeng (Ex-UE 10) 306
Siman (Ni 14) 230–231
Siqiang (Ex-LE) 309
Sishencong (Ex-HN 1) 295
Sizhukong (SJ 23) 247
Suliao (Du 25) 279

T

Taibai (Mi 3) 185
Taichong (Le 3) 265–266
Taixi (Ni 3) 226
Taiyang (Ex-HN 5) 295
Taiyi (Ma 23) 177
Taiyuan (Lu 9) 159
Taodao (Du 13) 275
Tianchi (Pe 1) 234
Tianchong (Gb 9) 252
Tianchuang (Dü 16) 203
Tianding (Di 17) 168
Tianfu (Lu 3) 157
Tianjing (SJ 10) 244
Tianliao (SJ 15) 245
Tianquan (Pe 2) 235
Tianrong (Dü 17) 203
Tianshu (Ma 25) 177
Tiantu (Ren 22) 285
Tianxi (Mi 18) 191
Tianyou (SJ 16) 245
Tianzhu (Bl 10) 208
Tianzong (Dü 11) 201
Tiaokou (Ma 38) 180
Tinggong (Dü 19) 204
Tinghui (Gb 2) 249–250
Tituo (Ex-CA) 300
Tongli (He 5) 194
Tongtian (Bl 7) 208
Tongziliao (Gb 1) 249
Toulinqi (Gb 15) 254
Touqiaoyin (Gb 11) 252
Touwei (Ma 8) 173
Tunzhong (Ex-B) 302

W

Waiguan (SJ 5) 241–242
Waihuaijian (Ex-LE 9) 308
Wailaogong/Luozhen/Xianqiang
(Ex-UE 8) 305
Wailing (Ma 26) 177
Waiqiu (Gb 36) 260
Wangu (Dü 4) 199
Wangu (Gb 12) 252
Weicang (Bl 50) 219
Weidao (Gb 28) 256
Weishang (Ex-CA) 299
Weishu (Bl 21) 213
Weiwanxiashu/Weiguanxiashu/
Bashu (Ex-B 3) 301
Weiyang (Bl 39) 217
Weizhong (Bl 40) 217–218
Wenliu (Di 7) 164
Wuchu (Bl 5) 207
Wushu (Gb 27) 256
Wuyi (Ma 15) 175

X

Xiabai (Lu 4) 158
Xiaguan (Ma 7) 172
Xiajishu (Ex-B 5) 301
Xiajuxu (Ma 39) 180
Xialian (Di 8) 164
Xialiao (Bl 34) 216
Xiangu (Ma 43) 182
Xiaochangshu (Bl 27) 215
Xiaogukong (Ex-UE 6) 303
Xiaohai (Dü 8) 200
Xiaoluo (SJ 12) 244
Xiawan (Ren 10) 283
Xiaxi (Gb 43) 262
Xiguan (Le 7) 267
Ximen (Pe 4) 236
Xingjian (Le 2) 265
Xinhui (Du 22) 278
Xinshu (Bl 15) 211–212
Xiongxiang (Mi 19) 191
Xiyan (Ex-LE 5) 308
Xiyangguan (Gb 33) 258
Xuanji (Ren 21) 285–286
Xuanli (Gb 6) 251

XuanLu (Gb 5) 251
Xuanshu (Du 5) 272
Xuanzhong (Gb 39) 261
Xuehai (Mi 10) 188

Y

Yamen (Du 15) 276
Yangbai (Gb 14) 253
Yangchi (SJ 4) 241
Yangfu (Gb 38) 261
Yanggang (Bl 48) 219
Yanggu (Dü 5) 199
Yangjiao (Gb 35) 260
Yanglao (Dü 6) 200
Yanglingquan (Gb 34) 260
Yangxi (Di 5) 163
Yaoqi (Ex-B 9) 302
Yaoshu (Du 2) 272
Yaotongdian/Yaotongxue (Ex-UE
7) 303–304
Yaoyan (Ex-B 7) 302
Yaoyangguan (Du 3) 149, 272
Yaoyi (Ex-B 6) 302
Yemen (SJ 2) 240–241
Yifeng (SJ 17) 245
Yijing (Ex-CA) 299
Yiming (Ex-HN 14) 297
Yinbai (Mi 1) 185
Yinbao (Le 9) 268
Yindu (Ni 19) 232
Yingchuang (Ma 16) 175
Yingu (Ni 10) 229
Yingxiang (Di 20) 169
Yinjiao (Ren 7) 282
Yinjiao (Du 28) 279
Yinlian (Le 11) 268
Yinjiao (Du 28) 279
Yinlingquan (Mi 9) 187–188
Yinmen (Bl 37) 217
Yinshi (Ma 33) 179
Yintang (Ex-HN 3) 295
Yinxi (He 6) 195
Yishe (Bl 49) 219
Yixi (Bl 45) 218–219
Yongquan (Ni 1) 149, 226
Youmen (Ni 21) 233
Yuanye (Gb 22) 255

Yuji (Lu 10) 159
Yunmen (Lu 2) 157
Yutang (Ren 18) 285
Yuyao (Ex-HN 4) 295
Yuye (Ex-HN 13) 297
Yuzhen (Bl 9) 208
Yuzhong (Ni 26) 233

Z

Zanzhu (Bl 2) 206–207
Zhangmen (Le 13) 269
Zhaohai (Ni 6) 228
Zhejin (Gb 23) 255
Zhengying (Gb 17) 254
Zhibian (Bl 54) 221
Zhigou (SJ 6) 242
Zhishi (Bl 52) 220
Zhishi (Ex-CA) 300
Zhiyang (Du 9) 274
Zhiyin (Bl 67) 225
Zhizheng (Dü 7) 200
Zhongchong (Pe 9) 239
Zhongdu (Gb 32) 258
Zhongdu (Le 6) 267
Zhongfeng (Le 4) 266
Zhongfu (Lu 1) 155–157
Zhongji (Ren 3) 281
Zhongkui (Ex-UE 4) 303
Zhongliao (Bl 33) 216
Zhonglüshu (Bl 29) 215
Zhongquan (Ex-UE 3) 303
Zhongshu (Du 7) 274–275
Zhongting (Ren 16) 284
Zhongwan (Ren 12) 283
Zhongzhu (Ni 15) 231
Zhongzhu (SJ 3) 240
Zhoujian (Ex-UE 1) 303
Zhouliao (Di 12) 165
Zhourong (Mi 20) 191
Zhubin (Ni 9) 229
Zigong (Ex-CA) 298
Zigong (Ren 19) 285
Zulinqi (Gb 41) 261–262
Zuqiaoyin (Gb 44) 262
Zusanli (Ma 36) 180
Zutonggu (Bl 66) 224–225
Zuwuli (Le 10) 268

**Akupunktur-
punkte**

Akupunkturpunkte (numerische Bezeichnung)

Bl 1 *(Jingming)* 206
Bl 2 *(Zanzhu)* 206–207
Bl 3 *(Meichong)* 207
Bl 4 *(Qucha)* 207
Bl 5 *(Wuchu)* 207
Bl 6 *(Chengguang)* 207
Bl 7 *(Tongtian)* 208
Bl 8 *(Luoque)* 208
Bl 9 *(Yuzhen)* 208
Bl 10 *(Tianzhu)* 208
Bl 11 *(Dazhu)* 210
Bl 12 *(Fengmen)* 210
Bl 13 *(Feishu)* 210
Bl 14 *(Jueyinshu)* 210–211
Bl 15 *(Xinshu)* 211–212
Bl 16 *(Dushu)* 212
Bl 17 *(Geshu)* 212
Bl 18 *(Ganshu)* 212
Bl 19 *(Danshu)* 212–213
Bl 20 *(Pishu)* 213
Bl 21 *(Weishu)* 213
Bl 22 *(Sanjiaoshu)* 213
Bl 23 *(Shenshu)* 214
Bl 24 *(Qihaishu)* 214
Bl 25 *(Dachangshu)* 214
Bl 26 *(Guanyuanshu)* 214
Bl 27 *(Xiaochangshu)* 215
Bl 28 *(Pangguangshu)* 215
Bl 29 *(Zhonglüshu)* 215
Bl 30 *(Baihuanshu)* 215
Bl 31 *(Shangliao)* 215–216
Bl 32 *(Ciliao)* 216
Bl 33 *(Zhongliao)* 216
Bl 34 *(Xialiao)* 216
Bl 35 *(Huiyang)* 216
Bl 36 *(Chengfu)* 217
Bl 37 *(Yinmen)* 217
Bl 38 *(Fuxi)* 217
Bl 39 *(Weiyang)* 217
Bl 40 *(Weizhong)* 217–218
Bl 41 *(Fufen)* 218
Bl 42 *(Pohu)* 218
Bl 43 *(Gaohuang)* 218
Bl 44 *(Shentang)* 218
Bl 45 *(Yixi)* 218–219
Bl 46 *(Geguan)* 219
Bl 47 *(Hunmen)* 219
Bl 48 *(Yanggang)* 219
Bl 49 *(Yishe)* 219
Bl 50 *(Weicang)* 219
Bl 51 *(Huangmen)* 220
Bl 52 *(Zhishi)* 220
Bl 53 *(Baohuang)* 221
Bl 54 *(Zhibian)* 221
Bl 55 *(Heyang)* 221
Bl 56 *(Chengjin)* 221

Bl 57 *(Chengshan)* 221–222
Bl 58 *(Feiyang)* 222
Bl 59 *(Fuyang)* 223
Bl 60 *(Kunlun)* 223
Bl 61 *(Pucan)* 223
Bl 62 *(Shenmai)* 223
Bl 63 *(Jinmen)* 224
Bl 64 *(Jinggu)* 224
Bl 65 *(Shugu)* 224
Bl 66 *(Zutonggu)* 224–225
Bl 67 *(Zhiyin)* 225

Di 1 *(Shangyang)* 160
Di 2 *(Erjian)* 162
Di 3 *(Sanjian)* 162
Di 4 *(Hegu)* 162
Di 5 *(Yangxi)* 163
Di 6 *(Pianli)* 163
Di 7 *(Wenliu)* 164
Di 8 *(Xialian)* 164
Di 9 *(Shanglian)* 164
Di 10 *(Shousanli)* 164
Di 11 *(Quchi)* 165
Di 12 *(Zhouliao)* 165
Di 13 *(Shouwuli)* 165
Di 14 *(Binao)* 165
Di 15 *(Jianyu)* 168
Di 16 *(Jugu)* 168
Di 17 *(Tianding)* 168
Di 18 *(Futu)* 169
Di 19 *(Kouheliao)* 169
Di 20 *(Yingxiang)* 169

Du 1 *(Changqiang)* 149, 271
Du 2 *(Yaoshu)* 272
Du 3 *(Yaoyangguan)* 149, 272
Du 4 *(Mingmen)* 272
Du 5 *(Xuanshu)* 272
Du 6 *(Jizhong)* 274
Du 7 *(Zhongshu)* 274–275
Du 8 *(Jinsuo)* 274
Du 9 *(Zhiyang)* 274
Du 10 *(Lingtai)* 274, 276
Du 11 *(Shendao)* 275
Du 12 *(Shenzhu)* 275
Du 13 *(Taodao)* 275
Du 14 *(Dazhui)* 149, 276–277
Du 15 *(Yamen)* 276
Du 16 *(Fengfu)* 277
Du 17 *(Naohu)* 277
Du 18 *(Quiangjian)* 277
Du 19 *(Houding)* 277
Du 20 *(Baihui)* 278
Du 21 *(Qianding)* 278–279
Du 22 *(Xinhui)* 278
Du 23 *(Shangxing)* 278
Du 24 *(Shenting)* 279
Du 25 *(Suliao)* 279
Du 26 *(Renzhong)* 279
Du 27 *(Duiduan)* 279
Du 28 *(Yinjiao)* 279

Dü 1 *(Shaoze)* 198
Dü 2 *(Qiangu)* 199
Dü 3 *(Houxi)* 199
Dü 4 *(Wangu)* 199
Dü 5 *(Yanggu)* 199
Dü 6 *(Yanglao)* 200
Dü 7 *(Zhizheng)* 200
Dü 8 *(Xiaohai)* 200
Dü 9 *(Jianzhen)* 200
Dü 10 *(Naoshu)* 201
Dü 11 *(Tianzong)* 201
Dü 12 *(Bingfeng)* 202
Dü 13 *(Quyuan)* 203
Dü 14 *(Jianwaishu)* 203
Dü 15 *(Jianzhongshu)* 203
Dü 16 *(Tianchuang)* 203
Dü 17 *(Tianrong)* 203
Dü 18 *(Quanliao)* 204
Dü 19 *(Tinggong)* 204

Ex-B 293, 300–302
Ex-B *(Jiehexue)* 302
Ex-B *(Tunzhong)* 302
Ex-B 1 *(Dingchuan)* 301
Ex-B 2 *(Jiaji/Huatuojiaji)* 301
Ex-B 3 *(Weiwanxiashu/Weiguan-xiashu/Bashu)* 301
Ex-B 4 *(Pigen)* 301
Ex-B 5 *(Xiajishu)* 301
Ex-B 6 *(Yaoyi)* 302
Ex-B 7 *(Yaoyan)* 302
Ex-B 8 *(Shiqizhui/Shiqizhuixia)* 302
Ex-B 9 *(Yaoqi)* 302

Ex-CA 293, 298–300
Ex-CA *(Qimen)* 300
Ex-CA *(Qizhongsibian)* 299
Ex-CA *(Tituo)* 300
Ex-CA *(Weishang)* 299
Ex-CA *(Yijing)* 299
Ex-CA *(Zhishi)* 300
Ex-CA *(Zigong)* 298

Ex-HN 293, 295–298
Ex-HN *(Anmian)* 297–298
Ex-HN *(Chonggu Zhuidong)* 298
Ex-HN *(Jiachengjiang)* 298
Ex-HN *(Jiali)* 298
Ex-HN *(Jingbi)* 298
Ex-HN *(Keliao)* 298
Ex-HN *(Shangming)* 297
Ex-HN 1 *(Sishencong)* 295
Ex-HN 2 *(Dangyang)* 295
Ex-HN 3 *(Yintang)* 295
Ex-HN 4 *(Yuyao)* 295
Ex-HN 5 *(Taiyang)* 295
Ex-HN 6 *(Erjian)* 295–296
Ex-HN 7 *(Qiuhou)* 296
Ex-HN 8 *(Bitong)* 296
Ex-HN 8 *(Shangyingxiang)* 296
Ex-HN 9 *(Neiyingxiang)* 296
Ex-HN 10 *(Juquan)* 296

Ex-HN 11 *(Haiquan)* 296
Ex-HN 12 *(Jinjin)* 297
Ex-HN 13 *(Yuye)* 297
Ex-HN 14 *(Yiming)* 297
Ex-HN 15 *(Jingbailao)* 297

Ex-LE   293, 306–309
Ex-LE *(Huanzhong)* 309
Ex-LE *(Lineiting)* 309
Ex-LE *(Siqiang)* 309
Ex-LE 1 *(Kuangu)* 306
Ex-LE 2 *(Heding/Xiding)* 306
Ex-LE 3 *(Baichongwo)* 306
Ex-LE 4 *(Neixiyan)* 308
Ex-LE 5 *(Xiyan)* 308
Ex-LE 6 *(Dannang/Dannangxue/*
       Dannangdian) 308
Ex-LE 7 *(Lanwei/Lanweixue)*
       308
Ex-LE 8 *(Neihuaijian)* 308
Ex-LE 9 *(Waihuaijian)* 308
Ex-LE 10 *(Bafeng)* 308–309
Ex-LE 11 *(Duyin)* 309
Ex-LE 12 *(Qiduan)* 309

Ex-UE   293, 303–306
Ex-UE *(Bizhong)* 306
Ex-UE *(Jianqian/Jianneiling)* 306
Ex-UE 1 *(Zhoujian)* 303
Ex-UE 2 *(Erbai)* 303
Ex-UE 3 *(Zhongquan)* 303
Ex-UE 4 *(Zhongkui)* 303
Ex-UE 5 *(Dagukong)* 303
Ex-UE 6 *(Xiaogukong)* 303
Ex-UE 7 *(Yaotongdian/Yaotong-*
       xue) 303–304
Ex-UE 8 *(Wailaogong/Luozhen/*
       Xianqiang) 305
Ex-UE 9 *(Baxie)* 305
Ex-UE 10 *(Sifeng)* 306
Ex-UE 11 *(Shixuan)* 306

Gb 1 *(Tongziliao)* 249
Gb 2 *(Tinghui)* 249–250
Gb 3 *(Shangguan)* 250
Gb 4 *(Hanyan)* 250–251
Gb 5 *(Xuanlu)* 251
Gb 6 *(Xuanli)* 251
Gb 7 *(Qubin)* 251
Gb 8 *(Shuaigu)* 251
Gb 9 *(Tianchong)* 252
Gb 10 *(Fubai)* 252
Gb 11 *(Touqiaoyin)* 252
Gb 12 *(Wangu)* 252
Gb 13 *(Benshen)* 252
Gb 14 *(Yangbai)* 253
Gb 15 *(Toulinqi)* 254
Gb 16 *(Muchuang)* 254
Gb 17 *(Zhengying)* 254
Gb 18 *(Chengling)* 254
Gb 19 *(Naokong)* 254
Gb 20 *(Fengchi)* 255
Gb 21 *(Jianjing)* 255

Gb 22 *(Yuanye)* 255
Gb 23 *(Zhejin)* 255
Gb 24 *(Riyue)* 255–256
Gb 25 *(Jingmen)* 256
Gb 26 *(Daimai)* 256
Gb 27 *(Wushu)* 256
Gb 28 *(Weidao)* 256
Gb 29 *(Juliao)* 257–258
Gb 30 *(Huantiao)* 258
Gb 31 *(Fengshi)* 258
Gb 32 *(Zhongdu)* 258
Gb 33 *(Xiyangguan)* 258
Gb 34 *(Yanglingquan)* 260
Gb 35 *(Yangjiao)* 260
Gb 36 *(Waiqiu)* 260
Gb 37 *(Guangming)* 260–261
Gb 38 *(Yangfu)* 261
Gb 39 *(Xuanzhong)* 261
Gb 40 *(Qiuxu)* 261
Gb 41 *(Zulinqi)* 261–262
Gb 42 *(Diwuhui)* 262
Gb 43 *(Xiaxi)* 262
Gb 44 *(Zuqiaoyin)* 262

He 1 *(Jiquan)* 193
He 2 *(Qingling)* 193
He 3 *(Shaohai)* 193
He 4 *(Lingdao)* 194
He 5 *(Tongli)* 194
He 6 *(Yinxi)* 195
He 7 *(Shenmen)* 195
He 8 *(Shaofu)* 195
He 9 *(Shaochong)* 195

Le 1 *(Dadun)* 265
Le 2 *(Xingjian)* 265
Le 3 *(Taichong)* 265–266
Le 4 *(Zhongfeng)* 266
Le 5 *(Ligou)* 267
Le 6 *(Zhongdu)* 267
Le 7 *(Xiguan)* 267
Le 8 *(Ququan)* 267
Le 9 *(Yinbao)* 268
Le 10 *(Zuwuli)* 268
Le 11 *(Yinlian)* 268
Le 12 *(Jimai)* 268
Le 13 *(Zhangmen)* 269
Le 14 *(Qimen)* 269

Lu 1 *(Zhongfu)* 155–157
Lu 2 *(Yunmen)* 157
Lu 3 *(Tianfu)* 157
Lu 4 *(Xiabai)* 158
Lu 5 *(Chize)* 158
Lu 6 *(Kongzui)* 158
Lu 7 *(Lieque)* 158–159
Lu 8 *(Jingqu)* 159
Lu 9 *(Taiyuan)* 159
Lu 10 *(Yuji)* 159
Lu 11 *(Shaoshang)* 160

Ma 1 *(Chengqi)* 170
Ma 2 *(Sibai)* 170

Ma 3 *(Juliao)* 170
Ma 4 *(Dicang)* 172
Ma 5 *(Daying)* 172
Ma 6 *(Jiache)* 172
Ma 7 *(Xiaguan)* 172
Ma 8 *(Touwei)* 173
Ma 9 *(Renying)* 173
Ma 10 *(Shuitu)* 174
Ma 11 *(Qishe)* 174
Ma 12 *(Quepen)* 174
Ma 13 *(Qihu)* 174
Ma 14 *(Kufang)* 174
Ma 15 *(Wuyi)* 175
Ma 16 *(Yingchuang)* 175
Ma 17 *(Ruzhong)* 176
Ma 18 *(Rugen)* 176
Ma 19 *(Burong)* 176
Ma 20 *(Chengman)* 176
Ma 21 *(Liangmen)* 176
Ma 22 *(Guanmen)* 177
Ma 23 *(Taiyi)* 177
Ma 24 *(Huaroumen)* 177
Ma 25 *(Tianshu)* 177
Ma 26 *(Wailing)* 177
Ma 27 *(Daju)* 178
Ma 28 *(Shuidao)* 178
Ma 29 *(Guilai)* 178
Ma 30 *(Qichong)* 178
Ma 31 *(Biguan)* 178
Ma 32 *(Futu)* 179
Ma 33 *(Yinshi)* 179
Ma 34 *(Lianggiu)* 179
Ma 35 *(Dubi)* 179
Ma 36 *(Zusanli)* 180
Ma 37 *(Shangjuxu)* 180
Ma 38 *(Tiaokou)* 180
Ma 39 *(Xiajuxu)* 180
Ma 40 *(Fenglong)* 182
Ma 41 *(Jiexi)* 182
Ma 42 *(Chongyang)* 182
Ma 43 *(Xiangu)* 182
Ma 44 *(Neiting)* 183
Ma 45 *(Lidui)* 184

Mi 1 *(Yinbai)* 185
Mi 2 *(Dadu)* 185
Mi 3 *(Taibai)* 185
Mi 4 *(Gongsun)* 185–186
Mi 5 *(Shangqiu)* 186
Mi 6 *(Sanyinjiao)* 187
Mi 7 *(Lougu)* 187
Mi 8 *(Diji)* 187
Mi 9 *(Yinlingquan)* 187–188
Mi 10 *(Xuehai)* 188
Mi 11 *(Jimen)* 188
Mi 12 *(Chongmen)* 189
Mi 13 *(Fushe)* 189
Mi 14 *(Fujie)* 189
Mi 15 *(Daheng)* 189
Mi 16 *(Fuai)* 190
Mi 17 *(Shidou)* 191
Mi 18 *(Tianxi)* 191
Mi 19 *(Xiongxiang)* 191

Akupunktur-
punkte

Mi 20 *(Zhourong)* 191
Mi 21 *(Dabao)* 191

Ni 1 *(Yongquan)* 149, 226
Ni 2 *(Rangu)* 226
Ni 3 *(Taixi)* 226
Ni 4 *(Dazhong)* 227
Ni 5 *(Shuiquan)* 228
Ni 6 *(Zhaohai)* 228
Ni 7 *(Fuliu)* 228
Ni 8 *(Jiaoxin)* 228
Ni 9 *(Zhubin)* 229
Ni 10 *(Yingu)* 229
Ni 11 *(Henggu)* 230
Ni 12 *(Dahe)* 230
Ni 13 *(Qixue)* 230
Ni 14 *(Siman)* 230–231
Ni 15 *(Zhongzhu)* 231
Ni 16 *(Huangshu)* 232
Ni 17 *(Shangqu)* 232
Ni 18 *(Shiguan)* 232
Ni 19 *(Yindu)* 232
Ni 20 *(Futonggu)* 232
Ni 21 *(Youmen)* 233
Ni 22 *(Bulang)* 233
Ni 23 *(Shenfeng)* 233
Ni 24 *(Lingxu)* 233
Ni 25 *(Shencang)* 233
Ni 26 *(Yuzhong)* 233
Ni 27 *(Shufu)* 234

Pe 1 *(Tianchi)* 234
Pe 2 *(Tianquan)* 235
Pe 3 *(Quze)* 235
Pe 4 *(Ximen)* 236
Pe 5 *(Jianshi)* 236
Pe 6 *(Neiguan)* 236, 238
Pe 7 *(Daling)* 238
Pe 8 *(Laogong)* 238
Pe 9 *(Zhongchong)* 239

Ren 1 *(Huiyin)* 280
Ren 2 *(Qugu)* 281
Ren 3 *(Zhongji)* 281
Ren 4 *(Guanyuan)* 281
Ren 5 *(Shimen)* 282
Ren 6 *(Qihai)* 282–283
Ren 7 *(Yinjiao)* 282
Ren 8 *(Shenque)* 282
Ren 9 *(Shuifen)* 283
Ren 10 *(Xiawan)* 283
Ren 11 *(Jianli)* 283
Ren 12 *(Zhongwan)* 283
Ren 13 *(Shangwan)* 283
Ren 14 *(Juque)* 284
Ren 15 *(Jiuwei)* 284
Ren 16 *(Zhongting)* 284
Ren 17 *(Danzhong)* 284
Ren 17 *(Shanzhong)* 284
Ren 18 *(Yutang)* 285
Ren 19 *(Zigong)* 285

Ren 20 *(Huagai)* 285
Ren 21 *(Xuanji)* 285–286
Ren 22 *(Tiantu)* 285
Ren 23 *(Lianquan)* 286
Ren 24 *(Chengjiang)* 286

SJ 1 *(Guanchong)* 240
SJ 2 *(Yemen)* 240–241
SJ 3 *(Zhongzhu)* 240
SJ 4 *(Yangchi)* 241
SJ 5 *(Waiguan)* 241–242
SJ 6 *(Zhigou)* 242
SJ 7 *(Huizong)* 242
SJ 8 *(Sanyangluo)* 242–244
SJ 9 *(Sidu)* 242
SJ 10 *(Tianjing)* 244
SJ 11 *(Quinglengyuan)* 244
SJ 12 *(Xiaoluo)* 244
SJ 13 *(Naohui)* 244
SJ 14 *(Jianliao)* 244
SJ 15 *(Tianliao)* 245
SJ 16 *(Tianyou)* 245
SJ 17 *(Yifeng)* 245
SJ 18 *(Qimai)* 245–246
SJ 19 *(Luxi)* 245
SJ 20 *(Jiaosun)* 246
SJ 21 *(Ermen)* 246
SJ 22 *(Erheliao)* 247
SJ 23 *(Sizhukong)* 247

Glossar

Zur Terminologie der Begriffe Stase (*Yu*, 1.Ton), Stagnation *(Zhi)*, Stauung (*Yu*, 4. Ton) und Blockade *(Bu Tong)* im Chinesischen und Verwendung der Begriffe im Deutschen (mit freundlicher Genehmigung für die Kurzfassung von G. Neeb, Tianjin, Buchtipp: Neeb, G.: Das Blutstasesyndrom, voraussichtlich 2000, VGM-Verlag Dr. Erich Wühr, Kötzting)

Blut-Stase (*Xue Yu, Yu* im 1. Ton): Bedeutung: Verlangsamung oder Anhalten des Blutflusses. Mögliche Ursachen: Durch äußere Faktoren wie Traumen, pathogene Kälte und Hitze oder durch innere Mangel-Syndrome (➡ 9.3.1) wie Blut-Mangel (➡ 9.3.2), durch Blutverlust, *Qi*-Mangel (➡ 9.3.2), *Yang*-Mangel (➡ 9.3.1), chronische Erschöpfung nach langer Erkrankung oder chronischer Anstrengung oder innere Fülle-Syndrome wie *Qi*-Stagnation (➡ 9.3.2), emotionale Zornesausbrüche und körperliche Überanstrengung. Pathologie: Das Blut staut sich in den Blutgefäßen mit entsprechender pathogener Wirkung auf Körper und Organe, möglich ist auch ein Verlassen der Blutgefäße, z.B. als hämorrhagische Diathese (verschiedene Arten von Blutungen und Unterhautblutungen). Aus westlicher Sicht deckt sich Blut-Stase größtenteils mit dem Hyperviskositätssyndrom.

Stagnation *(Zhi)*: Bedeutung: Die Fließbewegung verlangsamt sich bis hin zum Stillstand. Wird in China eher für den Nahrungsbrei (Nahrungs- oder Verdauungsstagnation ➡ 11.6.5, *Shi Zhi*) unf für *Qi* (*Qi*-Stagnation ➡ 9.3.2, 9.3.3, *Qi Zhi*) verwendet.

Stauung (*Yu*): Bedeutung: Nahrungsbrei, Blut, *Qi* und die Körperflüssigkeiten sind fließende Substanzen, die sich bei jeglicher Art von Behinderung „anstauen" können. Das *Qi*, v.a. das Leber-*Qi* (auch Leber-*Qi*-Stauung ➡ 11.7.2) ist verantwortlich für den harmonischen Fluß aller anderen Substanzen und ist bei einer Stauung der anderen Substanzen immer mitzutherapieren. Weitere Stauungsformen: Blut-Stauung, Nässe/Feuchtigkeits-Stauung, Hitze-Stauung, Schleim-Stauung und Verdauungsstauung.

Blockaden *(Bu Tong)*: Überbegriff für alle Stasen der üblicherweise fließenden Substanzen wie *Qi*, Blut, Körperflüssigkeiten-*Jin-Ye*. Körperflüssigkeiten produzieren durch Eindikken Schleim-*Tan* (➡ 9.3.4) und mukösen Schleim *(Tan-Yin)*.

Zur Verwendung der o.g. Begriffe im Leitfaden

Bei den meisten deutschen Übersetzungen werden die genannten Begriffe, die im Chinesischen sehr wohl unterschieden werden, gleich und kohärent verwendet, v.a. „Stagnation" hat sich hier als Begriff zur Umschreibung von Veränderungen der Fließgeschwindigkeit von Fließsubstanzen durchgesetzt (➡ z.B. G. Maciocia). Um die Überarbeitung des Leitfadens im Hinblick auf diese Begriffsbestimmungen nicht zu komplex zu gestalten, mußten Kompromisse eingegangen werden in bezug auf die jeweilige Übersetzung. Im Leitfaden verwendet werden folgende Begriffe:

- Leber-*Qi*-Stauung (für Leber-*Qi*-Stagnation, früher als Leber-*Qi*-Depression im Leitfaden bezeichnet)
- Blut-Stase
- *Qi*-Stagnation als gestautes oder stagniertes *Qi*
- *Qi*- und Blut-Stagnation als *Qi*-Stagnation in Verbindung mit Blut-Stagnation (mit Stase-Anteilen)
- Nahrungs-Stagnation (früher Nahrungs-Stau)
- Flüssigkeits-Retention zur Beschreibung von Flüssigkeitsansammlungen (➡ 9.3.4)

Kleines TCM-Wörterbuch

Die chinesische Sprache ist in Silben aufgebaut. Dabei existieren für eine Silbe vier verschiedene Aussprachemöglichkeiten und unzählige Schriftzeichen für ein und dieselbe Silbe.

Chinesisch-Deutsch

An Xuan Zou Cuo Mo Hypochondrium reiben
Ba Acht
Ba Fa Acht therapeutische Prinzipien
Ba Gang Acht Leitkriterien
Ba Gang Bian Zheng Diagnose anhand der acht Leitkriterien
Ba Hui Xue Einflussreiche-*Hui*-Punkte der acht Gewebearten
Ba Huo Guan Schröpfen
Bai Hundert
Bai Dai Fluor, weißlicher
Bao Uterus, Plazenta, Harnblase, Augenlid
Bei Trauer
Bei Shu Xue Rücken-Transport-Shu-Punkte
Ben Wurzel der Erkrankung
Beng Überfluten
Beng Lou Menstruationsblutung, starke
Bi Nase
Bi Blockade
Bi Zheng *Bi*-(Obstruktions-)Syndrome
Bi Zheng Liao Fa Nasenakupunktur
Bian Bi Stuhl, trockener; Obstipation
Bian Zheng Differenzialdiagnose nach *Zang-Fu*
Bian Zheng Lun Zi Therapie, die auf der Differentialdiagnose von *Zang-Fu*/Meridiantheroie/Pathogentheroie beruht
Biao Außen
Biao Zweig; Manifestation der Erkrankung
Bing Wen Fieberhafte Erkrankung durch Wärme-Faktor

Bu Fa Stärken bei Mangelzuständen
Bu Yu Sterilität beim Mann
Bu Yu Zheng Sterilität bei der Frau
Chan Hou Bing Wochenbettbeschwerden
Chang Mai Puls, langer
Chen Mai Puls, tiefer
Chen Xie Frühmorgendlicher Durchfall
Chi Dai Fluor, roter
Chi Mai Puls, langsamer
Chuan Keuchen
Chuan Dyspnoe
Chun-Wen Frühlings-Hitze
Ci Luo Fa Blutablassen, Aderlass
Cu Mai Puls, schneller und unregelmäßiger
Da Groß
Da Chang Dickdarm
Da Chang Han Jie Kälte im Dickdarm mit *Qi*-Stagnation
Da Chang Shi Re Feuchte-Hitze im Dickdarm
Da Chang Xu Han Dickdarmschwäche mit Kälte
Da Chang Ye Kui Flüssigkeits-Mangel im Dickdarm
Da Han Schwitzen, starkes
Da Ke Durst, starker
Da Mai Puls, großer
Da Re Hitzegefühl, starkes
Dai Fluor
Dai Mai Puls, intermittierender
Dai Mai Gürtelgefäß
Dai Xia Fluor vaginalis
Dan Gallenblase
Dan Qi Xu Gallenblasen-*Qi*-Mangel
Dan Shi Re Feuchte-Hitze in der Gallenblase
Dantian Palast der Essenz
Dian Depression (psych.)
Dian Xian Epilepsie
Dong Mai Puls, beweglicher
Du Zhi Zang Meteorismus oder Ausdehnungen im Bauch
Duan Mai Puls, kurzer
E Zhu Schwangerschaftsübelkeit und Erbrechen
Er Zwei
Fan Guan Mai Puls am Handrücken
Fei Lunge
Fei Pi Qi Xu Lungen- und Milz-*Qi*-Mangel
Fei Qi Shen Yang Xu Lungen-*Qi*- und Nieren-*Yang*-Mangel
Fei Qi Xu Lungen-*Qi*-Mangel
Fei Shen Yin Xu Lungen- und Nieren-*Yin*-Mangel
Fei Yin Xu Lungen-*Yin*-Mangel

Feng Han Shu Fei Wind-Kälte-Invasion in die Lunge
Feng Huo Yan Feuerauge
Feng Re Fan Fei Wind-Hitze-Invasion in die Lunge
Feng-Wen Wind-Hitze
Fu Abdomen
Fu Hohlorgane: Dünndarm, Gallenblase, Magen, Blase, Dickdarm, *San Jiao*
Fu Mai Puls, oberflächlicher
Fu Mai Puls, verborgener
Fu Qi Wen Bing Erkrankung nach Inkubation eines Pathogens in einer vorausgehenden Saison
Fu-Organ Hohl-Organ
Gan Leber
Gan Dan Shi Re Feuchte-Hitze in Leber und Gallenblase
Gan Feng Nei Dong Leber-Wind, aufkommender
Gan Huo Fan Fei Leber-Feuer verletzt die Lunge
Gan Huo Shang Yan Leber-Feuer, loderndes
Gan Kai Qiao Yu Mu Leber öffnet sich in den Augen
Gan Qi Fan Pi Leber-*Qi* attackiert die Milz
Gan Qi Fan Wie Leber-*Qi* attackiert den Magen
Gan Qi Yu Jie Leber-*Qi*-Stauung
Gan Shen Yin Xu Leber- und Nieren-*Yin*-Mangel
Gan Xue Xu Leber-Blut-Mangel
Gan Xue Yu Ju Leber-Blut-Stase
Gan Yang Hua Feng Leber-Wind durch Leber Yang
Gan Yang Shang Kang Aufsteigendes Leber-Yang
Ge Mai Trommelpuls
Gin Wurzel, Radix (in Zusammenhang mit Kräutern)
Gong Übung, Fähigkeit
Gua Sha Fa *Gua Sha*-Methode
Gu-Qi Nahrungs-*Qi*
Han Kälte
Han Fa Schwitzen induzieren
Han Shi Kun Pi Feuchte-Kälte in der Milz
Han Tan Mi Xin Qiao Schleim-Kälte benebelt das Herz
Han Xie Kälte-Durchfall
He Vereinigen, verbinden
He Fa Harmonisieren
He Xue Meer-*He*-Punkte
Hong Mai Puls, überfluteter
Hong Yan Augen, rote und geschwollene
Hou Tian Zhi Jing Essenz, nachgeburtliche

Hua Blume, Flos (in Zusammenhang mit Kräutern)
Hua Mai Puls, schlüpfriger
Huan Mai Träger Puls
Huang Dai Fluor, gelblicher
Hui Sich versammeln, einander treffen
Hun Wanderseele, ätherische Seele
Huo Feng Wind-Hals
Huo Shang Feuer, loderndes
Ji Eins
Ji Mai Puls, rasender
Jiao Hui Xue Kreuzungs-Jiao-hui-Punkte
Jie Mai Puls, langsamer und unregelmäßiger
Jin Dünnflüssige, klare Anteile der Körperflüssigkeit
Jin Mai Puls, straffer
Jin Ye Körperflüssigkeiten
Jing Angst
Jing Nierenessenz, eigentliche
Jing Essenz
Jing Durchqueren
Jing Bi Menstruationsblock, Amenorrhö
Jing Bing Ejakulationsstörungen
Jing Dian Menopause
Jing Feng Fieberkrampf, kindlicher
Jing Luo Meridian- und Netzgefäßsystem
Jing Mai Meridiane
Jing Xue Brunnen-*Jing*-Punkte
Jing Xue Fluss-*Jing*-Punkte
Jing-Qi Meridian-*Qi*
Jin-Ye Körperflüssigkeiten
Jiu Neun
Kai Tianmen Öffnen des Himmelstors
Kao Moxibustion
Ke Husten
Kesou Husten mit Sputum
Kong Furcht
Kou Mai Puls, hohler
Kuang Tobsucht
Lao Mai Puls, fixierter
Li Innen
Lin Hitze
Lin-Syndrome Syndrome mit Dysurie
Liu Sechs
Long Bi Anurie
Lu Fei Nei Zhang Grüner Wind, der von innen versperrt
Luo Auslaufen
Luo Mai Netzgefäße
Luo Xue Durchgangs-*Luo*-Punkte
Mai Puls
Mai Gefäße

Mei Hua Zhen Pflaumenblütenhämmerchen
Mingmen *Yang*-Aspekt der Nieren
Mingmen Tor der Vitalität, Lebensfeuer
Mu Xue Alarm-*Mu*-Punkte
Nan Ke Genitalleiden beim Mann
Nei Gong Inneres *Qi Gong*
Ni Chuan Sprunghafte oder gegenläufige Entwicklung einer *Wen-Bing*-Erkrankung
Nu Zorn
Pang Guang Harnblase
Pang Guang Shi Re Feuchte-Hitze in der Blase
Pi Milz
Pi Rinde, Cortex (in Zusammenhang mit Kräutern)
Pi Bu Tong Xue Milz *(Pi)* kontrolliert das Blut nicht
Pi Gan Xue Xu Milz- und Leber-Blut-Mangel
Pi Qi Xu Milz-*Qi*-Mangel
Pi Shen Yang Xu Milz- und Nieren-*Yang*-Mangel
Pi Shi Gan Yu Feuchtigkeit in der Milz und Leber-*Qi*-Stauung
Pi Wei Shi Re Feuchte-Hitze in Milz und Magen
Pi Xie Milz-Durchfall
Pi Xu Xia Xian Milz-*Qi*, sinkendes
Pi Yang Xu Milz-*Yang*-Mangel
Pi Yin Xu Milz-*Yin*-Mangel
Po Seele, körperliche
Qi Energie, Atem, Fluss, Dampf
Qi Sieben
Qi Bu She Xue *Qi*-Mangel und Blutverlust
Qi Chuan Bing Atemnoterkrankung
Qi Heng Zhi Fu *Fu*-Organe, außerordentliche
Qi Ni *Qi*, gegenläufiges
Qi Qing Sieben Emotionen
Qi Sui Xue Tuo *Qi*-Kollaps bei Blutverlust
Qi Xian *Qi*, sinkendes
Qi Xu *Qi*-Mangel
Qi Xue Liang Xu *Qi*- und Blut-Mangel
Qi Zhi *Qi*-Stagnation
Qi Zhi Xue Yu *Qi*-Stagnation und Blut-Stasen
Qing Qi Atemluft-*Qi*
Qing-Qi Klares-*Qi*
Qiu-Zao Herbst-Trockenheit
Re Hitze
Re Xie Hitze-Durchfall
Ren Samen

Ru Mai Puls, sanfter
Ruo Mai Puls, kraftloser, schwacher
San Drei
San Jiao Dreifacher Erwärmer
San Ling Zhen Dreikantnadel
San Mai Puls, zerfließender
San-Jiao-Gallenblasen-Syndrom Shaoyang-Syndrome
Se Mai Puls ‚rauher
Shang Re Xian Han Hitze oben-unten Kälte
Shaoyang-Syndrome San-Jiao-Gallenblasen-Syndrom
Shen Geist, Seele
Shen Niere
Shen Bu Na Qi Niere unfähig, das *Qi* aufzunehmen
Shen Jing Xu Nieren-*Jing*-Mangel
Shen Qi Bu Gu Nieren-*Qi* nicht fest
Shen Qi Xu Nieren-*Qi*-Mangel
Shen Xu Shui Fan Wasserüberfluß in der Niere
Shen Yang Xu Nieren-*Yang*-Mangel
Shen Yin Xu Nieren-*Yin*-Mangel
Shen Yin Yang Liang Xu Nieren-*Yin*- und Nieren-*Yang*-Mangel
Sheng Zhi Zhi Jing Reproduktions-*Jing*
Shi Zehn
Shi Fülle
Shi Feuchtigkeit
Shi Han Feuchte-Kälte
Shi Mai Puls, voller
Shi Re Fülle-Hitze
Shi Re Feuchte-Hitze
Shi Re Fülle-Hitze
Shi Zhi Wei Wan Nahrungsstagnation im Magen
Shi-Wen Feuchte-Hitze
Shu Transportieren
Shu Xue Bach-*Shu*-Punkte
Shui Flüssigkeit
Shui Di Lao Ming Yue Greifen nach dem hellen Mond
Shui Gu Zhi Jing Wasser- und Getreide-Essenz
Shun Chuan Lineare Entwicklung einer *Wen-Bing*-Erkrankung
Shuo Mai Puls, schneller
Shu-Wen Sommer-Hitze
Si Vier
Si Grübeln, Sorgen, Nachdenklichkeit
Sou Sputum
Tai Yin Shi Re Lungen-Hitze
Tan Schleim

Tan Huo Rao Xin Schleim-Feuer erregt das Herz

Tan Re Zu Fei Schleim-Hitze-Retention in der Lunge

Tan Shi Zu Fei Schleim-Feuchtigkeits-Retention in der Lunge

Tan Shui Zu Fei Schleim-Flüssigkeits-Retention in der Lunge

Tan Zhuo Shang Rao Schleim (trüber) blockiert den Kopf

Tong Jing Dysmenorrhö

Tou Feng Kopfseitenwind (akutes Glaukom)

Tou Zhen Schädelakupunktur, chinesische

Tu Fa Erbrechen induzieren

Tuo Gang Rektumprolaps

Wai Gong Äußeres *Qi Gong*

Wei Magen

Wei Huo Shang Sheng Magen-Feuer, loderndes

Wei Mai Puls, verschwindender

Wei Qi Xu Han Magen-*Qi*-Mangel mit Kälte

Wei Shi Han Kälte-Invasion im Magen

Wei Tong Magenschmerzen

Wei Yin Xu Magen-*Yin*-Mangel

Wei-Qi Abwehr-*Qi*

Wei-Syndrome Lähmungen, Muskelatrophie-Syndrome

Wen Fa Erwärmen

Wen-Xie Pathogener Faktor mit Wärmeeigenschaften

Wie Qi Xu Magen-*Qi*-Mangel

Wu Fünf

Wu Shu Xue Fünf Transport-*Shu*-Punkte

Wu Xing Fünf Wandlungsphasen

Xi Freude

Xi Mai Puls, fadenförmiger (dünner)

Xi Xue Spalten-*Xi*-Punkte

Xia Fa Nach unten abführen

Xia He Xue Untere-Meer-*Xiahe*-Punkte

Xian Mai Puls, saitenförmiger

Xian Tian Zhi Jing Essenz, vorgeburtliche

Xiao Keuchen (durch Schleim verursacht)

Xiao Chang Dünndarm

Xiao Chang Shi Re Fülle-Hitze im Dünndarm

Xiao Chang Xu Han Dünndarm-Schwäche mit Kälte

Xiao Fa Klumpen und Stauungen lösen

Xie Durchfall

Xie Fei Mai Puls aufwärts zum Handrücken

Xie Tong Schmerzen unter den Rippenbögen

Xie Xie Stühle, weiche, wäßrige und abfließende

Xie-Qi Pathogener Faktor

Xin Herz

Xin Bao Perikard

Xin Dan Qi Xu Herz- und Gallenblasen-*Qi*-Mangel

Xin Fei Qi Xu Herz- und Lungen-*Qi*-Mangel

Xin Fei Qi Xu Herz-/Lungen-*Qi*-Mangel

Xin Fei Yang Xu Herz- und Lungen-*Yang*-Mangel

Xin Fei Yin Xu Herz- und Lungen-*Yin*-Mangel

Xin Gan Wen Bing Neuerkrankung der Saison entsprechend

Xin Gan Xue Xu Herz- und Leber-Blut-Mangel

Xin Huo Shang Yan Herz-Feuer, loderndes

Xin Pi Liang Xu Herz-Blut- und Milz-*Qi*-Mangel

Xin Pi Qi Xu Herz- und Milz-*Qi*-Mangel

Xin Pi Yang Xu Herz- und Milz-*Yang*-Mangel

Xin Qi Xu Herz-*Qi*-Mangel

Xin Shen Bu Jiao Disharmonie zwischen Herz und Niere

Xin Shen Qi Xu Herz- und Nieren-*Qi*-Mangel

Xin Shen Yang Xu Herz- und Nieren-*Yang*-Mangel

Xin Xue Xu Herz-Blut-Mangel

Xin Xue Yu Zu Herz-Blut-Stase

Xin Yang Xu Herz-*Yang*-Mangel

Xin Yin Xu Herz-*Yin*-Mangel

Xiong-Bi Thorax-*Bi*-Syndrom

Xiong-Qi Thorax-*Qi*

Xu Mangel, Leere, Schwäche

Xu Mai Puls, leerer

Xu Re Mangel-Hitze

Xuan Yun Schwindel

Xue Blut

Xue Han Blut-Kälte

Xue Mai Meridiane und Netzgefäße, die v.a. Blut-*Xue* transportieren

Xue Re Blut-Hitze

Xue Xu Blut-Mangel

Xue Xu Sheng Feng Leber-Wind durch Blut-Mangel

Xue Yu Blut-Stase

Yan Auge

Yang Qiao Mai Yang-Fersengefäß

Yang Wie Impotenz

Ye Dickflüssige, trübe Anteile der Körperflüssigkeit

Ye Blatt, Folium (in Zusammenhang mit Kräutern)

Yi Denken, Verstand

Yin Qiao Mai *Yin*-Fersengefäß

Ying Gong Hartes *Qi* Gong

Ying Xue Quell-*Ying*-Punkte

Ying-Qi Nähr-*Qi*

You Sorge

Yu Re Hitze, unterdrückte

Yuan Xue Ursprungs-*Yuan*-*Qi*.Punkte

Yuan-Qi Ursprungs-*Qi*

Yue Jing Bing Menstruationsstörungen

Yue Jing Guo Duo Hypermenorrhö

Yun Shui Ru Tu Wasser zur Erde geben

Yun Tu Ru Shui Erde ins Wasser geben

Zang Speicherorgane: Herz, Leber, Milz, Niere, Lunge

Zang Fu Organsystem der TCM

Zang-Fu Funktionskreis

Zao Re Shang Fei Lungen-Trockenheit

Zao Xie Ejaculatio praecox

Zheng-Qi Aufrechtes-*Qi*

Zhi Willenskraft

Zhi Stagnation

Zhi Xue Blutungen beenden

Zhongfeng Wind, der die Mitte des Körpers trifft (Apoplex)

Zong-Qi Sammel-*Qi*

Deutsch-Chinesisch

Abdomen *Fu*
Abwehr-*Qi* *Wei-Qi*
Acht *Ba*
Acht Leitkriterien *Ba Gang*
Acht therapeutische Prinzipien *Ba Fa*
Alarm-*Mu*-Punkte *Mu Xue*
Angst *Jing*
Anurie *Long Bi*
Atemluft-*Qi* *Qing Qi*
Atemnoterkrankung *Qi Chuan Bing*
Aufrechtes-*Qi* *Zheng-Qi*
Aufsteigendes Leber-Yang *Gan Yang Shang Kang*
Auge *Yan*
Augen, rote und geschwollene *Hong Yan*
Auslaufen *Luo*
Außen *Biao*
Äußeres *Qi Gong* *Wai Gong*
Bach-*Shu*-Punkte *Shu Xue*
Bi-(Obstruktions-) Syndrome *Bi Zheng*
Blatt *Ye*, Folium (in Zusammenhang mit Kräutern)
Blockade *Bi*
Blume *Hua*, Flos (in Zusammenhang mit Kräutern)
Blut *Xue*
Blutablassen, Aderlass *Ci Luo Fa*
Blut-Hitze *Xue Re*
Blut-Kälte *Xue Han*
Blut-Mangel *Xue Xu*
Blut-Stase *Xue Yu*
Blutungen beenden *Zhi Xue*
Brunnen-*Jing*-Punkte *Jing Xue*
Cortex (in Zusammenhang mit Kräutern) *Pi*
Denken, Verstand *Yi*
Depression (psych.) *Dian*
Diagnose anhand der acht Leitkriterien *Ba Gang Bian Zheng*
Dickdarm *Da Chang*
Dickdarmschwäche mit Kälte *Da Chang Xu Han*
Dickflüssige, trübe Anteile der Körperflüssigkeit *Ye*
Differenzialdiagnose nach Zang-Fu *Bian Zheng*
Disharmonie zwischen Herz und Niere *Xin Shen Bu Jiao*
Drei *San*
Dreifacher Erwärmer *San Jiao*
Dreikantnadel *San Ling Zhen*
Dünndarm *Xiao Chang*

Dünndarm-Schwäche mit Kälte *Xiao Chang Xu Han*
Dünnflüssige, klare Anteile der Körperflüssigkeit *Jin*
Durchfall *Xie*
Durchgangs-*Luo*-Punkte *Luo Xue*
Durchqueren *Jing*
Durst, starker *Da Ke*
Dysmenorrhö *Tong Jing*
Dyspnoe *Chuan*
Einflussreiche-*Hui*-Punkte der acht Gewebearten *Ba Hui Xue*
Eins *Ji*
Ejaculatio praecox *Zao Xie*
Ejakulationsstörungen *Jing Bing*
Energie, Atem, Fluss, Dampf *Qi*
Epilepsie *Dian Xian*
Erbrechen induzieren *Tu Fa*
Erde ins Wasser geben *Yun Tu Ru Shui*
Erkrankung nach Inkubation eines Pathogens in einer vorausgehenden Saison *Fu Qi Wen Bing*
Erwärmen *Wen Fa*
Essenz *Jing*
Essenz, nachgeburtliche *Hou Tian Zhi Jing*
Essenz, vorgeburtliche *Xian Tian Zhi Jing*
Feuchte-Hitze *Shi Re*
Feuchte-Hitze *Shi-Wen*
Feuchte-Hitze im Dickdarm *Da Chang Shi Re*
Feuchte-Hitze in der Blase *Pang Guang Shi Re*
Feuchte-Hitze in der Gallenblase *Dan Shi Re*
Feuchte-Hitze in Leber und Gallenblase *Gan Dan Shi Re*
Feuchte-Hitze in Milz und Magen *Pi Wei Shi Re*
Feuchte-Kälte *Han Shi*
Feuchte-Kälte in der Milz *Han Shi Kun Pi*
Feuchtigkeit *Shi*
Feuchtigkeit in der Milz und Leber-*Qi*-Stauung *Pi Shi Gan Yu*
Feuer, loderndes *Huo Shang*
Feuerauge *Feng Huo Yan*
Fieberhafte Erkrankung durch Wärme-Faktor *Bing Wen*
Fieberkrampf, kindlicher *Jing Feng*
Fluor *Dai*
Fluor vaginalis *Dai Xia*
Fluor, gelblicher *Huang Dai*

Fluor, roter *Chi Dai*
Fluor, weißlicher *Bai Dai*
Flüssigkeit *Shui*
Flüssigkeits-Mangel im Dickdarm *Da Chang Ye Kui*
Fluss-*Jing*-Punkte *Jing Xue*
Freude *Xi*
Frühlings-Hitze *Chun-Wen*
Frühmorgendlicher Durchfall *Chen Xie*
Fülle *Shi*
Fülle-Hitze *Shi Re*
Fülle-Hitze im Dünndarm *Xiao Chang Shi Re*
Fünf *Wu*
Fünf Transport-*Shu*-Punkte *Wu Shu Xue*
Fünf Wandlungsphasen *Wu Xing*
Funktionskreis *Zang-Fu*
Fu-Organe, außerordentliche *Qi Heng Zhi Fu*
Furcht *Kong*
Gallenblase *Dan*
Gallenblasen-*Qi*-Mangel *Dan Qi Xu*
Gefäße *Mai*
Geist, Seele *Shen*
Genitalleiden beim Mann *Nan Ke*
Greifen nach dem hellen Mond *Shui Di Lao Ming Yue*
Groß *Da*
Grübeln, Sorgen, Nachdenklichkeit *Si*
Grüner Wind, der von innen versperrt *Lu Fei Nei Zhang*
Gua Sha-Methode *Gua Sha Fa*
Gürtelgefäß *Dai Mai*
Harmonisieren *He Fa*
Harnblase *Pang Guang*
Hartes *Qi* Gong *Ying Gong*
Herbst-Trockenheit *Qiu-Zao*
Herz *Xin*
Herz- und Gallenblasen-*Qi*-Mangel *Xin Dan Qi Xu*
Herz- und Leber-Blut-Mangel *Xin Gan Xue Xu*
Herz- und Lungen-*Qi*-Mangel *Xin Fei Qi Xu*
Herz- und Lungen-*Yang*-Mangel *Xin Fei Yang Xu*
Herz- und Lungen-*Yin*-Mangel *Xin Fei Yin Xu*
Herz- und Milz-*Qi*-Mangel *Xin Pi Qi Xu*
Herz- und Milz-*Yang*-Mangel *Xin Pi Yang Xu*
Herz- und Nieren-*Qi*-Mangel *Xin Shen Qi Xu*
Herz- und Nieren-*Yang*-Mangel *Xin Shen Yang Xu*

Herz-Blut- und Milz-*Qi*-Mangel *Xin Pi Liang Xu*
Herz-Blut-Mangel *Xin Xue Xu*
Herz-Blut-Stase *Xin Xue Yu Zu*
Herz-Feuer, loderndes *Xin Huo Shang Yan*
Herz-*Qi*-Mangel *Xin Qi Xu*
Herz-*Yang*-Mangel *Xin Yang Xu*
Herz-*Yin*-Mangel *Xin Yin Xu*
Hitze *Lin*
Hitze *Re*
Hitze oben-unten Kälte *Shang Re Xian Han*
Hitze, unterdrückte *Yu Re*
Hitze-Durchfall *Re Xie*
Hitzegefühl, starkes *Da Re*
Hohl-Organ *Fu-Organ*
Hohlorgane: Dünndarm, Gallenblase, Magen, Blase, Dickdarm, *San Jiao Fu*
Hundert *Bai*
Husten *Ke*
Husten mit Sputum *Kesou*
Hypermenorrhö *Yue Jing Guo Duo*
Hypochondrium reiben *An Xuan Zou Cuo Mo*
Impotenz *Yang Wie*
Innen *Li*
Inneres *Qi Gong* *Nei Gong*
Kälte *Han*
Kälte im Dickdarm mit *Qi*-Stagnation *Da Chang Han Jie*
Kälte-Durchfall *Han Xie*
Kälte-Invasion im Magen *Wei Shi Han*
Keuchen *Chuan*
Keuchen (durch Schleim verursacht) *Xiao*
Klares-*Qi* *Qing-Qi*
Klumpen und Stauungen lösen *Xiao Fa*
Kopfseitenwind (akutes Glaukom) *Tou Feng*
Körperflüssigkeiten *Jin Ye*
Körperflüssigkeiten *Jin-Ye*
Kreuzungs-Jiaohui-Punkte *Jiao Hui Xue*
Lähmungen, Muskelatrophie-Syndrome *Wei-Syndrome*
Leber *Gan*
Leber öffnet sich in den Augen *Gan Kai Qiao Yu Mu*
Leber- und Nieren-*Yin*-Mangel *Gan Shen Yin Xu*
Leber-Blut-Mangel *Gan Xue Xu*
Leber-Blut-Stase *Gan Xue Yu Ju*
Leber-Feuer verletzt die Lunge *Gan Huo Fan Fei*

Leber-Feuer, loderndes *Gan Huo Shang Yan*
Leber-*Qi* attackiert den Magen *Gan Qi Fan Wie*
Leber-*Qi* attackiert die Milz *Gan Qi Fan Pi*
Leber-*Qi*-Stauung *Gan Qi Yu Jie*
Leber-Wind durch Blut-Mangel *Xue Xu Sheng Feng*
Leber-Wind durch Leber Yang *Gan Yang Hua Feng*
Leber-Wind, aufkommender *Gan Feng Nei Dong*
Lineare Entwicklung einer *Wen-Bing*-Erkrankung *Shun Chuan*
Lunge *Fei*
Lungen- und Milz-*Qi*-Mangel *Fei Pi Qi Xu*
Lungen- und Nieren-*Yin*-Mangel *Fei Shen Yin Xu*
Lungen-Hitze *Tai Yin Shi Re*
Lungen-*Qi*- und Nieren-*Yang*-Mangel *Fei Qi Shen Yang Xu*
Lungen-*Qi*-Mangel *Fei Qi Xu*
Lungen-Trockenheit *Zao Re Shang Fei*
Lungen-*Yin*-Mangel *Fei Yin Xu*
Magen *Wei*
Magen-Feuer, loderndes *Wei Huo Shang Sheng*
Magen-*Qi*-Mangel *Wie Qi Xu*
Magen-*Qi*-Mangel mit Kälte *Wei Qi Xu Han*
Magenschmerzen *Wei Tong*
Magen-*Yin*-Mangel *Wei Yin Xu*
Mangel, Leere, Schwäche *Xu*
Mangel-Hitze *Xu Re*
Meer-*He*-Punkte *He Xue*
Menopause *Jing Duan*
Menstruationsblock, Amenorrhö *Jing Bi*
Menstruationsblut~ung, starke *Beng Lou*
Menstruationsstörungen *Yue Jing Bing*
Meridian- und Netzgefäßsystem *Jing Luo*
Meridiane und Netzgefäße, die v.a. Blut-*Xue* transportieren *Xue Mai*
Meridian-*Qi* *Jing-Qi*
Meridiane *Jing Mai*
Meteorismus oder Ausdehnungen im Bauch *Du Zhi Zang*
Milz *Pi*
Milz (*Pi*) kontrolliert das Blut nicht *Pi Bu Tong Xue*

Milz- und Leber-Blut-Mangel *Pi Gan Xue Xu*
Milz- und Nieren-*Yang*-Mangel *Pi Shen Yang Xu*
Milz-Durchfall *Pi Xie*
Milz-*Qi*, sinkendes *Pi Xu Xia Xian*
Milz-*Qi*-Mangel *Pi Qi Xu*
Milz-*Yang*-Mangel *Pi Yang Xu*
Milz-*Yin*-Mangel *Pi Yin Xu*
Moxibustion *Kao*
Nach unten abführen *Xia Fa*
Nähr-*Qi* *Ying-Qi*
Nahrungs-*Qi* *Gu-Qi*
Nahrungsstagnation im Magen *Shi Zhi Wei Wan*
Nase *Bi*
Nasenakupunktur *Bi Zheng Liao Fa*
Netzgefäße *Luo Mai*
Neuerkrankung der Saison entsprechend *Xin Gan Wen Bing*
Neun *Jiu*
Niere *Shen*
Niere unfähig, das *Qi* aufzunehmen *Shen Bu Na Qi*
Nierenessenz, eigentliche *Jing*
Nieren-*Jing*-Mangel *Shen Jing Xu*
Nieren-*Qi* nicht fest *Shen Qi Bu Gu*
Nieren-*Qi*-Mangel *Shen Qi Xu*
Nieren-*Yang*-Mangel *Shen Yang Xu*
Nieren-*Yin*- und Nieren-*Yang*-Mangel *Shen Yin Yang Liang Xu*
Nieren-*Yin*-Mangel *Shen Yin Xu*
Öffnen des Himmelstors *Kai Tianmen*
Organsystem der TCM *Zang Fu*
Palast der Essenz *Dantian*
Pathogener Faktor *Xie-Qi*
Pathogener Faktor mit Wärmeeigenschaften *Wen-Xie*
Perikard *Xin Bao*
Pflaumenblütenhämmerchen *Mei Hua Zhen*
Puls *Mai*
Puls, rauher *Se Mai*
Puls am Handrücken *Fan Guan Mai*
Puls aufwärts zum Handrücken *Xie Fei Mai*
Puls, beweglicher *Dong Mai*
Puls, fadenförmiger (dünner) *Xi Mai*
Puls, fixierter *Lao Mai*
Puls, großer *Da Mai*
Puls, hohler *Kou Mai*

Puls, intermittierender *Dai Mai*

Puls, kraftloser, schwacher *Ruo Mai*

Puls, kurzer *Duan Mai*

Puls, langer *Chang Mai*

Puls, langsamer *Chi Mai*

Puls, langsamer und unregelmäßiger *Jie Mai*

Puls, leerer *Xu Mai*

Puls, oberflächlicher *Fu Mai*

Puls, rasender *Ji Mai*

Puls, saitenförmiger *Xian Mai*

Puls, sanfter *Ru Mai*

Puls, schlüpfriger *Hua Mai*

Puls, schneller *Shuo Mai*

Puls, schneller und unregelmäßiger *Cu Mai*

Puls, strafffer *Jin Mai*

Puls, tiefer *Chen Mai*

Puls, überfluteter *Hong Mai*

Puls, verborgener *Fu Mai*

Puls, verschwindender *Wei Mai*

Puls, voller *Shi Mai*

Puls, zerfließender *San Mai*

Rinde, *Pi (Cortex;* im Zusammenhang mit Kräutern)

Qi- und Blut-Mangel *Qi Xue Liang Xu*

Qi, gegenläufiges *Qi Ni*

Qi, sinkendes *Qi Xian*

Qi-Kollaps bei Blutverlust *Qi Sui Xue Tuo*

Qi-Mangel *Qi Xu*

Qi-Mangel und Blutverlust *Qi Bu She Xue*

Qi-Stagnation *Qi Zhi*

Qi-Stagnation und Blut-Stasen *Qi Zhi Xue Yu*

Quell-*Ying*-Punkte *Ying Xue*

Rektumprolaps *Tuo Gang*

Reproduktions-*Jing* *Sheng Zhi Zhi Jing*

Rücken-Transport-Shu-Punkte *Bei Shu Xue*

Samen *Ren*

Sammel-Qi *Zong-Qi*

San-Jiao-Gallenblasen-Syndrom *Shaoyang-Syndrome*

Schädelakupunktur, chinesische *Tou Zhen*

Schleim *Tan*

Schleim (trüber) blockiert den Kopf *Tan Zhuo Shang Rao*

Schleim-Feuchtigkeits-Retention in der Lunge *Tan Shi Zu Fei*

Schleim-Feuer erregt das Herz *Tan Huo Rao Xin*

Schleim-Flüssigkeits-Retention in der Lunge *Tan Shui Zu Fei*

Schleim-Hitze-Retention in der Lunge *Tan Re Zu Fei*

Schleim-Kälte benebelt das Herz *Han Tan Mi Xin Qiao*

Schmerzen unter den Rippenbögen *Xie Tong*

Schröpfen *Ba Huo Guan*

Schwangerschaftsübelkeit und Erbrechen *E Zhu*

Schwindel *Xuan Yun*

Schwitzen induzieren *Han Fa*

Schwitzen, starkes *Da Han*

Sechs *Liu*

Seele, körperliche *Po*

Shaoyang-Syndrome *San-Jiao-Gallenblasen-Syndrom*

Sich versammeln, einander treffen *Hui*

Sieben *Qi*

Sieben Emotionen *Qi Qing*

Sommer-Hitze *Shu-Wen*

Sorge *You*

Spalten-*Xi*-Punkte *Xi Xue*

Speicherorgane: Herz, Leber, Milz, Niere, Lunge *Zang*

Sprunghafte oder gegenläufige Entwicklung einer *Wen*-Bing-Erkrankung *Ni Chuan*

Sputum *Sou*

Stagnation *Zhi*

Stärken bei Mangelzuständen *Bu Fa*

Sterilität bei der Frau *Bu Yu Zheng*

Sterilität beim Mann *Bu Yu Zheng*

Stuhl, trockener; Obstipation *Bian Bi*

Stühle, weiche, wäßrige und abfließende *Xie Xie*

Syndrome mit Dysurie *Lin-Syndrome*

Therapie, die auf der Differentialdiagnose von *Zang-Fu*/ Meridiantheroie/Pathogentheroie beruht *Bian Zheng Lun Zi*

Thorax-*Bi*-Syndrom *Xiong-Bi*

Thorax-Qi *Xiong-Qi*

Tobsucht *Kuang*

Tor der Vitalität, Lebensfeuer *Mingmen*

Träger Puls *Huan Mai*

Transportieren *Shu*

Trauer *Bei*

Trommelpuls *Ge Mai*

Überfluten *Beng*

Übung, Fähigkeit *Gong*

Untere-Meer-*Xiahe*-Punkte *Xia He Xue*

Ursprungs-Qi *Yuan-Qi*

Ursprungs-*Yuan-Qi*.Punkte *Yuan Xue*

Uterus, Plazenta, Harnblase, Augenlid *Bao*

Vereinigen, verbinden *He*

Vier *Si*

Wanderseele, ätherische Seele *Hun*

Wasser- und Getreide-Essenz *Shui Gu Zhi Jing*

Wasser zur Erde geben *Yun Shui Ru Tu*

Wasserüberfluß in der Niere *Shen Xu Shui Fan*

Willenskraft *Zhi*

Wind, der die Mitte des Körpers trifft (Apoplex) *Zhongfeng*

Wind-Hals *Huo Feng*

Wind-Hitze *Feng-Wen*

Wind-Hitze-Invasion in die Lunge *Feng Re Fan Fei*

Wind-Kälte-Invasion in die Lunge *Feng Han Shu Fei*

Wochenbettbeschwerden *Chan Hou Bing*

Wurzel, *Gin* (Radix; im Zusammenhang mit Kräutern)

Wurzel der Erkrankung *Ben*

Yang-Aspekt der Nieren *Mingmen*

Yang-Fersengefäß *Yang Qiao Mai*

Yin-Fersengefäß *Yin Qiao Mai*

Zehn *Shi*

Zorn *Nu*

Zwei *Er*

Zweig; Manifestation der Erkrankung *Biao*

Aussprache der *Pinyin*-Umschrift

a   Ähnlich deutschem **'a'**, gedehnter, offener

ai   Wie deutsches **'ei'** (**'ai'**)

an   Nach i, u, y **'än'**

ao   Wie deutsches **'au'**

b   Ähnlich deutschem **'b'**

c   Ähnlich deutschem **'z'**, mit Atemdruck

ch   Ähnlich deutschem **'tsch'**, mit Atemdruck

chi   Ähnlich englischem **'tcher'**, *Beispiel:* catcher

ci   Ähnlich 'tz' mit nachfolgendem **'s'**

d   Ähnlich deutschem **'d'**, stimmloser

e   Ähnlich französischem **'e'**; nach i, u, y wie **'ä'**

ei   Ähnlich englischem **'ay'**, *Beispiel:* layer

er   Ähnlich englischem **'or'**, *Beispiel:* gore

f   Wie deutsches **'f'**

g   Ähnlich deutschem **'g'**, stimmloser

h   Ähnlich deutschem **'ch'**

i   Nach Konsonanten, ohne folgenden Vokal: Ähnlich deutschem **'i'**, gedehnter; vor Vokalen nur flüchtig anklingend, ähnlich französischem **'i'**; nach c, ch, r, s, sh, z, zh: Lautlos, stumm

ian   Ähnlich französischem **'ienne'**, *Beispiel:* parisienne

ie   Ähnlich französischem **'ie'**, *Beispiel:* biennale

iu   Ähnlich französischem **'iou'**, *Beispiel:* piou-piou

j   Ähnlich englischem **'j'**, *Beispiel:* jelly

k   Ähnlich deutschem **'k'**, mit Atemdruck

l   Wie deutsches **'l'**

m   Wie deutsches **'m'**

n   Wie deutsches **'n'**

ng   Wie deutsches **'ng'**

o   Ähnlich deutschem **'o'**

ong   Wie deutsches **'ung'**

ou   Ähnlich englischem **'ow'**, *Beispiel:* wow

p   Ähnlich deutschem **'p'**, mit Atemdruck

q   Ähnlich **'tj'**, mit Atemdruck

r   Ähnlich englischem **'r'**

ri   Ähnlich englischem **'rr'**, *Beispiel:* hurry

s   Wie deutsches **'ß'**

sh   Wie deutsches **'sch'**

shi   Ähnlich englischem **'shr'**, *Beispiel:* shrink

si   Ähnlich deutsches **'ßs'**

t   Ähnlich deutsches **'t'**, mit Atemdruck

u   nach Konsonanten, ohne folgenden Vokal: ähnlich deutsches **'u'**, gedehnter; vor Vokalen: Nur flüchtig anklingend, ähnlich französischem **'o'**; nach j, q, x, y wie **'ü'**

ue   Ähnlich französischem **'uait'**, *Beispiel:* ruait

ü   nach Konsonanten, ohne folgenden Vokal: Ähnlich deutsches **'ü'**, gedehnter, offener; vor Vokalen: Ähnlich französischem **'hu'**, *Beispiel:* hure

w   Ähnlich englischem **'w'**, *Beispiel:* water

x   Ähnlich deutschem **'ß'**, mit unter dem Zahnspalt gesenkten vorderen Teil der Zunge (Kombination aus deutschem ß-Laut und 'ch' wie in **'ich'**)

y   Ähnlich englischem **'y'**, *Beispiel:* yard

ye   Ähnlich englischem **'ye'**, *Beispiel:* yellow

z   Ähnlich dem **'ds'**

zh   Ähnlich englischem **'j'** (ähnlich dem 'dsch'), *Beispiel:* jelly

zhi   Ähnlich englischem **'dger'**, *Beispiel:* lodger

zi   Ähnlich deutschem **'ds'**

Der erste Bildatlas zur Akupunktur

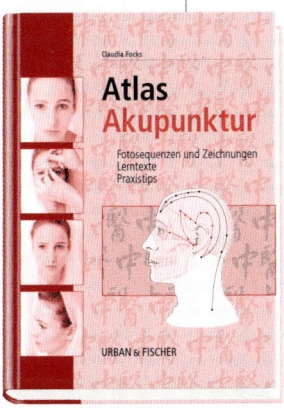

Claudia Focks,
Atlas Akupunktur
1998. 255 S., 690 Abb., 250 Tab., geb.
€ 64,95
ISBN 3-437-55370-4

Dieser Akupunkturatlas bietet ausführliches Text- und Bildmaterial zu den wichtigsten Punkten der Körper- und Ohrakupunktur:

- Lokalisation, Stichrichtung und -tiefe, wie auch Nadelsensation und Bedeutung des Punktes sind beschrieben
- Mit 400 Fotos als instruktive Sequenzen sowie 280 Strichzeichnungen
- Die Fotosequenzen erleichtern die Umsetzung des Punktsuchens und Stechens
- Ein sehr ansprechendes Layout in Kombination mit Profifotos lassen das Lernen zum ästhetischen Vergnügen werden.

Der Atlas Akupunktur ist ein unverzichtbarer Begleiter in der täglichen Praxis und für alle Therapeuten in der Akupunkturausbildung.

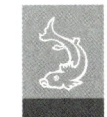

URBAN & FISCHER

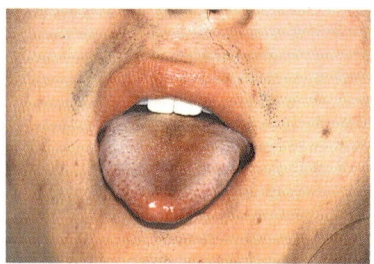

Abb. 4.05: Rote Zungenspitze, vergrößerte rote Papillen auf der Zungenspitze, dicker gelber Belag. Diagnose: Hitze im Herzen mit Feuchtigkeitsretention im Körper.

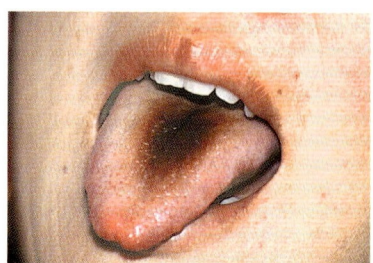

Abb. 4.06: Leicht geschwollener, blasser Zungenkörper mit Zahnabdrücken; dicker gelbschwarzer Belag (Ursache hier: Medikamenteneinnahme). Diagnose: Feuchtigkeitsretention im Körper aufgrund leichten Milz-*Yang*-Mangels.

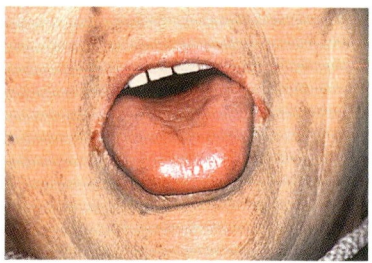

Abb. 4.07: Fehlende Beweglichkeit, tief roter oder karminroter Zungenkörper mit Furchen und Atrophien, äußerst wenig und trockener Belag (Spiegelzunge). Diagnose: Schwerer *Yin*-Mangel mit Hitze.

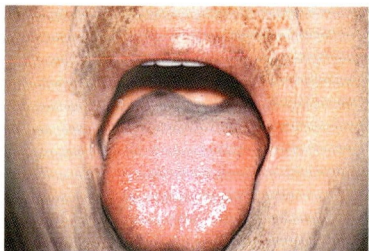

Abb. 4.08: Roter Zungenkörper mit fehlendem Belag an beiden Zungenrändern und normalem Belag in der Mitte der Zunge. Diagnose: Leichter Leber-*Yin*-Mangel mit Hitze.

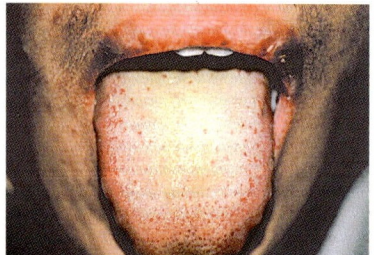

Abb. 4.09: Geschwollener Zungenkörper mit Zahnabdrücken und blasser Farbe, dicker weißgelblicher Belag. Diagnose: Nieren-*Yang*-Mangel mit Feuchtigkeitsretention und leichter Hitze im Mittleren der *San Jiao*.

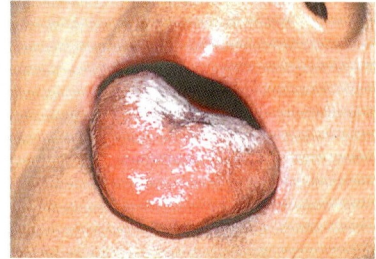

Abb. 4.10: Roter Zungenkörper mit „quarkigem Belag". Diagnose: Nahrungsstagnation, Feuchte-Hitze in Milz und Magen.

Rücken- *Shu-* Punkt	Alarm- *Mu-* Punkt	Ursprungs- *Yuan-Qi-* Punkt	Durchgangs- *Luo-* Punkt	Spalten- *Xi-* Punkt	Tonisie- rungs- Punkt	Sedie- rungs- Punkt
Bl 13 *Feishu*	Lu 1 *Zhongfu*	Lu 9 *Taiyuan*	Lu 7 *Lieque*	Lu 6 *Kongzui*	Lu 9 *Taiyuan*	Lu 5 *Chize*
Bl 14 *Jueyinshu*	Ren 17 *Danzhong*	Pe 7 *Daling*	Pe 6 *Neiguan*	Pe 4 *Ximen*	Pe 9 *Zhongchong*	Pe 7 *Daling*
Bl 15 *Xinshu*	Ren 14 *Juque*	He 7 *Shenmen*	He 5 *Tongli*	He 6 *Yinxi*	He 9 *Shaochong*	He 7 *Shenmen*
Bl 20 *Pishu*	Le 13 *Zhangmen*	Mi 3 *Taibai*	Mi 4 *Gongsun*	Mi 8 *Diji*	Mi 2 *Dadu*	Mi 5 *Shangqiu*
Bl 18 *Ganshu*	Le 14 *Qimen*	Le 3 *Taichong*	Le 5 *Liguo*	Le 6 *Zhongdu*	Le 8 *Ququan*	Le 2 *Xingjian*
Bl 23 *Shenshu*	Gb 25 *Jingmen*	Ni 3 *Taixi*	Ni 4 *Dazhong*	Ni 5 *Shuiquan*	Ni 7 *Fuliu*	Ni 1 *Yongquan*
Bl 25 *Dachangshu*	Ma 25 *Tianshu*	Di 4 *Hegu*	Di 6 *Pianli*	Di 7 *Wenliu*	Di 11 *Quchi*	Di 2 *Erjian*
Bl 22 *Sanjiaoshu*	Ren 5 *Shimen*	SJ 4 *Yangchi*	SJ 5 *Waiguan*	SJ 7 *Huizong*	SJ 3 *Zhongzhu*	SJ 10 *Tianjing*
Bl 27 *Xiaochangshu*	Ren 4 *Guanyuan*	Dü 4 *Wangu*	Dü 7 *Zhizheng*	Dü 6 *Yanglao*	Dü 3 *Houxi*	Dü 8 *Xiaohai*
Bl 21 *Weishu*	Ren 12 *Zhongwan*	Ma 42 *Chongyang*	Ma 40 *Fenglong*	Ma 34 *Liangqiu*	Ma 41 *Jiexi*	Ma 45 *Lidui*
Bl 19 *Danshu*	Gb 24 *Riyue*	Gb 40 *Qiuxu*	Gb 37 *Guangming*	Gb 36 *Waiqiu*	Gb 43 *Xiaxi*	Gb 38 *Yangfu*
Bl 28 *Pangguangshu*	Ren 3 *Zhongji*	Bl 64 *Jinggu*	Bl 58 *Feiyang*	Bl 63 *Jinmen*	Bl 67 *Zhiyin*	Bl 65 *Shugu*

Blut	Sehnen	Gefäße	Knochen	Knochenmark
Bl 17	Gb 34	Lu 9	Bl 11	Gb 39

Yang Qiao Mai	*Dai Mai*	*Yang Wei Mai*	*Ren Mai*	*Yin Qiao Mai*
Bl 62/Dü 3	Gb 41/SJ 5	SJ 5/ Gb 41	Lu 7/Ni 6	Ni 6/Lu 7

Dünndarm	Magen	Gallenblase	Blase
Ma 39	Ma 36	Gb 34	Bl 40